Graber / Swain   Grundlagen und moderne Techniken der Kieferorthopädie

Dr. Mattern 29.07.91

Grundlagen und moderne Techniken der Kieferorthopädie

Herausgegeben von:

Thomas M. Graber, D.D.S., M.S.D., Ph.D.

Director, G.V. Black Institute for Continuing Education and
Kenilworth Dental Research Foundation; Former Professor and Chairman,
Section of Orthodontics, University of Chicago; Research Scientist,
American Dental Association Research Institute, Chicago, Illinois;
Editor, Reviews and Abstracts, American Journal of Orthodontics;
Visiting Professor, Department of Orthodontics, University of Michigan, Ann Arbor;
Recipient, Albert Ketcham Award; Private Practice,
Evanston und Kenilworth, Illinois

Brainerd F. Swain, D.D.S.

Clinical Professor, Department of Orthodontics, School of Dental Medicine,
University of Pennsylvania, Philadelphia, Pennsylvania;
Assistant Professor, Department of Orthodontics, School of Dentistry,
Medical College of Georgia, Augusta, Georgia;
Orthodontic Consultant, Children's Hospital of Philadelphia and Morristown Memorial Hospital;
Private Practice, Morristown, New Jersey

Deutsche Übersetzung: Martha Bohus, Augsburg
Wissenschaftliche Überarbeitung: Dr. Walter Engeln, Berlin

Quintessenz Verlags-GmbH 1989
Berlin, Chicago, London, São Paulo und Tokio

Titel der amerikanischen Originalausgabe:
Orthodontics, Current Principles and Techniques
© 1985 by The C.V. Mosby Company

CIP-Titelaufnahme der Deutschen Bibliothek

Grundlagen und moderne Techniken der Kieferorthopädie /
Hrsg. Thomas M. Graber ; Brainerd F. Swain. [Übers. u.
Bearb.: Martha Bohus u. Walter Engeln]. – Berlin ; Chicago ;
London ; São Paulo ; Tokio : Quintessenz-Verl.-GmbH, 1989
   Einheitssacht.: Orthodontics, current principles, and techniques < dt.>
   ISBN 3-87652-214-5
NE: Graber, Thomas M. [Hrsg.]

Dieses Werk ist urheberrechtlich geschützt. Jede Verwertung
außerhalb der engen Grenzen des Urheberrechtsgesetzes ist ohne
Zustimmung des Verlages unzulässig und strafbar. Das gilt insbesondere
für Vervielfältigungen, Übersetzungen, Mikroverfilmungen und die
Einspeicherung und Verarbeitung in elektronischen Systemen.

© 1989 by Quintessenz Verlags-GmbH, Berlin

Satz und Druck: Kutschbach Druck GmbH, Berlin
Bindearbeiten: Lüderitz & Bauer, Berlin
Printed in Germany

ISBN 3 87652 214 5

Mitautoren

James L. Ackerman, D.D.S.
Professor, Department of Orthodontics, School of Dental Medicine, University of Pennsylvania, Philadelphia; Private Practice, Bryn Mawr, Pennsylvania

Charles J. Burstone, D.M.D., M.S.
Formerly, Professor and Head, Department of Orthodontics, School of Dental Medicine; formerly, Professor of Mechanical Engineering, School of Engineering; formerly, Chief, Orthodontic Service, John Dempsey Hospital, University of Connecticut, Barmington, Connecticut

Jack G. Dale, B.A., D.D.S., Dip. Orth. (Harvard)
Assistant Professor, Faculty of Dentistry, University of Toronto; Consultant, North York General Hospital, Toronto; President, Canadian Foundation for the Advancement of Orthodontics; Director of Continuing Induction and International Relations, The Charles H. Tweed International Foundation for Orthodontic Research; Private Practice, Toronto, Ontario, Canada

Ronald R. Joondeph, D.D.S., M.S.
Associate Professor and Chairman, Department of Orthodontics, School of Dentistry, University of Washington, Seattle, Washington; Private Practice, Virkland, Washington

John T. Lindquist, D.D.S., M.S.
Visiting Lecturer, School of Dental Medicine, Tufts University, Boston, Massachusetts; Visiting Lecturer, School of Dentistry, University of North Carolina, Chapel Hill, North Carolina; Visiting Lecturer, School of Dentistry, Loma Linda University, Loma Linda, California; Private Practice, Indianapolis, Indiana

David R. Musich, D.D.S., M.S.
Associate Professor, Department of Orthodontics, School of Dental Medicine, University of Pennsylvania. Philadelphia, Pennsylvania; Private Practice, Schaumburg Illinois

William R. Proffit, D.D.S., Ph.D.
Professor and Chairman, Department of Orthodontics, School of Dentistry, University of North Carolina, Chapel Hill, North Carolina

Kaare Reitan, D.D.S., M.S.D., Ph.D.
Formerly, Research Fellow, Institute of Experimental Research; formerly, Lecturer in Applied Histology, Department of Graduate Orthodontics, University of Oslo, Oslo, Norway; Recipient, Albert Ketcham Award

Richard A. Riedel, D.D.S., M.S.D.
Professor Emeritus, Department of Orthodontics, School of Dentistry, University of Washington, Seattle, Washington; Recipient, Albert Ketcham Award

Terrell L. Root, D.D.S.
Professor of Clinical Orthodontics, Department of Orthodontics, University of Southern California, Los Angeles; Private Practice, Costa Mesa, California

Ronald H. Roth, D.D.S., M.S.
Lecturer and Clinical Instructor, Department of Oral and Maxillofacial Surgery, School of Dentistry, University of California, San Francisco; Chairman, Orthodontic Division, Foundation for Advanced Continuing Education, Burlingame; Private Practice, San Mateo, California

Paul W. Stöckli, Prof. Dr. Med. Dent., M.S.
Chairman, Department of Dentofacial Orthopedics and Pedodontics, University of Zurich, Zurich Switzerland

Ullrich M. Teuscher, Dr. Med.
Senior Lecturer, Department of Dentofacial Orthopedics and Pedodontics, University of Zurich, Zurich, Switzerland

William J. Thompson, D.D.S., M.S.
Assistant Professor, Department of Orthodontics, College of Dentistry, University of Florida, Gainesville, Florida; Consultant, Commission on Dental Accreditation, American Dental Association; Private Practice, Bradenton, Florida

Robert L. Vanarsdall, Jr., D.D.S.
Associate Professor and Chairman, Department of Orthodontics, School of Dental Medicine, University of Pennsylvania; Staff, Children's Hospital of Philadelphia and Albert Einstein Medical Center; Private Practice, Philadelphia, Pennsylvania

Eugene H. Williamson, D.D.S., M.S.
Associate Professor, Departments of Orthodontics and Anatomy, School of Dentistry, Medical College of Georgia, Augusta; Private Practice of Orthodontics and Temporomandibular Joint Dysfunction, Evans, Georgia

Björn U. Zachrisson, D.D.S., M.S.D., Ph.D.
Professor and Chairman, Department of Orthodontics, University of Oslo, Oslo, Norway; Visiting Professor, School of Dentistry, Loma Linda University, Loma Linda, California

Vorwort zur deutschen Ausgabe

Der Mensch findet die größte Freude in dem, was er selbst findet oder hinzulernt.

Thomas von Aquin

Schon so mancher Kieferorthopäde und kieferorthopädisch fortgebildete Zahnarzt hat feststellen müssen, daß der größte Teil der internationalen kieferorthopädischen Fachliteratur in englischer Sprache veröffentlicht wird. Selbst viele deutschsprachige Autoren veröffentlichen einen Teil ihrer Fachartikel zuerst in englischsprachigen Journalen.

Um Anschluß an die Weltliteratur zu bekommen, wird ein kleiner Anteil der internationalen Literatur in deutschsprachigen Zeitschriften den Fachkollegen zugänglich gemacht. Zwangsläufig stellen diese Publikationen dann nur eine Auswahl der international erscheinenden Veröffentlichungen dar.

Dem interessierten Kollegen, der sich schneller und umfassender informieren möchte und als Praktiker mit der Entwicklung der Kieferorthopädie Schritt halten will, bleibt nichts anderes übrig, als sich mit der meist englischsprachigen Literatur zu beschäftigen. Dabei wird dem einen oder anderen Kollegen der Umgang mit der fremden Sprache gar nicht so leicht fallen. Wer sich über den neuesten Stand der Kieferorthopädie informieren möchte, dem stehen dann aber eine große Anzahl internationaler Veröffentlichungen zur Verfügung.

Für viele deutsche Kieferorthopäden, denen das Englische jedoch nicht so geläufig ist und die keine intensive Fachausbildung in der modernen Kieferorthopädie hatten, so wie sie z. B. in Nordamerika üblich ist, haben jetzt Gelegenheit sich auf bequeme Weise umfassend und zeitsparend über den Standard der internationalen Kieferorthopädie zu informieren.

Mit diesem Buch, dessen 17 Autoren zu den führenden kieferorthopädischen Spezialisten auf der Welt gehören, liegt eine Zusammenfassung einiger heute international anerkannter Prinzipien und Techniken in der Kieferorthopädie vor.

Die Kieferorthopädie ist heute ein wesentliches und wichtiges Teilgebiet der Medizin. Damit hat auch der Kieferorthopäde seinen Patienten gegenüber eine äußerst verantwortungsvolle Position. Viele verschiedene Richtungen der kieferorthopädischen Diagnostik und zahlreiche Behandlungsmöglichkeiten ermöglichen es jedem Kieferorthopäden seine ‚eigenen' Methoden zu entwickeln und erfolgreich anzuwenden. Voraussetzung dafür sind jedoch Grundkenntnisse der Prinzipien und Techniken in der Kieferorthopädie.

Wer kieferorthopädisch tätig ist, wird sich ständig sowohl um qualitativ hochwertige und effiziente als auch für den Patienten vorteilhafte Behandlungsmethoden bemühen müssen. Ein großer Teil des dazu nötigen Wissens kann aus Fachbüchern und der Fachliteratur gewonnen werden. Darüberhinaus ist Fortbildung nur durch Teilnahme an praktischen Kursen und in Praxen von erfahrenen Kieferorthopäden möglich.

Nach der Lektüre des vorliegenden Buches wird der Leser in der Lage sein, eine eigene Standortbestimmung über seinen jetzigen Wissensstand vorzunehmen, seine Behandlungstätigkeit in der Kieferorthopädie kritisch zu überprüfen und auch zu entscheiden, auf welchem Teilgebiet der Kieferorthopädie er Fort- und Weiterbildung intensivieren sollte.

Dieses Buch ist vor allen Dingen für Kieferorthopäden und Weiterbildungsassistenten für Kieferorthopädie gedacht. Es ist ein Kompendium des theoretischen und klinisch-praktischen Wissens in der Kieferorthopädie, wie es schon lange für den deutschsprachigen Raum überfällig war. Es ist ein Lehrbuch, wie es zur Zeit mit keinem anderen verglichen werden kann: Dieses Buch ist ein internationales Standardwerk und auch die deutsche Ausgabe sollte sich in Deutschland bald zu einem Standardwerk entwickelt haben.

Dr. Walter Engeln, Berlin

Anmerkung zur deutschen Ausgabe

Dank möchte ich allen aussprechen, die beim Korrekturlesen mitgeholfen haben. Diese Arbeit konnte nur mit bereitwilliger Unterstützung und zusammen mit Spezialisten bewältigt werden.

Vielen Dank an die Kolleginnen und Kollegen:

Lilia Alvarado de Scholz, Berlin
Anton Baldauf, München
Susanne Christiansen-Koch, Berlin
Sigrid Herrmann, Berlin
Kurt Höhne, Berlin
Irmtrud Jonas, Freiburg

Dorothea Liepe, Berlin
Ulrike Löchte, Berlin
Michael J. Noack, Berlin
Monica Palmer, Berlin
Konrad Vogel, Berlin
Gudrun Weiß, Berlin

Berlin, im September 1988

Walter Engeln

Vorwort

Ein neuer Titel, ein neuer Verlag, noch mehr über neue Behandlungsmechaniken und eine thematische Überarbeitung – das unterscheidet die 3. Auflage „Orthodontics: Current Principles and Techniques" von den seit 1969 erschienenen früheren Auflagen dieses Lehrbuchs. Mit jeder Auflage waren wir darum bemüht, den Anforderungen des Studenten, des Dozenten und des Praktikers gleichermaßen zu entsprechen, indem wir schwerpunktmäßig nicht nur auf neue Apparaturen und Behandlungstechniken eingingen, sondern auch neue Entwicklungstendenzen auf dem sich ständig erweiternden Gebiet der klinischen Kieferorthopädie aufzeigten. Dieses Bestreben leitete auch die Autoren des vorliegenden Werks, das – von der Fallanalyse bis zur Retention – die Grundlagen und Behandlungstechniken eines großen Bereichs der modernen Kieferorthopädie beschreibt. Von den 14 Kapiteln sind 7 völlig neuen Themen gewidmet, 2 haben neue Autoren und die übrigen wurden von Grund auf neu bearbeitet und erweitert. 11 der insgesamt 18 Autoren wurden erstmals zu diesem Werk herangezogen. Die Verfasser der 7 Kapitel im neuen Themenbereich zählen zum Kreis der Pioniere und frühesten Vertreter der jeweiligen Gebiete, jeder von ihnen hat einen bedeutenden Beitrag zur Erweiterung der mechanischen Behandlungsmöglichkeiten geleistet. Das Ergebnis der gemeinsamen Arbeit aller Autoren ist ein einmaliges, praxisnahes Kompendium des theoretischen und klinisch-praktischen Wissens in der Kieferorthopädie.

Das 1. Kapitel, *Kieferorthopädische Diagnose und Behandlungsplanung* von William R. Proffit und James L. Ackerman, ist richtungsweisend für alle diejenigen, die im praktisch-therapeutischen Bereich tätig sind. „Viele Wege führen nach Rom" heißt es auch bei der Wahl der Behandlungsmechanik – das zeigt sich nicht ausschließlich in diesem Kapitel. Die gemeinsame Ausgangsbasis aller Wege ist jedoch die Information, die anhand grundlegender diagnostischer Kriterien gewonnen wird.

Das 2. Kapitel, *Biomechanische Prinzipien der Gewebsreaktion* von Kaare Teitan, ist nach wie vor der vollständigste und aktuellste Beitrag, der in einem kieferorthopädischen Lehrbuch zu diesem Thema geleistet wurde. Um auch die Gewebsreaktionen positiver und negativer Art auf die sog. „effizienteren" Apparaturen hinreichend berücksichtigen zu können, werden in diesem Kapitel die neuesten elektronmikroskopischen Forschungsergebnisse verarbeitet. Daraus ergeben sich entscheidende klinische Konsequenzen hinsichtlich der Größe, Dauer und Richtung der Kraftapplikation, die heute angesichts der zunehmenden Zahl der erwachsenen kieferorthopädischen Patienten wichtiger als je zuvor.

Das 3. Kapitel, *Biophysik in der klinischen Kieferorthopädie* von Charles J. Burstone, beschreibt die vielfältigen Anwendungsmöglichkeiten der Biophysik und des Bioengineering in der kieferorthopädischen Mechanotherapie und dient somit als sinnvolle Ergänzung der ersten beiden Kapitel. Auch wenn sich die technische Entwicklung in den letzten 10 Jahren in noch so schnellem Tempo vollzogen hat, muß sich der klinische Einsatz und die Handhabung von kieferorthopädischen Apparaturen nach den anerkannten biophysikalischen Prinzipien richten. Der Verfasser gilt international als Autorität auf diesem Gebiet.

Das 4. Kapitel, *Kieferorthopädische Aspekte bei der Diagnose, Prophylaxe und Therapie der Kiefergelenksdysfunktion* von Eugene H. Williamson, spricht ein Sondergebiet der kieferorthopädischen Diagnose und Behandlung an, das bei der heutigen Prozeßfreudigkeit zusehends an Bedeutung gewonnen hat. Der Autor beschreibt verschiedene Aspekte der Handhabung therapeutischer Apparaturen und die möglichen iatrogenen sowie auch therapeutischen Auswirkungen auf das Kiefergelenk.

Das 5. Kapitel, *Steuerung der Okklusion durch Reihenextraktion* von Jack G. Dale vervollständigt den ersten Teil, der sich mit der *Diagnostik und Behandlungsplanung* befaßt, durch die systematische Darstellung der Punkte, die es bei Bogenlängendiskrepanzen vor und während der Behandlung zu berücksichtigen gilt. Er erläutert die Schritte, die zur Verringerung der mechanischen Behandlungselemente unternommen werden sollten und gibt gleichzeitig die besten Möglichkeiten zur biologischen Steuerung der Okklusion während des Wachstums an. Das Kapitel schlägt eine Brücke zum zweiten Teil des Buches und demonstriert das hohe kieferorthopädische Leistungsniveau, das durch die Anwendung der in den vorausgehenden Kapiteln beschriebenen Prinzipien in der Praxis möglich wird.

Das 6. Kapitel, *Funktionskieferorthopädische Apparaturen* von T. M. Graber, ist das erste im Teil über die *Behandlungsmethodik*. Es verschafft einen Überblick über die biologischen Grundlagen der Funktionskieferorthopädie und führt mit historischen Rückblicken zum gegenwärtigen Verständnis der Möglichkeiten und Gefahren dieses zunehmend gebrauchten und auch mißbrauchten Instruments.

Das 7. Kapitel, *Kombinierte Aktivator-Headgear-Behandlung* von Paul W. Stöckli und Ullrich M. Teuscher, ist die logische Fortsetzung des vorausgehenden Kapitels. Es beschreibt die Prinzipien der Kausaltherapie in Distalbißfällen durch die Kombination des Besten aus dem Gebiet der Orthodontie mit dem der Funktionskieferorthopädie. Wie die meisten anderen Kapitel ist auch dieser Beitrag von besonderer klinischer Relevanz.

Das 8. Kapitel, *Orthodontische Klebetechnik* von Björn U. Zachrisson, ist ein Beitrag zum aktuellen Stand auf einem orthodontischen Gebiet, das sich sehr schnell entwickelt hat, von einem Mann, der für diese Entwicklung mit verantwortlich ist. Angesichts der häufigen und oft auch falschen Anwendung der Klebetechnich ist der Wunsch berechtigt, daß vor ihrer klinischen Anwendung erst dieses Kapitel gelesen werden sollte. Eigentlich sollte es auch bei Allgemeinzahnärzten und den Kollegen, die sich mit festsitzender Prothetik befassen, zur Pflichtlektüre gehören.

Das 9. Kapitel, *Die Edgewise-Apparatur* von John T. Lindquist, könnte den Untertitel „Aktuelle Neufassung der Grundprinzipien" tragen und stammt von einem der einflußreichsten Kliniker, Dozenten und Autoren auf diesem Gebiet. Auf der Grundlage von Prinzipien und Techniken, die sich über lange Zeit und in vielen Nachuntersuchungen bewährt haben, gibt er dem Studenten und dem Praktiker das Neueste und das Beste als Richtlinie für die Zukunft an die Hand.

Das 10. Kapitel, *Das Level-Anchorage-System* von Terell L. Root, stellt eine Technik vor, die der Autor und seine Mitarbeiter auf der Basis langjähriger klinischer Erfahrungen entwickelten, um das erreichbare Optimum für den einzelnen kieferorthopädischen Patienten zu gewährleisten. Hauptziel ist, dem angehenden Facharzt die grundlegenden praktischen Regeln zu vermitteln, die ihm ähnlich erfolgreiche Resultate ermöglichen.

Das 11. Kapitel, *Behandlungsmechanik für die Straight-Wire-Apparatur* von Ronald H. Roth, ist das Produkt jahrelanger Erfahrung und klinischer Forschung des Autors, der daraus eine Apparaturmodifikation entwickelte, die es dem Kliniker ermöglicht, auf Routinebasis Überkorrekturen und eine ausgezeichnete Ausarbeitung und Feinregulierung zu erzielen. In der einen oder anderen Form hat heute bereits die Mehrzahl der Kieferorthopäden diese grundlegende Behandlungsmechanik in die Praxis integriert.

Das 12. Kapitel, *Die moderne Begg-Methode: Kombination der Begg- und Straight-Wire-Apparaturen und Techniken* von William J. Thompson, einem hervorragenden Kliniker, stellt die Kombination des Besten aus zwei der wichtigsten orthodontischen Behandlungstechniken vor. Der Beitrag ist vor allem für die vielen Kollegen wertvoll, die nach der Begg-Methode vorgehen und die gleichen hochwertigen Ergebnisse anstreben, wie sie vom Autor in diesem Kapitel gezeigt werden.

Das 13. Kapitel, *Kieferorthopädie beim Erwachsenen: Diagnose und Behandlung* von Robert L. Vanarsdall und David R. Musich, bringt zwei hochqualifizierte Lehrer und Kliniker auf einem Gebiet der Kieferorthopädie zusammen, das sich immer stärker ausbreitet – die Erwachsenentherapie. Umfassend werden die speziellen diagnostischen und therapeutischen Kriterien dargestellt. Besonders interessant und wichtig ist dabei die parodontologische Problematik, für die Lösungen besprochen werden.

Das 14. Kapitel, *Retention* von Donald R. Joondeph und Richard A. Riedel, behandelt eine der wichtigsten kieferorthopädischen Behandlungsphasen unabhängig von dem Weg, auf dem das Behandlungsresultat erzielt wurde. Trotz der ständigen Weiterentwicklung der Behandlungsmittel bleibt die Erhaltung der erzielten Resultate nach wie vor eine schwierige Aufgabe. Die Autoren geben detailgenaue Richtlinien für dieses wichtige Gebiet – nicht nur in Form von Möglichkeiten zur Optimierung der erzielten Resultate, sondern auch im Sinne von Maßnahmen zur optimalen Stabilität.

Die beiden vorausgehenden Ausgaben dieses Buches, die im englischen den Titel *Current Orthodontic Concepts and Techniques* trugen, erforderten von den Herausgebern etwa 13 Jahre des Schreibens, Forschens und Koordinierens von Material für ein Werk, in dem sie eine optimale Zusammenstellung kieferorthopädischer Themen aus der Feder bestens dafür geeigneter Autoritäten bieten wollten. Weitere 8 Jahre wurden darauf verwendet, dieses Buch auf den aktuellsten Stand und in die beste Form zu bringen. Frei nach Edward H. Angle könnte man sagen: „Ich habe Ihnen das bestmögliche Instrument gegeben, sehen Sie zu, daß Sie es richtig verwenden!" und hoffen, daß der Leser aus den gemeinsamen Bemühungen einiger der international führenden kieferorthopädischen Spezialisten das Beste machen wird. „Aller guten Dinge sind drei" heißt es im Volksmund – doch sollte dies nur dann gelten, wenn es dem Wohl des Patienten dient und zu einem besseren Leistungsbewußtsein führt.

Thomas M. Graber
Brainerd F. Swain

Inhaltsverzeichnis

Teil 1 Diagnostik und Behandlungsplanung

1	Kieferorthopädische Diagnose und Behandlungsplanung William R. Proffit und James L. Ackerman	15
2	Biomechanische Prinzipien der Gewebsreaktion Kaare Reitan	149
3	Biophysik in der klinischen Kieferorthopädie Charles J. Burstone	271
4	Kieferorthopädische Aspekte bei der Diagnose, Prophylaxe und Therapie der Kiefergelenksdysfunktion Eugene H. Williamson	317
5	Steuerung der Okklusion durch Reihenextraktion Jack G. Dale	357

Teil 2 Behandlungsmethodik

6	Funktionskieferorthopädische Apparaturen T. M. Graber	489
7	Kombinierte Aktivator-Headgear-Behandlung Paul W. Stöckli und Ullrich M. Teuscher	537
8	Orthodontische Klebetechnik Björn U. Zachrisson	633
9	Die Edgewise-Apparatur John T. Lindquist	733

10	Das Level-Anchorage-System Terell L. Root	823
11	Behandlungsmechanik für die Straight-Wire-Apparatur Ronald H. Roth	851
12	Die moderne Begg-Methode: Kombination der Begg- und Straight-Wire-Apparaturen und Techniken William J. Thompson	913
13	Kieferorthopädie beim Erwachsenen: Diagnose und Behandlung Robert L. Vanarsdall und David R. Musich	1001
14	Retention Donald R. Joondeph und Richard A. Riedel	1081

Teil 1
Diagnostik und Behandlungsplanung

Kapitel 1

Kieferorthopädische Diagnose und Behandlungsplanung

William R. Proffit
James L. Ackerman

Okklusionsanomalie und dentofaziale Fehlbildung: Die kieferorthopädische Problematik

Von der Diagnose zur Festlegung des Behandlungsziels

Bei der Diagnose und Behandlungsplanung muß der Kieferorthopäde

1. die verschiedenen Kennzeichen der Okklusionsanomalie und dentofazialen Fehlbildung erkennen;
2. den Charakter des Problems, nach Möglichkeit einschließlich der Ätiologie, definieren;
3. einen Behandlungsplan entwickeln, der auf die spezifischen Bedürfnisse des individuellen Patienten abgestimmt ist.

Ziel der Diagnose ist, ein umfassendes Bild von der Situation des Patienten zu gewinnen und daraus verschiedene Elemente zu einer vernünftigen Problemliste zusammenzufassen. Diese Problemliste führt auf logischem Wege zum Behandlungsplan. Die Grundlage des gesamten Prozesses ist die Sammlung relevanter Informationen, sozusagen eine Datenbank.

Zwar sollte man sich so lange nicht auf eine spezielle Behandlungsform festlegen, bis die diagnostischen Informationen vollständig ausgewertet sind, doch ist es sinnvoll, sich zunächst die verschiedenen Möglichkeiten der kieferorthopädischen Behandlung zu vergegenwärtigen. Dem Kieferorthopäden stehen vier grundlegende Behandlungsmodalitäten zur Verfügung, die er entweder einzeln oder in Kombinationen anwenden kann:

1. Einordnung der Zähne durch orthodontische Zahnbewegungen (die biomechanischen Prinzipien und Reaktionen auf die orthodontische Zahnbewegung werden in Kapitel 2 beschrieben).
2. Umlenkung des Gesichtwachstums durch funktionelle Veränderungen. (Dieses Konzept wird in Kapitel 6 ausführlicher behandelt.)
3. Veränderungen des dentofazialen Wachstums durch stark modifizierte, orthopädische Maßnahmen. (In Kapitel 7 werden die Geräte besprochen, die am häufigsten für orthopädische Maßnahmen verwendet werden.)
4. Chirurgische Behandlung. (Das zweibändige Werk von *Bell*, *Proffit* und *White*[13] bietet eine umfassende Übersicht über die chirurgischen Möglichkeiten zur Korrektur von dentofazialen Deformitäten.)

Welche Behandlungsmodalität (oder welche Kombination) für den jeweiligen Patienten optimal ist, wird durch Art und Ausmaß der Diskrepanz der dentalen Beziehungen und der Kieferrelation bestimmt. Dieses Kriterium läßt sich gut anhand verschiedener „Diskrepanzgrenzen" veranschaulichen (Abb. 1-1). Dabei wird davon ausgegangen, daß bei jeder Okklusionsanomalie für bestimmte Bereiche verschiedene Korrekturmöglichkeiten bestehen. In einem gewissen Umfang können Korrekturen allein durch orthodontische Zahnbewegungen erzielt werden, während bei größeren Abweichungen zusätzlich funktionskieferorthopädische oder orthopädische Behandlungen erforderlich und bei noch ausgeprägterer Diskrepanz chirurgische Maßnahmen unumgänglich sind. Diese Diskrepanzgrenzen sind nicht symmetrisch. Im allgemeinen lassen sich durch ortho-

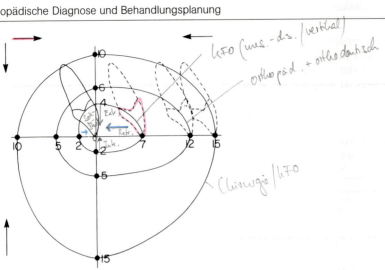

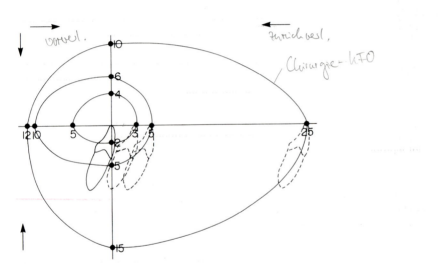

Abb. 1-1 Die „Diskrepanzgrenzen" des oberen und unteren Zahnbogens. Die Grenzen der kieferorthopädischen Behandlung in der mesiodistalen und vertikalen Ebene sind durch den inneren Ring dargestellt; mit kombinierten orthopädischen und orthodontischen Behandlungsmaßnahmen sind in der Wachstumsphase Veränderungen bis zum mittleren Kreis möglich; die Grenzen der Veränderungen durch kombinierte kieferorthopädische und chirurgische Maßnahmen zeigen sich im äußeren Kreis.

Wie der innere Kreis für den oberen Zahnbogen darstellt, lassen sich die oberen Schneidezähne mit rein kieferorthopädischen Zahnbewegungen maximal um 7 mm retrudieren, aber nur 2 mm protrudieren. Extrusionen sind bis zu 4 mm möglich, Intrusionen bis zu 2 mm. Der mittlere Kreis zeigt für den unteren Zahnbogen, daß sich der Unterkiefer und die Zähne durch die Kombination von Wachstumsveränderungen und Zahnbewegungen um 10 mm vorbringen, aber nur um 5 mm zurückbringen lassen. Die beiden äußeren Kreise geben die Grenze für die chirurgische Vorverlagerung des Oberkiefers und Intrusion mit 10 mm an, obwohl der Oberkiefer bis zu 15 mm retrahiert oder nach unten gebracht werden kann; beim Unterkiefer liegt die Grenze für die chirurgische Rückverlagerung bei 25 mm, für die Vorverlagerung nur bei 12 mm. Diese Werte sind selbstverständlich nur Richtlinien, wobei die Möglichkeiten im Einzelfall darüber oder darunter liegen können. Sie dienen in erster Linie dazu, die Potentiale der drei wichtigsten Behandlungsmodalitäten perspektivisch darzustellen.

dontische und funktionskieferorthopädische Verfahren in der Sagittalen größere Diskrepanzbereiche korrigieren als in der Vertikalen oder Transversalen; andererseits ist aufgrund der anatomischen und physiologischen Schranken, die den Dimensionen dieses als geschlossenen Raum zu denkenden Systems innewohnen, der Spielraum bei der maxillären Protrusion größer als bei der mandibulären. Durch die orthodontische Behandlung wird nur der Inhalt des geschlossenen Raumes umgeordnet, während die orthopädischen, funktionskieferorthopädischen und chirurgischen Maßnahmen die Gestalt des Raumes selbst verändern. Ein wichtiger Faktor ist auch der Zeitpunkt der Behandlung. Mit orthodontischen Maßnahmen lassen sich sowohl bei Kindern wie bei Erwachsenen Veränderungen vergleichbarer Größenordnung erzielen. Ebenso verhält es sich auch mit der chirurgischen Behandlung. Nur in der Funktionskieferorthopädie nimmt das Ausmaß möglicher Veränderungen mit zunehmendem Alter des Patienten ab.

Eine praxisnahe Definition der Zielsetzung der kieferorthopädischen Behandlung ist die Schaffung optimaler approximaler und okklusaler Zahnkontakte (Okklusion). Dabei müssen die Persönlichkeit des Patienten, ästhetische und funktionelle Gesichtspunkte sowie die physiologische Adaption berücksichtigt werden und ein stabiles Behandlungsergebnis gewährleistet sein. Angesichts der enormen Variationsbreite der dentofazialen Fehlbildungen sowie der Vielzahl der verfügbaren Behandlungsmöglichkeiten sieht sich selbst der erfahrene Kollege bei der Festlegung der Behandlung vor eine schwierige Aufgabe gestellt. Für den „frischgebackenen" Kieferorthopäden ist es meist beunruhigend, wenn er feststellen muß, daß es oft für einen Fall mehr als nur einen erfolgreichen Behandlungsweg gibt. Weit beunruhigender ist jedoch die Feststellung, daß es für manche Problemfälle die optimale Behandlungslösung nicht gibt. Die Tatsache, daß in manchen Fällen verschiedene, gleichermaßen vertretbare Therapiemöglichkeiten zur Verfügung stehen, darf nicht dazu verleiten, die therapeutische Entscheidung auf die leichte Schulter zu nehmen. Ganz im Gegenteil, der Behandlungsplan muß, nachdem die Einzelbefunde ihrer unterschiedlichen Priorität entsprechend geordnet wurden, in einer Reihe logischer Schritte erarbeitet werden.

Das Ziel dieses Kapitels ist, dem Kieferorthopäden einen systematischen Weg zur Erarbeitung der Diagnose und Behandlungsplanung vorzugeben, um ihm nicht nur die klare Formulierung der Problematik, sondern auch die systematische Wahl des geeigneten Behandlungsweges unter verschiedenen Möglichkeiten und somit die optimale Versorgung des Patienten zu ermöglichen.

Eugnathie und Dysgnathie

Das Verständnis des Konzeptes von der „Eugnathie" ist in der kieferorthopädischen Diagnostik grundlegend. Traditionell handelt es sich bei jeder Abweichung von der „idealen Okklusion" um eine Okklusionsanomalie, oder – um den von *Guilford*[47] geprägten Ausdruck zu verwenden – um eine Malokklusion. Da die ideale Okklusion freilich nur selten vorkommt, muß man dieses Konzept besser als eine „Idealvorstellung" betrachten (Abb. 1-2). Leider gibt es keine eindeutige oder akzeptable Definition der „Eugnathie". Daher beruht die kieferorthopädische Diagnostik weitgehend auf den recht willkürlichen Vorstellungen von der idealen Okklusion.

Diese ideale Okklusion wurde bereits im 18. Jahrhundert von *Hunter* beschrieben. Mitte des 19. Jh. gab *Carabelli*, vermutlich als erster, eine systematische Beschreibung der anomalen Beziehungen zwischen oberen und unteren Zahnbögen. Von *Carabellis* Klassifikationssystem sind auch die Ausdrücke Kantenbiß und Überbiß abgeleitet. Der Begriff Orthodontik wurde von dem Franzosen *Lefoulon* etwa zur gleichen Zeit geprägt, da sich das Interesse an diesem Gebiet beständig erweitert hatte[148].

Obwohl zu Beginn des 20. Jh. bereits verschiedene Abhandlungen über die Kieferorthopädie erschienen waren – die bekannteste ist wohl die von *Kingsley*[68] –, kannten diese Autoren noch keine brauchbare Methode zur Beschreibung der Gebißunregelmäßigkeiten und anomale Beziehungen der Zähne und Kiefer zueinander. Die ideale Anordnung der Zähne läßt sich mit Hilfe der Geometrie eindeutig definieren und beschreiben. Auch *Angles* „Okklusionslinie" dient diesem Zweck. Im eugnathen Gebiß ist diese gedachte Linie über den bukkalen Höckern der Seitenzähne des Unterkiefers mit der Linie über den Gruben der oberen Seitenzähne identisch (Abb. 1-3). Die

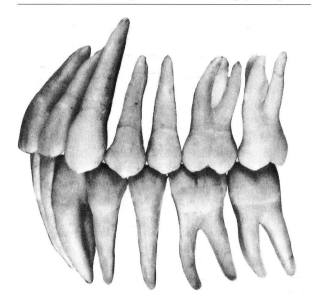

Abb. 1-2 Die „ideale" Okklusion (Seitenansicht). Dieses Konzept hat sich in den letzten 2 Jahrhunderten nicht meßbar verändert. (Aus Kraus, B. S., Jordan, R. E., und Abrams, L.: Dental anatomy and occlusion; a study of the masticatory system. Baltimore, 1969, The William & Wilkins Co.)

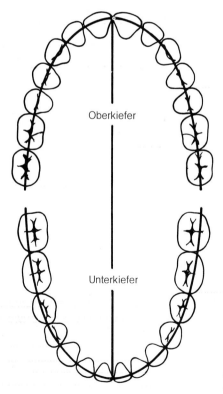

Abb. 1-3 Die Okklusionslinie des oberen und unteren Zahnbogens verläuft durch die zentralen Fissuren und auf den Angula der oberen Frontzähne sowie über die bukkalen Höckerspitzen und Schneidekanten der unteren Zähne.

Okklusionslinie verläuft in einer regelmäßigen, symmetrischen Kurve. Zwischen den beiden ersten Molaren verläuft sie wie eine Kette, die nur an den beiden Enden gehalten wird und dazwischen lose durchhängt. *Brader*[18] zeigte, daß die gesamte Bogenform eher einer „trifokalen Ellipse" entspricht, einer zwar mathematisch komplexen, aber geometrisch einfach konstruierbaren Kurve.

Die räumliche Position eines Zahns innerhalb des Bogens läßt sich in Relation zur Okklusionslinie beschreiben. *Angle* bezeichnete die Bewegungen zur Einordnung eines Zahns an die Okklusionslinie je nach Bewegungsart mit erster, zweiter und dritter Ordnung. Eine zur Okklusionslinie horizontale Verschiebung ist demnach eine Bewegung erster Ordnung, eine vertikale entspricht der zweiten Ordnung und eine Torsion (um die Okklusionslinie als Achse) stellt eine Bewegung dritter Ordnung dar.

Neuerdings haben diese ursprünglichen Definitionen einige Veränderungen erfahren, da in die kieferorthopädischen Brackets mehr Bewegungsmöglichkeiten eingebaut worden sind. Für die Bewegungen erster Ordnung hat sich auch der Ausdruck „in/out", für diejenigen zweiter Ordnung auch „Tip" oder „Angulation" und für diejenigen dritter Ordnung auch die Bezeichnung „Torque" oder „Inklination" durchgesetzt. Diese Ausdrücke lassen sich folgendermaßen definieren:

1. „In/out": vestibulo-orale Stellung der Zahnkronen bezogen auf die Okklusionslinie (d. h. die Labial- bzw. Bukkalfläche der Krone kann vestibulär bzw. oral stehen).
2. Tip: relative Mesial- oder Distalneigung von Krone und Wurzel zur Okklusionslinie (d. h. Mesialkippung der Krone entspricht Distalkippung der Wurzel; Distalkippung der Krone entspricht Mesialkippung der Wurzel).
3. Torque: relative Neigung von Krone und Wurzel gegenüber der Senkrechten auf die Okklusionslinie (d. h. lingualer bzw. palatinaler Kronentorque entspricht labialem oder bukkalem Wurzeltorque; labialer oder bukkaler Kronentorque entspricht lingualem bzw. palatinalem Wurzeltorque).

Zwei weitere Parameter zur Definition der Zahnstellung:

4. Offset: Rotationen, die durch die Position der mesialen und distalen Kontaktpunkte in Relation zur Okklusionslinie beschrieben werden (d. h. mesiolinguale bzw. mesiopalatinale Rotation entspricht distobukkaler Rotation; mesiobukkale Rotation entspricht distolingualer bzw. distopalatinaler Rotation).

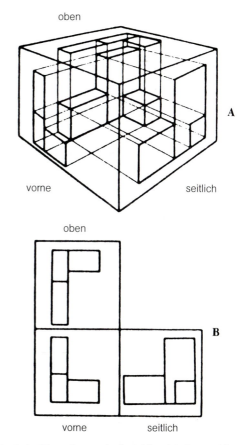

Abb. 1-4 Die orthogonale Projektion ist die zweidimensionale graphische Darstellung eines Objektes, die durch Schnittpunkte der Senkrechten von Punkten des Objekts auf die Bildebene gebildet wird. A: Perspektivische Ansicht einer Schachtel mit Inhalt. B: Orthogonale Ansichten der Schachtel von oben, vorne und seitlich. Zusammen geben sie ein Bild von der dreidimensionalen Struktur.

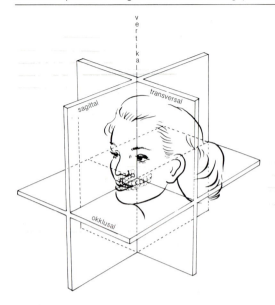

Abb. 1-5 Perspektivische Ansicht der drei bei der kieferorthopädischen Untersuchung üblichen Bezugsebenen. Die Raumverhältnisse und Symmetrie der Zahnbögen lassen sich in der okklusalen Ebene, das Profil und die faziale Ästhetik zusammen mit den anteroposterioren und vertikalen Relationen in der sagittalen Ebene und schließlich die transversalen dentofazialen Relationen in der transversalen Ebene beurteilen.

5. Höckerhöhe: Auf der Basis der vertikalen Position der Okklusalflächen in Relation zur Okklusionslinie läßt sich die Höckerhöhe beschreiben. (Die Möglichkeiten sind Infraokklusion und Supraokklusion, die zur Feststellung der Höckerhöhe in Exkursionsfunktionen und weniger in der statischen Okklusion dienen.)

Da sich jeder dieser Zahnstellungsparameter auf gedachte Werte bezieht, bedarf es einer Definition der idealen Zahnstellung. Dabei ist es hilfreich, nach der orthogonalen Projektionstechnik vorzugehen, mit welcher das dreidimensionale Gebiß graphisch in drei einzelnen zweidimensionalen Ansichten dargestellt werden kann und somit eine flächengeometrische Beschreibung möglich ist (Abb. 1-4). Die Projektionsebenen bei der orthogonalen Darstellung des Schädels und Gebisses sind die Okklusale, Sagittale und Transversale (Abb. 1-5 und 1-6).

Von *Andrews*[6] stammen die „sechs Schlüssel zur normalen Okklusion": Molarenrelation, Kronenangulation (Tip), Kroneninklination (Torque), Fehlen von Rotationen, enge Kontakte und eine flache bzw. nur sehr leicht gekrümmte *Spee*sche Kurve. All diese Punkte können durch orthogonale Projektionen in der okklusalen, sagittalen und transversalen Ebene dargestellt werden.

Okklusale Projektionsebene

In der okklusalen Ansicht lassen sich die wichtigen Relationen wie folgt aufzählen:

1. enge approximale Zahnkontakte ohne interdentale Zwischenräume,
2. keine Rotationen (außer OK-Molaren),
3. ausgerichtete Randwülste.

Okklusionanomalie und dentofaziale Fehlbildung: Die Kieferorthopädische Problematik

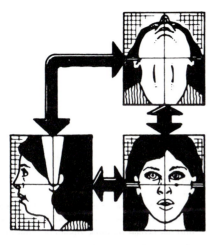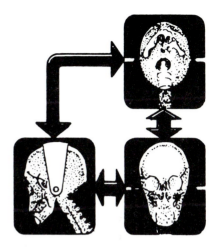

Abb. 1-6 Das von *Rabey* empfohlene morphometrische Analysesystem verwendet orthogonale Fotografien und Röntgenaufnahmen. Mit dieser Methode ist eine genaue dreidimensionale Konstruktion der dentofazialen Relationen möglich. (Aus *Rabey,* G. P.: Br.J.Oral Surg. 15:97, 1977)

In dieser Ansicht läßt sich die distopalatinale Rotation von 10° der ersten und zweiten Oberkiefermolaren darstellen (Abb. 1-7). Wie *Stoller*[135] 1954 ausdrücklich vermerkte, ist diese Rotation zur Ermittlung der regelrechten mesiodistalen Position der bukkalen Höcker von Oberkiefermolaren in Relation zu den entsprechenden anatomischen Gegebenheiten im Unterkiefer von Bedeutung.

Sagittale Projektionsebene

Folgende wichtige Punkte sind in der sagittalen Ebene zu beachten:

1. Molarenrelation: Die Distalfläche des distobukkalen Höckers des Sechsjahrmolaren im Oberkiefer sollte im Schlußbiß Kontakt zur Mesialfläche des mesiobukkalen Höckers des unteren zweiten Molaren haben. Der mesiobukkale Höcker des oberen Sechsjahrmolaren sollte in der Furche zwischen den mesialen und mittleren Höckern der unteren Sechsjahrmolaren liegen[135] (Abb. 1-2).

In der sagittalen Projektion lassen sich die Bukkalflächen aller Seitenzähne und der Eckzähne darstellen. Die Schneidezähne zeigen sich in der vestibulo-oralen Ansicht, so daß ihre Inklination oder Torque festgestellt werden kann.

2. Angulation der Seitenzahnkronen: Die Längsachsen sollten von der Höckerspitze zum Zahnhals mesiodistal geneigt verlaufen.

Der Kippungswinkel der Seitenzähne läßt sich durch die Relation der Längsachse des Zahnes zur Senkrechten auf die Okklusionsebene feststellen (Abb. 1-8)

3. Schneidezahnkroneninklination: (Torque): Die Inklination der oberen und un-

Abb. 1-7 Rotierte Zähne beanspruchen im Zahnbogen mehr Raum und beeinträchtigen die okklusalen Relationen. Für eine regelrechte Okklusion ist die Korrektur eines mesiopalatinal rotierten oberen ersten Molaren besonders wichtig. (Aus *Andrews*, L. F.: Am.J.Orthod. 62:296, 1972)

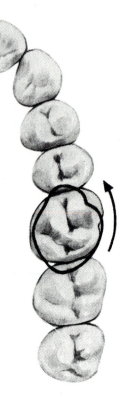

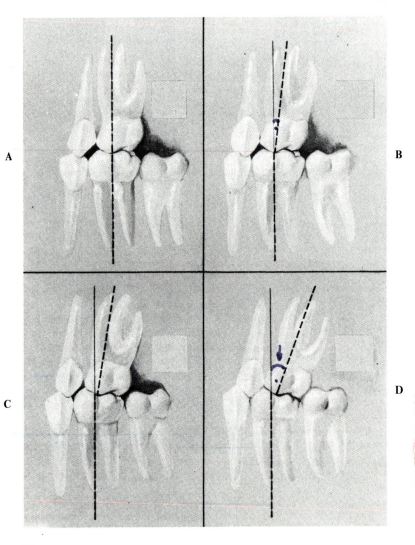

Abb. 1-8 Die distale Kronenangulation läßt sich anhand des Winkels der koronalen Längsachse zur Senkrechten auf die Okklusionsebene messen. B bis D: Durch die Distalangulation des oberen Molaren kommt der distobukkale Höcker in Kontakt mit dem Antagonisten. Auch wenn der mesiobukkale Höcker des oberen Molaren in der mesialen Fossa des unteren Molaren artikuliert, ergibt sich noch keine regelrechte Okklusion, solange der obere Molar vertikal zu gerade steht. (Aus *Andrews*, L. F.: Am. J. Orthod. 62:296, 1972)

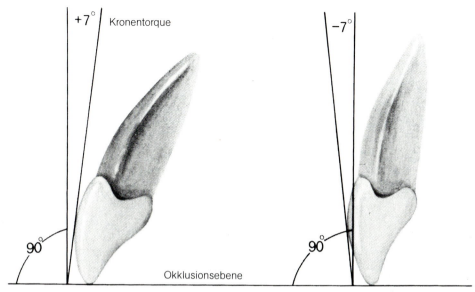

Abb. 1-9 Die Kroneninklination oder Torque (hier am Beispiel des Zahnes 21) wird anhand des Winkels zwischen der Senkrechten auf die Okklusionsebene und einer Tangente zur Mitte der Labial- bzw. Bukkalfläche der klinischen Krone bestimmt. (Aus *Andrews*, L. F.: Am.J.Orthod. 62:296, 1972)

teren Schneidezähne sollte ausreichen, um einer Übereruption der Schneidezähne entgegenzuwirken und um eine geeignete distale Lage der Kontaktpunkte der oberen Zähne in Relation zu den unteren im Sinne einer regelrechten Okklusion zu ermöglichen.

Die Inklination der Schneidezähne läßt sich in der sagittalen Projektion anhand der Tangente der labialen Kronenkontur und deren Winkel zur Senkrechten auf die Okklusionsebene ermitteln (Abb. 1-9).

4. **Okklusionsebene:** Die Okklusionsebene sollte eine flach bis leicht gekrümmte *Spee*sche Kurve sein (Abb. 1-10).

Transversale Projektion

Bei der transversalen Projektion werden die Labialflächen der mittleren und seitlichen Schneidezähne sowie die Bukkalflächen aller Seitenzähne und der Eckzähne dargestellt:

1. **Angulation der Schneidezahnkronen (Tip):** Der gingivale Teil der Kronenlängsachse sollte distal des inzisalen Teiles liegen (Abb. 1-11).
2. **Inklination der Seitenzahn- und Eckzahnkronen:** Als Kroneninklination wird die bukkolinguale Neigung der Längsachse der Krone, nicht aber des gesamten Zahns, bezeichnet.
   a) Oberkiefer: Die Kronen sollten eine palatinale Inklination aufweisen. An den Eckzähnen und Prämolaren ist sie konstant und annähernd

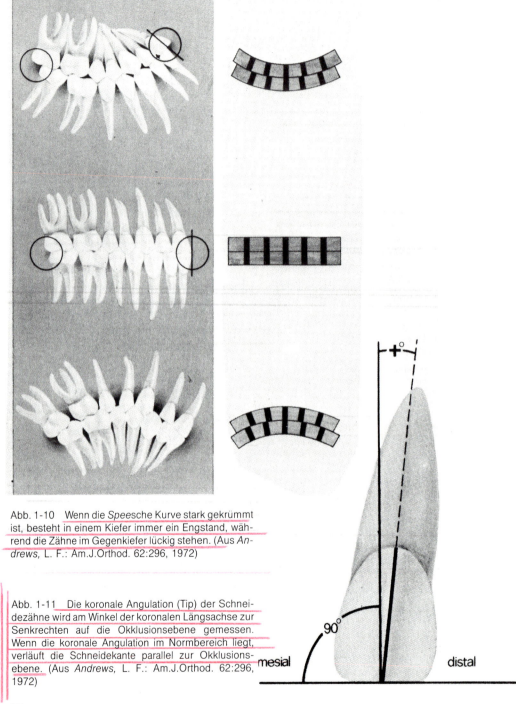

Abb. 1-10 Wenn die *Spee*sche Kurve stark gekrümmt ist, besteht in einem Kiefer immer ein Engstand, während die Zähne im Gegenkiefer lückig stehen. (Aus *Andrews*, L. F.: Am.J.Orthod. 62:296, 1972)

Abb. 1-11 Die koronale Angulation (Tip) der Schneidezähne wird am Winkel der koronalen Längsachse zur Senkrechten auf die Okklusionsebene gemessen. Wenn die koronale Angulation im Normbereich liegt, verläuft die Schneidekante parallel zur Okklusionsebene. (Aus *Andrews*, L. F.: Am.J.Orthod. 62:296, 1972)

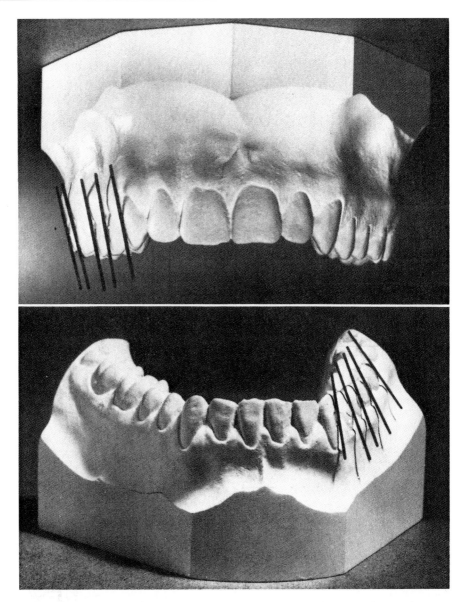

Abb. 1-12 Im distalen Bereich weisen die Zähne (einschl. der Eckzähne) in beiden Kiefern eine linguale Kroneninklination auf. (Aus *Andrews*, L. F.: Am.J.Orthod. 62:296, 1972)

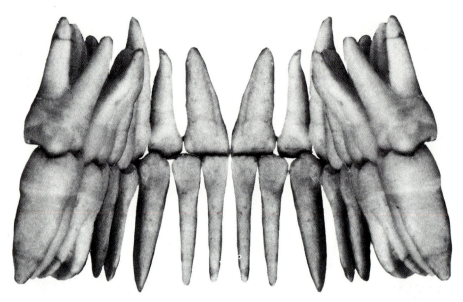

Abb. 1-13 Die Okklusion von lingual betrachtet. In dieser Blickrichtung läßt sich die Höcker-Fossa-Beziehung der Stützzonen beurteilen. Bei der regelrechten Verzahnung der ersten Molaren sollte der mesiopalatinale Höcker des oberen Molaren in der mittleren Fossa des unteren ruhen. (Modifiziert nach *Kraus*, B. S., *Jordan*, R. E., und *Abrams*, L.: Dental anatomy and occlusion; a study of the masticatory system. Baltimore, 1969, The Williams & Wilkins Co.)

gleich groß, an den Molaren nur geringfügig ausgeprägter.

b) Unterkiefer: Die linguale Kroneninklination der Seitenzähne steigt von den Eckzähnen bis zu den zweiten Molaren progressiv (Abb. 1-12) an.

Die Seitenzahnansicht des Gebisses (transversale Projektion) zeigt die konvergierende Anordnung der maxillären und die divergierende Anordnung der mandibulären Wurzeln (Abb. 1-13 bis 1-15). Interessanterweise bilden die Längsachsen der oberen und unteren ersten Molaren zusammen eine gerade Linie – als Sinn und Zweck dieser Anordnung könnte man sich vorstellen, daß sie den Kräften der Okklusion am besten standhält (Abb. 1-13). Was aber auch immer der Grund sein mag, durch diese Anordnung wird die knöcherne Basis des Oberkiefers (Basalknochen, faziale Basis) in der okklusalen Ansicht flächenmäßig kleiner als die knöcherne Basis des Unterkiefers. Diese Beobachtung trifft unweigerlich jeder, der sich einmal bei der Zahnaufstellung für eine Totalprothese die Relation zwischen den zahnlosen Alveolarkämmen des Ober- und Unterkiefers näher betrachtet hat.

Eugnathie und Dysgnathie müssen als einander überlappende Häufigkeitsverteilungskurven verschiedener morphologischer Kennzeichen gesehen werden (Abb. 1-16). Die unterschiedlichen Grade der okklusalen Harmonie oder Disharmonie sind daher als Teile einer Gesamtheit und nicht als selbständige Einheiten anzusehen.

Aus diesem Grunde ist der Terminus Dysgnathie nicht als Antithese zur normalen Okklusion zu in-

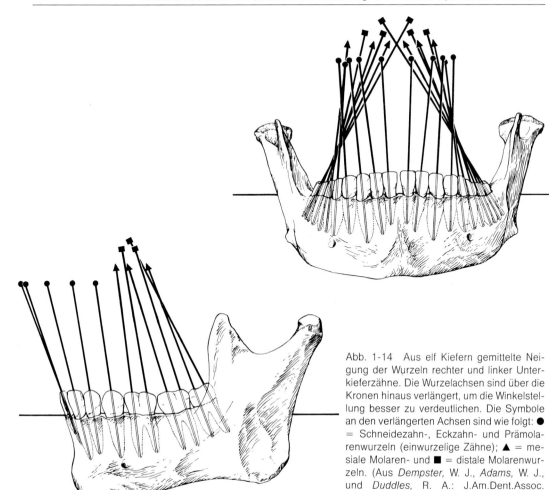

Abb. 1-14 Aus elf Kiefern gemittelte Neigung der Wurzeln rechter und linker Unterkieferzähne. Die Wurzelachsen sind über die Kronen hinaus verlängert, um die Winkelstellung besser zu verdeutlichen. Die Symbole an den verlängerten Achsen sind wie folgt: ● = Schneidezahn-, Eckzahn- und Prämolarenwurzeln (einwurzelige Zähne); ▲ = mesiale Molaren- und ■ = distale Molarenwurzeln. (Aus *Dempster*, W. J., *Adams*, W. J., und *Duddles*, R. A.: J.Am.Dent.Assoc. 67:779, 1963)

terpretieren. Das Konzept der „verschiedengradigen okklusalen Disharmonien" trifft wohl eher zu als die völlig konträren Begriffe Eugnathie und Dysgnathie. Dysgnathie sollte vielmehr als Oberbegriff für diejenigen okklusalen Unstimmigkeiten verwendet werden, die einen kieferorthopädischen Eingriff erforderlich machen, nicht aber für jede Abweichung von der idealen Okklusion. Bei biologischen Systemen ist die Variation die Regel und nicht die Ausnahme. *Johnson*[61] zufolge können okklusale Normmaße, wie sie von *Hellman*[52] und später von *Simon*[127] vorgeschlagen wurden, als „artspezifische Normen" betrachtet werden, während die beim einzelnen beobachteten normalen Variationen als „individuelle Normen" zu sehen wären. Leider ist es bis heute noch nicht möglich gewesen, die Vorstellungen von der „individuellen Norm" in praktische, für die kieferorthopädische Diagnostik verwendbare Werte umzusetzen.

Die schwergradige Dysgnathie ist häufig von Kiefer- und Gesichtsanomalien begleitet, so daß man

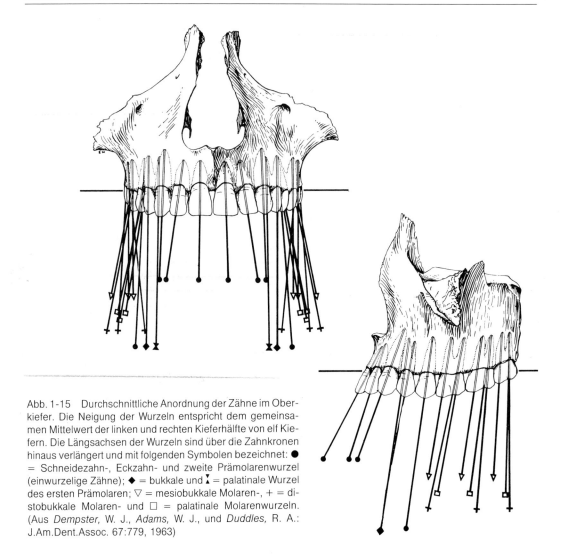

Abb. 1-15 Durchschnittliche Anordnung der Zähne im Oberkiefer. Die Neigung der Wurzeln entspricht dem gemeinsamen Mittelwert der linken und rechten Kieferhälfte von elf Kiefern. Die Längsachsen der Wurzeln sind über die Zahnkronen hinaus verlängert und mit folgenden Symbolen bezeichnet: ● = Schneidezahn-, Eckzahn- und zweite Prämolarenwurzel (einwurzelige Zähne); ◆ = bukkale und ⊥ = palatinale Wurzel des ersten Prämolaren; ▽ = mesiobukkale Molaren-, + = distobukkale Molaren- und □ = palatinale Molarenwurzeln. (Aus Dempster, W. J., Adams, W. J., und Duddles, R. A.: J.Am.Dent.Assoc. 67:779, 1963)

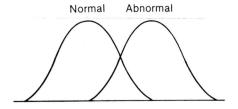

Abb. 1-16 Eugnathie und Dysgnathie werden als Komplexe mit unterschiedlichen Kombinationen bestimmmter morphologischer Gegebenheiten (Tiefbiß, Engstand, Protrusion etc.) aufgefaßt und in Form von Häufigkeitsverteilungskurven dargestellt. Eugnathie und Dysgnathie überlappen einander. (Aus Moorrees, C. F. A., und Grøn, A. M.: Angle Orthod. 36 : 258, 1866)

in diesen Fällen auch von dentofazialen Fehlbildungen spricht. Dennoch ist die Dysgnathie nicht als pathologischer Zustand, sondern lediglich als humanspezifische morphologische Variation zu betrachten. (Eine Ausnahme davon stellen die genetisch bedingten Fehlbildungen von Gesicht und Kiefern dar, so z. B. die kraniofaziale Dysostose oder Lippen- und Gaumenspalten.)

Unumstritten ist inzwischen, daß die Stellung des Gelenkköpfchens in der Gelenkpfanne in Betracht gezogen werden muß. Eine erhebliche Diskrepanz zwischen der maximalen Interkuspidation und der muskulär geführten Lage des Unterkiefers läßt sich als ablenkende Dysgnathie bezeichnen[150]. Bei lateralen und Vorschubbewegungen des Unterkiefers haben die Frontzähne die Aufgabe, die Seitenzähne zu diskludieren, um so im distalen Bereich okklusale Interferenzen bei der Funktion auszuschalten. Als die destruktivsten Okklusionsstörungen gelten Balanceinterferenzen. Biologisch fundiert ist das Konzept der idealen Okklusion nur dann, wenn es auch die Funktion berücksichtigt.

Ein Teil des Dilemmas bei der Abgrenzung der Eugnathie gegenüber der Dysgnathie rührt von unserem Unvermögen her, die verschiedenen Okklusionsmerkmale zu messen oder zu quantifizieren. Eine der ersten und einzigen biometrischen Untersuchungen der Okklusion war die von *Hellman*[52]. Seine Betrachtungen gelten allerdings eher der statischen Okklusion. Seiner Ansicht nach müssen bei der maximalen Interkuspidation besondere herausragende Punkte der beiden Zahnreihen in Kontakt stehen. Solange sich die Vorstellung der Kieferorthopädie von der Okklusion weitgehend auf Beschreibungen der statischen Morphologie beschränken, wird die Definition der „individuellen Norm" für die kieferorthopädische Diagnose nicht möglich sein. Um entscheiden zu können, ob es sich im Einzelfall um eine normale Okklusion oder um eine Dysgnathie handelt, ist die Berücksichtigung der Funktion und physiologischen Adaption unumgänglich.

Irrtümlicherweise hat die klinische Kieferorthopädie ein therapeutisches Ziel akzeptiert, das *Bercu Fischer*[40] das „erreichbare Optimum" nannte. Auf diese Weise wird zwar für jeden Patienten eine ideale Okklusion angestrebt, doch ist man sich gleichzeitig bewußt, daß die wirkliche Norm für den jeweiligen Patienten erst nach der Behandlung und abgeschlossenen Retentionsphase ersichtlich sein kann. *Moorrees* und *Grøn*[92] empfehlen, den Behandlungsplan auf seine „therapeutische Modifizierbarkeit" zu überprüfen, um ihn so auf einer Basis realistischer und individualisierter Zielvorstellungen aufbauen zu können. Da jedoch die verantwortlichen Faktoren für die Zahnstellung, Bogenform und okklusalen Relationen nur ungenügend bekannt sind, kann die therapeutische Modifizierbarkeit häufig nur auf einer rein intuitiven Grundlage ermittelt werden.

Zusammenfassend läßt sich sagen, daß zur Zeit Dysgnathie als eine Anordnung der Zähne betrachtet wird, die den jeweils Betroffenen Beschwerden verursacht, entweder in ästhetischer Hinsicht im Sinne einer Stellungsanomalie und/oder Protrusion bzw. in Form einer Beeinträchtigung des dentalen Gesundheitszustandes oder aber in funktioneller Hinsicht im Sinne einer Einschränkung der Kieferbeweglichkeit. Diese Definition ist zugegebenermaßen verallgemeinernd, denn die gleiche Zahnstellung kann in einem Fall ein Problem darstellen und im anderen nicht. Die Behandlung sollte auf zweierlei abzielen: die Schaffung einer annehmbaren Zahnstellung (wobei die Grenzen des Annehmbaren teils durch die Reaktion des Patienten bestimmt werden) und auf eine normale Kieferfunktion (d. h. keine signifikante Einschränkung) bei allen Oralfunktionen (Kauen, Schlucken und Sprechen). Die fließenden Grenzen zwischen der idealen Anordnung, den akzeptablen morphologischen Variationen und der erheblichen Abweichung mit Funktionseinschränkung machen eine rein morphologisch fundierte Differenzierung zwischen normaler Okklusion und Dysgnathie sehr schwierig.

Epidemiologische Untersuchungen

Den Hintergrund für die kieferorthopädische Diagnostik und Behandlungsplanung bildet das Wissen um die Prävalenz der Probleme im Zusammenhang mit okklusalen Disharmonien, die tatsächliche Notwendigkeit einer Behandlung, ihre Inanspruchnahme durch den Patienten und die Wirksamkeit der verschiedenen Behandlungsverfahren. Zwar hat das vergangene Jahrzehnt Fortschritte auf allen genannten Gebieten gebracht, doch ist der Kenntnisstand über die Epidemiologie der Dysgnathien nach wie vor ungenügend. Die vier Punkte, zu denen inzwischen wenigstens einige Daten verfügbar sind, werden im folgenden nacheinander besprochen.

Häufigkeit von Dysgnathien

Dysgnathien kommen in den verschiedenen Ländern der Welt unterschiedlich häufig vor. In primitiven und isolierten Gesellschaften wird eine geringere Variationsbreite in der Okklusionsform beobachtet als bei den mehr heterogenen Populationen. Bei den australischen Ureinwohnern z. B. kommen Okklusionsanomalien kaum vor. Gebißunregelmäßigkeiten und Engstand sind bei fast allen primitiven Populationen selten. Die Unterschiede zwischen primitiven und modernen Gruppen wurden auf die natürlichen Selektionsmechanismen, Inzucht und Umweltfaktoren zurückgeführt. Eine wirklich befriedigende Erklärung konnte bisher nicht gefunden werden, so daß man zu dem Schluß kommt, daß wir einfach nicht wissen, warum die Entwicklung einer Gesellschaft von Zunahme der Dysgnathien begleitet wird. Bisweilen entspricht das stabile Okklusionsmuster einer primitiven Population nicht der „Idealvorstellung" einer Okklusion. Bei bestimmten melanesischen Inselstämmen ist der Regelfall, was wir als skelettale Klasse III-Gebißanomalie mit guter Zahnstellung bezeichnen. Frontzahnführung, Höckerprotektion und ähnliche nützliche therapeutische Konzepte haben offensichtlich im evolutionären Zusammenhang keine Selektionswirkung. Manche Autoren[12, 29] entwickelten die Theorie, daß die vermehrte Abnützung der Zähne aufgrund der Ernährungsweise der primitiven Völker die Entwicklung des Engstandes behindert. Andererseits läßt sich beobachten, daß junge australische Ureinwohner zwischen 10 und 20 Jahren, deren moderne Ernährungsweise keine signifikante Abnützung zuläßt, doch keinen Frontzahnengstand entwickeln (Abb. 1-17).

Die dokumentierte Häufigkeitsrate der Gebißanomalien ist in den Industrieländern höher als in den Entwicklungsländern und scheint in den Vereinigten Staaten am höchsten zu liegen. Bis zu den 70er Jahren wurden in einer Reihe kleinerer epidemiologischer Untersuchungen sehr unterschiedliche Schätzungen der Häufigkeiten von Dysgnathien in den Vereinigten Staaten veröffentlicht[154]. In den 70er Jahren legte das National Center for Health Statistics zwei wichtige Studien über dentale Relationen vor, wobei sich die erste mit Kindern im Alter zwischen 6 und 11 Jahren[65] und die zweite mit Jugendlichen zwischen 12 und 17 Jahren[64] befaßte. In Tabelle 1-1 sind die Daten aus diesen beiden Untersuchungen aufgelistet. Das Untersuchungsgut der beiden Studien umfaßte fast 8000 Personen, stellvertretend für die ca. 25 Mio. Amerikaner der genannten Altersgruppen, wobei nur in Reservaten lebende Indianer ausgeschlossen wurden.

Nach den Angaben des öffentlichen Gesundheitsdienstes der USA zeigen sich bei 75% der amerikanischen Kinder und Jugendlichen gewisse okklusale Unstimmigkeiten. Okklusale Disharmonien scheinen daher eher typisch als atypisch zu sein. In der Untersuchung wurde das Ausmaß der okklusalen Unstimmigkeit durch den Therapie-Prioritäts-Index (TPI)[43] ausgedrückt. Dieser Index errechnete sich aus einer detaillierten Bewertung der okklusalen Relationen der Zähne. Abb. 1-18 zeigt in Prozenten Kinder und die entsprechenden TPI-Indices, wobei der Index um so mehr steigt, je schwergradiger die Disharmonie ist.

Obgleich die TPI-Methode ebenso wie die Beurteilung der Werte unterschiedlich gehandhabt werden kann, gibt der Index wenigstens einen Ausgangspunkt zur Bewertung der Dysgnathien. Wenn man nach dieser Methode vorgeht, zeigt sich bei 37% der amerikanischen Kinder mit einem Wert von 4 oder mehr eine definitive Dysgnathie (was allerdings nicht bedeutet, daß bei einem Wert von 4 eine Behandlung erforderlich ist oder daß Personen mit Werten von 2 oder 3 nicht von einer Behandlung profitieren würden). Insgesamt haben 40% aller Kinder eine gewisse Stellungsanomalie der Zähne, bei 17% findet sich eine signifikante Protrusion der oberen Schneidezähne und bei 20% eine Molarenokklusion der Klasse II. Weniger als 1% haben einen frontalen Kreuzbiß, obwohl sich bei 5% eine Molarenokklusion der Klasse III zeigt; bei 4% findet sich ein frontal offener Biß. Die Häufigkeit ist je nach sozialer, geschlechtlicher und regionaler Gruppierung unterschiedlich. So ist der offene Biß z. B. bei Schwarzen viermal so häufig wie bei Weißen und bei Mädchen etwas häufiger als bei Knaben. Die Befunde sind in den Altersgruppen von 6–11 und

Tabelle 1.1 Zahl und Prozentsatz der Kinder und Jugendlichen in den USA mit hoher kieferorthopädischer Behandlungsbedürftigkeit, nach Befund und Rasse gegliedert.

Befund und Rasse	Zahl (tausend) Alter 6–11*	12–17**	Prozent Untersuchten 6–11	12–17
Tiefbiß mit Einbiß				
Gesamt***	711	201	4.0	0.9
Weiße	697	192	4.6	1.0
Schwarze	31	9	1.2	0.3
Lingualer Kreuzbiß min. 4 Zähne				
Gesamt***	261	334	1.1	1.5
Weiße	224	268	1.1	1.4
Schwarze	55	54	1.7	1.8
Bukkaler Kreuzbiß min. 4 Zähne				
Gesamt***	24	22	0.1	0.1
Weiße	20	19	0.1	0.1
Schwarze	–	3	–	0.1
Zahnstellungsanomalie ≥ Wert 7				
Gesamt***	665	7368	2.8	32.5
Weiße	571	6544	2.8	33.5
Schwarze	52	776	1.6	25.7
TPI-Wert 7–9 (stark behindernd, Behandlung dringend empfohlen)				
Gesamt***	1525	2896	8.6	13.0
Weiße	1299	2492	8.6	13.0
Schwarze	218	365	8.6	12.2
TPI-Wert ≥ 10 (stark behindernd, Behandlung zwingend)				
Gesamt***	975	3564	5.5	16.0
Weiße	771	3106	5.1	16.2
Schwarze	211	454	8.3	15.2
Tiefbiß ≥ 6 mm				
Gesamt***	1169	2281	6.6	10.3
Weiße	1147	2230	7.6	11.7
Schwarze	20	42	0.8	1.4
Offener Biß ≥ 2 mm				
Gesamt***	443	509	2.5	2.3
Weiße	211	229	1.4	1.2
Schwarze	244	300	9.6	10.1
Sagittale Stufe ≥ 7 mm				
Gesamt***	1672	1783	9.4	8.0
Weiße	1471	1611	9.7	8.4
Schwarze	201	165	7.9	5.5
Frontaler Kreuzbiß ≥ 1 mm				
Gesamt***	142	201	0.8	0.9
Weiße	121	153	0.8	0.8
Schwarze	15	36	0.6	1.2

*   Aus *Kelly*, J.E., *Sanches*, M. und *van Kirk*, L.E.: DHEW Nr. (HRA) 74-1612, 1973.
**   Aus *Kelly*, J. und *Harvey*, C.: DHEW Nr. (HRA) 77-1644, 1977.
*** Einschließlich Daten „anderer Rassen", die nicht spezifiziert sind.

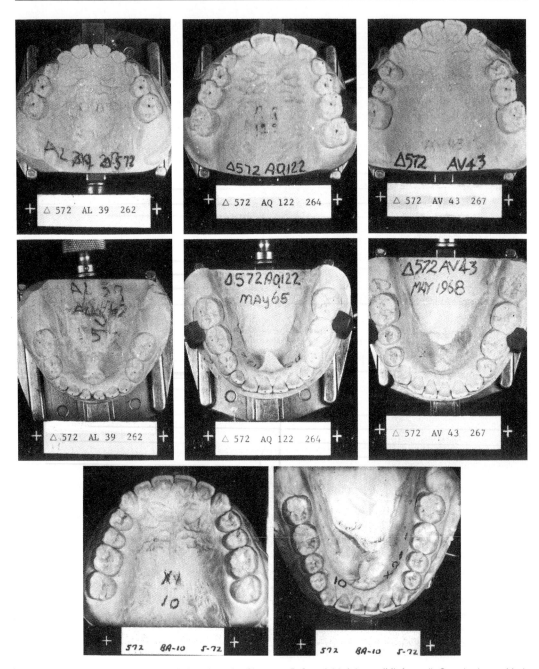

Abb. 1-17 Modelle australischer Ureinwohner im Alter von 5, 8 und 11 Jahren. (Mit freundl. Genehmigung M. J. *Barrett,* University of Adelaide)

Okklusionanomalie und dentofaziale Fehlbildung: Die Kieferorthopädische Problematik

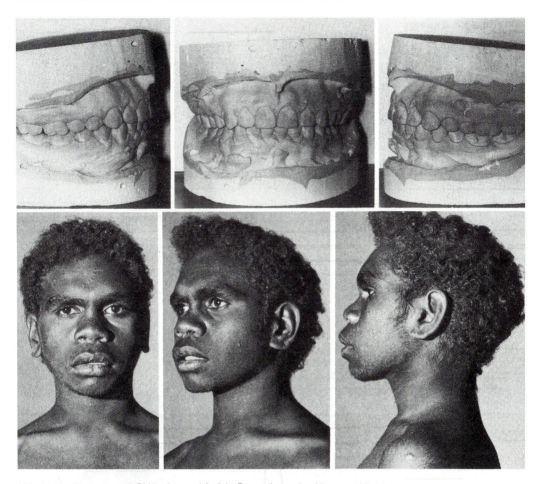

Abb. 1-17 (Fortsetzung) Okklusion und faziale Proportionen im Alter von 15 Jahren.

von 12–17 Jahren ähnlich, einige Unterschiede sind jedoch interessant: Die Häufigkeit des Engstandes nimmt beispielsweise zu, während die des offenen Bisses abnimmt. Von den Vereinigten Staaten sind umfassendere Daten verfügbar als von anderen Ländern, doch zeigt sich überall das gleiche Bild: der Prozentsatz der dentalen Disharmonie und Gebißanomalie ist in den Industrieländern überraschend hoch[72, 98].

Notwendigkeit, Inanspruchnahme und Wirksamkeit der Behandlung

Die Schwierigkeit zu beurteilen, ob eine kieferorthopädische Behandlung nötig ist, besteht darin, daß es sich bei einer Dysgnathie entweder um einen Zustand handeln kann, der zwar diagnostizierbar ist, aber keine funktionelle oder ästhetische Störung darstellt und daher keine Behandlung rechtfertigt, oder aber um eine Erkran-

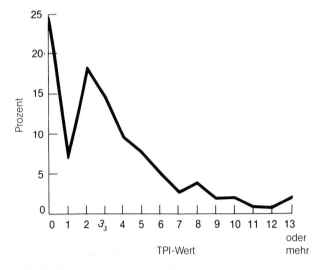

Abb. 1-18 Prozentsätze von Kindern mit speziellen TPI-Werten. Diese Werte sind nach *Grainger* wie folgt zu interpretieren: 0 = weitgehend normale Okklusion; 1 bis 3 = geringfügige Manifestationen okklusaler Disharmonien; 4 bis 6 = eindeutige Dysgnathie; 7 bis 9 = stark beeinträchtigte Dysgnathie, Behandlung dringend erwünscht; 10 oder mehr = sehr stark behindernde Dysgnathie, Behandlung obligatorisch. (Aus *Kelly*, J. E., *Sanchez*, M., und *Van Kirk*, L. E.: DHEW Publication no. [HRA] 74-1612, 1973.)

kung, die behandelt werden muß. Bei zwei anatomisch ähnlich gelagerten Fällen kann die Gebißanomalie für den einen Patienten eine Störung bedeuten, während sich der andere nicht beeinträchtigt fühlt. Eine Behandlung wird meist dann erforderlich, wenn die Dysgnathie

1. zu Erkrankungen führt oder disponiert,
2. die Kieferfunktion (Kiefergelenkssyndrom u. ä.) oder andere Oralfunktionen (z. B. Sprache) beeinträchtigt, und
3. als ästhetischer Störfaktor psychosoziale Probleme verursacht.

Um die Notwendigkeit der kieferorthopädischen Therapie bestimmen zu können, müssen alle diese Aspekte berücksichtigt werden.

Obwohl man spontan zu der Überzeugung neigt, daß Gebißanomalien Parodontalerkrankungen und Karies fördern, da sie die Zahnpflege erschweren, geht aus neueren Untersuchungen hervor, daß dies nur eine geringe Rolle spielt. Motivation und Wille des Patienten sind für die Mundhygiene wesentlich entscheidender als die Ausformung der Zahnreihen. Es gibt keinen Beweis für eine erhöhte Kariesanfälligkeit von Patienten mit Okklusionsanomalien. Die Untersuchungen der letzten 10 Jahre zeigen nur eine sehr geringe Korrelation zwischen Dysgnathie und der späteren Entstehung von Parodontalerkrankungen. Früher war man der Ansicht, daß die traumatische Okklusion bei der Pathogenese von Parodontalerkrankungen eine signifikante Rolle spielt, doch die neueren Untersuchungen führten zu einer wesentlich geringeren Bewertung dieses Faktors als ätiologischer Primärfaktor. Wenn eine ausreichende Plaque-Kontrolle gewährleistet ist, hat man auch Parodontalerkrankungen unter Kontrolle. Der okklusale Status des Patienten scheint für die Entstehung von Parodontopathien wenn überhaupt, dann nur von geringfügiger Bedeutung zu sein und lediglich auf den Verlauf der bereits vorhandenen Erkrankungen Einfluß zu haben[76, 78].

Einen weiteren Hinweis darauf, daß kieferorthopädische Behandlung für die Parodontalprophylaxe wenig bringt, liefern zwei Untersuchungen über die Langzeitwirkung der kieferorthopädischen Behandlung. Die Untersuchungen wurden im Auftrag des National Institute of Dental Research Ende der 70er Jahre an der Universität von Rochester[105] und an der Universität von Illinois[118] durchgeführt und umfaßten über 100 Patienten,

Tabelle 1.2 Zusammenhang zwischen Dysgnathie und phonetischen Beeinträchtigungen

Laut	Art	Dysgnathie
/s/, /z/	Zischlaut	Lispeln durch Diastema mediale, fehlende Schneidezähne oder offenen Biß
/t/, /d/	Linguoalveolarer Verschlußlaut	Lautbildungsschwierigkeit durch unregelmäßige Front (progen verzahnte obere Incisivi, Zahnüberzahl); kurzes Zungenbändchen
/f/, /v/	Labiodentaler Reibelaut	Verzerrung durch exzessive mandibuläre Protrusion
sch, ch u. engl. „th" (stimmhaft u. stimmlos)	Linguodentaler Reibelaut	Verzerrung durch hochgradigen offenen Biß, fehlende Incisivi
	Linguoalveolarer Dauerlaut	Verzerrung durch verkürztes Zungenbändchen

Aus *Bell*, W. H., *Proffit*, W. R. und *White*, R. P.: Surgical correction of dentofacial deformities, S. 113, Philadelphia, 1980, W. B. Saunders Co.

die 10 bis 20 Jahre nach abgeschlossener kieferorthopädischer Behandlung sorgfältig untersucht wurden. Im Vergleich mit unbehandelten Patienten der gleichen Altersgruppe konnte bei den behandelten Patienten kein besserer Parodontalstatus festgestellt werden. Da die kieferorthopädische Behandlung eine funktionelle Verbesserung der Okklusion bewirkt hatte, wäre – wenn die Okklusion eine in dieser Hinsicht entscheidende Bedeutung hätte – ein positiver Effekt auf den Parodontalstatus zu erwarten gewesen.

Hingegen sprechen manche Parodontologen von einer unverhältnismäßig großen Zahl von Patienten, die nach kieferorthopädischer Behandlung Parodontalbeschwerden haben, und sind der Ansicht, daß die kieferorthopädische Behandlung – etwa auf dem Wege entzündlicher Prozesse – längerfristig eine schädigende Wirkung auf das Parodontium haben könnte. Neuerliche Beweise sprechen allerdings nicht für diese Vermutung, und auch aus Langzeituntersuchungen geht kein Nachweis für eine parodontal schädigende Wirkung von kieferorthopädischen Maßnahmen hervor. Es ist daher wahrscheinlich, daß die höhere Zahl der kieferorthopädisch behandelten Patienten nicht durch eine verstärkte Anfälligkeit dieser Patienten gegenüber Parodontopathien, sondern vielmehr durch ihre größere Bereitschaft zur zahnmedizinischen Behandlung erklärbar ist.

Funktionelle Auswirkungen der Dysgnathie

Ohne Zweifel können Okklusionsanomalien zu funktionellen Beeinträchtigungen sowohl der Kieferbewegungen als auch anderer oraler Funktionen führen. Über die Beziehungen zwischen Dysgnathie und funktioneller Beeinträchtigung herrscht jedoch noch längst keine Klarheit.
Bei schwergradigen Dysgnathien kann die Oral-

funktion in jeder Hinsicht beeinträchtigt sein. Wenn nur wenige Zähne in Okklusion stehen, können die Kaufunktion behindert, der Schluckakt adaptiv verändert und das Sprechen erschwert sein. Die phonetische Beeinträchtigung kann so weit gehen, daß bestimmte Laute nur schwer oder überhaupt nicht ausgesprochen werden können. Für eine wirkungsvolle Behandlung der Aussprache ist daher in Fällen schwergradiger Dysgnathien zunächst eine kieferorthopädische Behandlung erforderlich. Der Zusammenhang zwischen Gebißanomalien und Ausspracheschwierigkeiten ist in Tabelle 1-2 dargestellt.

Die größte Sorge bereitet den Kieferorthopäden ein anderes funktionelles Problem, dessen Zusammenhang mit Okklusionsanomalien noch am wenigsten geklärt ist, nämlich die Beeinträchtigung der Kieferfunktion, die sich als Schmerz im und um das Kiefergelenk manifestiert. Das Kiefergelenksyndrom kann auf pathologische Veränderungen des Kiefergelenkes zurückzuführen sein. Wesentlich häufiger kommt es aber durch Muskelermüdung und Verkrampfung zum Muskelschmerz. Bei Patienten mit Muskelschmerzen lassen sich fast immer Parafunktionen wie Zähnepressen oder -knirschen, vermutlich als Streßreaktion, feststellen[80].

Manche Kliniker vertreten die Ansicht, daß sogar kleinere okklusale Unstimmigkeiten Bruxismus auslösen können. Wenn dies zutrifft, heißt das, daß eine wirkliche Notwendigkeit für die uneingeschränkte Perfektionierung der Okklusion bei jedermann besteht. Wissenschaftliche Beweise fehlen mir aber, und die Richtigkeit dieser Behauptung ist allein schon deswegen unwahrscheinlich, weil die Zahl der Personen mit mäßigen Okklusionsanomalien diejenige der Patienten mit Kiefergelenkssyndromen bei weitem übertrifft. Reagiert ein Patient jedoch mit gesteigerten oralen Muskelaktivitäten auf Streß, kann allerdings die Beherrschung des Problems durch eine Okklusionsanomalie zusätzlich erschwert werden. Die Dysgnathie in Gemeinschaft mit Schmerzen und Krämpfen der Kaumuskulatur kann daher eine Indikation für kieferorthopädische Therapie (oder eine andere okklusale Behandlung) darstellen. Ist die Ursache hingegen ein pathologischer Prozeß im Gelenk selbst, liefert eine okklusale oder kieferorthopädische Behandlung keine Gesamtlösung für das Problem.

Ästhetische und psychosoziale Überlegungen

Unzufriedenheit mit dem Aussehen der Zähne ist anerkanntermaßen einer der Hauptbeweggründe für die Inanspruchnahme einer kieferorthopädischen Behandlung. Bis zu jüngster Zeit gab es bemerkenswert wenige Untersuchungen über die Auswirkungen von Gebißanomalien auf die sozialen Beziehungen der Patienten und ihr Selbstvertrauen. Inzwischen wurde jedoch festgestellt, daß eine auffällige Gebißanomalie ein soziales Handikap darstellen kann. Personen mit wirklichen oder vermeintlichen dentofazialen Fehlbildungen werden im gesellschaftlichen Umgang mit Reaktionen konfrontiert, die sich negativ auf ihre Lebenshaltung auswirken können. Die psychische Störung, die durch die Fehlbildung bewirkt wird, steht nicht in direkter Relation zu ihrem anatomischen Schweregrad. Ein Patient mit einer entstellenden Fehlbildung kann damit rechnen, daß die Reaktion seiner Umwelt konsequent negativ ist und somit Mechanismen entwickeln, um mit seiner Situation fertig zu werden. Hingegen steht eine Person mit einer weniger ausgeprägten Anomalie (fliehendes Kinn, unregelmäßige obere Frontzähne, etc.) vor unterschiedlichen Reaktionen, die vom Spott bis zur Gleichgültigkeit reichen und nicht vorauszusehen sind. Solche Patienten sind verunsichert und leiden sehr unter dem Makel[83]. Ein ästhetisch einwandfreies Gebiß ist andererseits für jedermann wünschenswert und wird mit beruflichem Erfolg und Prestige assoziiert. Die Untersuchungen auf diesem Gebiet wurden kürzlich vom National Institute of Dental Research in einem Bericht über den gegenwärtigen Stand der Forschung zusammengefaßt[137].

1976 beauftragte das amerikanische Verteidigungsministerium den National Research Council (der zur National Academy of Sciences gehört) mit einer Untersuchung über schwer behindernde dentofaziale Fehlbildungen und der Erstellung von Richtlinien für die Auswahl derjenigen Angehörigen der Streitkräfte, die am dringendsten einer kieferorthopädischen Behandlung bedürfen. Im Untersuchungsbericht[95] wird die Rolle der eingangs erwähnten Faktoren für die Behandlung der Dringlichkeit einer kieferorthopädischen Behandlung anerkannt, gleichzeitig aber auch die psychologische Komponente betont. Aus den Empfehlungen geht hervor, daß die kieferorthopädische Behinderung funktioneller oder psychosozialer Art sein kann und daß bei der Bestimmung der Therapiebedürftigkeit beide Faktoren berücksichtigt werden müssen. Der beste Beweis dafür ist, daß etwa 5% der Kinder und Jugendlichen in den USA hochgradige Gebißanomalien haben, die als schwer behindert bezeichnet werden können. Bei diesen Patienten sind in der Regel sowohl funktionelle als auch psychosoziale Aspekte beteiligt. Obwohl sich die Empfehlungen des National Research Council auf diese schwerstgradige Untergruppe der Dysgnathien konzentrieren, geben sie dennoch einen hervorragenden Überblick über die Notwendigkeit der kieferorthopädischen Behandlung und die Faktoren, die bei der Beurteilung dieser Notwendigkeit berücksichtigt werden müssen. Da sich die ästhetische Beeinträchtigung tatsächlich auf die Lebensweise der Betroffenen auswirkt, darf diese Komponente der Gebißanomalie auf keinen Fall vernachlässigt werden.

Inanspruchnahme und Wirksamkeit der Behandlung

Ebensowenig wie alle Patienten mit Zahnerkrankungen die zahnärztliche Praxis aufsuchen, kommen alle Patienten mit Okklusionsanomalien oder auch nur alle schweren Fälle zur kieferorthopädischen Behandlung. Wenn die Notwendigkeit der Behandlung anhand eines bestimmten anatomischen Schweregrades definiert wird, können Notwendigkeit und Inanspruchnahme sehr weit auseinanderliegen. Meist handeln die Patienten eher nach eigenem Gutdünken als nach fachärztlicher Empfehlung. Wenn bei der Beurteilung der Notwendigkeit auch die psychosozialen Wirkungen der Dysgnathie (oder ihr Fehlen) berücksichtigt werden, rücken Inanspruchnahme und Notwendigkeit bereits näher zueinander. Leider stehen keine genauen Angaben über die Zahl der Personen, die eine Behandlung wünschen, im Vergleich zur Zahl der Patienten mit verschiedengradigen Okklusionsanomalien zur Verfügung. In einigen neueren Untersuchungen ist dieser Punkt jedoch angesprochen. Den Daten des Öffentlichen Gesundheitsdienstes der USA zufolge hängt das subjektive Behandlungsbedürfnis – wie zu erwarten war – vom sozialen und kulturellen Umfeld ab[64, 65]. Bei Kindern aus Stadtgebieten liegt die Zahl derer, die von ihren Eltern als therapiebedürftig erachtet werden, höher als bei Kindern aus ländlichen Gebieten, obwohl die Häufigkeit okklusaler Disharmonien bei beiden Gruppen ähnlich ist. In den typischen Vorstadtgebieten der Mittelschicht werden etwa 35% der Kinder von ihren Eltern oder Erziehungsberechtigten als therapiebedürftig eingestuft. Ein Hauptfaktor bei dieser Einstufung ist das faziale Erscheinungsbild. Auch die Einkommenssituation erweist sich als eng mit der Nachfrage nach kieferorthopädischer Behandlung korreliert: Wenn alle anderen Parameter gleich sind, ist die Häufigkeit der Inanspruchnahme kieferorthopädischer Behandlungen in den höheren Einkommensklassen größer. Diese Feststellung verdeutlicht wahrscheinlich nicht nur, daß sich Familien mit besseren Einkommensverhältnissen eine kieferorthopädische Behandlung eher leisten können, sondern auch, daß sozio-ökonomisch höherstehende Gruppen größeren Wert auf die äußere Erscheinung legen. Die Bedeutung des finanziellen Aspektes tritt bei der Mitfinanzierung durch Krankenkassen am deutlichsten zutage. Wenn ein Teil der Kosten durch die Versicherung übernommen wird, erhöht sich die Nachfrage nach einer kieferorthopädischen Behandlung wesentlich[41]. Die zunehmende Versicherungsbeteiligung in den Vereinigten Staaten hat zu einem deutlichen Anstieg der kieferorthopädischen Leistungen geführt. Es ist abzusehen, daß sich im Zuge der Verbesserung der Versicherungsleistungen die Zahl der Behandlungen allmählich an die vom Gesundheitsdienst mit 35% veranschlagte Quote der Behandlungsbedürftigen annähern wird.

Außerordentlich wenig Beachtung wurde in den Untersuchungen der Wirksamkeit der kieferorthopädischen Therapie zuteil. Zwei Faktoren aus zwei völlig entgegengesetzten Richtungen bewirkten, daß dieser Bereich nun zunehmend mehr Interesse findet. Einerseits wollen die Versicherungsgesellschaften wissen, ob sie ihr Geld für wirkungsvolle Maßnahmen ausgeben; andererseits fühlen sich die Kieferorthopäden angesichts der zunehmenden Entwicklung neuer Techniken mehr denn je verpflichtet, die Wirksamkeit grundlegend unterschiedlicher Behandlungsmethoden miteinander zu vergleichen, wie z. B. die Verwendung funktionskieferorthopädischer Apparaturen mit der in den USA bisher üblichen orthodontischen Therapie bei Gebißanomalien der Klasse II. Einen ersten Schritt in dieser Richtung stellen die bereits erwähnten Langzeituntersuchungen der Wirkung kieferorthopädischer Behandlungsmaßnahmen[105, 118] dar.

Zwei Untersuchungen über die Wirksamkeit der kieferorthopädischen Behandlung im Wechselgebiß verdeutlichen den Wert dieser Art von Information. Sowohl aus der Burlingtoner Untersuchung im kanadischen Bundesstaat Ontario[106], die durch ihre Unterlagen über das langfristige Wachstum bekannt ist, als auch aus der neueren Untersuchung an der Universität von Pennsylvania[3] geht hervor, daß nur etwa 15% der Kinder, deren Eltern eine kieferorthopädische Behandlung für erforderlich hielten (95% dieser Kinder wurden auch von den untersuchenden Kieferorthopäden als therapiebedürftig eingestuft) mit rein prophylaktischen Maßnahmen behandelbar gewesen wären. Mit anderen Worten: die heute verfügbaren Daten zeigen, daß bei Behandlungsbeginn im Wechselgebiß selbst in offenbar relativ leichten Fällen im Verlauf der weiteren Entwicklung des Kindes in der Regel eine Weiterbehandlung erforderlich wird. Während der letzten drei Jahrzehnte lag der Schwerpunkt der Kinderzahnheilkunde an den Universitäten in der prophylaktischen und interzeptiven Behandlung, und noch heute schreiben die meisten Zahnärzte diesen Maßnahmen eine größere Wirksamkeit zu, als sie tatsächlich besitzen.

Wenn diesbezüglich auch nur begrenzte Informationen zur Verfügung stehen, ist es für den Kieferorthopäden doch gut zu wissen, daß die überwältigende Mehrzahl der untersuchten kieferorthopädischen Patienten der Ansicht ist, von der Behandlung profitiert zu haben und mit dem Ergebnis zufrieden ist[118] – was als Zeichen dafür zu werten ist, daß zumindest die psychosoziale Komponente bei der Indikationsstellung relativ gut getroffen wurde.

Ätiologie der dentofazialen Fehlbildungen

Die Einbeziehung ätiologischer Faktoren ist für eine sinnvolle Klassifikation von grundlegender Bedeutung. In der kieferorthopädischen Ätiologie spielen sowohl umweltbedingte als auch genetische Faktoren eine Rolle, so daß man sagen kann, der Phänotyp ergibt sich aus Genotyp plus Umweltfaktoren. Bedauerlicherweise sind wir nicht immer in der Lage, mit Sicherheit festzustellen, welche Okklusionsanomalien weitgehend genetisch bestimmt und welche weitgehend von Umwelteinflüssen abhängig sind oder für welche eine Kombination dieser beiden Faktoren kausal ist (Abb. 1-19).

Besonders extreme Fälle lassen sich eher einer dieser Kategorien zuordnen. Bei einem chronischen Daumenlutscher mit frontoffenem Biß läßt sich die Ursache leicht als umweltbedingt erkennen (Abb. 1-20). Ebenso kann man bei einem Patienten mit einem, bis auf einen oder mehreren nicht angelegten Zähnen, regelmäßigen Gebiß mit einiger Sicherheit von einer hereditären Ätiologie ausgehen. Die Mehrzahl der Patienten in der kieferorthopädischen Praxis lassen sich jedoch ätiologisch nur schwer einordnen.

Genetische Syndrome

Eine relativ geringe Zahl der kieferorthopädischen Patienten ist von genetischen Syndromen mit Beteiligung der oralen Strukturen betroffen. In den Tabellen 1-3 und 1-6 ist ein Teil dieser Syndrome und ihre oralen Manifestationen aufgelistet. Der bei weitem häufigste Fall eines genetischen Syndroms mit dentofazialer Manifestation sind Spaltpatienten, doch darf man nicht vergessen, daß es für die Spaltbildung unterschiedliche Ursachen gibt, von denen nicht alle genetisch sind.

Der größte Nutzen, den die Kenntnis des verantwortlichen Syndroms bringt, ist die bessere Beurteilung der vom normalen Wachstumsmuster abweichenden weiteren Entwicklung des betroffenen Patienten. In verschiedenen Fällen wird die Erkennung des Syndroms dadurch erschwert, daß das oder die beteiligten Gene nicht vollständig in Erscheinung treten (partielle Penetranz). Besteht Verdacht auf ein genetisches Syndrom, empfiehlt es sich, den Patienten zur diagnostischen Abklärung an eine entsprechend spezialisierte pädiatrische Klinik zu überweisen. In manchen Fällen dienen die morphologischen Charakteristika der Zahnkronen und Wurzeln als genetische Anhaltspunkte[2].

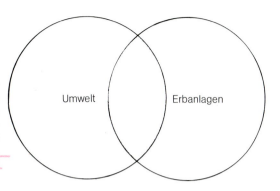

Abb. 1-19 Dysgnathien können durch hereditäre oder Umweltfaktoren sowie Kombinationen dieser beiden Faktoren bedingt sein. Die Bedeutung der Umwelt im Verhältnis zu den hereditären Faktoren ist seit den Tagen *Edward Angles* umstritten, der selbst in erster Linie Umweltfaktoren in der Ätiologie von Dysgnathien sah. Inzwischen besteht kaum mehr Zweifel darüber, daß hereditäre Ursachen mindestens genauso wichtig sind.

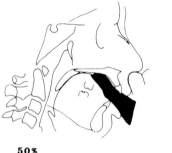 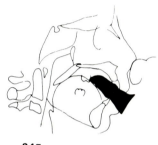

50% **24%**

Abb. 1-20 Vier unterschiedliche Daumenlutschgewohnheiten (Durchzeichnungen von Fernröntgenbildern). In jedem Fall stellt sich ein anderes Muster (Prozentsatz) der Daumenhaltung dar. Form und Ausmaß des lutschoffenen Bisses hängen von der Daumenhaltung ab. (Aus *Subtelny*, J. D., und *Subtelny*, J. D.: Angle Orthod. 43:347, 1973)

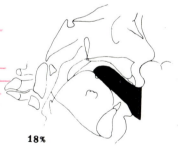 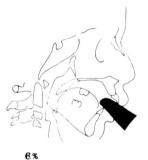

18% **6%**

Genetische Einflüsse

Es ist zwar eine anerkannte Tatsache, daß die meisten Gebißanomalien eine genetische Komponente besitzen, doch ist die quantitative Bestimmung des genetischen und der pränatalen oder postnatalen umweltbedingten Anteile extrem schwierig. Genealogische Angaben helfen zwar bei der Erstellung der familiären Anamnese, sind aber hinsichtlich der Analyse des dentofazialen Erbgutes nicht besonders aufschlußreich. Aufgrund der polygenen Vererbung kraniofazialer und dentaler Merkmale ist die Möglichkeit, die genetische Komponente vieler Okklusionsanoma-

Kieferorthopädische Diagnose und Behandlungsplanung

Tabelle 1.3 Fehlbildungssyndrome mit Unterentwicklung des Unterkiefers

Syndrom	kennzeichnende Mißbildungen	Ätiologie
Robin-Syndrom	Mikrogenie, Gaumenspalte und Glossoptose; Auftreten als isolierter Fehlbildungskomplex oder als Teil eines größeren Syndroms, z. B. *Stickler*-Syndrom	ätiologisch heterogen; *Stickler*-Syndrom autosomal-dominant
Dysostosis mandibulofacialis	Symmetrisch hypoplastische und tief ansetzende Ohrmuscheln, Lidspaltenschrägstellung, Mikrogenie, evt. Gaumenspalte	autosomal-dominant
Dysostosis acrofacialis	Symmetrisch hypoplastische Ohrmuscheln, Lidspaltenschrägstellung, Mikrogenie, Gaumenspalte, evt. präaxiale Unterentwicklung der oberen Gliedmaßen	autosomal-rezessiv
Wildervanck-Smith-Syndrom	Symmetrisch hypoplastische Ohrmuscheln, Lidspaltenschrägstellung, Mikrogenie, evt. Lippen- und Gaumenspalte, Verkürzung der oberen und unteren Gliedmaßen	unbekannt; alle Fälle bisher sporadisch
Dysplasia oculoauricularis (*Goldenhar*-Syndrom)	Einseitig oder beidseitig asymmetrische Hypoplasie der Ohrmuschel und des Kieferastes, Aurikularanhänge, Mikrogenie, Lippen- oder Gaumenspalte, epibulbäre Dermoide, vertebrale Anomalien, kardiale und renale Fehlbildungen und weitere Anomalien	meist sporadisch, einige Fälle familiärer Häufung mit autosomal-dominantem oder autosomal-rezessivem Erbmuster
Möbius-Syndrom	Bilaterale Lähmung des VI. und VII. Hirnnerven, evt. auch anderer kranialer Nerven, hoch ansetzende und breite Nasenwurzel, Epikanthus, Mikrogenie, Spitzfuß, Gliedmaßenverkürzung, geistige Retardation	unbekannt, fast immer sporadisch, familiäre Häufung selten
Hallermann-Streiff-Syndrom	Dyszephalie, Hypotrichose, Cataracta congenita, Spitznase, Mikrogenie, vorverlagerte Kondylen des Kiefergelenks, dentes natales, Oligodentie, gedrungener Körperbau	unbekannt, alle Fälle bisher sporadisch

Grohen, M. in: *Bell, W. H., Proffit, W. R.* und *White, R. P.*: Surgical correction of dentofacial deformities, S. 23, Philadelphia 1980, W. B. Saunders Co.

Okklusionanomalie und dentofaziale Fehlbildung: Die Kieferorthopädische Problematik

Tabelle 1.4 Fehlbildungssyndrome mit Progenie

Syndrom	kennzeichnende Mißbildung	Ätiologie
Gorlin-Syndrom	Makrozephalie, Wölbung der Stirn und Schläfen, Kanthusdystopie oder Hypertelorismus, leichte Progenie, Kieferzysten, multiple Basalzellkarzinome, Gabelrippen, Spaltwirbel, Verkürzung des 4. Metakarpalknochens	autosomal-dominant
Klinefelter-Syndrom (Eunuchoidismus)	Unproportionierter Hochwuchs (Sitzzwerg), Hypogenitalismus, erhöhter Gonadotropinspiegel im Urin, evt. Gynäkomastie und geistige Retardation, gelegentlich Progenie (v. a. bei höherer X-Chromosomenzahl), Symptome bei höherer Zahl der X- Chromosomen ausgeprägter	meist XXY-Kariotyp, gelegentlich auch XXXY und XXXXY
Marfan-Syndrom (Arachnodaktylie)	Marfanoider Habitus mit abnorm langen Extremitäten und Akren, Linsenektopie, Aneurysma dissecans und fusiforme an der Aorta, Progenie	autosomal-dominant
Osteogenesis imperfecta	Brüchigkeit der Knochen, blaue Sklera, Taubheit, lockere Bänder, Zahnbildungsstörung ähnlich Dentinogenesis imperfecta, Progenie	meist autosomal-dominant, ätiologisch heterogen
Waardenburg-Syndrom (Dyszephalosyndaktilie)	Weiße Stirnlocke, Kanthusdystopie, Heterochromie, Verwachsung der Augenbrauen, leichte Hypoplasie der Nasenflügelknorpel, leichte Progenie, sensorineurale Taubheit	meist autosomal-dominant, ätiologisch heterogen, 3 weitere Formen sind bekannt

Cohen, M. in: *Bell*, W. H., *Proffit*, W. R. und *White*, R. P.: Surgical correction of dentofacial deformities, S. 23, Philadelphia 1980. W. B. Saunders Co.

Tabelle 1.5 Fehlbildungssyndrome mit Veränderungen der Gesichtshöhe

Syndrom	kennzeichnende Mißbildung	Ätiologie
Amelogenesis imperfecta	Zahnverfärbung, Hypomaturation, Hypoplasie oder Hypokalzifikation des Schmelzes, frontal offener Biß	ätiologisch heterogen, verschiedene Vererbungsmuster je nach Art des Schmelzdefektes und Familien-Anamnese
Beckwith-Wiedemann-Syndrom (Dysmelie-Syndrom)	Makroglossie, frontal offener Biß, Progenie, gefurchte Ohrläppchen, Einbuchtungen am hinteren Ohrmuschelrand, Omphalozele oder Nabelbruch, neonatale Hypoglykämie, Viszeromegalie, postsomatischer Gigantismus und weitere Abormitäten	unbekannt, meist sporadisch, wenige Fälle mit familiärer Häufung

Cohen, M. in: Bell, W. H., Proffit, W. R. und White, R. P.: Surgical correction of dentofacial deformities, S. 37, Philadelphia 1980, W. B. Saunders Co.

lien mit so einfachen Methoden festzustellen, unwahrscheinlich. Bestimmte Dysgnathien, z. B. Gebißanomalien der Klasse III und einige Anomalien mit offenem Biß (Abb. 1-21) zeigen allerdings eine familiäre Tendenz. Ein fortgesetzter Wachstumsvorsprung des Unterkiefers und die Entwicklung einer echten Progenie sind bei familiärem Auftreten der Erkrankung wesentlich wahrscheinlicher. Bei Untersuchungen von Zwillingen[55, 82] und Drillingen[69] läßt die hohe Übereinstimmung der dentofazialen Merkmale bei eineiigen Geschwistern auf eine ausgeprägte hereditäre Komponente bei der Ätiologie von Gebißanomalien schließen.

Die Experimente *Stockards* mit der Kreuzung von Hunderassen aus den 30er Jahren[133] lieferten die wissenschaftliche Grundlage für die Theorie der folgenden zwei Jahrzehnte, nach der alle Gebißanomalien im wesentlichen als erbbedingt angesehen wurden. Einige der seltsamen Vererbungsmuster, die *Stockard* an seinen Hunden beobachtete, waren jedoch auf Chondrodystrophien zurückzuführen, wodurch die Vergleichbarkeit mit dem Menschen geringer war, als zunächst angenommen wurde. Bedeutender sind die Feldstudien von *Chung* et al.[25] mit menschlichen Populationen in Hawaii, die bei der dortigen Rassenvermischung keinen Hybrideffekt feststellen konnten. Die aus Mischehen zwischen Angehörigen relativ homogener Bevölkerungsgruppen (z. B. der ethnischen Gruppe der Chinesen mit hawaiischen Ureinwohnern) stammenden Kinder wiesen trotz der unterschiedlichen fazialen Proportionen und dentalen Strukturen ihrer Eltern keine schwergradigen Gebißanomalien auf, die – wie bei den Hundezuchtexperimenten – auf Unstimmigkeiten der fazialen Proportionen zurückzuführen gewesen wären. Statt dessen zeigte sich ein additiver Effekt (d. h. die Kinder lagen mit ihren fazialen und dentalen Merkmalen zwischen den Eltern). Verschiedene Untersucher demonstrierten in ihren Arbeiten[49, 69], daß verschiedene faziale Komponenten eher unabhängig voneinander vererbt werden, wobei jedoch auf bisher ungeklärte Art und Weise eine ausgleichende Anordnung dieser Einzelkomponenten möglich ist.[34] Vielleicht ermöglichen die gegenwärtigen mathematischen Untersuchungen der Formen des menschlichen kraniofazialen Komplexes neue Einblicke in die genetischen Regelmechanismen[96].

Tabelle 1.6 Fehlbildungssyndrome mit fazialer Asymmetrie

Syndrom	kennzeichnende Mißbildung	Ätiologie
Dysplasia oculoauricularis (Goldenhar-Syndrom)	Einseitig oder beidseitig asymmetrische Hypoplasie der Ohrmuschel und des Kieferastes, Aurikularanhänge, Mikrogenie, Lippen- oder Gaumenspalte, epibulbäre Dermoide, vertebrale Anomalien, kardiale und renale Fehlbildungen und weitere Anomalien	meist sporadisch, einige Fälle familiärer Häufung mit autosomal-dominantem oder autosomal-rezessivem Erbmuster
Hemihypertrophie	Einseitige Hypertrophie von Kopf, Rumpf und Extremitäten mit unterschiedlicher Ausprägung, Beteiligung von Knochen und Weichgewebe, einseitige Vergrößerung von Zunge, Unterkiefer und Zähnen evtl. *Wilms*-scher Tumor, Adrenokortikalkarzinom oder Hepatoblastom, u. U. mit verschiedenen weiteren Anomalien verbunden	unbekannt, sporadisch
Neurofibromatose	Café-au-lait-Flecken, Neurofibrome, weitere Hamartome und Neoplasmen, skelettale Defekte, endokrine Störungen, evtl. Makrozephalie, kraniofaziale Asymmetrie, mandibuläre Asymmetrie oder Hypertrophie der fazialen Weichgewebe	autosomal-dominant
Morbus *Romberg* (Hemiatrophia faciei progressiva)	Halbseitige, fortschreitende Atrophie der Muskeln, Knochen und des Knorpels, Beteiligung von Lippen und Zunge, bevorzugt linke Hälfte betroffen, evtl. Epilepsie; in einigen Fällen Beteiligung des Rumpfes	unbekannt

Cohen, M. in: *Bell*, W. H., *Proffit*, W. R. und *White*, R. P.: Surgical correction of dentofacial deformities, S. 38, Philadelphia 1980, W. B. Saunders Co.

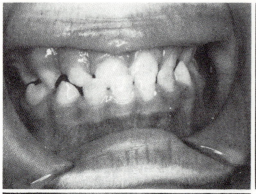
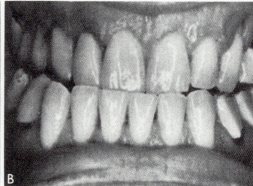
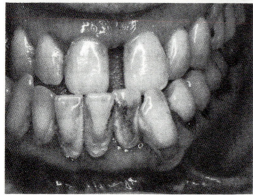

Abb. 1-21 Familiäre Häufung einer Dysgnathie. A: Vierjähriger Patient mit einer Klasse-III-Dysgnathie. B: Vater des Patienten. C: Der Onkel väterlicherseits. (Mit freundl. Genehmigung *Orhan Tunçay*)

Intrauterine und neonatale Umgebungseinflüsse

Durch Geburtentrauma oder die intrauterine Umgebung bedingte dentofaziale Fehlbildungen sind relativ ungewöhnlich. Dennoch halten viele Eltern das genetische Syndrom ihres Kindes für die Folge eines Geburtstraumas. Eine ungewöhnliche, aber auffällige Fehlbildung intrauteriner Genese sind Verformungen, die während des embryonalen Wachstums durch Druck auf das sich entwickelnde Gesicht entstanden sind (Abb. 1-22).

Postnatale Umwelteinflüsse

Die Rolle der postnatalen Umgebung in der Ätiologie von Dysgnathien ist nach wie vor heftig umstritten. Zu den Umweltfaktoren in diesem Sinne gehören alle nichtgenetischen Einflüsse, die sich auf die Entwicklung des Individuums auswirken können, insbesondere jedoch Auswirkungen der Muskelfunktionen und neuromuskulären Adaption. Der Mechanismus, über den Umwelteinflüsse eine okklusale Disharmonie bewirken können, ist die Veränderung des Wachstumsmusters. Da jedoch auch genetische Einflüsse das Wachstum betreffen, kann man nur sehr schwer zwischen hereditären oder umweltbedingten Ursachen unterscheiden oder, wenn beide beteiligt sind, die einzelnen Komponenten der Wachstumsstörung auf die jeweiligen Ursachen zurückführen. Somit kann die Bedeutung, die der behandelnde Kieferorthopäde den Umwelteinflüssen oder aber den Erbfaktoren beimißt, seine Wahl des Behandlungsweges direkt beeinflussen. Zu *Edward Angles* Idealvorstellung von 32 natürli-

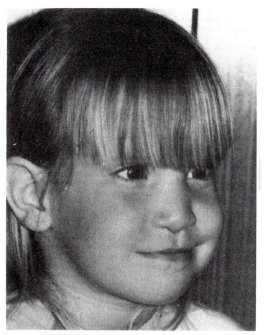 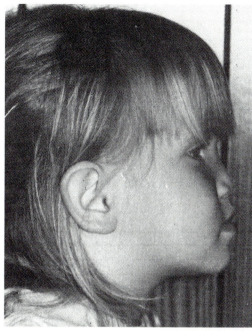

Abb. 1-22 Fehlbildung des Mittelgesichts durch intrauterines Geburtstrauma (ein Arm war gegen das Mittelgesicht gedrückt). Im Alter von 3 Jahren hat sich die Abflachung des Mittelgesichts zwar etwas zurückgebildet, ist aber noch deutlich erkennbar. (Aus *Bell,* W. H., *Proffit,* W. R., und *White,* R. P.: Surgical correction of dentofacial deformities, S. 52, Philadelphia, 1980, W. B. Saunders Co.)

chen Zähnen in perfekter Okklusion gehörte auch seine Überzeugung, daß dieses Ideal für jeden möglich sei und eine Gebißanomalie nur dann auftreten könnte, wenn bestimmte Umwelteinflüsse die Entstehung des Idealzustandes verhinderten. Die Anwendung verschiedener Übungen und physikalischer Maßnahmen in der kieferorthopädischen Praxis, die ihren eifrigsten Verfechter in *Alfred P. Rogers*[117] fand, beruht auf der Überzeugung von der Wichtigkeit der Umwelteinflüsse bis hin zur Ablehnung des genetischen Faktors. Im Gegensatz dazu konnte sich in den 30er und 40er Jahren die Theorie der hereditären Diskrepanz im Verhältnis der Zähne zur Kiefergröße durchsetzen, die zunächst mit der kategorischen Ablehnung eines Umweltfaktors in der Ätiologie einherging und zur Wiedereinführung der Extraktionstherapie führte.

Wenn man die Wachstumsstörungen, die in skelettalen Fehlbildungen resultieren, weitgehend oder ausschließlich auf hereditäre Ursachen zurückführt, erwartet man keine Veränderung der Wachstumsmuster, sondern zielt mit der Therapie in erster Linie auf eine Anpassung des Gebisses an die unveränderlichen skelettalen Gegebenheiten ab. Geht man andererseits von einer umweltbedingten Genese aus, wird man sich eher von aktiven Maßnahmen einen Behandlungserfolg versprechen. Mit der Wiedereinführung funktionskieferorthopädischer Apparaturen in die amerikanische Kieferorthopädie ist – keineswegs überraschend – auch den Umwelteinflüssen in der Ätiologie eine zunehmende Bedeutung zuteil geworden.

Den wissenschaftlichen Hintergrund für die Rückkehr zur Theorie der umweltbedingten Ätiologie bilden in Tierexperimenten gewonnene Erkenntnisse, wobei sich in erster Linie *Petrovic* et al.[104] mit Untersuchungen an Ratten und *McNamara*[86], *McNamara* und *Carlson*[88], und *Harvold* et al.[50, 51] mit Untersuchungen an Affen hervortaten. Diese Untersuchungen zeigten, daß sich das Wachstum unter bestimmten Versuchsbedingungen relativ weitgehend modifizieren und unter gewissen Umständen offensichtlich stimulieren läßt. Einige Ergebnisse, die mit funktionskieferorthopädischen Apparaturen am Menschen erzielt wurden, sprechen für die direkte Übertragbarkeit der tierexperimentellen Erfahrungen auf den Menschen, doch gibt es auch andere funktionskieferorthopädische Behandlungsergebnisse, die weniger ermutigend sind.

Wenn ungünstige Umwelteinflüsse Okklusionsanomalien verursachen können, stellt sich die Frage nach den verantwortlichen funktionellen Einflüssen und ihrer Wirkungsweise. Untersuchungen der vergangenen Jahre über die Beziehungen zwischen Form und Funktion haben in diesen komplexen und häufig verwirrenden Bereich Klarheit gebracht und vor allem die Einflüsse auf die Zahnstellung gezeigt. So konnte geklärt werden, daß die Dauer des Drucks der Weichgewebe auf die Zähne von größerer Bedeutung ist als die Stärke der Belastung. Selbst leichter Druck kann Zähne bewegen, wenn er stundenlang ausgeübt wird. Hingegen haben stärkere Belastungen, wie sie beispielsweise beim Schlucken und Sprechen auftreten, oder der besonders starke Druck beim Kauen nur wenig Einfluß auf die Zahnstellung, da sie nur von kurzer Dauer sind[107]. In ihrer Untersuchung an Katzen stellten *Davidowitch* et al.[31] fest, daß ein Druck über einen Zeitraum von 4 Stunden erforderlich ist, um Veränderungen des zyklischen AMP im Periodontium hervorzurufen. Das zyklische AMP stellt das „zweite Übermittlungssystem" für die zellulären Immunreaktionen dar. Die für die Auslösung der Reaktion erforderliche Dauer des Druckes entspricht der klinischen Erfahrung, nach der eine kieferorthopädische Zahnbewegung nur mit stundenlanger Druckausübung möglich ist. Daher kann der Zungendruck beim Schluckakt, in dem man früher die Ursache für den frontal offenen Biß sah, aufgrund seiner kurzen Dauer keine Wirkung haben. Aus dem gleichen Grunde ist anzuzweifeln, daß die Zahnstellung durch die Sprechweise beeinflußt wird (trotz der Annahme französischer Autoren vor einigen Jahren, daß die vorstehenden Zähne bei Engländern durch ihren seltsamen „th"-Laut verursacht sein könnten). Hingegen können Lutschgewohnheiten, die täglich mehrere Stunden ausgeübt werden, oder der stundenlange Druck der Weichgewebe in der Ruhelage auf die Zähne durchaus eine Wirkung auf die Zahnstellung haben. Bei der Suche nach den kausalen Umweltfaktoren für Okklusionsanomalien sollte man sich daher auf drei Gebiete konzentrieren:

1. Langanhaltende Habits, in erster Linie Lutschgewohnheiten,
2. Einflüsse auf die Haltung von Kopf, Unterkiefer und Zunge, da die Haltung den Druck der Weichgewebe in der Ruhelage bestimmt, und
3. Einflüsse auf den Zahndurchbruch.

Weitverbreitet ist die Annahme, daß Daumenlutschen sowohl eine Protrusion der oberen Schneidezähne als auch einen frontal offenen Biß bewirken kann. Die epidemiologischen Untersuchungen des öffentlichen Gesundheitsdienstes der Vereinigten Staaten[64, 65] deckten einen statistisch signifikanten Zusammenhang zwischen Daumenlutschen und den beiden genannten Gebißanomalien auf. Interessanterweise ist die Zahl der Kinder mit offenem Biß in allen Altersgruppen kleiner als die Zahl der Daumenlutscher. Fast alle Kinder mit frontal offenem Biß lutschen Daumen, umgekehrt trifft dies hingegen nicht zu. Wahrscheinlich hängt der frontal offene Biß eher von der Lutschdauer als von der Intensität ab.

Da die Haltung des Kopfes, Unterkiefers und der Zunge die Verteilung des auf die Zähne ausgeübten Drucks bestimmt, hat sie gewiß auch Einfluß auf die Zahnstellung. Die Kopfhaltung soll auch mit den Gesichtsproportionen in Zusammenhang stehen: mit dem langen Gesicht wird das vorgestreckte Kinn assoziiert, während man den Kurzgesichtigen eher mit der steifen militärisch wirkenden Kopfhaltung mit angepreßtem Kinn in Verbindung bringt[130]. In der Geschichte der Wissenschaft hat es durch die Verwechslung von Ursache und Wirkung schon viele Irrtümer gegeben. Und so wäre es bestimmt auch falsch anzunehmen, daß unterschiedliche Kopfhaltungen die Proportionen des Gesichts beeinflussen. Gleichermaßen unlogisch wäre aber auch die Behauptung, daß die Proportionen des Gesichts verschiedene Kopfhaltungen verursachen. Sowohl Kopfhaltung wie Gesichtsproportionen hängen wahrscheinlich von zusätzlichen, unbekannten Faktoren ab.

In den vergangenen Jahren griffen die Kliniker verschiedentlich wieder auf die alte Theorie zurück, daß die Entwicklung des skelettal offenen Bisses beim langgesichtigen Typ auf die Mundatmung zurückzuführen ist. Da der Übergang von der Nasen- zur Mundatmung mit Haltungsänderungen verbunden ist[145] und bei Primaten eine Reihe von Okklusionsanomalien durch Blockierung der Nasenlöcher erzeugt werden können[50], erscheint diese Theorie plausibel. In Schweden fand *Linder-Aronson*[73] bei Kindern, die zur Tonsillektomie und Adenoidektomie überwiesen wurden, statistisch signifikant längere Gesichter als bei unbehandelten Kontrollpersonen. Dieser Unterschied verschwand nach Entfernung der Mandeln und Nasenpolypen[74]. Andererseits sind diese Unterschiede, wenn auch unbestreitbar vorhanden, doch zu gering, um für den komplexen dolichofazialen Problemkreis verantwortlich zu sein. Englische Untersuchungen aus den 50er Jahren zeigten bei Kindern, die mit Infektionen der Atemwege in Behandlung waren, die gleiche Häufigkeit und Variationsbreite von Gebißanomalien wie bei anderen Kindern[71], was nicht für einen besonderen Einfluß der Mundatmung auf das Gesichtswachstum spricht. Vergrößerte Polypen lassen sich auf Fernröntgenbildern erkennen, und wenn sie bei älteren Kindern oder Erwachsenen den Luftweg vollständig blockieren, ist eine Überweisung zur HNO-Untersuchung empfehlenswert, da es im Einzelfall doch zu einer erheblichen Auswirkung auf das Wachstum kommen kann. Nach unseren heutigen Kenntnissen ist jedoch eine rein kieferorthopädisch indizierte Adenoidektomie nur mit äußerster Vorsicht zu empfehlen.

Zahndurchbruchsstörungen können ebenfalls zur Bildung einer Gebißanomalie beitragen. Eine im Periodontium entstehende Kraft bewirkt zunächst das Emporwachsen der Zähne bis zur Okklusionshöhe, später führt sie im Zuge des weiteren Kieferwachstums und der Vergrößerung der Gesichtshöhe zur Fortsetzung des vertikalen Wachstums. Der Entstehungsmechanismus dieser Eruptionskraft konnte bisher noch nicht geklärt werden, lediglich ihre Lokalisation innerhalb des Periodontium ist bekannt[62, 153]. Zahndurchbruchsstörungen können durch Druck der Weichgewebe oder mechanische Hindernisse bedingt sein. Die andere Möglichkeit ist eine Störung innerhalb des Eruptionsmechanismus selbst. Bis vor kurzem wurde diese Möglichkeit mehr oder weniger übersehen, doch steht inzwischen fest, daß bei einigen Patienten mit distal offenem Biß die Ursache in einer Störung des Eruptionsmechanismus liegt[110] (Abb. 1-23). Da die Unterkieferhaltung physiologisch mit der Stellung der oberen Molaren zusammenhängt, wäre denkbar – auch wenn es eher unwahrscheinlich ist –, daß der Unterkiefer durch die Übereruption der Seitenzähne nach unten und hinten rotiert wird, was zur Verlängerung der vertikalen Gesichtsdimension beiträgt.

Schließlich kann eine Gebißanomalie auch durch Trauma entstehen. Ein Trauma kann eine Ankylose bewirken und somit den Zahndurchbruch verhindern. Eine Traumatisierung des Unterkiefers kann zur Kondylenhalsfraktur und in der Folge zur Verlagerung des Gelenkköpfchens und Resorption des kondylären Fragmentes führen. Eine solche Fraktur kommt wesentlich häufiger vor, als früher angenommen wurde, und verursacht oft nur geringfügige Schmerzen. Im frühen Alter bestehen nach einer Kondylenfraktur sehr gute Aussichten auf Regeneration und normale Weiterentwicklung; bei etwa 10–15% der Kinder kommt es zur unterschiedlich ausgeprägten Wachstumsverlangsamung, während 10% exzessives Wachstum aufweisen[79]. Aus einem Bericht über kieferchirurgisch untersuchte Patienten der University of North Carolina[111] geht hervor, daß etwa 5% der schwergradigen Unterkieferdefekte, die eine chirurgische Behandlung erforderten, auf abgelaufene Kondylenfrakturen zurückzuführen waren (Abb. 1-24). Bei vielen dieser Patienten wurde die Fraktur anfangs nicht diagnostiziert. Es läßt sich nicht feststellen, ob durch die sofortige Versorgung der Fraktur die späteren Wachstumsstörungen verhindert werden. Fest steht jedoch, daß bei einseitigen Wachstumsstörungen, die sich in Asymmetrie oder Unterkieferdefekten äußern, stets an die Möglichkeit einer alten Fraktur zu denken ist.

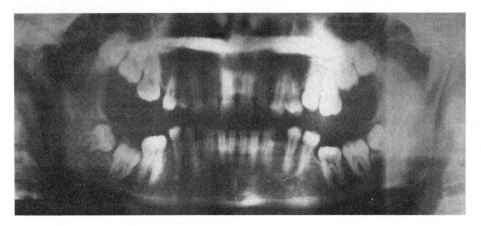

Abb. 1-23 Typische Zeichen einer primären Durchbruchsstörung. Nicht alle Molaren sind beteiligt. Die beteiligten Molaren brechen nicht durch, obwohl die darüberliegende Knochenschicht bereits resorbiert ist.

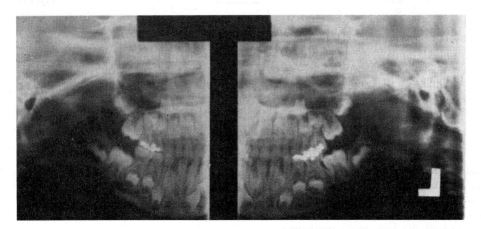

Abb. 1-24 Schlechte Regeneration bei einem Kind nach beidseitiger Kondylenfraktur. Man beachte den kurzen Kondylenfortsatz und die Abflachung der Kondylen.

Die Bedeutung des Begriffs der Diagnose in der Kieferorthopädie

Für das Konzept der kieferorthopädischen Diagnose gibt es verschiedene Interpretationen, so daß der Begriff Diagnose bei verschiedenen Autoren für verschiedene Inhalte steht.
Manche Autoren definieren die Diagnose in einem sehr engen Sinn. Bei *Strang* heißt es z. B. (*Strang* and *Thompson*[136]):

„There is nothing complicated about making a diagnosis in orthodontia, for the moment one has detected a deviation from normal occlusion and so determines that there is malocclusion, the diagnosis is complete."

Die Vertreter dieser sehr engen Begriffsdefinition

nennen die komplexen Überlegungen zur Entscheidung über die Behandlungsstrategie einfach „Fallanalyse". Diesen Weg könnte man auch als den „traditionellen" bezeichnen, da er durch *Angle* bekannt wurde. Für *Angle* bildeten normale Okklusion, gute Funktion und akzeptable dentofaziale Ästhetik zusammen ein unteilbares Ganzes. Im Mittelpunkt stand dabei die normale Okklusion, welche die vollendet harmonische und ausgeglichene Funktion und Ästhetik bedingt. Zu dem Komplex gehörte auch die günstige physiologische Adaption, da angenommen wurde, daß die normale Okklusion die Alveolarknochenbildung stimuliert und auf diesem Wege ein gesundes Parodontium und einen stabilen Zahn bewirkt. Die klinische Erfahrung hat jedoch gezeigt, daß diese Konzepte, so attraktiv sie auch erscheinen mögen, nicht zutreffen.

Die frühen Kritiker der „traditionellen" Diagnostik (z. B. *Case*[23], *Hellman*[52], *Simon*[127]) behaupteten, daß die systematische Beschreibung oder Klassifizierung der Gebißanomalie eine Diagnose nicht ersetze und diese nur durch die Feststellung der wirklichen Wesensart des kieferorthopädischen Problems gewährleistet sei. Ihnen sind die Konzepte unter Berücksichtigung der dentalen und skelettalen Komponenten der Gebißanomalien zu verdanken. Sie stellten *Angles* Vorstellungen über die stets gleichbleibende Position der ersten Oberkiefermolaren in Frage und bezeichneten seine Einteilung als diagnostisch nicht ausreichend. Vielmehr müsse festgestellt werden, ob die Zähne im Oberkiefer zu weit anterior oder im Unterkiefer zu weit posterior stehen, ob der Oberkiefer prognath oder der Unterkiefer retrognath ist, oder ob eine Kombination dieser Faktoren vorliegt. Im Gegensatz zum traditionellen Weg *Angles* läßt sich dieser Weg als „rational" bezeichnen. Zur vollsten Ausbildung kam er wohl bei *Sassouni*[120], der schrieb, daß es 128 verschiedene Arten von Gebißanomalien der Klasse II/1 gäbe.

Es gibt noch einen dritten Weg in der Diagnostik, den *Krogmann*[70] und später *Moorrees* und *Grøn*[92] einschlugen und den man als „ganzheitlich" bezeichnen könnte.[26] Hierbei werden nicht nur wie bei *Hellman, Simon* u. a. die dentalen, skelettalen und muskulären Faktoren, sondern auch die somatische und emotionale Entwicklung der Patienten und verschiedene persönliche und soziale Faktoren berücksichtigt. In diesem Kapitel wird der ganzheitliche Weg empfohlen.

Die kieferorthopädische Diagnose im Vergleich zur allgemeinmedizinischen Diagnose

Zwar wird in der Kieferorthopädie der Begriff Diagnose in ähnlichen Zusammenhängen verwendet wie auch in anderen Bereichen der Medizin und Zahnmedizin, trotzdem besteht ein kleiner, aber wichtiger Bedeutungsunterschied.

In den anderen medizinischen Bereichen versucht man bei der Diagnose, die Art der Erkrankung oder des Krankheitsgeschehens durch Observation, Interpretation und Klassifikation zu erfassen[28]. Eine Erkrankung ist das Ergebnis einer Wechselwirkung zwischen Körper und Störung und manifestiert sich als Abweichung vom Normalen. Die Manifestationen werden als objektive Zeichen vom Arzt gemessen oder erkannt und als subjektive Symptome vom Patienten berichtet. Den Symptomen des Patienten liegen physiologische oder pathologische Prozesse zugrunde, die durch ätiologische oder kausale Faktoren ausgelöst werden.

In der Regel handelt es sich bei einer Gebißanomalie nicht um eine Erkrankung bzw. das Ergebnis eines pathologischen Prozesses per se, und nur selten klagt der Patient über Symptome der okklusalen Disharmonie. *Baldwin* und *Barnes*[9] stellten fest, daß es nicht nur die Sorge um die orale Gesundheit oder das Aussehen ist, die den Patienten oder die Eltern eines Kindes zur kieferorthopädischen Behandlung motivieren, sondern daß in vielen Fällen auch psychologische und soziale Beweggründe eine Rolle spielen. Es gehört zu den Aufgaben des Kieferorthopäden, die an die Behandlung gestellte maximale Erfolgserwartung und minimale Verlusterwartung festzustellen oder unter Berücksichtigung psychologischer Faktoren den Nutzen gegen das Risiko für den einzelnen Patienten abzuwägen. Häufig ist das Beste für die Behandlung der Gebißanomalie nicht auch das Beste für den Patienten (Abb. 1-25). Wegen unseres begrenzten Wissens um die Ätiologie und das Wesen von Gebißanomalien beruhen diese Erwä-

Kieferorthopädische Diagnose und Behandlungsplanung

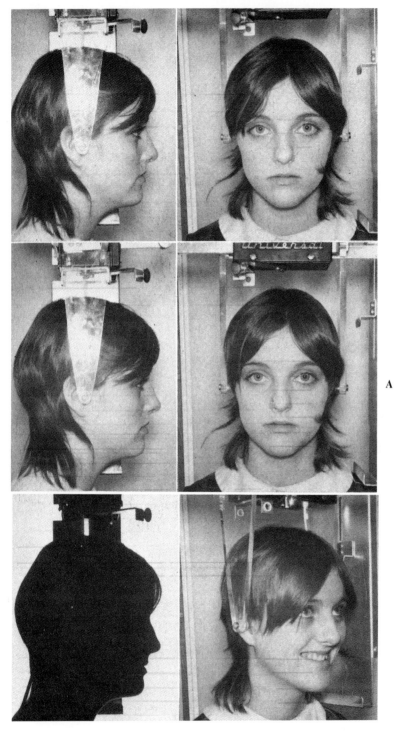

A

Abb. 1-25 Aufnahmen von einer Patientin vor der Behandlung (A) und während der Behandlung (B) mit drastischem Gewichtsverlust während des ersten Behandlungsjahres. Es wurde eine Anorexia nervosa diagnostiziert. Eine psychiatrische Behandlung und Ernährungsberatung waren erfolgreich.

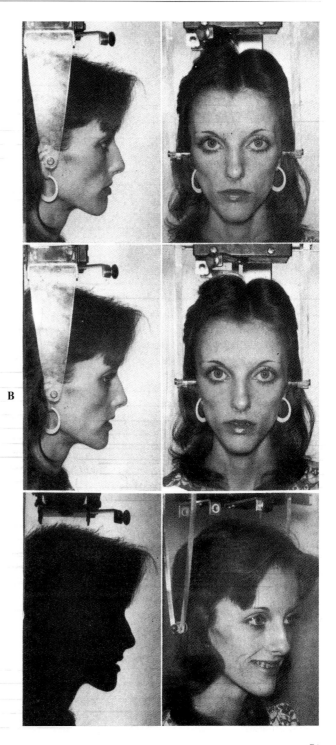

Kieferorthopädische Diagnose und Behandlungsplanung

Tabelle 1.7 Indikationen und Kontraindikationen der kieferorthopädischen Behandlung

	harmonische Okklusion		disharmonische Okklusion	
Akzeptable dentofaziale Ästhetik bzw. keine psychische Beeinträchtigung* Gute Funktion bzw. physiologische Adaption*	Keine Behandlung	1	Keine Behandlung	2
Akzeptable dentofaziale Ästhetik bzw. keine psychische Beeinträchtigung Schlechte Funktion bzw. physiologische Adaption	Parodontalbehandlung	3	KFO-Behandlung (evtl. PA-Behandlung)	4
Inakzeptable dentofaziale Ästhetik bzw. psychische Beeinträchtigung Gute Funktion bzw. physiologische Adaption	Plastische Chirurgie bzw. Beratung	5	*KFO-Behandlung (evtl. plastische Chirurgie, evtl. Beratung)	6
Inakzeptable dentofaziale Ästhetik bzw. psychische Beeinträchtigung Schlechte Funktion bzw. physiologische Adaption	Parodontalbehandlung (plastische Chirurgie, Beratung?)	7	*KFO- und PA-Behandlung (Beratung, plastische Chirurgie?)	8

Modifiziert nach *Horowith*, H. S., *Cohen*, L. K., und *Doyle*, J.: Angle Orthod. 41: 189, 1971.
* Man beachte, daß bei disharmonischer Okklusion in Verbindung mit akzeptabler Ästhetik und guter Funktion keine KFO-Behandlung erforderlich ist.

gungen häufig auf Wahrscheinlichkeitswerten. Mit welcher Wahrscheinlichkeit kann die Gebißanomalie bei Nichtbehandlung negative Folgen haben? Mit welcher Wahrscheinlichkeit führt die Behandlung zum Erfolg und zu einem stabilen Resultat? Mit welcher Wahrscheinlichkeit können im Behandlungsfall Risiken und Komplikationen wie Wurzelresorption, Entkalkung oder Devitalisierung auftreten? Wird sich die Behandlung negativ oder positiv auf die Persönlichkeitsentwicklung des Patienten auswirken? Alle diese Fragen sind prognostischer Natur und müssen, wenn keine definitiven Antworten möglich sind, wenigstens annäherungsweise beantwortet werden.

Die konventionelle Haltung bei der Frage nach dem „kieferorthopädischen Preis-Leistungs-Verhältnis" ist die Abwägung der Indikationen gegenüber den Kontraindikationen für die Behandlung, wie sie in Tabelle 1-7 zusammengefaßt sind. Weitere Kontraindikationen sind mangelnde Mitarbeitsbereitschaft und erkennbare Komplikationsneigung (Wurzelresorption, Entkalkung, Devitalisierung, Fenestration oder Dehiszenz der Alveolarkortikalis oder allgemeiner Alveolarknochenabbau). Selbstverständlich ist eine Behandlung auch bei schlechter Reaktionslage oder besonderem Rezidivrisiko nicht angezeigt. Diese und andere Gegenanzeigen werden später besprochen.

Der diagnostische Prozeß

Wenn das durchschnittliche Alter des kieferorthopädischen Patienten bei 40–50 Jahren läge, fielen dem Behandler die Entscheidungen zur Diagnose und Behandlungsplanung wesentlich leichter. Okklusion, dentofaziale Ästhetik und Selbstbewußtsein sowie Funktion (physiologische Adaption) wären dann die Variablen, die ausgewertet und miteinander korreliert werden müßten. Die 8 Möglichkeiten, die sich daraus ergäben, sind in Tabelle 1-7 dargestellt.

Obgleich diese Tabelle rein theoretisch konstruiert ist, verdienen die Felder 2 und 3 besondere Beachtung, denn diese Situationen sind nicht nur möglich, sie kommen bei der Behandlung von Erwachsenen auch häufig vor. Eine disharmonische Okklusion bedeutet nicht unbedingt schlechte Funktion oder schlechte physiologische Adaption, ebensowenig wie eine harmonische Okklusion immer mit einer guten physiologischen Adaption einhergeht.

Bei drei der acht Kategorien (Felder 4, 6, 8) stellt die kieferorthopädische Behandlung nur einen Teil des Behandlungsplanes dar. Rein theoretisch wäre nur eine systematische Beschreibung der Zahnfehlstellungen, die Entwicklung eines Behandlungsplanes zur Einordnung der Zähne und die Konstruktion eines Gerätes zur Durchführung dieses Planes erforderlich. Zur Korrektur der Kieferrelation bedürfte es eines chirurgischen Eingriffs.

Leider wohnt dieser Typologisierung ein grundlegender Irrtum inne. Er besteht darin, daß die Variablen wie einzelne, unzusammenhängende Merkmale, wie z. B. Augenfarbe oder Blutgruppe, behandelt werden. Da es sich jedoch bei Okklusion, dentofazialer Ästhetik bzw. psychischer Situation und Funktion bzw. physiologischer Adaption um veränderliche Größen (wie Höhe und Gewicht) handelt, ist die Zahl der möglichen Kombinationen wesentlich höher als in der typologischen Tabelle, die selbst für den Fall des erwachsenen Patienten eine starke Vereinfachung darstellt. Da der Kieferorthopäde aber in erster Linie mit Kindern im Wachstum zu tun hat, muß er in der Lage sein, die wachstumsbedingten Veränderungen der Okklusion, der dentofazialen Ästhetik bzw. psychischen Situation sowie der Funktion bzw. physiologischen Adaption vorauszusagen.

Bei der Behandlung von Kindern steht man vor einer interessanten Aufgabe: Man muß die dentofazialen Strukturen in fünf Dimensionen sehen können – drei räumlichen und zwei zeitlichen[120]. Die zeitlichen Dimensionen ergeben sich aus dem evolutionären Aspekt, d. h. phylogenetisches und auch ontogenetisches Zeitdenken, und aus dem Aspekt der individuellen Entwicklung.

Zusätzlich wird die kieferorthopädische Diagnostik durch die Tatsache erschwert, daß einige der kieferorthopädischen Normen kulturell bedingt sind. Peck und Peck[102] zeigten eine Diskrepanz zwischen der ästhetischen Norm der Allgemeinheit und der in der Kieferorthopädie festgelegten Norm. Die Wahl der Behandlung hängt in gewisser Weise von sozialen, wirtschaftlichen und ethischen Faktoren bezogen auf den Patienten, seine Familie und seine Umwelt ab. Wenn der Kliniker bei einem prinzipiell biologischen Problem zu einem ästhetischen und ethischen Urteil gezwungen ist, spielt dabei eher Kunst als Wissenschaft eine Rolle, und die endgültige Entscheidung sollte eher von Klugheit geprägt sein als von Wahrheit im wissenschaftlichen Sinne.[1]

Je systematischer die Zusammenstellung der diagnostischen Daten angegangen wird und je gründlicher diese Daten hinsichtlich der zu erwartenden Reaktionen auf die Behandlung ausgewertet werden, um so höher ist die Erfolgswahrscheinlichkeit. Gleichzeitig darf man die dem diagnostischen Prozeß innewohnenden Unsicherheiten nicht vergessen, denn nur dann ist man bereit, die Behandlung einer unerwarteten Wendung der Ereignisse anzupassen.

Problemorientierte Diagnose und ihr Bezug zur Behandlungsplanung

Der komplexe und immer neue kognitive Prozeß der Diagnosefindung läßt sich etwas vereinfachen, wenn man nach der problemorientierten Methode *Weeds*[146] vorgeht. Bei der hier vorgestellten Modifikation dieser Methode ist das Ziel des diagnostischen Prozesses die Erstellung einer individuell auf den Patienten abgestimmten Problemliste, in der sowohl subjektive als auch objektive Befunde berücksichtigt werden. Der Behandlungsplan stellt das Bindeglied zwischen Diagnose und Therapie im Sinne eines Arbeitsplanes für die Lösung der Probleme dar.

Eine sinnvolle Diagnose erfordert die Trennung der verschiedenen Elemente des kieferorthopädischen Problems und dafür braucht man wiederum eine geeignete Datensammlung. Kein anderer Faktor ist für die Diagnose wichtiger als die Sammlung von Daten und trotzdem wird diesem Bereich im allgemeinen viel zu wenig Zeit gewidmet.

Die kieferorthopädische Datensammlung läßt sich in drei Rubriken unterteilen:

1. anamnestische Daten und Informationen aus dem Gespräch mit dem Patienten,
2. klinische Untersuchungsbefunde, und
3. Daten aus der systematischen Beschreibung und Analyse der diagnostischen Unterlagen.

Die einzelnen Komponenten der Datensammlung sind im folgenden aufgelistet[1] und können gleichzeitig als diagnostische Checkliste verwendet werden.

1. Anamnese
    a) allgemein- und zahnmedizinisch
    b) soziales Umfeld und Verhaltensweise
    c) somatisches Wachstum, Entwicklung und Reifung
    d) Genetik
    e) Habits.
2. Klinische und radiologische Untersuchung
    a) faziales Erscheinungsbild
    b) orale Weichgewebe
    c) Muskelfunktion
    d) dentale Strukturen.
3. Systematische Beschreibung der Okklusion und Analyse der diagnostischen Unterlagen
    a) Zahnstellung
    b) Profil und Ästhetik
    c) transversale
    d) sagittale
    e) vertikale
    Relationen (dental und skelettal).

In jedem dieser Bereiche können Besonderheiten und Probleme auftreten, aber alle müssen berücksichtigt werden. Vor allem das Selbstbild des Patienten, das unter dem Punkt Verhaltensweise registriert wird, ist eine potentielle Problemquelle und wird häufig vernachlässigt. Mit dem besseren Verständnis der oralen Physiologie und der Beziehungen zwischen Form und Funktion (die sich bei der Direktuntersuchung des Patienten zeigen) erhalten die Informationen über Funktionsabläufe mehr Bedeutung für die Wahl der Therapie. Aus diesen beiden Bereichen und nicht aus der strukturellen Analyse geht die Ätiologie der Dysgnathie hervor. Dennoch gilt, daß die Entscheidungen über die Wahl des Behandlungsweges nach wie vor weitgehend auf morphologischen Kriterien beruhen müssen, die sich aus der strukturellen Analyse der Dysgnathie ableiten.

Auf der Grundlage einer solchen Datensammlung wird die kieferorthopädische Diagnose zur Synthese der verschiedenen Faktoren einer komplexen Situation in eine selbständige Liste von Problemen, von dessen jedes einzelne eine Lösungsmöglichkeit besitzt. Eine regelrechte Diagnose in der Klinik entspricht einer guten Hypo-

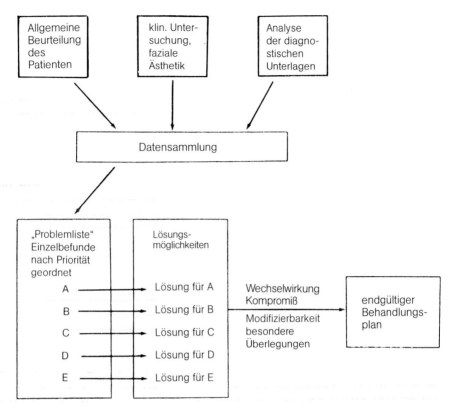

Abb. 1-26 Stufen zur Aufstellung eines Behandlungsplanes in komplizierten Fällen mit dentofazialen Fehlbildungen. (Modifiziert nach *Bell*, W. H., *Proffit*, W. R., und *White*, R. P.: Surgical correction of dentofacial deformities, S. 106, Philadelphia, 1980, W. B. Saunders Co.)

these in der Grundlagenforschung. Bei einer guten Hypothese ist die Frage so gut formuliert, daß sich aus ihr bereits die Antwort ergibt. Eine gründliche und durchdachte Diagnose führt automatisch zum richtigen Behandlungsplan.

In Routinesituationen interpretiert der erfahrene Kieferorthopäde seine Beobachtungen während der ersten Untersuchung des Patienten schon automatisch, klassifiziert sie und stellt einen ersten vorläufigen Behandlungsplan auf. Die Unterlagen aus den weiteren Untersuchungen führen in solchen Fällen nur zur Erhärtung oder Verwerfung der ursprünglichen Hypothese.

In diesem Kapitel stellen wir eine systematische Methode zur kieferorthopädischen Diagnose und Behandlungsplanung vor, die vornehmlich auf den weniger erfahrenen Kieferorthopäden abgestimmt ist. Aber auch den erfahreneren Kollegen wird diese Methode für die Behandlungsplanung in komplizierten Fällen gute Dienste leisten. Sie umfaßt

1. die Anlage einer adäquaten Datensammlung mit einer quantitativen systematischen Beschreibung der Dysgnathie zur Synthese der Problemliste,

2. die Erkennung verschiedener Lösungsmöglichkeiten für die einzelnen Probleme und
3. die Erarbeitung eines gemeinsamen Behandlungsplanes für alle Probleme auf der Grundlage der Wechselwirkungen zwischen den einzelnen Lösungsmöglichkeiten (Abb. 1-26).

Wir wollen mit diesem Beitrag unterstreichen, daß der Entscheidungsprozeß mehr als nur die Bezeichnung des Problems und Nennung eines „regulierenden Geräts" für die Korrektur erfordert. Wir hoffen, daß der Leser zu der Überzeugung gelangt, daß die Diagnose nicht einfach mit Klassifikation und die Behandlungsplanung nicht einfach mit der Konstruktion eines Geräts gleichzusetzen sind. Viel zu häufig lauten die Überlegungen so oder ähnlich: „Diagnose – Klasse II/1, Behandlungsplan – *Edgewise*". Mit einer solchen Diagnose ist der Sachverhalt nur unzulänglich beschrieben und die Bezeichnung eines Geräts allein stellt noch keinen detaillierten Behandlungsplan dar. Bei der im folgenden dargestellten Methode führt der Weg zu einer vernünftig fundierten Entscheidung über die entsprechende Beurteilung des Patienten und seiner Dysgnathie.

Der Aufbau der nun folgenden Beschreibung folgt dem in Abb. 1-26 dargestellten Schema. Der Schwerpunkt liegt dabei in der Datensammlung, doch auch die strukturanalytische Methodik zur Aufstellung der Problemlisten wird eingehend behandelt. Abschließend wird zum Thema Behandlungsplanung die Integration von Problemen, Zielstellungen und praktischen Überlegungen in den endgültigen Plan dargestellt.

Die Datensammlung für die kieferorthopädische Diagnose

Anamnese und allgemeine Beurteilung

Erster Kontakt mit dem Patienten: Die Sammlung der Daten beginnt mit der allerersten Begegnung mit dem Patienten bzw. den Eltern. Bereits bei diesem ersten, meist telefonischen Kontakt sollten bestimmte demographische Informationen festgehalten werden. Das Alter des Patienten, die Überweisungsquelle, der Zahnarzt der Familie und vielleicht auch Gespräche mit anderen Patienten aus der Nachbarschaft geben über die Bedeutung, die die Familie der Kieferorthopädie beimißt, Aufschluß. Auch die Tatsache, ob die erste Terminvereinbarung leicht zustande kommt oder nicht, kann Hinweise auf die Art der weiteren Ansprüche und die Mitarbeitsbereitschaft der Familie liefern.

Beim ersten Termin ist die Frage nach der Hauptbeschwerde sehr aufschlußreich. Auf die Frage: „Wo liegt das Problem, das Sie zu uns geführt hat?" fallen die Antworten so unterschiedlich aus, wie: „Die Lücke zwischen den Schneidezähnen" oder „Der Zahnarzt hat uns empfohlen, das Kind untersuchen zu lassen". Im ersten Gespräch zeigt sich, ob die Eltern in erster Linie kosmetisch orientiert sind, oder ob ihre Sorge hauptsächlich der oralen Funktion und Gesundheit gilt. Eine Art Checkliste für die Helferin oder den Arzt zur systematischen Sammlung dieser Daten ist empfehlenswert. Auch wenn ohne Checkliste vorgegangen wird, sollten die Informationen von Anfang an nach Problempunkten sortiert werden, auch wenn das nicht immer bewußt geschieht.

Allgemein- und zahnmedizinische Anamnese: Einige anamnestische Fragen sind unumgänglich und müssen immer gestellt werden. Werden diese Fragen verneint, kann man von einem guten Gesundheitszustand des Patienten ausgehen. Die erste Frage betrifft den letzten Arztbesuch. Wenn er weniger als ein Jahr zurückliegt und eine regelmäßige Kontrolluntersuchung zum Zweck hatte, ist das in der Regel ein gutes Zeichen. Die nächste Frage ermittelt einen eventuellen Krankenhausaufenthalt in der Vergangenheit. Wenn stationäre Behandlungen vorliegen, handelt es sich meist um eine Tonsillektomie und Adenoidektomie oder eine Blinddarmoperation. Die beiden zuerst erwähnten Eingriffe geben Hinweise auf eine behinderte Atmung und Mundschlußstörung in der Vergangenheit, d. h. Faktoren, die mit Störungen der vertikalen Relationen verbunden sind, wie z. B. offener Biß. Erfolgte die Einweisung aufgrund eines Traumas, wie z. B. nach einem Verkehrsunfall, ist es wichtig zu wissen, ob Zähne und Kiefer beteiligt waren. Natürlich gilt das Hauptaugenmerk der Anamnese größerer Erkrankungen. Da nur wenige Eltern um die Zusammenhänge zwischen systemischen Erkrankungen und dentofazialer Entwicklung wissen, erfordern diese Fragen manchmal eine gewisse Hartnäckigkeit. Dem gleichen Ziel gilt die Frage nach medikamentösen Behandlungen. Manche Eltern, die Hemmungen haben, dem Kieferorthopäden oder seiner Helferin mitzuteilen, daß das Kind Epileptiker ist, geben ohne weiteres die regelmäßige Einnahme von Phenytoin oder anderen Antiepileptika an. Die Kenntnis einer vorliegenden Epilepsie ist nicht nur in einer möglichen Notfallsituation entscheidend, sondern wirkt sich, z. B. bei Gingivahyperplasie, auch auf die Zahnbewegung aus. Eine chronische Kortisonbehandlung kann die Infektabwehr herabsetzen und dadurch Unverträglichkeiten gegenüber kieferorthopädischen Geräten bewirken. Der Grund der medikamentösen Behandlung sollte über den behandelnden Arzt in Erfahrung gebracht werden.

Die genetische Anamnese beginnt mit der Feststellung etwaiger kieferorthopädischer Behandlungen von Geschwistern und der Art dieser Behandlungen. Auch sollte nach einer Behandlung der Eltern und dem Grund einer solchen Behandlung gefragt werden. Nicht selten geben die Eltern bei dieser Frage auch eine signifikante Gebißanomalie bei einem der Großeltern an, die chirurgisch behandelt werden mußte. Bei der Untersuchung des Kindes ist auf faziale Merkmale zu achten, wie niedrigen Ohrenansatz, stark gewölbte Stirn oder andere Zeichen eines kraniofazialen Syndroms (Tab. 1-3 bis 1-6).

Gezielt ist nach einer Traumatisierung der Zähne zu fragen. Finden sich devitale, aber noch asymptomatische Zähne oder soeben ablaufende pathologische Veränderungen, kann es durch die kieferorthopädische Behandlung zu einer Exazerbation periapikaler Symptome kommen. Häufig wird für solche Prozesse allein die Zahnbewegung verantwortlich gemacht. Es ist für das gegenseitige Vertrauensverhältnis zwischen Eltern, Zahnarzt und Kieferorthopäden nur förderlich, wenn solche Befunde vor Beginn der Behandlung festgestellt werden. Der Dentalstatus der Eltern, insbesondere in bezug auf Zahnverlust, kann auf eine potentielle Anfälligkeit gegenüber Zahnerkrankungen hinweisen. Nicht zuletzt geben die Fragen über die familiäre Dentalanamnese auch Aufschluß über die Einstellung der Eltern zur oralen Gesundheit.

Soziales Umfeld und Verhaltensweise: Bei der Beurteilung des Patienten müssen auch sein soziales Umfeld und seine Verhaltensweise berücksichtigt werden. Da die Eltern häufig nicht offen über die emotionalen Probleme ihres Kindes sprechen wollen, sind die Informationen auf diesem Gebiet nicht einfach zu erhalten. Fragen nach schulischen Problemen erleichtern oft den Zugang in diesem Bereich. Begründen Befunde wie Daumenlutschen, mangelhafte schulische Fortschritte, Schlafwandeln in früher Kindheit oder Bettnässen beim älteren Kind den Verdacht auf ein emotionales Problem, hilft oft die Frage weiter, ob in dieser Hinsicht bereits fachlicher Rat eingeholt wurde. Wenn größere familiäre Schwierigkeiten existieren, wie z. B. Scheidung, Tod oder Krankheit eines Elternteiles, oder ähnliches, werden sie meistens in diesem Zusammenhang bekannt.

Im Gespräch über die schulischen Fortschritte kann sich eine verminderte Lernfähigkeit des Kindes herausstellen. In diesem Fall sind die Anforderungen an die Patientenmitarbeit entsprechend zu modifizieren. Bei eingeschränkter Konzentrationsfähigkeit ist es unklug, das Kind mit vielen, detaillierten Informationen zu überhäufen. Ebensowenig empfiehlt es sich, alternative Möglichkeiten vorzustellen, über die eine Entscheidung getroffen werden muß, da der Entscheidungsprozeß für solche Kinder oft frustrierend und verunsichernd ist. Es ist von Vorteil, die Behandlung so zu planen, daß möglichst wenig Verantwortung auf den Schultern des Kindes ruht. Bei der Behandlung eines Kreuzbisses empfiehlt sich beispielsweise die Verwendung einer festsitzenden statt einer abnehmbaren Apparatur.

Wenn man mit einem solchen Problemfall konfrontiert ist, muß man erkennen, ob der Patient auf die zusätzliche Aufmerksamkeit, die mit der kieferorthopädischen Behandlung verbunden ist, gut reagieren wird oder ob sie einen weiteren Angriff auf das ohnehin geschädigte Seelenleben darstellen wird. Viele Kinder und fast alle Jugendlichen haben ein mehr oder weniger ausgeprägtes emotionales Problem. Erwachsene, zu denen sie häufigen Kontakt und gute Beziehungen haben, können während dieser schwierigen Zeit einen sehr positiven Einfluß ausüben. Sehr häufig befindet sich der Kieferorthopäde in dieser Rolle, ohne es überhaupt wahrzunehmen. Bei einer aufmerksamen und nach ganzheitsmedizinischen Gesichtspunkten durchgeführten Untersuchung wird man ein emotionales Problem nicht übersehen und kann eine entsprechende Zusammenarbeit mit den Eltern des Kindes in die Wege leiten.

Wichtig ist die Erkenntnis, daß das Verhalten des Kindes zu Hause und in der Schule stark von seinem Verhalten in der Praxis abweichen kann. Ohne einen allgemeinen Einblick in die Verhaltensweise kann sich der Arzt jedoch kein vollständiges Bild von seinem Patienten machen. Man muß daher versuchen, eine Vorstellung von den Selbstwertgefühlen des Kindes zu gewinnen. Eine Frage, wie z. B. nach der Auswirkung einer fazialen Protrusion auf die Selbstbewertung des Kindes, läßt sich an ein durchschnittliches Kind oder dessen Eltern nicht direkt stellen, so daß man quasi „zwischen den Zeilen lesen" muß. Wird das Kind wegen seines Aussehens von Mitschülern verspottet oder schenken die Eltern der fazialen Fehlbildung des Kindes unbewußt besondere Aufmerksamkeit? Der Patient, der über eine realistische Selbsteinschätzung verfügt, dessen Selbstbewußtsein jedoch unter der Fehlbildung leidet, wird mit aller Wahrscheinlichkeit ein sehr kooperativer und dankbarer Patient sein. Häufig bewirkt allein das Einsetzen der Apparatur eine Erleichterung des emotionalen Problems und manchmal nimmt ihr Anblick auch den Spöttern den Wind aus den Segeln.

Unabhängig vom Alter des Kindes ist die Frage, wie es seine eigene Reaktion auf die kieferorthopädische Behandlung und seine Mitarbeitsbereitschaft beurteilt, sehr lohnend. Kinder sind sehr offen und geben ihre Befürchtungen und Abneigungen ehrlich zu, wenn man ihr Vertrauen hat. Einen unkooperativen Patienten kieferorthopädisch zu behandeln, ist fast immer vergeblich, gleichgültig, wie schwer die Gebißanomalie ist. Es empfiehlt sich in diesen Fällen, mit der Behandlung so lange abzuwarten, bis die Kinder einsichtiger sind oder die Eltern sie von den Vorteilen der Behandlung überzeugen konnten.

Beim Kind ist die Beurteilung des sozialen Umfelds und der Verhaltensweise für die Behandlungsplanung wichtig, noch wichtiger ist sie jedoch beim Erwachsenen. Zwei Fragen sind vor der Behandlung des Erwachsenen unbedingt zu klären: Warum die kieferorthopädische Behandlung gewünscht wird und was der Patient von ihr erwartet. Der erwachsene Patient, der mit der Behandlung einen Versuch unternimmt, mit seinen sozialen Problemen fertig zu werden und der sich davon eine Veränderung seines Lebensstatus verspricht, ist therapeutisch (und posttherapeutisch) wesentlich problematischer als der sozial gutgestellte Patient, der sich endlich die Korrektur seiner immer schon als störend empfundenen Gebißanomalie leisten kann. Überraschend viele der erwachsenen Patienten kommen mit versteckten Vorstellungen in die Praxis. Die Zeit, die man auf die Untersuchung ihrer Motivation und Erwartungen verwendet, ist mit Sicherheit keine vergeudete Zeit. Patienten mit geringfügigen Gebißunregelmäßigkeiten (z. B. Frontzahnengstand) verknüpfen damit oft erhebliche Probleme („ich finde keine anständige Stelle, weil meine Zähne so häßlich sind") und können sowohl während als auch nach der Behandlung sehr schwierig sein, wenn ihre Unzufriedenheit weiterbesteht, was fast immer der Fall ist.

Allgemeiner Wachstumsstatus: Bei der Gesamtbeurteilung des Patienten spielt die allgemeine körperliche Entwicklung in Relation zum bereits erfolgten Wachstum und dem zukünftigen Wachstumspotential eine wesentliche Rolle. Dem kieferorthopädischen Studienanfänger ist nicht immer klar, daß die Bedeutung, die dem kraniofazialen Wachstum und der Entwicklung beim Studium zugemessen wird, durchaus berechtigt ist. Der erfahrene Kieferorthopäde weiß, daß sich die besten Ergebnisse beim Patienten mit „guten Wachstumstrends" erzielen lassen (Abb. 1-27 und 1-28) und die schlechtesten klinischen Ergebnisse bei Patienten mit „schlechten Wachstumstrends" vorkommen (Abb. 1-29). Unter „guten Wachstumstrends" versteht man das Wachstum, dessen Quantität, Geschwindigkeit, Richtung und Muster im Sinne der Behandlung liegt und diese unterstützt. Über das Ausmaß, in dem die kieferorthopädische Behandlung das Wachstum beeinflußt, läßt sich nach wie vor streiten. Unbestritten ist hingegen das erhebliche Maß, in dem das kraniofaziale Wachstum die Behandlung beeinflußt. Die Korrigierbarkeit einer Gebißanomalie und die Prognose der Behandlung hängen stark vom Wachstum ab. Zwar ist der pubertäre Wachstumsschub im Gesicht verglichen mit den Extremitäten nur schwach, aber trotzdem signifikant. Daher ist diese Zeit für die Behandlung von Gebißanomalien mit skelettalen Manifestationen am günstigsten. Bei der kieferorthopädischen Therapieplanung ist die Vorhersage des zeitlichen Beginns und der Art des pubertären Wachstumsschubs entscheidend.

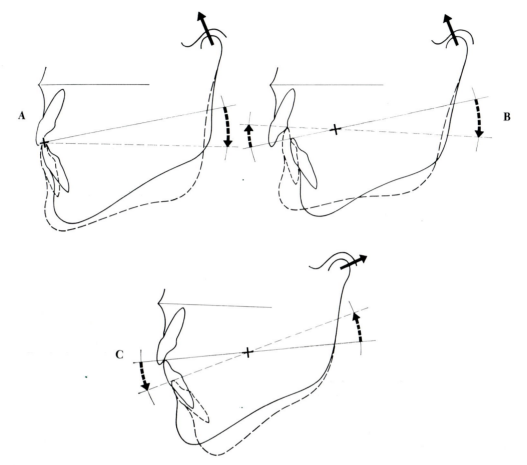

Abb. 1-27 Drei Formen der mandibulären Rotation während des Wachstums. A: Rotation nach ventral, der Drehpunkt liegt an der mesialen Kante der unteren Schneidezähne. B: Rotation nach ventral, der Drehpunkt liegt bei den Prämolaren. C: Rotation nach dorsal, der Drehpunkt liegt bei den okkludierenden Molaren. Eine Ventralrotation ist für die Behandlung einer Klass II günstig und für eine Klasse III ungünstig. (Aus *Björk*, A., und *Skieller*, V.: Am.J.Orthod. 62:339, 1972)

Eine Methode zur Bestimmung des Wachstumsstatus ist die Aufzeichnung von Größe und Gewicht in einem standardisierten Wachstumsdiagramm[59]. Diese Methode ist besonders bei der Längsschnittuntersuchung von Kindern sehr wertvoll, weil sich aus Größe und Gewicht ein Rahmen bestimmen läßt, innerhalb dessen das weitere Wachstum des Kindes mit Wahrscheinlichkeit bleiben wird. Eine Zunahme der Körpergröße ist ein relativ zuverlässiges Zeichen für das Einsetzen des fazialen Wachstumsschubs in der Pubertät.

Als weiteres Charakteristikum ist der allgemeine Körperbau des Kindes festzuhalten. Der Körperbau läßt sich mit den Somatotypen nach *Sheldon*[124] als ektomorph, mesomorph und endo-

Kieferorthopädische Diagnose und Behandlungsplanung

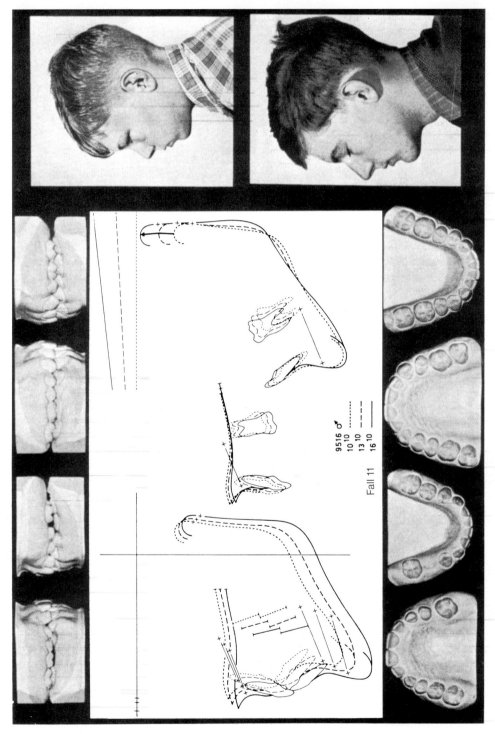

Abb. 1-28 Günstige Ventralrotation des Unterkiefers. (Aus Björk, A., und Skieller, V.: Am.J.Orthod. 62:339, 1972)

Die Datensammlung für die kieferorthopädische Diagnose

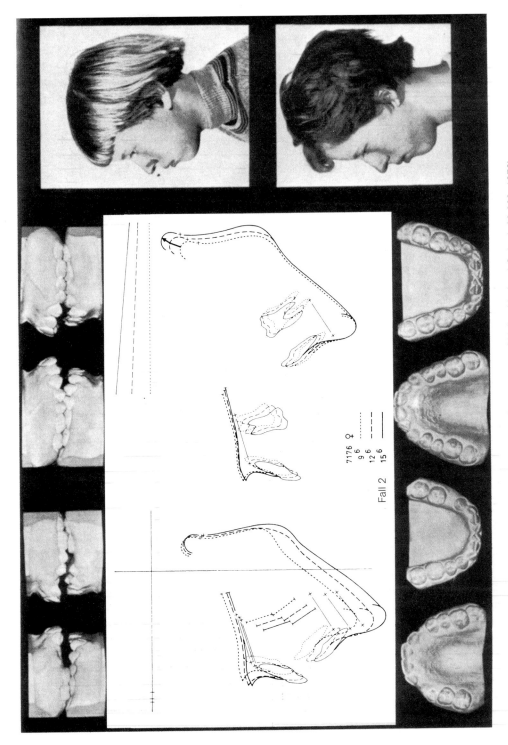

Abb. 1-29 Ungünstige dorsale Rotation des Unterkiefers. (Aus *Björk*, A., und *Skieller*, V.: Am.J.Orthod. 62:339, 1972)

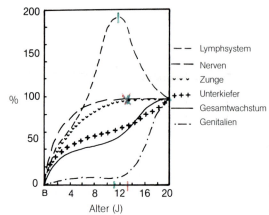

Abb. 1-30 Die Hauptgebiete des postnatalen Wachstums. (Aus *Proffit*, W.R., und *Mason*, R.M.: J.Am.Dent. Assoc. 90)

morph beschreiben, womit jeweils große und schlanke, durchschnittliche oder kleine und dicke Kinder bezeichnet werden. Die Bezeichnungen beinhalten auch Aspekte des somatischen Wachstums und der Entwicklung. Ektomorphe Kinder wachsen in der Regel langsamer und erreichen den pubertären Wachstumsschub später als mesomorphe oder endomorphe Kinder[139]. In bestimmten Fällen ist daher bei ektomorphen Kindern mit langsamer Entwicklung ein späterer Therapiebeginn möglich als bei anderen Körperbautypen. Selbstverständlich wachsen nicht alle Körpergewebe mit der gleichen Geschwindigkeit. Die bekannten Wachstumskurven, die ursprünglich von *Scammon*[122] vorgestellt wurden, demonstrieren die unerschiedlichen Wachstumsmuster für Nervengewebe, lymphatisches Gewebe, die Genitalorgane und den Körper insgesamt. Das kraniofaziale Wachstum wird durch das Differential zwischen dem Wachstum des Nervengewebes und dem allgemeinen Körperwachstum beeinflußt. Eine Kurve zwischen diesen stark voneinander abweichenden Kurven verdeutlicht in Abb. 1-30 das Wachstum des Gesichts und der Kiefer. Das maxilläre Wachstum hat gegenüber dem mandibulären einen gewissen Vorsprung.

Wie aus Abb. 1-30 hervorgeht, hängt die Beschleunigung des allgemeinen Körperwachstums während der Pubertät direkt und kausal mit der Geschlechtsreife und dem Beginn der sexuellen Weiterentwicklung zusammen. Die Beziehung zwischen den einzelnen Merkmalen der Geschlechtsreife und dem somatischen Wachstumsschub ist in Abb. 1-31 und 1-32 dargestellt. Das eindeutigste Kennzeichen der Geschlechtsreife ist bei den Mädchen der Beginn der Menstruation. Wie aus Abb. 1-31 hervorgeht, ist jedoch bei den meisten Mädchen zum Zeitpunkt der Menarche das skelettale Wachstum weitgehend abgeschlossen. Daher gilt die Menarche nur retrospektiv als Hinweis dafür, daß der Höhepunkt des pubertären Wachstumsschubes bereits überschritten ist. Um einen Einblick in die Stadien der sexuellen Entwicklung und das Fortschreiten des Wachstumsschubs zu erhalten, müssen die feineren Frühzeichen der Geschlechtsreife beachtet werden.

Ebenso wie sich das Zahnalter anhand des Stands des Zahndurchbruchs und der Wurzelentwicklung bleibender Zähne im Vergleich mit den im entsprechenden Alter zu erwartenden Werten feststellen läßt, kann auch das Knochenalter durch den Vergleich des Ossifikationsmusters verschiedener knöcherner Strukturen beurteilt werden. Die dentale Entwicklung ist nur minimal mit der allgemeinen Körperentwicklung korreliert und eignet sich daher kaum als Zeitindikator für das skelettale Wachstum und den pubertären Wachstumsschub. Andererseits ist das Knochenalter relativ eng mit dem somatischen Wachstumsstatus

Die Datensammlung für die kieferorthopädische Diagnose

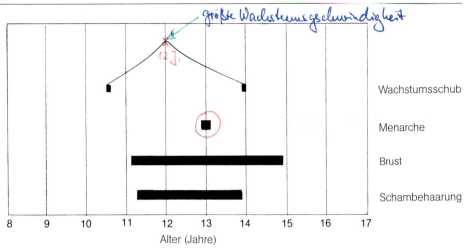

Abb. 1-31   Zeitlicher Ablauf der pubertären Entwicklung bei Mädchen. Der Knick in der Höhenwachstumslinie stellt den Zeitpunkt der größten Wachstumsgeschwindigkeit dar. Mit dem Balken sind Anfang und Ende der pubertären Ereignisse erfaßt. Im Durchschnitt beginnt der Wachstumsschub bei Mädchen im Alter von 10,5 Jahren und endet mit 14 Jahren, kann aber auch bereits mit 9,5 Jahren einsetzen und mit 15 Jahren abgeschlossen sein. Ebenso kann die Menarche im Alter zwischen 10 und 16,5 Jahren eintreten und gehört zu den späten pubertären Ereignissen. Die Brüste entwickeln sich bei manchen Mädchen bereits mit 8 Jahren und sind im Alter von 13 Jahren voll entwickelt, während die Entwicklung bei anderen vom 13. bis zum 18. Lebensjahr andauert. Die Schambehaarung entwickelt sich bei $^2/_3$ aller Mädchen erst nach dem Beginn der Brustentwicklung. (Aus *Tanner*, J. M.: Sci.Am. 229:34, 1973. Alle Rechte vorbehalten.)

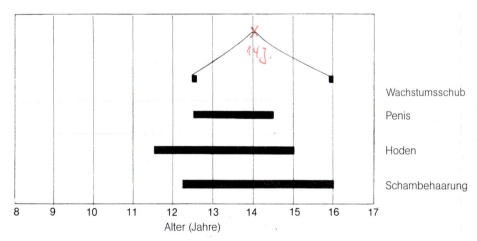

Abb. 1-32   Zeitlicher Ablauf der pubertären Entwicklung bei Knaben. Der Höhenwachstumsschub beginnt zwischen 10,5 und 16 Jahren und ist zwischen 13,5 und 17,5 Jahren abgeschlossen. Die Penisentwicklung setzt zwischen 10,5 und 14,5 Jahren ein und ist mit 12,5 bis 16,5 Jahren abgeschlossen. Das Wachstum der Hoden kann bereits mit 9,5 oder auch erst mit 13,5 Jahren beginnen und endet zwischen 13,5 und 17 Jahren. (Aus *Tanner*, J. M.: Sci.Am. 229:34, 1973. Alle Rechte vorbehalten.)

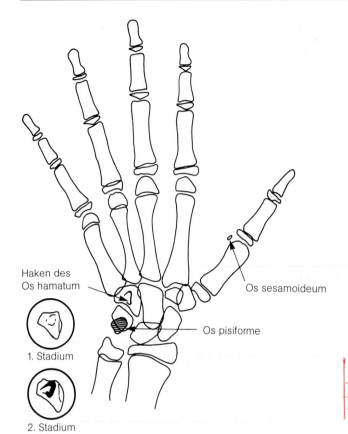

Abb. 1-33 Die Verknöcherung bestimmter Strukturen hängt mit dem Beginn des pubertären Wachstumsschubes zusammen. (Aus *Graber,* T. M.: Orthodontics: principles and practice, S. 457, Philadelphia, 1972, W. B. Saunders Co.)

verbunden und kann daher in der kieferorthopädischen Diagnostik für diesen Zweck verwendet werden. In der Regel richtet man sich nach dem Ossifikationsstadium der Handwurzel. Eine Röntgenaufnahme vom Handgelenk läßt sich mit jeder normalen Fernröntgeneinheit oder sogar mit einem dentalen Röntgengerät anfertigen. Das Knochenalter wird anhand der Aufnahme mit der Standardmethode nach *Greulich* und *Pyle*[45] ermittelt.

Darüber hinaus verspricht man sich von der Handröntgenaufnahme auch einen spezifischen Hinweis auf den pubertären Wachstumsschub. Manche Autoren sehen in der beginnenden Ossifikation des Adduktor-Sesambeins ein zuverlässiges Zeichen für den Eintritt in die Pubertät. Andere befürworten eher eine breitere Untersuchungsgrundlage und sehen auch in der Entwicklung des Hakens des Os hamatum einen guten Hinweis auf den Pubertätsbeginn[44] (Abb. 1-33). Zwar liefert die Handröntgenaufnahme gewisse Anhaltspunkte für die Bestimmung des Pubertätsstadiums, doch sollte man sich aufgrund der erheblichen Schwankungen hinsichtlich des skelettalen Alters und im zeitlichen Ablauf des kraniofazialen Wachstums während der Pubertät nicht ausschließlich auf diese Methode verlassen, sondern sie stets im Zusammenhang mit den übrigen allgemeinen Wachstumszeichen betrachten[56].

Bei der allgemeinen Beurteilung des Patienten darf der neuromuskuläre Status und, ergänzend zum anatomischen, auch das physiologische Reifungsstadium nicht übersehen werden. Den Anfang kann dabei die allgemeine muskuläre Koordinationsfähigkeit bilden. Schwerwiegende Probleme zeigen sich sofort in Gang- und Haltungsanomalien. Bei vielen Faktoren, die früher unter dem Oberbegriff „Habits" eingeordnet wurden, kann es sich andererseits entweder um notwendige physiologische Adaptationen (z. B. Mundatmung bei blockierter Nasenpassage) oder um eine Verhaltensweise handeln, die im früheren Alter normal war, inzwischen aber ein Zeichen der Unreife darstellt (z. B. das bei jungen Patienten häufige Zungenpressen). Daumen- und Fingerlutschen, Lippenbeißen und Nägelkauen sind häufige Beispiele von kindlichen Habits, die sich auf die Gebißentwicklung auswirken. Die speziellen oralen Unarten, die sich an den Zähnen bemerkbar machen, werden noch im Rahmen der oralen Untersuchung näher besprochen. Man sollte jedoch im Gedächtnis behalten, daß sich diese Faktoren auf das allgemeine physiologische Reifungsstadium beziehen, ebenso wie das Ausmaß des bevorstehenden kraniofazialen Wachstums mit der allgemeinen körperlichen Entwicklung zusammenhängt.

Wir haben uns in diesem Abschnitt bemüht, auf die vielfältigen Informationen hinzuweisen, die noch vor der oralen Untersuchung oder der Analyse der kephalometrischen Unterlagen über den Patienten gewonnen werden können. Wer diese Möglichkeiten bei der Diagnose und Behandlungsplanung ungenutzt läßt, kann dadurch nicht nur sich selbst, sondern auch den Patienten benachteiligen. Entscheidend bei der Erfassung der Anamnese ist die richtige Fragestellung und das Zuhören, wobei es weniger darauf ankommt, was der Patient oder die Eltern sagen, sondern vielmehr auf die richtige Interpretation dieser Antworten.

Klinische Untersuchung

Die sorgfältige klinische Untersuchung ist ein wesentlicher Bestandteil der kieferorthopädischen Diagnose. Sie sollte drei Hauptgebiete umfassen:

1. die dentofazialen Proportionen und faziale Ästhetik,
2. den Gesundheitszustand der intraoralen Hart- und Weichgewebe und
3. die Funktion der oralen Strukturen, wozu auch die Beurteilung des Schluckaktes, der Phonetik, Mastikation und Kiefergelenksfunktion gehört.

Visuelle Untersuchung der dentofazialen Proportionen und fazialen Ästhetik: Diagnostische Überlegungen können bereits beim ersten Blick auf das Gesicht, die Haltung und Mimik des Patienten angestellt werden. In vielen Fällen kann man sofort sagen, ob sich die Dysgnathie weitgehend auf den dentalen Bereich beschränkt oder mit komplizierten skelettalen bzw. fazialen Fehlbildungen zusammenhängt.

Zunächst werden bei der Beurteilung des kraniofazialen Komplexes genetische Fehlbildungen oder Teilmanifestationen hereditärer Syndrome ausgeschlossen. Einen Anhaltspunkt in dieser Richtung liefert der Augenabstand. Hypertelorismus findet sich in einer Reihe hereditärer Erkrankungen mit Beteiligung des Gesichts und der Zähne. Fehlbildungen der Ohren können mit einem Kiemenbogensyndrom zusammenhängen, wobei eine Beteiligung des Kiefergelenkköpfchens vorliegen kann. (Eine ausführlichere Behandlung dieses Themas findet sich bei *Smith*[128] oder *Goodman* und *Gorlin*[42].) Auch wenn in der Praxis des niedergelassenen Kieferorthopäden nur selten andere Fehlbildungen als Lippen- und Gaumenspalten vorkommen, ist es doch wichtig, an die Möglichkeit anderer Syndrome zu denken. Bei einem 15jährigen Patienten mit erheblicher Retrognathie kann es sich beispielsweise um ein *Pierre-Robin*-Syndrom handeln, das im früheren Entwicklungsalter wesentlich ausgeprägter war (Abb. 1-34). Zwar mag diese Erkenntnis für den Behandlungsplan unerheblich sein, doch hat sie häufig Einfluß auf die therapeutischen Möglichkeiten und somit auf die Behandlungsziele. So kann es vorkommen, daß man sich im Wissen um den ausnehmenden Sachverhalt eher für eine chirurgische Behandlung entscheidet.

Die klinische Untersuchung der Gesichtsproportionen und fazialen Ästhetik sollte vorzugsweise am entspannt stehenden oder aufrecht sitzenden Patienten vorgenommen werden, da sich hier im Gegensatz zur rückwärtsgeneigten Lage im Behandlungsstuhl der Kopf in seiner natürlichen Position befindet (die physiologisch und nicht anatomisch bestimmt ist). Beim Betrachten eines entfernt liegenden Gegenstandes wird der Kopf so

Kieferorthopädische Diagnose und Behandlungsplanung

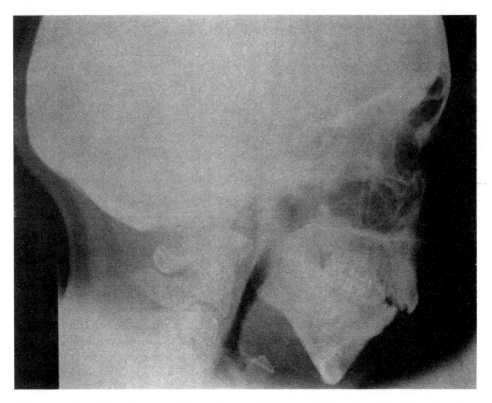

Abb. 1-34   Mandibuläre Unterentwicklung bei einem 15jährigen Mädchen. Das *Pierre-Robin*-Syndrom wurde bei Geburt diagnostiziert, die damit verbundene Kieferspalte wurde zwischenzeitlich behandelt. Man beachte die antegoniale Einkerbung des Unterkiefers.

gehalten, daß die optische Achse horizontal ist. Diese Position entspricht der normalen Kopfhaltung, die für den einzelnen kennzeichnend ist. Bei den meisten Patienten (nicht bei allen) fällt die optische Achse mit der Frankfurter Horizontalen zusammen, so daß auch aus diesem Grunde für die Untersuchung die natürliche Kopfhaltung wichtig ist.

Obwohl der klinischen Frontalgesichtsuntersuchung im allgemeinen weniger Bedeutung beigemessen wird als der Profilbildvermessung, stellt sie einen wesentlichen Bestandteil der klinischen Untersuchung dar. Fernröntgenseitenbilder werden routinemäßig angefertigt; wenn jedoch keine besondere Indikation vorliegt, wird auf eine frontale Fernröntgenaufnahme meist verzichtet. Um so wichtiger ist daher die klinische Frontalgesichtsuntersuchung. Die normalen Gesichtsproportionen, wie sie sich dem Untersucher bei natürlicher Kopfhaltung von frontal darstellen, sind in Abb. 1-35 aufgezeichnet.

In erster Linie konzentriert sich die Frontalgesichtsuntersuchung auf faziale Asymmetrien. Für die Patienten selbst ist eine Asymmetrie meist störender als eine Unstimmigkeit der Profillinie, da sie sich selbst und andere am häufigsten von vorne und nicht von der Seite sehen. Bei Patienten mit zweifelhafter Okular- oder Orbitalasymmetrie bzw. -deformität sind der Pupillenabstand und die Interkanthaldistanzen mit Normwerten zu

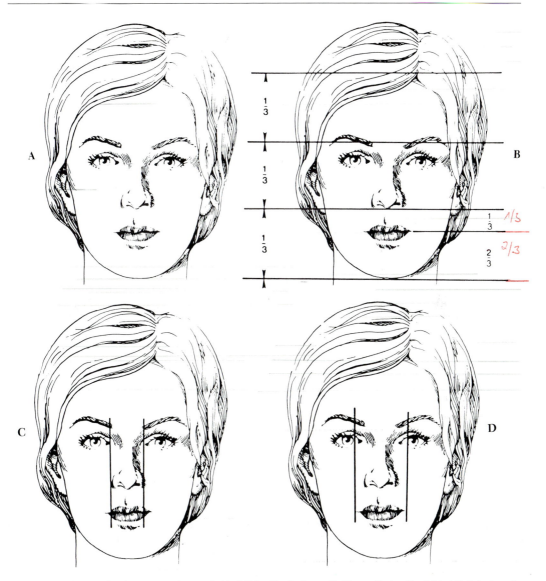

Abb. 1-35 Normale Gesichtsproportionen. A: Natürliche Kopfhaltung. B: Die vertikalen Gesichtsdrittel sind annähernd gleich groß. C: Der innere Interkanthalabstand entspricht ungefähr dem Alarenabstand. D: Die Breite des Mundes entspricht dem Abstand zwischen dem rechten und linken medialen Limbus. (Aus *Bell,* W. H., *Proffit,* W. R., und *White,* R. P.: Surgical correction of dentofacial deformities, S. 116, Philadelphia, 1980, W. B. Saunders Co.)
A B C D

Tabelle 1.8 Augenabstände (gültig für 97% aller Patienten)

Abstand (cm)	Alter						
	2	4	6	8	10	12	14
Innere Interkanthaldistanz	3,25	3,35	3,45	3,50	3,50	3,50	3,50
Pupillenabstand	5,4	5,5	5,7	5,8	6,0	6,2	6,3
Äußere Interkanthaldistanz	8,4	8,6	9,0	9,2	9,4	9,6	9,8

Aus *Feingold*, M. und *Bossert*, W. H.: Birth Defects, 10: 1, 1974

vergleichen (Tab. 1-8). Das neurokraniale Wachstum ist im Alter von 6 Jahren praktisch abgeschlossen, so daß die Normwerte des Erwachsenen im wesentlichen für alle Patienten im kieferorthopädischen Behandlungsalter gelten. Bei Hypertelorismus ist der Pupillenabstand vergrößert und bei Telekanthismus ist die Interkanthaldistanz durch die deformierte Nasenwurzel erweitert. Diese Unterscheidung kann für die Erkennung hereditärer Syndrome von Bedeutung sein.

Die Symmetrie in den mittleren und unteren Gesichtsdritteln hängt im besonderen mit der relativen Lage von Nase und Kinn zusammen. Da die Lage einer oder beider dieser Strukturen von der Norm abweichen kann, ist bei der Untersuchung größte Sorgfalt geboten. In manchen Fällen ist nach der kieferorthopädischen Behandlung zur Korrektur der Nasenfehlbildung ein plastisch-chirurgischer Eingriff indiziert. Bei der Beurteilung der Symmetrie im unteren Gesichtsdrittel ist die Relation der dentalen Mittellinien wichtig, wobei aber nicht die Beziehung der dentalen Mittellinien zueinander zählt (diese zeigt sich später an den Modellen), sondern die Relation der dentalen Mittellinie des Oberkiefers zur skelettalen Mittellinie und der dentalen Mittellinie des Unterkiefers sowohl zum Kinn als auch zur Gesichtsmittellinie.

Der zweite wichtige Aspekt bei der klinischen Frontalgesichtsuntersuchung ist die vertikale Relation des Gebisses zu den Lippen. In der Ruhelage sollten sich die Lippen wenigstens annähernd berühren. Ein Klaffen der Lippen bis zu 4 mm ist noch als normal zu betrachten, besonders bei kleineren Kinder, deren Lippenschluß fast nie vollständig ist[144]. Wenn die Weich- und Hartgewebe in regelrechten Beziehungen zueinander stehen, sind in der Ruhelage die Schneidekanten der oberen Frontzähne sichtbar. Beim Lachen darf nur ein kleiner Teil der Gingiva freiliegen. Die exzessive Vertikalentwicklung des Oberkiefers ist häufig von einem mangelhaften Lippenschluß begleitet. Andererseits kann der Lippenschluß auch durch eine kurze Oberlippe behindert sein. Die Unterscheidung zwischen diesen beiden möglichen Ursachen des mangelhaften Lippenschlusses (Übereruption der Schneidezähne bzw. unterentwickelte Oberlippe) ist daher besonders wichtig.

Bei der klinischen Untersuchung des Profilbildes sind die Lagebeziehungen von Stirn, Nase, Lippen und Kinn zueinander zu beurteilen. Die Lippenkontur wird je nach der Relation zur Nase und zum Kinn als konvex, gerade oder konkav beschrieben. Eine große Nase und ein gut entwickeltes Kinn können leicht ein protrusives Gebiß verschleiern. Ebenso kann aber auch umgekehrt eine kleine Nase und ein fliehendes Kinn das Gesicht konvex erscheinen lassen.

Man sollte nicht vergessen, daß das Kinn eine relativ junge evolutionäre Entwicklung ist. *Du Brul* und *Sicher*[32] zufolge hat sich das Kinn beim Menschen nur allmählich aus einer Platte im frontalen Bereich der Primatenmandibula gebildet. So wird auch die Tatsache, daß Neugeborene kein vorstehendes Kinn besitzen, als ein Zeichen für die Theorie der „phylogenetischen Rekapitulation" während der Ontogenese gewertet. Mit Sicherheit ist das Kinnwachstum ein hervorstechendes Merkmal in der kraniofazialen Entwicklung. Ebenso beeindruckend ist auch das Wachstum der Nase, insbesondere während der Pubertät (Abb. 1-36). Leider gibt es keine Methode zur sicheren Voraussage der endgültigen Größe von Nase oder Kinn bei einem kleinen Kind. Die Untersuchung der Eltern und älteren Geschwister gibt lediglich einen Hinweis auf die endgültigen Größenverhältnisse.

Intraorale Untersuchung der Hart- und Weichgewebe: Zur Erstuntersuchung des Patienten gehört die sorgfältige Untersuchung der Hart- und Weichgewebe auf Gesundheitszustand und Funktion. Die Einführung der sofort verfügbaren Panoramaufnahme hat die klinische Routineuntersuchung verbessert. Mit ihr läßt sich sofort feststellen, ob ein fehlender Zahn nicht angelegt oder nicht durchgebrochen ist, ebenso lassen sich Knochendefekte erkennen und die Kiefergelenke beurteilen. Zusätzliche Aufnahmen sind bei Bedarf sofort verfügbar. Die im folgenden beschriebenen Untersuchungsmethoden bauen auf die Pantomographie auf, wobei es sich empfiehlt, die Aufnahme sofort bei der ersten Sitzung anzufertigen und nicht erst abzuwarten, bis die anderen diagnostischen Unterlagen zusammengestellt sind.

Ein wichtiger Teil der klinischen Untersuchung ist das Zählen der Zähne. Darüber hinaus sind die Zähne manuell auf ihre Mobilität zu überprüfen. Im Wechselgebiß sollten noch nicht durchgebrochene Zähne im Oberkiefer palpiert werden, da sich an den Röntgenaufnahmen eine labiale oder palatinale Verlagerung nicht immer mit Sicherheit feststellen läßt. Ankylosierte Milchzähne erscheinen meist impaktiert (Abb. 1-37) und geben beim Beklopfen mit den Griff eines Instrumentes einen höheren Klang als normale Zähne. Auch andere Anomalien der Hartgewebe, wie z. B. Schmelzdefekte und innere oder äußere Resorptionen sind bei der klinischen Untersuchung festzustellen.

Im Pantomogramm lassen sich verschiedene Punkte des Gebißzustandes beurteilen: angelegte, aber noch nicht durchgebrochene Zähne, impaktierte Zähne, überzählige Zähne, ungewöhnliche Kronenformen oder andere Anomalien

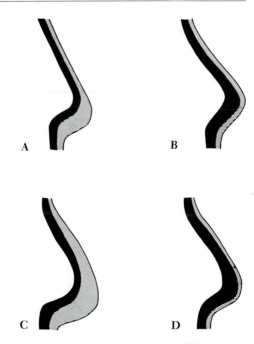

Abb. 1-36 Nasenwachstumsmuster bei Männern und Frauen. Die schwarzen Bereiche stellen das Wachstum im Alter von 10 bis 13 Jahren, die schraffierten Bereiche das Wachstum zwischen 13 und 16 Jahren dar. A: Klasse I, männlich; B: Klasse I, weiblich; C: Klasse II, männlich; D: Klasse II, weiblich. (Aus *Chaconas*, S. J.: Am.J.Orthod. 56:403, 1969.)

und nicht angelegte Zähne (Abb. 1-38 und 1-39). Große kariöse Stellen sind im Pantomogramm zu erkennen, doch sind zur Erkennung initialer Karies Bißflügelaufnahmen anzufertigen. Über periapikale und parodontale Prozesse gibt das Pantomogramm Aufschluß.

Ebenso läßt sich darin die Verkalkung nicht durchgebrochener Zähne und anhand der Wurzelverkalkung das Zahnalter des Patienten erkennen[91] (Abb. 1-40). Die Wurzelverkalkung dient auch zur Vorhersage des Zahndurchbruchs[46]. Bei der Beurteilung des Zahndurchbruchsstadiums, das für die Bestimmung des Zahnalters von Bedeutung ist, kann man sich nach den von *Hurme*[57] zusammengestellten Durchschnittswerten richten (Abb. 1-41). Kontrolluntersuchungen sollten bis zum

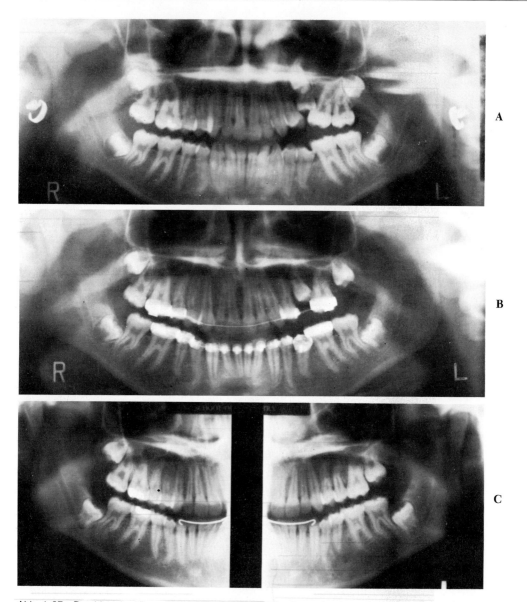

Abb. 1-37 Durchbruchsstörung des zweiten oberen Prämolaren durch mechanische Behinderung. A: Alter 13 Jahre. Der zweite Milchmolar links oben ist ankylosiert und impaktiert, wodurch der bleibende zweite Molar retiniert und verlagert ist. B: Nach Extraktion des ankylosierten Milchmolaren und des bleibenden zweiten Molaren kommt es zum spontanen Durchbruch des Prämolaren in die durch die Distalisierung des ersten Molaren entstandene Lücke. C: Endgültige Position des zweiten Prämolaren in funktionierender Okklusion nach Abschluß der kieferorthopädischen Behandlung. (Aus *Proffit,* W. R., et. al.: Am.J.Orthod. 80:181, 1981.)

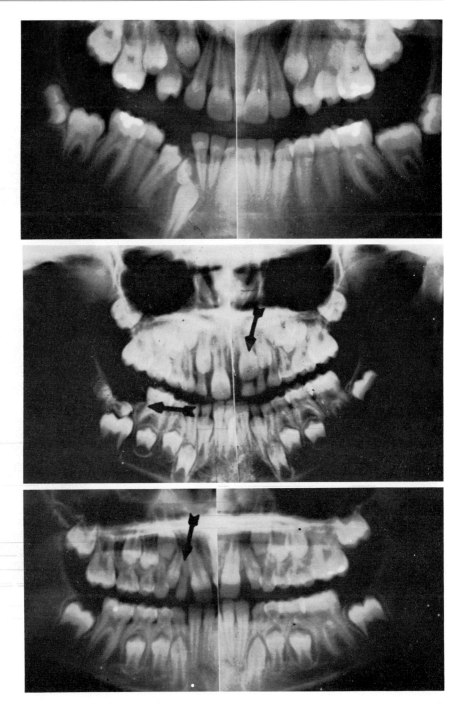

Abb. 1-38 Durchbruchsstörung bei Zahnüberzahl. Ein optimales kieferorthopädisches Ergebnis läßt sich nur mit Hilfe eines frühen interzeptiven chirurgischen Eingriffes erzielen. (Mit freundl. Genehmigung T. M. *Graber*.)

Kieferorthopädische Diagnose und Behandlungsplanung

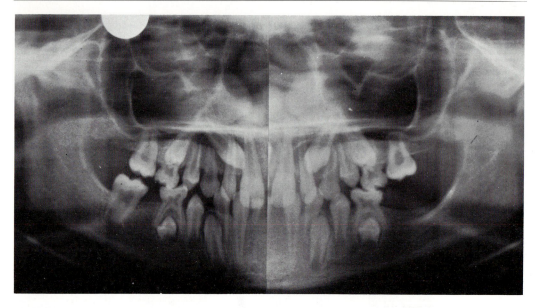

Abb. 1-39 Nichtanlage mehrerer Zähne und Durchbruchsstörungen bleibender Zähne, die dadurch impaktiert sind. Nicht selten treten diese beiden Befunde gemeinsam auf.

Durchbruch bzw. der Ektraktion der dritten Molaren durchgeführt werden.
Wenn schon bei der ersten Untersuchung der Aufnahme ein Verdacht auf irgendwelche Anomalien entsteht, sollten für eine genauere Diagnose zusätzlich periapikale Aufnahmen angefertigt werden. Bißflügelaufnahmen werden dabei am häufigsten verwendet. Wenn die Schneidezähne nicht optimal dargestellt sind, empfiehlt sich zusätzlich eine Okklusalaufnahme des Oberkiefers und eine periapikale Aufnahme der unteren Schneidezähne. Wird eine Parodontopathie befundet, kann eine komplette Einzelzahnfilmserie erforderlich sein.
Bei der Untersuchung der Weichgewebe sollte mit der bukkalen und labialen Mukosa begonnen werden, wobei den Frenula besondere Aufmerksamkeit gilt. Ein tief ansetzendes oberes Lippenbändchen muß zwar nicht immer Ursache eines Diastema mediale sein und eine Frenektomie im Vorfeld einer orthodontischen Zahnbewegung hat sich in den meisten Fällen als kontraindiziert erwiesen, doch kann nach der Schließung eines Diastemas von mehr als 3 mm die Entfernung von überschüssigem Gewebe erforderlich sein[33]. Findet sich im unteren Frontzahnbereich bei einem weit in die Gingiva einstrahlenden Frenulum eine Retraktion oder Spaltbildung der Gingiva, ist aus parodontalprophylaktischen Gründen häufig ein frühzeitiger Eingriff erforderlich.
Nach der Untersuchung der Schleimhaut wird der Zustand der Gingiva überprüft. Gingivitis ist bei Kindern häufig und kann bei vorliegender Zahnstellungsanomalie exazerbieren. Schwerwiegende Parodontopathien sind jedoch selbst bei hochgradigen Dysgnathien im Kindesalter ungewöhnlich. Bei Knochenabbau sollte man in dieser Altersgruppe eher an eine zugrundeliegende systemische Erkrankung (z. B. Diabetes), hormonelle Störungen oder Dyskrasie denken. Gelegentlich findet sich auch ein juveniles Parodontitissyndrom (rapider Knochenabbau an den ersten Molaren und mittleren Schneidezähnen). Bei Verlust der ersten Molaren wird in solchen Fällen eine

Die Datensammlung für die kieferorthopädische Diagnose

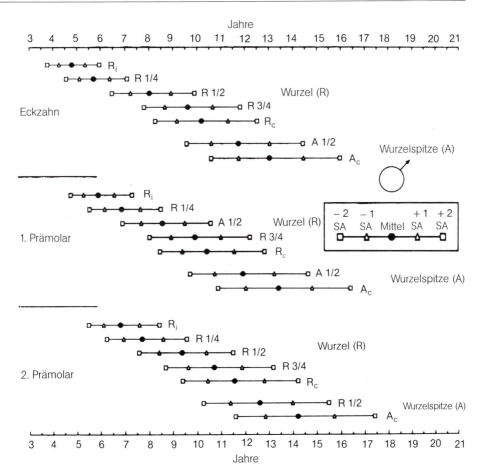

Abb. 1-40 Normale Zahnentwicklung der bleibenden Eckzähne und Prämolaren des Unterkiefers. (Aus *Moorrees*, C. F. A., *Fanning*, E. A., und *Grøn*, A. M.: Angle Orthod. 33:44, 1963.)

kieferorthopädische Behandlung zum Lückenschluß erforderlich. Wenn die Parodontopathie einmal unter Kontrolle ist, besteht bei dieser Behandlung keine Gefahr eines Rezidivs der Parodontitis, selbst wenn sie zuvor zu multiplem Zahnverlust geführt hatte[85].

Zwei weitere parodontologische Befunde werden bei kieferorthopädischen Patienten häufig beobachtet:

1. Spalten in der Gingiva um massiv retrudierte oder rotierte Schneidezähne im Unterkiefer, und
2. Hyperplasie und Fibrose der Gingiva bei Kindern, die mit Antiepileptika, wie Phenytoin (Dilantin) behandelt werden.

Gingivalspalten sind meist auf eine fehlende Gingiva propria zurückzuführen und können überall auftreten, obwohl sie am häufigsten im unteren

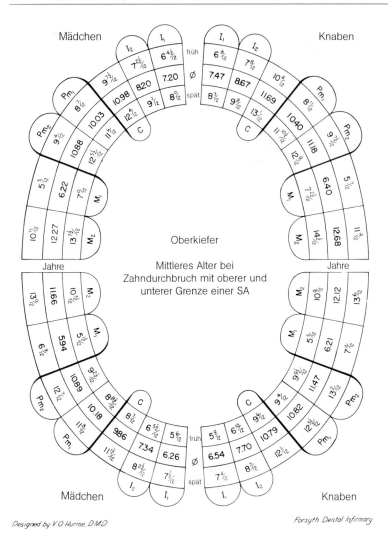

Abb. 1-41 Mittleres Zahndurchbruchsalter mit Standardabweichungen. (Aus *Hurme*, V. O.: J.Dent.Child. 16 : 11, 1949.)

Frontzahnbereich zu beobachten sind. Behandelt werden diese Patienten mit parodontal-chirurgischen Maßnahmen zur Schaffung einer breiteren Gingiva propria, meist in Form einer freien Gingivatransplantation. Bei medikamentös behandelten Epileptikern kann im Verlauf der kieferorthopädischen Behandlung eine Gingivektomie oder Gingivoplastik indiziert sein. Bestehen Bedenken bezüglich des Parodontalstatus, sollte noch bevor über den Therapieplan entschieden wird, ein Parodontologe zu Rate gezogen werden. Es ist wesentlich einfacher, parodontologische Komplika-

Die Datensammlung für die kieferorthopädische Diagnose

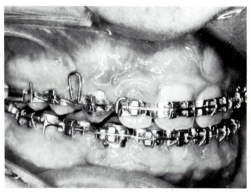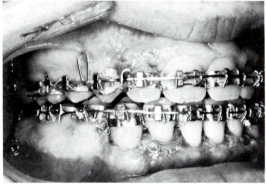

Abb. 1-42 Die Behandlung der gingivalen Hyperplasie kann bei Patienten, die Antiepilektika nehmen, während der Tragezeit der kieferorthopädischen Apparatur einen parodontalchirurgischen Eingriff erfordern. (Aus *Bell,* W. H., *Proffit,* W. R., und *White,* R. P.: Surgical correction of dentofacial deformities, S. 109, Philadelphia, 1980, W. B. Saunders Co.)

tionen von vornherein zu vermeiden, als sie nachträglich zu behandeln (Abb. 1-42 und 1-43). Bei der kieferorthopädischen Behandlung des Erwachsenen sollte die parodontologische Konsultation und vorbereitende PA-Behandlung zur Routine gehören.

Bei protrudierten Schneidezähnen ist der Alveolarfortsatz meist sehr dünn und weist stellenweise Dehiszenzen (vertikale Spalten) oder Fenestrationen (runde Löcher) in der Knochenwand auf. Solche Defekte lassen sich mit einer Gingivalsonde feststellen. Wenn diese Defekte in Erscheinung treten, hat die Expansion des Zahnbogens ihre biologische Grenze erreicht, so daß jede weitere kieferorthopädische Expansion kontraindiziert ist (Abb. 1-44).

Schließlich ist bei der Untersuchung der Weichgewebe der Spannungszustand der Lippen und Wangen zu überprüfen. Da die in der Ruhelage wirkenden Kräfte für die Stabilität der Zahnstellungen entscheidend sind, kann man daraus im Falle eines Engstandes wertvolle Hinweise auf die Möglichkeiten der Kieferexpansion bzw. die Notwendigkeit von Extraktionen ableiten.

Bezüglich der Zunge verdienen zwei Punkte besondere Aufmerksamkeit:

1. Ruhelage und Größe
2. Funktion.

Zwar ist die Größe der Zunge nur schwer zu messen, doch lassen sich die Größenverhältnisse wenigstens durch Augenschein beurteilen. Wenn die Zunge in maximal ausgestrecktem Zustand die unteren Seitenzähne bedeckt oder darüber hinausragt oder der Patient mit ihr die Nasenspitze oder das Kinn erreicht, ist sie als groß einzustufen.

Die Ruhelage der Zunge läßt sich am besten während des Gesprächs mit dem Patienten beurteilen, indem man ihre Lage im leicht geöffneten Kiefer beobachtet. Eine andere Möglichkeit bietet eine Fernröntgenaufnahme gleich nach dem Schlucken. Die echte Makroglossie ist selten. Eine klinisch groß erscheinende Zunge ist in Wirklichkeit meist nur auf ihre weit anteriore Position zurückzuführen. Wenn sich jedoch die anteriore Zungenposition nicht ändern läßt, was durchaus der Fall sein kann, weil die Zungenhaltung zu den physiologischen Adaptionsmechanismen gehört, kann sich die Retrusion protrudierter Zähne sehr schwierig gestalten. Liegt die Zunge in der Ruhelage tief und anterior, bietet sich dem Untersucher

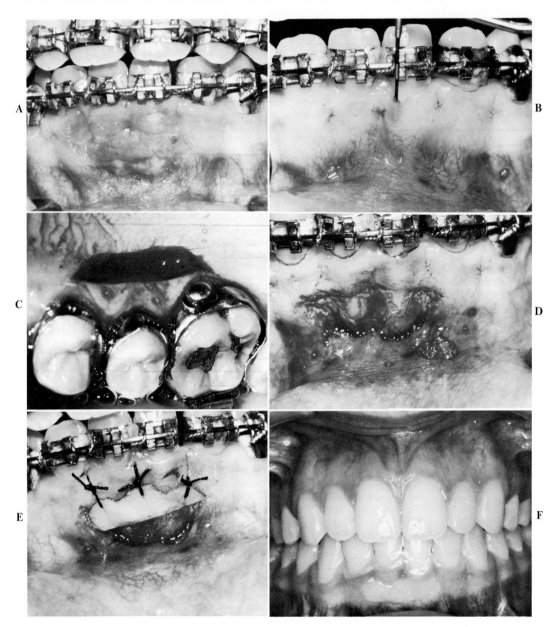

Abb. 1-43 Der Frontzahnbereich des Unterkiefers vor dem parodontalchirurgischen Eingriff. B: Trotz des etwa 3 mm breiten Streifens von keratinisiertem Gingivalgewebe ist am Eindringen der Parodontalsonde bis zum Unterrand dieses Streifens das Fehlen einer Gingiva propria festzustellen. C: Die palatinale Spenderstelle. D: Der Transplantationssitus. E: Das in Form geschnittene Transplantat in situ und vernäht. F: Zustand nach 1 Monat. (Aus *Proffit*, W. R., et al.: Am.J.Orthod., 79:479, 1980.)

Die Datensammlung für die kieferorthopädische Diagnose

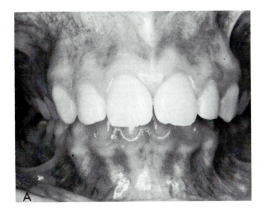
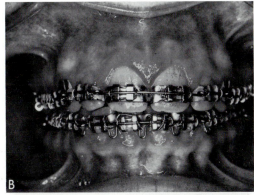
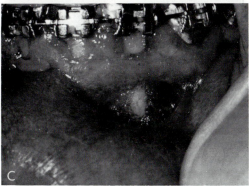

Abb. 1-44 A: Die Rillen zwischen den labialen Wurzelflächen der unteren Frontzähne sind Zeichen für eine sehr dünne labiale Knochenplatte. B: Durch das Vorbringen der Frontzahnreihe kann es, wie in C dargestellt, zur Fenestration der labialen Knochenplatte kommen. (Mit freundl. Genehmigung R. L. Vanarsdall.)

meist das Bild eines abgeflachten Zahnbogens im Unterkiefer und eines V-förmigen oberen Zahnbogens (Abb. 1-45). Die Lage der Zunge wird zwar im allgemeinen von den anatomischen Verhältnissen im Pharynx bestimmt, kann aber auch durch ein straffes Zungenbändchen bedingt sein. Wenn der Patient bei geöffnetem Mund mit der Zunge nicht das Gaumendach berühren kann, ist wahrscheinlich das Zungenbändchen die Ursache. Hier kann ein einfacher chirurgischer Eingriff sehr wirkungsvoll sein.

Häufig bildet sich die Zungenposition als adaptive Reaktion auf die Lage der Kiefer oder Zahnreihen heraus. In diesem Fall normalisiert sich die augenscheinlich abartige Zungenposition allein infolge der kieferorthopädischen Behandlung. Freilich gibt es auch Fälle, wo die Oralfunktion durch motorische oder sensorische Mängel gestört ist. Bei entsprechendem Verdacht sind sowohl die motorischen als auch die sensorischen Fähigkeiten zu überprüfen. Mit Hilfe verschiedener Übungen, wie z. B. Einrollen der Zunge, Beschreiben einer vierblättrigen Kleeblattform mit der Zunge sowie lateralem und vertikalem Berühren der herausgestreckten Zungenspitze, läßt sich die Motorik beurteilen[115]. Die sensorischen Fähigkeiten werden mit Hilfe von speziell geformten Kunststoffkörpern ermittelt, deren Form der Patient im Mund mit der Zunge erkennen muß. Zwar gibt es noch keine standardisierte Routinemethode für die klinische Praxis, aber dennoch ist dieser Test der oralen Stereognose bei Verdacht auf neurologische Ursachen hilfreich. Hingegen sind manch andere Testverfahren, die von verschiedenen Klinikern in der Vergangenheit empfohlen wurden – so z. B. die Messung der maximalen Lippenkraft[58] – dia-

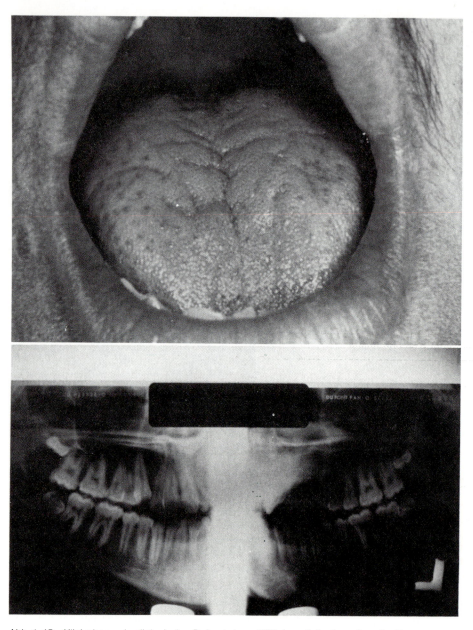

Abb. 1-45 Klinischer und radiologischer Befund eines 15jährigen Patienten mit großer Zunge und chronisch medikamentös behandelter Hypothyreose. Die Infraeruption aller unteren Zähne zeigt, daß die Zunge in der Ruhelage auf den Zähnen liegt. Man beachte die kurze Entfernung der Wurzelspitzen zum Unterrand des Unterkiefers. Durch die Infraeruption kommt es zu einer Rotation des Unterkiefers nach kranial und ventral in der Okklusionsstellung, wodurch die Klasse-III-Relation noch betont wird. Die echte Makroglossie läßt sich zwar klinisch nur schwer von einer vergrößerten, aber normalen Zunge unterscheiden. Sowohl die Anamnese als auch die Durchbruchsbehinderung sprechen jedoch dafür, daß es sich in diesem Fall um eine echte Makroglossie handelt. (Aus *Bell*, W. H., *Proffit*, W. R., und *White*, R. P.: Surgical correction of dentofacial deformities, S. 111, Philadelphia, 1980, W. B. Saunders Co.)

gnostisch nahezu wertlos, da sie kaum mit der anatomischen Situation oder der Reaktion auf die Behandlung korreliert sind.

Die phonetische Beurteilung gehört zwar eigentlich in die Hände speziell geschulter Fachleute, doch sollte der Kieferorthopäde zumindest in der Lage sein, Sprachfehler zu hören und diejenigen, die mit Gebißanomalien zusammenhängen können, als solche zu erkennen. Der häufigste Sprachfehler, das Lispeln, kann teilweise durch Stellungsanomalien der Frontzähne bedingt sein. Andererseits gibt es keinen Beweis dafür, daß das Lispeln zu dentalen Anomalien führen kann. Stellungsanomalien können sich auch auf die Aussprache von Reibelauten (F, V) und alveolaren Verschlußlauten (T, D, N) auswirken (Tab. 1-2). Ohne eine unterstützende logopädische Behandlung ist allerdings die Behebung selbst dieser okklusionsbedingten Sprachfehler durch rein kieferorthopädische Maßnahmen unwahrscheinlich. Daß die kieferorthopädische Behandlung auf andere, typisch kindliche Sprachfehler, wie das Vertauschen verschiedener Laute, keinerlei Auswirkung hat, versteht sich von selbst.

Ein besonders schwieriges Problem stellt die Aussprache bei Spaltpatienten dar. Die anatomische Variationsbreite der Spaltbildung reicht von der Lippenrotgrenze bis zum weichen Gaumen. Eine gespaltene Uvula, die besser als Spalte des weichen Gaumens zu betrachten ist, stellt eine erhebliche Beeinträchtigung der Sprachfunktion dar, da der mittlere Muskelteil, der für die Hebung und damit Funktion der Uvula zuständig ist, fehlt. Bei der selteneren submukösen Gaumenspalte ist die Uvula nicht gespalten, obwohl eine mediale Muskeldiastase vorliegt. In diesen Fällen treten Sprachstörungen oft erst im jugendlichen Alter auf, wenn mit dem normalen Verlust des bis dahin kompensierend wirkenden adenoiden Gewebes das funktionelle Problem offengelegt wird. Die submuköse Gaumenspalte läßt sich durch Palpation des Hinterrandes des harten Gaumens als leichte Einkerbung erkennen. Patienten mit Verdacht auf eine Fehlbildung des weichen Gaumens bzw. mit spalttypischer Sprache und offensichtlicher Spaltdeformität sollten zur weiteren Untersuchung an ein Universitätszentrum für Spaltpatienten überwiesen werden.

Funktionsanalyse: Die Analyse der Kieferfunktion und funktionellen Okklusion gewinnt in der Kieferorthopädie zunehmend an Bedeutung. Viele Kliniker haben eine sehr genaue Vorstellung davon, was die regelrechte Kieferfunktion ausmacht und wie diese diagnostisch zu analysieren ist. Leider sind diese Vorstellungen höchst unterschiedlich. Ein und dasselbe diagnostische Kriterium wird von den einen als essentiell und von den anderen als unwichtig bezeichnet, je nachdem, welche Rolle es in der Behandlungsplanung spielt. Man darf ruhig sagen, daß sehr vielen der heutigen Theorien der wissenschaftliche Beweis fehlt. Im folgenden wird angesichts der sich rasch entwickelnden Situation ein eher konservativer Standpunkt eingenommen, wobei erwiesene Tatsachen den Schwerpunkt bilden und versucht wird, kontroverse Aspekte perspektivisch darzustellen.

Der erste Schritt bei der Funktionsanalyse ist die Messung der maximalen Kieferöffnung. Bei Kindern beträgt sie weniger als 45 mm, bei Erwachsenen sollte sie entsprechend größer sein (45–65 mm). Weder bei Kindern noch bei Erwachsenen darf sich der Unterkiefer bei der Öffnungsbewegung seitlich verschieben.

Bei Kindern ist die eingeschränkte Kieferöffnung oder Lateralverschiebung des Unterkiefers im allgemeinen Zeichen einer abgelaufenen Verletzung eines oder beider Kondylen. Kondylenfrakturen in der frühen Kindheit sind häufiger als angenommen wurde, führen aber bei den meisten Patienten nicht zu bleibenden Fehlbildungen[79]. Kommt es jedoch im Kiefergelenksbereich zur Bildung von nekrotischem Gewebe, das den Bewegungsmechanismus des Unterkiefers behindert, ist eine Wachstumsstörung die Folge. Diese Situation läßt sich am besten mit dem Begriff der „funktionellen Ankylose" beschreiben, deren Erkennung klinisch sehr wichtig ist, da sich dadurch die Prognose für eine wachstumsmodifizierende kieferorthopädische Behandlung verschlechtert[111]. Wenn die Kieferöffnung als reine Scharnierbewegung erfolgt, kann die daraus resultierende Einschränkung der maximalen Kieferöffnung der erste Hinweis auf eine möglicherweise sehr komplizierte Problemsituation sein.

Bei Erwachsenen läßt sich die eingeschränkte Kieferöffnung auf eine Reihe von Faktoren zurückführen, wobei Muskelspasmen im Sinne des myofaszialen Schmerz-Dysfunktions-Syndroms am häufigsten sind. Wenn eine Bewegungseinschränkung vorliegt oder anamnestisch faziale Schmerzsymptome bekannt sind, muß nicht nur das Kiefergelenk, sondern auch die Kopf- und Nackenmuskulatur durch Palpation auf schmerzhafte Stellen untersucht werden. Symptome wie Gelenkknacken oder -knirschen sind unbedingt festzuhalten – ihre mögliche Bedeutung wird in den folgenden Abschnitten näher besprochen.

Der zweite wichtige Schritt bei der Kieferfunktionsanalyse ist die Bestimmung der Schließbewegung des Unterkiefers und die Untersuchung der Okklusion, wobei die maximale Interkuspidation (zentrische oder habituelle Okklusion) mit der retralen Kontaktposition (zentrische Relation) übereinstimmen sollte. Erhebliche Kontroversen bestehen bezüglich der Methodik bei der Registrierung der zentrischen Relation. Das forcierte Zurückführen des Unterkiefers in seine retralste Position, wie es bis vor kurzem allgemein empfohlen wurde, ist unphysiologisch. Bei diesem Vorgehen kann es leicht vorkommen, daß man funktionelle Probleme schafft, anstatt sie zu lösen. Bei fast allen Patienten besteht eine kleine Differenz (1–2 mm) zwischen der retralen Kontaktposition und der zentrischen Okklusion. Die sorgfältigen Untersuchungen von *Stöckli*[134] und anderen haben gezeigt, daß eine solche Diskrepanz, auch wenn sie durch die kieferorthopädische Behandlung beseitigt wurde, später wieder auftritt. Aus arthrographischen Untersuchungen des Kiefergelenks geht hervor, daß bei manchen Patienten die Gelenkscheibe verlagert werden kann[63], was erklärt, wie der Unterkiefer bei der geführten Registrierung zu weit nach distal geschoben werden kann. Erwiesenermaßen falsch ist daher die Annahme, daß die posterosuperiore Position, in die sich der Unterkiefer manipulieren läßt, der echten zentrischen Relation entspricht.

Da Diskusverlagerungen und innere morphologische Veränderungen des Kiefergelenkes bei Kindern relativ selten sind, ist die Bestimmung einer Diskrepanz zwischen der zentrischen Relation und der zentrischen Okklusion bei jüngeren Patienten weitaus weniger problematisch. Sie findet sich jedoch bei Kindern viel häufiger und es ist wichtig, daß sie klinisch festgestellt werden. Die Verlagerung des Unterkiefers in eine erworbene zentrische Okklusion ist vor allem bei Kindern mit sagittalen und transversalen Unstimmigkeiten sehr wahrscheinlich. Der einseitige Kreuzbiß ergibt sich häufig aus der lateralen Verlagerung des Unterkiefers als Reaktion auf eine Kompression des Oberkiefers. Hierbei kommt es auf die Unterscheidung von einer echten skelettalen Asymmetrie an. Bei Kindern mit einer Dysgnathie der Klasse II oder III kann die Tendenz zu einer erworbenen, nach vorne verlagerten Okklusion bestehen, so daß ein falsches Bild entsteht, d. h. eine Klasse III kann schlimmer und eine Klasse II besser aussehen, als sie wirklich ist. Wenn das wirkliche Ausmaß der skelettalen Fehlbildung dadurch unerkannt und in der Behandlungsplanung unberücksichtigt bleibt, können folgenschwere Probleme entstehen. Oft läßt sich die Situation, abgesehen von der funktionellen Retrusionstendenz, besonders bei Dysgnathien der Klasse II/2 am tiefen Biß erkennen.

Komplexer verhält es sich bei postpubertären Jugendlichen und Erwachsenen, vor allem wenn Kiefergelenkssymptome oder ein myofasziales Schmerz-Dysfunktion(MDS)-Syndrom vorliegen. Manche Patienten können schwere Okklusionsstörungen tolerieren, die bei anderen bereits hochgradige MSD-Symptome hervorrufen würden. Zähneknirschen oder -pressen ist ein wesentlicher Faktor des MSD-Symptomenkomplexes. Wenn keine pathomorphologischen Veränderungen im Inneren des Gelenks vorliegen, treten fast nie Symptome bei normaler Funktion auf, sondern sind immer als Zeichen des Ausmaßes solcher parafunktioneller Aktivitäten zu sehen. Äußerst umstritten ist die Frage, ob okklusale Disharmonien als Auslöser für parafunktionelle Aktivitäten dienen können. Da einerseits nur eine kleine Minderheit der Gesamtbevölkerung Kieferfunktionsstörungen hat, andererseits aber die perfekte Okklusion selten ist, sind „Mikromalokklusionen" als Ursache von Parafunktionen, die wiederum zu MSD-Symptomen führen, eher unwahrscheinlich. Mit dem gleichen Recht kann man annehmen, daß okklusale Disharmonien die Toleranz gegenüber Parafunktionen herabsetzen und dadurch zur Exazerbation von Kiefergelenkssymptomen führen.

Wenn die Bestimmung der echten zentrischen Relation beim erwachsenen Patienten durch Muskelspasmen behindert wird, kann man die Zahnreihen vorher mit einem Aufbißbehelf öffnen. Der Aufbißbehelf lindert oft auch die Kiefergelenkssymptome. Im 4. Kapitel empfiehlt *Williamson* die

Verwendung dünner Plastikstreifen (leaf gauges) zur Öffnung der Frontzahnreihen bei der Registrierung der zentrischen Relation. Auf diese Weise lassen sich die Kondylen weiter nach oben und vorne bringen als durch Druck auf das Kinn. Da bei Patienten mit Kiefergelenksbeschwerden diese Kondylenposition in der Regel allein durch die mandibuläre Muskulatur erreicht wird und diese offensichtlich physiologischere Lage zu einer Beschwerdebesserung führt, ist diese Methode empfehlenswert.

Eine andere, eher etwas extreme Methode ist die elektrische Stimulation der Muskulatur zur Festlegung der Kondylenposition[60]. Die auf diese Weise registrierte zentrische Okklusion ist weiter anterior als diejenige, die auf dem Wege der frontalen Öffnung ermittelt wurde und liegt oft mehrere Millimeter vor der retralsten Position, in die der Unterkiefer geführt werden kann. Da bei dieser „myozentrischen" Methode Oberflächenelektroden verwendet werden, die in erster Linie eine Stimulation der oberflächlichen und weniger der tiefen Muskulatur bewirken, ist die Gültigkeit der ermittelten Werte fragwürdig.

Abschließend gehört zur Kieferfunktionsanalyse die Untersuchung der funktionellen Exkursionsbewegungen. Liegen MSD-Symptome oder Kiefergelenksbeschwerden vor, ist eine genaue Analyse unter Umständen nur anhand von diagnostischen Modellen in einem individuell einstellbaren Artikulator möglich. Der kritische Punkt ist dabei die Bestimmung der zentrischen Relation. Bei Patienten ohne Funktionsstörung genügt die klinische Untersuchung.

Man muß sich grundsätzlich darüber im klaren sein, daß Kieferfunktionsstörungen nicht immer mit der Okklusion zusammenhängen. Besonders bei älteren Patienten können pathologische Prozesse im Gelenk selbst das Problem sein. An erster Stelle steht daher bei der klinischen Untersuchung die Frage nach der Notwendigkeit einzelner diagnostischer Maßnahmen. Bei Verdacht auf intraartikuläre Prozesse kann eine spezielle radiologische Untersuchung des Gelenks indiziert sein.

Diagnostische Unterlagen

Die für die kieferorthopädische Behandlung erforderlichen Unterlagen lassen sich in vier Kategorien einteilen. Neben den Ergebnissen der allgemeinen und klinischen Untersuchung gehören dazu die Gipsmodelle und okklusalen Registrate, Fotografien und Röngtenaufnahmen.

Gipsmodelle und okklusale Registrate: Kieferorthopädische Modelle unterscheiden sich von anderen zahnmedizinischen Modellen in zwei Punkten:

1. Die Abdrücke reichen bis tief in die Umschlagsfalten um möglichst viel vom Alveolarfortsatz und den Zähnen wiederzugeben,
2. die Modelle werden mit symmetrischen Sockeln getrimmt, um eine bessere Darstellung von asymmetrischen Bogenformen und Zahnstellungen zu ermöglichen.

Wenn nicht extreme Diskrepanzen vorliegen, können die Modelle in der zentrischen (habituellen) Okklusion getrimmt werden. Ist die Diskrepanz zu groß, sollte die zentrische Relation registriert werden, zumindest statisch (d. h. Trimmen der nicht artikulierten Modelle auf die retrale Position, was für präadoleszente Kinder akzeptabel ist) oder über eine Artikulatormontage mit Registrierung der funktionellen Exkursionsbewegungen (meist bei älteren Patienten indiziert).

Fotografien: Für die ideale fotografische Darstellung des Gesichts werden sechs verschiedene Ansichten empfohlen (Abb. 1-46). Bei natürlicher Kopfhaltung werden Aufnahmen en face und im Profil gefertigt, wobei einmal die Zähne in maximaler Interkuspidation und die Lippen geschlossen sind, auch wenn dies nur mit Mühe möglich ist, und einmal der Unterkiefer in der Ruheschwebe und die Lippen ebenfalls in Ruhestellung sind. Ein Halbprofilbild vom lächelnden Patienten zeigt meist am deutlichsten, wie er von seiner Umwelt gesehen wird. Interessant ist diese Aufnahme, weil sich auf ihr eine kurze Oberlippe und das beim Lächeln sichtbare Zahnfleisch gut beurteilen lassen. Eine schattenrißartige Gegenlichtaufnahme mit den Zähnen in maximaler Interkuspidation und geschlossenen Lippen verdeutlicht sehr anschaulich das Weichteilprofil. Diese Aufnahmen dienen nur zur Erfassung der ästhetischen Aspekte, die bereits während der klinischen Untersuchung des Patienten festgestellt wurden. Mindestens sind drei Aufnahmen erforderlich, ein Frontalbild mit den Lippen in Ruhelage, ein Frontalbild beim Lächeln und ein Profilbild mit entspannten

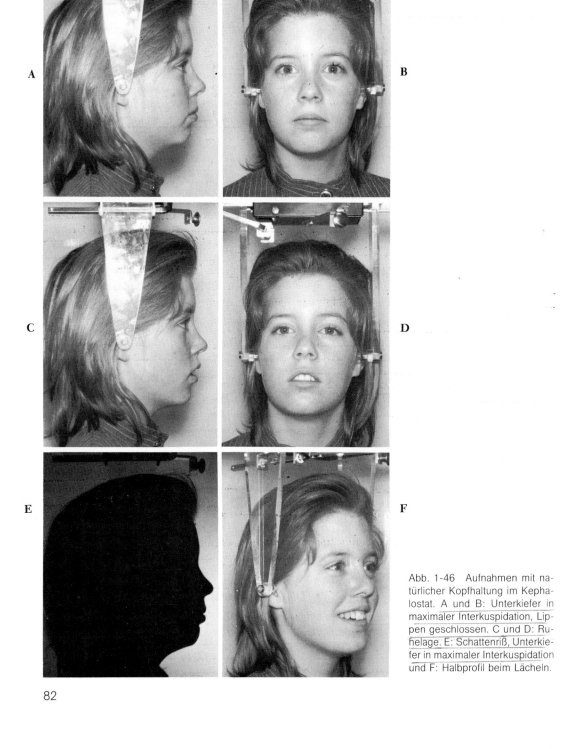

Abb. 1-46 Aufnahmen mit natürlicher Kopfhaltung im Kephalostat. A und B: Unterkiefer in maximaler Interkuspidation, Lippen geschlossen. C und D: Ruhelage. E: Schattenriß, Unterkiefer in maximaler Interkuspidation und F: Halbprofil beim Lächeln.

Lippen. Wir halten einen Standardsatz von fünf Aufnahmen für empfehlenswert, die, vor allem bei gestörter Lippenfunktion, laterale und frontale Ansichten mit geschlossenen und entspannten Lippen umfassen sollten.
Die intraoralen Aufnahmen bestehen aus fünf Ansichten: rechts und links lateral,
frontal,
oben und unten okklusal (Abb. 1-47).
Bei den okklusalen Aufnahmen ermöglicht die Verwendung eines Spiegels einen direkteren Einblick. Spiegel können sich auch für die Lateralansichten zur besseren Darstellung der Seitenzahnokklusion eignen, sind aber in der Regel nicht nötig, da sich die okklusalen Relationen an den Modellen ohnehin besser darstellen lassen. In erster Linie dienen die intraoralen Aufnahmen zur Überprüfung der Hart- und Weichgewebsbefunde bei der Analyse der diagnostischen Daten. Erstaunlich oft entdeckt man Einzelheiten auf den Fotografien, die bei der intraoralen Untersuchung übersehen wurden. Ein zweiter Zweck ist die Dokumentation des Hart- und Weichgewebszustandes vor der Behandlung. Wenn es darum geht zu beweisen, daß bestimmte Läsionen, wie weißfleckige Schmelzdefekte, Hypoplasien und Gingivalspalten nicht durch die kieferorthopädische Behandlung verursacht wurden, sondern bereits vorher bestanden, sind intraorale Aufnahmen ausschlaggebend. Da man nie weiß, in welchen Fällen eine solche „defensive Dokumentation" erforderlich sein wird, ist ihre routinemäßige Durchführung nicht unwichtig.
Röntgenaufnahmen: Wie bereits erwähnt, gehen wir bei der Röntgenuntersuchung von Panorama-Schichtaufnahmen aus. Eine zusätzliche vollständige intraorale Serie ist in diesem Fall weder wünschenswert noch erforderlich. Bei den meisten Patienten rechtfertigt der Informationswert dieser Aufnahmen nicht die vermehrte Strahlenbelastung. Hingegen sind Flügelbißaufnahmen zur Feststellung eventueller Approximalkaries erforderlich, wenn nicht vom Zahnarzt Aufnahmen aus jüngster Zeit erhältlich sind. Zur defensiven Dokumentation empfiehlt sich eine routinemäßige periapikale Aufnahme der oberen und unteren Frontzahnwurzeln, die bei einem etwaigen Verdacht auf Resorptionen im Frontzahnbereich die Diagnose sichern. Die verbesserte pantomographische Technik hat periapikale Routineaufnahmen überflüssig werden lassen. Besonders interessante Bereiche aus der Panoramaaufnahme sollte man sich jedoch als periapikale Aufnahme genauer ansehen.
Der beschränkte Gebrauch von periapikalen Darstellungen bezieht sich nicht auf den erwachsenen, parodontal geschädigten Patienten. Die Beurteilung und Kontrolle der Parodontalerkrankung erfordert eine vollständige periapikale Serie. Es ist nicht ratsam, den erwachsenen Patienten mit einer beginnenden Parodontalerkrankung zu behandeln, ohne vorher eine vollständige intraorale Serie und eine Pantomographie angefertigt zu haben.
Routinemäßig wird ein Fernröntgenseitenbild (FRS) gebraucht. Das FRS-Bild dient zum einen der Darstellung skelettaler und dentaler Beziehungen, die sich anderweitig nicht beobachten lassen, und zum anderen der genauen Beurteilung des Behandlungsfortganges. In vielen Fällen ließe sich zwar auch ohne FRS-Bild eine adäquate Diagnose stellen, doch ist es praktisch unmöglich, die Reaktion des Patienten auf die Behandlung zu beurteilen, wenn man nicht Fernröntgenbilder vor und nach der Behandlung miteinander vergleichen kann. Aus diesem Grunde ist das FRS-Bild auch in dental und skelettal eindeutigen Fällen (z. B. Kl. I mit Engstand) unerläßlich. Es ist ein großer Irrtum zu meinen, daß eine skelettale Gebißanomalie ohne kephalometrische Beurteilung behandelt werden kann.
Gegenüber den früheren Aufnahmetechniken, bei welchen der Kopf nach einer anatomischen Aufnahme ausgerichtet wurde, erhöht sich der diagnostische Wert des FRS-Bildes, indem die Aufnahmen bei natürlicher Kopfhaltung gefertigt werden. Der kephalometrische Kopfhalter fixiert den Kopf des Patienten an drei Stellen: beidseitig am äußeren Gehörgang und an der Nasenwurzel oder an der Stirn. Auch ohne Kopfhalter lassen sich Aufnahmen mit natürlicher Kopfhaltung und kontrollierten Abständen zwischen Patient, Film und Tubus erstellen[11], indem der Patient die Mittellinie des Gesichtes (Mitt-Sagittal-Ebene) nach der Mitt-Sagittal-Ebene des Kopfhalters ausrichtet, ohne daß der Kopf darin fixiert ist. In manchen Fällen besonders schwergradiger dentofazialer Deformitäten mit ungleich ansetzenden Ohren kann dies die einzige Möglichkeit für eine FRS-Aufnahme darstellen.

Kieferorthopädische Diagnose und Behandlungsplanung

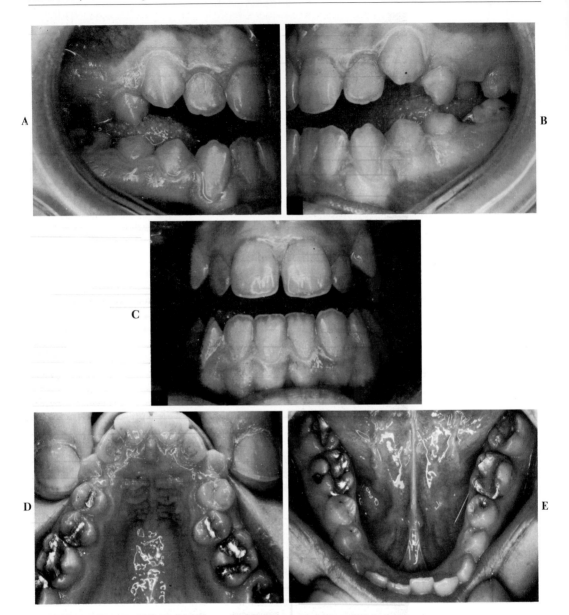

Abb. 1-47 A bis E: Intraorale und F bis K: Faziale Befunde bei einer komplexen und hochgradigen Gebißanomalie.

Die Datensammlung für die kieferorthopädische Diagnose

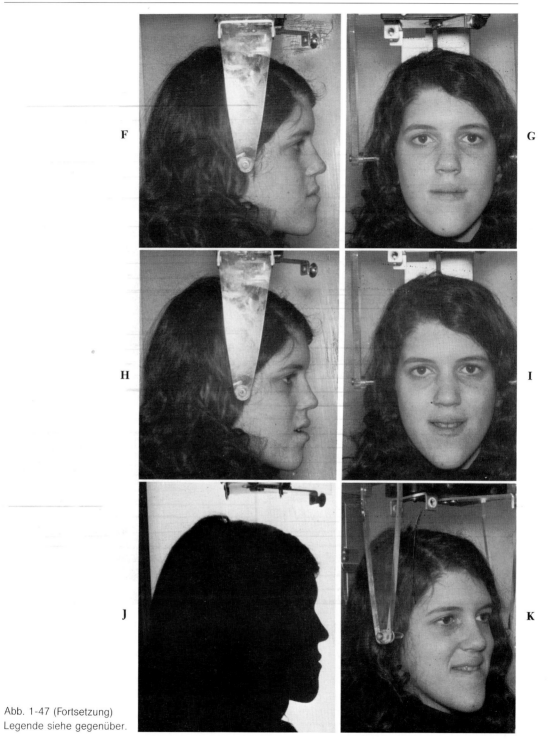

Abb. 1-47 (Fortsetzung)
Legende siehe gegenüber.

In den meisten Fällen besteht der Hauptunterschied zwischen einer Aufnahme mit natürlicher Kopfhaltung und einem anatomisch positionierten Film in der vertikalen Ausrichtung des Kopfes. Hierbei empfehlen wir die Anordnung, wie sie *Showfety* et al.[125] benutzen: Der Patient steht und richtet den Blick in die Ferne (natürliche stehende Haltung). Die vertikale Ausrichtung des Kopfes wird mit einer Wasserwaage gemessen, die mit einem Heftpflaster an der Seite des Kopfes befestigt ist. Im Kephalostat wird der Kopf, nachdem die Ohrenstifte eingesetzt sind, wieder auf den zuvor gemessenen Stand der Wasserwaage eingestellt und schließlich das Nasenteil angelegt. Auf diese Weise ist der Kopf in seiner natürlichen Haltung beim Stehen fixiert.

Wichtig ist auch, daß der Patient die Lippen locker hält und sie nicht angestrengt zu schließen versucht. Dies gilt besonders, wenn vertikale Korrekturen im Sinne einer kieferorthopädischen Intrusion oder Extrusion oder eines kieferchirurgischen Eingriffs in Erwägung gezogen werden. In zahlreichen Veröffentlichungen basieren die kephalometrischen Analysen auf Fernröntgenaufnahmen mit geschlossenen Lippen – auch bei mangelhaftem Lippenschluß. Solche Analysen vernachlässigen die vertikale Komponente und führen durch die Anspannung der Muskulatur zu einem falschen Bild von der Lippentreppe. Eine korrekte Darstellung erhält man, wenn die Zahnreihen locker in der zentrischen (habituellen) Okklusion geschlossen sind. In Fällen, wo die zentrische Relation stark von der zentrischen Okklusion abweicht, kann eine zweite Aufnahme mit retrudiertem Unterkiefer hilfreich sein, doch muß man dabei bedenken, daß das Auffinden der echten zentrischen Relation, nach welcher Definition auch immer, im Kephalostat sehr schwierig sein kann. Aus diesem Grunde hat die Aufnahme in der zentrischen Relation nicht den diagnostischen Wert, der ihr ursprünglich zugeschrieben wurde, so daß zwei laterale Aufnahmen nur selten indiziert sind. Wenn bei der klinischen Untersuchung eine Asymmetrie festgestellt wird oder eine transversale skelettale Abweichung vorliegt (z. B. Schmalkiefer, der eine Dehnung erfordert), sollte auch ein posteroanteriores Fernröntgenbild gefertigt werden. PA-Aufnahmen sind in diesem Falle gegenüber AP-Aufnahmen wegen der geringeren fazialen Vergrößerung vorzuziehen. Was über die zusätzlichen intraoralen Aufnahmen gesagt wurde, trifft auch für die PA-Fernröntgenbilder zu, denn auch hier rechtfertigt der Informationsgewinn nicht ihre routinemäßige Anwendung.

Kiefergelenksaufnahmen können bei Patienten mit MSD-Syndrom oder anderen Kiefergelenksbeschwerden angezeigt sein. Auch diese Aufnahmen sollten nicht routinemäßig durchgeführt werden. Es bestehen drei Möglichkeiten zur Darstellung des Kiefergelenkes:

1. tomographische Aufnahmen mit oder ohne Kephalostat,
2. transkraniale Aufnahmen mit speziellen Haltevorrichtungen und
3. Arthrographie.

Die Tomographie wird zur Darstellung der Kondylenposition in der Fossa empfohlen und dient somit auch zur Überprüfung, ob eine „regelrechte zentrische Relation" erreicht worden ist. Da es sich bei den Kondylen anatomisch um zylindrische Strukturen von mindestens 1 cm Durchmesser handelt, die in einem Winkel von etwa 30° zur Mitt-Sagittal-Ebene stehen, hängt die Aussagekraft des Bildes von der Wahl der richtigen Schnittebene ab. Die aus dem Tomogramm gewonnene Information über die Kondylenposition ist daher diagnostisch nur begrenzt verwertbar. Andererseits kann eine Serie verschiedener Schnitte durch die Kondyle, die in der radiologischen Abteilung der meisten großen Kliniken durchgeführt wird, Aufschluß über traumatisch bedingte bzw. pathomorphologische Formveränderungen geben.

Die Standardmethode zur Darstellung des gesamten Gelenks ist nach wie vor die transkraniale Aufnahme. Der Strahlengang ist dabei nach der Kondylenachse ausgerichtet, wodurch sich das Bild besonders gut zur Erkennung von Konturunregelmäßigkeiten, speziell auch der für eine Arthritis typischen Knochensplittern, eignet. Mit der Entwicklung von Halterungsvorrichtungen, wie das von *Updegrave*[142] oder neuerdings auch von *Farrar* und *McCarty*[35], hat sich die Aufnahmetechnik vereinfacht.

Die arthrographische Darstellung des Kiefergelenkes mit Kontrastmittelfüllung des oberen oder unteren Gelenkspalts wird zur Darstellung von Diskusverlagerungen verwendet. Arthrographische Untersuchungen zeigten erstmals eine anteriore Verlagerung des Diskus und den Zusammenhang mit Gelenkgeräuschen auf. Die Kiefergelenkarthrographie ist besonders dann indiziert, wenn aufgrund eines Verdachts auf Diskusverlagerung oder -perforation ein chirurgischer Eingriff in Betracht gezogen wird. Wird bei Verdacht auf Diskusverlagerung jedoch eine konservative Therapie angestrebt, d. h. eine Repositionierung des Diskus mit Hilfe spezieller Aufbißplatten, ist die Arthrographie als diagnostisches Routineverfahren kontraindiziert, da die Kontrastmittelfüllung stets mit gewissen Risiken verbunden ist und die Behandlungsplanung nicht direkt von der radiologischen Darstellung der Diskusverlagerung abhängt.

Bei erwachsenen Kiefergelenkpatienten ist die kieferorthopädische Behandlung, die auf eine neue, der „korrekten" zentrischen Relation näheren Okklusionsbeziehung abzielt, erst nach genauer Untersuchung der Ätiologie vorzunehmen.

Vervollständigung der Datensammlung: Auswertung der diagnostischen Unterlagen

Orthogonale Analyse: Eine moderne Klassifikationsmethode. Durch *Edward Angle* entstand das Konzept, nach dem sich eine ideale Okklusion dadurch kennzeichnet, daß die mesiobukkalen Höcker der oberen ersten Molaren in den bukkalen Furchen der unteren ersten Molaren ruhen und die übrigen Zähne des Bogens regelmäßig angeordnet sind. *Angle*[7] unterschied bei den Gebißanomalien drei Grundarten nach ihrer mesiostalen Abweichung. Nach *Lischer*[77] wurde die Klasse I als „Neutro-Okklusion", die Klasse II als „Disto-Okklusion" und die Klasse III als „Mesio-Okklusion" bezeichnet.

Die *Angle*-Klassifikation wurde allgemein begrüßt, da sie System in die orthodontische Diagnostik brachte. Sehr bald jedoch erkannte man Mängel in diesem System. Die heftige Kritik von *Van Loon*[143] und *Case*[23] bezog sich in erster Linie darauf, daß die Methode sowohl bei der Behandlungsplanung als auch bei der Klassifikation die Beziehung der Zahnreihen zum Gesicht (d. h. das Profil) unberücksichtigt ließ. Wie viele andere bemängelte *Case*[23] außerdem, daß sich die Klassifikation, obwohl Gebißanomalien dreidimensional sind, nur auf mesiodistale Abweichungen, d. h. die Sagittalebene, beziehe:

„Allein wegen des Vorteils der harmonischen Übereinstimmung in unserem Lehren und Schreiben hätte der Autor gerne die *Angle*-Klassifikation angenommen, wenn dem nicht die Tatsache entgegenstünde, daß man mit ihr, so wie sie jetzt steht, eine Vielfalt sehr wichtiger Wesenszüge der Dysgnathie nicht ausdrücken kann, die voll anerkannt und systematisch einbezogen werden sollten... Darüber hinaus erkennt die *Angle*-Klassifikation nicht die breiten Unterschiede im Gepräge bestimmter Gebißanomalien mit der gleichen distomesialen Molarenbeziehung."

1912 schlug *Norman Bennett*[14] in einem Bericht an die British Society for the Study of Orthodontics ein Klassifikationssystem vor, das Abweichungen in der transversalen, sagittalen und vertikalen Dimension berücksichtigte. Diese Empfehlung, die damals abgelehnt wurde, wurde später in der Arbeit *Simons*[127] und der Entwicklung seines Gnathostat-Systems realisiert. *Simon* setzte das Gebiß in allen drei räumlichen Dimensionen mit anderen kraniofazialen Strukturen in Beziehung. Seine Methode, die zwar etwas kompliziert war, stellte einen deutlichen Fortschritt dar. Wäre nicht in den 30er und 40er Jahren die radiologische Kephalometrie eingeführt worden, hätte die Gnathostatik mit Wahrscheinlichkeit einen größeren Einfluß auf die heutige Kieferorthopädie gehabt. Das Fernröntgenseitenbild setzte sich gegenüber den gnathostatischen Modellen als die einfachere Methode zur Bestimmung verschiedener kraniofazialer Beziehungen durch.

Eine der ersten Beanstandungen an der *Angle*-Klassifikation war, daß sie lediglich eine Beschreibung der dentalen Relation gab und keine Diagnose beinhaltete. *Simon*[127], *Hellman*[52], *Lundstrom*[81] sowie *Horowitz* und *Hixon*[54] erkannten die Notwendigkeit, zwischen dentoalveolären und skelettalen Abweichungen zu unterscheiden und ihren relativen Beitrag zur Entstehung einer Dysgnathie zu beurteilen. Sie forderten die Einbeziehung einer solchen Diagnostik in die Klassifikation, die dadurch auf logischem Wege zum Behandlungsplan führen sollte.

Die Problematik wird deutlich, wenn man erkennt, daß Gebißanomalien der gleichen *Angle*-Klasse in der Tat nur analog (gleiche okklusale Relation) und nicht unbedingt auch homolog (in allen Merkmalen gleichgeartet) sein müssen. Trotz der informellen Unterteilungen der *Angle*-Klassen, wie sie von den meisten Kollegen gehandhabt werden, besteht eine Tendenz zur gleichen Behandlung für Dysgnathien der gleichen Klasse. Homologe Gebißanomalien können nach ähnlichen Therapieplänen behandelt werden, während für analoge Dysgnathien unterschiedliche Behandlungswege eingeschlagen werden müssen. Sicherlich sind einige der therapeutischen Mißerfolge auf diesen diagnostischen Fehler zurückzuführen. In Abb. 1-48 sind zwei fast identische Fälle der *Angle*-Klassse II/1 dargestellt. Die Kinder sind etwa gleich alt. Es bestehen Unterschiede hinsichtlich der skelettalen Proportionen und der Zahn-Kiefer-Beziehungen, die sich zusammen auf das Profilbild auswirken. Mag es auch individuell unterschiedliche Auffassungen zum Behandlungsplan geben, gilt doch grundsätzlich, daß diese beiden Fälle nicht gleich zu behandeln sind, da es sich nur um analoge Gebißanomalien handelt.

Angle und seine Anhänger kannten keine Notwendigkeit für Zahnextraktionen, daher sieht auch die Klassifikation die Möglichkeit einer Zahnbogendiskrepanz nicht vor. Die Wiedereinführung der Extraktionsbehandlung in die Kieferorthopädie hat jedoch die Notwendigkeit mit sich gebracht, die Zahnbogenanalyse in die Klassifikation einzubeziehen.

Zuletzt sei als nicht unwichtiger Nachteil der *Angle*-Klassifikation genannt, daß sie die Komplexität und das Ausmaß der Anomalie nicht beschreibt.

Der Grund dafür, daß das *Angle*-System dennoch seit fast einem Jahrhundert die anerkannte Klassifikationsmethode für Gebißanomalien geblieben ist, liegt teilweise in seiner einfachen Handhabung, teilweise aber auch darin, daß die meisten Gebißanomalien in der kieferorthopädischen Praxis mesiodistale Abweichungen beinhalten. (In den Statistiken großer Populationen ist dies weniger häufig.) Seit Jahren wurde die *Angle*-Klassifikation auf verschiedene Arten, die weder standardisiert noch systematisch sind, erweitert. *Simon*[127] beschreibt diese Situation so: „Wenn man einen erfahrenen Kieferorthopäden fragt: ,Wie behandeln Sie eine Klasse I (*Angle*)?' antwortet er meist mit der Gegenfrage: ,Welche Gebißanomalie meinen Sie eigentlich?' "

Um diese Nachteile zu umgehen, schlagen wir ein Klassifikationsschema für Dysgnathien vor, in welchem fünf Charakteristika und ihre Beziehungen zueinander beurteilt werden. Damit wollen wir nicht etwa behaupten, das *Angle*-System sei zu verwerfen, sondern vielmehr, daß es systematisch verbessert werden muß. Unser Schema baut auf zwei Systemen auf, die beide Ende des letzten Jahrhunderts entstanden, die *Angle*-Klassifikation und das *Venn*-Diagramm.

Als Komplex miteinander korrelierter Variablen läßt sich eine Dysgnathie am besten mit Hilfe der Mengenlehre darstellen. *Venn* stellte diese Darstellungsart 1880 vor und seine Theorie ist in der symbolischen Logik der Computertechnik von Bedeutung. Die Mengenlehre befaßt sich mit Mengen bzw. Zusammenfassungen unterschiedlicher Objekte als Ganzes und nicht mit den einzelnen Objekten selbst und stellt die Beziehungen zwischen diesen Mengen graphisch dar[37].

Das *Venn*-Diagramm bietet die Möglichkeit, die Wechselwirkungen oder Überlappungen einzelner Teile einer komplexen Struktur visuell zu demonstrieren. Eine Zusammenfassung von Gruppen ist in diesem System als Menge definiert. Alle Elemente einer Menge haben eine gemeinsame Eigenschaft. Die Beziehungen zwischen den Mengen x und y sind in Abb. 1-49 dargestellt.

Unsere auf ein modifiziertes *Venn*-Diagramm aufbauende Darstellung der Dysgnathien ist in Abb. 1-50 zu sehen. In diesem Schema ist eine Menge auf der Basis morphologischer Abweichungen vom Ideal definiert. Bezogen auf das Gebiß selbst ist die ideale Bogenform und die ideale Interkuspidation der Standard. Wenn beide Zahnbögen perfekt ausgeformt sind, ist die ideale Okklusion per definitionem dann gegeben, wenn die mesiolingualen Höcker der oberen ersten Molaren in den mittleren Fossae der unteren ersten Molaren ruhen, vorausgesetzt, daß die *Speeschen* Kurven harmonisch sind und keine Zahngrößendiskrepanz besteht. Dies gehört zum ursprünglichen *Angle*-Konzept. Die ideale Profillinie ist rassenspezifisch und daher variabel.

Gruppenklassifikationssystem: Die Gruppe derjenigen Patienten, die bei normalen transversalen und vertikalen Relationen mesiodistale Abweichungen aufweisen, sind als eine Menge anzusehen (Abb. 1-51 a).

Auch die Gruppe der Patienten mit vertikalen Ab-

Vervollständigung der Datensammlung: Auswertung der diagnostischen Unterlagen

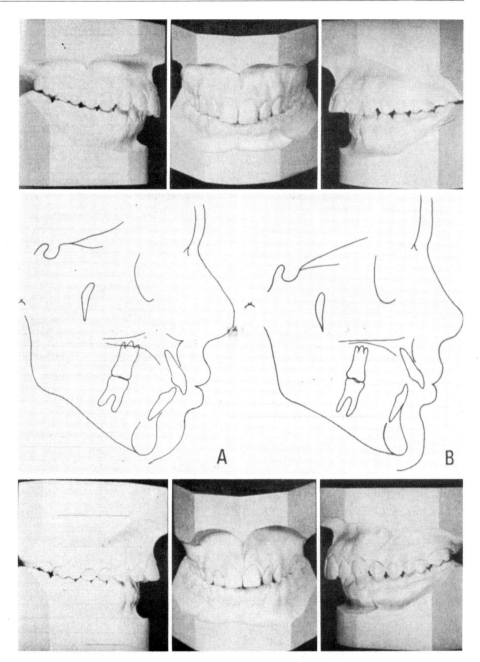

Abb. 1-48 Klinische Befunde zweier offensichtlich ähnlicher Dysgnathien. Aufgrund der unterschiedlichen skelettalen Muster sind die Fälle zwar analog, aber nicht homolog und erfordern unterschiedliche Behandlungswege. (Aus Ackerman, J. L., und Proffit, W. R.: Am.J.Orthod. 56:443, 1969.)

analog: gleiche okklusale Relation
homolog: in allen Merkmalen gleichgeartet

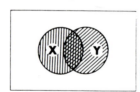
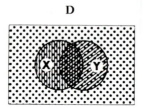

Abb. 1-49 Beziehungen zweier Mengen (X und Y). A: Keine gemeinsamen Eigenschaften. Beide Mengen sind in einem Bezugssystem enthalten, das durch das Rechteck dargestellt ist. B: Gemeinsame Eigenschaften im Überlappungsbereich. C: Alle Y haben die Eigenschaften von X. In diesem Fall ist Y eine Teilmenge. D: Elemente des Bezugssystems sind in X und Y enthalten. (Aus *Ackerman*, J. L., und *Proffit*, W. R.: Am.J.Orthod. 56:443, 1969.)

weichungen, wie z. B. frontal offenem Biß, bei normalen sagittalen und transversalen Dimensionen ist als eine Menge dargestellt (Abb. 1-51 b).
Häufiger hat man es mit Patienten zu tun, die sowohl sagittale als auch vertikale Abweichungen aufweisen, wie z. B. Fälle der Klasse II/1 mit frontalem Tiefbiß (Abb. 1-52).
Analog verhält es sich in der transversalen Ebene, wo Abweichungen im Sinne eines Kreuzbisses vorkommen. Die transversalen Abweichungen können zusätzlich eine sagittale und/oder vertikale Komponente haben.
Die Grundlage bildet in allen Fällen die Zahnbogenanalyse, die aus diesem Grunde in unserem Schema das Bezugssystem (Gruppe 1) bildet. Da sich viele Gebißanomalien auf die faziale Ästhetik auswirken, ist diese als die größte Gruppe innerhalb des Bezugssystems (Gruppe 2) dargestellt. Laterale (transversale), mesiodistale (sagittale) und vertikale Abweichungen und ihre Beziehungen zueinander (Gruppen 3 bis 9) sind als drei einander überschneidende Teilmengen innerhalb der Profilmenge eingezeichnet.
Dieses Schema ermöglicht eine adäquate Beschreibung einer jeden Dysgnathie anhand von maximal fünf Kriterien. Zum besseren Verständnis des Klassifikationssystems sei seine praktische Anwendung beschrieben:

1. Schritt: Analyse der Zahnbogenform und -symmetrie (approximale und Kontaktbeziehung). Diese Untersuchung wird an den geöffneten und von okklusal betrachteten Modellen durchgeführt. Zahnbogen ist das Schlüsselwort der Gruppe 1, wobei die verschiedenen Möglichkeiten als Ideal, Engstand (verkürzte Bogenlänge), lückig und verstümmelt bezeichnet sind. Zur Erfassung fehlender Zähne ist eine Bestandsaufnahme erforderlich. Einzelzahnstellungsfehler lassen sich nach *Lischer* beschreiben (Mesioversion, Distoversion, etc.). Wichtig ist auch die Beurteilung der Symmetrie der einzelnen Zahnbögen, wobei sowohl die Bogenform als auch die Stellung der Zähne innerhalb des Bogens betrachtet werden muß. In die Gruppe 1 fällt die ideale Okklusion und viele (aber nicht alle) Gebißanomalien der *Angle*-Klasse I.

2. Schritt: Überprüfung der Befunde der visuellen Untersuchung des Gesichts (S. 30).

3. Schritt: Beurteilung des Gesichts und der Zahnbögen in der transversalen Di-

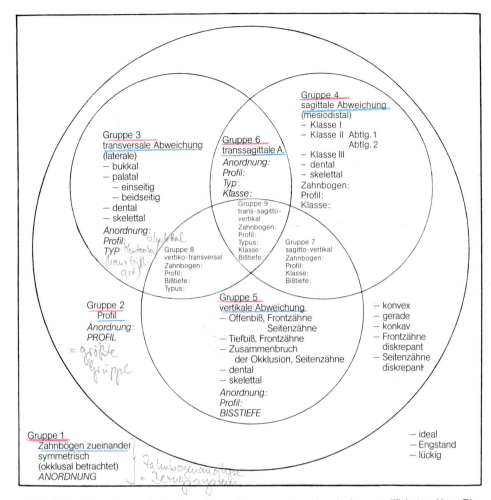

Abb. 1-50 Die orthogonale Analyse. Dysgnathien werden anhand eines modifizierten *Venn*-Diagramms dargestellt, in dem Mengen auf der Basis morophologischer Abweichungen definiert sind. (Aus *Ackerman*, J. L., und *Proffit*, W. R.: Am.J.Orthod. 56:443, 1969.)

mension mit Hilfe der bukkolingualen Seitenzahnbeziehung. Der Ausdruck Typus dient zur Beschreibung der verschiedenen Arten des Kreuzbisses. Hier wird entschieden, ob es sich prinzipiell um eine dentoalveoläre, eine skelettale oder eine kombinierte Anomalie handelt, wobei die Übergänge von vollkommen skelettal bis vollkommen dental fließend sind. Bei den meisten Patienten sind beide Komponenten vorhanden, auch wenn die eine oder andere dominiert. Demnach wäre ein bilateraler palatinaler Kreuzbiß ein Typus einer Dys-

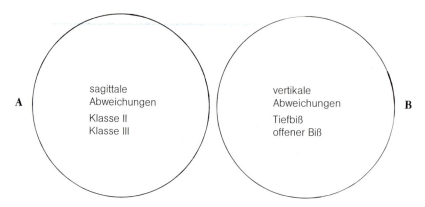

Abb. 1-51 Die mesiodistalen Abweichungen sind in der *Angle*-Klassifikation gut beschrieben. Den *Angle*-Klassen II und III wäre jetzt eine „Klasse I, anteriore oder posteriore Zahnstellungsanomalie" anzufügen, wodurch der Tatsache Rechnung getragen wäre, daß einige mesiodistale Abweichungen ausschließlich auf Stellungsanomalien der Schneidezähne beruhen. B: Zu den vertikalen Abweichungen gehört der offene und tiefe Biß sowie der seitlich offene Biß und die vertikale Bißsenkung aufgrund Verlust oder ungenügender Vertikalentwicklung der Seitenzähne.

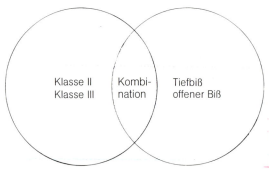

Abb. 1-52 Vertikale und sagittale Abweichungen stehen in Wechselbeziehungen zueinander. Eine sagittale Abweichung ist meist von vertikalen Anomalien begleitet.

gnathie. Wenn diese lediglich auf eine Entwicklungshemmung des Oberkiefers zurückzuführen wäre, hätte man es mit einer skelettalen Anomalie zu tun. Als dentoalveolär wäre sie zu betrachten, wenn sich die Kompression lediglich auf den Zahnbogen des Oberkiefers beschränken würde. Allgemein gilt, daß maxillär und mandibulär auf die Lokalisierung des Problems weisen. Ein „maxillärer palatinaler Kreuzbiß" beinhaltet einen engen maxillären Bogen, während der Ausdruck „mandibulärer bukkaler Kreuzbiß", mit dem die gleiche dentale Relation beschrieben wird, auf eine übermäßige Breite des Unterkiefers als Ursache hinweist.

4. Schritt: Beurteilung des Gesichts und der Zahnbögen in der sagittalen Dimension. Hier wird die *Angle*-Klassifikation verwendet und lediglich durch die Angabe, ob es sich um eine ske-

lettale, dentoalveoläre oder kombinierte Abweichung handelt, ergänzt. Die skelettalen Möglichkeiten werden mit normal, exzessiv maxillär, mandibulär defizient, maxillär defizient und exzessiv mandibulär oder einer Kombination bezeichnet.

5. Schritt: Beurteilung des Gesichts und Gebisses in der vertikalen Dimension. Zur Beschreibung der vertikalen Relation wird die Bißtiefe verwendet. Die Möglichkeiten hierfür sind frontal offener Biß, frontaler Tiefbiß, seitlich offener Biß und seitliche Bißabsenkung. Auch hier ist die Entscheidung zu treffen, ob eine skelettale, dentoalveoläre oder kombinierte Anomalie vorliegt. Die meisten der veröffentlichten kephalometrischen Analysen haben ihre Schwächen in diesem Gebiet. Messungen zur Beurteilung der vertikalen Relationen werden unter der vertikalen Analyse beschrieben.

Die Gruppenzahlen sind dabei zwar zur Veranschaulichung des theoretischen Gedankenmodells, aber nicht im klinischen Gebrauch von Bedeutung. Der praktische Nutzen der orthogonalen Analyse besteht in der Verwendung von fünf Kriterien zur Beschreibung einer Dysgnathie. Ein praktisches Beispiel könnte folgendermaßen aussehen:

Zahnbogen: Engstand im UK
Faziale Ästhetik: Konvexes Profil (bialveoläre Protrusion)
Kreuzbiß: nein
Klasse: I, dental; II, skelettal (dentale Kompensation)
Bißtiefe: normal

Was der orthogonalen Analyse einzig fehlt, ist die quantitative Definition der Abweichung. Dieser Mangel läßt sich durch ergänzende lineare und anguläre Messungen ausgleichen. Nur mit begrenztem Erfolg wurden bisher Bewertungsskalen für das Ausmaß der einzelnen Abweichungen verwendet[108]. Die Verwendung der Bewertungsskalen wird später im Rahmen der Aufstellung von Problemlisten und ihrer Prioritätsordnung besprochen.

Bogenform, Symmetrie und Zahnstellung: Zur klinischen Beurteilung gehört auch die Feststellung von Engstand, Lücken, Rotationen etc. Ein genaueres Bild von dieser diagnostischen Größe erhält man aus der Okklusalansicht der Gipsmodelle. Bei der Beurteilung der Zahnbogenform wird festgestellt, ob es sich um einen langen und schmalen, ovalen (Durchschnitt) oder kurzen und breiten Bogen handelt. Für den Symmetrievergleich wird entweder eine durchsichtige Meßplatte verwendet, die nach der Mittellinie ausgerichtet auf die Okklusalfläche des Modells gelegt wird oder ein Stechzirkel, mit dem die Abstände der Zähne von der Mittellinie gemessen werden.

Da fehlende Zähne sehr leicht übersehen werden, sollte man den Zahnbestand in jedem Fall schriftlich fixieren.

Dafür eignet sich das Gebißschema nach *Palmer* (von 1 bis 8 in jedem Quadranten), da es den symmetrischen Aufbau der Zahnreihen gut wiedergibt. Allerdings läßt sich dieses Schema leider nur schlecht mit Computerprogrammsystemen vereinbaren. Für diese Zwecke eignet sich das internationale Gebißschema des FDI[36] besser als das amerikanische System (1 bis 32), das häufig in der restaurativen Zahnheilkunde verwendet wird.

Ob ein fehlender Zahn nicht angelegt ist, läßt sich erst dann mit Sicherheit feststellen, wenn das Zahnalter und der ungefähre Beginn der koronalen Verkalkung unter normalen Bedingungen bekannt sind. Wenn sich z. B. im Falle eines 6jährigen Kindes in der Panoramaaufnahme der untere zweite Prämolar nicht erkennen läßt, hängt es vom dentalen Alter des Kindes ab, ob der Zahn noch kommt oder ob er nicht angelegt ist. Wenn das Zahnalter des Kindes 6 oder 7 Jahre beträgt, ist der Zahn mit Wahrscheinlichkeit nicht angelegt, wenn es jedoch bei etwa 4 Jahren liegt, kann es sein, daß nur die Verkalkung noch nicht eingesetzt hat.

Häufig wird in solchen Fällen, in welchen das Zahnalter des Patienten weit unter dem chronologischen Alter liegt, eine aktive mechanische Behandlung erst im späten Wechselgebiß begonnen. Andererseits ist der Behandlungsbeginn bei fortgeschrittenem skelettalem Alter und einer überwiegend skelettalen Fehlbildung eher auf die skelettale Wachstumsphase als auf das Zahnalter abzustimmen.

Tabelle 1.9 Vorhersagetabelle nach *Hixon* und *Oldfather**

Meßwert (mm)**	Wahrscheinliche Zahngröße (mm)***
46	18,4
47	18,7
48	19,0
49	19,4
50	19,7
51	20,0
52	20,3
53	20,7
54	21,0
55	21,3
56	21,6
57	22,0
58	22,3
59	22,6
60	22,9

Modifiziert nach *Hixon*, E. H. und *Oldfather*, R. E.: Angle Orthod. 28: 236, 1958
* Zur Vorhersage der Größe nicht durchgebrochener Eckzähne und Prämolaren anhand der gemessenen Breite der UK-Incisivi und der radiologisch gemessenen Breite der nicht durchgebrochenen UK-Prämolaren.
** Summe der unteren Schneidezahnbreiten plus Summe der radiologisch gemessenen Breite der unteren Prämolaren.
*** Summe der Eckzahn- und Prämolarenbreiten einer Seite; für den ganzen Kiefer mit 2 zu multiplizieren.

Bei Engstand ist in beiden Kiefern eine Bogenlängenanalyse erforderlich. Der Grundgedanke ist dabei, daß unabhängig von der Zahnbreite nur ein begrenzter Bogenumfang zur Verfügung steht. Seit den Beobachtungen *Lundstroms*[81] bezüglich der apikalen Basis oder des Basalknochens – wie ihn *Tweed*[141] später nannte – stellen die Grenzen, innerhalb derer Veränderungen der Okklusionslinie möglich sind, eines der meist diskutierten Themen in der Kieferorthopädie dar.
Obwohl verschiedene Methoden zur Bestimmung der apikalen Basis vorgeschlagen wurden (u. a. die Methode nach *Downs*, die später von *Brodie*[21] weiterentwickelt wurde und die auf einer Röntgenaufnahme des Modells aufbaut), steht fest, daß sich die normale Relation zwischen dem Zahnbogen und seiner apikalen Basis nur schwer bestimmen läßt. Die allgemein beobachtete Stabilität der Molaren- und Eckzahnabstände spricht dafür, daß die ursprüngliche Stellung der Zähne den besten Hinweis auf die zukünftige Stabilität der geplanten Zahnpositionen liefert.
Daß es bezüglich dieser Bogenbreitenstabilität Ausnahmen gibt, wurde von *Sillman*[126], *Baume*[10] und *Moorrees*[90] in ihren Untersuchungen über die Gebißentwicklung gezeigt. Bei den meisten Patienten erhöht sich der Abstand zwischen den Sechsjahrmolaren nach ihrer Eruption um 2 bis 5 mm. Am wenigsten verändert sich der Eckzahnabstand, insbesondere im Unterkiefer, so daß er nach dem Durchbruch dieser Zähne als eine konstante Größe angesehen werden kann. Der Prämolarenabstand bleibt nicht so konstant.
Insbesondere wenn eine Behandlung im Wechselgebiß geplant wird, ist eine Platzanalyse wünschenswert, wobei der für die Einordnung der Zähne verfügbare Bogenumfang (verfügbares Raumangebot) berechnet und mit der Gesamtsumme der Mesiodistaldurchmesser der bleibenden Zähne (benötigtes Raumangebot) verglichen wird. Dieser diagnostische Schritt wurde ursprünglich von *Nance*[101] vorgeschlagen. Die für die räumlichen Veränderungen im Wechselgebiß verantwortlichen Faktoren (z. B. „leeway space" nach *Nance*, Zuverlässigkeit der Schneidezahnbreiten, anteriore Extension des Zahnbogens, frühe und späte Mesialwanderung der Molaren[10]) werden in Kapitel 5 ausführlicher behandelt.
Der erste Schritt bei der Platzanalyse ist die Bestimmung des Raumbedarfs. Dieser setzt sich aus der Summe der mesiodistalen Zahndurchmesser zusammen, die entweder mit einem Stechzirkel oder einer Schieblehre gemessen werden.
Die Bestimmung der Größe noch nicht durchgebrochener Zähne erfolgt entweder anhand von Vorhersagetabellen oder durch die Messung der Zähne in Flügelbißaufnahmen. Beide Methoden sind relativ zuverlässig, doch erhält man die genauesten Werte durch eine Kombination der beiden Verfahren, wie bei der Methode nach *Hixon* und *Oldfather*[53], bei welcher die Prämolaren am Film und die Schneidezähne an den Modellen gemessen werden und der Eckzahndurchmesser

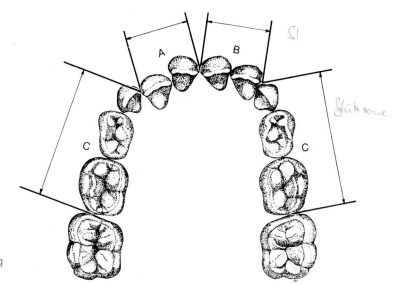

Abb. 1-53 Bogenlängenmessung nach Segmenten.

anhand einer messungsabhängigen Tabelle ermittelt wird (Tab. 1-9).
Etwas schwieriger gestaltet sich die Bestimmung des verfügbaren Platzangebots, d. h. des Zahnbogenumfanges, wofür sich in der Literatur zahlreiche Vorschläge finden. In erster Linie muß man dabei bedenken, daß die verantwortlichen Faktoren für die Bestimmung der Zahnbogenform nicht geklärt sind und es daher unmöglich ist, im Einzelfall die ideale Zahnform individuell festzulegen. Bekannt ist lediglich so viel, daß es ein inhärentes morphogenetisches Muster für den Zahnbogen gibt, das durch die Behandlung nicht verändert werden sollte. Wenn man einen eher V-förmigen Zahnbogen in eine breite U-Form umwandelt, hat man das Rezidiv bereits vorprogrammiert. Da die Adaptionsfähigkeit des unteren Zahnbogens an Formveränderungen klinisch geringer zu sein scheint, ist die Bestimmung des mandibulären Bogenumfanges in der Regel kritischer.
Eine altbekannte Methode zur Messung des Bogenumfangs bedient sich eines Messingdrahts, der den bukkalen Höckern und inzisalen Schneidekanten der gesamten unteren Zahnreihe angeformt und anschließend in begradigtem Zustand ausgemessen wird[101]. Currier[30] wies jedoch darauf hin, daß sich bei Verwendung der bukkalen Höckerspitzen, der zentralen Fossalinie oder des Bogens, den die lingualen Höcker bilden, jeweils unterschiedliche geometrische Formen und Bogenlängen ergeben. Der Draht sollte entlang der Okklusionslinie (d. h. zentrale Fossalinie in der oberen und bukkale Höckerlinie in der unteren Zahnreihe) verlaufen. Diese Methode erfordert ein sehr gutes Urteilsvermögen für die regelrechte Bogenform. Bei einem anderen Verfahren wird ein Stechzirkel verwendet, mit dem einzelne Bogensegmente auf der Höhe des Alveolarrandes gemessen und anschließend addiert werden (Abb. 1-53). Musich und Ackermann[99] verwenden zur schnellen und zuverlässigen Messung des mandibulären Bogenumfangs eine frei durchhängende Kette, die automatisch eine Kettenlinie bildet (Abb. 1-54).
Als besonderer Punkt muß bei dieser Analyse die Speesche Kurve berücksichtigt werden. Verläuft die Okklusionslinie weitgehend gerade (was man sehr einfach feststellen kann, indem man die Okklusalfläche des einen Modells an die ebene Unterseite des anderen Modells anlegt), hat sie kei-

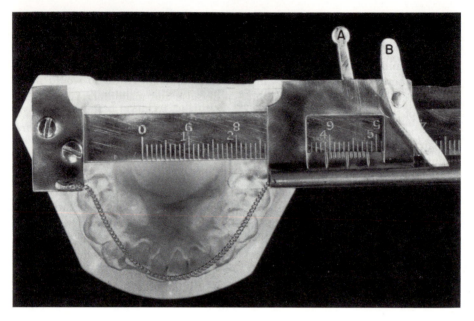

Abb. 1-54   Die Kettenlehre zur Beurteilung des Bogenumfangs. (Aus *Musich*, D. R., und *Ackerman*, J. L.: Am.J. Orthod. 63:366, 1973.)

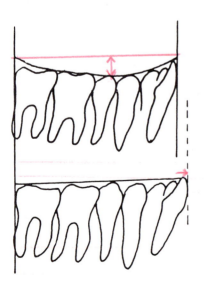

Abb. 1-55   Die Begradigung einer zu stark gekrümmten *Spee*schen Kurve im Unterkiefer bewirkt zwangsläufig eine Verlängerung des Zahnbogens, die zur Schneidezahnprotrusion führt, wenn die Molaren nicht distalisiert werden (was schwierig ist). Die Verlängerung ergibt sich aus rein geometrischen Gründen unabhängig davon, ob die *Spee*sche Kurve mit kieferorthopädischen oder chirurgischen Mitteln begradigt wird. (Aus *Bell,* W. H., *Proffit,* W. R., und *White,* R. P.: Surgical correction of dentofacial deformities, S. 167, Philadelphia, 1980, W. B. Saunders Co.)

Vervollständigung der Datensammlung: Auswertung der diagnostischen Unterlagen

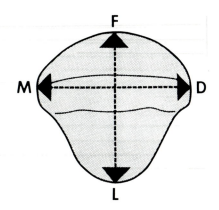

Abb. 1-56 Ein unterer mittlerer Schneidezahn mit dem mesiodistalen (MD) und faziolingualen (FL) Kronendurchmesser. Der MD/FL-Index (MD/FL mal hundert) ist die numerische Beschreibung der Kronenform in der Okklusalansicht. Bei dem abgebildeten Zahn entspricht der MD-Durchmesser annähernd dem FL-Durchmesser, so daß sich ein MD/FL-Index von 100 ergibt. Ist der MD-Durchmesser größer als der FL-Durchmesser, ergibt sich ein Index von über 100. Im umgekehrten Fall ist der Index unter 100. (Aus Peck, H., und Peck, S.: Am.J.Orthod. 61:384, 1972.)

Tabelle 1.10 Normale Größenverhältnisse der Frontzähne*

obere Frontzähne	untere Frontzähne	obere Frontzähne	untere Frontzähne	obere Frontzähne	untere Frontzähne
40.0	30.9	45.5	35.1	50.5	39.0
40.5	31.3	46.0	35.5	51.0	39.4
41.0	31.7	46.5	35.9	51.5	39.8
41.5	32.0	47.0	36.3	52.0	40.1
42.0	32.4	47.5	36.7	52.5	40.5
42.5	32.8	48.0	37.1	53.0	40.9
43.0	33.2	48.5	37.4	53.5	41.3
43.5	33.6	49.0	37.8	54.0	41.7
44.0	34.0	49.5	38.2	54.5	42.1
44.5	34.4	50.0	38.6	55.0	42.5
45.0	34.7				

* Nach: Bolton, W. A.: Am. J. Orthod. 48: 504, 1962.
Bei einem Unterschied um mehr als 2 mm zu diesen Werten ist ein Mißverhältnis in der Größe der Zähne zu vermuten.

nen Einfluß auf die Platzanalyse. Hingegen erfordert eine sehr tiefe Speesche Kurve, die im Zuge der Behandlung abgeflacht werden soll, zusätzlichen Bogenumfang (Abb. 1-55). Für jeden Millimeter, den die Okklusionslinie vertikal korrigiert werden muß, muß mit einem Millimeter mehr Platzbedarf gerechnet werden[8].
Häufig geht eine tiefgezogene Speesche Kurve im Unterkiefer mit einer Mesialkippung der Seitenzähne einher.

Für die in der Behandlungsplanung so wichtige Entscheidung über eine Extraktionstherapie stellt die Analyse der Platzverhältnisse einen sehr kritischen Parameter dar. Wenn weniger Platz als erforderlich zur Verfügung steht, muß der Kieferorthopäde darüber entscheiden, ob das Platzangebot durch Extraktion, Expansion im Prämolarenbereich oder Kontaktbeschleifung erweitert werden soll. Bei dieser Entscheidung spielen jedoch noch viele andere Faktoren eine Rolle, wie z. B.

die Schneidezahnneigung, so daß die Entscheidung nicht allein anhand der Zahnbogenanalyse getroffen werden kann.

Ein weiterer wichtiger Punkt, den es bei der Analyse zu berücksichtigen gilt, ist das Verhältnis der oberen und unteren Zahngrößen zueinander, vor allem im Frontzahnbereich. Zur Feststellung, ob die Zahngrößen miteinander harmonisieren und unter Idealbedingungen zueinander passen würden, eignet sich die Zahngrößenanalyse nach *Bolton*[17] (Tab. 1-10). Da die Zahngrößenrelationen bis zu einem gewissen Grad vom horizontalen und vertikalen Überbiß abhängen, kann eine Zahngrößendiskrepanz erst dann endgültig festgestellt werden, wenn alle Einzelbefunde der Problemliste zusammen berücksichtigt werden. Je nach dem Ausmaß der Diskrepanz sind die Behandlungsmöglichkeiten Kontaktbeschleifung, Composite-Aufbau der Approximalflächen[38] oder asymmetrische Extraktion.

Der Index nach *Peck* und *Peck*[103] eignet sich ebenfalls zur Erfassung einer übermäßigen mesiodistalen Breite der unteren Schneidezähne. Demzufolge sollte das Verhältnis zwischen der labiolingualen und der mesiodistalen Breite bei einem unteren Schneidezahn etwa 1:1 betragen (Abb. 1-56). Ist die mesiodistale Breite wesentlich größer als die labiolinguale, empfehlen die Autoren Kontaktbeschleifung. Die Messung sollte intraoral und nicht am Modell vorgenommen werden, weil die faziolingual breiteste Stelle des Zahnes leicht subgingival liegt. Die hinter dem *Peck*-schen Konzept stehenden Überlegungen beziehen sich in erster Linie auf die Stabilität von Rotationskorrekturen der unteren Schneidezähne, weniger auf die Zahngröße.

Ergeben sowohl die *Bolton*-Analyse als auch die *Peck*-Analyse eine übermäßige Breite der unteren Schneidezähne, ist in der Regel eine Kontaktbeschleifung indiziert. Zur Bestätigung der Indikation einer Kontaktbeschleifung oder aber auch einer asymmetrischen Extraktion im Falle einer Zahngrößendiskrepanz empfiehlt sich eine diagnostische Zahnaufstellung, die aus dem Modell gefertigt werden kann, indem die Zähne an den Basen ausgesägt und festgewachst werden[66] (Abb. 1-57). Wenn die Zähne im Modell in keine befriedigende Anordnung gebracht werden können, kann man realistischerweise davon ausgehen, daß es im Mund nicht anders sein wird. Die

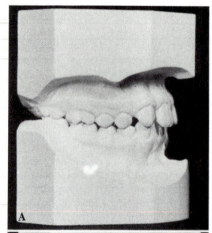

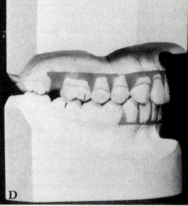

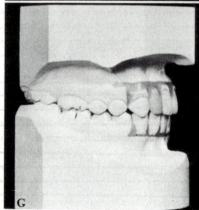

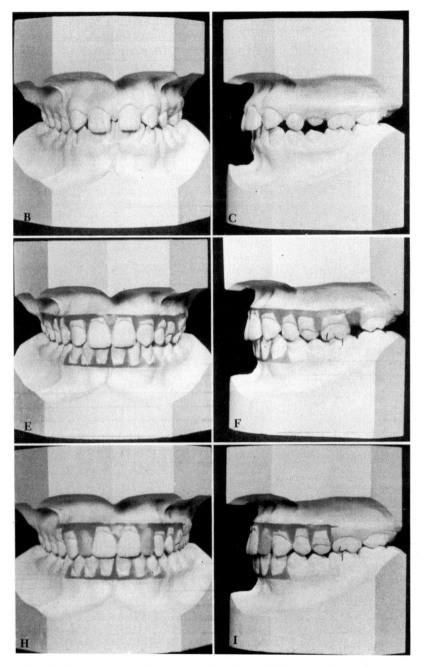

Abb. 1-57 Diagnostische Zahnaufstellung. A bis C: Modelle von der Ausgangssituation. D bis F: Mögliche Okklusion nach Schließung der Schneidezahnlücke. G bis E: Mögliche Okklusion bei prothetischem Ersatz der fehlenden seitlichen Schneidezähne.

Kontaktbeschleifung aus reinen Stabilitätsgründen wird in der Regel erst nach der Behandlung durchgeführt und ist nur bei erwiesener Zahngrößendiskrepanz angezeigt.

Zu den weiteren Einzelheiten, die am Modell festzuhalten sind, zählt die Bestimmung der Alveolarrandhöhe im Prämolaren- und Molarenbereich. Die Randwülste sollten gleich hoch sein, denn nur so sind optimale Kontaktflächen und die Kontinuität des interdentalen Alveolarknochens mit den Zement-Schmelz-Grenzen der Zähne gewährleistet. Größere vertikale Diskrepanzen zwischen den Randwülsten sind meist Zeichen axialer Fehlstellungen und können das Risiko vertikaler Knochendefekte erhöhen. Darüber hinaus sind solche Interdentalräume ideale Speisenretentionsnischen.

Häufig sind die oberen ersten Molaren durch Rotation um die große palatinale Wurzel mesialisiert. Durch ihre rhomboide Form beanspruchen mesialrotierte Molaren mehr Platz im Zahnbogen (Abb. 1-7). Durch die Korrektur der Rotation[6] ist nicht nur Platz gewonnen, sondern es erfolgt gleichzeitig eine Richtigstellung der mesiodistalen Position der bukkalen Höcker. So läßt sich allein durch die Rotation häufig eine Höcker-Höcker-Verzahnung der Molaren korrigieren.

Bei der klinischen Untersuchung wird die gebißeigene Mittellinie in Relation zur Gesichtsmittellinie bestimmt. Die echte skelettale Mittellinie kann auch im Oberkiefermodell anhand der Raphe palati und der Papilla incisiva festgestellt werden. Bei Abweichungen der Mittellinien sollte die Raphemedianebene im Unterkiefermodell markiert werden. Durch Wanderung der Schneidezähne verursachte Mittellinienverschiebungen in den Kiefern selbst sind gegen schwerwiegende Symmetriestörungen abzugrenzen. In manchen Fällen wird bereits durch die Ausformung der Zahnreihen die Mittelliniendiskrepanz beseitigt. Weniger wahrscheinlich ist eine solche Lösung allerdings bei einer skelettalen Abweichung, die sich als Verschiebung der fazialen Mittellinien zeigt, oder bei einer Asymmetrie im Seitenzahnbereich.

Relation der dentalen Faktoren zur fazialen Ästhetik: Fotografische Analyse und Weichteilprofil

Die optimale fotografische Darstellung des Gesichts wurde im Zusammenhang mit den diagnostischen Unterlagen und die Beurteilung der Gesichtsproportionen im Abschnitt über die klinische Untersuchung besprochen. Die Gesichtsproportionen können zusätzlich anhand von standardisierten Gesichtsaufnahmen ausgewertet werden.

Im Fernröntgenseitenbild läßt sich durch die Verwendung spezieller Kassetten mit Verstärkerfolien die Verzeichnung der Weichgewebe verringern und dadurch eine bessere Profildarstellung erzielen. Selbst im Vergleich mit einer guten Weichgewebsdarstellung stellt die klinische Untersuchung durch ihre Dreidimensionalität die bessere Möglichkeit zur Beurteilung der Weichgewebskonturen dar. Zur besseren Orientierung sollte man daher bei der Auswertung der fotografischen und Fernröntgenaufnahmen stets die Unterlagen von der klinischen Untersuchung zur Hand haben.

Bei der Profilanalyse müssen zwei Punkte scharf voneinander getrennt werden. Zum einen handelt es sich dabei um die anteriore oder posteriore Divergenz des gesamten Profilverlaufs (Abb. 1-58), die als erstes untersucht werden sollte. Zunächst wird der Fazialwinkel bestimmt, d. h. der Winkel zwischen der Fazialebene (Verbindungslinie zwischen Hautnasion und Hautpogonion) und der echten Frankfurter Horizontalen (optische Achse des Patienten). Im orthognathen bzw. geraden Gesicht beträgt der Fazialwinkel etwa 90°. Eine Rückverlagerung des Unterkiefers zeigt sich in einer signifikanten Verkleinerung des Fazialwinkels und wird als posteriore Divergenz des Profils bezeichnet. Bei einer Vorverlagerung des Unterkiefers ist der Fazialwinkel größer als 90°, und man spricht von einer anterioren Divergenz.

Eine geringfügige anteriore oder posteriore Divergenz befindet sich noch innerhalb der Toleranzgrenzen der ästhetisch adäquaten Gesichtsproportionen und einer guten Okklusion, wenn sich der Oberkiefer in einer Mittelstellung zwischen dem divergierenden Unterkiefer und den oberen Gesichtsstrukturen befindet. Die Rassenunter-

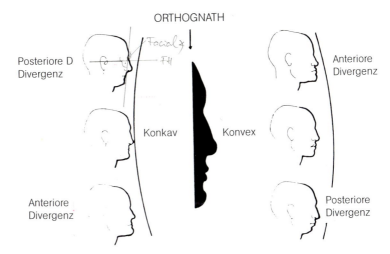

Abb. 1-58 Die Kombination der konvexen oder konkaven Lippenlinie mit einer anterioren oder posterioren Divergenz des Gesamtprofils läßt verschiedene Profiltypen entstehen. Das orthognathe Profil weist weder eine konvexe oder konkave Lippenlinie noch eine Divergenz auf, während bei anderen Gesichtstypen alle Faktoren einzeln oder kombiniert auftreten können.

schiede sind bei der fazialen Divergenz erheblich. Während Nordeuropäer im allgemeinen zu einer posterioren Divergenz tendieren, findet sich bei Orientalen und amerikanischen Indianern häufig eine anteriore Divergenz. Selbstverständlich wird der Profilverlauf beispielsweise durch eine Progenie im Sinne einer signifikanten anterioren Divergenz beeinflußt.

Die Kieferrelation wird in der Krümmung der Linie vom Hautnasion zur Oberlippe und weiter zum Hautpogonion wiedergegeben. Wenn diese Linie relativ gerade verläuft, liegen selbst bei anteriorer oder posteriorer Divergenz bessere Gesichtsproportionen vor als bei einer erheblichen Konvexität (Hinweis auf Klasse II) oder Konkavität (Hinweis auf Klasse III) dieser Linie.

Der zweite Aspekt, den es zu beachten gilt, ist der Lippenverlauf, der teils von der Schneidezahnstellung und teils von der Stützwirkung des Gebisses abhängt (Abb. 1-58). Ein weiterer Faktor ist die relative Prominenz des Kinns, da sie bei der visuellen Beurteilung des Lippenverlaufes stets berücksichtigt wird.

Zur Beurteilung der Kinn-Lippen-Relation sind sowohl die Fotografien als auch das FRS hilfreich. Die Fotografien und die klinische Untersuchung zeigen, ob das Weichgewebskinn rezessiv, normal oder prominent ist. Im FRS wird das „tatsächliche" knöcherne Kinn durch eine Senkrechte vom Punkt B (vordere Begrenzung der unteren apikalen Basis) auf die Mandibularebene bestimmt (Abb. 1-59). Eine senkrecht vom Nasion durch den Punkt B gezogene Linie zeigt den Anteil des anterior dieser Linie gelegenen knöchernen Kinns auf, der als „effektives" Kinn betrachtet werden kann. Nach dem von *Holdaway* stammenden Konzept, das später *Steiner* in seine kephalometrische Analyse[132] inkorporierte, sollte der Anteil des effektiven Kinns dem Abstand der unteren Schneidezähne von der Linie durch B entsprechen. Dieses „*Holdaway*-Verhältnis" ist bei einer geplanten Mesialisierung oder Distalisierung der unteren Schneidezähne zur Festlegung der Schneidezahnposition in Abhängigkeit von der resultierenden Veränderung der Größe des effektiven Kinns und ebenso bei einer geplanten chirur-

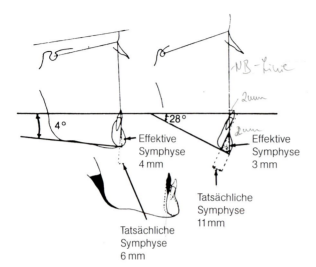

Abb. 1-59 Das tatsächliche Kinn, die frontale knöcherne Verstrebung des Unterkiefers, wird durch die Position des Unterkiefers nicht beeinflußt, lediglich das effektive oder sichtbare Kinn ist davon betroffen. Je steiler die Mandibularebene ist, um so kleiner ist das effektive Kinn. (Modifiziert nach Schudy, F. F.: Angle Orthod. 33:69, 1963.)

gischen Kinnkorrektur von Nutzen. Vor einigen Jahren wurde dieses Verhältnis geändert, um eine größere Protrusion der Schneidezähne und somit auch eine größere relative Prominenz der Lippen zu ermöglichen. Als allgemeine Richtlinie gilt gegenwärtig, daß die Schneidezähne etwa 2 mm weiter vor der NB-Linie liegen sollten als das Pogonion (d. h. akzeptable Werte wären 3:1, 4:2, 5:3, 6:4, etc.).

Von den vielen verschiedenen Profillinien, die in der Literatur vorgeschlagen wurden, ist die Holdaway-Linie vielleicht die sinnvollste. Sie verläuft vom vordersten Kinnpunkt über den vordersten Punkt der Oberlippe durch die Nase. Der Umriß der Nase vor dieser Linie und die Kurve der Oberlippe hinter ihr sollte eine weitgehend symmetrische S-Kurve bilden (Abb. 1-60). Der obere Sulcus, der tiefste Punkt der Kurve unterhalb der Nase, sollte bei Weißen 5 ± 2 mm hinter dieser Linie liegen. Da diese Linie, wie alle Profilpunkte je nach Rassenzugehörigkeit oder Lippendicke starken Schwankungen unterliegt, ist sie nur mit Vorbehalt als allgemeine Richtlinie zu verwenden.

In der Regel entwickelt sich das Gesicht im weiteren Wachstum zum Orthognathen. Kleine Kinder haben meist ein schwach ausgebildetes Kinn und eher konvexes Profil. Im Verlauf des weiteren Wachstums werden die Hart- und Weichgewebe, wie man an der Nase am deutlichsten sieht, zunehmend prominent. Dennoch bleiben die allgemeinen Proportionen weitgehend erhalten. Ein normales Holdaway-Verhältnis bei kleinen Kindern spricht für die Entwicklung eines prominenten Kinns, ein stark rezessives Kinn im frühen Alter wird mit hoher Wahrscheinlichkeit unverändert bleiben. Was Cecil Steiner[132] sagte: „Wer hat, bekommt mehr", gilt immer noch als Faustregel. Auch aus der Untersuchung der Eltern und der älteren Geschwister des Patienten lassen sich wertvolle Informationen über den zu erwartenden Gesichtswachstumstyp erhalten.

Gelegentlich kommen junge Patienten in die kieferorthopädische Praxis, die bei vollkommen normaler dentaler Okklusion eine extreme faziale Konvexität aufweisen. In diesen Fällen, die Case[23] bialveoläre Protrusion nennt, muß der Kieferorthopäde Vorhersagen über das Aussehen des Gesichtes nach abgeschlossenem Wachstum treffen können. Bei manchen Patienten mit bialveolärer Protrusion ist die Extraktion von vier Prämolaren und die Versorgung mit einem festsitzenden Gerät von Vorteil (Abb. 1-61 und 1-62). In solchen Fällen erfordert die Wahl der Verankerungsform und die Entscheidung über das Ausmaß der Schneidezahnretraktion gewissenhafte Überlegungen. Da eine zu starke Retraktion mit einem Einfallen der Lippen verbunden und daher kosmetisch denkbar ungünstig ist, spielen ästhetische Überlegungen bei der Entscheidung wieviel die Schneidezähne retrahiert werden sollen, eine erhebliche Rolle. Bei einer Untersuchung prominenter Persönlichkeiten zeigte sich in den Vereinigten Staaten eine Vorliebe der Öffentlichkeit für konvexe Gesichtstypen[102]. Das „gerade Gesicht", das vor nicht allzu langer Zeit als das anzustrebende Sollprofil vorgestellt wurde, müßte eigentlich dem heutigen Schönheitsempfinden entsprechend modifiziert werden. Auch darf nicht unerwähnt bleiben, daß die ästhetischen Gesichtsnormen bei verschiedenen Volksgruppen und Rassen sehr unterschiedlich sind[5, 147].

Sagittale Analyse

Seit fast einem Jahrhundert wird in der Kieferorthopädie die *Angle*-Klassifikation verwendet. Da sie sich nach der mesiodistalen Molarenrelation orientiert, werden sagittale Veränderungen in der Praxis nur selten übersehen. Die *Angle*-Klassifikation unterscheidet jedoch nicht zwischen skelettalen und dentalen Komponenten einer Malokklusion, obwohl diese Differenzierung bei der Beurteilung des Patienten (selbst in den weniger ausgeprägten Fällen) von größter Wichtigkeit ist.
Eine gewisse Verbindung zur skelettalen Kieferrelation ist in der *Angle*-Klassifikation nur insoweit gegeben, als sie auf der Beobachtung *Angles* beruht, daß die oberen ersten Molaren unter den Pfeilern des Jochbogens ruhen, den er als den „Dachfirst" des Oberkiefers bezeichnet. Er hielt diese Relation für biologisch unveränderlich und machte sie zum Fundament seiner Klassifikation. Demzufolge betrachtete er „Disto-Okklusion" als ein akzeptables Synonym für seine Klasse II, weil damit eine distale Unterkieferposition zum Ausdruck gebracht wurde. Ebenso wurde die Klasse III als „Mesio-Okklusion" bezeichnet, um auf die mesiale Unterkieferposition hinzuweisen. Eine Fehllage des oberen Zahnbogens oder des Oberkiefers war nicht vorgesehen.

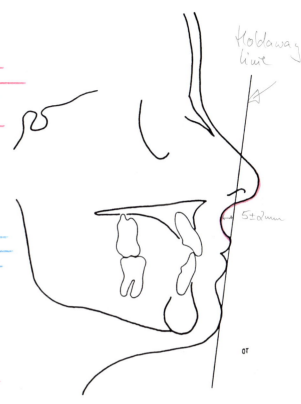

Abb. 1-60 Die *Holdaway*-Profillinie dient zur Beurteilung der Nasengröße im Verhältnis zur Lippenkontur. (Aus *Bell,* W. H., *Proffit,* W. R., und *White,* R. P.: Surgical correction of dentofacial deformities, S. 127, Philadelphia, 1980, W. B. Saunders Co.)

Die kürzlich erschienene Arbeit von *McNamara*[87] zeigt, daß etwa 2/3 der klassischen Fälle einer Gebißanomalie Klasse II tatsächlich überwiegend auf eine mandibuläre Retrusion zurückzuführen sind. Eine umfassendere Übersicht verdeutlicht jedoch, daß es in der sagittalen Ebene mehr Abweichungsmöglichkeiten gibt, als *Angle* angenommen oder zumindest in sein Klassifikationssystem aufgenommen hatte. Die *Angle*-Klassen werden heute zur Beschreibung von vier verschiedenen, wenn auch miteinander verbundenen Faktoren verwendet: Molarenrelation, Art der Dysgnathie, skelettale Kieferrelation und Wachstumsrichtung (Abb. 1-63). Daher müssen *Angle*-Klassen immer näher bezeichnet werden.

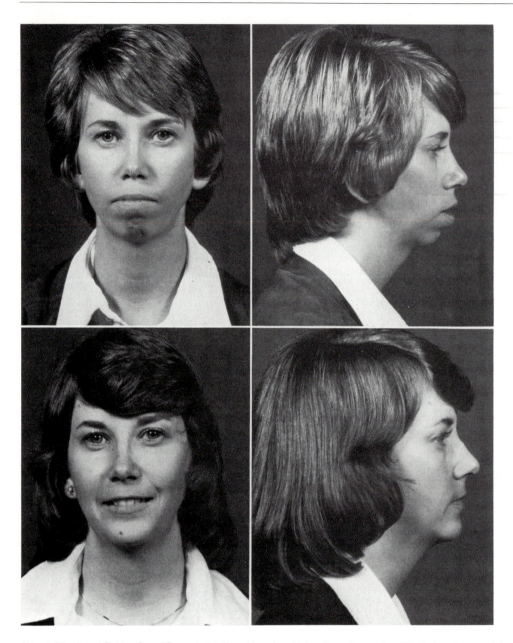

Abb. 1-61 A und B: Vor, C und D: nach der Korrektur einer bialveolären Protrusion. Die Behandlung umfaßte die Extraktion von Prämolaren und eine aufbauende Kinnplastik.

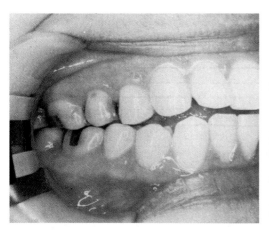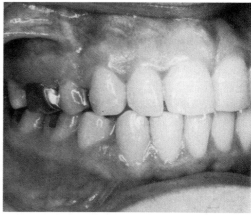

Abb. 1-62 Okklusion, A vor und B nach Korrektur der bialveolären Protrusion aus Abb. 1-61.

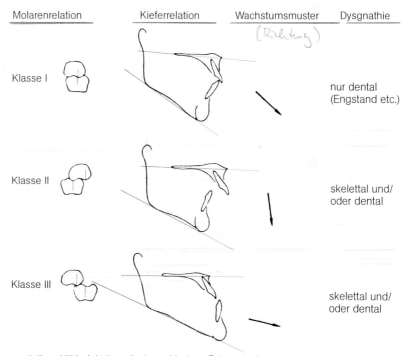

Abb. 1-63 Die *Angle*-Klassen I, II und III beinhalten vier verschiedene Faktoren, die zwar in der Regel gemeinsam auftreten, in einzelnen Fällen aber auch nicht zusammentreffen können.

Kieferorthopädische Diagnose und Behandlungsplanung

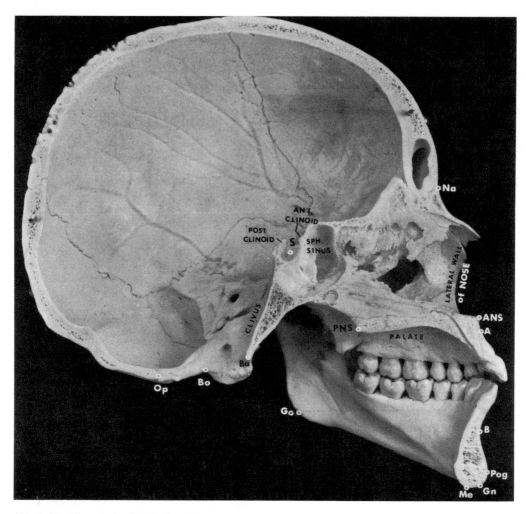

Abb. 1-64 Mittsagittaler Schnitt durch einen menschlichen Schädel mit anthropometrischen und kephalometrischen Meßpunkten. Op = Opisthion, Bo = Bolton-Punkt, Ba = Basion, S = Sella turcica, Na = Nasion, PNS = spina nasalis posterior, ANS = spina nasalis anterior, A = A-Punkt (subspinale) des OK, B = B-Punkt (supramentale) des UK, Pog = Pogonion, Gn = Gnathion, Me = Menton, Go = Gonion. Einige Punkte (z. B. Orbitale, pterygomaxilläre Fissur, Artikulare und Condylion) liegen nicht auf der Mittellinie und erscheinen daher nicht im sagittalen Schnitt. (Mit freundl. Genehmigung T. M. Graber.)

Für eine vollständige sagittale Analyse müssen sechs grundlegende Relationen ausgewertet werden: Oberkiefer zum Schädel, Unterkiefer zum Schädel, Oberkiefer zum Unterkiefer, obere Zahnreihe zum Oberkiefer, untere Zahnreihe zum Unterkiefer und obere Zahnreihe zur unteren Zahnreihe. Nur die letztgenannte dentale Relation läßt sich allein anhand der Modelle beurteilen. Die Modelle werden primär zur Bestätigung der klinisch festgestellten Relationen verwendet. Der Hauptvorteil der Modelle besteht – abgesehen davon, daß sie als diagnostische Unterlage von Dauer sind – darin, daß sie von lingual einen Einblick in die Okklusionsverhältnisse ermöglichen. Die Relation der stützenden Höcker und Fossae läßt sich nur an den Modellen beurteilen. Die Frontzahnrelationen sind aus der klinischen Untersuchung und den Fotografien ersichtlich, für eine genauere Beurteilung der Einzelheiten ist jedoch ein Fernröntgenseitenbild erforderlich (Abb. 1-64). Die kephalometrische Analyse entwickelte sich ursprünglich aus Messungen verschiedener dentaler und skelettaler Relationen, die sich zur Differenzierung der einzelnen *Angle*-Klassen eigneten. Angestrebt wurde dabei eine begrenzte Anzahl von Messungen, die als Richtlinien für die Beurteilung bestimmter Relationen dienen sollten. Bei der ursprünglichen Analyse nach *Down* wurden fünf skelettale und fünf dentale Kriterien verwendet, wobei mit jedem eine eigene Relation beurteilt werden sollte.

Erstaunlicherweise bleibt die kephalometrische Analyse weitgehend diesem Muster verhaftet. Es gibt gegenwärtig eine Vielzahl kephalometrischer Analysemethoden, von denen jede auf der Wahl von ein oder zwei spezifischen Messungen aus den unzähligen Möglichkeiten zur Beurteilung einer einzelnen Relation beruht. Die Wahrheit ist, daß es keine allgemeingültige Analysemethode gibt oder geben wird, die für jeden Patienten ideal ist, weil der Informationswert der einzelnen Messungen je nach Sachverhalt unterschiedlich ist. In manchen Fällen lassen sich die dentalen und skelettalen Relationen auch ohne jegliche Messung am Fernröntgenbild genau bestimmen. In anderen Fällen ist wiederum eine detaillierte kephalometrische Ausarbeitung umfangreicher Messungen erforderlich. Es kommt bei der kephalometrischen Analyse darauf an, daß die zugrundeliegenden Relationen beurteilt werden, nicht darauf, daß ein bestimmtes Vermessungsprogramm durchgeführt wird. Die Messungen selbst sind nur das Mittel zum Zweck. Diagnostische und therapeutische Entscheidungen, die ausschließlich aufgrund bestimmter Meßwerte gefällt wurden, ohne die zugrundeliegenden Relationen in Betracht gezogen zu haben, werden von manchen Kollegen zu Recht als „Lotteriespiel" verurteilt. Das Konzept der zugrundeliegenden Relationen wird leicht verständlich, wenn man, wie in Abb. 1-65 dargestellt, in dentofazialen Einheiten denkt[67].

Relation des Oberkiefers zum Schädel

Bei der Beurteilung der dentofazialen Proportionen und Relationen eines Patienten mit Gebißanomalie hat man nie die Gewißheit, daß die Schädelstrukturen keine Abweichungen aufweisen. Besonders in ausgeprägteren Fällen muß man damit rechnen, daß die Meßwerte bei der Relation des Oberkiefers zur Schädelbasis aufgrund von Abweichungen in der Schädelbasis abnorm scheinen. Bei den Patienten mit besonders ausgeprägten dentofazialen Fehlbildungen ist ein Bezugspunkt am schwierigsten zu finden. Bei solchen Patienten kommt man sehr bald zu dem Schluß, daß es wahrscheinlich keinen Punkt innerhalb des Gesichtsskeletts gibt, der von der Fehlbildung nicht betroffen ist.

Da schon bei einer relativ geringfügigen Dysgnathie Abweichungen im Schädel und der Schädelbasis vorliegen können, verwendet man am besten einen externen Referenzpunkt, der in keinem Bezug zum Skelett steht: die optische Achse des Patienten. Sie zeigt sich bei gerader Kopfhaltung beim Betrachten eines in der Ferne liegenden Objektes. Diese Position ist physiologisch und nicht anatomisch bestimmt. Den gleichen Effekt wie beim Betrachten eines entfernten Gegenstandes erhält man (zwar mit größerer Veränderlichkeit) auch, wenn der Patient gerade in einen Spiegel sieht.

Diese „natürliche Kopfhaltung", bei der die optische Achse horizontal ausgerichtet ist, wurde bereits bei der klinischen Untersuchung und den fotografischen Aufnahmen beschrieben. Bei den ursprünglichen kephalometrischen Methoden wurden der äußere Gehörgang und der anteriore Unterrand der Orbita als Referenzpunkte zur Einstel-

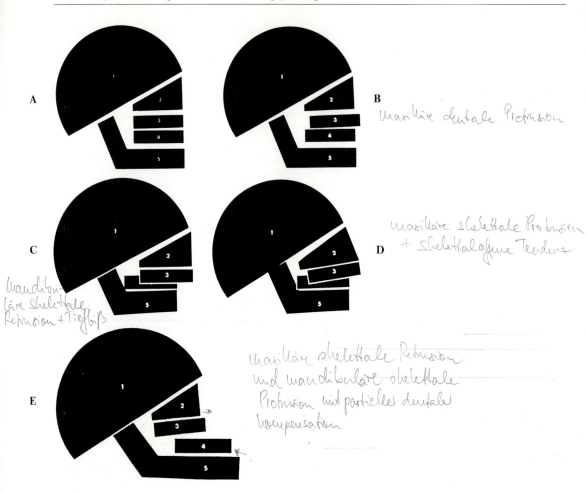

Abb. 1-65 Dentofaziale Relationen (*Khouw, Proffit* und *White*[67]). 1 = Obergesicht und Cranium; 2 = nasomaxillärer Komplex; 3 = obere Zahnreihe; 4 = untere Zahnreihe; 5 = Unterkiefer. A: Normale (orthognathe) skelettale und dentale Relationen. B: Gebißanomalie einzig durch maxilläre dentale Protrusion verursacht. C: Mandibuläre skelettale Retrusion und Tiefbiß mit abgesunkenem Gebiß. D: Maxilläre skelettale Protrusion und skelettal offene Bißtendenz durch eine nach oben geneigte Palatinalebene. Diese Form der skelettalen sagittovertikalen Wechselwirkung findet sich häufig bei Dysgnathien der Klasse II mit offenem Biß. E: Kombinationsanomalie mit maxillärer skelettaler Retrusion und mandibulärer skelettaler Protrusion. Die obere Zahnreihe ist auf ihrer Basis nach vorne, die untere Zahnreihe nach hinten verschoben. Auf diese Weise kommt es zu einer partiellen *dentalen Kompensation* für die *skelettale Kieferdiskrepanz*. (Aus *Bell,* W. H., *Proffit,* W. R., und *White,* R. P.: Surgical correction of dentofacial deformities, S. 139, Philadelphia, 1980, W. B. Saunders Co.)

lung des Kopfes des Patienten empfohlen, wobei die Frankfurter Horizontale waagerecht sein mußte. Die Frankfurter Horizontale wurde unter anatomischen Gesichtspunkten zur größtmöglichen Annäherung an die natürliche Kopfhaltung in Fällen, wo eine physiologische Positionierung nicht mehr möglich ist, ausgesucht. Eine genauere Fernröntgendarstellung erhält man mit der natürlichen Kopfhaltung, wobei Methoden zur Anwendung kommen, die ursprünglich von *Moorrees* und *Kean*[93] und neuerdings von *Beane* et al.[11] beschrieben wurden. Für die meisten Patienten und zu Routinezwecken empfiehlt sich die Verwendung eines konventionellen Kopfhalters, doch sollte dabei der Kopf anhand der optischen Achse statt der Frankfurter Horizontalen vertikal ausgerichtet werden. Nur wenn auch die Ohren von der Fehlbildung betroffen und dadurch verschoben sind, sollte auf den Kopfhalter verzichtet werden.

Auf einem Bild, das in der natürlichen Kopfhaltung aufgenommen wurde, verläuft der Unterrand parallel zur optischen Achse des Patienten (wenn die Kassette ebenfalls waagerecht ist), und die „echte Vertikale" verläuft parallel zur Längskante des Bildes. Eine einfache, aber wirksame Methode ist die Beurteilung der relativen Lage des frontalen Oberkieferabschnitts zum anterioren Teil der Schädelbasis (Nasion), der etwa auf der echten vertikalen Linie liegen sollte. Wenn anguläre Messungen verwendet werden sollen, besteht der erste Schritt bei der Analyse der Oberkiefer-Schädel-Relationen in der Ausmessung der Neigung der Schädelbasis anhand der SN-Linie gegenüber der „echten Horizontalen", die parallel zur optischen Achse verläuft. Weicht die Neigung vom Normwert von 6° ab, muß der SNA-Meßwert entsprechend korrigiert werden, um die mesiodistale Lage des frontalen Oberkieferabschnittes bewerten zu können. Wenn bei einem Patienten der SNA-Winkel 75° und der Winkel zwischen SN und der echten Horizontalen 15° beträgt, muß der SNA-Winkel um 9° korrigiert werden, so daß zum Vergleich mit den Normwerten der korrigierte Wert von 84° verwendet wird. Auf diese Weise ergibt sich statt der ursprünglich anhand der 75° ermittelten Retrusion eine leichte Protrusion der Maxilla (Abb. 1-66).

Die hintere Begrenzung der Maxilla wird anhand der pterygomaxillären Fissur festgestellt, während für die anteriore Begrenzung die Spina nasalis anterior (ANS) und der A-Punkt (vordere Begrenzung der oberen apikalen Basis) verwendet werden können. In Tabelle 1-11 sind die wichtigsten Meßwerte der Relationen dieser Punkte zum Schädel zusammengefaßt.

In der folgenden Liste sind einige weitere wichtige kephalometrische Meßpunkte aufgezählt:

A (Subspinale:) Tiefste Einbuchtung in der Mittellinie am Zwischenkiefer zwischen Spina nasalis anterior und Prosthion *(Downs)*.

ANS (Spina nasalis anteroir): Spitze der Spina nasalis anterior in norma lateralis.

Ar (Artikulare): Schnittpunkt des Hinterrandes des aufsteigenden Unterkieferastes mit dem Schläfenbein *(Björk)*.

B (Supramentale): Dorsalster Punkt in der Einbuchtung zwischen Infradentale und Pogonion *(Downs)*.

Ba (Basion): Tiefster Punkt des Vorderrandes des Foramen magnum in der Medianebene.

Bo (*Bolton*-Punkt): Höchster Punkt der retrokondylären Fossa *(Broadbent)*.

Eth (Ethmoidalmeßpunkt): Schnittpunkt der Sphenoidalebene mit dem gemittelten größeren Keilbeinflügel.

Gn (Gnathion): Tiefster Punkt in der Kinnkontur.

Go (Gonion): Der am weitesten nach unten, hinten und außen gelegene Punkt am Winkel des Unterkiefers.

Me (Menton): Tiefster Punkt des Symphysenschattens in norma lateralis.

N (Nasion): Schnittpunkt der Sutura internasalis mit der Sutura nasofrontalis in der Medianebene.

Or (Orbitale): Tiefster Punkt des knöchernen Orbitalrandes.

PNS (Spina nasalis posterior): Spitze des posterioren Knochenstachels des Gaumenbeins im harten Gaumen.

Po (Porion): Mittelpunkt des Oberrandes der knöchernen Gehörgangsöffnung, im Kephalometer mit metallenen Ohrstöpsel lokalisiert *(Björk)*.

Pog (Pogonion): Anteriorster Punkt der Kinnkontur.

Ptm (pterygomaxilläre Fissur): Projizierte Kontur der Fissur; die Vorderwand wird durch die retromolare Tuberositas pterygoidea, die Hinterwand durch die gekrümmte Vorderseite des Pro-

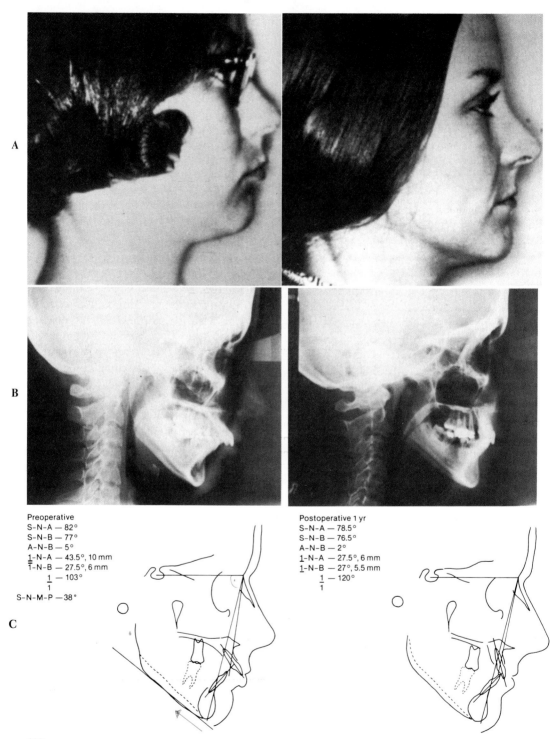

Tabelle 1.11 Normale Schädelbasis-Maxilla-Relationen

Relation	Kephalometrische Werte	
	Männer	Frauen
Schädelbasisrelationen		
SN–Ba (Sellalänge)	130° ± 6°	
S–N Länge	83 ± 4 mm	77 ± 4 mm
S–Ba Länge	50 ± 4 mm	46 ± 4 mm
Ba–N Länge	120 ± 4 mm	112 ± 5 mm
SN–FH	5° ± 6°	
Maxilla zu Cranium		
Horizontal (anteroposterior)		
SNA	82° ± 4°	
SN–ANS	87° ± 4°	
FH–NA	85° ± 4°	
SN–PM vert (Eth–Ptm)	106° ± 6°	
Ba–PNS	52 ± 4 mm	50 ± 4 mm
Ba–ANS	113 ± 5 mm	106 ± 5 mm
Vertikal		
Na–ANS	60 ± 4 mm	56 ± 3 mm
Orb–Pal pl	27 ± 3 mm	25 ± 2 mm
Eth–PNS	55 ± 4 mm	50 ± 3 mm
Interne maxilläre Messungen		
PNS–ANS	62 ± 4 mm	57 ± 4 mm
Pfm–ANS	65 ± 3 mm	61 ± 4 mm
PM vert –A (senkrecht)	59 ± 3 mm	57 ± 4 mm

Aus Bell, W. H., Proffit, W. R., und White, R. P.: Surgical correction of dentofacial deformities, S. 142, Philadelphia, 1980, W. B. Saunders Co.

Abb. 1-66 A: Aufnahmen vor und nach der Behandlung bei natürlicher Kopfhaltung. B: Röntgenaufnahmen vor und nach der Behandlung zum Vergleich der unterschiedlichen Kopfhaltung. C: Fernröntgendurchzeichnungen vor der Behandlung (links), Kopfhaltung durch den Kephalostat bestimmt und nach der Behandlung (rechts), natürliche Kopfhaltung. Die angulären Messungen bezogen auf SN ergeben im linken Beispiel eine distale Unterkieferrelation (SNA = 82°, SNB = 77°). Bei der natürlichen Kopfhaltung zeigt sich der steile Schädelbasiswinkel. Die maxilläre Retraktion war die richtige Behandlung. (Aus *Bell*, W. H., *Proffit*, W. R., und *White*, R. P.: Surgical correction of dentofacial deformities, S. 141, Philadelphia, 1980, W. B. Saunders Co.)

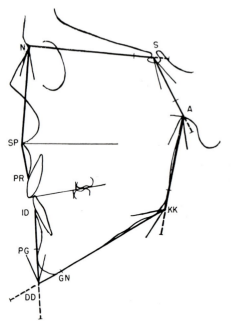

Abb. 1-67 *Björks* Gesichtspolygon ist eine weitere Methode zur graphischen Darstellung des Anteils skelettaler Faktoren am dentofazialen Gesamtkomplex. Sagittovertikale Wechselwirkungen beziehen sich nicht nur auf die Schädelbasis, sondern auch auf faziale Strukturen und Kiefer. (Aus *Salzmann*, J. A.: Practice of Orthodontics. S. 538, Philadelphia, 1966, J. B. Lippincott Co.)

(Länge) des Unterkiefers selbst, sondern auch von der Lage des Kiefergelenks abhängig. Diese wird wiederum vom Winkel der kranialen Biegung der Sella turcica, auch als Sellawinkel bezeichnet, beeinflußt. Bei einem spitzen Sellawinkel liegt das Kiefergelenk relativ weit anterior, während es bei einem flacheren Winkel weiter posterior liegt (Abb. 1-67). Je nach der Lage der mandibulären Fossa kann daher ein Unterkiefer normaler Größe entweder retrusiv oder protrusiv liegen. Indirekt läßt sich dies anhand des Sellawinkels feststellen, der als N-S-Ar definiert ist oder aber direkt anhand von Normwerten für die Beziehung der Kondylenposition zur Sella oder zur pterygomaxillären Fissur.

In Relation zur echten Vertikalen sollte der Unterkiefer zwei bis drei Millimeter hinter der Maxilla liegen. Wenn entsprechend der Schädelbasisneigung korrigierte Werte verwendet werden, kann der SNB-Winkel zur Messung der Lage des frontalen Unterkieferabschnittes in Relation zum Cranium verwendet werden. Zwar lassen sich mit dem ANB-Winkel Positionsunterschiede zwischen Ober- und Unterkiefer feststellen, doch kann er bei einer erheblichen fazialen Divergenz oder vertikalen Disproportionen irreführend sein. Was wirklich zählt, ist der sagittale Abstand zwischen den Kiefern in Millimeter. Er läßt sich direkt als AB-Differenz in Millimeter zur echten Horizontalen messen.

Die effektive Länge des Unterkiefers entspricht seiner horizontalen Projektion (Abb 1-68). Vertikal-horizontale Wechselwirkungen sind bei der Bestimmung der Unterkieferposition von Bedeutung. Die Daten zur Messung der mandibulären Position sind in Tabelle 1-12 dargestellt.

cessus pterygoideus des Felsenbeins gebildet.
R (*Broadbent*-Meßpunkt): Mittelpunkt der Senkrechten von der Mitte der Sella turcica zur *Bolton*-Ebene.
S (Sella turcica): Mittelpunkt der Sella turcica, visuell ermittelt.
SO (Synchondrosis sphenooccipitalis): Höchster Punkt der Sutur.

Relation des Unterkiefers zum Schädel

Die Lagebeziehung des frontalen Unterkieferabschnittes zum Schädel ist nicht nur von der Größe

Relation der oberen Zahnreihe zum Oberkiefer

Zur Bestimmung der Lage der Zähne in ihren eigenen Stützstrukturen gehört sowohl die Messung der Inklination als auch der Kronenposition. Bei der Analyse nach *Steiner* wird die Inklination des oberen Schneidezahns zur NA-Linie und die Entfernung seiner Kante von dieser Linie in Millimetern gemessen. Die Meßwerte geben ein sehr gutes Bild von der Schneidezahnposition ab, sofern keine besonders ausgeprägte faziale Diver-

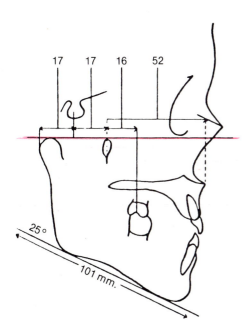 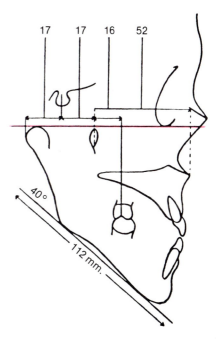

Abb. 1-68 Die Analyse nach *Wylie* berücksichtigt, daß die effektive Länge des Unterkiefers seiner horizontalen Projektion entspricht. (Aus *Wylie*, W. L.: Angle Orthod. 17:97, 1947.)

genz vorliegt. Wenn man bei der Fernröntgendurchzeichnung noch nicht genügend Erfahrung besitzt, neigt man dazu, den Punkt A gegenüber seiner anatomischen Lage zu weit anterior darzustellen, so daß die gemessene Schneidezahnprotrusion geringer sein kann als in Wirklichkeit. Zur Überprüfung der Werte nach *Steiner* läßt sich die Inklination des oberen Schneidezahnes gegenüber der echten Horizontalen verwenden.
Kephalometrische Normwerte für die Zahn-Kiefer-Relationen sind in Tabelle 1-13 wiedergegeben.

Relation der unteren Zahnreihe und des Kinns zum Unterkiefer

Die Beziehung der Inklination der UK-Schneidezähne sowie die Lage der Schneidekante zur NB-Linie wird ebenso gehandhabt wie im Oberkiefer. Die Lage des Kinns wird durch die Entfernung NB zu Pog angegeben und gemäß dem eingangs beschriebenen *Holdaway*-Verhältnis in Beziehung zur Schneidezahnposition gebracht. Die unteren Schneidezähne sollten mindestens ebenso weit vor der NB-Linie liegen wie der Kinnpunkt, wobei sich bei Weißen sogar eine um 2 mm weitere Protrusion der Schneidezähne ästhetisch am günstigsten auswirkt.
Bei ausgeprägten fazialen Divergenzen erlauben die Normwerte nach *Steiner* eine geringfügige ausgleichende Verschiebung der unteren Zahnstellung in Relation zum Unterkiefer. Andere Normwerte, bei welchen die Lage der Schneidezähne mit der A-Pog-Linie korreliert wird, ermöglichen bei erheblichen Diskrepanzen der Kieferposition einen noch größeren Ausgleich. Bei Verwendung der A-Pog-Bezugslinie sollte man nicht

Tabelle 1.12 Normale Relationen des Unterkiefers

Relation	männlich	Kephalometrische Werte	weiblich
MANDIBULA ZU CRANIUM			
SNB		79° ± 3°	
SN–Pog		79° ± 3°	
NPog–FH (Gesichtsebene)	83° ± 4°	85° ± 5°	86° ± 3°
FH–NB		82° ± 3°	
NPog–UK-Ebene		68° ± 3°	
Ba–Gn	128 mm ± 5		120 mm ± 6
INNERE ABMESSUNGEN DES UNTERKIEFERS			
Condylus–B	117 ± 5 mm		102 ± 6 mm
Co–Pog	131 ± 6 mm		121 ± 4 mm
Co–Gn (Länge des Ramus)	66 ± 4 mm		60 ± 3 mm
Go–B	81 ± 4 mm		76 ± 4 mm
Go–Gn (Länge des Corpus mand.)	86 ± 4 mm		81 ± 4 mm
Stärke des Ramus in der Mitte	40 ± 3 mm		36 ± 3 mm
Co–Mand pl senkrecht	58 ± 5 mm		55 ± 3 mm
MANDIBULA ZU MAXILLA			
ANB		3° ± 2°	
Palatalebene–NB		85° ± 3°	
Palatalebene–BPog		86° ± 3°	
Palatalebene–UK-Ebene		82° ± 4°	
Condylus–PNS	48 ± 3 mm		45 ± 3 mm

Aus: *Bell,* W. H., *Proffit,* W. R. und *White,* R. P.: Surgical correction of dentofacial deformities, p. 143, Philadelphia, 1980, W. B. Saunders Co.

Tabelle 1.13 Normale dentoskelettale Relationen

Relation	männlich	Kephalometrische Werte	weiblich
OBERE ZÄHNE ZU DEN ÜBRIGEN STRUKTUREN			
1̄–NA	27 ± 2 mm	22° ± 6°	25 ± 2 mm
1̄–NA	33 ± 3 mm	4 ± 3 mm	30 ± 3 mm
Bogenlänge Oberkiefer (mesial 6̄–labial 1̄)	33 ± 3 mm		30 ± 3 mm
ANS–1̄	28 ± 3 mm		25 ± 2 mm
Palatinalebene–1̄		104° ± 6°	
Palatinalebene pl–6̄		109° ± 7°	
1̄–SN		112° ± 6°	
1̄–FH		7° ± 3°	
1̄–Pal pl			
Palatinalebene–Funktionelle Okklusionsebene			
UNTERE ZÄHNE ZU DEN ÜBRIGEN STRUKTUREN			
1̄–APog	3 ± 3 mm		1 ± 3 mm
1̄–NB	6 ± 3 mm		3 ± 3 mm
1̄–SN		52° ± 8°	
1̄–FH		56° ± 8°	
1̄–Palatinalebene		59° ± 7°	
1̄–UK-Ebene		95° ± 7°	
1̄–APog		24° ± 5°	
1̄–NB (Schneidekante des unteren Schneidezahns)	25° ± 6°		
Go–LIE	88 ± 5 mm		80 ± 5 mm
Bogenlänge Unterkiefer	27 ± 2 mm		25 ± 2 mm
6̄–UK-Ebene	33 ± 3 mm		33 ± 3 mm
1̄–UK-Ebene	49 ± 3 mm		42 ± 3 mm
Infradentale–Me	38 ± 3 mm		31 ± 3 mm
VORSPRINGEN DES KINNS			
Pog–NB		2 ± 2 mm	
OBERE ZU UNTEREN ZÄHNEN			
1̄–1̄		129° ± 10°	
1̄–Funktionelle Okklusionsebene		61° ± 7°	
1̄–Funktionelle Okklusionsebene		67° ± 7°	

Aus: Bell, W.H., Proffit, W. R. und White, R. P.: Surgical correction of dentofacial deformities, p. 146, Philadelphia, 1980, W. B. Saunders Co.

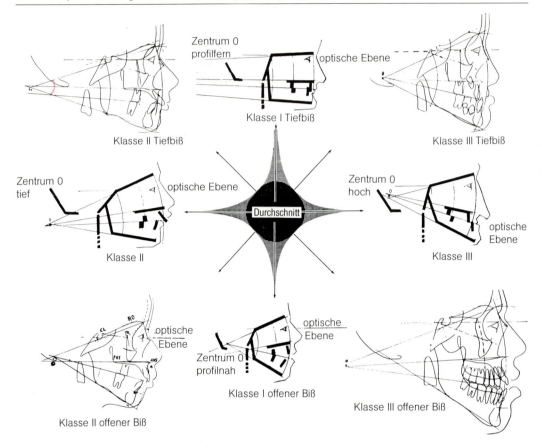

Abb. 1-69 Klassifikation der Gesichtstypen nach *Sassouni*. (Aus *Sassouni*, V.: The face in five dimensions, 2. Aufl., Morgantown, W. Va., 1962, West Virginia University Press.)

vergessen, daß sie bei skelettalen Fehlbildungen einen Kompromiß der Zahnstellung bedeuten kann. Auch ist bei der initialen kephalometrischen Analyse zu berücksichtigen, daß zur Korrektur der Kieferrelation nicht nur Zahnbewegungen, sondern auch die orthopädische, funktionelle oder chirurgische Behandlung zur Verfügung steht.

Vertikale Analyse

Für die Analyse der vertikalen Relationen sind FRS-Aufnahme, Fotografien und Modelle erforderlich. Da die ersten kephalometrischen Untersuchungen mit der *Angle*-Klassifikation korreliert wurden, lag der Schwerpunkt früher in der sagittalen Ebene. Aus diesem Grunde bleibt, trotz der neuerlichen Bemühungen um die vertikale Dimension in der Kephalometrie, die in der klinischen Diagnostik übliche „kephalometrische Analyse" in diesem Bereich unvollständig.

Ebenso wie in der Sagittalen müssen auch in der Vertikalen skelettale und dentale Abweichungen voneinander getrennt werden. Da die Bißtiefe anhand der Kontaktrelationen der Zähne bestimmt wird, erscheinen die Begriffe „skelettal offener

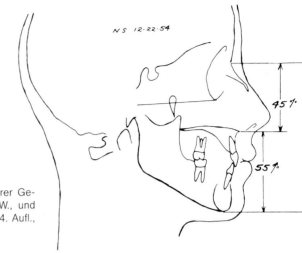

Abb. 1-70 Proportionen bei normaler vorderer Gesichtshöhe. (Modifiziert nach *Strang*, R. H. W., und *Thompson*, W. M.: A textbook of orthodontia, 4. Aufl., Philadelphia, 1958, Lea & Febiger.)

Tabelle 1-14 Normale vertikale dentofaziale Relationen

Relation	Kephalometrische Werte	
	Männer	Frauen
SN–Palat.ebene	7° ± 3°	
SN–funk. Okkl.ebene	14° ± 4°	
SN–GoGn	32° ± 5°	
SN–Ramusebene	89° ± 4°	
Palat.ebene–NA	11° ± 3°	
Ramusebene–Mand.ebene	85° ± 4°	
Me–ANS	88° ± 4°	
Me–Palat.ebene senkr.	123° ± 5°	
Me–N	80 ± 6 mm	70 ± 5 mm
S–PNS	76 ± 6 mm	67 ± 4 mm
S–ANS	137 ± 8 mm	123 ± 5 mm
S–Gn	56 ± 4 mm	51 ± 3 mm
S–Go	100 ± 5 mm	93 ± 6 mm
	144 ± 7 mm	131 ± 5 mm
	88 ± 6 mm	80 ± 5 mm

Aus Bell, W. H., Proffit, W. R., und White, R. P.: Surgical correction of dentofacial deformities, S. 149, Philadelphia, 1980, W. B. Saunders Co.

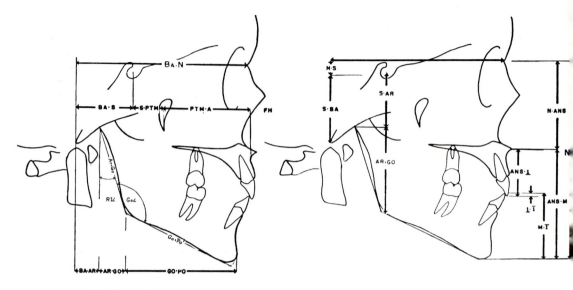

Abb. 1-71 Die *Coben*-Analyse. (Aus *Coben,* S. E.: Am. J. Orthod. 41:407, 1955.)

Biß" und „skelettal tiefer Biß" als contradictio in se. Aufgrund der Arbeit *Sassounis*[119] erhielten diese Termini jedoch eine Definition, nach der sie für skelettale Proportionen mit vorprogrammierter Tendenz zum tiefen Biß oder offenen Biß stehen (Abb. 1-69). Bei der Rotation des Kiefers nach kaudal besteht eine zunehmende Tendenz zum frontal offenen Biß, bei der Rotation nach kranial hingegen zum tiefen Biß. Außerdem muß hier die vertikale Unterkieferposition in Relation zur sagittalen Position gesehen werden. Die Rotation nach kaudal geht mit einer Rotation nach dorsal einher und führt zu einem relativ rezessiven, weil distaler gelegenen Kinn. Im umgekehrten Fall ist es ähnlich: Der nach kranial und ventral rotierte Unterkiefer bewirkt ein prominenteres Kinn.

Skelettale vertikale Relationen: Der erste Schritt bei der Beurteilung der vertikalen Relationen des Ober- und Unterkiefers zum Schädel ist die Messung der vorderen Gesichtshöhe. Dabei kommt es eher auf einen proportionalen als auf einen absoluten Wert an: Die untere Gesichtshöhe (Lippen bis Kinn) sollte 55% der Gesamtentfernung zwischen Nasion und Pogonion betragen (Tabelle 1-14 und Abb. 1-70). Zur Beurteilung der skelettalen Situation ist auch eine Messung der hinteren vertikalen Dimensionen erforderlich. Eine direkte Messung der hinteren Gesichtshöhe ist jedoch schwierig. Sowohl der relative Winkel als auch die Lage von Maxilla und Mandibula sind dabei ausschlaggebend. Der Winkel wird durch das Verhältnis der hinteren Gesichtshöhe zur vorderen bestimmt. Wenn daher der Winkel und die vordere Gesichtshöhe bekannt sind, läßt sich die hintere Gesichtshöhe errechnen.

Kurz nach der Veröffentlichung der Methode zur Analyse der sagittalen Dysplasie[151] entwickelte *Wylie* zusammen mit *Johnson*[152] eine Methode zur Analyse der vertikalen Dysplasie[152]. Die Messungen eignen sich jedoch nur bedingt für die Bestimmung der vertikalen Relationen. Da die Gesichtshöhe sehr unterschiedlich ist, sind proportionale Normwerte besser geeignet als absolute. Die Analyse nach *Coben*[27] (Abb. 1-71), bei welcher lineare Messungen prozentual ausgedrückt werden und der Schwerpunkt auf den Proportionen liegt, läßt sich für die Beurteilung vertikaler Dysplasien verwenden. *Moorrees* und *Lebret*[94] haben ein System entwickelt, bei dem ein Raster mit regelmäßig angeordneten Koordinaten, deren

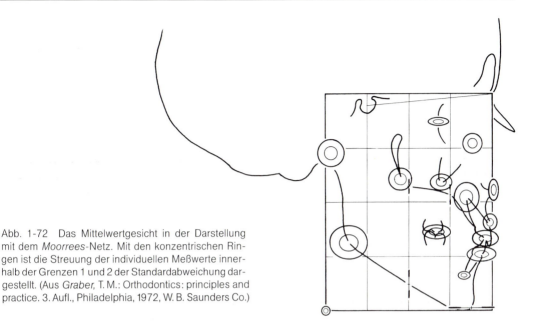

Abb. 1-72 Das Mittelwertgesicht in der Darstellung mit dem *Moorrees*-Netz. Mit den konzentrischen Ringen ist die Streuung der individuellen Meßwerte innerhalb der Grenzen 1 und 2 der Standardabweichung dargestellt. (Aus *Graber*, T. M.: Orthodontics: principles and practice. 3. Aufl., Philadelphia, 1972, W. B. Saunders Co.)

Abstände durch die individuell unterschiedliche Größe der Schädelbasis festgelegt ist, auf den fazialen Bereich projiziert wird. Abweichungen von den normalen Proportionen werden graphisch durch die Verschiebung der Koordinaten in dem Raster dargestellt, das sich den unterschiedlichen anatomischen Gegebenheiten entsprechend verändert (Abb. 1-72). Das Raster, auch *Moorrees*-Netz genannt, besitzt keine Zahlen und lenkt dadurch die gesamte Aufmerksamkeit auf die Relationen selbst. Der größte Vorteil der Methode, die graphische Darstellung, ist zugleich ihr größter Nachteil, denn sie verleitet durch ihre Flexibilität und das Fehlen von Normwerten zu einer unwissenschaftlichen Handhabung.

Eine andere Methode zur Beurteilung der vertikalen Proportionen beruht, dem Vorschlag von *Sassouni* (*Sassouni* und *Forrest*[121]) zufolge, auf der Konvergenz (oder Parallelität) der Mandibularebene, Okklusionsebene und Palatinalebene. Bei starker Konvergenz dieser Ebenen, die sich dann in einem nahen Punkt hinter dem Gesicht treffen, sind die posterioren vertikalen Dimensionen in Relation zu den anterioren kleiner. In einem solchen Fall besteht eine skelettale Tendenz zum offenen Biß, der inzwischen weitgehend einheitlich als „skelettal offener Biß" bezeichnet wird. Der Begriff beinhaltet auch einen kurzen aufsteigenden Ast und einen stumpfen Kieferwinkel, doch müssen diese Kennzeichen nicht unbedingt vorhanden sein. Eine betonte Tendenz zum offenen Biß besteht, wenn die Palatinalebene von frontalkranial nach distal-kaudal geneigt verläuft. Diesen Zustand hat man oft genug beobachtet, um sagen zu können, daß die dem offenen Biß zugrundeliegenden skelettalen Abweichungen nicht nur auf die Lage des Unterkiefers beschränkt sind. Verlaufen die zwei Ebenen jedoch nahezu parallel zueinander, besteht eine skelettale Disposition zum frontalen Tiefbiß. Gleichzeitig findet sich in der Regel ein längerer aufsteigender Ast und ein spitzerer Kieferwinkel.

Normwerte für das prozentuale Verhältnis zwischen oberer und unterer Gesichtshöhe des Erwachsenen[100, 123] und für Kinder[152] wurden verschiedentlich veröffentlicht. *Fields* et al.[39] stellten bei der Anwendung dieser Normwerte in einer klinisch bestimmten Gruppe von Kindern und Erwachsenen mit langen Gesichtern fest, daß etwa die Hälfte des Untersuchungsguts falsch klassifiziert war. Bei der statistischen Auswertung der Daten dieser Studie zeigte sich, daß eine einzelne kephalometrische Variable keine zuverlässige Erkennung einer vertikalen Abweichung zuläßt, sondern daß dafür mindestens drei übereinstimmende Parameter erforderlich sind. Eine genaue Klassifikation ist z. B. anhand der Kombination folgender drei Kriterien möglich: Vordere Gesichtshöhe, Verhältnis der vorderen oberen zur vorderen totalen Gesichtshöhe und SN-Mandibularebenenwinkel. Diese Erkenntnis bestätigt die eingangs getroffene Feststellung, daß nämlich zur Beurteilung der vertikalen Proportionen Informationen sowohl über die vordere als auch die hintere vertikale Höhe benötigt werden, wobei die hintere vertikale Höhe bei bekannter vorderer Höhe indirekt aus dem angulären Meßwert berechnet werden kann.

Unabhängig davon, welche räumliche Ebene untersucht wird, müssen die Wechselwirkungen zwischen den sagittalen und vertikalen Faktoren berücksichtigt werden. Diese Wechselwirkungen zeigen sich am deutlichsten beim Patienten mit kurzem aufsteigenden Unterkieferast, steilem und konvergentem Mandibularebenenwinkel und Klasse-II-Dysgnathie mit Elementen sowohl einer echten als auch einer relativen mandibulären Unterentwicklung. Häufig findet sich in solchen Fällen auch eine antegoniale Einkerbung. Die neuerdings übliche Bezeichnung einer solchen Situation als „Long face-Syndrom" hebt die primär vertikale Komponente treffend hervor. Eine kieferorthopädische Behandlung kann in solchen Fällen extrem schwierig sein und oft läßt sich ein befriedigendes Resultat nur mit Hilfe chirurgischer Maßnahmen erzielen, wobei meist der Oberkiefer vertikal repositioniert wird.

Die Wechselwirkungen zwischen skelettalen, sagittalen und vertikalen Relationen erstrecken sich auch auf die Beziehungen zwischen fazialen Komponenten und der Struktur der Schädelbasis. *Björks* Gesichtspolygon (*Salzmann*[118a]) berücksichtigt in starkem Maße die Wechselwirkung zwischen fazialen Faktoren und Schädelbasis (Abb. 1-67) und verdeutlicht, daß eine Veränderung der Schädelbasisrelation (Sellawinkel) zum Ausgleich eine entsprechende Veränderung der fazialen Relationen (Mandibularebenenwinkel oder vordere Gesichtshöhe) erfordert.

Erkennung der dentalen Ursache einer vertikalen Abweichung: Dentale vertikale Relationen lassen sich in vier Hauptkategorien einteilen: Frontal offener Biß, frontaler Tiefbiß, seitlich offener Biß und seitliche Bißerniedrigung mit abgesunkenem Biß. Da die genannten okklusalen Relationen sowohl durch skelettale als auch durch dentale Anomalien verursacht sein können, sollte die Ursache soweit wie möglich aus der beschreibenden Terminologie ersichtlich sein.

Ein frontaler Tiefbiß kann durch Supraeruption der oberen bzw. unteren Schneidezähne oder Infraeruption der Seitenzähne verursacht sein. In gleicher Weise kann ein frontal offener Biß seine Ursache in einer Infraeruption der Schneidezähne eines Kiefers oder Supraeruption der Seitenzähne haben. Zum seitlich offenen Biß kommt es infolge der mangelhaften Höhenentwicklung der Seitenzähne in einem Teil des Zahnbogens oder auf einer Seite. Bei vollständigem Verlust der Stützzone kommt es jedoch zu einer Rotation des Kiefers nach kranial und anterior, so daß statt eines seitlich offenen Bisses eine Situation entsteht, die man als Seitenzahnkollaps beschreiben könnte. Ein möglicherweise zugrundeliegender echter seitlich offener Biß würde sich in einem solchen Fall erst nach der Korrektur der anterioren vertikalen Dimension zeigen. Im Gegensatz zum unbezahnten Kiefer, in dem sich der Interokklusalabstand in der Ruhelage feststellen läßt, wird die Ruhelage des Unterkiefers, wenn natürliche Zähne vorhanden sind, durch die Zahnstellung beeinflußt. Auf diese Weise läßt sich das Ausmaß der Infraeruption, wenn nur einige Seitenzähne fehlen, nicht feststellen. Der frühzeitige Verlust der oberen und unteren ersten Molaren ist häufig Ursache einer solchen Bißerniedrigung. Selbst wenn sich bei den zweiten Molaren, die an die Stelle der ersten treten, die Höhenentwicklung normal vollzogen hat, tendiert der Kiefer auch in der Ruhelage zu rotieren. Dieser Effekt ist zwar geringfügig, kann sich aber bei der Behandlung leichter Fälle des skelettal offenen Bisses als nützlich erweisen.

Zur Beurteilung der Vertikalentwicklung der Zähne werden lineare Messungen von der Basis des Alveolarfortsatzes vorgenommen. Kephalometrische Standardwerte sind hierfür seit der Veröffentlichung der Daten der Wachstumsstudie aus Michigan[116] verfügbar. Tabellarische Werte für Erwachsene sind in Tab. 1-14 angegeben. Alterswerte für Männer und Frauen finden sich im „Atlas of Craniofacial Growth" von *Riolo* et al.[116]. Mit Hilfe dieser Daten läßt sich das Ausmaß der Eruption anterior oder posterior feststellen. Ein frontaler Tiefbiß, wie er sich in den meisten Dysgnathien der Klasse II findet, ist häufig auf eine Supraeruption der unteren Schneidezähne zurückzuführen. Zur Feststellung dieses Sachverhaltes wird die vertikale Höhe von der Schneidekante zum Unterrand des Unterkiefers gemessen und mit den kephalometrischen Normwerten für das entsprechende Alter und Geschlecht verglichen. Wenn der gemessene Wert höher ist, liegt eine Supraeruption vor. Ist dies nicht der Fall, muß eine andere Ursache für den Tiefbiß gesucht werden. Ähnliche Messungen sind auch im Seitenzahnbereich möglich, wobei die Höhe von der Palatinalebene zur Höckerspitze des oberen ersten Molaren und vom Unterrand des Unterkiefers zur Spitze des unteren ersten Molaren gemessen wird.

Darüber hinaus müssen die Gesamtproportionen berücksichtigt werden, da Eruptionsstörungen häufig mit vertikalen skelettalen Fehlbildungen verbunden sind. Die Supraeruption von Seitenzähnen im Oberkiefer ist typisches Begleitphänomen eines skelettal offenen Bisses. Mit Hilfe der Relation der oberen Molarenwurzeln zur Höhe des Gaumenbogens, die sich kephalometrisch einfach feststellen läßt, kann diese Frage einfach geklärt werden. Beim Erwachsenen sollten die Wurzelspitzen der oberen Molaren zwei bis drei Millimeter unterhalb der oberen Begrenzung des Gaumenbogens liegen. Größere Entfernungen sprechen für eine Supraeruption der oberen Molaren. Liegen die Wurzeln hingegen oberhalb des Gaumenbogens, handelt es sich wahrscheinlich um eine vertikale Entwicklungsanomalie. Genauere Informationen sind mit den linearen Messungen zu erhalten.

Die skelettale Komponente der vertikalen Fehlbildung zeigt sich in der Unterkieferrotation – kranial und ventral beim skelettalen Tiefbiß, kaudal und dorsal beim skelettal offenen Biß. Das Ausmaß der mandibulären Rotation hängt eng mit dem Durchbruchsstand der Seitenzähne zusammen – Infraokklusion beim skelettalen Tiefbiß, Supraokklusion beim skelettal offenen Biß. Die dentale Kompensation für die skelettale Kieferrelation kann über den Durchbruch der Frontzähne erfolgen. Bei einem Patienten mit skelettaler Tiefbißrelation könnte auf diese Weie der Tiefbiß aufgrund einer verringerten Vertikalentwicklung der Frontzähne nicht zum Ausdruck kommen. Ebenso gibt es Fälle mit einer dem skelettal offenen Biß entsprechenden Rotationsverlagerung des Unterkiefers, wobei aber aufgrund der Supraeruption der oberen und unteren Schneidezähne kein tatsächlicher offener Biß zustande kommt.

Die Erkenntnis, daß ein skelettal offener Biß mit oder ohne offene Bißrelation der Frontzähne einhergehen kann, mag anfangs vielleicht schwerfallen, ist aber von entscheidender Bedeutung. Das zeigt sich in der Möglichkeit eines Falles mit einer dentalen Tiefbißrelation Klasse II und gleichzeitig dem skelettalen Muster eines offenen Bisses. In einem solchen Fall wäre die Rotation des Unterkiefers nach kaudal und dorsal die Ursache für die Klasse-II-Relation, während der Tiefbiß durch die Supraeruption der Schneidezähne bewirkt wäre. Selbstverständlich sähe die Behandlung in einem solchen Fall völlig anders aus, als wenn statt der skelettal offenen Bißrelation eine skelettale Tiefbißrelation vorläge (Abb. 1-73 bis 1-75).

Zahndurchbruchsprobleme: Eine mögliche Ursache des offenen Bisses ist das Ausbleiben der Eruption bestimmter Zähne. Dazu kann es entweder aufgrund direkter Störungen des normalen Durchbruchs (bei weitem die häufigste Ursache) oder Anomalien im Periodontium kommen.

Die Ankylose eines Milch- oder bleibenden Zahnes ist als direkte Verwachsung des Wurzelzements mit dem Alveolarknochen definiert. Auch wenn diese Verwachsung nur einen kleinen Bereich betrifft, ist ein weiteres Emporwachsen des Zahnes unmöglich. Beim heranwachsenden Kind bleibt ein ankylosierter Zahn gegenüber den anderen weiterwachsenden Zähnen zurück, was sich als Infraokklusion darstellt. Der ankylosierte Milchzahn verhindert den Durchbruch des darunterliegenden bleibenden Zahns und kann eine erhebliche Keimverlagerung bewirken. Im Falle eines solchen mechanisch behinderten Zahndurchbruchs hat die Beseitigung der Behinderung den Durchbruch des impaktierten Zahns zur Folge. Wenn der Durchbruch nicht von selbst in der normalen Stellung des Zahns erfolgt, läßt sich die Position durch eine orthodontische Zahnbewegung korrigieren (Abb. 1-37).

Beim kleidokranialen Dysplasie-Syndrom kommt

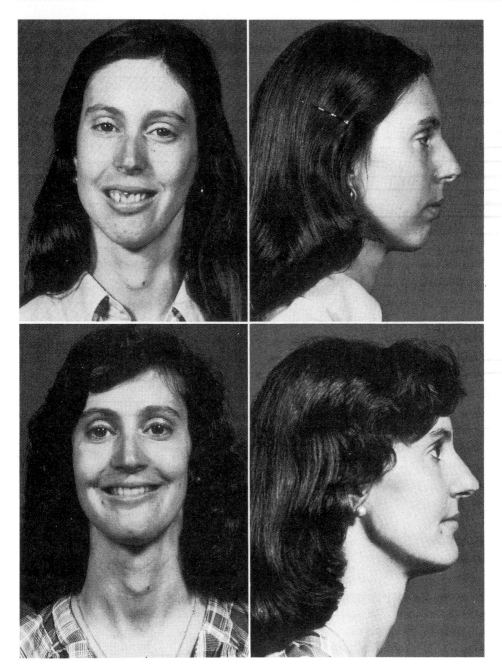

Abb. 1-73 Dysgnathie Klasse II/2 mit dem skelettalen Muster eines langen Gesichts. A, B: Vor und C, D: nach der Behandlung mit maxillärer Intrusion und Kinnplastik.

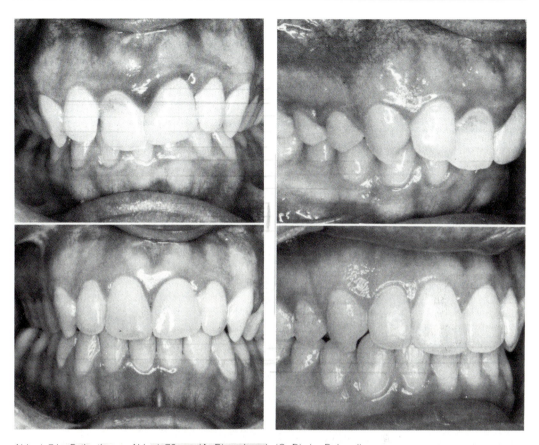

Abb. 1-74 Patientin aus Abb. 1-73 vor (A, B) und nach (C, D) der Behandlung.

es zur generalisierten Durchbruchsbehinderung aller Ersatzzähne, während die Milchzähne normal durchbrechen. Lediglich die ersten bleibenden Molaren kommen – als Zuwachszähne aus der ersten Zahnleiste – zum Durchbruch. Das Problem liegt im Ausbleiben der Knochenresorption über den bleibenden Zähnen, wodurch die Eruption verhindert wird. Wenn die behindernde Knochenschicht entfernt wird, kommt es zum Durchbruch der bleibenden Zähne[129]. Nicht selten finden sich Patienten mit Durchbruchsbehinderungen dieser Art und ohne jegliche anderweitige Kennzeichen des Syndroms. Eine mechanische Durchbruchsbehinderung, sei es durch einen ankylosierten Milchzahn oder durch mangelnde Knochenresorption, ist an dem Ausbleiben der suprakoronalen Resorption und der Verlängerung der Zahnwurzeln zu erkennen.

Vor einiger Zeit konnten die Mechanismen einer Anomalie geklärt werden, die als primäre Durchbruchsbehinderung bezeichnet wird[110]. Es handelt sich dabei um Anomalien des Periodontiums, die den Zahndurchbruch behindern. Bei der näheren Betrachtung dieses Geschehens wird deutlich, daß die für den Durchbruch notwendige Resorption des über dem Zahn liegenden Alveolarknochens nicht durch die Durchbruchsbewegung selbst ausgelöst wird. In diesen Situationen

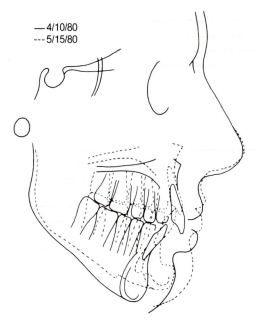

Abb. 1-75 Durch die Kinnplastik bei der Patientin aus Abb. 1-73 bewirkte Veränderungen.

kommt es nämlich, obwohl die Eruptionsmechanismen nicht zum Ausdruck kommen und der Zahn nicht durchbricht, zur Resorption des Knochengewebes, wodurch um den nicht durchgebrochenen Zahn große zystenähnliche Bereiche entstehen (Abb. 1-23 und 1-76). Von der primären Durchbruchsbehinderung sind typischerweise meist die Seitenzähne betroffen. Allem Anschein nach sind alle Zähne distal des ersten betroffenen Zahnes ebenfalls beteiligt. Den ersten Molaren folgt demnach die Beteiligung der zweiten und dritten Molaren, während die Prämolaren normal bleiben. Sind zunächst nur die Prämolaren betroffen, werden alle Molaren ebenfalls beteiligt sein. Das veränderte Periodontium reagiert nicht auf die orthodontische Kieferbewegung, obwohl die retinierten Zähne nicht ankylosiert sind, wie sich nach chirurgischer Freilegung in ihrer normalen Beweglichkeit zeigt. Hingegen kommt es zur Ankylose der betroffenen Zähne, wenn orthodontische Kräfte angewandt werden, so daß diese Behandlung absolut kontraindiziert ist. Glücklicherweise sind solche Fälle selten, trotzdem kommen sie im Lauf einer Praxis durchschnittlich ein- bis zweimal vor.

Radiologische Beurteilung der Atemwege: Mit der zunehmenden Bedeutung, die in jüngster Zeit der Blockierung der Nasenpassage als potentiellem Kausalfaktor der Gebißanomalie, insbesondere bei vertikalen Fehlbildungen des langen Gesichtstyps, zuteil wird, ist die Verwendung von seitlichen oder PA Fernröntgenaufnahmen zur Beurteilung des nasalen Atemweges verbunden[112]. Auf den meisten FRS-Aufnahmen ist der Adenoidenschatten deutlich zu erkennen. Die Messung der Entfernung zwischen der adenoiden Vegetation und der Oberfläche des weichen Gaumens (Abb. 1-77) mag zwar zur Beurteilung des posterioren nasalen Atemweges sinnvoll erscheinen, doch darf man dabei nicht vergessen, daß die komplexe dreidimensionale Struktur der Atemwege in der Aufnahme nur unvollständig wiedergegeben wird. Laboruntersuchungen zeigten, daß die Nasenpassage bei einigen Patienten mit radiologisch als unzureichend beurteilten posterioren nasalen Atemwegen in Wirklichkeit unbehindert war[48]. Der Grund dafür liegt in der Durchgängigkeit der Passage zu beiden Seiten der medialen Wucherung. Wichtiger als eine Beurteilung der sichtbaren Weite des posterioren Nasenatmungsweges ist daher die Bestimmung der Lage der Adenoide in Relation zu den posterioren Choanae (hintere Wand des Oberkiefers). Wenn die Adenoide die posterioren Choanae bedecken, ist eine Verlegung der Nasenatmung wahrscheinlich, muß aber durch Labortests bestätigt werden.

Noch subjektivere Ergebnisse als die Seitenaufnahme liefert die PA Fernröntgenaufnahme bei der Beurteilung der Nasenatmung. Aufgrund einer Untersuchung[75], aus der eine Beziehung zwischen Nasenatmung und Dichte der den nasalen Atemweg überlagernden Struktur hervorgeht, wurde der Schluß gezogen, daß die Diagnose der verlegten Nasenpassage anhand von PA-Aufnahmen möglich ist. Diese Folgerung ist jedoch falsch, da alle Patienten dieser Untersuchung eine normale Nasenatmung hatten, selbst diejenigen, bei welchen die Atemwege in der Aufnahme blockiert erschienen. Der gewundene

Relation der dentalen Faktoren zur fazialen Ästhetik: Fotografische Analyse und Weichteilprofil

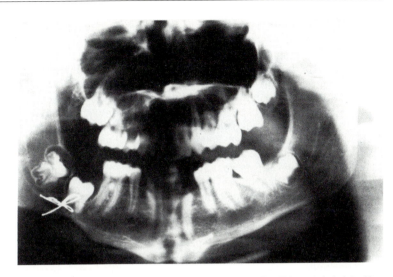

Abb. 1-76 Auswirkungen einer Drahtligatur auf den Durchbruch des zweiten Molaren. Der Zahn wurde bei der Versorgung der Unterkieferfraktur versehentlich mit der Ligaturschlinge erfaßt. Trotz der mechanisch bedingten Verhinderung des Zahndurchbruchs kam es zur Resorption des darüberliegenden Knochengewebes (vgl. Abb. 1-23). Man beachte, daß auch der linke untere Eckzahn, der sich im Bruchspalt einer zweiten Fraktur befindet, ankylosiert und folglich nicht durchgebrochen ist.

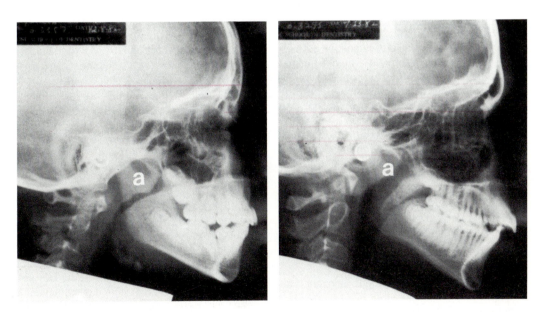

Abb. 1-77 Größere (A) und kleinere (B) adenoide Wucherungen. Die dreidimensionale Struktur des Atemweges zwischen der adenoiden Wucherung und dem weichen Gaumen läßt sich auf der zweidimensionalen Bildebene nicht darstellen.

Verlauf der nasalen Atemwege läßt sich deutlich an Tomogrammen immer tieferer Schichten erkennen[89]. Diese Aufnahmen beweisen eindeutig, daß es unmöglich ist, die Stelle des kleinsten Durchmessers und somit den limitierenden Faktor bei der Nasenatmung anhand einer einzigen Aufnahme festzustellen.

Der Versuch, eine Blockierung des Atemweges in der Tiefe des Nasen-Rachen-Raumes radiologisch diagnostizieren zu wollen, scheint nicht zuletzt deshalb abwegig, weil aus jüngsten Laboruntersuchungen hervorgeht, daß die Nasenlöcher, die Ventilschwelle des nasalen Atemweges, in vielen Fällen den Punkt des größten Widerstandes bilden[131]. Eine Nariserweiterung führt folglich zu einer Herabsetzung des nasalen Widerstandes. Diese Tatsache erklärt vielleicht die ansonsten eher verwirrende Beobachtung, daß bei chirurgischen Eingriffen zur Höherlegung des Oberkiefers, wodurch das Volumen der Nasenhöhle verringert wird, in der Regel eine bessere Durchgängigkeit der Nasenpassage erzielt wird[48]. Der chirurgische Eingriff im Oberkiefer bewirkt eine Erweiterung der alaren Basis und der Nasenlöcher.

Behandlungsplanung

Anwendung der aus der Datensammlung erarbeiteten Problemliste: Wenn die Datensammlung vollständig ist, führt der Weg zur Konstruktion eines apparativen Behandlungssystems über drei Stufen: 1. Erstellung einer Liste einzelner und sorgfältig definierter Probleme. 2. Benennung möglicher Behandlungswege für die Einzelbefunde in der Problemliste. 3. Synthese der möglichen Behandlungswege zu einem einheitlichen, detaillierten Behandlungsplan (Abb. 1-26).

Die Problemliste: Wenn die Datensammlung wie beschrieben zusammengestellt wurde, hat man eine Problemliste, die sich nach folgenden Stichworten unterteilen läßt:

– allgemeine und ganzheitliche Befunde (einschl. psychologische Aspekte);
– orale und funktionelle Befunde (einschl. Habits);
– strukturelle Befunde.

Die strukturellen Befunde lassen sich nach den fünf Kriterien der Dysgnathie weiter unterteilen:

Bogenanalyse
ästhetische und Profilanalyse
transversale Diskrepanzen
sagittale Diskrepanzen
vertikale Diskrepanzen.

Bewertungsskala für die Prioritätsordnung der Probleme: Bei Patienten mit multiplen Fehlbildungen muß den schwereren eine höhere Priorität zugemessen werden. Man wird daher die Problemliste so umordnen, daß die schwerwiegenderen Probleme an der Spitze stehen und die weniger ausgeprägten der Reihe nach folgen, so daß man eine hierarchische Anordnung hat.

Diese Hierarchie basiert auf dem Urteilsvermögen des Behandlers, wobei sowohl das persönliche Anliegen des Patienten als auch das Ausmaß der klinischen Abweichungen berücksichtigt werden. Die Probleme müssen sowohl quantitativ als auch qualitativ beurteilt werden, auch wenn die dabei verwendete Skala eine subjektive ist. Zu beachten ist, daß in dieser Phase noch keine genaue Bestimmung des Behandlungsmodus erfolgen darf.

Eine Bewertungsskala ist zur Formulierung des Schweregrades der Probleme ohne Überlegungen bezüglich der spezifischen Behandlung, die an dieser Stelle noch verfrüht wären, sehr hilfreich. Bei der Bewertungsskala werden Bewertungseinheiten definiert und konsequent angewendet. Beste Erfahrungen haben wir mit einer 6-Punkte-Skala gemacht, wobei die Bewertungseinheiten wie in Tab. 1-15 dargestellt definiert sind. Auf dieser Bewertungsgrundlage für die morphologische Situation lassen sich die persönlichen Anliegen des Patienten gegen einen relativ objektiven Hintergrund abwägen. Da alle Urteile über einen Patienten nur von demselben Arzt getroffen werden, können die einzelnen Bewertungen auch nicht unterschiedlich ausgelegt werden. Die Bewertungsskala dient zur relativen Beurteilung der Probleme eines einzelnen Patienten und nicht zum Vergleich der Probleme verschiedener Patienten.

Die gleiche Bewertungsskala läßt sich aber auch verwenden, um den erwarteten Erfolg der verschiedenen Behandlungswege auszudrücken. In diesem Fall werden die erwarteten posttherapeutischen Werte mit den prätherapeutischen verglichen. Wenn ein Rezidiv zur Ausgangssituation zu erwarten ist, kann auch eine voraussichtliche Be-

Tabelle 1.15 Bewertungsskala für die Quantifizierung des Schweregrades

Kriterium		Schweregrad			
	ideal	leicht	mäßig	schwer	
Zahnbogen	0	1	2	3	4 5
Profilverlauf	0	1	2	3	4 5
Kreuzbiß	0	1	2	3	4 5
Angle-Klasse	0	1	2	3	4 5
Bißtiefe	0	1	2	3	4 5

Code:
- 0 Ideal, keine Abweichungen
- 1 Geringe Abweichung vom Ideal; allein noch keine Indikation zur Behandlung
- 2 Geringfügig bis mäßig
- 3 Mäßige Abweichung vom Ideal; stellt allein schon Indikation zur Behandlung dar
- 4 Mäßig bis schwergradig
- 5 Schwergradige Abweichung, stellt für den Patienten Behinderung dar

Aus *Proffit*, W. R. und *Ackerman*, J. L.: Am. J. Orthod. 64: 258

wertung für eine bestimmte Zeit nach abgeschlossener Behandlung errechnet werden. Verglichen mit den ursprünglichen Werten ermöglichen diese Zahlen eine Vorstellung vom zu erwartenden Langzeitergebnis.

Ein praktisches Beispiel ist der Fall des in Abb. 1-78 dargestellten Patienten. Der Zahnbogenbefund muß zunächst getrennt von den anderen Befunden betrachtet werden. Der Zahnbogenstatus wird auf der folgenden Grundlage beurteilt: Ideal (Bewertung 0) bei nahezu perfekter Bogenform, die keinerlei Beeinträchtigung darstellt; nicht ideal (Bewertung 1) bei minimaler Abweichung; ausgeprägt (Bewertung 3) wenn der Einzelbefund eine Korrektur erfordert; behindernd (Bewertung 5) wenn die Abweichung behindernd oder entstellend wirkt. Zwischenbewertungen sind 2 und 4. Der Zahnbogenstatus des Patienten wäre folgendermaßen zu beschreiben:

Hochgradiger Engstand und Asymmetrie im Oberkiefer, Eckzähne nach labial verlagert, zweite Prämolaren nach palatinal verlagert, 15 mm Zahnbogendiskrepanz;
hochgradiger Frontzahnengstand im Unterkiefer, linker Eckzahn labial verlagert, 12 mm Zahnbogendiskrepanz.
Maxilläre Zahngrößendiskrepanz + 3 mm.

Der Zahnbogenbefund wurde als behindernd betrachtet und daher mit 5 bewertet. Mit Extraktionen und Multibandapparatur könnte sich die Bewertung auf 0 reduzieren. Nach der Retentionsphase wäre ein Wert von 1 zu erwarten.

Ein komplexeres Beispiel bietet die Problematik des in Abb. 1-79 dargestellten Falles. Die hochgradige Fehlbildung des Unterkiefers dieses Patienten, die ursprünglich mit 5 bewertet wurde, ließe sich durch chirurgisches Vorbringen des Unterkiefers aufgrund der protrudierten unteren Schneidezähne und des kurzen Ramus lediglich auf einen Wert von 3 verbessern. Mit Hilfe einer kieferorthopädischen Retrusion der unteren Schneidezähne vor der chirurgischen Behand-

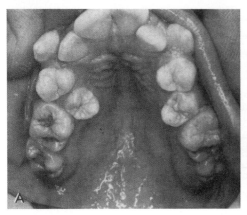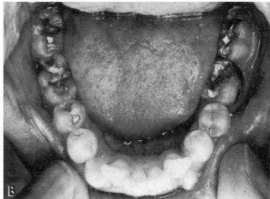

Abb. 1-78 Extreme Bogenlängendiskrepanz.

lung oder einer anschließenden aufbauenden Kinnplastik ließe sich ein posttherapeutischer Wert von 2 erzielen. Auch der alternative Behandlungsweg, bestehend aus Retrusion der oberen Schneidezähne und Kinnplastik würde zu einem posttherapeutischen Wert von 2 führen. Um als Endresultat einen Wert von 1 zu erhalten, wäre noch eine Rhinoplastik in Betracht zu ziehen. In Abb. 1-80 ist dieser Prozeß schematisch dargestellt.

Mögliche Behandlungsformen für die Einzelbefunde: Die zweite der drei Stufen vor der Konstruktion des Behandlungssystems ist die Entscheidung über mögliche Behandlungswege für die Einzelbefunde in der Problemliste, wobei mit den schwergradigsten Befunden begonnen wird. Diese möglichen Behandlungsformen werden zunächst grob abgesteckt, d. h. das jeweilige spezielle Behandlungsmittel wird noch nicht benannt (Tab. 1-16).

Dieses Konzept, für einzelne Probleme oder Befunde einzelne Behandlungsmöglichkeiten aufzustellen, bevor daraus ein Gesamtbehandlungsplan erarbeitet wird, bietet zwei entscheidende Vorteile. Zum einen ist die Gefahr verringert, daß eine Behandlungsmöglichkeit zu früh abgelehnt oder gar nicht erst in Erwägung gezogen wird. Noch wichtiger ist der zweite Vorteil, nämlich die Möglichkeit, die verschiedenen Probleme des Patienten stets perspektivisch in der Reihenfolge ihrer therapeutischen Priorität zu sehen. Die prioritätsgebundene Ordnung der Problemliste hat ihren Grund darin, daß bei der Behandlungsplanung unweigerlich Kompromisse eingegangen werden müssen, die aber nur dann möglich sind, wenn die dringlicheren Probleme auf Kosten der weniger entscheidenden Faktoren begünstigt werden. Mit unserem Hang zum Perfektionismus pflegen wir Kieferorthopäden gelegentlich die „Hauptsorge" der Patienten durch eine zwanghafte Hinwendung zu einem anderen Aspekt des Problems zu übersehen. Wir dürfen aber über unsere eigenen Ziele nicht die Bedürfnisse der Patienten vergessen.

Ein vorläufiger Behandlungsplan ist lediglich ein rationaler Weg zur Korrektur eines Problems, wie es sich darstellt. Er ist Ausdruck der allgemeinen Behandlungsstrategie – zum Beispiel Extraktionstherapie, orthopädische Maßnahmen, Kieferchirurgie, funktionelle Kieferorthopädie, Kontrolle des Zahndurchbruchs. Die Behandlungsstrategie wird dann auf die biomechanische Ebene übertragen und eine spezifische Mechanotherapie entwickelt.

Als Beispiel wieder der Fall des Patienten aus Abb. 1-78: Der Schweregrad des Engstandes verleiht dem Zahnbogenbefund höchste Priorität. Als Behandlungsmöglichkeiten bieten sich für die Einzelbefunde an: Extraktion einer dentalen Ein-

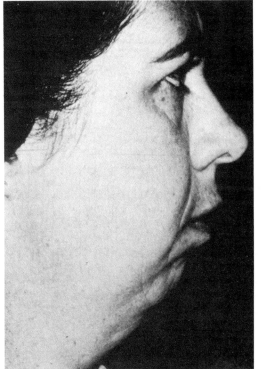
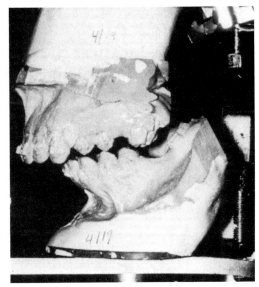
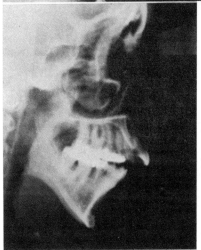

Abb. 1-79 A: 30jähriger Patient mit schwergradiger mandibulärer Unterentwicklung. B: Modelle im Artikulator. C: Die mandibuläre Unterentwicklung ist mit 5 zu bewerten. Bedingt durch weitere Abweichungen anderer Art ist mit dem chirurgischen Vorbringen des Unterkiefers nur ein Wert von 3 zu erwarten. Die Problemliste und die Bewertungen der Einzelbefunde dieses Patienten sind in Abb. 1-80 dargestellt. (Aus *Bell,* W. H., *Proffit,* W. R., und *White,* R. P.: Surgical correction of dentofacial deformities, S. 158, Philadelphia, 1980, W. B. Saunders Co.)

Tabelle 1.16 Behandlungsmöglichkeiten für einige häufige Fehlbildungen*

Fehlbildung	Behandlungsmöglichkeiten
Aufgeworfene Lippen durch Schneidezahnprotrusion	Prämolarenextraktion, Retraktion der Schneidezähne Prämolarenextraktion, chirurgische Retraktion des dentoalveolären Frontsegments Camouflage: Kinnplastik Schneidezahnextraktion mit Prothetik

Skelettale mandibuläre Unterentwicklung (sagittal)	Beeinflussung des UK-Wachstums
	    Headgear
	    Funktionskieferorthopädie
	Chirurgisches Vorbringen des UK
	Camouflage: Retraktion bzw. chirurgische Retraktion der OK-Front
	Camouflage: Kinnplastik

Vordere Gesichtshöhe zu groß	KFO während der Wachstumsphase: Hemmung der Vertikalentwicklung der Molaren Chirurgische Schließrotation des UK Chirurgische Intrusion der OK-Seitenzähne Totale maxilläre Intrusion Reduktions-Kinnplastik

* Die richtige Wahl hängt vom Gesamtbefund ab. Es gibt keine allgemeingültige Lösung, für jeden Patienten muß der individuell optimale Behandlungsweg gefunden werden.

heit in einem Quadranten zur Behebung des Engstandes sowie Kontaktbeschleifen aller Zähne im Oberkiefer bzw. asymmetrische Extraktionen zur Behandlung der Zahngrößendiskrepanz. Zur Durchführung dieses Behandlungsplanes wäre ein komplexes Kraftsystem und eine vollständige festsitzende Apparatur erforderlich. Bevor jedoch ein allgemeiner Behandlungsplan aufgestellt und der genaue Verlauf der einzelnen Maßnahmen beschrieben werden kann, müssen die anderen Befunde und ihre Behandlungsmöglichkeiten betrachtet werden. Das ist gemeint, wenn von den Wechselwirkungen die Rede ist.

Ein frontaler Tiefbiß, der auf ungenügende Vertikalentwicklung der Seitenzähne bei adäquater Vertikalentwicklung der Schneidezähne zurückzuführen ist, erfordert als rationalen Behandlungsplan im Falle eines Kindes in der Wachstumsphase ausgleichende Maßnahmen[138], d. h. eine mechanische Behandlung, die auf eine Hemmung des Schneidezahnwachstums und Beschleunigung des Seitenzahndurchbruchs abzielt (Abb. 1-81). Diese Behandlung könnte natürlich ihre Basis in den anderen Faktoren haben, die der Korrektur bedürfen. Von Vorteil wäre daher die Verwendung eines funktionskieferorthopädischen Gerätes, da es sich sehr gut zur Kontrolle der Vertikalbewegungen durchbrechender Zähne eignet. Die optimale Mechanotherapie sollte sich logisch aus den Behandlungsmöglichkeiten für die Einzelbefunde bzw. die einzelnen Probleme der Problemliste ergeben.

Wenn eine der sagittalen Abweichungen bei einem Patienten in der Wachstumsphase als Pro-

Relation der dentalen Faktoren zur fazialen Ästhetik: Fotografische Analyse und Weichteilprofil

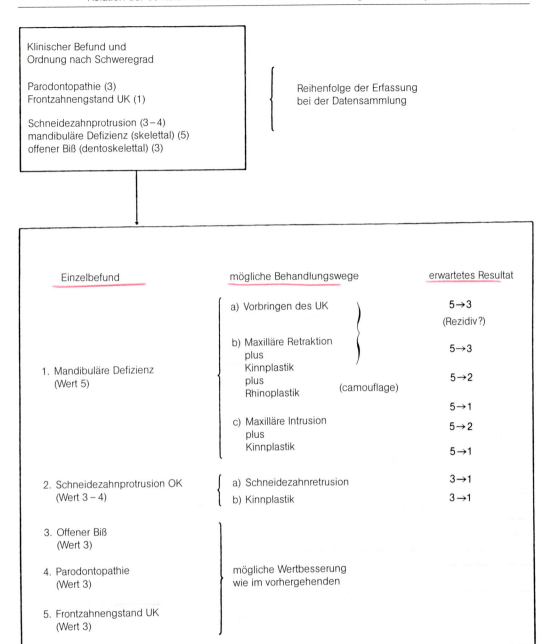

Abb. 1-80 Behandlungsmöglichkeiten für die Einzelbefunde der Problemliste. Das zu erwartende Behandlungsergebnis wird anhand der Bewertungsskala beurteilt (s. Abb. 1-79). (Aus Bell, W. H., Proffit, W. R., und White, R. P.: Surgical correction of dentofacial deformities, S. 159, Philadelphia, 1980, W. B. Saunders Co.)

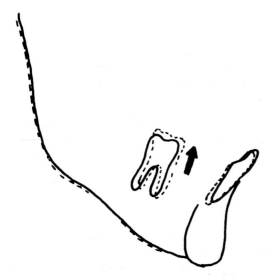

Abb. 1-81 Beeinflussung des Zahndurchbruchs im Unterkiefer. Im Seitenzahnbereich wurde der Durchbruch beschleunigt, im Frontzahnbereich gehemmt. In diesem Fall wurden die Frontzähne zusätzlich geringfügig intrudiert. Diese Behandlungsstrategie ist nur bei Patienten mit einem Wachstumstrend zur Ventralrotation des Unterkiefers zu empfehlen.

gnathie diagnostiziert wird, besteht die Behandlungsmöglichkeit dafür in einer „Einschränkung" des Oberkieferwachstums. Auf die biomechanische Ebene übertragen heißt das, daß eine Kraft gebraucht wird, die über die oberen Molaren am besten in kraniodorsaler Richtung am Oberkiefer angreift. Mechanotherapeutisch läßt sich diese Forderung durch einen Headgear mit „hohem Zug" erfüllen, wenn diese Methode mit den anderen einzelnen Behandlungszielen vereinbar ist. Die endgültige Entscheidung über die Art des Headgears in diesem Beispiel würde erst nach der Beurteilung aller Behandlungsmöglichkeiten getroffen werden.
In der folgenden Gliederung erscheinen die therapeutischen Erfordernisse in der Form, in der sie zunächst beim vorläufigen Behandlungsplan verwendet werden sollten. Überlegungen über Einzelheiten der apparativen Behandlung sind in diesem Stadium noch nicht angebracht.

1. Potentielle Erfordernisse zur Bogenform und Symmetrie
   a) Zahnrotation
   b) Korrektur der Zahnanordnung
   c) Lückenschluß
   d) Korrektur der Bogenform
   e) Kombinationen von a bis d
      Mögliche allgemeine Behandlungswege: Extraktion und Nichtextraktion (Expansion und/oder Kontaktbeschleifen)
2. Potentielle Erfordernisse zum Profilbild und zur sagittalen Diskrepanz
   a) dentale Retraktion
      (1) Kippbewegungen
      (2) körperliche Bewegungen
      (3) Torque-Bewegungen
   b) skelettale Wachstumsänderung
   c) dentale Protraktion
   d) skelettale Verlängerung
   e) Kombinationen von a bis d
      Mögliche allgemeine Behandlungswege: Extraktion, Expansion, orthopädische Kräfte, Chirurgie oder Kombinationen
3. Potentielle Erfordernisse zur transversalen Diskrepanz
   a) dentale Expansion
      (1) körperliche Bewegungen
      (2) kippende Bewegungen
   b) Gaumennahterweiterung
   c) Kontraktion des Zahnbogens
      (1) körperliche Bewegungen
      (2) kippende Bewegungen
   d) chirurgische Expansion oder Korrektur
   d) Kombinationen von a bis d
      Mögliche allgemeine Behandlungswege: Extraktionen, dentale Expansion, orthopädische Kräfte, Chirurgie oder Kombinationen
4. Potentielle Erfordernisse zur vertikalen Diskrepanz
   a) Extrusion der Zähne
   b) Intrusion der Zähne
   c) vertikale skelettale Veränderungen
   d) Kombinationen von a bis c
      Mögliche allgemeine Behandlungswege: Beschleunigung oder Hemmung der Vertikalentwicklung, orthopädische Kräfte, Chirurgie oder Kombinationen (siehe auch Tab. 1-15)

Einige weitere Aspekte der aufgezählten allge-

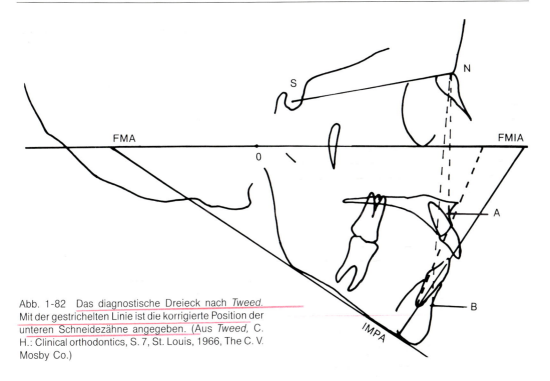

Abb. 1-82 Das diagnostische Dreieck nach *Tweed*. Mit der gestrichelten Linie ist die korrigierte Position der unteren Schneidezähne angegeben. (Aus *Tweed*, C. H.: Clinical orthodontics, S. 7, St. Louis, 1966, The C. V. Mosby Co.)

meinen Behandlungsmöglichkeiten verdienen nähere Betrachtung. Für eine transversale Diskrepanz, die sich durch bilateralen maxillären palatinalen Kreuzbiß ohne zugrundeliegende skelettale Anomalie kennzeichnet, kann der Behandlungsplan eine Expansion des oberen Zahnbogens vorsehen. Die Expansion der Zahnbögen ist jedoch von drei Faktoren begrenzt. Erstens tolerieren die Gewebe über den labialen oder bukkalen Zahnflächen nur eine begrenzte Bewegung nach labial oder bukkal. Beim Knochengewebe besteht eine Tendenz zur vertikalen Resorption oder, wenn die Zahnwurzel weiter bewegt wird als die Krone, zur Fenestration oder zu Dehiszenzen der labialen Kortikalisplatte (Abb. 1-44). An den Stellen, wo es zu Dehiszenzen kommt, können später Gingivaretraktionen entstehen. Zweitens ist die Stabilität der Zähne gefährdet, wenn sie über ihre knöcherne Basis hinaus labial oder bukkal bewegt werden. Die Forderung, daß die Molaren- und vor allem die Eckzahnabstände weitgehend unverändert bleiben müssen, wurde konsequent aufgrund der starken Rezidivneigung nach Kieferexpansionen entwickelt und von *Riedel*[114] bestätigt. Sozusagen als Exzerpt der allgemeinen klinischen Erfahrung kann man sagen, daß eine Expansion des Eckzahnabstandes im Unterkiefer kontraindiziert ist. Je nach der ursprünglichen Schneidezahnposition kann ein geringfügiges Vorbewegen der Schneidezähne toleriert werden, im Prämolarenbereich ist in der Regel eine etwas größere laterale Expansion akzeptabel. Drittens hat die labiale Expansion häufig einen ästhetisch beeinträchtigenden Effekt.

Die Bedeutung der unteren Schneidezahnposition in Relation zum Basalknochen und zum Gesicht wurde von *Tweed*[141] erkannt und veranlaßte ihn dazu, die Extraktionstherapie in die Kieferorthopädie wieder einzuführen. Noch bevor die Kephalometrie ihren Einzug hielt, erkannte *Tweed*

Kieferorthopädische Diagnose und Behandlungsplanung

eine bedeutende Korrelation zwischen der Inklination der unteren Schneidezähne und dem Mandibularebenenwinkel: Je steiler die Mandibularebene ist, um so weiter sind die unteren Schneidezähne protrudiert (Abb. 1-82). Die sagittale Position der unteren Schneidezähne ist daher sowohl für die faziale Ästhetik als auch für die Stabilität der Zähne von Bedeutung. Besteht im Unterkiefer nicht nur Engstand, sondern auch eine ausgeprägte dentale Protrusion, müssen in der Behandlungsplanung beide Faktoren berücksichtigt werden.

In der Phase des vorläufigen Behandlungsplans hat die Bestimmung der posttherapeutischen sagittalen Schneidezahnposition eine Schlüsselfunktion. Das Ausmaß der erforderlichen Schneidezahnretraktion läßt sich in drei Grade einteilen: minimal, mäßig und maximal[4]. Bei Diskrepanzen in der Sagittalen, die Extraktionen erfordern, ist dadurch der Platzbedarf für die Retraktion der Frontzähne definiert. Für eine minimale Retraktion wird nur ein Teil des durch die Extraktionen in beiden Zahnbögen geschaffenen Raumes benötigt. Bei mäßigen Retraktionen ist nur ein kleiner Teil des mandibulären, aber der größte Teil des maxillären Raumes erforderlich, während für maximale Retraktion der gesamte durch die Extraktionen geschaffene Raum gebraucht wird. In einigen Fällen muß die erforderliche Retraktion für jeden Zahnbogen getrennt definiert werden. Vom Raumbedarf für die Retraktion hängt zum großen Teil die Entscheidung ab, welche Zähne extrahiert werden sollen.

Extraktion: Ja oder nein – eine grundlegende Frage bei der Therapieplanung: Um die Forderungen nach „akzeptabler Ästhetik und guter Stabilität" erfüllen zu können, muß man häufig Zahnextraktionen in Betracht ziehen. 1921 beobachtete Case[23]:

„Unabängig davon, wie unregelmäßig die Zahnreihen sind, wie eng oder falsch die Zähne stehen, sie lassen sich immer in den Bogen und in eine normale Okklusion einordnen; daher sollte – was die Relationen der Zähne zueinander betrifft – eine dentale Fehlstellung nicht als Basis für eine Extraktion gelten. Als Entschuldigung für die Extraktion erhaltungsfähiger Zähne kann man lediglich die Situation hinnehmen, in welcher eine Stellungskorrektur unratsam oder unmöglich ist, weil dadurch eine faziale Protrusion entstehen würde."

Das einzige, was man heute noch der Aussage von Case zufügen könnte, ist, daß in einigen Fällen die Einordnung falsch stehender Zähne ohne Extraktion die Stabilität des Gebisses erheblich beeinträchtigen kann.

Wenn wir Ästhetik und Stabilität als die gültigen Kriterien für eine Extraktionstherapie in der Kieferorthopädie akzeptieren, stellt sich die Frage, wie gut wir bei einem Kind vorhersagen können, wie das Gesicht später oder im Erwachsenenalter aussehen wird und wie sich die neue funktionelle Umgebung nach der Behandlung darstellen wird.

Zum Teil wurde diese Frage 1945 von Tweed[141] beantwortet, obwohl seine Interpretation unvollständig war. Er fand bei einer Patientengruppe, die er ohne Extraktionen behandelte, eine erhebliche Tendenz zum Rezidiv. Da im Rahmen der Behandlung expandiert wurde, folgerte er richtig, daß in diesen Fällen ein größerer Trend zu einer Kontraktion als zu einer Expansion der Zahnbögen bestand. Unter diesen Umständen entschloß er sich bei den gleichen Patienten zu Extraktionen mit anschließendem Lückenschluß in Situationen, wo er bereits therapeutisch festgestellt hatte, daß eher eine Extraktion als eine Expansion indiziert war. Bei den gleichen Patienten hatte Tweed auch festgestellt, daß die frontale Expansion der Zahnbögen die faziale Ästhetik beeinträchtigte. Nach der Neubehandlung mit Extraktionen hatte sich Tweed zufolge das Profilbild dieser Patienten erheblich verbessert. Die Entscheidung für eine Extraktionstherapie läßt sich nicht immer im voraus treffen. In vielen Fällen hat eine Extraktion eine nachteilige Wirkung auf die Ästhetik des Profils, doch kann man nicht immer vorhersagen, wie das Profil ohne Extraktion aussehen würde. Nach einer Reihenextraktion im Wechselgebiß kann sich herausstellen, daß genügend Raum für alle bleibenden Zähne zur Verfügung gestanden hätte.

Margolis[84] verbreitete die Ansicht, daß die wirksamste Extraktionsbehandlung eines Engstandes in der Entfernung der dem Engstand am nächsten liegenden Prämolaren besteht. Da bei den meisten Patienten mit Engstand frontale Bogenlängendiskrepanzen bestehen, würde das in den meisten Fällen eine Extraktion der ersten Prämolaren bedeuten. Diese Regel hat aber leider in vielen Fällen zur Überretraktion von Frontzähnen geführt. Carey[22] und Williams[149] konnten nachweisen, daß mit der Extraktion von zweiten Prämolaren oder ersten Molaren ein Engstand nicht nur wirkungsvoll behoben werden kann, sondern gleichzeitig die Retraktion der Frontzähne reduziert wird. Bei minimalem Engstand und guter fazialer Ästhetik wurde verschiedentlich zur Einordnung der übrigen Zähne die Extraktion der oberen zweiten Molaren kurz nach ihrem Durchbruch empfohlen. Theoretisch kann man auf diese Weise zusätzlichen Raum schaffen und davon ausgehen, daß schließlich die oberen dritten Molaren in die Lücke der zweiten wachsen werden. Obwohl diese Methode in der Theorie bei bestimmten Fällen eine hervorragende Alternative darstellt, ist noch nicht ausreichend belegt, daß die Extraktion von zweiten Molaren eine größere Stabilität bietet als eine Behandlung, die zunächst ohne Extraktion auskommt und erst später eine Extraktion der dritten Molaren vorsieht.

Die Ansichten bezüglich der Extraktionstherapie tendieren in der Kieferorthopädie zu Extremen. Zu einer Zeit wurde die Extraktion bedingungslos abgelehnt und später wurden fast alle Unregelmäßigkeiten als Extraktionsfälle angesehen. Lange Jahre war man der Auffassung, daß es nur einige wenige Grenzfälle gebe, in welchen die Entscheidung über eine Extraktion schwierig sei. Eher beunruhigend ist wohl der Gedanke daran, daß diese sog. „Grenzfälle" wahrscheinlich mehr Fälle betreffen, als wir jemals annehmen würden. Das endgültige Aussehen des Gesichts hängt vom Wachstum verschiedener Strukturen (Weichgewebe, Nase, Kinn) ab, das wir zu diesem Zeitpunkt weder steuern noch vorhersagen können. Ebenso wird die Stabilität der Gebißsituation von Faktoren bestimmt, über die wir nur wenig wissen und ebenso wenig Kontrolle haben. Bei unbekannter Ursache einer Dysgnathie besteht – wenn nicht die ätiologischen Faktoren zufällig beseitigt werden – Grund zur Annahme eines „physiologischen Rezidivs". Bevor eine endgültige Entscheidung über Zahnextraktionen getroffen wird, sollte die Reaktion des Patienten auf die initialen Behandlungsphasen beobachtet werden.

Dentale Vorhersagen anhand von Studienmodellen: Wenn die Zähne in den Modellen zur Überprüfung der möglichen Ergebnisse einer geplanten Zahnbewegung in Wachs aufgestellt werden, empfiehlt es sich, die letzten Molaren in ihrer ursprünglichen Lage zu belassen, auch wenn sie im Zuge der Behandlung ebenfalls bewegt werden (Abb. 1-83). Wenn die Molaren belassen werden, bleibt erstens die vertikale Dimension erhalten und zweitens hat man einen Referenzpunkt für die ursprüngliche Position der Zähne und Kiefer. Beim Heraussägen der anderen Zähne sollten die Schnitte nur unterhalb der Kontaktpunkte liegen und diese nicht durchtrennen. Auf diese Weise lassen sich die einzelnen Zähne unter Beibehaltung ihrer ursprünglichen Breite auseinanderbrechen.

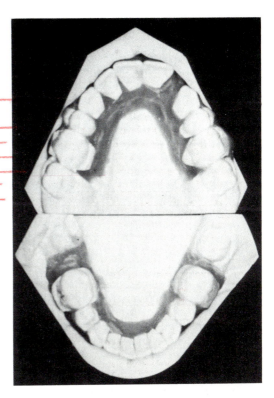

Abb. 1-83 Diagnostische Zahnaufstellung (Set-up) zur Beurteilung der Behandlungsmöglichkeiten bei einem Patienten mit Engstand, einem fehlenden seitlichen Schneidezahn und protrudierter Front. Zustand nach Extraktion aller Prämolaren. Die letzten Molaren werden nicht aus dem Modell herausgesägt. Dadurch behält man die Übersicht über das Platzangebot und die Verankerungsmöglichkeiten. (Aus Bell, W. H., Proffit, W. R., und White, R. P.: Surgical correction of dentofacial deformities, S. 166, Philadelphia, 1980, W. B. Saunders Co.)

Bei der Zahnaufstellung sind folgende Punkte besonders zu beachten:

1. Der Platzbedarf für die Begradigung der Zahnbögen. Die Korrektur der *Spee*schen Kurve erfordert stets zusätzlichen Raum (Abb. 1-56). Ohne Extraktionen werden die Schneidezähne durch die Begradigung des Bogens nach vorne verschoben, mit Extraktionen kommt es bei der Begradigung teilweise zum Lückenschluß. Als Faustregel für die Planung kann man davon ausgehen, daß für jeden Millimeter der vertikalen Begradigung ein zusätzlicher Millimeter Bogenlänge erforderlich wird.

2. Lückenschluß bei Extraktionen: Retraktion der Frontzähne oder Mesialisierung der Seitenzähne? Die Entscheidung hängt sowohl von der Art der mechanischen Behandlung als auch der extrahierten Zähne ab. Bei Extraktionen im distalen Bereich ist eine Retraktion der Schneidezähne weniger sinnvoll als bei der Extraktion weiter mesial gelegener Zähne. Durch die Entfernung der zweiten Molaren gewinnt man nur etwa 2 mm mehr Raum zur Korrektur eines Engstandes und hat keine Möglichkeit für eine Retraktion der Front. Je weiter mesial die Extraktionsstelle liegt, um so größer sind die Möglichkeiten einer Schneidezahnretraktion und um so geringer ist der Anteil der Seitenzahnbewegung am Lückenschluß. Wenn sowohl distal als auch mesial einer Extraktionslücke noch Verankerungsmöglichkeiten bestehen, läßt sich die apparative Behandlung so variieren, daß die Schneidezahnretraktion nach Bedarf innerhalb der Grenzen, die durch die Wahl des extrahierten Zahnes gesteckt werden, minimalisiert oder maximalisiert werden kann. Bei Extraktion der ersten Prämolaren ist das Verhältnis der Frontzahnretrusion zur Seitenzahnmesialisierung in ihrem Anteil am Lückenschluß 3:1. Wichtig ist, daß die Modellaufstellung die Bewegungsmöglichkeiten wirklichkeitsgetreu darstellt. Eine allzu optimistische Vorhersage der Möglichkeiten trägt nicht zu einem rational fundierten Behandlungsplan bei.

Wenn die kieferorthopädische Zahnbewegung als Vorbereitung für die chirurgische Repositionierung der Kiefer durchgeführt wird, stellt die Zahnaufstellung in den Studienmodellen eine dentale Vorhersage für die erste Behandlungsphase dar (eine entsprechende kephalometrische Vorhersage darf nicht fehlen). Zur Vorhersage der neuen okklusalen Relation nach der chirurgischen Behandlung werden die Modelle im Artikulator neu eingestellt. Nach Abschluß der ersten Behandlungsphase werden neue Registrate genommen und die neuen Werte für die abschließende Planung der zweiten (chirurgischen) Behandlungsphase verwendet.

VTO – visualized treatment objectives (sichtbar gemachte Behandlungsziele): Die Behandlungsziele lassen sich zweidimensional (sagittal und vertikal) darstellen, indem die erwarteten dentalen und skelettalen Veränderungen in der Fernröntgendurchzeichnung eingetragen werden. Auf diese Weise erhält man sozusagen einen Bauplan oder einen Entwurf, der mit der entsprechenden apparativen Behandlung realisiert wird. Am besten eignet sich die VTO-Analyse für die Therapieplanung nach abgeschlossener Wachstumsphase oder für die Planung einer chirurgischen Behandlung[109].

Im Falle des noch wachsenden Patienten sind wir aufgrund unserer begrenzten Fähigkeiten zur Wachstumsvorhersage vor Schwierigkeiten gestellt. Trotzdem ist es deswegen nicht weniger wichtig, diese Denkweise in die Behandlungsplanung zu integrieren. Die Konzepte von *Björk* und *Skieller*[15] über dorsal und ventral rotierende Wachstumsmuster haben uns im Verständnis des fazialen Wachstums einen erheblichen Schritt weitergebracht. Die Konzepte *Broadbents*[19] und *Brodies*[20] über die „Konstanz der Wachstumsmuster" sind keine akzeptable Basis mehr, da inzwischen eindeutig feststeht, daß das Fortschreiten des fazialen Wachstums weder hinsichtlich seiner Richtung noch seiner Geschwindigkeit gleichförmig ist. Selbst die Durchbruchsmodalitäten der Zähne sind relativ variabel und schwer vorauszubestimmen.

Die Methoden zur Wachstumsvorhersage werden ständig besser. Da aber die gegenwärtigen Verfahren auf relativ wenig Fallbeispielen basieren und mit durchschnittlichen Zuwachsverhältnissen arbeiten, läßt die Genauigkeit in den Fällen mit starken Abweichungen sehr zu wünschen übrig. Die Verwendung von Schablonen ist ebenso wirkungsvoll wie die gegenwärtigen Computermethoden, da bei beiden Verfahren durchschnittliche Wachstumswerte zu den vorhandenen Relationen addiert werden. Vielleicht könnte eine andere Methode, die auf den innovativen mathematischen Verfahren von *Bookstein* (*Moyers* et al.[97]) oder *Todd* und *Mark* (*Todd* et al.[140]) beruht, den nötigen Durchbruch auf dem Gebiet der Wachstumsvorhersagen bringen.

Wachstumsvorhersage: Auch wenn keine detaillierte VTO-Analyse verwendet wird, gehört zur kieferorthopädischen Diagnose und Behandlungsplanung beim wachsenden Kind eine Wachstumsvorhersage. Dies trifft in erster Linie auf die Behandlung skelettaler Anomalien zu, wobei Wachstumsveränderungen erforderlich sind, um optimale Behandlungsergebnisse zu erzielen. Die meisten Wachstumsvorhersagemethoden konzentrieren sich auf Veränderungen der Hartgewebe. Wachstumsreaktionen sind innerhalb allgemeiner Grenzen vorhersagbar, doch würde eine Vorhersage über das Ausmaß und die Richtung des skelettalen Wachstums über die Grenzen unseres gegenwärtigen Wissens hinausgehen. Die Abweichungen von den Durchschnittswerten, mit welchen die heutigen Methoden arbeiten, können zu erheblichen Vorhersagefehlern führen.

Die skelettale Kieferrelation allein stellt zwar noch kein Problem dar, doch gibt es eine Reihe von Strukturen, wo wachstumsbedingte Veränderungen die faziale Ästhetik beeinflussen. Beispiele sind das Wachstum der Nase, der Kinngegend und die mesiodistale Durchbruchsrichtung der Schneidezähne. Vorhersagen zum Weichteilprofil, insbesondere im Bereich der Nase, sind schwierig und mit großer Wahrscheinlichkeit ungenau[24].

In bestimmten Fällen, wie z. B. bei einer frühen Klasse-III-Dysgnathie, in welchen Wachstumsvorhersagen anerkanntermaßen schwierig oder gar unmöglich sind, überrascht es nicht weiter, wenn eine persistierende Klasse-III-Tendenz Jahre nach „Abschluß" der Behandlung wiederkehrt. Im Gegensatz zu anderen, dem Anschein nach einfacher gelagerten Fällen, wo ein Rezidiv durchaus überraschend und enttäuschend ist, wird in jenen Fällen damit gerechnet.

Neben der Berücksichtigung der potentiellen Wachstumsmuster der Patienten müssen auch dentales Alter, skelettales Alter und emotionales Alter bezüglich der Behandlungsbereitschaft in Betracht gezogen werden. Dieses Konzept der biologischen Altersvariationen bildet wahrscheinlich das grundlegendste biologische Prinzip der kieferorthopädischen Diagnose und Behandlungsplanung. Ein an sich richtiger Behandlungsplan, der zum falschen Zeitpunkt eingesetzt wird, führt zu schlechten Ergebnissen. Daher ist die Entscheidung über den Behandlungsbeginn wohl eine der kritischsten, die der Kieferorthopäde zu treffen hat.

Skelettale Disharmonien während der Wachstumsphase: Es bestehen zwei Möglichkeiten zur kieferorthopädischen Behandlung einer skelettalen Anomalie beim jungen (wachsenden) Patienten. Zum einen kann die Gebißanomalie durch eine Veränderung der Kieferrelation korrigiert werden, zum anderen kann die skelettale Diskrepanz verschleiert werden, indem die Zähne ungeachtet der Kieferrelation in die okklusale Regelstellung geführt werden. Wenn irgend möglich sollte man versuchen, das Problem kausal zu behandeln, d. h. bei einer skelettalen Anomalie sollte zunächst eine Korrektur durch Veränderungen des Wachstumsmusters versucht werden. Eine Möglichkeit festzustellen, ob sich die Wachstumsrichtung in einem bestimmten Fall ändern läßt oder ob günstige oder ungünstige Wachstumstrends vorliegen, besteht oft einzig in der Beobachtung der Reaktion auf die Behandlung. Zu diesem Zweck eignet sich eine Anfangsphase mit Headgear- oder Aktivatorbehandlung. Wenn sich während dieser Zeit keine Verbesserung der Kieferrelation abzeichnet, wird man hinsichtlich der Zahn-Schädel-Beziehungen einen Kompromiß eingehen müssen.

Erstellen des Gesamtbehandlungsplans: Wenn die Liste der Behandlungsmöglichkeiten für die Einzelbefunde vollständig ist, werden diese zu einem Gesamtbehandlungsplan vereinigt. Um das Verhältnis zwischen Nutzen und Risiken zu wahren, sollte das nach Abschluß der Behandlung und Retentionsphase zu erwartende Ergebnis beurteilt werden. Dabei läßt sich die eingangs beschriebene Bewertungsskala verwenden. Wurde z. B. eine Bogendiskrepanz mit 2 bewertet und ist nach einer Extraktionstherapie ein Wert von 0, nach der Retentionsphase ein Wert von 1 zu erwarten, muß der Aufwand im Verhältnis zum effektiven Nutzen gesehen werden. Auch muß be-

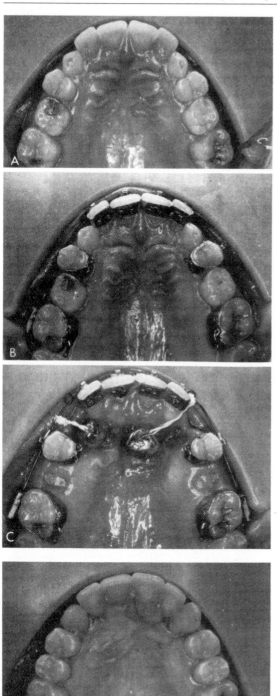
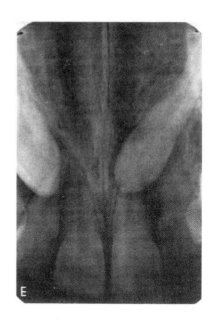
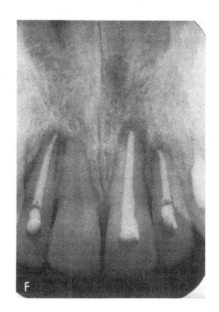

achtet werden, ob und wie sich der Zustand ohne Behandlung ändern würde. Alle diese Überlegungen gehören zur Erstellung des Gesamtbehandlungsplans. Aus diesem Überlegungsprozeß ergibt sich eine Entscheidung zwischen chirurgischer oder nichtchirurgischer Behandlung, Extraktion oder Nichtextraktion oder auch Behandlung und Nichtbehandlung.

Dieser Prozeß ist eine Form der Verwirklichung Moorrees' und Grøns[92] „therapeutischer Modifizierbarkeit". Je größer der therapeutische Aufwand und je kleiner die Besserung in der Bewertungsskala, um so geringer ist auch die therapeutische Modifizierbarkeit und umgekehrt. Im Grunde stellt dies nur eine andere Form der Frage nach dem „erzielbaren Optimum" für den Patienten dar. Wenn das erzielbare Optimum vor der Behandlung festgelegt werden kann, bilden vernünftig fundierte Zielvorstellungen den Endpunkt der Therapie. Einen integralen Bestandteil des Konzepts der Modifizierbarkeit bildet die Erfassung der Kontraindikationen. Zu hochgesteckte Behandlungsziele können zwar zu einer Normalisierung der Okklusion führen, jedoch nur auf Kosten erheblicher Wurzelresorption, Devitalisierung oder Fenestrierung der labialen Kortikalis (Abb. 1-84).

Im Zusammenhang der therapeutischen Modifizierbarkeit sind zwei zeitliche Faktoren zu beachten: 1. der Zeitpunkt der Vollendung der aktiven Behandlung und 2. der Zeitpunkt, von dem an weder eine aktive noch eine passive Apparatur erforderlich ist. Wurden die Zähne in instabile Positionen geführt, kommt es mit aller Wahrscheinlichkeit zum Rezidiv. Es steht im Ermessen des Kieferorthopäden, ob dieses Risiko eingegangen werden soll. Unter bestimmten Umständen kann eine permanente Retention erforderlich sein. Auf jeden Fall ist es von Vorteil, wenn die Modifizierbarkeit vor Behandlungsbeginn genauestens bestimmt werden kann. Die endgültigen Behandlungsziele beruhen zum Teil auf der potentiellen Modifizierbarkeit des Problems. Solange eine „Idealvorstellung" als Richtlinie gilt, bleibt jede kieferorthopädische Bemühung gewissermaßen eine Kompromißlösung. Der Kompromiß muß nicht gleich nach der aktiven Behandlung zu erkennen sein, er kann sich auch erst nach der Retentionsphase herausstellen. Da ein Kompromiß immer eine graduelle Frage ist, obliegt es dem Behandler, realistische Behandlungsziele aufzustellen, bevor die Behandlung begonnen wird.

Die möglichen Behandlungswege werden unter Berücksichtigung ihrer relativen Kompatibilität bzw. Inkompatibilität (Wechselwirkungen) sowie möglicherweise aufgrund der potentiellen therapeutischen Modifizierbarkeit unumgänglicher Kompromisse zu einem endgültigen Therapieplan vereinigt. Dabei werden zunächst die Behandlungsmöglichkeiten für den schwerwiegendsten Einzelbefund unter dem Kriterium des größten Nutzens für den Patienten und der geringsten Auswirkung auf andere Befunde gegeneinander abgewogen. Dieser Prozeß wiederholt sich bei jedem Einzelbefund, wobei in jeder Phase versucht wird, den Nutzen für den Patienten zu optimieren, bis ein detaillierter Behandlungsweg erarbeitet und die Wahl der apparativen Behandlung getroffen ist. Wenn ein Problem nur auf Kosten eines anderen gelöst werden kann und daher ein Kompromiß erforderlich ist, richtet sich die Entscheidung nach den beiden Hauptkriterien – dem optimalen „Preis-Leistungs-Verhältnis" und der Priorität des schwerwiegenderen Problems.

In Tab. 1-17 sind die einzelnen Schritte dieses Syntheseprozesses an einem praktischen Fall dargestellt. In relativ einfachen Fällen vollziehen sich diese Schritte bei entsprechender Erfahrung fast automatisch und so schnell, daß sie nicht bewußt wahrgenommen werden. In komplexeren

Abb. 1-84 Die chirurgische Freilegung und Einordnung der retinierten und verlagerten oberen Eckzähne hat zu Devitalisierungen und zu einem gewissen Abbau des stützenden Knochengewebes geführt. Diese Folgeerscheinungen sind zweifellos auf die Nähe der retinierten Eckzahnkronen zu den Schneidezahnwurzeln zurückzuführen. Der Nutzen der Behandlung ist immer gegen die Risiken abzuwägen.

Kieferorthopädische Diagnose und Behandlungsplanung

Tabelle 1.17 Liste der Einzelbefunde und Synthese der einzelnen Behandlungsmöglichkeiten zu einem Gesamtbehandlungsplan

Patient: Jane Smith	
Chronologisches Alter:	11 J 5 M
Zahnalter:	12 J
Knochenalter:	11 J
Psych. Verhalten:	Für das Alter reif.

Einzelbefunde nach Priorität (Problemliste)	Wert (1–5)	Behandlungsmöglichkeit	Wert nach Behandlung	Wert nach Retention	Gesamtbehandlungsplan
1. Problem: Anamnese rheumatischer Herzerkrankung	4	Prophylaktische Antibiotikagabe	4	4	Plaquekontrolle; Habit-Korrektur; Kontaktbeschleifung der oberen Schneidezähne 2 mm; Rotation, Distalisation und Durchbruchshemmung der oberen Molaren;* Ausformung des oberen Zahnbogens;* Mittlere extraorale Kraft für obere Molaren, hoher Zug (distosuperior), min. 14h/Tag.
2. Problem: Schlechte Mundhygiene, Plaque-Index 2	4	Plaquekontrolle vor Behandlungsbeginn	1	0	
3. Problem: Nachts gelegentlich Daumenlutschen	3	Abgewöhnungsbehandlung, mögl. Beratung	0	0	
4. Problem: Frontal offener Biß (4 mm), dental	3	Hemmung des Seitenzahndurchbruchs im OK	0	0	
5. u. 6. Problem: Leicht konvexes Profil; Klasse II/1, dental und skelettal; 5 mm sagitt. Stufe	2	Retraktion der oberen Zahnreihe, Beeinflussung des UK-Wachstums nach kaudal und ventral	0	1	
7. Problem: Bogendiskrepanz maxillär 4 mm; obere 1. Molaren rotiert; obere Eckzähne stehen außerhalb der Reihe; Bolton-Zahngrößendiskrepanz (max + 2)	2	Distalisation der oberen Molaren, 2 mm Kontaktbeschleifung d. oberen Schneidezähne			

* Prophylaktische Antibiotika bei Bebänderung; möglichst direkte Klebetechnik anwenden.

Situationen ist schrittweises Vorgehen von Vorteil.
Die Reaktion auf die Behandlung als diagnostisches Instrument und Hilfsmittel für die Therapieplanung: Kein Therapieplan ist als unumstößlich endgültig anzusehen, da je nach der Reaktion des Patienten auf die Behandlung und seiner Mitarbeitsbereitschaft, dem Wachstum oder unvorhergesehenen Ereignissen in jeder Behandlungsphase Änderungen vorgenommen werden können.
Eine Reihe diagnostischer Systeme beinhalten einen starren Behandlungsplan, der auf Werten begrenzter Messungen an Fernröntgenaufnahmen und Modellen beruht. Wir hoffen, daß wir mit unserem Schema zur Aufstellung und Analyse der Datensammlung nicht den Eindruck vermittelt haben, daß mit dieser Methode ein allgemeingültiger Behandlungsplan für alle Patienten möglich ist. Starre Systeme bzw. allgemeingültige Behandlungspläne mögen zwar bei der Mehrzahl der Patienten zum Erfolg führen, müssen aber in bestimmten Fällen zwangsweise versagen. Das Differenzierungsvermögen dieser Systeme entspricht ungefähr den vor einigen Jahren üblichen Wettervorhersagen, in denen es einfach „Regen" oder „Sonne" hieß. Da kein Spielraum für Ungewißheiten vorhanden ist, entsteht ein allgemeingültiger, unumstößlicher Behandlungsplan.
In der kieferorthopädischen Behandlungsplanung müssen aber Ungewißheiten berücksichtigt werden. Eines der größten Probleme liegt darin, daß die Ursache einer Dysgnathie nur selten bekannt ist. Solange dies der Fall ist, muß der Behandlungsplan einen Spielraum für Korrekturmöglichkeiten besitzen. Wahrscheinlich ist der Behandlungsplan immer der gleiche, ob nun eine Dysgnathie aufgrund genetischer Einflüsse auf die Kiefermorphologie oder neuromuskulärer Einflüsse auf die Zahnstellung entstanden ist, doch können die Reaktionen auf die Behandlung höchst unterschiedlich ausfallen. Darüber hinaus muß die apparative Behandlung beim Erwachsenen vor dem Hintergrund gleichbleibender Kieferrelationen gesehen werden, während beim kindlichen Patienten in der Wachstumsphase die wachstumsbedingten Veränderungen ebenso wie die behandlungsbedingten berücksichtigt werden müssen. Eine weitere Ungewißheit bringt die Wachstumsvorhersage in den diagnostischen Prozeß ein.

Therapeutische Diagnose – Diagnose ex juvantibus: Eine Möglichkeit, diese diagnostische Ungewißheit zu überwinden, ist die Verwendung der Behandlungsreaktion als weiteres diagnostisches Instrument. Auf diese Weise wird – sozusagen mit Vorbehalten – eine initiale Diagnose zur Art des Problems gestellt. Auf der Grundlage dieser Diagnose wird die Anfangsphase einer spezifischen Behandlung entwickelt und die Reaktion auf die Behandlung beobachtet, um anhand dieses Kriteriums die initiale Diagnose zu bestätigen oder abzulehnen. Im Falle eines frontal offenen Bisses kann in der Diagnose Daumenlutschen als Ursache genannt sein und eine Behandlung zur Beseitigung der Lutschgewohnheit begonnen werden. Wenn sich der offene Biß ohne weitere Behandlung normalisiert, ist die Diagnose bestätigt. Wenn er persistiert, muß die Diagnose modifiziert werden, um möglicherweise eine exzessive Vertikalentwicklung der Molaren einzuschließen. Zeigt sich dann eine gute Reaktion auf eine funktionskieferorthopädische Behandlung zur Kontrolle der distalen Vertikalentwicklung, war die Diagnose richtig. Zeigt sich keine Besserung, müssen andere Faktoren in Betracht gezogen werden.
Im Grunde beruhen alle interzeptiven Verfahren in der Kieferorthopädie auf der Methode der therapeutischen Diagnose bzw. der Diagnose ex juvantibus. Wenn sich beispielsweise eine maxilläre Schneidezahnprotrusion mit offenem Biß mit Hilfsmitteln wie Zungengitter und Lip bumper behandeln läßt, ist die Diagnose eines ursächlichen Habits bestätigt. Wenn die Anomalie hingegen persistiert, muß eine neue Hypothese oder Diagnose formuliert und ein neuer Behandlungsplan aufgestellt werden.
Wenn eine Diagnose ex juvantibus gestellt werden muß, heißt das, daß die Ursache unbekannt ist. Daher zielen die Bemühungen in der Medizin darauf ab, die Diagnose auf eine solide Basis zu stellen. Wir sollten versuchen, unser immer größer werdendes Wissen um die Ätiologie der Dysgnathie zur Perfektionierung unserer diagnostischen Fähigkeiten einzusetzen.
Andererseits muß man auch erkennen, daß eine Diagnose, die die Ursachen nicht erfaßt, wie das in der Kieferorthopädie häufig der Fall ist, unvollständig ist und einen Irrtum nicht ausschließt.
Die Diagnose ex juvantibus ist kein Ersatz für an-

erkannte diagnostische Verfahren und darf nicht zum Deckmantel für diagnostische Richtungslosigkeit werden. Sie soll lediglich in den Fällen eine gewisse therapeutische Flexibilität ermöglichen, wo trotz einer sorgfältigen diagnostischen Beurteilung Ungewißheiten bestehen. Die systematische Beurteilung der initialen Reaktion auf die kieferorthopädische Behandlung kann bei schwierigen diagnostischen und therapeutischen Entscheidungen sehr hilfreich sein, vor allem bezüglich der grundlegenden Frage der Extraktion oder Nichtextraktion. Grenzfälle, in welchen vor der Entscheidung über Extraktionen zunächst beobachtend abgewartet werden muß, sind häufiger als viele diagnostische Systeme vermuten lassen. Eine echte Ungewißheit zu erkennen, ist eine Stärke und keine Schwäche.

In zweifelhaften Grenzfällen läßt sich die Reaktion auf die Behandlung bereits in der allerersten Behandlungsphase beobachten. Mit Hilfe von Separatoren können beim Engstand alle Kontaktpunkte überprüft werden. Innerhalb weniger Tage lassen sich anhand verschiedener Fragen Schlüsse ziehen: Bleiben die Separatoren mit nur geringem Effekt zwischen den Zähnen oder fallen sie heraus, weil sich Lücken gebildet haben? Hat der Patient Schmerzen? Entstehen Schwierigkeiten beim Anpassen der distalen Bänder? Wie stark ist die labiale und bukkale Muskulatur beim Arbeiten im Munde angespannt? Ragt die Zunge über die Zähne hinaus? Lassen sich an den vorgeformten Bändern signifikante Zahngrößendiskrepanzen zwischen der rechten und linken Seite erkennen? Wie fest kann der Patient beim Einsetzen der Bänder zubeißen?

Bei der nächsten Sitzung können die mundhygienischen Verhältnisse des Patienten überprüft werden. Auch kann man feststellen, ob sich die Bogendrähte verformt haben und Parafunktionen im Sinne von Zähneknirschen oder -pressen bestehen. Alle diese Faktoren haben einen möglichen Einfluß auf den Behandlungsverlauf.

Innerhalb dieses Rahmens basiert die kieferorthopädische Therapie weitgehend auf einer Art therapeutischer Diagnostik. Eine funktionell und ästhetisch erfolgreiche Behandlung ohne Extraktionen und mit stabilem Resultat spricht dafür, daß die richtigen Entscheidungen getroffen wurden und auch einige der Kausalfaktoren eliminiert werden konnten. Anderseits ist ein komplikationsbeladener Behandlungsablauf ohne Extraktionen mit ungünstigen Auswirkungen auf die faziale Ästhetik oder die Stabilität des Behandlungsergebnisses als Indikation für eine Extraktionstherapie anzusehen. Wenn die Entscheidungen für Extraktionen auf diese Basis gestellt werden, ist die Erfolgswahrscheinlichkeit höher. Man wird es daher in diesen Situationen auch kaum als überraschend empfinden, wenn sich Restlücken nach der Behandlung schnell schließen und die faziale Ästhetik besser wird.

Dieses Verfahren eignet sich natürlich nicht für alle Fälle. Zum einen gibt es viele Fälle, in welchen die Notwendigkeit von Extraktionen von Anfang an klar feststeht (z. B. bimaxilläre dentoalveoläre Protrusion mit Engstand). Zum anderen würde sich die Behandlungsdauer in vielen Fällen unverhältnismäßig verlängern. Die endgültige Entscheidung sollte auch bei der therapeutischen Diagnose innerhalb der ersten sechs Monate der Behandlung fallen. Wenn eine Extraktion bereits nach den ersten Monaten beschlossen wird, verzögert sich die Behandlung nur minimal, da die ersten Behandlungsphasen unabhängig davon, ob extrahiert wird oder nicht, nach den gleichen Grundprinzipien der horizontalen und vertikalen Nivellierung erfolgen.

Die Bedeutung der Kooperationsbereitschaft des Patienten im Hinblick auf das Tragen des Gerätes und die Oralhygiene darf nicht vernachlässigt werden. Die Ausführung der kieferorthopädischen Behandlung liegt letzten Endes beim Patienten, der das verordnete Gerät schließlich tragen muß, und dieser Faktor läßt sich nur beurteilen, nachdem die Behandlung begonnen wurde. Die gute Mundhygiene des Patienten ist nicht zuletzt wegen des Risikos von Demineralisationserscheinungen wichtig. Bei mangelhafter Patientenmitarbeit hat es der Kieferorthopäde in der Hand, die Behandlungsziele und somit auch die Behandlungsdauer herabzusetzen.

Trotz dieser durchaus realistischen Grenzen der kieferorthopädischen Diagnostik kann in den meisten Fällen von Anfang an ein fast definitiver Behandlungsplan aufgestellt werden. In diesem Kapitel wurden die allgemeinen Prinzipien der kieferorthopädischen Diagnostik und Behandlungsplanung umrissen. Mit dem Verfahren der Gliederung und Synthese lassen sich beim diagnostischen Entscheidungsprozeß komplexe Probleme in überschaubare Einheiten aufteilen. Das Verfahren bietet die Flexibilität, die aufgrund der enormen Variationsbreite der kieferorthopädischen Fälle zur Individualisierung der Behandlung für den einzelnen Patienten erforderlich ist, sowohl bei häufigen als auch bei seltenen, geringfügigen oder hochgradigen Anomalien. Dem Leser wird einerseits eine diagnostische Systematik vermittelt, andererseits wird gleichzeitig betont, daß starre Richtlinien nicht allgemeingültig sind. Kein anderer Bereich der Kieferorthopädie erfordert mehr eigenständige Kreativität als die Diagnostik und Behandlungsplanung. Jede einzelne Situation kann selbst für den erfahrenen Kieferorthopäden eine reizvolle Herausforderung darstellen, wenn man ihr aufgeschlossen und unvoreingenommen gegenübertritt. Wir hoffen, daß wir etwas von dem Reiz und der Befriedigung vermitteln konnten, die dem Gebiet der Diagnostik und Therapieplanung unter diesem Aspekt abzugewinnen sind.

Literatur

1. *Ackerman, J. L.*
   Orthodontics: art, science, or trans-science? Angle Orthod. 44:243, 1974.
2. *Ackerman, J. L., A. L. Ackerman,* und *A. B. Ackerman*
   Taurodont, pyramidal and fused molar roots associated with other anomalies in a kindred, Am. J. Phys. Anthropol. 38:681, 1973.
3. *Ackerman, J. L.,* und *W. B. Proffit*
   Preventive and interceptive orthodontics: a strong theory proves weak in practice, Angle Orthod. 50:75 1980.
4. *Ackerman, J. L., C. R. Sager, R. C. DelPriore* und *M. A. Bramante*
   A controlled light continuous force technique, Am. J. Orthod. 56:233, 1969.
5. *Altemus, L. A.*
   Cephalofacial relationships, Angle Orthod. 38:175, 1968.
6. *Andrew, L. F.*
   The six keys to normal occlusion, Am. J. Orthod. 62:296, 1972.
7. *Angle, E. H.*
   Angle system of regulation and retention of the teeth, and treatment of fractures of the maxilla, ed. 5, Philadelphia, 1987 S. S. White, Dental Manufacturing Co.
8. *Baldridge, W. D.*
   Leveling the curve of Spee: its effect on mandibular arch length, J. Pract. Orthod. 3:26, 1969.
9. *Baldwin, D. C., Jr.,* und *M. L. Barnes*
   Psychosocial factors motivating orthodontic treatment, I. A. D. R. Abstr. 43, p. 153, 1965.
10. *Baume, L. J.*
    Physiological tooth migration and its significance for the development of occlusion, J. Dent. Res. 29:123, 331, 338, 440, 1950.
11. *Bean, L. R., J. R. Kramer,* und *F. E. Khouw*
    A simplified method of taking radiographs for cephalometric analysis, J. Oral Surg. 28:675, 1970.
12. *Begg, P. R.* und *P. C. Kesling*
    Begg orthodontic theory and technique, ed. 3, Philadelphia, 1977, W. B. Saunders Co.
13. *Bell, W. H., W. R. Proffit* und *R. P. White*
    Surgical correction of dentofacial deformities, Philadelphia, 1980, W. B. Saunders Co.
14. *Bennet, N. G.*
    Report of the Committee on Orthodontic Classification, Oral Health 2:321, 1912.
15. *Björk, A.* und *V. Skieller*
    Facial development and tooth eruption. An implant study at the age of puberty, Am. J. Orthod. 6:339, 1972.
16. *Björk, A.,* und *V. Skieller*
    Growth of the maxilla in three dimensions as revealed radiographically by teh implant method, Br. J. Orthod. 4:53, 1977.
17. *Bolton, W. A.*
    The clinical application of a tooth-size analysis, Am. J. Orthod. 48:504, 1962.
18. *Brader, A. C.*
    Dental arch form related with intraoral forces: PR = C, Am. J. Orthod. 61:541, 1972.
19. *Broadbent, B. H.*
    The face of the normal child, Angle Orthod. 7:183, 1937.
20. *Brodie, A. G.*
    On the growth pattern of the human head. From the third month to the eighth year of life, Am. J. Anat. 68:209, 1941.
21. *Brodie, A. G.*
    The apical base: zone of interaction between the intestinal and skeletal systems, Angle Orthod. 36:136, 1966.
22. *Carey, C. W.*
    Light force technique combining the sliding section and laminated arches, Am. J. Orthod. 52:85, 1966.
23. *Case, C. S.*
    A practical treatise on the technics and principles of dental orthopedia and prosthetic correction of cleft palate, Chicago, 1921, C. S. Case Co.

24. *Chaconas, S. J.*
 A statistical evaluation of nasal growth, Am. J. Orthod. 56:403, 1969.
25. *Chung, C. S., J. D. Niswander, D. W. Runck,* et. al.
 Genetic and epidemiologic studies of oral characteristics in Hawaii's schoolchildren. II. Malocclusion, Am. J. Hum. Genet. 23:471, 1971.
26. *Clyne, M. B.*
 The doctor-patient relationship as a diagnostic tool, Psychiatr. Med. 3:343, 1972.
27. *Coben, S. E.*
 Basion horizontal coordinate tracing film, J. Clin. Orthod. 13:598, 1979.
28. *Cohen, H.*
 The nature, methods, and purpose of diagnosis, Lancet 1:23, 1943.
29. *Corrucini, R. S.* und *L. D. Whitley*
 Occlusal variation in a rural Kentucky community, Am. J. Orthod. 79:250, 1981.
30. *Currier, J. H.*
 A computerized geometric analysis of human dental arch form, Am. J. Orthod. 56:164, 1969.
31. *Davidovitch, Z., P. C. Montgomery, R. W. Yost,* und *J. L. Shanfeld*
 Immuno-histochemical localization of cyclic nucleotides in the periodontium: mechanically stressed cells in vivo, Anat. Rec. 192:351, 1978.
32. *DuBrul, E. L.* und *H. Sicher*
 The adaptive chin, Springfield, Ill., 1954, Charles C. Thomas, Publisher.
33. *Edwards, J. G.*
 The diastema, the frenum, the frenectomy: a clinical study, Am. J. Orthod. 71:489, 1977.
34. *Enlow, D. H., E. P. Harvold, R. A. Latham* et. al.
 Research on control of craniofacial morphogenesis: an NIDR state-of-the-art workshop, Am. J. Orthod. 71:509, 1977.
35. *Farrar, W. B.* und *W. L. McCarty*
 A clinical outline of temporomandibular joint diagnosis and treatment, Montgomery, Ala., 1982, Normandie Study Group.
36. Fédération Dentaire Intérnationale, 58th annual session (S. Keiser-Nielson, chairman.) Bucharest, 1971.
37. *Feinstein, A. R.*
 Clinical judgment, Baltimore, 1967, The Williams and Wilkins Co.
38. *Fields, H. W., Jr.*
 Orthodontic-restorative treatment for relative mandibular anterior excess tooth-size problems, Am. J. Orthod. 79:176, 1981.
39. *Fields, H. W., W. R. Proffit, W. L. Nixon et al.*
 Facial pattern differences in long-faced children and adults, Am. J. Orthod. 85:217, 1984.
40. *Fischer, B.*
 Clinical orthodontics, Philadelphia, 1957, W. B. Saunders Co.
41. *Glasser, M. A.* und *W. S. Hoffman,*
 Demand for care: the effects of prepayment on the utilization of dental services. In Bawden, J. W., and DeFriese, G. H., eds.: Planning for dental care on a statewide basis, Chapel Hill, N. C., 1981, Dental Foundation of North Carolina.
42. *Goodman, R. M.* und *R. J. Gorlin*
 The face in genetic disorders, St. Louis, 1970, The C. V. Mosby Co.
43. *Grainger, R. M.*
 Orthodontic treatment priority index. Series 2, no. 25, Washington, D. C., 1965, National Center for Health Statistics.
44. *Grave, K. C.*
 Timing of facial growth in Australian aborigines, Adelaide, 1971, University of Adelaide.
45. *Greulich, W. W.* und *S. L. Pyle*
 Radiographic atlas of skeletal development of the hand and wrist, 2. Auflage, Stanford, Calif., 1959, Stanford University Press.
46. *Grøn, A. M.*
 Prediction of tooth emergence, J. Dent. Res. 41:573, 1962.
47. *Guilford, S. H.*
 Orthodontia or malposition of the human teeth, its prevention and remedy, Philadelphia, 1889, Spangler.
48. *Hall, D. J., T. A. Turvey, P. S. Vig* und *D. W. Warren*
 Effect of vertical maxillary excess and its correction on nasal resistance, Am. J. Orthod. (Pending.)
49. *Harris, J. E.* und *C. J. Kowalski*
 All in the family: use of familial information in orthodontic diagnosis, case assessment, and treatment planning, Am. J. Orthod. 69:493, 1976.
50. *Harvold, E. P., B. S. Tomer, K. Vargervik* et al.
 Primate experiments on oral respiration, Am. J. Orthod. 79:359, 1981.
51. *Harvold, E. P., K, Vargervick* und G. Chierici
 Primate experiments on oral sensation and dental malocclusions, Am. J. Orthod. 63:494, 1973.
52. *Hellman, M.*
 Variations in occlusion, Dent. Cosmos 63:608, 1921.
53. *Hixon, E. H.* und *R. E. Oldfather*
 Estimation of the sizes of unerupted cuspid and bicuspid teeth, Angle Orthod. 28:236, 1958.
54. *Horowitz, S. L.* und *E. H. Hixon*
 The nature of orthodontic diagnosis, St. Louis, 1966, The C. V. Mosby Co.
55. *Horowitz, S. L., R. H. Osborne* und *F. V. DeGeorge*
 Cephalometric study of craniofacial variation in adult twins, Angle Orthod. 30:1, 1960.

56. *Houston, W. J. B., J. C. Miller* und J. M. Tanner
Prediction of the timing of the adolescent growth spurt from ossification events in hand-wrist films, Br. J. Orthod. 6:145, 1979.
57. *Hurme, V. O.*
Ranges of normalcy in the eruption of permanent teeth, J. Dent. Child. 16(2):11, 1949.
58. *Ingervall, B.* und *T. Janson*
The value of clinical lip strength measurements, Am. J. Orthod. 80:495, 1981.
59. *Jackson, R. L.* und *H. G. Kelly*
Growth charts for use in pediatric practice, J. Pediatr. 27:215, 1945.
60. *Jankelson, B.*
Electronic control of muscle contraction – a new era in occlusion and prosthodontics, Sci. Educ. Bull. Coll. Dent. 2:29, 1969.
61. *Johnson, A. L.*
Basic principles of orthodontia, Dent. Cosmos 65:379, 503, 596, 719, 845, 957, 1923.
62. *Kardos, T. B.* und *L. O. Simpson*
A theoretical consideration of the periodontal membrane as a collagenous thixotropic system and its relationship to tooth eruption, J. Periodont. Res. 14:444, 1979.
63. *Katzberg, R. W., M. F. Dolwick, D. A. Keith* et al.
New observations with routine and CT-assisted arthrography in suspected internal derangements of the temporomandibular joint, Oral Surg. 51:569, 1981.
64. *Kelly, J.* und *C. Harvey*
An assessment of the teeth of youths 12–17 years. DHEW Publication no. (HRA) 77–1644, Washington, D. C., 1977, National Center for Health Statistics, United States Public Health Service.
65. *Kelly, J. E., M. Sanchez* und L. E. Van Kirk
An assessment of the occlusion of teeth of children, DHEW Publication no. (HRA) 74-1612, Washington, D. C., 1973, National Center for Health Statistics, United States Public Health Service.
66. *Kesling, H. D.*
Predetermined pattern as a diagnostic aid, Am. J. Orthod. 33:42, 1947.
67. *Khouw, F. E., W. R. Proffit* und *R. P. White*
Cephalometric evaluation of patients with dentofacial disharmonies requiring surgical correction, Oral Surg. 29:789, 1970.
68. *Kingsley, N. W.*
Treatise on oral deformities as a branch of mechanical surgery, New York, 1880, Appleton.
69. *Kraus, B. S., W. J. Wise* und *R. H. Frei*
Heredity and the craniofacial complex, Am. J. Orthod. 45:172, 1959.
70. *W. M. Krogman*
The growth of the „whole child" in relation to dental problems, Oral Surg. 3:427, 1950.
71. *Leech, H. L.*
A clinical analysis of orofacial morphology and behaviour of 500 patients attending an upper respiratory research clinic, Dent. Pract. 9:57, 1958.
72. *Lindegard, B., L. Lindegard, M. Carlson.,* und *S. Loasson*
Need and demand for orthodontic treatment, Tandlaegebladet 75:1198, 1971.
73. *Linder-Aronson, S.*
Adenoids, their effect on mode of breathing and nasal airflow and their relationship to characteristics of the facial skeleton and the dentition, Acta Otolaryngol. (suppl. 265), p. I, 1970.
74. *Linder-Aronson, S.*
Effects of adenoidectomy on the dentition and facial skeleton over a period of five years. In Cook, J. T., editor: Transactioons of the Third International Orthodontic Congress, London, 1975, Staples Press.
75. *Linder-Aronson, S.* und *C. O. Henrickson*
Radiocephalometric analysis of anteroposterior nasopharyngeal dimensions in 6- to 12-year-old mouth breathers compared to nose breathers, ORL 35:19, 1973.
76. *Lindhe, J.*
Trauma from occlusion, Dtsch. Zahnärztl. Z. 35:19, 1980.
77. *Lischer, B. E.*
Principles and methods of orthodontia, Philadelphia, 1912, Lea & Febiger.
78. *Loe, H.*
The role of bacteria in periodontal diseases, Bull. WHO 59:1, 1981.
79. *Lund, K.*
Mandibular growth and remodelling processes after condylar fractures, Acta Odontal. Scand. 32 (suppl. 64):1, 1974.
80. *Lundeen, H.* und *C. H. Gibbs, editors*
Advances in occlusion, Boston, 1982, John Wright-PSG, Inc.
81. *Lundstrom, A. F.*
Malocclusion of the teeth regarded as a problem in connection with the apical base, Sven. Tandlak, Tidskr. 16:147, 1923.
82. *Lundstrom, A.*
Introduction to orthodontics, New York, 1960, McGraw-Hill Book Co.
83. *Macgregor, F. C.*
Social and psychological implications of dentofacial disfigurement, Angle Orthod. 40:231, 1970.
84. *Margolis, H.*
Persönliche Mitteilung

85. *McLain, J. B., W. R. Proffit* und *R. H. Davenport*
Adjunctive orthodontic therapy in the treatment of juvenile periodontitis, Am. J. Orthod. 83:290, 1983.
86. *McNamara, J. A.*
Functional determinants of craniofacial size and shape, Eur. J. Orthod. 2:131, 1980.
87. *McNamara, J. A., Jr.*
Components of Class II malocclusion in children 8–10 years of age, Angle Orthod. 51:177, 1981.
88. *McNamara, J. A.* und *D. S. Carlson*
Quantitative analysis of temporomandibular joint adaptations to protrusive function, Am. J. Orthod. 76:593, 1979.
89. *Montgomery, W. M., P. S. Vig, E. V. Staab* und *S. R. Matteson*
Computed tomography: a three-dimensional study of the nasal airway, Am. J. Orthod. 76:363, 1979.
90. *Moorrees, C. F. A.*
The dentition of the growing child, Boston, 1959, Harvard University Press.
91. *Moorrees, C. F. A., E. A. Fanning* und *A. M. Grøn*
The consideration of dental development in serial extration, Angle Orthod. 33:44, 1963.
92. *Moorrees, C. F. A.* und *A. M. Grøn*
Principles of orthodontic diagnosis, Angle Orthod. 36:258, 1966.
93. *Moorrees, C. F. A.* und M. R. Kean
Natural head position: a basic consideration for analysis of cephalometric radiographs, Am. J. Phys. Anthropol. 16:213, 1958.
94. *Moorrees, C. F. A.* und *L. Lebret*
The mesh diagram and cephalometrics, Angle Orthod. 32:214, 1962.
95. *Morris, A. L. et al.*
Seriously handicapping orthodontic conditions, Washington, D. C., 1975, National Academy of Sciences–National Research Council.
96. *Moyers, R. E.* und *F. L. Bookstein*
The inappropriateness of conventional cephalometrics, Am. J. Orthod. 75:599, 1979.
97. *Moyers, R. E., F. L. Bookstein* und *K. E. Guire*
The concept of pattern in craniofacial growth, Am. J. Orthod. 76:136, 1979.
98. *Myrberg, N.* und *B. Thilander*
Orthodontic need of treatment of Swedish schoolchildren from objective and subjective aspects, Scand. J. Dent. Res. 81:81, 1973.
99. *Musich, D. R.* und *J. L. Ackerman*
The catenometer: a reliable device for estimating dental arch perimeter, Am. J. Orthod. 63:366, 1973.
100. *Nahoum, H. I.*
Vertical proportions and the palatal plane in anterior open-bite, Am. J. Orthod. 59:273, 1971.
101. *Nance, H. N.*
The limitations of orthodontic treatment. I and II, Am. J. Orthod. 33:177, 253, 1947.
102. *Peck, H.* und *S. Peck*
A concept of facial esthetics, Angle Orthod. 40:284, 1970.
103. *Peck, H.,* und *S. Peck*
An index for assessing tooth shape deviations as applied to the mandibular incisors, Am. J. Orthod. 61:384, 1972.
104. *Petrovic, A., J. Stutzmann* und *C. Oudet*
Condylectomy and mandibular growth in young rats. A quantitative study, Proc. Finn. Dent. Soc. 77:139, 1981.
105. *Polson, A. M.* und *L. C. Heil*
Occlusion and periodontal disease. Dent. Clin. North Am. 24:783, 1980.
106. *Popovich, F.* und *G. W. Thompson*
Evaluation of P and I orthodontic treatment between 3 and 18 years of age. In Cook, J. T., editor: Transactions of the Third International Orthodontic Congress, London, 1975, Staples Press.
107. *Proffit, W. R.*
Equilibrium theory revisited: factors influencing position of the teeth, Angle Orthod. 48:175, 1978.
108. *Proffit, W. R.* und *J. L. Ackerman*
Rating the characteristics of malocclusion: a systematic approach for planning treatment, Am. J. Orthod. 64:258, 1973.
109. *Proffit, W. R.* und *B. N. Epker*
Treatment planning for dentofacial deformities. In Bell, W. H., Proffit, W. R., and White, R. P.: Surgical correction of dentofacial deformities, Philadelphia, 1980, W. B. Saunders Co.
110. *Proffit, W. R.* und *K. W. L. Vig*
Primary failure of eruption: a possible cause of posterior open bite, Am. J. Orthod. 80:173, 1981.
111. *Proffit, W. R., K. W. L. Vig* und *T. A. Turvey*
Early fracture of the mandibular condyles: frequently an unsuspected cause of growth disturbances, Am. J. Orthod. 78:1, 1980.
112. *Ricketts, R. M.*
Respiratory obstruction syndrome, Am. J. Orthod. 54:495, 1968.
113. *Ricketts, R. M.*
A detailed consideration of the line of occlusion, Angle Orthod. 48:274, 1978.
114. *Riedel, R. A.*
A postretention evaluation, Angle Orthod. 44:194, 1974.
115. *Ringel, R. L.*
Oral sensation and perception: a selective review. In Speech and the dentofacial complex. Proceedings of the workshop (New Orleans, Jan. 1970), ASHA reports, no. 5, Washington D. C., 1970, American Speech and Hearing Association.

116. *Riolo, M. L., R. E. Moyers, J. A. McNamara Jr.* und *W. S. Hunter*
An atlas of craniofacial growth. Monograph 2, Craniofacial growth series, Ann Arbor, 1974, Center for Human Growth and Development, University of Michigan.
117. *Rogers, A. P.*
A restatement of the myofunctional concept in orthodontics, Am. J. Orthod. 36:845, 1950.
118. *Sadowsky, C.* und *E. A. BeGole*
Long-term effects of orthodontic treatment on periodontal health, Am. J. Orthod. 80:156, 1981.
118a. *Salzmann, J. A.*
Practice of orthodontics, Philadelphia, 1966, W. B. Saunders Co.
119. *Sassouni, V.*
The face in five dimensions, ed. 2, Morgantown, W. Va., 1962, West Virginia University Press.
120. *Sassouni, V.*
The Class II syndrome: differential diagnosis and treatment, Angle Orthod. 40:334, 1970.
121. *Sassouni, V.* und *E. J. Forrest*
Orthodontics in dental practice, St. Louis, 1971, The C. V. Mosby Co.
122. *Scammon, R. E.*
The measurement of the body in childhood. In Harris, J. A., editor: The measurement of man, Minneapolis, 1930, University of Minnesota Press.
123. *Scheideman, G. B., W. H. Bell, H. L. Legan* et al.
Cephalometric analysis of dentofacial normals, Am. J. Orthod. 78:404, 1980.
124. *Sheldon, W. H.*
The varieties of human physique, New York, 1940, Harper & Bros.
125. *Showfety, K. J., P. S. Vig* und *S. Matteson*
A simple method for taking natural head position cephalograms, Am. J. Orthod. 83:495, 1983.
126. *Sillman, J. H.*
Dimensional changes of the dental arches: longitudinal studies from birth to 25 years, Am. J. Orthod. 50:824, 1964.
127. *Simon, P.*
Fundamental principles of a systematic diagnosis of dental anomaliers. (Translated by B. E. Lischer.) Boston, 1936, Stratford Co.
128. *Smith, D. W.*
Recognizable patterns of human deformation, Philadelphia, 1981, W. B. Saunders Co.
129. *Smylski, P. T., D. G. Woodside* und *B. E. Harnett*
Surgical and orthodontic treatment of cleidocranial dysostosis, Int. J. Oral Surg. 3:380, 1974.
130. *Solow, B.* und *A. Tallgren*
Head posture and craniofacial morphology, Am. J. Phys. Anthropol. 44:417, 1976.
131. *Spalding, P. M., P. S. Vig* und *D. W. Warren*
Altering human respiratory mode with nares dimension changes and decongestant, I. A. D. R. Abstr., 1983.
132. *Steiner, C. C.*
The use of cephalometrics as an aid to planning and assessing orthodontic treatment, Am. J. Orthod. 46:721, 1960.
133. *Stockard, C. R.*
The genetic and endocrine basis for differences in form and behavior as elucidated by studies of contrasted pure-line dog breeds and their hybrids, Philadelphia, 1941, Wistar Institute.
134. *Stöckli, P.*
Persönliche Mitteilung
135. *Stoller, A. E.*
The normal position of the maxillary first permanent molar, Am. J. Orthod. 40:259, 1954.
136. *Strang, R. H. W.* und *W. M. Thompson*
A textbook of orthodontia, ed. 4, Philadelphia, 1958, Lea & Febiger.
137. *Stricher, G.* et al.
Psychosocial aspects of craniofacial desfigurement, Am. J. Orthod. 76:410, 1979.
138. *Swain, B. F.* und *J. L. Ackerman*
An evaluation of the Begg technique, Am. J. Orthod. 55:668, 1969.
139. *Tanner, J. M.*
Growth at adolescence, ed. 2, Springfield, Ill., 1962, Charlees C. Thomas, Publisher.
140. *Todd, J. T., L. S. Mark, R. E. Shaw* und *J. B. Pittenger*
The perception of human growth, Sci. Am. 242(2):132, 1980.
141. *Tweed, C. H.*
A philosophy of orthodontic treatment, Am. J. Orthod. 31:74, 1945.
142. *Updegrave, W. J.*
Dental radiography with the versatile intraoral positioner system, J. Prev. Dent. 4(3):14, 1977.
143. *Van Loon, J. A. W.*
A new method für indicating normal and abnormal relations of the teeth to the facial lines, Dent. Cosmos. 57:973, 1093, 1229, 1915.
144. *Vig, P. S.* und *A. M. Cohen*
Vertical growth of the lips: a serial cephalometric study, Am. J. Orthod. 75:405, 1979.
145. *Vig, P. S., K. J. Showfety* und *C. Phillips*
Experimental manipulation of head posture, Am. J. Orthod. 77:258, 1980.
146. *Weed, L. L.*
Medical records, medical education, and patient care: the problem-oriented record as a basic tool, Cleveland, 1969, Case-Western Reserve Press.
147. *Wei, S. H. Y.*
A roentgenographic cephalometric study of pro-

gnathism in Chinese males and females, Angle Orthod. 38:305, 1968.
148. *Weinberger, B. W.*
Historica resumé of the evolution and growth of orthodontics. In Anderson, G. M.: Practical orthodontics, ed. 8, St. Louis, 1955, The C. V. Mosby Co.
149. *Williams, R.*
The diagnostic line, Am. J. Orthod. 55:458, 1969.
150. *Williamson, E. H., R. M. Steinke, P. K. Morse* und *T. R. Swift*
Centric relation: a comparison of muscle-determined position and operator guidance, Am. J. Orthod. 77:133, 1980.
151. *Wylie, W. L.*
The assessment of anteroposterior dysplasia, Angle Orthod. 17:97, 1947.
152. *Wylie, W. L.* und *E. L. Johnson*
Rapid evaluation of facial dysplasia in the vertical plane, Angle Orthod. 22:165, 1952.
153. *Zajicek, G.*
Fibroblast cell knietics in the periodontal ligament of the mouse, Cell Tissue Kinet. 7:479, 1974.
154. *Zwemer, J. D.,* und *W. D. Young*
Summary of studies on the prevalence of malocclusion. In Proffit, W. R., and Norton, L. A., editors: Education for orthodontics in general practice, Lexington, 1966, University of Kentucky, Department of Orthodontics.

Kapitel 2

Biomechanische Prinzipien der Gewebsreaktion

Kaare Reitan

Die histologische Forschung in der Kieferorthopädie verwendet zum Teil tierische und zum Teil menschliche Gewebe. Um im vorliegenden Kapitel möglichst viele der Aussagen auf Beobachtungen am Menschen aufbauen zu können, bestand das hierfür verwendete Untersuchungsgut zu 2/3 aus humanen Strukturen. Ziel dieser Besprechung der biophysikalischen Prinzipien der Zahnbewegung ist, den Leser über die Fakten und histologischen Befunde zu informieren, die in der praktischen Kieferorthopädie zum Tragen kommen.

Bestimmte allgemeine Regeln gelten für alle Arten der Zahnbewegung: Zur Resorption des Alveolarknochens kommt es immer dort, wo die Wurzel über einen bestimmten Zeitraum eine Kompression des Periodontium bewirkt; neues Alveolarknochengewebe baut sich immer dort auf, wo eine ziehende Kraft auf den Knochen einwirkt. Auch bei diesen offenbar so klaren und einsichtigen Regeln gibt es jedoch zahlreiche Ausnahmen, sobald Faktoren wie *Größe, Richtung* und *Dauer* der angewendeten Kraft hinzukommen.

Der Zahnhalteapparat

Die durch die Zahnbewegung veränderten Gewebe sind in erster Linie das Periodontium mit seinen Faserbündeln, Zellen, Kapillaren und Nerven und in zweiter Linie der Alveolarknochen.

Die Fasergewebe des Periodontium. Die Anordnung der Faserbündel des Periodontium ist hinlänglich bekannt. Beim Menschen verlaufen die meisten Fasern schräg, um den Kaudrücken entgegenzuwirken (Abb. 2-1). In den marginalen Bereichen sind einige Fasern am Rand des Alveolarknochens verankert. Zusätzlich bilden die freien Gingivafasern des supraalveolären Gewebes eine selbständige Einheit. Die supraalveolären Fasern im kieferorthopädisch unbehandelten Kontrollmaterial sind nicht so auffällig wie in dem Untersuchungsgut, bei dem Zahnbewegungen durchgeführt wurden. In letzterem erscheinen die

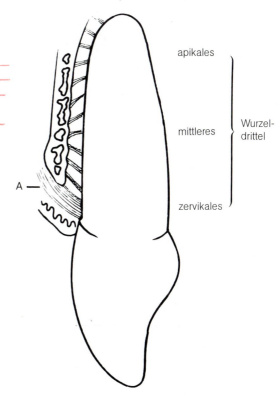

Abb. 2-1 Faseranordnung im Periodontium. A – supraalveoläre Fasern.

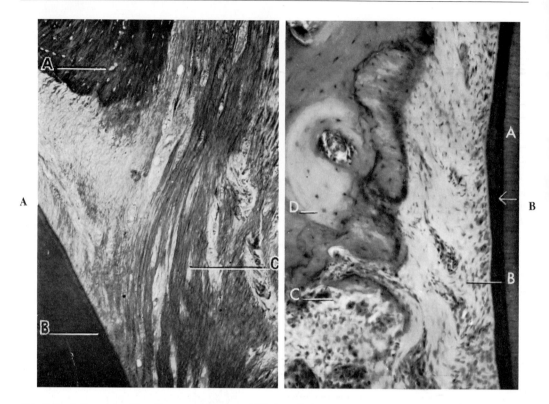

Abb. 2-2 A: Supraalveoläres Fasergewebe eines 12jährigen Patienten. A – Alveolarrand, B – Wurzel, C – Verlauf der freien Gingivafasern von der Wurzeloberfläche zu den fibrösen Strukturen der Gingiva und des Periosts. B: Querschnitt durch den Zahn eines 11monatigen Hundes. Geringfügige Hyalinisation nach Rotation des Zahnes mit einer Kraft von 50 g. Man beachte die persistierenden zellulären Elemente im Periodontium. A – Wurzel, B – Periodontium, C – unterminierende Resorption des Faserknochens, D – *Havers*sches System mit feinen Fasern in der Matrix (A aus *Reitan*, K.: Am.J.Orthod. 46 : 881, 1960).

Fasern gedehnt und sind, insbesondere auf der Zugseite des Zahnes, leicht zu erkennen (Abb. 2-2 A). Anatomisch lassen sich dento-gingivale, dento-periostale, transseptale, alveolo-gingivale und zirkuläre Fasern unterscheiden, die alle zur supraalveolären Gruppe gehören. Der allmähliche Verschleiß einiger dieser Faserbündel kann unter bestimmten Bedingungen zur pathologischen Zahnwanderung führen.
Der periodontale Bandapparat setzt sich aus verschiedenen Fasertypen zusammen. Sehr dünne Tonofibrillen finden sich im Zytoplasma der zellulären Elemente. Feine Bindegewebsfasern sind im Interstitium und in Markräumen zu beobachten. Die größte Bedeutung haben jedoch die dichten Kollagenfasern, da sie das Stützgewebe für die Zähne bilden (Abb. 2-3). Fasern und Faserbündel des periodontalen Bandapparates bestehen aus dichtgedrängten Fibrillen unterschiedlicher Länge.[107] Bei der Kollagenbildung produzieren Fibroblasten Tropokollagen in Form von Makromolekülen, die aus mehreren über Peptidbindungen zusammengelagerten Aminosäureketten bestehen und in Form einer Helix angeordnet sind.[68] Diese Moleküle lagern sich anschließend derart parallel zusammen, daß sie jeweils um einen Teil

Der Zahnhalteapparat

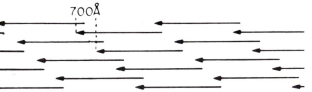

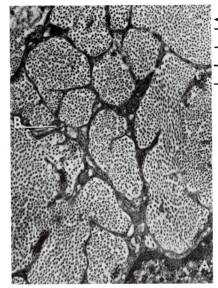

Abb. 2-3 A: Elektronenmikroskopische Aufnahme im Querschnitt getroffener Periodontalfasern (× 8900). Die schwarzen Punkte sind gleichmäßig dicke Kollagenfibrillen (Dicke 500–800 Å), die hier von einer feingranulären Struktur, der Grundsubstanz, umgeben sind. Schnittebene in der Nähe der Wurzeloberfläche. A – Zementoblast, B – protoplasmatische Fortsätze. B: Überlappende Anordnung der dreisträngigen Kollagenmoleküle innerhalb der Fibrille. Die Moleküle (Länge 2000–3000 Å) sind polarisiert, sie besitzen Endstücke (Pfeilspitzen), die den Effekt der Querstreifung in der Fibrille hervorrufen. Die Entfernung zwischen den gestrichelten Linien repräsentiert ein Band und eine Interbandperiode von 700 Å Länge (A mit freundl. Gen. v. Karl A. *Selvig*, B aus *Olsen, B.R.*: Zellforsch. 59 : 199, 1963).

ihrer Länge gegeneinander verschoben sind und durch diese Anordnung die fasercharakteristischen Bänder (= Perioden) und Zwischenbänder entstehen (Abb. 2-3B), (Abb. 2-4). Unter normalen Bedingungen variiert die Periodik der Kollagenfibrillen zwischen 640 und 700 Å, unter veränderten Bedingungen zwischen 210 und 250 Å.*
Elektronenmikroskopisch lassen sich strukturelle Details der einzelnen Fibrillen darstellen (Abb. 2-4).
Die Fibrillen des Periodontium sind zusammen mit den Zellen und Kapillaren in die amorphe Grundsubstanz eingebettet.[12] Diese Grundsubstanz besteht aus Bindegewerbspolysacchariden (Glyko-

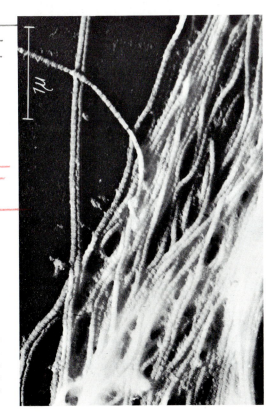

* 1 Mikrometer (μm) = $1/1000$ mm; 1 Ångström (Å) = $1/10000$ μn

Abb. 2-4 Elektronenmikroskopische Aufnahme von Kollagenfibrillen in der Negativdarstellung (ca. × 20 000). Man beachte die charakteristischen, sich wiederholenden Bänder und Zwischenbänder, die die Anordnung der Kollagenmoleküle in der Fibrille widerspiegeln (Mit freundl. Gen. v. G. *Haim*).

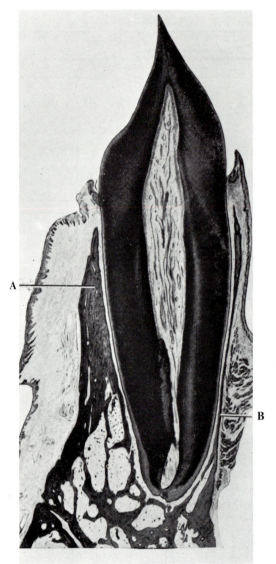

Abb. 2-5 Unterer Schneidezahn eines Erwachsenen. A – kompakter Alveolarknochen, B – kompakte und dünne labiale Alveolenwand, große Markräume lingual der Wurzel. Die an der Periostseite der Knochenplatte B ansetzenden Muskeln modifizieren die kompensatorische Knochenbildung bei der Bewegung der Zahnwurzel nach labial (aus *Meyer,* W.: Lehrbuch der normalen Histologie und Entwicklungsgeschichte der Zähne des Menschen, München, 1951, Carl Hanser-Verlag).

sylaminoglykane), Salzen und einigen anderen Substanzen sowie Wasser. Die Polysaccharide sind unipolyvalente Elektrolyte, die auch als Polyelektrolyte bezeichnet werden. Bindegewebe und Grundsubstanz sind in verschiedenen Spezies unterschiedlich. In der Regel ist der Umsatz der Grundsubstanz höher als der der Kollagenfasern. Die Grundsubstanz bildet das Medium, in welches die Bindegewebszellen lösliche Formen von Kollagenmolekülen sezernieren, die nach Aggregation die Fibrillen bilden. Dabei setzt die Fibrillenformation in etwa gleich weiten Abständen von den einzelnen Zellen ein.[102] Während durch Kompression des Periodontium in dem betreffenden Bereich die Gewebsflüssigkeit ausgepreßt wird, bleibt die Grundsubstanz im fibrösen Gewebe zurück.

Bei der Zahnbewegung verlängern sich die Faserbündel. *Sicher*[110, 111] demonstrierte in seiner Arbeit am gleichmäßig durchbrechenden Zahn die Existenz eines Plexus intermedius. Bei der Zahnbewegung kann eine Proliferationszone beobachtet werden (Abb. 2-36 B). Nach der Dehnung der Hauptfasern und Erweiterung des Periodontalspaltes kommt es zu einer deutlichen Zunahme der zellulären Elemente.[79] Wahrscheinlich besteht in dieser Proliferationszone eine Art intermediärer Plexus, in dem die Bindegewebszellen Tropokollagen bilden. Durch diesen Prozeß wird die Fibrillenbildung sichergestellt und folglich bei weiterer Bewegung des Zahnes die Verlängerung der Periodontalfasern ermöglicht (Abb. 2-40 A). Der Austausch und die Produktion von Kollagenmolekülen ist wahrscheinlich in den wurzelnahen Bereichen weniger ausgeprägt.[84, 108]

In ihrer elektronenmikroskopischen Untersuchung stellten *Kurihara* und *Enlow* (1980) eine möglicherweise wichtige Rolle des interfibrillären, strangähnlichen Grundsubstanzmaterials bei der Adhäsion des Gewebes an resorbierte Knochenoberflächen und als Bindemittel bei der Fibrillenvernetzung fest. Der Verbindungsmechanismus der Kollagenfibrillen konnte bisher noch nicht eindeutig geklärt werden. Drei mögliche Verbindungsformen kommen in Frage: 1. Verbindung in linearer Kontinuität, 2. Spleißverbindung aus miteinander verflochtenen Filamenten und 3. Spleißverbindung ganzer Fibrillen. Bei der Zahnbewegung scheinen die Hauptfasern und die supraalveolären Fasern ein unterschiedliches Verhalten

Der Zahnhalteapparat

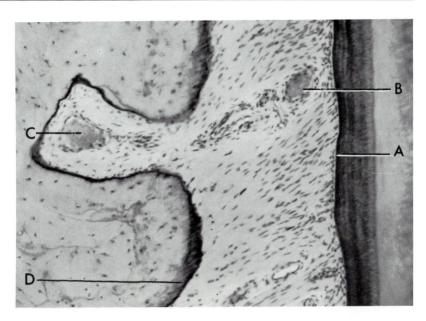

Abb. 2-6 Bereich aus dem Alveolarrand eines 39jährigen Patienten. A – Zementoblastensaum entlang einer dicken Zementschicht, B – Interstitium, C – erweiterte Kapillare in einem Spalt, in dem die Knochenresorption während der Phase der initialen Zahnbewegung ihren Ausgang nehmen kann, D – dunkel gefärbte Oberflächenlinie mit Bindegewebspolysacchariden. An der Knochenoberfläche finden sich keine Osteoblasten.

zu zeigen.[82] In den meisten Fällen kommt es in den supraalveolären Fasern durch Kompression der zellulären Elemente zwischen den gedehnten Faserbündeln zu einer Verringerung der Zellzahl (Abb. 2-28 B). Dennoch scheint die Faserdicke nach der Dehnung zuzunehmen (Abb. 2-2), was insofern verständlich ist, als die Fibrillen in einiger Entfernung von den Bindegewebszellen entstehen können.[61]

Askorbinsäure ist einer der wichtigen Faktoren bei der Kollagenbildung. In Experimenten konnte gezeigt werden, daß sich ein Vitamin-C-Mangel auf die Fibroblasten auswirkt und die Bildung von Kollagenmolekülen beeinträchtigt. Diese Erkenntnis führt dazu, kieferorthopädischen Patienten eine vermehrte Zufuhr von Vitamin C zu empfehlen. Avery[3], der sich mit dieser Frage näher befaßte, betont aber, daß Vitamin-C-Mangelerscheinungen in den Vereinigten Staaten sehr selten sind.

Alveolarknochen. Aus Untersuchungen über physiologische und experimentelle Zahnbewegungen geht nur wenig über die anatomischen Veränderungen des Alveolarknochens hervor. Daher ist eine nähere Betrachtung dieser Frage von Interesse.

In histologischen Schnitten vom Alveolarknochen des Erwachsenen finden sich große Markräume, insbesondere in den apikalen Bereichen der lingualen Zahnseite (Abb. 2-5). Im mittleren und marginalen Bereich ist die Knochenwand hingegen oft sehr kompakt und weist nur wenige Markräume auf.[86] Gerade in diesen letztgenannten Bereichen kommt es zu Beginn der Zahnbewegung zum Knochenumbau. Wo nur wenige Markräume vorhanden sind, dauert die Knochenresorption länger. In der Abb. 2-6 ist ein Schnitt durch die Lingualfläche eines bleibenden Zahnes beim Erwachsenen dargestellt. Der Alveolarknochen ist relativ dicht und weist an seiner Oberfläche keine knochenbildenden Zellen auf. In der Knochenwand zeigt sich ein offener Spalt, ein anatomisches Detail, das für das menschliche Periodontium, vor allem des jungen Menschen, charakteristisch ist. Die Knochenresorption kann an der Innenseite dieses Spaltes beginnen, da in diesem Bereich die Bewegung der Wurzel gegen die Kno-

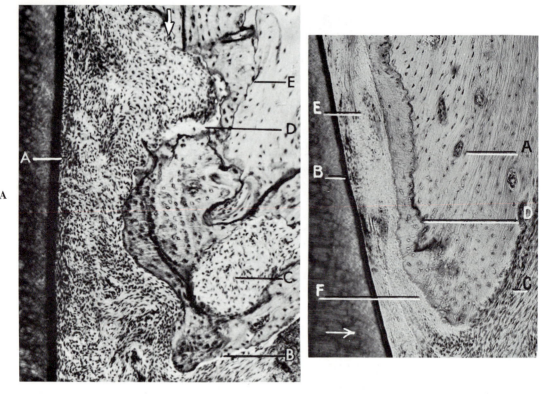

Abb. 2-7 A: Charakteristischer Aufbau des Zahnhalteapparates bei einem jungen Patienten (12 Jahre). A – Zement, B – neugebildetes Osteoid am Alveolarrand, C – Markraum mit lockerem Fasergewebe, D – von Osteoblasten begrenztes Osteoid, E – Demarkationslinie zwischen älterem Knochen und Faserknochen. Aplastische Areale entlang der vorspringenden Knochenoberfläche. Der Pfeil zeigt auf eine Knochenresorption. B: Dicht strukturierter Alveolarrand bei einem 12jährigen Patienten. A – kleine Markräume, in denen während der unterminierenden Knochenresorption keine Resorptionszellen gebildet werden, B – Wurzeloberfläche, C – Periost mit einer Osteoblastenkette, D – Umkehrlinie zwischen älteren Knochen und Faserknochen. Nach einer Tragezeit von 8 Nächten ist das Periodontium durch die Zahnbewegung mit einem Expansionsaktivator hyalinisiert. E – zelluläre Elemente im hyalinisierten Gewebe, F – komprimierte persistierende Osteoidschicht zwischen Knochenoberfläche und hyalinisierten Fasern (A und B aus Reitan, K.« Acta odontol. Scand., Suppl. 6, 1951).

chenfläche keine direkte Kompression der Periodontalfasern bewirkt.

Knochengewebsstruktur. Markräume sind auch in Querschnitten durch die Zähne Erwachsener zu sehen. Die dünnen vestibulären und oralen Knochenwände sind bei diesen Zähnen meist kompakt (Abb. 2-6). Diese Knochengewebsarchitektur begünstigt mesiale und distale Zahnbewegungen im Gegensatz zu Bewegungen in labialer oder lingualer Richtung. Bei mesialen und distalen Zahnbewegungen werden die Zahnwurzeln – sobald die Lamina dura resorbiert worden ist – fast ausschließlich im Bereich der Spongiosa des Alveolarfortsatzes verschoben.[88]

Bei jungen Menschen, die die Mehrzahl der kieferorthopädischen Patienten stellen, findet sich ein so dichter Alveolarknochen wie in der Abb. 2-6 nicht oft. Die Knochenwand des jungen menschlichen Alveolarfortsatzes enthält in der Regel große Markräume, offene Spalten und Kanäle.

Abb. 2-8 A: Spezieller Typ eines kompakten Knochens bei einem 12jährigen Patienten. Das Gewebe wurde erst vor relativ kurzer Zeit gebildet und wird, obwohl Markräume fehlen, schnell resorbiert. Es wird in lamelläres Knochengewebe mit feinen Fibrillen umgebaut. A – Zement der Wurzelfläche, man beachte die gleichmäßige Verteilung großer Osteozyten im Knochengewebe. B, C – Einbuchtungen an der Knochenoberfläche und Knochenresorption, D – Osteoblasten des Periosts. B: Schnitt durch das interradikuläre Septum des oberen 1. Prämolaren bei einem 12jährigen. Dieser kompakte Knochentyp unterscheidet sich von dem in A dargestellten. A – Wurzeloberfläche, B – Knochenoberfläche, bedeckt von einer Faserknochenschicht und einem dünnen Osteoidsaum. C – einer der Markräume, in dem es als Reaktion auf die Hyalinisation des Periodontium zu keiner oder nur zu einer erheblich verzögerten Osteoklastenbildung kommt. Knochenresorption entsteht nur entlang der inneren Knochenoberfläche. Die dunkle, kittsubstanzhaltige Auskleidung der Markräume weist auf die abgeschlossene Knochenbildung hin.

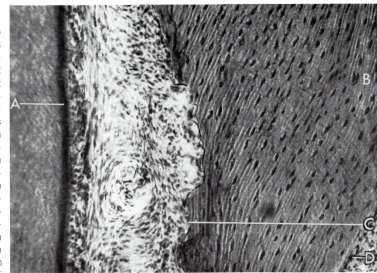

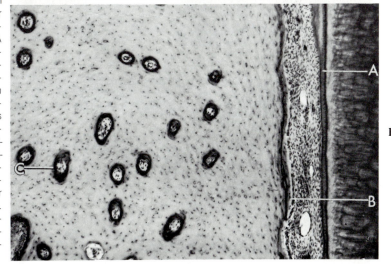

Daß es auch zu dieser Regel Ausnahmen und Abweichungen gibt, zeigte sich in einer Untersuchung des normalen Zahnhalteapparates bei 54 Kindern im Alter von 11 bis 12 Jahren.[86] Die meisten untersuchten Alveolarknochenbereiche entsprachen in ihren anatomischen Gegebenheiten den typischen Strukturen dieser jungen Altersklasse. Die Gewebsschnitte zeigten die typischen großen Markräume, Kanäle und Öffnungen, die mit dem Periodontium in Verbindung stehen, anders ausgedrückt, meist fand sich eine Spongiosa, die bis in die Alveolarspitze reichte (Abb. 2-7 A).

Da die Zahnbewegung (d. h. die Entwicklung der Knochenresorption) durch die Bildung von Resorptionszellen begünstigt wird, deren Zahl wiederum mit der Anzahl der Markräume ansteigt, können die anatomischen Bedingungen im Zahnhalteapparat für die Zahnbewegung kaum günstiger sein als bei der Mehrheit der jugendlichen kieferorthopädischen Patienten.

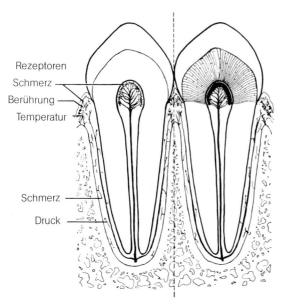

Abb. 2-9 Innervation der Zähne und des Zahnhalteapparates. Viele feine Neurofibrillen mit myelinhaltigen oder nicht myelinhaltigen Endigungen treten durch die Foramina des Alveolarknochens in das Periodontium ein. Die Kompression des Periodontium kann daher zu Schmerzen führen, vor allem während der initialen Phase der Zahnbewegung (aus Avery, J. K. und Rapp. R.« Dent. Clin. North Am. S. 499, Juli 1959).

Die Ausnahmen in der genannten Untersuchung[86] waren nur wenige. In ganzen 6 Fällen wurde eine Tendenz zur kompakteren Knochenstruktur (d. h. weniger und kleinere Markräume) beobachtet. Diese höhere Knochendichte ist als normale Formvariante anzusehen und hat nichts mit pathologischen Veränderungen wie etwa einer Osteoporose zu tun. Eine dichte Knochenplatte fand sich vornehmlich an der Labialfläche (Abb. 2-7 B). Eine entsprechende Dichte bestand auch in den marginalen und mittleren Bereichen der Lingualseite, doch enthielt die linguale Knochenplatte in ihren dickeren, wurzelnahen Bereichen immer Markräume (Abb. 2-5).
In einer begrenzten Anzahl von Fällen stellte sich die Innenfläche der Alveole als ununterbrochene Linie, parallel zur Wurzeloberfläche verlaufend

dar. Häufiger fanden sich jedoch auch in den Knochenabschnitten mit nur schmalen Markräumen kleine Einbuchtungen und Spalten entlang der inneren Knochenoberfläche (Abb. 2-8 A). Ein anderes Beispiel von kompaktem Knochen ist in der Abb. 2-8 B dargestellt. Wird in einem solchen Fall eine Zahnbewegung durchgeführt, vergeht zunächst eine geraume Zeit, bis der kompakte Knochen resorbiert ist. Ähnliche Verzögerungen der initialen Zahnbewegung sind auch dann zu beobachten, wenn die zentralen Abschnitte des Alveolarknochens zwar Markräume aufweisen, aber eine dicke und dichte Innenkortikalis besitzen.
Experimentelle Untersuchungen. Bei einem Vergleich des menschlichen Alveolarknochens mit dem von Hunden und Affen zeigte sich, daß das tierische Knochengewebe meist eine höhere Dichte besitzt. Selbst bei Jungtieren fand sich eine höhere Knochendichte. Sowohl das menschliche als auch das tierische Alveolarknochengewebe enthält Osteone oder *Havers*sche Systeme, die jeweils aus einem Gefäßkanal bestehen, umgeben von konzentrischen Auflagerungen lamellären Knochens. Die Innenfläche des Zahnfachs ist bei Mensch und Tier in den jungen Jahren von einer Faserknochenschicht bedeckt, die schneller resorbiert wird als das lamelläre Knochengewebe (Abb. 2-10).[85] Die hohe Dichte des lamellären Knochengewebes bei Tieren ist in erster Linie auf die weiter fortgeschrittene Auffüllung der Markräume zurückzuführen. Selbst bei jungen Hunden ist oft von den *Havers*schen Kanälen nur noch eine kleine Öffnung übrig. Dies ist bei menschlichen Strukturen der entsprechenden Altersklassen seltener zu beobachten (Abb. 2-10).
Die Berücksichtigung der Knochendichte ist besonders bei tierexperimentellen Langzeituntersuchungen von Bedeutung, wobei in jedem Fall ein sorgfältiger Vergleich mit Knochengewebe aus unbehandelten Bereichen erforderlich ist. In der Regel sind Kurzzeituntersuchungen am Tier mit solchen am Menschen völlig vergleichbar.

Physiologische Zahnbeweglichkeit

Der Begriff der physiologischen Zahnbeweglichkeit bedarf wohl kaum einer Definition. Er umfaßt

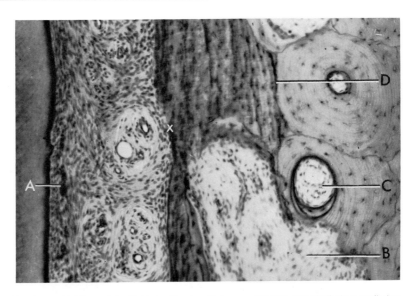

Abb. 2-10 Reparation der Knochenschichten auf der Bukkalseite einer Zahnwurzel knapp unterhalb des zervikalen Drittels bei einem 12jährigen Patienten. A – *Malasse*zsche Epithelreste, B – große Markräume mit lockerem Fasergewebe, C – Zentrallumen eines *Havers*schen Systems, D – Demarkationslinie zwischen älterem Knochen und Faserknochen, X – physiologischer Resorptionsprozeß im Faserknochen.

in erster Linie die geringen funktionsbedingten Kippbewegungen des Zahnes in seiner Alveole und in zweiter Linie beim jungen Menschen die Veränderungen in der Zahnstellung während und nach dem Zahndurchbruch. Die geringfügigen Zahnstellungsänderungen während der Wachstumsphase und beim Erwachsenen werden in der Regel als Zahnwanderung bezeichnet.

Die funktionelle Zahnbeweglichkeit beim Kauen hat eine besondere Bedeutung, denn sie liefert auch Hinweise auf die Art der Zahnkippung während der initialen Phase der kieferorthopädischen Behandlung. Unterschiedliche Ansichten bestanden über die Lokalisation des Rotationszentrums im Bereich der Zahnwurzel unter physiologischer funktioneller Beanspruchung. Die Lage dieses Punktes läßt sich bis zu einem gewissen Grad anhand experimenteller kieferorthopädischer Beobachtungen bestimmen. Bei der Kippung eines Zahnes mittels einer orthodontischen Kraft kommt es in vielen Fällen beim Erwachsenen auf der Druckseite fast bis in den apikalsten Bereich zur Knochenresorption (Abb. 2-11 und 2-12). Dies spricht für eine nur geringfügige Beweglichkeit der Wurzelspitze, da die starken apikalen Fasern der Bewegung in diesem Bereich entgegenwirken.[80] Ähnlich verhält es sich auch bei der funktionellen Zahneigenbeweglichkeit beim Erwachsenen, bei denen das Rotationszentrum meist zwischen den mittleren und apikalen Wurzeldritteln gelegen ist. Bei jüngeren Personen lokalisiert sich der Drehpunkt bei einer kurzen Wurzel im marginalen Drittel und bei einer voll entwickelten Wurzel ist er etwas mehr zum mittleren Wurzelabschnitt hin verschoben (Abb. 2-13).

Die Zahnwanderung ist sowohl in der Jugend als auch beim Erwachsenen immer mit bestimmten Gewebsveränderungen verbunden, die sich histologisch gut beobachten lassen.[79] Im jugendlichen Gebiß kommt es zur Wanderung der durchbrechenden Zähne, um die Position einzunehmen, die als eine normale Stellung bezeichnet wird. Das beim Zahndurchbruch entstandene neue Gewebe ist auch radiologisch zu erkennen (Abb. 2-14). Die Verschattung am Rande der inneren alveolären Knochengrenze entsteht nicht nur

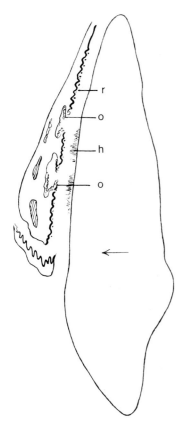
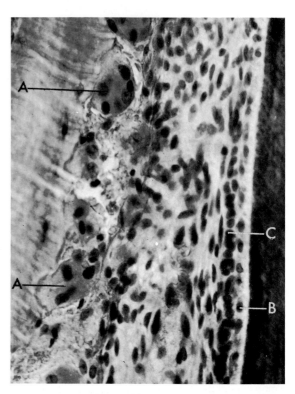

Abb. 2-11 Lokalisation der Knochenresorptionszonen im Bereich des apikalen Wurzeldrittels an einem oberen Eckzahn bei einem 39jährigen Patienten. Der Zahn wurde mit kontinuierlichen Kräften über 3 Wochen bewegt. o – kompensierende Osteoidbildung in offenen Markräumen, h – Reste hyalinisierten Gewebes in der Nähe der Wurzeloberfläche, r – direkte Knochenresorption im Bereich des apikalen Wurzeldrittels.

Abb. 2-12 Direkte oder frontale Knochenresorption (Areal r in Abb. 2-11). A – Osteoklasten an der Knochenoberfläche, B – Zementoblasten mit Zementoidsaum, C – strangförmig angeordnete Epithelreste.

durch die Lamina dura, sondern auch durch frisch verkalktes Osteoidgewebe. Eine ähnliche Verschattungszone kann sich auch infolge einer orthodontischen Zahnbewegung bilden und ist als günstige Reaktion zu werten, die bei den meisten Jugendlichen, aber nur selten bei Erwachsenen zu beobachten ist.

Das während der Zahnwanderung angelagerte neue Gewebe weist verschiedene Kalzifikationsstadien auf. Die Knochenneubildung vollzieht sich in drei Stadien: Osteoid, Faserknochen und lamellärer Knochen.

Osteoid ist die von den Osteoblasten abgesonderte Grundsubstanz des Knochens. Es findet sich an allen Knochenoberflächen, an denen neuer Knochen gebildet wird. Im unbehandelten Kontrollmaterial von 12jährigen Kindern kann sich das Osteoid histologisch als weißer Saum oder weißer Auswuchs darstellen (Abb. 2-17). Im Unterschied zum kalzifizierten Knochengewebe wird

Physiologische Zahnbeweglichkeit

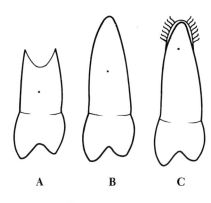

Abb. 2-13 Lokalisation des Drehpunktes bei einem wachsenden (A), voll entwickelten (B) und erwachsenen Zahn (C) während der initialen Zahnbewegung.

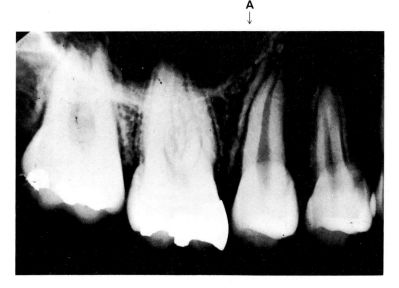

Abb. 2-14 Verschattungszone (A) als Zeichen der Gewebeneubildung an der inneren Alveolarwand nach Durchbruch eines 2. Prämolaren.

das Osteoid nicht durch Osteoklasten resorbiert. Die periodontalen Fasern verlaufen durch diese weiße Schicht, sind aber aufgrund des Brechungsindex der Kittsubstanz im Osteoid, der etwa dem der Fibrillen entspricht, nicht sichtbar.

Das Knochengewebe besteht aus einer Matrix kollagener Fibrillen, Kittsubstanz und Hydroxylapatitkristallen.[128] Es bildet sich bekanntlich nur bei einer Periodik der Kollagenfibrillen von 640–700 Å. Während des Wachstums und auch bei Zahnbewegungen wird unverkalktes Osteoid an relativ dicken Faserbündeln abgelagert.[79] Die Dichte dieser neuen, teilweise kalzifizierten Ablagerung auf der Kortikalis erklärt ihre radiologische Auffälligkeit (Abb. 2-14). Eine verbreiterte Verschattungszone zeigt, daß kalzifiziertes Gewebe hinzugekommen ist.[104] In den tiefsten Schichten des Osteoids nimmt die Kalzifikation in dem Maße zu, wie das neue Gewebe an Dicke zunimmt, während die oberflächliche Schicht in der Regel unverkalkt bleibt.

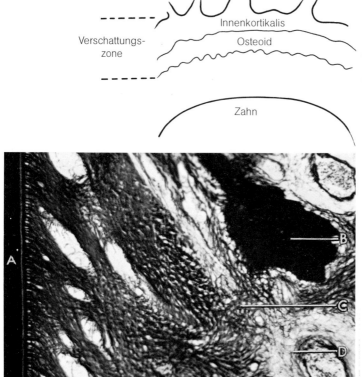

Abb. 2-15 Frisch verkalkte Knochenschichten sind, wie die Abb. 2-14 zeigt, auf dem Röntgenbild gut sichtbar, da sie an der Innenkortikalis der Alveole angelagert werden. Ihre Darstellung ist Indiz für eine Bewegung des angrenzenden Zahnes.

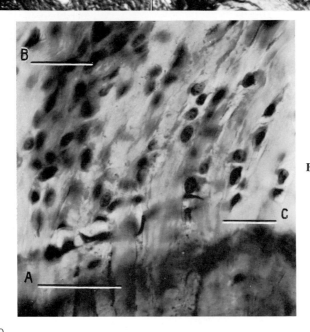

Abb. 2-16 A: Die Periodontalfasern sind mit der fibrösen Matrix des Knochengewebes verflochten, so daß ein Fasersystem entsteht. Dieses System erscheint im physiologischen Zustand entspannt. A – Wurzeloberfläche, B – kalzifizierter Knochenrest ohne erkennbare Faseranordnung, C – mit den Knochenfasern verflochtene *Sharpey*sche Fasern, D – lockeres Fasergewebe in der Umgebung einer Kapillare. Die Knochengrenze verläuft entlang einer Linie über der Pfeilspitze (Versilberung). B: Gedehnte Periodontalfasern und endostale Knochenfläche nach 4tägiger Zahnbewegung. Die Osteoblasten liegen zum Teil zwischen den Faserbündeln. A – im Faserknochen verankertes Faserbündel, B – infolge der Faserspannung neugebildete Bindegewebszellen, C – Osteoidschicht.

Das neu verkalkte wie auch das schon länger bestehende Gewebe werden als *Faserknochen* bezeichnet (Abb. 2-10). Er ist basophil und erscheint in Hämatoxilin-Eosin gefärbten Schnitten dunkel. Die Färbungseigenschaften des Faserknochens hängen mit seinem hohen Gehalt an Kittsubstanz zusammen, die sich im wesentlichen aus hochpolymerisierten Bindegewebspolysacchariden zusammensetzt.[102] Auch die Ruhe- und Umkehrlinien im Lamellenknochen bestehen aus Kittsubstanz (Abb. 2-8B).
Zellen und Faserbündel werden während des Lebenszyklus des Faserknochengewebes in dieses eingebettet. Wenn dieses Gewebe einen bestimmten Umfang und Reifungsgrad erreicht hat, werden Teile des Faserknochens zu lamellärem Knochen umstrukturiert, wobei letzterer feinere Fibrillen in seiner Matrix aufweist (Abb. 2-10). Die Innenkortikalis zeigt sich anschließend als eine etwas dünnere Verschattungslinie (Abb. 2-14). Dieser Ablauf der Osteogenese entspricht im Grunde dem der Knochenbildung nach kieferorthopädischer Zahnbewegung (Abb. 2-15).
Periodontale Fasern. Das fibröse Gewebe des Periodontium, das zum Teil in den Faserknochen eingebaut ist, wird in der Regel in zwei Typen unterteilt: *Sharpey*sche Fasern und undifferenziertes Gewebe. Letzteres besteht aus dünneren und ungeordneteren Fibrillen. Manche Autoren betrachten alle Fasern des Periodontium als *Sharpey*sche Fasern.
Mit Hilfe spezieller Färbungsmethoden gelang es *Fullmer*[27], Oxytalanfasern zwischen den Kollagenfasern des unverkalkten Periodontium darzustellen. Die funktionelle Bedeutung dieser Fasern, die oft im Zement verankert sind, wird bis heute noch untersucht. Ultrastrukturell konnte eine morphologische Ähnlichkeit zwischen den Filamenten von Oxytalanfasern und denjenigen von elastischen Fasern nachgewiesen werden: Beiden fehlt die regelmäßige Periodik der Kollagenfibrillen.
Die Kontinuität der Periodontalfasern im Fasersystem des Knochens läßt sich mit speziellen Färbungsmethoden demonstrieren (Abb. 2-16A). Bei der physiologischen Zahnbewegung ist der *Sharpey*sche Faserverlauf im Faserknochen weitgehend entspannt. Dagegen scheinen sie im neugebildeten Knochen infolge einer schnellen kieferorthopädischen Zahnbewegung im unterschiedlichen Ausmaß angespannt zu sein (Abb. 2-16B).
Physiologische Zahnbewegung. Die während der physiologischen Zahnbewegung auftretenden Gewebsreaktionen gehören, wie *Stein* und *Weinmann*[117] 1925 erstmals feststellten, zur normalen Funktion des Zahnhalteapparates. Sie beobachteten eine allmähliche Mesialwanderung der Molaren beim Erwachsenen, die in ihrem Ausmaß mehr oder weniger der Abrasion ihrer Approximalflächen entsprach. Ähnliche Veränderungen sind auch bei Tieren möglich. 1955 beschrieb *Björk*[14] die Wanderung durchbrechender Zähne anhand von radiologischen Studien. Die oberen Molaren wanderten hauptsächlich in mesialer Richtung, während im Unterkiefer unterschiedliche Veränderungen zu beobachten waren. Nicht selten wanderten die unteren Molaren während des Durchbruchs nach distal.
Bei der Lingualdrift eines durchbrechenden Zahnes wird Knochengewebe überwiegend an der lingualen Seite resorbiert und an der labialen Seite angelagert. In einer Untersuchung an 23 Jugendlichen[79] wurde in 9 Fällen eine Lingualwanderung der Prämolaren festgestellt. Interessanterweise kommt es auch bei einer rein vertikalen Eruption teilweise – aufgrund anatomischer Abweichungen – in umschriebenen Bereichen zur Knochenresorption. Ein typischer Kontrollschnitt aus dem Alveolarrand ist in der Abb. 2-17A dargestellt.
Zahnwanderung und Durchbruch. Es ist eine allgemein anerkannte Tatsache, daß die Richtung der Zahnwanderung artspezifisch variiert. Während bei Ratten eine Distalwanderung der Molaren die Regel ist, vollzieht sich die Zahnwanderung der menschlichen Molaren, vor allem im Oberkiefer, in mesialer Richtung.[15, 91] Verglichen mit dem Zahndurchbruch ist die Zahnwanderung in der Regel eine langsame Bewegung. Wie in diesem Kapitel noch unter „Extrusion" näher besprochen wird, verwendet man für eine solche Bewegung relativ zarte orthodontische Kräfte, da der *Eruptionsmechanismus* des Zahnes in der gleichen Richtung arbeitet.
In seinen Untersuchungen zum Zahndurchbruch entdeckte *Ten Cate*[124], daß Fibroblasten unter bestimmten Bedingungen an der Elimination von Fasergewebe aktiv beteiligt sein können. Verschiedenen Beobachtungen zufolge bleiben die intrinsischen Kräfte, die den Zahndurchbruch be-

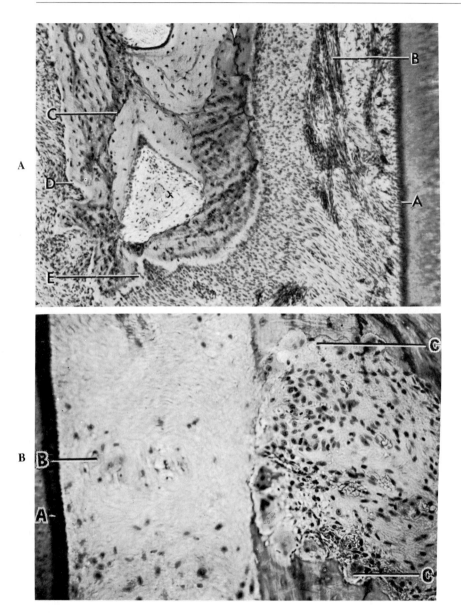

Abb. 2-17 A: Alveolarrand bei einem 12jährigen Kind. Die umgebenden Lamellen bestehen aus Faserknochen, begrenzt durch eine Osteoidlinie, die von zahlreichen Osteoblasten und Fibroblasten umgeben ist. Diese Befunde sind ein Zeichen für Wachstum, insbesondere am Alveolarrand. A – Wurzeloberfläche, B – längs geschnittene Interzellularräume, C – Demarkationslinie zwischen älterem Knochen und Faserknochen, D – Knochenbildung an der periostalen Fläche, E – Osteoidschicht entlang der Knochenoberfläche, x – Markraum mit lockerem Fasergewebe. Der Pfeil deutet auf eine Umkehrlinie. B: Hyalinisierte Zone nach dreitägiger Rezidivbewegung des Zahnes bei einem 12jährigen Patienten. A – Wurzeloberfläche, B – Kapillare mit einigen umgebenden Zellen, C – Osteoklasten. Die Knochenresorption bleibt selbst bei Einwirkung einer Zugkraft 8–10 Tage lang bestehen. Man beachte die initiale Umordnung der Fasern und das Wiedererscheinen zellulärer Elemente im Periodontium. (Ein ähnlicher Bereich nach 8-tägiger Rezidivbewegung der Zähne ist in der Abb. 2-29 dargestellt.)

Physiologische Zahnbeweglichkeit

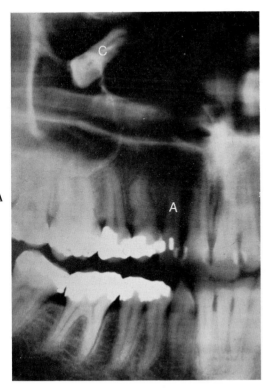 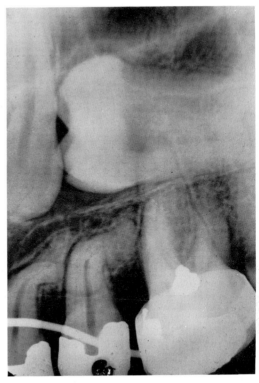

Abb. 2-18 A: Zufallsbefund bei einem 32jährigen Patienten. Zunächst wurde angenommen, daß der Eckzahn nicht angelegt ist. Der Zahn befand sich in der oberen Kieferhöhlenwand und verlagerte sich zusammen mit ihr im Verlauf der Vertikalentwicklung der Maxilla. A – eigentlicher Ort der Eckzahnstellung, B – versprengter Eckzahn. B: Impaktierter Zahn bei einer 33jährigen Immigrantin, die in ihrem Heimatland nicht röntgenologisch untersucht wurde. Der 2. Molar wanderte unter dem Einfluß der „Durchbruchsbewegung", bis er bei Kontakt mit dem verlagerten Eckzahn aufgehalten wurde. Man beachte die gekrümmten Prämolarenwurzeln, die mesial gewandert sind, so daß die erste bereits fast in Kontakt mit dem seitlichen Schneidezahn steht.

wirken, auch bei retinierten Zähnen erhalten. Gelegentlich finden sich verlagerte Eckzähne, die mit der Krone in der Nähe der mittleren Schneidezahnwurzeln liegen. In manchen Fällen scheint die Entwicklung der Kieferhöhle die Wanderung und Fehlstellung der verlagerten Eckzähne mit zu beeinflussen (Abb. 2-18A). Obgleich durch hormonelle Einflüsse individuelle Abweichungen möglich sind, wird doch durch verschiedene Beobachtungen die Richtigkeit dieser Eruptionstheorie bestätigt. So kann ein Zahn, der innerhalb der Spongiosa verlagert ist und horizontal über den benachbarten Zahnwurzeln liegt, über einen langen Zeitraum und über eine große Distanz einer „Eruptionsbewegung" unterworfen sein (Abb. 2-18B).

Zelluläre Vorgänge im Periodontium. Der Ab- und Anbau von Knochengewebe wird durch jugendliche Bindegewebszellen – Osteoklasten, Fibroblasten und Osteoblasten – unterstützt. In Tierexperimenten untersuchten *Roberts* und *Chase* (1981) die Umwandlung von Präosteoblasten in knochenbildende Zellen und zeigten, daß die Osteoblasten sich ausschließlich aus ortsständigen Vorläuferzellen des Periodontium entwickelten. Gleichzeitig ist aber zu bemerken, daß der Beginn der Gewebsveränderungen bei der physiologischen und kieferorthopädischen Zahnbewegung

Biomechanische Prinzipien der Gewebsreaktion

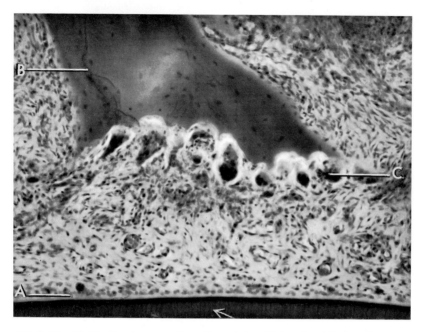

Abb. 2-19. Direkte Knochenresorption während einer kieferorthopädischen Zahnbewegung im Tierexperiment. Der Zahn wurde in Pfeilrichtung rotiert. A – Epithelreste im Bereich der Wurzeloberfläche, B – vorspringendes Knochenbälkchen, C – Osteoklasten in *Howship*schen Lakunen (man beachte die Zwischenräume zwischen den Osteoklasten und dem Knochen).

bis zu einem gewissen Grad vom Ausgangszustand des Alveolarknochens abhängt. Als Beispiele seien einige Varianten erwähnt, die sich bei der kieferorthopädischen Zahnbewegung auf die Knochenneubildung auswirken können.

Wenn an der Zugseite der Knochenfläche Osteoid und eine Osteoblastenkette vorhanden sind, beginnt die Bildung neuen Osteoids kurz nachdem die Zugkraft an den Periodontalfasern angreift.[79] Ist die Knochenoberfläche hingegen aplastisch (d. h. ohne Osteoid und gelegentlich auch ohne Osteoblasten) setzt die Bildung neuer Zellen und Osteoids erst nach einem bestimmten Zeitraum ein.

Wenn an der Zugseite Knochenresorptionsprozesse bestehen, kann es vier bis fünf Tage dauern, bis diese Resorption in einen knochenbildenden Prozeß umgekehrt wird. Da der Alveolarknochen beim Erwachsenenzahn häufig aplastisch ist, setzen die Gewebsveränderungen beim Erwachsenen in der Regel erst später ein (Abb. 2-6).[80]

Eine Osteolyse[10] (d. h. Knochenresorption ohne Beteiligung von Osteoklasten) ist während der aktiven Phase der Zahnbewegung nicht zu beobachten. Als Ausnahme könnten lediglich die rasch vergrößerten Osteozytenlakunen (hervorgegangen aus Osteoblasten) im Faserknochengewebe genannt werden, die bei Einsetzen einer rückläufigen bzw. rezidivierenden Zahnbewegung Resorptionsvorgängen unterliegen (D in Abb. 2-37 A).[85]

Kieferorthopädische Zahnbewegungen

Im Grunde besteht kein großer Unterschied zwischen den Gewebsreaktionen bei physiologi-

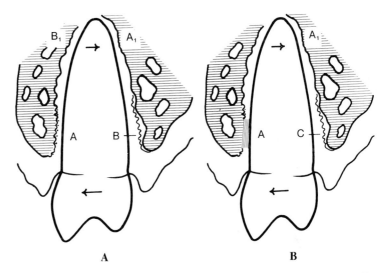

Abb. 2-20 A: Kippbewegung mit direkter Knochenresorption bei A und Osteoidbildung bei B. B: In den meisten Fällen beginnt die Zahnbewegung mit der Bildung einer zellfreien Zone bei A und neuem Osteoid bei B. A_1 und B_1 repräsentieren die korrespondierenden Druck- und Zugzonen im apikalen Bereich.

schen und bei kieferorthopädischen Zahnbewegungen. Die durch kieferorthopädische Kräfte hervorgerufenen Gewebsveränderungen sind lediglich ausgeprägter und ausgedehnter, weil die Zähne bei der Behandlung schneller bewegt werden. Dieser Sachverhalt wird beim Vergleich der in Abb. 2-8 A dargestellten Resorptionszone mit derjenigen in Abb. 2-19 deutlich. Ein weiterer Unterschied besteht darin, daß die Bildung neuen Knochens in Bereichen, in denen zuvor aufgrund kieferorthopädischer Kräfte Resorptionsvorgänge bestanden, erst verzögert beginnt.

Wie erwähnt dauert es vier bis fünf Tage, bis eine Zugkraft in einem zuvor durch physiologische Zahnbewegungen resorbierten Bereich zur Knochenneubildung führt. Wenn hingegen der Knochenabbau durch kieferorthopädische Kräfte bedingt war, dauert es in der Regel acht bis zehn Tage, gelegentlich auch länger, bis alle resorptiven Vorgänge in knochenbildende umgekehrt worden sind.[85] In dieser Verzögerung zeigt sich doch zumindest ein gradueller Unterschied zwischen physiologisch und kieferorthopädisch bewirkten Gewebsveränderungen.

Knochenresorption. Die Vermutung, daß leichte kieferorthopädische Kräfte auf der Druckseite eine direkte Knochenresorption bewirken (Abb. 2-20 A) ist nur teilweise richtig. Direkte Knochenresorption heißt, daß sich genau in dem Bereich, in dem die Fasern komprimiert werden, direkt an der Knochenoberfläche Osteoklasten bilden. Um eine solche Reaktion auszulösen, dürfen die Periodontalfasern nur bis zu einem gewissen Grad komprimiert werden, und es darf nicht zur Hyalinisation kommen.[23] Diese Bedingungen sind in der Regel während der ersten Phase der Zahnbewegung nicht erfüllt. Eine direkte Knochenresorption im Initialstadium ist in erster Linie nur unter sorgfältig kontrollierten Versuchsbedingungen zu beobachten (Abb. 2-23 A).[78]

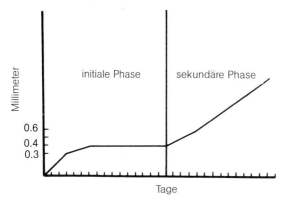

Abb. 2-21 Ausmaß der Zahnbewegung vor und nach der Hyalinisationsphase. Die Zahnbewegung nach der Hyalinisation wird als sekundäre Zahnbewegungsphase bezeichnet.

Wenn man die Dauer der Zahnbewegung in eine initiale und eine sekundäre Phase unterteilt (Abb. 2-21), kommt es vor allem während der sekundären Phase, nachdem das hyalinisierte Gewebe durch unterminierende Knochenresorption abgebaut worden ist, zur direkten Knochenresorption, die auch als *frontale* Resorption bezeichnet wird (Abb. 2-34). Diese direkte Knochenresorption ist beispielsweise bei der Zahnrotation zu beobachten. Bei dieser Bewegung wird die Wurzel parallel zur Knochenoberfläche verschoben, ohne daß es dabei zu einer stärkeren Kompression kommt (Abb. 2-22 und 2-23 A). Eine frontale Knochenresorption bildet sich auch in der Nachbarschaft einer komprimierten hyalinisierten Zone aus (Abb. 2-32), doch sollte man in einem solchen Fall die Gewebsreaktion in ihrer Gesamtheit eher als eine *indirekte* Knochenresorption betrachten.

Die Kompression der Fasern des Parodontalraumes, dessen Breite oft nur 0,25 mm oder weniger beträgt, erfolgt zwischen der Zahnwurzel und der Oberfläche der knöchernen Alveolenwand. Eine Kompression, die so weit geht, daß die periodontalen Fasern zellfrei werden, führt zum Stillstand der Zahnbewegung. Diese setzt erst zu dem Zeitpunkt wieder ein, wenn der Knochen unter der hyalinisierten Gewebezone durch unterminierende Resorption abgebaut worden ist. Da sich die Dauer dieses Resorptionsprozesses weitgehend proportional zur Größe des hyalinisierten Bereiches verhält, muß die Größe der initialen Bewegungskräfte so gewählt werden, daß keine zu großen zellfreien Areale entstehen.

Zellfreie hyalinisierte Zonen können sich auch in anderen Bereichen des Oberkiefers ausbilden. Nach der Erweiterung der medianen Gaumennaht entstehen sie nicht nur im Periodontium, sondern Hyalinisation von Kollagenfasern ist dann auch in verschiedenen Suturen der Maxilla nachzuweisen.[54]

Die Reaktion der Osteoklasten als knochenresorbierende Zellen ist ein vieldiskutiertes Problem.[102] Bekanntlich enthält ihr Zytoplasma spezifische Granula, die sich morphologisch als primäre Lysosomen identifizieren lassen, d. h. als potentielle Träger saurer Phosphatasen und kollagenolytischer Enzyme.[16] Obgleich die Osteoklasten erwiesenermaßen kein hyalinisiertes Kollagen abbauen, verhalten sie sich offenbar bei der Knochenresorption anders, denn sie können Kollagenfasern des Knochengewebes phagozytieren und abbauen. *Stutzmann* et al. (1981) beurteilten den Grad der Knochenresorption, indem sie die β-Glukuronidase- und saure Phenylphosphatase-Aktivität bestimmten. *Lemoine* et al. (1970) stellten fest, daß zirkulierende Monozyten unter bestimmten Bedingungen zu knochenresorbierenden Zellen werden können. Nach der Injektion von Parathyreoidextrakt beobachtete *Roberts* (1975) einen zehnfachen Anstieg der Osteoklastenzahl. Bei etlichen handelte es sich mit größter Wahrscheinlichkeit um zirkulierende Zellen, die in den entsprechenden Bereich einwanderten. Dichte lipidähnliche Massen wurden im Zytoplasma von Osteoklasten[105] und in hyalinisiertem Fasergewebe[19] beobachtet. Ein anderer überraschender Befund in hyalinisiertem Gewebe sind erythrozytäre Kristalle, die *Rygh*[97] in Druckzonen bei der Ratte – jedoch nicht beim Menschen – nachwies.

Hyalinisation durch große Kräfte. In der täglichen kieferorthopädischen Praxis wird heute überwiegend mit leichten Kräften gearbeitet. Vor einigen Jahren wurden noch wesentlich größere Kräfte verwendet. In den Beschreibungen von Gewebsveränderungen bei Zahnbewegungen mit exzessiven Kräften tauchen immer wieder die Ausdrücke *nekrotisches Hyalinisationsgewebe* und

Kieferorthopädische Zahnbewegungen

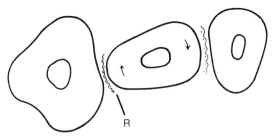

Abb. 2-22 Direkte Knochenresorption nach Bewegung der Wurzel parallel zur Knochenoberfläche, wie es gelegentlich bei einer Rotation vorkommt. R – Knochenresorption.

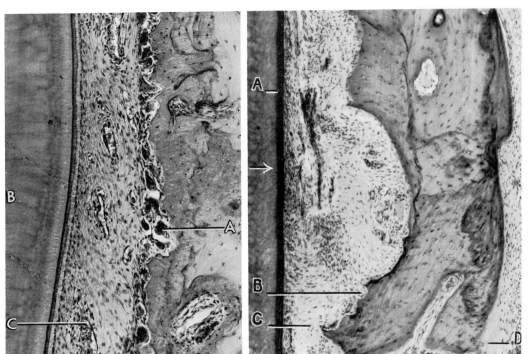

Abb. 2-23 A: Längsschnitt durch einen Resorptionsbereich aus Abb. 2-22. Die Wurzel wurde im Tierexperiment parallel zur Knochenoberfläche rotiert. A – direkte Knochenresorption mit zahlreichen Osteoklasten an der Knochenoberfläche. B – Wurzel, C – Kapillare im Periodontium. B: Initiale Hyalinisation im Alveolarrandbereich bei einem 12jährigen Patienten nach kontinuierlicher Bewegung mit 70 g über 2 Tage. A – Wurzeloberfläche, B – beginnende Knochenresorption mit Osteoklastenbeteiligung, C – Gebiet mit teilweise pyknotischen, teilweise vollständig aufgelösten Zellkernen, D – neu gebildetes Osteoid an der periostalen Fläche.

nekrotischer Alveolarknochen auf. Nekrosen des Alveolarknochens wurden in verschiedenen Untersuchungen mehr oder weniger als Zufallsbefund beschrieben.[56, 71] Oppenheim beobachtete in der Nachbarschaft von hyalinisiertem Gewebe auch Lakunen im Zement.

Bei einer sorgfältigen Untersuchung einer großen Zahl hyalinisierter Bereiche in Experimenten mit mittleren bis starken kieferorthopädischen Kräften an menschlichem und tierischem Material ergaben sich keine nekrotischen Veränderungen im Zement und nur einige unsichere Veränderungen

Biomechanische Prinzipien der Gewebsreaktion

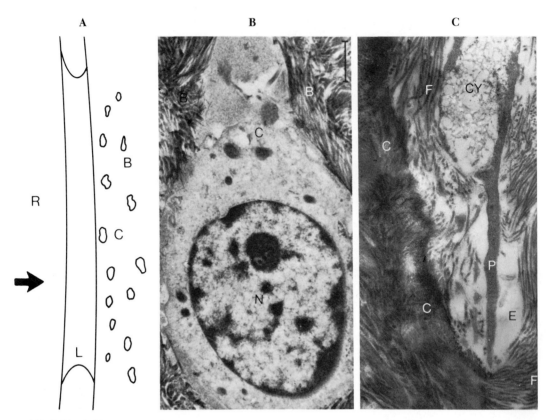

Abb. 2-24 A: Histologischer Befund bei einem 12jährigen Patienten. L – Hyalinisierte Zone, R – Zahnwurzel, B – Alveolarwand, C – Osteozyten unterhalb des hyalinisierten Gewebes. B: Ein wie in A unterhalb der Hyalinisationszone gelegener Osteozyt. N – Zellkern, C – normal strukturiertes Zytoplasma, B – fibröses Gewebe des dekalzifierten Alveolarknochens. Kraft 120 g, Dauer 21 Tage. (× 10000, Maßstab = 1 μm). C: Einwandernde Pionier-Bindegewebszelle, die die Periodontalfibrillen eliminiert (F), Faserinsertion in das Zement (C). Enzymatische Auflösung der Filamente (E) um einen pseudopodienähnlichen Fortsatz (P). CY – Zytoplasma, der Zellkern liegt etwas oberhalb, außerhalb des Bildrandes. Zustand nach 22tägiger Behandlung mit einer Kraft von 60 g (× 20000) (mit frdl. Gen. v. P. Rygh).

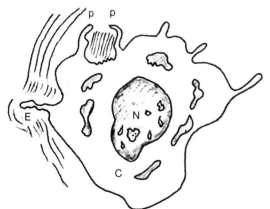

Abb. 2-25 Bindegewebszelle in einem hyalinisierten Bereich während des Fasergewebeabbaus. N – Zellkern, C – Zytoplasma mit Pseudopodien an der Oberfläche. Die aufgelösten Fibrillen werden entweder enzymatisch (E; siehe auch Abb. 2-24 C) oder durch Phagozytose eliminiert. p – Pseudopodien oder Zytoplasmaausläufer, die die aufgelösten Fibrillen umkreisen.

Kieferorthopädische Zahnbewegungen

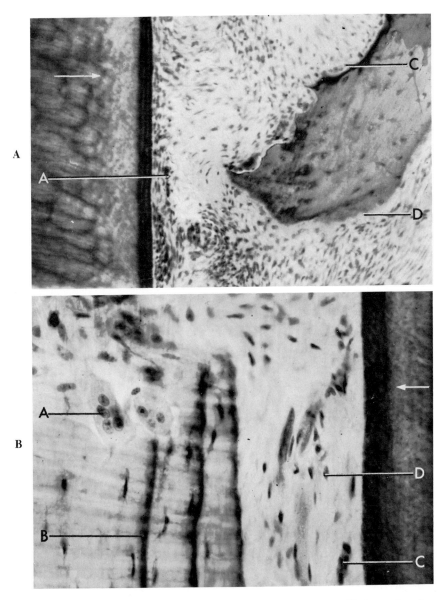

Abb. 2-26 A: Vergrößerung des mit C bezeichneten Bereichs aus Abb. 2-23 B. Schwund der Bindegewebszellen in der Nähe eines persistierenden Epithelrestes bei A bei gleichzeitiger Osteoklastenbildung an der Knochenoberfläche. D – neugebildete Osteoidschicht am Alveolarrand, C – Osteoidsaum mit angrenzenden Osteoblasten. B: Hyalinisiertes Gewebe mit persistierenden Zellkernen aus dem komprimierten Periodontalbereich des marginalen Wurzeldrittels an einem oberen Prämolaren eines Erwachsenen. Kraft 60 g, Dauer 2 Wochen. A – unterminierende Resorption mit großen Osteoklasten, B – Ruhelinie im kompakten Knochen, C – persistierender Epithelrest, der bald verschwinden wird, D – Bindegewebszellen und Kapillaren. Die Lokalisation der hyalinisierten Zone entspricht der mit A bezeichneten Stelle in Abb. 2-20 B.

169

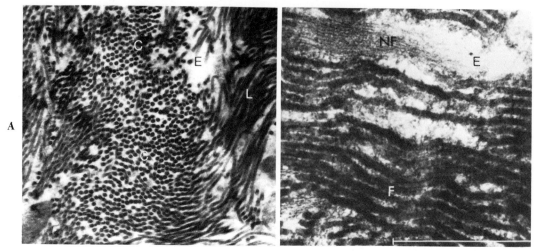

Abb. 2-27 Morphologische Unterschiede zwischen hyalinisierten Zonen. A: relativ unbeeinträchtigte Gewebe mit transversal (C) und longitudinal (L) angeschnittenen Fibrillen. E – eliminierter Bereich. Gewebe eines 12jährigen Patienten, Kraft 70 g, Behandlungsdauer 21 Tage. (× 20000) B: F – Fibrillen mit unregelmäßigerer Form und Anordnung. NF – Umwandlung von Fibrillen in Filamente; diese Auflösung ist Voraussetzung für einen weiteren enzymatischen Faserabbau. E – eliminierter Bereich. (× 41 000; Maßstab = 1 µm) (mit frdl. Gen. v. P. Rygh).

im Alveolarknochen.[90] In neueren experimentellen Untersuchungen humaner Gewebe wiesen die Knochenzellen im Bereich hyalinisierter Zonen auch in Langzeitexperimenten[61] keine Anzeichen degenerativer Veränderungen auf (Abb. 2-24). Aufgrund dieser und eigener Untersuchungsergebnisse ist die Wahrscheinlichkeit einer Nekrose des Alveolarknochens beim Menschen selbst bei Applikation starker kieferorthopädischer Kräfte gering.

Andererseits ist auch zu berücksichtigen, daß bei Versuchstieren eine 60–70 Tage andauernde Hyalinisationsphase zur Eliminierung des komprimierten Fasergewebes führen kann.[86] Wie in Abb. 2-97A zu erkennen ist, bleibt ein umschriebener Bereich der Wurzel fast in direktem Kontakt mit der Knochenoberfläche, wobei dieses Phänomen primär auf eine hohe Knochendichte zurückzuführen ist. Die Tierversuche beweisen somit, daß eine lang anhaltende Kompression zum Zerfall und Abbau der Kollagenfibrillen führen kann. Eine ähnliche extensive Elimination der Periodontalfasern als Folge kieferorthopädischer Kräfte konnte beim Menschen bisher histologisch nicht nachgewiesen werden; doch ist anzunehmen, daß es in manchen Fällen nach einer extraoralen Behandlung dazu kommen kann (Abb. 2-86).

Hyalinisation durch leichte Kräfte. Zur Hyalinisation kommt es teils aufgrund anatomischer und teils aufgrund mechanischer Faktoren. Einen der anatomischen Faktoren bildet die Form und Beschaffenheit der Knochenoberfläche. Weist sie offene Spalten und Hohlräume auf, dauert die Hyalinisationsphase nur relativ kurze Zeit.[83] Die vorstehende Knochenspitze in Abb. 2-23B wird innerhalb kurzer Zeit durch unterminierende Resorption abgebaut werden, während in der sich daran anschließenden sekundären Phase der Prozeß der direkten Knochenresorption überwiegen wird. In dem in Abb. 2-26A dargestellten vergrößerten Ausschnitt aus diesem Bereich sind die Konturen der zellulären Strukturen verwaschen; einige haben ihren Kern verloren, bei anderen hat sich der Kern verdichtet (Pyknose). Diese Veränderungen liefern den ersten Hinweis auf eine Hyalinisation. Die komprimierten Kollagenfasern werden sich

Kieferorthopädische Zahnbewegungen

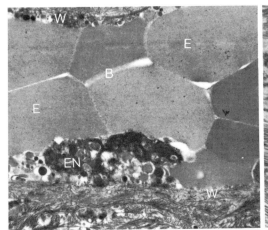
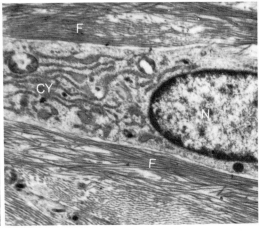

Abb. 2-28 A: Frühe Kapillarveränderungen in den hyalinisierten Zonen (menschliches Gewebe, Elektronenmikroskop), die lichtmikroskopisch meist nicht sichtbar sind. E – Stase mit Erythrozytenansammlung, B – Grenzlinie zwischen zwei Erythrozyten, W – Verlust der Gefäßwand, EN – zerfallende Endothelzelle. Alter 12 Jahre, Kraft 70 g, Dauer 2 Tage (×6000). B: periodontale Hauptfasern an der Zugseite bei der Ratte. F – mäßig angespannte Fibrillen zu beiden Seiten eines Fibroblasten, N – Zellkern, CY – Zytoplasma mit gut entwickeltem endoplasmatischem Retikulum. Kraft 10 g, Dauer 28 Tage (×9000). Es ist nicht unwahrscheinlich, daß langfristige Dehnung der supraalveolären Fasern durch die auftretende Gewebekompression zum Verlust der ortsständigen Zellelemente führen kann. Vergleiche mit Abb. 2-2 A und 2-79 A (mit. frdl. Gen. von P. Rygh).

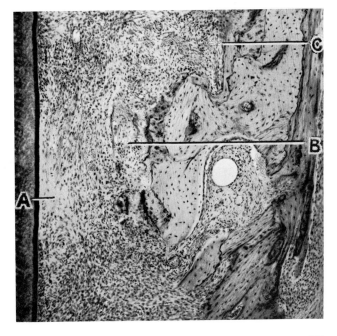

Abb. 2-29 Korrespondierendes Areal zu dem mit A bezeichneten Bereich aus Abb. 2-20 B bei einem oberen 1. Prämolaren eines 12jährigen Patienten. Die durch 8tägige Druckeinwirkung entstandene hyalinisierte Zone hat sich infolge der 8tägigen Rezidivbewegung des Zahnes wieder schnell mit Zellen und Kapillaren reorganisiert. A – Zentrum des ehemals hyalinisierten Bereichs, man beachte das Fehlen von Epithelresten. B – persistierende Osteoklasten in Resorptionslakunen, C – beginnende Knochenneubildung. Im Markraum unterhalb der Linie zu B ist eine leere Kapillare gut zu erkennen. (Ein ähnlicher Bereich nach 3tägiger Rezidivbewegung ist in der Abb. 2-17 B gezeigt.)

Biomechanische Prinzipien der Gewebsreaktion

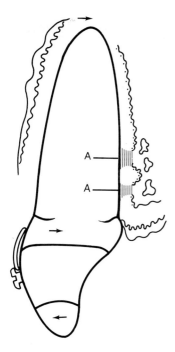

Abb. 2-30 Bildung hyalinisierter Zonen an zwei vorstehenden Spornen des Knochengewebes nach einer Torque-Bewegung.

allmählich zu einer nahezu zellfreien Masse vereinigen. Ähnliche zellfreie Zonen lassen sich gelegentlich im Verlauf physiologischer Zahnwanderungen beobachten.[47] Die durch leichte Kräfte hervorgerufenen hyalinisierten Zonen sind meist klein, d. h. sie bedecken nicht mehr als 1–2 mm^2 der Wurzeloberfläche.

Das gleichmäßige hyaline Erscheinugnsbild einer komprimierten Zone liegt in erster Linie an bestimmten Veränderungen der Grundsubstanz. Es kommt allmählich zur Maskierung der kollagenen Fasern, die schließlich mit der umgebenden gelartigen Grundsubstanz verschmelzen. Phasenkontrast- und elektronenmikroskopisch zeigt sich, daß die Fibrillen in manchen Fällen weitgehend unverändert bleiben (Abb. 2-27A). Als Folge der Gewebsdestruktion und Kapillarschädigung entsteht eine blande entzündliche Reaktion. Anschließend werden in der Umgebung der hyalinisierten Zonen neue Kapillaren und Bindegewebs-

zellen gebildet. In elektronenmikroskopischen Untersuchungen[61] wurde in den erweiterten Gefäßen eine gesteigerte Tendenz zur Anhäufung unregelmäßig geformter Erythrozyten festgestellt, die sich jedoch allmählich wieder auflösen (Abb. 2-28). In der Umgebung hyalinisierter Zonen werden im Periodontium keine Entzündungsquellen gefunden.*

Manche Autoren bezeichnen alle Arten hyalinisierter Zonen als *nekrotisch*. Zwar gehen Zellen und Kapillaren tatsächlich zugrunde, doch bilden sich je nach der Größe der einwirkenden Kraft verschiedengradig hyalinisierte Bereiche aus. So bleiben in manchen Fällen viele der Zellkerne erhalten und das fibröse Gewebe bleibt zum Teil unverändert oder ist nur semihyalinisiert (Abb. 2-2B und 2-53A). Außerdem wird das hyalinisierte Fasergewebe im Unterschied zum nekrotischen Knochengewebe nach kurzer Zeit wieder aufgebaut, indem neue Kollagenfibrillen von Bindegewebszellen gebildet werden, die zusammen mit den Kapillaren in die zellfreien Gewebsareale eingesprossen sind (Abb. 2-17B und 2-29).[85] Die einzigen zellulären Elemente, die sich nicht neu bilden, sind die *Malassez*schen Epithelreste.[84]

Ab- und Umbau der hyalinisierten Zonen. Elektronenmikroskopische Studien an menschlichen Strukturen[98, 99] zeigen, daß beide Vorgänge nahezu gleichzeitig ablaufen. In den umschriebenen hyalinisierten Bereichen kommt es in den Bindegewebszellen sehr früh zum Verlust des Zytoplasmas und bereits nach einigen Stunden setzt die Schrumpfung des Zellkerns ein. Ursache für diesen autolytischen Prozeß sind verschiedene Enzyme. Gleichzeitig häufen sich in der Umgebung des komprimierten Bereichs neue Bindegewebszellen an. Fibroblasten treten schon bald nach Beginn der Druckeinwirkung auf, Makrophagen ein wenig später (Abb. 2-29). Die Veränderungen in dem komprimierten Fasergewebe sind unterschiedlich und hängen weitgehend von der Ver-

---

* Im vorliegenden Kapitel wird der Ausdruck *Hyalinisation* für das Verschwinden von Zellen in Zusammenhang mit Veränderungen der Interzellularsubstanz (wie eingangs beschrieben) verwendet und nicht für die Art der Hyalinisierung, die sich nach irreversiblen pathologischen Veränderungen wie z. B. in den Glomeruli der Nieren und in den Ovarien beobachten läßt. Bei der letzteren Form bleiben die Bereiche jahrelang hyalinisiert, ohne sich weiter zu verändern.

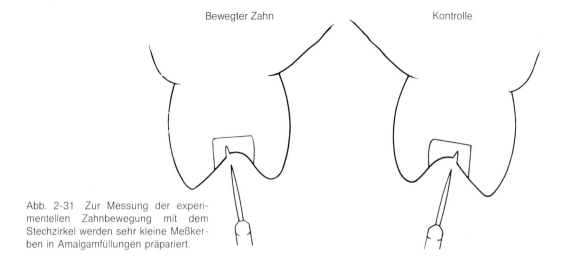

Abb. 2-31 Zur Messung der experimentellen Zahnbewegung mit dem Stechzirkel werden sehr kleine Meßkerben in Amalgamfüllungen präpariert.

suchsdauer und der Druckgröße ab. Nach zweitägiger Druckausübung bleiben die Periodontalfibrillen unter Beibehaltung ihrer Querstreifung weitgehend intakt. Nach längerer Krafteinwirkung kommt es zu ausgeprägten Fibrillenzusammenlagerungen, wobei die einzelnen Fasern teilweise an den Enden oder in ihrer gesamten Länge büschelförmig aufgesplittert sind (Abb. 2-27 B). Bekanntlich können entspiralisierte Kollagenketten durch Enzyme wie z. B. saure Hydrolasen aufgelöst werden. In der gleichen Weise läßt sich die allmähliche Auflösung der Periodontalfasern in Tierlangzeitversuchen erklären (Abb. 2-57 A). Das abgebaute fibröse Gewebe und die Reste zellulärer Elemente werden wahrscheinlich in erster Linie durch Makrophagen beseitigt (Abb. 2-24 C und 2-25).[48, 99] Manche Autoren[124] sind der Ansicht, daß auch Fibroblasten an der Beseitigung des Gewebes beteiligt sein können. Wahrscheinlich kommt es in den meisten Fällen im zentralen Bezirk der hyalinisierten Zone zum allmählichen und vollständigen Austausch des fibrösen Gewebes. Wie eingangs erwähnt, stellt dieser Bereich jedoch nur einen kleinen Bruchteil der Periodontalfasern auf der Druckseite des Zahnes dar.

Lage und Größe des hyalinisierten Bereichs hängen weitgehend von mechanischen Faktoren wie z. B. der Bewegungsrichtung ab. Bei Kippbewegungen ist die hyalinisierte Zone in der Nähe des Alveolarrandes lokalisiert, bei körperlichen Bewegungen liegt sie eher im mittleren Wurzeldrittel.[83] Bei Rotationsbewegungen entstehen fast immer zwei Druckbereiche (Abb. 2-98 A).[82] Auch bei einer durch exzessive Kräfte bewirkten Kippbewegung entstehen zwei Druckbereiche, eine im marginalen und eine im apikalen Bereich (Abb. 2-59). Wenn aus der Knochenoberfläche mehrere Spicula hervorragen, sind auf der gleichen Druckseite zwei oder mehr kleinere hyalinisierte Zonen zu beobachten (Abb. 2-30). In der Regel findet sich jedoch nur ein hyalinisierter Bereich, dessen Größe weitgehend von der Form und Beschaffenheit der Knochenoberfläche bestimmt wird. An einer glatten und gleichmäßigen Oberfläche entstehen meist relativ große zellfreie Areale.[81] Darüber hinaus ist aber die Ausdehnung der Zone auch von der Kraftgröße abhängig, so daß eine große initiale Kraft, verbunden mit einer glatten Knochenoberfläche, eine extensive hyalinisierte Zone ergibt.

Initiale Gewebsreaktion. Die genannten Beobachtungen beziehen sich alle auf die initialen Gewebsveränderungen. Der Knochenabbau im Bereich des hyalinisierten Gewebes ist Bestandteil der initialen Phase der Zahnbewegung (Abb. 2-21). Die Zeitdauer dieser initialen Phase ist stark unterschiedlich, sie kann beim Menschen einige Tage und unter ungünstigen anatomischen und

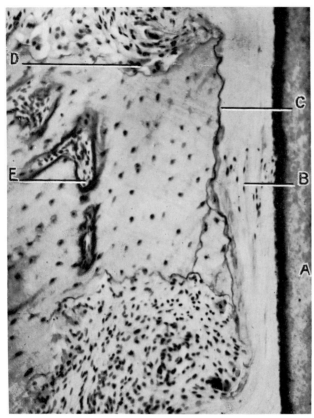

Abb. 2-32 Oberer 1. Prämolar eines 12jährigen Patienten (Bereich A aus Abb. 2-20B). Die relativ lange Hyalinisationsphase war in diesem Fall hauptsächlich durch die hohe Knochendichte verursacht. Keine Osteoklastenbildung in den Markräumen. A – Wurzeloberfläche, B – noch erhaltene pyknotische Zellkerne im hyalinisierten Gewebe, C – Demarkationslinie zwischen Knochen und hyalinisiertem Gewebe, D – unterminierende Knochenresorption, E – mit Kittsubstanz ausgekleideter Markraum.

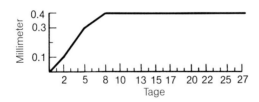

Abb. 2-33 Zahnbewegungsrate zu Abb. 2-32. Man beachte, daß die Zahnbewegung erst nach 8 Tagen zum Stillstand kam, was zum Teil auf die Anwendung einer leichten Kraft bedingt ist. Die Hyalinisationsphase dauerte 19 Tage, hätte aber auch länger sein können. Kraft 30 g.

mechanischen Bedingungen bei Tieren bis zu 80 Tagen betragen. Was sich während dieser initialen Bewegung abspielt, läßt sich anhand von periodischen Entfernungsmessungen zwischen dem bewegten Zahn und einem Kontrollzahn beobachten (Abb. 2-31). Im Durchschnitt dauert es 5–6 Tage, bis die Periodontalfasern so weit komprimiert sind, daß die Zahnbewegung stagniert. Dieser Zeitraum ist bei der Anwendung exzessiver Kräfte kürzer. Die Dauer der anschließenden unterminierenden Knochenresorption stellt sich im Koordinatensystem der Abbildung als waagerechte Linie dar. Da sich die Meßwerte auf den koronalen Zahnanteil beziehen, geben die Zahlen nur relative Werte wieder. Sie stellen jedoch anschaulich die Reihenfolge der Abläufe während der initialen Zahnbewegungsphase dar. Die Messungen während der Hyalinisationsphase zeigen gelegentlich

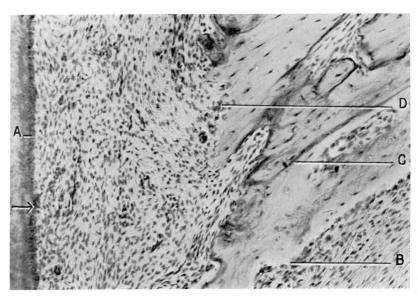

Abb. 2-34 Oberer 1. Prämolar eines 12jährige Patienten (korrespondierender Bereich zu A in Abb. 2-20A). Kontinuierliche Kraft 30 g. Alveolarrand mit Spalten und Einbuchtungen. Phase der sekundären Zahnbewegung nach abgeschlossener Hyalinisationsphase. A – Zentrum des ehemals zellfreien Bereiches, keine Epithelreste im umgebenden Periodontium. Man beachte die Erweiterung des Periodontalspaltes. B – Periostale Flächen mit ausgleichender Knochenneubildung, C – Ruhelinie, D – direkte Resorption durch Osteoklasten.

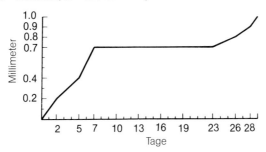

Abb. 2-35 Zahnbewegungsrate zu Abb. 2-34. Initiale Zahnbewegung 0,7 mm in 7 Tagen, ein Ergebnis, das hauptsächlich durch die günstigen anatomischen Verhältnisse verursacht war. Dauer der Hyalinisationsphase 16 Tage, Kraft 30 g. Eine ähnliche Kurve erhielt *Storey* (1955) durch Messungen der Zahnbewegung bei Meerschweinchen an histologischen Schnitten.

geringfügige Stellungsveränderungen entweder des bewegten oder des Kontrollzahnes. In den meisten Fällen erfolgt aber während dieser Zeit keine wahrnehmbare Veränderung.

Durch die Entfernung des Zahnes und histologische Untersuchung der Stützgewebe lassen sich diese Messungen verifizieren. In dem in Abb. 2-32 dargestellten Fall wurde der Zahn extrahiert, ehe der betroffene Knochen durch indirekte Resorption (Abb. 2-33) abgebaut worden war. Der Grund für diese relativ lange Dauer der indirekten Resorption lag in der Dichte des Knochens und seiner glatten endostalen Oberfläche. Beim Menschen dauert die Hyalinisationsphase in der Regel zwei bis drei Wochen, bei hoher Knochendichte länger (Abb. 2-33). Eine charakteristische Hyalinisationsperiode ist am Beispiel eines 12jährigen Patienten in der Abb. 2-34 dargestellt, wobei nach

Biomechanische Prinzipien der Gewebsreaktion

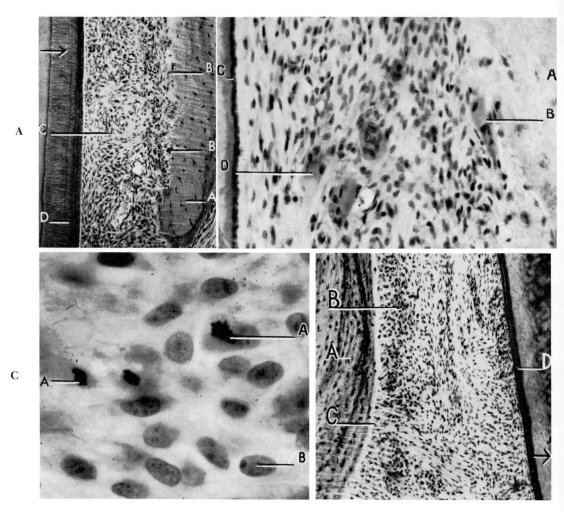

Abb. 2-36 A: Oberer Prämolar eines 39jährigen Patienten nach soeben abgeschlossener Hyalinisationsphase. A – Alveolarrand, B – direkte Knochenresorption, C – Zentrum des ehemals hyalinisierten Gewebes, D – dicke Zementschicht. Zum Vergleich der Zellzahl ist in Abb. 2-6 ein Kontrollschnitt des gleichen Patienten dargestellt. B: Oesteoklastenwanderung nach Rezidivbewegung des Zahnes im menschlichen Gewebe. A – Knochengewebe in der Nähe des Alveolarrandes, B – Osteoklasten an der Knochenoberfläche, C – Wurzeloberfläche, D – Osteoklasten in Wurzelnähe als Folge der Zugwirkung auf die Periodontalfasern. C: menschliches Gewebe. A – mitotische Zellteilung auf der Zugseite während der initialen Phase der Zahnbewegung. B – Bindegewebszellkern. D: Zugzone eines oberen Prämolaren bei einem 12jährigen Patienten. Kontinuierliche Kraft 70 g, Dauer 4 Tage. A – Faserknochen, B – Anstieg der Bindegewebszellzahl, eine Proliferationszone, in der neue Kollagenfasern gebildet werden (vgl. Abb. 2-40A). C – neugebildetes Osteoid, D – Wurzeloberfläche. Man beachte die gedehnten Faserbündel, die im Faserknochen des Alveolarrandes verankert sind.

dem Abbau des angrenzenden Knochens eine weitere Zahnbewegung erfolgte (Abb. 2-35).
Die bei der Entstehung der hyalinisierten Zonen beobachteten Veränderungen lassen sich wie folgt zusammenfassen:

1. Die allmähliche Kompression der periodontalen Fasern führt zur Pyknose und Auflösung der Zellkerne und anschließend zur hyalinen Umwandlung der abgebauten Kapillaren sowie auch der Fibrillen.[99]
2. Nach 20 bis 30 Stunden bilden sich Osteoklasten in den Markräumen und umgebenden Bereichen der inneren Knochenfläche. Sie greifen jedoch die zellfreien Faserbündel des hyalinisierten Gewebes *nicht* an.
3. In der Umgebung von Osteoklasten und in Bereichen, in denen der Druck durch unterminierende Knochenresorption reduziert worden ist, kommt es zum allmählichen Anstieg der Zahl jugendlicher Bindegewebszellen (Abb. 2-29). Diese sichtbare morphologische Veränderung vor und nach der Hyalinisation ist beim Erwachsenenperiodontium besonders ausgeprägt, da dort unter physiologischen Bedingungen verhältnismäßig wenige Zellen vorkommen (Abb. 2-36A). Die allgemeine Zunahme der Zellzahl unterstützt die Knochenresorption in der sekundären Phase der Zahnbewegung.

Alle Untersuchungen stimmen darin überein, daß die Osteoklasten aufgrund ihres chemischen Wirkungsmechanismus organische und anorganische Substanzen des Knochengewebes mehr oder weniger gleichzeitig beseitigen.[29] Artefakte in der Form von Lücken zwischen Osteoklasten und Knochengewebe in *Howship*schen Lakunen sind meist auf die unsachgemäße Präparation der histologischen Schnitte zurückzuführen (Abb. 2-19). Bei Zugwirkungen auf eine im Abbau befindliche Knochenfläche kann man gelegentlich auch beobachten, daß die Osteoklasten zusammen mit dem Fasergewebe aus ihren Lakunen bewegt werden (Abb. 2-36B).[85]
Anhand von autoradiographischen Untersuchungen stellte *Young*[132] fest, daß Osteoklasten durch die Fusion von Vorläuferzellen gebildet werden. Während die Lebensdauer der im Knochengewebe eingebetteten Osteozyten bis zum Zeitpunkt ihrer Resorption reicht, sind die ursprünglichen Osteoklasten im Vergleich kurzlebiger. Dennoch bleibt ihre Funktion erhalten. Einzelne Zellen werden freigesetzt und in die Osteoklasten neue Zellkerne inkorporiert, so daß die Knochenresorption fortgesetzt wird (Abb. 2-37 A). In eigenen Versuchen[85] konnte der Autor darüber hinaus nach der Anwendung kieferorthopädischer Kräfte eine Tendenz zur Überreaktion feststellen. Einmal in Gang gesetzt, kann sich der Resorptionsvorgang auch ohne Druckeinwirkung bis zu 10 oder 12 Tagen fortsetzen. Eine ähnliche Überreaktion der Osteoklasten wird bei der physiologischen Knochenresorption nicht beobachtet.

Nur begrenzte Informationen sind hinsichtlich des enzymatischen Übermittlermechanismus erhältlich, der für die Osteoklastenbildung in der Umgebung von hyalinisierten Geweben verantwortlich ist. Die verschiedenen Formen der indirekten Knochenresorption werden weitgehend von den anatomischen Gegebenheiten bestimmt. In einem dichten Knochengewebe können sich in den kleinen Markräumen im Bereich der hyalinisierten Zone keine Osteoklasten ausbilden (Abb. 2-32). Statt dessen entsteht entlang der Oberfläche des Periodontium eine *frontale Resorption*.

Bei den meisten jungen Patienten weist der Alveolarknochen jedoch Lücken und Markräume auf, die von den enzymatischen Übermittlern gut erreicht werden können, so daß es zur Osteoklastenbildung und der typischen *unterminierenden Resorption* kommt (Abb. 2-37B). Eine *periostale unterminierende Resorption* wurde lediglich bei der Ratte beobachtet, sonst weder bei einem anderen Versuchstier noch beim Menschen.[91]

Steuerung der Kraft während der initialen Zahnbewegung. Wenn die Kraft nur einmal wöchentlich kontrolliert und kaum reaktiviert wird, ergibt sich eine ähnliche Zahnbewegungskurve wie in den Abb. 2-32 und 2-35. Wird die Kraft hingegen konstant gehalten und einmal wöchentlich aktiviert, kann eine zusätzliche Zahnkippung erzielt werden (Abb. 2-38), bei exzessiver Kraftanwendung möglicherweise sogar eine Verformung des Knochens. In solchen Fällen läßt sich die Dauer der initialen unterminierenden Knochenresorption nicht an der Zahnbewegungskurve ablesen, da diese keinen deutlichen horizontalen Abschnitt besitzt, sondern stufenförmig nach oben ansteigt.[83] Die häufige Aktivierung der Kraft führt zur Vergrößerung der hyalinisierten Zone und zur Verlänge-

Biomechanische Prinzipien der Gewebsreaktion

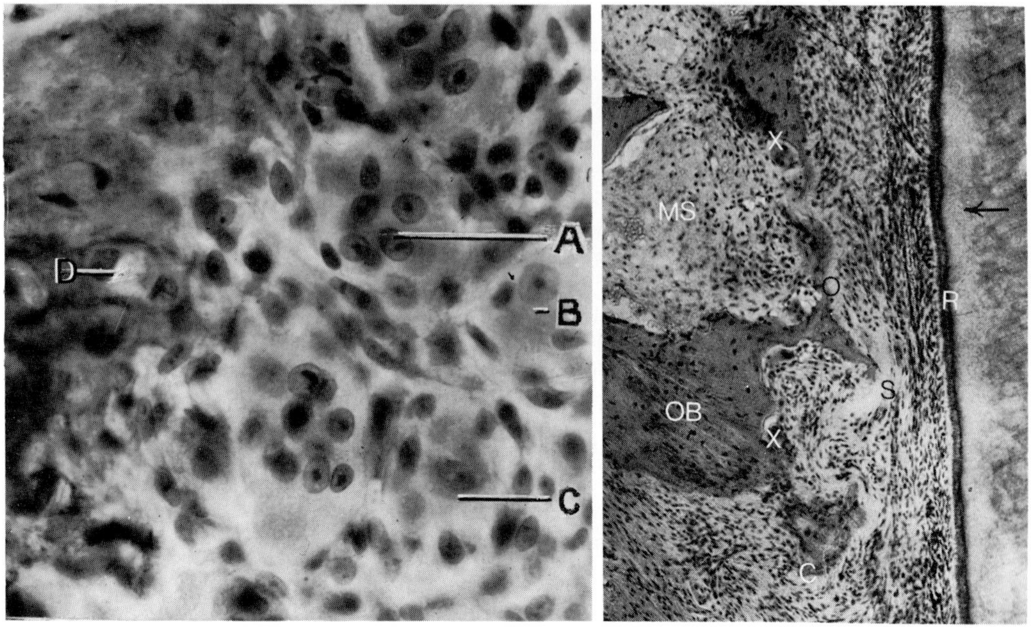

Abb. 2-37 Bei der experimentellen Rezidivbewegung des Zahnes wird frisch verkalktes Faserknochengewebe schneller resorbiert als der ältere Knochen. A: Rasche Osteoklastenausbildung, A – typischer Osteoklast mit 8 oder 9 Zellkernen, B und C – Osteoklasten in einer Übergangsphase, D – schnelle Faserknochenresorption mit Bildung großer Lakunen. B: Zustand nach 4tägiger Rezidivbewegung bei einem von zwei Brüdern mit anatomisch identischen Alveolarknochen. In diesem Fall waren die günstigen anatomischen Charakteristika Ursache der schnellen Zahnbewegung (d. h. große Markräume, in denen die unterminierende Knochenresorption sehr bald einsetzte). R – Wurzeloberfläche, O – während der ersten 8 Tage der Rezidivbewegung abgelagertes Osteoid, das bis zu einem gewissen Grad die Osteoklastenbildung und damit den Beginn der frontalen Knochenresorption verhindert. S – semihyalinisierte Periodontalfasern, X – Osteoklasten, unterminierende Resorption. OB – älteres Knochengewebe, C – Alveolarrand, NS – große Markräume.

rung ihrer Dauer. Bei jungen Patienten kann die Zahnbewegungsrate etwas größer sein, ohne daß damit eine wesentliche Steigerung der Knochenresorption verbunden ist.[88] Beim Erwachsenen kann die häufige Aktivierung zur Verlängerung des unterminierenden Resorptionsvorganges führen.

Sekundäre Phase der Zahnbewegung. Bei der sekundären Phase der Zahnbewegung (Abb. 2-21) kommt es zu einer erheblichen Erweiterung des Periodontium (Abb. 2-36B). Die Osteoklasten greifen die Knochenoberfläche auf einem wesentlich größeren Gebiet an und wenn die Kraft innerhalb bestimmter Grenzen gehalten wird, erfolgt der weitere Knochenabbau überwiegend als direkte Resorption. Besonders bei Kippbewegungen kann jedoch eine plötzliche Krafterhöhung zur Bildung neuer hyaliner Zonen führen[83], die aber in der Regel von relativ kurzer Dauer sind. Bei experimentellen körperlichen Zahnbewegungen mit dosierten Kräften zeigte sich eine geringere Tendenz zur weiteren Hyalinisation.[78]

Knochenneubildung. Gleichzeitig mit den Veränderungen an der Druckseite kommt es an der Zugseite zu formativen Veränderungen. Im Vorfeld der Knochenneubildung ist ein zahlenmäßiger Anstieg der Fibroblasten und Osteoblasten zu beobachten. Zur Erhöhung der Zellzahl kommt es durch mitotische Zellaktivitäten, die erstmals vom Autor[79] und später von *Macapanpan* et al.[56] be-

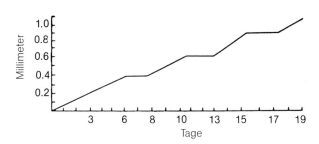

Abb. 2-38 Bewegungsrate eines Zahnes bei häufiger Reaktivierung der Kraft. Initiale Kraftgröße zwischen 150 und 200 g. Die Hyalinisationsphase ist noch nicht abgeschlossen, so daß der Zeitraum graphisch nicht dargestellt werden kann.

schrieben wurden. In ihren Tierversuchen mit Tritium-markiertem Thymidin bestimmten Roberts et al. (1974) für die periodontalen Zellen zwei verschiedene Mitosezeitpunkte, wobei der erste zwischen 2 und 16 Stunden und der zweite zwischen 36 und 50 Stunden nach Beginn der Krafteinwirkung lag. Beim Menschen ist in der marginalen Zugzone nach 30 bis 40 Stunden eine initiale Zellproliferation festzustellen. Die neugebildeten Zellen – Osteoblasten mit dunkel gefärbten Kernen – haben ein charakteristisches Aussehen (Abb. 2-36 D). Sie lokalisieren sich entlang den angespannten Faserbündeln, können aber aufgrund der Zugspannung teilweise etwas auseinandergerückt liegen. Diese Anordnung ist sowohl beim Menschen als auch beim Tier während der initialen Phase der Knochenbildung häufig zu beobachten (Abb. 2-39 B).
Kurz nach Beginn der Zellproliferation wird an der Zugseite Osteoid abgelagert. Die Osteoidbildung ist bis zu einem gewissen Grad von der Form und Dicke der Faserbündel abhängig. Bei ausreichender Dicke wird das Osteoid an den angespannten Fasenbündeln abgelagert, so daß Knochenlamellen entstehen (Abb. 2-40 A).[79] Sind die Faserbündel dünner, bildet sich eine gleichmäßigere Osteoidschicht entlang der Knochenoberfläche. Wie der Autor[79, 80] und Storey[120] zeigen konnten, werden Art und Ausmaß der Knochenneubildung vom Alter beeinflußt. Beim Menschen kann die Knochenneubildung auch über Osteoidbrücken erfolgen. Dabei entstehen Schichten, die annähernd parallel zur Knochenoberfläche in das Periodontium hineinragen (Abb. 2-41).[84]
Diese schnelle Osteoidbildung ist in der sekundären Phase, wenn die unterminierende Knochenresorption auf der Druckseite abgeschlossen ist, besonders ausgeprägt (Abb. 2-21). Die zahlreichen neuen Zellen an der Zugseite sind dann auffällig und häufig in einer Proliferatinszone angeordnet, die aus Osteoblastenketten besteht (Abb. 2-40). Diese Beobachtungen verdeutlichen, daß die Knochenbildung das Ergebnis der auf die Periodontalfasern ausgeübten Zugwirkung ist und daß solche Veränderungen eng mit der Strecke zusammenhängen, über die die Kraft wirksam ist.
Wie eingangs erwähnt, setzt die Verkalkung der untersten, auf der Zugseite entstandenen Osteoidschichten sehr bald ein, während die oberflächliche Schicht unverkalkt bleibt und radiologisch nicht sichtbar ist. Dieses unverkalkte Gewebe erscheint im Röntgenbild zusammen mit dem Spalt, der durch die Fortbewegung des Zahnes von der knöchernen Alveolenwand entsteht, als Aufhellung und erinnert somit an einen pathologisch erweiterten Periodontalspalt. Es handelt sich aber um eine absolut normale Reaktion, die sich besonders bei bestimmten Zahnbewegungen beobachten läßt, wie z. B. bei der Extrusion oder körperlichen Bewegungen (Abb. 2-60 und 2-104 A).
Wenn der neugebildete Faserknochen eine bestimmte Dicke erreicht hat, kommt es zum Umbau dieses neugebildeten Gewebes, der zum Teil durch die physiologische Zahnbeweglichkeit beeinflußt wird. Diese Phase des Knochenumbaus wird im Abschnitt über die Rezidivtendenz näher behandelt.
Knochenverformung. Die unterschiedlichen Gewebsreaktionen werden, wie gezeigt wurde, durch die Dauer und Größe der Kraft sowie durch

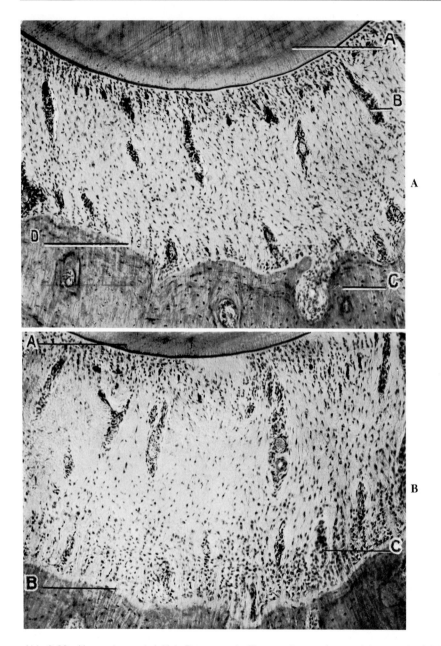

Abb. 2-39 Kurzandauernde initiale Bewegung im Tierexperiment, oberer mittlerer und seitlicher Schneidezahn. A: unbehandelter Kontrollzahn. A – Zahnwurzel, B – Interstitium, C – Faserknochen, D – unentkalkte Osteoidschicht. B: experimentell behandelter 2. Schneidezahn, Zugzone. Kontinuierliche Kraft 45 g; Dauer 36 Stunden. Man beachte die Zunahme und die Streuung neuer Zellen, vor allem in knochennahen Bereichen und an gedehnten Faserbündeln. A – Zahnwurzel, B – verbreiterte Osteoidschicht, C – prolifrierende Osteoblasten zwischen Faserbündeln. Vgl. Abb. 2-36 D (aus *Reitan*, K.: Acta Odontol. Scand., suppl. 6, 1951).

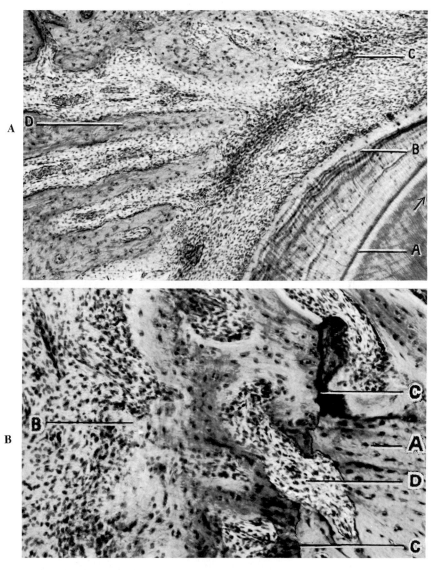

Abb. 2-40 Einfluß der Faserbündeldicke auf die Knochenneubildung. A: Zugzone. Mittleres Wurzeldrittel eines rotierten oberen 2. Schneidezahnes beim Hund. A – Ursprüngliche Dicke der Zementschicht, B – im Laufe des Versuchs neugebildetes Zement, C – neugebildete Bindegewebszellen, eine Proliferationszone mit Neubildung von Kollagenfibrillen, um die Dehnung der Periodontalfasern sicherzustellen, D – an den gestreckten Faserbündeln gebildete Knochenlamellen. Der Pfeil zeigt in die Bewegungsrichtung. B: Gewebe aus der Zugzone eines oberen Prämolaren bei einem 12jährigen Kind (Bereich B bzw. C aus Abb. 2-20). Kraft 70 g, kontinuierliche Bewegung über 14 Tage. Aufgrund der dünneren Faserbündel bei diesem Patienten sind die neugebildeten Knochenschichten im Vergleich zu A anders angeordnet. A – älteres Knochengewebe, B – Osteoidschicht mit angrenzenden Osteoblasten, C – Demarkationslinie, die den Ausgangspunkt der Knochenneubildung während der Behandlungsdauer darstellt. D – Markraum; der neugebildete Knochen ist bereits teilweise verkalkt, nur die oberflächliche Schicht (B) bleibt unverkalkt. Die Zahnwurzel befindet sich außerhalb des linken Bildrandes.

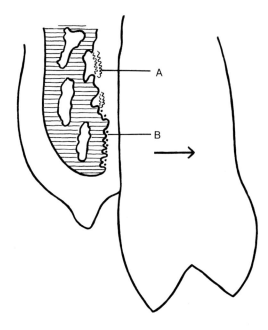

Abb. 2-41 Zugseite, Rückbewegung. A – Osteoidablagerung in der Proliferationszone parallel zur Knochenoberfläche, B – persistierende Knochenresorption.

die Konfiguration des Knochens beeinflußt. Verschiedene Autoren[7, 24, 109] führen einen weiteren Faktor an: Die bioelektrischen Veränderungen an der Knochenoberfläche unter Einwirkung von Druck oder verformenden Kräften. Der piezoelektrische Effekt wurde von *Fukada* und *Yasada*[26] beschrieben und später von verschiedenen Untersuchern bestätigt, so u. a. von *Bassett* et al.[5] *Fukada* und *Yasada*[26] implantierten Elektroden in den Femur von Hunden und beobachteten nach Applikation eines schwachen elektrischen Stroms einen Anstieg der Osteoblastenzahl mit anschließender Knochenneubildung. Andere Experimente zeigten, daß durch die Verbiegung eines Knochens auf der konkaven Fläche Zellbildung und Anlagerungen von Knochengewebe ausgelöst werden können und daß diese Phänomene mit der durch die Verformung bewirkten Elektronegativität dieses Bezirkes zusammenhängen. Nach den In-vivo-Untersuchungen von *Zengo* et al. (1974) entsteht an der Schmelzoberfläche des bewegten Zahnes die höchste elektrische Spannung; sie wird im Zement und Dentin weniger und ist im Alveolarknochen am geringsten. Gleichzeitig konnte auch an der Gingiva sowie an den Nachbarzähnen und ihren Stützgeweben ein bioelektrischer Effekt abgeleitet werden.

Jüngsten Beobachtungen zufolge kann nicht nur die Verformung des Knochens, sondern auch eine gleichmäßige Zugspannung bioelektrische Signale erzeugen. Die In-vivo-Experimente von *Roberts* et al. (1982) wiesen in Bereichen, in denen das Periodontium erweitert war, negative elektrische Felder nach.

Der zur Knochenverformung erforderliche Reiz wird allerdings von einigen Untersuchern sehr unterschiedlich beurteilt. *Baumrind*[7] folgert in seiner Untersuchung an 99 Ratten, daß „die Knochendeflektion durch geringere Kräfte erzeugt werden kann, als für entsprechende Veränderungen in der Breite des Periodontiums erforderlich wären". Im Gegensatz dazu beobachtete *Murphy*[67] in seiner Oxytetrazyklin-Mikroskopfluoreszenzuntersuchung während der Zahnretraktion beim Affen keine Verbiegung des Alveolarknochens. Offensichtlich kommt es zwar während der Behandlung häufiger zur Ablenkung der dünnen Knochenlamellen, doch bewegen sich die verformten Knochenwände, sobald durch Resorption entsprechend Raum geschaffen wurde, aufgrund der Gewebeelastizität und der Faserkontraktilität wieder in ihre Ausgangsstellung zurück (Abb. 2-70).[91]

In diese Untersuchungen wurden auch die initialen Veränderugen im Periodontium einbezogen. *Baumrind* und *Buck*[8] untersuchten die Veränderungen im Rattenperiodontium zu verschiedenen Zeitpunkten bis zu einer Dauer von 72 Tagen mit Hilfe von Injektionen radioaktiv markierter Vorläuferzellen der einzelnen zu untersuchenden zellulären Strukturen: Tritium-markiertes Thymidin zur Beobachtung der Zellteilung anhand des DNS-Nachweises, Tritium-markiertes Uridin zur Beurteilung der RNS und Tritium-markiertes Prolin zur Analyse der Kollagenbildung. Nach den autoradiographischen Befunden bestand im Periodontium der Versuchstiere ein hoher metabolischer Turnover zusammen mit einer signifikant gesteigerten Zellteilungsaktivität in der Nähe der Wurzeln der experimentell bewegten Zähne im Vergleich zu den nicht bewegten Kontrollzähnen. Die Kollagensynthese erschien in der Umgebung der

Kieferorthopädische Zahnbewegungen

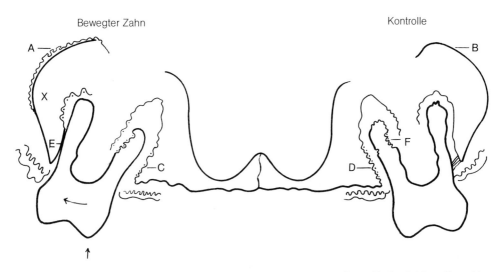

Abb. 2-42 Experimentell bewegter Zahn und unbehandelter Kontrollzahn bei der Ratte. E – hyalinisierte Zone, X – Alveolenwand, möglicherweise während der Zahnbewegung verformt, A – periostale Knochenanlagerung war in allen Fällen nach 2tägiger Zahnbewegung zu beobachten, B – aplastische Knochenoberfläche auf der Kontrollseite.

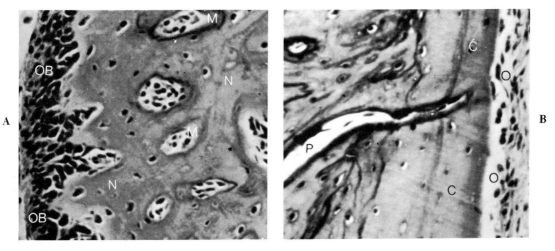

Abb. 2-43 A: Korrespondierender Bereich zu A in Abb. 2-42. OB – profilierende Osteoblasten begrenzen eine dicke neugebildete Knochenschicht, M – Markräume im neugebildeten Knochen. B: Kontrollseite, entspricht Bereich B in Abb. 2-42. O – osteogene Periostschicht mit einigen Osteoblasten, C – kompakte umfassende Knochenschicht mit einem perforierenden Kanälchen (P) (aus *Reitan, K.* und *Kvam, E.*: Angle Orthod. 41:1, 1971).

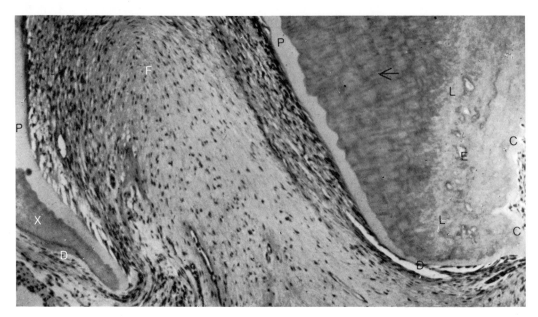

Abb. 2-44 Veränderungen der Wurzelsubstanz während der Zahnbewegung. Kronenkippung des unteren 1. Prämolaren entgegen der Pfeilrichtung. Wurzel im Entwicklungsstadium. F – fibröses Gewebe im Foramen apicale, P – Prädentinschichten. Man beachte die unterschiedliche Dicke der Wurzelwände und die geringfügige Deformation des dünnen Bereiches auf der linken Seite (x), auf der die Prädentinschicht leicht verbreitert ist. Auf der rechten Seite ist neues Zement gebildet worden. L – Demarkationslinie zwischen dem neugebildeten Zement und der älteren Zementschicht auf der rechten Seite. C – Zementoid mit Zementoblastensaum. E – teils leere, teils zementoblastenhaltige Lakunen im neugebildeten Zement. D – Verringerung der Schichtdicke des Zementoids und Prädentins infolge der Druckbelastung durch das Fasergewebe. Da die verwendete Kraft mittelmäßig stark war und das nicht verkalkte Zementoid und Prädentin die kalzifizierten Flächen schützten, kam es nicht zur Wurzelresorption. Alter 12 Jahre; Kraft 80 g; Dauer 47 Tage.

experimentell bewegten Zähne herabgesetzt. An der Druckseite kam es zu einem ähnlichen Anstieg der Zahl markierter Zellen wie an der Zugseite. Die Ergebnisse ließen darauf schließen, daß die wesentlichen physiologischen und mechanischen Veränderungen weniger im Periodontium als vielmehr im Alveolarknochen auftreten.
Knochenverformungen bei der Ratte mit Anlagerungen von Knochenschichten wurden nach zweitägiger Versuchsdauer bei allen Oberkiefern beobachtet.[91] Es ist durchaus denkbar, daß diese Knochenanlagerung aus den bioelektrischen Veränderungen resultiert (Abb. 2-42 und 2-43).[91] Ähnliche periostale und endostale Knochenbildung wurde auch beim Affen beobachtet.[54, 60] Nicht geklärt ist bisher die Frage, ob es bei Kindern unter der Behandlung mit einem extraoralen Zug oder bei einer Gaumennahterweiterung zu periostalen Knochenanlagerungen kommt.
Picton[74] zufolge ist die Verformung der Wurzel bei der kieferorthopädischen Behandlung nur minimal. Ausnahmefälle werden jedoch bei Zähnen mit unterentwickelten Wurzeln beobachtet (Abb. 2-44). Die Bildung unverkalkten Zementoids wird durch den Druck gegen das fibröse Gewebe kontrolliert und durch die Kompression reduziert.[90] Zusätzlich bildet sich an der Zugseite weiteres Zementoid. Im Zusammenhang mit der elektromechanischen Wirkung beobachteten zwar *Justus* und *Luft*[43] das Verhalten von Knochenkristallen, doch sehen *Shamos* und *Lavine*[109] nur eine Korrelation zu den organischen Kompo-

nenten des mineralisierten Gewebes, d. h. zu der geänderten Kollagenfaseranordnung. Wenn diese Theorie zutrifft, besteht die Möglichkeit, daß eine Zugspannung, die entlang den im Zement eingebetteten Fasern in bioelektrische Signale umgewandelt wird, zur Bildung neuen Zementoids führen könnte.

Mehr noch als die bioelektrischen Veränderungen scheinen intrinsische Faktoren bei der Knochenneubildung eine Rolle zu spielen. Ihr Einfluß wurde in verschiedenen experimentellen Untersuchungen festgestellt. So demonstrierte Björk[15] an seiner Patientengruppe Unterschiede hinsichtlich des Beginns des maximalen Wachstumsschubes. Ebenso zeigten histologische Untersuchungen, daß eine schnelle Knochenneubildung primär durch Wachstumshormone verursacht ist. Dies geht auch aus der vergleichenden Beurteilung der Abb. 2-54 und 2-63 B hervor. Es handelt sich um zwei etwa gleichaltrige Patienten, wobei in einem Fall eine extensive Knochenneubildung zu beobachten ist, während im anderen Fall der Prozeß vernachlässigbar gering ist.

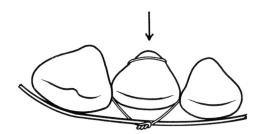

Abb. 2-45 Unterbrochene Bewegung mit einer kontinuierlichen Kraft kurzer Reichweite. Nach der Bewegung erfolgt eine Ruhephase.

Kontinuierliche und intermittierende Zahnbewegungen

Variationen in der Gewebsreaktion werden durch verschiedene Faktoren verursacht.
Abgesehen von der Dauer der Kraftanwendung hat in gewissem Maße auch die Qualität der Kraft einen Einfluß. So finden sich z. B. gewisse Variationen bei Anwendung einer kontinuierlichen Kraft mit nur kurzer Einwirkungszeit. Noch unterschiedlichere Gewebsreaktionen bestehen bei Gegenüberstellung der festsitzenden und der herausnehmbaren Geräte. Auf der Basis dieser äußeren Einflüsse lassen sich die Zahnbewegungen einfach in zwei Klassen mit je einer Unterabteilung unterteilen:

1. Kontinuierliche Bewegung (festsitzende Apparaturen)
   a) Unterklasse: unterbrochene Bewegung
2. Intermittierende Bewegung (herausnehmbare Apparaturen)
   a) Unterklasse: funktionelle Bewegung

Die hier verwendete Nomenklatur bedarf vielleicht einer Erklärung. Der Ausdruck *intermittierend* wird häufig auf eine kurzfristige Zahnbewegung mit festsitzenden Apparaturen angewendet. Diese Verwendung ist jedoch verwirrend, zumal der Begriff „intermittierend" bereits vor vielen Jahren in Zusammenhang mit der Wirkung herausnehmbarer Geräte gewählt wurde. Zugegebenermaßen sind *intermittierend* und *unterbrochen* mehr oder weniger synonym, doch werden diese Ausdrücke im folgenden für zwei verschiedene Formen der Zahnbewegung verwendet: „unterbrochen" bezeichnet eine Bewegung kurzer Dauer mittels festsitzender Apparaturen, während „intermittierend" für Bewegungen mit herausnehmbaren Apparaturen benutzt wird.

Kontinuierliche Zahnbewegung

Die unter einer typischen kontinuierlichen Kraft beobachteten Gewebsveränderungen wurden unter „Knochenresorption" und „Knochenneubildung" beschrieben (S. 165 und S. 178).
Zwar ist die Unterscheidung zwischen einer kontinuierlichen und einer unterbrochenen Bewegung nicht immer möglich, doch kann man sagen, daß die unterbrochene Bewegung unter bestimmten Bedingungen stets zu bestimmten, veränderten Gewebsreaktionen führt. Diese Veränderungen wirken sich auf die einzelnen Phasen der klinischen Behandlung aus.
Unterbrochene Bewegung. Während eine kontinuierliche Kraft im typischen Falle über längere Zeiträume wirksam ist, ist die unterbrochene Kraft von relativ kurzer Dauer (durchschnittlich 3–4 Wo-

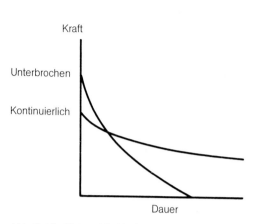

Abb. 2-46 Unterschied in Größe und Dauer zwischen einer kontinuierlichen und einer unterbrochenen Kraft.

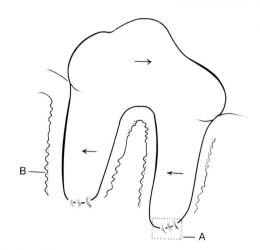

Abb. 2-47 Distalkippung eines unteren Prämolaren beim Hund. B – Knochenresorption. Der Ausschnitt A ist in Abb. 2-48 B dargestellt.

chen). Beispiel einer unterbrochenen Kraft ist die Bewegung eines Zahnes, nachdem er an einem Labialbogen ligiert worden ist, mit dem anschließenden Bewegungsstillstand, wenn die Kraft durch die Zahnstellungsänderung inaktiviert worden ist (Abb. 2-45). Ebenso stellt das Torquieren eines Zahnes mit einem Edgewise-Bogen in vielen Fällen eine unterbrochene Bewegung dar (Abb. 2-46).

Abhängig von der Größe der ausgeübten Kraft kommt es entweder zur direkten oder indirekten Knochenresorption. An der Druckseite kann es während der initialen Phase einer unterbrochenen Bewegung zur Kompression und Hyalinisation des fibrösen Gewebes kommen. Wegen der schnellen Kraftreduktion hat sich das Gewebe jedoch bald nach Unterminierung der hyalinisierten Zone wieder organisiert. Bestimmte unterbrochene Bewegungen, wie z. B. kleine torquierende Momente mit dosierten Kräften, können hingegen eine direkte Knochenresorption auslösen (Abb. 2-94).[81]

Aufgrund der gesteigerten Zellzahl kommt es in den offenen Markräumen der Druckseite und in anderen Bereichen, die nicht durch direkte Resorption abgebaut werden, zur Anlagerung von Osteoid (Abb. 2-48 A). Während der Ruhephase ist das neugebildete Gewebe auf der Zugseite einem allmählichen Kalzifikations- und Strukturierungsprozeß unterzogen. Den Geweben wird somit genügend Zeit zur Regeneration gegeben, und die Zellproliferation ist günstig im Hinblick auf weitere Umbauvorgänge, im Falle einer Reaktivierung des Gerätes.

In der Praxis ist die unterbrochene Zahnbewegung in verschiedenen Situationen von Vorteil z. B. bei der orthodontischen Einordnung impaktierter Eckzähne. In vielen Fällen kommt es bei Anwendung einer langeinwirkenden kontinuierlichen Zugkraft zur Pulpareizung des impaktierten Zahnes. Als Folge einer unterminierenden Knochenresorption in der Umgebung des hyalinisierten Gewebes kann eine so plötzliche Bewegung des apikalen Teils eines impaktierten Zahns einsetzen, daß die zur Pulpa führenden Blutgefäße komprimiert werden, was sekundär zur Stase und entsprechenden Pulpaerscheinungen führt (Abb. 2-48 B). Eine unterbrochene Bewegung wird mit Kräften erzielt, die über Strecken von 1–1,5 mm wirken (Abb. 2-49). Durch die ständige Reaktivierung des Gerätes nach dem Prinzip der unterbrochenen Bewegung kann der Zahn ohne

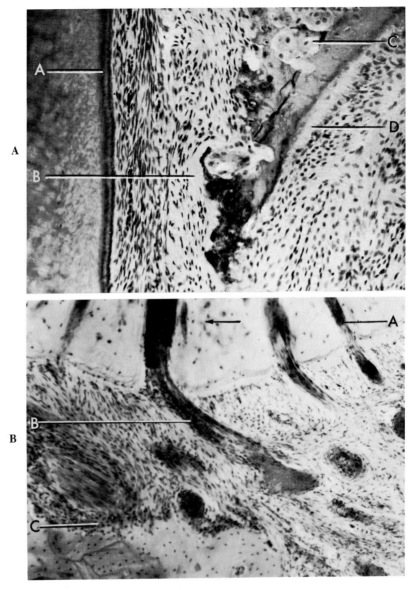

Abb. 2-48 A: Druckzone an einem mit unterbrochener Krafteinwirkung bewegten oberen Prämolaren. Semihyalinisation (d. h. keine vollständige Hyalinisation zwischen Wurzeloberfläche und der vorstehenden Knochenkante). A – Wurzeloberfläche, B – knochennahe zellfreie Fasern mit direkter Resorption der darunterliegenden Knochenareale, C – zahlreiche Osteoklasten, eine typische Faserknochenresorption, D – kompensierende Knochenneubildung, breite neugebildete Osteoidschichten mit Osteoblastensaum. B: Bereich A aus Abb. 2-47. Man beachte den Verlauf der Kapillare und des Nervs (A) in einem der Wurzelkanälchen an einem 2. Prämolaren beim Hund. B – gedehntes und leicht komprimiertes Kapillargefäß. Eine ähnliche Kompression kann bei der kontinuierlichen Bewegung retinierter Eckzähne die Blutzirkulation unterbrechen. C – Knochenresorption am Alveolenfundus.

Biomechanische Prinzipien der Gewebsreaktion

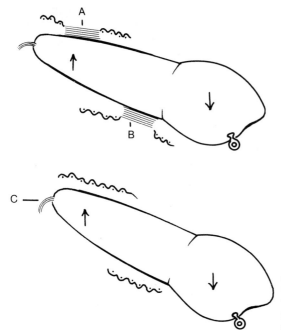

Abb. 2-49 Zwei Phasen bei der Bewegung eines retinierten Eckzahnes. A und B – Lokalisation der Hyalinisationszonen bei der initialen Bewegungsphase. C – Dehnung der Kapillaren nach unterminierender Knochenresorption. Vgl. mit Abb. 2-48 B.

größere Pulpenschädigung einreguliert werden.

In bestimmten Fällen ist die Verwendung unterbrochener Kräfte auch bei Rotationen von Vorteil. Eine wohlgeplante unterbrochene Rotation kann die posttherapeutische Rezidivneigung bis zu einem gewissen Grad herabsetzen. Empfehlenswert ist diese Art der Bewegung, die nur mit leichten Kräften arbeitet, auch zur Behandlung des offenen Bisses beim Erwachsenen (Abb. 2-103).

Intermittierende Zahnbewegung

Die ältesten kieferorthopädischen Apparaturen sind herausnehmbare Platten mit intermittierender Kraftwirkung. Intermittierend ist eine Kraft, die entweder als kurzer Impuls bzw. Stoß oder über kurze Zeiträume mit mehreren Unterbrechungen wirksam ist. Unterbrechungen entstehen durch die abwechselnde allmähliche Aktivierung und Passivierung der Kraft im Zuge der Bewegungen des Gerätes. Eine intermittierende Kraftwirkung findet man nicht nur bei Plattenkonstruktionen. Andere herausnehmbare Geräte wie die *Crozat*-Apparatur und auch verschiedene festsitzende Geräte können periodisch Kräfte ausüben, die zum Teil als intermittierend zu bezeichnen sind. Das gilt für Sporne und Federn, die der Zahnoberfläche aufliegen und während des Sprechens und Kauens, wenn das Gerät bewegt wird, kurze, impulsartige Reize setzen. Die intermittierende Kraft kann in unterschiedlichen Maßen zu einer Verringerung der Kompression auf der Druckseite führen, wodurch sich die Hyalinisationsphasen verkürzen.

Besonders deutlich macht sich die unterschiedliche Gewebsreaktion dann bemerkbar, wenn das Gerät zu bestimmten Zeiten aus dem Munde herausgenommen wird und die zu bewegenden Zähne nicht mehr berührt. Während dieser Ruhephase bewegen sich die Zähne geringfügig zur Zugseite hin und bleiben während der Behandlung überwiegend in normaler Funktion.[79] Aus diesem Grunde behalten die Periodontalfasern in der Regel eine funktionelle Anordnung. Daraus

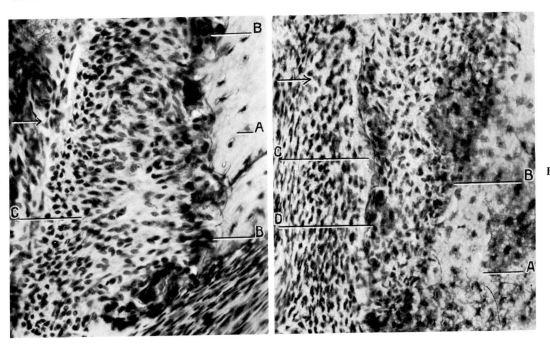

Abb. 2-50 A: Oberer Prämolar eines 12jährigen Patienten. Befund in der Druckzone nach Behandlung mit einer herausnehmbaren Dehnplatte, die 2 Wochen lang jede Nacht getragen und langsam aktiviert wurde. Der Zahn wurde in Pfeilrichtung bewegt. Die Wurzel ist auf dem Bild nicht sichtbar. Direkte Knochenresorption läßt sich im Alveolarrandbereich erkennen. Man beachte die Zunahme der Bindegewebszellen. A – Alveolarknochen, B – große Osteoklasten an der Knochenoberfläche, C – Zellproliferation; in verschiedenen Bereichen bestand mitotische Zellteilung. Der Ausschnitt entspricht dem Bereich A in Abb. 2-20 A. B: Oberer Prämolar eines anderen 12jährigen Patienten. Behandlung mit einem langsam aktivierten, lockersitzenden Aktivator, der 2 Wochen lang jede Nacht getragen wurde. Darstellung der Druckzone; die Wurzel, die in Pfeilrichtung bewegt wurde, ist nicht abgebildet. Der Osteoidsaum des Alveolarknochens persistiert. Extensive Knochenresorption im Bereich unterhalb dieses Osteoidgewebes. A – Alveolarknochen, B – Knochenoberfläche mit Osteoklasten, C – persistierende Osteoidschicht, D – Osteoklastenkette in der Nähe der Osteoidschicht. Man beachte den Anstieg an zellulären Elementen, der ähnlich wie bei A ist.

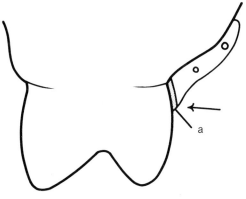

Abb. 2-51 Anordnung des Gebißformers n. *Bimler* zur experimentellen Bewegung oberer Prämolaren. a – Guttaperchaschicht zur gewünschten Kraftsteigerung. Das Gerät steht mit dem entsprechenden Prämolaren der Gegenseite nicht in Berührung. Die Kraft wird in regelmäßigen Abständen mit einem speziell konstruierten Gerät gemessen.

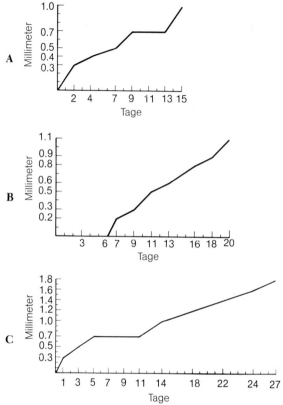

Abb. 2-52 Bewegung oberer Prämolaren mit dem Gebißformer n. Bimler. Kraft zwischen 70 und 100 g. Man beachte die kurzen Hyalinisationsphasen. A: Eine zellfreie Zone bestand nur etwa 4 Tage lang. B: Das Gerät war während der ersten 6 Tage passiv. Zur Zahnbewegung (1,1 mm in 14 Tagen) kam es erst nach Auftragen einer Guttaperchaschicht (Abb. 2-51). C: Ein zellfreies Areal trat etwa vom 5. bis zum 11. Tag auf (aus *Reitan, K.*: Am. J. Orthod. 43: 32, 1957).

ergibt sich eine bessere Zirkulation und häufig auch ein Anstieg der Zellzahl im Periodontium (Abb. 2-50). Ein intermittierender Druck kann eine Reizwirkung darstellen und löst häufig – vor allem bei jungen Patienten – Knochenbildungsprozesse aus, wobei das Osteoid an den druckfreien Knochenflächen abgelagert wird. Die Zunahme an zellulären Elementen hängt weitgehend von der individuellen Reaktion ab, so daß es in manchen Fällen nur zu einem mäßigen Anstieg der Zellzahl kommt (Abb. 2-54).

In verschiedenen Experimenten konnte gezeigt werden, daß die durch eine intermittierende Kraft bewirkte Bewegung von der Dauer der Krafteinwirkung und der Größe der Kraft abhängt. Da die Zähne kippend bewegt werden, kann sich während der initialen Behandlungsphase auf der Druckseite hyalinisiertes Gewebe bilden. Aufgrund des Kraftfaktors kommt es schneller zur Hyalinisation, wenn das Gerät starr und unelastisch ist (Abb. 2-7B). Bei einer elastischen Kraft ist auf der Druckseite gelegentlich eine Semihyalinisation zu beobachten (Abb. 2-53A), womit gemeint ist, daß nicht alle Fasern im Kompressionsbereich zellfrei werden.[81] In solchen Fällen können sich Osteoklasten direkt entlang der Knochenfläche unterhalb des hyalinisierten Gewebes bilden, so daß die Hyalinisation die Knochenresorption kaum beeinträchtigt. Diese Faktoren lassen darauf schließen, daß ein herausnehmbares Gerät, das mit kleinen Kräften arbeitet und möglichst regelmäßig getragen wird, eine ungestörte, gleichmäßige Zahnbewegung bewirkt.

Der Nachteil der intermittierenden Kraft ist die Art der damit bewirkten Zahnbewegung, die immer eine Kippbewegung ist. Nicht selten ist das Ergebnis einer solchen Behandlung unbefriedigend, weil die bewegten Zähne schließlich eine zu starke Inklination aufweisen. Andererseits gibt es auch Ausnahmen: Die Reaktionen der Patienten in der Wachstumsphase sind unterschiedlich und in einigen Fällen kommt es zu einer allmählichen Wiederaufrichtung der gekippten Zähne.

Eine andere Schwierigkeit zeigt sich in der höchst individuellen Reaktion des parodontalen Fasersystems. Da sich der Umbau des fibrösen Gewebes bei einigen Patienten nur sehr langsam vollzieht, ist in solchen Fällen die Bewegungsmöglichkeit mit einer intermittierenden Kraft begrenzt. Zudem umfaßt die Behandlung oft auch eine Expansion der Zahnbögen und kann somit zu einer Dehnung der supraalveolären Fasern führen. Wie bei anderen Arten der Zahnbewegung tendieren auch hier die gedehnten Periodontalfasern dazu, sich wieder zu kontrahieren. Diese Kontraktion kann, besonders bei der Kieferdehnung, zum Rezidiv führen. Das Ausmaß des Rezidivs wird von der individuellen Gewebsreaktion bestimmt. Nach einer

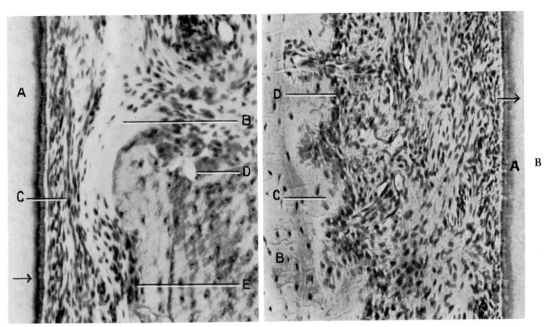

Abb. 2-53 A: Histologisches Bild einer Druckzone aus Versuch B in Abb. 2-52. Durch die Erhöhung der Guttaperchaschicht kam es zur Bildung einer semihyalinisierten Zone. A – Wurzeloberfläche, B – zellfreie Fasern in der Umgebung einer Knochenspitze, C – komprimierte Periodontalfasern, D und E – Osteoklasten in Resorptionslakunen, E – Resorption entlang der inneren Knochenoberfläche. Der Bereich entspricht dem in Abb. 2-20 A dargestellten. B: Histologisches Bild einer Zugzone aus dem Versuch mit dem Gebißformer. Bereich knapp oberhalb des Alveolarrandes. A – Wurzeloberfläche, B – älteres Knochengewebe, C – neues Osteoid, D – Osteoblastenkette. Die Periodontalfasern sind entspannt, die Zahl der Bindegewebszellen ist erhöht (aus *Reitan*, K.: Am. J. Orthod. 43.:32, 1957).

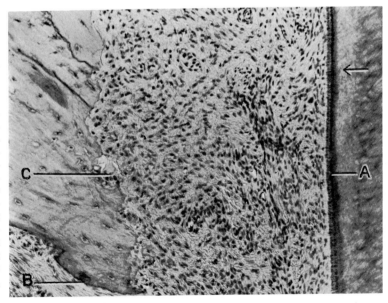

Abb. 2-54 Histologisches Bild der Druckzone aus Versuch C in Abb. 2-52. Nur mittelgradige Zunahme der zellulären Elemente als Ausdruck der individuellen Gewebetextur. A – Wurzeloberfläche ohne Epithelreste infolge der Hyalinisation. B – Periostfläche des Alveolarknochens mit geringer Wachstumsaktivität, C – direkte Knochenresorption mit Osteoklasten. Die Faserbündel sind entspannt, die Zahl der Bindegewebszellen ist nicht erhöht (aus *Reitan*, K.: Am. J. Orthod. 43.:32, 1957).

verlängerten Retentionsphase kann in einigen Fällen nach einer Dehnungstherapie ein stabiles Endresultat beobachtet werden, insbesondere dann, wenn die dritten Molaren fehlen.

Funktionelle Bewegung. Funktionskieferorthopädische Plattengeräte, wie der Aktivator[13], liegen locker im Mund und verschieben sich während der Behandlung mehr oder weniger synchron mit Bewegungen des Unterkiefers.[36, 79] Experimentelle Untersuchungen haben gezeigt, daß die intermittierende Kraft der Geräte in Form von Impulsen und Stößen überwiegend tagsüber auftritt. Sie entsteht in erster Linie beim Schluckakt, der eine reflexartige Öffnungs- und Schließbewegung des Unterkiefers mit sich bringt.[52] Da während des Schlafens eine herabgesetzte Schluckfrequenz besteht, bleibt das Gerät nachts über relativ lange Zeiten unbewegt im Munde liegen.

Die durch den Aktivator bewirkten Gewebsveränderungen sind daher weniger auf intermittierende Impulse und Stöße, sondern vielmehr auf die Druckwirkung zurückzuführen, die dann entsteht, wenn das Gerät über bestimmte Zeiträume in Kontakt mit den Zahnflächen bleibt. Diese Beobachtungen werden durch Studien über die Gewebsreaktion bestätigt. Allein auf der Basis histologischer Befunde ist daher die Unterscheidung zwischen Reaktionen, die durch lose und fest im Munde sitzende herausnehmbare Geräte hervorgerufen werden, nicht immer möglich (Abb. 2-50).

Funktionskieferorthopädische Apparaturen können selbst schon während der initialen Phase häufig zur direkten Knochenresorption an der Druckseite führen. Wenn nur ein leichter Druck auf die Zähne ausgeübt wird, entstehen nach drei bis vier Tagen Osteoklasten auf der Alveolarknochenoberfläche. Da ein Resorptionsprozeß, wenn er einmal in Gang gekommen ist, acht bis zehn Tage andauert[85], sind die Bedingungen für eine günstige Gewebsreaktion selbst dann erfüllt, wenn das Gerät nur nachts getragen wird. Die intermittierende Wirkung stimuliert die Blutzirkulation und häufig ist ein erheblicher Anstieg der Zellzahl sowohl auf der Druck- als auch auf der Zugseite zu beobachten. Wenn die Kraft verstärkt wird, kann es an der Druckseite zur Hyalinisation kommen (Abb. 2-7B). In Untersuchungen mit dem elastischen Gebißformer von *Bimler* variierte die Expansionskraft zwischen 70 und 100 Gramm (Abb. 2-51). Die Geräte wurden nachmittags und nachts getragen. In der Abb. 2-52 sind das Ausmaß der Zahnbewegung und die Dauer der Hyalinisation dargestellt. Die Kurve in Abb. 2-52B gehört zu einem Beispiel, in dem das Gerät während der ersten sechs Tage passiv blieb und anschließend allmählich aktiviert wurde. Als das Experiment abgeschlossen wurde, war es an der Druckseite zur Semihyalinisation gekommen (Abb. 2-53A). Die Beobachtungen scheinen zu beweisen, daß intermittierend wirkende Geräte eine schnellere Zahnbewegung bewirken können, wenn sie mit kleinen Kräften arbeiten und auch tagsüber getragen werden (Abb. 2-54).

Diese Grundregel gilt auch für die Zugseite. Die Bildung von Osteoblasten und Osteoidgewebe hängt weitgehend von der Länge der Tragezeit ab. Wenn ein funktionskieferorthopädisches Gerät nur nachts getragen wird, bildet sich nach zwei bis drei Tagen an der Zugseite Osteoid. Tagsüber, wenn das Gerät nicht im Munde ist, bewegt sich der Zahn auf die Zugseite hin. Da Osteoid aber nicht resorbiert werden kann und der Zahn sich nur geringfügig bewegt, so daß kein direkter Druck entsteht, bildet sich jedesmal, wenn die Platte wieder getragen wird, neues Osteoidgewebe (Abb. 2-53B). Dieser allmähliche Zuwachs des neugebildeten Gewebes auf der Zugseite führt zu einem weniger extensiven Umbau der neuen Knochenschichten als nach einer Bewegung mit kontinuierlichen Kräften. Da die Zähne während des größten Teils der Behandlungsdauer in ihrer normalen Funktion belassen sind, kommt es zu einer allmählichen funktionellen Anpassung der neugebildeten Strukturen. Andererseits kann eine Überexpansion zum Rezidiv führen.

In ihren Experimenten mit dem Funktionsregler von *Fränkel* beobachteten *Stutzmann* und *Petrovic* (1981) keine vermehrten Gewebsveränderungen an der Druck- oder Zugseite der bewegten Zähne. Daraus folgerten sie, daß das Gerät einen Einfluß auf die Wachstumsveränderungen im Kiefergelenksbereich haben könnte, also eine Wirkungsweise besitzt, die beim Erwachsenen wahrscheinlich nicht zu beobachten ist.

Veränderungen im Kiefergelenk. Die Frage, ob funktionskieferorthopädische Geräte einen Umbau der knöchernen Kiefergelenksstrukturen bewirken können, ist umstritten. Bei der Behandlung von Klasse II Anomalien wird der Unterkiefer etwa

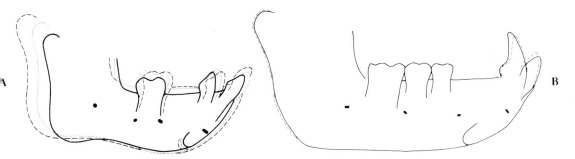

Abb. 2-55 Intermittierende Kräfte mit langer Anwendungsdauer. A: Man beachte das verstärkte Unterkieferwachstum bei einem jungen Affen ausgelöst durch den Wirkungsmechanismus der schiefen Ebene an einer Aufbißplatte. B: Unterkiefer eines erwachsenen Affen nach entsprechend langer Behandlungszeit mit einer ähnlichen Apparatur (26 Wochen). (*McNamara*, J. A.: Am. J. Orthod. 64:578, 1973.)

2 mm vorgebracht, so daß das Gelenkköpfchen aus seinem posturalen Areal herausbewegt wird. Angeblich konnte experimentell gezeigt werden, daß eine solche Zugkraft zu Knochenanlagerungen in der Gelenkgrube und am dorsalen Rand des Processus condylaris mit entsprechendem Abbau am ventralen Rand führt.[18] Längerfristige Tierexperimente haben jedoch offengelegt, daß diese Veränderungen im wesentlichen im kondylären Knorpelgewebe stattfinden, wobei es im dorsalen Bereich als Reaktion auf die Unterkieferverlagerung zu einer Verdickung der Knorpelschicht kommt.[6] Gleichzeitig wird am dorsalen Kondylenrand Knochengewebe angelagert und im ventralen Bereich zur Remodellierung der Form Knochen abgebaut.

In den meisten Fällen zeigen jedoch die vergleichenden Analysen der Fernröntgenaufnahmen vor und nach Behandlung, daß die Gewebereaktion der knöchernen Strukturen des Condylus sehr unterschiedlich sein kann. Man muß daher die Veränderungen während der Behandlung in vielen Fällen wahrscheinlich als normale Wachstumsvarianten ansehen.[13] In der Praxis wird das endgültige Ergebnis der Veränderungen im Kiefergelenk zum großen Teil von der Muskelfunktion bestimmt.[64, 79] Wenn das muskuläre Funktionsmuster unverändert bleibt, tendiert der Condylus zur Rückkehr in seine ursprüngliche Lage. Diese Umkehrbewegung während der Ruhephasen und nach der Behandlung kann zu gegensätzlichen Gewebsveränderungen führen. Solche gegensätzlichen Knochenveränderungen wurden auch nach der Behandlung mit kontinuierlichen extraoralen Kräften beobachtet und treten offenbar täglich auch bei der normalen Routinebehandlung auf.[86]

Übereinstimmung herrscht zwischen den meisten Untersuchern hinsichtlich der Bedeutung des Altersfaktors. Ebenso logisch ist die Vorstellung, daß die Veränderungen im Kiefergelenk während einer Wachstumsphase schneller einsetzen; eine Beobachtung, die die in mehrtägigen Experimenten gewonnenen Erfahrungen mit intermittierenden Kräften bestätigt.[59] Radiologische Untersuchungen mit der Implantatmethode geben die Hauptwachstumsphase bei Knaben in einem Bereich um das 14. Lebensjahr an.[14] Darüber hinaus wird das endgültige Bild der Gewebsveränderungen im Kiefergelenk auch von der Stabilität der erzielten Okklusion beeinflußt. In einigen Fällen mit frontal abgesunkenem Biß kann die Vorwärtsverlagerung des Unterkiefers kontraindiziert sein, da sie eine Hypermobilität des Kiefergelenkes und Persistieren der Dysgnathie bewirken kann.[79]

Muskuläre Funktion. Ein wichtiger Aspekt der funktionellen Therapie, der zunächst nähere Betrachtung verdient, ist die Korrektur von Habits und muskulären Dysfunktionen. Bei der Aktivatorbehandlung wird die Muskulatur sozusagen einer „Myofunktionstherapie" unterzogen.[79] Daraus können – bisweilen auffällige – Veränderungen im Kontraktionsmuster der Kaumuskulatur resultieren. Infolge der veränderten Muskelfunktion wurde verschiedentlich auch eine Veränderung der Kondylenposition beobachtet. In einer elektromyographischen Untersuchung von *Ahlgren*[1] heißt es: „Es scheint möglich zu sein, das grundlegende Kontraktionsmuster der Kiefermuskulatur dauerhaft zu verändern und den Unterkiefer nach vorne zu verlagern". Bisher ist jedoch noch nicht bekannt, ob diese neue Kondylenposition in allen Fällen von Dauer ist oder ob sekundäre Veränderungen auftreten können. Es kann daher sein, daß in vielen Fällen die Korrektur einer anomalen Kieferrelation mit funktionskieferorthopädischen Apparaturen hauptsächlich über Zahnbewegungen bzw. Eliminierung funktioneller Retrusionen und des Senkbisses erfolgt.[13] Im Oberkiefer bewegen sich die Prämolaren und Molaren nach distal, im Unterkiefer nach mesial. Diese Veränderung der Bewegungsrichtung läßt sich anhand histologischer Schnitte bestätigen. Die Stellungsänderung der Zähne wird durch Kippbewegungen erzielt.

Veränderungen im Wachstumsmuster des Gelenkköpfchens und kompensatorische Zahnwanderungen wurden nach Behandlung mit kontinuierlich einwirkenden intermittierenden Geräten von *McNamara* im Rahmen einer umfassenden Tierversuchsreihe beobachtet.[59] Kurz nach Beginn der Experimente konnten elektromyographisch hypertonische Entladungen der suprahyoidalen Muskulatur abgeleitet werden. Später übernahm der anteriore Teil des M. temporalis allmählich wieder die aktivste Rolle bei der Stabilisierung der Unterkieferhaltung und nach einer gewissen Zeit fand sich die ausgeprägteste Adaptation in der Funktion des superioren Kopfes des M. pterygoideus lateralis. Erhebliche, offensichtlich altersabhängige Unterschiede wurden bei der Gewebsreaktion festgestellt. Während es bei den 5 bis 8 Monate alten Affen zu extensiven Wachstumsveränderungen innerhalb des Unterkieferastes und der kondylären Strukturen kam, waren die entsprechenden Veränderungen bei den vierjährigen Versuchstieren nicht signifikant. Man ging davon aus, daß die Verlagerung des Unterkiefers nach mesial zu einer Veränderung der neuromuskulären Funktion führen würde. Die bei den jüngeren Versuchstieren beobachteten extensiven Gewebsveränderungen können bis zu einem gewissen Grad dem Zeitfaktor zugeschrieben werden, da sich die funktionelle Anpassung der betroffenen Strukturen ohne Unterbrechung vollzog (Abb. 2-55).

Die Behandlung mit funktionskieferorthopädischen Plattenapparaturen kann Kippbewegungen von Einzelzähnen oder Zahngruppen bewirken. Bei Dysgnathien der Klasse III kann der an den unteren Frontzähnen anliegende Labialbogen so einen Druck ausüben, daß die unteren Schneidezähne nach lingual kippen. Unerwünschte Nebenwirkungen können auch bei Anomalien der Klasse II auftreten. Wenn die unteren Molaren und Prämolaren während der Behandlung mesialisiert werden, können im unteren Zahnbogen Engstände entstehen, dies insbesondere dann, wenn bereits vor der Behandlung inadäquate Raumverhältnisse bestanden.

Die kieferorthopädischen Kräfte

Ziel jeder kieferorthopädischen Behandlungsmethode ist, die erforderlichen Zahnbewegungen innerhalb einer angemessenen kurzen Zeit durchzuführen. Früher verging zu viel Zeit mit einzelnen Behandlungsphasen für Bewegungen, die mit unseren modernen Techniken wesentlich schneller zu erzielen sind. Wie später besprochen wird, haben jedoch die heutigen schnelleren Zahnbewegungen sowohl ihre Nachteile als auch ihre Vorteile.

Die Reaktionen der Stützgewebe entsprechen in den meisten Fällen den experimentellen Beobachtungen.* Dies gilt vor allem für die Kippbewegung mit kontinuierlichen Kräften. Auch eine intermittierende Bewegung mit einer herausnehmbaren Apparatur wird weitgehend von Größe und Dauer der Krafteinwirkung bestimmt. Es gibt jedoch weitere Zahnbewegungsarten, wie die Rotation und Extrusion, bei welchen andere anatomische Faktoren als die bisher erwähnten eine Rolle spielen. Auf diese Bewegungsarten wird in diesem Kapitel noch näher eingegangen.

---

* Ausnahmen sind bei Hyperzementose[41] und knöcherner Ankylose zu beobachten, da in diesen Fällen die kieferorthopädische Zahnbewegung nur begrenzt oder gänzlich unmöglich ist.

Dichte des Alveolarknochens. Wie die Tierversuche mit kontinuierlichen Kräften gezeigt haben, kann sich die Hyalinisationsphase durch die Verwendung spezieller Apparaturen mit besonders leichten Kräften auf 8 bis 10 Tage verkürzen. Allerdings gibt es Einzelfälle, bei denen die Dauer der Hyalinisation durch die hohe Dichte des Alveolarknochens verursacht sein kann.

Die Vorgänge lassen sich am besten anhand eines experimentellen Beispiels darstellen. Der untere erste Prämolar eines Hundes (ein kleiner Zahn) wurde mit einer Kraft von 40 g über einen Zeitraum von 40 Tagen nach mesial gekippt. Auf der Druckseite kam es zum allmählichen Abbau des Periodontiums, so daß die Wurzel nach etwa 5–7 Tagen fast in direktem Kontakt mit der Knochenoberfläche stand (Abb. 2-56). Interessant ist dabei, daß die Wurzeloberfläche im Bereich des komprimierten hyalinisierten Gewebes nicht resorbiert wurde. Dagegen wurden in der apikalen Druckzone an der Wurzeloberfläche drei kleine Resorptionslakunen beobachtet (Ab. 2-57 B).

Diese Beobachtungen scheinen zu zeigen, daß es bei einem dichten Alveolarknochen nicht immer zu Wurzelresorptionen im Bereich der komprimierten Hyalinisationszone kommen muß. Sehr häufig sind auch bei einem weniger dichten Knochengewebe Wurzelresorptionen zu beobachten. Für die kieferorthopädische Praxis ist diese Feststellung sehr wichtig. Das Problem wird unter „Torque" (S. 219) und „Wurzelresorption" (S. 239) näher besprochen.

Dichtes Knochengewebe findet sich nicht nur in bestimmten Bereichen des Alveolarknochen von Versuchstieren wie dem Hund[86], sondern auch beim Menschen (Abb. 2-7 B), wobei das Gewebe des menschlichen Alveolarknochens jedoch immer günstiger ist und der Knochen leichter resorbiert wird.

Kraftabhängigkeit des Hyalinisationsprozesses. Die Bewegung eines Zahnes durch muskuläre Impulse mit einer sehr leichten intermittierenden Kraft führt zu keiner Hyalinisation.[129] Herausnehmbare Geräte mit intermittierender Kraftwirkung lösen entweder nur eine kurze oder überhaupt keine Hyalinisation aus.[79, 81] Die heute bei einigen Techniken verwendeten leichten intermaxillären Gummizüge können kurze Hyalinisationsphasen oder Semihyalinisationen erzeugen. Hingegen besteht die Tendenz zu einer länger an-

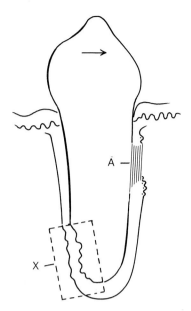

Abb. 2-56 Kontinuierliche Bewegung eines unteren 1. Schneidezahnes beim Hund. Kraft 40 g, wirkt in Pfeilrichtung. Der Drehpunkt befand sich in der Nähe der hyalinisierten Zone bei A, so daß im Bereich X eine Druckwirkung entstand. Versuchsdauer 40 Tage (aus *Reitan*, K.: Acta Odontol. Scand. 6:115, 1947).

haltenden initialen Hyalinisationsphase bei Bewegungen von Zähnen mit festsitzenden Labial- oder Lingualbögen. Ursache ist dabei nicht immer die orthodontische Kraft selbst, sondern häufig der Kaudruck, der durch die veränderte Relation zwischen den okkludierenden Zahnflächen die aktive Kraft erhöht.

Die Dauer der Hyalinisationsphase hängt im allgemeinen von der Kraftgröße ab. Im geringeren Kräftebereich ist sie kürzer, obwohl die Tendenz zu einer längeren initialen Hyalinisationsphase besteht; bei der Verwendung extrem großer Kräfte kommt es auch zur Ausbildung von sekundären Hyalinisationszonen.[83] Wie *Joho* in seiner Untersuchung an Affen[42] zeigen konnte, bewirken kontinuierlich an den unteren ersten Molaren angreifende extraorale Kräfte sowohl an den Zähnen als auch an den knöchernen Kiefergelenksstrukturen relativ große Resorptionslakunen. Ra-

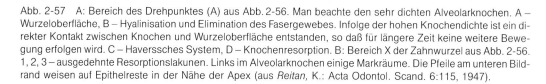

Abb. 2-57 A: Bereich des Drehpunktes (A) aus Abb. 2-56. Man beachte den sehr dichten Alveolarknochen. A – Wurzeloberfläche, B – Hyalinisation und Elimination des Fasergewebes. Infolge der hohen Knochendichte ist ein direkter Kontakt zwischen Knochen und Wurzeloberfläche entstanden, so daß für längere Zeit keine weitere Bewegung erfolgen wird. C – Haversches System, D – Knochenresorption. B: Bereich X der Zahnwurzel aus Abb. 2-56. 1, 2, 3 – ausgedehnte Resorptionslakunen. Links im Alveolarknochen einige Markräume. Die Pfeile am unteren Bildrand weisen auf Epithelreste in der Nähe der Apex (aus *Reitan*, K.: Acta Odontol. Scand. 6:115, 1947).

diologische Untersuchungen dieser Art der Zahnbewegung beim Menschen haben bewiesen, daß sowohl die Zahngröße als auch die Unterbrechung der Krafteinwirkung während des Tages für die vergleichsweise geringere Wurzelresorption beim Patienten verantwortlich sind.

Die Kraftgröße, die die heute gebräuchlichen Apparaturen auslösen, kann in vielen Fällen gemessen werden. Nach diesen experimentellen Untersuchungen ist die optimale Kraft je nach Art der erforderlichen Zahnbewegung sehr unterschiedlich. Für die Extrusion eignen sich z. B. nur leichte Kräfte in einer Größenordnung von 25 bis 30 g[81], während für die Intrusion zur Vermeidung extensiver Hyalinisationszonen sogar eine noch geringere initiale Kraft zu empfehlen ist. So leichte Kräfte lassen sich nur mit speziellen mechanischen Behelfen erzielen.

Die Verwendung sehr leichter initialer Kräfte zielt darauf ab, die Zellaktivität zu steigern, ohne gleichzeitig eine allzu starke Gewebskompression zu bewirken. Außerdem soll das Gewebe auf weitere Umbauvorgänge vorbereitet werden. Wenn auch die Zahngröße und die Art der Bewegung leichte Unterschiede in der Größe der anzuwendenden Kraft erfordern, können dennoch bestimmte Richtwerte angegeben werden. Die Beobachtungen aus einer Vielzahl von Experimenten haben ergeben, daß mit Kräften unterhalb eines Grenzwertes von 50–70 g extensive Hyalinisationszonen vermieden werden können. Histologisch liegt in diesem Bereich die optimale Kraft für die Kippbewegung von Schneidezähnen und Prämolaren. Kippbewegungen von Eckzähnen und Molaren erfordern keine wesentlich größeren Kräfte. Häufig genügt sogar eine Kraft von nur 30 g

(Abb. 2-58). In der Praxis kann die Anwendung dieser leichten Kraft zur Mesialdrift der Molaren führen, wenn dieser nicht durch eine eingebaute Verankerung entgegengewirkt wird.

Für die Bewegung eines kleinen Zahnes ist eine initiale Kraft von nur 20 bis 30 g am günstigsten. Ähnliche Kraftwerte geben auch *Burstone* und *Groves*[20] an, die in Ihrer Untersuchung die „optimale Zahnbewegungsrate" (obere Frontzähne) in der Gruppe behandelter Kinder beobachteten, bei denen mit Kräften in der Größe von 50 und 75 g gearbeitet wurde. Durch Steigerung der Kraftgröße konnte die Zahnbewegungsrate nicht erhöht werden.

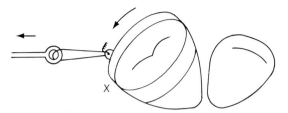

Abb. 2-58 Experimentelle Aufrichtung eines Eckzahnes. Kraft 30 g. Die Zahnkrone läßt sich meist leicht bewegen und kann sogar rotiert werden, wenn die Öse nicht genau bei x plaziert wird.

In dieser Studie ebenso wie in anderen experimentellen Untersuchungen werden zwei Parameter der Kraftwirkung deutlich: die *Quantität* der Kraft im Moment der beginnenden Zahnbewegung und die *Reichweite* dieser Kraft. Beide sind von gleicher Wichtigkeit. Ein stärkerer Bogen kann so angepaßt werden, daß er nur eine leichte Kraft ausübt, der Zahn dadurch aber nur eine kurze Strecke bewegt wird. Eine größere Dehnung der Faserbündel an der Zugseite und eine kürzere Hyalinisationsphase wird durch einen dünneren Drahtbogen bewirkt. In verschiedenen Bogenkonfigurationen (z. B. Kastenschlaufe) sind beide Voraussetzungen: leichte Kraft und günstige Reichweite miteinander verbunden.

Zahnbewegung und Schmerzen. Es gibt verschiedene Gründe, eine zu starke Kompression des Periodontium während der initialen Phase zu vermeiden. Zu den bereits genannten Vorteilen der Behandlung mit geringen Kraftgrößen kommt hinzu, daß sie für den Patienten weniger unangenehm oder schmerzhaft ist. In den Abbildungen 2-26B und 2-32 sind im hyalinisierten Gewebe mehrere persistierende Zellkerne zu erkennen. Ebenso finden sich nicht myelinhaltige Nervenendigungen (Abb. 2-9), die während der initialen Krafteinwirkung ebenfalls mehr oder weniger komprimiert werden.[3] Die Nervenfasern sind mit speziellen Färbungsmethoden darstellbar.

Mechanische Vibration der bewegten Zähne[116] und möglicherweise auch Wärmebehandlungen[125] können, wie experimentell nachgewiesen ist, die Hyalinisationsauswirkung und damit auch das Schmerzgefühl beeinflussen. In den meisten Fällen läßt sich in der Praxis ein leichtes Schmerzgefühl kaum vermeiden, doch muß man zwischen diesem und dem intensiven Schmerz, den eine initiale Kraft von 300–400 g verursachen kann, unterscheiden. Manche Patienten reagieren heftiger als andere auf die initiale Kompression des Periodontium.

Unabhängig von der Größe bestimmt die Dauer der Kraft die Schmerzintensität. Relativ große Kräfte lassen sich beispielsweise mit einer extraoralen Apparatur auf den Oberkiefer ausüben, ohne nennenswerte Schmerzen zu verursachen, wenn die Krafteinwirkung unterbrochen ist – acht bis zwölf Stunden Tragezeit, zwölf bis sechzehn Stunden Ruhe.

Die Schmerzen entstehen durch Kompression. Sie können auf die Entstehung hyalinisierter Zonen im Periodontium hinweisen. Erwiesenermaßen können sich aber nach der resorptionsbedingten Erweiterung des Periodontalspaltes neue Hyalinisationsbezirke bilden, ohne zu Beschwerden zu führen, da sich durch die Erweiterung des Periodontium die Kompression reduziert. Daraus wird deutlich, daß das subjektive Schmerzempfinden nur während der kurzen initialen Behandlungsphase ein zuverlässiges Warnsignal für eine zu starke Zahnbewegung darstellt.

Diese Beobachtungen erklären auch, warum schnelle Kippbewegungen mit zarten kontinuierlichen Kräften extensive Wurzelresorption verursachen können. Die Resorptionslakunen lokalisieren sich vor allem im apikalen Wurzelbereich (Abb. 2-57B). Mit Hilfe regelmäßiger Röntgenaufnahmen im Laufe der Behandlung lassen sich die Bewegungen im einzelnen so planen, daß es zu keiner unerwünschten Wurzelverkürzung infolge zu schneller Zahnbewegungen kommt.

Okklusale Belastungen. Die bei der kieferorthopädischen Behandlung immer zu beobachtende erhöhte Zahnbeweglichkeit ist primär auf die resorptionsbedingte Erweiterung des Periodontalspaltes zurückzuführen. Sie kann sich u. a. beim Kauen bemerkbar machen, wenn der Zahn gegen eine Alveolenwand gedrückt wird, die von einer Schicht neugebildeten elastischen Osteoids bedeckt ist. Die Zahnbeweglichkeit normalisiert sich allmählich mit zunehmender Verkalkung der neugebildeten Knochenschichten. In seinen Untersuchungen am menschlichen Gebiß beobachtete Hotz[39] eine erhöhte Zahnbeweglichkeit während der Bewegungsphase der Behandlung. Nach einer dreimonatigen Retentionsphase entsprach die Stabilität der Zähne ungefähr der Ausgangssituation vor der Untersuchung. Bien[12] stellte fest, daß „bei wiederholten intrudierenden Impulsen in kurzen Abständen die Rückkehr in die ursprüngliche Gleichgewichtsposition mit jedem neuen Kraftimpuls geringer wird und gleichzeitig mit einer Reduktion der Zahnbeweglichkeit verbunden ist. Bei größeren Abständen zwischen den Impulsen ist eine Erhöhung der Zahnbeweglichkeit zu beobachten." Diese Feststellung berührt einen der Faktoren der Zahnbeweglichkeit. Außerdem spielt aber auch die Richtung der Zahnbewegung eine Rolle. Wenn nämlich unter physiologischen Bedingungen wiederholte okklusale Kräfte in Richtung der Längsachse auf den Zahn treffen, bleibt dessen Stabilität nicht nur erhalten, sondern wird darüber hinaus noch erhöht. Andererseits führt eine lateral auf einen geringfügig gelockerten Zahn auftreffende Kraftkomponente zur weiteren Lockerung und gesteigerten Beweglichkeit.

Es gibt noch weitere Faktoren, die während der orthodontischen Zahnbewegung wichtig sind: Wenn keine okklusalen Fehlbelastungen existieren, kann man beobachten, daß ein körperlich bewegter Zahn selbst nach längerer Behandlungsdauer nicht gelockert ist, während ein rotierter Zahn durch die Dehnung der gesamten Faserbündel beweglicher wird. In der Praxis wird normalerweise bei der Behandlung mit der Band-Bogen-Apparatur die Zahnlockerung nicht durch die orthodontische Kraft per se verursacht, sondern durch Okklusionsstörungen. Dieser Effekt läßt sich durch entsprechendes Einschleifen oder mit Hilfe von Aufbißbehelfen vermeiden.

Kippbewegungen

Die Kippung wurde jahrelang als die sicherste und „biologischste" Form der Zahnbewegung angesehen. Diese Auffassung leitete sich vermutlich von der physiologischen Zahnbewegung ab, die in erster Linie in Form von Kippungen erfolgt. Bei der kieferorthopädischen Behandlung werden die Zähne größtenteils entweder mesiodistal oder vestibulo-oral gekippt. Kennzeichnend für die Kippbewegung ist, daß sich die hyalinisierte Zone fast immer direkt unterhalb des Alveolarrandes ausbildet, dies insbesondere bei kurzen Zahnwurzeln mit noch nicht abgeschlossenem Wachstum.[83] Bei voll entwickelten Zahnwurzeln kommt es etwas weiter unterhalb des Alveolarrandes zur Hyalinisation. Während der initialen Behandlungsphase liegt der Drehpunkt zwischen Wurzel und Alveolenwand im Bereich des hyalinisierten Gewebes, so daß sich der apikale Wurzelanteil entgegengesetzt zur Zahnkrone bewegt.

Der Resorptionsprozeß kann durch den Zeitfaktor beeinflußt werden. Selbst bei leichten Kräften führt eine lang anhaltende Kippbewegung zur apikalen Wurzelresorption (Abb. 2-57 B). In manchen Fällen verlagert sich der Drehpunkt nach Eliminierung der marginalen Hyalinisationszone in das mittlere Wurzeldrittel (Abb. 2-59).[71] Nach einer längeren Kippbewegung lassen sich röntgenologisch die Resorptionslakunen in den Bereichen nachweisen, die topographisch mit den Hyalinisationszonen der initialen Zahnbewegung übereinstimmen (Abb. 2-60).

Wenn man mit geringen Kraftgrößen arbeitet, lassen sich durch die Kippung innerhalb kurzer Zeit größere Bewegungen erzielen als mit jeder anderen Methode, doch beschränken sich diese Bewegungen überwiegend auf die Zahnkronen. Diese schnelle Positionsänderung ist teilweise darauf zurückzuführen, daß auf der Zugseite nur relativ wenige Faserbündel der Bewegung Widerstand leisten. Bei der Kippbwegung kommt es zur Dehnung eines Teils der Faserbündel der freien Gingiva und des Alveolarrandes (Abb. 2-61 und 2-62). Nach weiterer Knochenresorption auf der Druckseite verfestigt sich der Zahn zunehmend in seiner gekippten Lage. Wird er in dieser Position retiniert, kann er sich wieder aufrichten, so daß schließlich eine beachtliche körperliche Bewegung des Zahnes innerhalb einer relativ kurzen Zeit erreicht ist.

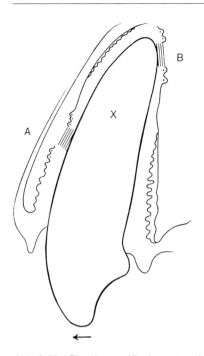

Abb. 2-59 Eine längere Kippbewegung kann nach Elimination der ersten Hyalinisationszone zur Ausbildung einer zweiten Hyalinisation (A) führen. Die Kompression des Periodontiums im apikalen Bereich (B) bleibt erhalten.

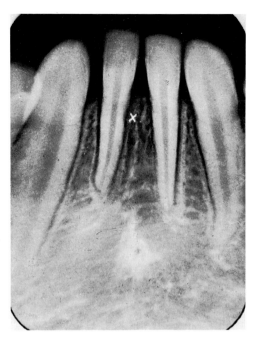

Abb. 2-60 Mesialisation von zwei seitlichen Schneidezähnen. Die Kippung des linken Zahnes führte zur Wurzelresorption bei X und im apikalen Bereich. Der rechte Zahn wurde körperlich bewegt, wobei es zu keiner erkennbaren Wurzelresorption kam. Man beachte den erweiterten Periodontalspalt und die Aufhellung am Knochenrand der Zugseite. Die Wurzel wurde mit einer Kraft von zunächst 40 g, die allmählich auf 140 g gesteigert wurde, körperlich bewegt (aus Reitan, K.: Am. J. Orthod. 48:881, 1960).

Bei der vestibulo-oralen Kippbewegung kommt es häufig zum Rezidiv, wobei sich die Zähne allmählich auf die Zugseite zurückbewegen. Um diese Rezidivneigung teilweise auszugleichen, können die Faserbündel überdehnt werden, indem man den Zahn über das erforderliche Maß hinaus kippt. Die endgültige Zahnposition entspricht dann nach einer geringfügigen Rückbewegung des Zahnes ungefähr der geplanten Stellung. Gegen dieses Verfahren sprechen allerdings verschiedene Gründe. Das Prinzip ist bei der Kippung von geschlossenen Zahngruppen nach vestibulär kaum wirkungsvoll, vielmehr ist gerade dann die Rezidivneigung besonders groß. Außerdem ist die Reaktion des Knochengewebes eher als negativ einzustufen.

Beim Erwachsenen kann die Vestibulärkippung von Zähnen zur Knochengewebsdestruktion am Alveolarrand führen, die kaum mehr ausgeglichen wird. Ähnliches ist gelegentlich auch bei jungen Patienten zu beobachten (Abb. 2-63A). Darüber hinaus kann bei entsprechend langer Behandlungsdauer die Knochenresorption an der sich in Gegenrichtung bewegenden Wurzelspitze so rasch voranschreiten, daß die Wurzel schließlich durch die Knochenwand bricht.[86] Eine solche

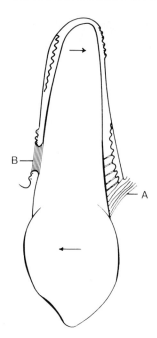 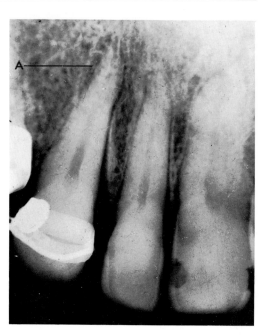

Abb. 2-61 Lokalisation der begrenzten Anzahl von Faserbündeln, die einer Kippbewegung entgegenwirken. Bei einer leichten Kraft ist die Hyalinisationsphase von kurzer Dauer, so daß sich die Zahnkrone leicht bewegen läßt. A – supraalveoläre Fasern, B – Hyalinisationszone in der Druckzone. Vgl. mit Abb. 2-58.

Abb. 2-62 Aufrichtung eines oberen Eckzahns mit einer Kraft von 50 g vor Beginn der körperlichen Zahnbewegung bei einem 40jährigen Patienten. Ähnliche Gewebsreaktion wie in Abb. 2-61. A – apikale Zugzone. Zu beobachten ist der erweiterte Periodontalspalt in der entgegengesetzten marginalen Zugzone, der dadurch entsteht, daß sich die neugebildeten unverkalkten Knochenschichten röntgenologisch nicht darstellen.

Freilegung der Wurzel wurde nach langfristiger Dehnung mit herausnehmbaren Geräten an den lingualen Wurzeln erster Molaren beobachtet.
Kompensierende Knochenresorption. In Tierversuchen konnte der Autor in manchen Fällen nach der Rotation von Zähnen einen Umbau der labialen Knochenplatte, d. h. eine kompensierende Knochenresorption, feststellen (Abb. 2-64).[82] Ein Umbau durch resorptive Vorgänge wurde auch beim Menschen beobachtet, insbesondere nach der Kippung von Eckzähnen bei Patienten mit weitgehend abgeschlossenem Wachstum. Nach extensiver Distalkippung eines Eckzahnes beim Erwachsenen kann sich die Wurzel als deutliche Erhebung tasten lassen, während sich distal der Wurzel eine tiefe Rille befindet (Abb. 2-65). Dieses Phänomen spielt in der Praxis eine nicht unwesentliche Rolle.
Bei der Aufrichtung eines solchen Zahnes kann die distale Knochenplatte bald vollständig resorbiert sein, so daß eine weitere Bewegung des Zahnes schwierig wird, da die Wurzel gegen fibröses Gewebe bewegt werden muß. In der Folge kann es zur extensiven apikalen Resorption oder zum Durchbruch der Wurzelspitze durch die Knochenplatte kommen.[86] Beim erwachsenen Patienten wäre daher eine initiale Aufrichtung des Zahnes und eine körperliche Bewegung zu empfehlen.

Die kieferorthopädischen Kräfte

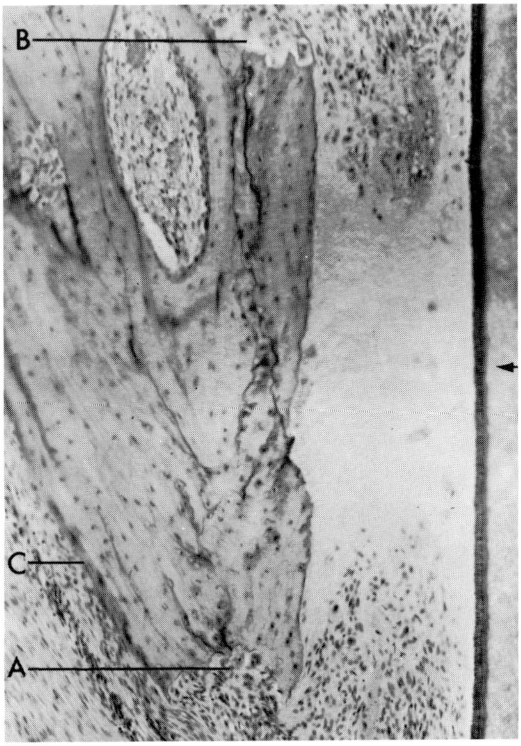

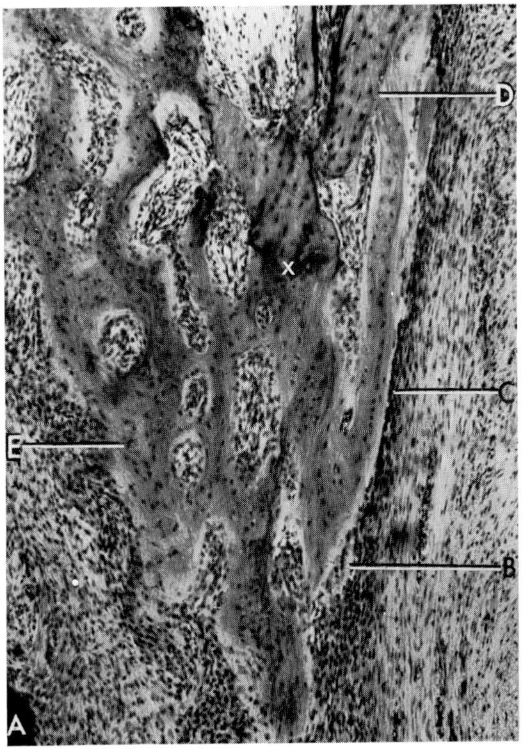

Abb. 2-63 A: Hyalinisation des Alveolarrandes nach der Kippung eines oberen Prämolaren bei einem 12jährigen Patienten mit einer Kraft von 60 g. Die Alveolarrandhöhe ist durch unterminierende Resorption reduziert, ein Phänomen, das sich auch nach Kippbewegungen beim Erwachsenen zeigt, bei dem sich der Knochen dann aber kaum wiederaufbaut. A – Resorption des Alveolarrandes, B – korrespondierende unterminierende Knochenresorption, C – Periostfläche der Alveolarwand mit einer dünnen Osteoblastenkette. Der Pfeil zeigt in Bewegungsrichtung und auf das Zentrum der Hyalinisationszone. B: Extensive periostale Knochenanlagerungen bei einem 12jährigen Patienten. Der Schnitt stammt aus dem Alveolarrand eines oberen Prämolaren, der zunächst zur Knochenoberfläche hin und später von ihr weg bewegt wurde. A – Zahn, B – periostale Osteoidbildung, C – Osteoblastenkette des Periosts (die Quantität des neugebildeten Knochens entspricht der Entfernung zwischen D und x). E – während der umgerichteten Zahnbewegung neugebildetes Knochengewebe an der inneren Knochenfläche. Der Befund verdeutlicht die Bedeutung des hormonellen Faktors bei der Zahnbewegung. Vgl. Abb. 2-54.

Ähnliche resorptive Veränderungen führen gelegentlich zu Schwierigkeiten bei der Mesialisierung von unteren zweiten Molaren nach Extraktion der ersten Molaren. In diesen Fällen kann es im Extraktionsbereich des ersten Molaren zur Resorption und Knochenatrophie kommen. Das Problem läßt sich umgehen, indem die Bewegung des zweiten Molaren kurz nach der Zahnextraktion umgeleitet wird.

Kompensierende Knochenanlagerung. Bei den meisten jungen Patienten schließt sich den Knochenresorptionsvorgängen infolge maßvoller Kippbewegungen eine ausgleichende Neubildung von Knochengewebe an. Diese kompensatorische Knochenanlagerung konnte in experimentellen histologischen Untersuchungen nachgewiesen werden.[30, 81] Bei einer Gruppe von 12 Patienten, in der die Prämolaren mit Kräften zwi-

Biomechanische Prinzipien der Gewebsreaktion

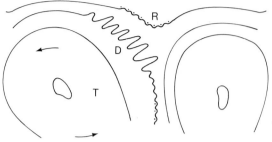

Abb. 2-64   Knochenumbau bei der Rotation eines Hundezahnes. R – kompensierende Knochenresorption, D – Anlagerung neugebildeter Knochenschichten entlang der gedehnten Faserbündel, T – rotierter Zahn.

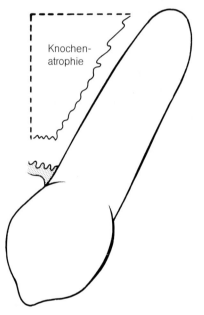

Abb. 2-65   Lokalisation der Resorptionsvorgänge nach Distalkippung von Eckzähnen beim Erwachsenen.

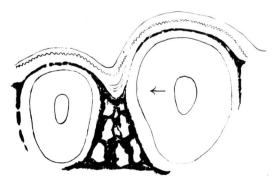

Abb. 2-66   Der distalgekippte Zahn aus Abb. 2-65 und ein Nachbarzahn im Querschnitt. Durch die rasch voranschreitende Knochenresorption verliert die marginale Knochenschicht an Dicke. Die Wurzel wird gegen das fibröse Gewebe gedrückt.

Die kieferorthopädischen Kräfte

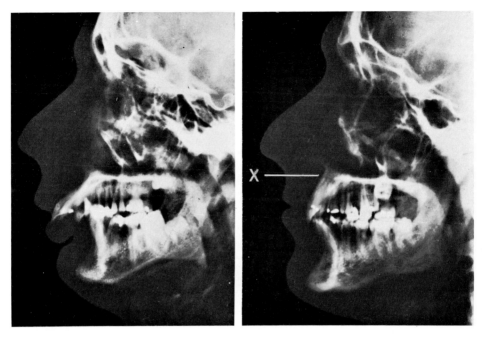

Abb. 2-67 In dem mit X gekennzeichneten Bereich kam es zur kompensierenden Knochenanlagerung. Der Patient war bei Behandlungsbeginn 19 Jahre alt.

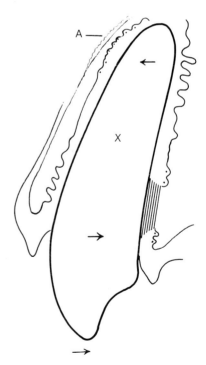

Abb. 2-68 Kompensierende Knochenneubildung an der Periostfläche nach der Kippung eines oberen 2. Schneidezahnes beim Hund. A – das neugebildete Knochengewebe dieses Bereichs ist in Abb. 2-69 dargestellt.

203

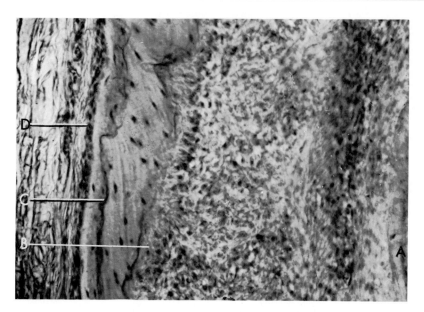

Abb. 2-69 Neugebildetes Knochengewebe am experimentell bewegten Zahn eines Hundes (entspricht Bereich A aus Abb. 2-68). Nach einer 4wöchigen Kippbewegung des Zahnes kam es zur Resorption der alveolären Knochenplatte. A – die Zahnwurzel bewegte sich infolge eines Rezidivs von der Knochenoberfläche weg, B – Knochenbildung in ehemaligen Resorptionslakunen, C – Ruhelinie als Indikator für die Dicke der kompensierenden Knochenschicht, D – Osteoblastensaum des Periost über der teilweise kalzifizierten neuen Knochenschicht.

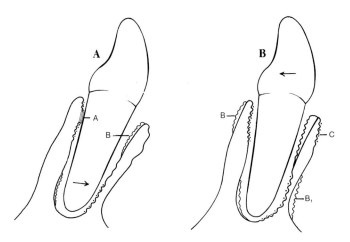

Abb. 2-70 A: Initialbewegung eines unteren Schneidezahnes nach lingual. A – hyalinisiertes Knochengewebe, B – initiale Knochenanlagerung in der Zugzone. B: Gewebeveränderungen während der sekundären Bewegungsphase. B_1 – kompensierende Knochenbildung in der apikalen Region, dieser Befund ist individuell unterschiedlich. C – kompensierende Knochenresorption.

schen 60 und 70 g gekippt wurden, kam es zu unterschiedlich schnellen ausgleichenden Knochenneubildungen. Die Abb. 2-63 B zeigt ein Fallbeispiel, bei dem sich in der Umgebung des bewegten Zahnes neue Knochenschichten an der Periostseite gebildet haben als Reaktion auf die resorptiven Veränderungen an der inneren Knochenfläche.

Der Grad der ausgleichenden Knochenneubildung ist individuell unterschiedlich und hängt primär von der Existenz knochenbildender Osteoblasten im Periost ab (Abb. 2-63). Im Periost des Erwachsenen sind eine fibröse Schicht und die Kambiumschicht zu erkennen, während die Osteoblastenkette gelegentlich fehlen kann.[112] Ähnlich ist es bei Kindern und Jugendlichen. In der Abb. 2-54 ist eine relativ aplastische periostale Knochenschicht dargestellt, wobei an der inneren Knochenfläche jedoch Resorptionsvorgänge zu erkennen sind. In der Regel kommt es aber bei Jugendlichen zur Osteoblastenformation und anschließender periostaler Knochenbildung, vor allem wenn in den Markräumen, die an die hyalinisierte Zone angrenzen, bereits Resorptionsvorgänge eingesetzt haben.

Wie sich an der inneren Knochenfläche des Periodontium beobachten läßt, dauert es in der Regel einige Zeit, bis an einer aplastischen Knochenfläche neue Osteoblasten erscheinen. Diese verzögerte Osteoblastenbildung ist im Periost sogar ausgeprägter als im Periodontalgewebe. Eine schnelle Kippbewegung kann beim Erwachsenen in vielen Fällen einen erheblichen Abbau der Alveolarrandhöhe und eine verzögerte oder fehlende Rekonstruktion des resorbierten Bereiches auslösen. Auch hier sind jedoch individuelle Unterschiede möglich.

Die ausgleichende periostale Knochenanlagerung im apikalen Bereich ist ebenfalls einigen Schwankungen unterworfen. Die Knochenapposition läßt sich radiologisch nachweisen (Abb. 2-67). Experimentell konnte festgestellt werden, daß selbst bei kurzfristigen kippenden Zahnbewegungen (4 Wochen) die Knochenresorption zu einer ausgleichenden periostalen Knochenneubildung führt (Abb. 2-68 und 2-69). Auch in dieser Hinsicht steht der Beginn der Knochenneubildung mit dem Osteoblastenvorkommen im Periost in Zusammenhang.

Nach *Young*[132] vollziehen sich Zellteilung und Bildung zellulärer Elemente im Periost langsamer als in anderen Knochenbereichen. Darüber hinaus bestehen individuelle Unterschiede. Unter günstigen Bedingungen kann die Kippung unterer Schneidezähne, wie in der Abb. 2-70 dargestellt, zu Gewebsveränderungen führen. Doch gibt es in dieser Hinsicht keine Regel, so daß in manchen Fällen, besonders beim Erwachsenen, nur eine geringe kompensierende Knochenneubildung im apikalen Bereich des Unterkiefers zu erwarten ist.

Gleichzeitig mit der Dickenzunahme der neugebildeten Knochenschichten auf der Zugseite des bewegten Zahnes kommt es zur Resorption des älteren Knochengewebes an der entsprechenden Periostalfläche (Abb. 2-70). Solche sekundären Resorptionsprozesse sind vor allem als Folge einer kieferorthopädischen Behandlung, aber auch bei physiologischen Zahnbewegungen zu beobachten.[78] Sie dokumentieren, daß die Alveolarwand dazu tendiert, ihre ursprüngliche Knochendicke beizubehalten.

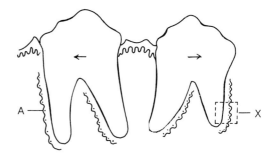

Abb. 2-71 Körperliche Bewegung des 2. und 3. Prämolaren eines Hundes mit einer kontinuierlichen Kraft von 40 g. Man beachte die unterschiedliche Wurzellänge des 2. und 3. Prämolaren. Direkte Knochenresorption an den Druckseiten. Vgl. mit der experimentellen Torque-Bewegung unter Anwendung einer unterbrochenen Kraft an einem menschlichen Prämolaren (Abb. 2-94.)

Körperliche Bewegung (bodily movement)

Bei der körperlichen Zahnbewegung wird die Wurzel mehr oder weniger parallel zur inneren

Biomechanische Prinzipien der Gewebsreaktion

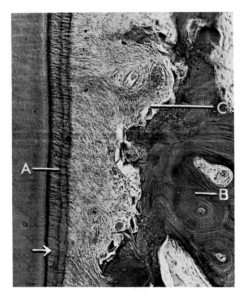

Abb. 2-72 Bereich X aus Abb. 2-71. Die körperliche Bewegung hat zur direkten Knochenresorption geführt. A – Zement der Wurzeloberfläche, B – *Havers*sches System des Knochengewebes, C – einer der Osteoklasten an der Knochenoberfläche (aus *Reitan*, K.: Acta Odontol. Scand. 6:115, 1947).

Knochenwand der Alveole bewegt.[78] Experimentell hat sich diese Art der Zahnbewegung als günstig erwiesen, sofern die angewandte Kraft eine bestimmte Grenze nicht überschreitet (Abb. 2-71). Im Hundeversuch entstanden bei der Bewegung von zweiten und dritten unteren Prämolaren mit einer Kraft von 40 g keine komprimierten Bereiche, sondern es kam an der Druckseite zur direkten Knochenresorption (Abb. 2-72). Dazu muß allerdings bemerkt werden, daß es sich um kontrollierte Experimente handelte, die in der kieferorthopädischen Praxis nicht reproduzierbar sind. Die Anwendung leichter kontinuierlicher Kräfte führte beim menschlichen Zahn kurz nach Beginn der Bewegung zu kleinen komprimierten Bereichen. Die Hyalinisation dauerte jedoch nur wenige Tage an und war von direkter Knochenresorption gefolgt. Wenn die initiale Kraft auf 150 g erhöht wird, ist eine Hyalinisationsphase unvermeidbar. Die häufigste Lokalisation der hyalinisierten Zone ist in der Abb. 2-73A dargestellt. Im Unterschied zu der Kippbewegung ist die Hyalinisationsphase bei der initialen körperlichen Bewegung kürzer.

Die Hyalinisation während der initialen Phase ergibt sich weitgehend aufgrund mechanischer Faktoren. Am Anfang entsteht noch keine körperliche Bewegung im mechanischen Sinne, sondern eine geringe Kippung, da am Zahn ein *Kräftepaar* (d. h. zwei parallele und entgegenrichtete Kräfte) angreift. Der Grad der durch diese Kräfte bewirkten initialen Kippung hängt von der Drahtstärke des Bogens und der Breite der Brackets ab. Die Folge ist Kompression an der Druckseite mit Ausbildung einer hyalinisierten Zone zwischen dem zervikalen und mittleren Wurzeldrittel.

Die kurze Dauer der Hyalinisationsphase ist auf die verstärkte Knochenresorption an beiden Seiten des hyalinisierten Gewebes zurückzuführen, insbesondere im apikalen Bereich der Druckseite. Das Hyalinisationsgewebe wird dadurch sehr rasch abgebaut. An der Druckseite ist das Periodontium in der Regel durch den Resorptionsprozeß erheblich erweitert. Die weitere Zahnbewegung führt in den meisten Fällen nur zu geringfügigen und kurzfristigen Hyalinisationen. Ausgelöst wird diese günstige Reaktion auf der Druckseite zum Teil durch die allmählich ansteigende Dehnung der Faserbündel auf der Zugseite, wodurch eine weitere Kippung des Zahnes verhindert wird (Abb. 2-73B). Entlang dieser gedehnten Faserbündel bilden sich auf der Zugseite neue Knochenschichten (Abb. 2-36B).

Durch Änderung des Brackettyps und der Drahtbogenstärke läßt sich ein Zahn in seiner gekippten Lage, die er während der initialen Behandlungsphase erreicht hat, weiterbewegen. Dazu kommt es häufig bei Durchführung einer körperlichen Bewegung mit einem Lightwire-Bogen in Kombination mit herkömmlichen Edgewise-Brackets. Die Knochenresorptions- und -appositionsvorgänge erfolgen in diesem Fall entsprechend der Stellungsänderung der Zahnwurzel. Experimentell ist bewiesen, daß sich mit einem genau in die Brakketführung passenden Bogen, wenn keine reibungsbedingten Interferenzen im Bracketbereich bestehen, der Zahn ebenso schnell bewegen läßt.[66] Sind reibungsbedingte Interferenzen vorhanden, erfolgt die Zahnbewegung gelegentlich mehr oder weniger sporadisch.

Die kieferorthopädischen Kräfte

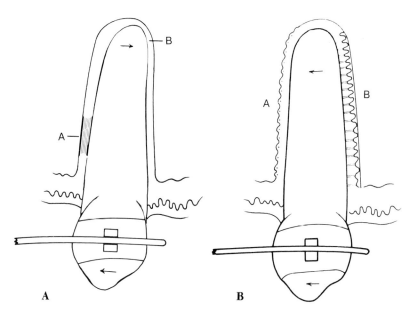

Abb. 2-73 Zwei Phasen der körperlichen Zahnbewegung. A: Wirkungsmechanismus eines Kräftepaares, wie er in der Initialphase der kontinuierlichen körperlichen Zahnbewegung zu beobachten ist. A – hyalinisiertes Gewebe, B – geringe initiale Kompression infolge einer Zahnkippbewegung. B: Abgeschlossene unterminierende Knochenresorption. Die allmähliche Aufrichtung des Zahnes führt zur verstärkten Knochenresorption im Bereich des mittleren und apikalen Wurzeldrittels. Die weitere Bewegung wird weitgehend von gedehnten Faserbündeln bestimmt. A – Knochenresorption auf der Druckseite, B – Knochenapposition entlang den gedehnten Faserbündeln.

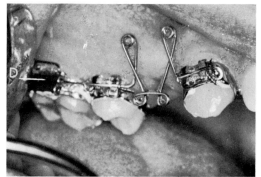 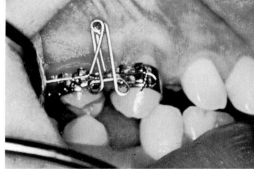

Abb. 2-74 Eckzahnretraktion. Klinisches Bild vor und nach der Behandlung eines Erwachsenen mit einer Lightwire-Teilbogentechnik. Das mesiale Ende des Teilbogens wird so angepaßt, daß es einer Kippbewegung entgegenwirkt, dadurch kommt es zur körperlichen Bewegung des Zahnes mit einer Kraftgröße zwischen 80 und 120 g. Das Band des ersten Molaren ist mit einem Röhrchen für den Gesichtsbogen versehen (m. freundl. Gen. v. H. *Lager*).

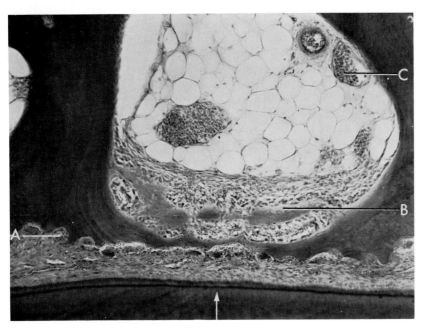

Abb. 2-75 Körperliche Bewegung eines oberen 2. Schneidezahnes beim Hund. Der Pfeil im Bereich des Wurzelzementes am unteren Bildrand zeigt in Bewegungsrichtung. Die Wurzel wurde gegen einen Markraum bewegt, dessen Fettmark sich im Vorfeld der Bewegung in lockeres Fasergewebe umgewandelt hat. Das Periodontium ist komprimiert (Pfeil) und der Periodontalspalt in diesem Bereich verengt, da das unverkalkte Knochengewebe an der Innenseite des Markraumes durch die Osteoklasten nur schwer resorbiert wird. A – direkte Knochenresorption, eine der vielen *Howship*schen Lakunen mit Osteoklasten, B – kompensierende Knochenneubildung, Osteoidschicht mit Osteoblastensaum, C – in Fettmark eingebettete Kapillare.

Die angewandten Mechanismen sind daher von großer Bedeutung.
Bei einigen der neueren, feineren Edgewise-Konzeptionen lassen sich Eckzähne bekanntlich mit leichten Kräften körperlich distalisieren (Abb. 2-74). Friktionen sind bei diesen Techniken vollständig eliminiert, da der Teilbogen im Bracket des retrahierenden Zahnes endet. Früheren Untersuchungen zufolge ist die Hyalinisationsphase bei diesen Verfahren nur kurz[78], doch muß die Kraft gleichzeitig groß genug sein, um eine Dehnung der Faserbündel auf der Zugseite zu bewirken. Die Gewebsreaktionen sind ähnlich wie bei der Torquebewegung mit der Ligthwire-Technik (Abb. 2-97 B).[86]
Ebenso wie bei den anderen Zahnbewegungsformen ist auch bei der körperlichen Bewegung in der initialen Phase, vor allem während der ersten

fünf bis sechs Wochen, die Anwendung leichter Kräfte zu empfehle. Die optimale Kraftgröße hängt vom Widerstand der gedehten Faserbündel ab.
Bei der Schließung von Extraktionslücken ist auch der Widerstand des fibrösen Gingivagewebes zu bedenken, das sich zwischen dem Ankerzahn und dem zu bewegenden Zahn angesammelt hat.[25] In einigen Fällen ist die chirurgische Entfernung des hypertrophen Gingivagewebes indiziert.
Für die sekundäre Phase der körperlichen Bewegung von Prämolaren und Eckzähnen haben sich Kräfte zwischen 150 und 200 g bewährt. Nach *Storey* und *Smith*[121] sind Kräfte über 300 g unnötig und tendieren dazu, durch Bildung neuer hyalinisierter Zonen die Bewegung zu verzögern. Kräfte dieser Größenordnung können lediglich in der letzten Phase des Lückenschlusses erforder-

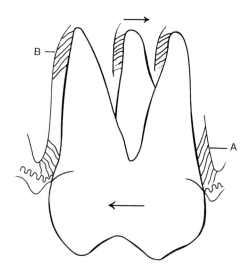

Abb. 2-76 Distalkippung eines oberen Molaren führt zur Dehnung der marginalen Faserbündel. A – nach kurzer Zeit sind auch die apikalen Fasern angespannt. B – solange die Fasern gedehnt sind, kommt es zu keiner physiologischen Zahnwanderung.

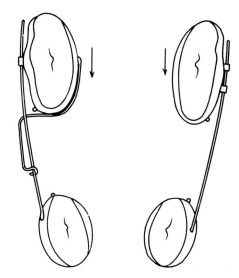

Abb. 2-77 Im Experiment verwendete Apparatur zur Untersuchung der Auswirkungen einer Distalkippung während der Mesialbewegung von 2. und 3. Hunde-Prämolaren. Die unterschiedlichen Wurzellängen sind in der Abb. 2-71 dargestellt. Der Ausleger innen am Molarenband auf der rechten Seite hat eine ähnliche Wirkung wie die Aufrichtefeder in Abb. 2-89.

lich werden, um den zu bewegenden Zahn in Kontakt mit dem Ankerzahn zu bringen.
Körperliche Zahnbewegungen mit leichten, kontinuierlich einwirkenden Kräften eignen sich besonders für die Erwachsenenbehandlung. Eine Kippbewegung beim Erwachsenen kann zur Destruktion bestimmter Bereiche des Alveolarrandes führen. Diese unerwünschte Knochenresorption kann großenteils durch die körperliche Bewegung vermieden werden (Abb. 2-63 A). Bei der körperlichen Bewegung über längere Wegstrecken wird der Zahn gewöhnlich durch das spongiöse interseptale Knochengewebe bewegt, das viele große Markräume enthält. Der Inhalt dieser Räume besteht bei Kindern und Jugendlichen aus lockerem Fasergewebe, später aus Fettmark. Bei der Bewegung eines Zahnes durch das Fettmark kommt es zur allmählichen Umwandlung des Fettgewebes in lockeres Fasergewebe mit anschließender Osteoblasten- und Osteoidausbildung. In der Regel zeigen sich diese Veränderungen noch

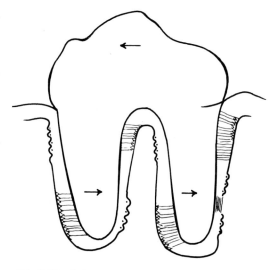

Abb. 2-78 Dehnung der apikalen Fasern bei der Distalkippung. Die Dauer der Hyalinisationsphase betrug in der Druckzone 12–15 Tage.

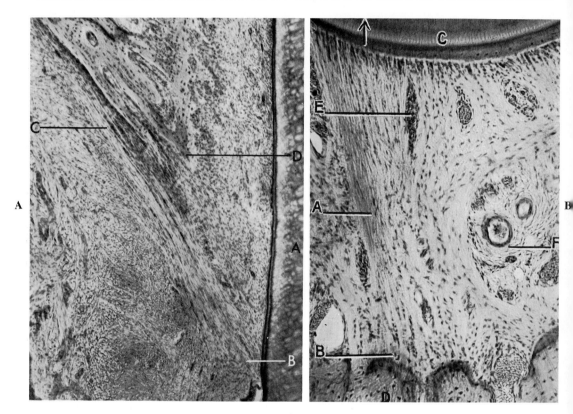

Abb. 2-79 Lingualer Alveolarrand eines labial gekippten 1. Prämolaren bei einem 12jährigen Patienten. Man beachte die entspannten Fasern des Periodontiums und die Dehnung der suspraalveolären Fasern. A – Zahn, B – Ursprung der supraalveolären Faserbündel, die mit den Perioststrukturen verflochten sind und auch dort gedehnt erscheinen (C). D – Osteoidschicht angrenzend an neugebildeten Faserknochen. Eine ähnliche Dehnung der freien Gingivafasern entsteht auch bei der Extrusion (korrespondierender Bereich zu A in Abb. 2-101). B: Dehnung und temporäre Immobilisierung einzelner Faserbündel im Tierexperiment. Um eine weitere Zahnbewegung zu ermöglichen, müssen die Fasern sich verlängern. A – gedehnte Faserbündel, B – vermehrte Osteoidbildung als Folge der Faseranspannung, C – horizontal angeschnittener Zahn, D – älteres Knochengewebe mit angrenzender dunklerer Faserknochenschicht, E und F – Interzellularräume.

ehe an der knöchernen Alveoleninnenwand des bewegten Zahnes der Resorptionsprozeß einsetzt (Abb. 2-75).
Präparierte Verankerung. Ein wichtiger Faktor bei der körperlichen Bewegung ist die Ausgangsstellung des zu bewegenden Zahnes.[88] So kann die bestehende Mesialneigung eines Eckzahnes, der körperlich distalisiert werden soll, die Bewegung mehr oder weniger verzögern, vor allem wenn die Wurzel lang und fest verankert ist. In diesem Falle empfiehlt sich die Verwendung einer leichten Kippkraft zur Aufrichtung des Zahnes, bevor mit der körperlichen Bewegung begonnen wird (Abb. 2-61).
Das Prinzip, das dieser bekannten Beobachtung zugrunde liegt, macht sich die präparierte Abstützung zunutze. Es beruht auf der Erkenntnis, daß ein gekippter Zahn, wie z. B. ein distal gekippter 1. Molar, eine hohe Lagestabilität besitzt, da die gedehnten marginalen und apikalen Faserbündel der Tendenz zur physiologischen Wanderung entgegenwirken (Abb. 2-76). Die Frage nach der

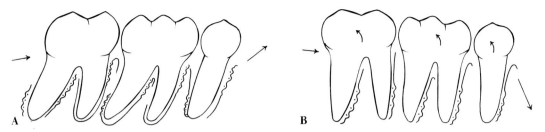

Abb. 2-80 Lokalisation der Resorptionslakunen bei der Kippbewegung (A) und nach der Mesialisierung von distal gekippten Zähnen (B).

Widerstandskraft eines distal gekippten Zahnes als Ankerzahn gegenüber einer mesial wirkenden Kraft wurde anhand von Tierversuchen geklärt. Bei der Mesialisierung von 2. und 3. Hundeprämolaren zeigte sich, daß diese Widerstandskraft von der Zahngröße abhängt (Abb. 2-71). Bei den Versuchen wurde an den 3. Prämolaren der linken Kieferhälfte mit einem Zwillingsbracket ein Teilbogen befestigt, während auf der rechten Seite der Prämolar vor der Mesialisierung nach distal gekippt wurde. Der gekippte Zahn wurde während der Mesialisierung mit einem lingual an das Band geschweißten Ausleger in seiner Position gehalten (Abb. 2-77). Bei Kräften zwischen 70 und 90 g konnte kein wahrnehmbarer Unterschied zwischen der Bewegung der linken und rechten 2. Prämolaren beobachtet werden. Bei der Mesialisierung der distal gekippten 3. Prämolaren auf der rechten Seite wurde im Vergleich zu den linken eine leichte Verzögerung beobachtet. Diese ließ sich auf die längeren und fester verankerten Wurzeln dieser Zähne zurückführen.

Während der Mesialisierung der präparierten Ankerzähne entstanden zwischen dem mittleren und apikalen Drittel der mesialen Wurzel auf der Druckseite kleinere hyalinisierte Zonen (Abb. 2-78). In manchen Fällen kam es auf der mesialen Seite beider Wurzeln zur Hyalinisation. Nach der 12–15 Tage andauernden Hyalinisation begann die Mesialbewegung. Der Widerstand gegenüber der Mesialisierung ist daher sowohl auf die Zugwirkung der gedehnten Faserbündel als auch auf die Veränderungen des Knochengewebes zurückzuführen.

Kippbewegung gegen körperliche Bewegung

Wie bereits erwähnt, kommt es bei der Kippung meist auch zu einer geringfügigen Extrusion, wodurch die Fasern in einer Richtung gedehnt werden, die eine weitere Kippbewegung erleichtert (Abb. 2-79). Auch ein körperlich bewegter Zahn kann geringfügig extrudiert werden, sofern der Bogen nicht eine entsprechende Ausgleichsbewegung bewirkt. Bei präparierten Ankerzähnen führen Zugkräfte zu einer geringeren Extrusion, sondern im Gegenteil gelegentlich eher zu einer gewissen Intrusion. Durch die distal gekippte Stellung des Ankerzahnes sind alle Faserbündel an der Zugseite, insbesondere die apikalen Fasern, gedehnt und für eine gewisse Zeit immobilisiert (Abb. 2-78). Einen signifikant höheren Widerstand erzielt man durch die Verwendung mehrerer präparierter Ankerzähne (Abb. 2-80). Bei der Edgewise-Technik werden beispielsweise alle unteren Zähne distal gekippt und in dieser Position gehalten, so daß durch die mesial gerichtete Kraft der intermaxillären Gummizüge keine wahrnehmbare Bewegung bewirkt wird. Die Widerstandskraft der Verankerungszähne verhält sich direkt proportional zu der Zahl der periodontalen Faserbündel, die der Mesialbewegung entgegenwirken. Histologisch läßt sich allerdings, sobald eine mesial wirkende Kraft appliziert wird, immer eine gewisse Mesialisierung feststellen, selbst wenn alle Zähne des Zahnbogens als präparierte Ankerzähne verwendet werden.

Wird nur ein Zahn zur Verstärkung der Verankerung distal gekippt, läßt sich klinisch nicht immer

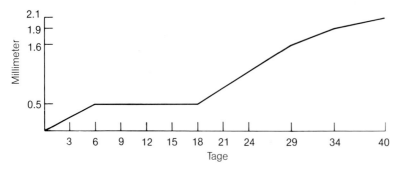

Abb. 2-81 Körperliche Bewegung eines Prämolaren mit einer Kraft von 120 g. Die Hyalinisationsphase bestand etwa vom 6. bis zum 18. Tag.

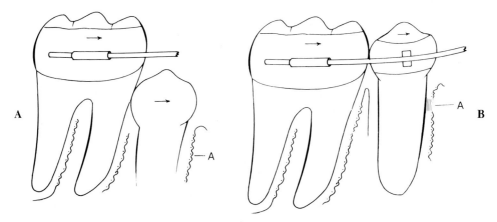

Abb. 2-82 Unterschiede in der Gewebereaktion zwischen Zähnen im Durchbruchsstadium und bereits voll entwickelten Zähnen. A: Indirekt bewegter 2. Prämolar. Die Kraftwirkung der intermaxillären Gummizüge bewirkte eine direkte Knochenresorption an den Druckseiten sowohl des 1. Molaren als auch des 2. Prämolaren. B: Die Bewegung bereits voll durchgebrochener Zähne verläuft schneller, wenn der 2. Prämolar separat bewegt wird. Die kürzeste Behandlungsdauer zur Mesialisierung dieser Zähne erzielt man, wenn man den 2. Prämolaren zuerst mit einer kontinuierlichen Kraft von z. B. 70–150 g und anschließend den 1. Molaren bewegt. A – Druckzone mit initialer Hyalinisation.

eine nennenswerte Stabilisierung erkennen. Wenn der Ankerzahn nicht in seiner distal gekippten Lage gehalten wird, wird er allmählich aufgerichtet und kann selbst durch schwach wirkende intermaxilläre Gummizüge (60–90 g) mesialisiert werden. Die durch intermaxilläre Gummizüge hervorgerufene Gewebsreaktion ist in den meisten Fällen günstig, da die Kraftwirkung in der Regel während des Tages mehrfach unterbrochen wird, wodurch sich die Hyalinisationsphase verkürzt.

Einfluß des Wachstumsfaktors. Interessant ist in diesem Zusammenhang eine weitere Beobachtung, die sich am besten anhand eines praktischen Beispiels erläutern läßt. Wenn ein unterer Molar – unabhängig, ob eine präparierte Verankerung vorhanden ist oder nicht – während der Mesialbewegung in Kontakt mit einem durchbrechenden oder gerade durchgebrochenen Prämolaren steht, lassen sich beide Zähne sehr leicht bewegen (Abb. 2-82 A). Dies ist teilweise darauf zurückzuführen, daß sich die Stützgewebe des

Prämolaren aufgrund der Durchbruchsbewegung in einer Proliferationsphase befinden. In einer solchen Situation führt die Verwendung leichter intermaxillärer Gummizüge zu sehr kurzen Hyalinisationsphasen am 1. Molaren und nur zu direkten Knochenresorptionsvorgängen der mesialen Wurzelfläche des Prämolaren. Die eruptionsbedingten Veränderungen im Zahnhalteapparat des Prämolaren haben demnach eine günstige Wirkung auf die Gewebsreaktion.

Ein anderes histologisches Bild bietet sich beim älteren oder erwachsenen Patienten, bei dem sich die Gewebe in einer statischen Phase befinden. Daher kommt es, z. B. bei der Schließung einer unteren Viererlücke mit einem intramaxillären Gummizug, der einem mesialen Zug auf den 1. Molaren ausübt, nur zu geringfügigen Bewegungen der beiden Zähne. Um eine Zellproliferation auszulösen, müssen schwache kontinuierliche Kräfte, beispielsweise Spiralfedern, verwendet werden. Selbst dann setzt die Proliferationsphase, durch die eine weitere Zahnbewegung nur möglich wird, erst nach 8–10 Tagen ein (Abb. 2-82B).

Wenn die Behandlung auf eine Mesialisierung des zweiten Prämolaren und ersten Molaren abzielt, empfiehlt sich in diesem Fall sogar eine getrennte Bewegung der beiden Zähne, wobei der zweite Prämolar zuerst und dann der erste Molar mesialisiert werden sollte. Der Grund dafür liegt darin, daß ein voll entwickeltes Fasersystem einer gleichzeitigen körperlichen Bewegung von mehreren Zähnen einen hohen Widerstand entgegensetzt, wobei es keine Rolle spielt, ob eine kontinuierliche oder eine unterbrochene Kraft verwendet wird.

Extraorale Kräfte

Extraorale Kräfte sind als Behandlungsprinzip bereits seit vielen Jahren bekannt. Sie lassen sich in zwei Kategorien unterteilen, wobei zur ersten die starken, sog. orthopädischen Kräfte gerechnet werden, die zur frühzeitigen Kontrolle des fazialen Knochenwachstums verwendet werden, und zur zweiten die schwächeren, sog. orthodontischen Kräfte, mit denen Einzelzahnbewegungen durchgeführt werden.

Orthopädische Kräfte. Als Beispiel für die erste Kategorie sei die starke vertikale Zugkraft einer Kinnkappe zur Korrektur eines offenen Bisses oder einer Progenie im Milch- oder Wechselgebiß genannt.[33] Bei diesem therapeutischen Vorgehen beeinflußt die Behandlung nicht nur die Zahnstellung, sondern auch die Richtung des Knochenwachstums. Im Unterschied zur initialen Behandlungsphase bei der Einzelzahnbewegung mit konventionellen Kräften ist diese Art der extraoralen Behandlung selbst bei der Verwendung extrem großer Kräfte kaum mit Schmerzen verbunden. Diese Tatsache ist dadurch zu erklären, daß sich die Kräfte auf den Kiefer als Ganzes oder auf größere Zahngruppen auswirken. Für diese orthopädische Behandlungsform kann die Kraft auf jeder Seite bis zu 1400 g betragen, ohne dabei zu Schmerzen oder unerwünschten Nebenwirkungen zu führen.

Obwohl extraorale Kräfte zu den unterbrochenen Kraftarten gehören, spielt der Zeitfaktor eine Rolle.[42] Ebenso wie bei der Zahnbewegung mit konventionellen Kräften sind die Auswirkungen der extraoralen Behandlung von der Dauer der Krafteinwirkung abhängig. Ununterbrochen einwirkende schwere orthopädische Kräfte (z. B. beim Milwaukee-Extensionskorsett zur Skoliosebehandlung) können Nebenwirkungen in Form von Kieferdeformitäten und Dysgnathien bewirken.[33]

Einzelzahnbewegung. Die zur Einzelzahnbewegung verwendeten extraoralen Kräfte dürfen nicht zu groß sein.

Wie bereits erwähnt, lassen sich die Gewebsreaktionen durch Richtungswechsel der einwirkenden Kraft ändern und modifizieren. Eine solche Veränderung erfolgt z. B. nach der Distalisierung oberer erster Molaren mit einem Gesichtsbogen und Okzipitalzug.[31, 45] Bei dieser Art der Zahnbewegung bleibt der 1. Molar in der Regel in Kontakt mit dem 2. und häufig erfolgt eine gewisse Distalisierung beider Molaren. Messungen haben ergeben, daß die an den 1. Molaren angreifenden Kräfte zwischen 300 und 900 g liegen. Nach den experimentellen Beobachtungen bei der Zahnkippung und der körperlichen Bewegung müßten solche Kräfte als unzulässig groß angesehen werden. Es bestehen jedoch eine Reihe anderer Faktoren, die erklären, warum Kräfte dieser Größenordnung dennoch anwendbar sind.

Biomechanische Prinzipien der Gewebsreaktion

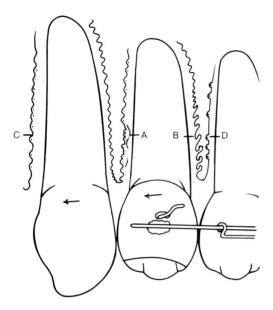

Abb. 2-83 Rechter oberer 1., 2. und 3. Schneidezahn eines Hundes. Die Light-wire-Einsteckauflagen verhindert die Rotation des 2. Schneidezahnes. Intramaxilläre Gummizüge (400 g) wurden zwischen die Haken des 2. Schneidezahnes und des Eckzahnes gehängt. A – Semihyalinisation in der Druckzone, B – gekrümmte Knochenbälkchen in der Zugzone, C und D – Knochenresorption im Bereich der Distalflächen des 3. und 1. Schneidezahnes (aus *Reitan*, K.: Angle Orthod. 34:244, 1964).

Die Bewegungsmechanismen der extraoralen Behandlung wurden im Tierversuch nachvollzogen.[86] Für die Nacht wurden an den oberen Eckzähnen und 2. Schneidezähnen von Hunden Gummizüge mit Kräften von etwa 400 g befestigt (Abb. 2-83). Stabilisierende Drähte wurden beidseits in dünnen Einsteckauflagen geführt, um Rotationen oder Kippungen der zu distalisierenden Zähne zu verhindern. Im Verlauf der 16 bis 40 Tage andauernden Versuche wurden die beiden 2. Schneidezähne teilweise durch Kippung und teilweise durch körperliche Bewegung nach distal bewegt. Nach Entfernung der Gummizüge setzte tagsüber eine Mesialbewegung (zur Zugseite) der behandelten Zähne ein. Die Gewebsreaktion war in allen Fällen ähnlich. Während es distal der 3. Schneidezähne zur direkten Knochenresorption kam, zeigten sich auf der Druckseite der bewegten Zähne Semihyalinisationen (Abb. 2-84). Durch die Semihyalinisation bilden sich unterhalb der hyalinisierten Fasern Osteoklasten aus, wodurch der Resorptionsvorgang beschleunigt wird. Daher konnten die 2. sowie auch die 3. Schneidezähne über eine erhebliche Strecke bewegt werden. An der Zugseite der 2. Schneidezähne war eine geringe Krümmung der neugebildeten Knochenlamellen zu beobachten (Abb. 2-83) als Reaktion auf den einwirkenden Druck, der durch die tagsüber eintretende Rückbewegung der Zähne auf die Zugseite entstand. Das interseptale Knochengewebe ist beim Hund ähnlich wie beim Menschen überwiegend spongiös aufgebaut, so daß sich die experimentellen Beobachtungen auf die Zahnbewegung mit extraoralen Kräften beim Menschen übertragen lassen. Mit Gesichtsbögen wird offenbar eine bestimmte Art einer unterbrochenen Kraft ausgeübt, die eine erhebliche Bewegung des bebänderten Zahnes als auch der Nachbarzähne bewirkt.[67] Graphisch läßt sich diese Kraft wie in Abb. 2-85 darstellen. Bei jeder Anwendung des Gerätes wird eine gleich große Kraft ausgeübt. Gemessen an der Größe des 2. Schneidezahnes von Hunden entspricht die Kraft, mit der in den Experimenten gearbeitet wurde, der bei der kieferorthopädischen Behandlung üblichen Kraftgröße.

Es stellt sich die Frage, wie es bei der Behandlung mit einer so großen Kraft nur zur Semihyalinisation kommen kann. Dafür gibt es mehrere Gründe. Zum einen werden in dem mit Markräumen durchsetzten interseptalen Knochengewebe an vielen Stellen Osteoklasten gebildet. Zum anderen verhindern die durch das Molarenband vergrößerte Zahnumfang und der enge Kontakt zu den Nachbarzähnen eine vollständige Hyalinisation. Drittens werden die Gewebe tagsüber, nach Entfernung der Gummizüge, nicht komprimiert, so daß die Durchblutung an der Druckseite gesteigert werden kann. Ähnliche Gewebsveränderungen ließen sich auch in anderen Experimenten mit tagsüber unterbrochenen Kräften beobachten.[79]

In der Praxis sind häufig Unterschiede in der Größe der 1. Molarenbewegung zu beobachten. Dies liegt nicht nur an der individuellen Reaktionsbereitschaft auf die extraorale Kraft als solche,

Extraorale Kräfte

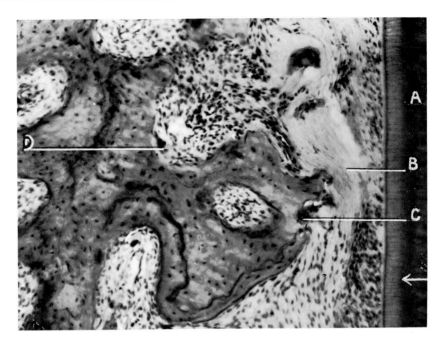

Abb. 2-84 Im Tierversuch nachvollzogene Mechanik einer Behandlung mit extraoralen Kräften. Druckzone des bewegten Zahnes (korrespondierender Bereich zu A in Abb. 2-83). Man beachte die großen Markräume im interseptalen Knochengewebe. A – Wurzel, B - semihyalinisiertes Gewebe, C – direkte Knochenresorption unterhalb der semihyalinisierten Fasern, D – Osteoklasten mit unterminierender Knochenresorption. Bewegung in Pfeilrichtung.

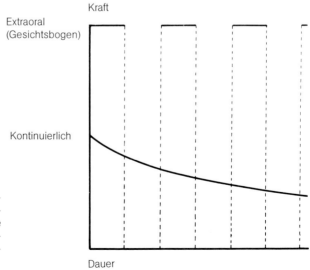

Abb. 2-85 Kraftgröße einer extraoralen Apparatur (Gesichtsbogen) im Vergleich mit einer gewöhnlichen kontinuierlichen Kraft. Die extraorale Apparatur übt eine große, aber unterbrochene Kraft aus, da sie nur nachts angewendet wird.

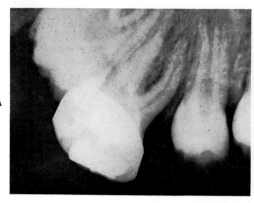 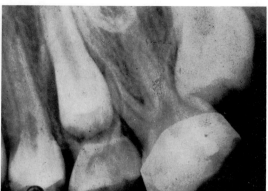

Abb. 2-86 Behandlung eines 12jährigen Patienten mit einem Gesichtsbogen. Das unterschiedliche Ausmaß der Bewegung auf der rechten (A) und linken (B) Seite ist möglicherweise durch die Zahnstellung verursacht. Man beachte auf der rechten Seite, daß die mesiale Wurzel des 1. Molaren in Kontakt mit dem durchbrechenden 2. Prämolaren bleibt, während die distale Wurzel an die Krone des 2. Molaren stößt. Beim Jugendlichen wird die zerstörte Knochenlamelle zwischen den Wurzeln des 1. und 2. Molaren nach Abschluß der Behandlung allmählich wiederaufgebaut.

sondern auch an ihrer Kraftgröße. Während in einigen Fällen Kräfte um 300 g zur Distalisierung eines 1. Molaren ausreichen, werden in anderen Fällen größere Kräfte benötigt. Dabei spielt auch die Stellung des zu bewegenden Zahnes eine Rolle. Leicht mesial gekippte obere 1. und 2. Molaren setzen der Distalisierung durch eine unterbrochene Kraft einen größeren Widerstand entgegen, und zwar nicht zuletzt deshalb, weil beide Zähne gleichzeitig bewegt werden.

Die Abhängigkeit der Bewegung von der Stellung des 2. Molaren bei der extraoralen Behandlung wurde vom Autor in eigenen Experimenten untersucht. Während *Graber*[31, 32] selbst bei 16- bis 17jährigen Patienten weite Molarenbewegungen innerhalb relativ kurzer Zeit erzielen konnte, treten gelegentlich bei 9- bis 10jährigen Patienten – unabhängig davon, ob Kräfte von 400 g oder 800 g an jedem Molaren einwirken – wesentlich geringere Zahnbewegungen auf. Nicht selten findet sich der 2. Molar bei jüngeren Patienten in einer Position, wie sie in Abb. 2-86 dargestellt ist. In einem solchen Falle bleibt die Krone des 2. Molaren in Kontakt mit der Wurzel des 1. Molaren und verhindert so eine weitere Bewegung.

Die Tatsache, daß bei der extraoralen Behandlung mit unterbrochen einwirkenden Kräften gearbeitet wird und daß die großen 1. Molaren gegen die 2. Molaren bewegt werden, scheint beim Menschen für die Gewebereaktion eine große Rolle zu spielen. Andere Abweichungen sind auf die unterschiedliche Gewebetextur der einzelnen Versuchstiere zurückzuführen. Bei Hunden fanden sich weniger Wurzelresorptionen als bei Affen. *Joho*[42] stellte in seiner Untersuchung an Affen bei kontinuierlich wirkenden extraoralen Kräften eine erhebliche Wurzelresorption zwischen dem mittleren und apikalen Wurzeldrittel fest, ohne daß dabei die Wurzelspitze verkürzt wurde. Den bisherigen Beobachtungen zufolge ist die apikale Wurzelresorption bei den meisten Fällen mit extraoraler Zahnbewegung nicht zu beobachten.

Zahnbeweglichkeit. Verschiedene Autoren (*Roberts*, 1975; *Midgett* et al., 1981) haben den Einfluß hormoneller Faktoren auf die Zahnbewegung untersucht. *Roberts* (1975) beobachtete in seinen Tierexperimenten eine gewisse tägliche Periodik. Die Studie von *Stutzmann* und *Petrovic* (1980) basiert auf einer großen Prämolarenzahl von Patienten, bei denen meistens die Behandlung mit intermaxillären Gummizügen durchgeführt worden war und diese mit einer Anwendungszeit von täglich 14 Stunden eine unterbrochene Kraftwirkung besaßen. Die Kräfte variierten zwischen 50 und 275 g, die Dauer der einzelnen Versuche betrug 21 Tage. Nach Extraktion der behandelten und der

Kontrollzähne wurden von Anteilen der knöchernen Alveolenwand aus der Druck- und der Zugzone Gewebskulturen angelegt. Die Knochenneubildung wurde anhand der Phenylphosphatase-Aktivität der Osteoblasten und die Knochenkalzifikation anhand der ^{45}Ca-Aufnahme bestimmt. Ebenso konnte die Resorption des Knochengewebes auf der Druckseite durch Aktivitätsbestimmungen der β-Glukuronidase und der sauren Phenylphosphatase untersucht werden. Dabei ergaben sich verschiedene Befunde: 1. eine jährliche Periodik, d. h. im Frühjahr eine höhere Gewebsaktivität als im Herbst, 2. eine höhere Knochenneubildungsrate bei Patienten mit anteriorer Wachstumsrotation als bei Patienten mit posteriorer Wachstumsrotation, 3. eine stärkere Knochenneubildung bei der Verwendung unterbrochen einwirkender Kräfte als bei kontinuierlichen Kräften (*Stutzmann* et al. 1979).

Diese Beobachtungen basieren auf Untersuchungen über die Knochenveränderungen. Bei einer Behandlung, die sich über 6 bis 12 Monate erstreckt, hängt die Zahnbeweglichkeit jedoch in starkem Maße von der Beschaffenheit des Knochen- und Fasergewebes ab. In einer experimentellen Untersuchungsreihe, die vom Autor demnächst veröffentlicht wird, zeigten sich bei Angehörigen der gleichen Familie ähnliche Veränderungen. Man kann also davon ausgehen, daß Erbeigenschaften, die eine günstige Reaktion des Knochen- und Fasergewebes bedingen, bei mehreren Familienangehörigen vorhanden sind (Abb. 2-37 B). Dieser hereditäre Einfluß machte sich besonders bei Geschwistern mit günstiger Gewebsreaktion bemerkbar und äußerte sich gelegentlich in Form einer identischen Distalisierungsrate der Molaren, die über das für die Behandlung erforderliche Maß hinausging (Abb. 2-87). Obgleich es logisch wäre, für die Bewegung einzelner Molaren mittelstarke Kräfte zu applizieren, lassen die Ergebnisse dieser Studie den Schluß zu, daß die Zahnbewegungsrate bei der Verwendung unterbrochener extraoraler Kräfte mehr von den hereditären Gewebseigenschaften als von der Kraftgröße beeinflußt wird. Ähnliche Auswirkungen der individuellen hormonellen Faktoren wurden auch bei anderen Arten der Zahnbewegung beobachtet (Abb. 2-54, vgl. mit Abb. 2-63 B).

Der Einfluß der extraoralen Behandlung auf die

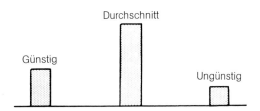

Abb. 2-87 Zahnbewegungsrate in einer mit mittelstarken extraoralen Kräften behandelten Patientengruppe. Einige der Patienten mit „günstigen" Bewegungsraten waren Geschwister mit ähnlichen Gewebereaktionen. Die das Ausmaß der Zahnstellungsänderung beeinflussende Knochenkonfiguration ist für diese Gruppe in Abb. 2-37 B dargestellt.

Position des Oberkiefers ist häufig diskutiert worden.[31-33, 45, 63, 92] In einigen Fällen, auch wenn keine wesentliche Bewegung der 1. Molaren auftritt, ist es wahrscheinlich, daß durch die starken extraoralen Kräfte dennoch das Oberkieferwachstum beeinflußt wurde. Voraussetzung hierfür ist, daß die Kraft über einen bestimmten Zeitraum regelmäßig einwirkt und groß genug ist, um die Wachstumsrichtung zu ändern. Das Wachstum in den Suturen kann nicht gehemmt, jedoch umgerichtet werden, so daß eine gewisse Kontrolle über die Lage des Oberkiefers in bezug zu den umgebenden fazialen Strukturen erzielt wird.[33]

In einer umfassenden radiologischen Studie an jungen, mit extraoralen Kräften behandelten Patienten im Vergleich mit unbehandelten Personen beobachtete *Wieslander*[131] Veränderungen, die beweisen, daß durch die Behandlung nicht nur der dentoalveoläre Bereich, sondern der gesamte kraniofaziale Komplex signifikant beeinflußt wird. Mit vollem Recht verdient somit diese Behandlungsform die Bezeichnung *Kieferorthopädie*.

Eine der Wirkungen extraoraler Apparaturen ist die Veränderung der Relation des Keilbeins zu den übrigen kraniofazialen Strukturen. *Wieslander*[131] beobachtete in seinen Untersuchungen eine Kaudalkippung des anterioren Bereichs der Oberkieferebene sowie eine Dorsalverschiebung der pterygomaxillären Fissur. In der Gruppe der behandelten Patienten war gegenüber der Kontrollgruppe ein geringeres Wachstum der Spina nasalis anterior nach ventral zu beobachten, was für eine behandlungsbedingte Veränderung der

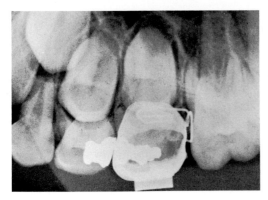
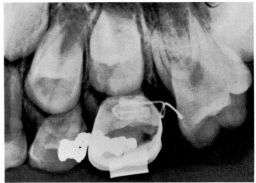

Abb. 2-88 Zahnstellung zu Behandlungsbeginn und nach 7wöchiger Behandlungsdauer mit einer kombinierten Light-wire- und extraoralen Apparatur (m. fr. Genehm. v. A. Hasund).

Oberkieferlage spricht. Diese Untersuchungsbefunde werden durch die klinischen Beobachtungen bei der Behandlung mit extraoralen Apparaturen bestätigt.

Wie neuere Untersuchungen gezeigt haben[54, 62], kann die Expansion oder Kontraktion der medianen Gaumennaht auch zur Hyalinisation des suturalen Gewebes, zu unterminierender Knochenresorption und zu geringfügiger Verschiebung der maxillären Knochenstrukturen führen.

Kombinierte Anwendung von extraoraler Kraft und Light-wire-Technik. Wie erwähnt, bewirkt eine leichte Kraft immer eine schnellere Zahnbewegung als eine große Kraft. Die Hyalinisationsphase ist kürzer und die kontinuierliche Anspannung der Periodontalfasern bewirkt bereits nach wenigen Wochen eine Zahnbewegung. Diese Effekte lassen sich durch die Verwendung hochelastischer Light-wire-Federn zur frühen Distalisierung der oberen Molaren erzielen.

Die Apparatur kann dabei so aussehen wie in Abb. 2-88 dargestellt, doch bestehen natürlich weitere technische Variationsmöglichkeiten. Die Bänder an den oberen 2. Milchmolaren werden mit Bukkalröhrchen für die Behandlung mit dem Gesichtsbogen versehen. Zusätzlich werden Federn in lingual auf die Bänder geschweißte Zwillingsbrackets befestigt. Eine herausnehmbare Platte, die fast ständig zu tragen ist, wird zur stärkeren Stabilisierung der Milchzähne mit waagerechten Dornen ausgestattet. Geräte dieser Art eignen sich für die frühzeitige Behandlung von Grenzfällen der Klasse II. Sobald der Verlust der 2. Milchmolaren abzusehen ist, können zur weiteren Behandlung mit dem Gesichtsbogen die 1. bleibenden Molaren gebändert werden.

Protraktion der maxillären Strukturen durch extraorale Kräfte. *Rygh* und *Tindlund* (1982) zufolge sind extraorale Kräfte nicht nur zur Distalisierung von Molaren, sondern auch zur Protraktion des gesamten dentoalveolären Komplexes geeignet. Damit läßt sich die Wachtumsrichtung der basalen maxillären Strukturen beeinflussen. Die Methode empfiehlt sich zur Frühbehandlung schwergradiger Dysgnathien der Klasse III und vor allem bei Spaltpatienten (*Delaire*, 1976).

Zur Behandlung von 5- bis 6jährigen Spaltpatienten kombinierten *Rygh* und *Tindlund* (1982) drei Methoden, die eine Steigerung der oberflächlichen Knochenneubildung während der Wachstumsphase bewirken könnten. Die drei Behandlungsphasen bestehen dabei aus:

1. Korrektur des Kreuzbisses in der Molarenregion mit Hilfe einer modifizierten Version der in Abb. 2-124 dargestellten Apparatur (körperliche Bewegung der 2. Milchmolaren und Eckzähne). Dauer: 2–3 Monate.
2. Protraktion der Zähne und maxillären Strukturen mit Hilfe von Gummizügen von den Haken des Palatinalbogens zu dem umgekehrten Gesichtsbogen. Dieses Gerät wurde von *Delaire*

et al. (1972) entwickelt. (In dieser Phase ist sogar eine Erhöhung der vertikalen Dimension zu erzielen.) Dauer: durchschnittlich 6–7 Monate.
3. Einordnung der durchgebrochenen Frontzähne mit einer konventionellen Multibandapparatur, die auch Extrusion und körperliche Aufrichtung der fehlstehenden Schneidezähne bewirkt. (Mit dieser Methode wird gleichzeitig eine stabile vertikale Überbißrelation erzielt und die Knochenneubildung im Spaltbereich stimuliert.)

Als idealer Zeitpunkt für die Durchführung einer solchen Behandlung gilt die Wachstumsphase vor dem 7. Lebensjahr. Zur Retention wird im Oberkiefer ein Palatinalbogen eingesetzt, der an die Bänder der 1. bleibenden und Milchmolaren geschweißt wird.

Torque

In der Regel geht man davon aus, daß beim Torquieren nach vestibulär oder oral im wesentlichen die Zahnwurzel bewegt wird, wobei der Drehpunkt auf der Höhe des Brackets liegt. Die nähere Betrachtung der Mechanik dieser Bewegung zeigt aber, daß sich der koronale Anteil immer in die Gegenrichtung bewegt. Diese reaktive Bewegungstendenz des zervikalen Wurzelbereichs findet sich in ähnlicher Form auch bei der Aufrichtung oder Distalkippung eines Seitenzahnes (Abb. 2-89). Wenn das offene Ende der Feder in Abb. 2-89 in den Bogen eingehängt wird, bewegt sich nach den Gesetzen der Mechanik die Wurzelspitze nach mesial und die Zahnkrone nach distal. Theoretisch entsteht die größte Kraftwirkung an entgegengesetzten Seiten im zervikalen und apikalen Wurzeldrittel. Aufgrund anatomischer Faktoren sind bei diesem Bewegungstyp jedoch gewisse Unterschiede zu beobachten.[86]
Das Ausmaß der Bewegung der Zahnkrone wird weitgehend von der Zahnstellung und den Platzverhältnissen im Zahnbogen bestimmt. Wenn der aufzurichtende Zahn nicht in Kontakt mit dem distalen Nachbarzahn verbleibt, wird in zwei Bereichen Druck ausgeübt: distal in einem kleinen umschriebenen Areal und mesial in einem größeren

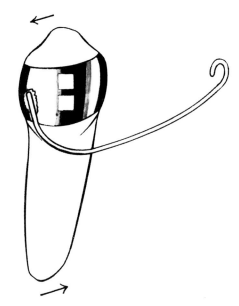

Abb. 2-89 Die auf das Band geschweißte Aufrichtefeder hat eine ähnliche Wirkung wie der auf die linguale Bandseite gelötete Ausleger in Abb. 2-77 oder wie eine konventionelle Light-wire-Aufrichtefeder, die normalerweise im Bracket befestigt wird (aus *Reitan, K.*: Am. J. Orthod. 46:881, 1960).

Bezirk (Abb. 2-90). Andererseits konnte experimentell nachgewiesen werden, daß durch eine Ligatur vom Bracket des zu bewegenden Zahnes zu dem des Nachbarzahnes – zur Fixierung seiner Kronenposition im distalen Bereich – entweder nur eine sehr kleine oder gar keine Druckzone entsteht und ausschließlich die Wurzel bewegt wird (Abb. 2-91).
Ähnliche Beobachtungen finden sich bei der experimentellen Untersuchung der Torque-Kraft. Wird der Labialbogen mit einer Tie-back-Schlaufe an die seitlichen Ankerzähne zurückgebunden, entsteht auf der Gegenseite im zervikalen Bereich des Zahnes kein wahrnehmbarer Druck.
Die Verteilung der Kraft über eine größere Fläche des mittleren und apikalen Wurzeldrittels auf der Druckseite müßte eigentlich bedeuten, daß die einwirkende Kraft pro mm^2 geringer ist. In der initialen Phase der Torque-Bewegung beschränkt

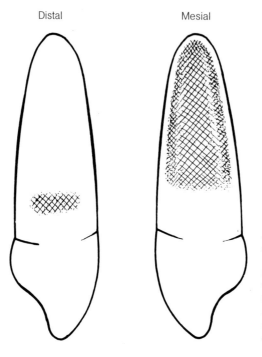

Abb. 2-90 Bei der Distalkippung entstehende Druckbereiche. Da der Periodontalspalt im Bereich des mittleren Wurzeldrittels verschmälert ist, wird der Druckbereich auf der mesialen Seite an der Wurzelspitze nur allmählich so groß wie hier dargestellt (aus *Reitan,* K.: Am. J. Orthod. 46:881, 1960).

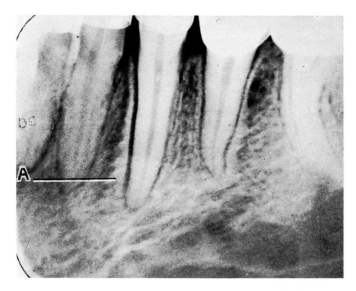

Abb. 2-91 Aufgerichteter Eckzahn und 2. Prämolar unter Anwendung der in Abb. 2-89 dargestellten Feder. Durch Ligieren der Brackets wurde die Bewegung der Zahnkronen, in die Gegenrichtung zu kippen, verhindert. A – neugebildete Knochenschichten entlang der gedehnten Faserbündel (aus *Reitan,* K.: Am. J. Orthod. 46:881, 1960).

sich aber der Druck in der Regel auf den mittleren Wurzelbereich, weil das Periodontium dort weniger breit ist als im apikalen Drittel. Erst nach der Resorption des Knochens auf Höhe des mittleren Wurzeldrittels kommt es allmählich zur Kompression der Periodontalfasern im apikalen Bereich. Auf diese Weise entsteht auf der mesialen Seite die in Abb. 2-90 dargestellte große Druckzone.

Für Torquebewegungen werden heute zwei Methoden verwendet: Die Edgewise-Technik und die Light-wire-Technik.

Edgewise-Technik. Gute Ergebnisse erzielte der Autor in einer Untersuchungsreihe an Patienten, bei der die Torquebewegung mit dem Vierkantbogen durchgeführt worden war.[81] Da die Zähne körperlich bewegt wurden, kam es häufig zur direkten Knochenresorption, vorausgesetzt die Kraftgröße wurde innerhalb gewisser Grenzen gehalten. In der Praxis läßt sich mit der in Abb. 2-92 dargestellten Bogenkonstruktion eine noch größere Reichweite der Kraft erzielen, insbesondere dann, wenn ein dünner Vierkantdraht verwendet wird.

Im Experiment kann die auf den apikalen Bereich ausgeübte Kraft gemessen werden. Dabei wird zunächst die Wurzellänge röntgenologisch bestimmt und, bevor das Band zementiert wird, ein Meßstift (Abb. 2-93) auf den Bogen gesetzt, mit dem sich über den Grad seiner Auslenkung die Größe der auf die Wurzelspitze ausgeübten Kraft bestimmen läßt. Der histologische Schnitt in Abb. 2-94 zeigt die Gewebsreaktion im mittleren Wurzeldrittel eines oberen Prämolaren bei einem 12jährigen Patienten nach zweiwöchigem Wurzeltorque in bukkaler Richtung. Der Ausschnitt entspricht dem mit x gekennzeichneten Bereich in der Abb. 2-93. Die initiale Kraft im apikalen Bereich betrug 120–130 g. An der Druckseite war eine direkte Knochenresorption zu beobachten. Im Gegensatz dazu wäre bei einer kippenden Bewegung an dieser Wurzelfläche ein komprimiertes, zellfreies Gewebe entstanden.

Diese günstige Gewebereaktion ist zum Teil darauf zurückzuführen, daß eine unterbrochene Kraft verwendet wird, die nur über eine relativ kurze Strecke wirksam ist (Abb. 2-46). Wenn in den Bogen allerdings ein stärkerer Torque eingebogen wird, entsteht eine wesentlich größere Kraft, so daß auf der Höhe des mittleren Wurzeldrittels kurzfristig ein zellfreier Bereich entstehen kann.

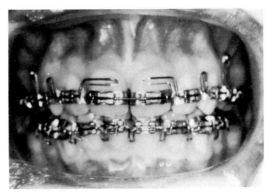

Abb. 2-92 Bei der Verwendung eines dünnen Vierkantdrahtes ist das Einbiegen von Schlaufen vorteilhaft, da dadurch an bestimmten Zähnen (hier die mittleren Schneidezähne) starke Torque-Kräfte erzielt werden können.

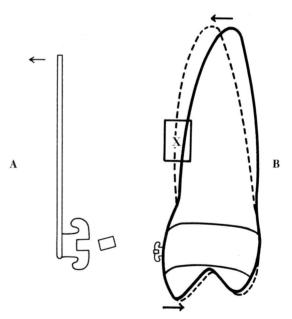

Abb. 2-93 A: Vorrichtung zur Messung der Kraft, die bei der experimentellen Torque-Bewegung an einem oberen 1. Prämolaren ausgeübt wird. B: Der mit X gekennzeichnete Bereich ist in Abb. 2-94 dargestellt.

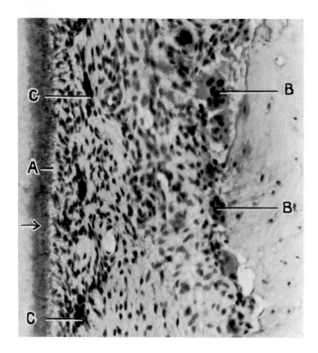

Abb. 2-94 Druckbereich am oberen 1. Prämolaren eines 12jährigen Patienten nach Torque-Bewegung mit einem 0,5 × 0,6 mm Vierkantbogen (entspricht Bereich X aus Abb. 2-93). Behandlungsdauer 2 Wochen. Kraft 120–130 g im Wurzelspitzenbereich. An den persistierenden Epithelresten ist erkennbar, daß keine Hyalinisation des Periodontium stattgefunden hat. A – Wurzeloberfläche, B – Osteoklasten an der Knochenoberfläche, C – Epithelreste.

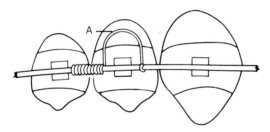

Abb. 2-95 Experimentelle Torque-Bewegung an oberen Prämolaren beim Menschen und oberen 2. Schneidezähnen beim Hund. Die im Humanversuch bei Punkt A angreifende Kraft betrug zwischen 50 und 60 g.

Die nachfolgende Gewebeveränderung ist dann entweder von der Art, wie sie bei der unterbrochenen Krafteinwirkung oder in manchen Fällen eher, wie sie bei der Anwendung kontinuierlicher Kräfte beobachtet wird.

Die Kraftgröße bei der Torquebewegung hängt weitgehend von den physikalischen Eigenschaften und der Stärke des Vierkantbogens ab. Ein dünner Bogen oder auch ein Schichtbogen bewirkt eine Kraft, die über eine etwas längere Strecke wirksam ist, ohne dabei zu groß zu sein.

Light-wire-Technik. Bei der Light-wire-Technik wird in der Regel ein zusätzlicher Bogen („Piggyback") verwendet, der in den meisten Fällen zur Lingualbewegung der Zahnwurzeln verwendet wird, nachdem die Kronen bereits lingual gekippt wurden. Nach experimentellen Ergebnissen kann eine Kippbewegung der Frontzähne, wenn sie über lange Zeit durchgeführt wird, gelegentlich unerwünschte Auswirkungen auf die Zahnwurzel haben.[90] Aus diesem Grunde ist es in bestimmten Fällen von Vorteil, möglichst frühzeitig einen stabilisierenden Light-wire-Bogen, wie etwa in Form der in Abb. 2-92 dargestellten Apparatur, einzusetzen, um eine Modifikation der körperlichen Bewegung zu erzielen.

Bei der Torque-Bewegung mit der Light-wire-

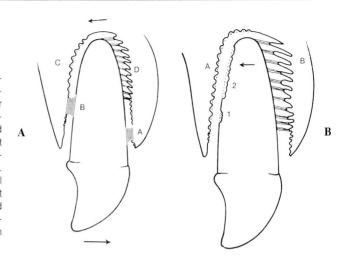

Abb. 2-96 Druckbereiche und Resorptionslakunen bei der experimentellen Light-wire-Behandlung am Hund. A: Lokalisation der Hyalinisationszonen (A und B) beim Labialbogen ohne Tie-back-Verankerung. B: Zustand nach Erhöhung der Krafteinwirkung in Punkt A (vgl. Abb. 2-95). Ausbildung von zwei Resorptionslakunen an der Wurzeloberfläche. Resorptionen dieser Art werden in der Regel durch Osteozementbildung wieder repariert und gefährden nicht die Zahnstabilität und -funktion. A – Knochenresorption, B – Knochenablagerung im Bereich der gedehnten Faserbündel.

Technik wird eine kontinuierliche Kraft ausgeübt (Abb. 2-46). Vom Autor wurden für diese Torque-Methode Untersuchungen am Menschen und am Hund durchgeführt.[86] Die in den Experimenten verwendete Apparatur ist in der Abb. 2-95 dargestellt. Vor Einsetzen des Bogens wurde der Druck der Federschlaufe gemessen.

Bei den Gewebsreaktionen zeigten sich Unterschiede, die von der Kraftgröße im Punkt A beeinflußt wurden (Abb. 2-95). In den Tierversuchen bewirkten Kräfte zwischen 100 und 200 g an den oberen 2. Schneidezähnen Hyalinisationen und Wurzelresorptionen in zwei Bereichen. Ein Bereich befand sich im mittleren Wurzeldrittel, der zweite entstand nach Abschluß der ersten unterminierenden Resorption auf der gesamten Länge des apikalen Wurzeldrittels (Abb. 2-96 B). Eine Kraft von 70 g führte zur Bildung eines kleineren Resorptionsbereiches im mittleren Wurzeldrittel mit anschließender direkter Knochenresorption entlang dem mittleren und apikalen Drittel. Auf der Zugseite, im Bereich der gedehnten Faserbündel war Knochenneubildung zu beobachten (Abb. 2-108).

In den Untersuchungen an menschlichen 1. Prämolaren kam es bei einer einwirkenden Kraft von 50 g im Punkt A überwiegend zur direkten Knochenresorption. Bei einer Versuchsdauer von 30 Tagen war eine kleinere Resorptionslakune im mittleren Wurzeldrittel mit Osteozement aufgefüllt, was auf eine sehr kurze Hyalinisationsphase hinweist (Abb. 2-97 B). Diese Beobachtungen zeigen, daß mit Kräften von 50–60 g bei Punkt A am menschlichen Frontzahn (Abb. 2-95) eine günstige Gewebereaktion erzeugt werden kann.

Wenn der Labialbogen bei der Light-wire-Technik nicht mit Tie-back-Schlaufe an die Ankerzähne zurückgebunden wird, zeigen sich ähnliche Gewebeveränderungen wie in Abb. 2-96 A. In manchen Fällen können sich in der Nähe des Punktes B_1 im Unterkiefer infolge der Knochenresorption durch die Bewegung der Zahnwurzel nach labial neue Knochenschichten bilden (Abb. 2-70 B). Wie weitere Experimente zeigten, scheint diese Knochenneubildung von individuellen Variationen des Periost abhängig zu sein. Bei älteren Jugendlichen oder erwachsenen Patienten sind weniger ausgeprägte periostale Knochenablagerungen zu beobachten.

Rotation

Die Stellungskorrektur rotierter Zähne wird allgemein als ein relativ einfaches und rein mechanisches Verfahren angesehen. Histologisch besteht

Biomechanische Prinzipien der Gewebsreaktion

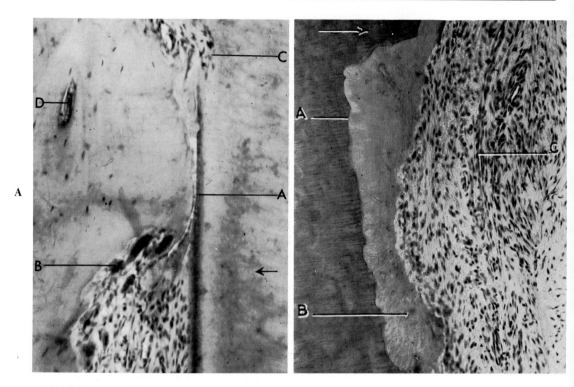

Abb. 2-97 A: Druckbereich eines im Tierversuch mit Light-wire-Torque behandelten Zahnes. A – Schrumpfung des Periodontiums nach einer 67tägigen Torquebewegung. Die lange Dauer der unterminierenden Knochenresorption ist durch die hohe Knochendichte bedingt. B – unterminierende Knochenresorption, C – geringfügige Wurzelresorption, D – kleiner Markraum ohne Osteoklastenbildung. Kraftgröße (bei A in Abb. 2-95) 100 g. B: Ausschnitt aus dem Bereich des oberen 1. Prämolaren eines 12jährigen Patienten, bei dem die Torquebewegung wie in Abb. 2-95 dargestellt durchgeführt wurde. Kraftgröße bei A 50 g; Dauer 30 Tage. Geringe Wurzelresorption, die durch Osteozement repariert wurde. A – Grenzlinie zwischen Dentin und Osteozement, B – inkorporierter Zementoblast, C – Periodontium. Man beachte das Fehlen von Epithelresten. Dieser Fall zeigt, daß Hyalinisation, Wurzelresorption und Reparation durch Osteozement innerhalb von nur 30 Tagen abgeschlossen sein können.

aber ein erheblicher Einfluß der anatomischen Anordnung des Halteapparates auf die Gewebsumformungen bei der Rotationsbehandlung. Nach experimentellen Untersuchungen muß hinsichtlich der Zahnrotation zwischen dem zervikalen, mittleren und apikalen Wurzeldrittel unterschieden werden (Abb. 2-1).[82, 113] Im zervikalen Bereich wird das Periodontium zum größten Teil von der Gruppe der freien gingivalen und transseptalen Fasern gebildet (Abb. 2-138). Während die Hauptfasern des mittleren und apikalen Drittels in der Wurzeloberfläche und den Alveolarknochen verankert sind, stehen die supraalveolären Fasern in Verbindung mit dem Gesamtfasersystem der supraalveolären Strukturen.[82] Diese unterschiedliche Verankerung ist vor allem in der Retentionsphase von großer Bedeutung. Nach der Derotation eines Zahnes kann es durch die Dehnung des freien Gingivagewebes selbst in einiger Entfernung von dem bewegten Zahn zur Belastung von kollagenen, elastischen und Oxytalanfasern kommen.[82]

Verschiedene Faktoren spielen bei der Rotationsbewegung eine Rolle. Der anatomische Faktor ist primär mit der Zahnstellung, -form und -größe verbunden. Mit Ausnahme der oberen mittleren

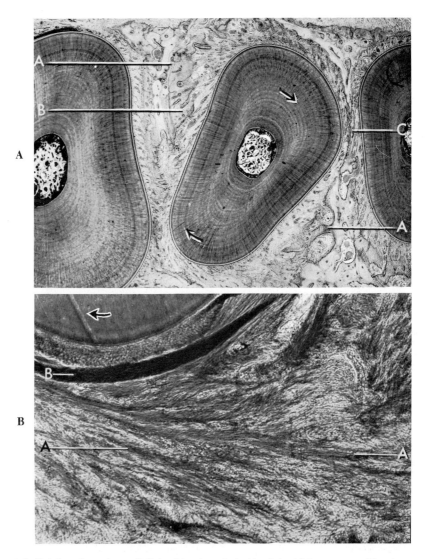

Abb. 2-98 A: Experimentelle Rotation eines oberen 2. Schneidezahnes beim Hund. Ausbildung von zwei Druckzonen und zwei Zugzonen. A – Grenzlinie zwischen älterem und neugebildetem Knochengewebe (B), D – Druckzone mit direkter Knochenresorption. B: Horizontalschnitt durch das Gewebe eines im Tierexperiment bewegten Zahnes. Die supraalveolären Fasern erscheinen gedehnt und selbst in einiger Entfernung von dem rotierten Zahn verschoben. Sie enthalten elastische Fasern, wodurch sie während der Retentionsphase noch mehr zur Kontraktion tendieren. A – gedehnte freie Gingivafasern, B – durch Fältelung des Schnittes gebildetes Artefakt, ein Phänomen, das überwiegend an der Druckseite zu beobachten ist. Der Zahn wurde um etwa 160° rotiert.

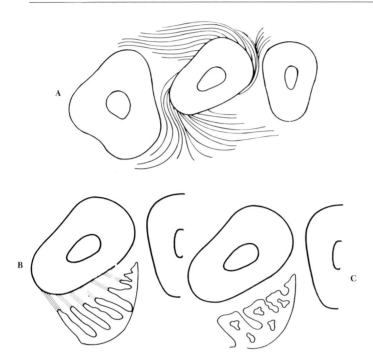

Abb. 2-99 A: Verlauf der freien Gingivafasern nach der Zahnrotation. B: Anordnung der neugebildeten Knochenschichten auf der Zugseite entlang der gedehnten Faserbündel. C: Das gleiche Gebiet nach einer drei- bis viermonatigen Retentionsphase. Knochengewebe und Hauptfasern des Periodontiums werden wesentlich schneller umgeordnet als die verschobenen supraalveolären Strukturen (aus Reitan, K.: Angle Orthod. 29:105, 1959).

Schneidezähne und meist auch der unteren ersten und zweiten Prämolaren ist beim Menschen der Wurzelquerschnitt fast immer oval. Draus ergibt sich bei der Rotation vor allem auf der vestibulären und oralen Wurzelseite eine Parallelverschiebung der Wurzel gegenüber der Knochenoberfläche (Abb. 2-22). In der Praxis entstehen bei der Rotationsbewegung an den meisten Zähnen zwei Druckzonen und zwei Zugzonen (Abb. 2-98 A).

Auf den Druckseiten können dabei unterschiedliche Gewebsreaktionen zu beobachten sein. Während es in dem einen Druckbereich gelegentlich zur Hyalinisation und unterminierenden Knochenresorption kommen kann, entsteht im anderen Druckbereich eine direkte Knochenresorption. Diese Unterschiede sind in erster Linie durch die Stellung des Zahnes in bezug zum Nachbarzahn und durch die Größe der Kraft bedingt. Wie auch bei den anderen Bewegungsarten ist während der initialen Phase die Verwendung einer leichten Kraft von Vorteil. Nach einer drei- bis vierwöchigen Rotationsdauer ist die Phase der unterminierenden Resorption in der Regel beendet und auf beiden Druckseiten überwiegt die direkte Knochenresorption.

Wurzelresorptionen können in einem oder häufig, bei extensiver Rotation, in beiden Druckbereichen auftreten, doch kommt es nach einer sechs- bis achtwöchigen Retentionsphase im allgemeinen zur Reparation der Resorptionslakunen. Im Tierexperiment sind selbst große Lakunen nach einer sechsmonatigen Retentionsphase vollständig mit Osteozement aufgefüllt. Ähnliche Reparationsmechanismen wurden auch beim Menschen beobachtet (Abb. 2-97 B).

Im marginalen Bereich bewirkt die Rotation meist eine ausgeprägte Verschiebung und Dehnung der fibrösen Strukturen (Abb. 2-99). Verlagert werden dabei insbesondere die vestibulär und oral der Wurzel gelegenen freien Gingivafasern, die in Gruppen schräg von der Wurzeloberfläche nach außen verlaufen. Da diese Faserbündel sowohl mit den periostalen Strukturen als auch mit dem

Rotation

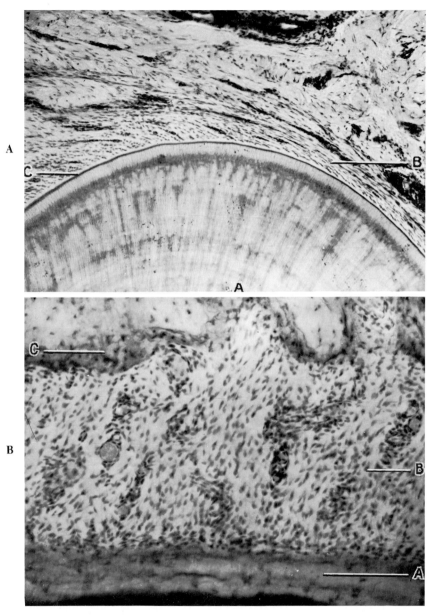

Abb. 2-100 A: Querschnitt durch die freien Gingivafasern an einem rotierten Zahn (A) nach einer Retentionsphase von 232 Tagen. B – verlängerte und gedehnte Faserbündel, C – dünne Zementschicht an der Wurzeloberfläche. B: Querschnitt durch die Wurzelspitze eines Zahnes, der 147 Tage retiniert wurde. A – Zementschicht der Wurzel, B – umgeordnete Faserbündel des Periodontiums, C – umgeordnetes alveoläres Knochengewebe (aus *Reitan,* K.: Angle, Orthod. 29:105, 1959).

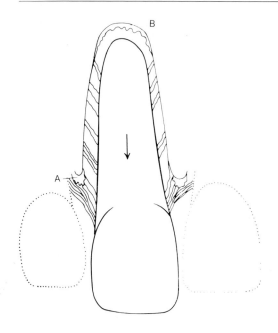

Abb. 2-101 Anordnung der Faserbündel während oder nach der Extrusion eines oberen mittleren Schneidezahnes. B – neugebildete Knochenschichten am Alveolenfundus. Die Anordnung der bei A verankerten Faserbündel entspricht etwa dem in Abb. 2-79 A dargestellten Bereich.

gesamten supraalveolären Fasersystem verflochten sind, bewirkt die Rotation auch die Verschiebungen von entfernteren Faserstrukturen (Abb. 2-98 B).
Auf der Zugseite des mittleren Wurzeldrittels bilden sich entlang der gedehnten Faserbündel mehr oder weniger schräg angeordnete neue Knochenbälkchen (Abb. 2-99). Diese Dehnung der Periodontalfasern hängt, wie aus der Abb. 2-40 A ersichtlich ist, mit der Bildung von Osteozement entlang der Wurzeloberfläche zusammen. In manchen Fällen läßt sich an der Zugseite eine deutliche Zunahme der Zementdicke beobachten. Sehr wenig Zement lagert sich hingegen an der Druckseite an. Im apikalen Bereich ist die Knochenneubildung während der Rotationsbewegung geringer, statt dessen kommt es häufig zur Dehnung und Schrägstellung einiger Fasergruppen.

Diese Dehnung und Schrägstellung der stabilisierenden Faserbündel macht nach Abschluß der Behandlung eine Retentionsphase erforderlich. Zu beachten ist dabei auch der durch die Knochenresorption erheblich erweiterte Periodontalspalt. Zudem besteht das neugebildete Knochengewebe an der Zugseite teilweise aus unverkalkten Knochenbälkchen. Nach Absetzen des Gerätes kann sich dieser neugebildete Faserknochen durch Kontraktion der verlagerten und gedehnten Faserbündel sehr schnell wieder umordnen. Das Vorkommen von elastischen und Oxytalfasern im marginalen Bereich fördert die Kontraktion der supraalveolären Strukturen und bewirkt somit eine höhere Rezidivneigung.[82]

Experimentell konnte gezeigt werden, daß sich die Faserbündel und neugebildeten Knochenschichten im mittleren und apikalen Wurzeldrittel nach einer relativ kurzen Retentionsphase umordnen. Die freien Gingivafasern bleiben jedoch über einen Zeitraum von 232 Tagen und möglicherweise sogar länger gedehnt und verlagert (Abb. 2-100). Diesen Beobachtungen zufolge ist eine Überrotation zu empfehlen. Die Experimente haben auch gezeigt, daß es nach Derotationen in allen Fällen zum Rezidiv kommt.[23]

Aus diesem Grunde ist eine Derotation einige Grade über die geplante korrekte Zahnstellung hinaus erforderlich. Der Grad der Überkorrektur sollte möglichst proportional zum Grad der Fehlstellung des zu bewegenden Zahnes sein.
Nachweislich kann die Stabilität des Behandlungsergebnisses auch durch den Therapiemodus beeinflußt werden. Wird der Zahn mit einer unterbrochenen und relativ geringen Kraft eine bestimmte Strecke derotiert und danach bis zur erneuten Aktivierung in dieser Lage fixiert, werden während dieser Behandlungsphase mehr Faserbündel umgeordnet. Darüber hinaus erfolgt die Reorientierung der verankernden Faserbündel eines Zahnes, der während der Behandlungs- und Retentionsphasen bis zu einem gewissen Grad physiologisch bewegt wurde, wesentlich schneller. Das Rezidiv ist nach einer schnellen Derotation mit einer klassischen kontinuierlichen Kraft besonders ausgeprägt.

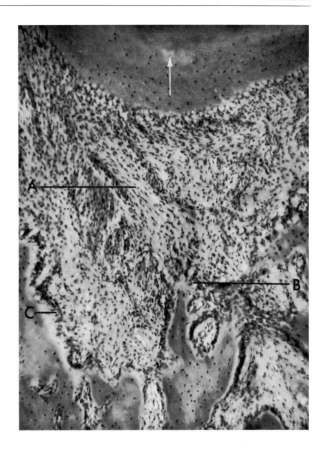

Abb. 2-102 Extrusion eines unteren zweiten Schneidezahnes beim Hund (korrespondierender Bereich zu B in Abb. 2-101). Kontinuierliche Kraft 30 g. A – gedehnte Faserbündel, B – neugebildetes Osteoid, C – Osteoblastenkette an einer Osteoidschicht. Wie in den anderen Bereichen des Periodontiums wird das neugebildete Knochengewebe an den gedehnten Faserbündeln abgelagert. Pfeil zeigt in Bewegungsrichtung.

Extrusion

Eine Zahnextrusion ist in der Regel in Fällen mit frontal offenem Biß indiziert.
Junge Patienten. Bei jungen Patienten werden zur Behandlung eines offenen Bisses verschiedene Arten von Labialbögen verwendet, die mit Häkchen versehen sind zum Einhängen vertikaler Dornen für Gummizüge. Diese Methode bewirkt nicht nur eine Extrusion einzelner Zähne, sondern gleichzeitig auch eine Stimulation der Wachstumsprozesse in den umgebenden Alveolarstrukturen. Je nach dem individuellen Reaktionsmuster kommt es zur unterschiedlichen Elongation der periodontalen Faserbündel und infolge dieser Zugwirkung zur neuen Knochenanlagerung in verschiedenen Bereichen des Alveolarrandes (Abb. 2-101).[70, 81]

Die erfolgreiche Zahnextrusion hängt weitgehend davon ab, ob die Behandlung in einer günstigen Wachstumsphase durchgeführt wird. Bekanntlich sind Beginn und Dauer der Wachstumsperioden individuell unterschiedlich, doch läßt sich in der Regel nach dem 13. oder 14. Lebensjahr ein größerer Wachstumsschub beobachten. Ähnliche Befunde wurden auch von *Graber*[31] erhoben, wobei er bei Knaben ein späteres Einsetzen dieses Wachstumsschubes beobachtete als bei Mädchen.
Andererseits besteht im Zahnhalteapparat während des einzelnen Zahndurchbruchs eine erhöhte Wachtumsperiode. Nachweislich kann durch Gruppenextrusionen eine vollständige und bleibende Korrektur des offenen Bisses erzielt werden, wenn die Behandlung kurz nach dem Durchbruch der Zähne durchgeführt wird. Dieses

Biomechanische Prinzipien der Gewebsreaktion

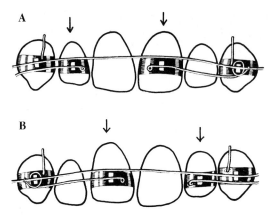

Abb. 2-103 Apparatur zur Einzelzahnextrusion der Front mit einer leichten unterbrochenen Kraft. A: In bestimmten Fällen kann die Feder, die am rechten 2er angreift, am Bracket des 1. Prämolaren befestigt werden. B: Nach 4–5 Wochen werden von den beiden bewegten Schneidezähnen die Bänder abgenommen und die anderen zwei Schneidezähne bewegt. In ähnlicher Weise lassen sich auch die unteren Frontzähne extrudieren. Die Federn sollten aus etwa 0,3 mm starkem Draht gefertigt werden. Zwischen die oberen und unteren Eckzähne müssen vertikale Gummizüge eingehängt werden. Diese Methode empfiehlt sich zur Behandlung des offenen Bisses beim Erwachsenen (aus Reitan, K.: Am. J. Orthod. 53:721, 1967).

günstige Ergebnis ist auf die erhöhte Bereitschaft der jugendlichen Stützgewebe zur Umbildung und Umordnung nach Zahnbewegungen zurückzuführen. Dennoch bestehen auch bei jungen Patienten Unterschiede hinsichtlich des Ausmaßes der Gewebeumformung. Die Gewebsveränderungen sind denjenigen, die bei der Rotation zu beobachten sind, nicht unähnlich.

Nach experimentellen Untersuchungen werden bei der Extrusion von Einzelzähnen die supraalveolären Faserbündel stärker gedehnt und verschoben als die Hauptfasern des mittleren und apikalen Drittels (Abb. 2-101). Zwar kann es bei der Bewegung des Zahnes zu einer zeitlich begrenzten Dehnung der Hauptfasergruppen kommen, doch sind sie nach einer relativ kurzen Retentionsphase wieder neu geordnet. Da sich die Hauptfasern des mittleren und apikalen Drittels nach einer Retentionsphase von 4–5 Monaten in der Regel wieder vollständig ausgerichtet haben und nur die supraalveolären Faserbündel über einen längeren Zeitraum gestreckt bleiben (Abb. 2-79 A), ist immer mit einer gewissen Rezidivneigung zu rechnen. Aus diesem Grund empfiehlt es sich zur Vermeidung eines Rezidivs beim offenen Biß, die Zahnstellung überzukorrigieren.

Die Wahl des Behandlungsmittels ist ein wichtiger Faktor. Ein relativ starker Labialbogen mit mehreren intermaxillären Gummizügen kann zur Lockerung der bewegten Zähne und in der Folge zur Vergrößerung des Zahnfaches führen. Auf diese Weise sinken die extrudierten Zähne wieder zurück, sobald die Gummizüge entfernt werden, und man erzielt nur eine relativ geringe Zahnbewegung. Diese Rezidivneigung läßt sich mit einem leichteren Bogen, der eine gewisse physiologische Zahnbeweglichkeit erlaubt, beim jungen Patienten weitgehend vermeiden. Eine vollständige Korrektur des offenen Bisses läßt sich nur mit schwachen vertikalen Gummizügen erzielen.

Erwachsene Patienten. Nach dem 18.–20. Lebensjahr ist die Wachstumsaktivität herabgesetzt. Die periodontalen Faserbündel sind nach der Extrusion zwar gedehnt, doch laufen die Prozesse der Elongation und Umordnung langsamer ab. Zudem neigen auch die entfernteren Fasern im Bereich des Alveolarrandes zur Dehnung. Die Gruppenextrusion führt daher beim Erwachsenen nach Verschiebung und anschließender Kontraktion der Gewebeeinheit der freien Gingivafasern häufig zum Rezidiv. Stabilere Ergebnisse lassen sich in solchen Fällen erzielen, wenn die Frontzähne einzeln und nicht als Gruppe extrudiert werden.[81]

In der Abb. 2-103 ist ein Beispiel für die Plazierung der Federn zur Korrektur eines offenen Bisses beim Erwachsenen zwischen dem 20. und 30. Lebensjahr dargestellt. Die einzelnen Extrusionsfedern werden normalerweise um das Eckzahnbracket oder gelegentlich am 1. Prämolar befestigt. Wie erwähnt, erfordert die Extrusion eine geringe Kraft, so daß die Federkraft nicht über 25–30 g liegen darf. Größere Kräfte können Störungen der Pulpastrukturen hervorrufen. Demnach zählt die Behandlung nicht zu den üblichen physiologisch wirkenden Verfahren. Andererseits hat sich gezeigt, daß es bei sorgfältig dosierten Kräften zu keinen wahrnehmbaren Resorptions-

Extrusion

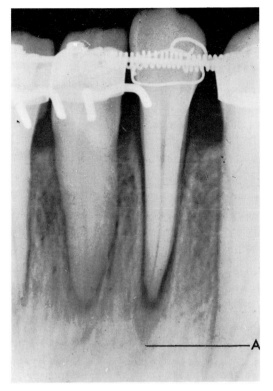

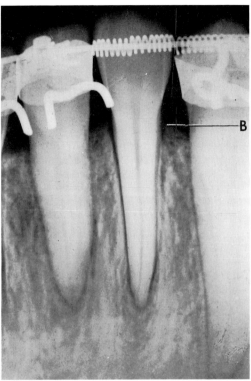

A

B

Abb. 2-104. Zweiphasige Extrusion eines seitlichen Schneidezahnes bei einem zwanzigjährigen, kürzlich parodontalsanierten Patienten. A: Man beachte den Grad der Zahnextrusion. A – knöcherner Alveolenfundus (vgl. Abb. 2-102). B: Der Zahn wurde 7 Wochen lang nicht bewegt. Das Rezidiv ist nur geringfügig. Zu beachten ist die Verkalkung des Knochens im apikalen Bereich. B – Knochenneubildung am Alveolarrand (aus Reitan, K.: Am. J. Orthod. 53:721, 1967).

erscheinungen an der Zahnwurzel kommt, wenngleich auch in einigen Versuchsbeispielen kleine Resorptionslakunen beobachtet werden.[90]
Diese apikalen Wurzelresorptionen konnten am Hund oder Affen nicht reproduziert werden. In dem in der Abbildung gezeigten Fall werden zunächst die ersten beiden Zähne über einige Wochen bewegt und anschließend die beiden Nachbarzähne. Während dieser zweiten Einzelbewegungsphase haben die zuerst bewegten Zähne Zeit zur Neuanordnung der Gewebe und zur Verkalkung des abgelagerten Osteoids. In der Abb. 2-104 sind zwei Phasen der Einzelzahnextrusion dargestellt.
Die Rezidivtendenz des gerade bewegten einzelnen Frontzahnes ist nur gering, da seine verschiedenen Faserbündel gedehnt worden sind und durch die Extrusion der Nachbarzähne ein zusätzlicher Wachstumsreiz gesetzt wird. Es kann notwendig sein, die Extrusion von jeweils 2 Zähnen abwechselnd so lange fortzusetzen, bis die gewünschte Höhe erreicht ist. In der Regel wird eine ähnliche Bogenapparatur mit Federn an den Eckzähnen und Prämolaren in beiden Kiefern eingesetzt.
Ein wichtiges technisches Detail ist das Einhängen vertikaler Gummizüge zwischen den oberen und unteren Eckzähnen, an welchen die Federn verankert sind. Ohne Gummizüge entstehen am Ankerzahn bald apikale Wurzelresorptionen, da die intrudierende Kraftwirkung auf die Eckzähne wesentlich stärker ist als die extrudierende Kraft,

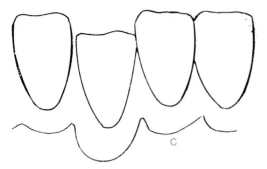

Abb. 2-105 Wegen Wurzelabkrümmung nicht vollständig durchgebrochener unterer Schneidezahn. c – Infolge der Stellung des Zahnes und seiner marginalen Strukturen liegt der knöcherne Alveolarrand tief. Eine weitere Vertikalentwicklung des Alveolarrandes ist aufgrund der stark antagonistischen Wirkung zwischen Epithel und Knochengewebe nicht möglich. Dieser Antagonismus äußert sich auch bei permanent ankylosierten Milchzähnen, die einen Stillstand der Alveolarknochenentwicklung verursachen können.[100]

die auf die Frontzähne ausgeübt wird. Regelmäßige Röntgenuntersuchungen sind wünschenswert, denn sie geben Aufschluß über die Vorgänge im apikalen Bereich der Ankerzähne und der bewegten Zähne. Das histologische Bild in der Abb. 2-102 zeigt eine Situation, die radiologisch dem apikalen Bereich in der Abb. 2-104 entspricht. Der freie Raum im apikalen Areal der Abb. 2-104 besteht teilweise aus unkalzifiziertem Osteoid, das sich radiologisch nicht darstellt. Nach 4–5 Wochen wird das kalzifizierte Knochengewebe in der apikalen Zone allmählich sichtbar. Auch am Alveolarrand läßt sich neugebildetes kalzifiziertes Knochengewebe erkennen.

Wird zusätzlich zu der soeben beschriebenen Apparatur eine Kinnkappe in Kombination mit vertikalen extraoralen Zügen getragen, kann sich die Behandlungsdauer zur Schließung eines offenen Bisses verkürzen.

Die beschriebenen Methoden lassen erkennen, daß die Korrektur eines offenen Bisses beim jugendlichen Patienten weniger kompliziert ist. Es ist auch gezeigt worden, daß sogar beim Erwachsenen – falls notwendig und wünschenswert – eine solche Behandlung durchgeführt werden kann. Zur endgültigen Schließung des Bisses ist es notwendig, Light-wire-Bögen zusammen mit leichten vertikalen Gummizügen anzuwenden, um die Zahnstellung zu stabilisieren.

Eine wichtige Phase bei der Therapie des offenen Bisses ist das Abstellen muskulärer Dysfunktionen. Zur Behandlung einer hyperaktiven Zunge empfiehlt es sich, an der linguoinzisalen Fläche der Bänder senkrechte Dorne anzubringen, welche die Zunge von dem interdentalen Raum fernhalten.

Wurzeldeformationen

In manchen Fällen endet die Vertikalentwicklung eines Zahnes unterhalb der Okklusionsebene, weil die Zahnwurzel deformiert ist (Abb. 2-105). Während einzelne Zähne im Normalfall mit geringen Kräften problemlos extrudiert werden können, verzögert sich in bestimmten Fällen die Bewegung durch Dilazerationen oder Krümmungen der Wurzel. In diesen Fällen kommt es bei der Extrusion zu rezidivierenden Hyalinisationen (Abb. 2-106). Eine Erhöhung der Kraft, um die Bewegung zu beschleunigen, bewirkt lediglich einen größeren Widerstand und führt letztendlich zum Stillstand der Zahnbewegung, da das Fasergewebe zwischen der abgeknickten Wurzelspitze und dem Knochengewebe vollständig abgebaut werden kann und die beiden Hartgewebsflächen in direktem Kontakt miteinander stehen.

Mit einer leichten und häufig unterbrochenen Kraft kann auch ein Zahn mit deformierter Wurzel extrudiert werden. Eine andere Möglichkeit besteht in der präorthodontischen Resektion der abgeknickten Wurzelspitze mit anschließender Wurzelkanalfüllung. Ebenso könnte nach chirurgischer Entfernung des Knochengewebes durch Anwendung leichter Federkräfte wie in Abb. 2-103 dargestellt das Problem gelöst werden.[38]

Intrusion

Eine ebenso wichtige wie vieldiskutierte Maßnahme der kieferorthopädischen Behandlungsmöglichkeiten stellt die Intrusionsbewegung dar.

In den meisten Fällen wird eine Intrusion von Frontzähnen während der aktiven Wachstumsphasen durchgeführt. Dabei kommt es gleichzeitig und in unterschiedlichem Ausmaß zur Extrusion der Seitenzähne. Wenn die Behandlung in eine aktive Wachstumsphase fällt, zeigten Fernröntgenaufnahmen vor und nach Behandlung häufig eine allgemeine Zunahme der vertikalen Dimension der Gesichtsstrukturen. Da eine solche Veränderung der fazialen Entwicklung die tatsächliche Intrusion der Frontzähne verschleiern kann, lassen sich die Auswirkungen intrudierender Kräfte erst nach Abschluß der Hauptwachstumsphase genauer untersuchen. Die altersabhängigen Unterschiede bezüglich der Gewebsreaktion spielen bei der Intrusion eine wichtige Rolle.

Erwachsene Patienten. Manche Kliniker behaupten, daß die Intrusion beim Erwachsenen nur auf Kosten einer entsprechenden resorptionsbedingten Verkürzung der Wurzelspitze möglich ist. Tatsächlich führt die Routinebehandlung mit konventionellen Apparaturen häufig zu Wurzelresorptionen. Wenn jedoch genau dosierte Kräfte verwendet werden, ist die Gefahr einer solchen Wurzelverkürzung gering. In vielen Fällen kann nach dem gleichen Prinzip vorgegangen werden, wie es unter „Extrusion" beschrieben wurde. Die Apparatur entspricht dann der in Abb. 2-103, jedoch mit umgekehrter Kraftrichtung. Eine solche leichte Kraft stimuliert Knochenresorptionsvorgänge und bewegt die Zahnwurzelspitze gegen den Knochen, ohne daß ausgedehnte Wurzelresorptionen entstehen. Das Problem der Intrusion ist demnach weitgehend ein technisches. Da die Behandlung mit einer entsprechenden Extrusion der Seitenzähne verbunden ist, ist es wichtig, die Kaukräfte durch Aufbißplatten auszuschalten. Auch bei der Intrusion hat sich in der Praxis die abwechselnde Bewegung von benachbarten Einzelzähnen bewährt, so daß jeder Zahn nach der Phase der Bewegung für eine gewisse Zeit nicht in die Apparatur einbezogen wird und eine Ruhepause hat.

Die Untersuchung von 9 erwachsenen Patienten, die vom Autor behandelt wurden, zeigte in bezug auf apikale Wurzelresorptionen große individuelle Unterschiede. Radiologisch wurden an intrudierten Zähnen, bei denen während der Bewegung periodisch Ruhephasen zwischengeschaltet worden waren, keine ausgeprägten apikalen Resorp-

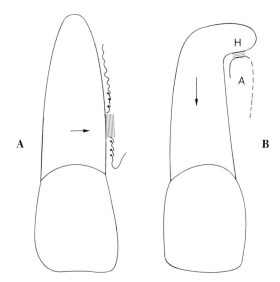

Abb. 2-106 A: Körperliche Bewegung eines Zahnes mit einer hyalinisierten Zone im mittleren Wurzeldrittel und frontaler Knochenresorption. Diese Bewegung erfordert eine mittelstarke Kraft. B: Extrusion eines Zahnes mit abgeknickter Wurzelspitze. Da die Extrusion nur eine minimale Kraft erfordert, kommt es zur rezidivierenden Hyalinisation (H) und zu einer nur langsamen Bewegung. A – zu resorbierende Knochenschicht.

tionen festgestellt. In einigen Fällen war überhaupt keine wahrnehmbare Resorption zu beobachten. Demnach wird die Problematik ebenso stark von der angewandten Apparatur wie von der individuellen Gewebereaktion bestimmt.

Charakteristisch für die Tiefbißbehandlung beim Erwachsenen ist, daß sich die unteren Frontzähne leichter intrudieren lassen als die oberen. Radiologische Nachuntersuchungen ergaben, daß sich die vertikale Dimension, die von der Größe des bestehenden Interokklusalabstands abhängt, um 7–8 mm vergrößern läßt. Davon sind 3–4 mm auf die Intrusion der unteren Frontzähne zurückzuführen, während die Extrusion der unteren Prämolaren und 1. Molaren zwischen 2 und 4 mm liegt. Die Intrusion der oberen Frontzähne trägt nur mit 1–2 mm zur Erhöhung der vertikalen Dimension bei. Diese unterschiedliche Zahnbewegungsrate begründet sich z. T. in der Zahngröße. Die Stabili-

Biomechanische Prinzipien der Gewebsreaktion

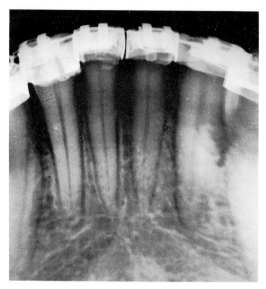

Abb. 2-107 Intrusion nach Abschluß der aktiven Behandlungsphase beim Erwachsenen. Es besteht zweifellos Wurzelresorption, aber keine Verkürzung der Wurzelspitze.

sierung der intrudierten Zahnstellung ist beim Erwachsenen nur über eine korrekte mesiodistale Okklusionsbeziehung der Zahnreihen zu erzielen. Außerdem müssen die Frontzähne derart eingestellt werden, daß die Position der oberen und unteren Eckzähne und z. T. auch der Schneidezähne durch stabile Okklusionsverhältnisse gehalten wird. Daher ist oft während der Behandlung ein punktuelles Einschleifen der okkludierenden Zahnflächen erforderlich. Zur Fixierung der erreichten Zahnstellung sind Retentionsplatten unerläßlich. Ohne diese Maßnahmen kann es zum Rezidiv kommen.

Junge Patienten. Wie erwähnt, ist bei der Intrusion meist nur eine Bewegung der Ober- und Unterkieferfrontzähne erforderlich. Für diese Behandlungsform stehen verschiedene Methoden zur Verfügung. Einige der neueren Apparaturen intrudieren die Zähne gleichförmiger als andere.

Experimentelle Untersuchungen haben gezeigt, daß mit leichten kontinuierlichen Kräften eine schnellere Intrusionsbewegung erzielt werden

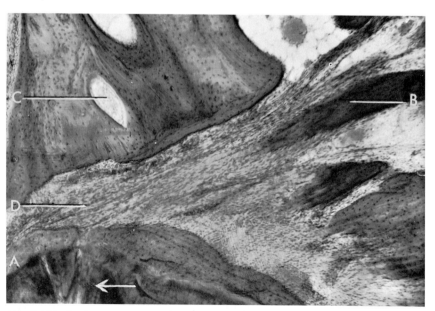

Abb. 2-108 Schnitt durch den apikalen Bereich eines oberen zweiten Schneidezahnes beim Hund nach experimenteller Torque-Bewegung. Man beachte die kurze Distanz zwischen Wurzeloberfläche und Alveolenfundus. A – Wurzeloberfläche, B – infolge der Zahnbewegung neugebildetes Knochenbälkchen, C – Markraum im relativ dichten Alveolarknochen, D – gedehnte Faserbündel. Bei der Intrusion muß darauf geachtet werden, daß die initiale Kraft nur gering ist.

kann. In bestimmten Situationen läßt sich aber eine Wurzelverkürzung nur vermeiden, wenn die Kraft nicht über längere Zeiträume wirksam ist. Zwar gilt dies in erster Linie für den erwachsenen Patienten, doch auch bei Jugendlichen kann selbst eine sorgfältig dosierte Kraft Wurzelresorptionen bewirken, die sich allerdings radiologisch nicht als Wurzelverkürzung darstellen (Abb. 2-107).

Als Beispiel für die Anwendung einer sehr geringen Kraftgröße ist die Intrusionsbewegung mit der Light-wire-Technik zu nennen. Dabei werden die Molaren distal gekippt und gleichzeitig auf die sechs Frontzähne eine intrudierende Kraft ausgeübt. Da insgesamt die Kraft, die auf die Frontzähne einwirkt, nicht stärker als 80 bis 120 g ist, wird jeder einzelne Frontzahn mit höchstens 20 bis 30 g intrudiert. Diese leichte Kraft führt nur zu sehr kurzen Hyalinisationsphasen, so daß die Intrusion relativ schnell erfolgt.

Selbst bei dieser leichten Kraft können geringfügige Hyalinisationszonen und gelegentlich auch kleinere Resorptionslakunen an der Wurzeloberfläche beobachtet werden. Diese, zumeist zwischen dem mittleren und apikalen Wurzeldrittel lokalisierten Resorptionserscheinungen, entstehen infolge Kippung des Einzelzahnes während der Intrusionsbewegung. Durch die Verwendung extrem leichter Kräfte verringert sich jedoch das Risiko apikaler Wurzelverkürzungen.[22]

Anatomische Variationen. Ob sich durch die Intrusion apikale Wurzelresorptionen bilden oder nicht, hängt weitgehend auch von den anatomischen Verhältnissen in der Umgebung der Wurzel ab. Form und Typ des periapikalen Knochengewebes im Bereich der zu intrudierenden Zähne lassen sich vor Beginn der Behandlung röntgenologisch abklären. Bei jungen Patienten sind die Wurzelspitzen meist von spongiösem Knochengewebe mit großen Markräumen umgeben. In einer solchen Situation werden mit einer leichten kontinuierlichen Kraft, wie sie bei der Light-wire-Technik ausgeübt wird, gute Ergebnisse erzielt. In manchen Fällen liegt der Alveolarknochen jedoch sehr nahe an der Wurzelspitze (Abb. 2-108). Wenn das Knochengewebe, wie es bei manchen Erwachsenen der Fall ist, in diesem Bereich relativ kompakt ist, ist eine leichte unterbrochene Kraft vorzuziehen. Die Zeit während der Ruhephasen reicht aus, um eine Zellproliferation auszulösen,

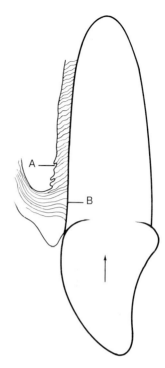

Abb. 2-109 Entspannung der freien Gingivafasern bei der Intrusion. A – neugebildete Knochenbälkchen, die entsprechend der Zugspannung der Fasern ausgerichtet sind. B – entspanntes supraalveoläres Gewebe. Beim jungen Patienten ist keine ausgeprägte Rezidivtendenz zu beobachten, wenn nach der Intrusionsbehandlung ein Retentionsgerät getragen wird.

so daß es bei der anschließenden Reaktivierung der Kraft zum Prozeß der direkten Knochenresorption kommen kann.

Das endgültige Ausmaß der Wurzelresorption wird, ebenso wie bei anderen Zahnbewegungen, von der Kraftgröße während der *initialen* Phase der Intrusion bestimmt. Wird während der ersten 5–6 Wochen nur eine sehr geringe Kraft ausgeübt, verringert sich das Risiko zu Wurzelresorptionen während der späteren Intrusionsbewegungen. Eine nähere Besprechung der Faktoren, die bei diesem Problem eine Rolle spielen, findet sich unter „Wurzelresorption" (S. 239).

Die Gewebereaktionen bei der Intrusion lassen sich auch im Experiment beobachten. Die experi-

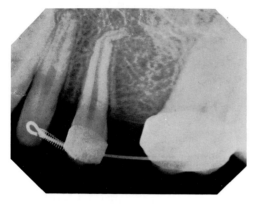

Abb. 2-110 Nicht angelegter Eckzahn und 1. Prämolar bei einem jungen Patienten. Mesialisierung des 2. Prämolaren, der leicht intrudiert wurde. Die Wurzelkrümmung entstand teilweise im Zuge der weiteren Wurzelentwicklung. Im unverkalkten apikalen Bereich kam es zu keinen Resorptionsvorgängen.

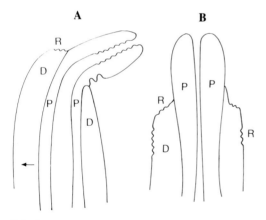

Abb. 2-111 Nach den neuesten experimentellen Erkenntnissen spielt die Dicke der Prädentinschicht bei der Wurzelentwicklung eine wichtige Rolle (s. Abb. 2-44 und 2-122). Die in Abb. 2-110 dargestellten Strukturen sind wie unter A angeordnet. D – Dentin, bei R leicht resorbiert und reduziert, P – Prädentin, das den Großteil der gekrümmten Wurzelspitze bildet. Bei der Autotransplantation eines Zahnes (B) sind die Gewebeveränderungen ähnlich. D – Dentin, bei R resorbiert, P – Prädentin, der Hauptbestandteil der Wurzel während ihrer Weiterentwicklung.

mentellen Untersuchungen des Autors an Hunden haben bei großen Kräften (100–200 g) Wurzelresorptionen im apikalen Bereich der oberen Frontzähne ergeben. Hingegen kam es bei Kräften zwischen 15 und 50 g an den unteren Frontzähnen nur zu insignifikanten apikalen Resorptionen ohne Verkürzungen der Wurzel. In einigen Fällen waren jedoch im mittleren Wurzeldrittel Resorptionserscheinungen zu beobachten. Die Resorptionslakunen entstanden durch eine Kippung der intrudierten Zähne. Es wurde ein ähnliches Resorptionsmuster wie bei Torque-Kräften beobachtet (Abb. 2-96 B). Zur Reparation der Resorptionslakunen durch Osteozementbildung kam es in allen Fällen, die retiniert wurden. *Dellinger*[22] beobachtete im Tierexperiment auch bei Kräften unter 50 g geringfügige apikale Wurzelresorptionen.

Wenngleich diese Ergebnisse hinsichtlich der Gewebsreaktion in erster Linie kraftabhängige Unterschiede erkennen lassen, spielen anatomische Gegebenheiten, wie die Breite des Periodontiums und die Art des periapikalen Alveolarknochens eine entscheidende Rolle (Abb. 2-109). Im allgemeinen lassen sich beim jungen Patienten Intrusionsbewegungen schneller und mit einem geringeren Risiko apikaler Wurzelverkürzungen durchführen.

Eine Intrusion kann sich gelegentlich auch im Zusammenhang mit anderen Zahnbewegungen ergeben. In der Abb. 2-110 ist der Fall eines 12jährigen Patienten dargestellt, in dem es bei der körperlichen Bewegung des oberen erste Prämolaren als Folge der Kompression zur Verkrümmung des apikalen Wurzeldrittels kam. Die Verformung kam durch die Bildung von Prädentin im apikalen Wurzeldrittel zustande, das als nichtmineralisiertes Gewebe von Odontoklasten nicht angegriffen wird, so daß es nur in den kalzifizierten Strukturen der Wurzel zur Resorption kommt. Ähnliche Vorgänge sind auch in den meisten Fällen von Zahn-Autotransplantationen[115] zu beobachten (Abb. 2-111). Wurzeldeformationen finden sich häufig auch nach physiologischen Zahnbewegungen (Abb. 2-112 B).

Rezidivneigung. Im Unterschied zu extrudierten Zähnen ändert sich die Stellung intrudierter Zähne bei jungen Patienten nach der Behandlung kaum. Die geringe Rezidivneigung ist teilweise darauf zurückzuführen, daß die freien Gingivafaserbün-

Intrusion

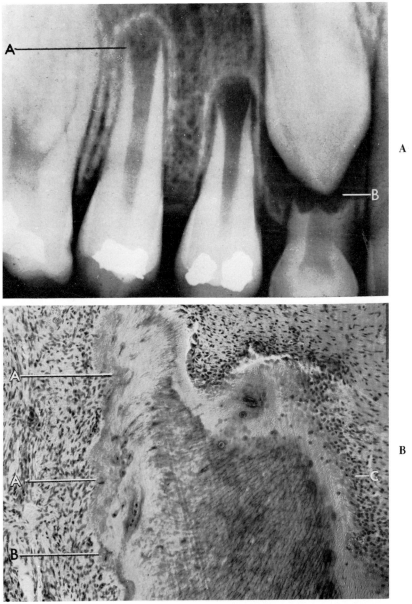

Abb. 2-112 A: Entwicklungsstadium der Wurzeln soeben durchgebrochener Zähne. A – distale Wurzelwand, B – Zwischenraum der Krone des durchbrechenden Eckzahnes und dem resorbierten Milchzahn. Wenn auf das Fasergewebe in diesem Zwischenraum Druck ausgeübt wird, bilden sich Dentinoklasten. Ein ähnlicher Vorgang ist auch dann zu beobachten, wenn ein im Durchbruch befindlicher bleibender Eckzahn auf die Wurzelspitze eines seitlichen Schneidezahnes trifft und dort eine Resorption bewirkt. B: Bereich der distalen Prämolarenwurzelwand aus A. Die Ausbuchtungen (A) bestehen aus weitgehend verkalktem Zemnt. In ihnen kann es durch Druck der Krone (oder Wurzel) eines Nachbarzahnes zur Zementoblastenbildung und Wurzelresorption kommen. Die Zementoidschicht (B) wird nicht so schnell resorbiert wie kalzifiziertes Gewebe. Die dicke Prädentinschicht auf der pulpennahen Wurzelkanalwand ist von zahlreichen Odontoblasten bedeckt.

del geringfügig relaxiert werden (Abb. 2-109). Zur Dehnung kommt es primär in den Hauptfasern. Bei der Intrusion können sich daher im marginalen Bereich neue Knochenbälkchen bilden. Infolge der Zugwirkung der gedehnten Faserbündel sind diese neugebildeten Knochenschichten gelegentlich leicht gekrümmt (Abb. 2-109). Eine solche Zugwirkung ist auch im mittleren Wurzeldrittel zu beobachten. Die Neuanordnung der Hauptfasern erfolgt nach einer Retentionsphase von 2–3 Monaten. Beim jungen Patienten bleiben die intrudierten Zähne danach relativ stabil und zeigen eine vergleichsweise geringe Rezidivneigung. Größer ist die Rezidivgefahr bei Erwachsenen, vor allem wenn keine korrekte Eckzahnrelation erzielt wurde oder die Retentionsphase zu kurz war.

Herausnehmbare Apparaturen. Während mit leichten kontinuierlichen Kräften in fast allen Fällen Einzelzahnintrusionen möglich sind, bewirkt die intrudierende Kraft herausnehmbarer Apparaturen weniger günstige Reaktionen des Zahnhalteapparates. Die Wirkung einer Aufbißplatte beschränkt sich weitgehend auf eine Hemmung des weiteren Frontzahndurchbruchs. Auf diese Weise läßt sich zwar die Position der Frontzähne korrigieren und aufrechterhalten, aber keine signifikante Intrusion bewirken. Eine Verbesserung der Okklusionsebene bei Patienten mit Tiefbiß läßt sich nur erzielen durch Verlängerung der Molaren und Prämolaren bei gleichzeitigem Vertikalwachstum ihres Zahnhalteapparates. Dieser Umstand unterstreicht, daß die Nivellierung einer verstärkten Spee-Kurve mit herausnehmbaren Geräten möglichst während einer günstigen Wachstumsphase durchgeführt werden sollte.

Schädigung des Zahnhalteapparates bei der Zahnbewegung

Histologische Untersuchungen des Periodontiums haben immer wieder auf die Möglichkeit hingewiesen, daß der Zahnwurzel und dem Halteapparat im Rahmen kieferorthopädischer Behandlungen mehr Schaden zugefügt wird, als man allgemein annimmt.[69] Angesichts der technisch verbesserten Geräte und der Fortschritte in der therapeutischen Methodik sollten sich die Diskussionen über die Nebenwirkungen kieferorthopädischer Apparaturen erübrigt haben. Im Licht der heutigen Erkenntnisse ist es eher wahrscheinlich, daß die unerwünschten Nebenwirkungen im wesentlichen durch die in der Vergangenheit technisch nicht ausgereiften Verfahrensweisen und bei manchen Fällen durch mangelhafte Zahnpflege verursacht waren.

Herausnehmbare Apparaturen. Aus parodontologischer Sicht wäre selbstverständlich eine kieferorthopädische Behandlung ohne Bänder, Bögen und Ligaturen wünschenswert. Trotzdem wäre die vorschnelle Schlußfolgerung, zugunsten optimaler parodontologischer Verhältnisse kieferorthopädische Behandlungen nur mit herausnehmbaren Apparaturen durchzuführen, in vieler Hinsicht kurzsichtig.

Wem die physiologisch günstige Wirkung bekannt ist, die durch die sog. *Aufrichtung des Zahnes* erzielt wird, muß von der Notwendigkeit überzeugt sein, verschiedene Behandlungsformen mit festsitzenden Apparaturen durchzuführen. Der Zahnhalteapparat eines aufrechtstehenden Zahnes ist Parodontopathien gegenüber wesentlich widerstandsfähiger, zumal er weitgehend nur axialen Belastungen ausgesetzt ist.

Festsitzende Apparaturen. Das Verfahren mit Kippung und anschließender Wiederaufrichtung von Zähnen kommt insbesondere bei der Bewegung von Eckzähnen mit der Light-wire-Apparatur zur Geltung. Eine exzessive initiale Kippbewegung ist natürlich nicht zu empfehlen, kommt aber gelegentlich vor. Bei der dadurch bewirkten Gewebereaktion muß man wieder zwischen jungen und erwachsenen Patienten unterscheiden. Da sich die Gewebe der soeben durchgebrochenen Eckzähne noch in einer günstigen Wachstumsphase befinden, bleiben nach der Wiederaufrichtung dieser Zähne, wenn überhaupt, nur geringe Spuren einer mitunter drastischen Initialbewegung. Bei älteren Kindern und Erwachsenen kann es allerdings zu verschiedenen Störungen kommen infolge einer zu starken Kippbewegung: zum Durchbruch der Wurzelspitze durch den Knochen[86] oder zu marginalen Knochendestruktionen (Abb. 2-66).

Wie erwähnt, sind beim Erwachsenen in den meisten Fällen körperliche Bewegungen vorzuziehen. Auf diese Weise lassen sich unerwünschte Abbauvorgänge des Alveolarknochens vermeiden. Durch regelmäßige Röntgenkontrollen während der Behandlung und Vergleich der Aufnahmen mit dem Bild vor Behandlungsbeginn läßt sich der Resorptionsprozeß kontrollieren.

Wurzelresorption

In den Diskussionen um kieferorthopädisch verursache Gewebsschädigungen stand die Wurzelresorption immer im Mittelpunkt. Bereits 1887 wies *Schwarzkopf* auf Wurzelresorptionen an extrahierten Zähnen hin. *Ketcham* (1927), *Rudolph* (1936) und andere beschrieben röntgenologisch sichtbare Resorptionslakunen an den Wurzeln.[44, 96] Viele andere Autoren stellten in histologischen Untersuchungen Wurzelresorptionen fest.*

Der Vergleich zwischen radiologischen und histologischen Untersuchungen hat ergeben, daß kleinere Resorptionslakunen in der Regel im Röntgenbild nicht sichtbar sind. Das ist verständlich, da die meisten Resorptionslakunen an der Wurzeloberfläche so klein sind, daß sie sich mit radiologischen Methoden nicht erfassen lassen. Man muß daher zwischen den kleineren und den größeren, radiologisch sichtbaren Resorptionslakunen unterscheiden.

Nicht kieferorthopädisch bedingte Wurzelresorptionen. Den Wurzeln im Durchbruch befindlicher Zähne lagert sich ständig neugebildetes Zementoid an, bis sich die Wurzel vollständig entwickelt hat.

Wie in Abb. 2-44 zu erkennen ist, kommt es im apikalen Bereich von Zähnen, deren Wurzeln noch nicht voll entwickelt sind, zu auffälligen Veränderungen, dies insbesondere nach Intrusions- oder Kippbewegungen. Die histologische Untersuchung von Zähnen im kindlichen Alter zeigt, daß die Bildung von Zement in dieser Phase nicht das einzige Phänomen ist. Gelegentlich wird das frisch verkalkte Osteozement resorbiert. Durch die Krafteinwirkung kommt es insbesondere im apikalen Drittel in den Vertiefungen der Wurzeloberfläche zur beginnenden Resorption (Abb. 2-112B). Radiologisch sind die Lakunen, die sich bei einem solchen Resorptionsprozeß bilden, nicht sichtbar. Es handelt sich um eine physiologische Wurzelresorption, bei der die kleinen Lakunen bald durch Zementoid ausgefüllt werden

(Abb. 2-97B). Die Ursache dieser Form der Wurzelresorption, der in der Regel eine kurze Hyalinisationsphase vorausgeht, liegt im wesentlichen in der Kompression des Periodontiums durch verstärkte okklusale Belastungen. Nach kurzer Zeit sind in den Lakunen keine Dentinoklasten mehr zu erkennen und statt dessen wird durch Zementoblasten neues Zementoid gebildet. So betrachtet, begünstigt die Beschaffenheit der Wurzelstruktur in bestimmtem Umfang die Ausbildung von Resorptionslakunen an der gerade gebildeten Zahnwurzel.

Andererseits kann ein besonders dichtes, hartes Zement und Dentin zu einer Verzögerung der Wurzelresorption führen. Als Beispiel sei die Resorption der Milchzähne beim Durchbruch der bleibenden Zähne genannt.[100] So kann die Härte der Milchzahnsubstanz eine Verlangsamung und Verzögerung des Resorptionsprozesses bewirken. Bei ankylosierten Milchzähnen besteht die Tendenz, den Durchbruch der bleibenden Prämolaren zu verhindern. Die einseitige knöcherne Verwachsung zwischen der Milchzahnwurzel und dem Alveolarknochen in der Abb. 2-114 ist stark genug, um den 2. Milchmolaren zu retinieren und den Prämolaren in seiner Position zu halten. Theoretisch müßte eigentlich der durchbrechende Zahn, auch wenn der darüberliegende Milchzahn ankylosiert ist, die weitere Resorption der Milchzahnwurzel auslösen können, doch kommt es in der Praxis nicht dazu. Der Resorptionsprozeß ist mehr oder weniger zum Stillstand gekommen, zum Teil bedingt durch das harte, unresorbierbare Dentin des Milchmolaren. Ein so hartes Dentin entsteht häufig bei Schädigungen oder Infektionen des Pulpengewebes des Milchzahnes.[130] Für die Praxis bedeutet das, daß ankylosierte Milchzähne, wenn ihre Infraposition zu den Nachbarzähnen definitiv ist, unbedingt extrahiert werden müssen.

Die Auswirkung der dichteren Dentinstruktur bei devitalisierten Zähnen läßt sich gelegentlich während der kieferorthopädischen Zahnbewegung beobachten. Bei der schnellen Kippung mehrerer Zähne mit leichten Kräften läßt sich beispielsweise an einem wurzelgefüllten Zahn bei manchen Fällen noch keine oder nur eine geringfügige Resorption erkennen, während sich die Wurzelspitzen der anderen Zähne bereits verkürzt haben (Abb. 2-115).

---

* Literaturstellen 34, 39, 58, 68, 71, 123.

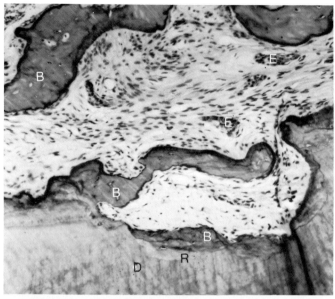

Abb. 2-113 Resorptionslakunen unbekannter Genese an der Wurzeloberfläche eines retinierten unteren 2. Prämolaren bei einem 19jährigen Patienten. C – verdickte Zementschicht, D – Dentin, R – Resorptionslakunen, teilweise aufgefüllt mit Osteozement, das von Knochengewebe bedeckt ist (B), E – Epithelreste.

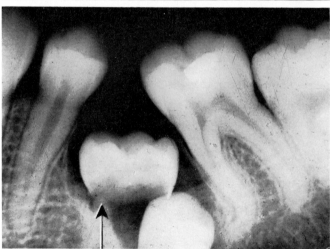

Abb. 2-114 Ankylosierter zweiter Milchmolar. Der Milchzahn wird in erster Linie aufgrund des eingetretenen direkten Kontaktes zwischen ihm und der Prämolarenkrone nicht mehr weiter resorbiert. Der Pfeil deutet auf die Verschmelzungszone zwischen Alveolarknochen und Zahnsubstanz.

Rasch fortschreitende Resorptionen lassen sich gelegentlich als Folge des Eckzahndurchbruchs an der Distalfläche des lateralen Schneidezahnes beobachten. Sie sind teilweise auf die Textur des neugebildeten Zements des seitlichen Schneidezahnes zurückzuführen. Zu extensiven Wurzelresorptionen kommt es vor allem, wenn der Eckzahn in Richtung der Längsachse des Schneidezahnes durchbricht. Auf dieses Phänomen machte *Broadbent* mit seiner Beschreibung des „ugly duckling pattern" (= häßliche-Entlein-Anordnung der Frontzahnstellung) aufmerksam. Die zunächst entstehende initiale Resorptionslakune vergrößert sich im Zuge der weiteren Bewegung des Eckzahnes. Wenn diese Durchbruchsbewegung weitgehend kontinuierlich abläuft,

bleibt der Resorptionsprozeß erhalten und dehnt sich allmählich aus. Mit der Bildung von Odontoklasten als Folge der Kompression des periapikalen Fasergewebes am seitlichen Schneidezahn kommt es zur direkten Resorption des Zers. (Abb. 2-112 A). In manchen Fällen ist die Schneidezahnwurzel bereits nach 2 Monaten vollständig abgebaut. Wenn die initiale Resorption radiologisch festgestellt werden kann, ist ein kieferorthopädisches Eingreifen noch möglich. Durch eine Distalisierung oder Lingualbewegung des Eckzahnes läßt sich eine weitere Wurzelresorption des seitlichen Schneidezahnes verhindern.
Wurzelresorptionen können aber auch andere Ursachen haben. Wie *Gottlieb* und *Orban*[30], *Orban*[73], *Kronfeld* und *Weinmann*[17] u. a. gezeigt haben, treten sie ziemlich häufig unter physiologischer Zahnbewegung auf. Infolge entzündlicher Prozesse kann es zur Bildung von Granulationsgewebe im Periodontalspalt kommen und durch die dabei entstehenden Odontoklasten zur Resorption der Wurzeloberfläche. Zahnreplantationen führen unweigerlich zur Wurzelresorption und knöchernen Ankylose. Ebenso können exzessive okklusale Belastungen, wenn sie eine bestimmte Dauer überschreiten, Resorptionen und Wurzelverkürzung des betroffenen Zahnes verursachen.
Besonders interessant sind Stoffwechselerkrankungen, wie Hypothyreose, die nach einigen Autoren zur Wurzelresorption unter kieferorthopädischer Behandlung prädisponiert. Endokrinologische Problemsituationen dieser Art sind bei *Marshall*[57], *Becks*[9] u. a. ausführlich besprochen.
In bestimmten Fällen entstehen Resorptionslakunen unbekannter Ätiologie, ein Phänomen, das als idiopathische Resorption bezeichnet wird. Bei einigen impaktierten Zähnen mit Wurzelresorptionen besteht der Grenzfall einer Hyperzementose.[41] Einen solchen Fall zeigt das histologische Bild in Abb. 2-113, das von einem impaktierten 2. Prämolaren stammt, dessen Wurzel Zementverdickungen und gleichzeitig auf der gesamten Oberfläche Resorptionslakunen aufwies, von welchen einige bereits durch Osteozement und Knochengewebe aufgefüllt waren. In anderen Fällen sind vor der kieferorthopädischen Behandlung resorptionsbedingte Wurzelverkürzungen an einem oder mehreren Zähnen zu erkennen. Wenn der Behandler sich dieser Anomalie von Anfang an

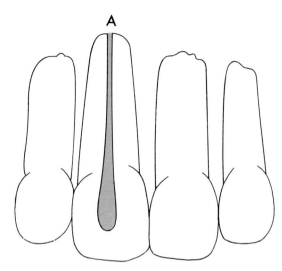

Abb. 2-115 Ergebnis einer schnellen Frontzahnkippung mit leichten Kräften. Zu beachten ist die geringere Wurzelresorption am Zahn A, dessen Dentin nach einer Wurzelkanalbehandlung härter wurde.

bewußt ist, können weitere Resorptionen unter Therapie beinahe vermieden werden, indem die Zähne mit leichten, unterbrochenen Kräften bewegt, die Okklusalflächen durch Aufbißbehelfe entlastet und die Zähne regelmäßig radiologisch untersucht werden.
Funktionelle Störungen. In verschiedenen Fällen liegt eine vermutlich genetisch bedingte Disposition zu Wurzelresorptionen vor. In diesen Fällen können Parafunktionen eine erhebliche Zunahme der Wurzelschädigung bewirken. Zwei verschiedene Resorptionsmuster, die sich in solchen Fällen beobachten lassen, sind in der Abb. 2-116 dargestellt. Die Röntgenaufnahme in Abb. 2-117 stammt von einem Patienten mit frontal offenem Biß, bei dem eine Dysfunktion der Zunge zu einer Verstärkung der bereits vorhandenen Resorptionsneigung im apikalen Bereich der mittleren Schneidezähne geführt haben kann.[53]
Wurzelresorption durch kieferorthopädische Behandlung. *Bien* (1967) vertritt die Ansicht, daß Wurzelresorptionen weniger durch die Größe der Kräfte, sondern vielmehr durch ihre Applikationsrate bestimmt werden. Wenn diese biomechani-

Biomechanische Prinzipien der Gewebsreaktion

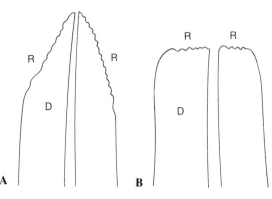

Abb. 2-116 Zwei verschiedene Resorptionsmuster der Wurzelspitze infolge von Funktionsstörungen. A: Wurzelverkürzung bei muskulärer Dysfunktion und offenem Biß durch Zungendruck und Torque (vgl. Abb. 2-117). B: Prämolarenwurzel bei einer Klasse III, bei der die okklusalen Belastungen auf die Längsachse der ersten Prämolaren trafen, so daß es bei drei Zähnen zu Wurzelverkürzungen, wie bei R zu sehen, kam. D – Dentin.

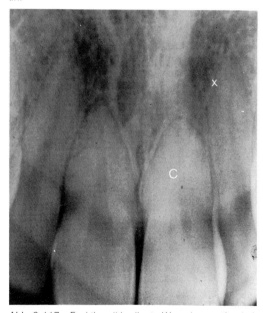

Abb. 2-117 Funktionell bedingte Wurzelresorption bei einem 19jährigen Patienten mit Kompressionsanomalie insbesondere der oberen Zahnreihe, offenem Biß und Zungen-Habit. C – gelockerter und wie in Abb. 2-116B zu sehen, verkürzter mittlerer Schneidezahn. X – Resorptionsbereich der seitlichen Schneidezahnwurzel. Der Patient war nicht kieferorthopädisch behandelt worden.

sche Grundregel bei der Behandlung unberücksichtigt bleibt, kommt es zu Störungen im Bereich des komplizierten Drainagesystems des Periodontiums, das als korbförmiges Flechtwerk die Wurzel umhüllt. *Bien* zufolge werden „kleine Kohlensäurebläschen an der Wurzelspitze freigesetzt". Der daraus resultierende örtlich begrenzte Abfall des pH-Wertes führt zur Dekalzifikation der Wurzel zwischen den Öffnungen, was sich makroskopisch als Wurzelresorption darstellt. Auch *Goldhaber* (1965) führte nach seinen Untersuchungen an Gewebskulturen Kohlendioxyd als einen der knochenresorbierenden Faktoren auf.

Im Rahmen von kieferorthopädischen Behandlungen geht der Wurzelresorption fast immer eine Hyalinisation des Periodontiums voraus. Als Folge der unterminierenden Resorption kann dabei sogar die Wurzeloberfläche beteiligt sein. Ausgehend vom Rand des Hyalinisationsbereiches kommt es dann zur Wurzelresorption in der Umgebung dieses zellfreien Gewebes (Abb. 2-97 A).

Für die Praxis ist die Bestimmung derjenigen Quantität oder Qualität der Wurzelresorption von Interesse, die als schädigend anzusehen ist – d. h. die eine Schwächung der Stabilität und normalen Funktion des jeweiligen Zahnes bewirkt. Die Hauptfaktoren wurden in diesem Zusammenhang bereits besprochen, so daß im folgenden nur eine Zusammenfassung der bereits genannten Beobachtungen gegeben wird.

Allgemeine Betrachtungen. Gianelly und *Goldman*[28] zufolge sind Resorptionen der Zahnwurzel im Gegensatz zum Alveolarknochen nicht vorhersagbar. Zwar haben frühere Experimente gezeigt, daß Resorptionen des mittleren Wurzeldrittels meist in der Nähe oder am Rand der Hyalinisationszone beginnen (Abb. 2-97 A), doch ließen sich später raster- und elektronenmikroskopisch viele Ausnahmen feststellen. In einer tierexperimentellen Studie mit einem sehr großen Untersuchungsgut wurden nur in wenigen Fällen initiale Wurzelresorptionen unterhalb der hyalinisierten Gewebes beobachtet (Abb. 2-118).[79] Wie erwähnt, sind die Resorptionslakunen meist unbedeutend und klein[37], und werden bald durch Osteozement aufgefüllt. Periodontalfasern werden in die neugebildete Zementschicht eingebaut, und der Zahn behält seine normale Funktionstüchtigkeit.

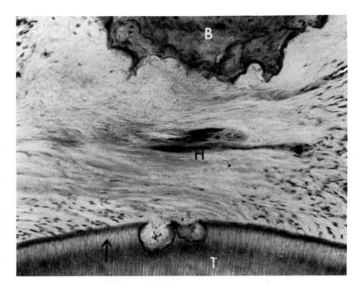

Abb. 2-118 Kontinuierliche Zahnbewegung beim Hund. Kraft 200 g; Dauer 36 Stunden. B – Alveolarknochen, H – Blutgefäße in der Hyalinisationszone. Zwischen dem Pfeil und T sind Resorptionslakunen mit zellulären Elementen zu erkennen. Diese initialen Lakunen können unterhalb der Hyalinisationszonen in Bereichen mit verstärkter Druckeinwirkung auftreten (z. B. beim menschlichen Zahn im apikalen Bereich).

Das Zahnzement ist ein relativ unabhängiges Gewebe und bekanntlich im Gegensatz zum Knochengewebe nicht in Stoffwechselprozesse wie die Kalziumhomöostase einbezogen. Dennoch läßt es sich in mancher Hinsicht mit dem Knochengewebe vergleichen. Das Zementoid verhält sich auf Druck ähnlich wie das Osteoid, die Schichtdicke nimmt ab (Abb. 2-44). Bleibt der Druck über einen längeren Zeitraum erhalten, kann es selbst dann zur Resorption der Wurzel kommen, wenn sie zunächst durch eine Schicht unverkalkten Gewebes geschützt war.
Bei der in Abb. 2-97 B dargestellten Resorptionslakune liefen Hyalinisation, Resorption und Reparation innerhalb von 30 Tagen ab. Einige dieser kleinen Resorptionslakunen sind nur rasterelektronenmikroskopisch sichtbar. Nach Kvam[50] bleibt in den Lakunen häufig organisches Gewebe zurück, das zur besseren Darstellung zunächst entfernt werden muß (Abb. 2-119). Interessant ist auch die unterschiedliche Größe der Resorptionslakunen im Zement und im Dentin (Abb. 2-120).
Initiale Schädigungen dieser Größe sind unbedeutend. Beeinträchtigungen der Funktion und Stabilität des bewegten Zahnes verursachen nur die extensiven apikalen Wurzelresorptionen. Die in Abb. 2-60 am gekippten Zahn erkennbare Wurzelresorption ist kaum als stabilitätsmindernd anzusehen. Zu vermeiden sind aber Resorptionen, die die Wurzeln um ein Drittel oder bis zur Hälfte ihrer Länge abbauen.
Läßt sich eine Tendenz zu extensiven Wurzelresorptionen erkennen, kann das Zwischenschalten einer Ruheperiode sehr wertvoll sein. Die Resorptionslakunen sind in der Regel von fibrösem Gewebe bedeckt, in dem sich an der resorbierten Wurzeloberfläche Osteozement bildet (Abb. 2-121). Zur Fortsetzung der Zahnbewegung kann eventuell eine andere Behandlungsmethode verwendet werden, so daß eine weitere apikale Resorption im wesentlichen vermieden wird.
Die verschiedenen Reaktionen, die während der Zahnbewegung an der Wurzeloberfläche möglich sind, zeigt die Abb. 2-122. Wie bereits erwähnt, geht der Wurzelresorption in der Regel eine Hyalinisationsphase voraus. In vielen Fällen (z. B. bei Kippbewegung mit intermittierenden Kräften) kommt es zu vernachlässigbar geringfügigen oder überhaupt keinen Wurzelresorptionen. Kippbewegungen oder Intrusionen über längere Zeit können zur Kompression der Prädentinschichten und auch zur apikalen Wurzelresorption führen. In der Praxis wird das Ausmaß der Wurzelresorption von verschiedenen Faktoren bestimmt.
Art und Größe der Kraft. Wenn es bei der kieferor-

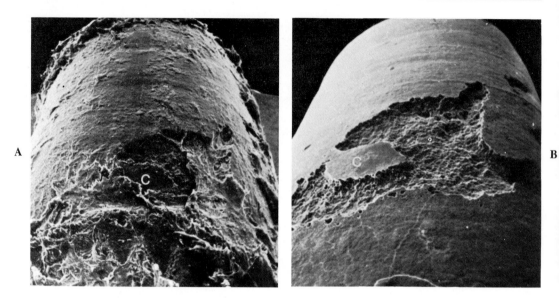

Abb. 2-119 A: Rasterelektronenmikroskopische Aufnahme einer Resorptionslakune im mittleren Wurzeldrittel. C – freiliegende Wurzeloberfläche. Der größte Teil der Lakune ist durch organisches Gewebe bedeckt. B: Gleiche Wurzeloberfläche nach Entfernung des Hyalinisationsgewebes mit NaOCl. Kraft 50 g; Dauer 35 Tage (× 30). Dieser Typ der Wurzelresorption bewirkt niemals eine Verringerung der Zahnstabilität (mit freundlicher Genehmigung von E. Kvam).

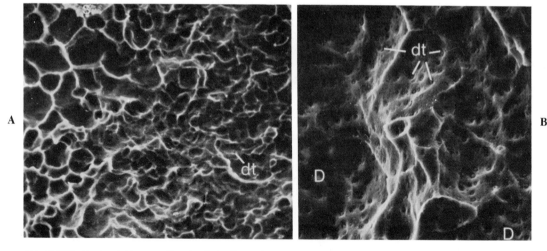

Abb. 2-120 Rasterelektronenmikroskopische Darstellung von Resorptionslakunen im Zement und Dentin des mittleren Wurzeldrittels. A: Resorption der Zementschicht. Die durch Zementoklasten erzeugten Lakunen sind kleiner als diejenigen im Dentin. S – Wurzeloberfläche, dt – Dentinkanälchen am Boden einer Resorptionslakune. Zustand nach Entfernung des organischen Gewebes durch Behandlung mit 5%iger NaOCl über 25 Stunden. Kraft 50 g; Dauer 35 Tage, (× 560). B: Reste von Odontoblastenfortsätzen bei dt. D – größere Resorptionslakunen durch Dentinoklastenaktivität. Kraft 50 g, Dauer 30 Tage, Behandlung mit 5%iger NaOCl über 42 Stunden (× 650) (aus Kvam, E.: Scand. J. Dent. Res. 80:279, 1972).

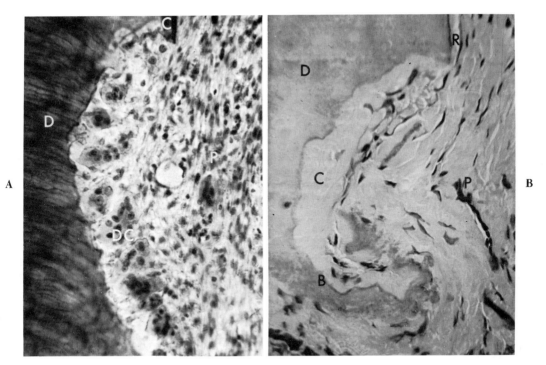

Abb. 2-121 Zufallsbefunde bei zwei 12jährigen Patienten. A: Resorptionslakune zwischen dem marginalen und mittleren Wurzeldrittel. C – Zement, D – Dentin, DC – Dentinoklasten. Kraft 70 g, Dauer 15 Tage. B: Reparierte Resorptionslakune bei einer seitlichen Resorption der Wurzelspitze (vgl. Abb. 2-122). Kraft 70 g, Kippbewegung über 3 Wochen. A – Wurzelspitze, B – Demarkationslinie, C – Osteozement, D – Dentin, P – Periodontium. Der Reparationsprozeß kann nach Erweiterung des Periodontalspaltes durch Knochenresorptionsvorgänge sehr rasch einsetzen (vgl. Abb. 2-97 B).

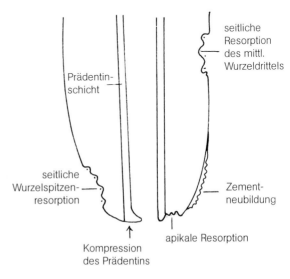

Abb. 2-122 Auswirkungen einer Zahnbewegung auf die Wurzeloberfläche eines nicht vollständig entwickelten Zahnes. Durch Hyalinisation kann es zur seitlichen Resorption im mittleren Wurzeldrittel kommen, die auf die Zahnstabilität keinen Einfluß hat. Durch Kompression der Prädentinschicht wird die weitere Wurzelentwicklung nicht behindert, wenn der Druck rechtzeitig abgesetzt wird. Beschränkt sich die seitliche Resorption an der Wurzelspitze auf nur eine Zahnseite, besteht die Möglichkeit einer Reparation. Kleine apikale Resorptionslakunen im vollständig kalzifizierten Gewebe werden während der Retentionsphase immer durch Osteozement aufgefüllt (aus *Keitan,* K.: Angle Orthod. 44:68, 1974).

Biomechanische Prinzipien der Gewebsreaktion

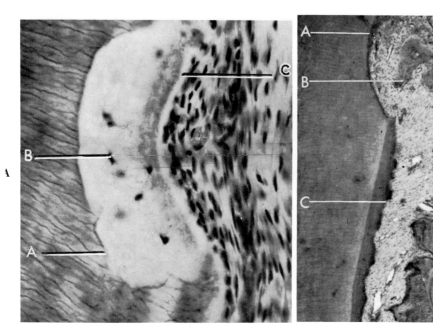

Abb. 2-123 A: Kleinere Resorptionslakunen der Wurzeloberfläche werden durch Osteozement aufgefüllt. A – Demarkationslinie zwischen Dentin und neugebildetem Zement, das Mukopolysaccharide enthält, B – Zementoblasten, eingebaut im neugebildeten Zement, C – Zementoidsaum mit angrenzender Zementoblastenketten. B: Bifurkationsbereich des Ankerzahnes (unterer 1. Molar) bei einem Affen. A – Reparation einer Resorptionslakune an der Wurzel, die in diesem Fall jedoch nur teilweise und etwas weniger als sonst üblich, erfolgte, da die Bildung des Knochengewebes (B) früher einsetzte als die des Osteozementes. Dies ist auch der Grund für den unregelmäßigen Verlauf des Periodontalspaltes. C – eine Reihe kleinerer Resorptionslakunen an der Wurzeloberfläche, die bei den Affen an den Ankerzähnen häufig beobachtet wurden. D – Höhle mit Fettmark.

thopädischen Behandlung zur Wurzelresorption kommt, betrifft dies am häufigsten die oberen seitlichen Schneidezähne. Die Wurzeln dieser Zähne sind manchmal sehr klein und können lingual liegen. Die Einordnung eines solchen Zahnes mit Hilfe einer Edgewise-Apparatur, wobei der Vierkantbogen unter Kraftanwendung in das Bracket gedrückt wird, mag zwar mechanisch möglich sein, doch ist die Krafteinwirkung bei dieser Behandlungsform für das Gewebe zu groß. Es entsteht eine hyalinisierte Zone, die durch Resorption unterminiert wird, so daß die Wurzelspitze gegen den Alveolarknochen gedrückt wird. Die Folge sind extensive Wurzelresorptionen.[130] Sie lassen sich durch die temporäre Eingliederung einer Light-wire-Apparatur mit Torque-Wirkung weitgehend verhindern. Zwar kann es dann noch immer zu mehr oder weniger ausgedehnten Resorptionen der Wurzel kommen (siehe Abb. 2-96 B), doch ist eine extensive Wurzelverkürzung weniger wahrscheinlich.

Die Resorptionsprozesse können bei der körperlichen Bewegung durch zu große Kräfte stimuliert und umgekehrt durch die Verwendung leichterer unterbrochener Kräfte reduziert werden. Der kritische Faktor ist die Größe der Kraft. Verschiedene Experimente haben aber auch gezeigt, daß die körperliche Bewegung eines Zahnes mit leichten kontinuierlichen Kräften geringere Wurzelresorptionen verursacht als eine Kippbewegung.[78, 81]

In experimentellen Untersuchungen an Affen wurden bei der körperlichen Mesialisierung oder Distalisierung mit leichten kontinuierlichen Kräften initiale Hyalinisationszonen und in der Folge gelegentlich entsprechende Resorptionslakunen im mittleren Wurzeldrittel beobachtet (Abb. 2-137).[66] Resorptionserscheinungen dieser Art sind unbedeutend und können als normale Nebenwirkung betrachtet werden.[39, 77] Im Zuge der weiteren Zahnbewegung kann es zur Bildung kleinerer Resorptionslakunen kommen, die nach Abschluß der Bewegung wieder aufgefüllt werden (Abb. 2-123A).

Zahngröße. Weniger ausgeprägte Hyalinisationszonen und Wurzelresorptionen fanden sich experimentell bei der körperlichen Zahnbewegung.[78] Zusätzlich ist aber auch die Zahngröße in Betracht zu ziehen. Die in Abb. 2-124 dargestellte Apparatur dient zur Bukkal- oder Palatinalbewegung der 1. Molaren. Die Untersuchung extrahierter Zähne hat gezeigt, daß es überwiegend im mittleren und geringfügig auch im apikalen Wurzelbereich zu Resorptionen kommt. Bisher konnte bei dieser Bewegung keine vollständige apikale Wurzelauflösung an den betroffenen Zähnen festgestellt werden. Ähnliche Resorptionsmuster beobachtete auch *Rinderer*[94] bei der Gaumennahterweiterung an den Ankerzähnen. Diese Befunde sprechen für eine geringere Tendenz der Molaren und Prämolaren zur apikalen Wurzelverkürzung (Abb. 2-125).

Dauer und Richtung der Zahnbewegung. In den eigenen experimentellen Untersuchungen des Autors wurde der Einfluß der Bewegungsdauer registriert. In der Regel ließ sich bei den Kurzzeitversuchen im Bereich der hyalinisierten Zonen keine Wurzelresorption feststellen. Bei den Frontzähnen muß in dieser Hinsicht zwischen der Wurzelspitze und dem marginalen und mittleren Wurzeldrittel unterschieden werden. Wie bereits erwähnt, ist die Resorption im apikalen Wurzeldrittel häufig ausgeprägter. Wie die Abb. 2-56 und 2-57 zeigen, kann eine Kippbewegung bei einer längeren Einwirkungsdauer selbst dann zur apikalen Resorption führen, wenn die applizierte Kraft klein ist. Darüber hinaus ist die Hyalinisationsphase im apikalen Drittel von relativ kurzer Dauer. Wenn bereits eine minimale Resorption besteht, kann der Druck auf das fibröse Gewebe im Bereich der initial resorbierten Lakunen den Resorptionsprozeß aufrechterhalten und vergrößern. Die Situation läßt sich mit dem kontinuierlichen Resorptionsprozeß vergleichen, der durch einen durchbrechenden Eckzahn an der seitlichen Schneide-

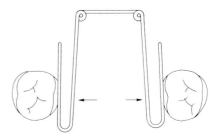

Abb. 2-124 Apparatur zur kontinuierlichen körperlichen Bewegung von Molaren (und gelegentlich auch 2. Prämolaren), entweder zur Initialbehandlung eines Kreuzbisses oder in Kombination mit einer konventionellen Außenbogentechnik. Die initiale Kraft beträgt an jedem Molaren 150–200 g und läßt sich, wenn die Bänder rezementiert werden, erhöhen. Es hat sich dabei als nützlich erwiesen, interferierende Hockerspitzen punktuell zu beschleifen. Das Gerät eignet sich in beiden Kiefern auch zur Lingual- bzw. Palatinalbewegung der Zähne.

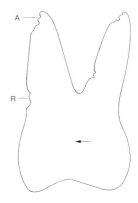

Abb. 2-125 Resorptionsmuster an einem Molaren nach kontinuierlicher körperlicher Bewegung. Während der Retentionsphase kommt es zur Reparation der Resorptionslakunen. Wird die initiale Kraft auf 150–200 g beschränkt, läßt sich eine Verkürzung der Wurzelspitze möglicherweise verhindern. A – seitliche Resorption der Wurzelspitze, R – seitliche marginale Resorption.

zahnwurzel ausgelöst wird. Auch dort ist der Druck ziemlich gering, aber konstant wirksam. Wenn eine solche Resorptionstendenz besteht, ist die einzige Methode zur Vermeidung einer extensiven Resorption die Unterbrechung der Zahnbewegung, bis die Wurzel durch Osteozement re-

pariert worden ist. Zur weiteren Behandlung sollten keine Kippbewegungen, sondern körperliche Bewegungen vorgenommen werden.
In diesem Kapitel wurde mehrfach betont, daß eine leichte Kippkraft eine schnelle Zahnbewegung bewirkt. In manchen Fällen ist eine solche Bewegung ohne größere Wurzelresorptionen möglich. Zu beachten ist dabei allerdings, daß die Gewebsreaktionen individuell variieren. Bei Patienten mit ausgeprägter Resorptionstendenz kann sich eine einmal entwickelte apikale Resorption bei weiterer konstanter Kippbewegung des Zahnes sehr rasch vergrößern. Da der Periodontalspalt durch die Resorption erweitert wird, verringert sich die Kompression des Periodontiums, so daß der Patient keine Schmerzen verspürt und nicht zwischen einer Resorption der Wurzel und des Knochens unterscheiden kann.
Wenn trotz beginnender apikaler Resorption die Kippbewegung konstant beibehalten wird, kann es innerhalb von 2–3 Monaten zu einer wesentlichen Wurzelverkürzung kommen. Man kann daher sagen, daß das Risiko einer erheblichen Wurzelresorption bei der relativ schmerzfreien und schnellen Kippbewegung am höchsten ist. Andererseits läßt sich diese Form der Wurzelresorption röntgenologisch am besten beobachten. Systematische und regelmäßige Röntgenuntersuchungen sind daher wichtig, denn sie ermöglichen es dem Behandler, seine Therapie rechtzeitig abzuändern und so extensive apikale Resorptionen zu vermeiden.
Der Zeitfaktor. Die Zeitdauer, während der die Geräte wirksam sind, kann die Wurzelresorption auch in anderer Hinsicht beeinflussen. So ist nach einer aktiven Behandlungsphase von mehreren Monaten gelegentlich eine wesentliche Zunahme der Wurzelresorption zu beobachten. Dies läßt sich durch die allmählich zunehmende Kompression oder Dehnung der periapikalen Periodontalfasern erklären (Abb. 2-108). Der Druck, der dadurch auf alle bereits resorbierten Bereiche der Wurzel ausgeübt wird, beschleunigt den Resorptionsprozeß.[86]
Dieser Resorptionsmechanismus entsteht vor allem bei der körperlichen und kontinuierlichen Bewegung von Zähnen über größere Strecken (z. B. obere seitliche Schneidezähne). Wenn eine Tendenz zu apikalen Resorptionen festgestellt wird, kann der Resorptionsprozeß nur durch zwischengeschaltete Ruhephasen gebremst werden. Beläßt man den resorbierten Zahn in einer Position, die eine gewisse physiologische Beweglichkeit erlaubt, kommt es schon bald zur Zementneubildung. Der Reparationsprozeß bewirkt gelegentlich eine unregelmäßige Kontur des Periodontalspaltes. Da das Periodontium aber zur Beibehaltung seiner physiologischen Breite neigt, läßt sich, vor allem im Bereich der Bifurkation an den Molarenwurzeln, nur eine relativ geringe resorptionsbedingte Osteozementbildung beobachten. Wie in Abb. 2-123B dargestellt, kann es zur Ausbildung eines vorspringenden Knochenbälkchens kommen, wodurch die Breite des Periodontalraumes erhalten

Klinische Bedeutung der Wurzelresorption. So lange die Resorptionslakunen auf die zervikalen und mittleren Wurzeldrittel beschränkt sind, werden Funktion und Stabilität des betroffenen Zahnes nicht beeinträchtigt. Lediglich apikale Resorptionen können den Zahnhalt und somit auch seine Funktionsfähigkeit gefährden. In der Praxis liegt das Problem in der Vermeidung eines stärkeren apikalen Wurzelabbaus. Dies kann dadurch erreicht werden, daß bei Zahnbewegungen mit höherer Tendenz zu apikalen Wurzelresorptionen in regelmäßigen Abständen Röntgenkontrollen durchgeführt werden. Im folgenden sind einige Zahnbewegungen aufgezählt, die zu dieser Gruppe gehören:

1. Längerandauernde Kippbewegungen, insbesondere der Frontzähne
2. Distalkippung von Molaren, wodurch es vor allem an den distalen Molarenwurzeln zur Resorption kommt. (Die Resorptionstendenz läßt sich durch eine langsam gesteigerte Kippung mit leichten unterbrochenen Kräften reduzieren.)
3. Längere körperliche Bewegung kleiner Zähne, wie z. B. obere seitliche Schneidezähne mit kontinuierlichen Kräften. (Geringere Resorption durch unterbrochene Bewegung bzw. kontinuierliche Bewegung mit Zwischenschalten von Ruhephasen.)
4. Intrusion. (Zur Vermeidung extensiver Resorptionen ist die initiale Kraft gering zu halten, d. h. bei ca. 25 g, und die Bewegung ist durch häufige Ruhephasen zu unterbrechen.)

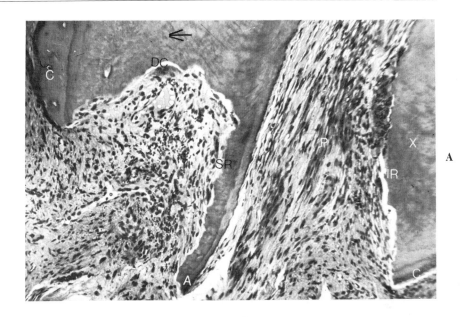

Abb. 2-126 Kippbewegung der Wurzelspitze eines unteren 1. Prämolaren mit einer Kraft von 100 g über einen Zeitraum von 35 Tagen. A: Zu beachten ist das Fehlen der Prädentinschicht am Foramen apicale. C – vollständig kalzifiziertes Zement, SR – seitliche Resorption der Wurzelspitze, DC – Dentinoklast, A – erhaltener Bereich der Wurzelspitze, wichtig für den späteren Wiederaufbau, IR – interne apikale Resorption. B: mit x markierter Bereich in A. P – Pulpengewebe, DC – Dentinoklast, C – kalzifiziertes Zement.

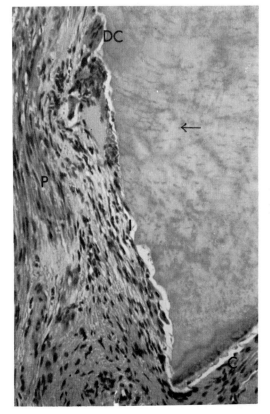

5. Extensive Torque-Bewegung von Frontzähnen mit Edgewise-Apparaturen bei ausgewachsenen jugendlichen und erwachsenen Patienten. (Auf dieses Problem wird unter „Altersfaktor" näher eingegangen.)

Apikale Wurzelresorption. Eigene experimentelle Untersuchungen des Autors[90] haben eine wichtige Rolle der anatomischen Gegebenheiten bei der Kipp- und Intrusionsbewegung aufgedeckt. Bei 3- bis 4wöchiger Versuchsdauer kam es an Zähnen, die eine relativ dicke Prädentin- und Zementoidschicht aufwiesen, zu keinerlei apikaler Resorption (Abb. 2-44). Bei Zähnen mit verkalkter Wurzeloberfläche und einer nur dünnen Präden-

Biomechanische Prinzipien der Gewebsreaktion

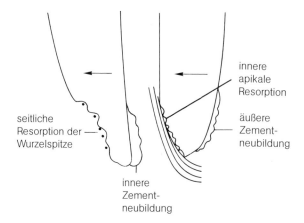

Abb. 2-127 Verschiedene Umbauvorgänge an der Wurzelspitze bei der experimentellen Kippbewegung. Die Zahnkrone wurde entgegen der Pfeilrichtung bewegt.

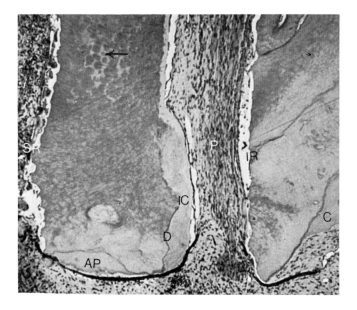

Abb. 2-128 Prämolarenwurzelspitze eines 16jährigen Patienten nach einer Kippbewegung. Kraft 100 g, Dauer 40 Tage. Die Zahnkrone wurde entgegen der Pfeilrichtung bewegt. SR – seitliche Resorption, IR – interne Resorption, P – Pulpengewebe, IC – innere Zementneubildung während des Versuchszeitraumes, AP – apikale Zementneubildung, C – Zementneubildung an der Zugseite, D – Demarkationslinie zwischen Dentin und neugebildetem Zement.

tinschicht führte die Kippung meist zu Resorptionen an der Außenseite der Wurzelspitze und an der Innenseite des Wurzelkanals (Abb. 2-126). Der lateralen Wurzelresorption am Apex ging eine kurze Hyalinisationsphase voraus. In manchen Fällen verläuft diese Art der Resorption schnell. Ist das Wurzelareal erhalten (in Abb. 2-126A mit A bezeichnet) und wird die weitere Zahnbewegung mit einer anderen Methode (z. B. körperliche Bewegung) durchgeführt, kommt es zur Reparation und Rekonstruktion der resorbierten Wurzelsubstanz.

Die interne apikale Resorption wird durch Druck des Weichgewebes an der Öffnung des Wurzelkanals gegen die Kanalwand ausgelöst. Diese ist um so größer, je weiter das Foramen apicale und je dünner die Prädentinschicht ist. Ob auch der internen Resorption eine Hyalinisationsphase vorausgeht, konnte experimentell noch nicht festgestellt werden, doch ist anzunehmen, daß einige

Fasern an der Öffnung des Wurzelkanals infolge längerer Druckeinwirkung zellfrei werden. Die Resorption erfolgt durch Dentinoklasten, die sich in ziemlich flachen Lakunen lokalisieren.

Wie in Abb. 2-44 dargestellt, unterliegt die Wurzelsubstanz bei noch nicht abgeschlossener Entwicklung ähnlichen Gewebeveränderungen wie der Knochen. Bei der Zahnbewegung kommt es zur Resorption und Anlagerung von unkalzifiziertem Gewebe (Abb. 2-127).

Zusammenfassend läßt sich sagen, daß die entscheidenden Faktoren der apikalen Wurzelresorption in der Altersgruppe bis zu 16–17 Jahren die anatomischen Gegebenheiten des periapikalen Bereichs sowie die Dauer und Richtung der Zahnbewegung sind (Abb. 2-128). Wie die experimentellen Untersuchungen gezeigt haben, sind die Gewebereaktionen beim Erwachsenen in verschiedener Hinsicht unterschiedlich.

Altersfaktor. Generell wird davon ausgegangen, daß es beim Erwachsenen zu ausgeprägteren Wurzelresorptionen kommt als bei jüngeren Patienten. Diese Annahme trifft jedoch nur teilweise zu. Da beim Erwachsenen andere anatomische Gegebenheiten vorliegen als beim Jugendlichen (z. B. Typ des alveolären Knochens), ist auch die Reaktion des erwachsenen Zahnhalteapparates eine andere.

Vor allem die vestibuläre und orale Wand des Zahnfaches (Abb. 2-6) besteht beim Erwachsenen aus einem dichten lamellären Knochengewebe mit relativ kleinen Markräumen.[80] Spongiöses Knochengewebe findet sich hingegen in den interseptalen Bereichen. Daraus läßt sich folgern, daß Zahnbewegungen in mesiodistaler Richtung gleichsam innerhalb einer „alveolären Rinne" verlaufen und somit günstiger sind als vestibulo-orale Bewegungen. An der Innenfläche der Alveole sind beim Erwachsenen mehrere dunkel gefärbte Ruhelinien zu erkennen als Hinweis dafür, daß über einen längeren Zeitraum nur geringfügige Gewebeveränderungen stattgefunden haben (Abb. 2-6). Die Zellen des Periodontiums bestehen überwiegend aus Fibrozyten mit kleinen Zellkernen. An der Knochenoberfläche finden sich einige Osteoblasten. Die Zahnwurzel weist eine dicke Zementschicht mit einigen Zementoblasten auf.

Die beiden letztgenannten Faktoren, die dicke Zementschicht und die starken apikalen Fasern, beeinflussen auch die Zahnbewegung. Das apikale Wurzeldrittel ist beim Erwachsenen fester verankert als beim Jugendlichen (Abb. 2-13). Daher führen kleine Kippbewegungen beim Erwachsenen nur zu vergleichsweise geringen Bewegungen des apikalen Wurzeldrittels. Andererseits verhält sich der Zahn bei längeren Kippbewegungen wie ein zweiarmiger Hebel. Es kann zur apikalen Resorption kommen und häufig wird gleichzeitig die knöcherne Alveolenwand abgebaut.

Beim erwachsenen Untersuchungsgut fand der Autor vor Beginn der Versuche überwiegend aplastische Alveolarknochenflächen[80], was dafür spricht, daß sich die Strukturen des Zahnhalteapparates in einem Ruhezustand befanden. Bestätigt wurde diese Beobachtung durch die mäßige Zellenzahl (Abb. 2-6). Zudem bestand auch eine verlangsamte Reaktion des Fasergewebes. Man kann daher allgemein beim Erwachsenen von einer langsameren Umsatzrate der Kollagenmoleküle ausgehen als bei heranwachsenden Kindern[102], ein Unterschied, der sich auch im verzögerten Beginn der Gewebeveränderungen unter Zahnbewegungen beim Erwachsenen widerspiegelt. In diesen Untersuchungen dauerte es über 8 Tage, bis das Gewebe die sog. Proliferationsphase erreichte. Die Zellproliferation wird durch leichte Kräfte, vorzugsweise zwischen 30 und 40 g, bei der Initialbewegung von Einzelzähnen ausgelöst.[80]

In einer Versuchsreihe verursachte eine Kippkraft von 50 g an der Druckseite in einem Bereich zwischen dem marginalen und mittleren Wurzeldrittel eine etwa zweiwöchige Hyalinisationsphase. Eine signifikante Veränderung ergab sich an der Druckseite auch am Ende der initialen Bewegungsphase, nachdem das hyalinisierte Gewebe durch unterminierende Resorption eliminiert worden war. Zahlreiche Bindegewebszellen hatten sich im und um das ehemalige hyalinisierte Areal gebildet (Abb. 2-36 A). Wurzelresorptionen traten nicht auf. Das Periodontium war an der Druckseite deutlich erweitert, was möglicherweise dem Widerstand der gedehnten Faserbündel auf der Zugseite zuzuschreiben ist. Infolge der festen Verankerung der Wurzelspitze kam es im gesamten Wurzelbereich zur direkten Knochenresorption (Abb. 2-12).

Diese Befunde verdeutlichen, daß eine kurze Kippbewegung beim Erwachsenen keine Gegen-

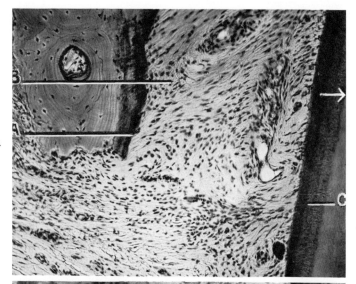
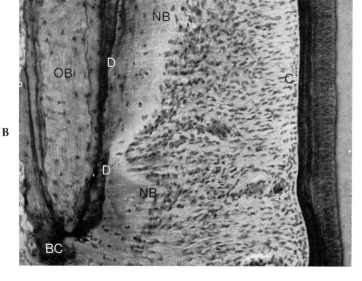

Abb. 2-129 Zahnkippbewegung bei einem 39jährigen Patienten, Bereich aus der Zugzone. A: Kraft 50 g, Dauer 4 Tage. A – Knochenoberfläche noch ohne Osteoblasten und Osteoid, B – leichte Erhöhung der Zellzahl, C – Zementoberfläche mit wenigen Zementoblasten. Zu beachten ist das dichte Knochengewebe mit einem großen Haversschen System. Die Resorption am Alveolarrand ist bei vielen Erwachsenen typisch. B: Kraft 50 g, Dauer 3 Wochen. Verglichen mit den Geweben eines jungen Patienten (Abb. 2-40B) ist das neugebildete Knochengewebe dichter, da es an dicken periodontalen Faserbündeln angelagert wird. C – Zementoblastenbildung, NB – neugebildete Knochenschicht mit Osteoid angelagert an gedehnten Faserbündeln, BC – Alveolarknochenrand, OB – älteres Knochengewebe, P – periostale Knochenfläche, D – Demarkationslinie zwischen älterem und neuem Knochen.

bewegung der Wurzelspitze bewirkt. Obwohl sich das Periodontium vor der experimentellen Zahnbewegung in einem Ruhezustand befindet, entwickelt sich nach 2 Wochen eine Proliferationsphase. Sie wird sowohl an der Druck- als auch an der Zugseite erkennbar an der Zunahme der zellulären Elemente. Diese signifikante Veränderung der anatomischen Gegebenheiten ist auf die Anwendung einer leichten Kraft zurückzuführen (Abb. 2-129). Es konnte außerdem gezeigt werden, daß Zahnbewegungen beim Erwachsenen selbst nach einer Pulpektomie ohne weiteres möglich sind.

Die Applikation einer leichten Kraft ist auch für die Vermeidung von Wurzelresorptionen entscheidend. Während der initialen Phase ist die Kraft vorsichtig zu dosieren und okklusale Störfaktoren sind zu vermeiden. Wenn diese Vorsichtsmaßnahmen getroffen werden, sind Wurzelresorptionen bei der Behandlung Erwachsener vermeidbar.

Bei einem 35jährigen Patienten wurde eine Verkürzung der rechten oberen Prämolarenwurzel durch okklusale Fehlbelastungen beobachtet. Die Okklusionsstörung bestand schon seit langer Zeit. Der gleiche obere Prämolar der linken Seite wurde mit unterbrochenen orthodontischen Kräften um 5 mm körperlich bewegt, um eine Lücke für den geplanten Brückenersatz zu schaffen. Radiologisch war keine Resorption an der bewegten Zahnwurzel zu beobachten (Abb. 2-130). Die initiale Kraft betrug 40 g und wurde allmählich auf 100–150 g gesteigert. Dieses Beispiel verdeutlicht einerseits, daß nach einer sorgfältig geplanten initialen Behandlungsphase Zahnbewegungen beim Erwachsenen fast ebenso schnell durchgeführt werden können wie bei Kindern und andererseits, daß eine persistierende okklusale Fehlbelastung auch ohne orthodontische Zahnbewegungen zur Wurzelverkürzung führen kann.

Apikale Wurzelresorption beim Erwachsenen. Der erwachsene Zahn kennzeichnet sich anatomisch durch die dicken Zementschichten im apikalen Wurzeldrittel. Dieser Zement ist in vieler Hinsicht resorptionsbeständiger als bei Kindern.

Dies gilt jedoch nicht für alle Zähne des erwachsenen Gebisses. Während sich Eckzähne und Prämolaren ohne nennenswerte Resorptionserscheinungen an der Wurzel körperlich bewegen lassen, verhält es sich bei den Frontzähnen anders. Vor allem Intrusionsbewegungen sind beim Erwachsenen vorsichtig und nur mit zwischengeschalteten Ruhephasen durchzuführen. Die Lamina dura der Alveole ist im apikalen Bereich meist dichter und das Periodontium etwas schmäler als bei Kindern (Abb. 2-5). Sorgfältige Röntgenkontrollen sind im Verlauf einer Intrusionsbewegung beim Erwachsenen wichtig. Häufig kann nach einer erfolgreichen Initialphase die Intrusionsbewegung ohne nennenswerte Wurzelverkürzung fortgesetzt werden. Die verwendete Kraft muß aber leicht und ihre Einwirkungsdauer häufig von Ruheperioden unterbrochen sein.

Torque-Bewegung bei Erwachsenen. In ähnlicher Weise ist beim Frontzahn-Torque vorzugehen.

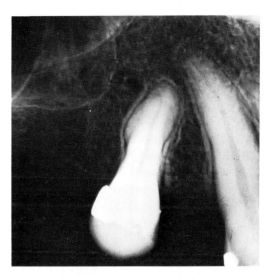

Abb. 2-130 Präprothetisch körperlich bewegter Prämolar eines Erwachsenen. Keine wahrnehmbare Verkürzung der Wurzelspitze. Das Knochengewebe hat sich umgebaut und an der Alveoleninnenwand eine neue Lamina dura gebildet.

Die übliche Methode mit den konventionellen Edgewise-Bögen ist nicht immer empfehlenswert. Die labialen und lingualen Alveolenwände sind im Frontzahnbereich beim Erwachsenen häufig dünn und kompakt (Abb. 2-5). Wenn die Torque-Bewegung nicht vorsichtig durchgeführt wird, können die Zahnwurzeln gegen den dichten Alveolarknochen gedrängt werden, wodurch es zur Verkürzung der Wurzeln kommt. Wichtig ist, daß die initiale Bewegungsphase wie eingangs beschrieben mit einem dünnen Edgewise-Bogen durchgeführt wird.

Auch beim Light-wire-Torque kann es zur Wurzelresorption kommen, wenn die Kraft über einen zu langen Zeitraum einwirkt. Technisch wäre die beste Lösung zur Vermeidung von Wurzelresorptionen eine leichte Torque-Kraft, die unterbrochen wirksam ist (d. h. über einen relativ kurzen Weg). Eine Routinemethode gibt es nicht, denn jede Behandlung muß auf die individuelle Situation des jeweiligen Patienten abgestimmt werden. Notwendig ist, die anatomischen Gegebenheiten radiologisch genau zu untersuchen. Auf diesen Befun-

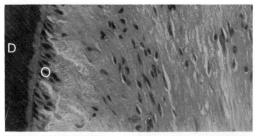

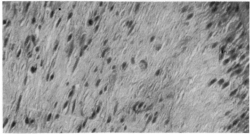

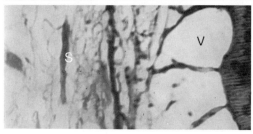

Abb. 2-131 Pulpenreaktionen bei der Zahnbewegung. A: Intrudierter Prämolar eines 12jährigen Patienten. Kraft 30 g, nach 2 Wochen unterbrochen. O – leichte Reaktion der Odontoblastenschicht ohne ausgeprägte vakuolige Degeneration, D – Dentin. B: Prämolar mit vollständig entwickelter Wurzelspitze eines 16jährigen Patienten. Extrusionsbewegung über 4 Wochen mit einer Kraft von 25 g. Im Pulpengewebe traten keine definitiven Veränderungen auf. C: Prämolar mit offenem Foramen apikale eines 11jährigen Patienten. Intrusionsbewegung mit einer Kraft von 80 g über 5 Wochen. V – vakuolige Degeneration der Osteoblastenschicht, S – Stase der Kapillaren.

den beruht dann die Festlegung des technischen Vorgehens. Röntgenkontrollen in regelmäßigen Abständen sind über den gesamten Zeitraum der aktiven Torquebewegung angezeigt.

Pulpenreaktionen bei der Zahnbewegung. Seit vielen Jahren ist bekannt, daß Kavitätenpräparationen und kieferorthopädische Behandlungen bestimmte Veränderungen im Pulpengewebe bewirken. Diese Veränderungen lassen sich an den Zähnen von Versuchstieren nur schwer reproduzieren. Wie Stenvik[118] und Stenvik und Mjör[119] zeigen konnten, besteht die Gewebeveränderung im typischen Falle aus einer Vakuolisierung der Odontoblastenschicht. Bei Jugendlichen bewirkt eine Intrusion mit einer Kraft von 90 g eine ausgeprägte Reaktion mit apikaler Resorption und Pulpengewebeveränderungen.

Eine etwas andere Reaktion fand sich im Untersuchungsgut des Autors an Zähnen mit voll entwickeltem Apex. In diesen Fällen wurden nach Bewegungen mit unterbrochenen Kräften eine geringere Vakuolisierung und weniger ausgeprägte Pulpenreaktionen beobachtet (Abb. 2-131). Alle Zähne wurden mit festsitzenden Apparaturen über einen bestimmten Zeitraum bewegt.

Auf der Basis der experimentellen Beobachtungen ist anzunehmen, daß alle Zähne, die mit festsitzenden Apparaturen behandelt werden, bestimmte Pulpenveränderungen erfahren. Die Bedeutung des Zeitfaktors geht aus der Tatsache hervor, daß die Behandlung mit herausnehmbaren Apparaturen keine Pulpenschäden hervorruft. Auf jeden Fall ist die kleine Gruppe der Zähne, die devital werden, gegen alle übrigen Zähne abzugrenzen, die trotz Pulpenreaktionen vital bleiben. Zur Devitalisierung kann es kommen, wenn das Pulpengewebe durch zu tief reichende Füllungen nekrotisch wird oder wenn kieferorthopädisch behandelte Zähne vor der Behandlung traumatisiert wurden oder schweren Krafteinwirkungen ausgesetzt waren. In diesen Fällen kann ein elektrischer Pulpentest indiziert sein.[76]

Rezidiv und Retention

Die histologischen Untersuchungen haben sich in der Kieferorthopädie bisher wesentlich auf die Beobachtung der Gewebereaktionen während der kieferorthopädischen Behandlung beschränkt. Vergleichbare ausführliche Untersuchungen über die Gewebereaktionen nach Abschluß der apparativen Behandlung wurden nicht durchgeführt. In den meisten kieferorthopädischen Lehrbüchern – von der Zeit Angles bis zur Gegenwart – fehlen

Rezidiv und Retention

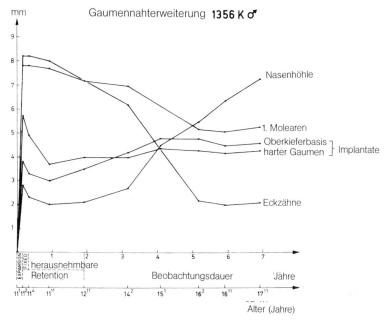

Abb. 2-132 Rezidiv nach Gaumennahterweiterung. Trotz Erweiterung der Nasenhöhle zeigen die Eckzähne die stärkste Rezidivbewegung (aus *Krebs*, A.: Eur. Orthod. Soc. Trans. 40:131, 1964).

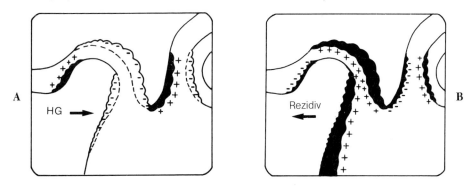

Abb. 2-133. Rezidiv und Knochenumbau nach kontinuierlicher extraoraler Kraftanwendung auf den Unterkiefer eines jungen Macacamulatta. A: Ausgedehnte Knochenresorption in der Gelenkgrube, HG – Richtung der extraoralen Bewegung während der experimentellen Behandlungsmethode, ± Knochenanlagerung, – – Resorption. B: Knochenumbau nach Abschluß der aktiven experimentellen Behandlung mit gegensätzlichen Veränderungen, die möglicherweise auf den Einfluß der Ligamenta und Muskeln zurückzuführen sind (aus *Joho*, J. P.: Am. J. Orthod. 64:555, 1973).

Kapitel über Rezidiv und Retention. Lediglich in jüngster Zeit sind einige Beiträge zur Problematik des Rezidivs veröffentlicht worden.[25, 32, 55] Interessante Fakten schilderte *Krebs*[46] in bezug auf die Rezidivneigung nach forcierter Gaumennahterweiterung (Abb. 2-132). Ebenso beobachtete *Joho*[42] den Umbau der Knochenoberfläche und die Rückfalltendenz nach Anwendung einer kontinuierlichen extraoralen Kraft auf den Unterkiefer junger Affen (Abb. 2-133). *Riedel*[93] behauptete: „Wir glauben, die Kieferorthopäden haben erkannt, daß die Retention keinen eigenen, von der

Behandlung getrennten Faktor, sondern einen Bestandteil der Behandlung selbst darstellt und in die Therapieplanung einbezogen werden muß." Daher sind histologische Untersuchungen zum Problem des Rezidivs und der Retention stärker zu berücksichtigen, um einige der bisher fast nur auf der Basis klinischer Beobachtungen diskutierter Faktoren abzuklären.

In klinischen Studien über die Stabilität der Zahnstellung nach kieferorthopädischer Behandlung werden immer wieder Faktoren aufgezählt, von welchen einige als grundlegend für die Prävention des Rezidivs gelten. Nicht alle diese Faktoren sind jedoch als gleichrangig zu betrachten, zumindest nicht bedingungslos. Wenn kein muskuläres Ungleichgewicht besteht, ist natürlich unbestreitbar, daß eine stabile Interkuspidation in starkem Maße zur Konsolidierung der erreichten Zahnstellung beiträgt. Andererseits kann selbst die exakteste Okklusionsbeziehung zwischen den Zahnreihen ein Rezidiv nicht verhindern, wenn starke entgegengerichtete Muskelkräfte bestehen. Somit wäre anzunehmen, daß die Muskelfunktion eine dominierende Rolle spielt. Wie sich in der folgenden Diskussion zeigen wird, bestehen jedoch gelegentlich auch von dieser Regel Ausnahmen.

Muskelfunktion. Um den Rahmen dieses Kapitels, das sich eigentlich mit den Gewebereaktionen des Zahnhalteapparates befaßt, nicht zu sprengen, wird die Muskelfunktion nur kurz als Einleitung zur posttherapeutischen Reaktion der Periodontalstrukturen behandelt.

Zur Frage, in welchem Ausmaß ein verstärkter Muskeldruck die Zahnstellung beeinflussen kann, haben *Weinstein, Haack* et al.[129] Untersuchungen durchgeführt. Demzufolge kann selbst eine mäßige Dickenzunahme der bukkalen oder lingualen Zahnflächen über die geänderte Muskelkraft eine gewisse Zahnbewegung auslösen. Bei dieser Untersuchung wurden Prämolaren durch zwei Millimeter starke Gold-Onlays bukkal oder lingual verbreitert. Bereits nach 8 Wochen hatten sich die Prämolaren nach lingual bzw. bukkal bewegt. In einem Fall wanderte ein unterer Prämolar 0,84 mm nach lingual. Interessant ist dabei, daß die auf die vorstehenden Onlays einwirkende Muskelkraft schätzungsweise nur zwischen 3 und 7 g lag. Eine so leichte intermittierende Kraft läßt sich mit einer Apparatur kaum nachahmen.

Nach den Ergebnissen der Untersuchung von *Weinstein, Haack* et al.[129] entstand an der Druckseite der Zähne direkte Knochenresorption. Die Experimente bewiesen somit, daß bei Kindern bereits eine geringfügige Steigerung der Muskelspannung die Zahnstellung im Sinne einer langsamen Wanderung beeinflussen kann, die der physiologischen Zahnwanderung nicht unähnlich ist.

Die Bedeutung des Muskelgleichgewichts zwischen den Kräften der Zunge einerseits und der Lippen- und Wangenmuskulatur andererseits betonten bereits *Ballard*[4], *Graber*[31, 32], *Gwynne-Evans* und *Tulley*[35], *Müller*[65], *Rix*[95] u. a. Beobachtungen der Zungenfunktion haben ergeben, daß die Lage der Zunge am Ende der kieferorthopädischen Behandlung erheblich verändert sein kann, je nachdem, wie gründlich die Behandlung durchgeführt wurde. Dies betrifft insbesondere Maßnahmen im Seitenzahnbereich.

Eine dauerhafte Veränderung der Zungenposition läßt sich nur mit durchgreifenden Methoden erzielen. Wichtig ist dabei auch, daß für einen gewissen Zeitraum eine herausnehmbare Retentionsapparatur eingegliedert wird.

Anders ist die Reaktion im Frontzahnbereich.[32, 35] Trotz einer exakten Einstellung mit festsitzenden Apparaturen und anschließender Retentionsphase neigen diese Zähne häufig zur Rückbewegung in ihre Ausgangsposition, wenn entgegengerichtete Muskelkräfte bestehen. Dies ist zum einen auf die geringere Größe der Zähne und zum anderen darauf zurückzuführen, daß z. B. eine retrudierte obere Front durch keinen Interkuspidationsmechanismus stabilisiert wird. Bekanntlich ist die Rezidivgefahr besonders dann groß, wenn einer starken Zungenfunktion nur ein schwacher Ringmuskelkomplex der Lippe gegenübersteht.

Im Zusammenhang mit den funktionellen intermittierenden Kräften (S. 188) wurde darauf hingewiesen, daß die Muskeln nach Eingliederung von Geräten wie dem Aktivator einer gewissen myofunktionellen Therapie unterliegen. Dies gilt auch für die Zungenfunktion. Der günstige Einfluß dieser Therapieform kann dadurch ausgenützt werden, indem nach einer Behandlung mit festsitzenden Apparaturen in der Retentionsphase ein funktionskieferorthopädisches Gerät eingesetzt wird. Ein ähnlicher Gerätetyp eignet sich auch zur Kontrolle der Muskelfunktion in der Retentionsphase im Anschluß an die aktive Behandlung eines offenen Bisses. In besonders komplizierten Fällen wird empfohlen, das Gerät zwei bis drei Jahre lang jede Nacht tragen zu lassen.

Der Zeitfaktor. Wie erwähnt, kann ein persistierendes muskuläres Ungleichgewicht zusammen mit der Umordnung der verschobenen Fasergewebe eine rasche Veränderung der Zahnstellung bewirken (Abb. 2-133). In vielen Fällen ist es daher wichtig, daß das Retentionsgerät so schnell wie möglich eingesetzt wird. Eine Retentionsplatte, die aus Klarsichtkunststoff am Modell angefertigt wird, kann innerhalb weniger Stunden nach Abnahme der festsitzenden Apparatur eingegliedert werden. Es ist notwendig, die Innenflächen der Platte, die die Zähne und Gewebe berühren, an bestimmten Stellen zu beschleifen, um Lückenbildungen zu verhindern und Platz zu geben, damit Einzelzähne sich noch besser einstellen können. Im Bedarfsfall kann später eine noch stärker „unsichtbare" Retentionsapparatur gefertigt werden.[75]

Reaktion der periodontalen Strukturen. Ein weiteres Problem entsteht durch die Durchbruchskraft mesial geneigter 3. Molaren, die sich auf die 2. und 1. Molaren sowie andere Zähne des Unterkiefers auswirkt. Es wurde beobachtet, daß diese Wanderung bei Patienten zwischen dem 20. und 30. Lebensjahr posttherapeutisch zum Frontzahnengstand führen kann. Andererseits haben Untersuchungen an Erwachsenen, bei denen eine Extraktionstherapie durchgeführt worden war, bewiesen, daß zwar die 1. und 2. Molaren weiter nach mesial wanderten, die unteren 3. Molaren hingegen, vor allem die horizontal verlagerten, weniger. Bei erwachsenen Patienten, die 20 Jahre nach abgeschlossener Behandlung (im Alter von 50 Jahren und darüber) untersucht wurden, fand sich daher eine verringerte „Durchbruchskraft". Die 3. Molaren standen nicht mehr in Kontakt mit den 2. Molaren.

Während unser Konzept vom muskulär bedingten Rezidiv im wesentlichen auf klinischen Beobachtungen beruht, ist die posttherapeutische Reaktion des Periodontalfasersystems experimentell belegt. Die Untersuchungen des Autors an menschlichen und tierischen Geweben zeigten, daß es in jedem Fall zu einer gewissen Kontraktion und Umordnung der Faserstrukturen kommt, die je nach Art und Ausmaß der Zahnbewegung unterschiedlich sind. Die Bestimmung dieser unterschiedlichen Faserreaktion beruht teilweise auf Messungen der posttherapeutischen Zahnstellungsänderungen und teilweise auf histologischen Untersuchungen der betroffenen Strukturen. Die Kontraktion der verschobenen und gedehnten Faserkomponenten ist in einigen Bereichen des Zahnhalteapparates geringer als in anderen. Ausgeprägte Reaktionen finden sich in zwei Bereichen: 1. in den Faserstrukturen des neugebildeten Knochengewebes einschließlich der Hauptfasern des Periodontiums, 2. im supraalveolären und transseptalen Fasersystem (Abb. 2-1 und 2-138).

Posttherapeutische Veränderungen in neugebildeten Knochenschichten. Die reaktiven Veränderungen im Anschluß an die Zahnbewegung variieren in Abhängigkeit von den anatomischen Gegebenheiten. Als Beispiel sei der Fall eines durchbrechenden 2. Prämolaren genannt, der nach Extraktion des 1. Prämolaren allmählich eingeordnet wird. In diesem Fall bleiben die Faserstrukturen des Knochens entspannt und ordnen sich entsprechend der neuen Position des bewegten Zahnes um. Nach der Behandlung bleiben die drei Zähne – Eckzahn, 2. Prämolar und 1. Molar – weiterhin in Kontakt, und es kommt kaum oder überhaupt nicht zu einer sekundären Zahnwanderung. So kann einem Rezidiv nach Schließung von Extraktionslücken durch einen frühzeitigen Behandlungsbeginn während der Phase des Zahndurchbruchs und alveolären Knochenwachstums weitgehend vorgebeugt werden (Abb. 2-82 A).

Im Gegensatz dazu kommt es fast immer zu sekundären Veränderungen in der Zahnstellung, wenn der Schluß der Extraktionslücke nach vollständigem Durchbruch aller Zähne erfolgte. Die Ursache für dieses Rezidiv ist die Kontraktion der gedehnten Faserstrukturen nicht nur des supraalveolären Gewebes, sondern infolge der frühzeitigen Reorganisation der *Sharpey*schen Fasern auch des neugebildeten Faserknochens und der periodontalen Hauptfasern. Im Unterschied zu den supraalveolären Strukturen paßt sich das fibröse Gewebe des neugebildeten Knochens und des Periodontiums nach einer relativ kurzen Retentionsphase an (Abb. 2-100).

Herausnehmbare Apparaturen. Die Behandlung mit herausnehmbaren Apparaturen ist stets mit ei-

Biomechanische Prinzipien der Gewebsreaktion

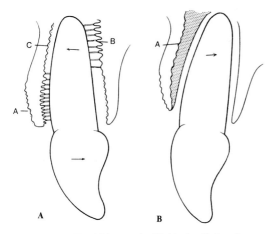

Abb. 2-134 Zwei Phasen der Light-wire-Behandlung. A: Palatinalkippung eines Frontzahnes. A – kompensierende Knochenresorption, B – neugebildetes Knochengewebe im Bereich der mittleren und apikalen Wurzeldrittel, C – Knochenresorption. B: Nach Aufrichtung und Retention des Zahnes kann die neugebildete Knochenschicht die Tendenz einer initialen Rezidivbewegung des Zahnes weitgehend verhindern. A – Umkehrlinie zwischen älterem Knochen und der neugebildeten Knochenschicht.

nem täglich zu beobachtenden geringfügigen Rezidiv der bewegten Zähne verbunden. Das neugebildete Knochengewebe lagert sich als parallele Schicht dem älteren Knochen an und die Faserbündel des Periodontiums bleiben entspannt (Abb. 2-53). Nach einer extensiven Dehnungstherapie mit herausnehmbaren Apparaturen beruht das Rezidiv auf einer allmählichen Kontraktion verschiedener Gewebeelemente, die sich erst nach einem oder sogar erst nach 2 Jahren auswirken kann. Als Folge der Gewebekontraktion treten dann sekundäre Veränderungen im neugebildeten Knochengewebe auf.
Festsitzende Apparaturen. Das Rezidiv als Folge einer sofortigen Kontraktion der Faserstrukturen im Bereich des mittleren und apikalen Wurzeldrittels wird besonders auffällig nach schnellen und extensiven Zahnbewegungen.
Die Beobachtungen haben gezeigt, daß die gedehnten Faserbündel an der Zugseite die Tendenz haben, sich funktionell auszurichten (d. h. sie bleiben entspannt und ordnen sich entsprechend der physiologischen Zahnbewegung um). In der Abb. 2-17A ist die physiologische Anordnung der Hauptfasern und der Faserstrukturen der umgebenden Knochenschichten am unbehandelten Kontrollzahn dargestellt. Die Sharpeyschen Fasern des Periodontiums sind in den Faserknochen eingebaut, so daß ein relativ kontinuierliches Fasersystem besteht (Abb. 2-16A). Der Vergleich mit der Anordnung der gedehnten Fasern der neugebildeten Knochenbälkchen verdeutlicht, warum ein Zahn bis zur abgeschlossenen Umordnung der beteiligten Strukturen retiniert werden muß (Abb. 2-40A und 2-129B).
Während der Retentionsphase, die bei der festsitzenden Apparatur auch einsetzt, wenn diese passiv in situ liegt, werden die Hohlräume zwischen den knöchernen Spicula mit neugebildetem Knochengewebe angefüllt (Abb. 2-99C). Nach experimentellen Untersuchungen über die Zahnrotation erfolgt die Umordnung der Hauptfasern und der neugebildeten Knochenschichten relativ rasch. Die meisten Fasern des Periodontiums und die Fasern des umgebenden Knochengewebes sind bereits nach einer Retentionsphase von 2–3 Monaten umgeordnet. Tierversuche belegen, daß die Struktur der neu organisierten Knochenschicht dichter sein kann als die physiologische Gewebetextur (Abb. 2-137B).[87] Für eine bestimmte Zeit verhindert dieses neue dichte Knochengewebe ein weiteres Rezidiv des bewegten Zahnes. Die Wirkung der Retention macht sich besonders nach der Aufrichtung vorher gekippter Zähne bemerkbar (Abb. 2-134B). Bei aufgerichteten und anschließend 5–6 Monate retinierten Zähnen besteht ein relativ geringe Rezidivtendenz im Bereich des mittleren und apikalen Wurzeldrittels.
Die Rückbewegung des zervikalen und apikalen Wurzeldrittels bei einem aufgerichteten, aber nicht retinierten Zahnes ist in Abb. 2-135 dargestellt. Eine andere Rezidivbewegung ließ sich an einem unteren Eckzahn nach körperlicher Retraktion ohne anschließender Retentionsphase beobachten.[66] Aufgrund der unmittelbar einsetzenden Kontraktion aller Fasern auf der Zugseite bildete sich an der Druckseite eine neue Knochenschicht (Abb. 2-136). Die Menge des neugebildeten Knochengewebes ist ein Indikator für das Ausmaß dieser reaktiven Zahnbewegung. Die gleichmä-

Rezidiv und Retention

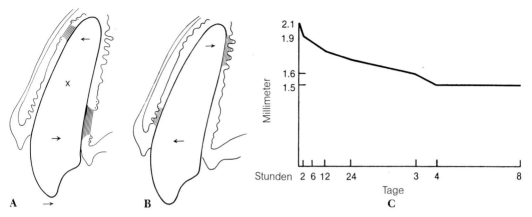

Abb. 2-135 A: Ausbildung der hyalinisierten Bereiche während der Bewegung eines oberen 2. Schneidezahnes beim Hund. Dauer 40 Tage. B: Ausbildung der hyalinisierten Bereiche bei der Rezidivbewegung. Der Zahn wurde nicht retiniert. C: Rate der Zahnrückbewegung innerhalb von 8 Tagen (Zahn B). Die Hyalinisationsphase begann nach 4 Tagen (aus *Reitan*, K.: Am. J. Orthod. 53:721, 1967).

ßige Dicke der neuen Knochenschicht am gesamten apikalen Wurzeldrittel spricht dafür, daß auch die Kontraktion der mittleren und apikalen Fasern zu der Stellungsänderung beigetragen hat (Abb. 2-137). Nicht selten führt die Kontraktion der Hauptfasern zur Bildung einer hyalinisierten Zone an der Zugseite, die sich zwischen dem mittleren und apikalen Wurzeldrittel lokalisiert. Um eine Anpassung der betroffenen Strukturen zu erreichen und somit ein Rezidiv zu verhindern, muß der Zahn für eine gewisse Zeit retiniert werden. In den meisten Fällen wird diese Retention zum Teil dadurch bewirkt, daß die festsitzende Apparatur passiv im Mund belassen wird.

In einigen Fällen empfiehlt sich zur Retention bestimmter Zähne der geklebte Teilbogen. Dies gilt insbesondere bei Erwachsenen für die Stabilisierung der 2. Prämolaren nach Schließung der Extraktionslücken der 1. Prämolaren. Wenn die 2. Prämolaren vor der Behandlung in Infraokklusion standen, besteht nach einer Extrusion meist eine ausgeprägte Tendenz zur Kontraktion des Fasergewebes.

Die apikale Basis. Verschiedene Untersucher[11, 106] haben die Aufmerksamkeit auf die Bedeutung der anatomischen und morphologischen Anordnung der alveolären Strukturen gelenkt. Die umgebenden Knochenlamellen und die verankern-

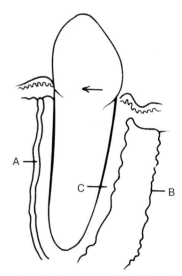

Abb. 2-136 Gewebeveränderungen nach der körperlichen Retraktion eines unteren Eckzahnes beim Affen. Kontinuierliche Kraft von etwa 120 g. A – während der Rezidivphase neugebildete Knochenschicht, B – Ruhelinie, die die während der Zahnbewegung neugebildete Knochenschicht begrenzt. C – Periodontalbereich, in dem in einigen Schnitten Spuren einer Hyalinisationszone beobachtet wurden als Folge der Rezidivbewegung (aus *Mulligan*, W. und *Niewold*, B. D. L.: Thesis, University of Texas, 1962).

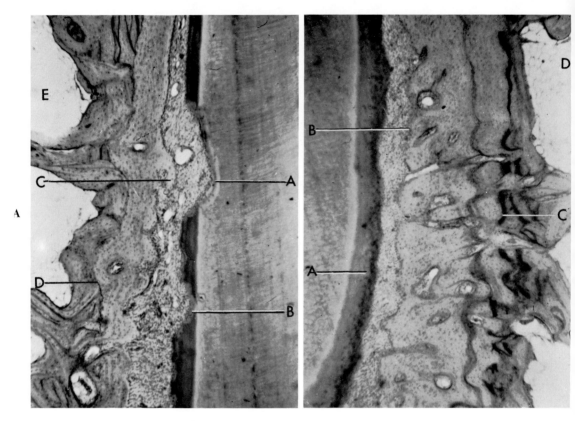

Abb. 2-137 Histologisches Bild des in Abb. 2-136 schematisch dargestellten Tierversuchs. A: Druckseite, A und B – Wurzelresorptionslakunen, teilweise durch Osteozement aufgefüllt, C – während der Rezidivbewegung gebildetes Osteoid, D – Umkehrlinie begrenzt die während des Rezidivs neugebildete Knochenschicht, E – Markraum. B: Zugseite. A – Wurzelzement, B – umschriebener Resorptionsbereich im neugebildeten Knochen; in einigen Schnitten wurden knapp unterhalb des Bereiches B Spuren von hyalinisiertem Gewebe beobachtet, C – dunkel gefärbte Ruhelinie als Indikator der neugebildeten Knochenschichtdicke, D – Höhle mit Fettmark. Eine weitere Rückbewegung des Zahnes wird durch den an der Zugseite gebildeten, relativ dichten Knochen verhindert (aus *Mulligan,* W. und *Niewold,* B. D. L.: Thesis, University of Texas, 1962).

den Faserelemente sind so angeordnet, daß sie größeren vestibulo-oralen Bewegungen einen Widerstand entgegensetzen. Wenn diese Strukturen therapeutisch in ein Ungleichgewicht gebracht werden, tendieren sie zur Kontraktion und es kommt zum Rezidiv.[55] Diese reaktive Zahnbewegung ist besonders ausgeprägt nach einer Dehnungstherapie. In diesem Zusammenhang entwickelte sich aus dem Begriff *apikale Basis* ein Grundprinzip der kieferorthopädischen Denkweise – wenn ein Rezidiv vermieden werden soll,

darf die Behandlung einer Dysgnathie nicht auf einer Zahnbogenerweiterung beruhen. Im Prinzip ist das Konzept der apikalen Basis durchaus korrekt. Die genauere Beobachtung der betroffenen Strukturen zeigt jedoch, daß am Ende der Retentionsphase die Rezidivneigung im Bereich der apikalen Basis geringer ist als in den Gewebeanteilen des zervikalen Wurzeldrittels.

Ein Wurzeltorque läßt sich sowohl nach vestibulär als auch nach oral durchführen. Eine langsame, allmähliche Torque-Bewegung oder auch eine

Rezidiv und Retention

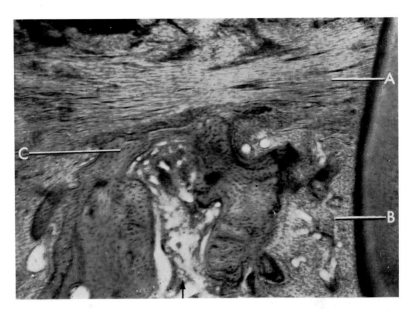

Abb. 2-138 Alveolarrandbereich eines Zahnes beim Affen. A – transseptale und freie Gingivafasern. Zu beachten ist der unterschiedliche Verlauf dieser Fasern im Vergleich zu den eher entspannten Hauptfasern (B). C – knöcherner Alveolenrand; der Pfeil kennzeichnet die Markräume. Ähnliche supraalveoläre Fasern finden sich auch beim Menschen (Abb. 2-2 und 2-79 A).

Zahnkippung kann an der periostalen Alveolarwand in dem Bereich, der den Wurzelspitzen gegenüberliegt, zur ausgleichenden Knochenbildung führen (Abb. 2-68 und 2-69). Wird der Torque oder die Kippbewegung jedoch schnell durchgeführt, kann es zu einer Bewegung der Wurzelspitze durch die Alveolarwand und teilweise sogar durch den apikalen Knochen kommen.[86] Selbst wenn eine Wurzel durch das Knochengewebe bewegt wurde, bleibt sie in der Regel außerhalb des knöchernen Bereiches. Wie bei der körperlichen Bewegung führt die Umordnung und Kalzifikation der neugebildeten Knochenbälkchen an der Zugseite zur Bildung eines relativ dichten Knochengewebes, das zunächst dem Rezidiv entgegenwirkt (Abb. 2-137). Die größte Rezidivtendenz entsteht durch die Strukturen im Bereich des zervikalen Wurzeldrittels.

Vom klinischen Standpunkt aus kann man daher sagen, daß im Bereich der apikalen Basis nur dann eine nennenswerte Rezidivneigung besteht, wenn die Retentionsphase weggelassen wird.

Posttherapeutische Veränderungen der supraalveolären Strukturen. Eine spezielle Funktion wird den freien gingivalen und transseptalen Fasern zugeschrieben. Verglichen mit anderen Fasern haben sie einen aktiveren Anteil an der Aufrechterhaltung der Zahnstellung (Abb. 2-138). Die freien Gingivafasern sind mit den supraalveolären Weichgeweben der Nachbarzähne verflochten und bilden mit ihnen ein kontinuierliches Fasersystem (Abb. 2-2). Im supraalveolären Gewebe finden sich außerdem elastische und Oxytalanfasern, durch die die Kontraktionskraft dieses Fasersystems nach Verlagerungen oder Dehnungen zusätzlich gesteigert wird.[81]

Die Wirkung dieser Kontraktion ist am besten an der Zugseite eines gekippten oder rotierten Zahnes zu beobachten. Wenn der Kippbewegung keine Retentionsphase folgt, kann selbst die chirurgische Entfernung des supraalveolären Gewebes ein gewisses Rezidiv nicht verhindern, da in diesem Fall die Faserbündel des mittleren und apikalen Wurzeldrittels in Aktion treten.[82] Die Aus-

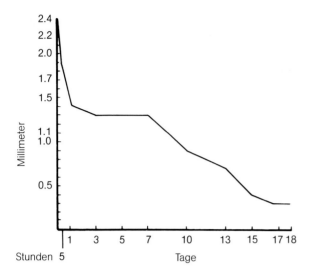

Abb. 2-139 Zahnbewegungsrate einer Rezidivbewegung nach Absetzen des Gerätes im Anschluß an eine Labialkippung. Oberer seitlicher Schneidezahn eines 12jährigen Patienten. Kraft 40 g. Der größte Teil der Rückbewegung erfolgte während der ersten 5 Stunden. Die Hyalinisationsphase dauerte vom 3. bis zum 7. Tag. Ein Teil der Rezidivbewegung kann durch die Muskelfunktion verursacht worden sein (aus *Reitan,* K.: Am J. Orthod. 53:721, 1967).

wirkungen der Kontraktion der Haupt- und der supraalveolären Fasern sind in der Abb. 2-135 schematisch dargestellt. Die Krone dieses Untersuchungszahnes war in einem Zeitraum von 40 Tagen um 2 mm gekippt worden. Nach Absetzen der Kippkraft wurde das Ausmaß der Rezidivbewegung graphisch aufgezeichnet (Abb. 2-135). Bereits nach 2 Stunden machte sich eine gewisse Rückbewegung bemerkbar, die teilweise dadurch verursacht war, daß der Zahn innerhalb des Periodontalspaltes eine aufrechtere Position einzunehmen begann. Eine weitere Rezidivbewegung wurde in den folgenden Tagen beobachtet – insgesamt etwa 0,5 mm innerhalb von 4 Tagen. Nach diesem Zeitpunkt kam es zu keiner weiteren Stellungsänderung. Histologisch waren die Ursachen dieses Zahnstillstands Hyalinisationszonen auf der Zugseite. Das experimentelle Beispiel zeigt, daß die Faserkontraktion stark genug ist, um eine Hyalinisation auszulösen.

Ähnliche Hyalinisationsbereiche sind auch beim Menschen nach Kippbewegungen ohne anschließende Retention zu beobachten. Ein Beispiel dafür findet sich in der Abb. 2-139. Zu bemerken ist auch hier, daß der Hauptanteil des Rezidivs während der ersten 5 Stunden nach Entfernung der Apparatur einsetzt. Diese Rezidivneigung stellt für den Behandler eine Herausforderung dar. Tatsache ist, daß es, wenn eine festsitzende Apparatur mindestens 2 Monate zur Retention im Munde belassen wird, zur Neuanordnung des alveolären Knochens und der Hauptfasern kommt, während sich die supraalveolären Strukturen erst dann umbauen, wenn der Zahn sein physiologisches Gleichgewicht wiedergefunden hat.

Überkorrektur der Zahnstellung. Die Retention rotierter Zähne verdeutlicht wohl am besten die Auswirkung einer persistierenden Verlagerung der supraalveolären Faserstrukturen (Abb. 2-100). Die Umordnung des Knochengewebes und der Hauptfasern erfolgt zwar im mittleren und apikalen Wurzeldrittel, aber nicht im supraalveolären Bereich. Die klinische Erfahrung hat gezeigt, daß dieses Problem teilweise durch Überkorrektur zu lösen ist. Selbst bei Überrotation sind jedoch zur Vermeidung eines Rezidivs gewisse Vorsichtsmaßnahmen empfehlenswert.[23, 87] Eine der Möglichkeiten stellt – wie bereits erwähnt – die Eingliederung einer „unsichtbaren" Retentionsplatte aus Kunststoff dar. Von Vorteil ist es auch, die Behandlung frühzeitig, d. h. beim jungen Patienten durchzuführen, da in diesem Fall neugebildete Fasern im apikalen Wurzelbereich zur Stabilisierung der Zahnstellung beitragen.

Literatur

1. *Ahlgren, J.*
   An electromyographic analysis of the response to activators (Andresen-Häupl therapy), Odontol. Rev. 11:125, 1960.
2. *Atherton, J. D.*
   The gingival response to orthodontic tooth movement, Am. J. Orthod. 58:179, 1970.
3. *Avery, J.*
   Histology and embryology. In Shapiro, M.: The scientific bases of dentistry, Philadelphia, 1966, W. B. Saunders Co., p. 57.
4. *Ballard, C. F.*
   A consideration of the physiological background of mandibular posture and movement, Dent. Pract. 6:80, 1955.
5. *Bassett, C. A., R. J. Pawluk und R. O. Becker*
   Effects of electric currents on bone in vivo. Nature 204:652, 1964.
6. *Baume, L. L. und H. Derichsweiler*
   Is the condylar growth center responside to orthodontic therapy? An experimental study in Macaca mulatta, Oral Surg. 14:347, 1961.
7. *Baumrind, S.*
   A reconsideration of the propriety of the „pressure-tension" hypothesis, Am. J. Orthod. 55:12, 1969.
8. *Baumrind, S., und L. D. Buck*
   Rate changes in cell replication and protein synthesis in the periodontal ligament incident to tooth movement, Am. J. Orthod. 57:109, 1970.
9. *Becks, H.*
   Root resorption and its relation to pathologic bone formation, Int. J. Orthod. 22:445, 1936.
10. *Bélanger, L. und B. B. Migicovsky*
    Histochemical evidence of proteolysis in bone: the influence of parathormone, J. Histochem. Cytochem. 11:734, 1963.
11. *Benninghoff, A.*
    Die Architektur der Kiefer und ihre Weichteilbedeckung, Paradentium 6:48, 1934.
12. *Bien, S. M.*
    Fluid dynamic mechanisms which regulate tooth movement, Adv. Oral Biol. 2:173, 1966.
13. *Björk, A.*
    The principles of the Andresen method of orthodontic treatment, Am. J. Orthod. 37:437, 1951.
14. *Björk, A.*
    Bite development and body build, Dent. Rec. 75:8, 1955.
15. *Björk, A.*
    Sutural growth of the upper face studied by the implant method. Europ. Orthod. Soc. Trans. 40:49, 1964.
16. *Boyle, P. E. editor*
    Kronfeld's histopathology of the teeth and their surrounding structures, ed. 4, Philadelphia, 1955, Lea & Febiger.
17. *Brain, W. E.*
    The effect of surgical transsection of free gingival fibers on the regression of orthodontically rotated teeth in the dog, Am. J. Orthod. 55:50, 1969.
18. *Breitner, C.*
    Experimentelle Veränderung der mesiodistalen Beziehungen der oberen und unteren Zahnreihen, Z. Stomatol. 28:134, 1930; 29:343, 1931.
19. *Buck, D. L., D. A. Griffith und M. J. Mills*
    Histologic evidence for lipids during human tooth movement, Am. J. Orthod. 64:619, 1973.
20. *Burstone, C. J. und M. H. Groves*
    Threshold and optimum force values für maxillary anterior tooth movement, J. Dent. Res. 39:695, 1961.
21. *DeAngelis, V.*
    Observations on the response of alveolar bone to orthodontic force, Am. J. Orthod. 58:284, 1970.
22. *Dellinger, E. L.*
    A histologic and cephalometric investigation of premolar intrusion in the Macaca speciosa monkey, Am. J. Orthod. 53:325, 1967.
23. *Edwards, J. G.*
    A study of the periodontium during orthodontic rotation of teeth, Am. J. Orthod. 54:441, 1968.
24. *Epker, B. N. und H. M. Frost*
    Correlation of bone resorption and formation with the physical behavior of loaded bone, J. Dent. Res. 44:33, 1965.
25. *Erickson, E. H., K. Kaplan und M. S. Aisenberg*
    Orthodontics and transeptal fibers, Am. J. Orthod. 31:1, 1945.
26. *Fukada, E., und I. Yasada*
    On the piezoelectric effect of bone, J. Phys. Soc. Jap. 12:1158, 1957.
27. *Fullmer, H. M.*
    Observations on the development of oxytalan fibers in the periodontium of man, J. Dent. Res. 38:510, 1959.
28. *Gianelly, A. A. und H. M. Goldman*
    Biologic basis of orthodontics, Philadelphia, 1971, Lea & Febiger.
29. *Gonzales, F. und M. J. Karnovsky*
    Electron microscopy of osteoclasts in healing fractures of rat bone, J. Biophys. Biochem. Cytol. 9:299, 1961.
30. *Gottlieb, B. und B. Orban,*
    Die Veränderung der Gewebe bei übermäßiger Beanspruchung der Zähne, Leipzig, 1931, Georg Thieme Verlag.

31. *Graber, T. M.*
 Extraoral force–facts and fallacies, Am. J. Orthod. 41:490, 1955.
32. *Graber, T. M.*
 The „three M's": muscles, malformation, and malocclusion, Am. J. Orthod. 49:418, 1963.
33. *Graber, T. M., D. D. B. Chung* und *J. T. Aoba*
 Dentofacial orthopedics versus orthodontics, J. Am. Dent. Assoc. 75:1145, 1967.
34. *Gubler, W.*
 Zur Frage der orthodontisch verursachten Wurzelresorption, Schweiz. Monatsschr. Zahnheilkd. 49:917, 1939.
35. *Gwynne-Evans, E.* und *W. J. Tulley*
 Clinical types, Dent. Pract. 6:222, 1956.
36. *Häupl, K.*
 Gewebsumbau und Zahnverdrängung in der Funktions-Kieferorthopädie, Leipzig, 1938, Johann Ambrosius Barth.
37. *Henry, J.* und *J. P. Weinmann*
 The pattern of resorption and repair of human cementum, J. Am. Dent. Assoc. 42:270, 1951.
38. *Holland, D. J.*
 Surgical positioning of unerupted impacted teeth, Oral Surg. 9:130, 1956.
39. *Hotz, R.*
 Periodontal reaction to strong forces following treatment with fixed appliances, Fortschr. Kieferorthop. 27:220, 1966.
40. *Huettner, R. J.* und *R. W. Young*
 The movability of vital and devitalized teeth in the Macacus rhesus monkey, Am. J. Orthod. 41:594, 1955.
41. *Humerfelt, A.* und *K. Reitan*
 Effects of hypercementosis on the movability of teeth during orthodontic treatment, Angle Orthod. 36:179, 1966.
42. *Joho, J. P.*
 The effects of extraoral low-pull traction to the mandibular dentition of Macaca mulatta, Am. J. Orthod. 64:555, 1973.
43. *Justus, R.* und *H. J. Luft*
 A mechanochemical hypothesis for bone remodeling induced by mechanical stress. Calif. Tissue Res. 5:222, 1970.
44. *Ketcham, A. H.*
 A progress report of an investigation of apical resorption of vital permanent teeth, Int. J. Orthod. 15:310, 1929.
45. *Kloehn, S. J.*
 Orthodontics, force or persuasion, Angle Orthod. 23:56, 1953.
46. *Krebs A.*
 Midpalatal suture expansion studied by the implant method over a seven-year period, Eur. Orthod. Soc. Trans. 40:131, 1964.
47. *Kronfeld, R.* und *J. P. Weinmann*
 Traumatic changes in the periodontal tissue of deciduous teeth, J. Dent. Res. 19:441, 1940.
48. *Kvam, E.*
 A study of the cell-free zone following experimental tooth movement in the rat, Europ. Orthod. Soc. Rep. Congr. 45:419, 1970.
49. *Kvam, E.*
 Preparation of human premolar roots for scanning electron microscopy, Scand. J. Dent. Res 79:295, 1971.
50. *Kvam, E.*
 Scanning electron microscopy of organic structures on the root surface of human teeth, Scand. J. Dent. Res. 80:297, 1972.
51. *Kvam, E.*
 Topography of principal fibers, Scand. J. Dent. Res. 81:553, 1973.
52. *Lear, C. S. C., J. B. Flanagan* und *C. F. A. Moorrees*
 The frequency of deglutition in man, Arch. Oral Biol. 10:83, 1965.
53. *Lind, V.*
 Short root anomaly, Scand. J. Dent. Res. 80:85, 1972.
54. *Linge, L.*
 Tissue changes in facial sutures incident to mechanical influences. Thesis, University of Oslo, 1973.
55. *Lundström, A. F.*
 Malocclusions of the teeth regarded as a problem in connection with the apical base, Sven. Tandläk. Tidskr. 16:147, 1923.
56. *Macapanpan, L. C., J. P. Weinmann* und *A. G. Brodie*
 Early tissue changes following tooth movement in rats, Angle Orthod. 24:79, 1954.
57. *Marshall, J. A.*
 Root absorption of permanent teeth, J. Am. Dent. Assoc. 17:1221, 1930.
58. *Massler, M.* und *A. J. Malone*
 Root resorption in human permanent teeth, Am. J. Orthod. 40:619, 1954.
59. *McNamara, J. A.*
 Neuromuscular and skeletal adaptations to altered function in the orofacial region, Am J. Orthod. 64:578, 1973.
60. *Meikle, N. C.*
 The effect of Class II intermaxillary force on the dentofacial complex in the adult Macaca mulatta monkey, Am. J. Orthod. 58:323, 1970.
61. *Melcher, A. H.* und *J. E. Eastoe*
 Synthesis of connective tissues. In Melcher, A. H., and Bowen, W. H.: Biology of the periodontium, New York 1969, Academic Press, Inc.

62. *Melsen, B.*
A histological study of the influence of sutural morphology and skeletal maturation on rapid palatal expansion in children, Eur. Orthod. Soc. Rep. Congr. 48:499, 1972.
63. *Moore, A. W.*
Observations on facial growth and its clinical significance, Am. J. Orthod. 45:399, 1959.
64. *Moyers, R. E.*
An electromyographic analysis of certain muscles involved in temporomandibular joint movement, Am. J. Orthod. 36:481, 1950.
65. *Müller, G.*
Funktion und Volumen, Fortschr. Kieferorthop. 24:276, 1963.
66. *Mulligan, W. und B. D. L. Niewold*
Differential forces in retracting cuspids in the monkey (Macaca mulatta). Thesis, University of Texas, 1962.
67. *Murphy, W. H.*
Oxytetracycline microfluorescent comparison of orthodontic retraction into recent and healed extraction sites, Am. J. Orthod. 58:215, 1970.
68. *Olsen, B. R.*
Electron microscope studies on collagen. II. Mechanism of linear polymerization of tropo-collagen molecules, Z. Zellforsch. 59:199, 1963.
69. *Oppenheim, A.*
Die Krise in der Orthopädie, Z. Stomatol. 31:447, 1933.
70. *Oppenheim, A.*
Human tissue response to orthodontic intervention of short and long duration, Am. J. Orthod. 28:263, 1942.
71. *Oppenheim, A.*
Possibility for orthodontic physiologic movement, Am. J. Orthod. 30:277, 1944.
72. *Orban, B.*
Beziehungen zwischen Zahn und Knochen. Bewegung der Zahnkeime, Z. Anat. Entw. Gesch. 83:804, 1927.
73. *Orban, B.*
Tissue changes in traumatic occlusion, J. Am. Dent. Assoc. 15:2090, 1928.
74. *Picton, D. C. A.*
On the part played by the socket in tooth support, Arch. Oral Biol. 10:945, 1965.
75. *Ponitz, R. J.*
Invisible retainers, Am. J. Orthod. 59:266, 1971.
76. *Poulton, D. R.*
Electric pulp testing in orthodontic patients, J. Dent. Child. 28:308, 1961.
77. *Rateitschak, K. L. und F. A. Herzog-Specht*
Reaction and regeneration of the periodontal structures following orthodontic treatment with fixed appliances, Schweiz. Monatsschr. Zahnheilkd. 75:741, 1965.
78. *Reitan, K.*
Continuous bodily tooth movement and its histological significance, Acta Odontol. Scand. 7:115, 194.
79. *Reitan, K.*
The initial tissue reaction incident to orthodontic tooth movement as related to the influence of function, Acta Odontol. Scand. (suppl. 6), 1951.
80. *Reitan, K.*
Tissue reaction as related to the age factor, Dent. Rec. 74:271, 1954.
81. *Reitan, K.*
Some factors determining the evaluation of forces in orthodontics, Am. J. Orthod. 43:32, 1957.
82. *Reitan, K.*
Tissue rearrangement during retention of orthodontically rotated teeth, Angle Orthod. 29:105, 1959.
83. *Reitan, K.*
Tissue behavior during orthodontic tooth movement, Am. J. Orthod. 46:881, 1960.
84. *Reitan, K.*
Behavior of Malassez' epithelial rests during orthodontic tooth movement, Acta Odontol. Scand. 19:443, 1961.
85. *Reitan, K.*
Bone formation and resorption during reversed tooth movement. In Kraus, B. S., and Riedel, R. A.: Vistas in orthodontics, Philadelphia 1962, Lea & Febiger, p. 69.
86. *Reitan, K.*
Effects of force magnitude and direction of tooth movement on different alveolar bone types, Angle Orthod. 34:244, 1964.
87. *Reitan, K.*
Principles of retention and avoidance of posttreatment relapse, Am. J. Orthod. 55:776, 1969.
88. *Reitan, K.*
Evaluation of orthodontic forces as related to histologic and mechanical factors, Schweiz. Monatsschr. Zahnheilkd. 80:579, 1970.
89. *Reitan, K.*
Orthodontic treatment of patients with psychogenic, muscular and articulation disturbances, Tandleagebladet 75:1182, 1971.
90. *Reitan, K.*
Initial tissue behavior during apical root resorption, Angle Orthod. 44:68, 1974.
91. *Reitan, K. und E. Kvam*
Comparative behavior of human and animal tissue during experimental tooth movement, Angle Orthod. 41:1, 1971.

92. *Ricketts, R. M.*
 Various conditions of the temporomandibular joint as revealed by cephalometric laminography, Angle Orthod. 22:98, 1952.
93. *Riedel, R. A.*
 Review of the retention program, Angle Orthod. 6:179, 1960.
94. *Rinderer, L.*
 The effects of expansion of the palatal suture, Eur. Orthod. Soc. Rep. Congr. 42:1, 1966.
95. *Rix, R. E.*
 Deglutition and the teeth, Dent. Rec. 66:105, 1946.
96. *Rudolph, C. E.*
 An evaluation of root resorption occurring during orthodontic treatment, J. Dent. Res. 19:367, 1940.
97. *Rygh, P.*
 Erythrocytic crystallization in rat molar periodontium incident to tooth movement, Scand. J. Dent. Res. 81:62, 1973.
98. *Rygh, P.*
 Ultastructural changes in pressure zones of human periodontium incident to orthodontic tooth movement, Acta Odontol. Scand. 31:109, 1973.
99. *Rygh, P.*
 Elimination of hyalinized periodontal tissues associated with orthodontic tooth movement, Scand. J. Dent. Res. 82:57, 1974.
100. *Rygh, P. und K. Reitan*
 Changes in the supporting tissues of submerged deciduous molars with and without permanent successors, Odontol. Tidskr. 72:345, 1964.
101. *Sandstedt, C.*
 Einige Beiträge zur Thorie der Zahnregulierung, Nord. Tandl. Tidskr. 5:236, 1904; 6:1, 1905.
102. *Schubert M. und D. Hamerman*
 A primer on connective tissue biochemistry, Philadelphia, 1968, Lea & Febiger.
103. *Schwarz, A. M.*
 Über die Bewegung Belasteter Zähne, D. Stomatol. 26:40, 1928.
104. *Schwarz, A. M.*
 Tissue changes incident to tooth movement, Int. J. Orthod. 18:331, 1932.
105. *Scott, B. L.*
 The occurrence of specific cytoplasmic granules in the osteoclast, J. Ultrastruct. Res. 19:417, 1967.
106. *Seipel, C. M.*
 Trajectories of the jaws, Acta Odontol. Scand. 8:81, 1948.
107. *Selvig, K. A.*
 An ultrastructural study of cementum formation, Acta Odontol. Scand. 22:105, 1964.
108. *Selvig, K. A.*
 The fine structure of human cementum. Acta Odontol. Scand. 23:423, 1965.
109. *Shamos, M. H., und L. S. Lavine*
 Piezoelectricity as a fundamental property of biological tissues, Nature 213:267, 1967.
110. *Sicher, H.*
 Bau und Funktion des Fixations apparates des Meerschweinchenmolaren, Z. Stomatol. 21:580, 1923.
111. *Sicher, H.*
 Tooth eruption, the axial movement of continuously growing teeth, J. Dent. Res. 21:201, 1942.
112. *Sicher, H. editior*
 Orban's oral histology and embryology, ed. 5, St. Louis, 1962, The C. V. Mosby Co.
113. *Skillen, W. und K. Reitan*
 Tissue changes following rotation of teeth in the dog, Angle Orthodl. 10:140, 1940.
114. *Skogsborg, C.*
 The use of septotomy in connection with orthodontic treatment, Int. J. Orthod. 18:659, 1932.
115. *Slagsvold, O.*
 Autotransplantation of premolars in cases of missing anterior teeth, Eur. Orthod. Soc. Rep. Congr. 46:473, 1970.
116. *Spaulding, F. W.*
 Obtundant effect of vibration, Am. J. Orthod. 45:917, 1959.
117. *Stein, G. und J. Weinmann*
 Die physiologische Wanderung der Zähne, Z. Stamatol. 23:733, 1925.
118. *Stenvik, A.*
 Pulp and dentine reactions to experimental tooth intrusion (a histologic study of long-term effects), Eur. Orthod. Soc. Rep. Congr. 45:449, 1970.
119. *Stenvik, A. und I. A. Mjör*
 Pulp and dentine reactions to experimental tooth intrusion: a histologic study of the initial changes, Am. J. Orthod. 57:370, 1970.
120. *Storey, E.*
 Bone changes associated with tooth movement. A histological study of the effect of force for varying durations in the rabbit, guinea pig and rat, Aust. J. Dent. 59:209, 1955.
121. *Storey, E. und R. Smith: Force in orthodontics and its relation tooth movement, Aust. J. Dent. 56:11, 1952.*
122. *Strang, H. W.*
 Factors associated with successful orthodontic treatment, Am. J. Orthod. 38:790, 1952.
123. *Stuteville, O. H.*
 Injuries to the teeth and supporting structures caused by various orthodontic appliances and methods of preventing these injuries, J. Am. Dent. Assoc. 24:1494, 1937.
124. *Ten Cate, A. R.*
 Physiological resorption of connective tissue as-

sociated with tooth eruption, J. Periodont. Res. 6:168, 1971.
125. Tweedle, J. A.
The effect of local heat on tooth movement, Angle Orthod. 35:219, 1965.
126. Utley, R. K.
The activity of alveolar bone incident to orthodontic tooth movement as studied by oxytetracycline induced fluorescence, Am. J. Orthod. 54:167, 1968.
127. Waerhaug, J.
Tissue reaction to metal wires in healthy gingival pockets, J. Periodontol. 28:239, 1957.
128. Weinmann, J. P., und H. Sicher
Bone and bones, St. Louis, 1947, The C. V. Mosby Co.
129. Weinstein, S., D. C. Haack et al.
On an equilibrium theory of tooth position, Angle Orthod. 33:1, 1963.
130. Wentz, F. M., J. R. Jarabak und B. Orban
Experimental occlusal trauma imitating cuspal interference, J. Periodontol. 29:117, 1958.
131. Wieslander, L.
The effect of orthodontic treatment on the concurrent development of the craniofacial complex, Am. J. Orthod. 49:15, 1963.
132. Young, R. W.
Cell proliferation and specialization during endochondral osteogenesis in young rats, J. Cell Biol. 14:357, 1962.
133. Zachrisson, B. U.
Gingival condition associated with orthodontic treatment. II. Histologic findings. Angle Orthod. 42:352, 1972.

Weiterführende Literatur

Ahlgren, J. G. A. B. F. Ingervall und B. L. Thilander
Muscle activity in normal and postnormal occlusion, Am. J. Orthod. 64:445, 1973.
Andreasen, G. und C. Naessig
Experimental findings on mesial relapse of maxillary first molars, Angle Orthod. 38:51, 1968.
Armstrong, M. M.
Controlling the magnitude, direction, and duration of extraoral force, Am. J. Orthod. 59:217, 1971.
Avery, J. K. und R. Rapp
Pain conduction in human dental tissues, Dent. Clin. North Am., p. 489, July 1959.
Bassett, C. A. L. und R. O. Becker
Generation of electric potentials by bone in response to mechanical stress, Science 137:1063, 1962.
Bien, S. M.
Difficulties and failures in tooth movement. Responses to mechanotherapy, Eur. Orthod. Soc. Trans., p. 52, 1967.
Björk, A. und V. Skieller
Facial development and tooth eruption. An implant study at the age of puberty, Am. J. Orthod. 62:339, 1972.
Brescia, N. J.
Applied dental anatomy, St. Louis, 1961, The C. V. Mosby Co.
Brodie, A. G.
Muscular factors in diagnosis, treatment, and retention, Angle Orthod. 23:71, 1953.
Buck, D. L. und D. H. Church
A histologic study of human tooth movement, Am. J. Orthod. 62:507, 516, 1972.
Carmichael, G. G. und H. M. Fullmer
The fine structure of the oxytalan fiber, J. Cell. Biol. 28:33, 1966.
Crumley, P. J.
Collagen formation in the normal and stressed periodontium. Periodontics 2:53, 1964.
Cunat, J. J.
Activators: an orthopedic puzzle, Am. J. Orthod. 65:16, 1974.
Delaire, J.
Le syndrome prognathique mandibulaire, Orthod. Fr.: 45:203, 1976.
Delaire, J., P. Verdon, J. P. Lumineau et al.
Quelques résultates des tractions extra-orales à l'appui fronto-mentonnier dans le traitement orthopédique des malformations maxillo-mandibulaires de classe III et des séquelles osseuses des fentes labio-maxillaires, Rev. Stomat. 73:633, 1972.
Edwards, J. G.
The prevention of relapse in extraction cases, Am. J. Orthod. 60:128, 1971.
Enlow, D. H.
Functions of the haversian system, Am. J. Anat. 110:269, 1962.
Fortin, J. M.
Translation of premolars in the dog by controlling the moment-to-moment force ratio on the crown, Am. J. Orthod. 59:541, 1971.
Frank, F. M.
Apposition et resorption de l'os alvéolaire, Orthop. Dentofaciale 6:201, 1972.
Furseth, R.
Studies of normal and of clinically and experimentally altered dental cementum. Thesis, University of Oslo, 1970.
Furstmann, L., S. Bernick und D. Aldrich
Differential response incident to tooth movement, Am. J. Orthod. 59:600, 1971.
Gaudet, E. L.
Tissue changes in the monkey following root torque

with the Begg technique, Am. J. Orthod. 58:164, 1970.

Gianelly, A.
Mandibular cervical traction in the treatment of Class I malocclusions, Am. J. Orthod. 60:257, 1971.

Goldhaber, P.
Bone-resorption factors, cofactors, and giant vacuole osteoclasts in tissue culture. In Gaillard, J., Talmage, T. V., and Budy, A. M., editors: The parathyroid glands, Chicago, 1965, University of Chicago Press, p. 1953.

Haim, G.
Elektronenmikroskopische Untersuchungen der kollagenen und elastischen Fasern, Dtsch. Zahn. Mund. Kieferheilkd. 41:196, 1964.

Halderson, H., E. E. Johns und R. Moyers
The selection of forces for tooth movement, Am. J. Orthod. 39:25, 1953.

Harvold, E. P., K. Vargevik und G. Chierici
Primate experiments on oral sensation and dental malocclusions, Am. J. Orthod. 63:494, 1973.

Hodel, C. und W. Meier-Ruge
Enzyme histochemical investigations on giant cells of specific and nonspecific granulation tissue, and of malignant tumours, Pathol. Eur. 1:425, 1966.

Hovell, J. H.
Recent advances in orthodontics, Br. Dent. J. 98:114, 1955.

Janzen, E. K. und J. A. Bluher
The cephalometric, anatomic, and histologic changes in Macaca mulatta after application of a continuous-acting retraction force on the mandible, Am. J. Orthod. 51:823, 1965.

Jarabak, J. R.
The adaptability of the temporal and masseter muscles; an electromyographical study, Angle Orthod. 24:193, 1954.

Kaplan, R. G.
mandibular third molars and postretention crowding, Am. J. Orthod. 66:411, 1974.

Kloehn, S. J.
An appraisal of the results of treatment of Class II malocclusions with extra-oral forces, Eur. Orthod. Soc. Trans., p. 112, 1961.

Koski, K.
Cranial growth centers: facts of fallacies? Am. J. Orthod. 54:566, 1968.

Kurihara, S., und D. H. Enlow
An electron microscopic study of attachments between periodontal fibers and bone during alveolar remodeling, Am. J. Orthod. 77:516, 1980.

Kvam, E.
Scanning electron microscopy of tissue changes on the pressure surface of human premolars following tooth movement, Scand. J. Dent. Res. 80:357, 1972.

Langeland, K.
Tissue changes in the dental pulp. An experimental histologic study. Thesis, University of Oslo, 1957.

Lemoine, C., A. Petrovic und J. Stutzmann
Inflammatory process of the rat maxilla after molar auto transplantation, J. Dent. Res. 49:1175, 1970.

Löe, H.
Bone tissue formation. A morphological and histochemical study. Acta Odontol. Scand. (suppl. 27), p. 1, 1960.

Magnusson, B.
Tissue changes at erupting molars in germ free rats, J. Periodont. Res. 4:181, 1969.

Massler, M.
Changes in the lamina dura during tooth movement, Am. J. Orthod. 40:364, 1954.

Melcher, A. H.
Presence of histologically demonstrable bound lipid in gingival connective tissue and loss during collagenolysis, J. Periodont. Res. 1:237, 1966.

Midgett, R. J., R. Shaye und J. F. Fruge
The effect of altered bone metabolism on orthodontic tooth movement, Am. J. Orthod. 80:256, 1980.

Moss, M. L., und L. Salentijn
Differeces between the functional matrices in anterior open-bite and in deep overbite, Am. J. Ortod. 60:264, 1971.

Moyers, R. E. und J. L. Bauer
The periodontal response to various tooth movements, Am. J. Orthod. 36:572, 1950.

Mühlemann, H. R.
Periodontometry. A method for measuring tooth mobility, Oral Surg. 4:1220, 1951.

Mühlemann, H. R.
Ten years of tooth mobility measurements, J. Periodontol. 31:110, 1960.

Nakamura, M.
In vitro study on the cellular responses to the compressive force in orthodontics, J. Osaka Dent. Univ. 2:1, 1968.

Nordenram, Å, G. Bang und G. Anneroth
A histopathologic study of replanted teeth with superficially demineralized root surfaces in Java monkeys, Scand. J. Dent. Res. 81:294, 1973.

Oppenheim, A.
Die Veränderungen der Gewebe insbesondere des Knochens bei der Verschiebung der Zähne, Oester. Ung. Vjschr. Zahnheilkd. 27:302, 1911.

Oppenheim, A.
Biologic orthodontic therapy and reality, Angle Orthod. 6:69, 1936.

Oppenheim, A.
Artificial elongation of teeth, Am J. Orthod. 26:931, 1940.

Parker, G. R.
Transseptal fibers and relapse following bodily retraction of teeth. A histologic study, Am. J. Orthod. 61:331, 1972.

Perez-Tamayo, R.
Mechanisms of disease. An introductio to pathology, Philadelphia, 1961, W. B. Saunders Co.

Perry, H. T.
Functional electromyography of the temporal and masseter muscles in Class II, Division 1, malocclusion and excellent occlusion, Angle Orthod. 25:49, 1955.

Perry, H. T.
Adolescent temporomandibular dysfunction, Am. J. Orthod. 63:517, 1973.

Posselt, U.
Occlusal rehabilitation, Dent. Pract. 9:255, 1959.

Roberts, W. E.
Cell kinetic nature and diurnal and periodicity of the rat periodontal ligament, Arch. Oral Biol. 20:465, 1975.

Roberts, W. E.
Cell population dynamics of periodontal ligament stimulated with parathyroid extract, Am. J. Anat. 143:263, 1975.

Roberts, W. E. und D. C. Chase
Kinetics of cell proliferation and migration associated with orthodontically induced osteogenesis, J. Dent. Res. 60:174, 1981.

Roberts, W. E., D. C. Chase und W. S. S. Jee
Counts of labelled mitoses in the orthodontically stimulated periodontal ligament in the rat, Arch. Oral Biol. 19:665, 1974.

Roberts, W. E., W. C. Goodwin und S. R. Heiner
Cellular response to orthodontic force, Dent. Clin. North Am. 25:3, 1981.

Roberts, W. E., R. K. Smith und J. A. Cohen
Change in electrical potential within the periodontal ligament of a tooth subjected to osteogenic loading. In Dixon, A. D., and Sarnat, B. G., editors: Factors and mechanisms influencing bone growth, New York, 1982, Alan R. Liss, Inc.

Rosenstein, S. W. und B. N. Jacobsen
Retention: an equal partner, Am. J. Orthod. 59:323, 1971.

Rygh, P. und R. Tindlund
Orthopedic expansion and protraction of the maxilla in cleft palate patients – a new treatment rationale, Cleft Palate J. 19:104, 1982.

Slagsvold, O. und B. Bjercke
Autotransplantasjon av premolarer, Göteborgs Tandlak. Sallsk. Arsbok, p. 45, 1967.

Smith, R. und E. Storey
The importance of force in orthodontics; the design of cuspid retraction springs, Aust. Dent. J. 56:291, 1952.

Spiegel, R. N., A. H. Sather und A. B. Hayles
Cephalometric study of children with various endocrine diseases, Am. J. Orthod. 59:362, 1971.

Stenvik, A.
The effect of extrusive orthodontic forces on human pulp and dentin, Scand. J. Dent. Res. 79:430, 1971.

Stöckli, P. W., und H. G. Willert
Tissue reactions in the temporomandibular joint resulting from anterior displacement of the mandible in the monkey, Am. J. Orthod. 60:142–154, 1971.

Storey E.
Bone changes associated with tooth movement. A radiographic study, Aust. Dent. J. 57:57, 1953.

Storey, E.
The nature of tooth movement, Am. J. Orthod. 63:292, 1973.

Storey, E.
Tissue response to the movement of bones, Am. J. Orthod. 64:229, 1973.

Stutzmann, J. und A. Petrovic
La vitesse de renouvellement de l'os alvéolaire chez l'adulte avant et pendant le traitement orthodontique, Rev. Orthop. Dentofaciale 14:437, 1980.

Stutzmann, J. und A. Petrovic
Die Umbaugeschwindigkeit des Alveoloarknochens beim Erwachsenen vor und nach orthodontischer Behandlung, Fortschr. Kieferorthop. 42:386, 1981.

Stutzmann, J. A. Petrovic, R. Shaye et al.
Analyse en culture organotypique de la vitesse de formation-résorption de l'os alvéolaire humain prélevé avant et pendant un traitement comprenant le déplacement de dents: nouvelle voie d'approche en recherche orthodontique, Orthod. Fr. 50:399, 1979.

Tayer, B. H., A. A. Gianelly und M. P. Ruben
Visualization of cellular dynamics associated with orthodontic tooth movement, Am. J. Orthod. 54:515, 1968.

Thompson, H. E., H. I. Meyers, J. M. Waterman und V. D. Flanagan
Preliminary macroscopic observations concerning the potentiality of supra-alveolar collagenous fibers in orthodontics, Am. J. Orthod. 44:485, 1958.

Thompson, J. R.
Function – the neglected phase of orthodontics, Angle Orthod. 26:129, 1956.

Tulley, W. J.
Methods of recording patterns of behaviour of the orofacial muscles using the electromyograph, Dent. Rec. 73:741, 1953.

Turpin, D. L.
Growth and remodeling of the mandible in the Macaca mulatta monkey, Am. J. Orthod. 54:251, 1968.

Valderhaug, J. P. und M. U. Nylen
Function of epithelial rests as suggested by their ultrastructure, J. Periodont. Res. 1:69, 1966.

Van der Linden, F. P. G. M.
The removable orthodontic appliance, Am. J. Orthod. 59:376, 1971.

Weiterführende Literatur

Wainwright, W. M.
Faciolingual tooth movement: its influence on the root and cortical plate, Am. J. Orthod. 64:278, 1973.

Wylie, W. L.
Overbite and vertical dimension in terms of muscle balance, Angle Orthod. 14:13, 1944.

Zander, H. A. und *H. R. Mühlemann*
The effect of stresses on the periodontal structures, Oral Surg. 9:380, 1956.

Zengo, A. N., C. A. L. Bassett, R. L. Pawluk und *G. Prountzos*
In vivo bioelectric potentials in the dentoalveolar complex, Am. J. Orthod. 66:130, 1974.

Zengo, A. N., R. J. Pawluk und *C. A. L. Bassett*
Stress-induced bioelectric potentials in the dentoalveolar complex, Am. J. Orthod. 64:17, 1973.

Kapitel 3

Biophysik in der klinischen Kieferorthopädie

Charles J. Burstone

Eine der revolutionären Veränderungen der letzten 10 Jahre auf dem Gebiet der Biologie war die umfassende Anwendung der physikalischen Wissenschaften auf biologische Systeme. In ähnlicher Weise lassen sich auch physikalische, technische und mathematische Grundlagen sehr wirkungsvoll auf die Kieferorthopädie übertragen. Von den zahlreichen Anwendungsmöglichkeiten wird sich dieses Kapitel nur auf eine konzentrieren: Die Biophysik der kieferorthopädischen Apparaturen. Im Mittelpunkt steht dabei die Frage, inwieweit die theoretischen Grundlagen der Mechanik bei der Konstruktion und klinischen Handhabung eines kieferorthopädischen Gerätes eine praktische Hilfe darstellt.

Die Anwendungsmöglichkeiten der Mechanik erstrecken sich auf drei Bereiche.

Erstens weisen die technischen und physikalischen Grundkenntnisse den Weg zu einer verbesserten Konstruktion kieferorthopädischer Geräte. Wenn man sich bei der Entwicklung neuer Apparaturen ausschließlich auf Erfahrungswerte verläßt, werden die Möglichkeiten für Neuerungen sehr eingeengt. Die empirische Verfahrensweise muß einer neuen systematischen und physikalisch fundierten Entwicklungsmethode weichen. Die theoretische Mechanik kann bei der Konstruktion eines neuen Gerätes dadurch von Nutzen sein, daß sie die Übertragung der aus einer gebräuchlichen Apparatur gewonnenen Erkenntnisse auf die neue Apparatur ermöglicht. Hat sich z. B. ein Gerät für eine bestimmte Zahnbewegung bewährt, kann das Kraftsystem dieses Gerätes als Basis für die Konstruktion einer neuen Apparatur dienen. Wenn sich die empirische Verfahrensweise der Vergangenheit auch als wertvoll erwiesen hat, so ist doch zu hoffen, daß die Biophysik in der Kieferorthopädie für eine systematische und effektivere Entwicklung neuer Apparaturen eingesetzt wird.

Das *zweite* Anwendungsgebiet umfaßt die Biophysik der Zahnbewegung. Die quantitative Bestimmung der an den Zähnen angreifenden Kraftsysteme gewährleistet ein besseres Verständnis der klinischen und histologischen Reaktionen. Um die Vorgänge, die eine kieferorthopädische Kraft am Zahnhalteapparat auslöst, richtig beurteilen zu können, ist eine vollständige Definition des angreifenden Kraftsystems erforderlich. Darüber hinaus läßt sich die theoretische Mechanik zur Formulierung nützlicher Konzepte der Belastungsverteilung auf das Periodontium in Beziehung zum Knochenumbau verwenden.

Drittens ermöglichen physikalische Kenntnisse die gezielte Verbesserung der Behandlungsergebnisse. Jedesmal, wenn wir einen Bogen oder ein kieferorthopädisches Gerät nachstellen, gehen wir von bestimmten Annahmen über die Wirkungsweise des Gerätes und der resultierenden Zahnbewegung aus. Je genauer diese Annahmen den wirklichen Verhältnissen zwischen Kräften und Zahnbewegung entsprechen, um so eher wird zweifellos die Qualität der kieferorthopädischen Behandlung verbessert werden. Viele der unerwünschten Nebenwirkungen im Verlauf einer kieferorthopädischen Behandlung lassen sich direkt auf fehlende Kenntnisse der physikalischen Grundlagen bei der Handhabung und Aktivierung einer kieferorthopädischen Apparatur zurückführen. Gerade weil wir in der Kieferorthopädie mit so vielen Größen konfrontiert sind, die wir nicht vollständig steuern können, wie z. B. das Wachstum und die Gewebsreaktionen auf unsere Geräte, ist die eine Größe, deren Kontrolle in unseren Hän-

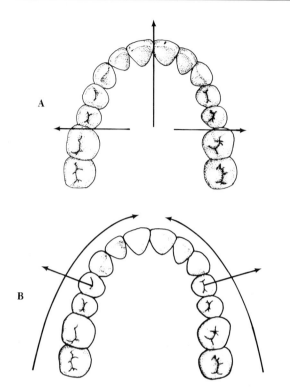
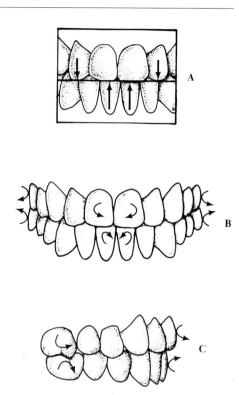

Abb. 3-1 Genormte Symbole. A: Lateral und frontal gerichtete Kräfte sind positiv, B: Bukkal, labial und mesial gerichtete Kräfte sind positiv. (Aus *Burstone*, C. J. und *Koenig*, H. A.: Am. J. Orthod. 65:270, 1974.)

Abb. 3-2 Genormte Symbole. A: Extrudierende Kräfte sind positiv, B und C: Drehmomente (Kräftepaare) zur Mesial-, Bukkal- und Labialbewegung der Zahnkronen sind positiv. (Aus *Burstone*, C. J. und *Koenig*, H. A.: Am. J. Orthod. 65:270, 1974.)

den liegt, so wichtig – die am Zahn angreifende Kraft. In diesem Sinne ist es fast unsere Pflicht, die physikalischen Grundlagen dieser Kräfte zu kennen und zu verstehen, um sie in optimaler Weise einsetzen zu können.

Genormte Symbole. Es empfiehlt sich, in der Zahnheilkunde und Kieferorthopädie einheitliche Symbole für Kräfte und Drehmomente zu verwenden. Die genormten Symbole sind wie folgt: Anterior gerichtete Kräfte sind positiv (+), posteriore Kräfte sind negativ (−), laterale Kräfte sind positiv (+), mediale Kräfte sind negativ (−), (Abb. 3-1 A). Mesial wirkende Kräfte sind positiv (+), distal wirkende Kräfte sind negativ (−). Bukkale Kräfte sind positiv (+), linguale sind negativ (−) (Abb. 3-2 A).

Drehmomente (Kräftepaare), die mesial, labial oder bukkal gerichtete Bewegungen der Zahnkrone bewirken, sind positiv (+), während die Drehmomente distale oder linguale Kronenbewegungen hervorrufen, negativ sind (−) (Abb. 3-2 B und 3-2 C).

Die gleichen Normen gelten für Bewegungen von Zahngruppen (Bogensegment oder gesamter Zahnbogen) und für die Wirkung orthopädischer Kräfte auf Ober- und Unterkiefer.

Biomechanik der Zahnbewegung*

Vom klinischen Standpunkt aus lassen sich bei der Zahnbewegung zwei Hauptprobleme unterscheiden. Das erste Problem ist die Wahl des Kraftsystems, das für ein bestimmtes Rotationszentrum erforderlich ist und das zweite ist die Wahl der optimalen Kraftgröße für die jeweilige Zahnbewegung. Die Beantwortung dieser Fragen erfordert gründliche Kenntnisse der Kräfte und Drehmomente, die an den Zähnen angreifen können, sowie eine detaillierte Dokumentation der verschiedenen Zahnbewegungen und der dabei im Periodontium entstehenden Gewebsreaktionen.

Die von kieferorthopädischen Apparaturen ausgeübten Kräfte lassen sich entweder durch direkte Messungen mit geeigneten Instrumenten bestimmen oder zum Teil auch rein mathematisch errechnen. Die Auslenkung von Federn und Drähten bei Belastung läßt sich entweder mit elektronischen Dehnungsmeßgeräten oder mechanischen Dehnungsmessern messen** (Abb. 3-3). Da die meisten kieferorthopädischen Apparaturen komplizierte Kraftsysteme hervorrufen, empfiehlt sich für klinische Studien die Verwendung von Geräten einfacherer Bauart, bei denen sich die Kräfte leichter und genauer bestimmen lassen. Aus diesem Grunde liefert eine klinische Studie mit kontrollierten Kraftgrößen mehr Informationen als die Daten von Patienten aus der kieferorthopädischen Praxis.

Weitaus problematischer als die Messung der Kräfte selbst, gestaltet sich die Untersuchung der Reaktionen am Zahn im Kräftesystem. Zur Beschreibung dieser Reaktionen stehen drei Möglichkeiten der Betrachtung zur Verfügung: *klinisch, zellulär-biochemisch* sowie *belastungsmechanisch*. Klinisch werden solche Erscheinungen wie Zahnbewegungsrate, Schmerzhaftigkeit, Zahnbeweglichkeit, Alveolarknochenabbau und Wurzelresorption untersucht. Die zellulär-biochemische Betrachtungsweise gewährt Einblicke in die Dynamik der Knochen- und Bindegewebsveränderungen am Zahnhalteapparat. Das wichtigste und wohl am wenigsten verstandene Gebiet ist die belastungsmechanische Wirkung im Periodontium. Wenn die Belastung (Kraft pro Fläche) in den verschiedenen Gewebsbereichen genau bestimmt werden könnte, wäre eine exakte Korrelation der am Zahn angreifenden Kraft mit der Zahnreaktion möglich. Da bisher noch keine Dehnungsmeßgeräte in das Periodontium eingesetzt werden können, müssen wir uns zur Erforschung der Belastungswirkungen anderer Methoden bedienen. Unter bestimmten Voraussetzungen läßt sich ein mathematisches Modell eines Zahnes und seiner Stützstrukturen konstruieren. Anhand dieses mathematischen Modells lassen sich bei bekannter Kraftgröße theoretische Belastungswerte errechnen. Leider sind diese mathematischen Modelle naturgemäß nicht besser als die Annahmen, auf denen sie beruhen, so daß die errechneten Werte nach Möglichkeit klinisch oder tierexperimentell überprüft werden sollten.

Rotationszentren

Zahnbewegungen werden häufig mit einer sehr unspezifischen Terminologie beschrieben – Kippung, körperliche Bewegung und Wurzelbewegung. Eine genauere Beschreibung läßt sich durch die Lokalisation eines Rotationszentrums innerhalb eines Koordinatensystems aus drei zueinander senkrecht stehenden Ebenen geben. Diese drei Ebenen sind

1. die *bukkolinguale* oder *labiolinguale* Ebene durch die Längsachse des Zahnes,
2. die *mesiodistale* Ebene durch die Längsachse des Zahnes und
3. die *transversale* Ebene im rechten Winkel zur bukkolingualen bzw. labiolingualen und mesiodistalen Ebene.

Die Stellungsveränderung eines Zahnes kann nur anhand dieser drei Bezugsebenen eindeutig definiert werden. Zur Vereinfachung werden im folgenden nur zweidimensionale Darstellungen erörtert und somit nur eine Ebene im Raum betrachtet. Wenn man bei der Belastungsverteilung von idealisierten Verhältnissen ausgeht (z. B. gleichmäßig variierende Verteilung bei einer reinen Rotationsbewegung und gleichmäßige Verteilung bei einer reinen Translationsbewegung), wenn

---

* Modifiziert nach Burstone, C. J.: In Kraus, B. S. und Riedel, R. A. (Hrsg.): Vistas in orthodontics, Philadelphia, 1962, Lea & Febiger.
** Literaturstellen 3, 5, 17, 19, 26, 33.

Biophysik in der klinischen Kieferorthopädie

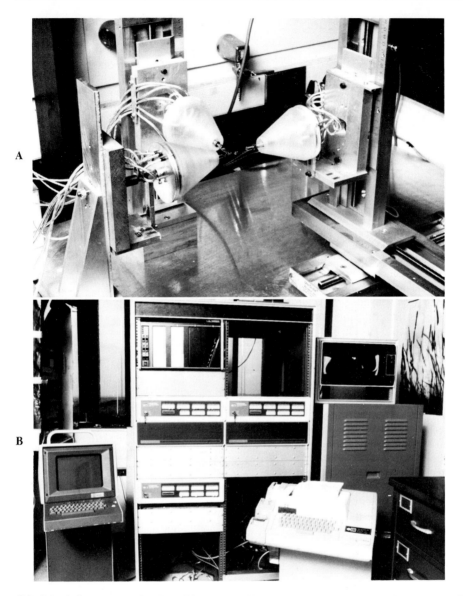

Abb. 3-3 A: Dehnungsmeßgerät zur Messung von Kräften und Drehmomenten am Bracket in drei Ebenen. *B:* Das gemessene Kraftsystem wird im angeschlossenen Computer analysiert und in Einzelwerten ausgedruckt. Mit einem einfachen Kraftmeßgerät läßt sich das komplizierte Kraftsystem einer kieferorthopädischen Apparatur nicht bestimmen.

eine lineare Druck-Dehnungsrelation angenommen wird und axiale Belastungen unberücksichtigt bleiben, dann lassen sich die Kraftsysteme für verschiedene Rotationszentren mathematisch vorausberechnen. Diese Berechnungen sind natürlich in dem Maße fehlerhaft, wie die wirklichen Verhältnisse am Zahn und Periodontium von den idealisierten Bedingungen abweichen. Zur besseren Anschauung wird in den folgenden Beispielen ein durchschnittlicher mittlerer Schneidezahn verwendet. Dabei wird auf die Angabe der tatsächlichen Kraftgröße verzichtet.[18]

Bei der Translation eines Zahnes (körperliche Bewegung) kommt es zu einer relativ gleichmäßigen Belastungsverteilung an der Zahnwurzel. Das Rotationszentrum ist im Unendlichen (Abb. 3-4 A). Eine einzige Kraft, gerichtet auf das Widerstandszentrum einer Zahnwurzel, bewirkt nachweislich eine reine Translation des Zahnes. Das Widerstandszentrum eines einwurzeligen Zahnes mit parabolischer Form liegt bei einem Punkt, der dem 0,33fachen der Entfernung zwischen Alveolarrand und Apex entspricht. Das Widerstandszentrum fällt mit dem Massenmittelpunkt zusammen, das in diesem Fall dem geometrischen Mittelpunkt des Wurzelteils zwischen Alveolarrand und Apex entspricht. Eine in der Nähe des Wurzelzentrums angreifende Kraft müßte daher erwartungsgemäß eine reine Translation bewirken.

Wenn ein reines Drehmoment (Kräftepaar) an einer beliebigen Stelle eines Zahnes angreift, entsteht ein Rotationszentrum in der Nähe des Widerstandszentrums. Das im Uhrzeigersinn gerichtete Drehmoment in der Abb. 3-4 B bewirkt eine Lingualbewegung der Zahnkrone und eine Labialbewegung der Zahnwurzel, wobei das Rotationszentrum in der Nähe der Wurzelmitte liegt. Im Unterschied zur reinen Translation entsteht bei der Rotation keine gleichmäßig variierende Verteilung von Druck- und Zugzonen, wobei die höchste Belastung am Apex und die zweithöchste am Alveolarrand liegt. Im Widerstandszentrum ist die Belastung gleich Null.

Die reine Translation (Rotationszentrum im Unendlichen) und die reine Rotation (Rotationszentrum nahe dem Widerstandszentrum) sind als die beiden Grundformen einer Zahnbewegung zu betrachten. Andere Bewegungen stellen Kombinationen aus der reinen Rotation und der reinen Translation dar, d. h. durch die Kombination einer

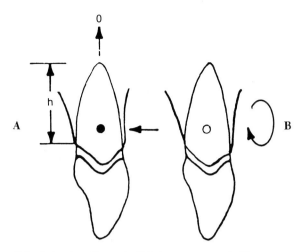

Abb. 3-4 Grundlegende Zahnbewegungen. *A:* Eine durch das Widerstandszentrum(●) eines Zahnes wirkende Kraft führt zur Translation – das Rotationszentrum(○) befindet sich im Unendlichen. *B:* Wenn an dem Zahn ein Kräftepaar angreift, fällt das Rotationszentrum mit dem Widerstandszentrum des Zahnes zusammen.

einzelnen Kraft durch das Widerstandszentrum mit einem reinen Drehmoment im geeigneten Verhältnis Kraft/Moment läßt sich jedes beliebige Rotationszentrum erzeugen.

In der Abb. 3-5 A ist eine lingual wirkende Kraft dargestellt, die durch das Widerstandszentrum der Zahnwurzel geht. Durch das Hinzufügen eines im Uhrzeigersinn gerichteten Drehmomentes verlagert sich das Rotationszentrum aus dem Unendlichen zum Widerstandszentrum. Ist das Drehmoment klein im Verhältnis zur Kraft am Widerstandszentrum, liegt das Rotationszentrum an der Wurzelspitze. Je größer das Drehmoment wird, um so mehr verlagert sich das Rotationszentrum von der Wurzelspitze zum Widerstandszentrum. Bei einem im Uhrzeigersinn gerichteten Drehmoment hängt die Art der Lingualkippung des Zahnes von der jeweiligen relativen Größe des Drehmoments und der auf das Widerstandszentrum wirkenden Kraft ab.

In umgekehrter Richtung, aber im Grunde ebenso, verhält es sich bei einem gegen den Uhrzeigersinn gerichteten Drehmoment, verbunden

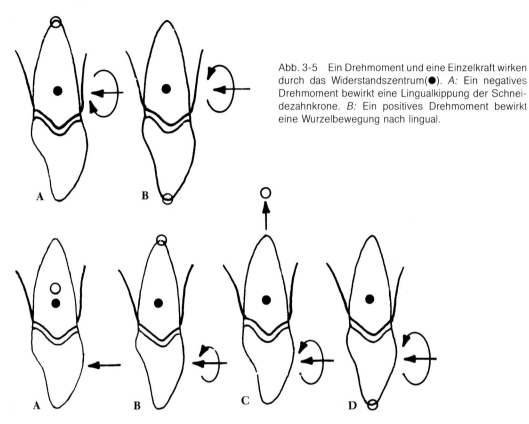

Abb. 3-5 Ein Drehmoment und eine Einzelkraft wirken durch das Widerstandszentrum(●). A: Ein negatives Drehmoment bewirkt eine Lingualkippung der Schneidezahnkrone. B: Ein positives Drehmoment bewirkt eine Wurzelbewegung nach lingual.

Abb. 3-6 Bei einer an der Zahnkrone angreifenden Einzelkraft entsteht das Rotationszentrum(○) etwas unterhalb des Widerstandszentrums(●). A: Wenn zusätzlich ein positives Drehmoment einwirkt, bildet sich das Rotationszentrum zunächst an der Wurzelspitze (B) und wandert bei der weiteren Steigerung des Drehmomentes nach Unendlich (C) und schließlich zur Schneidekante (D).

mit einer durch das Widerstandszentrum gerichteten Kraft. Das Rotationszentrum liegt dann irgendwo zwischen dem Widerstandszentrum und dem Unendlichen (Abb. 3-5B). Bei Erhöhung des Moment/Kraft-Quotienten verlagert sich das Rotationszentrum von der Schneidekante über das Bracketniveau nach apikal bis zum Widerstandszentrum. Die Beispiele zeigen, daß sich das Rotationszentrum während einer Zahnbewegung steuern läßt durch die Verwendung einer einzelnen Kraft durch das Widerstandszentrum der Wurzel und eines Drehmomentes von geeigneter Richtung und Größe.

In den meisten Fällen ist aber aufgrund der anatomischen Verhältnisse in der Mundhöhle der Angriffspunkt einer Kraft im geometrischen Mittelpunkt der Zahnwurzel praktisch nicht möglich. Daher muß der Angriffspunkt auf die Zahnkrone (das

Biomechanik der Zahnbewegung

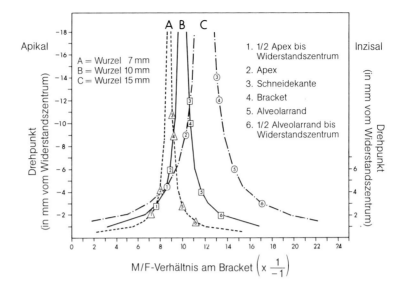

Abb. 3-7 Lage des Rotationszentrums(○) in Abhängigkeit vom Verhältnis zwischen Drehmoment und Einzelkraft (M/F) bei drei unterschiedlich langen Schneidezahnwurzeln. Bei gleichem M/F-Verhältnis ist die Lage der Rotationszentren je nach Wurzellänge unterschiedlich.

Bracket oder Röhrchen) verlegt werden, wobei das Kraftsystem der erforderlichen Kombination aus Drehmoment (Kräftepaar) und zentraler Einzelkraft entsprechen muß. Die beiden Kraftsysteme sind äquivalent, wenn die Summen der Einzelkräfte gleich sind (F_X, F_Y, F_Z) und wenn die Summen der Drehmomente um jede beliebige Drehachse gleich sind.

Am folgenden Beispiel äquivalenter Kraftsysteme, die am Bracket eines Schneidezahnes ansetzen, zeigen sich die Auswirkungen der Veränderung des Quotienten von Drehmoment/Kraft:

Bei einer lingual auf die Zahnkrone gerichteten Kraft entsteht das Rotationszentrum irgendwo zwischen dem Widerstandszentrum und dem Apex (Abb. 3-6A).

Wenn ein ausreichend großes, gegen den Uhrzeigersinn gerichtetes Drehmoment (lingualer Wurzeltorque) dazukommt, verlagert sich das Rotationszentrum zur Wurzelspitze (Abb. 3-6B).

Wird das Drehmoment erhöht, verlagert sich der Drehpunkt über die Wurzelspitze hinaus ins Unendliche, so daß eine Translation oder körperliche Bewegung des Zahnes erfolgt (Abb. 3-6C).

Bei weiterer Erhöhung des Drehmomentes liegt der Drehpunkt inzisal von der Zahnkrone (Abb. 3-6D), auf der Schneidekante oder schließlich auf Bracketniveau.

Jede weitere Erhöhung des Drehmomentes bewirkt eine Verlagerung des Rotationszentrums in Richtung des Widerstandszentrums.

In der Abb. 3-7 ist die Lage des Rotationszentrums in Abhängigkeit vom Verhältnis zwischen Drehmoment und Einzelkraft (M/F-Quotient) bei drei unterschiedlich langen Schneidezahnwurzeln (7 mm, 10 mm und 15 mm) dargestellt. Drehmoment und Einzelkraft greifen am Bracket an. Das Bracket befindet sich in allen Fällen 6 mm vom Alveolarrand. Die Einzelkraft wirkt in lingualer Richtung (−), das Drehmoment ist ein lingualer Wurzeltorque (+). In allen drei Fällen ist zu beachten, daß die Annäherung des M/F-Quotienten an Null eine Annäherung des Rotationszentrums an das Widerstandszentrum bewirkt. Bei Zunahme des M/F-Quotienten wandert das Rotationszentrum über die Wurzelspitze hinaus ins Unendliche, auf die Schneidekante, das Bracket und

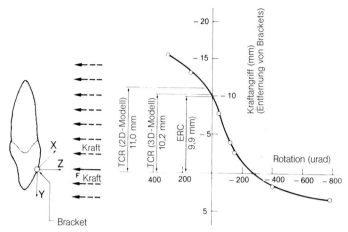

Abb. 3-8 Vom Flächenmittelpunkt des Paraboloids (h/3) aus gemessenes Rotationszentrum als Funktion des M/F-Verhältnisses am Bracket. Das Rotationszentrum rückt mit zunehmender Annäherung des Kraftrektors an den Flächenmittelpunkt immer weiter nach Unendlich. TCR – theoretisches Widerstandszentrum, ECR – experimentelles Widerstandszentrum.

schließlich den Rand des Alveolarfortsatzes. Bei einem unendlich großen M/F-Quotienten fällt das Rotationszentrum mit dem Widerstandszentrum zusammen. Bereits eine geringfügige Veränderung des M/F-Quotienten kann eine beträchtliche Verschiebung des Rotationszentrums bewirken, sofern sich das Verhältnis innerhalb der beiden Extremwerte Null und Unendlich befindet, bei welchen das Rotationszentrum in der Nähe des Widerstandszentrums liegt. Darüber hinaus erhält man bei konstanten M/F-Quotienten unterschiedliche Rotationszentren bei verschiedenen Wurzellängen.

Diese Feststellung hat eine Reihe klinischer Konsequenzen.

Erstens hängt die Lage des Rotationszentrums von dem Verhältnis zwischen dem Drehmoment und der Einzelkraft ab (M/F-Quotient) und nicht von ihren jeweiligen absoluten Werten. Das heißt, wenn eine Einzelkraft an einer Zahnkrone angreift, ist die Lokalisation des Rotationszentrums unabhängig von der Kraftgröße immer gleich. „Leichte" und „starke" Kräfte bewirken somit die gleiche Kippung der Zahnkrone in die eine und die der Wurzel in die andere Richtung. Dies widerspricht aufs schärfste der häufig geäußerten Ansicht, daß mit leichteren Kräften die Wurzelspitzen nicht so weit verändert werden wie mit großen Kräften. Eine solche Behauptung kann nur dann zutreffen, wenn auf den Zahn sowohl ein entsprechend ausgerichtetes Drehmoment als auch eine Einzelkraft ausgeübt werden. Bei gleichen Drehmomenten wäre es dann möglich, daß mit einer leichteren Einzelkraft eine geringere Wurzelauslenkung erfolgt.

Den neuesten Forschungsergebnissen zufolge kann auch bei identischen M/F-Quotienten das Rotationszentrum nicht immer exakt das gleiche sein. Größere Einzelkräfte bewirken eher eine leichte Verlagerung des Rotationszentrums nach apikal als nach okkensal.

Zweitens ist das M/F-Verhältnis ein kritischer Punkt bei der Festlegung eines vorgegebenen Rotationszentrums. Selbst geringfügige Fehler in der Berechnung dieses Verhältnisses können eine Veränderung der Art der beobachteten Zahnbewegung bewirken. Da auch die Belastungsverteilung im Periodontium verändert wird, kann auch eine Veränderung im Ablauf der Zahnbewegung hervorgerufen werden.

Drittens kann in vielen Fällen auch eine unterschiedliche Lastbiegerate der Einzelkraft und Torquebiegerate (anguläre Rate) des Drehmomentes vorliegen. Wenn z. B. die lingual wirkende Kraft schneller aufgebraucht ist als das Drehmoment (Torque), ändert sich das Rotationszentrum.

Es ist in diesem Fall nicht konstant, sondern verlagert sich aufgrund des sich ändernden M/F-Verhältnisses.

Die Laser-Holographie stellt eine neue Methode zur exakten Untersuchung von Zahnbewegungen dar.[11, 15, 16, 29] In der Abb. 3-8 ist die Lage des Rotationszentrums in Abhängigkeit vom M/F-Verhältnis bei einem durchschnittlichen oberen mittleren Schneidezahn als Kurve aufgezeichnet. Die experimentellen Kurven entsprechen annähernd den theoretisch ermittelten. Mit zunehmenden Kenntnissen auf diesem Gebiet verbessert sich die Genauigkeit der mathematischen Modelle, die es dem Kliniker erlauben, das erforderliche M/F-Verhältnis zu berechnen, um die gewünschten Rotationszentrum für Einzelzähne, Zahngruppen oder Zahnbogensegmente unter Berücksichtigung der Zahnform und des Periodontiums zu erhalten.

Kraftgröße und Zahnbewegungsrate

Den Mittelpunkt zahlreicher kieferorthopädischer Diskussionen bildet die Beziehung zwischen der Kraftgröße und der Zahnbewegungsrate.[20, 21, 32, 34, 36] Ein solcher Korrelationsversuch hat mehr Aussicht auf Erfolg, wenn die Zahnbewegungsrate und nicht die gesamte (absolute) Zahnbewegung betrachtet wird. Die Zahnbewegungsrate wird als die Bewegung eines Zahnes pro Zeiteinheit definiert und meist in Millimeter pro Stunde, Tag oder Woche gemessen. Da bei kleineren Zeiteinheiten die Dynamik der Zahnbewegung deutlicher wird, sind tägliche Messungen gegenüber wöchentlichen oder monatlichen vorzuziehen.

Werden die Messungen in größeren Abständen vorgenommen, läßt sich die durchschnittliche Tagesrate aus der Gesamtbewegung, dividiert durch die Anzahl der Tage, errechnen. Man erhält dadurch eine glatte Kurve, in der die täglichen Schwankungen fehlen. Wenn aus praktischen Gründen tägliche Messungen unmöglich sind (was bei vielen klinischen Studien der Fall ist), müssen Durchschnittswerte verwendet werden, wobei man jedoch ihre begrenzte Verwertbarkeit nicht vergessen darf.

Grundsätzlich können zwei verschiedene Korrelationsmöglichkeiten zwischen Kraft und Bewegungsrate untersucht werden. Zum einen wird die Kraftgröße mit der Zahnstellungsänderung korreliert und zum anderen werden Druck-Zugbelastungen (Kraft pro Flächeneinheit und Verlagerung pro Längeneinheit) im Periodontium mit der Zahnstellungsänderung in Zusammenhang gebracht. So lange nicht bessere experimentelle Methoden entwickelt werden, besitzt die zweite Methode, die zwar logischer ist, eine wesentliche Einschränkung, da die Druck-Zugbelastungen anhand mathematischer Modelle errechnet werden müssen und nicht aus Experimenten am lebenden Gewebe gewonnen werden können.

Als erschwerend wirkt sich bei der Korrelation der Kräfte zur Zahnbewegung die Vielzahl der Variablen aus, die einen Einfluß auf die Zahnbewegungsrate besitzen. Die Bindegewebskräfte der transseptalen und gingivalen Fasern, die Kräfte der Zunge, der perioralen und der Kaumuskulatur greifen in das Kraftsystem am Zahn ein. Aus diesem Grunde sind definitive Aussagen bezüglich der Relation zwischen Kraft und Zahnbewegung noch nicht möglich. Zu einer umfassenden Behandlung dieser Problematik bedarf es noch weiterer experimenteller Forschungen.

Bei relativ konstanten Kräften ergibt die Zahnbewegungsrate in Relation zur Zeit eine charakteristische Kurve (Abb. 3-9), in der sich drei Bewegungsphasen unterscheiden lassen: initiale Phase, Verzögerungsphase und Endphase. Die *initiale Phase* zeichnet sich durch eine sehr schnelle Zahnbewegung aus und dauert in der Regel einige Tage. Der rasche Bewegungsablauf und der sofortige Beginn nach Kraftapplikation sprechen dafür, daß die initiale Phase der Zahnbewegung weitgehend eine Verlagerung des Zahnes innerhalb des Periodontalspaltes darstellt. Unmittelbar nach der initialen Phase folgt die *Verzögerungsphase,* während der keine oder nur eine relativ langsame Bewegungsrate zu beobachten ist. Für diese Verzögerungsphase existieren eine Reihe möglicher Erklärungen. So wird sie einerseits auf die Hyalinisation des Periodontium in den maximalen Druckzonen zurückgeführt, wobei der Stillstand so lange anhält, bis das Hyalinisationsgewebe durch zelluläre Prozesse beseitigt ist.[11] Einer anderen Erklärung zufolge stellt die Verzögerungsphase den Zeitraum dar, der zur Resorption der kompakten Alveolenkortikalis erforderlich ist. Die dritte Phase der Zahnbewegung, die *Endphase,* ist die der Verzögerungsphase fol-

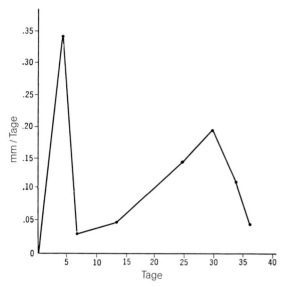

Abb. 3-9 Graphische Darstellung der Zahnbewegungsrate als Funktion der Wirkungsdauer einer kontinuierlichen Kraft (125 g) in Tagen. Diese Zahnbewegungsrate ergab sich bei einem reziproken Diastemaschluß.

gende allmähliche oder plötzliche Steigerung der Zahnbewegungsrate.

Bei der Untersuchung der Zahnbewegungsraten stößt man auf eine sehr große Variationsbreite in den Reaktionen auf relativ identische Kraftsysteme. Dies ist jedoch nicht erstaunlich, wenn man bedenkt, daß die am Zahn angreifende Kraft nur eine von vielen Variablen darstellt, von denen die Zahnbewegung abhängt. Bei einer konstant einwirkenden Kraft wäre eigentlich zu erwarten, daß sich der Zahn mit einer konstanten Geschwindigkeit im Alveolarknochen bewegt. Die klinischen Messungen ergeben allerdings weder während der initialen und der Verzögerungsphase noch während der anschließenden Zahnbewegung eine konstante Rate.

Der kritische Punkt bei der kieferorthopädischen Therapie ist die Relation zwischen der Kraftgröße und der Zahnbewegungsrate. Am nächstliegenden wäre eine lineare Relation, d. h. größere Zahnbewegung bei größerer Kraft, doch entspricht dies nicht den tatsächlichen Fakten, welches sich in jeder Phase der Zahnbewegung sowohl klinisch als auch histologisch beobachten läßt.

Eine annähernd lineare Relation existiert lediglich am Anfang der initialen Phase, wenn der Zahn durch den Periodontalspalt bewegt wird. Mit dem weiteren Ansteigen der Druck-Zugbelastungen im Periodontium ist eine gesteigerte Zahnbewegungsrate zu erwarten. Dies ist der Fall, wenn sich die Bewegung eines Zahnes innerhalb des Periodontalspaltes, mit einer starken Kraft beim Separieren innerhalb weniger Augenblicke erreichen läßt, was mit einer leichten Kraft Tage erfordern kann. Diese krassen Unterschiede verschwinden jedoch, wenn nach 2 oder 3 Tagen die absolute Bewegung gemessen oder die Durchschnittsrate errechnet wird. In der Abb. 3-10 sind die Durchschnittsraten der Zahnbewegung nach dem Einsetzen von zwei Geräten mit unterschiedlich großer kontinuierlicher Kraftapplikation dargestellt. Vergleicht man die initiale Reaktion eines mittleren Schneidezahnes auf eine Kraft von 10 g mit der auf 200 g, ist kaum ein Unterschied festzustellen. Es scheint, daß sich der Zahn bei der Anwendung von relativ geringen Kräften weiter durch den Periodontalspalt bewegen läßt. Danach wäre aber anzunehmen, daß eine größere Kraft eine zusätzliche Kompression des periodontalen Gewebes bewirkt. Verglichen mit der initialen Zahnbewegung ist die Größe einer solchen zusätzlichen Kompression jedoch nur gering und tritt bei groben Messungen der Zahnbewegung nicht zutage. Viel wichtiger als die Kraftgröße bei der Bestimmung der absoluten initialen Zahnbewegung sind dann solche Variablen wie die Breite des Periodontalspalts.

Während der zweiten Zahnbewegungsphase sind in den Druckzonen zwei Prozesse zu beobachten: Direkte Resorption der unmittelbar an die Wurzel grenzenden Knochenoberflächen und indirekte (unterminierende) Resorption, die von den Markräumen ausgeht und in Richtung des Zahnes voranschreitet[30, 31].

Es bleibt zu hoffen, daß eine Arbeitshypothese entwickelt wird, mit der diese Umbauvorgänge im Knochen erklärt und ein Zusammenhang mit der Belastung des Periodontiums hergestellt werden kann. Solange eine Korrelation zwischen gemes-

kann, sind Hypothesen dieser Art als rein spekulativ anzusehen. Theoretisch führt eine sehr geringe Belastung des Periodontiums zu keinem Umbau des Knochengewebes. Mit zunehmender Erhöhung des Belastungswertes wird ein Punkt erreicht, an dem die Knochenresorption beginnt (Belastungsschwellenwert). Über die Stärke der Belastung, bei welcher Knochenab- und -anbau ausgelöst wird, ist nichts bekannt. Klinisch sind allerdings schon bei relativ kleinen Kräften Zahnkippungen zu beobachten (an oberen Schneidezähnen unter 10 g)[24]. Wenn es einen Schwellenwert (die geringste Kraft, mit der eine Zahnbewegung ausgelöst wird) überhaupt gibt, muß er, zumindest für „einfache" kippende Bewegungen, sehr niedrig sein. Bei einer über den Schwellenwert hinausgehenden Belastung des Periodontiums ist eine vermehrte direkte Resorption des Alveolarfortsatzes zu erwarten. Nimmt die Belastung weiter zu, müßte eine Reduktion der zellulären Aktivität eintreten, in den maximal belasteten Druckzonen die Blutgefäße und zellulären Elemente weiter komprimiert werden. Histologisch erscheinen diese Bereiche hyalin und sind zumindest teilweise als avital zu beschreiben. Die logische Folge ist eine Verringerung der direkten Knochenresorption, für die vitales Bindegewebe die Voraussetzung ist. Statt dessen kommt es bei hoher Belastung des Periodontiums zur unterminierenden Resorption, die als Reaktion auf das komprimierte, avitale Bindegewebe zu werten ist.

Bei niedrigen Belastungswerten ist die indirekte Knochenresorption nur gering. In den Markräumen kann es sogar zur Knochenanlagerung kommen. Bei steigender Belastung erhöht sich auch das Ausmaß der zellulären Reaktion, wobei es allerdings auch hier einen begrenzenden Faktor gibt. Eine Kraft kann einen Zahn maximal nur bis an den Alveolarknochen bewegen. In dem Moment wird die Belastung gebremst, so daß während dieser Phase kein größerer Reiz für eine indirekte Knochenresorption zu erwarten ist.

Unter klinischen Bedingungen wird die Zahnbewegung nach der Verzögerungsphase meist durch eine Kombination direkter und indirekter Resorptionsprozesse bewirkt. Die gleichzeitigen Veränderungen des Knochen- und Bindegewebes auf der Zugseite sind wahrscheinlich eine Folge der Knochenresorption in den Druckzonen.

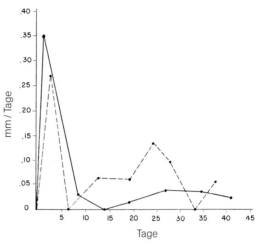

Abb. 3-10 Zahnbewegungsraten beim reziproken Diastemaschluß mit verschiedenen Kraftapplikationen. Gestrichelte Linie: 200 g, durchgezogene Linie: 10 g.

Worin besteht nun die Relation zwischen Kraftgröße und Zahnbewegungsrate? Im unteren Kraftgrößenbereich wird durch eine Steigerung der Kraft die Zahnbewegungsrate meist beschleunigt, während im höheren Kraftgrößenbereich die Steigerung der Kraft meist eine Hyalinisation des Periodontiums bewirkt. Das wiederum äußert sich in einer verlängerten Verzögerungsphase, bis schließlich die Hyalinisationszone durch unterminierende Resorption beseitigt wird und der Zahn sehr schnell in den neu entstandenen freien Raum gleitet. Aus diesem Grunde gibt es einen breiten Spielraum von leichten bis starken Kräften, mit denen schnelle Zahnbewegungen möglich sind. Vorausgesetzt die Kräfte wirken kontinuierlich.

Die leichteren Kräfte rufen eine eher gleichförmige Zahnbewegung hervor, während sich bei den starken Kräften eine ausgeprägte Verzöge-

Biophysik in der klinischen Kieferorthopädie

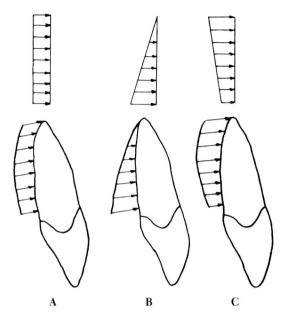

Abb. 3-11 Theoretische Spannungsverteilungen im Periodontium. *A:* Translation, *B:* Rotationszentrum an der Wurzelspitze, *C:* Rotationszentrum an der Schneidekante. In allen drei Fällen wurden gleiche Kraftgrößen verwendet.

rungsphase zeigt, der dann eine schnelle Zahnbewegungsphase folgt. Über einen langen Zeitraum betrachtet, ist die durchschnittliche Zahnbewegungsrate bei großen kontinuierlichen Kräften oft höher als bei den leichteren kontinuierlichen Kräften. Durch die Komplexität der Gewebsveränderungen und die Vielzahl der Variablen ist es sehr schwierig, die Korrelation zwischen Kraftgröße und Zahnbewegungsrate in einer einfachen Gesetzmäßigkeit auszudrücken.

Eine der Variablen, die es dabei zu berücksichtigen gilt, ist die Art der Zahnbewegung (Rotationszentrum). Wie erwähnt, läßt sich bei der Applikation identischer Kräfte auf die Krone eines Zahnes durch Veränderungen des Drehmomentes das Rotationszentrum verschieben. Auf diese Weise wird bei gleichbleibender Kraft durch Veränderung des Drehmoments die Belastung im Periodontium modifiziert. Man kann sich die Situation anhand eines stark vereinfachten Modells des Zahnes in seiner Alveole vorstellen, wobei von einer linearen Korrelation von Druck- und Zugbeanspruchung im Periodontium, einem gleichmäßig großen Periodontalspalt und glatten Alveolarwänden ausgegangen wird. Selbstverständlich stellt dieses Modell eine extreme Vereinfachung der natürlichen Verhältnisse dar, denn die Stärke des Periodontalspalts ist keineswegs überall gleich und die Innenkortikalis zeigte eine unregelmäßige Oberfläche mit zahlreichen Öffnungen und Vertiefungen durchsetzt. Für den Vergleich der Belastungsverteilungen bei verschiedenen Formen der Zahnbewegung ist dieses Modell mit all seinen Unzulänglichkeiten jedoch ausreichend.

Bei der reinen Translation oder körperlichen Zahnbewegung findet sich im Periodontium eine relativ gleichmäßige Belastungsverteilung (das ändert sich nur bei unterschiedlicher Stärke des Periodontalspalts). In der Abb. 3-11 ist die gedachte Belastungsverteilung bei der Translation eines oberen mittleren Schneidezahnes nach palatinal dargestellt. Wird das Drehmoment an der Zahnkrone verringert, verlagert sich das Rotationszentrum aus dem Unendlichen in Richtung Wurzelspitze. Obwohl die palatinal gerichtete Kraft gleichbleibt, ist die Belastungsverteilung deutlich verändert (Abb. 3-11B). Bei dieser Kippbewegung um ein Rotationszentrum am Apex findet sich die größte Belastung am Alveolarrand, wobei diese Belastung wesentlich größer ist als bei der Translationsbewegung. Wird das Drehmoment über das zur Translation erforderliche Maß hinaus gesteigert, verlagert sich das Rotationszentrum aus dem Unendlichen zur Schneidekante. Auch bei dieser Bewegung ist eine ungleichmäßige Belastungsverteilung zu beobachten (Abb. 3-11C). Die größte Belastung findet sich am Apex, und sie ist wieder größer als bei der Translation. Es sei nochmals betont, daß in allen drei Fällen (Translation, Kippung um die Wurzelspitze und Kippung um die Schneidekante) die palatinal gerichtete Kraft stets die gleiche ist. Um bei der körperlichen Zahnbewegung die gleiche maximale Belastung zu erzielen wie bei der Kippung um den Apex und die Schneidekante, müßten die palatinal gerichtete Kraft und das Drehmoment an der Zahnkrone erhöht werden. Die Lokalisation des Rotationszentrums ist ein wichtiger Faktor, von dem die Belastungsverteilung im Periodontium und somit das Ausmaß und die Art der zellulären Reaktion abhängt. Um eine Korrelation zwischen der Kraftgröße und der Zahnbewegungsrate herstellen zu können, muß daher das Kraftsystem genau definiert werden. Dabei ist nicht nur die Größe aller auf die Zahnkrone einwirkenden Kräfte und Drehmomente, sondern auch ihre Konstanz zu berücksichtigen.

Nicht alle Variablen, die die Zahnbewegungsrate beeinflussen, verändern auch die Belastungsverteilung im Periodontium. Einige beinhalten die Struktur des stützenden Alveolarknochens. Klinisch wird außerdem eine große Variationsbreite in der Reaktion des Bindegewebes bei der kieferorthopädischen Zahnbewegung beobachtet. Die Reaktion der Gewebe auf mechanische Belastung ist jedoch noch nicht erforscht. Bessere Vorstellungen hat man hingegen von den biochemischen Mechanismen, denen zufolge Druck und Zug zu Resorption bzw. Anlagerung von Knochengewebe führen. Eine Dehnung, die auf dem Wege biochemischer Vermittler, wie z. B. der Prostaglandine, oder mittels piezoelektrischer Effekte wirksam ist, könnte für die biologische Reaktion auf kieferorthopädische Kräfte verantwortlich sein.

Relation der Kraftgröße zu Schmerzen und Zahnbeweglichkeit

Das Einsetzen eines aktiven kieferorthopädischen Gerätes kann beim Patienten Empfindlichkeit und Schmerzen auslösen. Eine objektive Beurteilung der Schmerzsymptome ist sehr schwierig, da die Schmerzreaktion sowohl vom zentralen Nervensystem als auch von lokalen Gewebsveränderungen bestimmt wird. Daher ist es auch kaum verwunderlich, wenn verschiedene Patienten auf ähnliche Kräfte höchst unterschiedliche Schmerzreaktionen zeigen.

Zur Beurteilung des Zusammenhanges zwischen Kraftgröße und Schmerzen ist eine Klassifikation der Schmerzreaktionen sinnvoll. Dabei bietet sich eine Unterteilung in drei verschiedene Grade an. Schmerzen *ersten Grades* werden nur durch starken Druck auf die Zähne, beispielsweise mit einem Bandsetzinstrument oder einem Kraftmeßgerät verursacht. Am ehesten wird eine Reaktion ersten Grades durch eine Kraft ausgelöst, die in der gleichen Richtung wie die Kraft wirkt, die durch das Gerät hervorgerufen wird. Schmerzen ersten Grades spürt der Patient erst dann bewußt, wenn die mit der Apparatur bewegten Zähne anderweitig manipuliert werden. Eine Schmerzreaktion zweiten Grades ist gekennzeichnet durch Beschwerden beim Zusammenpressen der Zahnreihen oder bei kraftvollem Zubeißen. Normale Speisen können mühelos gekaut werden. Wenn spontane Schmerzen auftreten oder der Patient Speisen normaler Konsistenz nicht kauen kann, liegt eine Schmerzreaktion dritten Grades vor. Um die Schmerzangaben richtig interpretieren zu können, sollte vor Behandlungsbeginn die Reaktion des Patienten auf starke Kräfte getestet werden. Auf diese Weise ist der Patient außerdem in der Lage, zukünftige Schmerzen und Beschwerden zu beeinflussen und sogar zu kontrollieren.

Zwei Schmerzreaktionen lassen sich nach ihrem zeitlichen Beginn unterscheiden: Die sofortige und die verzögerte Schmerzreaktion. Sofortige Schmerzreaktionen gehen mit dem plötzlichen Einsetzen starker Kräfte einher. Akute Schmerzen werden beispielsweise durch eine „kräftige" Achterligatur zwischen lückigen Schneidezähnen hervorgerufen, wobei die Schmerzen anschließend allmählich abklingen. Einige Stunden nach der Reaktivierung einer Apparatur ist bisweilen eine verzögerte Schmerzreaktion zu beobachten. Schmerzen dieser Art werden durch die unterschiedlichsten Kraftgrößen hervorgerufen und beinhalten eine Hyperalgesie des Periodontiums. Mit der Zeit nimmt die Intensität in der Regel allmählich ab. Die Schmerzen gehen dann von einer Reaktion dritten Grades in eine zweiten Grades und schließlich eine Reaktion ersten oder nullten Grades über. Dennoch kann es vorkommen, daß die Schmerzen ohne offensichtliche Gründe viele Tage nach der Applikation einer kontinuierlichen Kraft plötzlich zunehmen.

Allgemein kann festgestellt werden, daß die Größe der am Zahn angreifenden Kraft definitiv mit den Schmerzsymptomen der Patienten korreliert ist. Klinische Studien haben bei Anwendung starker Kräfte eine größere Häufigkeit von Schmerzen zweiten und dritten Grades festgestellt. Dabei ist nicht nur die Schmerzintensität erhöht, sondern auch die Dauer, d. h. die Anzahl von Tagen, in denen abnorme Schmerzreaktionen ausgelöst werden können. Dies soll aber nicht heißen, daß eine lineare Relation besteht.

Daß größere Kräfte stärkere und länger andauernde Schmerzen verursachen, ist natürlich eine verallgemeinernde und sehr stark vereinfachte Aussage. Wie bereits bei der Zahnbewegungsrate festgestellt wurde, ist auch bei den Schmerzsymptomen die Kraftgröße nur eine der vielen Faktoren, von denen die Reaktion letztendlich abhängt.

Einen besseren Einblick in die Beziehungen zwischen Kraftgröße und Schmerzreaktion wird man erst dann haben, wenn die Mechanismen der Schmerzentstehung bei der Zahnbewegung geklärt sind. Bisher ist nicht bekannt, warum es bei der kieferorthopädischen Behandlung überhaupt zu Schmerzen kommt, zumal im Periodontium keine Schmerzrezeptoren gefunden werden konnten.

Optimale Kraft und Belastung

Der Einfluß der Relation zwischen Kraft und Drehmoment auf das Rotationszentrum eines bewegten Zahnes wurde bereits besprochen. Eine andere klinisch eminent wichtige Frage ist die Größe der Kraft und des Drehmoments, die für die gewünschte günstigste Reaktion benötigt werden. Die Frage stellt sich somit nach den optimalen Kraftgrößen für die Zahnbewegung.

Vom klinischen Standpunkt aus betrachtet ist die Kraft optimal, die ohne Beschwerden für den Patienten oder Gewebsschädigungen (insbesondere Abbau des Alveolarknochens und Wurzelresorption) eine schnelle Zahnbewegungsrate ermöglicht. Histologisch betrachtet ist die Kraft optimal, die im Periodontium nur solche Belastungen hervorruft, bei denen erstens das gesamte periodontale Gewebe vital erhalten bleibt und zweitens eine maximale Zellreaktion (Apposition und Resorption) bewirkt wird. Optimale Kräfte erzeugen demnach eine direkte Resorption des Alveolarfortsatzes. Da bei optimalen Kräften keine Reparationsphasen anfallen, scheint nichts dagegen zu sprechen, solche Kräfte kontinuierlich wirken zu lassen.

Histologische Studien, die die Kräfte an den Zahnkronen oder Belastungen im Periodontium mit den Gewebsreaktionen korrelieren, wären sehr nützlich, die optimalen Kraftgrößen für verschiedene Situationen zu bestimmen. Diese Möglichkeit wird jedoch durch die eingeschränkte Verfügbarkeit menschlichen Untersuchungsmaterials begrenzt. Die klinische Untersuchung, für die größere Untersuchungskollektive zur Verfügung stehen, erfaßt nur die makroskopischen Veränderungen des Zahnes und Knochengewebes und die Symptome der Patienten. Das soll jedoch nicht heißen, daß gezielte und sorgfältige klinische Beobachtungen nicht zur Ermittlung der optimalen Kräfte beitragen können. Schmerzlosigkeit, minimale Mobilität und nur kurze Verzögerungsphasen direkt nach der Aktivierung eines Gerätes sind Beispiele positiver klinischer Reaktionen, die auf günstige Belastungen im Periodontium schließen lassen. Gefährlich ist es nur, allein in der Zahnbewegungsrate ein Zeichen für die Verwendung einer optimalen Kraft zu sehen. Die Bewegungsrate ist irreführend, weil sowohl große als auch geringe kontinuierliche Kräfte schnelle Zahnbewegungen bewirken. Ein Trugschluß ist die Behauptung: „Die Zähne wurden schnell bewegt, demnach war die verwendete Kraft optimal."

Langfristige histologische und klinische Untersuchungen werden noch benötigt, um die Art der optimalen Kraft näher definieren zu können.

Obwohl die Untersuchungen der Biomechanik der Zahnbewegung sehr vielversprechend sind, ist die Anwendung mathematischer Formeln auf biologische Phänomene nicht ganz ungefährlich. Vor allem die mathematische Vereinfachung äußerst dynamischer und variabler vitaler Strukturen und Reaktionen kann in dem gleichen Maße irreführend sein, wie sie informativ ist. Die biomechanischen Hypothesen sind daher unbedingt klinisch und histologisch zu überprüfen. Der sicherste Weg zur Klärung der Beziehungen zwischen Kraftsystemen und Zahnbewegung kann nur über die multidisziplinäre Zusammenarbeit führen.

Das kieferorthopädische Gerät

Ausgangspunkt für die Konstruktion eines kieferorthopädischen Gerätes sind bestimmte Annahmen bezüglich der Art eines optimalen Kraftsystems zur Zahnbewegung. Der Autor steht auf dem Standpunkt, daß ein optimales Kraftsystem eine genaue Kontrolle des Rotationszentrums bei der Bewegung eines Zahnes gewährleistet, im

Periodontium eine optimale Belastungsverteilung bewirkt und im Laufe der Zahnbewegung die Größe an Belastung relativ konstant hält. Wenn man davon ausgeht, daß diese Kriterien richtig sind, folgt als nächstes die Überlegung, was zur Erzeugung eines solchen Kraftsystems erforderlich ist.

Aktive und reaktive Elemente

Eine kieferorthopädische Apparatur besteht aus *aktiven* und *reaktiven* Elementen. Ein aktives Element ist dabei der Teil, der für die Zahnbewegung zuständig ist, während das reaktive Element zur Verankerung dient und die Zähne umfaßt, die nicht bewegt werden. In bestimmten Fällen wirken einige Teile gleichzeitig als aktives und reaktives Element, z. B. bei der reziproken Verankerung.

In der Theorie wurden folgende Anforderungen an eine Apparatur beschrieben: 1. Kontrolle über das Rotationszentrum, 2. günstige Belastungsbeurteilung im Periodontium, 3. Aufrechterhaltung relativ konstanter Belastungsgrößen. Auf die Praxis übertragen heißt das, daß unser Interesse in erster Linie den Kräften und Drehmomenten gilt, die durch die Apparatur erzeugt werden. Im speziellen richtet sich dieses Interesse dabei auf drei wichtige Merkmale der aktiven und reaktiven Elemente: 1. das Verhältnis zwischen Drehmoment und Kraft (M/F-Quotient), 2. die Lastbiegerate und 3. die Elastizitätsgrenzen der einzelnen Komponenten einer Apparatur.

Verhältnis zwischen Drehmoment und Kraft. Um verschiedene Arten der Zahnbewegung erzielen zu können, muß das Verhältnis zwischen dem Drehmoment und der Kraft verändert werden. Mit der Änderung des M/F-Quotienten ändert sich das Rotationszentrum. Kippung der Zahnkrone, Translation und Wurzelbewegung sind Beispiele verschiedener Zahnbewegungsformen, die sich bei entsprechendem M/F-Quotienten durchführen lassen. Es ist wichtig zu wissen, daß es nur wenige Fälle gibt, in denen die gewünschte Zahnbewegung allein durch Einzelkräfte auf die Zahnkrone erreicht werden kann. Bei einer solchen Kraftapplikation wird die Wurzel in die entgegengesetzte Richtung bewegt. Bei den heute gebräuchlichen Apparaturen muß ein aktives Element sowohl das gewünschte Drehmoment als auch eine Einzelkraft ausüben können. Der M/F-Quotient ist jedoch nicht nur bei den aktiven Elementen einer Apparatur von Bedeutung, sondern ebenso auch bei den reaktiven Elementen. Wenn z. B. in einem Extraktionsfall mit maximaler Verankerung im Seitenzahnbereich gearbeitet werden soll, ist ein Drehmoment umzusetzen, das die Wurzeln vor- und die Kronen zurückbewegt, so daß zusammen mit den mesial wirkenden Kräften im Seitenzahnbereich eine gleichmäßigere Verteilung der Belastung im Periodontium möglich wird. Die gleichmäßigere Belastungsverteilung im Seitenzahnbereich reduziert die Mesialbewegung. Ein praktisches Beispiel für die Anwendung eines zusätzlichen Drehmoments im Seitenzahnbereich zur besseren Verankerung ist eine Tipback-Biegung. Kurz, das M/F-Verhältnis bestimmt die Kontrolle des Gerätes über die aktiven und reaktiven Zahneinheiten bzw. über das Rotationszentrum eines Zahnes oder einer Zahngruppe.

Lastbiegerate. Die zweite wichtige Eigenschaft eines kieferorthopädischen Gerätes, die Lastbiegerate bzw. Torquebiegerate, hängt mit der Ausübung einer relativ konstanten Kraft zusammen[5]. Definitionsgemäß gibt die Lastbiegerate die Kraft an, die pro Aktivierungseinheit entsteht. Bei der Bewegung eines Zahnes mit einer kontinuierlichen Kraft ergibt sich daraus, daß die Änderung der Kraftgröße mit abnehmender Lastbiegerate geringer wird. Hinsichtlich der aktiven Elemente ist aus zwei wichtigen Gründen eine geringe Lastbiegerate wünschenswert: Eine Apparatur mit einer niedrigen Lastbiegerate gewährleistet eine konstantere Belastung im Periodontium, da sich die auf den Zahn ausgeübte Kraft beim Reaktivieren nicht jedesmal radikal verändert. Außerdem ist eine genauere Dosierung der Kraftgröße möglich. Eine vertikale Schlaufe in einem Edgewise-Bogen kann eine sehr hohe Lastbiegerate von z. B. 1000 g/mm besitzen. In der Praxis bedeutet in diesem Fall ein Aktivierungsfehler von nur 1 mm eine um 1000 g veränderte Kraftgröße. Im Gegensatz dazu hat der gleiche Fehler bei einer Feder mit niedriger Lastbiegerate von z. B. 10 g/mm, nur eine Kraftänderung um 10 g zur Folge. Flexible Elemente mit niedrigen Lastbiegeraten müssen zum Erreichen einer optimalen Kraft um eine große Strecke aktiviert werden und ermöglichen somit eine bessere Kontrolle über die verwendete Kraftgröße.

Während demnach für ein aktives Element eine geringe Lastbiegerate wünschenswert ist, gilt für ein reaktives Element das Gegenteil. Es sollte relativ starr sein, d. h. eine hohe Lastbiegerate aufweisen. Die Verankerung einer Zahngruppe ist größer, wenn die Zähne als ein Block zusammengefaßt werden. Wenn einzelne Zähne der reaktiven Einheit sich um unterschiedliche Rotationszentren bewegen, entsteht im Periodontium eine ungleichmäßige Belastungsverteilung, so daß leichter Verankerungsverlust eintritt. Als weiterer Faktor ist zu berücksichtigen, daß sich die gleich großen und entgegengesetzt gerichteten Kräfte der aktiven Elemente in der Regel auf lokalisierte Bereiche mit nur einem oder einigen wenigen Zähnen verteilen. Lokalisierte Zahnbewegungen in diesen Bereichen können durch entsprechende Starrheit der reaktiven Elemente des Gerätes reduziert werden. Zusammenfassend ist zu sagen, daß die Lastbiegerate, die Ausdruck der pro Deflektion benötigten Kraft ist, bei den reaktiven Elementen des Gerätes groß sein muß (d. h. die Elemente müssen relativ starr sein).

Elastizitätsgrenze. Als weitere wichtige physikalische Eigenschaft eines kieferorthopädischen Gerätes sind die Elastizitätsgrenzen seiner einzelnen Komponenten zu betrachten. Unter der Elastizitätsgrenze wird die maximale Kraft (oder das maximale Drehmoment) verstanden, die auf das belastete Element gerade noch ausgeübt werden kann, ohne daß eine permanente Verformung eintritt. Die Elastizitätsgrenzen der aktiven und reaktiven Elemente müssen so bemessen sein, daß durch die Aktivierung keine bleibende Deformierung eintreten kann. Zur Sicherheit empfiehlt es sich, eine höhere Elastizitätsgrenze zu wählen, als für die geplante Kraftapplikation erforderlich wäre. Auf diese Weise kann auch bei übermäßiger Aktivierung oder abnormen Kaukräften eine permanente Verformung oder Fraktur des Gerätes vermieden werden.

Alle drei besprochenen Eigenschaften, der M/F-Quotient, die Lastbiegerate und die Elastizitätsgrenze, fallen in den Elastizitätsbereich kieferorthopädischer Drähte und werden deswegen auch als *Rückstelleigenschaften* bezeichnet. Jenseits des Elastizitätsbereiches liegen die plastischen Veränderungen eines Drahtes bis hin zur Bruchgrenze. Diese plastischen Veränderungen sind zwar wichtige Faktoren bei der Konstruktion kieferorthopädischer Apparaturen, sie werden aber in diesem Kapitel nicht näher besprochen.

Die Rückstelleigenschaften einer Apparatur können bei der Konstruktion eines kieferorthopädischen Gerätes anhand verschiedener variabler Faktoren beeinflußt werden. Diese Faktoren werden in den folgenden Abschnitten einzeln besprochen, wobei die Beziehungen zwischen ihnen und den soeben behandelten drei Eigenschaften nicht vergessen werden sollten.

Art der Belastung

Ein aktives Element, das eine kontinuierliche Kraft zur Bewegung eines Zahnes liefern soll, muß die Fähigkeit besitzen, Energie zu speichern und freizusetzen. Gespeichert wird die Energie in einem flexiblen Element als Ergebnis der elastischen Verformung, die durch die Applikation einer Kraft oder Last bewirkt wird. Elastische Verformungen stellen reversible Form- oder Gestaltveränderungen dar, die durch Entfernen der Kraft rückgängig gemacht werden können.

Zum besseren Verständnis der verschiedenen Arten der Belastung und ihrer Bedeutung sollte man sich eine gedachte Längsachse in der Mitte eines runden Drahtes vorstellen (Abb. 3-12). Eine in der Richtung dieser Achse angreifende Kraft bewirkt entweder *eine Druck-* oder *eine Zugbeanspruchung,* wodurch der Draht verkürzt oder verlängert. Da die Kraft in Richtung der Achse wirkt, wird sie auch als axiale Belastung bezeichnet. Die Zug- oder Druckbeanspruchung bei axialer Belastung bewirkt demnach eine Vergrößerung oder Verkleinerung der Längsachse. Ein Drehmoment, das um die Längsachse, d. h. im rechten Winkel zu ihr, angreift, bewirkt eine *Torsion* (Abb. 3-13A). Bei der Torsion wird der Draht um seine Längsachse verdreht, wobei die größte elastische Verformung an der Peripherie des Drahtes entsteht. Eine *Verbiegung* tritt ein, wenn sich die Form der Achse quer bzw. im rechten Winkel zu ihrer ursprünglichen Form verändert. Eine Verbiegung kann entweder durch ein rechtwinkelig zum Querschnitt des Drahtes angreifendes Drehmoment (Abb. 3-13B) oder durch eine *peripher* auf den festgehaltenen Draht einwirkende Kraft (Abb. 3-13C) erzeugt werden.

In der Praxis setzen sich die Belastungen der ein-

Das kieferorthopädische Gerät

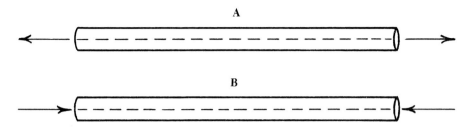

Abb. 3-12 Axiale Belastung. *A:* Dehnung, *B:* Kompression. Die Kraft wirkt in Richtung der Längsachse (gestrichelt).

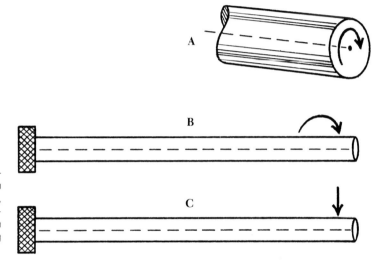

Abb. 3-13 Torsion und Biegung. *A:* Die Torsion wird durch ein Drehmoment hervorgerufen, das um die Längsachse herumgreift. *B:* Reine Biegung durch ein Drehmoment, *C:* Biegung durch eine transversale Kraft.

zelnen Elemente einer Apparatur in komplexer Weise aus Drehung, Kompression, Torsion und Biegung zusammen, so daß man von einer gemischten Belastung spricht. Die Abb. 3-14A zeigt zwei U-Schlaufen aus einem runden Draht, eine Anordnung, die klinisch zur Bukkal- oder Lingualbewegung von Zähnen verwendet wird, indem man den mittleren Bogenabschnitt im rechten Winkel zur Bildebene auslenkt. In Wirklichkeit handelt es sich bei diesem Aufbiegen um eine komplexe Verformung, wobei es bei Punkt B zur Biegung und bei A zur Torsion oder Verwindung kommt. Zur Aktivierung bedarf es sowohl einer Biegung als auch einer Torsion. Die Abb. 3-14B zeigt eine U-Schlaufe, die als Retraktionsfeder zu verwenden ist. Wenn bei der Aktivierung dieser Schlaufe die waagerechten Schenkel parallel gehalten werden, entstehen relativ komplizierte Belastungsverhältnisse, da es hierfür nicht nur horizontal gerichtete Kräfte, sondern auch zweier gleich großer und entgegengesetzter Kräftepaare bedarf. Trotz dieser eher komplizierten Belastungsverhältnisse wird die U-Schlaufe nur verbogen.

Verschiedene Belastungen durch Kräfte oder Drehmomente bewirken, wie gezeigt wurde, bestimmte Veränderungen an der Längsachse eines Drahtes. Diese Veränderungen beinhalten Kompression, Drehung, Torsion und Biegung. Eine exaktere Beschreibung dieser Vorgänge ließe

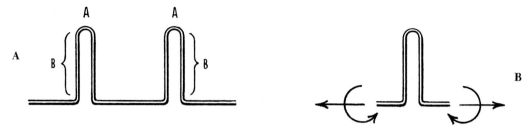

Abb. 3-14 *A:* Um den mittleren Schlaufenteil im rechten Winkel zur Bildebene zu bewegen, bedarf es einer Einzelkraft und eines Drehmomentes. In Punkt B kommt es zur Biegung, in Punkt A zur Torsion. *B:* Zum Öffnen der vertikalen Schlaufe ist sowohl eine Einzelkraft als auch ein Drehmoment erforderlich, damit die horizontalen Schenkel parallel bleiben.

sich nur in Form der Spannungsverteilung auf der gesamten Länge des Drahtes geben. Da eine solche Beschreibung vom Leser ein beachtliches Fachwissen bezüglich verschiedener Spannungs-Dehnungsphänomene erfordern würde, wurde darauf verzichtet. Statt dessen sei nur generell erwähnt, daß bei jeder Krafteinwirkung im Draht Widerstandskräfte wirksam werden, die zu bestimmten inneren Spannungen und Dehnungen führen. Auf diese Phänomene wird nur dann Bezug genommen, wenn sie zur Erklärung eines Punktes unerläßlich sind.

Axiale Belastungen, die Kompression oder Dehnung bewirken, sind für Federn aufgrund der hohen Lastbiegerate weniger geeignet. Die geringe elastische Verformung, die selbst eine große Kraft als axiale Zugkraft an einem Draht bewirkt, ist darauf zurückzuführen, daß die Kraft als Spannung gleichmäßig auf jeden einzelnen Bogenquerschnitt verteilt wird. Geringere Lastbiegeraten sind bei unregelmäßigen Spannungsverteilungen über verschiedene Drahtquerschnitte wie bei der Torsion und Biegung zu beobachten. Torsion und Biegung sind daher geeignete Belastungsarten für aktive oder flexible Elemente.

Bei konstanter maximaler Belastung oder maximalem Torque hätte man die geringsten Lastbiegeraten bei zwei bestimmten Belastungsformen: 1. Torsion und 2. Biegung ausschließlich durch Drehmomente. Der Grund dafür liegt darin, daß jeder beliebige Querschnitt des Drahtes über die gesamte Drahtlänge der gleichen Torsion oder Biegung unterliegt. Belastungen dieser Art sind für Federn ideal, haben aber den Nachteil, daß in der Praxis meist ein Drehmoment allein zur Bewegung eines Zahnes nicht ausreicht. Das bedeutet, daß zusätzlich transversale Belastungen verwendet werden müssen, die keine gleichmäßigen Veränderungen im Draht bewirken, es sei denn, der Drahtdurchmesser ist nicht an allen Punkten gleich groß, d. h. der Draht müßte eine konische Form haben.

Wie sind bei der Gestaltung eines Gerätes Dehnung, Kompression, Torsion oder Biegung optimal einzusetzen? Die Art der Belastung eines aktiven Elementes hängt von verschiedenen Faktoren ab. Zunächst bieten sich aus konstruktionstechnischen Gründen sowie aufgrund des Platzangebotes und Tragekomforts verschiedene Grundformen an. Die weitere Gestaltung hängt von dem Verhältnis zwischen Drehmoment und Einzelkraft ab, das zur kontrollierten Bewegung der Zähne erforderlich ist. Werden z. B. gleich große und entgegengesetzte Drehmomente gebraucht, ist eine reine Torsion oder Biegung des Drahtes ausreichend. Wenn andererseits Drehmomente und Einzelkräfte benötigt werden, wird man wahrscheinlich in erster Linie Biegungen vornehmen. Für die reaktiven Elemente gilt, daß die Kräfte in erster Linie als axiale Belastungen zum Tragen kommen müssen. So ist z. B. ein Gaumenbügel besser geeignet, die transversale Dimension im Seitenzahnbereich zu halten als ein hufeisenförmig gestalteter Lingualbügel, der sich in dieser Raumebene leichter verbiegt. Einer der ersten Schritte bei der Gestaltung eines kieferorthopädischen Elementes ist die Bestimmung seiner Grundform, wobei die beschriebenen Anforderungen zu berücksichtigen sind.

Von den verschiedenen Variablen, die die Rückstelleigenschaften eines Drahtes, d. h. die *Lastbiegerate* bzw. *Torquebiegerate, Elastizitätsgrenze* und *M/F-Quotient,*beeinflussen, wird im folgenden nur die Biegung betrachtet, die in der Kieferorthopädie gebräuchlichste Art der elastischen Verformung. Viele der Grundregeln gelten auch für die Torsion und axiale Belastung.

Mechanische Eigenschaften von Metallen

Die mechanischen Eigenschaften der kieferorthopädischen Drahtlegierungen lassen sich unter verschiedenen Gesichtspunkten beschreiben, wobei der Kliniker oberflächlich, nur auf der Basis von Beobachtungen, arbeitet. Auf dieser Ebene werden Kräfte und Verbiegungen erkannt und gemessen, d. h. es wird die Verbiegung eines Drahtes in Millimeter bei einer Kraftapplikation in Gramm bestimmt. Den daraus gewonnenen Erkenntnissen durch Beobachtung sind zum Verständnis und zur Voraussage der Wirkungsweise und Eigenschaften der Apparaturen Grenzen gesetzt. Der zweite Gesichtspunkt betrachtet die Spannungs-Dehnungsverhältnisse, die in der englischsprachigen Literatur in Pfund pro Quadratzoll (lb/inch) bzw. in inch pro inch (d. h. Deflektion pro Längeneinheit) angegeben werden. Diese Werte werden nicht direkt abgelesen, sondern auf der Grundlage von Messungen errechnet. Die meisten technischen Formeln, die zur Voraussage von Veränderungen belasteter Körper verwendet werden, beruhen auf Spannungs-Dehnungsdiagrammen. Noch fundamentaler ist die atomare und molekulare Betrachtungsweise. Die auf dieser Ebene gewonnenen Erkenntnisse ermöglichen genaueste Voraussagen einzelner Reaktionen, so daß auf dieser Basis neue Strukturen entwickelt werden können.

Grundlegende Eigenschaften von Legierungen. In der Abb. 3-15 wird ein theoretisches Diagramm über Deflektion in Abhängigkeit von Belastung dargestellt. Diese Kurve kann z. B. das Lastbiegeverhalten einer Druckfeder wiedergeben. Zwi-

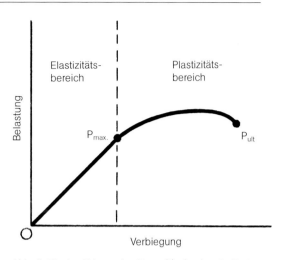

Abb. 3-15 Lastbiegerate. P_{max}: Maximale elastische Belastung, P_{ult}: Maximale Belastung unterhalb der Bruchgrenze. Man beachte die lineare Relation zwischen Belastung und Biegung innerhalb des Elastizitätsbereichs.

schen 0 und *Pmax* (maximale elastische Belastung) ist ein lineares Verhältnis zwischen Belastung und Verformung zu beobachten. Die Verformung nimmt direkt proportional zur Kraft zu. Dieses proportionale Verhältnis wird als *Hocke*sches Gesetz bezeichnet. Der Quotient aus Belastung und Verformung ist in diesem Bereich eine Konstante, die wir bereits als Lastbiegerate definiert haben. Bei *Pmax* erreichen wir einen Punkt, von dem an sich Belastung und Verformung nicht mehr proportional verhalten. Oberhalb von *Pmax* wird die Feder permanent verbogen und nimmt nicht mehr ihre ursprüngliche Form an. *Pmax* ist die höchste Belastung, die ohne bleibende Verformung auf die Feder ausgeübt werden kann – die maximale elastische Belastung. Das Verhalten der Feder in der Graphik links von *Pmax,* liegt im Elastizitätsbereich, während die rechts von *Pmax* erzeugten Verformungen im Plastizitätsbereich liegen. Die elastische Verformbarkeit ist die Fähigkeit eines Körpers, seine ursprüngliche Form wiederanzunehmen, sobald die verformende Kraft nicht mehr wirkt. Innerhalb des Plastizitätsbereiches bleibt der Körper in seinem verformten Zu-

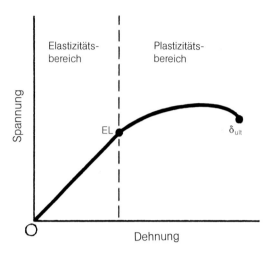

Abb. 3-16 Spannungs-Dehnungsverhältnis. *EL:* Elastizitätsgrenze, δ_{ult} = Zerreißfestigkeit. Man beachte die lineare Relation zwischen Spannung und Dehnung im Elastizitätsbereich.

stand. Das Ende der Kurve bildet die Bruchbelastung (Pult), bei deren Überschreitung die Feder bricht. Die Graphik ist natürlich nur eine schematische Darstellung, in Wirklichkeit sieht das Lastbiegeverhältnis bei den kieferorthopädischen Federn nicht so regelmäßig aus.

Die Lastbiegerate ist für jedes einzelne Element eines kieferorthopädischen Gerätes zwar unterschiedlich, kann aber zur Darstellung des Spannungs-Dehnungsverhaltens kieferorthopädischer Legierungen unabhängig von der Konfiguration des Drahtes verallgemeinert werden. Ein solches Spannungs-Dehnungsdiagramm ist in der Abb. 3-16 dargestellt.* Die Spannungs-Dehnungskurve entspricht in ihrer Form der Lastbiegekurve, wird aber in anderen Einheiten ausgedrückt und berücksichtigt zudem die Länge und den Querschnitt des Drahtes. Von 0 bis EL (Elastizitätsgrenze) verhalten sich Spannung und Drehnung linear, was sich im geradlinigen Verlauf der

---

* Spannung ist der Anteil der applizierten Kraft pro Flächeneinheit des Querschnitts eines Drahtes. Dehnung ist die Verformung (Verlängerung oder Verkürzung) pro Längeneinheit eines Drahtes.

Kurve ausdrückt. Diese Beziehung ist mit dem klinisch beobachteten Verhältnis zwischen Belastung und Verbiegung zu vergleichen. Das Spannungs-Dehnungsverhältnis wird als Elastizitätsmodul (E) bezeichnet und gibt die mechanische Eigenschaft wieder, welche die Last-Biegerate einer Feder bestimmt[23]. Die Elastizitätsgrenze (EL) stellt die größtmögliche Spannung dar, die bei einer Legierung ohne bleibende Formveränderung möglich ist. Sie entspricht der maximalen elastischen Belastung und stellt somit eine mechanische Eigenschaft dar, welche die Widerstandsfähigkeit eines kieferorthopädischen Elementes gegenüber einer bleibenden Verformung bestimmt. Weitere Größen wie Fließgrenze, Fließfestigkeit und Proportionalitätsgrenze spielen in diesem Bereich der Kurve eine Rolle und sind nach ihrer Definition voneinander zu unterscheiden, obwohl sie sich in der Praxis sehr der Elastizitätsgrenze nähern. Beim Überschreiten der Zerreißspannung (Zugfestigkeit) kommt es schließlich zum Bruch des Drahtes. Auch hier darf man nicht vergessen, daß sich die Beziehung zwischen Spannung und Dehnung bei den meisten Legierungen in Wirklichkeit nicht so regelmäßig darstellt.

Der Vollständigkeit halber sei zur dritten Betrachtungsweise, die sich im atomaren und molekularen Bereich abspielt, grundlegend so viel gesagt, daß beim elastischen Verhalten interatomare Bindungen eine Rolle spielen. Da die Atome sozusagen auseinandergezogen werden, besteht eine weitgehend lineare Beziehung zwischen Spannung und Dehnung. Das plastische Verhalten ist hingegen mit Gitterfehlern der Kristallstruktur, d. h. Stufenversetzungen entlang bestimmter Gleitebenen verbunden und somit weniger atomarer, sondern eher molekularer Art. Daher ist im Plastizitätsbereich nicht die Linearität zu beobachten wie im Elastizitätsbereich.

Elastizitätsgrenze. Die Elastizitätsgrenze (EL) bestimmt die maximale elastische Belastbarkeit eines Körpers. Wenn man mehr die mechanischen Eigenschaften eines Drahtes betrachtet, hängt die maximale elastische Belastbarkeit direkt und linear von der Elastizitätsgrenze ab. Die Hersteller geben für die einzelnen Legierungen meist entweder die Fließgrenze oder die Zugfestigkeit an, wobei die Fließgrenze fast mit der Elastizitätsgrenze übereinstimmt und die Zugfestigkeit höher liegt.

Die Elastizitätsgrenze einer Legierung, z. B. von 18-8 Edelstahl, hängt von einer Reihe von Faktoren ab. Eine große Rolle spielt dabei die Härtung, die durch das Kaltziehen des Drahtes entsteht.* Überwiegend kalt bearbeitete Drähte besitzen einen hohen Härtegrad und somit eine hohe Elastizitätsgrenze. Dünne Runddrähte können besonders hohe Elastizitätsgrenzen aufweisen, je dünner der Draht, um so stärker wurde er kaltgezogen und um so dicker ist im Verhältnis zur Gesamtstärke des Drahtes die kaltbearbeitete äußere Schicht. Durch übermäßige Kaltbearbeitung entsteht jedoch ein in seiner Struktur ungünstig beschaffener Draht, der dann besonders spröde wird und bereits bei normaler Funktion im Munde brechen kann. Die Elastizitätsgrenze sollte daher nicht zu hoch liegen, damit das Gerät bei einer versehentlichen Überbelastung eher verbogen wird als bricht. Im Vergleich zum Kaltziehen, das mit einer Härtung bzw. Steigerung der Elastizitätsgrenze verbunden ist, ist das Verfahren der anodischen Reduktion zur Verringerung des Drahtquerschnittes weniger empfehlenswert, da es keine Härtung des Drahtes bewirkt. Die Gefahr bleibender Verformungen ist bei solchen Drähten größer.

Verschiedene kieferorthopädische Legierungen (z. B. Elgiloy und Gold) können durch Wärmebehandlung gehärtet werden. Bei 18-8 Edelstahl ist dies nicht möglich, dafür kann er spannungsfrei geglüht werden (bei 850° C über mindestens 3 Minuten), wodurch eine ähnliche Wirkung erzielt wird. Durch das Glühen werden unerwünschte Restspannungen beseitigt, die bei der Herstellung des Drahtes und seiner Verformung durch den Kieferorthopäden entstehen. Wenn nur einmal spannungsfrei geglüht werden soll, ist der optimale Zeitpunkt dafür nach Abschluß aller Biegungen.

Elastizitätsmodul. Der Elastizitätsmodul (E) ist die mechanische Eigenschaft eines kieferorthopädischen Elements, die seine Last-Biegerate bestimmt. Sie hängt linear von E ab (bei der Torsion von dem Steifigkeitsmodul). Der Elastizitätsmodul von Stahl beträgt ungefähr das 1,8fache dessen von Gold, d. h. ein reaktives Element aus Edelstahl hätte einen 1,8mal größeren Widerstand gegenüber einer Verformung im Vergleich zum Gold. Ein 0,022 × 0,028 inch (0,55 × 0,70 mm) Vierkantbogen aus Edelstahl gewährt eindeutig eine bessere Kontrolle über die Verankerungseinheit als ein Bogen aus Gold. Andererseits bewirkt die gleiche Aktivierung bei einem Stahldraht verglichen mit einem Golddraht etwa die doppelte Lastbiegerate. Aus diesem Grunde sind Stahl und Gold bei der Konstruktion eines kieferorthopädischen Gerätes nicht direkt austauschbar.

Für kieferorthopädische Drähte werden in der Regel Stahllegierungen verwendet, die fast alle den gleichen Elastizitätsmodul besitzen. Im Gegensatz zur Elastizitätsgrenze ist der Elastizitätsmodul einer Legierung konstant und wird weder durch die Kaltbearbeitung noch durch Wärmebehandlung beeinflußt.* Die Lastbiegerate von harten Drähten ist daher nicht größer als die von weichen Drähten. Wenn ein anderer Elastizitätsmodul benötigt wird, muß eine andere Legierung verwendet werden, denn er ist unveränderlich.

In den letzten Jahren wurden zwei neue Legierungen in die Kieferorthopädie eingeführt, Nickel-Titan (Nitinol) und Beta-Titan (TMA).

Nitinol wurde von William F. *Buehler* um 1960 entwickelt. Ursprünglich enthielt die Legierung 55% Nickel und 45% Titan, so daß das stöchiometrische Verhältnis dieser Elemente 1:1 war. Das Einzigartige an dieser bimetallischen (NiTi) Verbindung ist ein „Memory", das sich aus temperaturbedingten kristallographischen Umformungen ergibt. *Andreasen* und *Hilleman*[1] und *Andreasen* und *Morrow*[2] haben angeregt, diese Umformungen in der Kieferorthopädie zur Kraftapplikation zu nutzen. Obwohl ihre Folgerungen plausibel klingen, wird das Memory-Prinzip gegenwärtig nicht klinisch eingesetzt. Nitinol wird wegen seiner hohen Elastizität geschätzt. Der Elastizitätsmodul beträgt nur das 0,26fache von Edelstahl, ein 0,45 mm starker Nitinoldraht besitzt demzufolge etwa die gleiche Steifigkeit wie ein 0,33 mm starker Edelstahldraht. Vor allem aber zeichnet sich Nitinol durch seine besondere Widerstandsfähigkeit gegenüber bleibender Verformung aus. NiTi-Drähte können bei nur minimaler permanenter Verformung über mehr als das Doppelte der Strecke aktiviert werden wie Edelstahldrähte. Da

---

* Kieferorthopädische Drähte werden bei der Herstellung mit Zieheisen im kalten Zustand dünngezogen.

* Aufgrund von Restspannungen oder anderen Mechanismen kann E nach der Kalthärtung geringfügig niedriger sein.[23]

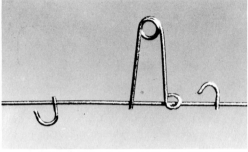
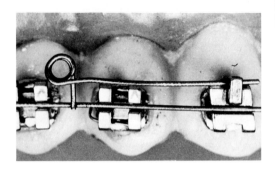
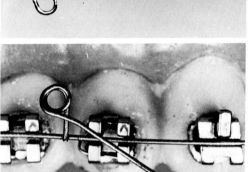

Abb. 3-17 TMA-Draht läßt sich ohne wesentliche Beeinflussung der mechanischen Eigenschaften direkt schweißen. *A:* Haken für einen intermaxillären Gummizug, Retraktionsfeder und Tie-back-Haken aus 0,018 inch (0,45 mm) rundem Draht an einem 0,017 × 0,025 inch (0,45 × 0,63 mm) Bogen. *B* und *C:* Angeschweißte Spiralfeder zur Extrusion eines Eckzahnes. Die Vertikalentwicklung des Eckzahnes ist abgeschlossen, so daß er in dem Bogen einligiert werden konnte.

die bleibende Verformung jedoch zeitabhängig ist, kommt es zwischen den Aktivierungen zu geringfügigen Deformierungen. Wenn jedoch ein durch Biegungen 1., 2. und 3. Ordnung geformter Draht in der den Biegungen entgegengesetzten Richtung aktiviert wird, sind bleibende Verformungen leicht möglich.[28] Nitinol eignet sich demnach am besten für relativ gerade Drähte, die mit geringen Kräften und relativ großer Deflektion eingesetzt werden. Es ist brüchiger als Edelstahl und läßt sich nicht löten oder schweißen.
Der Elastizitätsmodul von Beta-Titan (TMA) liegt zwischen demjenigen von Edelstahl und Nitinol (das ca. 0,4fache von Edelstahl)[12, 22]. Es läßt sich ohne bleibende Verformung doppelt so stark verbiegen wie Edelstahl. Im Unterschied zu Nitinol ändern sich seine Eigenschaften durch Biegungen 1., 2. und 3. Ordnung nicht wesentlich. TMA besitzt eine ähnlich gute oder sogar geringfügig bessere Duktilität als Edelstahl. Es läßt sich ohne nennenswerte Herabsetzung der Elastizitätsgrenze schweißen. Fingerfedern und Haken aus TMA lassen sich direkt am Bogen schweißen (Abb. 3-17).

Ideale Legierungen in der Kieferorthopädie. Für die Konstruktion eines aktiven Elementes wäre ein Draht ideal, bei dem die maximale elastische Belastung hoch und die Lastbiegerate niedrig ist. Da diese beiden Kriterien von der Elastizitätsgrenze und dem Elastizitätsmodul abhängen, ist das Verhältnis EL/E für die Brauchbarkeit einer Legierung entscheidend. Je höher dieser Quotient ausfällt, um so besser sind die Rückstelleigenschaften des Drahtes. Dem mit ständigen Neuentwicklungen konfrontierten Kieferorthopäden mag es eine Orientierungshilfe sein, daß es auf eine hohe Elastizitätsgrenze und einen geringen Elastizitätsmodul ankommt. Dabei spielen geringe Variationen der EL oder des E keine Rolle, da sie den Quotienten kaum verändern. Wenn eine neue Legierung deutlich bessere Rückstelleigenschaften haben soll, muß das EL/E-Verhältnis signifikant größer sein.

Im Gegensatz dazu ist für ein reaktives Element nicht nur eine hohe Elastizitätsgrenze, sondern auch ein hoher Elastizitätsmodul wünschenswert. Da üblicherweise die Bracketschlitze und Röhrchen innerhalb einer Apparatur die gleiche Größe besitzen, können für die aktiven und reaktiven Elemente verschiedene Legierungen kombiniert werden.

Vier weitere Eigenschaften sollten für die Beurteilung eines kieferorthopädischen Drahtes angeführt werden. 1. Die Legierung muß gegenüber der Korrosionswirkung des Speichels beständig sein. 2. Die Duktilität des Materials muß adäquat sein, damit es nicht durch plötzliche Überbelastung im Munde oder beim Biegen zum Bruch kommt. 3. Viele Kieferorthopäden ziehen Materialien vor, die im weichen Zustand bearbeitet und anschließend durch Wärmebehandlung gehärtet werden. 4. Die Legierung muß sich verlöten lassen.

Fundierte Kenntnisse der mechanischen und physikalischen Eigenschaften der Legierungen sind zwar für die Konstruktion kieferorthopädischer Apparaturen außerordentlich wichtig, doch sind diese Eigenschaften nur ein Teil der vielen verschiedenen Faktoren, die zusammengenommen die endgültige Form eines kieferorthopädischen Gerätes bestimmen.

Querschnitt des Drahtes

Einer der kritischen Faktoren bei der Konstruktion eines kieferorthopädischen Gerätes ist die Wahl der geeigneten Form und Größe des Drahtquerschnitts. Bereits eine geringfügige Veränderung des Querschnitts hat einen entscheidenden Einfluß auf die maximale elastische Belastung und die Lastbiegerate.

Die maximale elastische Belastung ist direkt proportional zur dritten Potenz des Durchmessers eines runden Drahtes, und die Lastbiegerate hängt direkt proportional von der 4. Potenz des Drahtdurchmessers ab. Die einfachste Methode zur Verringerung der Lastbiegerate eines aktiven Elementes wäre demnach die Verwendung eines dünnen Drahtes. Das Gefährliche an dieser Überlegung ist jedoch, daß man viel zu leicht vergißt, in welchem Maße auch die maximale elastische Belastung mit dem Querschnitt abnimmt (als d^3). Bei der Konstruktion eines aktiven Elementes empfiehlt es sich daher, den dünnsten Draht zu wählen, der noch eine ausreichende elastische Belastbarkeit gewährleistet. Die besseren Rückstelleigenschaften, die ein dünnerer Draht bieten würde, wären nur auf Kosten einer niedrigeren Elastizitätsgrenze möglich, wodurch die Gefahr besteht, daß es zu unerwünschten bleibenden Verformungen kommt.

Die Tatsache, daß die Lastbiegerate mit der 4. Potenz des Durchmessers eines runden Drahtes korreliert ist, verdeutlicht, wie kritisch die Wahl der richtigen Drahtstärke ist. Ein 0,018 inch (0,45 mm) Draht läßt sich nicht durch einen 0,020 inch (0,5 mm) Draht ersetzen, weil (abgesehen von dem Spiel im Bracket) der stärkere Draht etwa die doppelte Kraft ausübt. Ein 0,020 inch (0,50 mm) starker runder Draht hat bei annähernd gleicher Aktivierung sogar die 16fache Kraftwirkung eines 0,010 inch (0,25 mm) starken Drahtes.

Für die Wahl des geeigneten Drahtquerschnitts bei den starren reaktiven Elementen einer Apparatur ist in erster Linie die Lastbiegerate zu berücksichtigen, die maximale elastische Belastbarkeit spielt nur eine zweitrangige Rolle. Unter normalen Umständen ist es notwendig, die Drahtstärke so groß zu bemessen, daß eine ausreichende Steifigkeit des reaktiven Elementes (ausreichend hohe Lastbiegerate) gewährleistet ist, wobei die maximale elastische Belastbarkeit in jedem Fall größer als erforderlich wäre.

Neben der Größe ist auch die Form des Drahtquerschnitts für die Funktion eines elastischen Elementes entscheidend. Allgemein wird für komplizierte Aktivierungsvorgänge, bei denen die Längsachse in mehreren Ebenen gebogen wird, ein runder Draht gewählt. Da der Handel eine große Anzahl an Runddrähten anbietet, sind die mechanischen Eigenschaften wesentlich besser und die Querschnittstoleranzen viel geringer als die anderer Drahtformen. Einer der Nachteile von runden Drähten ist jedoch, wenn sie nicht korrekt ausgerichtet sind, daß sich Aktivierungen nicht immer in der gewünschten Richtung auswirken. Außerdem können sich Bögen aus rundem Draht im Bracket verdrehen, so daß eingebogene Schlaufen auf das Zahnfleisch oder die Wangenschleimhaut drücken können.

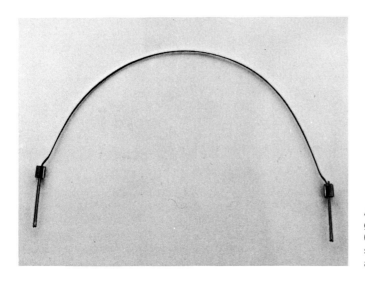

Abb. 3-18 Straight-wire-Ribbonbogen 0,010 × 0,020 inch (0,25 × 0,5 mm). In der horizontalen Ebene sind größere Auslenkungen möglich als in der vertikalen Ebene.

Bei vielen Bogenvariationen wird der Draht jedoch nur in einer Richtung gebogen. Bei einem Edgewise-Bogen mit Vertikalschlaufen zur Retraktion von Frontzähnen sind die Biegungen der Längsachse auf eine Ebene beschränkt. Für Biegungen in nur einer Richtung sind Flachdrähte am besten geeignet. Federn aus Flachdraht können mehr Energie speichern als es mit jeder anderen Drahtform der Fall wäre. Dieses Prinzip findet bei der Herstellung von Uhrfedern bereits seit Jahrzehnten seine praktische Anwendung. Flach- oder Banddrähte bieten ohne die Gefahr plastischer Verformungen geringere Lastbiegeraten als jede andere Drahtform. Ein weiterer Vorteil des Flachdrahtes ist, daß er sich wesentlich leichter ausrichten läßt als ein runder Draht, d. h. er kann im Röhrchen oder Bracket so fixiert werden, daß er sich während der Deaktivierung nicht verdreht. Flachdrähte sind auch für solche Fälle geeignet, in welchen größere Zahnbewegungen in einer Ebene und gleichzeitig nur geringe Bewegungen in einer anderen Ebene erforderlich sind. Mit einem flachen Vierkantbogen (die breite Seite vertikal im Bracketschloß ausgerichtet) läßt sich beispielsweise eine geringe okkluso-gingivale, aber eine gute vestibulo-orale Nivellierung der Zahnstellung erzielen (Abb. 3-18). Eine solche Apparatur ist nur dann sinnvoll, wenn überwiegend in der horizontalen, weniger in der vertikalen Ebene nivelliert werden muß.

Hinsichtlich der reaktiven Elemente scheint ein Draht mit quadratischem oder rechteckigem Querschnitt besser geeignet zu sein als ein runder Draht, da er sich leichter ausrichten läßt und in allen Ebenen eine größere Starrheit besitzt, wodurch wiederum bessere Kontrolle über die Ankerzähne ermöglicht wird. Man könnte annehmen, daß bei Edgewise-Apparaturen eine größere Starrheit in vestibulo-oraler Richtung notwendig ist, da die Wirkung des Vierkantdrahtes in dieser Richtung rigider ist. Das hängt jedoch davon ab, wie die Edgewise-Technik umgesetzt wird.

Wahl des geeigneten Drahtes (Legierung und Querschnitt)

Bei der Wahl der Drahtgröße sollte die erforderliche Lastbiegerate den Ausschlag geben. In zweiter Linie ist jedoch auch die Größe der geplanten Kräfte und Drehmomente zu berücksichtigen. Vielfach wird die Wahl des Drahtquerschnitts anhand zweier anderer Kriterien getroffen, die zwar ebenfalls ihre Gültigkeit besitzen, jedoch

Tabelle 3.1 Einflußfaktoren auf die Lastbiegerate, die maximale Belastung und die maximale Auslenkung

Faktor	Lastbiegerate	max. Belastung	max. Auslenkung
zusätzlicher Draht bei unveränderter Länge	Abnahme	unverändert	Zunahme
Aktivierung in Richtung der ursprünglichen Biegung		Zunahme	Zunahme
Querschnitt rechteckig statt rund	falls Rate gleich bleibt	Zunahme mit $1/h$	Zunahme mit $1/h$
Mechanische Eigenschaften des Drahtes	Veränderung von E (Elastizitätsmodul)	Veränderung von Sp (Proportionalitätsgrenze)	Veränderung von Sp/E
Querschnitt rund (d*)	d^4	d^3	$1/d$
Querschnitt rechteckig (b, h**)	bh^3	bh^2	$1/h$
Länge des Hebels (L)	$1/L^3$	$1/L$	L^2

* d = Durchmesser
** h = Größe in Richtung der Biegung; b = Richtung senkrecht zu h.

nicht so entscheidend sind: 1. Wenn bei einer Apparatur bestimmte Drahtelemente regelmäßig erneuert werden, wird oft angenommen, daß immer stärkere Drähte erforderlich sind, um ein Spiel zwischen Bogen und Bracket zu vermeiden. Bei einer Edgewise-Apparatur wird jedoch das Spiel in Richtung Schlitzöffnung durch Drahtligaturen minimal gehalten. Es ist daher nicht gerechtfertigt, einen 0,016 inch (0,4 mm) Bogen gegenüber einem 0,018 inch (0,45 mm) Bogen nur wegen des Spiels im Bracket vorzuziehen.
2. Häufig wird allein wegen des höheren Elastizitätsgrenzwertes ein dünnerer Draht gewählt, mit der Vorstellung, daß ein dünnerer Draht weiter ausgelenkt werden kann, ohne sich plastisch zu verformen. Im Grunde ist diese Überlegung zwar richtig, doch verhält sich der Elastizitätsgrenzwert umgekehrt proportional zum Drahtdurchmesser. Er beträgt bei einem Draht von 0,016 inch (0,4 mm) Stärke nur das 1,15fache eines 0,018 inch (0,45 mm) starken Drahtes. Klinisch ist dieser Unterschied noch vernachlässigbar gering. Erst wenn sich dieses Verhältnis auf 2:1 beläuft, wie das bei einem 0,010 inch (0,25 mm) gegenüber einem 0,020 inch (0,5 mm) starken Draht der Fall ist, wird dieser Faktor klinisch signifikant.
Das Hauptkriterium für die Wahl der Drahtstärke sollte die Steifigkeit des Drahtes bzw. seine Last-

Tabelle 3.2 Querschnitts-Steifigkeit (C_S) runder Drähte

Querschnitt (in)	(mm)	C_S
0.004	0.102	1.00
0.010	0.254	39.06
0.014	0.356	150.06
0.016	0.406	256.00
0.018	0.457	410.06
0.020	0.508	625.00
0.022	0.559	915.06
0.030	0.762	3164.06
0.036	0.914	6561.00

Aus: *Burstone*, C. J.: Am. J. Orthod. 80 : 1, 1981.

biegerate sein. Bei einer Apparatur, in der bestimmte Drahtelemente regelmäßig erneuert werden, kann man zunächst mit einem 0,014 inch (0,35 mm) Bogen beginnen, der bei einer Aktivierung von 2 mm die gewünschte Kraft bewirkt. Nach der Bewegung des Zahnes um 1 mm ließe sich der Bogen durch einen neuen 0,018 inch (0,45 mm) Bogen ersetzen, der bei einer Aktivierung von nur 1 mm annähernd die gleiche Kraft bewirkt.

Geringe Unterschiede im Drahtquerschnitt bewirken große Veränderungen der Lastbiegeraten, da sich bei runden Drähten die Lastbiegerate in der 4. Potenz des Durchmessers ändert (Tab. 3-1). Bei einer Biegung wird die Steifigkeit bzw. Lastbiegerate durch das Trägheitsmoment des Drahtquerschnittes bezüglich der neutralen Achse bestimmt. Zwar ist für den Kliniker die relative Steifigkeit der verwendeten Drähte eine wichtige Information, doch es ist nicht praktikabel, sie anhand von technischen Formeln zu berechnen. Aus diesem Grunde wurde ein einfaches Bewertungssystem entwickelt, mit dem sich die relative Steifigkeit von Drähten unterschiedlichen Querschnitts aber gleicher Materialzusammensetzung feststellen läßt[9]. Grundlage der querschnittsabhängigen Steifigkeitsziffer (C_S) ist ein 0,1 mm starker runder Draht, der den Ausgangswert erhält. Ein 0,15 mm starker Draht hat einen C_S von 5,0, d. h. gegenüber einem 0,1 mm starken Draht wird bei gleicher Aktivierung die fünffache Kraft bewirkt. In den Tabellen 3-2 und 3-3 sind unter C_S die Steifigkeitsziffern in Abhängigkeit vom nominellen Querschnitt angegeben. In der Praxis kommt es gelegentlich vor, daß die Drähte nicht immer in exakt der gleichen Stärke gefertigt wer-

Tabelle 3.3 Steifigkeit von Drähten mit rechteckigem und quadratischen Querschnitt

Form	Querschnitt (in)	(mm)	C_S 1. Ordnung	2. Ordnung
rechteckig	0.010 x 0.020	0.254 x 0.508	530.52	132.63
rechteckig	0.016 x 0.022	0.406 x 0.559	1129.79	597.57
rechteckig	0.018 x 0.025	0.457 x 0.635	1865.10	966.87
rechteckig	0.021 x 0.025	0.533 x 0.635	2175.95	1535.35
rechteckig	0.0215 x 0.028	0.546 x 0.711	3129.83	1845.37
quadratisch	0.016 x 0.016	0.406 x 0.406	434.60	
quadratisch	0.018 x 0.018	0.457 x 0.457	696.14	
quadratisch	0.021 x 0.021	0.533 x 0.533	1289.69	

Aus: *Burstone*, C. J.: Am. J. Orthod. 80 : 1, 1981.

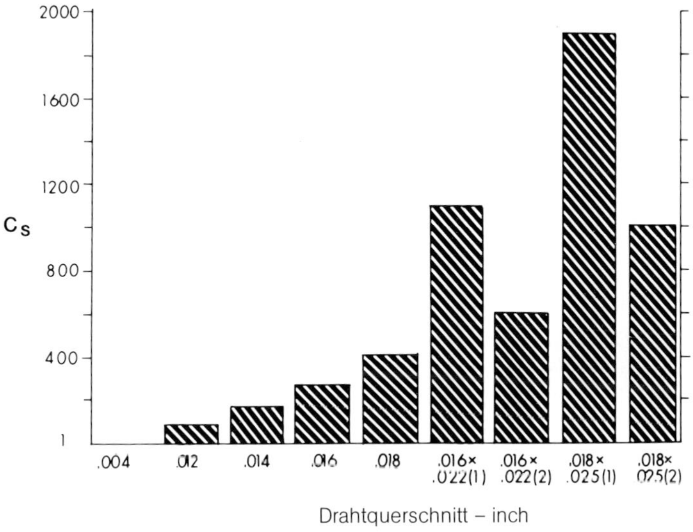

Abb. 3-19 Querschnittsabhängige Steifigkeitsziffern (C_s) kieferorthopädischer Drähte. Die zur Aktivierung erforderlichen Kräfte sind proportional zur Steifigkeitsziffer. Die Steifigkeitsunterschiede zwischen den Drähten mit unterschiedlichen Querschnitten können das 10fache oder mehr ausmachen. (Aus Burstone, C. J.: Am. J. Orthod., 80:1, 1981.)

Drahtquerschnitt – inch

den oder versehentlich falsch bezeichnet sind, wodurch sich der tatsächliche C_s-Wert selbstverständlich verändert. Für Vierkantdrähte sind 2 C_s-Ziffern angegeben, die jeweils in Richtung erster und zweiter Ordnung gelten.
Ein runder Draht mit einem Durchmesser von 0,016 inch (0,406 mm) hat eine Steifigkeitsziffer von 256, d. h. bei gleicher Aktivierung entsteht eine 256mal so große Kraft wie bei einem 0,004 inch (0,1 mm) starken Draht. Ein Vierkantdraht von 0,018 × 0,025 (0,457 × 0,635 mm) hat in Richtung erster Ordnung eine Ziffer von 1865. Gegenüber einem runden Draht von 0,016 inch (0,406 mm) Durchmesser bringt der Vierkantdraht bei gleicher Aktivierung in Richtung erster Ordnung das 7,3fache an Kraft hervor. Um die Steifigkeit verschiedener Drahtelemente vergleichen zu können, muß man von gleichen Bogenkonfigurationen und Legierungen bei unterschiedlichen Drahtquerschnitten ausgehen. Dabei wird einfach die Steifigkeitsziffer des einen Drahtelementes durch die des anderen dividiert.
In der Abb. 3-19 sind die querschnittsabhängigen Steifigkeitsziffern für Drähte von 0,014 inch bis 0,018 × 0,0,025 inch zur besseren Anschaulichkeit graphisch dargestellt. Zwar ist nicht das gesamte Spektrum der verfügbaren Drahtstärken aufgezeichnet, doch zeigt sich deutlich, daß die Lastbiegeraten der unterschiedlich starken Drähte bei gleichem Material (z. B. Edelstahl) um das zehnfache oder mehr voneinander abweichen.
Eine Möglichkeit, die Gesamtsteifigkeit einer Apparatur zu verändern, besteht in der Verwendung unterschiedlicher Drahtstärken. Die Gesamtsteifigkeit einer Apparatur hängt von zwei Faktoren ab: Zum einen vom Draht selbst und zum anderen von der Konfiguration des Gerätes.

$$S = W_s \times A_s$$

wobei S die Lastbiegerate des Gerätes, W_s die Steifigkeit des Drahtes und A_s die konfigurationsbedingte Steifigkeit darstellen.
Allgemein ausgedrückt lautet diese Formel folgendermaßen:
Gerätesteifigkeit = Drahtsteifigkeit × konfigurationsbedingte Steifigkeit.
Durch Zunahme der Drahtlänge zwischen den Brackets oder das Einbiegen von Schlaufen wird die Gestalt des Bogens und damit der konfigurationsbedingte Steifigkeitsfaktor verändert, so daß sich die Gesamtsteifigkeit der Apparatur verrin-

Tabelle 3.4 Steifigkeitsziffern (M_S) kieferorthopädisch verwendeter Legierungen und Stahldrahtlitzen*

	M_S
Legierungen	
Edelstahl	1.00
TMA	0.42
Nitinol	0.26
Elgiloy blue	1.19
Elgiloy blue (vergütet)	1.22
Drahtlitzen	
Twist-flex	0.18 to 0.20
Force-9	0.14 to 0.16
D-rect	0.04 to 0.08
Respond	0.07 to 0.08

*Ausgangsbasis: $E = 25.10^6$ psi (x 1 758 140 kp/cm²)
Aus: Burstone, C. J.: Am. J. Orthod. 80:1, 1981.

gert. Auch die Drahtsteifigkeit läßt sich verändern. Sie wird von zwei Faktoren bestimmt: Dem Querschnitt und dem Werkstoff des Drahtes.

$$W_S = M_S \times C_S$$

wobei W_S die Steifigkeitsziffer des Drahtes, M_S die Steifigkeitsziffer des Werkstoffes und C_S die querschnittsabhängige Steifigkeitsziffer bedeutet.
Allgemein ausgedrückt lautet diese Formel:
Drahtsteifigkeit = Materialsteifigkeit × querschnittsabhängige Steifigkeit.
Die Drahtsteifigkeit hängt demnach von einer Querschnittseigenschaft (z. B. Trägheitsmoment) und einer Materialeigenschaft (Elastizitätsmodul) ab.
Da früher in der Kieferorthopädie nahezu ausschließlich Edelstahldrähte mit fast identischen Elastizitätsmodulen verwendet wurden, konnte zur Veränderung der Drahtsteifigkeit nur die Drahtstärke variiert werden, die Materialeigenschaften konnten unberücksichtigt bleiben. Mit der Einführung neuer Werkstoffe ist es möglich geworden, das gesamte Spektrum der erforderlichen Kräfte und Lastbiegeraten mit nur einer Drahtstärke, aber unterschiedlichen Werkstoffen abzudecken.
Ebenso wie zum Vergleich der relativen, querschnittsabhängigen Drahtsteifigkeit läßt sich auch für die relative Materialsteifigkeit ein praktisches Bewertungssystem verwenden. Die Materialsteifigkeitsziffer (M_S) ergibt sich aus dem Elastizitätsmodul des jeweiligen Werkstoffes. Da Edelstahl die in der Kieferorthopädie am häufigsten verwendete Legierung ist, wurde seine M_S-Ziffer willkürlich mit 1,0 festgelegt. Die durchschnittlichen Steifigkeitsziffern der gebräuchlichsten Legierungen sind in der Tab. 3-4 angegeben. Obwohl der Elastizitätsmodul als Konstante betrachtet wird, kann er durch die Verarbeitung des Drahtes (insbesondere den Ziehvorgang) beeinflußt werden. Auch unterschiedliche chemische Zusammensetzungen können leichte Veränderungen hervorrufen. In der Praxis ist jedoch die Materialsteifigkeitsziffer (M_S) durchaus zur Bestimmung der relativen Kraftgröße pro Aktivierungseinheit geeignet. TMA besitzt eine M_S von 0,042, d. h. mit der gleichen Bogenkonfiguration und bei gleichem Drahtquerschnitt bewirkt dieses Material bei einer bestimmten Aktivierung weniger als die Hälfte (etwa das 0,4fache) der Kraft, die ein Edelstahldraht bewirken würde. Mit Elgiloydrähten lassen sich geringfügig größere Kräfte ausüben als mit vergleichbaren Edelstahldrähten, doch ist dieser Unterschied in der Praxis zu vernachlässigen.
Eine weitere Neuheit in der Kieferorthopädie ist die Verwendung von Drahtlitzen. Litzen werden aus sehr dünnen Drähten mit hohen Elastizitätsgrenzwerten geflochten und besitzen deswegen eine relativ geringe Steifigkeit. Wenn man eine Drahtlitze als massiven Draht betrachtet, läßt sich anhand des nominellen Querschnitts der theoretische Elastizitätsmodul bestimmen. Die Materialsteifigkeitsziffern für Drahtlitzen in der Tab. 3-4 leiten sich von solchen theoretischen Elastizitätsmodulen her. Demnach besitzt z. B. eine 0,018 inch (0,45 mm) starke Respond-Drahtlitze eine M_S von 0,07, d. h. sie bewirkt nur 0,07 der Kraft eines vergleichbaren 0,45 mm starken Edelstahldrahtes. Die unterschiedlichen M_S-Ziffern sind in der Abb. 3-20 graphisch dargestellt.
Das folgende Beispiel soll verdeutlichen, daß sich die Lastbiegerate eines Drahtes durch die Veränderung des Werkstoffes ebenso beeinflussen läßt wie durch die Veränderung des Querschnittes. Der Querschnitt eines Drahtes von 0,018 × 0,025 inch (0,45 × 0,63 mm) soll beibehalten werden und die Drahtsteifigkeit (W_S) durch die Verwen-

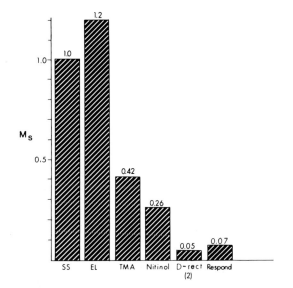

Abb. 3-20 Materialsteifigkeit (M_s). Als Grundwert wurde die Steifigkeit von Edelstahl mit 1 festgelegt. Auf diesen Vergleichswert sind die Ziffern für die übrigen Legierungen und Drahtlitzen bezogen. Durch die Verwendung unterschiedlicher Werkstoffe erhält man das gleiche Spektrum verschiedener Steifigkeitswerte wie bei der Verwendung unterschiedlicher Querschnitte. (Aus *Burstone*, C. J.: Am. J. Orthod., 80:1, 1981.)

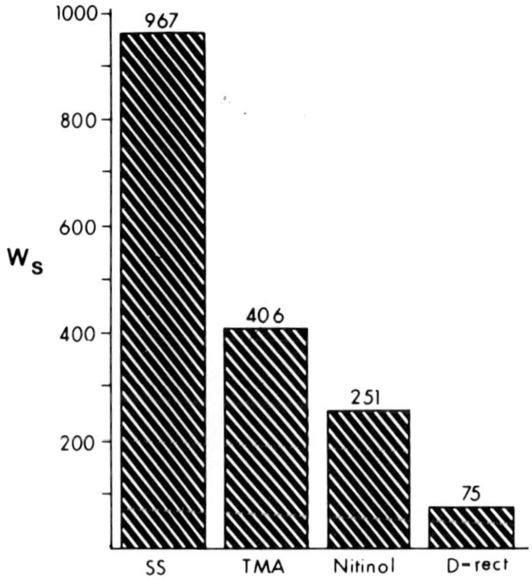

Abb. 3-21 Drahtsteifigkeitsziffern (W_s) von 0,018 × 0,025 inch (0,45 × 0,63 mm) starken Drähten in Richtung zweiter Ordnung. Die zur Aktivierung erforderlichen Kräfte sind proportional zu den W_s-Ziffern. Unter Beibehaltung des Querschnittes läßt sich durch die Verwendung unterschiedlicher Werkstoffe ein breites Spektrum verschiedener Kräfte erhalten. (Aus *Burstone*, C. J.: Am. J. Orthod., 80:1, 1981.)

dung unterschiedlicher Werkstoffe verändert werden. Um die W_s-Ziffer zu erhalten, muß M_s mit C_s multipliziert werden. Wenn man als Werkstoff TMA wählt, läßt sich die Drahtsteifigkeit in Richtung der zweiten Ordnung wie folgt errechnen.

$W_s = M_s \times C_s$
$W_s = 0,42 \times 967$
$W_s = 406,1$

Die Steifigkeitsziffer eines 0,018 × 0,025 inch TMA-Drahtes ist demnach 406,1, was einem 0,018 inch runden Stahldraht entspricht. Nitinol hat eine Steifigkeitsziffer von 251,4, was der eines 0,016 inch (0,4 mm) starken Stahldrahtes entspricht. Eine 0,018 × 0,025 inch (0,45 × 0,63 mm) Drahtlitze ($W_s = 75,4$) entspricht einem 0,012 inch (0,3 mm) Edelstahldraht. Allein durch die Veränderung des Werkstoffes läßt sich unter Beibehaltung des Drahtquerschnitts ein vollständiges Spektrum an Kräften erzielen (Abb. 3-21). Die W_s-Ziffern für 0,018 inch (0,45 mm) starke runde Drähte aus verschiedenen Materialien sind in der Abb. 3-22 dargestellt.

Durch die Veränderung des Drahtquerschnittes hat man einen Einfluß auf das Spiel zwischen Draht und Bracket, je nachdem, welche Steifigkeit benötigt wird. Bei dünnen Drähten geringer Steifigkeit fehlt durch das große Spiel zwischen Draht und Bracket oder anderen Befestigungselementen jegliche Kontrolle über die Zahnbewegung. Andererseits kann der Kieferorthopäde das Ausmaß des Bogenspielraums im Bracket vorher bestimmen und danach den erforderlichen Draht wählen. Während in manchen Fällen mehr Spiel erforderlich ist, weil Zähne entlang des Bogens leicht gleiten sollen, muß in anderen Situationen, z. B. bei Bewegungen dritter Ordnung, der Draht

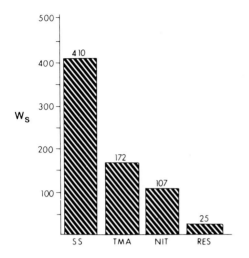

Abb. 3-22 Drahtsteifigkeitsziffern (W_s) für runde Drähte von 0,018 inch (0,45 mm). Wie Abb. 3-21 und 3-22 zeigen, erhält man bei konstanter okkluso-gingivaler Bogendimension (0,018 inch) durch die Verwendung unterschiedlicher Werkstoffe eine breite Palette verschiedene Steifigkeitswerte. (Aus *Burstone*, C. J.: Am. J. Orthod., 80:1, 1981.)

exakt im Bracket sitzen. Es liegt in der Hand des Kieferorthopäden, unabhängig von der erforderlichen Steifigkeit das Spiel zu verändern.

Durch das eben geschilderte Prinzip ist es möglich, zur Applikation von leichten ebenso wie von starken Kräften oder auch zur Stabilisierung Vierkantdrähte zu verwenden mit eindeutiger Orientierung im Bracket und damit einer besseren Kontrolle des Kraftsystems. Vierkantdrähte lassen sich gezielter in den drei Ebenen des Raumes biegen und können sich in den Brackets nicht wie runde Bögen verdrehen oder verwinden, wodurch sich die Aktivierung in die falsche Richtung auswirken würde.

Drahtlänge

Je nach Form und Belastung einer Feder wirkt sich die Drahtlänge in unterschiedlicher Weise auf den Elastizitätsgrenzwert und die Lastbiegerate aus. Die Bedeutung der Drahtlänge wird anhand eines frei endenden, einseitig befestigten Drahtes veranschaulicht, ein Prinzip, das in vielen verschiedenen kieferorthopädischen Apparaturen wiederzufinden ist. Als Beispiel wird im folgenden eine Fingerfeder verwendet.

In der Abb. 3-23 wird auf eine in Punkt B befestigte Feder eine vertikale Kraft bei Punkt A ausgeübt. L gibt die Länge der Fingerfeder an parallel zu ihrer Längsachse. Bei dieser Belastungsart verhält sich die Lastbiegerate umgekehrt proportional zur dritten Potenz der Drahtlänge, d.h. je länger die Fingerfeder, um so geringer die Lastbiegerate. Der Elastizitätsgrenzwert ist ebenfalls indirekt proportional zur Drahtlänge und somit um so niedriger, je länger die Feder ist.

Um die Lastbiegerate zu verringern, ist es besser, die Feder zu verlängern als ihren Bogenquerschnitt zu verringern, da sich der Elastizitätsgrenzwert, der nur linear mit der zunehmenden Länge abnimmt, nicht so stark verändert. Eine Verlängerung innerhalb der anatomisch gegebenen Grenzen ist die geeignete Methode zur Verbesserung der Federeigenschaften.

Läßt man an der gleichen Feder, wie in Abb. 3-24 dargestellt, ein Kräftepaar am freien Drahtende angreifen, verändert sich die Torquebiegerate umgekehrt proportional zur zweiten Potenz der Länge. Interessanterweise wird das maximale elastische Drehmoment durch die Veränderung der Federlänge nicht beeinflußt. Selbst wenn die Länge verdoppelt oder verdreifacht wird, bleibt das maximale elastische Drehmoment gleich. Ein Drehmoment am freien Federende ist aus diesem Grunde eine sehr günstige Belastungsart, läßt sich aber nicht immer anwenden, da die Zahnbewegungen häufig außer einem Drehmoment eine zusätzlich applizierte Kraft erfordern.

Die Vergrößerung der Drahtlänge ist eine der wirksameren Methoden zur Reduzierung der Lastbiegerate von elastischen Elementen, verbunden mit einer nur minimalen Veränderung der Elastizitätsgrenze. Dieser Art von Verlängerung sind jedoch Grenzen gesetzt. Bei einem kontinuierlichen Bogen ist einerseits der Platz zwischen den Brackets durch die Zahn- und Bracketbreite vorgegeben, andererseits ist die vertikale Plazierung von Drahtschlaufen durch die Okklusion und die bukkale Umschlagfalte begrenzt. Der in der Abb. 3-25 dargestellte 0,021 × 0,025 inch (0,53 × 0,63 mm) Basisbogen veranschaulicht

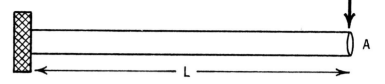

Abb. 3-23 Fingerfeder mit Kraftapplikation am freien Ende A.

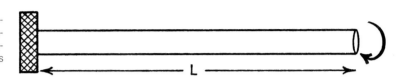

Abb. 3-24 Das Drehmoment am freien Ende der Fingerfeder bewirkt eine gleichmäßige Verbiegung des Drahtes.

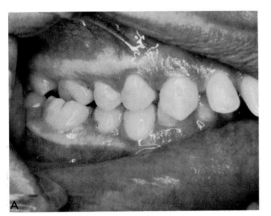
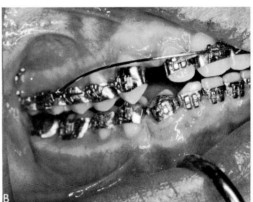

Abb. 3-25 Basisbogen zur Intrusion der Frontzähne. A: Vor der Behandlung, B: Nach Intrusion der Schneidezähne. Der lange Arm gewährleistet eine relativ konstante Kraftwirkung.

eine der Möglichkeiten, durch zusätzliche Drahtlänge eine konstantere Kraftapplikation zu erzielen, ohne dabei auf Kosten der maximalen elastischen Belastbarkeit zu arbeiten. Der Basisbogen bewirkt eine Intrusion der oberen Frontzähne und Extrusion der Seitenzähne zur Korrektur eines tiefen Bisses[8]. Die große Entfernung vom Hilfsröhrchen am stabilisierenden Seitenzahnsegment zur Schneidezahnmitte ist für die relativ konstante intensive Kraftwirkung auf die Frontzähne verantwortlich.

Drahtmenge

Zusätzliche Drahtmenge läßt sich in der Form von Schlaufen und Windungen in ein Drahtelement integrieren. Auf diese Weise wird die Lastbiegerate reduziert und der Wirkungsradius des elastischen Elementes vergrößert. Ob dabei auch der Elastizitätsgrenzwert beeinflußt wird, hängt von verschiedenen Faktoren ab.

In erster Linie kommt es auf zweierlei an: Auf die Lokalisation der gebogenen Elemente und die Form des zusätzlich verwendeten Drahtes. Wenn beides korrekt gehandhabt wird, ist es durch Verbrauch der geringstmöglichen Drahtmenge zu erreichen, die Lastbiegerate zu reduzieren, ohne gleichzeitig die Elastizitätsgrenze wesentlich zu beeinflussen.

Die Fingerfeder eignet sich auch zur Veranschaulichung dieses Problems. In der Abb. 3-26 ist eine

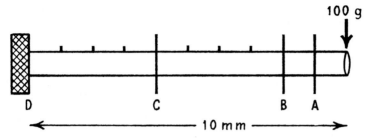

Abb. 3-26 Auf einer am freien Ende belasteten Fingerfeder markierte Punkte bei A, B, und C. D-Befestigungspunkt.

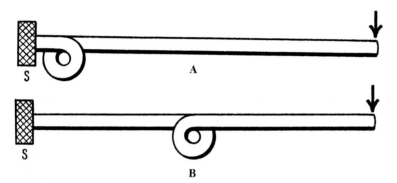

Abb. 3-27 Lokalisation einer Spiralwindung in eine Fingerfeder. A: Richtig, B: Falsch. S-Befestigungspunkt.

Fingerfeder dargestellt, an deren freiem Ende eine vertikale Kraft von 100 g angreift. Auf dem Draht lassen sich an jeder beliebigen Stelle Markierungen festlegen und das Biegemoment für jede dieser Stellen errechnen. Das Biegemoment ergibt sich aus der Multiplikation der Kraft am Ende des Drahtes mit der Entfernung zu der jeweiligen Markierung. Am Ort der Kraftapplikation, dem freien Drahtende, ist das Biegemoment demnach gleich Null. Einen Millimeter näher zum Befestigungspunkt beträgt es 100 Gramm-Millimeter (g × mm), zwei Millimeter näher 200 g × mm. Am Befestigungspunkt der 10 mm langen Fingerfeder selbst beträgt es schließlich 1000 g × mm. Das Biegemoment ist als ein inneres Moment aufzufassen, das der Kraft am freien Ende des Hebels entgegenwirkt. Seine praktische Bedeutung liegt darin, daß sich das Ausmaß der Verbiegung eines Drahtes an jeder beliebigen Querschnittstelle direkt proportional zur Größe des Biegemomentes an dieser Stelle verhält, d. h. je größer das Biegemoment an einer bestimmten Stelle ist, um so stärker verbiegt sich der Draht an dieser Stelle.

Die optimale Lokalisation zum Anbringen zusätzlichen Drahtes ist der Ort, an dem das Biegemoment am größten ist. Im Falle einer Fingerfeder wäre diese Stelle an ihrem Befestigungspunkt. Bezüglich der Form der zusätzlichen Drahtmenge empfehlen sich spiralförmige Windungen. In der Abb. 3-27 ist die korrekte Plazierung einer einfachen Spiralwindung zur Reduktion der Lastbiegerate dargestellt. Diese maximale Reduktion wird nur dann erzielt, wenn die Spiralwindung so nahe wie möglich am Befestigungspunkt liegt.

Das kieferorthopädische Gerät

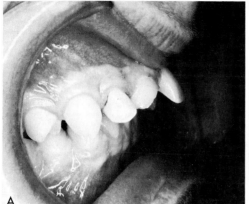
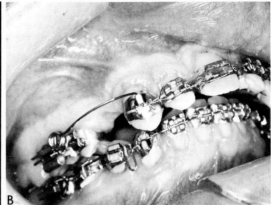
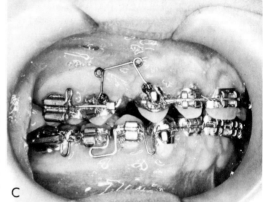

Abb. 3-28 Behandlung einer Klasse II/1-Gebißanomalie. *A*: Vor der Behandlung, *B*: Korrektur des tiefen Bisses. Zur Verringerung der Lastbiegerate des 0,018 × 0,022 inch (0,45 × 0,55 mm) starken Intrusionsbogens wurden Spiralwindungen eingebogen. *C*: Retraktion der Frontzahngruppe. Die Kräfte und Drehmomente wirken so, daß das Frontzahnsegment um ein Rotationszentrum in Höhe der Schneidezahnwurzelspitzen gekippt wird.

Die Elastizitätsgrenze bzw. maximale elastische Belastbarkeit wird durch das Einbiegen von Spiralwindungen am Befestigungspunkt nicht verändert. Ein gerader Draht einer bestimmten Länge besitzt die gleiche maximale elastische Belastbarkeit wie ein Draht mit mehreren Spiralwicklungen am Befestigungspunkt, der vom Kraftangriffspunkt bis zum Befestigungspunkt die gleiche Länge aufweist. Die Elastizitätsgrenze ist eine Funktion der Länge des Elementes insgesamt und nicht der darin enthaltenen Drahtmenge. Auch bei anders gestalteten Elementen läßt sich die Lastbiegerate ohne Veränderung der maximalen elastischen Belastbarkeit verringern, indem an der richtigen Stelle zusätzlicher Draht eingebogen wird.

Um dies mit der geringstmöglichen Drahtmenge zu erzielen, ist die richtige Lokalisation zusätzlichen Drahtes besonders wichtig. Die richtige Lokalisation, d. h. die Stelle des maximalen Biegemomentes, läßt sich in der Praxis relativ leicht feststellen, indem man das Element aktiviert und beurteilt, wo die stärkste Verbiegung oder Torsion auftritt. An diesen Stellen ist das Biege- bzw. Torsionsmoment am größten (die Spannungen im Draht am höchsten). Bei der Gestaltung des zusätzlichen Drahtes ist so vorzugehen, daß die Biege- und Torsionseigenschaften des Drahtes optimal ausgenützt werden. Um die gewünschte Elastizität zu erzielen, kommt es weniger auf die Länge des Drahtes, sondern vielmehr auf die richtige Plazierung und Form der zusätzlichen Drahtmenge an.

So sinnvoll die Vergrößerung der Drahtmenge bei

Biophysik in der klinischen Kieferorthopädie

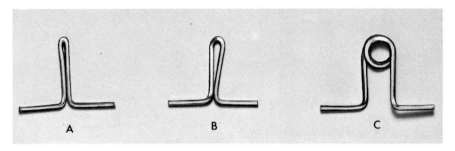

Abb. 3-29 Vertikale Schlaufen. A: Enge Schlaufe, B: einfache Schlaufe, C: Schlaufe mit Spiralwindung.

der Gestaltung flexibler aktiver kieferorthopädischer Elemente ist, so muß es logischerweise bei der Konstruktion von reaktiven bzw. verankernden Elementen vermieden werden. Schlaufen und Windungen verringern die Steifigkeit des Drahtelementes und setzen somit die Verankerungskapazität herab. In der Abb. 3-28 ist eine Frontzahnretraktionsfeder dargestellt. Zusätzlicher Draht wurde in den vier Ecken eingebogen, wo die Spannungen bei der Aktivierung des Elementes am höchsten sind.

Spannungserhöhende Faktoren

Theoretisch läßt sich die Kraft oder Spannung, die eine bleibende Verformung eines bestimmten Drahtelementes bewirkt, errechnen. In der Praxis gibt es jedoch viele Fälle, in denen eine bleibende Verformung wesentlich früher als nach der Berechnung eintritt. In diesen Fällen sind die Spannungswerte im Draht durch bestimmte lokale Faktoren stark erhöht.
Die beiden häufigsten spannungserhöhenden Faktoren sind Kerben und scharfe Knicke im Draht.
Eine Kerbe stellt eine abrupte Veränderung des Drahtquerschnitts dar und bewirkt eine Erhöhung der Spannung an dieser Stelle, so daß es dort zu einer bleibenden Verformung oder zum Bruch kommen kann. Aus diesem Grunde sollten Drähte, vor allem dünne Drähte, wie sie für elastische Elemente verwendet werden, nicht mit einer Feile oder einem anderen scharfen Instrument markiert werden.

Auch ein *scharfer Knick* kann eine Spannungserhöhung bewirken. An Stellen scharfer Knicke wird ein Bogen viel leichter plastisch verformt als bei flachen, abgerundeten Biegungen. Bei festsitzenden Apparaturen mit kontinuierlichen Bögen ist der Zwischenraum zwischen den Brackets oft so eng, daß eine scharfe Biegung vielfach unumgänglich ist. Dennoch sollte man versuchen, die elastischen Elemente so zu konstruieren, daß nur flache Biegungen vorkommen, um bleibende Veränderungen weitgehend auszuschalten.
Von den in der Abb. 3-29 zum Vergleich dargestellten vertikalen Schlaufen ist die Gefahr einer bleibenden Verformung bei der engen Schlaufe (A) am höchsten, da ihre Spitze besonders scharf umgebogen ist. Die einfache Schlaufe daneben (B) wäre vergleichsweise etwas günstiger zu beurteilen, da die Spitze etwas flacher verläuft. Insgesamt ist sie jedoch immer noch zu stark gebogen. Optimal gestaltet ist die Schlaufe mit der Spiralwindung (C), deren elastische Eigenschaften nicht nur durch die Spiralwindung, sondern zusätzlich durch das Fehlen scharfer Biegungen erhöht ist. Die geeigneten Aktivierungsrichtungen werden später besprochen.

Bereiche maximaler Spannung

Die Stellen eines Drahtes, an denen die Spannungen maximal hoch sind, sind als kritische Stellen zu bezeichnen. Es wurde schon gezeigt, daß in den Bereichen, wo die höchsten Biegemomente auftreten, auch die Spannungen am höchsten sind. Diese kritischen Stellen sind unter konstruktionstechnischen Gesichtspunkten sehr bedeutsam, da die Wahrscheinlichkeit plastischer Verformungen dort am größten ist.

Zu den Regeln, die an den kritischen Stellen einzuhalten sind, gehört in erster Linie die Vermeidung von spannungserhöhenden Faktoren. Die Auswirkungen einer Kerbe im Draht sind an spannungsarmen Punkten nicht so gravierend wie an Stellen hoher Spannung, wo die Gefahr einer bleibenden Verformung oder eines Bruches wesentlich größer ist. Zweitens ist alles zu vermeiden, was die Elastizitätsgrenze herabsetzt, wie z. B. Lötungen und damit eventuell verbundene Überhitzungen des Bogens. Während an einer unkritischen Stelle des Drahtes die Verringerung der Elastizitätsgrenze unter Umständen sogar wünschenswert erscheinen mag, kann sie in einem kritischen Bereich durchaus zum Bruch führen. Das Anbringen von Hilfselementen sollte daher in diesen Bereichen nicht durch Löten geschehen. Wenn keine andere Möglichkeit besteht, ist mit entsprechender Vorsicht vorzugehen.

Ein besonders kritischer Bereich ist die in Abb. 3-30 dargestellte Lötstelle an einem Gesichtsbogen[4, 25]. Spannungspunkte bilden in diesem Fall der Übergang zwischen Lötstelle und Außenbogen (A) und der Übergang zwischen Lötstelle und Innenbogen (B). Bei A kann die Drahtstruktur aus zwei Gründen geschwächt sein: Wegen eines Bereiches hoher Spannung durch die abrupte Querschnittsänderung und wegen der Herabsetzung der Elastizitätsgrenze durch die Lötung. Da bei A sowieso ein kritischer Bereich mit hohen Spannungen vorliegt, besitzt ein solcher Gesichtsbogen sozusagen bereits eine vorprogrammierte Bruchstelle.

Wenn man sich nicht darüber im klaren ist, wo sich die kritischen Stellen befinden, kann man sich durch die Aktivierung der Apparaturen Gewißheit verschaffen. Die Stellen, die die größte Biegung oder Torsion aufweisen, besitzen auch die höchsten Spannungen. Bei der Konstruktion einer Apparatur sind für diese kritischen Bereiche drei Regeln zu beachten: 1. Vermeidung von spannungserhöhenden Faktoren, 2. Verwendung eines größeren Drahtquerschnittes zur Verstärkung des Bereiches und 3. Begünstigung der elastischen Verformung bei normaler Belastung. Ein hochelastisches oder resilientes Element ist wesentlich

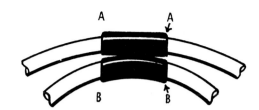

Abb. 3-30 Verbindungsstelle zwischen Innen- und Außenbogen eines Gesichtsbogens. A – eine Spannungsstelle besteht an der Grenze zwischen Lot und Außenbogen, B – eine weitere Spannungsstelle findet sich an der Grenze zwischen Lot und Innenbogen.

haltbarer als ein starres, da es okklusalen Belastungen elastisch ausweicht. Ebenso wie die Tragflächen eines Flugzeuges durch ihre Elastizität den Belastungen des normalen Flugbetriebes standhalten können, erhöht sich die Belastbarkeit einer kieferorthopädischen Apparatur durch die Elastizität ihrer Komponenten.

Belastungsrichtung

Neben der Art der Belastung kann auch die Richtung der Belastung die elastischen Eigenschaften eines Drahtelementes wesentlich beeinflussen. Wenn ein gerader Draht plastisch verbogen wird, wird man bei dem Versuch, den Draht in der gleichen Richtung weiterzubiegen, feststellen, daß der Widerstand gegenüber einer plastischen Verformung in dieser Richtung höher ist als gegenüber einer Verformung in der entgegengesetzten Richtung. Dieser Widerstand ist auf Restspannungen zurückzuführen, die nach der ersten Biegung in dem Draht zurückbleiben. Ein elastisches Element verbiegt sich demnach weniger leicht, wenn es in Richtung der ursprünglichen Biegung aktiviert wird. Bei einem plastisch gebogenen Drahtbogen ist die maximale elastische Belastbarkeit nicht in allen Richtungen gleich, sondern in der ursprünglichen Biegerichtung am höchsten. Dieses Phänomen wird auch als *Bauschinger*-Effekt bezeichnet.

In der Abb. 3-31 ist eine vertikale Schlaufe mit Spiralwindungen dargestellt. Die unter A gezeigte

Biophysik in der klinischen Kieferorthopädie

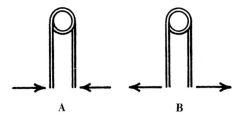

Abb. 3-31 Aktivierung einer Schlaufe mit einer Spiralwindung. A: Richtig, B: Falsch.

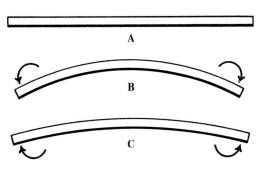

Abb. 3-32 Biegen einer umgekehrten *Spee*schen Kurve in einen UK-Bogen. A: Ursprünglicher gerade Draht. B: Krümmung betont verstärkt. C: Endgültige Form. Die letzte Biegung verläuft in der gleichen Richtung wie die Aktivierungsrichtung beim Einsetzen des Bogens.

Belastungsrichtung hat die Tendenz, die Spiralwindung weiterzuwickeln und die Schlaufe zu verkürzen, während bei B die Tendenz besteht, die Spiralwindung zu öffnen und die Schlaufe zu verlängern. Bei A wird die Feder in Richtung ihrer ursprünglichen Verformung aktiviert, diese Aktivierungsrichtung ist richtig. Der Unterschied im Wirkungsbereich richtig und falsch aktivierter Drahtelemente kann bei komplizierten Formen mit hohen Eigenspannungen über 100% betragen. Die Aktivierungsrichtung ist demnach ein wesentlich wichtigerer Faktor bei der Konstruktion eines Gerätes als die vergleichsweise geringfügigen Unterschiede der mechanischen Eigenschaften eines Drahtes.
Das gleiche Prinzip ist auch auf weniger komplizierte Elemente, wie z. B. einen Straight-wire-Bo-

gen, anwendbar. Es ist immer darauf zu achten, daß die letzte Biegung in der gleichen Richtung verläuft wie die Aktivierungsrichtung. Um in einen Bogen z. B. eine umgekehrte *Spee*sche Kurve einzubiegen, muß man die Kurve zunächst verstärken, um sie dann wieder geringfügig zurückzubiegen. Die Aktivierung des Bogens erfolgt auf diese Weise in der gleichen Richtung wie die letzte Biegung (Abb. 3-32). Das gleiche gilt für einen Bogen mit mehreren Tip-back-Biegungen. Die Tip-back-Biegungen sind über das erforderliche Maß hinaus zu biegen und anschließend geringfügig abzuschwächen. Die Beanspruchungsrichtung beim Einsetzen des Bogens in die Brakkets entspricht dadurch der Richtung der letzten Biegung.

Befestigungselemente

Wenn mit einer kieferorthopädischen Apparatur nur Einzelkräfte ausgeübt werden, ist die Befestigung unproblematisch. Dies ist jedoch nur selten der Fall. Die meisten Zahnbewegungen erfordern nicht nur Einzelkräfte, sondern auch Drehmomente. Bei den Edgewise-Apparaturen werden diese Kraftsysteme durch die Ausrichtung eines Vierkantdrahtes in Vierkantbrackets erzielt. Mit Hilfe von Schlaufen läßt sich auch ein runder Draht so im Bracket ausrichten, daß sowohl Einzelkräfte als auch Drehmomente entstehen.

Die Frage nach den optimalen Abmessungen eines Brackets oder Röhrchens läßt sich nicht endgültig beantworten, solange Form und Funktion der Apparatur nicht vollständig definiert sind. Die Wahl der geeigneten Befestigungselemente wird jedoch leichter, wenn einige grundlegende Faktoren bedacht werden.

Ausgangspunkt bei der Wahl eines Brackets ist die Bestimmung der mesiodistalen Dimension. Obwohl die Bracketbreite theoretisch keinen Einfluß auf das System aus Einzelkräften und Drehmomenten besitzt, spielt sie in der Praxis doch aus zwei Gründen eine wichtige Rolle. *Erstens* ist das Spiel des Bogens im Bracket um so geringer, je breiter das Bracket ist. Ein geringer Spielraum ist zwar erforderlich, um den Bogen ohne Gewalt in das Bracket einsetzen zu können, doch bietet ein zu schmales Bracket so wenig Halt, daß sich der Bogen in allen Richtungen bewegen und verkanten kann. In einem breiteren Bracket sind dem

Draht wesentlich bessere Angriffsflächen gegeben. *Zweitens* hat der Abstand zwischen den Brackets einen Einfluß auf die Lastbiegerate des Bogens. Je größer der Abstand wird, um so geringer ist die Lastbiegerate. Da die Zahnbewegungen zumindest teilweise auf Biegungen des Bogens zwischen den Brackets beruhen, wären möglichst große Abstände zwischen den Brackets wünschenswert. Eines der Probleme beim Arbeiten mit Straight-wire-Bögen ist der begrenzte Raum zwischen den Brackets*. Die Wahl des richtigen Brackets liegt zwischen zwei Extremvarianten. Einerseits wäre aus Stabilitätsgründen ein Bracket anzustreben, das der Zahnbreite entspricht, doch hätte man dann keinen Platz für Aktivierungen des Bogens. Andererseits wären zugunsten der Lastbiegerate möglichst große Abstände zwischen den Brackets, d. h. extrem schmale Brackets, optimal, wobei jedoch eine Steuerung der Kräfte- und Drehmomente und damit kontrollierte Zahnbewegungen unmöglich wären. So läßt sich allgemein sagen, daß die Brakkets im Idealfall so schmal wie möglich sein und dabei trotzdem ausreichende Angriffsflächen für den Bogen bieten sollten, so daß die erforderlichen Kräfte und Drehmomente auf die Zähne übertragen werden können.

Die optimale okkluso-gingivale Breite des Brakketschlitzes richtet sich nach der Elastizitätsgrenze der aktiven und reaktiven Elemente. Dabei empfiehlt es sich, von den reaktiven Elementen auszugehen, d. h. die Schlitze der Brackets und Innendurchmesser der Röhrchen so groß zu wählen, daß eine stabile Verankerung gewährleistet ist. Falsch wäre es hingegen, sich primär nach den aktiven Elementen zu richten und so schmale Schlitze zu verwenden, daß weder die Verankerung stabilisiert noch den Kaukräften entgegengewirkt werden kann.

Ein Problem, das immer wieder Kopfzerbrechen bereitet, ist die Tatsache, daß sich die Anforderungen an die Apparatur im Zuge der Behandlung verändern. Zähne, die in einer Behandlungsphase aktiv bewegt werden, können in einer späteren Behandlungsphase zur Verankerung dienen. Aus praktischen Gründen werden in der Regel für die gesamte Band-Bogenapparatur die gleichen Bracketgrößen verwendet, obwohl die Anforderungen der aktiven und reaktiven Elemente unterschiedlich sind. Eines der Ziele bei der Konstruktion eines Gerätes ist, den jeweiligen Erfordernissen des Falles entsprechend einen stabilen Halt für verschiedene Drahtquerschnitte zu ermöglichen. Bei einem Edgewise-Bracket läßt sich zwar die Tiefe des Schlitzes durch Ligaturen verändern, doch ist die okkluso-gingivale Breite unveränderlich. Die Entscheidung über die okklusogingivale Breite des Schlitzes läßt sich nicht eindeutig beantworten, sondern ergibt sich aus dem jeweiligen Behandlungskonzept und der apparativen Gestaltung.

Kraftsystem einer Straight-wire-Apparatur

Eine Multibandapparatur, wie sie bei der Edgewise-Technik verwendet wird, bildet ein sehr komplexes System von Einzelkräften und Drehmomenten. Wenn ein gerader oder idealer Bogen in die unregelmäßig angeordneten Brackets einer dysgnathen Zahnreihe eingelegt wird, entstehen sowohl erwünschte als auch unerwünschte Kräfte. Am Beispiel eines Zwei-Zahn-Segmentes (zwei Zähne mit einem geraden Boden verbunden) zeigen sich einige der Probleme der Behandlung mit der sogenannten Straight-wire-Apparatur[13, 35].

In einem Zwei-Zahn-Segment wird das Kraftsystem durch die Neigung des Brackets (Θ_A und Θ_B) zum geraden Draht und dem Abstand zwischen den Brackets bestimmt Abb. 3-33). Bezogen auf das Verhältnis Θ_A/Θ_B sind 6 verschiedene Klassen von Kraftsystemen zu unterscheiden (Abb. 3-34). Die Klassen sind in der Tab. 3-5 näher definiert. Das Verhältnis zwischen den Drehmomenten an den beiden Brackets ist in jeder Klasse konstant. In der dritten und vierten Zeile sind in der Tab. 3-5 die am Draht angreifenden Kraftsysteme angegeben, während in der fünften Zeile die Richtung umgekehrt ist und die an den Zähnen angreifenden Kräfte dargestellt sind. An den Werten ist abzulesen, daß die Kräfte und Drehmomente und auch ihre Quotienten in verschiedenen Fällen Nebenwirkungen haben müssen.

In Abb. 3-35 A ist ein Kraftsystem der Klasse I dargestellt am Beispiel eines elongierten 2. Prämolaren. Mit Hilfe eines Straight-wire-Bogens wird zwar eine erwünschte Intrusion bewirkt, doch entsteht gleichzeitig ein unerwünschtes Drehmoment, das die Wurzel nach mesial bewegt. Diese

Tabelle 3.5 Kraftsysteme nach Klassen geordnet

Klasse	I	II	III	IV	V	VI
$\frac{\Theta_A}{\Theta_B}$	1.0	0.5	0	-0.5	-0.75	-1.0
$\frac{M_A}{M_B}$	1.0	0.8	0.5	0	-0.4	-1.0
Krafteinwirkung auf Draht an der Streckgrenze $L = 7$ mm	531.4 ↑ ↓ 531.4 1860 1860	477.4 ↑ ↓ 477.4 1488 1860	398.0 ↑ ↓ 398.0 930 1860	265.7 ↑ ↓ 265.7 1860 1860	160.0 ↑ ↓ 160.0 740 1860	1860
Krafteinwirkung auf Draht an der Streckgrenze $L = 21$ mm	177.0 ↑ ↓ 177.0 1860 1860	160.0 ↑ ↓ 160.0 1488 1860	133.0 ↑ ↓ 133.0 930 1860	88.6 ↑ ↓ 88.6 1860 1860	53.3 ↑ ↓ 53.3 740 1860	1860
Krafteinwirkung auf Zähne am Druckpunkt $L = 7$ mm	531.4 ↑ ↓ 531.4 1860 1860	477.4 ↑ ↓ 477.4 1488 ↑ 1860	398.0 ↑ ↓ 398.0 930 1860	265.7 ↑ ↓ 265.7 1860 1860	160.0 ↑ ↓ 160.0 740 1860	1860

Aus: *Burstone*, C. J. und *Koenig*, H. A.: Am. J. Orthod. 65 : 270, 1974.

Das kieferorthopädische Gerät

Abb. 3-33 Die Form eines Straight-wire-Bogens in den Brackets wird von dem Abstand L der Brackets zueinander und ihrer Neigung gegenüber einer Verbindungslinie zwischen ihnen bestimmt. (Aus *Burstone*, C. J. und *Koenig*, H. A.: Am J. Orthod. 65:270, 1974.)

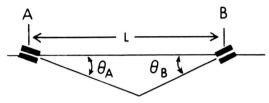

Klasse:	I	II	III	IV	V	VI
$\dfrac{\theta_A}{\theta_B}$	1.0	0.5	0	−0.5	−0.75	−1.0
Unterer linker Quadrant	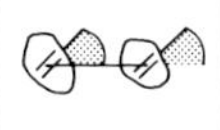	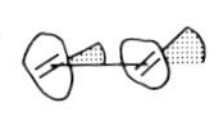	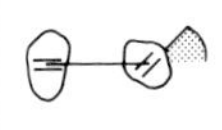	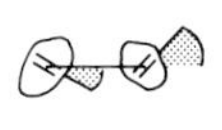	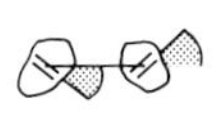	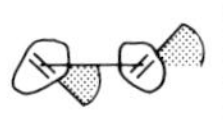

Abb. 3.34 Die sechs Grundanordnungen nach Quotient Θ_A/Θ_B. Die Klassen sind vom Klammerabstand unabhängig. A = Eckzahn, B = Prämolar.

Nebenwirkung läßt sich durch das Einbiegen einer Rechteckschlaufe in den Bogen vermeiden. In der Abb. 3-35B ist das Kraftsystem der Rechteckschlaufe dargestellt, die so konstruiert werden kann, daß nur eine Einzelkraft am Prämolaren angreift. Da das auf das Seitenzahnsegment wirkende Drehmoment größer ist als bei einem Straight-wire-Bogen, ist für entsprechende Verankerung zu sorgen. Die Abb. 3-36 zeigt das klinische Bild der Rotation und Extrusion eines Prämolaren mit einer Rechteckschlaufe. Schlaufenkonstruktionen dieser Art bieten die Möglichkeit, die gewünschten Kraftsysteme mit nur minimalen Nebenwirkungen anzubringen, was mit der Straight-wire-Technik nicht immer möglich ist[6, 7]. Die Schlaufen verringern nicht nur die Kraft, sondern verändern das gesamte Kraftsystem.

Grundlagen der Gestaltung kieferorthopädischer Federn

Das Verständnis der Beziehungen zwischen biotechnischen Parametern und Kraftsystemen stellt eine gute Ausgangsbasis für die Konstruktion kieferorthopädischer Apparaturen dar. Um ein optimales Kraftsystem zu erhalten, muß nicht nur die richtige Kraftgröße gewählt, sondern auch auf eine konstante Kraftwirkung geachtet werden und das Verhältnis zwischen Drehmoment und Einzelkraft muß so gestaltet sein, daß eine kontrollierte Zahnbewegung mit einem geeigneten Rotationszentrum erfolgen kann. Im folgenden Abschnitt werden alle diese Faktoren gemeinsam berücksichtigt und am Beispiel einer Frontzahn- oder Eckzahnretraktionsfeder dargestellt.

Zur Translation oder körperlichen Bewegung eines Eckzahnes bedarf es einer Kraft, die durch das Widerstandszentrum des Zahnes geht (Abb. 3-37). Um einer Kraftapplikation von 200 g durch das Widerstandszentrum zu entsprechen, müssen am Bracket eine Kraft von 200 g und ein Drehmoment von 2000 g × mm angreifen, wenn man davon ausgeht, daß die Entfernung zwischen Bracket und Widerstandszentrum 10 mm beträgt. Das Verhältnis zwischen Drehmoment und Einzelkraft (M/F) wäre in diesem Fall 10:1. Wird für den Lückenschluß eine einfache vertikale Schlaufe verwendet, entsteht bei der Aktivierung ein Drehmoment mit einer distalisierenden Wirkung auf die Wurzel. Bei einer 6 mm langen Schlaufe ist der M/F-Quotient sehr niedrig, etwa

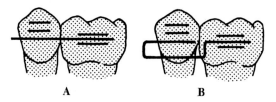

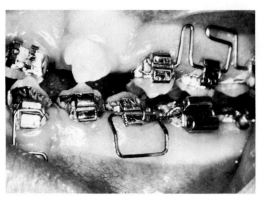

Abb. 3-35   *A:* Ein Straight-wire-Bogen zwischen dem 1. Molaren und einem Prämolaren bewirkt ein unerwünschtes positives Drehmoment, wodurch die Wurzel mesialisiert wird. *B:* Durch die Verwendung einer Rechteckschlaufe wird das unerwünschte Drehmoment auf den Prämolaren vermieden und nur eine intrudierende Kraft ausgeübt.

Abb. 3-36   Rechteckschlaufe zur Rotation und Extrusion eines Prämolaren. Am Prämolaren treten keine Nebenwirkungen auf.

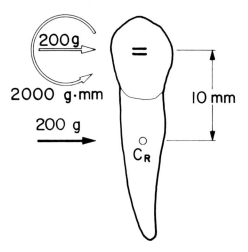

Abb. 3-37   Die am Widerstandszentrum eines Zahnes (C_R) angreifende Kraft bewirkt eine Translation. Die gleiche Wirkung läßt sich mit einem Drehmoment (Kräftepaar) und einer Einzelkraft (weiße Pfeile) am Bracket erzielen. Die Größe des Drehmomentes entspricht dem Produkt aus der Kraft und dem Abstand des Brackets vom Widerstandszentrum. (Aus *Burstone,* C. J.: Am. J. Orthod. 82:361, 1982.)

2,2 : 1.[14] Dieses Verhältnis ist zu gering, um eine Mesialbewegung der Wurzel zu verhindern und statt dessen eine Distalisierung zu bewirken. Es bestehen verschiedene Möglichkeiten, das M/F-Verhältnis zu erhöhen. Eine Möglichkeit ist die Verlängerung der Schlaufe in apikaler Richtung. Durch eine Verlängerung auf 11 mm erreicht man fast eine Verdoppelung des M/F-Quotienten. Da eine zu lange Schlaufe die Schleimhaut der bukkalen Umschlagsfalte reizen kann, sind der Verlängerung in apikaler Richtung Grenzen gesetzt. Eine andere Möglichkeit der Erhöhung des M/F-Quotienten und Verringerung der Lastbiegerate ist die Verwendung einer größeren Drahtmenge in Form einer Verbreiterung der Schlaufe gingival (Breite G), wie in Abb. 3-38 dargestellt ist, so daß eine T-Schlaufe entsteht. Die Vorteile der T-Schlaufe gegenüber einer einfachen vertikalen Schlaufe bestehen in der effektiveren Bewegung der Wurzel aufgrund des wesentlich höheren M/F-Quotienten und in der konstanteren Kraftwirkung aufgrund der geringen Lastbiegerate.

Das Moment, das bei Aktivierung einer Retraktionsfeder entsteht, wird als das *Aktivierungsmoment* bezeichnet und hängt von der Veränderung des Winkels zwischen den horizontalen Armen der Feder und dem Bracket beim Aktivieren bzw. Öffnen der Schlaufe ab. Selbst wenn die verbes-

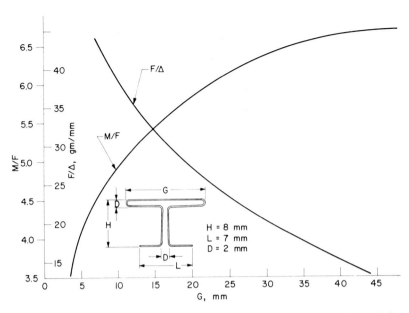

Abb. 3-38 Durch die Verbreiterung der Schlaufe gingival-horizontal (G) wird der M/F-Quotient größer und die Lastbiegerate geringer. (Aus *Burstone*, C. J.: Am. J. Orthod. 82 : 361, 1982.)

serte Form einer Schlaufe, wie z. B. die T-Schlaufe, verwendet wird, kann das M/F-Verhältnis unter Umständen für eine Translationsbewegung nicht ausreichen. Um einen höheren M/F-Quotienten zu erzielen, muß daher eine Angulierung oder eine Giebelbiegung eingebogen werden. Das durch eine solche Biegung bewirkte Moment wird als *Restmoment* bezeichnet. Im Idealfall bleibt der M/F-Quotient einer Retraktionsfeder konstant. Wenn sich der Quotient im Laufe der Zahnbewegung ständig verändert, ist auch das Rotationszentrum des Zahnes nicht konstant. Das M/F-Verhältnis bleibt relativ konstant, wenn folgende drei Punkte berücksichtigt werden:

1. Verwendung eines möglichst hohen Aktivierungsmomentes und möglichst geringen Restmomentes,
2. dezentrales Plazieren der Feder zu dem Zahn, der das konstanteste M/F-Verhältnis erfordert,
3. Verringerung der Last- und Torquebiegerate.

In der Abb. 3-39 ist ein Element zur Retraktion aller sechs Frontzähne dargestellt[10]. Das Frontzahnsegment vollzieht eine kontrollierte Kippbewegung, wobei das Rotationszentrum in der Nähe der Wurzelspitzen der Schneidezähne liegt. Wenn die Seitenzähne überhaupt mesialisiert werden, geschieht dies entweder durch Translation oder Kippung der Wurzeln nach mesial. Die Feder ist zusammengesetzt aus einer T-Feder aus 0,018 inch (0,45 mm) rundem TMA-Draht aufgeschweißt auf einen 0,017 × 0,025 inch (0,43 × 0,63 mm) Teilbogen (Abb. 3-40). Die Lastbiegerate der Feder ist mit einem Durchschnittswert von unter 35 Gramm pro Millimeter relativ gering (Abb. 3-41). Daraus ergibt sich eine relativ konstante Kraftwirkung, d. h. durch die Bewegung des Zahnes um 1 mm verringert sich die Kraft nur um etwa 35 g. Üblicherweise wird die Feder um 6 mm aktiviert, wodurch eine Kraft von 201 g entsteht (Abb. 3-42). Besonders interessant ist die Veränderung im M/F-Verhältnis der Front- und Seitenzähne (Abb. 3-43). Bei einer Aktivierung von 6 mm beträgt der M/F-Quotient im

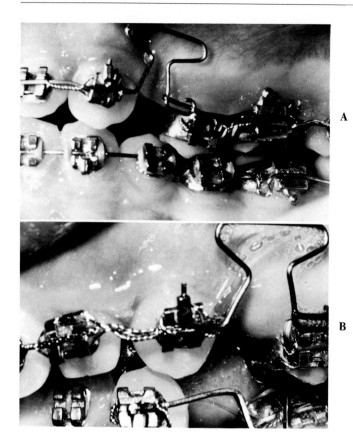

Abb. 3-39 Retraktion einer Zahngruppe. A: Lückenschluß mit Segmentbögen bestehend aus 0,021 × 0,025 anterioren Teilbogen und 0,017 × 0,025 TMA Retraktionsfeder. B: Die flexible Drahtlitze im Frontzahnsegment ermöglicht die Retraktion des Eckzahnes, so daß zusätzlicher Platz für die Ausformung der Frontzahnreihe gewonnen werden konnte. Nach der Ausformung wurde ein starrer Frontzahnbogen eingesetzt.

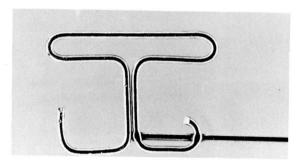

Abb. 3-40 Die zusammengesetzte TMA-Retraktionsfeder besteht aus einer 0,018 inch (0,45 mm) T-Feder, die einem 0,017 × 0,025 inch (0,43 × 0,63 mm) Basisbogen direkt aufgeschweißt ist. (Aus Burstone, C. J.: Am. J. Orthod. 82:361, 1982.)

Frontzahnbereich (α-Moment) 5,6. Über einen Weg von 3,5 mm verändert sich der Quotient kaum, so daß das Rotationszentrum des Frontsegments relativ konstant bleibt. Im Seitenzahnbereich hingegen beträgt das M/F-Verhältnis (β-Moment) zunächst 12,8 mm und steigt im Laufe des Lückenschlusses rapide an. Dieser rasche Anstieg wirkt sich als Kippung der Seitenzähne nach distal zur Verstärkung der Verankerung aus.

Eine Feder dieser Art ist bezüglich Form- und Aktivierungsfehlern im üblichen Rahmen relativ un-

Abb. 3-41 Kraftsysteme bei der Aktivierung der in Abb. 3-40 dargestellten Retraktionsfeder um 6 mm. Das Verhältnis zwischen Drehmoment und Einzelkraft (M/F) ist im Frontzahnsegment (α-Position) geringer als im Seitenzahnsegment (β-Position). Das große Drehmoment in der β-Position ist für die Kontrolle der Verankerung verantwortlich. (Aus Burstone, C. J.: Am. J. Orthod. 82:361, 1982.)

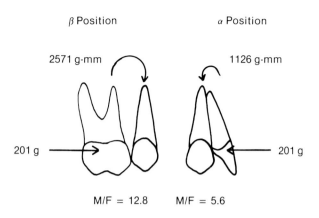

Abb. 3-42 Die Lastbiegerate der in Abb. 3-40 dargestellten Retraktionsfeder ist gering und relativ konstant. Am geringsten ist sie bei voller Aktivierung. (Aus Burstone, C. J.: Am. J. Orthod. 82:361, 1982.)

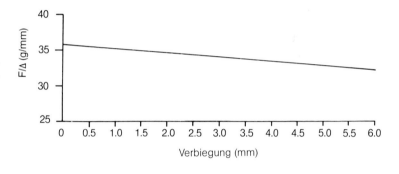

Abb. 3-43. Unterschiedliche M/F-Quotienten in der α und β Position der in Abb. 3-40 dargestellten Retraktionsfeder. Im Zuge der Deaktivierung der Feder wird auf die Seitenzähne eine distal kippende Kraft ausgeübt. (Aus Burstone, C. J.: Am. J. Orthod. 82:361, 1982.)

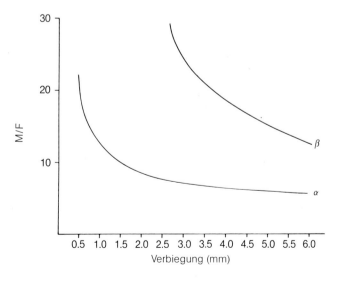

empfindlich. Ein Aktivierungsfehler von 1 mm bewirkt eine Kraftveränderung von nur 35 g. Da das Restmoment nur gering und durch eine große anguläre Aktivierung bewirkt wird, sind geringe Abweichungen bei der Angulierung ebenfalls unbedeutend.

Zusammenfassung

Die Konstruktion von kieferorthopädischen Apparaturen erfordert eine fundierte Kenntnis über das Zusammenspiel biologischer und physikalischer Variablen. Auf beispielhafte Weise lassen sich auf diesem Gebiet biologische und physikalische Grundlagen zu biomechanischen Konzepten vereinigen.

Die Intention dieses Kapitels ist nicht, eine Art Gebrauchsanweisung zur Konstruktion von Apparaturen zu geben, sondern es will diejenigen Prinzipien in den Vordergrund rücken, die bei der Gestaltung der Apparaturen zu berücksichtigen sind.

1. Ausgangspunkt bei der Konstruktion einer Apparatur sind bestimmte Annahmen bezüglich der Art der Kräfte und Zahnbewegungen. Die Behandlungsziele müssen biologisch vertretbar sein, wobei nicht nur die Gewebsveränderungen in der Umgebung des Zahnes, sondern auch die allgemeinen Wachstumsveränderungen des Gesichtsschädels in Betracht zu ziehen sind. An erster Stelle müssen die biologischen Behandlungsziele feststehen, denn sie bilden die Basis für die konstruktive Gestaltung des Gerätes.
2. Unter Berücksichtigung der anatomischen Gegebenheiten der Mundhöhle ist eine Grundform der Apparatur zu wählen. Mitbestimmend sind dabei Aspekte der Mundhygiene und des Tragekomforts. Die Grundform muß das erforderliche Kraftsystem ermöglichen und dabei hinsichtlich der Elastizitätsgrenze und Lastbiegerate die gewünschten Eigenschaften gewährleisten und Einzelkräfte und Drehmomente im erforderlichen Verhältnis hervorrufen. An kritischen Stellen ist die Spannungsverteilung zu analysieren, um Bruchbelastungen zu vermeiden.
3. Nach der Wahl der Grundform sind die Abmessungen der einzelnen Elemente zu bestimmen. Die Länge muß mit den Anforderungen an Tragekomfort und Zugänglichkeit für mundhygienische Maßnahmen vereinbar sein.
4. Bei bekannter Größe der Elemente ist die Wahl des Werkstoffes (Legierung) zu treffen[27].
5. Schließlich wird der geeignete Drahtquerschnitt ausgewählt.

Anzumerken ist, daß bei der Konstruktion eines Gerätes nicht immer in dieser logischen Reihenfolge vorgegangen werden kann. Die vielen Variablen sind zu sehr miteinander verflochten, als daß man sie so einfach trennen könnte. Auch soll nicht der Eindruck entstehen, daß es zur Konstruktion eines Gerätes lediglich einer Reihe technischer Formeln bedarf. Wenn auch die Physik eine wertvolle Basis für das konstruktionstechnische Vorgehen liefert, ist für die Formentwicklung nach wie vor ein gewissen Quantum an Intuition sowie klinisches und labortechnisches Experimentieren erforderlich. Mehr als das empirische Vorgehen bietet jedoch die Grundlagenforschung die besten Voraussetzungen für eine Weiterentwicklung der kieferorthopädischen Apparaturen in der Zukunft.

Literatur

1. *Andreasen, G. F. und T. B. Hilleman*
An evaluation of 55 cobalt substituted nitinol wire for use in orthodontics, J. Am. Dent. Assoc. 82:1373, 1971.
2. *Andreasen, G. F. und R. E. Morrow*
Laboratory and clinical analyses of nitinol wire, Am. J. Orhtod. 73:142, 1978.
3. *Andreasen, G. F. und F. R. Quevedo*
Evaluation of friction forces in the 0.022 × 0.028 edgewise bracket in vitro, J. Biomech. 3:151, 1970.
4. *Baldini, J. C., D. C. Haack und S. Weinstein*
The manipulation of lateral forces produced by extraoral appliances, Angle Orthod. 51:301, 1981.
5. *J. Burstone*
The application of continuous forces to orthodontics, Angle Orthod. 31:1, 1961.
6. *C. J. Burstone*
The rationale of the segmented arch, Am. J. Orthod. 11:805, 1962.
7. *Burstone, C. J.*
Mechanics of the segmented arch technique, Angle Orthod. 36:99, 1966.

8. *Burstone, C. J.*
Deep overbite correction by intrusion, Am. J. Orthod. 72:1, 1977.
9. *Burstone, C. J.*
Variable-modulus orthodontics, Am J. Orthod. 80:1, 1981.
10. *Burstone, C. J.*
The segmented arch approach to space closure, Am. J. Orthod. 82:361, 1982.
11. *Burstone, C. J., T. W. Every* und *R. J. Pryputniewicz*
Holographic measurement of incisor extrusion, Am. J. Orthod. 82:1, 1982.
12. *Burstone, C. J.* und *J. Goldberg*
Beta titanium: a new orthodontic alloy, Am. J. Orthod. 7:2, 1980
13. *Burstone, C. J.* und *H. A. Koenig*
Force systems from an ideal arch, Am. J. Orthod. 65:270, 1974.
14. *Burstone, C. J.* und *H. A. Koenig*
Optimizing anterior and canine retraction, Am. J. Orthod. 70:1, 1976.
15. *Burstone, C. J.* und *R. J. Pryputniewicz*
Holographic determination of centers of rotation produced by orthodontic forces, Am. J. Orthod. 77:396, 1980.
16. *Burstone, C. J., R. J. Pryputniewicz* und *W. W. Bowley*
Holographic measurement of tooth mobility in three-dimensions, J. Periodont. Res. 13:283, 1978.
17. *Reference deleted in proofs.*
18. *Christiansen. R.* und *C. J. Burstone*
Centers of rotation within the periodontal space, Am. J. Orthod. 55:353, 1969.
18. *DeFranco, J. C., H. A. Koenig* und *C. J. Burstone*
Three dimensional large displacement analysis of orthodontic appliances, J. Biomech. 9:793, 1976.
20. *Dellinger, E. L.*
Histologic and cephalometric investigation of premolar intrusion in the *Macaca speciosa* monkey, Am. J. Orthod. 53:325, 1967.
21. *Fortin, J. M.*
Translation of premolars in the dog by controlling the moment-to-force ratio in the crown, Am. J. Orthod. 59:541, 1971.
22. *Goldberg, A. J.* und *C. J. Burstone*
An evaluation of beta titanium alloys for use in orthodontic appliances, J. Dent. Res. 58:593, 1979.

23. *Goldberg, A. J., R. Vanderby Jr.* und *C. J. Burstone*
Reduction in the modulus of elasticity in orthodontic wires, J. Dent. Res. 56:1227, 1977.
24. *Groves, M. H., Jr.*
Threshold force values for anterior retraction. Thesis, Indiana University School of Dentistry, 1959.
25. *Hersey, G. H., C. W. Houghton* und *C. H. Burstone*
Unilateral facebows: a theoretical and laboratory analysis, Am. J. Orthod. 79:229, 1981.
26. *Koenig, H. A.* und *C. J. Burstone*
Analysis of generalized curved beams for orthodontic applications, J. Biomech. 7:429, 1974.
27. *Kusy, R. P.,* und *A. R. Greenberg*
Effects of composition and cross section on the elastic properties of orthodontic arch wire, Angle Orthod. 51:325, 1981.
28. *Lopez, I., J. Goldberg* und *C. J. Burstone*
Bending characteristics of Nitinol wire, Am. J. Orthod. 75:569, 1979.
29. *Pryputniewicz, R. J.* und *C. J. Burstone*
The effects of time and force magnitude on orthodontic tooth movement, J. Dent. Res. 58:1154, 1979.
30. *Reitan, K.*
The initial tissue reaction incident to orthodontic tooth movement as related to the influence of function, Acta Odontol. Scand. (suppl. 6), 1951.
31. *Sanstedt, G. W.*
Einige Beiträge zur Theorie der Zahnregulierung, Nord. Tand. Tidskr. 5:236, 1904; 6:1, 1906.
32. *Smith, R.* und *E. Storey*
The importance of force in orthodontics, Aust. Dent. J. 56:291, 1952.
33. *Solonche, D. J., C. J. Burstone* und *E. Yeamans*
An automated device for determining load-deflection characteristics of orthodontic appliances. In Proceedings, 25th Annual Conference of Engineering in Medicine and Biology, p. 35.9, 1972.
34. *Storey, E.* und *R. Smith*
Force in orthodontics and its relation to tooth movement, Aust. Dent. J. 56:11, 1952.
35. *Timoshenko, S.* und *J. N. Goddier*
Theory of elasticity, ed. 2, New York, 1951, McGraw-Hill Book Co.
36. *Wainwright, W. M.*
Faciolingual tooth movements: its influence on the root and cortical plate, Am. J. Orthod. 64:278, 1973.

Kapitel 4

Kieferorthopädische Aspekte bei der Diagnose, Prophylaxe und Therapie der Kiefergelenksdysfunktion

Eugene H. Williamson

Das klassische Ziel der kieferorthopädischen Behandlung, die Einrichtung einer maximalen Interkuspidation in einer statischen Okklusionsbeziehung, ist zwar nach wie vor erstrebenswert, darf aber allein nicht genügen. In den letzten Jahren wurde diese Zielsetzung im Sinne funktioneller Anforderungen erweitert, was bereits einen großen Fortschritt bedeutet. Eine erneute Erweiterung der Behandlungsziele bringen die diagnostischen und therapeutischen Konzepte der Gegenwart mit sich, die nicht nur auf funktionelle und ästhetische Faktoren ausgerichtet sind, sondern auch die Einrichtung und Erhaltung der richtig zentrierten Lage der Kondylen in der Gelenkpfanne – der zentrischen Relation – anstreben, in der die funktionellen neuromuskulären Aktivitäten elektromyographisch betrachtet am effektivsten sind.

Das vorliegende Kapitel soll die diagnostischen und therapeutischen Auswirkungen dieser funktionellen Konzepte untersuchen.

Zentrische Relation

Die Bestimmung und die Reproduzierbarkeit der zentrischen Relation, bei der sich die Kondylen in anterosuperiorer Lage befinden, sind in der Zahnmedizin lange kontrovers diskutiert worden. Verschiedene Untersuchungen wurden duchgeführt um festzustellen, ob und inwieweit die zentrische Kieferrelation durch Bänder, Muskeln oder knöcherne Strukturen einzeln oder in Kombination bestimmt wird.

Die Untersuchungen der muskulären Determinanten konzentrierten sich in erster Linie auf die Auswirkungen einer vollständigen Muskelrelaxation auf die Unterkieferbewegungen.

Posselt[22] registrierte in einer seiner Untersuchungen die Unterkiefergrenzbewegungen von drei Patienten vor und nach der Verabreichung eines Allgemeinanaesthetikums und eines Curare-Präparates mit einem extraoralen Aufzeichnungsgerät. Da er weder in der Form noch in der Lage der Aufzeichnungen einen Unterschied feststellen konnte, folgerte er, daß die retrale Grenzposition nicht durch Muskeln, sondern vielmehr durch Bänder bestimmt wird, die durch das Allgemeinanaesthetikum und das Curare-Präparat nicht beeinflußt werden.

Boucher und *Jacoby*[6] wiederholten die Untersuchung *Posselts* an zwölf Patienten vor und nach Allgemeinanaesthesie und Muskelrelaxation, wobei sie jedoch ein intraorales Registriergerät verwendeten. Im Gegensatz zu *Posselt* stellten sie nach der Verabreichung der Präparate fest, daß die Grenzbewegung des Unterkiefers um 2 mm nach posterior ausgedehnt werden konnte. Daraus folgerten sie, daß die retrale Grenzposition von Muskeln, vor allem den (M. pterygoideus lat.) äußeren Flügelmuskeln, bestimmt wird.

Auch *McMillen*[16] führte ein ähnliches Experiment durch, verwendete aber statt Curare Suxamethonium zur Relaxation der Muskeln und modifizierte die Versuchsanordnung, indem er die Probanden drei Tage und Nächte vor dem Versuch adjustierte Aufbißschienen tragen ließ, um auf diese Weise den neuromuskulären Mechanismus bei der maximalen Interkuspidation auszuschalten und die zentrische Kieferrelation besser lokalisieren zu können. Die horizontalen und vertikalen Aufzeichnungen der mandibulären Grenzbewegungen mit einem *Stuart*-Pantographen vor und nach der Verabreichung der Präparate zeigten, daß sich die

Kondylen bei vollständiger Muskelrelaxation nicht in ihrer obersten Stellung in der Gelenkpfanne befinden. McMillen stellte außerdem fest, daß sich die zentrische Kieferrelation in keinem Fall vollständig reproduzieren ließ, auch dann nicht, wenn eine zweite Person versuchte, die Kondylen durch vertikal gerichteten Druck im Kieferwinkelbereich in ihrer obersten Lage zu halten. Zweifellos ist demnach der normale Muskeltonus für die Beibehaltung der obersten Kondylenposition wichtig.

Darüber hinaus wurde bei den horizontalen Grenzbewegungen aller Probanden nach der Relaxation, d. h. fehlendem Muskeltonus, eine um durchschnittlich 0,28 mm weiter posterior gelegene horizontale Grenzposition erzielt. Unter der Wirkung der Muskelrelaxantien war die direkte Seitverlagerung (Bennett-Bewegung) um durchschnittlich 0,65 mm vermehrt. Die Ergebnisse der Studien McMillens unterstützen weder die Folgerung aus der Posseltschen Untersuchung, nach der die Bänder die Determinanten der zentrischen Relation sind, noch bestätigen sie die Daten aus der Studie von Boucher und Jacoby, nach welchen die retralen Grenzbewegungen bei vollständiger Muskelrelaxation um 2 mm verlängert wurden. McMillen kam zu dem Schluß, daß sowohl Muskeln als auch Bänder und knöcherne Strukturen die Unterkieferbewegungen begrenzen.

Andere Studien sprechen ebenfalls dafür, daß knöcherne Strukturen als Determinanten der zentrischen Relation wirken können. Sicher und DuBrul[25] sehen z. B. in der geringen Dicke und hohen Strahlendurchlässigkeit des Gelenkgrubendachs einen Beweis dafür, daß dieser Bereich nicht belastungstragend ist. Andererseits stellten sie fest, daß erstens die gesamte Gelenkfläche des Schläfenbeins von einer fibrösen Bindegewebsschicht bedeckt ist, die an der Dorsalfläche und der Spitze des Gelenkhöckers am dicksten ist und daß zweitens die Gelenkscheibe in der Mitte dünner ist als in ihrem peripheren Bereich und weder Blutgefäße noch Nerven enthält. Beides spricht dafür, daß diese Bereiche für eine besondere Druckbeanspruchung ausgerichtet sind.

Die Untersuchungen der Umbauvorgänge am Kiefergelenk des Erwachsenen von Moffet et al.[18] zeigen die Spitze und Dorsalfläche des Gelenkhöckers als ein histologisches Flickwerk, in welchem bereits ganze Osteonengenerationen das ursprüngliche lamelläre Knochengewebe immer wieder ersetzt haben. Diese Umbauvorgänge sehen sie ebenso als Zeichen von Belastung oder Druck, wie die belastungsorientierten Knochenbälkchen des Hüftkopfes.

In seinen Untersuchungen an Rhesusaffen stellte Hylander[13] fest, daß die Kiefergelenke bei der Mastikation belastungstragend sind.

Durch das Zusammenspiel der Muskeln, Bänder und knöchernen Strukturen nehmen die Kondylen ihre normale Lage hoch auf der Dorsalfläche des Gelenkhöckers ein. Die Gelenkscheiben sind regelrecht interponiert und nicht nach dorsal verlagert. Diese Kondylenposition konnte in Untersuchungen bestätigt werden, in welchen okklusale Interferenzen durch die Verwendung von Aufbißplatten ausgestaltet und somit abwegige neuromuskuläre Reflexe eliminiert wurden[35] oder der Biß im Seitenzahnbereich durch die Verwendung frontaler schiefer Ebenen gesperrt wurde.[30]

Die richtig zentrierte Lage der Kondylen hängt in der vertikalen und anteroposterioren Ebene von dem geringen Reibungswiderstand der Gelenkauskleidung und dem Gesamtvektor der schließenden Muskelkräfte ab, während in der mediolateralen Ebene die gleichzeitige, gleichförmige und (im Idealfall) minimale Aktion der bilateralen Muskelgruppen entscheidend ist. Wenn die Muskulatur bei der maximalen Interkuspidation einseitig stärker kontrahiert wird, kann bei einem der Kondylen oder bei beiden Kondylen keine funktionell einwandfreie Lage erzielt werden, was zur Dysfunktion führen kann.

Elektromyographische Untersuchungen haben gezeigt, daß für die stabile Positionierung der Kondylen, noch bevor die Seitenzähne okkludieren, in erster Linie der M. temporalis und der obere Kopf des M. pterygoideus lat. verantwortlich sind (Abb. 4-1).[30–32] Der Masseter und M. pterygoideus med. kontrahieren sich dagegen erst dann, wenn die Seitenzähne Kontakt zueinander haben.

McNamara[17] demonstrierte in seiner Untersuchung an Affen, daß bei der Schließbewegung des Unterkiefers als erstes der obere Kopf des M. pterygoideus lat. elektromyographische Aktivität zeigt. Die elektromyographischen Befunde verifizierte McNamara post mortem. Sie werden auch durch die Ergebnisse der jüngsten eigenen Untersuchungen am Menschen bestätigt.[30–32]

Zentrische Relation

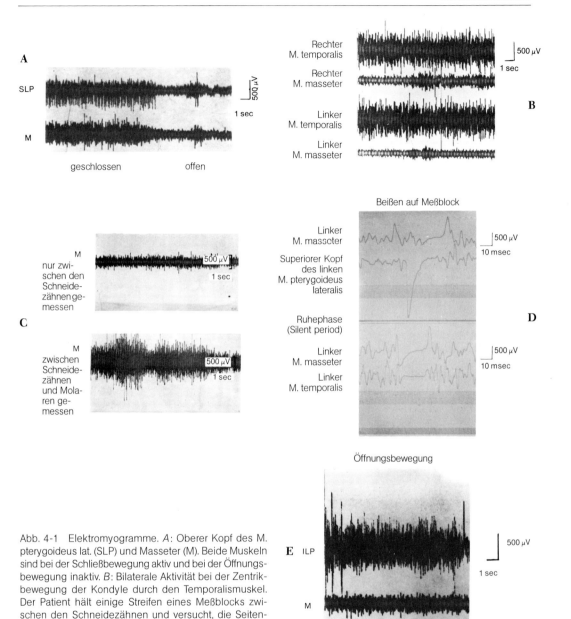

Abb. 4-1 Elektromyogramme. *A:* Oberer Kopf des M. pterygoideus lat. (SLP) und Masseter (M). Beide Muskeln sind bei der Schließbewegung aktiv und bei der Öffnungsbewegung inaktiv. *B:* Bilaterale Aktivität bei der Zentrikbewegung der Kondyle durch den Temporalismuskel. Der Patient hält einige Streifen eines Meßblocks zwischen den Schneidezähnen und versucht, die Seitenzähne auf beiden Seiten gleichzeitig zu schließen. Zu beachten ist, daß die Kondyle, wenn die Seitenzähne keinen Kontakt haben, primär durch den Temporalis bewegt wird. *C:* Masseter. *(oben:)* Sehr geringe Aktivität beim Versuch, mit minimaler Sperrung der Frontzähne (Meßblock) die Seitenzahnreihen zu schließen. *(unten:)* Große Aktivität bei starker Schließkraft, sobald die Seitenzähne Kontakt haben. In diesem Fall wurden sowohl zwischen den Frontzähnen als auch zwischen den Seitenzähnen Plastikplättchen gehalten. *D:* „Silent period" im Masseter- und Temporalismuskel sowie im oberen Kopf des M. ptergoideus lat. Daran zeigt sich, daß beim Menschen der obere Kopf des M. ptergoideus lat. ein Schließmuskel ist. *E:* Masseter (M) und unterer Kopf des M. ptergoideus lat. (ILP). Im Gegensatz zum Masseter kontrahiert sich der untere Kopf des M. ptergoideus lat. bei der Öffnungsbewegung.

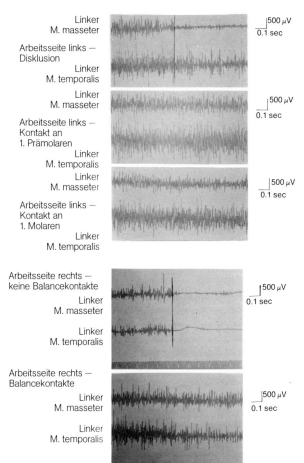

Abb. 4-2 Elektromyogramme des linken Masseter- und Temporalismuskels. Unabhängig vom okklusalen Muster ist der Temporalismuskel bei gleichseitigen Arbeitsexkursionen aktiv. Zu beachten ist jedoch folgendes: A: Bei der Disklusion nach einer linken Arbeitsexkursion wird der Masseter inaktiv, sobald die Seitenzähne diskludiert sind. B: Bei Prämolarenkontakt während einer Arbeitsexkursion zeigt der Masseter, solange die Prämolaren in Kontakt sind, sehr große Aktivität. C: Bei Molarenkontakt auf der Arbeitsseite bleibt der Masseter ebenfalls bis zur Disklusion der Molaren aktiv.

Abb. 4-3 Elektromyogramm des linken Masseter- und Temporalismuskels bei Arbeitsexkursion rechts. Die Muskeln sind demnach auf der Nichtarbeits-(Balance-)seite. A: Bei Disklusion der Seitenzähne durch Frontzahnführung rechts werden die beiden Muskeln sofort inaktiv. B: Bei Einlegen eines kleinen Gazestreifens zwischen die linken Molaren bleiben die Muskeln so lange aktiv, wie der Kontakt mit dem Gazestreifen währt.

Beim Schließen des Unterkiefers zieht der obere Kopf des M. pterygoideus lat. die Gelenkscheibe und bis zu einem gewissen Grad die Kondylen nach oben und vorne gegen die Dorsalfläche des Gelenkhöckers. Damit widersprechen meine Beobachtungen den Befunden von Owens et al.[21], die in ihren elektromyographischen Untersuchungen beim Heben des Unterkiefers keine bilaterale Aktivität der M. pterygoideus lat. erkennen konnten. Aufgrund der eigenen Erfahrungen ist anzunehmen, daß die Elektroden im unteren und nicht im oberen Kopf des M. pterygoideus lat. saßen. Während der untere Kopf des M. pterygoideus lat. bei der Schließbewegung inaktiv ist, zeigt er (der untere), wie McNamara[17] feststellen konnte, bei der Öffnungsbewegung als erster Aktivität. Andere Autoren kommen zu dem gleichen Resultat und konnten darüber hinaus zeigen, daß der untere Kopf auch bei der Protrusions- und Laterotrusionsbewegung den primären Beitrag leistet.*

Gibbs et al.[8,9] beobachteten, daß die Arbeitskondyle beim Kauen von harten Speisen die superiorste zentrische Lage einnimmt. Die eigenen Untersuchungen haben gezeigt, daß es vor exzentrischen funktionellen Bewegungen, wenn sich der Unterkiefer in der Zentrik befindet und alle Zähne okkludieren, gleichzeitig zur Kontraktion des

* Literatur 7, 10, 19, 20, 28, 29, 38, 39.

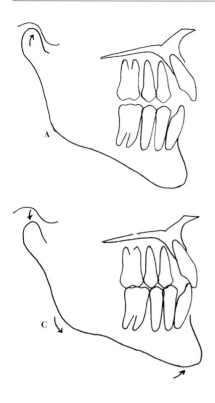

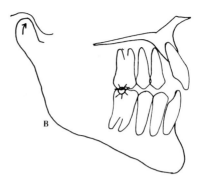

Abb. 4-4 *A:* Zentrische Unterkieferrelation vor dem Zahnkontakt. *B:* Zentrische Unterkieferrelation bei erstem Kontakt der 1. Molaren in der Schließbewegung. *C:* Okklusionsbedingte Unterkieferposition bei der maximalen Interkuspidation. Der Kondylus hat sich vom Gelenkhöcker weg nach unten verlagert.

Temporalis-, Masseter- und Pterygoideus med. sowie des oberen Kopfes des M. pterygoideus lat. kommt.[30–32] Wenn sich der Unterkiefer beispielsweise auf die Arbeitsseite nach links bewegt, wobei die Frontzähne sofort eine Trennung der Seitenzähne bewirken, sind nur der M. temporalis und der linke obere Kopf des M. pterygoideus lat. aktiv (Abb. 4-2); der rechte untere Kopf des M. pterygoideus lat. wird erst bei der medioanterioren Bewegung des Unterkiefers aktiviert. Wenn Frontzahnkontakte fehlen, so daß der Seitenzahnbiß nicht geöffnet wird, setzt sofort eine Kontraktion des Masseter und M. pterygoideus lat. ein, die während der gesamten Exkursion auf der linken Arbeitsseite anhält. Diese zusätzliche Aktivität kann bei den Kieferbewegungen und insbesondere beim Zähneknirschen zu exzessiven lateralen Belastungen der Seitenzähne und vor allem des Kiefergelenkes führen.

Sobald die Frontzähne den Biß im Seitenzahnbereich sperren, setzt die Funktion des Temporalis-, Masseter- und Pterygoideus med. auf der Nichtarbeitsseite (Balanceseite) umgehend aus. Wenn hingegen die Frontzahnführung fehlt, bleiben die Seitenzähne in Kontakt, und die Muskeln kontrahieren sich weiter (Abb. 4-3). Unter diesen Umständen kann es zur Überbelastung der Zähne und Kiefergelenke kommen. *Hansson*[11] sowie *Hansson* und *Nordström*[12] konnten histologisch zeigen, daß eine exzessive Belastung der Kiefergelenke zu pathologischen Veränderungen führen kann.

Bei Patienten mit Schmerzen und begrenzter Funktion der Kaumuskulatur zeigt sich elektromyographisch meist eine verstärkte Muskelaktivität. *Solberg* et al.[27] konnten durch die Verwendung von Aufbißschienen mit schiefen Ebenen im Frontzahnbereich zur Disklusion der Seitenzähne die Muskelaktivität und Schmerzen während der Schlafzeit signifikant verringern. Da diese Patienten ohne Aufbißschienen im Frontzahnbereich keine regelrechten funktionellen Kontaktrelationen hatten, konnten sie mit den Seitenzähnen knirschen. Seitenzahnbruxismus bewirkt eine übermäßige Aktivität der Masseter und Mm. pterygoideus med., die häufig zu Schmerzen führt. Rugh[23,24] zufolge kommen Bruxismus und Zähnepressen sowohl tagsüber als auch nachts

Bei den Patienten, die unter Kaumuskelschmerzen leiden, wurden elektromyographisch längere „silent periods" (kurze Unterbrechung der Muskelaktivität) der Kaumuskulatur festgestellt, als bei asymptomatischen Patienten.[1–5, 15] Nach der Behandlung mit Aufbißschienen lassen bei diesen Patienten die Symptome nach, und die „silent period" wird als Zeichen einer Normalisierung der Muskelfunktion kürzer.[1, 2]

Bei den Patienten, bei welchen die kondyläre Bewegungsfreiheit durch Zahnstellungsanomalien eingeschränkt ist, müssen propriozeptive und zentralnervöse Regelmechanismen vorliegen, welche die Frühkontakte kompensieren können. Die Kompensation kann sich in einer verlängerten neuromuskulären Aktivität äußern, die bei Patienten mit mandibulären Muskeldysfunktionsbeschwerden häufig zu beobachten ist.[33] Als diagnostischer Ausgangspunkt und als funktionelles Behandlungsziel bietet sich daher eine antero-superiore Kondylenposition an. Klinisch ist jedoch häufig eine Differenz zwischen der antero-superiorsten und der durch die maximale Interkuspidation entstehenden Position der Kondylen zu beobachten (Abb. 4-4).[34] Obwohl bei den meisten unbehandelten Personen ein gewisser Unterschied zwischen den beiden Kondylenpositionen besteht, ist logischerweise als das Endziel der Behandlung die Position anzustreben, die das beste physiologische Resultat gewährleistet. Vom Standpunkt der Muskelfunktion aus betrachtet wird diese Anforderung, wie elektromyographisch gezeigt werden konnte, durch die antero-superiorste Kondylenposition erfüllt.

Anders ausgedrückt bietet eine statische und dynamische maxillomandibuläre Relation, die eine ideale skelettale und muskuläre Funktion erlaubt und gleichzeitig parafunktionelle Muskelkontraktionen minimalisiert, die besten Voraussetzungen für ein gesundes stomatognathes System.

Dysfunktion in der kieferorthopädischen Diagnostik

Einer neueren Untersuchung zufolge[36] sind bei 33% der Jugendlichen, die zur kieferorthopädischen Routineuntersuchung kommen, bereits erste Symptome einer Kaumuskeldysfunktion vorhanden. Es ist daher wichtig, daß bei den Überlegungen und den Verfahren zur Anamnese- und Befundaufnahme die Möglichkeit einer Dysfunktion berücksichtigt wird.

Anamnese

Die Anamnese sollte vor der klinischen Untersuchung abgeschlossen werden und versuchen, auch einiges über die emotionale Situation des Patienten (z. B. Depression) sowie faziales Trauma und Schmerzen oder Parafunktionen wie Zähnepressen und -knirschen in Erfahrung zu bringen.

Klinische Untersuchung

Über die in der Kieferorthopädie übliche klinische Untersuchung hinaus sollte der Patient auf Zeichen einer beginnenden Dysfunktion, wie Gelenksgeräusche (Knacken und Krepitation) untersucht werden. Für diese Untersuchung wird der Unterkiefer in die zentrische Relation gebracht. Bei Jugendlichen findet sich Gelenksknacken wesentlich häufiger als Krepitation. Es kann Zeichen einer angeborenen Fehlbildung der Gelenkscheibe oder einer Fehlkoordination bei der Bewegung zwischen Kondylus und Gelenkscheibe sein. Gelenkkrepitation spricht hingegen eher für die Möglichkeit einer echten Gelenkerkrankung. Bei der Untersuchung ist sorgfältig auf Narben oder andere Spuren einer Traumatisierung zu achten. Es empfiehlt sich, die maximale Kieferöffnung zu messen.

Die Druckschmerzhaftigkeit der Kaumuskulatur ist eines der Hauptsymptome einer Dysfunktion bei jugendlichen Patienten. Daher ist bei der Palpation der Muskulatur größte Sorgfalt geboten. Es ist von Vorteil, dem Patienten mitzuteilen, daß man auf einige Muskeln der Kiefer drücken wird und ihn aufzufordern, eventuelle Schmerzen anzugeben. Explizit sollte der Patient auf den Unterschied zwischen Druck und Schmerz aufmerksam gemacht werden, wobei man ihm auf die Schulter drücken kann, um zu zeigen, wie sich der Druck anfühlt. Der Patient sollte den Schmerz als gering, mäßig oder stark beurteilen können. Als Richtlinie kann man angeben, daß gering als „es tut ein bißchen weh", mäßig als „wenn er endlich aufhören würde" und stark als „au!" zu definieren ist. (Bei starken Schmerzen wird der Patient natürlich reflexartig zurückzucken.) Auf dem Befundblatt wird der geringe Schmerz mit 1, der mäßige mit 2 und der starke mit 3 bezeichnet. Die Palpation wird bilateral und gleichzeitig für den Masseter und Temporalis durchgeführt. Die Pterygoid. med. und lat. werden einseitig intraoral palpiert. Es darf mit großem Druck palpiert werden. Gibt der Patient bei vier der acht Muskeln mäßige oder starke Schmerzen an, sollte dies auf der Karteikarte gesondert vermerkt werden, damit während der Behandlungs- und Retentionsphase dieser Umstand berücksichtigt werden kann.

Röntgenuntersuchung

Pantomographie. Panoramaschichtaufnahmen sind zur Erkennung von Zahnkrankheiten und Beurteilung der skelettalen Morphologie indiziert. Uneindeutige Befunde müssen durch weitere Untersuchungen abgeklärt werden. Befunde an den Kondylen, wie z. B. einseitige Verkürzung des Kondylenhalses und Abflachung oder starke Deformierung eines Kondylus bedürfen in der Regel einer weiteren tomographischen Untersuchung.

Tomographie. Bei der tomographischen Untersuchung wird die kondyläre Morphologie durch den Vergleich der Aufnahmen verschiedener Schichten beurteilt. Die genauesten Ergebnisse werden erzielt, indem man zunächst ein submento-vertikales Fernröntgenbild anfertigt, das genaue anguläre Messungen und gleichzeitig die Bestimmung der geeigneten tomographischen Schnittiefen ermöglicht.

Fernröntgenseitenbild. Für die nichtchirurgische Behandlung werden die Fernröntgenseitenbilder bei maximaler Interkuspidation angefertigt, weil der Unterschied gegenüber der zentrischen Relation bei den meisten Patienten so gering ist, daß er durch kephalometrische Messungen nicht festgestellt werden kann.[34]

Bei einer Gruppe von 18 Patienten mit Dysgnathien der Klasse I und einer von 23 mit Dysgnathien der Klasse II wurden zum Vergleich Aufnahmen in der zentrischen Relation und in habitueller Interkuspidation angefertigt, wobei der horizontale Unterschied im Durchschnitt nur 0,35 mm betrug. Bei der Klasse-II-Gruppe variierten die Unterschiede zwischen 0 und 4 mm, bei 5 Patienten fand sich ein Unterschied von mehr als 2,5 mm. Bei der Klasse-I-Gruppe reichten die Unterschiede von 0 bis 2,5 mm, während nur bei zwei Patienten ein Vorgleiten des Unterkiefers von 2,5 mm oder mehr zu beobachten war. Bei Dysgnathien der Klasse I ist der kephalometrisch meßbare Unterschied zwischen zentrischer Relation und maximaler Interkuspidation demnach nur minimal, bei der Klasse II kann er jedoch signifikant sein.

Bei der zentrischen Relation erscheint die untere Gesichtshöhe im Fernröntgenseitenbild größer als bei der maximalen Interkuspidation, da der Kiefer nur bis zu den ersten Zahnkontakten geschlossen ist. Bei der Klasse-II-Gruppe lagen die Kondylen in der zentrischen Relation im Durchschnitt 1,37 mm weiter superior als bei der maximalen Interkuspidation. Bei 7 Patienten fand sich eine über 3 mm höhere Kondylenposition, der maximale Unterschied betrug 5 mm. Bei der Klasse-I-Gruppe dagegen war die Kondylenposition in der zentrischen Relation im Durchschnitt 1,02 mm weiter superior als bei der habituellen Okklusion, die Streuung betrug 0–2,5 mm.[34] Aus diesen Ergebnissen ist zu folgern, daß bei den meisten Patienten die Kondylen bei maximaler Interkuspidation zwar unterhalb des antero-superiorsten Punktes an der Dorsalseite des Gelenkhöckers liegen, der Grad dieser Subluxation aber in der Regel nur bei Patienten mit Dysgnathien der Klasse II signifikant sein kann. An der Okklusalfläche der Zähne ist dieser Unterschied vergrößert.

Fernröntgenseitenbilder bei zentrischer Relation sind primär zur Vorhersage einer operativen Behandlung indiziert, insbesondere wenn eine Schwenkung des Oberkiefers nach kranial in Betracht gezogen wird (Abb. 4-5). Die Aufnahme ist vor allem dann für die Entscheidung über die Art

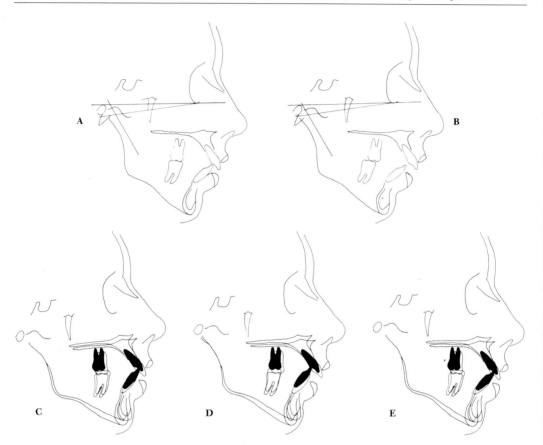

Abb. 4-5 Prächirurgische Fernröntgendurchzeichnung. A: Maximale Interkuspidation (zentrische Okklusion) und B: Zentrische Relation. Im Vergleich zur maximalen Interkuspidation ist der Unterkiefer bei der zentrischen Relation stärker retrognath, und der offene Biß ist verstärkt. C: Vorhersage des Behandlungsergebnisses bei chirurgischer Kranialschwenkung des Oberkiefers und Autorotation des Unterkiefers aus der maximalen Interkuspidation. Diese Ansicht erweckt den Eindruck, daß die Frontzahnrelation auch ohne Vorbringen des Unterkiefers korrigiert werden kann. Im Gegensatz dazu wurde bei D die zentrische Relation als Ausgangspunkt genommen. Durch die Rotation des Unterkiefers kommt es zum Einbiß der unteren Schneidezähne in die Gingiva der Antagonisten. Daraus ist die Notwendigkeit einer Vorbewegung des Unterkiefers abzulesen. E: Vorhersage des chirurgischen Behandlungsergebnisses bei Kranialschwenkung des Oberkiefers und Vorbewegung des Unterkiefers.

der Behandlung ausschlaggebend, wenn der bogenförmige Weg der Schließbewegung in der zentrischen Relation betrachtet wird. Wenn ein operatives Vorbringen des Unterkiefers erwogen wird, kann die Vorhersage über den Grad der erforderlichen mandibulären Vorverlagerung und Rotation, je nachdem, ob von der zentrischen Relation oder der maximalen Interkuspidation ausgegangen wird, unterschiedliche Werte liefern. Bei chirurgischen Patienten mit Dysgnathien der Klasse II ist der Unterkiefer signifikant stärker retrognath. Daher besteht auch bei der Schließbewegung ein signifikanter Unterschied zwischen der maximalen Interkuspidation und der zentrischen Relation als Ausgangspunkt.

Frontales Fernröntgenbild. Frontale Fernröntgenbilder werden zur Beurteilung der Symmetrie der Kieferäste und der skelettalen oder dentalen Ätiologie eines Kreuzbisses verwendet. Für diese Aufnahmen ist der Unterkiefer durch einen Wachsbiß oder eine frontale Führungsplatte in der zentrischen Relation oder kurz vor dem ersten Zahnkontakt zu fixieren. Eine Untersuchung von 53 Patienten ergab einen durchschnittlichen Höhenunterschied von 2,8 mm zwischen den beiden Kieferästen (Kondylenspitze – Menton).[36] Die Streuung betrug 0–8 mm. Interessant ist vielleicht auch die Feststellung, daß die in den Artikulator eingesetzten Modelle an der kürzeren Seite immer eine ausgeprägtere Rückbißlage zeigten.

Submento-vertikales Fernröntgenbild. Bei dieser Aufnahme befindet sich der Unterkiefer in der zentrischen Relation, und der Kopf wird so ausgerichtet, daß die Frankfurter Horizontale senkrecht steht. Sie dient zur Beurteilung der horizontalen Symmetrie des Unterkieferkörpers. Eine Untersuchung von 53 Patienten[36] ergab eine durchschnittliche Horizontalverschiebung des Unterkiefers (Kondyle – Pogonion) von 2,67 mm. Die Streuung betrug 0–11. Auch hier war die Bißrelation bei den im Artikulator montierten Modellen auf der verkürzten Seite stärker retrognath.

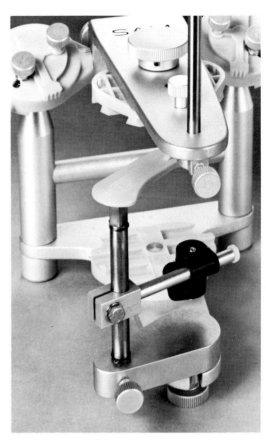

Abb. 4-6 Der SAM-Artikulator: Ein halbjustierbarer Artikulator vom Typ arcon. (Mit freundl. Gen. von Great Lakes Orthodontics, Buffalo, N.Y.)

Montieren der Modelle im Artikulator

Eine Beurteilung der kondylären und okklusalen Relationen in Funktion ist nur dann möglich, wenn die diagnostischen Modelle in einen Artikulator gesetzt werden. Gute Erfahrungen habe ich mit einem halbjustierbaren Artikulator vom Typ Arcon gemacht, bei dem sich das Oberteil sehr leicht vom unteren trennen läßt (Abb. 4-6). In der Praxis hat sich gezeigt, daß das Montieren der Modelle weniger arbeitsaufwendig ist als das konventionelle Trimmen und Beschleifen.

Mit Hilfe des arbiträren Gesichtsbogens wird das Oberkiefermodell schädelbezüglich montiert. Die Kondylenposition wird dabei von den Ohrstiften des Gesichtsbogens simuliert, der anhand des frontalen Indikators vertikal ausgerichtet wird (Abb. 4-7). Mit Hilfe des Gesichtsbogens und ei-

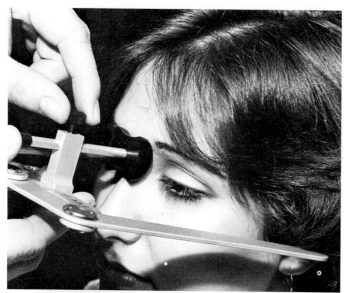

Abb. 4-7 Mit dem Gesichtsbogen wird die dreidimensionale Lage des Oberkiefers in Relation zu den Gelenkgruben registriert. Die Kondylenposition wird durch die Ohrstifte simuliert, zur vertikalen Ausrichtung dient der frontale Indikator. (Mit freundl. Gen. von Great Lakes Orthodontics, Buffalo, N.Y.)

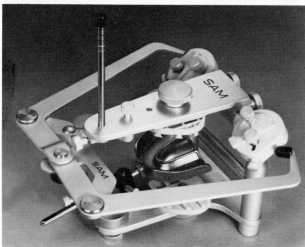

Abb. 4-8 Mit dem Gesichtsbogen und einer Bißgabel oder einer Kombination aus Bißgabel und Abdrucklöffel werden die anatomischen Relationen auf den Artikulator übertragen. (Mit freundl. Gen. von Great Lakes Orthodontics, Buffalo, N.Y.)

ner Bißgabel oder einer Kombination aus Gesichtsgabel und Abdrucklöffel wird das Oberkiefermodell entsprechend den tatsächlichen anatomischen Verhältnissen beim Patienten im Artikulator montiert (Abb. 4-8). Das Unterkiefermodell wird mit Hilfe eines zentrischen Bißregistrates montiert. Dieses Registrat richtet den Unterkiefer in zentrischer Relation zum Oberkiefer aus. Das Unterkiefermodell ist daher durch die Montage des Oberkiefers und die Gesichtsbogenübertragung in seiner eigenen zentrischen Relation (antero-superiore Kondylenposition) fixiert. Ohne Gesichtsbogen ist es unmöglich, die Modelle anatomisch richtig zu montieren, so daß sie diagnostisch wertlos sind. Die Schließbewegung weicht dann im Artikulator stark von der wirklichen Schließbewegung des Unterkiefers des Patienten ab.

Klinische Auswertung der Befunde

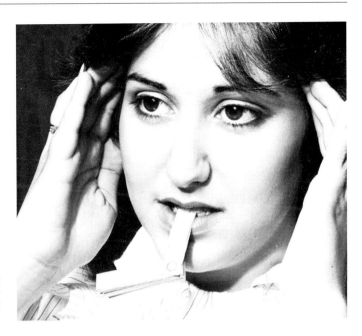

Abb. 4-9 Meßblock aus dünnen Plastikstreifen in situ zur geringfügigen Bißsperre bei der zentrischen Bißregistrierung.

Das zentrische Bißregistrat

Durch neurale Einflüsse ist die Kaumuskulatur so programmiert, daß sie den Unterkiefer in die maximale Interkuspidationsposition führt, die in der Regel von der zentrischen Relation abweicht. Um für die Diagnose die zentrische Relation aufzeichnen zu können, muß die Kaumuskulatur daher „deprogrammiert" werden. Dabei müssen okklusale Reize ausgeschaltet werden. Am einfachsten geschieht dies, indem einige Plastikstreifen eines selbstgefertigten Meßblocks zwischen die oberen und unteren Schneidezähne gelegt werden (Abb. 4-9). Einen solchen Meßblock kann man aus belichtetem Röntgenfilmmaterial herstellen, indem man zunächst die Emulsion entfernt und 1×5 cm große Streifen herausschneidet. Die Streifen werden an einer Seite gelocht und mit einer Niete oder einem Ring zusammengehalten, so daß der Block aufgefächert werden kann.[14, 37] Je nach Bedarf wird dann eine bestimmte Anzahl von Streifen zwischen die Frontzähne gelegt und der Patient aufgefordert, gleichmäßig mit den Seitenzähnen zuzubeißen. Wenn die Seitenzähne Kontakt haben, wird ein weiterer Streifen hinzugefügt. Dieser Vorgang wird so oft wiederholt, bis der Patient 5 Minuten lang ohne Zahnkontakt zubeißen kann. Um einer Ermüdung der Muskulatur vorzubeugen, sollte der Patient immer abwechselnd fest zubeißen und wieder entspannen, wobei der Druck aber, um eine Verlagerung der Kondylen nach hinten zu vermeiden, nur mäßig sein darf.

Für das Bißregistrat wird schließlich eine Registrierplatte aus einem dünnen Glasfasernetz in einem Drahtrahmen verwendet, die mit einer Zinkoxid-Eugenol-Paste bestrichen wird. Der Unterkiefer wird praktisch geschlossen, befindet sich aber durch die eingelegten Plastikstreifen 1–2 Streifenstärken vor dem ersten Zahnkontakt. Durch diese geringe Öffnung werden okklusale Reize ausgeschaltet, die eine Vorwärtsbewegung des Kiefers in die zentrische Okklusion bewirken würden. Gegenüber einem Wachsbißregistrat bietet Zinkoxid-Eugenol den Vorteil, daß es beim Einsetzen in den Mund noch niedrigviskös ist, so daß nur eine minimale Reizwirkung auf die propriozeptiven Reflexmechanismen entsteht (Abb. 4-10).

Klinische Auswertung der Befunde

Nach der Anamnese und Untersuchung wird die klinische Bedeutung der Befunde beurteilt. Elek-

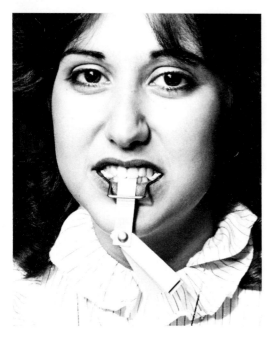

Abb. 4-10 Bißregistrierung mit Zinkoxid-Eugenol-Paste. Auch bei der Bißnahme wird der Meßblock verwendet.

tromyographisch* bestehen verschiedene Möglichkeiten zur Erzielung einer anterosuperioren Kondylenposition auf der Dorsalseite des Gelenkhöckers als Anfangs- und Endposition bei funktionellen Unterkieferbewegungen.

Mandibuläre Asymmetrie

Die Ursache einer mandibulären Asymmetrie kann entweder eine einseitige Entwicklungsstörung des Kieferkörpers oder eine Störung der Vertikalentwicklung einer der Kondylen sein (Abb. 4-11). Wenn der Unterkiefer in die zentrische Relation bewegt wird, verschiebt sich die untere Zahnreihe gegenüber der oberen nach distal. Durch diese Verschiebung wird die Mittelliniendiskrepanz besonders akzentuiert, da sich der Unterkiefer beim Hochgleiten der Kondylen auf die verkürzte Seite verlagert (Abb. 4-12). In einer neueren Studie[37] fand sich bei 32% der untersuchten Patienten eine mandibuläre Asymmetrie von mindestens 3 mm in der sagittalen oder horizontalen Ebene. 3 mm entsprechen etwa einer Höckerbreite, was ausreicht, um eine Bißrelation der Klasse I bei maximaler Interkuspidation in eine Klasse II bei zentrischer Relation umzuwandeln.

Für einen solchen Fall gibt es verschiedene therapeutische Möglichkeiten:

1. Eine Verschiebung der Unterkiefermitte gegenüber der maxillären Mittellinie nach Abschluß der Behandlung wird in Kauf genommen. In der maximalen Interkuspidation lassen die Modelle oft eine Mittellinienverschiebung nicht erkennen. Wenn abzusehen ist, daß nach Behandlungsabschluß eine Mittelliniendiskrepanz bestehen wird, ist der Patient im voraus davon zu unterrichten.
2. Behandlungsziel ist eine Höcker-Höckerbiß-Relation der Molaren und Eckzähne auf der verkürzten Seite. In der antero-superioren Kondylenposition entsteht aufgrund der Asymmetrie auf der verkürzten Seite zwischen den Molaren und Eckzähnen eine stärkere Distalbißrelation. Wenn die Erhaltung oder Wiederherstellung der zentrischen Relation geplant ist, muß im Oberkiefer auf der verkürzten Seite eine maximale Verankerung gewährleistet sein. Selbst dann ist es meist noch problematisch oder sogar unmöglich, eine vollständige Klasse-I-Okklusion zu erzielen.
3. Die Behandlung umfaßt asymmetrische Extraktionen.
4. Nach Abschluß der Behandlung mit festsitzenden Apparaturen wird die Okklusion eingeschliffen.
5. Die Behandlung umfaßt chirurgische Maßnahmen, auch wenn die Asymmetrie in der maximalen Interkuspidation nicht sichtbar ist.
6. Die Behandlung umfaßt funktionskieferorthopädische Maßnahmen zur Förderung des Wachstums oder Knochenumbaus auf der verkürzten Seite.

* Literatur 2, 3, 27, 31–33, 37.

Klinische Auswertung der Befunde

Funktionsstörung – Myoarthropathie

Wenn die anamnestischen und klinischen Befunde eindeutig für eine Dysfunktion sprechen, folgen als nächstes differentialdiagnostische Überlegungen und eine sorgfältige Behandlungsplanung. Oft ist eine Zusammenarbeit zwischen verschiedenen medizinischen Fachgebieten erforderlich, denn man darf nicht vergessen, daß das stomatognathe System nur einen Teil des Menschen und seines komplexen Krankheitsbildes darstellt. Bei vielen dieser Patienten bilden zentralnervöse Einflüsse einen wichtigen ätiologischen Faktor. Die somatischen Manifestationen sind daher sorgfältig gegenüber den emotionalen Faktoren abzugrenzen, die eine Dysfunktion auslösen, verstärken oder sogar verursachen können.

Differentialdiagnostisch läßt sich die Kiefergelenksdysfunktion in einen extrakapsulären (primär myofaszialen) und einen intrakapsulären (z. B. Arthritis, Fibrose) Problemkreis unterteilen.

Im folgenden sind die Kennzeichen einer extrakapsulär bedingten Dysfunktion aufgezählt:

1. *Anamnese.* Besonders wichtig ist die sorgfältige anamnestische Untersuchung. Werden Schmerzen über einen Zeitraum von mehr als 6 Monaten angegeben, ist der Zustand als chronisch anzusehen. Patienten mit chronischen Schmerzen zeigen meist auch emotionale Symptome. Häufig liegt ein depressives Element vor, wofür evtl. eine psychologische Beratung herangezogen werden kann. Es kommt bei der Erfassung der Anamnese auf das richtige Zuhören an, denn auch Zeiten besonderer Belastung oder Anspannung sprechen für eine extrakapsulär bedingte Dysfunktion. Interessant ist auch ein zurückliegendes Trauma, wobei in diesem Zusammenhang bei der klinischen Untersuchung des Kinns auf Narben zu achten ist.
2. *Palpation der Muskulatur.* Die Palpation und Abstufung der dadurch hervorgerufenen Reaktion ist aufgrund der direkten Korrelation zwischen Druckschmerzhaftigkeit und elektromyographisch nachgewiesener Muskeldysfunktion diagnostisch sehr wertvoll. Bei dieser Untersuchung ist der Patient sehr genau zu beobachten, um feststellen zu können, wann die Symptome nachlassen. Solange

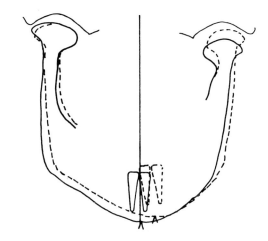

Abb. 4-11 Unterschiedliche Lokalisation der Mittellinie bei der maximalen Interkuspidation und zentrischen Relation. Die Mittellinie verschiebt sich auf die verkürzte Seite. Die Verkürzung kann durch Hemmung des vertikalen Kondylenwachstums bedingt sein.

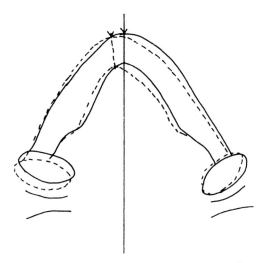

Abb. 4-12 Durchzeichnung eines submento-vertikalen Fernröntgenbildes. Mittellinienverschiebung zur verkürzten Seite bei der zentrischen Relation. Die Verkürzung ist in diesem Fall auf eine Fehlbildung des Kieferkörpers zurückzuführen.

diesbezüglich keine eindeutige Sicherheit herrscht, darf keine irreversible Behandlungsmaßnahme begonnen werden.
3. *Maximale Kieferöffnung.* Zwischen den Schneidekanten der oberen und unteren mittleren Schneidezähne müssen bei der maximalen Kieferöffnung mindestens 40 mm gemessen werden. Eine geringere Öffnung kann als Hinweis auf eine muskuläre Dysfunktion gewertet werden. Beträgt die Öffnung weniger als 20 mm, besteht Verdacht auf eine intrakapsulär bedingte Dysfunktion, wie z. B. Kiefergelenksfibrose oder akute Verlagerung der Gelenkscheibe.
4. *Untersuchung der „silent period".* Die elektromyographische Untersuchung der silent period erweist sich gegenwärtig als die beste physiologische Methode zur Diagnose einer Dysfunktion der Kaumuskeln. Die silent period für den Temporalis beträgt im Normalfall weniger als 26 msec, für den Masseter weniger als 35 msec.[26]
5. *Emotionale Faktoren.* Emotionale Faktoren spielen bei myofaszialen Schmerzen eine wichtige Rolle. Der behandelnde Arzt sollte sie erkennen und den Patienten an einen entsprechenden Facharzt überweisen. Zyklische Kieferbewegungen und Bruxismus sowie Zähnepressen sind mit anhaltender Muskelanspannung verbunden, wodurch eine biomechanische Überbelastung des Kiefergelenkes bewirkt wird.

Im folgenden werden die Kennzeichen einer intrakapsulär bedingten Dysfunktion beschrieben.

1. *Anamnese.* Wichtig ist die Feststellung der Dauer der Symptome und der Zeitpunkt des Beginns. Intrakapsulär bedingte Dysfunktion läßt sich in der Regel eher auf einen physischen Ursprung zurückführen als myofasziale Schmerzen. Trauma spielt in der Ätiologie oft eine wichtige Rolle, so daß die Anamnese in dieser Hinsicht wertvolle Aufschlüsse liefern kann.
2. *Palpation.* Schmerzhaftigkeit bei Palpation lateral der Gelenkkapsel oder bei Druck auf den äußeren Gehörgang ist ein signifikanter Befund.
3. *Gelenkgeräusche.* Gelenkknacken ist als Zeichen für einen Gelenkscheibenvorfall oder eine angeborene Fehlbildung zu werten. Nicht schmerzhaftes Gelenkknacken allein erfordert keine Behandlung, die Entscheidung hängt jedoch von der Anamnese ab. Wenn das Gelenkgeräusch von Geburt an besteht und keine weiteren Symptome vorhanden sind, kann es sich um eine angeborene Anomalie handeln, die keine Behandlung erfordert.
4. *Arthropathie.* Fibrosen, Tumoren oder einseitige kondyläre Hyperplasien bedürfen der Konsultation mit einem Chirurgen und evtl. eines gemeinsamen Behandlungsplans.
5. *Akute Kieferklemme.* Zur akuten Kieferklemme kann es durch die Verlagerung der Gelenkscheibe gegenüber des Kondylus nach anteromedial kommen. Anamnestisch liegen dabei meist paroxysmales Gelenkknacken und Beschwerden vor. Reponieren der Gelenkscheibe durch Manipulation des Unterkiefers sollte zwar versucht werden, ist aber auf Dauer meist nur chirurgisch als intrakapsulärer Eingriff an der Gelenkscheibe oder dem umgebenden Gewebe und entsprechender Okklusaltherapie möglich.

Behandlung

Das Ziel der kieferorthopädischen Behandlung ist letztendlich nicht nur die funktionelle Okklusionsbeziehung, sondern auch die Wiederherstellung und Erhaltung der zentrischen Relation der Kondylen, die eine Funktion mit minimaler Muskelaktivität ermöglicht.

Ein leichtes Gelenkknacken, das sich im Rahmen einer Routineuntersuchung als Zufallsbefund ergibt, bedarf keiner besonderen Behandlung, doch sollte man den Patienten über die Möglichkeit einer späteren Gelenkschädigung aufklären. Kommt der Patient jedoch mit nicht schmerzhaftem Gelenkknacken als Hauptbeschwerde zur Untersuchung, sollte versucht werden, die Gelenkscheibe zu reponieren, wobei zunächst eine frontale Repositionsschiene verwendet wird. Klinischen Untersuchungen zufolge kommt es nach einer Tragezeit von etwa 4 Monaten zur Heilung.[33] Anschließend wird im Unterkiefer eine Superior-Repositionsschiene verwendet, mit welcher die

Kondylen auf einen superioren Punkt der Distalfläche des Gelenkhöckers geführt werden. Die Schiene ist so konstruiert, daß die bukkalen Höcker aller unteren Schneidezähne beim Schließen gleichzeitig okkludieren. Der Frontzahnkontakt ist so gestaltet, daß er bei einer exzentrischen Bewegung sofort zur Disklusion der Seitenzähne führt (Abb. 4-13).[35] Die wirklichen okklusalen Verhältnisse, nach welchen sich die Behandlungsplanung richtet, zeigen sich erst, wenn sich die Kondylen in ihrer antero-superioren Lage befinden. Wenn eine Behandlung der Okklusion erforderlich ist, sollte die am wenigsten invasive Maßnahme gewählt werden. Es bestehen verschiedene Möglichkeiten:

1. keine weitere Behandlung,
2. Einschleifen,
3. Kieferorthopädie,
4. restaurative Maßnahmen,
5. chirurgischer Eingriff,
6. Kombination aus 1–5.

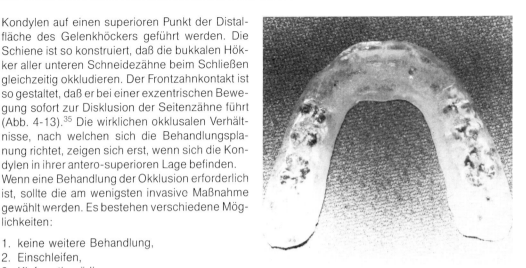

Abb. 4-13 Mandibuläre Repositionsschiene.

Beziehen sich die Hauptbeschwerden des Patienten auf Gelenkknacken oder Gelenkscheibenvorfall, ist meist eine Repositionsbehandlung erforderlich. Bis zum Einheilen muß die reponierte Position durch eine frontale Repositionsschiene fixiert werden. Führt diese Therapie nicht zum Erfolg, ist meist eine Kondylotomie oder Diskusexsision die Therapie der Wahl. Dabei ist es äußerst wichtig, sowohl vor als auch nach dem Eingriff die Okklusion mit einer Superior-Repositionsschiene zu stabilisieren. Die Dysgnathie selbst kann erst postoperativ nach erfolgter Heilung diagnostiziert werden.

Wenn sich andererseits die Hauptbeschwerden auf Schmerzhaftigkeit der Kaumuskulatur beziehen, ist zunächst der psychische Anteil am Krankheitsgeschehen zu beurteilen und evtl. eine psychiatrische Beratung oder Biofeedback-Therapie zu verordnen. Empfehlenswert ist auch die Verwendung einer Superior-Repositionsschiene. Wichtig ist auf jeden Fall, daß der Partient vor Beginn einer irreversiblen Behandlungsmaßnahme (z. B. Einschleifen, restaurative Maßnahmen, Kieferorthopädie, Oralchirurgie) symptomfrei ist. Sobald die Beschwerden nachgelassen haben, können die okklusalen Verhältnisse beurteilt und mit der am wenigsten invasiven Methode behandelt werden.

Unabhängig davon, ob eine Kiefergelenksdysfunktion vorliegt oder nicht, ist die Feststellung der Kondylenposition wichtig. Bei der Erstuntersuchung des Patienten wird der Unterkiefer in die zentrische Relation manipuliert und auf der Basis des dabei gewonnenen Bildes die Biomechanik der Therapie so geplant, daß sich die gewünschte statische und funktionsdynamische Okklusion erzielen läßt. Darüber hinaus sollte die Lage des Unterkiefers bei jeder klinischen Kontrolluntersuchung beurteilt werden. Besondere Vorsicht gilt bei der Verwendung von Gummizügen, die im Sinne einer Distalbißlage wirken. Apparaturen, die den Winkel zwischen der Okklusionsebene und der Kondylenbahn vergrößern können, sind zu vermeiden (Abb. 4-14). Bei der Verwendung von Headgears mit Zervikalzug ist darauf zu achten, daß die oberen 1. Molaren nicht extrudiert werden. Die 2. Molaren sollten nach Möglichkeit immer bebändert werden, um Balance-Interferenzen auszuschalten.

Die Behandlung sollte immer auf eine Rationalisierung der muskulären Energie, d. h. maximale Bewegung bei minimaler Muskelaktivität, abzielen. Ein solches Behandlungsziel erfordert die Ausschaltung von okklusalen Interferenzen, da sonst parafunktionelle Muskelkontraktionen zur

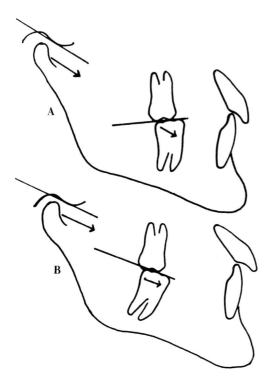

Abb. 4-14 A: Die von der Kondylenbahnneigung abweichende Neigung der Okklusionsebene bewirkt bei der Protrusionsbewegung eine frühzeitige Disklusion der Seitenzähne. B: Wenn die Okklusionsebene annähernd parallel zur Kondylenbahn verläuft, ist die Disklusion der Seitenzähne erschwert, wodurch es zu abweigen Bewegungsmustern kommen kann.

Umgehung der Frühkontakte unvermeidlich sind. Ein abweiges Aktivitätsmuster der Muskulatur läßt sich elektromyographisch in Form einer verlängerten Kontraktionszeit demonstrieren.
Während die Behandlung vielfach als abgeschlossen gilt, wenn eine „Selbstregulierung" der Zähne abzusehen ist oder eine bilateral bzw. unilateral balancierte Okklusion angestrebt wird, geben wir dem Okklusionskonzept der Eckzahnführung den Vorzug, das sich elektromyographisch durch die besonders geringe Muskelaktivität auszeichnet.

Für die Retentionsphase verwenden wir in der Regel einen Positioner, den wir an den in zentrischer Relation im halbjustierbaren Artikulator fixierten Modellen fertigen. Abschließend kann je nach Alter des Patienten, Vorliegen von Zahnrotationen oder oralen Habits ein konventioneller Retentionsapparat verwendet werden.

Zusammenfassung

Über die übliche ästhetische Zielvorstellung hinaus versuchen wir ein Behandlungsergebnis zu erzielen, das folgende funktionelle Merkmale aufweist:

1. Bei der statischen Okklusion (zentrische Relation) antero-superiore Lage der Kondylen auf der Dorsalfläche des Gelenkhöckers mit regelrecht interponierter Gelenkscheibe.
2. Bei der dynamischen Okklusion Front- und Eckzahnführung, d. h. Disklusion der Seitenzähne bei exzentrischen Bewegungen mit der Möglichkeit der direkten Seitverlagerung (immediate sideshift) der Kondylen.
3. Bei der Funktion minimale muskuläre Kontraktion und möglichst biomechanische Entlastung der Kiefergelenke.

Fall 1: 21 Jahre, weiblich (Abb. 4-15)
Beschwerden: häufige Kopfschmerzen, Schmerzen im linken Kiefergelenk seit 2 Jahren; Knacken des linken Kiefergelenkes bei der Öffnungsbewegung.
Krankengeschichte: nicht relevant.
Kephalometrische Analyse: dolichofazialer Typus, Klasse II/1; skelettal offener Biß.
Fernröntgenbilder:
frontal: keine Asymmetrie
submento-vertikal: keine Asymmetrie.
Modellanalyse im Artikulator: Klasse II/1, offener Biß, kein Engstand im OK; Engstand im UK 4 mm.
Klinischer Befund: Bei entspannter Lippenhaltung 6 mm der oberen Schneidezähne sichtbar. Beim Lachen große Gingivaflächen freiliegend; keine Asymmetrie.

Behandlung: Frontale Repositionsschiene zur Behebung des Gelenkscheibenvorfalls. Anschließend Superior-Repositionsschiene zur physiologischen Zentrierung der Kondylen in superoanteriorer Position. Die Patientin war nach der Schienentherapie beschwerdefrei, eine erneute Diagnose für die definitive Behandlung konnte vorgenommen werden. Beschlossen wurde eine chirurgische Verlagerung der Maxilla nach kranial. Die Zähne wurden mit einer 0.018 × 0.025 inch „A" Company Straight-wire-Apparatur versehen. Der Therapieplan (Non-Extraktion) sah eine Kieferdehnung mit Expansion zwischen den oberen und unteren Prämolaren vor, um Engstand zu beseitigen. Anschließend wurde die chirurgische Hochverlagerung des Oberkiefers durchgeführt. Da es sehr wichtig ist, daß die chirurgische Schiene exakt und in der zentrischen Kondylenposition konstruiert wird, wurde die Schiene anhand der präoperativen Modelle im Artikulator gefertigt, indem die operativen Veränderungen an den Modellen nachvollzogen wurden. Postoperativ hatte die Patientin nach Entfernung der chirurgischen Schiene Beschwerden. Daher wurde zusätzlich zur festsitzenden Apparatur für 2 Wochen eine Superior-Repositionsschiene eingesetzt. Als die Schmerzen nachgelassen hatten, wurde die orthodontische Weiterbehandlung wiederaufgenommen. Zum Schließen des durch die chirurgische Schiene verursachten geringen seitlich offenen Bisses wurden distal in die Bögen vertikale Steps eingebogen und im Seitenzahnbereich vertikale Gummizüge verwendet. Ein Spielraum von 1–2 mm im Sinne eines seitlich offenen Bisses wird bei Verwendung einer chirurgischen Schiene immer für ein etwaiges Absinken der Kondyle in Vollnarkose beibehalten. Nach erfolgreicher Operation bleibt der Seitenzahnbiß noch teilweise geöffnet und muß orthodontisch korrigiert werden. Die letzten Detailregulierungen wurden mit 0.018 × 0.025 inch Bögen durchgeführt. Nach Abnahme der Brackets wurde anhand der Modelle im Artikulator ein Hinge-Axis-Positioner gefertigt. Nach dreimonatiger Positioner-Behandlung wurde ein neues zentrisches Bißregistrat genommen und die Modelle zum Einschleifen entsprechend ausgerichtet. Analog dem Test-Einschleifen am Modell wurde die Okklusionskorrektur intraoral durchgeführt.

Zusammenfassung
1. Frontale Repositionsschiene, 2 Monate
2. Superior-Repositionsschiene, 3 Monate
3. Präoperative orthodontische Behandlung, 7 Monate
4. Chirurgische Schienung, 6 Wochen; keine intermaxilläre Fixation, da nur der Oberkiefer chirurgisch behandelt wurde,
5. Superior-Repositionsschiene und festsitzende Apparatur, 2 Wochen
6. Postchirurgische orthodontische Behandlung, 5 Monate
7. Hinge-Axis-Positioner, 3 Monate
8. Test-Einschleifen an den Modellen im Artikulator
9. Intraorale Durchführung der Okklusionskorrektur

Behandlungsergebnis: Die Patientin ist beschwerdefrei, und die Funktion ist wiederhergestellt (1 Jahr nach dem Einschleifen). Ein Retentionsapparat ist nicht erforderlich. Das neue Okklusionsmuster erzielt eine physiologisch zentrische Kondylenposition, wobei die Eck- und Seitenzähne gleichzeitig okkludieren. In der zentrischen Relation haben Eck- und Schneidezähne gerade noch Kontakt zueinander. Bei exzentrischen Bewegungen diskludieren die Eckzähne die Seitenzähne. Das gleiche Okklusionsmuster wurde durch die anfänglich verwendete Superior-Repositionsschiene bewirkt, die zum Nachlassen der Schmerzen führte. Kephalometrisch wurde der Oberkiefer bei PNS um 4 mm und bei ANS um 2 mm angehoben. Untere Gesichtshöhe (ANS-Xi-Pog) von 62° auf 56° verringert. Elektromyographisch normale silent period. Die Patientin hat keine Kopfschmerzen.

	vor der Behandlung	nach der Behandlung
Gesichtstiefe:	84°	86°
Gesichtsachse:	77°	82°
Konvexität:	+ 10 mm	+ 6 mm
∢ UK-Ebene/ Gesichtshöhe:	38°	32°
Untere Gesichtshöhe:	62°	56°
UK-Bogen:	12°	12°
Unterer Schneidezahn / A-Pog.:	+ 8 mm	+ 10 mm

Kieferorthopädische Aspekte bei der Diagnose, Prophylaxe und Therapie der Kiefergelenksdysfunktion

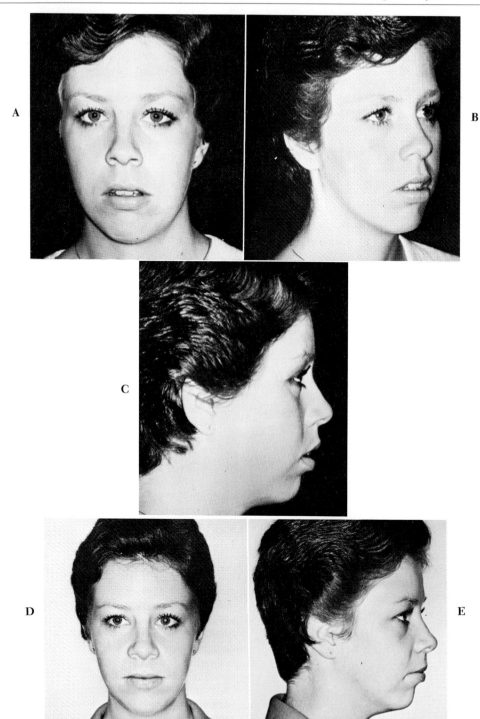

Abb. 4-15 Fall 1. *A–C*: vor und *D–E*: nach der Behandlung.

Zusammenfassung

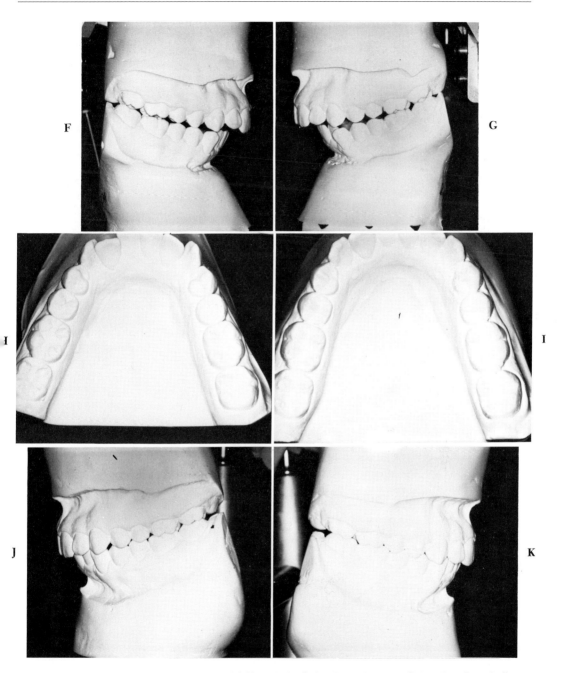

Abb. 4–15 (Fortsetzung) F–H: Modelle vor und I–K: nach der Behandlung. L: vor der Behandlung frontal offener Biß. M: frontale Bißrelation im Abschlußmodell.

L 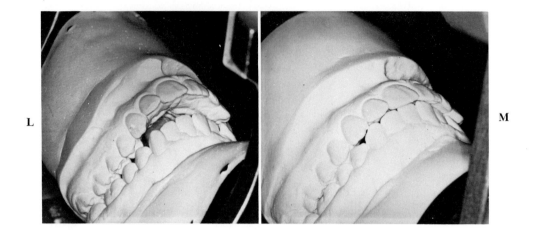 M

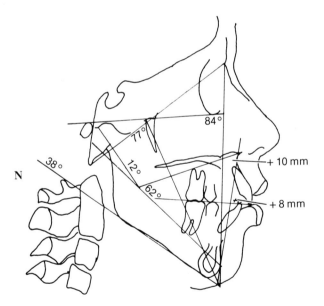

Abb. 4-15 (Fortsetzung) *N – O:* Fernröntgendurchzeichnungen vor und nach der Behandlung. *P:* Überlagerung der prätherapeutischen Durchzeichnung auf die posttherapeutische.

Zusammenfassung

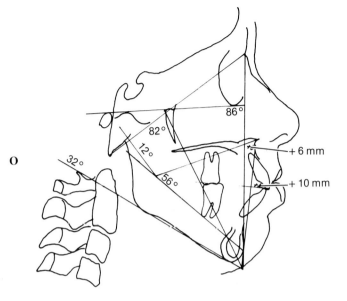

O

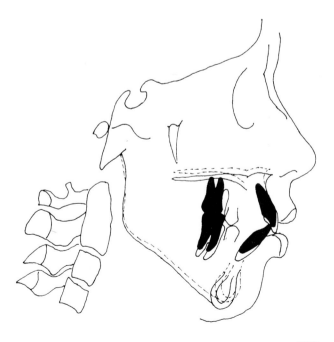

P

337

Fall 2: 13 Jahre, weiblich (Abb. 4-16)
Beschwerden: offener Biß mit Gelenkknacken und Kiefergelenkschmerzen bilateral; häufige Kopfschmerzen.
Krankengeschichte: nicht relevant
Kephalometrische Analyse: mesiofazialer Typus
Fernröntgenbilder:
frontal: keine Asymmetrie
submento-vertikal: keine Asymmetrie
Panoramaaufnahme: keine Zahnkrankheiten, Gebiß vollständig.
Modellanalyse im Artikulator: Molaren und Eckzähne im Höcker-Höcker-Biß; frontal offener Biß und 4 mm sagittale Stufe; Lückenstand im Oberkiefer 2 mm.
Klinischer Befund: keine faziale Asymmetrie; Lippenschluß geringfügig behindert.
Behandlung: Ein modifizierter orthopädischer Korrektor wurde zur Behebung des Gelenkscheibenvorfalls und zur Wachstumsförderung des leicht retrognathen Unterkiefers verwendet. Die Apparatur wurde so konstruiert, daß durch Kontakt zu den unteren Seitenzähnen der frontoffene Biß geschlossen wurde. Das Gerät wurde 12 Monate getragen. Anschließend wurde eine Superior-Repositionsschiene zur Stabilisierung der erzielten Korrektur verwendet, die außerdem eine Hyperpropulsion des Unterkiefers oder eine doppelte Zentralokklusionsstellung verhindern sollte. In der Folge wurden die Zähne mit Brackets versehen und die Einregulierung der Zahnreihen vervollständigt. Anhand der Modelle im Artikulator wurde ein Hinge-Axis-Positioner gefertigt und 3 Monate getragen. Schließlich wurde die Okklusion, einem an den Modellen ausgearbeiteten Plan folgend, eingeschliffen.

Zusammenfassung:
1. Modifizierter orthopädischer Korrektor, 12 Monate
2. Superior-Repositionsschiene, 2 Monate
3. Festsitzende Apparatur, 6 Monate; 0.018 × 0.025 inch „A" Company Straight-wire-Apparatur mit Roth Tips und Torques
4. Hinge-Axis-Positioner, 3 Monate (Tragezeit die ersten 2 Tage ständig, dann bis Ende des ersten Monats abends 4 Stunden und die ganze Nacht, im zweiten Monat jede 2. Nacht, im dritten Monat jede 3. Nacht).
5. Montieren der Modelle im Artikulator anhand des zentrischen Bißregistrats (mit Meßblock). Einschleifen der Modelle und Durchführung der Einschleiftherapie intraoral.
6. Absetzen des Positioners, keine weiteren Retentionsapparaturen.

Behandlungsergebnis: 2 Jahre nach dem Einschleifen ist die Patientin symptomfrei, die Funktion ist normalisiert. Gelenkgeräusche, Gelenk- oder Kopfschmerzen liegen nicht vor. Die Behandlung wurde nach dem Konzept eines physiologisch zentrierten Unterkiefers durchgeführt. Beim Schlußbiß in zentrischer Relation okkludieren alle Seitenzähne gleichzeitig. Die Eck- und Schneidezähne haben gerade noch Kontakt. Bei exzentrischen Bewegungen diskludieren die Eck- und Schneidezähne die Seitenzähne. Elektromyographisch normale „silent periods" des Masseter- und Temporalismuskels auf beiden Seiten.

	vor der Behandlung	nach der Behandlung
Gesichtstiefe:	88°	88°
Gesichtsachse:	91°	92°
Konvexität:	+2 mm	0 mm
∢ UK-Ebene/ Gesichtshöhe:	25°	23°
Untere Gesichtshöhe:	48°	46°
UK-Bogen:	30°	30°
Unterer Schneidezahn (1̄) / A-Pog.:	+3 mm	+2 mm

Zusammenfassung

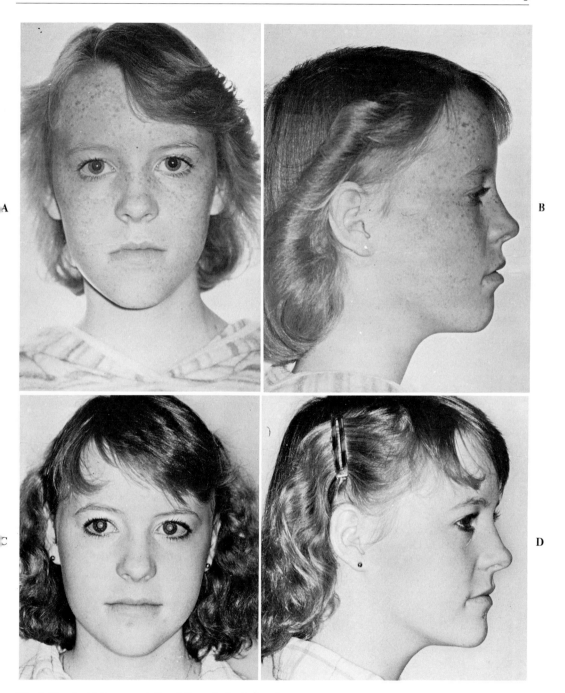

Abb. 4-16 *A* und *B:* vor und *C* und *D:* nach der Behandlung.

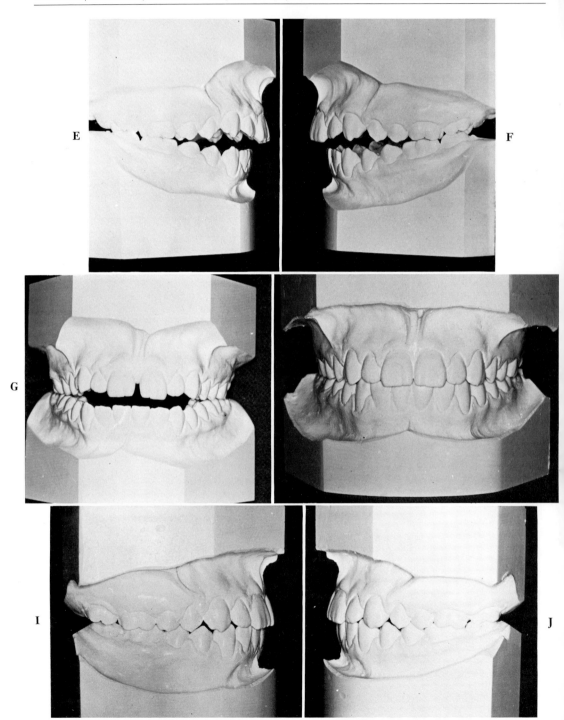

Abb. 4-16 (Forsetzung) *E–G*: Modelle vor und *H–K:* nach der Behandlung.

Zusammenfassung

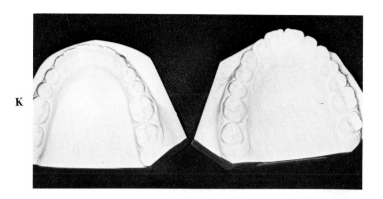

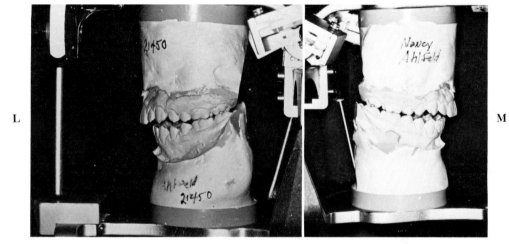

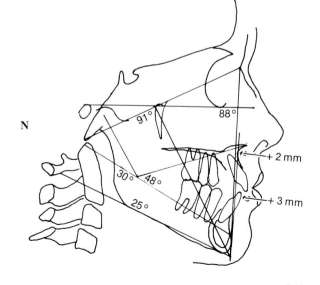

Abb. 4-16 (Fortsetzung) *L* und *M:* Modelle vor der Behandlung im Artikulator. *N* und *O:* Kephalometrische Werte vor und nach der Behandlung. *P:* Fernröntgendurchzeichnungen, vor und nach der Behandlung, auf der Schädelbasis überlagert. *Q:* Oberkiefer auf ANS-PNS überlagert; Unterkiefer auf Symphyse und Unterrand.

341

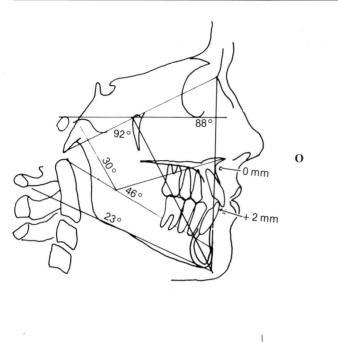

O

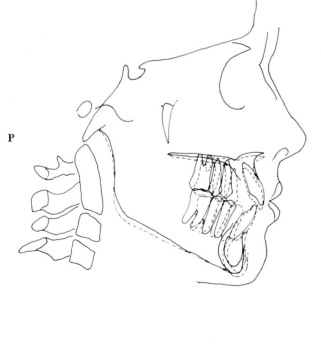

P

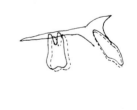

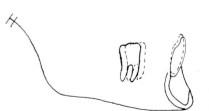

Q

Zusammenfassung

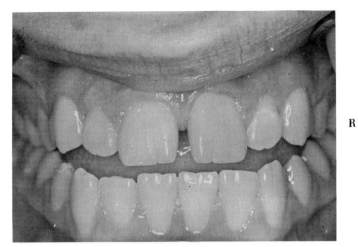

R

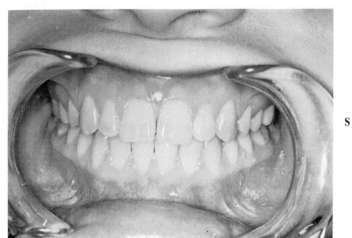

S

Abb. 4-16 (Fortsetzung) R und S: klinisches Bild vor und nach der Behandlung.

Fall 3: 10 Jahre, weiblich (Abb. 4-17)
Beschwerden: Kiefergelenkknacken beidseits; häufig Kopfschmerzen; die schiefen Zähne stören.
Krankengeschichte: starke Erkältung, Pneumonie, Rachenentzündung, Tonsillitis.
Kephalometrische Analyse: mesiofazialer Typus: Klasse II/2
Fernröntgenbilder:
frontal: keine Asymmetrie
submento-vertikal: keine Asymmetrie
Modellanalyse im Artikulator: Klasse II/2; OK Engstand 5 mm, UK Engstand 2 mm; Tiefbiß mit Einbiß; Gebiß vollständig; skelettaler Tiefbiß.
Klinischer Befund: retrognathes Profil mit großem Nasolabialwinkel; keine Asymmetrie.
Behandlung: Ein *Fränkel*-Funktionsregler 2 wurde aus folgenden Gründen verordnet:

1. Reduzierung des Gelenkscheibenvorfalls
2. Ermöglichung maximalen Unterkieferwachstums
3. Raumbeschaffung

Geplant war eine etwa 12monatige Behandlungsdauer mit dem FR 2. Als nach dieser Zeit die angestrebten Ziele erreicht waren, wurden die Zähne bebändert, mit Brackets versehen und eine 0.018 × 0.025 inch „A" Company Straight-wire-Apparatur (Roth Tips und Torques) eingesetzt. Die Behandlung wurde bis zum Erreichen des im Kapitel beschriebenen Okklusionskonzeptes durchgeführt. Während der dreimonatigen Retentionsphase wurde ein Hinge-Axis-Positioner getragen. Anschließend wurden die Modelle anhand eines zentrischen Bißregistrats im Artikulator montiert und eingeschliffen. Die Einschleifung wurde dann intraoral durchgeführt.

Zusammenfassung:
1. FR 2, 12 Monate
2. „A" Company Straight-wire-Apparatur (0.018 × 0.025 inch), 15 Monate; abschließend Klasse II-Gummizüge; besonders sorgfältige Torque-Bewegung der oberen Schneidezähne zur Erzielung einer regelrechten Frontzahnrelation und guter exzentrischer Funktion.
3. Hinge-Axis-Positioner, 3 Monate
4. Anfertigung und Montage; Durchführung der Einschleiftherapie intraoral.
5. Keine weiteren Retentionsapparate

Behandlungsergebnis: 2 Jahre nach dem Einschleifen ist die Patientin schmerzfrei, die Funktion ist normalisiert. Kopfschmerzen und Kiefergelenkgeräusche liegen nicht mehr vor. Veränderung der Konvexität von +4 mm auf 0. Torque-Bewegung der oberen Schneidezähne von 89° auf 110°, untere Gesichtshöhe um 3° vermehrt, Mandibularbogen um 3° vergrößert. Unbehandelt hätte sich die untere Gesichtshöhe wahrscheinlich nicht verändert. Der Mandibularbogen vergrößert sich im Rahmen des normalen Wachstums jährlich um durchschnittlich 0,5°. Die Patientin war 29 Monate in Behandlung.

	vor der Behandlung	nach der Behandlung
Gesichtstiefe:	88°	88°
Gesichtsachse:	92°	92°
Konvexität:	+4 mm	0
∢ UK-Ebene/Gesichtshöhe:	15°	18°
Untere Gesichtshöhe:	39°	42°
UK-Bogen:	28°	32°
Unterer Schneidezahn (1̄)/A-Pog.:	−3 mm	+2 mm
Oberer Schneidezahn (1)/S-N:	89°	110°

Zusammenfassung

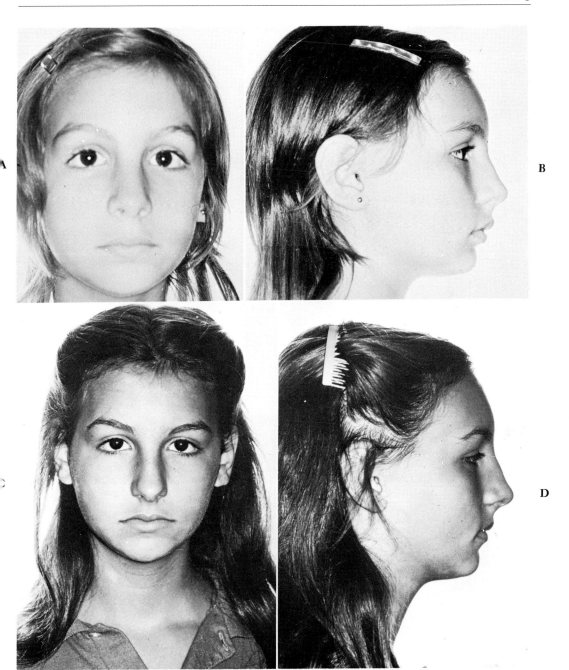

Abb. 4-17 *A* und *B:* vor und *C* und *D:* nach der Behandlung.

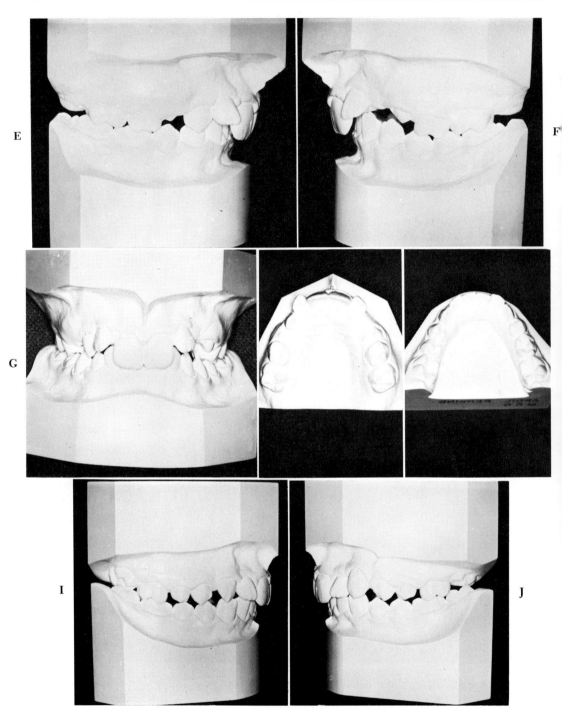

Abb. 4-17 (Fortsetzung) *E – H:* Modelle vor der Behandlung. *I – L:* Modelle nach 12monatiger Funktionsreglerbehandlung.

Zusammenfassung

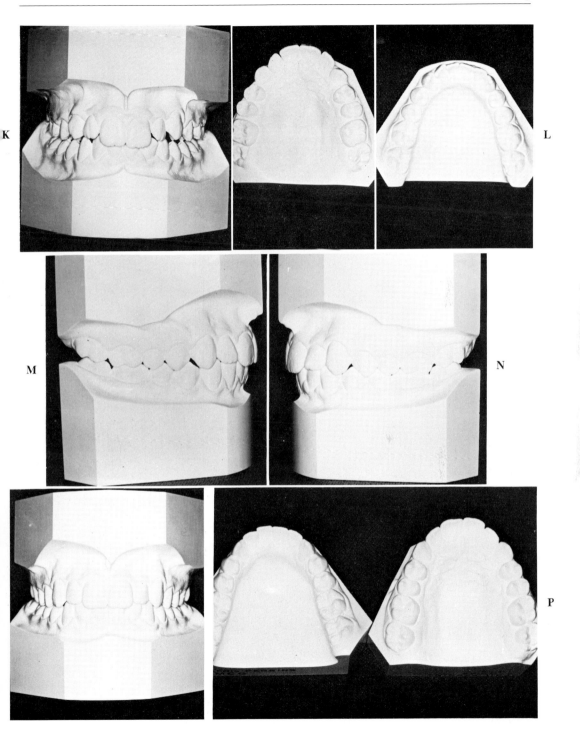

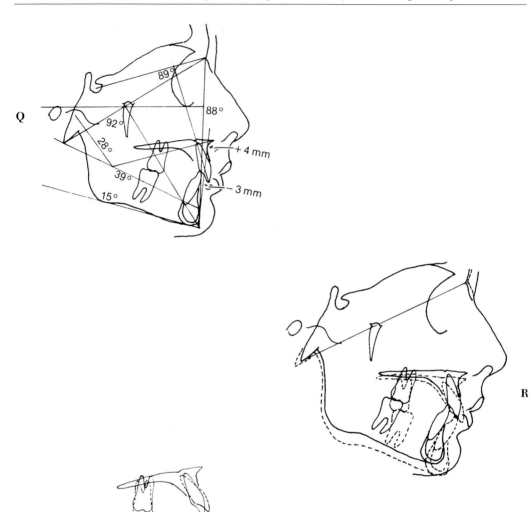

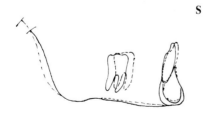

Abb. 4-17 Fortsetzung) *M – P:* Modelle nach Behandlung mit festsitzenden Apparturen. *Q:* Fernröntgendurchzeichnung vor der Behandlung. *R:* Fernröntgendurchzeichnungen, vor und nach der Behandlung, auf der Schädelbasis überlagert. *S:* Überlagerung des Oberkiefers auf ANS-PNS und des Unterkiefers auf der Symphyse und dem Unterrand.

Fall 4: 32 Jahre, weiblich (Abb. 4-18)
Beschwerden: Kiefergelenkknacken beidseits, Kopfschmerzen und Gesichtsschmerzen seit der Kindheit, Ohrensausen und Schwindel. Die Patientin war mehrfach in neurologischer Behandlung. Gegenwärtig wird ein Biofeedback-Training durchgeführt.
Krankengeschichte: Übliche Kinderkrankheiten, 1976 Hysterektomie, Nebenhöhlenverlegungen.
Kephalometrische Analyse: dolichofazialer Typus mit skelettal offenem Biß; maxilloalveoläre Hyperplasie mit Retrognathie.
Fernröntgenbilder:
frontal: keine Asymmetrie
submento-vertikal: keine Asymmetrie
Modellanalyse im Artikulator: Höcker-Höcker-Relation der Molaren, Engstand OK 2 mm, UK 7 mm; Gebiß vollständig.
Behandlung: Die Patientin wurde zunächst ohne Erfolg mit einer Superior-Repositionsschiene behandelt. Die Apparatur wurde abgesetzt und zur Behandlung des Gelenkscheibenvorfalls eine frontale Repositionsschiene verwendet. Nachdem sich die Beschwerden gebessert hatten, wurde wieder die Superior-Repositionsschiene verwendet, wobei es zu keinen erneuten Beschwerden kam. Anschließend wurde die definitive Diagnose gestellt. Der Therapieplan umfaßte einen chirurgischen Eingriff zur Hochverlagerung der Maxilla. Gleichzeitig war die Extraktion der unteren 1. Prämolaren und Vorverlagerung des Unterkiefers geplant. Interessanterweise lieferte die kephalometrische Vorhersage des Operationsergebnisses, ausgehend von der maximalen Interkuspidation, keinen Hinweis auf die Notwendigkeit der Unterkiefervorverlagerung. Auf der FR-Durchzeichnung schien die Frontzahnrelation allein durch die Hochverlagerung des Unterkiefers korrigierbar zu sein (Abb. 4-18P). Die in der zentrischen Relation (mit Meßblock) gefertigte Aufnahme ließ jedoch bei der Einzeichnung des voraussichtlichen Operationsergebnisses ohne Vorverlagerung des Unterkiefers keine gute Frontzahnrelation erkennen. Durch die Extraktion der unteren 1. Prämolaren wurde der Engstand behoben. Aus ästhetischen Gründen wurde der Unterkiefer maximal vorgebracht. Die Molarenrelation wurde zunächst anhand der Zahnaufstellung am Modell so festgelegt, daß die oberen Molaren den distalen marginalen Höcker der unteren 2. Molaren berühren. Geplant wurde daher eine Eckzahnrelation der Klasse I und eine Molarenrelation der Klasse III. Die abschließende Einschleiftherapie wurde ebenfalls eingeplant.

Die Zähne wurden bebändert und eine 0.018 × 0.025 inch „A" Company Straight-wire-Apparatur eingesetzt. Die unteren 1. Prämolaren wurden extrahiert. Die unteren Eckzähne wurden mit der Bioprogressiv-Teilbogentechnik retrahiert. Anschließend wurden die unteren Schneidezähne mit Federn mit geschlossenen Schlingen aus 0.016 × 0.022 inch Draht retrahiert. Im Vorfeld der chirurgischen Therapie wurden die präoperativen Modelle im Artikulator montiert und dem bimaxillären operativen Eingriff entsprechend zersägt, so daß die chirurgischen Schienen an den Modellen angefertigt werden konnten. Nach dem Eingriff und nach Absetzen der chirurgischen Schienen kam es zur akuten Exazerbation der Symptome. Mit einer flachen Frontzahnführungsebene (Eckzahn zu Eckzahn) gingen die Schmerzen zurück, so daß eine Weiterbehandlung möglich war. Der durch die chirurgische Schiene verursachte seitlich offene Biß wurde mit Hilfe von vertikalen Steps und intermaxillären Gummizügen im Seitenzahngebiet behandelt. Nach Abnahme der Bänder und Brackets wurde für die folgenden 3 Monate ein Hinge-Axis-Positioner eingesetzt, der an den Modellen im Artikulator gefertigt wurde. Abschließend wurde ein Test-Einschleifen an den Modellen vorgenommen und an die Okklusionsbehandlung schließlich intraoral durchgeführt.

Zusammenfassung:
1. Superior-Repositionsschiene (ohne Erfolg), 1 Monat
2. Frontale Repositionsschiene (erfolgreich), 3 Monate
3. Superior-Repositionsschiene (weiterhin erfolgreich), 3 Monate
4. Präoperative orthodontische Behandlung, 9 Monate
5. Postoperativ intermaxilläre Fixation, 2 Monate
6. Abschluß der orthodontischen Behandlung nach Absetzen der intermaxillären Fixation, 15 Monate
7. Hinge-Axis-Positioner, 3 Monate

8. Einschleiftherapie wie an den Modellen intraoral durchgeführt.

Behandlungsergebnis: 1 Jahr nach Behandlungsabschluß ist die Patientin schmerzfrei, die Funktion ist normalisiert. Gelegentlich geringere Beschwerden, offensichtlich durch Sinusitis. Gesichtstiefe von 80° auf 87°, Mandibularebene von 34° auf 29° und untere Gesichtshöhe von 56° auf 51° korrigiert. Der Abstand zwischen dem unteren mittleren Schneidezahn zu A-Pog betrug vor der Behandlung +4 mm, nach der Behandlung +6 mm und blieb trotz einer Retraktion von 4 mm stabil, wahrscheinlich aufgrund der Linksrotation und Vorverlagerung des Unterkiefers. Durch die funktionelle Anpassung der Lippenmuskulatur wurde die Stabilität der unteren Schneidezähne gesichert. Dieser Fall zeigt deutlich, wie wichtig die multidisziplinäre Zusammenarbeit ist, die von den Kieferchirurgen die genaue Kenntnis der Behandlungsziele hinsichtlich der Okklusion und Kondylenposition verlangt. (Operateur Dr. Robert *Bays,* Medical College of Georgia.)

	vor der Behandlung	nach der Behandlung
Gesichtstiefe:	80°	87°
Gesichtsachse:	85°	91°
Konvexität:	+8 mm	0 mm
∢ UK-Ebene/ Gesichtshöhe:	34°	29°
Untere Gesichtshöhe:	56°	51°
UK-Bogen:	20°	20°
Unterer Schneidezahn ($\overline{1}$) / A-Pog.:	+4 mm	+7 mm

Zusammenfassung

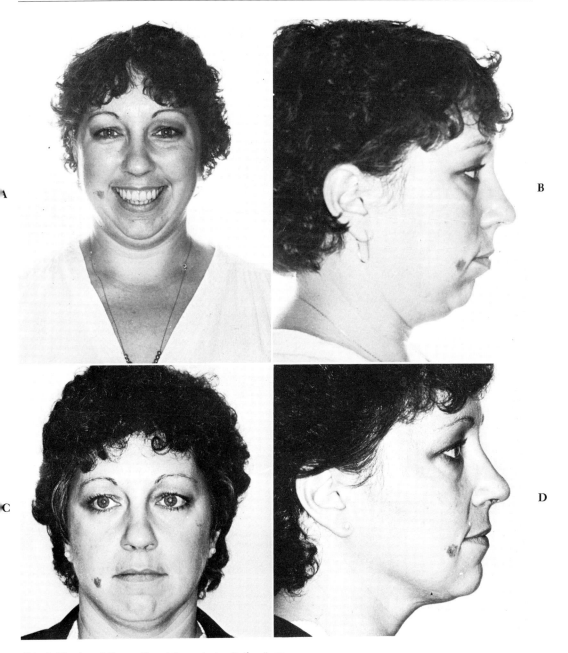

Abb. 4-18 *A* und *B:* vor, *C* und *D:* nach der Behandlung.

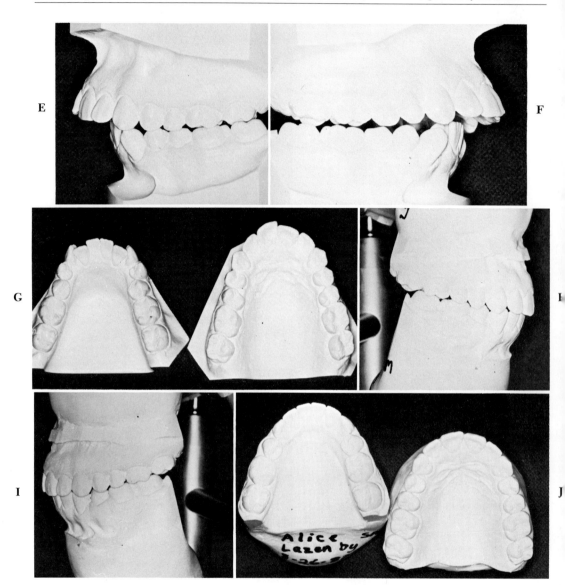

Abb. 4-18 (Fortsetzung) *E – G:* Modelle vor der Behandlung. *H – J:* Abschlußmodelle. *K* und *L:* Fernröntgendurchzeichnungen vor und nach der Behandlung. *M:* Fernröntgendurchzeichnungen vor und nach der Behandlung, auf der Schädelbasis überlagert. *N:* Oberkiefer auf ANS-PNS überlagert, Unterkiefer auf Symphyse und Unterrand. *O:* Vorhersage des Operationsergebnisses, ausgehend von der zentrischen Relation. An der Frontzahnrelation ist zu erkennen, daß auch ein Vorbringen des Unterkiefers erforderlich sein wird. *P:* Vorhersage des Operationsergebnisses, ausgehend von der maximalen Interkuspidation. Die scheinbar gute Frontzahnrelation trügt. *Q* und *R:* Fernröntgendurchzeichnungen bei maximaler Interkuspidation und zentrischer Relation.

Zusammenfassung

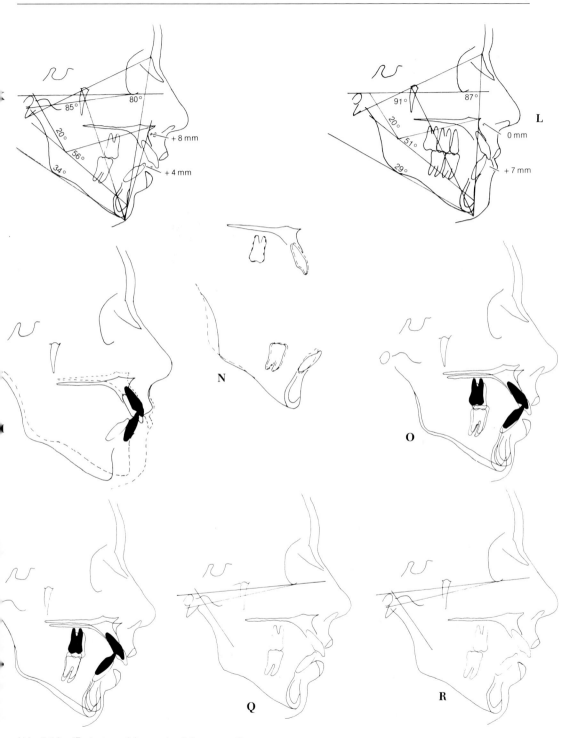

Abb. 4-18 (Fortsetzung) Legende siehe gegenüber.

Literatur

1. *Bailey, J. O., W. D. McCall Jr.* und *M. M. Ash Jr.*
The influence of mechanical input parameters on the duration of the mandibular joint electromyographic silent period in man, Arch. Oral Biol. 22:619, 1977.
2. *Beemsterboer, P. L., D. C. McNamara, S. Holden* und *M. M. Ash Jr.*
The effect of the bite plane splint on the electromyographic silent period duration, J. Oral Rehabil. 3:349, 1976.
3. *Bessette, R., B. Bishop* und *N. Mohl*
Duration of the masseteric silent period in patients with TMJ syndrome, J. Appl. Physiol. 30:864, 1971.
4. *Bessette, R. W., N. D. Mohl* und *B. Bishop*
Contribution of periodontal receptors to the masseteric silent period. J. Dent. Res. 53:1196, 1974.
5. *R. W. Bessette, N. D. Mohl* und *C. J. DiCosimo*
Comparison of results of electromyographic and radiographic examinations in patients with myofascial pain-dysfunction syndrome, J. Am. Dent. Assoc. 89:1358, 1974.
6. *Boucher, L. J.* und *J. Jacoby*
Posterior border movements of the human mandible, J. Prosthet. Dent. 11:836, 1961.
7. *Carslöö, S.*
An electromyographic study of the activity, and an anatomic analysis of the mechanics of the lateral pterygoid muscle, Acta Anat. 26:339, 1956.
8. *Gibbs, C. H., H. C. Lundeen, P. E. Mahan* und *J. Fujimoto*
Chewing movements in relation to border movements at the first molar, J. Prosthet. Dent. 46:308, 1981.
9. *Gibbs, C. H., H. C. Lundeen, P. E. Mahan* und *S. M. Lupkiewicz*
Movements of the molar teeth and mandibular condyles during chewing, J. Dent. Res. 59(special issue B):915, 1980.
10. *Griffin, C. J.* und *R. R. Munro*
Electromyography of the jawclosing muscles in the open-close-clench cycle in man, Arch. Oral Biol. 14:141, 1969.
11. *Hansson, T.*
Temporomandibular joint changes, occurrence, and development. Dissertation, University of Lund, Sweden, 1977.
12. *Hansson T.* und *B. Nordström*
Thickness of the soft tissue layers and articular disc in temporomandibular joints with deviations in form, Acta Odontol. Scand. 35:281, 1977.
13. *Hylander, W. L.*
An experimental analysis of temporomandibular joint reaction force in Macaques, Am. J. Phys. Antropol. 51:433, 1979.
14. *Long, J. H.*
Locating centric relation with a leaf gauge, J. Prosthet. Dent. 29:608, 1973.
15. *McCall, W. D., Jr., A. A. Uthman* und *N. D. Mohl*
TMJ symptom severity and EMG silent periods, J. Dent. Res. 57:709, 1978.
16. *McMillen, L. B.*
Border movements of the human mandible, J. Prosthet. Dent. 27:524, 1972.
17. *McNamara, J. A., Jr.*
Neuromuscular and skelet adaptations to altered orofacial function. Monograph no. 1, Craniofacial growth series, Ann Arbor, 1972, Center for Human Growth and Development, University of Michigan.
18. *Moffett, B. C., Jr., L. C. Johnson, J. B. McGabe* und *H. C. Askew*
Articular remodeling in the adult human temporomandibular joint, Am. J. Anat. 115:119, 1964.
19. *Møller, E.*
The chewing apparatus. An electromyographic study of the action of the muscles of mastication and its correlation to facial morphology, Acta Physiol. Scand. 69(suppl. 280):229, 1966.
20. *Moyers, R. E.*
An electromyographic analysis of certain muscles involed in temporomandibular movement, Am. J. Orthod. 36:481, 1950.
21. *Owens, S. E., R. P Lehr* und *N. L. Bigg*
The functional signifiance of centric relation as demonstrated by electromyography of the lateral pterygoid muscles, J. Prosthet. Dent. 33:5, 1975.
22. *Posselt, U.*
Studies in the mobility of the human mandible, Acta Odontol. Scand 10(suppl. 10), 1952.
23. *Rugh, J. D.*
Electromyographics analysis of bruxism in the natural environment. In Advances in behavioral research in dentistry, Seattle, 1978, University of Washington Press.
24. *Rugh, J. D.*
In American Association of Oral and Maxilofacial Surgeons Conference on a Multidisciplinary Approach to TMJ Dysfunction, Philadelpha, March 1982.
25. *Sicher, H.* und *E. L. DuBrul*
Oral anatomy, ed. 6, St. Louis, 1975, The C. V. Mosby Co.
26. *Skiba, T. J.* und *D. M. Laskin*
Masticatory muscle silent periods in patients with MPD syndrome before and after treatment, J. Dent. Res. 60:699, 1981.
27. *Solberg, W. K., G. T. Clark* und *Rugh, J. D.*
Nocturnal electromyographic evaluation of bru-

xism patients undergoing short-term splint therapy, J. Oral Rehabil. 2:215m 1975.
28. *Vaughn, H. C.*
Temporomandibular joint pain: a new diagnostic approach, J. Prosthet. Dent. 4:694, 1954.
29. *Vaughn, H. C.*
The external pterygoid mechanism, J. Prosthet. Dent. 5:80, 1955.
30. *Williamson, E. H.*
A laminagraphic study of the mandibular condyle position when recording centric relation, J. Prosthet. Dent. 39:561, 1978.
31. *Williamson, E. H.*
JCO interview: Occlusion and TMJ dysfunction. I, J. Clin Orthod. 15:333, 1981.
32. *Williamson, E. H.*
JCO interview: Occlusion and TMJ dysfunction. II, J. Clin. Orthod. 15.393, 1981.
33. *Williamson, E. H.*
Unpublished data, Medical College of Georgia, 1983.
34. *Williamson, E. H., S. A. Caves, R. J. Edenfield* und *P. K. Morse*
Cephalometric analysis: comparisons between maximum intercuspation and centric relation, Am. J. Orthod. 74:672, 1978.
35. *Williamson, E. H., D. L. Evans., W. A. Barton* und *B. H. Williams*
The effect of bite plane use on terminal hinge axis location, Angle Orthod. 47:25, 1977.
36. *Williamson, E. H.* und *M. D. Simmons*
Mandibular asymmetry and its relation to pain dysfunction, Am. J. Orthod. 76:612, 1979.
37. *Williamson, E. H., R. M. Steinke, P. K. Morse* und *T. R. Swift*
Centric relation: a comparison of muscle-determined position and operator guidance, Am. J. Orthod. 77:133, 1980.
38. *Woelfel, J. B., J. C. Hickey* und *L. L. Rinear*
Electromyographic evidence supporting the mandibular hinge axis theory, J. Prosthet. Dent. 7:361, 1957.
39. *Woelfel, J. B., J. C. Hickey, R. W. Stacey* und *L. L. Rinear*
Electromyographic analysis of jaw movements, J. Prosthet. Dent. 10:688, 1960.

Kapitel 5

Steuerung der Okklusion durch Reihenextraktion

Jack G. Dale

Je mehr wir über das Wachstum und dessen Potential, die Einflüsse der Funktion auf die Gebißentwicklung und die normale mesiodistale Position des Gebisses in seiner Relation zu den basalen Kieferknochen und den Strukturen des Kopfes lernen, desto besser können wir erkennen, wann und wie wir in den Ablauf der Wachstumsprozesse eingreifen können, um das von der Natur vorgegebene Wachstumsmuster für den einzelnen günstig zu beeinflussen. Mit anderen Worten, strenge Mechanik wird allmählich durch Wissen ersetzt, so daß in nicht allzu ferner Zukunft die kieferorthopädische Behandlung überwiegend in der Wachstums- und Entwicklungsphase des Wechselgebisses, d. h. vor Beginn des schwierigen Pubertätsalters durchgeführt wird.[62]

Charles H. Tweed

Interessanterweise stammt diese Feststellung von einem Mann, der mehr als 40 Jahre seines Lebens der Behandlung des bleibenden Gebisses und der Entwicklung einer Präzisionsmechanik für die Edgewise-Therapie gewidmet hat, die gelegentlich als „strenge Mechanik" bezeichnet wird. Während der letzten 13 Jahre seines Lebens zeigte *Charles H. Tweed* jedoch lebhaftes Interesse an der Behandlung im Wechselgebiß einschließlich der präorthodontischen Führung, Okklusionssteuerung und Reihenextraktion.

Wie viele andere stellte auch er fest, daß mit der Reihenextraktion, vor allem bei Dysgnathien der Klasse I mit Diskrepanzen zwischen Zahngröße und Kiefergröße, die Zahnstellung beim Durchbruch der Zähne verbessert werden kann. Auf diese Weise wird die Voraussetzung dafür geschaffen, daß „das von der Natur vorgegebene Wachstumsmuster günstig beeinflußt werden kann". Außerdem stellte er fest, daß die interzeptive Behandlung dentofazialer Fehlbildungen unter Ausnutzung des „Wachstums und dessen Potentials" sowie biologischer Prinzipien anstelle von „strenger Mechanik" wirkliche Erfolgserlebnisse mit sich bringt.

Obwohl die letzen Jahre für die Behandlung des Wechselgebisses bedeutende Fortschritte gebracht haben, wird es noch einige Zeit dauern, bis die „kieferorthopädische Behandlung überwiegend während der Wechselgebißphase durchgeführt wird" – d. h. bis sie ausschließlich in dieser Phase durchgeführt wird. Dysgnathien der Klasse II und III sowie die meisten Anomalien der Klasse I müssen, wenn ein wirklich erfolgreiches und stabiles Behandlungsergebnis erzielt werden soll, über einen gewissen, wenn auch kürzeren Zeitraum mit „strenger Mechanik" oder zumindest Präzisionsmechanik behandelt werden. Ausdrücklich ist hervorzuheben, daß die Reihenextraktion eine Mechanotherapie nicht ersetzen kann. In sehr vielen Fällen verkürzt sie jedoch die Behandlungsdauer während der schwierigen Pubertätsphase erheblich.

In der modernen Kieferorthopädie sollte größter Wert darauf gelegt werden, interzeptive Maßnahmen zur Behandlung von Dysgnathien möglichst frühzeitig zu erwägen. Unabhängig von der Art der Behandlung sollte ihre Dauer so kurz wie möglich sein.

Die Vorteile des frühestmöglichen Beginns einer interzeptiven Behandlung, die die Behandlung mit Multibandapparaturen in den empfindlichen Teenagerjahren verkürzt oder vielleicht sogar vermeidet, liegen klar auf der Hand. Warum soll eine ungünstige dentale, skelettale oder Weichteilrelation jahrelang belassen werden, wenn eine Korrektur bereits zu einem früheren Zeitpunkt und bei nur minimaler Behandlungsdauer möglich ist?

Die richtige Extraktionsbehandlung kann bei sorgfältiger Indikationsstellung die Behandlungsdauer und auf diese Weise die Behandlungskosten, die Unannehmlichkeiten für den Patienten und den Zeitverlust für Patienten und Eltern erheblich verringern. Gerade heute, da auf bandlose Apparaturen und „unsichtbare Klammern" so viel Wert gelegt wird, gewinnt die Reihenextraktion zunehmend an Bedeutung. Eine Apparatur läßt sich am besten verbergen, indem sie selten oder am besten überhaupt nicht benutzt wird. Wer die Vorteile der Reihenextraktion bei der Behandlung von Dysgnathien der Klasse I gezielt einsetzt, kann sich besser auf die zeitlich und technisch aufwendigere Behandlung von Dysgnathien der Klasse II und III konzentrieren.

Dysgnathien werden immer häufiger von allgemeinen Zahnärzten behandelt. Im Rahmen der Veränderung der zahnmedizinischen Praxis erfährt auch die kieferorthopädische Versorgung eine Umwandlung. Die Fortschritte in der Prophylaxe haben zu einer erheblichen Senkung der Häufigkeit von Karies und Zahnverlust geführt, während gleichzeitig durch die bessere Ausbildung und den häufigeren Einsatz des Hilfspersonals immer mehr Aufgaben delegiert werden können. Die Konsequenz ist, daß die Dienstleistungen des allgemeinen Zahnarztes ein immer breiteres Gebiet umfassen. Wenn dieses verbreitete Leistungs- und Interessenspektrum mit entsprechender fachlicher Qualifikation verbunden ist, ist es für alle Seiten von Nutzen. Wenn nicht, kann das Risiko für die Öffentlichkeit erheblich sein.[9] Es ist weniger wichtig, wer die Behandlung leistet, wichtig ist aber das gemeinsame Bemühen, sich auf diese Verantwortung vorzubereiten. Gründliche Kenntnisse der diagnostischen und therapeutischen Grundprinzipien sind daher unerläßlich.

Ohne Frage liegt der Schlüssel zum Erfolg der kieferorthopädischen Behandlung in der Diagnostik. Wenn man ein noch so hochentwickeltes Gerät und einen noch so detaillierten Behandlungsplan auf den falschen Patienten anwendet, ist die Behandlung zum Scheitern verurteilt. Ebenso führt auch die einfachste Extraktionsbehandlung, wenn grundlegende diagnostische Prinzipien ignoriert werden, zu Fehlschlag und Enttäuschung auf beiden Seiten. Geschädigt wird nicht nur der Patient, sondern auch der Ruf des behandelnden Arztes und letztlich des gesamten Berufsstandes.

Die Extraktionsbehandlung, die häufig angegriffen wird, bringt mit Sicherheit mehr Schaden als Nutzen, wenn sie nicht richtig durchgeführt wird (Abb. 5-1). Wenn sie jedoch auf einer gründlichen Diagnose aufbaut und nur sorgfältig ausgesuchten Patienten vorbehalten wird, stellt sie mit ebensolcher Sicherheit ein äußerst wertvolles Behandlungsmittel dar. In den Abb. 5-2 und 5-3 sind die Gebißsituationen von 2 Mädchen im Alter von 13 Jahren, gerade vor Beginn der Pubertätsphase, dargestellt. Bei der Patientin in Abb. 5-2 liegt eine ausgeprägte Gebißanomalie der Klasse I mit Diskrepanz zwischen Zahn- und Kiefergröße vor. Im Alter von 13 Jahren wurden die 4 Prämolaren extrahiert und eine 30monatige Multibandtherapie begonnen. Die Retentionsphase zog sich über lange Zeit hin, weil der ungeordnete Engstand jahrelang bestanden hatte. Die Patientin aus Abb. 5-3 kam mit einer ähnlichen Dysgnathie, aber früher zur Behandlung, so daß diese im Alter von 13 Jahren bereits abgeschlossen war. Mit 8 Jahren wurde die Reihenextraktion begonnen, mit 12 Jahren die Multibandapparatur eingesetzt. Die Retentionsphase war sehr kurz. In den beiden Fällen wurde ähnliche Dysgnathien sehr unterschiedlich behandelt. Während in einem Fall im Alter von 13 Jahren erst eine 30monatige Behandlung begonnen wurde, war in dem anderen Fall die Behandlung im gleichen Alter bereits abgeschlossen und hatte zu einem stabileren Ergebnis geführt.

Das Prinzip der Frühbehandlung durch Extraktion von Milchzähnen und anschließend von bleibenden Zähnen hat sich schon lange bewährt. Es wurde erstmals 1743 von Robert *Bunon*[13] beschrieben und blieb weitgehend unverändert. Für dieses Verfahren hat sich die von *Kjellgren*[33] 1929 geprägte, etwas mißverständliche Bezeichnung „Reihenextraktion" durchgesetzt. Mißverständlich ist die Bezeichnung deshalb, weil sie zur Annahme verleitet, daß es sich um eine einfache Methode handelt. Man möchte meinen, daß es lediglich um die Extraktion von Zähnen geht. Besser ist in dieser Hinsicht der von *Hotz* verwendete Begriff der *Steuerung des Zahndurchbruchs* oder eher *Steuerung der Okklusion*. Beide Begriffe drücken

Steuerung der Okklusion durch Reihenextraktion

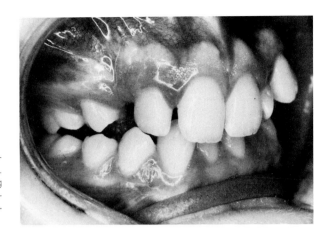

Abb. 5-1 Dysgnathie Klasse II/2 mit Retention des bleibenden Eckzahnes rechts oben. Die Reihenextraktion wurde nicht richtig durchgeführt, es wurden ein unterer Schneidezahn und der rechte obere 1. Prämolar extrahiert.

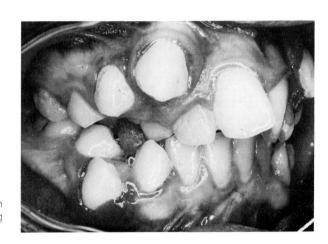

Abb. 5-2 Diesem 13jährigen Mädchen wurde keine Reihenextraktionsbehandlung und Frühbehandlung zuteil.

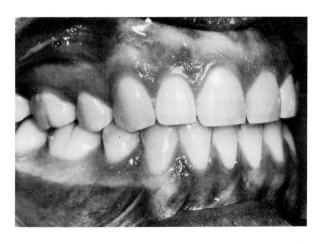

Abb. 5-3 Dieses 13jährige Mädchen wurde frühzeitig und mit Reihenextraktion behandelt.

Steuerung der Okklusion durch Reihenextraktion

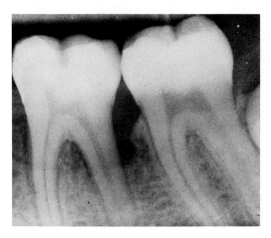

Abb. 5-4 Knochenabbau am bleibenden 1. Molaren infolge einer Parodontopathie.

die Anwendung von Maßnahmen zur Beeinflussung des Zahndurchbruchs im Sinne einer normalen Okklusion aus und lassen vermuten, daß dafür eine genaue Kenntnis der Gebißentwicklung und Wachstumsvorgänge erforderlich ist.[38]

In der Praxis ist die Entscheidung über Extraktionen zur Behandlung einer Dysgnathie immer äußerst kritisch und erfordert ein Höchstmaß an Wissen und Erfahrung. Wenn zusätzlich der Zeitfaktor und alters- bzw. entwicklungsbedingte Veränderungen berücksichtigt werden müssen, wie es bei den systematischen Extraktionsverfahren erforderlich ist, wird diese Entscheidung noch wesentlich komplizierter. Die Entscheidung für eine Reihenextraktion muß daher auf einer genauen Indikationsstellung beruhen, die durch die gewissenhafte Auswertung der diagnostischen Unterlagen erreicht wird.

Das im folgenden beschriebene Untersuchungsverfahren wird als Routinemethode für die Extraktionsbehandlung empfohlen.

Untersuchung und Beratung

Beim ersten Termin wird festgestellt, ob eine Dysgnathie besteht. Die Eltern müssen über die kieferorthopädische Behandlung aufgeklärt werden.

Die vorläufige Diagnose sollte grob umrissen, und die voraussichtliche Behandlungsart, Behandlungsdauer und die geschätzten Kosten sollten angegeben werden. Eine weitere Beratung mit Darstellung des Fallbefundes anhand der diagnostischen Unterlagen sollte später folgen. Es fördert die Motivation des Patienten, wenn dieses erste Gespräch im Behandlungszimmer in einer entspannten, eher familiären Atmosphäre gehalten wird.

Diagnostische Unterlagen

Beim zweiten Termin werden die diagnostischen Unterlagen erstellt – einschließlich der intraoralen Röntgenaufnahmen, Fernröntgenbilder, Gesichtsfotografien, Situationsmodelle und Gebißaufnahmen. Man sollte sich so viel Zeit lassen, daß man mit größter Sorgfalt und möglichst geringer Belastung für den Patienten vorgehen kann. Die Unterlagen werden dann für den Fallbefund untersucht und analysiert.

Intraorale Röntgenaufnahmen

Wenn es etwas gibt, was vor Beginn einer Extraktionstherapie absolut unerläßlich ist, dann ist das eine komplette periapikale Röntgenserie oder eine Panoramaröntgenaufnahme. Andernfalls kann es passieren, daß man vier 1. Prämolaren extrahiert und anschließend feststellt, daß die 2. Prämolaren nicht angelegt sind. Die Aufnahmen dienen folgenden Zwecken:

1. Schutz des Patienten und des Kieferorthopäden
2. Erkennung fehlender Zahnkeime
3. Erkennung überzähliger Zähne
4. Beurteilung des Zustandes bleibender Zähne, insbesondere der 1. Molaren (Abb. 5-4)
5. Erkennung beginnender pathologischer Prozesse
6. Beurteilung des Zahntraumas nach einer Verletzung (Abb. 5-5)
7. Nachweis einer hereditären Diskrepanz zwischen Zahn- und Kiefergröße, wie z. B. das Resorptionsmuster an der mesialen Wurzelfläche der Milcheckzähne (Abb. 5-6)

Diagnostische Unterlagen

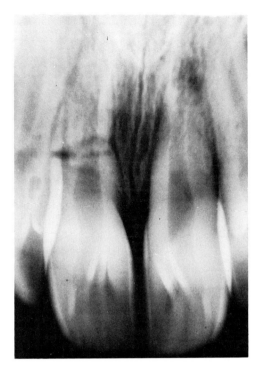

Abb. 5-5 Fraktur des 21 unmittelbar nach dem Unfall. (Aus *Dale*, J. G.: Dent. Clin. North Am. 26:565, 1982.)

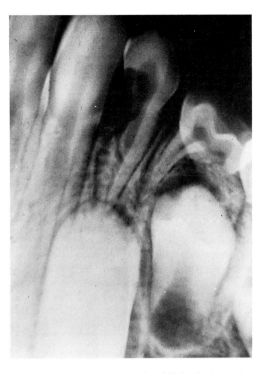

Abb. 5-6 Wurzelresorption des Milcheckzahnes infolge eines Engstandes im Schneidezahnbereich.

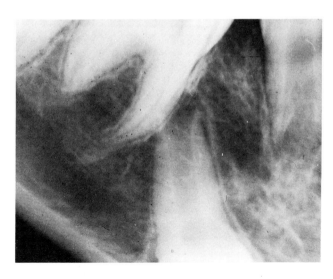

Abb. 5-7 Aberration im Durchbruch des unteren 2. Prämolaren. (Aus *Dale*, J. G.: Dent. Clin. North Am. 26:565, 1982.)

Steuerung der Okklusion durch Reihenextraktion

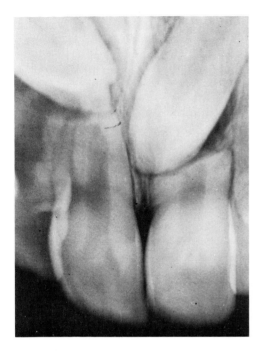

Abb. 5-8 Wurzelresorption der oberen mittleren Schneidezähne durch retinierte Eckzähne. (Aus *Dale*, J. G.: Dent. Clin. North Am. 26:565, 1982.)

8. Beurteilung der Größe, Form und Lage noch nicht durchgebrochener bleibender Zähne
9. Beurteilung der Durchbruchsrichtung der bleibenden Zähne (Abb. 5-7)
10. Bestimmung des Zahnalters anhand der Wurzellänge der bleibenden nicht durchgebrochenen Zähne und des Resorptionsgrades der Milchzähne (S. 307) (Abb. 5-83) bis 5-90)
11. Analyse der Platzverhältnisse (S. 298) (Abb. 5-77 bis 5-82)
12. Feststellung von Wurzelresorptionen vor, während und nach der Behandlung (Abb. 5-8)
13. Beurteilung der 3. Molaren vor, während und nach der Behandlung
14. Abschließende Beurteilung des Dentalstatus nach der Behandlung

Fernröntgenbilder

Zur kieferorthopädischen Behandlung gehört die kephalometrische Analyse von Fernröntgenbildern. Die Beurteilung kraniofazialer Unstimmigkeiten anhand von linearen und angulären Messungen ist ein wertvolles diagnostisches Hilfsmittel, das äußerste Genauigkeit und Sorgfalt verlangt. Dieses Hilfsmittel wegen seiner Schwächen abzulehnen, bedeutet angesichts seiner offenkundigen und vielseitigen Vorzüge entweder Ignoranz oder Nachlässigkeit.
Die Möglichkeiten, die Fernröntgenaufnahmen bieten, sind:
1. Beurteilung der kraniofazialen und dentalen Relationen vor der Behandlung
2. Beurteilung der Weichteile
3. Klassifikation der Gesichtsproportionen (proportionale Gesichtsanalyse) (Abb. 5-11 bis 5-24)
4. Berechnung der Diskrepanz zwischen Zahn- und Kiefergröße (Analyse der Platzverhältnisse)
5. Bestimmung der Ruhelage des Unterkiefers (Analyse der Okklusionskurven)
6. Wachstumsvorhersage
7. Überwachung der skeletto-dentalen Relationen während der Behandlung
8. Erkennung pathologischer Prozesse vor, während und nach der Behandlung
9. Beurteilung des Gesichtstraumas nach Verletzungen
10. Untersuchung der Relationen vor, sofort nach und mehrere Jahre nach der Behandlung zur langfristigen Verbesserung der Behandlungsplanung

Gesichtsfotografien

Gesichtsfotografien spielen bei der Extraktionstherapie eine sehr wichtige Rolle. Ebenso wie die Fernröntgenaufnahmen sind sie unerläßlich zur
1. Beurteilung der kraniofazialen (und dentalen) Relationen vor der Behandlung
2. Beurteilung des Weichteilprofils
3. Analyse der fazialen Proportionen
4. Analyse der Platzverhältnisse
5. Analyse der Okklusionskurven
6. Überwachung des Behandlungsverlaufes
7. Untersuchung der Relationen vor, sofort nach und mehrere Jahre nach der Behandlung zur Verbesserung der Behandlungsplanung

Darüber hinaus eignen sie sich 1. zur Erkennung und Dokumentation der normalen und gestörten Muskelfunktion, 2. zur Erkennung und Dokumentation einer fazialen Asymmetrie udn 3. zur Identifizierung der Patienten.

Wenn man den Eltern den Fallbefund vorstellt, sollte man unbedingt betonen, daß nicht versucht wird, ein „normales" Gesicht entstehen zu lassen. (Wie sieht ein normales Gesicht aus?) Wichtig ist auch, daß *nicht* der Eindruck entsteht, es solle ein „ästhetisches" Gesicht geschaffen werden. Der Begriff der Ästhetik ist zu subjektiv und die Vorstellungen darüber individuell sehr unterschiedlich. Die meisten Eltern würden die Notwendigkeit einer ästhetischen Korrektur ohnehin nicht zugeben, selbst wenn sie wüßten, daß es so ist. Das primäre Behandlungsziel im Hinblick auf das Gesicht sollte die Schaffung von Harmonie und Ausgewogenheit sein: günstige Proportionen und Relationen zwischen den Zähnen, skelettalen Strukturen und Weichteilen, auch im Profil.

Situationsmodelle

Situationsmodelle ermöglichen eine dreidimensionale Wiedergabe des Gebisses und werden für verschiedene Zwecke gebraucht:
1. Berechnung der Platzverhältnisse (– allein dieses diagnostisch unerläßliche Verfahren sollte Anlaß genug sein, Situationsmodelle anzufertigen)
2. Beurteilung und Dokumentation der dentalen Anatomie
3. Beurteilung und Dokumentation der Verzahnung
4. Beurteilung und Dokumentation der Bogenform
5. Beurteilung und Dokumentation der Okklusionskurven (Okklusionskurvenanalyse)
6. Beurteilung der Okklusion mit Hilfe von Artikulatoren
7. Messung der Behandlungsfortschritte
8. Erkennung von Anomalien (z. B. lokalisierte Vergrößerungen, atypische Bogenform)
9. Bewertung der Durchbruchsmuster noch nicht durchgebrochener permanenter Zähne (S. 261)
10. Vergleichsuntersuchung verschiedener Behandlungsverfahren anhand von Modellen vor, kurz nach und mehrere Jahre nach der Behandlung.

Gebißaufnahmen

Die Behandlung könnte auch ohne Farbfotografien vom Gebiß durchgeführt werden. Aus einem ganz bestimmten Grund sind jedoch solche Aufnahmen äußerst wertvoll: zur Dokumentation der Schmelzstruktur. Dies ist besonders bei der Abnahme der Bänder oder Brackets wichtig. Oft genug wird der Kieferorthopäde beschuldigt, eine Demineralisierung oder einen Schmelzdefekt verursacht zu haben, der in Wirklichkeit schon vor Beginn der Behandlung vorhanden war. In solchen Fällen läßt sich mit einer intraoralen Farbfotografie der Zustand der Zähne und Weichgewebe vor Behandlungsbeginn nachweisen.

Im Hinblick auf Reihenextraktionen ermöglichen die Fotografien eine Dokumentation der einzelnen Behandlungsschritte, so daß man für diesen Zweck nicht immer Situationsmodelle anfertigen muß. Eine solche Dokumentation ist zur Beurteilung der eigenen Leistung und zur Besprechung mit Studenten oder Kollegen sinnvoll.

Außerdem vervollständigen die Fotografien die übrigen Unterlagen, die zur Beurteilung verschiedener Behandlungsmethoden vor, sofort nach und mehrere Jahre nach der Behandlung angefertigt werden.

Fallbefund

Beim dritten Termin, zu dem außer dem Patienten die Eltern erscheinen sollten und der in Form eines lockeren, persönlichen Gesprächs ablaufen sollte, wird der Fallbefund vorgestellt, d. h. anhand der diagnostischen Unterlagen des Patienten eine detaillierte Beschreibung aller Behandlungsaspekte gegeben. Auf diese Weise hat der Kieferorthopäde die Gelegenheit, bestimmte Grundregeln im Zusammenhang mit der Behandlung zu erklären.

Ätiologie, Diagnose, Behandlungsplan und Prognose werden umrissen. Die Extraktionstherapie kann man als ein Verfahren erklären, das es seit über 200 Jahren gibt und das auf der Tatsache beruht, daß sich der Zahnbogen nicht verlängert. Wachstum und Entwicklung bewirken keine Zunahme der existierenden Bogenlänge, so daß die zweiten und dritten bleibenden Molaren, die im Zahnbogen keinen Platz haben, hinter der Zahnreihe zum Durchbruch kommen. Wenn im Alter von 8 Jahren ein Engstand besteht, wird er sich im Lauf der Zeit verschlechtern.

Die Vorstellung des Fallbefundes kann zu einem der wertvollsten und am meisten lohnenden Behandlungstermine werden. Der behandelnde Arzt muß sich ausführlich mit der Dysgnathie befassen, Ziele setzen und Aspekte der Behandlung mit den Eltern und dem Patienten besprechen. Häufig ist es die einzige Gelegenheit, die Eltern – vor allem den Vater – zu sprechen und ihnen mitzuteilen, daß für den Erfolg der Behandlung die Mitarbeit der ganzen Familie wichtig ist. Ein solches Gespräch schafft eine bessere Vertrauensbasis, baut falsche Vorstellungen weitgehend ab, fördert die Mitarbeitsbereitschaft und sorgt allgemein für einen glatteren und für alle Beteiligten angenehmeren Behandlungsablauf. Es ist eine der wichtigsten, positivsten und wirksamsten Maßnahmen, die der Kieferorthopäde zugunsten des Bildes seines Berufsstandes in der Öffentlichkeit einsetzen kann.

Diagnose

Um auf einer Routinebasis spezifisch und erfolgreich differenzieren, kategorisieren und behandeln zu können, bedarf es der genauen Kenntnis fundamentaler diagnostischer Prinzipien. In diesem Abschnitt werden verschiedene faziale und dentale Analysemethoden als Beispiele der Maßnahmen besprochen, die durchgeführt werden müssen, wenn die Behandlung erfolgreich und die Reihenextraktion wirksam sein soll.

Das Gesicht

Duncan sagt in *Macbeth:*

„Kein Wissen gibt's, der Seele Bildung im Gesicht zu lesen." (1. Akt, 4. Szene)

Es gibt jedoch verschiedene Wissenschaften, die sich mit der Bildung des Gesichtes befassen, eine davon ist die Kieferorthopädie.

Das menschliche Gesicht ist ein lebender Spiegel, der der Welt entgegengehalten wird. Ob einfach, markant, bemalt oder geschmückt – es hat eine Kraft, die anzieht, verzaubert, fesselt, erfreut oder verführt. Früher wie heute schmücken oder verändern die Menschen, von Eingeborenen über Krieger und Athleten bis hin zu Schauspielern, ihr Gesicht, um aufzufallen oder um Kastensystemen, religiösen Ritualen, Stammeszeremonien und sozialen Funktionen zu entsprechen.[65]

Um dem Leser den Charakter einer Figur näherzubringen, verwenden Romanschreiber das Gesicht häufig als Metapher. In *Irving Stone's*[59] biographischem Roman über *Charles Darwin*, The Origin, beschreibt der Autor *John Henslow* folgendermaßen:

Er hatte das nobelste, angenehmste Gesicht in ganz Cambridge. Er hatte einen großen Kopf, einen Wust von weichem, dichtem, schwarzem Haar und einen langen, vollen Backenbart. Die kühne Stirn war hoch, breit, stark, seine ausgeprägten Züge wurden durch die persönliche Bescheidenheit des Mannes gedämpft: weit auseinanderliegende, unauffällige, aber alles aufnehmende Augen, hoch gewölbte Augenbrauen, volle Lippen, die aber das Gesicht nicht beherrschten und ein kleines Grübchen im Kinn mit der reinen, fein gegerbten und sonnengebräunten Haut eines Mannes, der die meiste Zeit im Freien verbringt.

Mit Sicherheit hat jeder schon einmal irgendwen sagen gehört: „Ich vergesse zwar Namen, aber ein Gesicht vergesse ich nie". Nichts fasziniert einen Menschen offenbar mehr als der Anblick eines anderen menschlichen Gesichtes. Einer der ersten Anblicke, die ein Säugling erkennt, ist das Gesicht der Mutter. Während des ganzen Lebens identifiziert das menschliche Gedächtnis Individuen in erster Linie anhand ihrer besonderen Gesichtszüge und erst in zweiter Linie anhand anderer Körpermerkmale.

Angle[1] zufolge ist

...das Studium der Orthodontik, was das menschliche Gesicht betrifft, untrennbar mit dem Studium der Kunst verknüpft. Als einer der wichtigsten Faktoren ist der Mund für die Schönheit und den Charakter des Gesichtes entscheidend, wobei die Form und Schönheit des Mundes weitgehend von den okklusalen Relationen der Zähne abhängen. Die kieferorthopädische Arbeit bürdet uns in dieser Hinsicht eine große Verantwortung auf. Nichts kann einen Studenten der Orthodontik mehr interessieren, als die Kunst im allgemeinen und in ihrer Beziehung zum menschlichen Gesicht im speziellen, denn alle seine Bemühungen

entscheiden gewollt oder ungewollt über Schönheit und Häßlichkeit, Harmonie und Disharmonie, Makellosigkeit oder Fehlbildung des Gesichtes. Sie sollte daher zu einem seiner lebenslangen Studien werden.

Wie in dem Kapitel steht, das *Donald Enlow* und ich in dem Buch *Oral Histology: Development, Structure and Function*[61] über das Wachstum und die Entwicklung des Gesichtes in der Kindheit geschrieben haben, hat sich der Aufbau des Gesichtes während der Evolution gewandelt, ebenso wie er sich während der Entwicklung des einzelnen drastisch verändert. Im Vergleich mit den meisten anderen Säugern stellt das menschliche Gesicht etwas Außergewöhnliches dar. Anstelle einer langgestreckten Schnauze, die stromlinienförmig in das Neurokranion übergeht, besitzt der Mensch einen großen, eher runden Kopf mit vergleichsweise bizarr angeordneten fazialen Strukturen. Das außergewöhnlich breite, flache und vertikal aufgebaute menschliche Gesicht weist über dem schmalen, fleischigen Ansatz eines Rüssels eine Stirn und darunter ein Kinn auf. Die Augenhöhlen sind, Eulen ähnlich, geradeaus nach vorne gerichtet und anstelle einer Schnauze befindet sich über den Kiefern ein kleiner Mund. Niemand kann mit Gewißheit sagen, welche Faktoren am Anfang der Evolution zum Gesicht des modernen Menschen standen, obwohl es verschiedene Hypothesen gibt. Brachiation und die Vergrößerung des Gehirns werden als mögliche Auslöser der Veränderung und Adaption genannt. Während über die genaue evolutionäre Reihe der Gesichtsentwicklung nur Spekulationen bestehen, sind die anatomischen Konsequenzen und die funktionellen und wachstumsbezogenen Auswirkungen weitgehend bekannt. Dieses Wissen ist wichtig, da es inhärente Tendenzen zu verstehen hilft und einen Einblick in die Ursachen von Entwicklungsstörungen, wie z. B. Kompressionsanomalien, gewährt.

Der aufrechte Gang des Menschen hat zahlreiche adaptive Veränderungen des Körperbaus bewirkt, von welchen einige auch den Schädel und das Gesicht betreffen. Die Vergrößerung der Großhirnhemisphären hat eine ausgeprägte Krümmung des Schädelbodens mit sich gebracht, der damit in starkem Kontrast zur abgeflachten Schädelbasis anderer Säugetiere steht. Aus seiner ursprünglich waagerechten Position wurde das Rückgrat vertikal verlagert, das Hirn und das große Hinterhauptloch liegen ventral statt kaudal im Schädel. Die Krümmung der Schädelbasis ermöglicht es, daß die Augen nach wie vor waagerecht in die Bewegungsrichtung des Körpers blicken. Durch den aufrechten Gang hat sich die Funktion der Arme verändert, so daß sich Hände mit großer Fingerfertigkeit ausbilden konnten. Durch die stereoskopische Sicht, die durch keine Schnauze behindert ist, kann der Mensch Gegenstände aus nächster Nähe betrachten und manipulieren. Die defensiven, offensiven und nahrungssichernden Funktionen der Kiefer wurden von den Händen übernommen. Die relativ geringe Größe der menschlichen Kiefer stellte daher keine Gefährdung des Überlebens dar. Die wärmeregulierende Funktion des tierischen Mauls wurde durch die nahezu vollkommen unbehaarte Haut mit ihren vielen Schweißdrüsen und den komplizierten vasomotorischen Temperaturausgleichssystemen ersetzt.

Verschiedene miteinander zusammenhängende Faktoren haben zum vertikalen Aufbau des menschlichen Gesichtes beigetragen. Dazu gehören die Veränderungen der relativen Größen verschiedener Gesichtsstrukturen und eine Reihe von anatomischen Rotationen fazialer und kranialer Bereiche. Die starke Vergrößerung der Stirnlappen führte zur Ausbildung einer vorgewölbten, vertikalen Stirn über dem Gesicht. Während sich die oberen Bereiche des Orbitarandes aufgerichtet haben, so daß sie den Unterrand überragen, sind die lateralen Bereiche des Orbitarandes nach vorne gewandert, über die stark vergrößerten frontalen und temporalen Hirnlappen hinaus. Diese Veränderungen bewirkten die vertikale Aufrichtung des Orbitapaares, das somit fast geradeaus gerichtet ist. Durch die massive Vergrößerung des Großhirns wurde eine weitere entscheidende Verlagerung fazialer Strukturen bewirkt: Die Riechkolben und der Boden der frontalen Schädelgrube wurden aus ihrer ursprünglich fast vertikalen Lage horizontal verschoben (Abb. 5-9). Diese Rotation zog eine Drehung des gesamten nasomaxillären Komplexes nach sich, der beim Menschen als Fortsetzung der vorderen Schädelgrube verläuft und mit ihr durch eine Naht verbunden ist. Aus funktionellen Gründen verläuft die Schnauze eines Säugetieres praktisch senkrecht zum Bulbus olfactorius. Durch die Rotation des

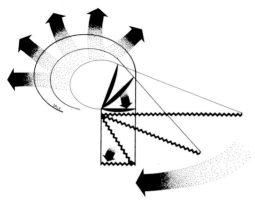

Abb. 5-9 Entwicklung des Schädelaufbaus vom Säugetier zum Menschen. Mit der Vergrößerung der Großhirnhemisphäre (Pfeile nach außen) werden die Riechkolben (schwarze, spindelförmige Zeichen) aus der fast vertikalen Lage bei den vierbeinigen Säugetieren in die waagerechte Lage beim Menschen gedreht. Bei fast allen Säugern (einschließlich des Menschen) steht der naso-maxilläre Komplex (Dreieck aus geraden und Zickzacklinien) senkrecht zu dem Riechkolben. Mit der Horizontalverlagerung der Riechkolben erhielt das menschliche Gesicht seine vertikale Ausrichtung. Um dennoch eine horizontale Okklusionsebene zu besitzen, mußte der menschlichen Maxilla ein neues Kompartiment (die suborbitale Region), das von der Kieferhöhle gebildet wird, angefügt werden. Auf diese Weise wurden die Zahnreihen in eine funktionelle Position gebracht. (Aus Dale, J. G.: In *Ten Cate,* A. R. et al.: Oral histology Development, structure, and function, St. Louis, 1980, The C. V. Mosby Co.)

Riechkolbens aus seiner fast vertikalen Lage in die horizontale und der Geruchsnerven von horizontal nach vertikal, leitet die menschliche Nase mit den nach unten gerichteten Nasenlöchern den Luftstrom zum Dach der Nasenhöhlen. Durch die Rotation des Bulbus olfactorius und der sensorischen Nerven kommen die Nervenendigungen ebenfalls im Dach der Nasenhöhle zu liegen und nicht in der Hinterwand, wie bei den anderen Säugern. Der nasomaxilläre Komplex wurde dementsprechend nach unten und hinten, d. h. in eine mehr vertikale als horizontale Lage rotiert. In erheblichem Maße hat sich die Zahnbogenlänge verkürzt. Aufgrund der Medialrotation der Orbita, auch als Biorbitalkonvergenz bezeichnet, hat sich der Abstand zwischen den Augen verringert. In diesem Bereich liegt die Nasenwurzel, die erheblich schmaler geworden ist. Je schmaler die Nasenwurzel ist, um so weniger prominent kann die Nase sein. Durch die Verringerung der Nasenprominenz verringert sich auch die Prominenz der Kiefer und die Länge des oberen Zahnbogens, da Nasen- und Mundhöhle eine gemeinsame knöcherne Trennwand, den Gaumen, besitzen. Das Zusammenspiel all dieser Rotationen, die Vergrößerung des Gehirns, Verkleinerung fazialer Strukturen und daraus resultierende Adaptionen ergeben zusammen das breite, flache und vertikal aufgebaute Gesicht des Menschen und tragen zur anatomischen Basis verschiedener Dysgnathien bei, so z. B. auch zur Diskrepanz zwischen Zahn- und Kiefergröße.

Das Gesicht eines Kleinkindes ist nicht einfach die verkleinerte Ausgabe des erwachsenen Gesichtes (Abb. 5-10). Der Begriff *Wachstumsentwicklung* bedeutet im Zusammenhang mit dem Gesicht, daß es sich nicht nur um eine progressive Größenzunahme handelt. Das Wachstum zeigt nicht nur quantitative Unterschiede, indem sich einige Strukturen mehr und andere weniger stark vergrößern, sondern es läuft auch in unterschiedlichen Richtungen ab. Es ist ein allmählicher Reifungsprozeß, der sich über viele Jahre erstreckt und eine Reihe von Veränderungen regionaler Proportionen und Relationen bewirkt. Verschiedene lokalisierte Veränderungen sind mit einem kontinuierlichen Umbauprozeß der Weich- und Hartgewebsteile verbunden. Die Kenntnis der Mechanismen der Wachstumsentwicklung des Gesichtes ist ein wesentlicher Bestandteil der praktischen Zahnheilkunde. Das Wissen um einige Fakten über das Gesicht bilden die Grundlage dieser Kenntnis.

Drei grundlegende Vorgänge bewirken die Wachstumsentwicklung der verschiedenen kranialen und fazialen Knochen: Größenzunahme, Umbau und Verlagerung. Die ersten beiden sind eng miteinander verbunden und entstehen

Diagnose

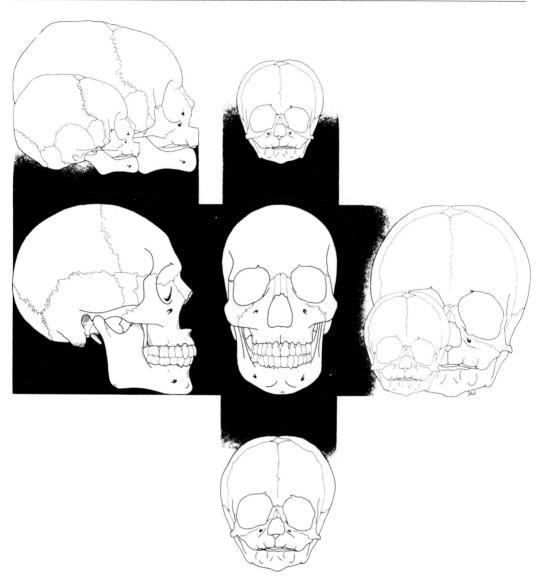

Abb. 5-10 Veränderungen der fazialen Proportionen während der Wachstumsentwicklung vom Säugling zum Erwachsenen. Um die unterschiedlichen Größenverhältnisse in der Höhe, Tiefe und Breite besser zu veranschaulichen, wurde der Säuglingsschädel auf die Größe eines Erwachsenenschädels vergrößert. (Aus *Dale*, J. G.: In *Ten Cate*, A. R. et al.: Oral histology Development, structure, and function, St. Louis, 1980, The C.V. Mosby Co.)

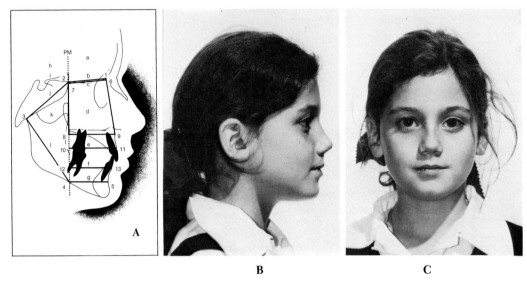

Abb. 5-11 Orthognathes oder Durchschnittsgesicht. A: die Bezugspunkte und -linien für die proportionale Gesichtsanalyse. B und C: die Patientin.

gleichzeitig durch eine Kombination von Knochenab- und anbau. Der dritte Vorgang, die Verlagerung, stellt das Auseinanderdriften der knöchernen Strukturen im Zuge ihrer Größenzunahme dar. Diese drei Wachstumsvorgänge laufen mehr oder weniger simultan ab. Beim normalen Wachstum spielen sich diese Vorgänge in unterschiedlichem Maße ab, so daß eine Progression entsteht, die wiederum eine merkliche Veränderung der Form und des Aufbaus des Gesichtes bewirkt. Diese unterschiedlichen Wachstumsvorgänge sind nicht nur für die Vielfältigkeit der topographischen Variationen des Gesichtes verantwortlich, sondern bilden auch die Grundlage der Gebißanomalien und angeborenen fazialen Fehlbildungen. Die gezielte Steuerung dieser komplexen Prozesse in der klinischen Praxis setzt die Kenntnis verschiedener Grundkonzepte voraus.

Proportionale Gesichtsanalyse

Die proportionale Gesichtsanalyse ist im wesentlichen ein Klassifikationssystem der Gesichtsformen und baut auf den kephalometrischen Analyseverfahren nach *Steiner*[58] sowie *Merrifield* und *Tweed*[42, 63], vor allem aber auf der seitenvergleichenden Analyse nach *Enlow*[19] auf. Sie umfaßt eine Auswertung der folgenden Relationen (Abb. 5-11 A):
anteriore Schädelbasis (1,2)
posteriore Schädelbasis (2,3)
Schädelbasiswinkel (1,2,3)
Unterkieferast (3,4)
Unterkieferkörper (4,5)
Gonionwinkel (3,4,5)
nasomaxillärer Komplex (6,7,8,9)
Zahnbogen OK (10,11)
Zahnbogen UK (12,12)
Die posteriore Maxillarebene (PM) ist vielleicht die wichtigste Bezugsebene innerhalb des kraniofazialen Komplexes. Sie ist eine Entwicklungsgrenze zwischen den anatomischen Strukturen vor und hinter ihr, so daß eine Reihe grundlegender Relationen während des gesamten Wachstumsprozesses erhalten bleibt.

Anterior der PM liegen folgende Strukturen:
a Stirnlappen des Großhirns
b anteriore Schädelgrube

Diagnose

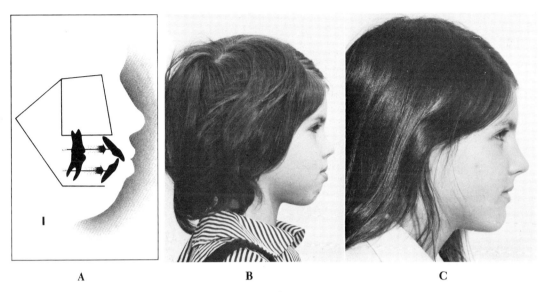

Abb. 5-12 *A:* Klasse I, maxilläre bimaxilläre dentoalveoläre Protrusion, *B:* vor der Behandlung. *C:* nach der Behandlung. Die Harmonie der Gesichtsproportionen konnte deutlich verbessert werden.

c anteriore Schädelbasis
d nasomaxillärer Komplex
e Zahnreihe des Oberkiefers
f Zahnreihe des Unterkiefers
g Unterkieferkörper

Posterior der PM liegen folgende Strukturen:
h Schläfenlappen des Großhirns
i mittlere Schädelgrube
j posteriore Schädelbasis
k posteriore Mundrachenhöhle
l Unterkieferast

Das orthognathe Gesicht. Wie die Abb. 5-11 zeigt, kennzeichnet sich das orthognathe Gesicht durch harmonische Relationen zwischen den fazialen Strukturen und dem Schädel, zwischen Ober- und Unterkiefer, Oberkiefer und oberer Zahnreihe, Unterkiefer und unterer Zahnreihe, oberer und unterer Zahnreihe sowie zwischen Hart- und Weichteilen („mesiodistale Lage des Gebisses in Relation zu den Kieferbasen und kraniofazialen Strukturen").

Dentoalveoläre Protrusion

Klasse I: bimaxilläre dentoalveoläre Protrusion (Abb. 5-12). Relativer Vorstand sowohl der oberen als auch der unteren Zahnreihe, die Zähne sind in Klasse-I-Relation. Extraktionen führen bei dieser Gebißanomalie in der Regel zu guten Ergebnissen, mit entsprechender Vorsicht ist auch eine Reihenextraktion möglich.

Klasse II: maxilläre dentoalveoläre Protrusion (Abb. 5-13). Vorstand der oberen Zahnreihe mit Bißrelation der Klasse II, sonst günstige Verhältnisse. Therapie der Wahl ist die Extraktion der beiden oberen 1. Prämolaren oder Reihenextraktion nur im Oberkiefer.

Klasse III. Um beim Wesentlichen zu bleiben, wird auf diese Gebißanomalie nicht näher eingegangen. Dysgnathien der Klasse III sind keine Indikation für eine Reihenextraktion. Die Behandlung einer Dysgnathie der Klasse III im Wechselgebiß ist kompliziert, langwierig und führt nicht immer zum Erfolg. *Tweed*[63] schrieb diesbezüglich:
Die Herzensgröße und Grundanständigkeit des behandelnden Kieferorthopäden haben viel mit dem Erfolg oder Mißerfolg einer solchen Behandlung zu tun.

Steuerung der Okklusion durch Reihenextraktion

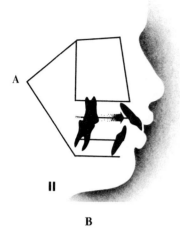

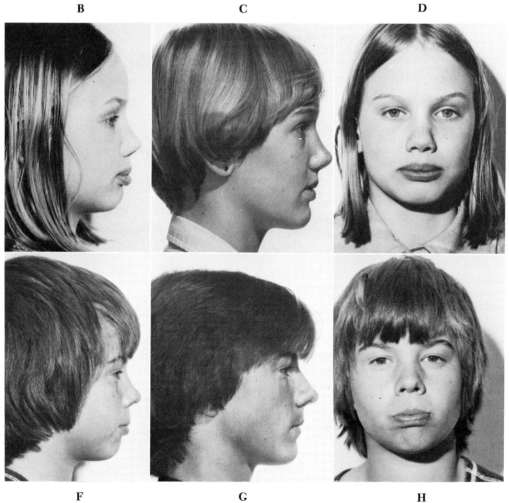

Abb. 5-13 *A:* Klasse II, maxilläre dentoalveoläre Protrusion. In beiden Fällen konnte die Muskelfunktion verbessert werden. *B* und *C:* vor der Behandlung, *D* und *E:* nach der Behandlung. *F* und *H:* vor der Behandlung, *G* und *I:* nach der Behandlung.

Diagnose

Dentoalveoläre Retrusion

Klasse I: bimaxilläre dentoalveoläre Retrusion (Abb. 5-14). Relativer Rückstand beider Zahnreihen mit Kl.-I-Relation. Bei der Behandlung dieser Gebißanomalie ist äußerste Vorsicht geboten. Extraktionen sind nach Möglichkeit zu vermeiden. Das Erscheinungsbild „dished-in face" findet sich sowohl bei Individuen, die keine orthodontische Behandlung hatten als auch bei Patienten, die mit oder ohne Extraktionen behandelt wurden. Ein konkaves Profil läßt sich nicht immer vermeiden und kann auch ohne Behandlung entstehen. Bei

E

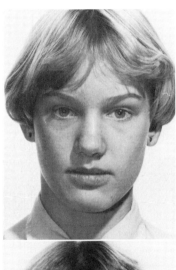

I

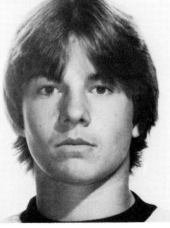

der Patientin in Abb. 5-14 wurde keine Extraktion durchgeführt.
Klasse II: mandibuläre dentoalveoläre Retrusion (Abb. 5-15). Rückstand der unteren Zahnreihe, Bißrelation Klasse II. Auch in diesem Fall muß man mit Extraktionen vorsichtig sein. Der Patient in Abb. 5-15 wurde mit einem Funktionsregler und anschließend mit einer Edgewise-Apparatur nach *Tweed* behandelt, es wurde keine Extraktion durchgeführt.

Prognathien

Klasse I: Bimaxilläre Prognathie (Abb. 5-16) Bei der bimaxillären Prognathie liegt ein relativer Vorstand beider Kiefer mit Kl.-I-Relation vor. Ein solcher Gesichtstyp kann durchaus ästhetisch wirken – nicht umsonst findet man sie oft bei berühmten Filmschauspielern. Bei starkem Engstand ist eine Reihenextraktion empfehlenswert. Da die Kiefergröße noch zunehmen kann, sind Extraktionen allerdings nicht immer indiziert.
Klasse II: Maxilläre Prognathie (Abb. 5-17 und 5-18) Vorstand des Oberkiefers mit Bißrelation der Klasse II. Die Ursache kann entweder eine Vorverlagerung des Oberkiefers selbst (Abb. 5-17) oder eine besonders lange anteriore Schädelbasis sein. Der Schädelbasiswinkel kann dabei relativ flach sein, so daß der nasomaxilläre Komplex nach unten und vorne verlagert ist (Abb. 5-18). Auf diese Weise kommt es zur Rotation des Unterkiefers nach unten und hinten. Klasse-II-Dysgnathien dieser Art sind sehr schwer zu behandeln und erfordern weit mehr als eine Reihenextraktion. Es handelt sich hierbei um komplizierte skelettale Diskrepanzen, die allein mit orthodontischen Maßnahmen nicht zu behandeln sind, sondern meist auch einen chirurgischen Eingriff verlangen. Das ästhetische Resultat nach einer rein orthodontischen Behandlung ist häufig unbefriedigend, da sich eine relativ prominente Nase nur selten vermeiden läßt.

Retrognathien

Klasse I: Bimaxilläre Retrognathie (Abb. 5-19) Rücklage beider Kiefer in Relation zu den übrigen kraniofazialen Strukturen bei Kl.-I-Relation. Ein ästhetisches Profil ist bei diesen Patienten infolge

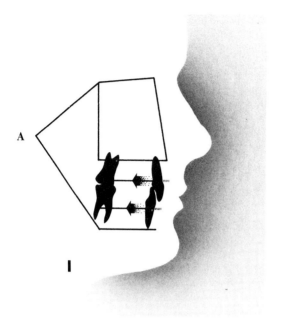

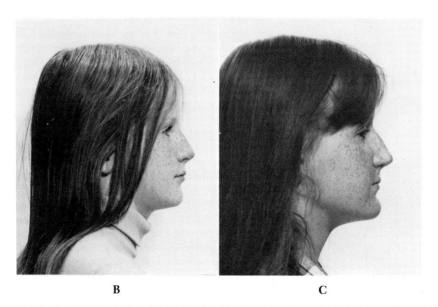

Abb. 5-14   A: Klasse I, bimaxilläre dentoalveoläre Retrusion. B: vor der Behandlung, C: nach der Behandlung. Man beachte, daß trotz Nichtextraktion ein konkaver Profilverlauf entstanden ist.

Abb. 5-15 *A*: Klasse II, mandibuläre dentoalveoläre Retrusion, *B* und *D*: vor der Behandlung, *C* und *E*: nach der Behandlung. Durch die Aufrichtung der unteren Schneidezähne konnte eine bessere Haltung der Unterlippe erzielt werden.

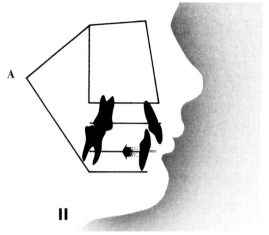
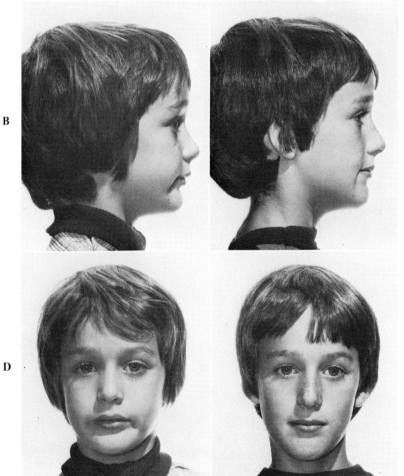

Steuerung der Okklusion durch Reihenextraktion

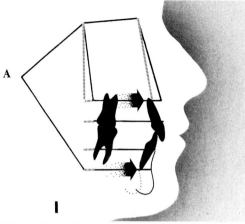

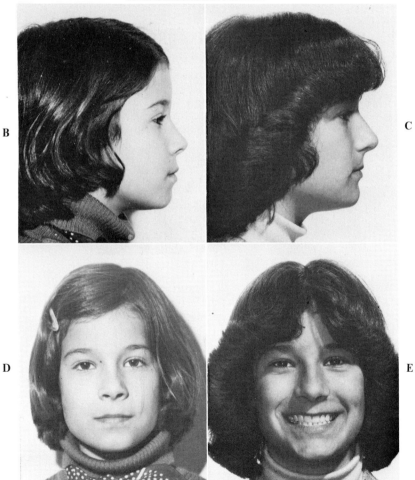

Abb. 5-16 A: Klasse I bimaxilläre Prognathie B und D: vor der Behandlung, C und E: nach der Behandlung.

Abb. 5-17 A: Klasse II, Prognathie, B und D: vor der Behandlung, C und E: nach der Behandlung.

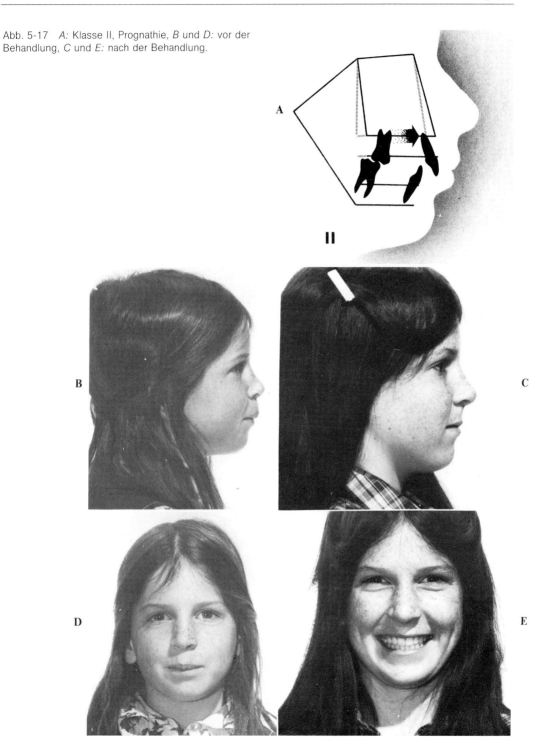

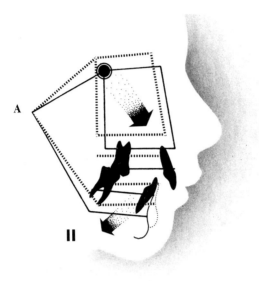

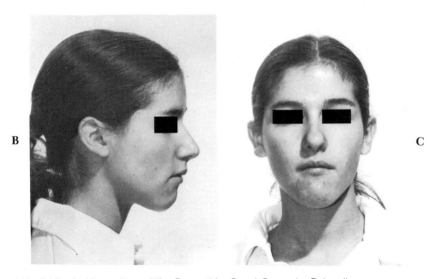

Abb. 5-18   *A.:* Klasse II, maxilläre Prognathie, *B* und *C:* vor der Behandlung.

Abb. 5-19 *A:* Klasse I, bimaxilläre Retrognathie, *B* und *D:* vor der Behandlung, *C* und *E:* nach der Behandlung.

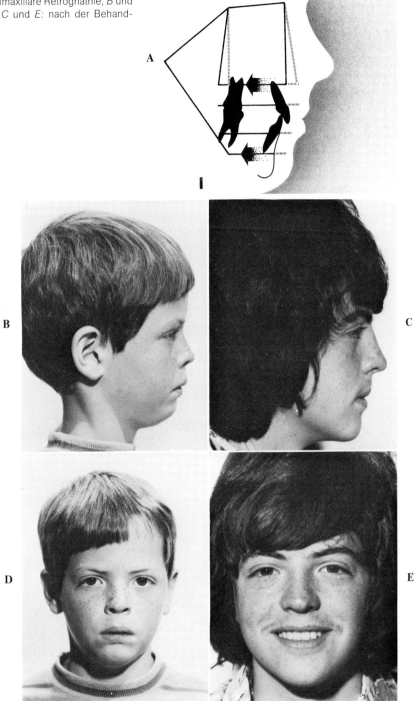

Steuerung der Okklusion durch Reihenextraktion

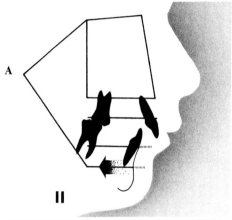

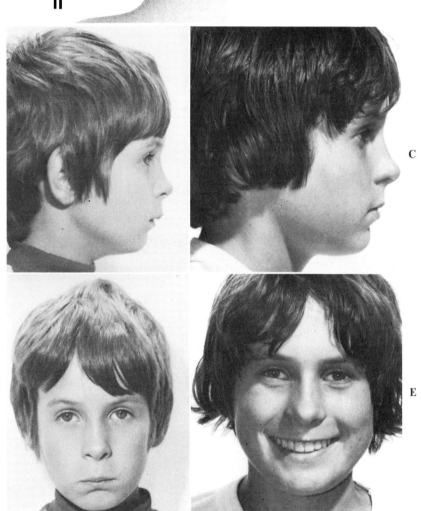

Abb. 5-20 *A:* Klasse II, mandibuläre Retrognathie *B* und *D:* vor der Behandlung, *C* und *E:* nach der Behandlung. Man beachte die günstige Reaktion des Unterkiefers.

Diagnose

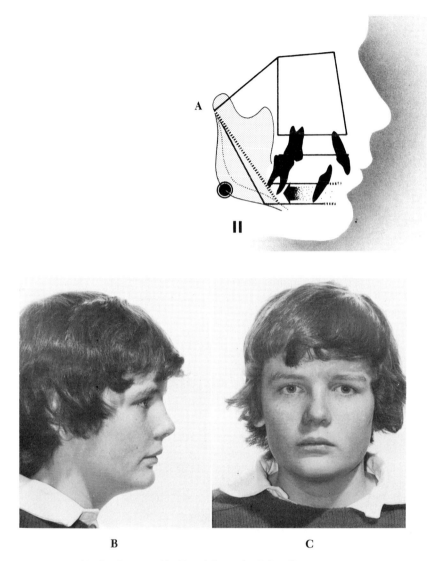

Abb. 5-21 A: Klasse II, mandibuläre Retrognathie. B und C: vor der Behandlung.

der horizontalen Wachstumshemmung und des daraus resultierenden Rückgesichts nur schwer zu erzielen. Eine Vorentwicklung beider Kiefer sollte mit allen Mitteln versucht werden, ist aber schwierig, da sich die Zahnreihen in einer Klasse-I-Relation befinden. Langfristig besteht die Tendenz zur weiteren Rückentwicklung des Profils, wofür aber gelegentlich der Kieferorthopäde verantwortlich gemacht wird, wenn er eine Reihenextraktion durchgeführt hat. Es ist daher in solchen Fällen besonders wichtig, den Eltern bei der Vorstellung des Fallbefundes deutlich zu machen, daß es sich um ein ungünstiges Wachstumsmuster handelt, das sich unabhängig von der Behandlung verschlechtern kann.

Klasse II: Mandibuläre Retrognathie (Abb. 5-20) Rückstand des Unterkiefers mit Klasse-II-Bißrelation. Ursache kann entweder ein zu kleiner Unterkieferkörper oder zu schmaler Unterkieferast (kleiner Gonionwinkel) sein (Abb. 5-21). In manchen Fällen liegt eine exzessive Vertikalentwicklung des nasomaxillären Komplexes vor (Abb. 5-22), wodurch der Unterkiefer nach unten und hinten rotiert wird, so daß ein retrognather Unterkiefer und eine Tendenz zum offenen Biß besteht. In diesem Fall ist ein chirurgischer Eingriff die Therapie der Wahl oder in weniger ausgeprägten Fällen die Extraktion der bleibenden Molaren, während von einer Reihenextraktion abzuraten ist. *McNamara*[39] zufolge kennzeichnet sich eine Dysgnathie der Klasse II am häufigsten durch eine mandibuläre Retrusion mit exzessiver Vertikalentwicklung.

Der proportionalen Gesichtsanalyse entsprechend kann eine Dysgnathie der Klasse I mit dem skelettalen Bild einer bimaxillären dentoalveolären Protrusion, bimaxillären dentoalveolären Retrusion, bimaxillären Prognathie, bimaxillären Retrognathie (auch beim orthognathen Gesicht) oder einer Kombination dieser Anomalien zu finden sein.

Demzufolge würde es von mangelndem klinischem Urteilsvermögen zeugen, wollte man alle diese Dysgnathien in der gleichen Weise behandeln. Dysgnathien der Klasse I mit exzessiver Vertikalentwicklung des nasomaxillären Komplexes sind am besten durch Extraktion aller 1. Molaren und nicht durch Reihenextraktion mit anschließender Extraktion der 1. Prämolaren zu behandeln (Abb. 5-130).

Ebenso kann eine Dysgnathie der Klasse II das Resultat einer maxillären dentoalveolären Protrusion, mandibulären dentoalveolären Retrusion, Prognathie durch Vorverlagerung des nasomaxillären Komplexes mit verlängerter anteriorer Schädelbasis oder stumpfem Schädelbasiswinkel, mandibulärer Retrognathie mit kurzem Kieferkörper, schmalem Kieferast und kleinem Gonionwinkel sowie exzessiver Vertikalentwicklung des nasomaxillären Komplexes oder einer Kombination dieser Anomalien sein.

Auch hier zeigt sich deutlich, daß die Indikation der Reihenextraktion bei einer Dysgnathie der Klasse II sehr gut überlegt sein will. Sie kann zwar zur Korrektur der Diskrepanz zwischen Zahn- und Kiefergröße beitragen, jedoch nicht unbedingt zur Korrektur einer Klasse-II-Bißrelation. Diese erfordert eine längere apparative Behandlung. Die genaue Diagnose ist deshalb besonders wichtig, weil es in bestimmten Fällen falsch wäre, die vier 1. Prämolaren zu extrahieren. Darauf wird jedoch später, bei der Analyse der Platzverhältnisse (S. 346–350) näher eingegangen.

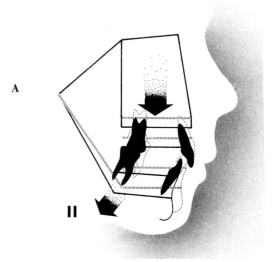

Abb. 5-22 *A:* Klasse II, mandibuläre Retrognathie, *B* und *C:* vor der Behandlung. Aufgrund der exzessiven Vertikalentwicklung legt die Lippenlinie beim Lächeln die Gingiva sehr großflächig frei. *D* und *F:* vor der Behandlung, *E* und *G:* nach der Behandlung.

Diagnose

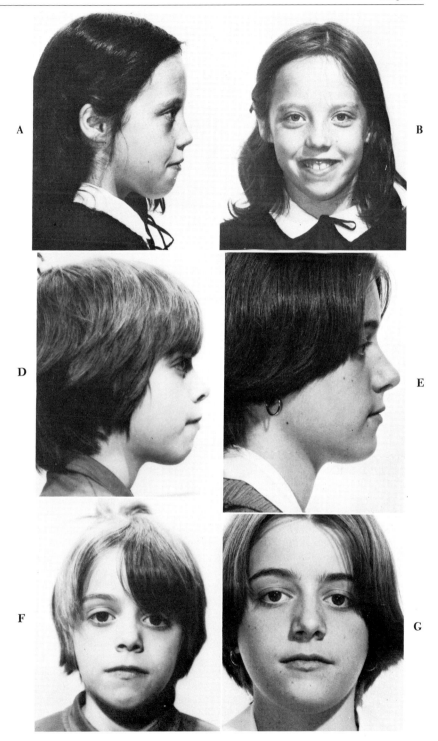

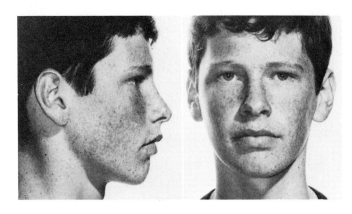

Abb. 5-23 Hyperdivergenter Gesichtstypus.

Die proportionale Gesichtsanalyse beschreibt deutlich die multifaktorielle Basis der Gebißanomalien. Sie erklärt auch das Zustandekommen von *Kompensationsmechanismen,* die eine Diskrepanz ausgleichen oder kaschieren können. So kann beispielsweise ein Gesicht mit einem harmonischen, orthognathen Profil (Klasse I) einen zu kleinen Schädelbasiswinkel (Zeichen einer Klasse III) und einen zu kurzen Kieferkörper (Zeichen einer Klasse II) aufweisen. Da sowohl der Ober- als auch der Unterkiefer retrudiert sind, entsteht ein harmonisches Profilbild. Ähnlich können *Kombinationen* verschiedener Faktoren eine Dysgnathie verstärken. Im Falle einer Dysgnathie der Klasse I mit exzessiver Vertikalentwicklung (Zeichen einer Klasse II) und großem Gonionwinkel (Zeichen einer Klasse III) gleichen sich diese beiden Faktoren nicht aus, sondern verstärken die Dysgnathie. Bei einem solchen Patienten ist sowohl von der Extraktion der Prämolaren als auch von der Reihenextraktion abzuraten (Abb. 5-130).

Hyperdivergenter Gesichtstyp (dolichofazial) (Abb. 5-23). Dieser Gesichtstypus kennzeichnet sich durch eine steile Mandibularebene und ist meist mit einer Prognathie, mandibulärer Retrognathie, bimaxillärer dentoalveolärer Protrusion, frontal offenem Biß, mangelhaftem Lippenschluß, einer langen Stirn mit ausgeprägter Glabella und oberem Orbitarand, einer langen, dünnen, hakenförmigen „römischen" Nase und fliehendem Kinn mit angespannter Muskulatur verbunden. Kephalometrisch zeigt sich nach *Steiner* ein Winkel zwischen Mandibularebene und S-N von mehr als 32° bzw. nach *Tweed* ein FMA-Winkel von über 25°. Weitere Kennzeichen sind dolichozephale Kopfform mit leptoprosoper Gesichtsform, großer Gonionwinkel, kurzer Unterkieferast mit kleinem Processus coronoideus, antegoniale Einkerbung, große vordere Gesichtshöhe, kurze hintere Gesichtshöhe, langes Untergesicht in Relation zur oberen Gesichtshöhe, großer Schädelbasiswinkel (dadurch Verlagerung des nasomaxillären Komplexes nach vorne und unten) und eine nach unten und hinten rotierte Lage des Unterkiefers. Auf diese Weise entsteht eine steile Okklusionsebene und häufig eine zu stark gekrümmte Okklusionskurve. Charakteristisch sind außerdem: Mikrogenie, schmale und lange Symphyse, hoher und schmaler Gaumen, Diskrepanz zwischen Zahn- und Kiefergröße (Zähne zu groß), impaktierte 3. Molaren, kleiner Interinzisalwinkel, trotz Tendenz zum offenen Biß übermäßige Vertikalentwicklung der Schneidezähne, konvexes Weichteilprofil, schwacher Masseter mit Ansatz hinter den Seitenzähnen, so daß dadurch eine nach vorne gerichtete Kraftkomponente entsteht, schwacher Temporalismuskel, enger Rachenraum mit vorverlagerter Zunge, Mundatmung, enge Nasenöffnungen, überwiegend vertikal entwickelter Unterkiefer, ektomorpher Körperbau mit relativer langsamer skelettaler Entwicklung und Haltungsfehlern. Bei diesem Gesichtstyp gehört die Extraktion zur kieferorthopädischen Routinebehandlung. Der Engstand muß behoben werden, wenn der offene Biß korrigiert und die unteren

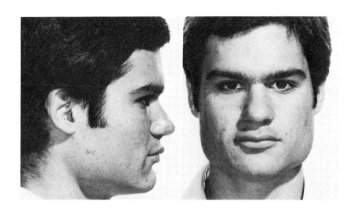

Abb. 5-24 Hypodivergenter Gesichtstypus.

Schneidezähne aufgerichtet werden sollen. Je nach Schweregrad der Gebißanomalie kann eine Reihenextraktion zulässig sein.

Hypodivergenter Gesichtstyp[56] (brachyfazial) (Abb. 5-24). Dieser Gesichtstyp kennzeichnet sich durch einen flachen Mandibularebenenwinkel mit günstiger horizontaler skelettaler Relation bzw. orthognathem Gesichtstypus, bimaxillärer dentoalveolärer Retrusion, Tiefbiß der Schneidezähne, prominentem Kinn, geradem oder konkavem Profil und einer kurzen Nase. Kephalometrisch zeigt sich ein Winkel zwischen Mandibularebene und S-N von weniger als 32° (Steiner) bzw. ein FMA-Winkel von weniger als 25° (Tweed). Weitere Kennzeichen sind die breite, brachykephaloide Kopfform, euryprosope Gesichtsform, der große Augenabstand, die prominenten Wangenknochen, gewölbte Stirn, weniger prominente Glabella und obere Orbitaränder, der kleine Gonionwinkel, breite und lange Unterkieferäste mit großem Processus coronoideus, keine antegoniale Einkerbung am Unterrand des Unterkiefers. Die vordere Gesichtshöhe entspricht der hinteren Gesichtshöhe. Verglichen mit der oberen Gesichtshöhe ist die untere Gesichtshöhe relativ klein. Der kleine Schädelbasiswinkel bewirkt eine Verlagerung des nasomaxillären Komplexes nach oben und hinten und eine Rotation des Unterkiefers nach oben und vorne. Makrogenie ist häufig. Das Gaumendach wölbt sich flach über einen breiten Zahnbogen mit relativ kleinen Zähnen. Im Unterkiefer ist infolge des Tiefbisses frontaler Engstand möglich, insgesamt kann das Gebiß lückig sein. Bei diesem Gesichtstypus findet sich ein hoher Prozentsatz nicht angelegter Zähne. Weitere Kennzeichen sind starke Abrasion der Zähne, frühzeitige Bildung der Zahnkeime und früher Durchbruch, dünne Lippen, tiefe Kinnfurche, starker Masseter mit Vertikalzug, starker Temporalismuskel, großer Rachenraum mit relativer Rücklage der Zunge (Zungenpressen ungewöhnlich), große Nasenöffnungen, ausgeprägt horizontales Wachstum des Unterkiefers, endomorpher Körperbau, skelettales Alter meist höher als chronologisches Alter, aufrechte Haltung. Bei diesen Patienten sind Extraktionen seltener erforderlich und sollten nach Möglichkeit vermieden werden. Das Platzangebot im Bogen kann durch die Korrektur des Tiefbisses und Aufrichtung der unteren Zähne vergrößert werden. Reihenextraktionen sind in den meisten Fällen kontraindiziert.

Die Zähne

Nach der Burlingtoner Wachstumsstudie[14] findet sich bei 34% der 3jährigen Kinder eine „normale" Okklusion. Im Alter von 12 Jahren weisen nur noch 11% eine normale Bißrelation auf – das sind 23% weniger. Diese Entwicklung ist äußeren Einflüssen zuzuschreiben. Zu einem Engstand kommt es z. B. durch den vorzeitigen Verlust von Milchzähnen.

Im Hinblick auf die 66% der 3jährigen Kinder, die die Studie als Dysgnathieträger ausweist, finden sich bei 41% eine dentale Klasse I, bei 23% eine

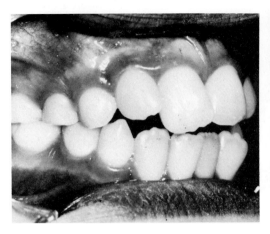
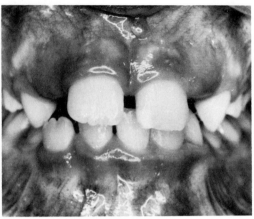

Abb. 5-25 Bimaxilläre dentoalveoläre Protrusion.

Abb. 5-26 Der vorzeitige Verlust eines Milcheckzahnes bewirkte eine Mittellinienverschiebung.

Klasse II und nur bei 2% eine Klasse III. Im Alter von 12 Jahren haben 55% dieser Kinder Dysgnathien der Klasse I, 32% Klasse II und 2% immer noch Klasse III – eine Steigerung von insgesamt 23%. Es ist nochmals zu betonen, daß diese Steigerung primär auf lokale Umgebungseinflüsse zurückzuführen ist.

Die Reihenextraktion ist als interzeptive Maßnahme zur Unterstützung der Korrektur hereditärer Diskrepanzen zwischen Zahn- und Kiefergröße gedacht. Da die Dysgnathien bei den 3jährigen hereditärer Art sind und ein Großteil von ihnen auf Diskrepanzen zwischen Zahn- und Kiefergröße beruht, stellt die Reihenextraktion eine unverzichtbare Stütze der interzeptiven Behandlung dar. Vor allem gilt dies für die 41% der Kinder mit Dysgnathien der Klasse I und bis zu einem gewissen Grad auch für die 23% mit Anomalien der Klasse II.

Die Dysgnathien der Klasse I eignen sich besser, da sich das Gebiß im Grunde in einer günstigen Relation befindet und eine erfolgreiche Behandlung mit einem minimalen apparativen Aufwand möglich ist. Die idealen Bedingungen für eine Reihenextraktion sind

1. eine echte, relativ hochgradige hereditäre Diskrepanz zwischen Zahn- und Kiefergröße
2. eine leicht mesiale Stufe im distalen Abschluß des Wechselgebisses (Abb. 5-44) mit Entwicklungstendenzen zur Klasse I im bleibenden Gebiß
3. minimale sagittale Frontzahnstufe
4. minimaler Überbiß und
5. orthognather Gesichtstypus oder geringfügige dentoalveoläre Protrusion.

Klinische Analyse

Hereditärer Engstand. Die Zeichen einer echten hereditären Diskrepanz zwischen Zahn- und Kiefergröße lassen sich folgendermaßen zusammenfassen:

1. bimaxilläre dentoalveoläre Protrusion ohne Lückenstand (Abb. 5-25)
2. Engstand der unteren Front
3. Mittellinienverschiebung im bleibenden Gebiß des Unterkiefers, wodurch es zur vorzeitigen Exfoliation der Milcheckzähne auf der Seite des Engstandes kommt (Abb. 5-26)
4. Mittellinienverschiebung im bleibenden Gebiß des Unterkiefers mit Außenstand der seitlichen Schneidezähne auf der Seite des Engstandes, meist nach lingual (Abb. 5-27), gelegentlich auch labial (Abb. 5-28)
5. sichelförmige äußere Resorption an der mesialen Wurzelfläche der Milcheckzähne

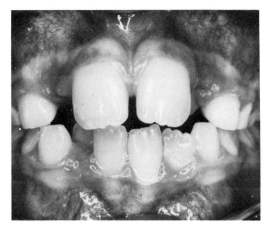

Abb. 5-27 Lingualstand eines oberen seitlichen Schneidezahnes und Mittellinienverschiebung.

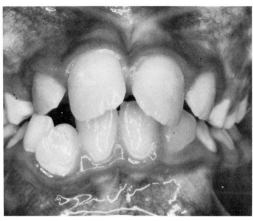

Abb. 5-28 Labialstand eines unteren seitlichen Schneidezahnes und Mittellinienverschiebung. (Aus Dale, J. G.: Dent. Clin. North Am. 26:565, 1982.)

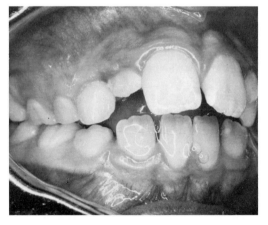

Abb. 5-29 Der Verlust der Milcheckzähne auf beiden Seiten führte zu einer Vergrößerung der sagittalen Stufe.

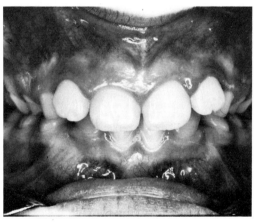

Abb. 5-30 Der Verlust der Milcheckzähne beidseits führte zu einem verstärkten vertikalen Überbiß. (Aus Dale, J. G.: Dent. Clin. North Am. 26:565, 1982.)

durch Engstand der bleibenden seitlichen Schneidezähne (Abb. 5-6)
6. Exfoliation der unteren Milcheckzähne beidseits, wodurch es zur Aufrichtung der bleibenden unteren Schneidezähne und damit zur Verstärkung der sagittalen Stufe (Abb. 5-29) und/oder des Überbisses (Abb. 5-30) kommt
7. Schiefstand der bleibenden oberen oder unteren Schneidezähne aufgrund des Engstandes der noch nicht durchgebrochenen Eckzähne (Abb. 5-31)

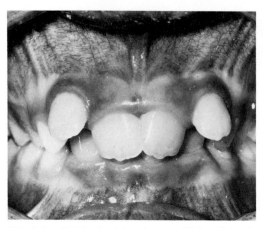

Abb. 5-31 Schrägstand der oberen seitlichen Schneidezähne.

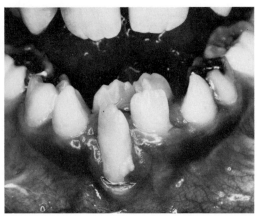

Abb. 5-32 Gingivarezession. (Aus *Dale*, J. G.: Dent. Clin. North Am. 26:565, 1982.)

8. Gingivadehiszenz an der Labialfläche eines vorstehenden unteren Schneidezahnes (Abb. 5-32)
9. Vorwölben noch nicht durchgebrochener Eckzähne im Ober- oder Unterkiefer bei Engstand (Abb. 5-33)
10. Größendiskrepanz zwischen Milch- und bleibenden Zähnen, dadurch Platzmangel
11. ektopischer Durchbruch bleibender oberer 1. Molaren, dadurch vorzeitiger Verlust der 2. Milchmolaren; Hinweis auf Entwicklungshemmung im Bereich der Tuberositas (Abb. 5-56)
12. Palisadenstellung der bleibenden oberen Molaren (1.–3.) im Bereich der Tuberositas, ebenfalls Hinweis auf Entwicklungshemmung des Kiefers (Abb. 5-34)
13. bei Nichtbehandlung Impaktion der bleibenden unteren 2. Molaren.

Die echte hereditäre Diskrepanz zwischen Zahn- und Kiefergröße ist gegenüber einem eher durch äußere Einflüsse bedingten Engstand abzugrenzen. Während ein echter hereditärer Engstand mit Hilfe von Extraktionen oder, falls er rechtzeitig erkannt wird, durch Reihenextraktion zu behandeln ist, läßt sich der umgebungsbedingte Engstand ohne Extraktionen korrigieren.

Umgebungsbedingter Engstand. Folgende äußere Einflüsse können zum Engstand führen:
1. Trauma (Abb. 5-35)
2. iatrogene Ursachen (Abb. 5-36)
3. Zahngrößendiskrepanzen innerhalb einer Zahnreihe (Abb. 5-37)
4. Zahngrößendiskrepanzen zwischen Ober- und Unterkiefer
5. Zahnmißbildungen (Abb. 5-38)
6. Durchbruchsanomalie der bleibenden Zähne
7. Zahntranspositionen (Abb. 5-39)
8. ungleichmäßige Resorption der Milchzähne (Abb. 5-40)
9. Zahnrotationen (Abb. 5-41)
10. Depression* von Milchzähnen (Abb. 5-42)
11. vorzeitiger Verlust von Milchzähnen und in der Folge Platzmangel durch Wandern der bleibenden Zähne (Abb. 5-54, 5-55, 5-58)
12. Platzmangel durch Approximalkaries im Milchgebiß (Abb. 5-53)
13. ungünstige Durchbruchsreihenfolge (Abb. 5-66)
14. ungünstige Exfoliationsreihenfolge der Milchzähne (Abb. 5-57)
15. Milchzahnpersistenz (Abb. 5-43)

Da die Reihenextraktion im Wechselgebiß durchgeführt wird, ist es äußerst wichtig, daß der Übergang vom Milchgebiß zum bleibenden Gebiß sehr sorgfältig untersucht wird.

* s. S. 620 der Übers.: Anmerkung

Diagnose

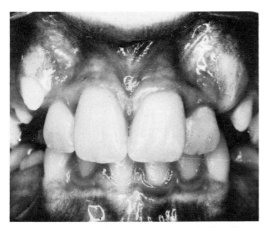

Abb. 5-33 Vestibulärer Außenstand der Eckzähne. (Aus Dale, J. G.: Dent. Clin. North Am. 26 : 565, 1982.)

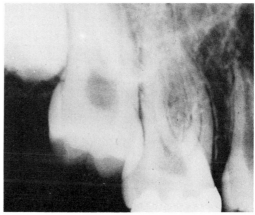

Abb. 5-34 Palisadenstellung der oberen Molaren.

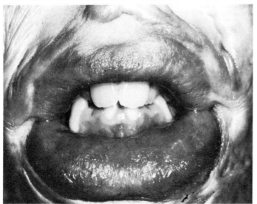

Abb. 5-35 Engstand infolge hochgradiger Verbrennungen im Gesicht.

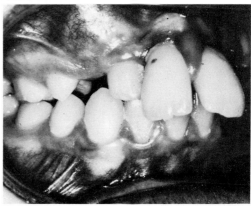

Abb. 5-36 Unregelmäßige Zahnstellung und Extrusion als Folge eines Gummis, das um die oberen mittleren Schneidezähne plaziert wurde.

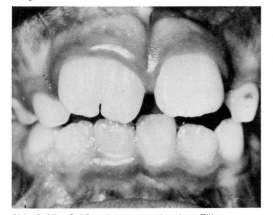

Abb. 5-37 Größendiskrepanz einzelner Zähne.

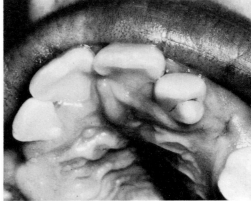

Abb. 5-38 Rotierter oberer Schneidezahn mit einem Schmelzwulst am Zahnhals.

Steuerung der Okklusion durch Reihenextraktion

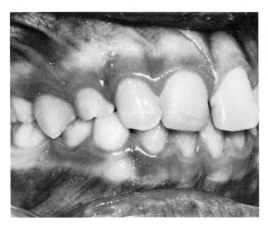

Abb. 5-39 Der obere Eckzahn ist an der Stelle des Prämolaren durchgebrochen.

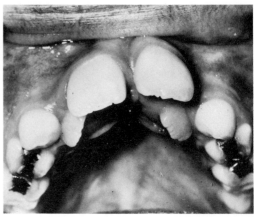

Abb. 5-40 Zahnfehlstellungen aufgrund ungleichmäßiger Resorption der oberen Milcheckzähne.

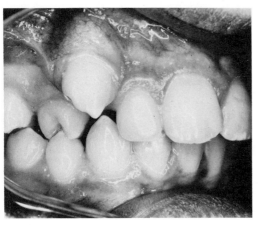

Abb. 5-41 Aufgrund seiner rotierten Position nimmt der obere Prämolar mehr Raum im Zahnbogen ein.

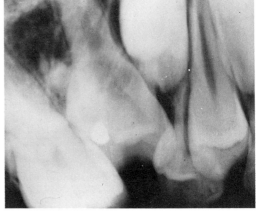

Abb. 5-42 Die Depression des oberen 2. Milchmolaren bewirkt eine Fehlstellung der Nachbarzähne. Man beachte die Füllung trotz der Tatsache, daß der Zahn von Gingiva bedeckt ist.

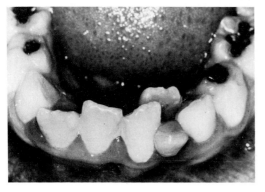

Abb. 5-43 Zahnfehlstellung durch persistierende Milchzähne.

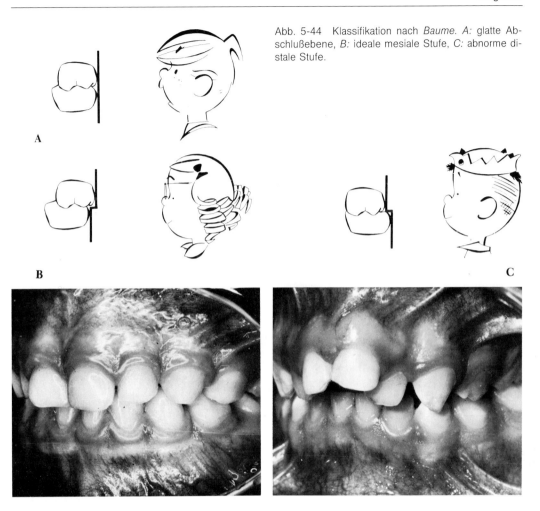

Abb. 5-44 Klassifikation nach *Baume*. A: glatte Abschlußebene, B: ideale mesiale Stufe, C: abnorme distale Stufe.

Gebißentwicklung

Milchgebiß. Die erste Veröffentlichung über das Milchgebiß stammt von *Jacobi*[32] aus dem Jahr 1860. Im *Journal of Dental Research* gab *Meredith*[40] eine umfassende Übersicht über alles, was vor 1946 über das Milchgebiß veröffentlicht wurde. Dabei stellte er fest, daß nur 1/6 der Untersuchungen über das Milchgebiß in der zahnmedizinischen Literatur veröffentlicht wurde. Der Rest erschien in Fachzeitschriften über Anthropologie, Biologie, kindliche Entwicklung usw. Die nach 1946 erschienenen Veröffentlichungen fügten *Lundt* und *Law*[37] im *Journal of the American Dental Association* zur Ergänzung dieser Übersicht an.

Das höchste Alter, in dem im Gebiß noch keine Milchzähne sichtbar sind, ist in der Literatur mit 13 Monaten belegt. Dieses Alter entspricht auch dem jüngsten Alter, in dem bereits alle Milchzähne sichtbar sind. Die Spuren für den Durchbruch aller Milchzähne liegt zwischen 18 und 30 Monaten. *Robinow* et al.[55] zufolge ist ein später Durchbruch relativ häufig, am häufigsten zeigen sich Schwankungen im Durchbruch des 2. Molaren. *Baume*[4-8] unterteilte in seinen klassischen Veröffentlichun-

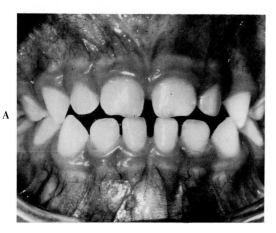 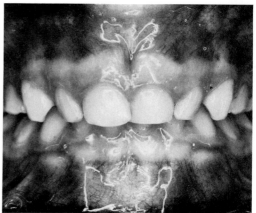

Abb. 5-45 A: „lückige" und B: „geschlossene" Zahnreihen.

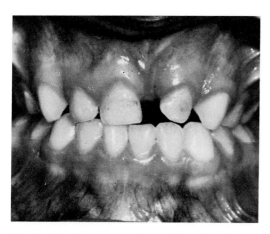

Abb. 5-46 Platzmangel nach vorzeitigem Verlust eines oberen mittleren Milchschneidezahnes.

gen der 50er Jahre die Relation der Endzähne im Milchgebiß in 3 Kategorien: 1. gerade Abschlußebene – 76%, 2. mesiale Stufe – 14% und 3. distale Stufe – 10% (Abb. 5-44). Ideal ist eine mesiale Stufe, bei der in der Regel die bleibenden 1. Molaren in eine günstige Klasse-I-Relation geführt werden. Besonders kritisch ist die häufigste Form, die gerade Abschlußebene, zu betrachten. In Abhängigkeit von verschiedenen Faktoren können dabei die bleibenden Molaren entweder in eine normale Klasse I oder eine anormale Klasse-II-Relation geführt werden. Wenn sich die bleibenden Zähne einstellen, entsteht in einem der beiden Kiefer Platzmangel. Dies ist für die diagnostische Beurteilung des Ausmaßes und der Art des Engstandes ein kritischer Punkt. Bei einer distalen Stufe werden die bleibenden 1. Molaren in der Regel in eine dysgnathe Klasse-II-Relation geführt.

1918 beschrieb *Delabarre*[17] erstmals ein lückiges Milchgebiß. *Baume* folgerte 1950, daß es nach dem Durchbruch der Milchzähne keine physiologische Lückenbildung gibt, sondern das Gebiß von Anfang an entweder „lückig" oder „geschlossen" ist (Abb. 5-45). Im Oberkiefer findet sich bei 70% aller Patienten eine lückige Stellung der Milchzähne, im Unterkiefer bei 63%. Eine „geschlossene" Zahnstellung findet sich bei 30% im Oberkiefer und bei 37% im Unterkiefer. Der Eckzahnabstand ist im Oberkiefer bei lückiger Zahnstellung 1,7 mm größer als bei geschlossener Zahnstellung. Im Unterkiefer beträgt dieser Unterschied 1,5 mm. *Baume* zufolge bildet sich in 40% aller Fälle nach einem geschlossenen Milchgebiß ein Engstand im bleibenden Gebiß. Entgegen einem weitverbreiteten Irrtum führt der vorzeitige Verlust von Milchschneidezähnen zu Platzmangel im bleibenden Gebiß (Abb. 5-64). Die Gefahr ist um so größer, je früher der Zahn verloren wird. Ein Platzmangel kann sich auch dann ergeben, wenn das Milchgebiß geschlossen ist, die Molarenokklusion eine Rückbißtendenz und die Frontzähne einen Tiefbiß aufweisen.

Diagnose

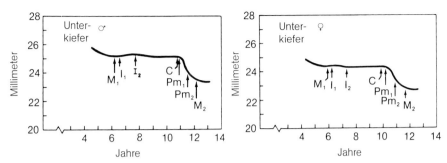

Abb. 5-47 Verkürzung des Zahnbogens infolge Mesialisierung der Seitenzähne. (Aus *Moorrees*, C. F. A. und *Reed*, R. B.: J. Dent. Res. 44:129, 1965.)

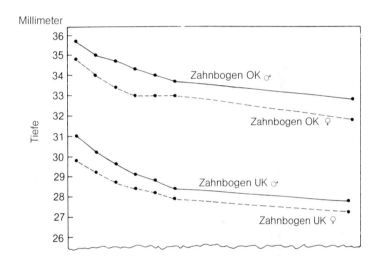

Abb. 5-48 Verkürzung des Zahnbogens. (Aus *DeKock*, W. H.: Am. J. Orthod. 62:56, 1972.)

Der Tiefbiß hängt mit dem Kieferwachstum und der Durchbruchsrate der Schneidezähne zusammen. Bei 10% aller Fälle bessert sich der Tiefbiß mit der Entwicklung des bleibenden Gebisses, bei 43% bleibt er konstant, und bei 47% verschlechtert er sich. *Baume* zufolge liegt bei 40% aller Milchgebisse ein geringfügiger Tiefbiß vor. Beim Durchbruch der bleibenden Zähne verringert sich diese Ziffer um 21% auf 19%. Bei 29% aller Fälle findet sich ein mäßiger Tiefbiß, wobei sich dieser Prozentsatz im bleibenden Gebiß um 2% auf 27% verringert. Die Zahl der ausgeprägten Tiefbißfälle, 31%, vergrößert sich im bleibenden Gebiß jedoch um 23% auf 54%. Daraus ist abzulesen, daß sich der Überbiß in der Regel vom Milchgebiß zum bleibenden Gebiß verstärkt.

Zsigmundy[67] führte 1890 erstmals Messungen der Milchzahnbogengröße durch. Nach *Baume* verändert sich die Zahnbogengröße im Milchgebiß nicht: Bei 89% aller Fälle bleibt die Bogenlänge im Oberkiefer und bei 83% im Unterkiefer konstant, die Bogenbreite bleibt bei 82% aller Fälle im Oberkiefer und bei 83% im Unterkiefer konstant.

1922 beschrieb *Franke*[23] erstmals eine Verkürzung der Bogenlänge beim natürlichen Verlust der Milchzähne. Seitdem konnten verschiedene Untersucher diesen Befund bestätigen.

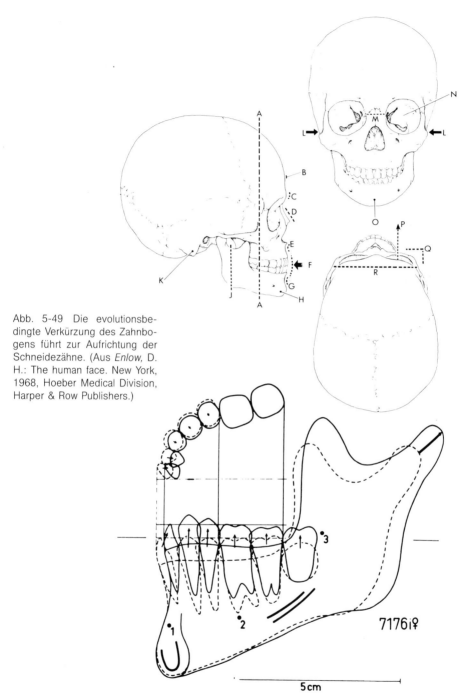

Abb. 5-49 Die evolutionsbedingte Verkürzung des Zahnbogens führt zur Aufrichtung der Schneidezähne. (Aus *Enlow*, D. H.: The human face. New York, 1968, Hoeber Medical Division, Harper & Row Publishers.)

Abb. 5-50 Die Aufrichtung der Schneidezähne im Zuge des horizontalen Wachstums. (Aus *Björk*, A.: J. Dent. Res. 42:400, 1963.)

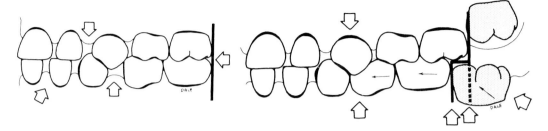

Abb. 5-51 Frühe Mesialdrift. (Aus *Baume*, L. J.: J. Dent. Res. 29:331, 1950.)

Wechselgebiß. Es gibt heute unzählige wissenschaftliche Beweise dafür, daß die Molaren während des ganzen Lebens nach mesial wandern. Die Mesialwanderung bewirkt eine Verkürzung der Bogenlänge. *Moorrees*[48] konnte nachweisen, daß sich der Zahnbogen zwischen dem 10. und 14. Lebensjahr, wenn die Milchmolaren durch die bleibenden Molaren ersetzt werden, um 2-3 mm verkürzt (Abb. 5-47). Seine Messungen ergaben außerdem eine Verringerung des Bogenumfanges um ca. 3,5 mm bei Jungen und 4,5 mm bei Mädchen im Wechselgebiß des Unterkiefers. *De Koch*[16] stellte in einem Zeitraum von 10 Jahren nach der Wechselgebißphase (vom 12. bis zum 26. Lebensjahr) eine Verkürzung des Zahnbogens um 10% bei Männern und um 9% bei Frauen fest (Abb. 5-48). *Brodie*[12] beobachtete, daß bei Neugeborenen die Zunge die gesamte Mundhöhle ausfüllt und häufig auf dem Alveolarkamm zu liegen kommt. Da sich die Kiefer in der postnatalen Zeit relativ schnell vorentwickeln, verlagert sich die Zunge durch ihr vergleichsweise langsameres Wachstum nach dorsal innerhalb der Mundhöhle. Diese Beobachtung steht im Einklang mit der Aufrichtung der Schneidezähne, die *Enlow*[18] (Ab. 5-49), *Björk*[10] (Abb. 5-50), *Tweed*[63] u. a. bei vielen Jugendlichen feststellen. Diese Beobachtungen erlauben den Schluß, daß sich der Unterkiefer im Zuge der Anteriorentwicklung des Gesichtes zur erwachsenen Form sozusagen in die Gesichtsmuskulatur hineindrückt, die einen distal gerichteten Kraftvektor an den Schneidezahnkronen angreifen läßt. Die Bogenlänge wird somit sowohl von distal als auch von frontal her verkürzt. An dieser Stelle sei nochmals betont, daß die Reihenextraktion auf der Tatsache beruht, daß sich die Bogenlänge nicht vergrößert. Ein Engstand, der im Alter von 8 Jahren festgestellt wird, wird mit der weiteren Wachstumsentwicklung nicht besser.

Der Sechsjahrmolar. Die Entwicklung der Sechsjahrmolaren kann verschiedene Wege gehen:
Bei Patienten mit „lückigem" Milchgebiß und gerader distaler Abschlußebene der Milchmolaren werden die Milchmolaren beim Durchbruch der unteren Sechsjahrmolaren nach mesial geschoben, so daß sich die Lücke distal der Milcheckzähne schließt, die gerade Abschlußebene eine mesiale Stufe bekommt, die Bogenlänge verkürzt wird und die oberen bleibenden Molaren beim Durchbruch in eine Klasse-I-Relation wachsen. Dieser Bewegungsablauf wird als frühe Mesialdrift bezeichnet (Abb. 5-51).
Bei Patienten mit »geschlossenem« Milchgebiß und geradem distalem Abschluß der Milchmolaren wachsen die unteren Sechsjahrmolaren beim Durchbruch in eine Höckerverzahnung, da für eine Mesialdrift keine Lücken vorhanden sind. Etwa im 11. Lebensjahr fallen die 3. Milchmolaren aus und die Sechsjahrmolaren wandern mesial in den freien Raum, der durch den Unterschied in der mesiodistalen Breite des 2. Milchmolaren und des bleibenden 2. Prämolaren entstanden ist. Auch dadurch wird die Bogenlänge verkürzt, die gerade Abschlußebene in eine mesiale Stufe umgewandelt und eine Klasse-I-Relation der bleibenden 1. Molaren ermöglicht. Dieser Bewegungsvorgang wird als späte Mesialdrift bezeichnet (Abb. 5-52). Die Untersuchungen von *Moorrees*[48] bestätigen diese Beobachtung (Abb. 5-47).

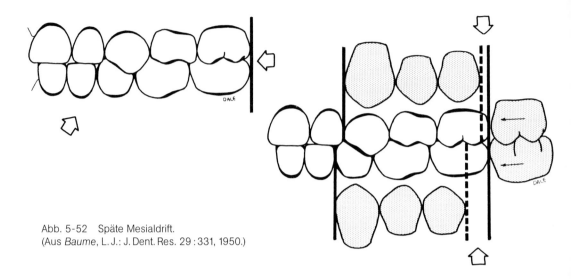

Abb. 5-52 Späte Mesialdrift.
(Aus *Baume*, L. J.: J. Dent. Res. 29 : 331, 1950.)

Wenn die oberen 1. bleibenden Molaren vor den unteren durchbrechen, tritt genau das Gegenteil der frühen Mesialdrift ein – eine dysgnathe Klasse-II-Relation – so, daß es zur Verkürzung der oberen Zahnbogenlänge kommt.
Eine ähnliche Situation entsteht bei extensiver Approximalkaries im Oberkiefer. Auch in diesem Fall kommt es zur Verkürzung der oberen Bogenlänge und zum Engstand (Abb. 5-54).
In ähnlicher Weise führt, entgegen der gängigen Auffassung, der Verlust der oberen 1. Milchmolaren zum Engstand (Abb. 5-55). Ein ektopischer Durchbruch der oberen Sechsjahrmolaren, der zum vorzeitigen Verlust der 2. Milchmolaren und dadurch zur Reduktion der Zahnbogenlänge führt, ist als Zeichen einer Unterentwicklung im Bereich der Tuberositas zu werten. Die Folgen sind nicht nur Engstand, sondern auch eine Distalbißrelation der Molaren (Abb. 5-56).
Bei umgekehrter Reihenfolge des Milchzahnverlustes, d. h. wenn der obere 2. Milchmolar vor dem unteren verloren wird, ergibt sich eine Distalbißrelation der Sechsjahrmolaren. Die Folge ist wieder Verkürzung der Zahnbogenlänge und Engstand im Oberkiefer (Abb. 5-57).
Wird andererseits der untere 2. Milchmolar extrem früh verloren, verringert sich die Länge des unteren Zahnbogens über den vorhandenen Freiraum hin

aus, so daß es zum Engstand kommt (Abb. 5-58). Dieser normale Freiraum beträgt nach *Moyers* 2,6 mm für den Oberkiefer (1,3 mm auf jeder Seite) und 6,2 mm für den Unterkiefer (3,1 mm auf jeder Seite). Die individuellen Unterschiede sind jedoch sehr groß, so daß man bei jedem Patienten eigens nachmessen sollte. Wenn zwischen der Größe der Milchzähne und der bleibenden Zähne eine extreme Diskrepanz besteht, ist möglicherweise kein positiver Freiraum verfügbar, oder es liegt ein negativer Freiraum (Platzmangel) vor. *Horowitz* und *Hixon*[28] zufolge variieren die Größenkorrelationen zwischen einem einzelnen Milchzahn und dem nachfolgenden bleibenden Zahn zwischen $r = 0,2$ und $r = 0,6$. In Prozentsätzen heißt das, daß zwischen 4 und 36% aller Fälle eine günstige Korrelation zu erwarten ist. Eine günstige Korrelation ist, wenn einem sehr kleinen Milchzahn ein ebenfalls sehr kleiner bleibender Zahn folgt. *Arita* und *Iwagaki*[2], *Hixon* und *Oldfather*[27], *Lewis* und *Lehmann*[35], *Moorrees* und *Chadha*[50] und *Moorrees* et al.[54] zufolge ist die Größenkorrelation zwischen einer Milchzahnreihe und einer bleibenden Zahnreihe etwa $r = 0,5$, d. h. eine gute Korrelation findet sich in 25% der Fälle. Das ist nicht gerade gut.
Schneidezähne. Verschiedene Möglichkeiten gibt es auch für die Schneidezahnentwicklung:

Diagnose

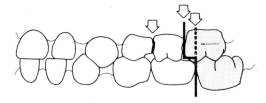 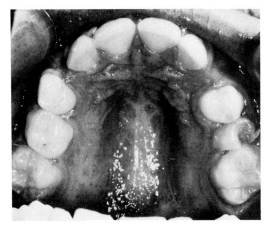

Abb. 5-53 Verkürzung der Zahnbogenlänge durch Approximalkaries.

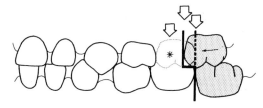 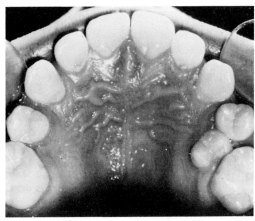

Abb. 5-54 Verkürzung der Zahnbogenlänge durch vorzeitigen Verlust der oberen 2. Milchmolaren.

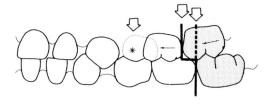 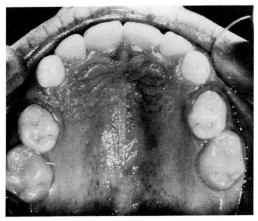

Abb. 5-55 Verkürzung der Zahnbogenlänge durch vorzeitigen Verlust der oberen 1. Milchmolaren.

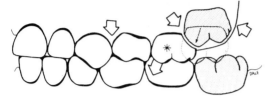
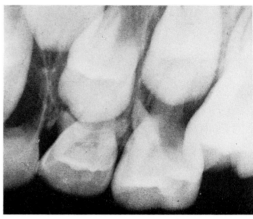

Abb. 5-56   Verkürzung der Zahnbogenlänge durch ektopischen Durchbruch der bleibenden 1. Molaren im Oberkiefer.

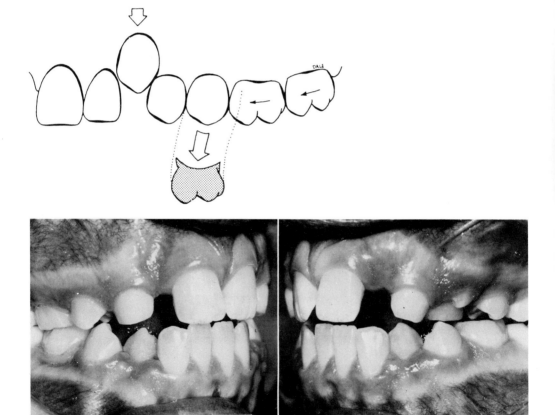

Abb. 5-57   Verkürzung der Zahnbogenlänge durch vorzeitigen Verlust des oberen 2. Milchmolaren.

Diagnose

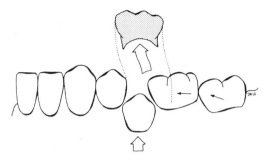 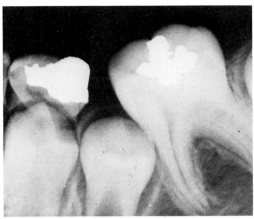

Abb. 5-58 Verküzrung der Zahnbogenlänge durch vorzeitigen Verlust der unteren 2. Milchmolaren.

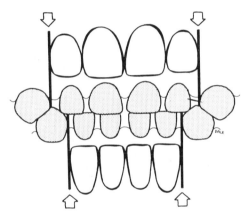 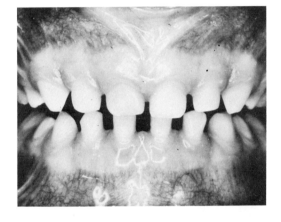

Abb. 5-59 „Primäre Lückenbildung".

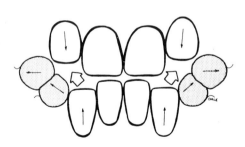 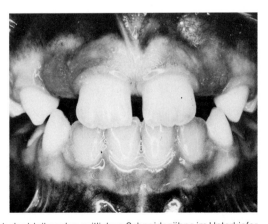

Abb. 5-60 „Sekundäre Lückenbildung" beim Durchbruch der bleibenden seitlichen Schneidezähne im Unterkiefer.

Steuerung der Okklusion durch Reihenextraktion

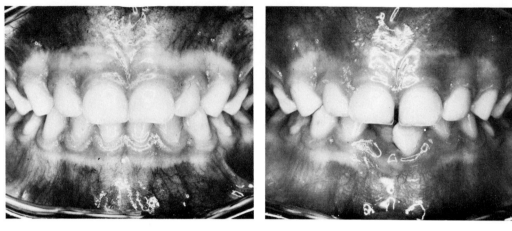

Abb. 5-61 „Sekundäre Lückenbildung" beim Durchbruch der mittleren Schneidezähne.

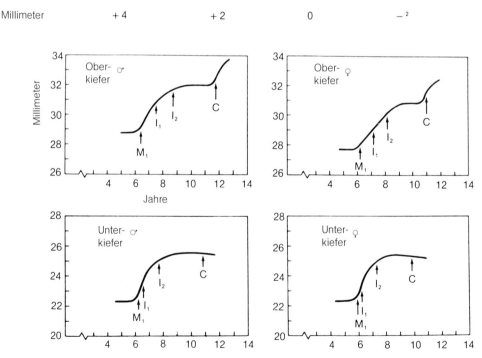

Abb. 5-62 Durchschnittswerte des Eckzahnabstandes. (aus *Moorrees*, C. F. A. und *Reed*, R. B.: J. Dent. Res. 44:129, 1965.)

Diagnose

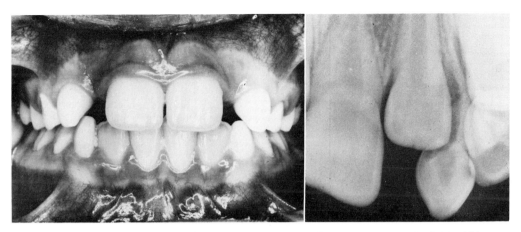

Abb. 5-63 Auswirkung des approximalen Beschleifens von Milcheckzähnen auf die sekundäre Lückenbildung.

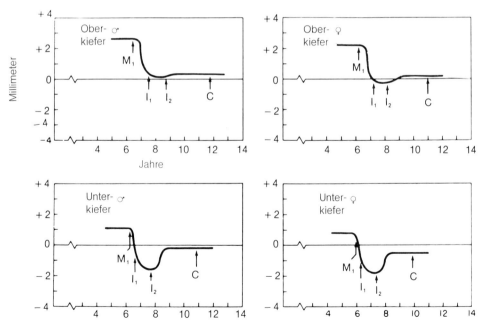

Abb. 5-64 Platzangebot im Schneidezahnbereich. (Aus *Moores*, C. F. A. und *Chadha*, J. M.: Angle Orthod. 35:12, 1965.)

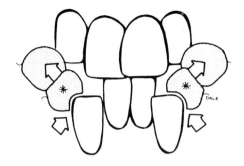

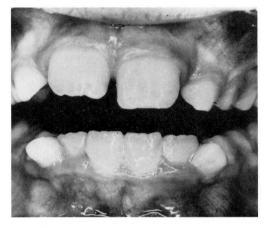

Abb. 5-56 Ektopischer Durchbruch der bleibenden seitlichen Schneidezähne im Unterkiefer und die Auswirkungen auf die sekundäre Lückenbildung.

Im Idealfall ermöglicht der „primäre Lückenstand" des Milchgebisses zusammen mit verschiedenen anderen Faktoren die regelrechte Einordnung der bleibenden Schneidezähne (Abb. 5-59).
Im „geschlossenen" Milchgebiß werden die Milcheckzähne beim Durchbruch der seitlichen Schneidezähne im Unterkiefer lateral abgedrängt. Auf diese Weise werden die räumlichen Voraussetzungen für einen regelrechten Stand der oberen seitlichen Schneidezähne geschaffen. Diesen Vorgang, den man als „sekundäre Lückenbildung" bezeichnen kann, beschrieb Baume erstmals 1950 (Abb. 5-60). Zur sekundären Lückenbildung kann es auch beim Durchbruch der unteren bleibenden mittleren Schneidezähne kommen (Abb. 5-61).

Beide Beobachtungen werden durch die Untersuchungen von Moorrees[48] bestätigt, die eine Vergrößerung des Eckzahnabstandes während der Zeit des Schneidezahndurchbruchs ergaben (Abb. 5-62). In der gleichen Zeit konnte Moorrees[46] auch eine Zunahme des Bogenumfangs im Oberkiefer nachweisen, und zwar um 1,5 mm bei Jungen und 0,5 mm bei Mädchen.
Wenn die Milcheckzähne genau in dieser Zeit verkleinert (Abb. 5-63) oder extrahiert werden, kann dadurch die Vergrößerung des Eckzahnabstandes und „sekundäre Lückenbildung" verhindert werden. Auf diese Weise kann ein Grenzfall, bei dem normalerweise keine Extraktion erforderlich ist, zu einem Extraktionsfall werden.
Die Untersuchungen, die Moorrees und Chadha[51] diesbezüglich durchführten, stellten beim Schneidezahndurchbruch in beiden Kiefern eine Zunahme des Frontzahnengstands fest. Bei Jungen reduziert sich jedoch ein Engstand von bis zu 2 mm im Schneidezahnbereich des Unterkiefers bis zum 8. Lebensjahr in der Regel auf 0, bei Mädchen auf etwa 1 mm. Im Oberkiefer bewirkt der Schneidezahndurchbruch in der Regel zwar keinen Engstand, gleicht aber meistens einen vorher bestehenden Lückenstand von 2-3 mm vollständig aus (Abb. 5-64). Diese Feststellung ist klinisch äußerst wichtig, denn sie zeigt, daß gegen einen geringen Engstand im frühen Durchbruchsstadium der bleibenden Schneidezähne nichts unternommen werden darf. Ein approximales Beschleifen oder Extraktion der Milcheckzähne sollte auf später verschoben werden, da sich herausstellen könnte, daß eine Extraktionsbehandlung überhaupt nicht erforderlich ist.
Im Oberkiefer und bei nicht lückiger Zahnstellung ist die Vergrößerung des Eckzahnabstandes stärker ausgeprägt. Eine echte hereditäre Diskrepanz zwischen Zahn- und Kiefergröße kennzeichnet sich durch den ektopischen Durchbruch der bleibenden unteren seitlichen Schneidezähne und den frühzeitigen Verlust der Milcheckzähne (Abb. 5-65).
In der Ausgabe des vorliegenden Buches von 1969 beschrieb Warren Mayne[38], der damalige Verfasser dieses Kapitels, ein Konzept, das er als „Incisor Liability" bezeichnete. In der Diskussion umriß er die klinische Anwendbarkeit dieses Konzeptes bei der Beurteilung des Frontzahnengstandes.

Diagnose

Tabelle 5.1 Diskrepanz der Schneidezähne (incisor liability)

Situation	Ober-kiefer (mm)	Unter-kiefer (mm)
günstig – primäre Lückenbildung		
Diskrepanz der Schneidezähne	− 6,2*	− 4,3
Interdentalräume	+ 4,0	+ 3,0
Stellung der Schneidezähne	+ 2,2	+ 1,3
	6,2	4,3
Engstand	−	−
unsicher – sekundäre Lückenbildung		
Diskrepanz der Schneidezähne	− 9,2	− 7,3
Interdentalräume	+ 4,0	+ 3,0
Bogenweite zwischen den Eckzähnen	+ 3,0	+ 3,0
Stellung der Schneidezähne	+ 2,2	+ 1,3
	9,2	7,3
Engstand	−	−
ungünstig – Zähne ektopisch		
Diskrepanz der Schneidezähne	− 14,2	− 12,3
Interdentalräume	+ 4,0	+ 3,0
Bogenweite zwischen den Eckzähnen	+ 3,0	+ 3,0
Stellung der Schneidezähne	+ 2,2	+ 1,3
	+ 9,2	+ 7,3
Engstand	5,0	5,0

*Diskrepanz der Schneidezähne

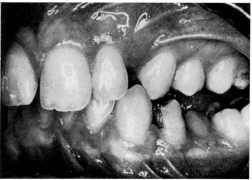

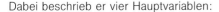

Abb. 5-66 Ungünstige Zahndurchbruchsfolge. Die vorzeitig durchgebrochenen bleibenden 2. Molaren blockieren die oberen Eckzähne und die unteren 2. Prämolaren.

Dabei beschrieb er vier Hauptvariablen:

1. *Incisor Liability.** Nach *Black*[11] sind die vier bleibenden oberen Schneidezähne im Durchschnitt 7,6 mm größer als die Milchschneidezähne. Die vier bleibenden unteren Schneidezähne sind 6,0 mm größer. Dieser Größenunterschied wird als „Incisor Liability" bezeichnet. Da dieser Wert von Fall zu Fall sehr unterschiedlich ist, setzt eine solche Analyse die Vermessung der Zahnbögen des jeweiligen Patienten voraus.

   Eine günstige Incisor Liability liegt dann vor, wenn der primäre Lückenstand des Milchgebisses die Einstellung der bleibenden Schneidezähne ohne Engstandbildung zuläßt (Abb. 5-59).

   Weniger günstig ist die Incisor Liability, wenn im Milchgebiß kein primärer Lückenstand vorliegt. In diesem Fall können die bleibenden Schneidezähne nur dann ohne Engstand durchbrechen, wenn es zur „sekundären Lückenbildung", d. h. Lateralverschiebung der Eckzähne, kommt (Abb. 5-60 und 5-61).

   Absolut ungünstig ist die Situation, wenn die ‚Incisor Liability' in einer Größenordnung vorkommt, in der ein Ausgleich des Platzmangels durch Wachstumsfaktoren ausgeschlossen ist. In diesen Fällen sind massiver Engstand und Zahnstellungsanomalien vorprogrammiert (Abb. 5-65).

2. *Interdentalräume.* Im Milchgebiß können die Interdentalräume der oberen Zahnreihe zwischen 0 und 10 mm (Durchschnitt 4 mm), in der unteren Zahnreihe zwischen 0 und 6 mm (Durchschnitt 3 mm) liegen.

3. *Eckzahnabstand.* In der Zeit des Durchbruchs der bleibenden Schneidezähne kommt es in beiden Kiefern zu einer merklichen Steigerung des Eckzahnabstandes. Im Unterkiefer findet diese Vergrößerung bei Jungen zwischen dem 6. und 9. Lebensjahr, bei Mädchen zwischen dem 6. und 8. Lebensjahr statt. Im Oberkiefer ist die Spanne größer, zwischen 6 und 16 Jahren bei Jungen und 6 und 12 Jahren bei Mädchen (Abb. 5-62). Nach dem 10. Lebensjahr ist bei Jungen und Mädchen gleichermaßen kaum mehr eine Zunahme des Eckzahnabstandes zu erwarten. Nach *Moorrees*[48] beträgt die durchschnittliche Vergrößerung im Unterkiefer bei Jungen und Mädchen etwa 3 mm, im Oberkiefer etwa 4,5 mm (Abb. 5-62).

4. *Schneidezahnposition.* Mayne[38] zufolge kommen die bleibenden Schneidezähne etwas weiter labial als die Milchschneidezähne zum Durchbruch und sind, zumindest vorübergehend, etwas stärker geneigt. Nach den Schätzungen von *Baume* liegen die vollständig durchgebrochenen bleibenden Schneidezähne im Oberkiefer etwa 2,2 mm und im Unterkiefer etwa 1,3 mm vor den Milchschneidezähnen. Dieser Wert ist jedoch anzuzweifeln, zumal da andere Untersucher nachgewiesen haben, daß die Zahnbogenlänge nach dem Durchbruch abnimmt und daß dafür zum Teil auch die Aufrichtung der Schneidezähne verantwortlich ist. Die wichtige Rolle der Schneidezahnposition wird unter „Analyse der Platzverhältnisse" (S. 300) näher besprochen.

Zu erwartender Schneidezahnengstand läßt sich anhand der vier genannten Variablen beurteilen:

Erstens ergibt sich die bereits beschriebene *günstige* Situation dann, wenn die primären Milchgebißlücken groß genug sind, um einen Durchbruch der Schneidezähne ohne Engstand zuzulassen (Abb. 5-59; Tab. 5-1).

Zweitens ergibt sich eine weniger günstige bzw. *unsichere* Situation aus einem Milchgebiß ohne Lücken, in dem die Schneidezähne nur dann ohne Engstand durchbrechen können, wenn sich der Eckzahnabstand im Sinne einer „sekundären Lückenbildung" vergrößert (Abb. 5-60; Tab. 5–1). Bei diesen Patienten sollte das approximale Beschleifen oder die Extraktion der Milcheckzähne vermieden werden (Abb. 5-63).

Drittens ergibt sich die *ungünstige* Situation aus einer echten hereditären Diskrepanz zwischen Zahn- und Kiefergröße und einer Größendiskrepanz zwischen Milch- und bleibenden Schneidezähnen, die weder durch Interdentalräume noch durch eine sekundäre Lückenbildung oder die labiale Stellung der bleibenden Schneidezähne ausgeglichen werden kann (Abb. 5-65; Tab. 5-1). Gerade diese Patienten können von einer Reihenextraktion profitieren.

Eckzähne, Prämolaren und 2. Molaren. Die häufigste Durchbruchsreihenfolge im Oberkiefer ist wie folgt: bleibender 1. Molar, mittlerer Schneidezahn, seitlicher Schneidezahn, 1. Prämolar, 2. Prämolar, Eckzahn, 2. Molar. Im Unterkiefer ist die Reihenfolge: bleibender 1. Molar, mittlerer Schneidezahn, seitlicher Schneidezahn, Eckzahn, 1. Prämolar, 2. Prämolar, 2. Molar. Nach *Lo* und *Moyers*[36] sind bei dieser Reihenfolge günstige okklusale Verhältnisse am häufigsten, außerdem weisen Mädchen häufiger als Jungen eine solche günstige Kombination auf.

Eine ungünstige Reihenfolge kann zum Engstand führen. Durch den vorzeitigen Durchbruch der 2. Molaren können die oberen Eckzähne und die unteren 2. Prämolaren impaktiert werden (Abb. 5-66). Bei 89,11% der Patienten mit Dysgnathien der Klasse II stellen sich die oberen 2. Molaren vor den unteren Molaren ein, während nur bei 56,5% die oberen 1. Molaren vor ihren mandibulären Antagonisten durchbrechen.[36] Für die Entwicklung einer Distalbißrelation spielt demnach der Durchbruch der 2. Molaren eine größere Rolle als der 1. Molaren.

Durch den vorzeitigen Verlust von Milchzähnen wird die Zahnreihe unterbrochen, die Folge ist eine Verkürzung der Zahnbogenlänge im Oberkiefer (Abb. 5-54, 5-55 und 5-57) und im Unterkiefer (Abb. 5-58).

Die Persistenz von Milchzähnen kann einen Engstand der bleibenden Zähne verursachen (Abb. 5-67, 5-68).

Klinisch scheinen die 2. Milchmolaren der Mesialwanderung bis zu einem gewissen Grad standhalten zu können. Nur sehr selten finden sich mesial gekippte untere 2. Milchmolaren bei vorzeitigem Verlust der 1. Milchmolaren. Hingegen ist bei bleibenden unteren 1. Molaren eine sehr starke Mesialkippung zu beobachten, wenn die 2. Milchmolaren vorzeitig ausgefallen sind. In dieser Situation

Diagnose

Tabelle 5.2 Reihenfolge des Zahndurchbruchs im Ober- und Unterkiefer

		Fälle	%
Oberkiefer			
1	6 1 2 4 5 3 7	115	48.72
2	6 1 2 4 3 5 7	38	16.01
3	6 1 2 4 5 7 3	28	11.87
4	6 1 2 3 4 5 7	14	5.93
5	6 1 2 4 3 7 5	13	5.51
6	6 1 2 5 4 3 7	6	2.54
7	6 1 2 4 7 5 3	5	2.12
8	6 1 2 4 7 3 5	4	1.69
9	6 1 2 5 3 4 7	2	0.84
10	6 1 2 3 4 7 5	2	0.84
11	1 6 2 4 5 3 7*	2	0.84
12	6 1 2 3 5 4 7	1	0.42
13	6 1 2 5 4 7 3	1	0.42
14	6 1 2 3 7 4 5	1	0.42
15	6 1 2 7 4 5 3	1	0.42
16	6 4 1 2 5 3 7*	1	0.42
17	6 1 5 2 4 3 7*	1	0.42
18	1 2 6 4 3 7 5*	1	0.42
		236	100.00
Unterkiefer			
1	6 1 2 3 4 5 7	108	45.77
2	6 1 2 3 4 7 5	44	18.64
3	6 1 2 4 3 5 7	20	8.47
4	6 1 2 3 7 4 5	14	5.93
5	6 1 2 4 5 3 7	14	5.93
6	6 1 2 5 3 4 7	6	2.54
7	6 1 2 3 5 4 7	6	2.54
8	6 1 2 4 3 7 5	5	2.12
9	6 1 2 5 4 3 7	4	1.69
10	6 1 2 4 5 7 3	3	1.27
11	6 1 2 3 5 7 4	3	1.27
12	1 6 2 3 4 5 7*	3	1.27
13	1 2 6 3 4 5 7*	2	0.84
14	6 1 2 5 7 3 4	1	0.42
15	6 1 2 7 4 5 3	1	0.42
16	1 6 2 4 5 3 7*	1	0.42
17	1 2 6 4 5 3 7*	1	0.42
		236	100.00

Nach *Lo*, R. T. und *Moyers*, R. E.: Am. J. Orthod. 39 : 460, 1953.
*Alle mit * gekennzeichneten Fälle sind den Unterlagen der Zahnmedizinischen Fakultät der Universität Toronto entnommen. Sie weisen eine ungewöhnliche Reihenfolge des Durchbruchs der ersten drei Zähne auf. Damit ließen sich diese Fälle über einen längeren Zeitraum verfolgen, als die Angaben des Roten Kreuzes. Um die endgültigen Prozentsätze nicht zu verfälschen, wurden diese Fälle in weiteren Tabellen zusammengefaßt.

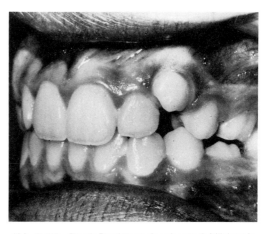

Abb. 5-67 Durch Persistenz der oberen 2. Milchmolaren kommt es zum Fehlstand des bleibenden Eckzahns.

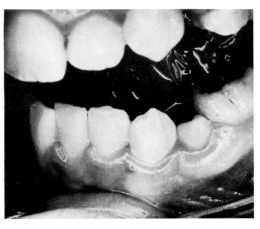

Abb. 5-68 Fehlstand des 1. Prämolaren durch Persistenz des 2. Milchmolaren im Unterkiefer.

ist die relative Position der noch nicht durchgebrochen Prämolaren kritisch. Wenn die unteren 2. Milchmolaren vorzeitig ausfallen, befinden sich die 2. Prämolaren häufig tief im Alveolarknochen. Dadurch wird eine Mesialkippung der 1. bleibenden Molaren begünstigt. Bei vorzeitigem Verlust des unteren 1. Milchmolaren ist der 1. Prämolar (der normalerweise vor dem 2. Prämolaren durchbricht) nicht so tief im Knochen eingebettet. Die Kippungstendenz des 2. Milchmolaren ist in diesem Fall nicht so ausgeprägt, da der Zahn von

dem noch nicht durchgebrochenen 1. Prämolaren gestützt wird.
Obwohl allgemein das Gegenteil behauptet wird, kann der vorzeitige Verlust oder die Extraktion von 1. Milchmolaren eine Verringerung der Zahnbogenlänge und Platzmangel bewirken (Abb. 5-55). Vor allem trifft dies im Unterkiefer zu, wo der Alveolarfortsatz häufig einen dünnen Grat ausbildet, der den Durchbruch des darunterliegenden 1. Prämolaren behindert und dadurch verzögert (Abb. 5-99).
Zwar ist beim vorzeitigen Verlust von Milchmolaren an das Offenhalten der Lücke zu denken, doch setzt die Verwendung von Lückenhaltern eine genaue Diagnose voraus. In bestimmten Fällen muß man die Entscheidung im Laufe der Behandlungsplanung revidieren. Im normalen Gebiß, oder wenn keine Extraktion von bleibenden Zähnen vorgesehen ist, kann ein Lückenhalter sinnvoll sein.
Im Oberkiefer brechen die 1. Prämolaren in etwa 90% der Fälle vor den Eckzähnen durch (Abb. 5-59; Tab. 5-2). Diese Durchbruchsreihenfolge ist für eine Reihenextraktion und für die Erhaltung der Überbißrelation günstig, da die oberen Schneidezähne nicht vorn gehalten werden. In etwa 10% der Fälle ist die Reihenfolge sowohl für die Reihenextraktion als auch die Überbißrelation ungünstig.
Im Unterkiefer bricht der Eckzahn in etwa 80% der Fälle vor dem 1. Prämolaren durch[36] (Abb. 5-70; Tab. 5-2). Nach Ansicht von *Baker*[3] wird dadurch ein Tiefbiß verringert, da die unteren Schneidezähne in ihrer anterioren Position gehalten werden. Für die Reihenextraktion ist diese Situation jedoch ungünstig. Nur in etwa 20% der Fälle ist die Durchbruchsreihenfolge umgekehrt und somit zwar für die Reihenextraktion, nicht aber für die Überbißrelation günstig.
Bei impaktierten oberen Eckzähnen verhindert die Reihenextraktion die Wurzelresorption der seitlichen Schneidezähne. Wenn bei der Reihenextraktion der Milcheckzahn gezogen wird, verringert sich der Raum zwischen dem seitlichen Schneidezahn und dem 1. Milchmolaren erheblich. Wird dann der 1. Milchmolar zum richtigen Zeitpunkt extrahiert, ermöglicht der Durchbruch des 1. Prämolaren eine Distalwanderung des noch nicht durchgebrochenen bleibenden Eckzahnes, der sich somit aus dem Bereich der seitlichen Schneidezahnwurzel entfernt. Nach der Extraktion des 1. Prämolaren kommt der Eckzahn ohne Gefährdung des seitlichen Schneidezahnes zum Durchbruch. In bestimmten Fällen, die später besprochen werden, werden die 1. Milchmolaren vor den Milcheckzähnen extrahiert, um den Durchbruch der Prämolaren zu ermöglichen. Ein solches Vorgehen kann auch bei Dysgnathien gerechtfertigt sein, die ursprünglich nicht als Extraktionsfälle eingestuft wurden. Wenn an dieser Stelle eine persönliche Bemerkung gestattet ist, möchte ich nicht unerwähnt lassen, daß ich in meiner 25jährigen Praxis mit Reihenextraktionsbehandlungen noch keine Resorption einer seitlichen Schneidezahnwurzel durch einen impaktierten Eckzahn erlebt habe. Der in der Abb. 5-71 dargestellte Fall stammt von einem Kollegen.

Analyse der Platzverhältnisse

Die Wechselgebißanalysen, die zu meiner Zeit gelehrt wurden, waren dental orientiert. Leider werden auch heute noch Diskrepanzen zwischen Zahn- und Kiefergröße im Wechselgebiß anhand von dental orientierten Analysen beurteilt. Im folgenden werden diese Analysen als konventionelle Methoden bezeichnet. Ihr Ziel ist die möglichst genaue Beurteilung eines zukünftigen Engstandes im bleibenden Gebiß anhand der vorherbestimmten mesiodistalen Breite der bleibenden unteren Eckzähne und Prämolaren. Dieser Wert wird zu den bereits bekannten Meßwerten der bleibenden unteren Schneidezähne addiert, so daß man den *Platzbedarf* erhält. Der Platzbedarf wird vom Zahnbogenumfang des *Platzangebotes* subtrahiert. Erhält man dabei ein signifikant negatives Resultat, ist im bleibenden Gebiß ein Engstand zu erwarten.
Tweed[64] untersuchte die Relation zwischen den unteren Schneidezähnen und der Mandibularebene und stellte dabei fest, daß es, wenn sich die Zähne nicht in einer stabilen Relation zum Basalknochen befinden, nach der Behandlung zum Rezidiv kommen kann. Angesichts dieser Feststellung ist die dental orientierte Wechselgebißanalyse allein nicht adäquat. Empfehlenswerter ist eine fazial orientierte Analyse, welche die Relationen der Schneidezähne zum Basalknochen berücksichtigt. Ein solches Analyseverfahren wird

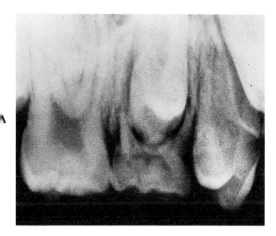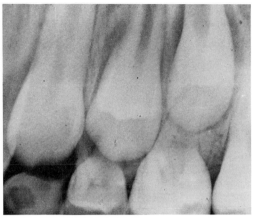

Abb. 5-69 *A:* für eine Extraktionstherapie günstige Zahndurchbruchsfolge im Oberkiefer. *B:* ungünstige Reihenfolge.

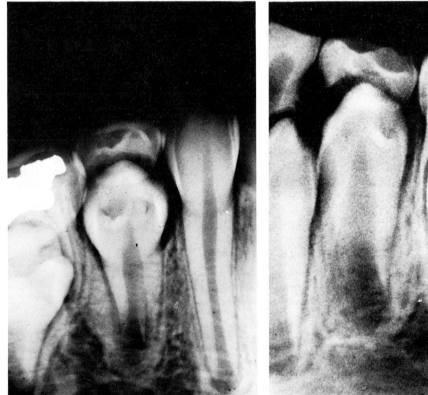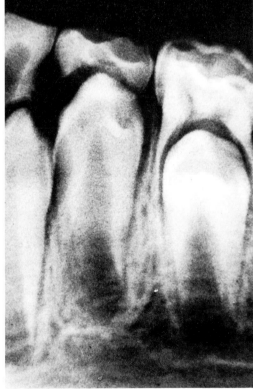

Abb. 5-70 *A:* für die Reihenextraktion ungünstige Zahndurchbruchsfolge im Unterkiefer. *B:* günstige Reihenfolge.

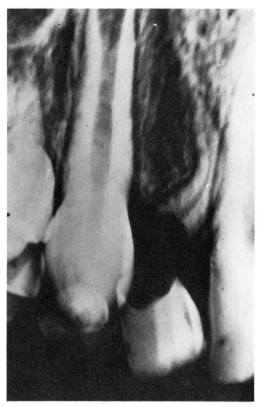

Abb. 5-71 Der impaktierte bleibende Eckzahn bewirkte eine unerwünschte Resorption der seitlichen Schneidezahnwurzel.

im folgenden als die *Tweed*-Methode beschrieben.
Darüber hinaus geben die verschiedenen Wechselgebißanalysen lediglich allgemein über Raummangel oder Raumüberschuß Aufschluß, ohne einen Hinweis auf die Lokalisation der Diskrepanz zu liefern. In vielen Fällen ist die Raumdiskrepanz auf einen bestimmten Bereich begrenzt. Da die Behandlung gezielt für einen begrenzten Bereich eingesetzt werden kann, ist es wünschenswert, diesen Bereich zu kennen. Genaue Informationen erhält man diesbezüglich durch die totale Raumanalyse.
Die totale Platzanalyse entwickelte *Levern Merrifield*[43] von der „The Charles H. *Tweed* International Foundation for Orthodontic Research". Gegenwärtig wird es von ihm und seinen Mitarbeitern überprüft und ausgewertet.
Zusammen mit *Javier Garcia-Hernandez*, damals Forschungsmitarbeiter der Zahnmedizinischen Fakultät der Universität von Toronto, führte ich eine Untersuchung von 60 Fällen aus meiner Praxis durch.[24] Eines der Ziele war ein Vergleich zwischen der konventionellen Methode, der *Tweed*-Methode und der totalen Platzanalyse bei der Diagnose von Zahn- und Kiefergrößendiskrepanzen vor der Reihenextraktionsbehandlung.
Untersucht wurden die diagnostischen Unterlagen von 60 Patienten (30 Jungen und 30 Mädchen) mit einem mittleren chronologischen Alter von $8^{4}/_{12}$ Jahren (Streuung $7^{7}/_{12}$ bis $11^{3}/_{12}$ Jahre).
Es handelte sich ausnahmslos um Dysgnathien der Klasse I im Wechselgebiß. Von allen Patienten lagen Studienmodelle, periapikale Röntgenaufnahmen, Fernröntgenbilder, Gesichtsfotografien und intraorale Farbaufnahmen vor. Für jeden Fall wurden verschiedene Wechselgebißanalysen durchgeführt.
Konventionelle Methode. Nach der konventionellen Methode wurden folgende Berechnungen durchgeführt:
Der *Platzbedarf* wurde anhand von Messungen des größten mesiodistalen Kronendurchmessers der vier unteren Schneidezähne errechnet. Für die Messungen wurde eine *Boley*-Lehre mit spitzen Meßbacken verwendet, wobei die Schublehre parallel zur Schneidkante der Zähne gehalten wurde (Abb. 5-72). Alle Meßwerte wurden auf eine Stelle hinter dem Komma gerundet. Bei den noch nicht durchgebrochenen Eckzähnen und Prämolaren wurde der größte mesiodistale Kronendurchmesser am periapikalen Röntgenbild vermessen (Abb. 5-73).
Der vergrößerte Maßstab der Röntgendarstellung wurde mit der von *Huckaba*[30] empfohlenen Formeln reduziert:

$$x = \frac{(y)(x^1)}{y^1}$$

wobei x die geschätzte Größe des bleibenden Zahnes, x^1 die radiologische Größe des bleibenden Zahnes, y die Größe des 2. unteren Milchmolaren am Modell (Abb. 5-74) und y^1 die radiologische Größe des Milchmolaren ist.

Diagnose

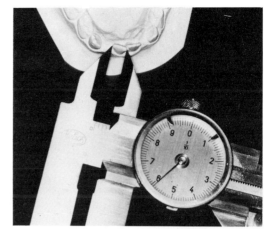

Abb. 5-72 Messung des Platzbedarfs am Studienmodell mit Hilfe einer *Boley*-Schublehre.

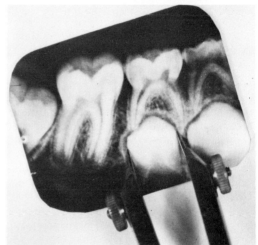

Abb. 5-73 Messung des Platzbedarfs am Röntgenbild mit Hilfe eines Stechzirkels.

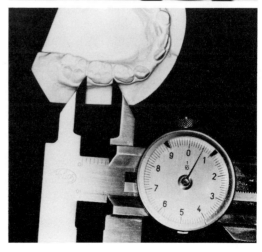

Abb. 5-74 Messung der Breite des 2.Milchmolaren am Studienmodell mit einer *Boley*-Schublehre zur Ermittlung des Vergrößerungsmaßstabes im Röntgenbild.

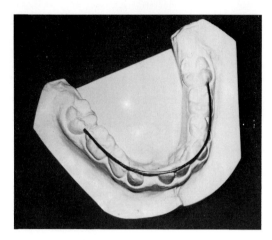

Abb. 5-75 Messung des Platzangebotes am Studienmodell mit einem Messingdraht.

Die für die Schneidezähne am Modell und für die Eckzähne und Prämolaren am Röntgenbild gemessenen Werte wurden addiert und ergaben so den Platzbedarf.
Das *Platzangebot* wurde mit einem Messingdraht von 0,84 mm Stärke gemessen. Der Draht wurde vom mesiobukkalen Höcker des 1. bleibenden Molaren der einen Kieferhälfte über die bukkalen Höcker und die Schneidekanten der übrigen Zähne bis zum mesiobukkalen Höcker des 1. Molaren der anderen Kieferhälfte gelegt (Abb. 5-75). Anschließend wurde der Draht vorsichtig begradigt und mit der *Boley*-Schublehre gemessen. Auch dieser Wert wurde auf die 1. Stelle hinter dem Komma gerundet.
Der Unterschied zwischen den Werten für Platzbedarf und Platzangebot ergab die Größe der Diskrepanz.
Tweed-Methode. Die Werte für Platzbedarf und Platzangebot wurden nach der konventionellen Methode ermittelt (Abb. 5-72 bis 5-74).
Die Relation zwischen der Achsenneigung der unteren Schneidezähne und dem Basalknochen wurde anhand der Durchzeichnungen von Fernröntgenseitenbildern beurteilt. Der Grad der dentoalveolären Protrusion oder Retrusion wurde auf diese Weise ermittelt und in die Wechselgebißanalyse eingegliedert (Abb. 5-76).

Die Forschungsarbeit an der *Tweed*-Foundation hat folgende Richtwerte ergeben:
Bei einem FMA-Winkel zwischen 21° und 29° sollte der FMIA-Winkel 68° sein.
Bei einem FMA-Winkel von 30° oder mehr sollte der FMIA-Winkel 65° sein.
Bei einem FMA-Winkel von 20° oder weniger sollte der IMPA-Winkel nicht über 92° liegen.
Wenn der FMIA (49°) einem speziellen FMA (30°) nicht entsprach, wurde eine Linie zur Korrektur des FMIA auf den erforderlichen Wert (65°) eingezeichnet. Auf der Höhe der Okklusionsebene wurde der Abstand zwischen dieser Korrekturlinie und der tatsächlichen Linie der Schneidezahnachsenneigung mit dem Stechzirkel ausgemessen (6 mm). Der Wert wurde auf die 1. Stelle hinter dem Komma gerundet und für beide Kieferhälften verdoppelt (12 mm). Dieser Wert ist in dem jeweiligen Fall die kephalometrische Korrektur, die zur Differenz zwischen Platzbedarf und Platzangebot addiert wird, so daß sich die Gesamtdiskrepanz ergibt (Abb. 5-76).
Totale Platzanalyse. Die Analyse wurde in drei Teilbereiche unterteilt – den frontalen, mittleren und distalen Zahnbogen. Die Summe dieser Teilwerte ergab den gesamten Platzmangel bzw. -überschuß (Tab. 5-3).
Frontaler Zahnbogen. In diesem Bereich wurde die Differenz zwischen Platzangebot und Platzbedarf wie beschrieben berechnet. Außer der Zahnbreitenvermessung und der kephalometrischen Korrektur umfaßte die Berechnung des Platzbedarfs jedoch noch eine Weichteilmodifikation.
Zahnbreitenvermessung. Die am Modell gemessene Breite der unteren Schneidezähne wurde zu der anhand der Röntgenaufnahmen festgestellten Breite der Eckzähne addiert. Die Messungen wurden wie eingangs beschrieben durchgeführt (Abb. 5-72 bis 5-74).
Kephalometrische Korrektur. Die kephalometrische Korrektur wurde wie bei der *Tweed*-Methode berechnet. Anstatt die Distanz zwischen der korrigierten und der echten Achsenneigungslinie der unteren Schneidezähne auf der Höhe der Okklusionsebene in Millimeter zu vermessen, wurde der tatsächliche FMIA (in Grad) vom korrigierten Winkel subtrahiert und die Graddifferenz durch Multiplikation mit einer Konstanten (0,8) in Millimeter umgerechnet (Abb. 5-77; Tab. 5-3).
Weichteilmodifikation. Während nach der *Tweed*-

Abb. 5-76 Die *Tweed*-Methode. Kephalometrische Korrektur.

Winkel FH-Mandibularebene (FMA)
Winkel Schneidezahn-Mandibularebene (IMPA)
Winkel FH-unterer Schneidezahn (FMIA)
Winkel A-Punkt – Nasion – B-Punkt (ANB)
Okklusionsebene (OP)
Z-Winkel
  chronologisches Alter: 7 $^{6}/_{12}$ Jahre
  Zahnalter: 6 $^{6}/_{12}$ Jahre

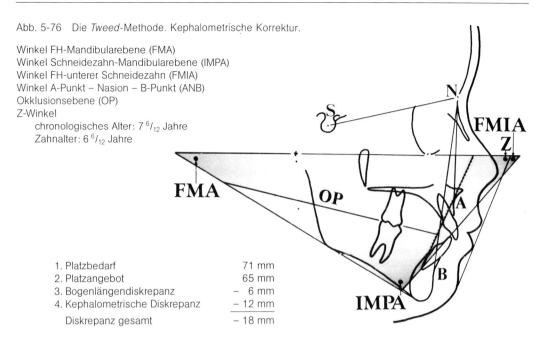

1. Platzbedarf	71 mm
2. Platzangebot	65 mm
3. Bogenlängendiskrepanz	– 6 mm
4. Kephalometrische Diskrepanz	– 12 mm
Diskrepanz gesamt	– 18 mm

Methode der rein dentalen Wechselgebißanalyse lediglich die frontale dentoskelettale Relation zugefügt wird, wird bei der totalen Platzanalyse außerdem auch das Weichteilprofil berücksichtigt. Die totale Methode umfaßt demnach sowohl die Zähne als auch die Kiefer und Weichteile.
Die Weichteilmodifikation beruht auf der Messung des Z-Winkels nach *Merrifield*[43, 43], zu dem die kephalometrische Korrektur (in Grad) addiert wird. Wenn der korrigierte Z-Winkel über 80° liegt, wird der Neigungswinkel der unteren Schneidezähne entsprechend modifiziert (bis zu 92° bei IMPA). Liegt der korrigierte Z-Winkel unter 75°, ist eine zusätzliche Aufrichtung der unteren Schneidezähne erforderlich. Die Dicke der Oberlippe wird am Punkt der stärksten Krümmung über den mittleren Schneidezähnen von der Lippenrotgrenze an gemessen. Die Gesamtdicke des Kinns wird vom Hautkinnpunkt zur NB-Linie gemessen.
Wenn die Lippendicke größer ist als die Kinndicke, wird der Unterschied in Millimeter bestimmt, verdoppelt und zum Platzbedarf addiert. Bei gleich großer oder geringerer Lippendicke ist keine Weichgewebsmodifikation erforderlich.

Die Abb. 5-78 zeigt die in Abb. 5-77 und Tab. 5-3 beschriebene Patientin M. L. mit einer typischen Dysgnathie der Klasse I mit dentoalveolärer Protrusion und mangelhaftem Lippenschluß (Abb. 5-78A und C). Durch Reihenextraktions- und aktive Behandlung konnten eine normale Muskelfunktion und faziale Harmonie hergestellt werden (Abb. 5-78B und D).
Das *Platzangebot* wurde mittels eines Messingdrahtes (0,84 mm) zwischen dem mesiobukkalen Höcker des linken und dem mesiodistalen Höcker des rechten unteren 1. Milchmolaren ermittelt (Abb. 5-79). Der Draht wurde begradigt und mit dem Stechzirkel ausgemessen. Aus der Subtraktion des auf die 1. Stelle hinter dem Komma gerundeten Wertes vom Gesamtplatzbedarf ergab sich in diesem Fall ein Platzmangel (Tab. 5-3).
Mittlerer Zahnbogen. Bei der Berechnung der Differenz zwischen *Platzbedarf* und *Platzangebot* wurde in diesem Bereich zusätzlich die Okklusionskurve des unteren Zahnbogens berücksichtigt.
Zahnbreitenvermessung. Am Modell wurde die größte mesiodistale Breite der Kronen der unte-

Steuerung der Okklusion durch Reihenextraktion

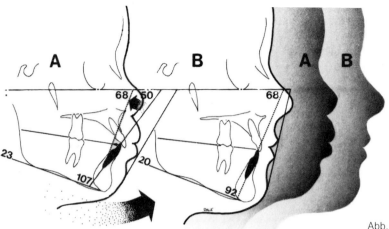

Abb. 5-77 Totale Platzanalyse. Kephalometrische Korrektur des Frontzahnbogens.

Tabelle 5.3 Totale Platzanalyse

	Mangel	Überschuß
Frontzahnbogen		
Erforderlicher Platz		
Zahnbreite $\overline{3\ 2\ 1|1\ 2\ 3}$	39,0	
Kephalometrische Korrektur (68–50 = 18 x 0,8 = 14,4)	14,4	
Modifikation der Weichgewebe (58° + 18° = 76°)	—	
Verfügbarer Platz		36,0 (Messingdraht)
	17,4	
Mittlerer Zahnbogen		
Erforderlicher Platz		
Zahnbreite $\overline{6\ 5\ 4|4\ 5\ 6}$	58,0	
Okklusionskurve $\left(\frac{1,5 + 1,5}{2} = 1,5 + 0,5 = 2,0\right)$	2,0	
Verfügbarer Platz		60,0 (Messingdraht)
	0,0	
Distaler Zahnbogen		
Erforderlicher Platz		
Zahnbreite $\overline{8\ 7|7\ 8}$	42,0	
Verfügbarer Platz		4,0
Derzeit vorhanden $\left(\begin{array}{c}14\,\text{Jr} - 8,3\,\text{Jr} = 5,7\,\text{Jr}\\ 5,7 \times 3 = 17,1\end{array}\right)$		17,1
Geschätzte Zunahme	20,9	
Summe	38,3	

Fehlender Platz insgesamt 38,3 mm (Frontzähne 17,4 mm; Seitenzähne 20,9 mm)
Extraktion der 1. Prämolaren: 16 mm
danach fehlen noch: (38,3–16,0) mm = 22,3 mm
Extraktion der 3. Molaren: 20 mm
Platzmangel zuletzt: (22,3–20,0) mm = 2,3 mm

Diagnose

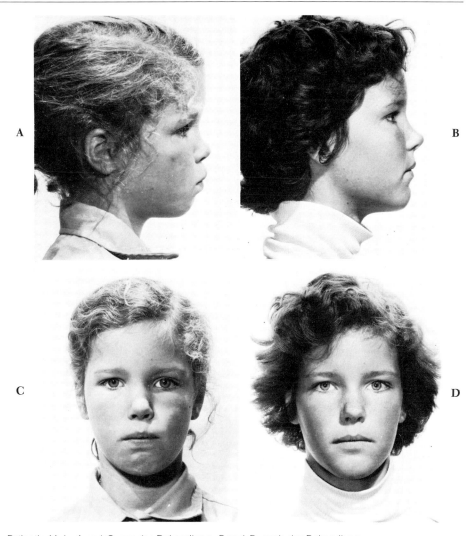

Abb. 5-78 Patientin M. L. *A* und *C:* vor der Behandlung, *B* und *D:* nach der Behandlung.

ren bleibenden 1. Molaren gemessen und zu den am Röntgenbild ermittelten Werten der Prämolarenbreiten addiert (Abb. 5-72 bis 5-74).
Okklusionskurve. Die Okklusionskurve wurde folgendermaßen berechnet:
Der *Platzbedarf* für die Nivellierung der mandibulären Okklusionskurve wurde anhand der Okklusionskurvenformel bestimmt, indem ein gerader Gegenstand so auf die Okklusalflächen der unteren Zahnreihe gelegt wurde, daß er die bleibenden 1. Molaren und die Schneidezähne berührte.

Der tiefste Punkt zwischen dieser Geraden und den Okklusalflächen der Milchmolaren wurde auf beiden Seiten gemessen. Anhand der Tiefe auf beiden Seiten wurde mittels der Okklusionskurvenformel der Platzbedarf für die Nivellierung ermittelt. Der Wert wurde zu den Zahnbreiten addiert und vervollständigte so den Platzbedarf (Tab. 5-3). Die Okklusionskurvenformel, die von der größten Tiefe auf jeder Seite ausgeht, lautet:

$$\frac{\text{Tiefe rechts} + \text{Tiefe links}}{2} + 0{,}5 \text{ mm}$$

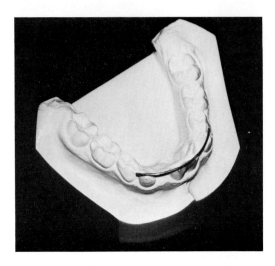

Abb. 5-79 Totale Platzanalyse. Messung des Platzangebotes im Frontzahnbereich.

Abb. 5-80 Totale Platzanalyse. Okklusionskurve.

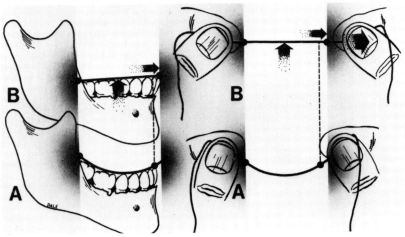

Das *Platzangebot* wurde mittels zweier Messingdrähte (0,84 mm) vom mesiobukkalen Höcker der 1. Milchmolaren zum distobukkalen Höcker der bleibenden 1. Molaren (Abb. 5-81), wie bereits beschrieben, gemessen, addiert und vom Platzbedarf subtrahiert (Tab. 5-3).

Distaler Zahnbogen. In diesem Bereich wurden der Platzbedarf und das Platzangebot einschließlich des wahrscheinlichen zukünftigen Platzangebotes bestimmt.

Der *Platzbedarf* setzt sich aus der Summe der mesiodistalen Breiten der beiden 2. und 3. Molaren zusammen, die bei der Patientin unseres Beispiels (Abb. 5-82) noch nicht durchgebrochen waren. Die Formel zur Umrechnung der vergrößerten Röntgendarstellung wurde modifiziert. In diesem Fall wurden statt der 2. Milchmolaren die 1. bleibenden Molaren verwendet. Ein zweites Problem ist, daß die 3. Molaren häufig auf dem Röntgenbild nicht sichtbar sind. In dem Fall werden die Messungen von Wheeler zugrunde gelegt und die Breite folgendermaßen berechnet:

$$x = \frac{y - x^1}{y^1}$$

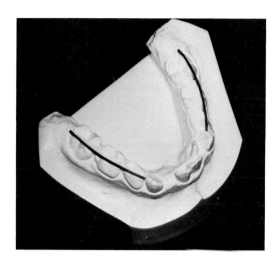

Abb. 5-81 Totale Platzanalyse. Messung des Platzangebotes im mittleren Zahnbogensegment.

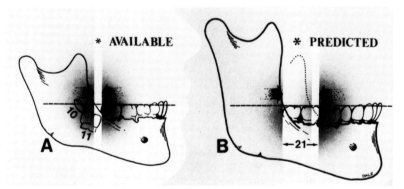

Abb. 5-82 Totale Platzanalyse. Messung des vorhandenen und vorausgesagten Platzangebotes im distalen Kiefersegment.

wobei x der geschätzte Wert für den unteren bleibenden 3. Molaren des betreffenden Patienten, x^1 der Wert nach *Wheeler* für die 3. Molaren, y die tatsächliche Größe des unteren bleibenden 1. Molaren auf dem Röntgenbild und y^1 der Wert nach *Wheeler* für die 1. Molaren ist.

Das *Platzangebot* setzt sich aus dem gegenwärtigen verfügbaren Platz plus dem geschätzten Zuwachs zusammen. Der geschätzte Zuwachs beträgt 3 mm pro Jahr (1,5 mm pro Seite) bis zum 14. Lebensjahr bei Mädchen und bis zum 16. Lebensjahr bei Jungen. Das Alter des Patienten muß daher von 14 bzw. 16 abgezogen werden. Das Ergebnis wird mit 3 multipliziert und ergibt dann den geschätzten Zuwachs für den jeweiligen Patienten. Der gegenwärtig vorhandene Raum wird festgestellt, indem man die Entfernung zwischen der senkrecht zur Okklusionsebene verlaufenden Tangente und dem Vorderrand des aufsteigenden Unterkieferastes entlang der Okklusionsebene in der Fernröntgendurchzeichnung mißt (Abb. 5-82). Der vorhandene Platz und der vorausgesagte Platz ergeben zusammen das Platzangebot, von dem der Platzbedarf subtrahiert wird (Tab. 5-3).

Diskussion. Da die totale Platzanalyse die blei-

Tabelle 5.4 Analyse des Wechselgebisses – Vergleich von konventioneller und Tweed-Methode

Patient L. S.	konventionell (mm)	Tweed (mm)
Platzbedarf	− 69,3	− 69,3
Platzangebot	+ 69,1	+ 69,1
Diskrepanz	− 0,2	− 0,2
Kephalometrische Korrektur	−	− 0,8
Diskrepanz insgesamt	− 0,2	− 8,2
Unterschied zwischen den beiden Verfahren		−8,0

benden Molaren umfaßt, konnten die Ergebnisse nicht mit denjenigen der beiden anderen Verfahren verglichen werden. Hochsignifikante Unterschiede zeigen sich jedoch beim Vergleich der konventionellen Methode mit der *Tweed*-Methode.

Für ein harmonisches Profilbild und eine stabile Okklusion ist die Beurteilung der Achsenneigung der unteren Frontzähne, bezogen auf den Basalknochen, unbedingt in die Wechselgebißanalyse einzubeziehen. Die kephalometrische Korrektur der *Tweed*-Methode ist mit 9,8% des Platzbedarfes nicht unerheblich.

In der Tab. 5-4 sind die unterschiedlichen Ergebnisse der konventionellen Methode und der *Tweed*-Methode bei einem der Patienten der Untersuchung nebeneinander dargestellt. Der Vergleich zeigt, daß die Ergebnisse zu völlig unterschiedlichen Behandlungsplänen führen müssen.

Nach der konventionellen Methode wäre der Patient L. S. ohne Extraktion behandelt worden, selbst wenn das Profil ausgesehen hätte wie bei der Patientin M. L. (Abb. 5-78 A und C). Ohne Berücksichtigung der dentoalveolären Protrusion und Extraktion der Prämolaren wäre es jedoch nicht zu dem gleichen ausgewogenen, harmonischen Ergebnis (Abb. 5-78, B und C) gekommen. Die *Tweed*-Methode ergab die Notwendigkeit von Extraktionen, auch wenn sie nicht näher angab, welche Zähne extrahiert werden sollten.

Die totale Platzanalyse ermöglicht die Lokalisierung des Eng- bzw. Lückenstandes im Zahnbogen. Die Ergebnisse zeigen, daß je nach Lokalisation und Ausmaß der Diskrepanz sehr unterschiedliche Extraktionen erforderlich sind. Wie unterschiedlich die Behandlungspläne für zwei Patienten mit Zahn- und Kiefergrößendiskrepanz bei unterschiedlichem Engstand und unterschiedlicher Lokalisation aussehen können, verdeutlicht die Tabelle 5-5 mit den Daten der Patienten M. M. und L. D. Während bei Patient M. M. Extraktion der 1. Prämolaren zur Behebung des Engstandes im Frontzahngebiet und anschließend Extraktion der 3. Molaren zur Behebung des Engstandes im Seitenzahnbereich erforderlich sein wird, bedarf es bei Patient L. D. lediglich der Extraktion der 2. Prämolaren. Danach können die Frontzähne distalisiert und die Molaren mesialisiert werden. Obwohl bei beiden Patienten eine Dysgnathie der Klasse I vorliegt, ist bei M. M. die Indikation für eine Reihenextraktion eher gegeben als bei L. D., da primär die 1. Prämolaren extrahiert werden.

Eine ideale Ausgangssituation für eine Reihenextraktion war bei Patientin M. L. (Abb. 5-77 und 5-78; Tab. 5-3) gegeben: Dysgnathie der Klasse I im Wechselgebiß mit frontaler Diskrepanz in Form einer dentoalveolären Protrusion und distalen Diskrepanz bei mesiofazialem Gesichtstyp. Die frontale Diskrepanz wurde durch Extraktion der 1. Prämolaren und die distale Diskrepanz durch Extraktion der 3. Molaren behandelt.

Günstige Verhältnisse für eine Reihenextraktion liegen auch bei Patient M. R. (Abb. 5-127; Tab. 5-6) vor: Wechselgebiß mit Dysgnathie Klasse I, frontale Diskrepanz in Form einer mäßigen dentoalveolären Protrusion und distale Diskrepanz bei relativ hyperdivergentem Gesichtstypus. Es wurden die gleichen Zähne extrahiert wie bei der Patientin M. L., obwohl die Gründe dafür nicht ganz die gleichen waren. Bei M. L. ist die frontale Diskrepanz stärker mit der dentoalveolären Protrusion verbunden als bei M. R., während die distale Diskrepanz bei M. R. stärker mit dem hyperdivergenten Gesichtsbau verbunden ist als bei M. L.

Vor einigen Jahren wäre der Patient J. L. (Abb. 5-130; Tab. 5-6) trotz einer Klasse I mit Zahn- und Kiefergrößendiskrepanz kein guter Fall für eine Reihenextraktion gewesen. Sein damals ausgeprägt hyperdivergenter Gesichtsbau war Mitursache für die Diskrepanz im mittleren und distalen Zahnbogensegment und für den offenen Biß. Die

Tabelle 5.5 Totale Platzanalyse – Vergleich der Patienten M. M. und L. D.

	M. M. (mm)		L. D. (mm)	
Frontzahnbereich				
Platzbedarf				
Zahnbreite $\overline{3\ 2\ 1|1\ 2\ 3}$	−35,9		−37,6	−39,6
Kephalometrische Korrektur*	− 9,0		− 2,0	
Platzangebot		+32,9		+33,5
fehlender Platz		−12,0		− 6,1
Mittlerer Zahnbogen				
Platzbedarf				
Zahnbreite $\overline{6\ 5\ 4|4\ 5\ 6}$	−48,6		−54,2	
Okklusionskurve*	− 1,7		− 1,7	
Platzangebot		+54,1		+59,6
Überschuß		+ 3,8		− 2,4
Distaler Zahnbogen				
Platzbedarf				
Zahnbreite $\overline{8\ 7|7\ 8}$	−40,0		−41,0	
Platzangebot				
derzeit verfügbar	+ 4,0	+19,9	+ 9,0	+36,0
Geschätzte Zunahme*	+15,0		+27,0	
Defizit		−20,1		− 5,0
Diskrepanz insgesamt		−28,3		−13,5

M. M.
Gesamtdefizit: 28,3 mm (Frontz. 12,0; Seitenz. 20,1)
Extraktion der 1. Prämolaren: 16,0 mm
Defizit jetzt: 28,3−16,0 = 12,3 mm
Extraktion der 3. Molaren: 20,0 mm
Überschuß zuletzt: 20,0−12,3 = 7,7 mm

L. D.
Gesamtdefizit: 13,5 mm
Extraktion der 2. Prämolaren: 16,0 mm
Überschuß: 2,5 mm
Frontzähne rückwärts bewegen in den Leerraum hinein
Seitenzähne vorwärts bewegen in den Leerraum hinein

* Einflüsse der Weichgewebe und der Kl. II blieben bei diesem Beispiel unberücksichtigt.

Steuerung der Okklusion durch Reihenextraktion

Tabelle 5.6 Totale Platzanalyse der unteren Bezahnung von sieben Patienten (mm)

	M.R. (Abb. 5.127)	J.L. (Abb. 5.130)	J.O. (Abb. 5.157)	T.P.	G.L. (Abb. 5.92)	C.G.	L.V.
Defizit, Frontzahnbogen	16,6	0,0	15,4		18,0	3,0	6,0
Überschuß, Frontzahnbogen				8,0			
Defizit, mittlerer Zzahnbogen	0,0	16,0		4,8	5,0	2,0	0,0
Überschuß, mittlerer Zahnbogen			1,5				
Defizit, distaler Zahnbogen	12,0	9,0	15,0	16,0	11,0	16,0	14,0
Defizit insgesamt	28,6	25,0	28,9	12,8	34,0	21,0	20,0
Extraktion von	$\frac{4\ \|\ 4}{4\ \|\ 4}$	$\frac{6\ \|\ 6}{6\ \|\ 6}$	$\frac{4\ \|\ 4}{4\ \|\ 4}$	$\frac{8\ \|\ 8}{8\ \|\ 8}$	$\frac{4\ \|\ 4}{4\ \|\ 4}$	$\frac{4\ \|\ 4}{5\ \|\ 5}$	$\frac{4\ \|\ 4}{}$
Defizit nach Extraktion	16,0	23,0	16,0	20,0	16,0	16,0	0,0
	12,6		12,9		18,0		20,0
Extraktion von	$\frac{8\ \|\ 8}{8\ \|\ 8}$		$\frac{8\ \|\ 8}{8\ \|\ 8}$		$\frac{8\ \|\ 8}{8\ \|\ 8}$	$\frac{8\ \|\ 8}{8\ \|\ 8}$	
	20,0		20,0		20,0		20,0
Endergebnis							
Defizit		2,0		7,2	2,0		0,0
Überschuß	7,4		7,1			5,0	

1. Molaren wurden extrahiert, um die distale Diskrepanz zu korrigieren und den Unterkiefer nach vorne und oben zu schwenken, wodurch sich der offene Biß reduzierte. Die Reihenextraktion erschöpft sich nicht in der Extraktion der vier 1. Molaren, ein solches Vorgehen ist bei stark hyperdivergenten Patienten mit distalen Diskrepanzen nicht ratsam.

Der Patient J. O. (Abb. 5-157; Tab. 5-6) war mäßig hyperdivergent und hatte eine distale Diskrepanz, Klasse-II-Dysgnathie und offenen Biß mit frontaler Diskrepanz. Die frontale Diskrepanz wurde durch Extraktion der vier 1. Prämolaren, die distale Diskrepanz durch Extraktion der vier 3. Molaren behandelt. Die Reaktion auf diese Therapie war in jeder Hinsicht günstig.

Eine vergleichbare Situation liegt bei Patient G. L. (Abb. 5-92; Tab. 5-6) vor. In beiden Fällen handelt es sich um Dysgnathien der Klasse II mit frontalen und distalen Diskrepanzen und in beiden Fällen wurden die gleichen Zähne extrahiert. Bei G. L. führte die Reihenextraktion jedoch nicht zum gewünschten Erfolg.

Einen Grenzfall stellt in gewisser Hinsicht die Patientin C. G. (Tab. 5-6) dar. Im Unterkiefer besteht eine distale Diskrepanz, im Oberkiefer eine frontale Diskrepanz in Form einer dentoalveolären Protrusion. Die oberen 1. Prämolaren wurden zur Korrektur der frontalen Diskrepanz extrahiert, die unteren 2. Prämolaren wurden entfernt, um die 1. Molaren zu mesialisieren, wodurch sich die distale Diskrepanz und die Klasse-II-Molarenrelation verbesserten. Der Profilverlauf konnte positiv verändert werden.

Wieder anders stellt sich die Situation bei Patient L. V. (Tab. 5-6) dar, eine Klasse-II-Dysgnathie mit idealen Bedingungen für eine Reihenextraktion. Im Unterkiefer wurde die distale Diskrepanz durch Extraktion der 3. Molaren korrigiert. Die Therapie für die frontale Diskrepanz im Oberkiefer, die primär eine dentoalveoläre Protrusion war, bestand in der Extraktion der 1. Prämolaren. Reihenextraktion und aktive Behandlung bewirkten zusammen eine Verbesserung der fazialen Harmonie und Ausgewogenheit.

Bei dem Patienten T. P. (Tab. 5-6) handelte es sich um einen Erwachsenen mit einer hochgradigen Dysgnathie der Klasse II/2, die in jüngeren Jahren nicht direkt zu einer Reihenextraktion geeignet gewesen wäre. Die Behandlung wurde im bleibenden Gebiß im Sinne einer Extraktion der vier 3. Molaren durchgeführt. Die totale Raumanalyse ergab eine distale Diskrepanz und im Frontzahnbereich einen Raumüberschuß. Aufgrund dieses Überschusses konnten die unteren Schneidezähne nach Korrektur des Tiefbisses eingeordnet werden.

Somit wurde jeder dieser Patienten je nach den Ergebnissen der verschiedenen diagnostischen Verfahren, einschließlich der totalen Platzanalyse, unterschiedlich behandelt.

Bestimmung des Zahnalters

Eine wichtige Rolle spielt in der Kieferorthopädie die Vorhersage der endgültigen Größe und Reifungsrate der Kiefer – der endgültigen Größe, Reifungsrate und Einstellung der Zähne in der Mundhöhle – sowie des endgültigen Behandlungsergebnisses. Eine wesentliche Bedeutung hat außerdem der pubertäre Wachstumsschub des Körpers und seine Relation zum Wachstumsschub des kraniofazialen Komplexes. Außerdem sind die Relationen zwischen chronologischem Alter, skelettalem Alter und dentalem Alter von Interesse.

Anhand von Informationen aus Längsschnittuntersuchungen ist der Arzt, der die Zähne in eine günstige Okklusion zu führen versucht, besser in der Lage, wichtige Ereignisse in der Entwicklung des Gebisses vorherzusagen. Wir wissen z. B., daß ein noch nicht durchgebrochener bleibender Zahn so lange im wahrsten Sinne des Wortes stillsteht, bis seine Wurzel zur Hälfte ausgebildet ist. Angesichts dieser Tatsache verbietet sich die Extraktion eines Milchmolaren, wenn die Wurzel des nachfolgenden Zahnes noch nicht einmal halb entwickelt ist. Eine Extraktion zu diesem Zeitpunkt würde den Durchbruch des Prämolaren eher verzögern als beschleunigen. Wir wissen außerdem, daß: 1. ein Zahn erst dann durchbricht, wenn seine Wurzel zu $3/4$ ausgebildet ist (Abb. 5-83), 2. das Wurzelwachstum eines Eckzahnes von $1/4$ bis zur Hälfte der gesamten Wurzellänge $2 1/2$ Jahre und von der Hälfte zu $3/4$ $1 1/2$ Jahre dauert (Abb. 5-84), 3. die Wurzelentwicklung eines 1. Prämolaren von $1/4$ zur Hälfte der gesamten Wurzellänge $1 3/4$ Jahre und von der Hälfte zu $3/4$ der Wurzellänge $1 1/2$ Jahre dauert (Abb. 5-84). In

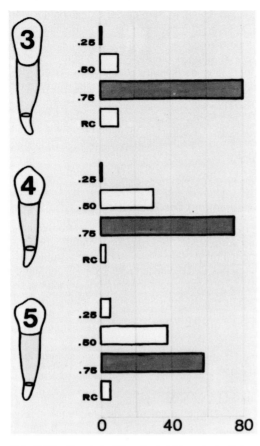

Abb. 5-83 Stand der Wurzelentwicklung beim Zahndurchbruch. (Nach Moorrees, C. F. A., Fanning, E. A. und Grøn, A. M.: Angle Orthod. 33 : 44, 1963; modifizierte Darstellung.)

Kenntnis dieser Fakten läßt sich anhand einer periapikalen Röntgenaufnahme der Durchbruchszeitpunkt der genannten Zähne vorhersagen und der Zeitpunkt ihrer Extraktion genauer bestimmen. Wenn die Röntgenaufnahme einen Eckzahn zeigt, dessen Wurzel erst zu 1/4 ausgebildet ist, liegt es klar auf der Hand, daß mit dem Durchbruch des Zahnes nicht vor 4 Jahren zu rechnen ist. Bei einem 1. Prämolaren vergehen, vom gleichen Wurzelentwicklungsstand an gerechnet, 3 1/4 Jahre bis zum Durchbruch. Informationen dieser Art sind im Zusammenhang mit oberen Schneidezähnen wertvolle Richtlinien für die zeitliche Planung einer partiellen Multibandapparaturbehandlung oder von interzeptiven Maßnahmen. Informationen über den Zusammenhang zwischen Wurzelentwicklung und Durchbruchszeitpunkt bei 2. Prämolaren und 2. Molaren sind für die Entscheidung über den Therapiebeginn bei der Verwendung von Multibandapparaturen oder im bleibenden Gebiß ausschlaggebend. Multibandapparaturen werden eingesetzt, wenn die oberen bleibenden Eckzähne und unteren 2. Prämolaren weitgehend durchgebrochen sind. Bei Dysgnathie mit Tiefbiß wird die Bebänderung erst dann vorgenommen, wenn die bleibenden 2. Molaren durchgebrochen sind.

Vor dem Fallbefund wird im Rahmen der Auswertung der diagnostischen Unterlagen das dentale Alter nach der von C. F. A. Moorrees[45, 47, 49, 52, 53] und seinen Mitarbeitern, E. A. Fanning[20–22], A. M. Grøn[26] und L. Lebret[34] bestimmt. Auf der Grundlage des Zahnalters ist eine genaue Vorhersage des Durchbruchs der Eckzähne, Prämolaren und 2. Molaren möglich. Nur auf dieser Basis ist eine spezifische und realistische Behandlungsplanung möglich.

Die Längsschnittuntersuchungen, die Moorrees, Meredith[41], Sillman[57] und andere über die Wachstumsentwicklung durchführten, ergaben eine wissenschaftliche Basis für Vorhersagen im Zusammenhang mit 1. Gebißentwicklung, 2. Steuerung der Okklusion einschließlich Reihenextraktion und 3. zeitliche Behandlungsplanung.

Was das Wachstum betrifft, zählt das Gebiß als ein eigenes System, das seine zeitlichen Impulse aus der Entwicklung der Zähne bezieht. Unabdingbare Voraussetzung für die Vorhersage von speziellen Ereignissen in der Gebißentwicklung ist daher die Bestimmung des Zahnalters.

Eine bequeme Methode, jedoch nur von begrenztem Wert, ist die Bestimmung des Zahnalters anhand des Durchtritts der Zähne durch die Mundschleimhaut. Der Durchtritt ist ein singuläres und stark schwankendes Ereignis im kontinuierlichen Prozeß des Zahndurchbruchs. Außerdem ist die Chance, daß der Zeitpunkt der klinischen Untersuchung mit dem Zeitpunkt des Zahndurchtritts zusammenfällt, gering. Abgesehen davon haben verschiedene exogene Faktoren einen Einfluß auf den Zahndurchtritt, so z. B. Infektionen, Traumatisierung, mechanische Behinderung, Engstand oder Extraktionen. Die Durchbruchsrate kann durch Mangel an Vitamin A oder D, Schilddrüsenunterfunktion oder andere Allgemeinerkrankungen herabgesetzt, durch verlängerte intrauterine Entwicklung, viel Schlaf, Unterernährung, Schilddrüsenüberfunktion, Cortisontherapie, Hyperaktivität usw. beschleunigt sein.

Eine bessere Grundlage für die Bestimmung des Zahnalters stellt die Zahnbildung dar. Sie hängt nicht so stark von exogenen Faktoren ab und ist zu jedem Zeitpunkt, von Geburt bis zur Einstellung der 3. Molaren, beurteilbar.

Im Alter zwischen 4 und 12 Jahren wird das Zahnalter auch anhand der Wurzelresorption bestimmt, die jedoch ebenfalls starken Schwankungen unterworfen ist. Erst in Kombination mit der Bildung und dem Durchtritt der Zähne vervollständigt sie das Bild von der Gebißentwicklung.

1949 veröffentlichte V. O. Hurme[31], der am Forsyth Infirmary arbeitete, eine umfassende Untersuchung über den Zahndurchbruch, die auf dem während der letzten 100 Jahre in 8 verschiedenen Ländern veröffentlichten Material über insgesamt 93 000 Kinder aufgebaut war. Die Ergebnisse dieser Untersuchung wurden in einem Zahndurchbruchsschema zusammengefaßt, das inzwischen in seiner Art klassisch geworden ist. Zum ersten Mal wurden individuelle und geschlechtsgebundene Variationen festgehalten. Hurme zufolge brechen die Zähne bei Mädchen 5 Monate früher durch als bei Jungen, wobei der Unterschied bei den unteren Eckzähnen mit 11 Monaten am größten und bei den oberen 1. Molaren mit 2 Monaten am geringsten ist. Die größte individuelle Variationsbreite findet sich bei den unteren 2. Prämolaren mit 3 5/12 Jahren, die geringste bei den unteren mittleren Schneidezähnen mit 1 4/12 Jahren. Das Zahndurchbruchsschema nach Hurme gibt die Zeitpunkte des Durchtritts der bleibenden Zähne im Ober- und Unterkiefer von Mädchen und Jungen an. Mit einer Standardabweichung von ±1 enthält sie das mittlere, frühe und späte Durchbruchsalter für 68,35% der Population. Die Streuung der Durchbruchszeiten reicht von den unteren mittleren Schneidezähnen (geringste Streuung) über die oberen 1. Molaren, unteren 1. Molaren, oberen mittleren Schneidezähne, unteren seitlichen Schneidezähne, oberen seitlichen Schneidezähne, unteren Eckzähne, unteren 2. Molaren, oberen 2. Molaren, oberen Eckzähne, unteren 1. Prämolaren, oberen 1. Prämolaren und oberen 2. Prämolaren bis zu den unteren 2. Prämolaren (größte Streuung). Hinsichtlich der Geschlechtsunterschiede stehen die oberen 1. Molaren an unterster Stelle, über ihnen folgen die oberen mittleren Schneidezähne, unteren 1. Mo-

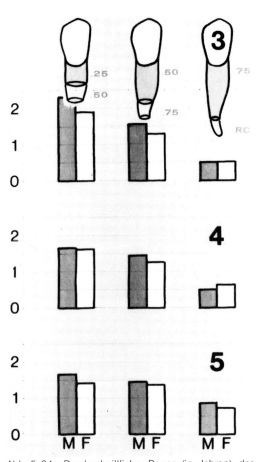

Abb. 5-84 Durchschnittliche Dauer (in Jahren) der Entwicklung von jeweils 25% der Wurzellänge. (Nach Moorrees, C. F. A., Fanning, E. A. und Grøn, A. M.: Angle Orthod. 33 : 44, 1963; modifizierte Darstellung.)

Steuerung der Okklusion durch Reihenextraktion

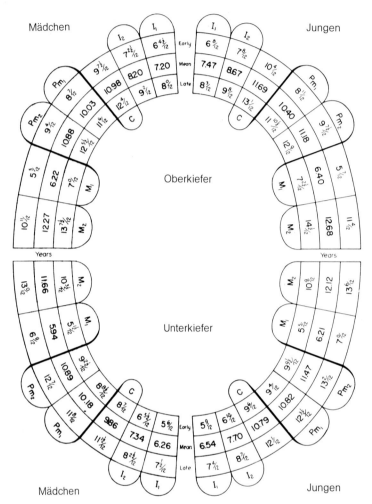

Abb. 5-85 Bestimmung des Zahnalters anhand des durchschnittlichen Alters beim Zahndurchbruch (±1 SA). (Aus Hurme, V. O.: J. Dent. Child. 16:11, 1949.)

laren, unteren mittleren Schneidezähne, oberen 2. Prämolaren, unteren seitlichen Schneidezähne, oberen 1. Prämolaren, oberen 2. Molaren, unteren 2. Molaren, oberen seitlichen Schneidezähnen, unteren 2. Prämolaren, unteren 1. Prämolaren, oberen Eckzähne und schließlich die unteren Eckzähne (größter Geschlechtsunterschied) (Abb. 5-85).

1978 veröffentlichte *Moorrees* zusammen mit *R. L. Kent* jr.[52] eine neue Zahndurchbruchstabelle (Abb. 5-86). Das mittlere Durchbruchsalter für die bleibenden Zähne im Ober- und Unterkiefer ist in waagerechten Linien mit Standardabweichungen von ±1 und ±2 angegeben. Schrägverlaufende Linien geben den durchschnittlichen Zeitabstand zwischen dem Durchbruch der bleibenden Zähne an und lassen auf einen Blick die Reihenfolge des Zahndurchbruchs erkennen. Wenn man das chronologische Alter als senkrechte Linie zwischen der oberen und unteren Skala einzeichnet, läßt sich das Zahnalter errechnen. Zusammen mit der klinischen Feststellung des genauen Durchbruchszeitpunktes kann das Zahnalter mit dem chronologischen Alter verglichen werden, wo-

Abb. 5-86 Bestimmung des Zahnalters anhand des Zahndurchbruchs. (Aus *Moorrees,* C. F. A. und *Kent,* R. L. jr.: In: *McNamara* J. A., Hrsg.: Monograph 6, Craniofacial growth series. Ann Arbor, 1978, Center for Human Development, University of Michigan, 1978.)

Abb. 5-87 Bestimmung des Zahnalters anhand des Zahndurchbruchs. (Aus *Moorrees,* C. F. A. und *Kent,* R. L. jr.: Ann. Hum. Biol. 5 : 1, 1978.)

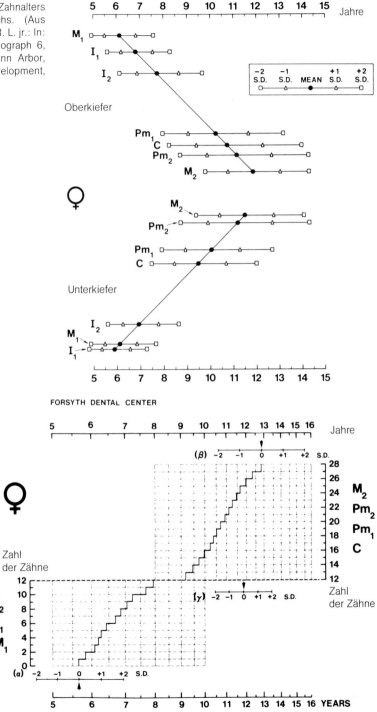

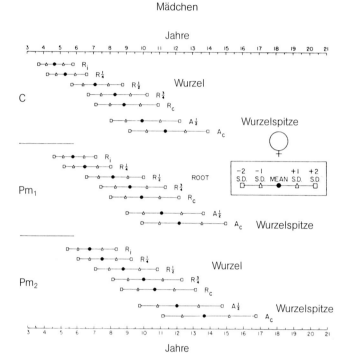

Abb. 5-88 Bestimmung des Zahnalters anhand der Zahnentwicklung. (Aus *Moorrees,* C. F. A., *Fanning,* E. A., *Grøn,* A. M. und *Lebret,* J.: Eur. Orthod. Soc. Trans. 38:87, 1962.)

durch man Aufschluß über einen frühen oder späten Zahndurchbruch und das Ausmaß der Abweichung gewinnt.

In der Zahndurchbruchstabelle zeichnet sich eine deutliche Kluft in den Durchbruchszeiten ab, d. h. die Schneidezähne und 1. Molaren brechen wesentlich früher durch als die Eckzähne, Prämolaren und 2. Molaren. Diese Kluft machten sich *Moorrees* und seine Mitarbeiter bei der Erstellung einer zweiten Zahndurchbruchstabelle zur Bestimmung des Zahnalters zunutze. Diese Tabelle basiert auf der Anzahl der zu einem bestimmten Zeitpunkt in der Mundhöhle sichtbaren Zähne. Dadurch ist diese Methode der Zahnaltersbestimmung in der Praxis besser realisierbar, da sie ohne den exakten, klinisch beobachteten Zahndurchbruchszeitpunkt auskommt. Nach dem Verfahren, das auch als *Stufenfunktionsmethode* bezeichnet wird (Abb. 5-87) wird das mittlere Durchbruchsalter der vorhandenen Zähne jeweils für die 12 früh durchbrechenden (Schneidezähne, 1. Molaren)

und 16 spät durchbrechenden Zähne (Eckzähne, Prämolaren und 2. Molaren) separat bestimmt und als Funktionen auf einer logarithmischen Skala dargestellt. Jungen und Mädchen werden getrennt berücksichtigt.

Grundsätzlich kann man davon ausgehen, daß wenn die „frühen Zähne" relativ frühzeitig durchbrechen, mit hoher Wahrscheinlichkeit auch die „späten Zähne" früher durchbrechen werden. Mit 0,72 bei Jungen und 0,78 bei Mädchen ist eine gute Korrelation zwischen dem Durchbruch der „frühen" und „späten" Zähne gegeben. Als praktisches Beispiel sei der Fall eines Mädchens von 7 Jahren gegeben. Anhand der Tabelle (Abb. 5-87) sollten zu diesem Zeitpunkt 8 bleibende Zähne in der Mundhöhle zu sehen sein. Wenn nur 5 Zähne vorhanden sind, entspricht das Zahnalter des Patienten etwa 6½ Jahren. Die Patientin ist in diesem Fall gegenüber der Norm um eine Standardabweichung „verspätet". Ist diese Abweichung zwischen dem 5. und 9. Lebensjahr konstant,

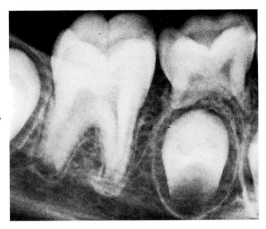 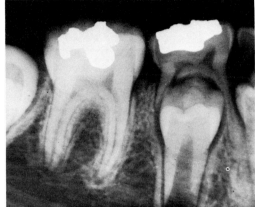 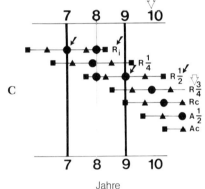

Abb. 5-89 Chronologisches Alter: 8 Jahre. A: beginnende Wurzelbildung und B: zur Hälfte abgeschlossene Wurzelentwicklung des 2. Prämolaren. C: Ausschnitt aus der Zahnentwicklungstabelle (Abb. 5-88) mit den Daten für 2. Prämolaren.

kann man mit einiger Sicherheit vorhersagen, daß auch der Durchbruch der Eckzähne, Prämolaren und 2. Molaren um eine Standardabweichung verzögert sein wird. (Eine detailliertere Beschreibung dieser Methode findet sich bei Moorrees und Kent[52].)

1962 veröffentlichten Moorrees, Fanning, Grøn und Lebret Tabellen zur Bestimmung des Zahnalters anhand der Zahnbildung. Die Tabelle zum Durchbruch der Eckzähne und Prämolaren bei Mädchen ist in der Abb. 5-88 dargestellt. Ihre Anwendung läßt sich anhand der Abb. 5-89 erläutern. Das radiologische Bild der 8jährigen Patientin (Abb. 5-89 A) läßt die beginnende Wurzelbildung des 2. Prämolaren erkennen. Daneben zeigt das Bild einer anderen, ebenfalls 8jährigen Patientin beim 2. Prämolaren bereits eine zur Hälfte ausgebildete Wurzel. Bei 0 ist ein Ausschnitt aus der Tabelle dargestellt, die die Zahnentwicklung des 2. Prämolaren bei Mädchen zeigt (Abb. 5-88). Da das chronologische Alter bei beiden Mädchen 8 Jahre ist, wurde von der oberen zur unteren Skala bei 8 eine Senkrechte eingezeichnet. Nach dieser Tabelle ist das mittlere Alter für die beginnende Wurzelbildung (R_i) das 7. Lebensjahr, so daß das Zahnalter der Patientin in Abb. 5-89 A 7 Jahre beträgt. Das mittlere Alter für die Entwicklung der ersten Wurzelhälfte liegt nach der Tabelle beim 9. Lebensjahr, demnach ist das Zeitalter des Mädchens aus Abb. 5-89 B 9 Jahre. Eine Behandlung mit Multibandapparaturen sollte erst dann begonnen werden, wenn die 2. Prämolaren gerade durchbrechen. Die Untersuchungen von Moorrees haben gezeigt, daß die 2. Prämolaren dann durchbrechen, wenn die Wurzeln zu 3/4 der Gesamtlänge entwickelt sind. Nach der Tabelle liegt

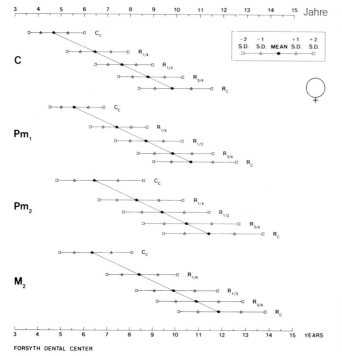

Abb. 5-90 Entwicklungsstufen der bleibenden Zähne im Unterkiefer. (Aus Moorrees, C. F. A., Kent, R. L., jr. und Lebret, L.: unveröffentlichtes Material, 1982.)

das mittlere Alter für 3/4 der Wurzelbildung bei 10 Jahren. Der Behandlungsbeginn wird demnach bei der Patientin aus Abb. 5-89A im 11. chronologischen Lebensjahr und für die Patientin in Abb. 5-89B im 9. chronologischen Lebensjahr liegen. Das Zeitalter der beiden Patientinnen liegt 2 Jahre auseinander.

Vor kurzem entwickelten Moorrees und seine Mitarbeiter am Forsyth Dental Center eine verbesserte Modifikation dieser Tabellen (Abb. 5-90), indem sie auch die 2. Molaren einbezogen. Die Anwendung der Methode hat sich jedoch nicht geändert. Die Basis dieser Tabellen bildet eine extensive und umfassende Längsschnittzwillingsstudie, die unter der Leitung von Dr. Moorrees durchgeführt und bisher noch nicht veröffentlicht wurde. Frau Dr. Lebret, die in diesem Falle die Untersuchung durchführte, erteilte mir freundlicherweise die Genehmigung zum Abdruck dieser Tabelle. Ähnliche Tabellen wurden auch zur Bestimmung des Zahnalters anhand 1. der Milchzahnentwicklung, 2. der Milchzahnresorption, 3. der Entwicklung der bleibenden Zähne und 4. der Entwicklung der 3. Molaren aufgestellt.

Es stellt sich die Frage, ob die systematische Extraktion von Milchzähnen einen Einfluß auf die Durchbruchsfolge der bleibenden Zähne ausübt. Die Antwort lautet ja. In der Ausgabe vom Januar 1962 des The Angle Orthodontist[20] beschreibt Fanning die Auswirkung von Milchzahnextraktionen auf die Wurzelentwicklungs- und Eruptionsrate der darunterliegenden bleibenden Zähne. Während er beim Prämolaren nach der Extraktion des Milchmolaren hinsichtlich der Wurzelentwicklungsrate keine Veränderung beobachtete, stellte er beim Durchbruch des Prämolaren unabhängig vom Entwicklungsstadium und Alter, in dem der Milchmolar extrahiert wurde, eine unmittelbare Beschleunigung fest. Zum vorzeitigen Durchbruch kam es, wenn die Extraktion des Milchmola-

Diagnose

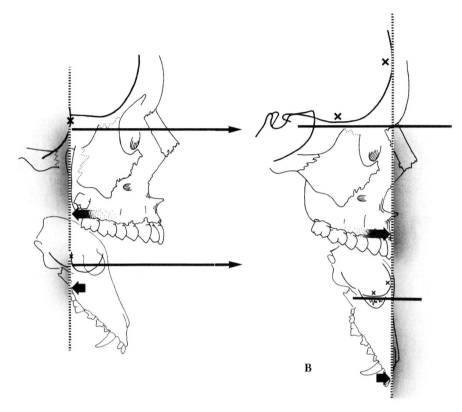

Abb. 5-91 A: distale Begrenzung des nasomaxillären Bereichs in Form einer senkrecht zur Sehachse gezogenen Linie, die im Bereich der Grenze zwischen der anterioren und mittleren Schädelgrube verläuft. B: anteriore Begrenzung des nasomaxillären Komplexes in Form einer senkrecht zum Siebbein gezogenen Linie, die den Innenrand des Stirnbeins berührt. (Nach Enlow, D. H.: Handbook of facial growth. Philadelphia, 1982, W. B. Saunders Co.)

ren in die späte Entwicklungsphase des Prämolaren fiel. In der Praxis sollte sich die Entscheidung über den optimalen Extraktionszeitpunkt für die Steuerung der Okklusion auf 3 Faktoren stützen:
1. die Auswirkung der Milchzahnextraktion auf den Durchbruch des bleibenden Zahnes
2. der Stand der Wurzelentwicklung zum Zeitpunkt des Zahndurchbruchs
3. die Dauer der einzelnen Wurzelentwicklungsstadien.

Eine verfrühte Reihenextraktion im Milchgebiß kann zur Verzögerung des Durchbruchs der bleibenden Zähne führen. Bei der vorzeitigen Extraktion der Milchmolaren stellte Fanning[20] eine initiale Beschleunigung des Prämolarendurchbruchs fest, die jedoch bald durch eine Verlangsamung ausgeglichen wurde, bis der Zahn schließlich stehenblieb. Insgesamt ergab sich dadurch ein späterer Durchbruch als beim Gegenzahn, dessen Milchzahnvorläufer normal verloren wurde. Wird die Reihenextraktion mit den Milcheckzähnen begonnen, ist die Wurzellänge der Prämolaren nicht wichtig. Wird jedoch mit der Extraktion der 1. Milchmolaren begonnen, spielt die Prämolarenwurzellänge für den Zeitpunkt des Behandlungsbeginns eine wichtige Rolle.

Die Entscheidung über die zu extrahierenden Milchzähne hängt von der Durchbruchsfolge der bleibenden Eckzähne im Vergleich mit den 1. Prämolaren ab. Wenn bereits an den periapikalen Röntgenaufnahmen zu erkennen ist, daß die Krone des unteren 1. Prämolaren oberhalb der Eckzahnkrone liegt, die Prämolarenwurzel noch nicht bis zur Hälfte entwickelt ist und bei den unteren Schneidezähnen ein Engstand besteht, sollte zur Behebung des Engstandes der Milcheckzahn extrahiert werden. Der 1. Milchmolar sollte so lange belassen werden, bis sich die Wurzel des 1. Prämolaren zur Hälfte entwickelt hat. Stellt sich andererseits die Prämolarenkrone radiologisch auf der gleichen Höhe wie die Eckzahnkrone und die Prämolarenwurzel bis zur halben Wurzellänge dar und liegt eine dentoalveoläre Protrusion vor, ist der 1. Milchmolar zu extrahieren, um den Durchbruch des bleibenden Zahnes zu beschleunigen.

Die Bestimmung des Zahnalters – insbesondere anhand der Wurzellänge – stellt eine wesentliche Voraussetzung zur Entscheidung über eine Reihenextraktionstherapie und den Beginn einer interzeptiven und definitiven Behandlung mit Multibandapparaturen dar. Die Grundlage für die zeitliche Planung der Reihenextraktion bildet die Kenntnis der Eckdaten von Wurzelentwicklung, relativen Durchbruchsraten und dem Durchbruchsalter der bleibenden Zähne sowie der Resorption der Milchzahnwurzeln und die Kenntnis der Faktoren, die diese Prozesse beeinflussen.

Behandlung

In meinem Beruf habe ich mich stets bemüht, den Grundsätzen und Anforderungen der *Tweed*schen Philosophie[15] zu entsprechen die definiert ist als

...die Suche nach der Wahrheit und das Bemühen um hervorragende Leistungen in Diagnostik und Therapie. Ihr Wesenszug ist die Ehrlichkeit gegenüber uns selbst, unseren Kollegen und vor allem unseren Patienten. Sie ist die Aufrichtigkeit von Absicht und Handlung in dem Glauben, daß der Dienst unendlich wichtiger ist als der Lohn. Sie geht davon aus, daß der Kieferorthopäde seine Praxis auf die Anzahl von Patienten begrenzt, für die eine adäquate Versorgung gewährleistet werden kann, und daß sein Verhalten seinem Berufsstand zu Ehren gereicht.

Klinisch befürwortete Dr. *Tweed* als Behandlungsziel die maximale faziale Harmonie und Ausgewogenheit. Er erkannte, daß man, um dieses Ziel zu erreichen, die unteren Schneidezähne gegenüber den Basalknochen aufrechtstellen muß. Dafür ist eine präparierte Verankerung und die Extraktion von Zähnen erforderlich. Die *Charles H. Tweed* International Foundation for Orthodontic Research zielt heute in erster Linie darauf ab, eine solche dreidimensionale Ausrichtung des Gebisses innerhalb seines oralen Umfeldes zu erzielen, daß die Voraussetzungen für maximale Gesundheit, Ästhetik, Funktion und Stabilität erfüllt sind. Im besonderen bemüht man sich um optimale Resultate hinsichtlich der Zahnstellung, Bogenform, Achsenneigung und Okklusion mit Hilfe eines der präzisesten Instrumente, die es heute auf der Welt zur Korrektur von Dysgnathien gibt.

Tweed[15] sagte einmal:

Die Welt sollte für die Kinder, die auf ihr leben, schön sein. Wenn das Glück eines Kindes durch eine faziale Fehlbildung beeinträchtigt wird, sollten wir jeden Versuch unternehmen, um dieses Glück wiederherzustellen. Die Ausrede, daß jeder Versuch zu helfen sinnlos ist, weil ein bestimmter Gesichtstypus oder ernsthafte Anomalien im fazialen Aufbau vorliegen, zeugt von geringem Mut. Unser Ziel muß die maximale Harmonie und Ausgewogenheit sein, die durch die im Rahmen der gegebenen Umstände möglichen Annäherung an normale Werte erreichbar ist.

Mit der *Tweed*schen Philosophie in ihrer heutigen Form – einschließlich solcher Neuentwicklungen wie Differentialdiagnose, totale Platzanalyse, proportionale Gesichtsanalyse, Gebißdimensionen, gerichtete Kraftsysteme mit dem „10-2" Verankerungskonzept, Aktion, Reaktion und Interaktion von Kräften, Präzisionsdrahtbearbeitung, Prescription-arch-Technik, „Read out"-Verfahren zur Überwachung der Zahnstellung und Beurteilung des Leistungsstandardes – ist die ideale Ausgangslage für die Erzielung der „maximalen Harmonie und Ausgewogenheit durch die im Rahmen der gegebenen Umstände mögliche Annäherung an normale Werte" gegeben. Die Behandlungsziele umfassen folgende Punkte:

1. Verringerung des FMA, d. h. günstige Rotation des Unterkiefers

2. Verringerung des IMPA, d. h. Reduzierung der dentoalveolären Protrusion
3. Erhöhung des FMIA, d. h. ebenfalls Aufrichtung der unteren Schneidezähne
4. Verringerung des Okklusionsebenenwinkels im Laufe der Behandlung, d. h. keine Extrusion der Seitenzähne oder „Abdrängen" der Frontzähne in eine protrudierte Stellung
5. Verringerung des ANB-Winkels, d. h. Korrektur der skelettalen Diskrepanz
6. Erhöhung des Z-Winkels (Merrifield), d. h. Verbesserung der fazialen Harmonie.

Darüber hinaus versucht die *Tweed*-Methode immer ohne transversale oder sagittale Kieferdehnung auszukommen, was sich nicht zuletzt in den wissenschaftlichen Untersuchungen von *Enlow*[18] widerspiegelt, der speziell die Begrenzungen des nasomaxillären Komplexes beschreibt (Abb. 5-91).

Der Fall des Patienten G. L. (Abb. 5-92, Tab. 5-6)

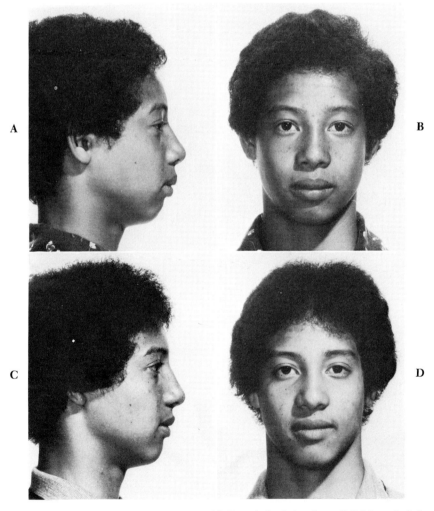

Abb. 5-92 Patient G. L. *A, B:* Frontal- und Profilaufnahmen vor und *C, D:* nach der Behandlung. *E, F:* intraorale Aufnahmen vor und *G, H:* nach der Behandlung. *I:* kephalometrische Analyse vor und *J:* nach der Behandlung. *K:* Überlagerung der Fernröntgendurchzeichnungen vor und nach der Behandlung.

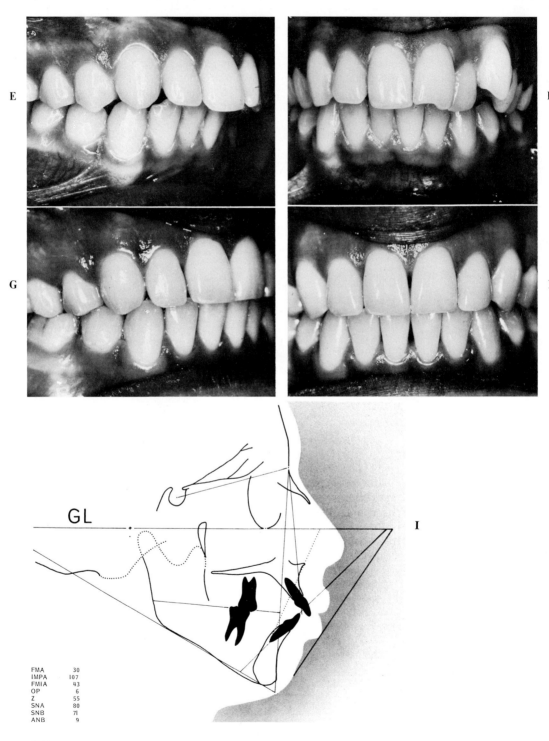

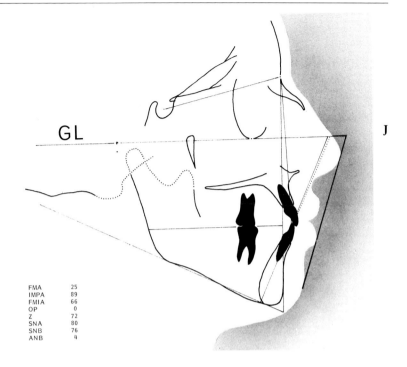

FMA	25
IMPA	89
FMIA	66
OP	0
Z	72
SNA	80
SNB	76
ANB	4

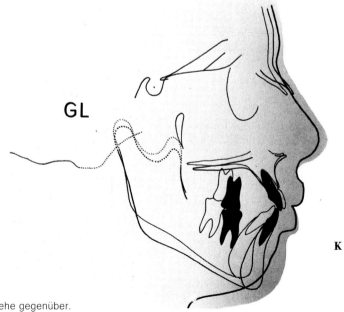

Abb. 5-92 Fortsetzung: Legende siehe gegenüber.

macht diese Behandlungsziele deutlich. Der Patient kam mit einer klassischen Dysgnathie der Klasse II/1 mit dentoalveolärer Protrusion zur Behandlung. Vor der Behandlung zeigte die kephalometrische Analyse einen FMA von 30°, der im Laufe der Behandlung auf 25° verringert werden konnte. Der IMPA betrug vor der Behandlung 107°, d. h. es bestand eine dentoalveoläre Protrusion. Nach der Behandlung betrug dieser Winkel 89°, was als günstige Reaktion anzusehen ist. Durch den verringerten IMPA-Winkel vergrößerte sich der FMIA von 43° auf 66°. Für die gute Kontrolle der Gebißsituation spricht auch die Verringerung des Okklusionsebenenwinkels von 6° auf 0°. Der Z-Winkel konnte von 55° auf 72° verbessert werden. Der SNA-Winkel blieb bei 80°, d. h. der Oberkiefer wurde nicht verändert. Die günstige Veränderung der Unterkieferposition ist am SNB-Winkel abzulesen, der von 71° auf 76° erhöht wurde. Der von 9° auf 4° verringerte ANB-Winkel drückt die Verbesserung der skelettalen Diskrepanz aus (Abb. 5-92 I-K). Bei der *Steiner*-Analyse zeigt sich eine Bewegung der oberen Schneidezähne von 6 auf 4 mm und eine von 30° auf 20° veränderte Neigung, während die Stellung der unteren Schneidezähne von 12 auf 7 mm und von 43° auf 23° verändert wurde. Die totale Platzanalyse ließ eine frontale Diskrepanz im Sinne einer dentoalveolären Protrusion und eine distale Diskrepanz bei relativ hyperdivergentem Gesichtstypus erkennen. Die Extraktion der 1. Prämolaren trug zur Korrektur der frontalen Diskrepanz, die Extraktion der 3. Molaren zur Korrektur der distalen Diskrepanz bei. Alle Variablen zeigten eine günstige Reaktion auf die orthodontische Behandlung im Sinne der *Tweed*schen Philosophie.

Viele Kieferorthopäden mußten nach bitterer Erfahrung feststellen, daß sich der Zahnbogen nicht nach distal, frontal oder lateral verlängern läßt, es sei denn die Zahnstellung ist durch äußere Einflüsse bedingt, wie z. B. den vorzeitigen Verlust von Milchzähnen. In der Behandlungs- und auch in der Retentionsphase ergeben sich die meisten Schwierigkeiten bei der Schaffung von Raum und der Beibehaltung der Zahnposition in Nichtextraktionsfällen. Wenn ein Retentionsgerät sehr lange getragen werden muß, kann man annehmen, daß die Zähne in Relation zu den umgebenden Hart- und Weichgeweben nicht in die korrekte Position gebracht wurden. Ideale Bedingungen für ein stabiles Behandlungsergebnis bestehen dann, wenn sich die Zähne möglichst frühzeitig in einer harmonischen Relation befinden. Eine lange Retentionsphase ist nur dann erforderlich, wenn keine regelrechte Okklusion oder keine harmonischen dentoskelettalen Relationen erzielt wurden. Es gibt jedoch auch Ausnahmen. Bei einem überwiegend horizontal wachsenden Unterkiefer sollte die untere Zahnreihe möglichst lange mit einer festsitzenden Apparatur retiniert werden, damit sich die Schneidezahnposition konsolidieren kann. Eine solche Situation ist meist zwischen dem 13. und 17. Lebensjahr gegeben, wenn der Oberkiefer bereits ausgewachsen ist, während sich der Unterkiefer noch in Entwicklung befindet.

Die Reihenextraktion bewirkt, daß die Zähne bereits in der korrekten Position zum Durchbruch kommen. Dadurch unterscheidet sie sich von anderen Behandlungsmethoden, bei welchen die Zähne zunächst mehrere Jahre in ihrer Fehlstellung verbleiben. Im Fall einer dentoalveolären Protrusion bewirkt die Reihenextraktion die Aufrichtung der unteren Schneidezähne. Allein dadurch verkürzt sich die anschließende orthodontische Behandlung um 6 Monate, während gleichzeitig die Stabilität des Behandlungsergebnisses erhöht wird. Häufig ist nur eine minimale Retention erforderlich. Dabei darf man allerdings nicht vergessen, daß die idealen Reihenextraktionsfälle weder hochgradige skelettale Diskrepanzen noch ausgeprägte horizontale oder vertikale Überbißanomalien aufweisen, so daß die Notwendigkeit der Retention schon von vornherein geringer ist.

In diesem Zusammenhang treten immer wieder zwei Fragen auf. Zum einen die Frage, ob es sich günstig auf die Stabilität der bleibenden Schneidezähne auswirkt, wenn sich ihre Wurzeln in der korrigierten Position weiterentwickeln. Natürlich kann sich ein Zahn besser konsolidieren, wenn er nach abgeschlossener Behandlung in derselben Position bleibt, in der sich seine Entwicklung vervollständigt hat. Umgekehrt wird ein Zahn, der jahrelang im Engstand, in einer gekippten oder rotierten Position belassen wurde und dann relativ schnell in eine neue Stellung bewegt wird, eine Zeitlang weniger stabil sein und eine längere Retentionsphase erfordern.

Die zweite Frage lautet, ob der Extraktion von Milchzähnen im Sinne einer Reihenextraktion unweigerlich die Entfernung von bleibenden Zähnen folgen muß. In den meisten Fällen umfaßt die Reihenextraktion die Entfernung der 4 Prämolaren, da sich die Zahnbogenlänge, die ja ohnehin defizient ist, mit der Entwicklung des bleibenden Gebisses weiter verkürzt. Trotz einer gründlichen und genauen Diagnose kommt es aber gelegentlich vor, daß der Behandlungsplan geändert und keine Extraktion vorgenommen wird. Man muß immer bereit sein, ohne Extraktionen zu behandeln, wenn abzusehen ist, daß auch dieser Behandlungsweg zum Erfolg, d. h. zu einem stabilen Ergebnis führt. Wenn dennoch keine Stabilität erzielt wird, darf dem Patienten weder eine besonders lange Retentionsphase noch eine weitere ungeplante Behandlungsphase zugemutet werden.

Den Eltern des Patienten sollte man am Anfang der Behandlung erklären, daß Extraktionen erforderlich sein können, um ein erfolgreiches und stabiles Behandlungsergebnis zu erzielen. Wenn keine Extraktionen erforderlich sind, werden sie daraus mit Sicherheit keinen Vorwurf machen, sondern erleichtert sein. Die ungeteilte Aufmerksamkeit der Eltern hat man meist bei der Vorstellung des Fallbefundes, so daß sich dieser Zeitpunkt auch zur Besprechung der einzelnen Phasen in der Behandlung des Kindes eignet.

Ein wichtiges Ziel der Reihenextraktionstherapie ist, die Extraktionsbehandlung möglichst einfach und die orthodontische Behandlung unkomplizierter, weniger extensiv und kürzer (vor allem während der Pubertät) zu gestalten. Die Behandlung läßt sich in vier Kategorien unterteilen:

1. Behandlung durch *interzeptive Steuerung der Okklusion,* Dauer etwa 5 Jahre (Alter 7½ bis 12½ Jahre). Diese Behandlung beschränkt sich ausschließlich auf die Steuerung der Okklusion primär durch Reihenextraktion und stellt eigentlich einen Idealfall dar, der leider nur bei wenigen Patienten mit Erfolg verwirklicht werden kann, d. h. man kann nur selten auf Multibandapparaturen verzichten.
2. Initiale Behandlungsphase als *interzeptive Steuerung der Okklusion,* Dauer etwa 4 Jahre (Alter 7½ bis 11½ Jahre) plus zweite Be-

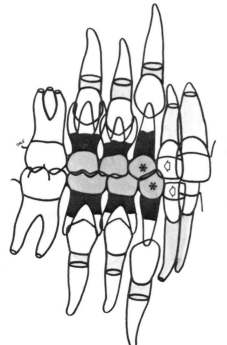

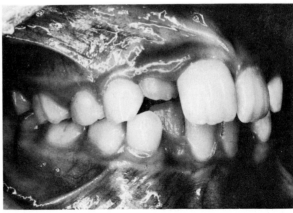

Abbildung 5-93

handlungsphase mit *Multibandapparaturen,* Dauer etwa 1 Jahr (Alter 11½ bis 12½ Jahre). In diese Kategorie fallen Dysgnathien der Klasse I und in bestimmten Fällen auch Klasse II.

3. Initiale Behandlungsphase *interzeptive Behandlung,* Dauer etwa 1 Jahr (Alter 8½ bis 9½ Jahre) plus *interzeptive Steuerung der Okklusion,* Dauer etwa 2 Jahre (Alter 9½ bis 11½ Jahre) und als zweite Behandlungsphase *Behandlung mit Multibandapparaturen,* Dauer etwa 1½ Jahre (Alter 11½ bis 13 Jahre). In diese Kategorie fallen primär Dysgnathien der Klasse II und III.
4. *Behandlung mit Multibandapparaturen,* Dauer 1½ bis 3 Jahre (Alter 11½ bis 14½ Jahre). Diese Behandlungsform umfaßt keine Reihenextraktion. Im Pubertätsalter sollte eine extensive Behandlung nach Möglichkeit vermieden werden.

Diese Klassifikation ist natürlich sehr allgemein gehalten. Welche Behandlungsform im jeweiligen Fall indiziert ist, muß je nach den Besonderheiten des Falles, der Dysgnathie und dem Zahnalter individuell entschieden werden.

Behandlungsplan bei Angle-Klasse I

Bei der klassischen Reihenextraktion werden zunächst die Milcheckzähne, dann die 1. Milchmolaren und schließlich die 1. Prämolaren extrahiert. Diese Extraktionsfolge hat sich seit *Bunon*[13] durchgesetzt. Die zunehmende Zahl der wissenschaftlichen Forschungsarbeiten und die immer größere klinische Erfahrung auf diesem Gebiet haben zu ihrer technischen Verfeinerung und Vervollständigung beigetragen. Die besten Behandlungsergebnisse erzielt man, wenn man nicht an einer bestimmten Extraktionsreihenfolge festhält, sondern sie den durch die jeweilige Dysgnathie vorgegebenen Verhältnisse anpaßt. Man sollte die Reihenfolge wählen, die man für den jeweiligen Patienten für angebracht hält. Im folgenden sind verschiedene Extraktionsfolgen für Dysgnathien der Klasse I dargestellt.

Behandlungssequenz A – interzeptive Steuerung und aktive Behandlung Reihenextraktion bei Angle-Klasse I Gruppe A – frontale Diskrepanz: Engstand

1. Schritt. Extraktion der Milcheckzähne (Abb. 5-93). Im Bild ist ein klassischer Reihenextraktionsfall dargestellt – hochgradiger Engstand, beginnende Dysgnathie der Klasse I, günstige sagittale Stufe, ideal orthognathes Gesichtsmuster. Bei der radiologischen Untersuchung findet sich häufig eine sichelförmige Resorption an der Mesialseite der Milcheckzahnwurzel (Abb. 5-6). Dieses Zeichen spricht für eine echte hereditäre Zahn-Kiefergrößendiskrepanz. Es bedeutet, daß die 1. Prämolaren regelrecht, d. h. vor den bleibenden Eckzähnen durchbrechen werden. Die Wurzeln der 1. Prämolaren stellen sich radiologisch noch nicht bis zur halben Wurzellänge dar, daher werden die 1. Milchmolaren nicht extrahiert. Die Milcheckzähne werden extrahiert, damit sich der Frontzahnengstand auflösen kann.

2. Schritt. Extraktion der 1. Milchmolaren (Abb. 5-94). Der Engstand im Frontzahnbereich hat sich gebessert, der Frontzahnüberbiß ist tiefer geworden, die Extraktionslücke hat sich verkleinert. Da sich die 1. Prämolarenwurzeln radiologisch bereits zur Hälfte der Wurzellänge darstellen, ist es an der Zeit, die 1. Milchmolaren zu extrahieren, um den Durchbruch der 1. Prämolaren zu unterstützen.

3. Schritt. Extraktion der 1. Prämolaren (Abb. 5-95), die gerade durchgebrochen sind. Der Zeitpunkt für die Extraktion ist gekommen, da die bleibenden Eckzähne bereits über die Hälfte ihrer Wurzellänge entwickelt haben, d. h. sie stehen kurz vor ihrem Durchbruch.

4. Schritt. Orthodontische Behandlung (Abb. 5-96). Typische Folge der Reihenextraktion ist der relativ tiefe Überbiß und die distale Achsenneigung der Eckzähne, die mesiale Achsenneigung der 2. Prämolaren, die neutrale Molarenokklusion, die regelmäßigere Schneidezahnstellung und die noch nicht ganz geschlossenen Extraktionslücken.

5. Schritt. Retentionsphase (Abb. 5-97). Nach Abschluß der orthodontischen Behandlung mit Multibandapparaturen sollten die Okklusion regelrecht, der Überbiß und die sagittale Stufe minimal, die Eckzahn- und Prämolarenwurzeln parallel, die Bo-

Behandlungsplan bei Angle-Klasse I

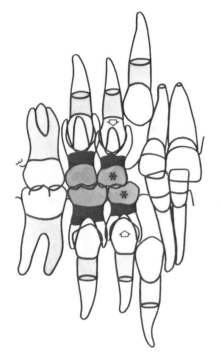

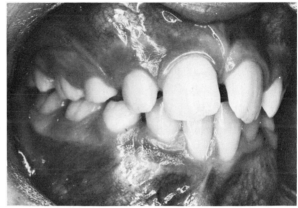

Abbildung 5-94

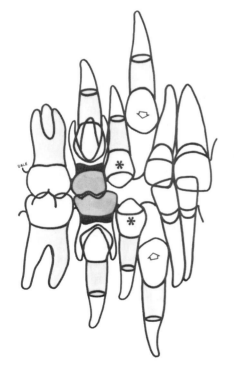

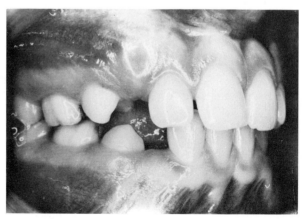

Abbildung 5-95

Steuerung der Okklusion durch Reihenextraktion

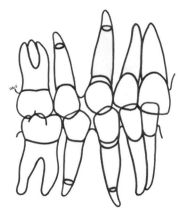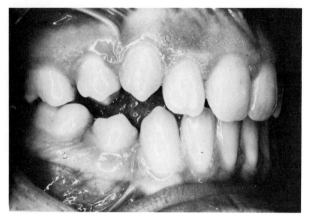

Abbildung 5-96

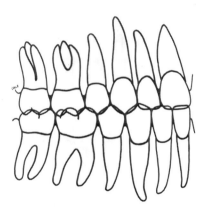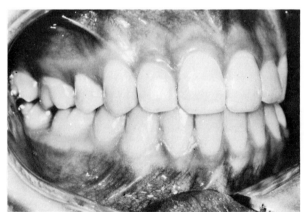

Abbildung 5-97

Behandlungsplan bei Angle-Klasse I

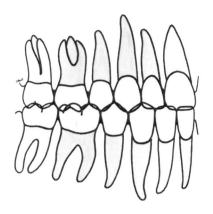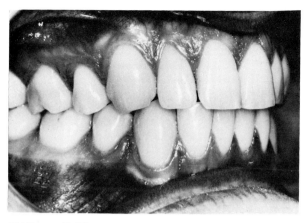

Abbildung 5-98

genform ideal und alle Lücken geschlossen sein. Außerdem sollte das Gebiß in harmonischen Relationen zum kraniofazialen Skelett und den Weichteilen liegen.

6. Schritt. Nach der Retentionsphase (Abb. 5-98). Die Okklusion sollte nach wie vor regelrecht, d. h. stabil sein. Wenn bei der Reihenextraktion mit den unteren Milcheckzähnen begonnen wird, vergrößert sich meist der Überbiß. Die 1. Milchmolaren sollten erst gezogen werden, wenn die nachfolgenden 1. Prämolarenwurzeln bereits zur Hälfte ausgebildet sind. Wenn man so vorgeht, ist das Risiko einer Bißabsenkung minimal. Bei Engstand der unteren Schneidezähne sollten die Milcheckzähne zuerst, d. h. vor den 1. Milchmolaren extrahiert werden. Wenn zuerst die Milchmolaren entfernt werden, lockert sich die Schneidezahnstellung meist nur ungenügend. Die Entscheidung beruht auf der relativen Position der Länge der 1. Prämolaren- und Eckzahnwurzeln.

Gruppe B – frontale Diskrepanz: dentoalveoläre Protrusion

1. Schritt. Extraktion der 1. Milchmolaren (Abb. 5-99). Im dargestellten Fall besteht nur eine geringfügige Stellungsanomalie der Schneidezähne. Anstelle eines Engstandes liegt in diesem Fall eine dentoalveoläre Protrusion vor. Radiologisch stellen sich die Kronen der Eckzähne und 1. Prämolaren auf gleicher Höhe dar, während die Eckzahnwurzeln bereits über die Hälfte entwickelt sind und schneller durchbrechen als die Prämolaren. Da aber bei den 1. Prämolaren die halbe Wurzellänge ausgebildet ist, können die 1. Milchmolaren extrahiert werden, so daß der Durchbruch beschleunigt wird. Auf diese Weise brechen die Prämolaren vor den Eckzähnen durch. Die richtige zeitliche Planung ist hier sehr wichtig, um einer Gratbildung des Alveolarfortsatzes zuvorzukommen (Abb. 5-99 unten).

2. Schritt. Extraktion der Milcheckzähne und 1. Prämolaren (Abb. 5-100). Wenn die 1. Prämolaren genügend weit durchgebrochen sind, werden sie zusammen mit evtl. verbliebenen Milchzähnen extrahiert. Der Lingualkippung der Schneidezähne wird nicht entgegengewirkt, da die Behandlung auf eine Verringerung der dentoalveolären Protrusion abzielt.

3. Schritt. Orthodontische Behandlung mit Multibandapparatur (Abb. 5-101). Man beachte, wie schön sich das Gebiß selbst reguliert. Die apparative Behandlung wird nicht viel Zeit erfordern.

4. Schritt. Retentionsphase (Abb. 5-102). Im Unterkiefer ist die Retention weniger kritisch, da vor der Behandlung nur eine geringfügige Unregelmäßigkeit bestand.

Steuerung der Okklusion durch Reihenextraktion

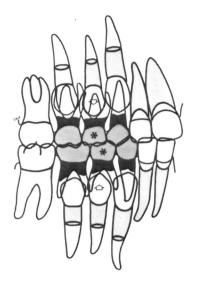

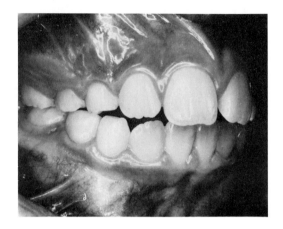

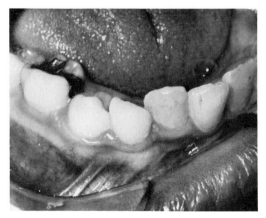

Günstige Zeitplanung.

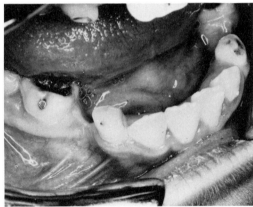

Ungünstige Zeitplanung.

Abbildung 5-99

Behandlungsplan bei Angle-Klasse I

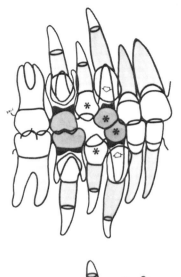
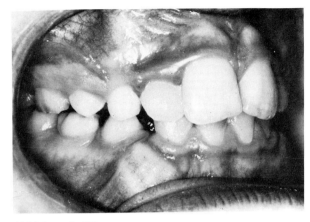

Abbildung 5-100

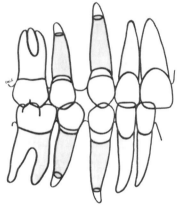
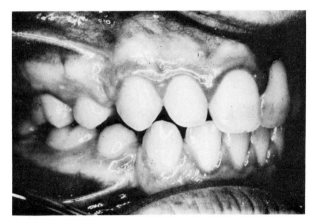

Abbildung 5-101

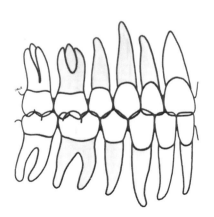
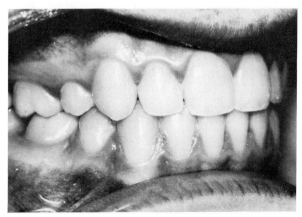

Abbildung 5-102

Gruppe C – mittlere Diskrepanz: impaktierte Eckzähne

1. Schritt. Extraktion der 1. Milchmolaren (Abb. 5-103). Im dargestellten Fall liegt eine hochgradige Zahn-Kiefer-Größendiskrepanz vor, die zum vorzeitigen Verlust der Milcheckzähne führte. Man beachte die Auffächerung der Schneidezähne aufgrund des apikalen Engstandes. Sehr häufig sehen die Eltern bei einer solchen Zahnstellung keine Notwendigkeit für eine Extraktion.

Um so wichtiger ist es daher, ihnen zu erklären, daß es sich um einen Engstand der Zahnwurzel handelt. Radiologisch ist zu erkennen daß die 1. Prämolaren vor den Eckzähnen durchbrechen werden, so daß mit der Extraktion der 1. Milchmolaren begonnen werden muß.

Die impaktierten bleibenden Eckzähne im Oberkiefer können ein Ausweichen der seitlichen Schneidezähne bewirken, die dann die Milcheckzähne nicht berühren (Abb. 5-103 unten). In diesem Fall nützt es wenig, die Milcheckzähne zuerst

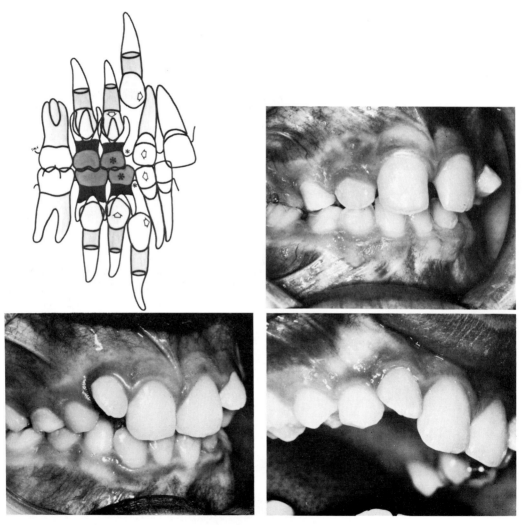

Abb. 5-103 Schneidezahnfehlstand, Lücke mesial der Milcheckzähne. Günstiger Prämolarendurchbruch.

Behandlungsplan bei Angle-Klasse I

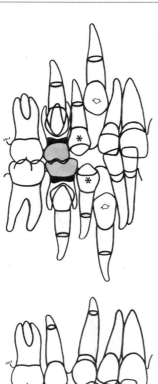
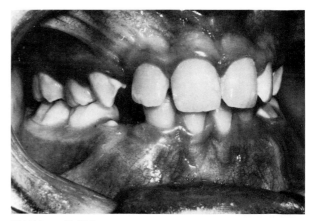

Abbildung 5-104

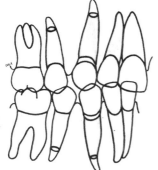
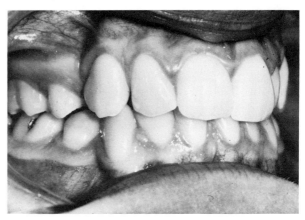

Abbildung 5-105

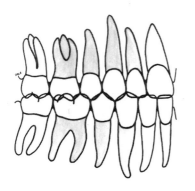
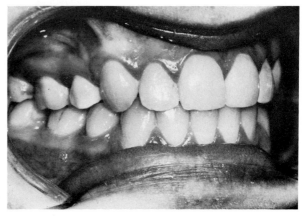

Abbildung 5-106

zu extrahieren. Besser beraten ist man mit der Extraktion der 1. Milchmolaren, wodurch der Durchbruch der 1. Prämolaren beschleunigt wird. Auf diese Weise haben die bleibenden Eckzähne genügend Raum, um sich von den Wurzelspitzen der Schneidezähne zu entfernen und allmählich durchzubrechen. In diesem Fall ist der impaktierte Eckzahn wichtiger als der Fehlstand der Schneidezähne. Auf keinen Fall dürfen die Schneidezähne aus Angst vor einer Wurzelresorption mit einer Bandapparatur einreguliert werden (Abb. 5-71).
2. Schritt. Extraktion der 1. Prämolaren (Abb. 5-104). Die Gründe für diesen Schritt sind die gleichen wie beim 3. Schritt in der Gruppe A.
3. Schritt. Vor der Behandlung mit Multibandapparatur (Abb. 5-105). Typisches Resultat einer Reihenextraktion.
4. Schritt. Retentionsphase (Abb. 5-106). Typische Situation nach der Multibandapparatur.

Gruppe D – Germektomie im Unterkiefer

1. Schritt. Extraktion der 1. Milchmolaren und Germektomie der 1. Prämolaren im Unterkiefer (Abb. 5-107). Dieses Vorgehen ist gerechtfertigt, wenn eindeutig feststeht, daß die Eckzähne vor den 1. Prämolaren durchbrechen werden, da auf diese Weise eine Distalwanderung der Eckzähne im Zuge ihres Durchbruchs möglich ist.
2. Schritt. Extraktion der oberen Milcheckzähne und oberen 1. Prämolaren (Abb. 5-108). Im Oberkiefer brechen die 1. Prämolaren in der Regel vor den Eckzähnen durch, daher ist eine Germektomie nur in seltenen Fällen indiziert. Zu diesem Zeitpunkt ist meist der Durchbruch der unteren Eckzähne in ihrer Regelstellung zu beobachten.
3. Schritt. Behandlung mit Multibandapparatur (Abb. 5-109).
4. Schritt. Retentionsphase (Abb. 5-110).

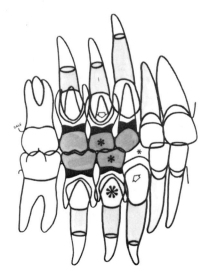

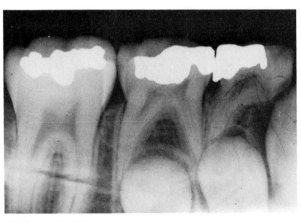

Abbildung 5-107

Behandlungsplan bei Angle-Klasse I

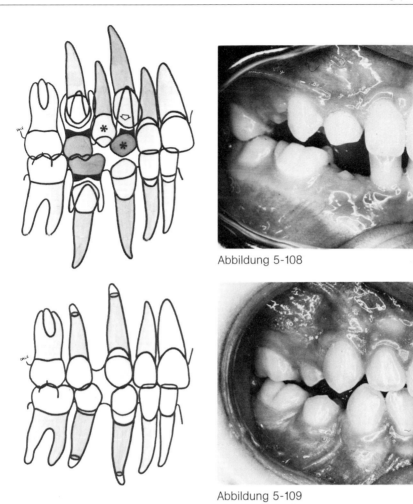

Abbildung 5-108

Abbildung 5-109

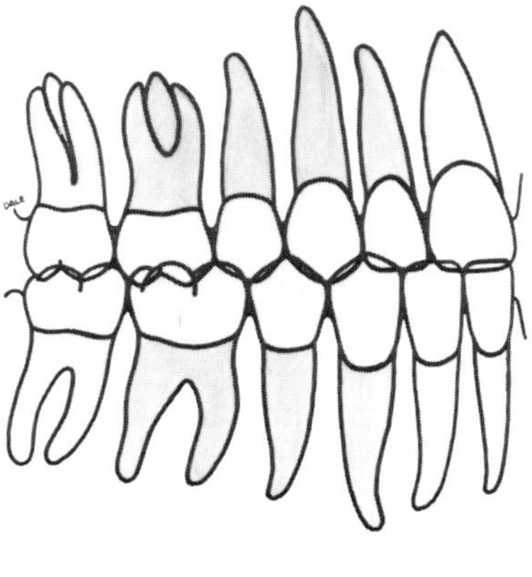

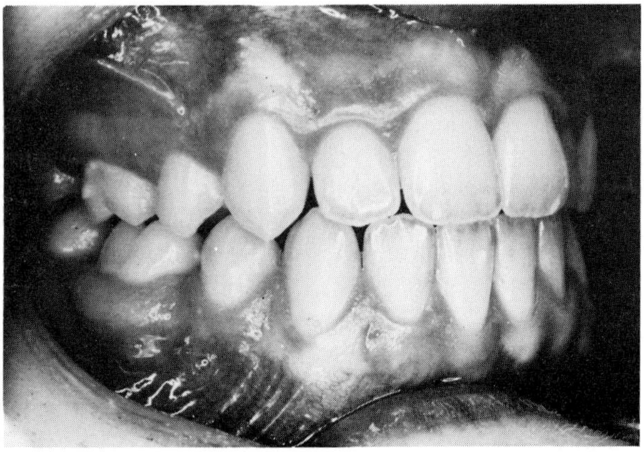

Abbildung 5-110

Gruppe E – Germektomie im Ober- und Unterkiefer

1. Schritt. Extraktion der Milcheckzähne und 1. Milchmolaren sowie Germektomie der 1. Prämolaren (Abb. 5-111). In seltenen Fällen treten die Eckzähne in beiden Kiefern vor den 1. Prämolaren durch. In diesen Fällen kann man die Milcheckzähne und 1. Milchmolaren extrahieren und die bleibenden 1. Prämolaren operativ entfernen. Wirklich gerechtfertigt ist diese Entscheidung aber nur dann, wenn absolut keine Möglichkeit besteht, im Anschluß an die Reihenextraktion eine Multibandapparaturbehandlung durchzuführen. Es gibt eine Alternative zur Germektomie die in diesem Fall vorzuziehen wäre.

2. Schritt. Behandlung mit Multibandapparatur (Abb. 5-112).

3. Schritt. Retentionsphase (Abb. 5-113).

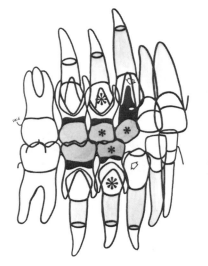
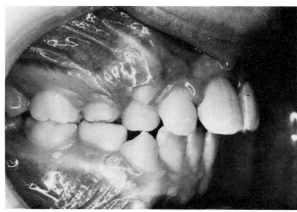

Abbildung 5-111

Behandlungsplan bei Angle-Klasse I

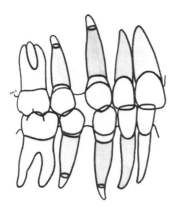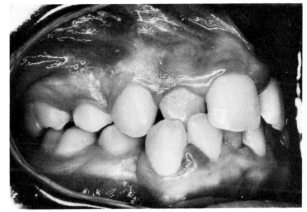

Abbildung 5-112

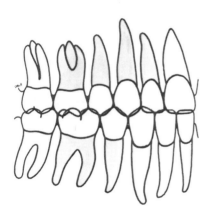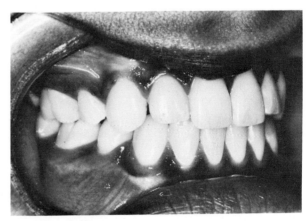

Abbildung 5-113

Gruppe F – Alternative zur Germektomie

1. Schritt. Extraktion der 1. Milchmolaren (Abb. 5-114). Wenn die bleibenden Eckzähne vor den 1. Prämolaren zum Durchbruch kommen und im Anschluß an die Reihenextraktion mit einer Multibandapparatur behandelt werden kann, sollte man auf die Germektomie der Prämolaren verzichten. Wenn die 1. Prämolaren die Hälfte ihrer Wurzellänge ausgebildet haben, sind die 1. Milchmolaren zu extrahieren.

2. Schritt. Extraktion der oberen Milcheckzähne, oberen 1. Prämolaren und unteren 2. Milchmolaren (Abb. 5-115). Wenn etwa 6-9 Monate nach dem ersten Behandlungsschritt der durchbrechende untere 1. Prämolar an die Mesialfläche des 2. Milchmolaren stößt, sollte der behindernde Zahn entfernt werden. Im Oberkiefer ist eine solche Extraktion in der Regel nicht erforderlich.

3. Schritt. Extraktion der unteren 1. Prämolaren (Abb. 5-116). Wenn diese Zähne genügend weit durchgebrochen sind, werden sie extrahiert.

4. Schritt. Behandlung mit Multibandapparatur (Abb. 5-117). Obwohl die Extraktionsbehandlung in dieser Reihenfolge alles andere als eine wünschenswerte Zahnstellung bewirkt, verlängert sich dadurch die apparative Behandlung nicht signifikant.

5. Schritt. Retentionsphase (Abb. 5-118).

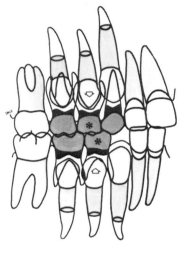
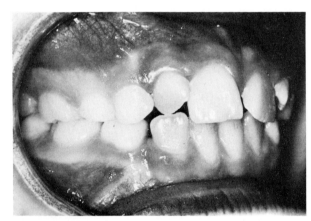

Abbildung 5-114

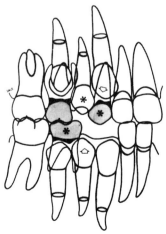
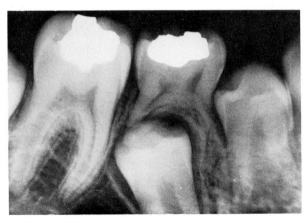

Abbildung 5-115

Behandlungsplan bei Angle-Klasse I

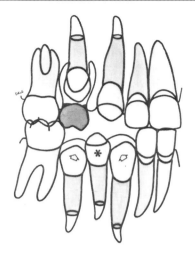
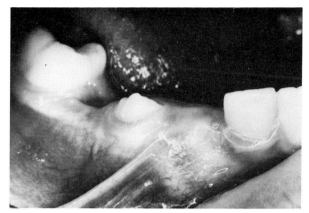

Abbildung 5-116

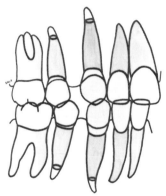
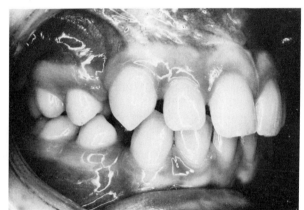

Abbildung 5-117

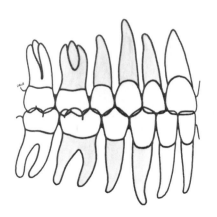
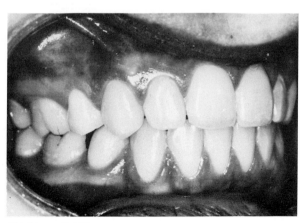

Abbildung 5-118

Gruppe G – approximales Beschleifen. Obwohl die Reduzierung der Mesialfläche eines Milcheckzahnes nur selten indiziert ist, kann es doch der Fall sein, wenn der seitliche Schneidezahn durch eine lokalisierte Interferenz rotiert ist und eine Extraktion von bleibenden Zähnen nicht beabsichtigt ist.
Gelegentlich kommt es in Nichtextraktionsfällen vor, daß die 2. Milchmolaren außergewöhnlich lange bestehen bleiben. Da der mesiodistale Durchmesser dieses Zahnes größer ist als der seines Nachfolgezahnes, drängt er den benachbarten 1. Prämolaren in eine mesial gekippte Lage, der dadurch wiederum den bleibenden Eckzahn impaktiert (Abb. 5-119A). Die (lange) Persistenz der 2. Milchmolaren kann auch den Durchbruch der 1. Prämolaren behindern, wenn die bleibenden Eckzähne bereits durchgebrochen sind (Abb. 5-119B). In jedem Fall sollte die Mesialfläche des 2. Milchmolaren so weit zurückgeschliffen werden, daß kein Platzmangel mehr besteht (Abb. 5-119). In der Folge normalisiert sich meist die Stellung der bleibenden Zähne (Abb. 5-120).

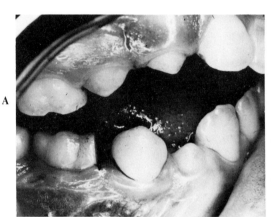
A

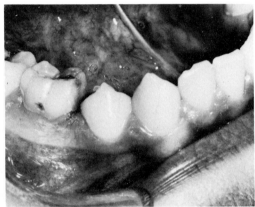
B

Abb. 5-119 Der 2. Milchmolar wurde approximal beschliffen, um den Durchbruch des bleibenden Eckzahnes *(A)* und des 1. Prämolaren *(B)* zu ermöglichen.

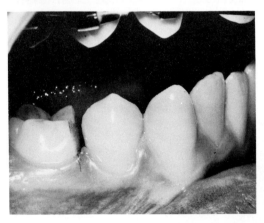

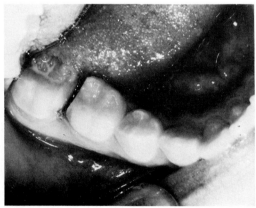

Abb. 5-120 Regelrechte Zahnstellung nach Beschleifung der Approximalfläche des 2. Milchmolaren.
Abb. 5-121 Durch die Beschleifung der Distalfläche des 2. Milchmolaren entstand aus der geraden Abschlußebene eine mesiale Stufe.

Behandlungsplan bei Angle-Klasse I

Bisweilen muß zur Vorbereitung einer Klasse-I-Relation der bleibenden 1. Molaren die Distalfläche der 2. Milchmolaren reduziert werden (Abb. 5-121), um eine gerade Abschlußebene in eine mesiale Stufe umzuwandeln. Diese Behandlung wird dann durchgeführt, wenn die oberen 2. Milchmolaren vor den unteren verloren werden und genügend Raum vorhanden ist, um die Molaren zu mesialisieren. Im Idealfall werden die unteren Molaren zuerst verloren (detailliertere Informationen über das approximale Beschleifen von Milchzähnen finden sich in dem hervorragenden Beitrag des leider verstorbenen Herrn Dr. Hotz[29]).

Gruppe H – Nichtanlage von Zähnen. Das wichtigste ist in diesen Fällen, daß die übliche kieferorthopädische Diagnostik und Behandlungsplanung so durchgeführt werden, *als wären die Zähne vorhanden*. Anschließend kann der Behandlungsplan verändert werden, um die fehlenden Zähne zu berücksichtigen. Ob die Zähne aufgrund einer Verletzung, Erkrankung oder einer Entwicklungsstörung fehlen, ist unwichtig, interessant ist für die Korrektur der Dysgnathie vielmehr, welche Zähne fehlen.

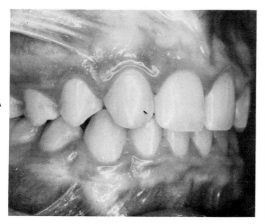
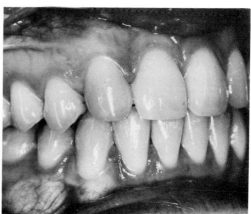

Abb. 5-122 *A*: Während der Entwicklungsphase wurden die bleibenden Eckzähne im Oberkiefer in die Position der seitlichen Schneidezähne geführt und im Unterkiefer wurde eine Reihenextraktion durchgeführt. Die Eckzähne stellen in diesem Fall einen gelungenen Ersatz für die seitlichen Schneidezähne dar, die Molaren stehen in Neutralbißrelation. *B*: die gleiche Behandlung an einem anderen Patienten einige Jahre nach Abschluß der Retentionsphase. Das Behandlungsergebnis ist ästhetisch zufriedenstellend und stabil.

Obere Schneidezähne. Häufig sind die oberen seitlichen Schneidezähne nicht angelegt oder fehlgebildet. Zwar geben verschiedene Studien für die Häufigkeit der Nichtanlage dieser Zähne unterschiedliche Raten an, doch kann man sagen, daß sie in den meisten Praxen bei etwa 5% der behandelten Patienten liegt.

Wenn ein oberer seitlicher Schneidezahn nicht angelegt ist, sollte eine orthodontische Behandlung erst dann begonnen werden, wenn alle bleibenden Zähne vollständig durchgebrochen sind.

Wenn der Eckzahn an die Stelle des fehlenden Zahnes rücken soll, sollte man sich die Zahnkrone zunächst genau ansehen, um festzustellen, ob sie für diese Aufgabe überhaupt geeignet ist. Dabei darf man sich nicht auf die im Röntgenbild sichtbare Form des noch nicht durchgebrochenen Zahnes verlassen, sondern muß den voll durchgebrochenen Zahn klinisch betrachten. Häufig kommt man dann zu dem Schluß, daß mit einem Zahnersatz ein besseres Ergebnis zu erzielen ist. Wenn die Eckzähne als seitliche Schneidezähne

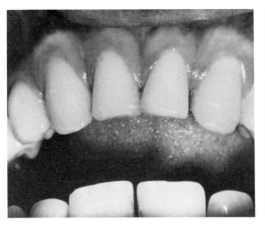 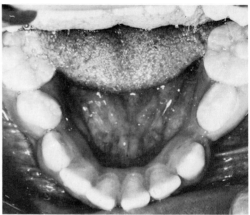

Abb. 5-123 Zahnstellung im Unterkiefer nach der Extraktion der oberen 1. Prämolaren bei Nichtanlage von 2 Schneidezähnen.
Abb. 5-124 Bei der Reihenextraktion hätten in diesem Fall anstelle der 1. Prämolaren im Unterkiefer die 2. Prämolaren entfernt werden sollen.

verwendet werden, hat man während der Retentionsphase ständig gegen zu große Interdentalräume anzukämpfen, außerdem ist das Resultat in den meisten Fällen ästhetisch nicht befriedigend.
Die Entscheidung hängt nicht nur von der Anatomie der oberen Eckzähne, sondern auch von der allgemeinen Gebißsituation ab. Bei dem in der Abb. 5-122 dargestellten Patienten wurden auch die unteren 1. Prämolaren extrahiert. Dadurch entstand eine neutrale Molarenrelation. Wenn, wie es in vielen Fällen vorkommt, nur ein Schneidezahn fehlt, entsteht ohne Extraktion im Unterkiefer auf der einen Seite eine neutrale und auf der anderen Seite eine distale Molarenrelation.
Untere Schneidezähne. Die Abb. 5-123 stellt den Fall eines Patienten mit zwei fehlenden unteren Schneidezähnen dar. Der Behandlungsplan, der ursprünglich Extraktion aller Prämolaren vorsah, wurde modifiziert, so daß nur die beiden oberen Prämolaren entfernt wurden. Die Schneidezahnlücke wurde geschlossen, es entstand eine gute Okklusion.
Der in Abb. 5-32 dargestellte Patient wurde durch Extraktion der unteren mittleren Schneidezähne behandelt, was äußerst ungünstig war. Patienten mit hochgradiger Gingivaretraktion und Fehlstellung der mittleren Schneidezähne lassen sich nach den normalen Reihenextraktionsverfahren behandeln. Die Extraktion der unteren Schneidezähne – womöglich während der Entwicklungsphase – ist definitiv abzulehnen. Sie kompliziert die Behandlung in unnötiger Weise und führt letztlich nur zu einer Kompromißlösung. Die unteren Schneidezähne sind, vor allem bei einseitigen Anomalien, auf jeden Fall zu erhalten.
In manchen Fällen wurden die Eckzähne in die Position der Schneidezähne gebracht. Diese Entscheidung hängt, wie immer, von der Gesamtdiagnose ab. Es sei nochmals betont, daß alles versucht werden sollte, die unteren Schneidezähne zu erhalten, vor allem bei einseitigen Anomalien und während der Entwicklungsphase. Wenn einer der unteren Schneidezähne fehlt, kann es ratsam sein, den Prämolaren in dem betreffenden Quadranten nicht zu extrahieren und den Eckzahn als Schneidezahn zu verwenden. Wenn es sich dabei um einen Extraktionsfall handelt, wird auf der betroffenen Seite eine neutrale Molarenrelation erzielt, wenn nicht, ist das Ergebnis eine mesiale Molarenrelation.
Prämolaren. In der Abb. 5-39 ist ein Fall mit Nichtanlage der oberen 1. Prämolaren dargestellt. Das klinische Bild, das sich dabei ergab, war höchst ungewöhnlich. Die Eckzähne brachen in die Position der Prämolaren durch und die Milchzähne

persistierten. Der Behandlungsplan wurde modifiziert und sah somit die Extraktion der Milcheckzähne und Mesialisierung der bleibenden Eckzähne in ihre Regelstellung vor. Die übrigen Zähne des Oberkiefers wurden mesialisiert, bis eine distale Molarenrelation entstand.

Häufig fehlen die unteren 2. Prämolaren. Je nach der Gesamtdiagnose können solche Fälle entweder durch Mesialisierung der Molaren oder mit einem Brückenersatz behandelt werden. In Extraktionsfällen mit Dysgnathien der Klasse II empfiehlt es sich, die protrudierenden oberen Schneidezähne in die Extraktionslücke der oberen 1. Prämolaren zu führen und die distale Molarenrelation durch Mesialisierung der unteren Molaren in den Bereich der nicht angelegten 2. Prämolaren zu korrigieren.

Die unteren 2. Prämolaren machen in der kieferorthopädischen Behandlung immer wieder Schwierigkeiten. Häufig fehlen sie oder brechen in der falschen Richtung durch (Abb. 5-7). Oft sind sie fehlgebildet (Abb. 5-124). In dem in Abb. 5-124 dargestellten Fall hätten statt der 1. Prämolaren die 2. Prämolaren extrahiert werden sollen.

Bei Nichtanlage eines unteren 2. Prämolaren ist zunächst nach dem normalen Reihenextraktionsverfahren vorzugehen, d. h. Extraktion der vier Milcheckzähne bzw. 1. Milchmolaren, je nach Entwicklung der Nachfolgezähne. Wenn die vier 1. Prämolaren durchgebrochen sind, werden allerdings nur drei von ihnen extrahiert und in dem Quadranten des fehlenden 2. Prämolaren statt dessen der 2. Milchmolar gezogen. Der 1. Prämolar wird dann in die Position des 2. Prämolaren bewegt, so daß der Eckzahn genügend Raum hat, um durchzubrechen. Gelegentlich muß der 2. Milchmolar früher extrahiert werden, um einen distaleren Durchbruch des 1. Prämolaren zu erlauben.

Garn[25] zufolge ist in den meisten Fällen bei Nichtanlage von Zähnen keine Extraktion erforderlich. Die Nichtanlage von Zähnen ist meist mit einer geringen Zahngröße verbunden, so daß eine Reihenextraktion in solchen Fällen nicht indiziert ist.

Fälle, die die Extraktion der vier 2. Prämolaren erfordern oder in welchen diese vier Zähne nicht angelegt sind, stellen keine Indikation für eine Reihenextraktion dar. Die Extraktion von 2. Prämolaren ist bei grenzwertigen Zahn-Kiefer-Größendiskrepanzen mit aufrechter Stellung der Schneidezähne gegenüber dem Basalknochen erforderlich. Mit einem Bruchteil des durch die Extraktion gewonnenen Raumes läßt sich der minimale Engstand im Frontzahnbereich korrigieren, ohne eine dentoalveoläre Retrusion zu bewirken. Die restlichen Extraktionslücken werden durch Mesialisierung der Molaren geschlossen. Die Extraktion von Milcheckzähnen ist nur bei hochgradigem Frontzahnengstand, die der Milchmolaren nur bei einer dentoalveolären Protrusion indiziert. Diese Indikationen sind bei unseren Patienten jedoch nicht gegeben. Zu einer Reihenextraktion gehört auch die Entfernung der 1. Milchmolaren, um den Durchbruch der 1. Prämolaren zu stimulieren. Da in diesem Fall die 1. Prämolaren nicht entfernt werden sollen, ist auch die Extraktion der ersten Milchmolaren nicht angezeigt. Es ist äußerst schwierig, den Durchbruch der 2. Prämolaren durch Extraktion der 2. Milchmolaren so zu steuern, daß er vor den 1. Prämolaren erfolgt. Die 2. Prämolaren brechen immer sehr langsam durch. Meistens wird durch die frühe Extraktion der 2. Milchmolaren nur eine zu schnelle Mesialwanderung der bleibenden 1. Molaren erreicht. Die 2. Prämolaren werden extrahiert, wenn sie bereits teilweise durchgebrochen sind.

Häufig werden im Zusammenhang mit der Reihenextraktion Bedenken laut, daß durch die Extraktion der vier 1. Prämolaren ein konkaves Profil entsteht. Diese durchaus berechtigten Bedenken sind der Grund dafür, daß die Reihenextraktion nur nach genauester Diagnose und Indikationsstellung ausgesuchten Fällen vorzubehalten ist. Aus dem gleichen Grund muß die Stellung der unteren Schneidezähne auch ständig überprüft werden. Diese Zähne sollten bis zu einem bestimmten Grad nach lingual kippen und dann in der gewünschten Stellung gehalten werden. Es gibt jedoch Patienten, die immer ein konkaves Profil haben, wobei es gleichgültig ist, ob sie mit oder ohne Extraktion oder überhaupt nicht behandelt werden. Diese Patienten haben eine bimaxilläre dentoalveoläre Retrusion, einen kleinen Mandibularebenenwinkel, einen tiefen Schneidezahnüberbiß und eine relativ geringe vordere Gesichtshöhe, ein prominentes Kinn, eine relativ prominente Nase und eine starke periorale Muskulatur. Wenn außer diesen Gegebenheiten noch eine hochgradige Zahn-Kiefer-Größendiskrepanz vorliegt,

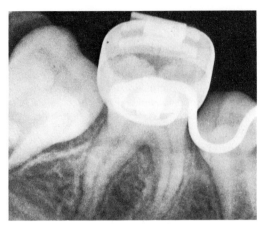
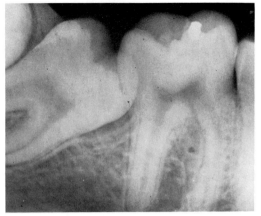

Abb. 5-125 A: falsche Anwendung eines Lingualbogens im Unterkiefer. B: Folge der Fehlbehandlung.

können Extraktionen erforderlich sein, um ein stabiles Endergebnis zu ermöglichen. Häufig ist es jedoch ratsam, die Extraktionen zu verschieben, bis alle bleibenden Zähne durchgebrochen sind, und keine Reihenextraktion durchzuführen. Wenn trotzdem mit einer Reihenextraktion behandelt werden soll, muß man dabei mit besonderer Vorsicht vorgehen und mit Retentionsapparaturen arbeiten.

Im Zusammenhang mit Retentionsapparaturen, der Aufrichtung retrudierter bleibender Schneidezähne im Unterkiefer und der Distalisierung von unteren bleibenden 1. Molaren mit Hilfe von Multibandapparaturen, Lingualbögen oder Lippenpelotten (Lip bumper) ist immer größte Vorsicht geboten, da in diesen Fällen immer die Gefahr einer Impaktion des bleibenden unteren 2. Molaren besteht (Abb. 5-125).

Behandlungsschritte bei der Reihenextraktion

Die einzelnen Behandlungsschritte bei der Reihenextraktion seien am Beispiel des Patienten R. B. (Abb. 5-126) dargestellt. Bei diesem Patienten besteht eine typische Dysgnathie der Klasse I mit einer frontalen Diskrepanz, die sich als Engstand der Schneidezähne äußert (A). Die Relation nach Extraktion der unteren Milcheckzähne ist unter B dargestellt. Die unteren Schneidezähne wurden aufgerichtet und der Überbiß hat sich verstärkt. Der seitliche Schneidezahn der rechten Oberkieferhälfte beginnt gerade durchzubrechen. Der Kreuzbiß hätte vermieden werden können, wenn die oberen Eckzähne zu diesem Zeitpunkt extrahiert worden wären. Unter C ist die Relation nach Extraktion der oberen Milcheckzähne dargestellt. Der Kreuzbiß besteht immer noch – er wurde aufgrund der durch die Relation der seitlichen Schneidezahnwurzel zu dem noch nicht durchgebrochenen bleibenden Eckzahn bestehenden Resorptionsgefahr noch nicht korrigiert. D zeigt die Relation nach Extraktion der vier 1. Milchmolaren. Bei E befinden sich die 1. Prämolaren gerade im Durchbruch. In diesem Fall liegt ein vorzeitiger Durchbruch der unteren 1. Prämolaren vor, die normalerweise erst nach den bleibenden Eckzähnen kommen. Bei F wurden die 1. Prämolaren extrahiert und die bleibenden Eckzähne brechen durch. Bei G werden die 2. Milchmolaren gerade abgestoßen.

Die orthodontische apparative Behandlung wird mit dem Durchbruch der unteren 2. Prämolaren begonnen (Abb. 5-126 H). Die letzte Phase des Lückenschlusses mit der Multibandapparatur ist unter I dargestellt. An den bleibenden oberen Eckzähne wurden Klebebrackets anstelle von Bändern verwendet, um die Behandlung nicht zu verzögern und dem Patienten keine Beschwer-

Behandlungsplan bei Angle-Klasse I

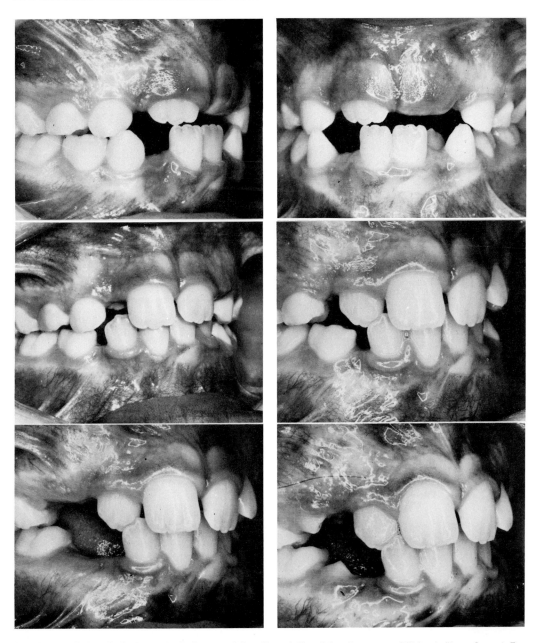

Abb. 5-126 Patient R. B. *A:* vor der Reihenextraktion. *B:* nach Extraktion der unteren Milcheckzähne. *C:* nach Extraktion der oberen Milcheckzähne. *D:* nach Extraktion der 1. Milchmolaren. *E:* Durchbruch der vier 1. Prämolaren. *F:* nach Extraktion der vier 1. Prämolaren. Durchbruch der bleibenden Eckzähne. *G:* nach Verlust der 2. Milchmolaren. *H:* Behandlungsbeginn mit Multibandapparaturen. *I:* abschließend Lückenschluß. *J:* Retentionsphase. *K:* Abschluß der Retention. *L:* Zwei Jahre nach Retention.

Steuerung der Okklusion durch Reihenextraktion

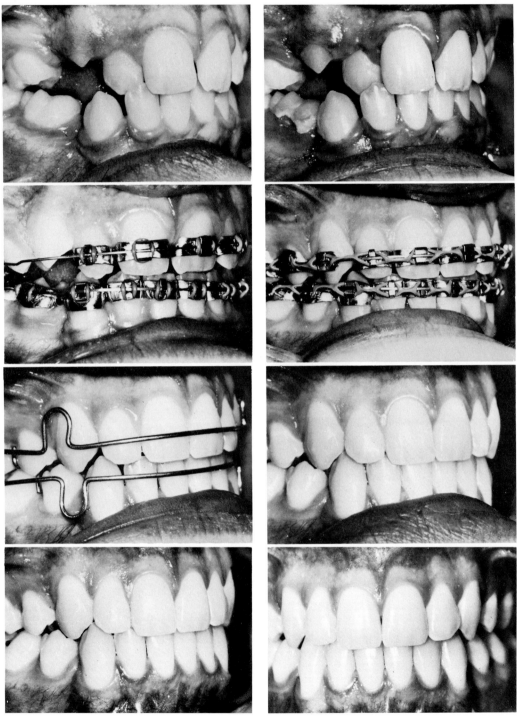

Abb. 5-126 (Fortsetzung): Legende siehe Seite 451

den zu verursachen. J zeigt den Retainer in situ. Die Labialbügel enden nicht distal der Eckzähne, sondern umfassen die gesamte Zahnreihe, so daß sich die Eckzähne besser konsolidieren und nicht nach vorne geschoben werden. Die Klammern zwischen den 1. Molaren und den Prämolaren dienen zur Schließung evtl. vorhandener Restlücken. Der Retainer wird im Routinefall 1 Jahr lang getragen: die ersten 6 Monate 24 Stunden täglich und die übrige Zeit 12 Stunden am Tag. K zeigt das Endresultat nach Absetzen der Retentionsapparatur. Obwohl das Resultat insgesamt gut ist, könnte die Okklusion im Seitenzahnbereich besser aussehen, wenn die unteren Eckzähne und 2. Prämolaren stärker aufgerichtet worden wären. Unter L ist das Langzeitresultat 2 Jahre nach Abschluß der Retentionsphase dargestellt.

Die Behandlung einer typischen Dysgnathie der Klasse I mit frontaler Diskrepanz in Form einer dentoalveolären Protrusion und distaler Diskrepanz mit relativ hyperdivergentem Aufbau ist anhand des Falles M. R. (Abb. 5-127) erläutert. Das klinische Bild bei der Erstuntersuchung ist unter A dargestellt. Die Milcheckzähne waren bereits extrahiert. In einem solchen Fall werden vorzugsweise die 1. Milchmolaren zuerst extrahiert, um den Durchbruch der 1. Prämolaren zu beschleunigen, so daß diese so früh wie möglich extrahiert werden können. Dadurch wird die Korrektur der dentoalveolären Protrusion, d. h. die Aufrichtung der Schneidezähne, begünstigt. Bei einer relativ regelmäßigen Stellung der Schneidezähne besteht keine Notwendigkeit, die Milcheckzähne frühzeitig zu extrahieren. B. zeigt das Bild nach Extraktion der 1. Milchmolaren. Man beachte den frühzeitigen Durchbruch des oberen 1. Prämolaren. Möglicherweise waren dafür die großflächige Füllung und periapikale Infektion des Milchmolaren verantwortlich. Mit der Extraktion eines solchen Zahnes sollte dennoch abgewartet werden, bis auch die anderen Prämolaren durchgebrochen sind (C). Bei D sind die vier Prämolaren bereits extrahiert und die Schneidezähne beginnen sich gegenüber dem Basalknochen aufzurichten. E zeigt den beginnenden Durchbruch der unteren bleibenden Schneidezähne. Der 2. Milchmolar der rechten Oberkieferhälfte wurde vorzeitig verloren. Der Prämolar ist durchgebrochen und der 1. Molar hat sich leicht mesialisiert. Bei F sind alle 2. Milchmolaren ausgefallen, die 2. Prämolaren brechen soeben durch. Die Schneidezähne haben sich weiter aufgerichtet. Mit dem Durchbruch der oberen bleibenden Eckzähne und 2. Molaren ist die Zeit für den orthodontischen apparativen Behandlungsbeginn gekommen (G). Das Endergebnis ist unter H, das Langzeitergebnis 2 Jahre nach abgeschlossener Retentionsphase unter I dargestellt.

Die Frontal- und Profilbilder vor und nach der Reihenextraktion und apparativen Behandlung (Abb. 5-128) verdeutlichen den leicht hyperdivergenten Gesichtsaufbau mit dentoalveolärer Protrusion vor der Behandlung und die harmonischen und ausgewogenen Gesichtsproportionen nach der Behandlung. Beim Lächeln ist zunächst nach der Reihenextraktion und nochmals nach der Behandlung mit Multibandapparaturen eine Verbesserung zu erkennen.

Die kephalometrische Analyse (Abb. 5-129) ergab bei dem Patienten vor der Behandlung einen FMA-Winkel von 31°, d. h. eine relative Hyperdivergenz. Im Zuge der Reihenextraktionsbehandlung wurde dieser Winkel auf 27° und durch die Multibandapparaturen auf 25° reduziert. Die Verringerung um insgesamt 6° ergibt eine günstige Rotation des Unterkiefers nach vorne und oben. Der IMPA-Winkel betrug vor der Behandlung 91°, womit er bei dem hyperdivergenten Gesichtsaufbau einer mäßigen dentoalveolären Protrusion entsprach. Die Reihenextraktion bewirkte eine Aufrichtung der unteren Schneidezähne auf 88°, die aktive Behandlung auf 86°. Der Unterschied von 5° im IMPA-Winkel bewirkte ein etwas ausgewogeneres Weichteilprofil. Die Gesamterhöhung der FMIA um 11° (von 58° (von 58° auf 69°) zeugt von der Verringerung sowohl des FMA- als auch des IMPA-Winkels sowie von einer günstigen Rotation des Unterkiefers und Korrektur der dentoalveolären Protrusion. Die Reduktion des Okklusionsebenenwinkels von 13° auf 8° entstand durch die Mesialwanderung der Seitenzähne und Aufrichtung der unteren Schneidezähne infolge der Reihenextraktion. Beide Reaktionen sind bei der Behandlung des hyperdivergenten Gesichtstypus als positiv zu werten. Die weitere Verringerung des Okklusionsebenenwinkels von 8° auf 7° im Zuge der aktiven Behandlung spricht für eine gute Kontrolle. Die Erhöhung des Z-Winkels um insgesamt 18° (von 57° auf 76°) spiegelt ebenfalls die günstige Unterkieferrotation und die Korrektur

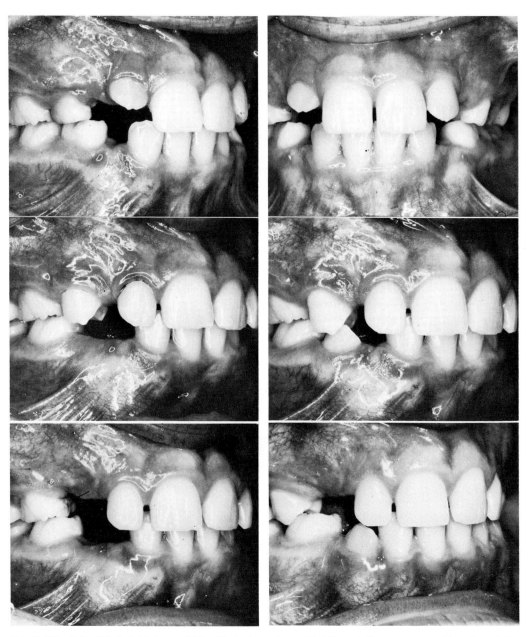

Abb. 5-127 Patient M. R. *A:* klinisches Bild bei Erstuntersuchung. Die Milcheckzähne waren extrahiert. *B:* nach Extraktion der 1. Milchmolaren. *C:* vor und *D:* nach der Extraktion der 1. Prämolaren. *E:* Durchbruch der bleibenden Eckzähne und Verlust der 2. Milchmolaren.

Behandlungsplan bei Angle-Klasse I

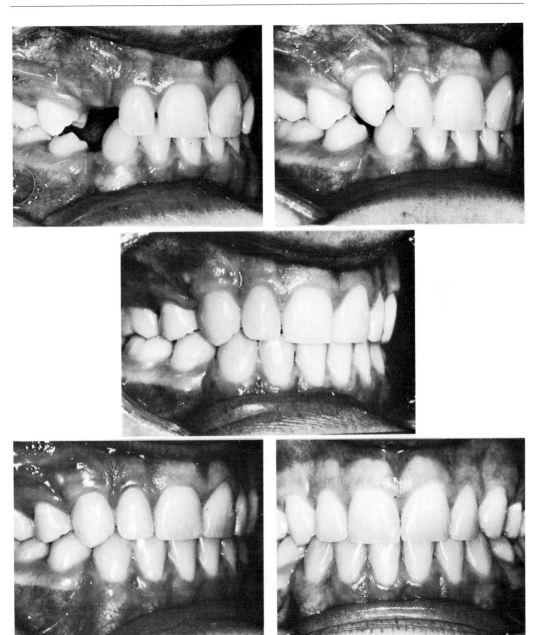

Abb. 5-127 (Fortsetzung): *F:* Durchbruch der 2. Prämolaren. *G:* vor und *H:* nach der Behandlung mit Multibandapparaturen. *I:* 2 Jahre nach Abschluß der Retentionsphase.

Steuerung der Okklusion durch Reihenextraktion

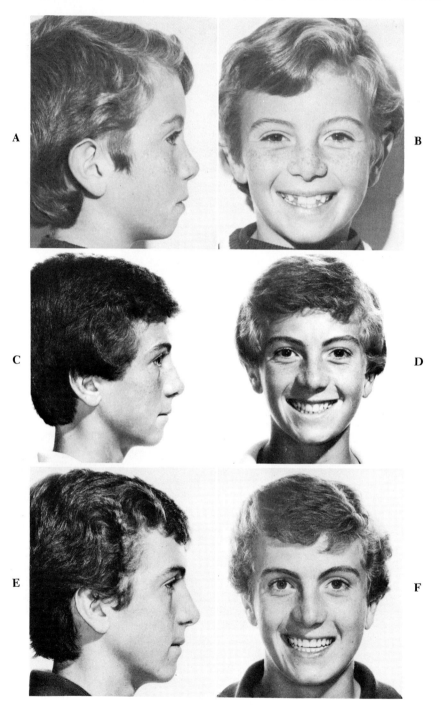

Abb. 5-128 Frontal- und Profilbilder des Patienten M. R. *A, B:* vor und *C, D:* nach der Reihenextraktion. *E, F:* nach der apparativen Behandlung.

der dentoalveolären Protrusion wider. Während der Reihenextraktionsphase war ein leichtes Wachstum des Oberkiefers von 78° auf 80° zu verzeichnen, was während der aktiven Behandlung konstant blieb. Wachstum und Rotation des Unterkiefers bewirkten während der Reihenextraktionsphase eine Vergrößerung des SNB-Winkels um 3° und während der apparativen Behandlung um 1°. Insgesamt verringerte sich der ANB-Wert von 3° auf 1°, d. h. die Kieferrelation hat sich geringfügig gebessert.

In diesem Fall war es besonders wichtig, daß die Diskrepanz zwischen Zahn- und Kiefergröße nicht durch eine Extension der Zahnreihe nach distal, frontal, lateral oder vertikal korrigiert wurde. Bei der vorliegenden Hyperdivergenz hätte die Extrusion der Molaren eine ungünstige Rotation des Unterkiefers nach hinten und unten bewirkt. Durch das gleichzeitige „Abschieben" der Schneidezähne nach vorne wäre eine ungünstige Neigung der Okklusionsebene entstanden und die dentoalveoläre Protrusion hätte sich verschlechtert. Alles zusammen hätte eine unschöne Steilstellung der oberen Schneidezähne bewirkt, beim Lächeln hätte die Lippenlinie mehr Gingiva freigelegt. Gleichzeitig wären die hinteren Molaren impaktiert, die Zahnbögen expandiert und die unteren Schneidezähne gegenüber dem Basalknochen gekippt gewesen, die Folge wäre ein äußerst unstabiles Endresultat gewesen, das eine sehr lange Retentionsphase erfordert hätte, wobei sich das Profilbild keineswegs gebessert, sondern erheblich verschlechtert hätte.

Die Analyse der Platzverhältnisse ergab frontal und distal einen Platzmangel (Tab. 5-6). Durch die Extraktion der bleibenden 1. Prämolaren im Zuge der Reihenextraktion wurde die frontale Diskrepanz, durch die Extraktion der bleibenden 3. Molaren die distale Diskrepanz korrigiert.

Der hyperdivergente Gesichtstypus ist häufig mit einem frontal offenen Biß verbunden. Bevor ein solcher Fall am Beispiel einer Dysgnathie der Klasse I besprochen wird, seien die von *Subtelny*[60] beschriebenen Kennzeichen eines echten hereditären offenen Bisses in Stichpunkten aufgezählt:

1. übermäßig steiler Mandibularebenenwinkel bzw. Hyperdivergenz
2. Retrognathie des Unterkiefers in Relation zur Schädelbasis
3. vordere Gesichtshöhe insbesondere im unteren Gesichtsdrittel des skelettalen Gesichts signifikant vergrößert
4. bimaxilläre dentoalveoläre Protrusion
5. relativ kurzer aufsteigender Unterkieferast
6. relativ großer Gonionwinkel
7. relative Übereruption der oberen Molaren und Schneidezähne (dieser Punkt ist besonders wichtig und muß bei der Behandlungsplanung gesondert berücksichtigt werden)
8. relativ kurze posteriore Schädelbasis
9. relativ stumpfer Winkel zwischen posteriorer und anteriorer Schädelbasis
10. relativ distale Lage des oberen Alveolarfortsatzes in Relation zur antioren Schädelbasis.

Hinsichtlich des 7. Punktes ist im Zusammenhang mit der Übereruption der oberen Molaren anzumerken, daß sich der offene Biß auch durch die Extraktion der bleibenden Molaren anstelle der Prämolaren korrigieren läßt. Die Extraktion der Molaren hat den gleichen Effekt wie eine Intrusion: Sie bewirkt eine Rotation des Unterkiefers nach oben und vorne, wodurch der steile Mandibularebenenwinkel und somit die vergrößerte untere vordere Gesichtshöhe, die Retrognathie des Unterkiefers und der frontale offene Biß reduziert werden.

Als typisches Beispiel für die Behandlung einer Dysgnathie der Klasse I bei starker Hyperdivergenz sei der Fall des Patienten J. L. (Abb. 5-130) beschrieben. Vor der Behandlung zeigte die kephalometrische Analyse einen FMA-Winkel von 47° (!). Im Laufe der apparativen Behandlung, die im Anschluß an die Extraktion der bleibenden 1. Molaren durchgeführt wurde, reduzierte sich der Winkel auf 43°, d. h. der Unterkiefer wurde nach vorne und oben geschwenkt. Der IMPA-Winkel betrug vor der Behandlung 68°, der FMIA-Winkel 65°. Beide Werte sprechen für eine günstige Achsenneigung der unteren Schneidezähne. Wie die Studienmodelle zeigen, standen diese Zähne auch regelrecht im Zahnbogen. Bei einem SNA-Winkel von 75° und SNB-Winkel von 73° ergab sich für ANB 2°. Die Relation der Kiefer zueinander war demnach gut, doch befanden sich beide Kiefer in einer relativen Rücklage. Der Okklusionsebenenwinkel war steil, der Z-Winkel klein. Wie am IMPA-Winkel zu erkennen ist, blieb die Relation der unteren Schneidezähne während der Behandlung günstig, der SNA-Winkel blieb kon-

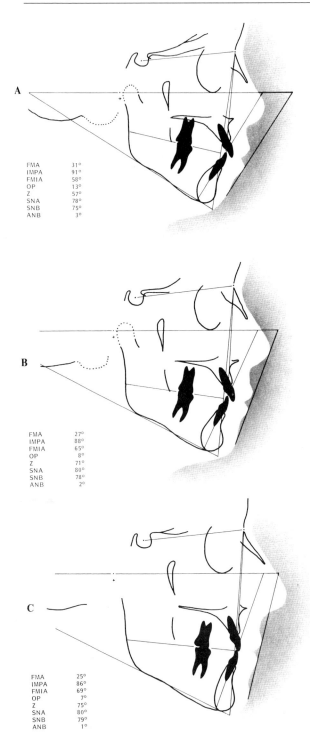

Abb. 5-129 Kephalometrische Analyse des Patienten M. R. *A:* vor und *B:* nach der Reihenextraktion. *C:* nach der apparativen Behandlung.

Behandlungsplan bei Angle-Klasse I

stant, der SNB-Winkel wurde um 2° vergrößert, d. h. der Unterkiefer wurde nach vorne rotiert. Die Behauptung, daß eine extreme Hyperdivergenz einer potentiellen Klasse-III-Dysgnathie entspricht, bestätigt sich in der Verringerung des ANB-Wertes von 2° auf 0° während der Behandlung.

Im ersten Jahr der apparativen Therapie wurde nur die obere Zahnreihe mit einer Multibandapparatur behandelt. Die unteren Molaren konnten ungehindert nach mesial driften, so daß der Unterkiefer nach oben rotiert und dadurch der Okklusionsebenenwinkel von 17° auf 13° verringert wurde. Die Folge war eine weitere Verbesserung des Z-Winkels und des Weichteilprofils.

Die günstige Achsenneigung und Stellung der unteren Schneidezähne zeigte sich darin, daß die Analyse der Platzverhältnisse im frontalen Zahnbogenbereich keinen Raummangel ergab. Der Platzmangel von 16 mm im mittleren Bereich zeugte von der Mesialwanderung der unteren Molaren, die einen Engstand der Prämolaren bewirkte. Der Platzmangel von 9 mm im distalen Zahnbogenbereich ergab sich aus der erheblichen Hyperdivergenz. Der gesamte Platzmangel von 25 mm, der primär im distalen Bereich bestand, wurde durch die Extraktion der bleibenden 1. Molaren teilweise ausgeglichen. Um keinen weiteren Platz zu verlieren, wurde die Okklusionskurve im Unterkiefer nicht vollständig nivelliert (Tab. 5-6).

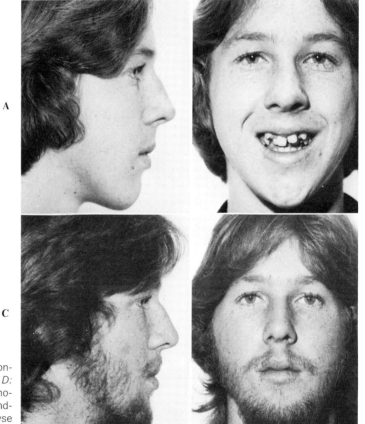

Abb. 5-130 Patient J. L. *A, B:* Frontal- und Profilbilder vor und *C, D:* nach der Behandlung. *E:* Studienmodelle vor und *F:* nach der Behandlung. *G:* kephalometrische Analyse vor und *H:* nach der Behandlung.

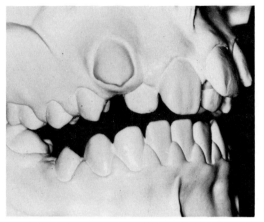
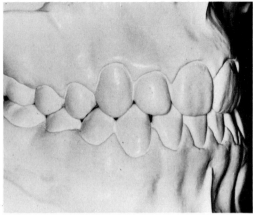
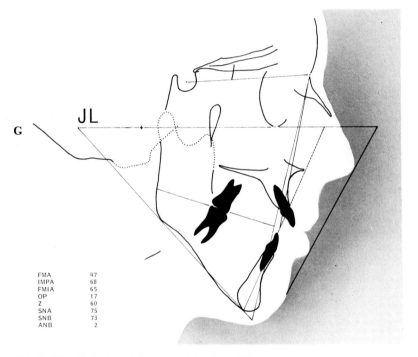

FMA 47
IMPA 68
FMIA 65
OP 17
Z 60
SNA 75
SNB 73
ANB 2

Abb. 5-130 (Fortsetzung): Legende siehe Seite 459

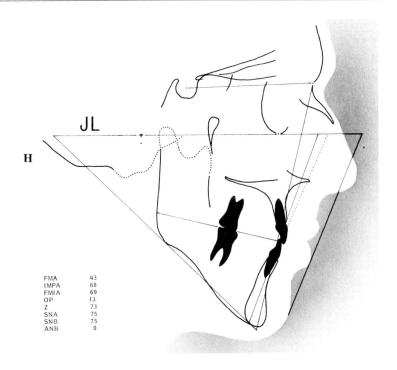

```
FMA    43
IMPA   68
FMIA   69
OP     13
Z      73
SNA    75
SNB    75
ANB     0
```

Behandlungsplan bei Angle-Klasse II

Trotz des unbestreitbar großen Werts, den die Reihenextraktion für die Behandlung einer Dysgnathie der Klasse II besitzt, kann sie erheblichen Schaden anrichten, wenn sie nicht mit größter Sorgfalt und Umsicht durchgeführt wird. Da die Reihenextraktion insbesondere in diesen Fällen die apparative Behandlung nicht ersetzen kann, müssen die Eltern darauf hingewiesen werden, daß nach dem Durchbruch aller bleibenden Zähne eine festsitzende Apparatur erforderlich sein wird. Wenn durch die Extraktionen, wie gesagt, ein solches Gerät auch nicht umgangen werden kann, so kann doch zumindest die Anwendungsdauer in den „schwierigen" Jahren der Pubertät in vielen Fällen erheblich verkürzt werden.

Behandlungssequenz B – interzeptive Behandlung, interzeptive Steuerung der Okklusion, aktive Behandlung

1. Initiale Phase: interzeptive Behandlung. In dieser Phase, die sich über 1–1½ Jahre erstrecken kann, werden die 1. Milchmolaren und die oberen 1. Prämolaren so früh wie möglich extrahiert. Auf diese Weise wird für die Retraktion der bleibenden oberen Frontzähne Raum geschaffen. Mit Hilfe eines Edgewise-Bogens, der mit Brackets auf den bleibenden Schneidezähnen, 1. Molaren und 2. Milchmolaren im Oberkiefer verbunden wird, sowie einem Headgear mit Okzipitalzug werden die oberen Schneidezähne retrahiert, intrudiert und tordiert. Dadurch verringert sich der horizontale und vertikale Überbiß.

Die initiale Behandlungsphase zielt in erster Linie darauf ab, die vorstehenden Schneidezähne zurückzubringen, um eine etwaige Traumatisierung auszuschließen. Im Unterkiefer werden die Milcheckzähne extrahiert, um für die engstehenden bleibenden Schneidezähne Raum zu schaffen. Später werden die 1. Milchmolaren und die Prämolaren extrahiert. Um ein Zurückkippen der Schneidezähne im Unterkiefer und der damit verbundenen Verstärkung der Okkulationskurve zu verhindern, werden die bleibenden Schneidezähne, die 1. Molaren und die 2. Milchmolaren bebändert und zunächst mit einem nivellierenden Rundbogen, später mit einem Edgewise-Bogen versehen.

Die Art und Weise der interzeptiven Behandlung hängt in dieser Phase von der Art der Klasse-II-Dysgnathie ab. Die Dysgnathie wird nach der proportionalen Gesichtsanalyse und der totalen Raumanalyse näher bestimmt und, sofern sich daraus nicht eine Indikation zur Nichtextraktion ergibt, der Modus der Reihenextraktion festgelegt. Dabei ergeben sich folgende Möglichkeiten:
1. obere 1. Prämolaren
2. alle 1. Prämolaren
3. obere 1. Prämolaren und untere 2. Prämolaren
4. bleibende 1. Molaren im OK und 3. Molaren im UK
5. bleibende 2. Molaren im OK und 2. Molaren im UK
6. 3. Molaren
7. 4 Prämolaren + bleibende 1. Molaren im OK und 3. Molaren im UK
8. Prämolaren + bleibende 2. Molaren im OK und 3. Molaren im UK
9. alle 1. Prämolaren und alle 3. Molaren

Alternativ steht ein kieferchirurgischer Eingriff zur Auswahl. Obwohl die Reihenextraktion oft in der Entfernung oder 1. Prämolaren gipfelt, macht diese Aufzählung klar, daß nicht alle Dysgnathien der Klasse II so behandelt werden können.

2. Interzeptive Steuerung der Okklusion. In dieser Phase wird mit Retentionsapparaturen gearbeitet und die Reihenextraktion fortgesetzt. Zur Beurteilung der Wachstumsentwicklung wird der Patient in Abständen von 3 Monaten einbestellt und der klinische Befund mit den diagnostischen Unterlagen verglichen. Die Eltern sollten wissen, daß regelmäßig Extraktionen erforderlich werden.

3. Zweite Phase der aktiven Behandlung. Wenn alle bleibenden Zähne durchgebrochen sind, wird die Distalbißlage mit einer Edgewise-Apparatur nach Tweed korrigiert.

Reihenextraktion bei Dysgnathien der Klasse II

Ebenso wie bei den Dysgnathien der Klasse I gilt auch hier, daß man nicht an einer bestimmten Extraktionsfolge festhalten sollte. Die Wahl der Be-

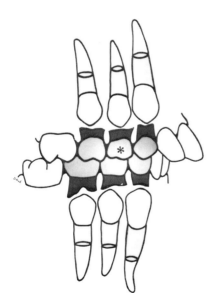

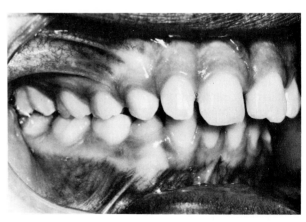

Abbildung 5-131

Behandlungsplan bei Angle-Klasse II

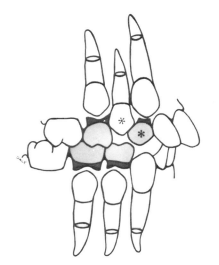

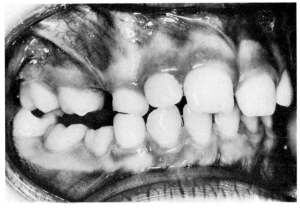

Abbildung 5-132

handlungsfolge richtet sich immer nach den besonderen Gegebenheiten des Einzelfalls. Beispiele für mögliche Extraktionsreihenfolgen bei der Behandlung von Dysgnathien der Klasse II werden im folgenden besprochen.

Gruppe A – frontale Diskrepanz: maxilläre Protrusion

1. Schritt. Extraktion der oberen 1. Milchmolaren (Abb. 5-131). In diesen Fällen liegt lediglich eine dentoalveoläre Protrusion im Oberkiefer vor. Behandlungsziel ist die Retraktion der oberen Schneidezähne und möglichst frühzeitige Behebung der frontalen Diskrepanz. Ausgangspunkt dafür ist ein Platzgewinn im Bereich der 1. Prämolaren. Um den frühzeitigen Durchbruch der Prämolaren zu fördern, werden die 1. Milchmolaren extrahiert. Im Gegensatz zum Unterkiefer kann im Oberkiefer die Extraktion der Milchmolaren überflüssig sein, wenn die Wurzeln der Prämolaren bereits bis zur Hälfte entwickelt sind. In manchen Fällen ist die Germektomie der bleibenden 1. Prämolaren indiziert. Zur Retraktion der Schneidezähne muß so früh wie möglich der erforderliche Raum geschaffen werden.

2. Schritt. Extraktion der oberen Milcheckzähne und 1. Prämolaren (Abb. 5-132). Die Milcheck-

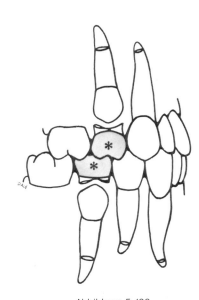

Abbildung 5-133

zähne können den endgültigen Durchbruch der 1. Prämolaren behindern, insbesondere wenn für die erste Retraktion der oberen Schneidezähne ein Headgear mit Okzipitalzug verwendet wurde. Daher werden mit den Prämolaren auch die Milcheckzähne extrahiert. Auf diese Weise wird der für die vollständige Retraktion der oberen Schneidezähne erforderliche Raum geschaffen. Die Retraktion erfolgt mit einem Headgear mit Okzipitalzug. Da im Unterkiefer kein Raummangel besteht, verläuft die weitere Entwicklung normal.

3. *Schritt.* Extraktion der 2. Milchmolaren (Abb. 5-133). Die zweite Phase der apparativen Behandlung wird erst begonnen, wenn die zweiten Milchmolaren auf natürlichem Wege verloren oder extrahiert wurden. Die Behandlungsdauer läßt sich geringfügig verkürzen, indem man die 2. Milchmolaren extrahiert, wenn die Wurzeln der 2. Prämolaren mindestens bis zur Hälfte ausgebildet sind. Dieser Schritt ist nicht immer erforderlich.

4. *Schritt.* Zweite Phase der aktiven Behandlung (Abb. 5-134). Die Behandlung beider Zahnreihen mit Edgewise-Apparaturen wird begonnen, wenn die 2. Prämolaren gerade durchbrechen und die bleibenden 2. Molaren kurz vor ihrem Durchbruch stehen.

5. *Schritt.* Retentionsphase (Abb. 5-135). Wenn das Behandlungsziel erreicht ist, werden die festsitzenden Apparaturen abgenommen und Retentionsgeräte verwendet.

6. *Schritt.* Nach der Retentionsphase (Abb. 5-136). Die Patienten werden aufgefordert, beim Durchbruch der 3. Molaren zur Untersuchung zu kommen. Die Extraktion der 3. Molaren ist erst nach genauer orthodontischer Indikationsstellung vorzunehmen. Bei dem in Abb. 5-136 dargestellten Patienten ist 2 Jahre nach Abschluß der Retentionsphase eine gute Stabilität des Behandlungsergebnisses zu erkennen.

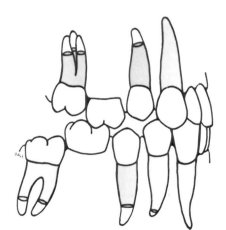
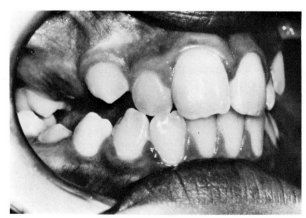

Abbildung 5-134

Behandlungsplan bei Angle-Klasse II

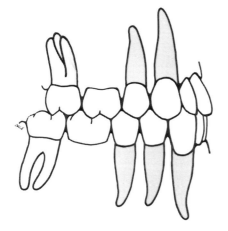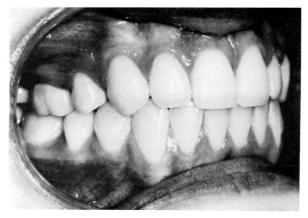

Abbildung 5-135

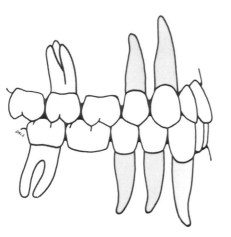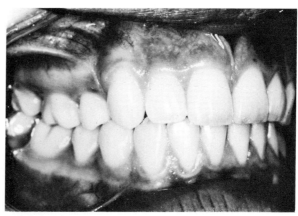

Abbildung 5-136

Gruppe B – mittlere Diskrepanz: retinierte obere Eckzähne

1. Schritt. Extraktion der oberen 1. Milchmolaren (Abb. 5-137). Wenn die bleibenden oberen Eckzähne retiniert sind, werden die Schneidezahnwurzeln komprimiert, so daß sich die Zahnkronen nach außen neigen. In der Folge können zwei verschiedene Situationen entstehen: die seitlichen Schneidezähne können entweder zur Resorption der Milcheckzahnwurzeln führen oder rotiert sein und keinen Kontakt zum Milcheckzahn besitzen. Im letzteren Fall ist häufig ein Zwischenraum zwischen den durchbrechenden bleibenden seitlichen Schneidezähnen und den Milcheckzähnen zu sehen. Hier wäre die Extraktion der Milcheckzähne sinnlos. Statt dessen werden die 1. Milchmolaren extrahiert, um den Durchbruch der 1. Prämolaren zu beschleunigen, so daß die retinierten bleibenden Eckzähne genügend Raum haben, um von den bleibenden seitlichen Schneidezähnen abzuwandern.

2. Schritt. Extraktion der oberen 1. Prämolaren (Abb. 5-138). Wenn in der oberen Schneidezahnposition keine Unregelmäßigkeit besteht, kann auf die initiale Phase der interzeptiven Behandlung verzichtet werden. Die untere Zahnreihe entwickelt sich in der Regel relativ normal.

3. Schritt. Zweite Phase der aktiven Behandlung (Abb. 5-139).

4. Schritt. Retentionsphase (Abb. 5-140).

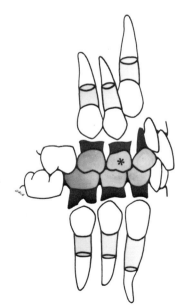
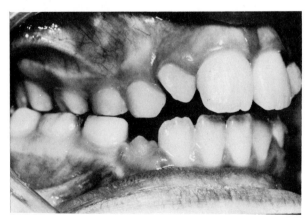

Abbildung 5-137

Behandlungsplan bei Angle-Klasse II

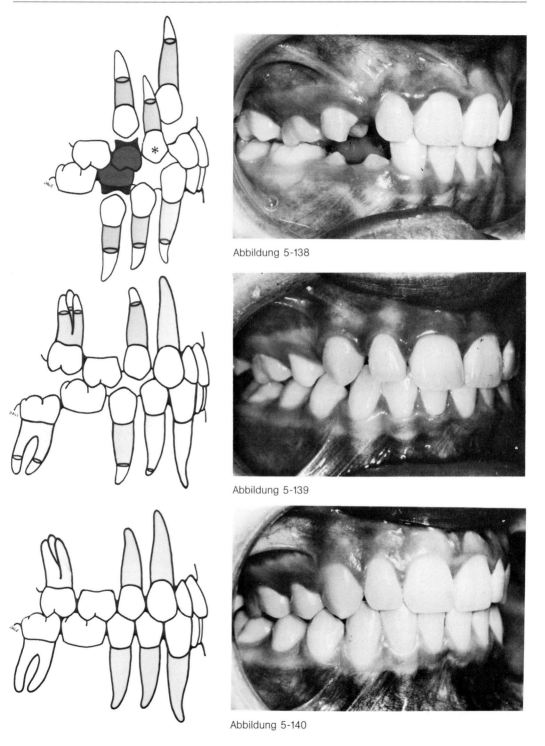

Abbildung 5-138

Abbildung 5-139

Abbildung 5-140

Gruppe C – posteriore Diskrepanz: ektopischer Durchbruch im Oberkiefer

1. Schritt. Extraktion der oberen 2. Milchmolaren (Abb. 5-141). Durch die Unterentwicklung des Oberkiefers im Bereich der Tuberositas kann eine posteriore Diskrepanz entstehen, die einen ektopischen, d. h. nach mesial verlagerten Durchbruch der bleibenden 1. Molaren bewirkt, der wiederum zum frühzeitigen Verlust bzw. zur Resorption der 2. Milchmolaren führt. Wenn die Milchmolaren nicht abgestoßen wurden, sollten sie extrahiert werden. Dadurch entsteht eine distale Bißrelation der bleibenden 1. Molaren. Die untere Zahnreihe ist in diesem Fall weitgehend normal.

2. Schritt. Extraktion der oberen 1. Milchmolaren (Abb. 5-142). Um den Durchbruch der 1. Prämolaren zu beschleunigen, sollten die oberen 1. Milchmolaren extrahiert werden.

3. Schritt. Extraktion der oberen Milcheckzähne, sofern noch vorhanden, und der oberen 1. Prämolaren (Abb. 5-143).

4. Schritt. Edgewise-Apparatur (Abb. 5-144). Möglicherweise ist auch in diesen Fällen keine initiale interzeptive Behandlungsphase erforderlich.

5. Schritt. Retentionsphase (Abb. 5-145).

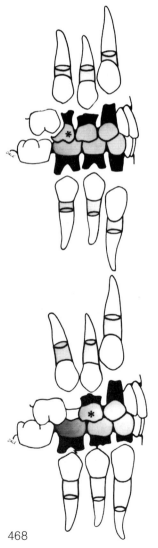

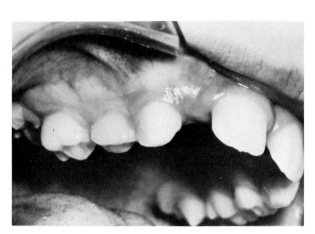

Abbildung 5-141

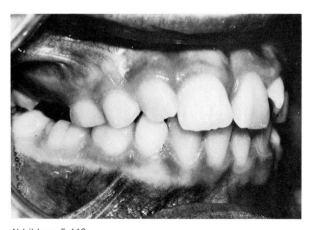

Abbildung 5-142

Behandlungsplan bei Angle-Klasse II

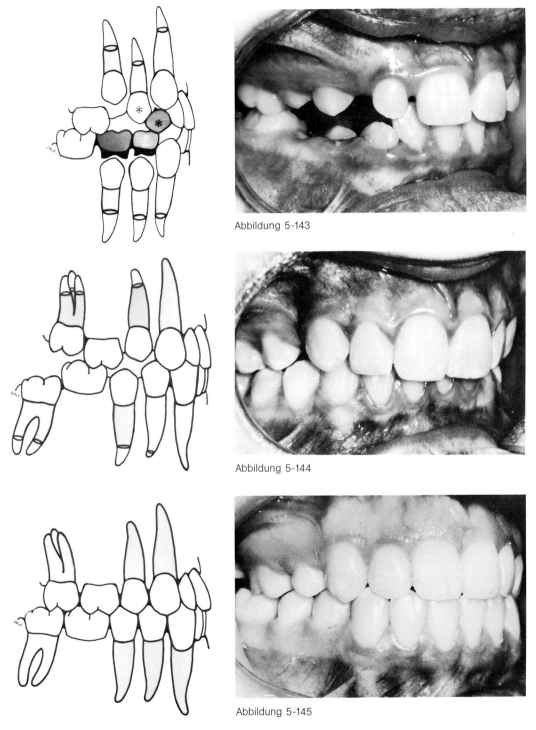

Abbildung 5-143

Abbildung 5-144

Abbildung 5-145

Obwohl der Patient D. S. (Abb. 5-146) als Beispiel einer Klasse-II-Dysgnathie der Gruppe C mit distaler Diskrepanz im Oberkiefer eine Reihenextraktionsbehandlung erfordern würde, wurden aus zwei Gründen nur die oberen 1. Prämolaren extrahiert: Erstens hatte der Patient im Unterkiefer steilstehende Schneidezähne und zweitens ein gerades Profil, aus dem leicht ein konkaves entstanden wäre. Die Abb. 5-146A zeigt das Bild nach Extraktion der unteren Milcheckzähne. Durch diese Extraktion wurde ein komplikationsfreier Schneidezahndurchbruch ermöglicht. Später wurden die Schneidezähne dennoch geringfügig nach labial gekippt, um für alle bleibenden Zähne Platz zu schaffen und das Weichteilprofil nicht zu stören. Die Abb. 5-146B zeigt die dentalen Relationen nach der Reihenextraktion ausschließlich im Oberkiefer und C die Okklusion im Anschluß an die apparative Behandlung. Die Eckzähne befinden sich in einer Klasse-I-Relation, die Molarenokklusion ist distal.

Die Frontal- und Profilaufnahmen in der Abb. 5-147 verdeutlichen die Gesichtsproportionen vor und nach der Reihenextraktion und apparativen Behandlung. Vor und nach der Reihenextraktion war das Profilbild noch gerade, nach der apparativen Behandlung entwickelten sich die Gesichtsproportionen äußerst harmonisch und bewirken auch beim Lächeln ein ästhetisch sehr zufriedenstellendes Bild.

A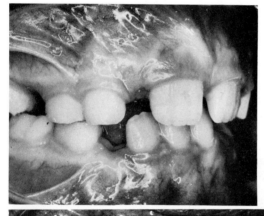
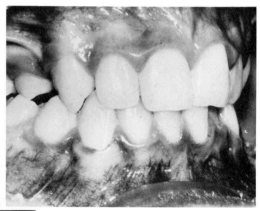

C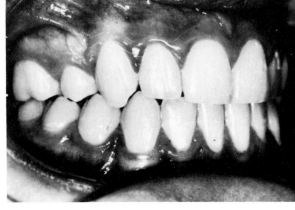

Abb. 5-146 Patient D. S. *A:* vor und *B:* nach der Reihenextraktion. *C:* nach der Behandlung mit Multibandapparaturen.

Behandlungsplan bei Angle-Klasse II

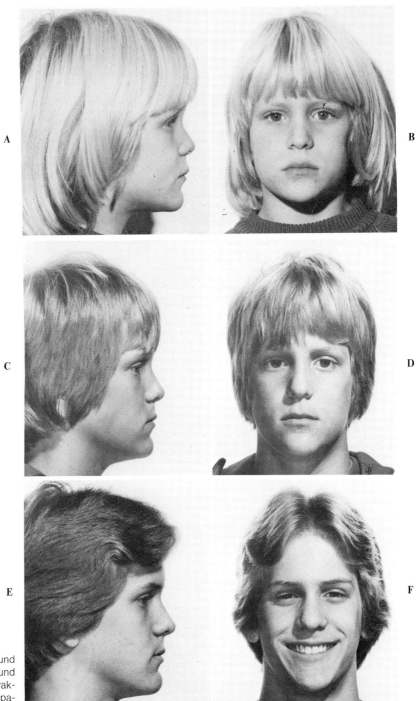

Abb. 5-147 *A, B:* Profil- und Frontalaufnahmen vor und *C, D:* nach der Reihenextraktion. *E* und *F:* nach der apparativen Behandlung.

471

Gruppe D – frontale Diskrepanz: maxilläre Protrusion, im Unterkiefer Frontzahnengstand

1. Schritt. Extraktion der oberen 1. Milchmolaren und unteren Milcheckzähne (Abb. 5-148). Ziel dieser Extraktion ist die Beschleunigung des Durchbruchs der 1. Prämolaren und Ausformung des unteren Frontzahnsegments.
2. Schritt. Extraktion der oberen Milcheckzähne, oberen 1. Prämolaren und unteren 1. Milchmolaren (Abb. 5-149). Durch die Extraktion der oberen 1. Prämolaren wurde Raum für die Retraktion der oberen Schneidezähne mit Hilfe eines Headgears mit gerichteter Okzipitalzugkraft (J-Haken) geschaffen.
3. Schritt. Extraktion der unteren 1. Prämolaren (Abb. 5-150). Fortsetzung der Retraktion der oberen Schneidezähne durch Okzipitalzug. Möglicherweise müssen die unteren 2. Milchmolaren extrahiert werden, um den Durchbruch der 1. Prämolaren zu ermöglichen. Ansonsten werden die 1. Prämolaren extrahiert.
4. Schritt. Zweite Phase der aktiven Behandlung, Edgewise-Apparatur (Abb. 5-151).
5. Schritt. Retentionsphase (Abb. 5-152).

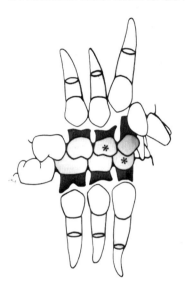
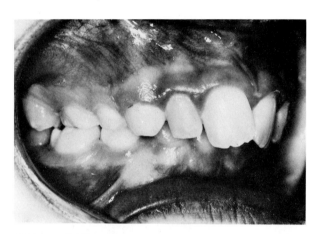

Abbildung 5-148

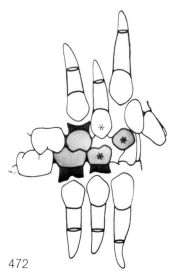
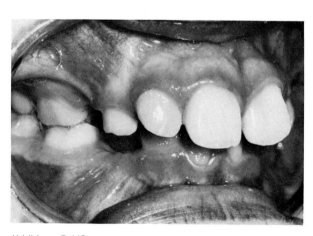

Abbildung 5-149

Behandlungsplan bei Angle-Klasse II

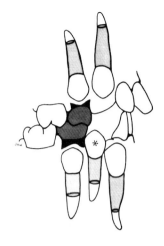
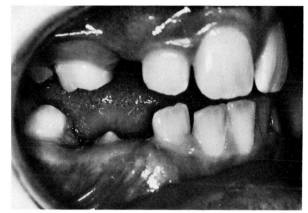

Abbildung 5 150

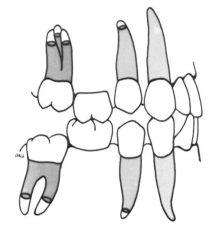
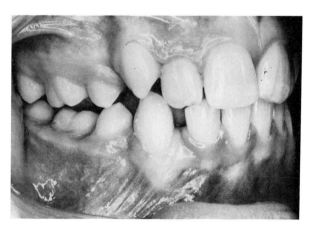

Abbildung 5-151

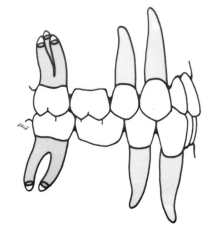
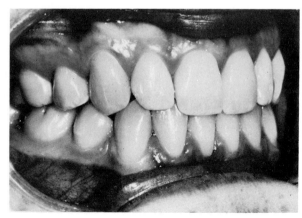

Abbildung 5-152

Gruppe E – mittlere Diskrepanz: Engstand der oberen und unteren Eckzähne und Prämolaren

1. Schritt. Extraktion der oberen 1. Milchmolaren (Abb. 5-153). Ziel dieser Extraktion ist die Beschleunigung des Durchbruchs der 1. Prämolaren und Verringerung der Diskrepanz im mittleren Zahnbogensegment. Da in diesem Fall die Wurzel im Unterkiefer noch nicht ausreichend entwickelt waren, wurde vorerst von der Extraktion der unteren 1. Milchmolaren abgesehen. Häufig ist bei diesen Patienten auch die stark gekrümmte Okklusionskurve des Unterkiefers für die Diskrepanz im Seitenzahnbereich verantwortlich.

2. Schritt. Extraktion der oberen Milcheckzähne, oberen 1. Prämolaren und unteren 1. Milchmolaren (Abb. 5-154). In den meisten Fällen führt die Extraktion der 1. Milchmolaren zum schnelleren Durchbruch der bleibenden Eckzähne im Unterkiefer bei gleichzeitiger Erhaltung der Schneidezahnachsenneigung.

3. Schritt. Extraktion der oberen 2. Milchmolaren und unteren 2. Prämolaren (Abb. 5-155). Dadurch wird die Diskrepanz im mittleren Zahnbogensegment verringert und eine Mesialwanderung der bleibenden 1. Molaren ermöglicht. Daher sind statt der 1. die 2. Prämolaren zu extrahieren.

4. Schritt. Zweite Phase der aktiven Behandlung, Edgewise-Apparatur. Mit Hilfe der Apparatur wird die Mesialisierung der bleibenden 1. Molaren im Unterkiefer fortgesetzt und das bleibende Gebiß abschließend endgültig ausgeformt.

5. Schritt. Retentionsphase (Abb. 5-156). Die Notwendigkeit einer Retention der unteren Zahnreihe ist hier nicht so ausgeprägt wie bei der Gruppe D mit Frontzahnengstand im Unterkiefer.

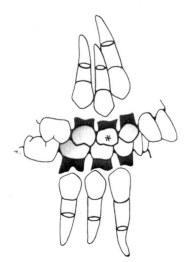
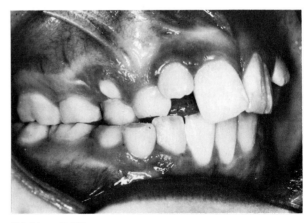

Abbildung 5-153

Behandlungsplan bei Angle-Klasse II

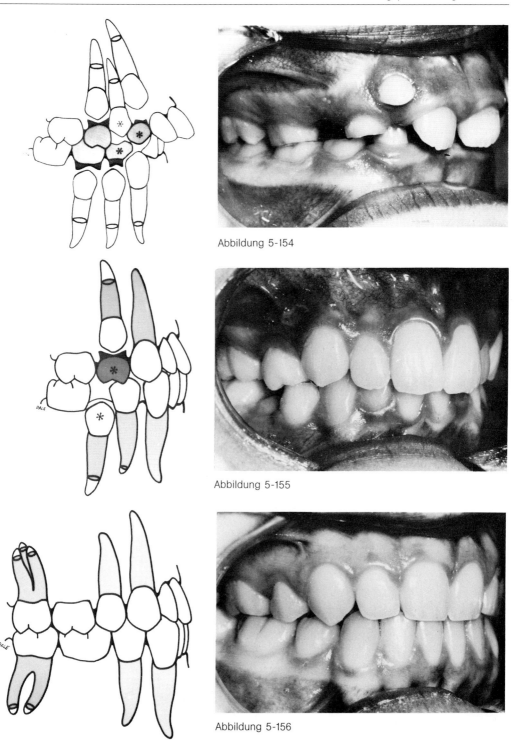

Abbildung 5-154

Abbildung 5-155

Abbildung 5-156

Gruppe F – distale Diskrepanz: Molarenengstand im Ober- und Unterkiefer

Häufig ist diese Form einer Dysgnathie der Klasse II mit Hyperdivergenz und Tendenz zum offenen Biß verbunden. Daher muß für die Mesialwanderung der Seitenzähne Raum geschaffen werden. Durch die Mesialwanderung wird der Unterkiefer nach oben und vorne geschwenkt, so daß sich der offene Biß verringert. Im folgenden wird die Behandlung eines solchen Falles anhand eines Beispiels näher beschrieben.
Im Falle des Patienten J. O. (Abb. 5-157 bis 5-159) haben wir es mit einem relativ hyperdivergenten Gesichtstypus mit Vorlage des Oberkiefers und Rücklage des Unterkiefers, skelettaler Diskrepanz, bimaxillärer dentoalveolärer Protrusion und frontal offenem Biß zu tun.
In der Abb. 5-157 A bis C ist die klinische Situation vor und nach der Reihenextraktion dargestellt. Man beachte die Distalbißlage der Molaren und den frontal offenen Biß. Die in D gezeigten dentalen Relationen nach der Reihenextraktion und vor der apparativen Behandlung lassen eine erhebliche Verbesserung sowohl der Frontzahn- als auch der Molarenrelation erkennen. Bis zu diesem Zeitpunkt wurde keine apparative Behandlung durchgeführt. Die apparative Behandlung wurde mit Runddrahtbögen von 0,016 inch (0,40 mm) Stärke zur Nivellierung der Okklusion

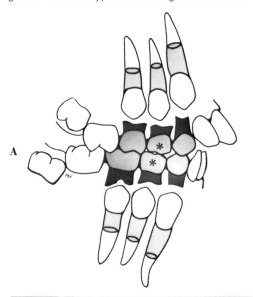

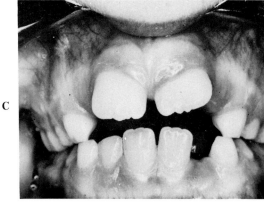

Abb. 5-157 Patient J.O. *A-C:* vor und *D:* nach der Reihenextraktion.

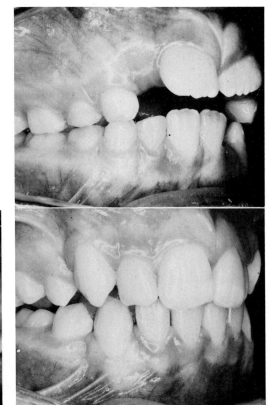

begonnen (Abb. 5-157 E) und später mit einer Edgewise-Apparatur zum endgültigen Lückenschluß fortgesetzt (Abb. 5-157 F). Bei G ist die Okklusion nach Behandlungsabschluß und bei H und I zwei Jahre nach Abschluß der Retentionsphase dargestellt.

Die Frontal- und Profilaufnahmen vor und nach der Reihenextraktion sowie nach der apparativen

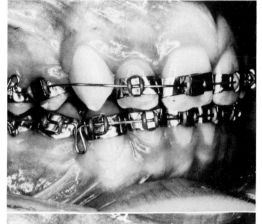

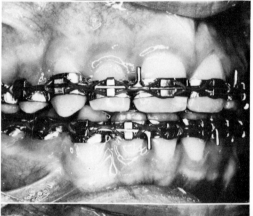

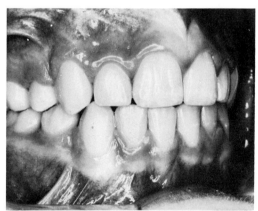

Abb. 5-157 (Fortsetzung). E: Behandlungsbeginn mit Multibandapparaturen. F: Abschlußphase der apparativen Behandlung. Überkorrektur. G: klinisches Bild bei Abschluß der Retentionsphase. H und I: Zwei Jahre nach abgeschlossener Retentionsphase.

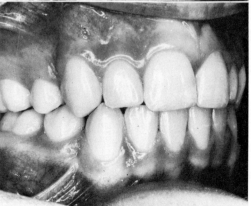

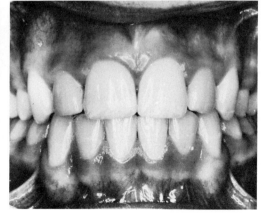

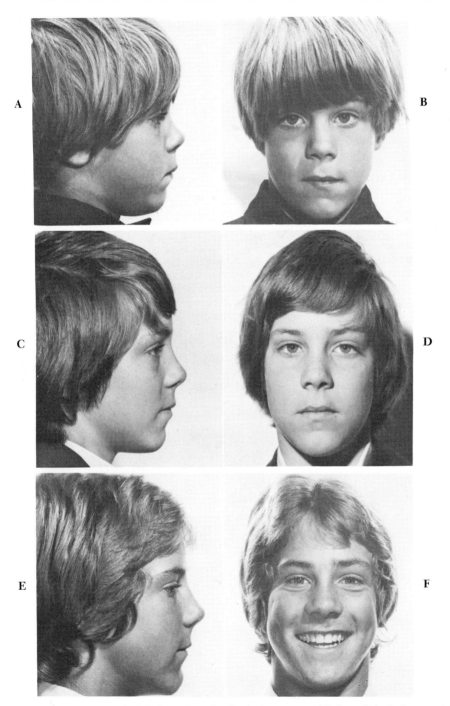

Abb. 5-158 Patient J. O. *A, B:* Frontal- und Profilaufnahmen vor und *C, D:* nach der Reihenextraktion. *E* und *F:* nach der aktiven Behandlung.

Behandlung (Abb. 5-158) lassen vor der Reihenextraktion die Vorlage des Oberkiefers, Rücklage des Unterkiefers und den mäßig hyperdivergenten Gesichtstypus erkennen. Im Laufe der Behandlung ist eine allmähliche Verbesserung zu beobachten, vor allem hinsichtlich der Unterkieferlage. Das ästhetische Endresultat ist auch beim Lächeln in vollem Maße zufriedenstellend.

Vor der Reihenextraktion entsprach der FMA-Winkel mit 32° einer relativen Hyperdivergenz. Im Zuge der Reihenextraktion wurde dieser Wert auf 30° und durch die aktive Behandlung auf 29° reduziert. Die Reduktion bedeutet eine Rotation des Unterkiefers nach oben und vorne. Während der Reihenextraktion verringerte sich der IMPA-Winkel um 5° (von 96° auf 91°), der FMIA-Winkel erhöhte sich um 6° (von 53° auf 59°). Beide Werte verdeutlichen die Reduzierung der dentoalveolären Protrusion und Aufrichtung der unteren Schneidezähne. Eine weitere Verbesserung wurde durch die aktive Behandlung im Sinne einer Verringerung des IMPA-Winkels auf 89° und des FMIA-Winkels auf 62° erzielt. Insgesamt wurde durch die Behandlung die skelettale Diskrepanz verbessert. Der ANB-Wert wurde von 9° auf 3° reduziert, der Oberkiefer wurde zurückgeholt (von 86° auf 82°, der Unterkiefer wurde vorverlagert (von 77° auf 79°). Die Okklusionsebene blieb relativ konstant, die Kontrolle war demnach während der gesamten Behandlung gut. Die Erhöhung des Z-Winkels von 74° auf 76° drückt die Verbesserung der fazialen Proportionen aus (Abb. 5-159).

Die totale Platzanalyse ergab im frontalen Zahnbogensegment ein Defizit von 15,4 mm. Zwei Drittel davon kephalometrische Korrektur, eine dentoalveoläre Protrusion anzeigend. Im mittleren Zahnbogensegment wurde ein Raumüberschuß von 1,5 mm errechnet, im distalen Zahnbogensegment ein Raummangel von 15,0 mm. Der frontale Platzmangel wurde durch die Extraktion der vier 1. Prämolaren, der distale Platzmangel durch die Extraktion der vier 3. Molaren korrigiert (Tag. 5-6).

Die apparative Behandlung

Nach der Reihenextraktionsphase sind die Behandlungsziele:

1. Schließung von Restlücken
2. Verbesserung der Achsenneigung einzelner Zähne
3. Derotationen
4. Korrektur einer Mittelliniendiskrepanz
5. weitere Korrektur eines Überbisses
6. weitere Korrektur einer sagittalen Stufe
7. Korrektur eines Kreuzbisses
8. weitere Verbesserung der Verzahnung einzelner Zähne
9. Verbesserung und Koordination der Bogenform
10. in bestimmten Fällen Korrektur der Distalbißrelation.

Wenn die Reihenextraktionsphase abgeschlossen ist, wird die Behandlung mit Multibandapparaturen nach dem *Tweed*-Konzept begonnen. Die Konzepte der Charles H. *Tweed* International Foundation for Orthodontic Research lassen sich wie folgt zusammenfassen[43, 44]:

gerichtete Kraftsysteme
10-2 Verankerungs-Konzept
„Readout"-Management*
„Prescription-arch"-Technik
Beurteilung des Leistungsstandards

Zu den Behandlungszielen zählte Dr. Charles H. *Tweed* in erster Linie ein gesundes Gebiß, ein stabiles Behandlungsergebnis, optimale Funktion, gesunde Stützgewebe und optimale faziale Ästhetik. Um diese zwar anerkennenswerten, aber zu allgemeinen Behandlungsziele näher zu definieren, entwickelte die *Tweed*-Foundation ihr sehr zeitgemäßes Konzept.

Das *gerichtete Kraftsystem* stellt eine Gruppe von Kraftsystemen dar, die mit gerichteten Steuermechanismen die exakte Positionierung der Zähne in beiden Kiefern im Sinne der bestmöglichen harmonischen Relationen zu den umgebenden Strukturen ermöglichen.

Das *10-2 Verankerungskonzept* ist ein sequentielles Verankerungssystem, in dem der Drahtbogen der Apparatur 10 Zähne stabilisiert, während auf 2 Zähne eine aktive Kraft ausgeübt wird. Die Sequenz beginnt mit den 2. Molaren und ist mit den 2. Prämolaren abgeschlossen. Mit dieser verbesserten Form der Verankerung verringert sich das Risiko einer unerwünschten Verlängerung und Vorwanderung der Zähne, und auch die Mitarbeitsbereitschaft des Patienten wird nicht so stark beansprucht.

---

* (Anmerkung in der deutsch. Ausgabe) Diagnostik – Planung – Kontrolle

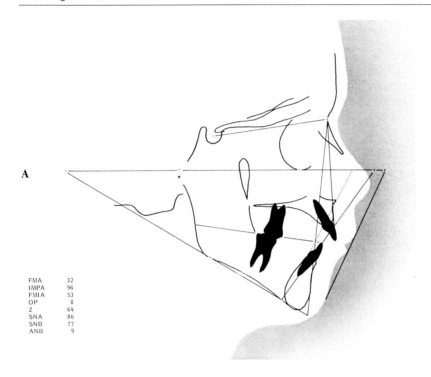

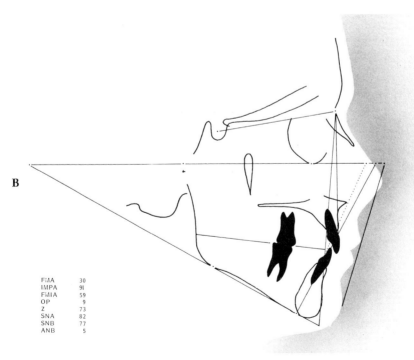

Behandlungsplan bei Angle-Klasse II

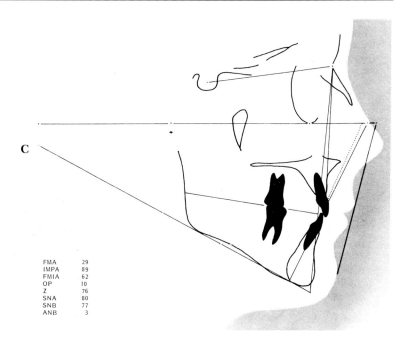

FMA	29
IMPA	89
FMIA	62
OP	10
Z	76
SNA	80
SNB	77
ANB	3

Abb. 5-159 Kephalometrische Analyse des Patienten J. O. A: vor und B: nach der Behandlung. C: nach der aktiven Behandlung.

Unter „Readout" wird die Definition der Behandlungsziele durch genaueste Messungen verstanden. Die Zahnbewegungen lassen sich vorherbestimmen, während der Behandlung überwachen und abschließend auf ihre Genauigkeit hin überprüft.

Die „Prescription-arch-Technik" umfaßt die Tabellarisierung von angulären Werten der 2. Ordnung und hängt mit dem 10-2-Verankerungskonzept und Readout-Verfahren zusammen. Sie ermöglicht auch die genaue Messung und Tabellarisierung der bukkolingualen Achsenneigungen der Zähne, so daß in die Bögen Biegungen 3. Ordnung integriert werden können. Darüber hinaus berücksichtigt sie auch die horizontalen Biegungen 1. Ordnung. Die „Prescription arches" werden speziell für die einzelnen Dysgnathien konstruiert.

Die Beurteilung des Leistungsstandardes ist eine neuere Entwicklung und umfaßt die regelmäßige Messung der Zahnbewegungen und dentalen Relationen zur Beurteilung des Behandlungsfortganges.

Die „Prescription-arch-Apparatur" wurde ursprünglich von Tweed in Fortführung der Edgewise-Technik entwickelt und später von Merrifield und seinen Mitarbeitern modifiziert. Dieses Präzisionsinstrument kennzeichnet sich durch seine Unkompliziertheit, Leistungsfähigkeit und den Tragekomfort. Darüber hinaus ist es hygienisch und ästhetisch und, vor allem, enorm vielseitig.

Wenn nach Abschluß der aktiven Behandlungsphase die Bänder bzw. Brackets entfernt werden, beginnt mit dem Einsetzen der Retentionsapparaturen eine kritische Behandlungsphase. Sie wird auch als Rückbildungsphase bezeichnet. Wenn die Behandlungsmaßnahmen gerade noch ausreichen, um eine normale dentale Relation wiederherzustellen, ist das Rezidiv unvermeidlich. Jede Veränderung, die in der Rückbildungsphase eintritt, ist eine Veränderung zum Schlechten. Wenn die Behandlung jedoch im Sinne einer Überkorrektur abgeschlossen wurde, sind die Veränderungen während der Rückbildungsphase Veränderungen zum Guten. Somit sind die idealen Bedingungen gegeben, um die ursprüngli-

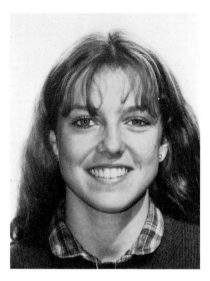

Abb. 5-160 Das Lächeln, für das sich alles lohnt.

chen Behandlungsziele zu erreichen: Gesundes Gebiß und gesunde Stützstrukturen, optimale Funktion, Stabilität und höchste fasziale Ästhetik (Abb. 5-160).
Wenn eine faziale Fehlbildung korrigiert und die damit verbundene seelische Belastung eliminiert wurde, klärt sich der düstere und unglückliche Gesichtsausdruck zu einem glücklichen Strahlen auf. Kann man sich einen schöneren Lohn vorstellen? Charles H. Tweed
Man könnte vielleicht hinzufügen... je früher, um so besser.

Literatur

1. *Angle, E. H.*
   Malocclusion of the teeth, ed. 7., Philadelphia, 1907, S. S. White Dental Manufacturing Co.
2. *Arita, M.* und *H. Iwagaki*
   Studies on the serial observations of dento-facial region in the Japanese children, Tokyo, 1963, Nihon University School of Dentistry.
3. *Baker, C.*
   Development of the occlusion of the teeth, J. Am. Orthod. Assoc. 31:1470, 1944.
4. *Baume, L. J.*
   Physiological tooth migration and its significance for the development of occlusion. I. The biogenetic course of the deciduous teeth, J. Dent. Res. 29:123, 1950.
5. *Baume, L. J.*
   Physiological tooth migration and its significance for the development of occlusion. II. The biogenesis of accessional dentition. J. Dent. Res. 29:331, 1950.
6. *Baume, L. J.*
   Physiological tooth migration and its significance for the development of occlusion. III. The biogenesis of the successional dentition. J. Dent. Res. 29:338, 1950.
7. *Baume, L. J.*
   Physiological tooth migration and its significance for the development of occlusion. IV. The biogenesis of overbite, J. Dent. Res. 29:440, 1950.
8. *Baume, L. J.*
   Developmental and diagnostic aspects of the primary dentition. Int. Dent. J. 9:349, 1959.
9. *Bilkey, E. R.*
   Is there writing on the wall? [Editorial.] Oral Health 71:4, 1981.
10. *Björk, A.*
    Variations in the growth pattern of the human mandible; longitudinal radiographic study by the implant method. J. Dent. Res. 42:400, 1963.
11. *Black, G. V.*
    Descriptive anatomy of the human teeth, ed. 5, Philadelphia, 1902, S. S. White Dental Manufacturing Co.
12. *Brodie, A.*
    Late growth changes in the human face, Angle Orthod. 23:146, 1953.
13. *Bunon, R.*
    Essay sur les maladies des dents; ou l'on propose les moyens de leur procurer une bonne confirmation dès la plus tendre enfance, et d'en assurer la conservation pendant tout le cours de la vie, Paris, 1743.
14. *Burlington Orthodontic Research Project, University of Toronto, Faculty of Dentistry, Report no. 3, 1957.*
15. *Dale, J. G., J. S. Rushton* et al.
    A half century of care, a future of caring, Tucson, Ariz., 1982, The Charles H. Tweed International Foundation.
16. *DeKoch, W. J.*
    Dental arch depth and width studies longitudinally from 12 years of age to adulthood, Am. J. Orthod. 62:56, 1972.
17. *Delabarre, C. F.*
    Traité de la second dentition et méthode naturelle de la diriger suivis d'un aperçu de séméiotique buccale, Paris, 1918.

18. *Enlow, D. H.*
 The human face; an account of the postnatal growth and development of the craniofacial skeleton, New York, 1968, Paul B. Hoeber, Inc.
19. *Enlow, D. H.*
 Handbook of facial growth, ed. 2, Philadelphia, 1982, W. B. Saunders Co.
20. *Fanning, E. A.*
 Effect of extraction of deciduous molars on the formation and eruption of their successors, Angle Orthod. 32:44, 1962.
21. *Fanning, E. A.*
 Longitudinal study of tooth formation and root resorption, N. Z. Dent. J. 57:202, 1961.
22. *Fanning, E. A.* und *E. E. Hunt*
 Linear increments of growth in the roots of permanent mandibular teeth, J. Dent. Res. 43(suppl.):081, 1964.
23. *Franke, G.*
 Über Wachstum und Verbildungen des Kiefers und der Nasenscheidewand aufgrund vergleichender Kiefer-messungen und experimenteller Untersuchungen über Knochenwachstum, Leipzig, 1921, Curt Kabitzsch.
24. *Garcia-Hernandez, J.* und *J. G. Dale*
 Facial considerations in mixed-dentition analysis in preparation for guidance of occlusion. Postgraduate Thesis, Department of Paedodontics, University of Toronto, Faculty of Dentistry, 1979.
25. *Garn. S. M.* und *A. B. Lewis*
 The gradient and the pattern of crown-size reduction in simple hypodontia, Angle Orthod. 40:51, 1970.
26. *Grøn, A. M.*
 Prediction of tooth emergence, J. Dent. Res. 41:573, 1962.
27. *Hixon, E. H.* und *R. E. Oldfather*
 Estimation of the sizes of unerupted cuspid and bicuspid teeth, Angle Orthod. 28:236, 1958.
28. *Horowitz, S. L.* und *E. H. Hixon*
 The nature of orthodontic diagnosis, St. Louis, 1966, The C. V. Mosby Co., Chap. 16.
29. *Hotz, R.*
 Guidance of eruption versus serial extraction. Am. J. Orthod. 58:1, 1970.
30. *Huckaba, G. W.*
 Arch size analysis and tooth size prediction, Dent. Clin. North Am., p. 431, 1964.
31. *Hurme, V. O.*
 Ranges in normalcy in eruption of permanent teeth, J. Dent. Child. 16:11, 1949.
32. *Jacobi, A.*
 Course of lectures on dentition and its derangements, Am. Med. Times 1:416, 1860.
33. *Kjellgren, B.*
 Serial extraction as a corrective procedure in dental orthopedic therapy, Eur. Orthod. Soc. Trans., p. 134, 1947–1948.
34. *Lebret, L.*
 Personal communications.
35. *Lewis, S. M.* und *I. A. Lehman*
 A quantitative study of the relation between certain factors in the development of the dental arch and the occlusion of the teeth, Int. J. Orthod. 18:1015, 1932.
36. *Lo, R. T.* und *R. E. Moyers*
 Studies in the etiology and prevention of malocclusion. I. The sequence of eruption of the permanent dentition, Am. J. Orthod. 39:460, 1953.
37. *Lundt, R. C.* und *D. B. Law*
 A review of the chronology of calcification of deciduous teeth, J. Am. Dent. Assoc. 89:599, 1974.
38. *Mayne, W. R.*
 Serial extraction. In Graber, T. M., editor: Current orthodontic concepts and techniques, Philadelphia, 1969, W. B. Saunders Co., Chap. 4.
39. *McNamara, J.*
 Components of Class II malocclusion in children 8–10 years of age, Angle Orthod. 51:177, 1981.
40. *Meredith, H. V.*
 Order and age of eruption for the deciduous dentition, J. Dent. Res. 25:43, 1946.
41. *Meredith, H. V.* und *V. Knott*
 Childhood changes of head, face, and dentition – a collection of research reports, Iowa City, 1973, Iowa Orthodontic Society.
42. *Merrifield, L. L.*
 The profile line as an aid in critically evaluating facial esthetics, Am. J. Orthod. 52:804, 1966.
43. *Marrifield, L. L.*
 Differential diagnosis with total space analysis, J. Charles H. Tweed Int. Found. 6:10, 1978.
44. *Merrifield, L. L.*
 The systems of directional force, J. Charles H. Tweed Int. Found. 10:15, 1982.
45. *Moorrees, C. F. A.*
 Growth changes of the dental arches – a longitudinal study, J. Can. Dent. Assoc. 24:449, 1958.
46. *Moorrees, C. F. A.*
 The dentition of the growing child; a longitudinal study of dental development between 2 and 18 years of age, Cambridge, Mass., 1959, Harvard University Press.
47. *Moorrees, C. F. A.*
 Dental development – a growth study based on tooth eruption as a measure of physiologic age, Eur. Orthod. Soc. Trans. 40:92, 1964.
48. *Moorrees, C. F. A.*
 Changes in dental arch dimensions expressed on the basis of tooth eruption as a measure of biologic age, J. Dent. Res. 44:129, 1965.

49. *Moorrees, C. F. A.*
    Normal variation in dental development determined with reference to tooth eruption statistics, J. Dent. Res. 44:161, 1965.
50. *Moorrees, C. F. A.* und *J. M. Chadha*
    Crown diameters of corresponding tooth groups in deciduous and permanent dentition. J. Dent. Res. 41:466, 1962.
51. *Moorrees, C. F. A.* und *J. M. Chadha*
    Available space for the incisors during dental development; a growth study based on physiological age, Angle Orthod. 35:12, 1965.
52. *Moorrees, C. F. A.* und *R. L. Kent, Jr.*
    Patterns of dental maturation. In McNamara, J. A., editor: The biologiy of occlusal development, Monograph 6, Craniofacial growth series, Ann Arbor, 1978, Center for Human Growth and Development, University of Michigan.
53. *Moorrees, C. F. A.* und *R. L. Kent, Jr.*
    A step function model using tooth counts to assess the developmental timing of the dentition, Ann. Hum. Biol. 5:55, 1978.
54. *Moorrees, C. F. A., S. Thomsen, E. Jensen* und *P. K. Yen*
    Mesiodistal crown diameters of the deciduous and permanent teeth in individuals, J. Dent. Res. 36:39, 1957.
55. *Robinow, M., T. W. Richards* und *M. Anderson*
    The eruption of deciduous teeth, Growth 6:127, 1942.
56. *Schudy, F. F.*
    The rotation of the mandible resulting from growth; its implications in orthodontic treatment, Angle Orthod. 35:36, 1965.
57. *Sillman, J. H.*
    Dimensional changes of the dental arches: longitudinal study from birth to 24 years, Am. J. Orthod. 50:824, 1964.
58. *Steiner, C.*
    Cephalometrics in clinical practice, Angle Orthod. 29:8, 1959.
59. *Stone, I.*
    The origin, Garden City, N. Y., 1980, Doubleday & Co.
60. *Subtelny, J. D.* und *M. Sakuda*
    Openbite, diagnosis and treatment, Am. J. Orthod. 50:337, 1964.
61. *Ten Cate, A. R. et al.*
    Oral histology. Development, structure, and function, St. Louis, 1980, The C. V. Mosby Co.
62. *Tweed, C. H.*
    Treatment planning and therapy in the mixed-dentition, Am. J. Orthod. 49:900, 1963.
63. *Tweed, C. H.*
    Clinical orthodontics, St. Louis, 1966, The C. V. Mosby Co.
64. *Tweed, C. H.*
    The diagnostic facial triangle in the control of treatment objectives, Am. J. Orthod. 55:561, 1969.
65. *Virel, A.*
    Decorated man, New York, 1980, Harry N. Abrams, Inc.
66. *Wagers, L. E.*
    Preorthodontic guidance and the corrective mixed-dentition treatment concept, Am. J. Orthod. 69:1, 1976.
67. *Zsigmundy, O.*
    Über die Veränderungen des Zahnbogens bei der zweiten Dentition, Arch. Anat., p. 367, 1890.

Weiterführende Literatur

Bolton, W. A.
The clinical application of a tooth size analysis, Am. J. Orthod. 48:504, 1962.
Dale, J.
J. C. O. interviews: Dr. Jack G. Dale on serial extraction, J. Clin. Orthod. 10:44, 116, 196, 1976.
Dewel, B. F.
Serial extractions in orthodontics; indications, objections, and treatment procedures, Int. J. Orthod. 40:906, 1954.
Dewel, B. F.
A critical analysis of serial extraction in orthodontic treatment, Am. J. Orthod. 45:424, 1959.
Dewel, B. F.
Serial extraction, its limitations and contraindications in orthodontic treatment, Am. J. Orthod. 53:904, 1967.
Garfinkle, R. L., A. Artese, R. G. Kaplan und *A. L. Van Ness*
Effect of extraction in the late mixed-dentition on the eruption of the first premolar in Macaca nemestrina, Angle Orthod. 50:23, 1980.
Greer, G. W., A. Artese, A. Gutiérrez und *A. L. Van Ness*
Effect of extraction in the early mixed-dentition on the eruption of the first premolar in Macaca nemestrina, Angle Orthod. 50:34, 1980.
Hägg, U. und *J. Taranger*
Maturation indicators and the pubertal growth spurt, Am. J. Orthod. 82:299, 1982.
Heath, J.
The interception of malocclusion by planned serial extraction, N. Z. Dent. J. 49:77, 1953.
Heath, J.
Dangers and pitfalls of serial extraction, Eur. Orthod. Soc. Trans. 37:60, 1961.
Hotz, R.
Active supervision of the eruption of teeth by extraction, Eur. Orthod. Soc. Trans., p. 34, 1947–1948.

Krogman, W. M.
Biological timing and dento-facial complex, J. Dent. Child. 35:175, 328, 377, 1968.

Leighton, B. C. und *W. S. Hunter*
Relationship between lower arch spacing/crowding and facial height and depth, Angle Orthod. 82:418, 1982.

Lloyd, Z. B.
Serial extraction as a treatment procedure, Am. J. Orthod. 42:728, 1956.

Moorrees, C. F. A.
Variability of dental and facial development, Ann. N. Y. Acad. Sci. 134:846, 1966.

Moorrees, C. F. A., E. A. Fanning und *A. M. Grøn*
Consideration of dental development in serial extraction, Angle Orthod. 33:44, 1963.

Moorrees, C. F. A., E. A. Fanning, A. M. Grøn und *J. Lebret*
Timing of orthodontic treatment in relation to tooth formation, Eur. Orthod. Soc. Trans. 38:87, 1962.

Moorrees, C. F. A., E. A. Fanning und *E. E. Hunt, Jr.*
Age variation of formation stages for ten permanent teeth, J. Dent. Res. 42:1490, 1963.

Moorrees, C. F. A., E. A. Fanning und *E. E. Hunt, Jr.*
Formation and resorption of three deciduous teeth in children, Am. J. Phys. Anthropol. 21:99, 1963.

Moorrees, C. F. A. und *R. B. Reed*
Biometrics of crowding and spacing of the teeth in the mandible, Am. J. Phys. Anthropol. 12:77, 1954.

Moorrees, C. F. A. und *R. B. Reed*
Correlations among crown diameters of human teeth, Arch. Oral Biol. 9:685, 1964.

Moorrees, C. F. A., R. B. Reed und *J. M. Chadha*
Growth changes of the dentition defined in terms of chronologic and biologic age, Am. J. Orthod. 50:789, 1964.

Richardson, M. E.
Late lower arch of crowding in relation to primary crowding, Angle Orthod. 52:300, 1982.

Sanin, C., B. Savara und *T. Sekiguchi*
Longitudinal dentofacial changes in untreated persons, Am. J. Orthod. 55:135, 1969.

Tanner, J. M.
Growth at adolescence, ed. 2, Oxford, 1962, Blackwell Scientific Publications.

Tweed, C. H.
The Frankfort-mandibular plane angle in orthodontic diagnosis, classification, treatment planning, and prognosis, Am. J. Orthod. Oral Surg. 32:175, 1946.

Tweed, C. H.
The Frankfort-mandibular incisor angle in orthodontic diagnosis treatment planning and prognosis, Angle Orthod. 24:121, 1954.

Tweed, C. H.
Pre-orthodontic guidance procedure, classification of facial growth trends, treatment timing. In Kraus, B. S., and Reidel, R. A., editors: Vistas in orthodontics, Philadelphia, 1962, Lea & Febiger, Chap. 8.

Teil 2

Behandlungsmethodik

Kapitel 6

Funktionskieferorthopädische Apparaturen

T. M. Graber

Der Aktivator nach Andresen-Häupl

Entstehung. Die Theorien über die Verformbarkeit der knöchernen Strukturen lassen sich auf *Roux*[125] und *Wolff*[159] zurückführen, die einen engen Zusammenhang zwischen Form und Funktion sahen. Veränderte funktionelle Belastungen bewirken Veränderungen der inneren Architektur und äußeren Form des Knochens. Anfang des 20. Jahrhunderts entwickelte *Robin*[124] seinen »Monobloc«, mit dem er eine Vorverlagerung des Unterkiefers bewirkte. *Robin* beabsichtigte mit seinem Gerät keine strukturelle Veränderung oder Steuerung des Kieferwachstums, sondern verwendete es lediglich als passives Positionierungsgerät bei Neugeborenen mit Mikrogenie und Lippen-Gaumenspalte (später als *Pierre-Robin*-Syndrom bezeichnet) zur Verhinderung einer Glossoptose, d. h. des »Verschluckens« der Zunge. Ohne Kenntnis des Monoblocs schuf *Viggo Andresen*[6] später ein ähnliches Gerät, das auf der Möglichkeit der funktionellen Beeinflussung von Form, Größe und Position der knöchernen Strukturen beruhte. Diese Möglichkeit weckte in ihm die Hoffnung, durch die Veränderung des Funktionsmusters des stomatognathen Systems während des Wachstums sagittale Gebißanomalien, in erster Linie Dysgnathien der Klasse II/1, korrigieren zu können. Diese Arbeitshypothese erprobte *Andresen* an seiner eigenen Tochter, die eine festsitzende Apparatur trug. Um während der dreimonatigen Ferien, die die Tochter in einem Zeltlager verbringen sollte, ein Rezidiv zu vermeiden, ersetzte er die Labial- und Lingualbogenapparaturen beider Kiefer durch einen modifizierten Hawley-Retainer, dem er für den Unterkiefer einen lingualen hufeisenförmigen Flügel anfügte, der den Unterkiefer bei der maximalen Interkuspidation etwa 3–4 mm nach vorne führte (Abb. 6-1). Als seine Tochter aus dem Lager zurückkehrte, stellte *Andresen* erfreut fest, daß die nur nachts getragene Apparatur tatsächlich eine vollständige Korrektur der sagittalen Relation und eine wesentliche Verbesserung des Weichteilprofils bewirkt hatte. Das Behandlungsergebnis blieb stabil. Er setzte seine Apparatur bei zahlreichen weiteren Patienten zunächst nur während der Sommerferien, später auch zur Routinebehandlung ein und stellte dabei eine signifikante Verbesserung der Kieferrelationen und der neuromuskulären Funktion fest, die mit konventionellen festsitzenden Apparaturen nicht zu erreichen war.[7, 8]

Wirkungsprinzip. Die Veränderungen in der Sagittalen lassen sich dadurch erklären, daß das Gerät die Aktivität der Protraktoren und Levatoren stimuliert bzw. steigert und gleichzeitig die Retraktoren relaxiert und dehnt. Durch das Vorbringen des Unterkiefers wird die abnorme periorale Muskelfunktion ausgeschaltet, d. h. die deformierende und restriktive Wirkung der Unterlippe, des hyperaktiven M. mentalis sowie der submandibulären Muskelgruppen verhindert (Abb. 6-2 und 6-3). Diese positive Beeinflussung der Muskelfunktion bewirkt gleichzeitig eine Anpassung der knöchernen Strukturen an die veränderten funktionellen Belastungen[7] (Abb. 6-4). Man war der Meinung, daß die intermittierende Kraftwirkung des lose im Mund liegenden Gerätes auch eine günstige Veränderung der Zahnstellung bewirken würde, auch wenn es nur nachts getragen würde. Ebenso wie der Monobloc von *Robin* war auch die von *Andresen* verwendete Apparatur passiv, d. h. sie besaß

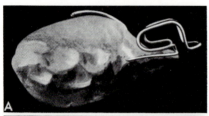

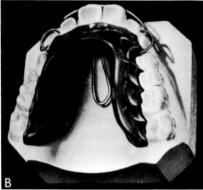

Abb. 6-1 Der Aktivator von *Andresen-Häupl* enthält keine aktiven Elemente. Ursprünglich wurde er aus Hartgummi gefertigt. Bei der unteren Apparatur, die zur Behandlung von Dysgnathien der Klasse II/1 verwendet wurde, wurde der Kunststoff am Gaumen ausgespart und zur Stabilisierung eine massive *Coffin*-Feder eingesetzt. Die Eckzahnschlaufen stehen von den Zähnen ab, um die Entwicklung des intercaninen Bereichs im Oberkiefer nicht zu behindern. Die Schlaufen sind die Vorläufer der bis hinter die 2. Milchmolaren reichenden Molarenschlaufen im Bionator von *Balters* und der Wangenschilde im Funktionsregler von *Fränkel*, die beide den Wangendruck abhalten. (Aus *Andresen*, V. und *Häupl*, K.: Funktionskieferorthopädie. Die Grundlagen des »norwegischen Systems«, 2. Auflage, Leipzig, 1939, H. Meusser.)

keine eigene, innere Kraftwirkung.[7–9] Statt dessen besaß sie eine äußere Kraftwirkung, die durch die Aktivierung der Levatoren und Protraktoren in der Konstruktionsbißstellung entstand.
Ursprünglich bezeichnete *Andresen* diese Behandlungsform als biomechanische Orthodontie.

Erst nach weiterer Ausarbeitung der Theorie und Verbesserung der Behandlungstechnik in Zusammenarbeit mit Karl *Häupl* entstand die bildhaftere Bezeichnung *Funktionskieferorthopädie*.[10–12] Das weitere Konzept umfaßte auch die Möglichkeit der Veränderung skelettaler Beziehungen in Abhängigkeit von dem Ausmaß und der Richtung des Kieferwachstums. Durch den in Vorbißstellung konstruierten Apparat wurden bestimmte Muskelgruppen aktiviert, die wiederum unter Ausnutzung des Wachstumspotentials die skelettalen Veränderungen in der Sagittalen verstärkten. Dieses Prinzip wird durch die Begriffe »Funktion« und »Orthopädie« treffend verdeutlicht. Diese Behandlungsform wurde allgemein als »das norwegische System« bekannt, und das obwohl *Andresen* Däne und *Häupl* Deutscher waren (beide lehrten jedoch in Norwegen).

Die Kontroverse um die Bißsperre

Während die Beeinflussung der Bißlage in der Sagittalen (zwischen 3 und 6 mm, je nach Ausprägung der distalen bzw. mesialen Molarenrelation) in Europa weitgehend anerkannt wurde, führten die funktionskieferorthopädischen Konzepte hinsichtlich des Ausmaßes der Bißsperre und der Wirkung auf die Muskulatur selbst unter den norwegischen Kieferorthopäden zu erheblichen Meinungsverschiedenheiten. *Selmer-Olsen*[135], der nach dem 2. Weltkrieg Professor für Kieferorthopädie an der Universität von Norwegen wurde, vertrat die Ansicht, daß die Muskulatur während des Schlafs nicht stimuliert oder aktiviert werden könne, da die Natur sie so gestaltet habe, daß sie während der Nacht ruhe – nachts erfolge der Schluckakt nur 4–8 mal pro Stunde. Die Wirkung des Aktivators interpretierte er als eine Dehnung der Muskeln, Sehnen und Bänder durch die Sperrung des Bisses in einer über die Ruheschwebe hinaus geöffneten Position. Der Aktivator sei ein Fremdkörper und beziehe die zahnbewegende Kraft nicht aus der kinetischen Energie der Muskelfunktion, sondern aus der potentiellen Energie der gedehnten Gewebe. *Woodside*[160, 161] und seine Mitarbeiter[162] bezeichneten diese Kräfte später als die »viskoelastischen« Eigenschaften der Gewebe. Heute noch wird diese Kontroverse

Die Kontroverse um die Bißsperre

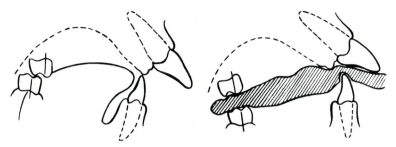

Abb. 6-2 Bei der Konstruktionsbißnahme wird das Seitenzahnsegment um etwa 6 mm aus dem Distalbiß in den Neutralbiß vorgeholt. In diesem Fall ist die sagittale Stufe immer noch zu groß, wahrscheinlich wegen der vorstehenden oberen Schneidezähne. Der Fehlstand wird nach der Normalisierung der sagittalen Fehlbißlage korrigiert. Der Biß wird um 3–4 mm gesperrt, damit der Unterkiefer so weit nach vorn geführt werden kann, wie es zur Korrektur der Molarenokklusion erforderlich ist. (Aus *Andresen*, V. und *Häupl*, K.: Funktionskieferorthopädie. Die Grundlagen des »norwegischen Systems«, 2. Auflage, Leipzig, 1939, H. Meusser.)

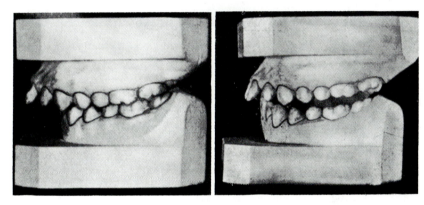

Abb. 6–3 Seitenansicht der Studienmodelle bei einer hochgradigen Klasse-II/1-Dysgnathie (Abb. 6-2) in habitueller Okklusion und in Neutralbißlage für den Konstruktionsbiß. In diesem Fall ist die Lingualneigung der unteren Schneidezähne ebenso wie der tiefe Überbiß von Vorteil. (Aus *Andresen*, V. und *Häupl*, K.: Funktionskieferorthopädie. Die Grundlagen des »norwegischen Systems«, 2. Auflage, Leipzig, 1939, H. Meusser.)

in den Diskussionen um die eigentliche Wirkungsweise des Aktivators reflektiert.
Andresen ging in seinen Erklärungen davon aus, daß der Biß nicht über die Ruheschwebe hinaus gesperrt werden sollte. *Slagsvold*[138] zufolge ging jedoch weder aus der Literatur noch aus seinen eigenen Beobachtungen hervor, daß *Andresen* das Ausmaß der Unterkieferverlagerung von der Ruheschwebe abhängig machte. Dennoch wäre jede weitere Öffnung eine Verletzung des ursprünglichen Prinzips. *Andresen* sah einen Abstand von 2 mm bzw. der Dicke eines Streichholzes zwischen den beiden Zahnreihen vor. Selbst später, als dieser Abstand auf 2–4 mm geändert wurde, lag er noch immer innerhalb der Grenzen des Interokklusalabstandes in der Ruheschwebe

Funktionskieferorthopädische Apparaturen

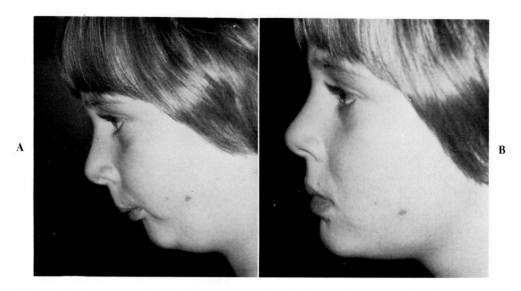

Abb. 6-4 Profilaufnahme bei habitueller Distalbißlage *(A)* und bei Vorschubhaltung des Unterkiefers in Neutralbißlage *(B)*. Auf diese Weise läßt sich die Möglichkeit einer wirkungsvollen Veränderung des Profilbildes gut demonstrieren.

der meisten Patienten, insbesondere beim Schlafen.[13]
Die Interpretationen von *Selmer-Olsen, Harvold*[62, 63] und *Woodside* beruhen auf der Tatsache, daß bei den meisten modifizierten Aktivatoren die Bißsperre im Gegensatz zum ursprünglichen Apparat über die Ruheschwebe hinausgeht, in erster Linie um zu verhindern, daß das Gerät während des Schlafs seine Lage verändert und dadurch seine Reizfunktion verliert.[119] Die Erkenntnisse *Selmer-Olsens* wurden später von *Ahlgren*[1-5], *Thompson*[147], *Witt*[155, 156], *Witt* und *Komposch*[157] sowie *Witt* und *Meyer*[158] bestätigt.
Rolf Grude[58, 59], Schüler und Mitarbeiter *Andresens*, sah die optimale Funktion des Apparates nur dann gewährleistet, wenn die vertikale Dimension nicht über die Ruheschwebe hinausgeht. Andernfalls sei seine Wirkung grundlegend verändert. Diese Ansicht findet sich auch bei *Fränkel*[41] sowie *Fränkel* und *Reiss*[44].
Eine deutliche Veränderung erfuhr die Aktivatortherapie durch *Paul Herren*[72, 73], der den traditionellen, »losen« Apparaturen mit nächtlicher Einwirkungszeit die zugeschriebene Wirkung absprach. (*Reitan*[122] hatte bereits 1951 in seiner umfangreichen Dissertation über Gewebsreaktionen die von *Andresen* und *Häupl* befürwortete Theorie von *Roux* über die »Erschütterung des Knochens« in Frage gestellt.) *Herren* kam zu dem Schluß, daß der Aktivator die Häufigkeit der Schließbewegungen auch dann nicht erhöhte, wenn der normale Interokklusalabstand erhalten blieb. Die Kräfte für die Zahnbewegung seien demnach nicht aus den durch den Aktivator stimulierten nächtlichen Funktionsbewegungen abgeleitet. *Herren* interpretierte die Wirkungsweise wie folgt:
Die verschiedenen, auf den Unterkiefer einwirkenden Kräfte halten sich aufgrund ständiger Ausgleichsmechanismen im Gleichgewicht. Schwerkraft und Luftdruck sind dominierende, unabhängige Variablen, Muskeltonus und -anspannung sind dominierende, abhängige Variablen. Eine Veränderung der Schwerkraft oder des intraoralen Luftdrucks bewirkt, daß der Unterkiefer in eine Position gebracht wird, in der diese Veränderung durch die reaktive Veränderung von Muskeltonus und Muskelspannung ausgeglichen wird. Eine Veränderung des Muskeltonus wird auch durch die Muskelanspannung im Sinne einer Lagever-

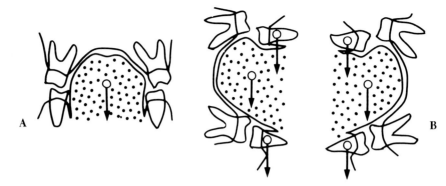

Abb. 6-5 Auf die oberen und unteren Zahnreihen wirken verschiedene Kräfte ein. Die Schwerkraft wirkt sich bei aufrechter Körperhaltung (A) ganz anders aus als beim Schlafen, wenn der Kopf auf der Seite liegt (B). In diesem Fall verhindert der Aktivator die normale Veränderung oder Adaptation auf unterschiedliche haltungsbedingte und Gravitationskräfte, wodurch eine positive Reaktion des Bukzinator-Mechanismus und der Protraktoren und Retraktoren ausgelöst wird. Da der Patient beim Schlafen nur 4–8 mal pro Stunde schluckt, müssen die durch den Aktivator bewirkten Veränderungen auf diese Wirkung zurückzuführen sein. (Aus *Herren, P.*: Am. J. Orthod. 45:512, 1959.)

änderung des Unterkiefers kompensiert. Die durch den Aktivator bestimmte Unterkieferposition entspricht der gewünschten Haltung und nicht der momentanen Ruhehaltung ohne apparative Führung. Der Aktivator begrenzt die Unterkieferbewegungen in allen Raumebenen außer der Öffnung in der Vertikalen. Während der Unterkiefer ohne die Apparatur während des Schlafens verschiedene Ruhehaltungen einnimmt (je nach Körperlage), beschränkt der Aktivator diese Haltungen durch entsprechende Führung des Unterkiefers unabhängig von der Schlafhaltung auf eine einzige, die gewünschte zentrische Relation (Abb. 6-5). Die Muskelkräfte, die nachts normalerweise zum Ausgleich der Unterkieferlage bei den unterschiedlichen Körperlagen erforderlich wären, werden somit auf die Apparatur übertragen, die wiederum auf die Zähne und den Alveolarknochen Kräfte ausübt, so daß es zur Zahnbewegung kommt. Die Bewegungen des Unterkiefers spielen nur eine unwesentliche Rolle.

Kopfhaltung während des Schlafs. Da sich die Lage des Kopfes beim Schlafen ständig verändert, wird auch die Richtung der resultierenden Kraft auf den Aktivator verändert. Zu jedem Zeitpunkt hängt die Ruhelage des Unterkiefers von der Haltung des Kopfes und Körpers ab, d. h. ohne den Aktivator würde der Unterkiefer durch wechselnde Muskelbewegungen ständig in eine neue Lage gebracht werden. Der Aktivator begrenzt jedoch die Beweglichkeit des Unterkiefers und schränkt dadurch die muskulären Bewegungen ein. Da immer andere Muskelgruppen aktiv werden, entstehen stets unterschiedliche Kraftvektoren auf den Aktivator. Zusätzlich spielen Faktoren wie Schlaftiefe, intraoraler Luftdruck, Traumzyklus und psychische Verfassung eine Rolle, Faktoren, auf die der behandelnde Kieferorthopäde keinen Einfluß hat. Einzig die durch die Apparatur bestimmte Lage des Unterkiefers wird vom Arzt festgelegt. Gerade dieser »Schienungseffekt« gehört jedoch zu den Faktoren, welche die Gesamtwirkung der variablen Kräfte vorausbestimmen. Wenn der Aktivator richtig konstruiert und vorschriftsmäßig getragen wird, bewirkt die Resultante aller kontrollierten und unkontrollierten Kräfte in der Regel die Adaption an die durch das Gerät erzeugte Position (Abb. 6-6 und 6-7).

Herren[72] versuchte, die Größe der Kräfte auf den Unterkiefer sowie ihre gegenseitigen Wechsel-

Funktionskieferorthopädische Apparaturen

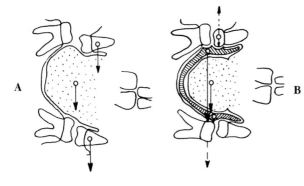

Abb. 6-6 Anstelle der Veränderung der Unterkieferhaltung bei unterschiedlicher Körperhaltung (A), wie in Abb. 6-5 dargestellt, fixiert der Aktivator die Kiefer in einer transversal, sagittal und vertikal normalen Relation (B). (Aus Herren, P.: Schweiz. Monatsschr. Zahnheilkd. 63:829, 1953.)

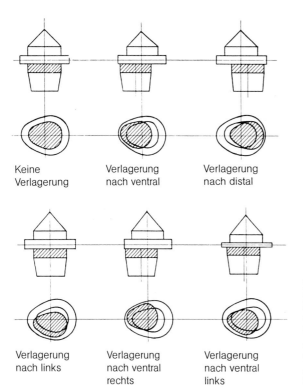

Abb. 6-7 Die Richtung der zu einem gegebenen Zeitpunkt auf den Aktivator einwirkenden Kraft hängt von den Raumbeziehungen zwischen der durch den Aktivator bedingten Unterkieferhaltung und der momentanen Ruheposition ab. Bei der Aufsicht liegt das Gesicht auf der linken Seite, die schraffierte Fläche stellt den Unterkiefer dar. (Aus Herren, P.: Schweiz. Monatsschr. Zahnheilkd. 63:829, 1953.)

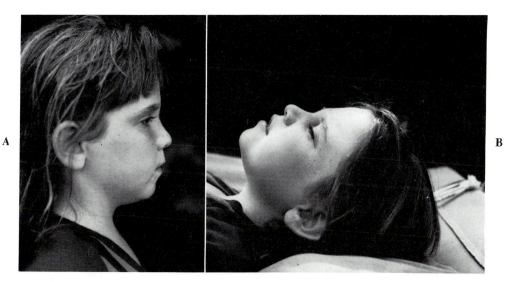

Abb. 6-8 Im Wachzustand und bei aufrechter Kopfhaltung *(A)* gleichen Muskeltonus, Muskelanspannung und der intraorale Luftdruck das Gewicht des Unterkiefers und der damit verbundenen Gewebe sowie des Aktivators aus. Bei geöffnetem Mund wird das Gewicht durch die Muskeln allein ausgeglichen. Beim Schlafen in Rückenlage *(B)* wirken Muskeltonus, Muskelanspannung und Schwerkraft in der gleichen Richtung, die Lippen öffnen sich und die »Funktion« eines jeglichen Gerätes ist minimal.

wirkungen zu bestimmen. Als Konstante betrachtete er das Gewicht des Unterkiefers, der Zunge und des Gerätes, insgesamt im Durchschnitt 250 g. Muskeltonus und Muskelspannung hängen jedoch vom Dehnungsgrad, von der zentralnervösen Steuerung und der Lagerelation zur Schlafunterlage sowie der Kopfhaltung ab. Liegt der Patient beim Schlafen auf dem Rücken und hält den Kopf gerade, müssen die Muskelkräfte das Gewicht des Unterkiefers, der umgebenden Weichteilstrukturen und des Gerätes kompensieren. Selbstverständlich treten bei den unterschiedlichen Kombinationen aus Pronation, Supination und Rotation völlig andere Kräfte auf als bei aufrechter Kopfhaltung im wachen Zustand. Über längere Zeiträume wären auch die Dauer der jeweiligen Kopfhaltungen und die daraus resultierenden Kräfte zu berücksichtigen. Im Grunde sind die Kräfte intermittierend, auch wenn gelegentlich einzelne Zähne oder Zahngruppen über längere Zeit dem Druck ausgesetzt sind. Einerseits ist die intermittierende Wirkung durch den lockeren Sitz der Apparatur bestimmt, andererseits entsteht auch durch das Nichttragen des Gerätes tagsüber eine intermittierende Wirkung, wodurch ein neues muskuläres *Engramm* gebildet wird, das den Einklang zwischen dem neuromuskulären Engramm und den täglichen Haltungsveränderungen und Aktivitäten herstellt. Somit kam *Herren*, wenn auch auf einem anderen Wege, zu dem gleichen Schluß wie *Selmer-Olsen*.

Arbeitshypothesen. Zusammenfassend bestehen demnach zwei Hypothesen über den Einfluß eines konventionellen Aktivators mit nächtlicher Tragezeit auf die Zähne:

1. Die ursprüngliche Theorie von *Andresen* und *Häupl*[10] schreibt die Zahnbewegungen der funktionell erzeugten Mobilität des »losen« Apparates zu, der dadurch intermittierende Kräfte ausübt, die durch die Levatoren und Protraktoren sowie durch Elemente des Bukzinatormechanismus gebildet werden und in Form von Stößen bzw. Erschütterungen auf die Zähne einwirken, indem die Apparatur in

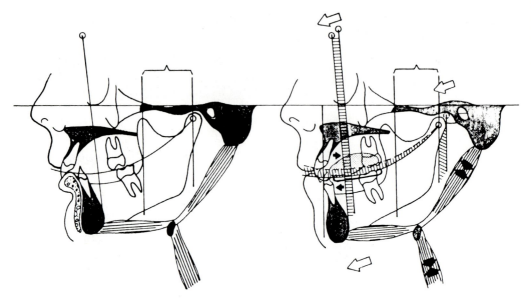

Abb. 6-9 Sofortwirkung eines funktionellen Gerätes zur Distalbißbehandlung. Die Kondylen werden in der Fossa nach anterior verlagert, wodurch die normalen funktionellen Kräfte und Belastungen ausgeschaltet werden. Die mandibulären Retraktoren werden aktiviert und die Resultate dieser Kräfte auf die obere Zahnreihe übertragen. (Aus Bimler, P.: In Graber, T. N. und Neumann, B.: Removable orthodontic appliances, 2. Aufl., Philadelphia, 1984, W. B. Saunders Co.)

ihre ursprüngliche Lage bewegt wird. Voraussetzung dafür ist, daß die Bißsperre den normalen Interokklusalabstand nicht überschreitet.[13] Diese Arbeitshypothese befürwortet auch *Ahlgren*.[1-5]

2. Die zweite Hypothese[137] lehnt sich, wie eingangs beschrieben, eng an die *Herren*-Analyse an und bestreitet eine funktionelle Aktivität während des Nachtschlafes. Statt dessen erklärt sie die Wirkung des Aktivators dadurch, daß er die Zähne während der Ruhe bewegt und somit zu den gewünschten Veränderungen führt. Die Apparatur klemmt die meiste Zeit zwischen den Kiefern, wodurch diese in einer sagittalen Soll-Relation fixiert und ausgleichende haltungsbedingte Veränderungen, die normalerweise ohne den Aktivator auftreten würden, verhindert werden. Größe und Richtung der dabei entstehenden resultierenden Kräfte sind unterschiedlich. Obwohl diese Kräfte intermittierend sind, beruht ihre Gesamtwirkung darauf, daß sie auf den Aktivator übertragen werden, der sie an die Zähne und den Alveolarknochen weiterleitet und somit adaptive Prozesse in diesen Strukturen unterstützt. Primär wird die Kraftwirkung jedoch als unterbrochen bzw. intermittierend angesehen. Die Kräfte bewirken Spannungen und Dehnungen in diesen Geweben und sind ein mechanisches Phänomen, unabhängig davon, ob diese Spannungen und Dehnungen durch die direkte Muskelwirkung oder indirekt durch die Apparatur erzeugt werden* (Abb. 6-8).

---

* Literaturstellen 2, 12, 34, 56, 62–64, 77–80, 127–132, 146, 157, 161, 162.

Sagittale Veränderungen. Die zur Korrektur der mesiodistalen Fehlbißlage erforderliche sagittale Veränderung wird durch die Vorschubhaltung des Unterkiefers beim Konstruktionsbiß erzielt. Sie hängt einerseits von der Wachstumssteuerung zur Veränderung der skelettalen Relation und andererseits von den dentoalveolären Veränderungen ab. Auch diesbezüglich bestehen immer noch unterschiedliche Meinungen, obwohl eindeutige Forschungsarbeiten von *Petrovic* et al.[112–118] an Ratten, von *Elgoyhen* et al.[32] an Affen und von *Graber*[48], *Graber*[52], *McDougall* et al.[94], *McNamara*[95–98], *McNamara* et al.[99, 100] sowie *Stutzmann* et al.[144, 145] vorliegen.

Diese Untersuchungen zeigen, daß mit Hilfe von vorbißführenden Apparaturen, die während der Wachstumsphase getragen werden, sowohl eine Wachstumssteigerung des Unterkiefers als auch eine Umlenkung des horizontalen Oberkieferwachstums (Headgear-Effekt) erzielt wird. Zahlreiche Studien* haben außerdem bei funktionskieferorthopädisch behandelten Patienten mit Dysgnathien der Klasse II im Vergleich zu unbehandelten Kontrollgruppen eine Zunahme der Unterkieferlänge ergeben. Zwar sind die Ergebnisse unterschiedlich, wie *Graber*[48] in einer neueren Untersuchung von 58 Patienten mit abgeschlossener Funktionsreglerbehandlung zeigte, doch ist das Potential für eine Veränderung vorhanden. Einen möglicherweise signifikanten Faktor sieht *Johnston*[87] in der »Entlastung« der Kondylen. Obwohl *Creekmore* und *Radney*[27], *Gianelli* et al.[47] und *Ricketts*[123] keine Steigerung des Unterkieferwachstums speziell durch funktionskieferorthopädische Apparaturen feststellen, wird die Wirkungsweise durch die Ausschaltung aller wachstumshemmenden Faktoren erklärt (Abb. 6-9). Insgesamt ergibt sich dabei, daß die Behandlung bis zum »erreichbaren Optimum« möglich ist, d. h. die Schaffung funktionell günstiger Bedingungen und die Abstellung hemmender neuromuskulärer Parafunktionen, die durch kompensatorische, adaptive oder homöostatische Mechanismen entstehen. In den Untersuchungen sollten Vergleiche nicht mit sog. Normalfällen, sondern mit ähnlich gearteten Dysgnathien angestellt werden — die Kontrollgruppen müssen in bezug auf Ge-

* Literaturstellen 17, 18, 28, 29, 40, 45, 55, 65–69, 90, 93, 96, 99, 106–108, 110, 111, 112, 115–119.

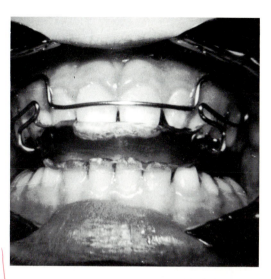

Abb. 6-10 Verschiedene Modifikationen des Aktivators sind mit einer höheren Bißsperre verbunden. Die Aktivatoren nach *Herren, Harvold, Hamilton* und *Woodside* sowie vom LSU-Typ sperren den Biß in einem größeren Interokklusalabstand als bei der Ruheschwebe, wodurch eine viskoelastische Gewebsreaktion ausgelöst wird. In diesem Fall beträgt die Bißsperre 8 mm. Die unteren Schneidezähne sind überkappt, um die Gefahr der Labialkippung zu verringern und die Stabilität zu vergrößern.

schlechts- und Altersverteilung, Wachstumsrichtung, morphologische Gegebenheiten etc. den behandelten Gruppen entsprechen.

Höhe der Bißsperre. Es gibt verschiedene Modifikationen des ursprünglichen Aktivators nach *Andresen-Häupl*. Sie wurden aus verschiedenen Gründen eingeführt: zum einen wegen der immer noch bestehenden Kontroversen bezüglich des Ausmaßes der Bißsperre und der Vorbißführung durch den Aktivator, zum anderen, weil keine Einigkeit darüber herrscht, ob der Aktivator nur nachts oder ständig getragen werden soll (letzteres würde potentiell aktive funktionelle Reize und, aufgrund der relativ konstanten Kopfhaltung, vorherbestimmbare Kräfte ermöglichen) und darüber, ob er lose »turnend« oder im Oberkiefer »verankert« sein soll.

Während *Andresen* und seine Mitarbeiter ebenso wie *Fränkel, Fleischer* u. a. als maximale Höhe der Bißsperre 4 mm empfehlen und damit innerhalb der Grenzen der Ruheschwebe bleiben, vertreten viele Kliniker* unterschiedliche Grade der Vorschubhaltung des Unterkiefers und größere vertikale Höhen beim Konstruktionsbiß (zwischen 4 und 15 mm). Verschiedene Autoren[13, 37, 146, 157] empfehlen spezifische Intermolarenabstände, die von den Werten *Andresens* abweichen. Andere** ziehen es vor, den Konstruktionsbiß um einen bestimmten Betrag über die Ruheschwebe hinaus zu öffnen (Abb. 6-10).

Ein echtes Problem ist die Bestimmung der Ruheschwebe. Durch die Veränderung der Körper- und Kopfhaltung sowie der räumlichen Verhältnisse ist die Ruheschwebe tagsüber in der Regel ganz anders als nachts. Erfahrungsgemäß variiert sie im Laufe des Tages bei ein und derselben Person je nach Körperhaltung, Angespanntheit, Müdigkeit usw.[51] Nachts ist die Variationsbreite noch größer und selbst bei normaler Okklusion ausgeprägt. Aus diesem Grund ist jede Empfehlung eines speziellen Interokklusalabstandes willkürlich und unrealistisch. Selbst wenn der Interokklusalabstand des Patienten in der Praxis noch so genau ausgemessen wird, ist es unwahrscheinlich, daß er nachts, wenn der Aktivator getragen wird, der gleiche ist. Bei Dysgnathien muß die Bestimmung des Abstandes zwischen den Okklusalflächen der Seitenzähne von deren relativer Infra- bzw. Supraokklusion abhängen. Unterschiedlicher Zahndurchbruch ist in einigen Fällen erwünscht, sollte aber in anderen vermieden werden. Wenn der ursprünglich von *Andresen* und *Häupl*[12] empfohlene Wert von 2–4 mm für die Bißsperre eingehalten wird, bleibt man bei der Konstruktionsbißnahme mit großer Wahrscheinlichkeit innerhalb des Interokklusalabstandes, so daß der Aktivator die Ruhelage des Unterkiefers nicht beeinflußt. Die meisten der später eingeführten Modifikationen sehen allerdings höhere Bißsperren vor, so daß der Unterkiefer zeitweise oder während der gesamten Tragezeit über die muskulär bestimmte Ruhehaltung hinaus verlagert wird.[131] *Slagsvold* und *Kolstad*[139] fragen daher berechtigterweise, ob diese Apparaturen überhaupt noch als Aktivatoren im wahren Sinne des Wortes zu bezeichnen seien. Was aktivieren sie, wenn sie auf Dehnungsreflexen oder viskoelastischen Eigenschaften der Gewebe beruhen?

Dennoch steht es außer Frage, daß viele der sog. Aktivatormodifikationen funktionieren, unabhängig von der vertikalen Öffnung oder der Vorbißführung. In gewisser Hinsicht zeugt diese Tatsache von der guten Anpassungsfähigkeit des menschlichen Organismus. »Normal« ist ein Bereich, selten ein Punkt. Der Erfolg dieser Modifikationen erklärt sich durch die unterschiedlichen Kombinationen aus Muskelkraft, elastischer Gewebsreaktion, horizontaler und vertikaler Führung des Unterkiefers, Behandlungszeitpunkt, Tragedauer und Indikationsstellung auf der Basis von Faktoren wie Wachstumsquantität, -richtung und -phase. Die Argumente der Verfechter der einzelnen Konstruktionsbißformen sind eine interessante Lektüre.

Egil Harvold[62–64], einer der ersten Vertreter des hohen Konstruktionsbisses, ist der Ansicht, daß die weitere Kieferöffnung die elastischen Eigenschaften der Levatoren und Retraktoren aktiviert. Diese Kraft, die *Woodside*[160] als die »viskoelastische Kraft der dazugehörigen Weichteile« bezeichnet, wird auf die Zähne übertragen. Die Apparatur, die nachts getragen wird, bleibt auf diese Weise besser in ihrer vorgesehenen Lage und bewirkt so die gewünschten Veränderungen.

Wie erwähnt, teilen diese Ansicht auch *Paul Herren*[72, 73] und *Robert Shaye*[137]

Herren machte seine Beobachtungen an Patienten, deren Biß durch den Aktivator um 2–3 mm gesperrt wurde. Schon bei diesem geringen Interokklusalabstand war nach seiner Ansicht der Aktivator im wahrsten Sinne des Wortes die meiste Zeit zwischen die Kiefer geklemmt. Da er davon ausging, daß dieser Preßsitz auch dann gegeben war, wenn der Biß weit über die Ruheschwebe hinaus geöffnet wurde, kam er zu dem Schluß, daß die Wirkung unabhängig von der vertikalen Dimension bei allen Aktivatoren die gleiche sei. Bei der höheren Bißsperre sei die Wirkung der Kräfte jedoch kontinuierlicher und ihre Richtung konstanter. Darüber hinaus seien sie auch größer, jedoch mit einer Ausnahme: Da sich bei geöffnetem Mund der Interokklusalabstand der Ruheschwebe vergrößert, nimmt die Kraft der Schließmuskeln mit der Adaptation an das Gerät ab.

---

* Literaturstellen 2, 13, 34, 56, 62–64, 77–80, 128–131, 146, 157, 160–162.
* Literaturstellen 2, 3, 65, 66, 77–80, 160–162.

Ahlgren[1] stimmte mit *Herren* überein und stellte seine Schlußfolgerungen auf eine Basis umfassender elektromyographischer und neurophysiologischer Forschungsarbeit. Wenn der Biß über die Ruheschwebe hinaus gesperrt wird, wird die Muskulatur, solange die Apparatur in situ ist, gedehnt. Die elastisch dehnbaren Muskeln reagieren ähnlich wie ein Gummizug, d. h. die Spannung steigt exponentiell mit zunehmender vertikaler Öffnung. Diese Wirkung ruft ein Phänomen hervor, das *Sherrington* als den Dehnungsreflex bezeichnete, wobei er zwischen dem tonischen und dem phasischen Dehnungsreflex unterschied. Eine fortdauernde Dehnung bewirkt einen tonischen Dehnungsreflex in Form einer langfristigen Kontraktion, während eine kurze Dehnung eine vorübergehende phasische Dehnungsreflexreaktion auslöst. Der Aktivator bewirkt demnach in den meisten Fällen einen tonischen Dehnungsreflex. Die tonische Reflexreaktion ist umgekehrt proportional zur Schlaftiefe, d. h. sie ist während des Wachzustandes am ausgeprägtesten, während der REM-Phase zwar aktiv, aber weniger intensiv, in den tiefen Schlafphasen fehlt sie ganz.

Wenn der Aktivator tagsüber getragen wird, kommt es zur Steigerung der Schluckhäufigkeit und der phasischen Muskelaktivität. Während des Schlafes lassen sich selbst bei größter Schlaftiefe phasische Muskelkontraktionen in der Zunge und der benachbarten Kiefermuskulator erkennen. Während der Tiefschlafphase, wenn die Muskeln atonisch sind, wird der Aktivator durch myoklonische Zuckungen der Zungen- und angrenzenden Muskulatur an die Zähne gedrückt, wodurch intermittierende Kräfte entstehen. Im Gegensatz dazu üben die passive Spannung und der Tonus der gedehnten Muskulatur während der Tragezeit tagsüber eine kontinuierliche Kraft auf die Zähne und Zahnstützgewebe aus.

Schwarz[133] stellte in seinen Untersuchungen am Aktivator mit hoher Bißsperre fest, daß sich die Kraft mit dem Blutdruck und den tetanischen Oszillationen der Muskelkontraktionen veränderte. Er beobachtete keine vermehrte Häufigkeit der Unterkieferbewegungen während der Tragezeiten. Auch hier ging die Bißsperre durch den Aktivator über die Ruheschwebe hinaus, wodurch Dehnungsreflexmechanismen und viskoelastische Gewebsreaktionen hervorgerufen werden (im Unterschied zu den von *Andresen* empfohlenen Apparaturen, deren vertikale Dimension innerhalb der Grenzen des Interokklusalabstandes bleibt und die eine optimale Vorschubhaltung zur Korrektur der sagittalen Abweichung erlauben).

Nach dem 2. Weltkrieg tat sich *Eschler*[34–38] auf dem Gebiet der Funktionskieferorthopädie hervor und übte mit seinen Forschungsarbeiten erheblichen Einfluß aus. Auf der Basis seiner eigenen elektromyographischen Untersuchungen entwickelte er eine Arbeitshypothese, die von den bisher erwähnten abwich. Für ihn war die Reaktion primär ein Dehnungsreflex. Sobald der Aktivator im Munde ist, bewirkt er isotonische Kontraktionen der Elevatoren. Sobald die untere Zahnreihe regelrechten Einbiß in die Apparatur hat, treten statt der Levatoren. Sobald die untere Zahnreihe regelrechten Einbiß in die Apparatur hat, treten statt normalen Ruheposition verhindert, bleibt die Muskulatur gedehnt. Im Laufe der Zeit ermüden die Muskeln, lockern sich und lassen den Unterkiefer absinken. Sobald die Muskeln sich erholt haben, wiederholt sich dieser Zyklus. *Eschler* sah keinen Beweis für eine direkte Aktivierung der Protraktoren. Den therapeutischen Effekt schrieb er dem Dehnungsreflex zu, den er als proportional zur Höhe der Bißsperre betrachtete. Als optimalen Wert, der die Mitarbeitsbereitschaft und den Komfort des Patienten nicht beeinträchtigt, empfahl er, den Biß um 4–6 mm zu sperren. Die in seinen Forschungsarbeiten festgestellte Zunahme der Unterkieferbewegungen beim Tragen des Aktivators bestätigten die Beobachtungen *Andresens*. *Thilander* und *Filipsson*[146] führten ebenfalls elektromyographische Untersuchungen an Patienten mit Aktivatoren durch, jedoch tagsüber. Wenn der Aktivator unbewegt im Mund ruhte, stellten sie nur unwesentliche Muskelaktivität fest, während sie hingegen bei Kieferbewegungen eine vermehrte Aktivität, insbesondere der Retraktoren beobachteten. Außerdem fanden sie eine gesteigerte Schluckhäufigkeit, die sie auf vermehrten Speichelfluß zurückführten. Während sich zwischen *Ahlgren*[3], *Harvold*[62], *Herren*[72], *Selmer-Olsen*[135] sowie *Thilander* und *Filipsson*[146] weitgehende Übereinstimmung feststellen läßt, könnten die abweichenden Ansichten von *Eschler*[34] und *Schwarz*[133] eher eine Frage der Interpretation als der tatsächlichen Befunde sein. In der Tat stimmt *Eschler* teilweise mit beiden Hypothesen überein.

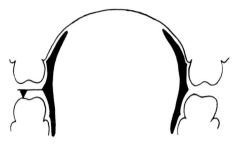

Abb. 6-11 Einsetzen des Transduktors in den Raum zwischen Aktivator und Zähnen während der nächtlichen Tragezeit. Man beachte den Kontakt zu den unteren linken Molaren. Während des Schlafes wurden Aktivitäten des Transduktors über lange Perioden gemessen. (Aus *Witt*, E. und *Komposch*, G.: Fortschr. Kieferorthop. 32:345, 1971.)

Kräfte während der nächtlichen Tragezeit. Die genaue Wirkungsweise der Bißsperre von Aktivatoren wurde in verschiedenen Untersuchungen von *Komposch* und *Hockenjos*[89], *Schmuth*[128–131] sowie *Witt* und *Komposch*[157] erforscht. Diese Autoren führten mit Hilfe von Transduktoren während der nächtlichen Tragezeit der Apparaturen Messungen durch und ermittelten so die Art und Größe der durch den Aktivator mit hoher Bißsperre erzeugten Kräfte (Abb. 6-11). Bei Aktivatoren, die zwischen den Okklusalflächen der Molaren einen Abstand von über 4–6 mm hielten, stellten sie längere Zeiträume mit kontinuierlichem Druck der unteren Zahnreihe gegen den Aktivator fest (Abb. 6-12 und 6-13). Dieser Druck setzte sich aus drei Komponenten zusammen:[89, 155–158]

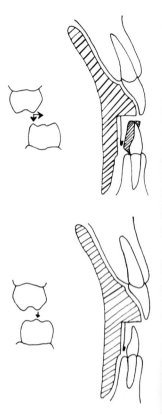

Abb. 6-12 Einsatz des Transduktors zur Registrierung distaler Kräfte auf den Aktivator sowie frontaler Kräfte auf die unteren Schneidezähne und den Aktivator bei der Aktivatorbehandlung. Die Vorschubhaltung des Unterkiefers wurde durch eine zusätzliche Schiene über der Lingualfläche und Schneidekante der unteren Schneidezähne vergrößert. (Aus *Witt*, E. und *Komposch*, G.: Fortschr. Kieferorthop. 32:345, 1971.)

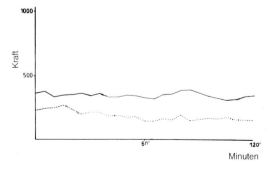

Abb. 6-13 Graphische Aufzeichnung der Kraftwerte in Gramm für die Verlagerung nach unten (gestrichelt) sowie nach unten und vorne (durchgezogen) bei 30 erwachsenen Aktivatorträgern. Durchschnittswerte von Einzelmessungen in Abständen von 5 Minuten. (Aus *Witt*, E. und *Komposch*, G.: Fortschr. Kieferorthop. 32:345, 1971.)

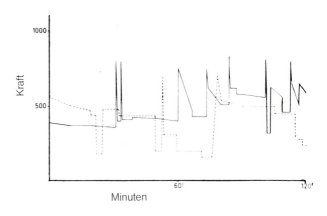

Abb. 6-14 Unterschiedliche distale Krafteinwirkung auf den Aktivator über einen Zeitraum von 2 Stunden bezogen sowohl auf die Verlagerung nach unten als auch nach unten und vorne. (Aus *Witt*, E. und *Komposch*, G.: Fortschr. Kieferorthop. 32:345, 1971.)

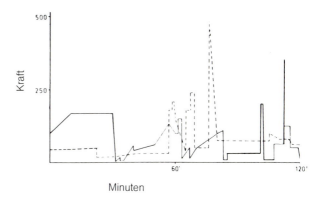

Abb. 6-15 Unterschiedliche vertikale Krafteinwirkung auf den Aktivator über einen Zeitraum von 2 Stunden. (Aus *Witt*, E. und *Komposch*, G.: Fortschr. Kieferorthop. 32:345, 1971.)

1. Grundkraft, je nach Ausmaß der Unterkieferverlagerung, Kopflage und Schlaftiefe veränderlich
2. Oszillationen synchron mit dem Atemrhythmus
3. Oszillationen synchron mit dem Pulsschlag.

Bei einem Interokklusalabstand von 4–6 mm und einer Vorschubhaltung des Unterkiefers um eine halbe Prämolarenbreite (3–5 mm) variierten die mittleren sagittalen Kräfte bei der Gruppe mit erwachsenen Probanden zwischen 315 und 395 g (Abb. 6-13). Bei gleichem Interokklusalabstand, aber ohne Vorschubhaltung des Unterkiefers, lagen die Mittelwerte mit 145–270 g wesentlich tiefer. Die mittleren vertikalen Kräfte reichten von 70–175 g. Bei den meisten Probanden fanden sich bei der Kombination Bißsperre und Vorschubhaltung zwar größere Kräfte als bei der Bißsperre allein, doch war dieser Unterschied statistisch nicht signifikant. *Ahlgren*[1] beobachtete hingegen eine positive Korrelation zwischen der Dehnungsreflexaktivität des Temporalis und Masseters und der Höhe der Bißsperre (Abb. 6-14 und 6-15).

Witt und *Komposch*[157] bestätigten ebenfalls, daß die auf die Zähne und deren Halteapparat ausgeübten Kräfte je nach Schlaftiefe und Kopflage unterschiedlich waren (Abb. 6-16). Bei den Probanden, die in Rückenlage schliefen, zeigten sich nur relativ geringe vertikale Kräfte, dafür aber relativ große sagittale Kräfte. Während der initialen Schlafphasen waren die Kräfte unterschiedlich,

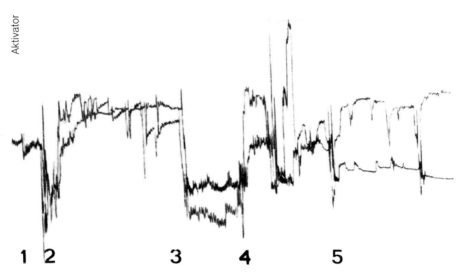

Abb. 6-16 Unterschiedliche Größe der auf den Aktivator einwirkenden Kräfte über einen Zeitraum von 15 Minuten bei unruhigem Schlaf mit wechselnder Körperhaltung. 1 – rechte Seitenlage von Kopf und Körper, 2 – Rückenlage, 3 – Ruhelage des Kopfes rechts, 4 – Ruhelage des Kopfes links, 5 – linke Seitenlage von Kopf und Körper. (Aus Witt, E. und Komposch, G.: Fortschr. Kieferorthop. 32:345, 1971.)

aber insgesamt größer. Mit zunehmender Schlaftiefe wurden die Kräfte konstanter, während sich die Kraftgröße signifikant verringerte.

Die neueren Experimente von Sander[126, 127] ermöglichten weitere Einblicke in die Wirkungsweise funktionskieferorthopädischer Apparaturen. Schmuth[128-131] und Sander untersuchten voneinander unabhängig die zwischen den Zahnreihen entstehenden Kräfte bei verschiedenen Konstruktionsbißformen und kamen zu dem gemeinsamen Ergebnis, daß die Kraftgröße von der vertikalen Dimension und der sagittalen Unterkieferposition abhängt. Sander[126] nahm auch Messungen des Interokklusalabstandes mit und ohne Aktivator während des Schlafs vor, der, wie erwähnt, für die Bestimmung der vertikalen Höhe des Konstruktionsbisses wichtig ist. Dabei zeigte sich bei den Patienten mit großer horizontaler Verlagerung eine Tendenz, den Unterkiefer nicht mit der Apparatur okkludieren zu lassen, um die entstehenden großen Kräfte zu umgehen. Die Auswirkungen der vertikalen Dimensionsunterschiede waren in dieser Hinsicht geringer.

Die Untersuchung der Unterkieferbewegungen der Kontrollgruppe ohne Aktivator ergab ein vielfältiges Aktivitätsmuster. In der ersten Schlafphase ließen sich häufige Unterkieferbewegungen, u. a. auch weite Öffnung, beobachten. Bei diesen Bewegungen kam es häufig zum Zahnkontakt. Nach der ersten Phase öffneten sich die Kiefer allmählich – vermutlich aufgrund der Schwerkraft – doch traten immer noch gelegentlich Schließbewegungen auf. In einem Fall ging der Schließbewegung eine Öffnung voraus. Im Lauf der Zeit nahm der Interokklusalabstand zu. Lange Inaktivitätsphasen der Muskulatur wurden durch aktive Perioden unterbrochen. Bei den Schließbewegungen kam es nur kurz zu maximaler Interkuspidation, es folgte immer eine Öffnung der Kiefer, manchmal aktiv, manchmal passiv, d. h. durch die Schwerkraft. Die experimentellen Ergebnisse bestätigten, daß der Unterkiefer während des Schlafs eine Ruheposition einnimmt, die sich von der tagsüber registrierten Lage unterscheidet. Vollständiger oder fast vollständiger okklusaler Kontakt wurde für weniger als 0,8% der

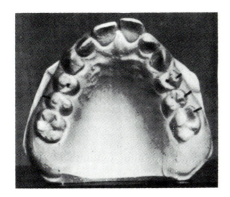 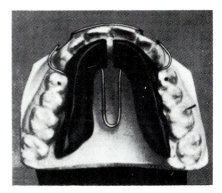

Abb. 6-17 Da die meisten Dysgnathien der Klasse II/1 mit einer Enge des Oberkiefers, insbesondere im Bereich der Eckzähne, verbunden sind, wird im Rahmen der Aktivatortherapie häufig eine Expansion vorgenommen. Sie erfolgt entweder vorher (wie bei der Expansionsaktivator-Methode von *Hamilton*) oder danach. Der distal verlängerte Labialbogen des Bionators oder die Wangenschilde des Funktionsreglers erlauben eine signifikante Expansion ohne aktiven Druck von innen. Zur Expansion im Seitenzahnbereich wird häufig in die Mitte der Gaumenplatte des Aktivators eine Nachstellschraube oder Coffin-Feder eingebaut. Gleichzeitig ermöglicht der Labialbogen die Retrusion der oberen Schneidezähne. Man beachte die mit einem gewöhnlichen Aktivator erzielte Expansion (Aus *Slagsvold*, O.: In *Graber*, T. M. und *Neumann*, B.: Removable orthodontic appliances, Philadelphia, 1977, W. B. Saunders Co.)

gesamten Schlafdauer registriert.[126, 127] Auch diese Beobachtungen stellen die Zeitabhängigkeit der Unterkieferposition und -funktionen heraus, die eine genaue Beurteilung der Wirkungsweise des Aktivators im Munde erschwert.

Die Wirkungsweise von Aktivatoren mit einer Bißsperre von 4–6 mm ist gut dokumentiert. Wenn der Aktivator im Munde liegt, wird auf die Zähne eine fast kontinuierliche Kraft ausgeübt, deren Größe jedoch von Patient zu Patient sehr unterschiedlich ist und in Abhängigkeit von den erwähnten Faktoren auch bei ein und demselben Patienten große Schwankungen aufweist. Man kommt daher unausweichlich zu dem Schluß, daß es sich bei dem Aktivator nicht um ein funktionskieferorthopädisches Gerät im engsten Sinne dieses Wortes handelt, sondern daß man es vielleicht treffender mit dem von *Slagsvold*[138] geprägten Terminus als Instrument zur »Muskeldehnmethode« bezeichnen sollte. Der ursprünglich von *Robin* und auch von *Hotz* bevorzugt verwendete Ausdruck *Monobloc* ist zwar semantisch richtig,[77] im Sprachgebrauch hat sich aber *Aktivator* durchgesetzt.

Reaktionen auf die Aktivatorbehandlung

Ebenso unterschiedlich wie die Empfehlungen für die sagittale und vertikale Dimension von Aktivatoren werden die Fragen der Gewebsreaktionen beantwortet. Da Aktivatoren primär zur Behandlung von Gebißanomalien der Klasse II/1 und Klasse II/2 verwendet werden, sind auch die Untersuchungen und Fallberichte in der Literatur in erster Linie auf dieses Indikationsgebiet ausgerichtet. In manchen Fällen wurde von bemerkenswerten Erfolgen berichtet, während in anderen nur unzulängliche oder partielle Korrekturen erzielt wurden und in wieder anderen eine tatsächliche Verschlechterung der Dysgnathie beobachtet wurde. Bedingende Faktoren sind das morphogenetische Muster, der Schweregrad der Dysgnathie, Größe, Richtung und Zeitpunkt des Wachstums, Patientenmitarbeit, Konstruktion der Apparatur, Ausmaß der vertikalen und sagittalen Verschiebung, ursprüngliche Inklination der Zähne

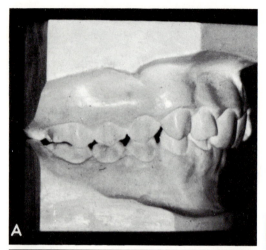

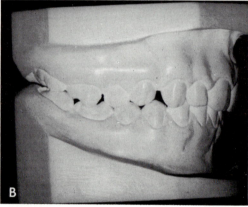

Abb. 6-18 Behandlung einer Dysgnathie der Klasse II/2 mit dem Aktivator. Der Tiefbiß und die sagittale Fehlbißlage wurden in weniger als 2 Jahren korrigiert. (Aus Slagsvold, O.: In Graber, T.M. und Neumann, B.: Removable orthodontic appliances, Philadelphia, 1977, W.B. Saunders Co.)

usw. Die erste Voraussetzung für eine erfolgreiche Aktivatorbehandlung ist selbstverständlich die richtige Indikationsstellung.

Expansion. Regelmäßig wird mit der Aktivatortherapie eine Expansion im Oberkiefer erzielt.[58] Slagsvold und Kolstad[139] stellten in allen untersuchten Fällen eine Vergrößerung des Molarenabstandes fest (Abb. 6-17).

Überbiß. Bei richtiger Indikationsstellung und Behandlung ist in der Mehrzahl der extremen Tiefbißfälle eine Bißhebung zu erwarten (Abb. 6-18). Ein wichtiges Kriterium bei der Patientenselektion ist der Tiefbiß. Die Veränderung der vertikalen Dimension muß sorgfältig dokumentiert werden.[3, 121] Kephalometrische Analysen[74, 84, 140] haben gezeigt, daß es bei der Behandlung von Tiefbißfällen im Zuge der Bißhebung zur Rotation des Unterkiefers nach hinten kommen kann. Im wesentlichen beruht diese Veränderung auf dem unterschiedlichen Durchbruch der unteren Molaren, doch läßt sich ein solcher nachteiliger Effekt ausgleichen, indem man eine funktionelle Retrusion ausschließt. Zusätzlich kann durch die Aktivatorbehandlung eine gewisse Hemmung der Vertikalentwicklung der oberen Schneidezähne erzielt werden, eine echte Intrusion ist jedoch unwahrscheinlich.

Sagittale Veränderung. Da die Aktivatorbehandlung in erster Linie auf eine sagittale Veränderung der Bißlage abzielt, ist dieser Aspekt umfassend erforscht. Gerade auf diesem Gebiet weisen die Resultate jedoch aufgrund der erwähnten Faktoren die vielleicht größten Unterschiede auf. Trotzdem geht aus der Literatur* die Möglichkeit einer Veränderung der apikalen Basis hervor, die teilweise durch eine Hemmung der Vertikalentwicklung des Oberkiefers oder durch die Kippung der oberen Zahnreihe nach distal bewirkt wird.** Viele Autoren*** sind davon überzeugt, daß der Aktivator das Unterkieferwachstum stimuliert. Die tierexperimentellen Untersuchungen von McNamara[95–98], McNamara et al.[99, 100], Petrovic[112–114], Petrovic et al.[115–118] und Stutzmann et al.[144, 145] sprechen eindeutig für eine solche Möglichkeit. In sprechen eindeutig für eine solche Möglichkeit. In der Literatur ist die Steigerung des Kondylenwachstums ebenso belegt wie lokalisierte Veränderungen der Kiefer (meist die dorsokraniale Kondylenfläche) und Veränderungen in der Anordnung der Knochenbälkchen. Darüber hinaus wird von Veränderungen der orofazialen Muskelaktivität einschließlich einer Zunahme der kontraktiven

---

* Literaturstellen 28, 30, 40, 45, 48, 49, 69, 70, 98, 106, 140, 148.
** Literaturstellen 28, 30, 61, 69, 70, 84, 106, 140, 148, 160–162.
*** Literaturstellen 17, 18, 32, 39–44, 68, 74, 94–100, 112–118, 143, 145.

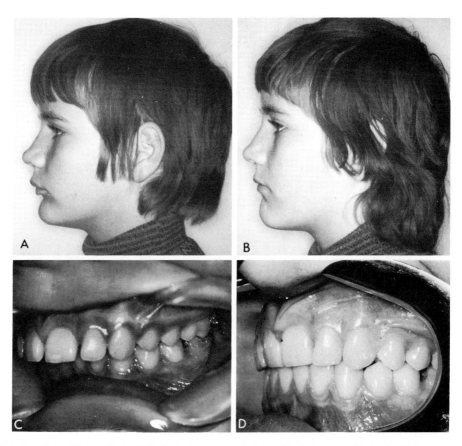

Abb. 6-19 Klinisches Beispiel der mit der Aktivatorbehandlung möglichen Veränderungen in der Sagittalen und Vertikalen. A und C: vor der Behandlung, B und D: nach der Behandlung. Die Profilbilder und intraoralen Aufnahmen zeigen eine signifikante Besserung der Gesichtsproportionen mit Korrektur der sagittalen Stufe, des Tiefbisses und der perioralen Muskelfunktion. Zur Unterstützung der Behandlung wurde für kurze Zeit eine extraorale Apparatur mit Zervikalzug verwendet. Die Behandlungsdauer betrug 16 Monate. (Aus Slagsvold, O.: In Graber, T. M. und Neumann, B.: Removable orthodontic appliances, Philadelphia, 1977, W. B. Saunders Co.)

Aktivität der Mm. pterygoidei lat. berichtet (Abb. 6-19). Eine Adaptation der skelettalen Strukturen an die neue Unterkieferposition und der allmähliche Abbau des modifizierten neuromuskulären Musters wurden ebenfalls beobachtet.

Auswirkungen auf die Kondylen. Die Einzigartigkeit des phylogenetisch und ontogenetisch sekundären Knorpelgewebes der Kondylen unterscheidet es auch physiologisch vom primären Knorpelgewebe der Epiphysen und Diaphysen, der Schädelbasis und des Nasenseptums. Es vermehrt sich durch die Teilung undifferenzierter Zellen, der Prächondroblasten, wobei das Wachstum mehr von lokalen Faktoren als von Wachstumshormonen gesteuert wird[113] (Abb. 6-20). Petrovic et al.[118] folgerten aus ihren umfassenden Studien, daß das Kondylenwachstum Ausdruck eines lokal strukturierten Regelmechanismus zur Schaffung

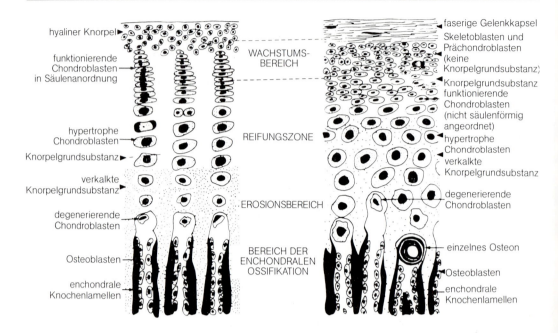

Abb. 6-20 *A:* Primäre Knorpelwachstumszentren (z. B. Epiphysen der Röhrenknochen, Nasenscheidewand) sind zylindrisch angeordnet. *B:* Im Gegensatz dazu wächst der sekundäre Knorpel der Kiefergelenkskondylen durch Teilung der undifferenzierten Prächondroblasten und wird weniger durch Hormone, als durch lokale Faktoren geregelt. (Aus *Petrovic,* A., *Stutzmann,* J. und *Oudet,* C.: In *McNamara.* J. A. *Carlson,* D. S. und *Ribbins,* K. A. Hrsg.: The effect of surgical intervention on craniofacial growth, Monograph 12, Craniofacial growth series, Ann Arbor, 1982, Center for Human Growth and Development, University of Michigan.)

und Aufrechterhaltung eines funktionell koordinierten stomatognathen Systems sei. Das Wachstum wird durch den ständigen Informationsfluß von den periodontalen Mechanozeptoren der Zähne und den Muskeln und Kiefergelenken selbst reguliert. Der Aktivität der Mm. pterygoidei lat. wird eine herausragende Rolle zugeschrieben.[115] In den experimentellen Fällen, in welchen die Mm. pterygoidei lat. exzidiert wurden, war eine signifikante Verringerung des Kondylenwachstums zu beobachten. Nach *Petrovic*[112] liegt der Schlüssel zur Steigerung des Kondylenwachstums in der Aktivierung der Muskulatur. Apparaturen, die den Unterkiefer lediglich in einer Vorschubstellung fixieren und die Muskeln nicht aktivieren, bewirken demnach keine Stimulation des Kondylenwachstums. Muskeltonus sowie mono- und polysynaptische Reflexe müssen aufrechterhalten werden. In den Tiefschlafphasen ist die Auswirkung des Aktivators auf die Mitoseaktivität der Prächondroblasten nur gering. Durch die Verabreichung von Wachstumshormonen, die zwar einen geringeren Einfluß auf den Kondylenknorpel haben als lokale Faktoren, wird die Wirksamkeit des Aktivators verstärkt. Man ist der Ansicht, daß der Stoffwechsel des Kondylenknorpels, be-

sonders durch die Mm. pterygoidei laterales beeinflußt wird, welche die funktionellen Reize setzen und die Blutzufuhr gewährleisten.[19, 118]
Offen bleibt die Frage der Förderung des Kondylenwachstums durch eine Apparatur, die nur während der Schlafstunden getragen wird. *Gerber*[46] und, wie bereits erwähnt, *Herren*[72, 73] stellten keine Steigerung der Muskelaktivität durch den Aktivator fest. Hingegen beobachtete *Witt*[156] mit dem Bionator, einem modifizierten Aktivator, der tagsüber getragen wird, eine gesteigerte Aktivität im Sinne einer reflexartigen Vorbewegung des Unterkiefers. Diese Feststellung spricht für die erhöhte Mitoseaktivität der Prächondroblasten, die *Stutzmann* et al.[144] bei tagsüber getragenen Apparaturen beobachteten. Demnach ist bei einer auf die nächtlichen Schlafstunden begrenzten Tragezeit eine stimulierende Wirkung auf das Kondylenwachstum fragwürdig. Es müssen andere Faktoren vorliegen – dentale Reaktion, Hemmung des Längenwachstums des Oberkiefers, Veränderung der Ausrichtung der kondylären Knochentrabekel gegenüber der Mandibularebene (*Stutzmann*-Winkel), Umbau der Gelenkgrube selbst und die bei Dysgnathien der Klasse II/2 mit Tiefbiß so häufig beobachtet, aber auch bei Dysgnathien der Klasse II/1 nicht unwesentliche Korrektur der dorsal verlagerten Kondylenposition.

Zahnbewegung. Verschiedene Autoren* haben anhand von Modellen und Fernröntgenaufnahmen die Veränderung der sagittalen-dentalen Relation untersucht. *Björk*[22] und *Parkhouse*[111] beobachteten im Unterkiefer eine Bewegung der Frontzähne und der Alveolarstrukturen nach frontal. Während *Jacobsson*[84] eine körperliche Bewegung der unteren Schneidezähne feststellte, berichten *Ascher*[14], *Dietrich*[30] sowie *Trayfoot* und *Richardson*[149] von einer Labialkippung dieser Zähne. Dagegen verzeichnete *Moss*[106] bei mindestens der Hälfte der untersuchten Fälle eine Lingualkippung. *Demisch*[29] spricht von einer beschleunigten Mesialdrift der unteren Seitenzähne und steht somit im Gegensatz zu *Harvold* und *Vargervik*[64] sowie *Softley*[140], denen zufolge sich keine Veränderung der unteren Zahnreihe gegenüber ihrer Basis ergab. *Hagerström*[60] sowie *Slagsvold* und *Kolstad*[139] bemerkten eine Auflockerung der unteren Zahnreihe.

Den vielfältigen Untersuchungen ist insgesamt die Wahrscheinlichkeit einer gewissen Vorbewegung der unteren Zahnreihe durch die Aktivatorbehandlung zu entnehmen. Wenn die unteren Schneidezähne anfangs nicht aufrecht stehen oder invertiert sind oder eine solche Reaktion vermieden werden soll, kann eine andere Behandlungsform indiziert sein. Ausschlaggebende Faktoren sind auch Wachstumsrichtung und -quantität, Tragedauer des Apparats und (sehr wichtig) Konstruktionsweise des Aktivators – d. h., ob die Schneidezähne überkappt werden, ob durch die Vorschubhaltung des Unterkiefers Druck auf die Labialflächen der Zähne und des Alveolarfortsatzes oder des Alveolarfortsatzes allein ausgeübt wird und das Ausmaß der für den Konstruktionsbiß benötigten Vorschubhaltung und Bißsperre.

Viele Fallberichte* zeigen die Möglichkeit einer Retraktion der oberen Front, auch im Sinne einer verbesserten Achsenneigung, mit dem Aktivator auf. Primär wird jedoch eine Palatinalkippung bewirkt, was aber in vielen Fällen unerwünscht ist, da sich durch die Aufrichtung der oberen Schneidezähne der Überbiß vergrößert und in diesem Bereich Frühkontakte entstehen können.* Dadurch wird die zur Korrektur des Distalbisses und zur Beseitigung der funktionellen Retrusion erforderliche Vorverlagerung des Unterkiefers eingeschränkt. Torque oder körperliche Bewegung von Schneidezähnen ist selbst mit modifizierten Aktivatoren schwierig, wenn nicht sogar unmöglich.

Die Frage der Distalisierung der oberen Seitenzähne ist noch nicht vollständig geklärt. Die meisten Untersucher stimmen darin überein, daß eine gewisse Hemmung des maxillären Horizontalwachstums möglich ist. Klinisch ist häufig, vor allem bei jungen Patienten eine Lücke zu sehen. In vielen Fällen ist auch eine Distalkippung der Seitenzähne zu beobachten. *Demisch*[29] folgerte, daß entweder die normale Vertikalentwicklung der oberen Molaren abgebrochen wird oder daß es zur Distalisierung dieser Zähne kommt. *Woodside*[160, 161] und *Woodside* et al.[162] bemühen sich um eine Hemmung der normalen Vertikalentwicklung der oberen Molaren bei gleichzeitiger Mesialisierung und Eruption der unteren Molaren. *Harvold* und *Vargervik*[64] konnten eine Distalisierung nicht bestätigen. Während *McNamara*[97] in seinen

---

* Literaturstellen 14, 22, 28, 30, 60, 64, 84.

* Literaturstellen 64, 84, 120, 140, 149.

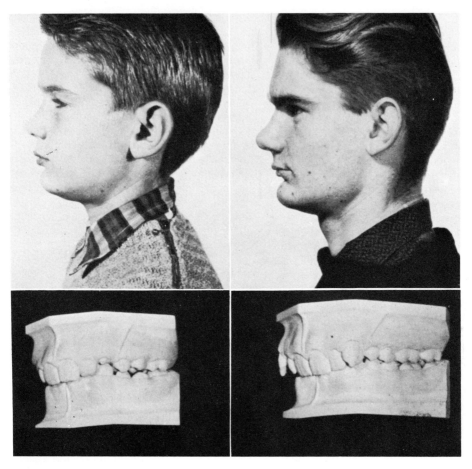

Abb. 6-21 Durch das ausgeprägte Wachstumsmuster des Unterkiefers im Sinne einer Rotation nach oben und vorn entwickelte sich in diesem unbehandelten Fall ein ausgeprägter Sulcus mentolabialis, die vordere Gesichtshöhe nahm ab und der Tiefbiß verstärkte sich. Mit konventionellen kieferorthopädischen Maßnahmen wird die Behandlung schwierig sein. (Aus *Björk,* A.: Nord. Klin. Odontol. 1:1, 1966.)

Studien mit dem Funktionsregler praktisch keine maxilläre Veränderung verzeichnete, zeigte Lee *Graber*[48] in einigen mit Funktionsreglern behandelten Fällen einen distalisierenden Headgear-Effekt, wobei die Variationsbreite der Reaktionen sehr groß war. Auch hier wird der Grad der erzielten Korrektur von Quantität, Richtung und zeitlichem Ablauf des Wachstums, konstruktiven Faktoren, Tragedauer und speziellen Behandlungsmaßnahmen, wie selektives Einschleifen und Ausnutzung des Wachstumspotentials der Seitenzähne bestimmt (Abb. 6-21 und 6-22). Letzten Endes hängt das Behandlungsergebnis von der Mitarbeit der Patienten und davon ab, ob die Apparatur ständig oder nur nachts getragen wird.

Konstruktionsformen

Der Aktivator von *Andresen* heute. Die ursprünglich aus einem Stück bestehende bimaxilläre Ap-

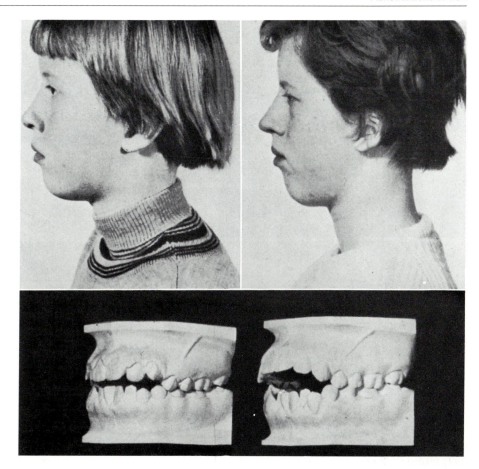

Abb. 6-22 Dieser Fall eines offenen Bisses mit Wachstumsrotation nach unten und hinten spricht auf eine Aktivatorbehandlung nicht gut an. Der kurze Unterkieferast, die zu große vordere Gesichtshöhe, die kompensierende Zungenhaltung und die muskulären Funktionen wirken im Sinne einer Verstärkung des offenen Bisses zusammen. (Aus *Björk*, A.: Nord. Klin. Odontol. 1:1, 1966.)

paratur ist passiv und besitzt keine aktiven Elemente wie Federn, Dehnschrauben oder Gummizüge (Abb. 6-23). Der obere Labialbügel ist passiv, kann aber, wenn eine Palatinalkippung der oberen Schneidezähne erwünscht ist, aktiviert werden. Der Aktivator wird nur nachts getragen. Er sperrt den Biß um höchstens 2–4 mm und schiebt den Unterkiefer etwa 3–5 mm nach vorne. In der Regel wird er für weniger ausgeprägte Dysgnathien der Klasse II mit verstärkter vertikaler Überbißrelation und aufrecht stehenden oder invertierten unteren Schneidezähnen verwendet. Bei dem ursprünglichen Gerät wurden die unteren Schneidezähne nicht von Kunststoff überkappt. Die Überkappung wurde ebenso wie der untere Labialbügel erst später zur Vermeidung einer Labialkippung der Front eingeführt. Da in dem vorliegenden Kapitel nur die Grundprinzipien, einige wesentliche Details und die Gewebsreaktionen behandelt werden sollen, wird auf eine detaillierte Besprechung der erwähnten Apparaturen verzichtet. Konstruktionstechnische Einzelheiten fin-

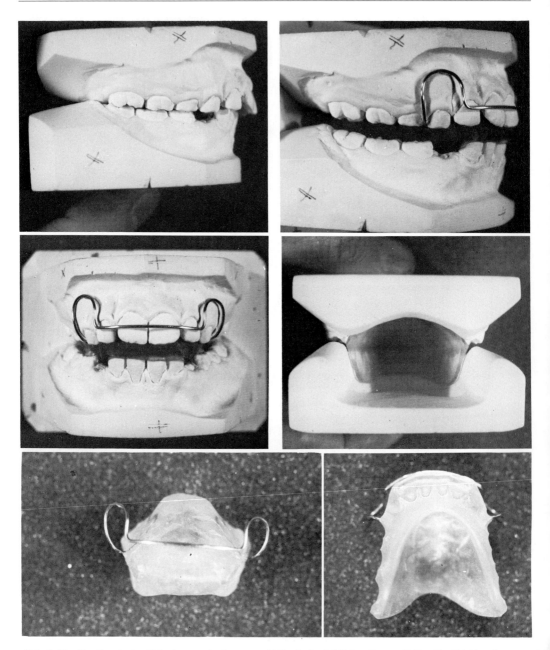

Abb. 6-23 Der klassische Aktivator von *Andresen* und *Häupl* mit nächtlicher Tragezeit. Das Gerät ist insofern passiv, als es keine aktiven Elemente besitzt (mit freundlicher Genehmigung von Johan *Ahlgren*).

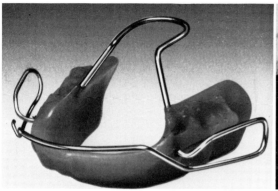 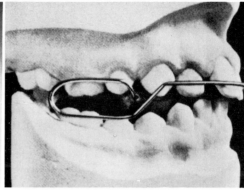

Abb. 6-24 Der aus dem ursprünglichen Aktivator von *Balters* entwickelte Bionator verwendet anstelle der palatinalen Kunststoffplatte einen massiven Gaumenbügel. Der Labialbügel besitzt keine zahnbewegende Funktion, sondern dient dazu, den Druck der Lippen von den Zähnen abzuhalten und geht distal, in der bukkalen Umschlagfalte, in Bukzinatorschlaufen über, die sich bis hinter die 2. Milchmolaren erstrecken. Zur Führung des Zahndurchbruchs in der gewünschten Richtung wird der Kunststoff in den Interdentalbereichen speziell eingeschliffen. Der Konstruktionsbiß wird in der Regel in Kopfbißstellung genommen, sofern zwischen den Kauflächen genügend Raum für die Drähte bleibt. Der Bionator ist ein wirksames Hilfsmittel zur Behandlung von Kiefergelenkproblemen, die eine Vorschubhaltung des Unterkiefers erfordern.

den sich in Werken des Autors[51] mit den Koautoren *Bedřich Neumann*[54] und *Thomas Rakosi*[55] sowie von *Thomas Rakosi*[121] oder *Alexandre Petrivic*[112–118]. Kliniker wie *Johan Ahlgren*[3–5], die gegenwärtig mit dem Aktivator arbeiten, haben die Gewebsreaktionen sorgfältig dokumentiert.
Modifikationen des Aktivators. Im Lauf der Jahre wurde eine Reihe von Veränderungen eingeführt, um den Leistungsbereich des Aktivators zu erweitern. Am häufigsten wurden zur Expansion einer oder beider Zahnreihen eine oder mehrere Dehnschrauben eingebaut. Beim Bionator hält der bukkal verlängerte Labialbügel den Druck der Wangenmuskulatur von den Seitenzähnen ab. Fingerfedern ermöglichen begrenzte Zahnbewegungen. Die Verlängerung der Basisplatte in der Art einer frontalen Aufbißrille überkappt die unteren Schneidezähne und schützt diese dadurch vor einer Labialkippung. Bei vielen Modifikationen wurde der ursprünglich massive Kunststoffkörper reduziert, vor allem bei den Apparaturen von *Balters*[16], *Bimler*[20, 21], *Fleischer* und *Fleischer-Peters*[39], *Fränkel*[40–42], *Fränkel* und *Fränkel*[43], *Fränkel* und *Reiss*[44], *Klammt*[88], *Schmuth*[128–131] und *Stockfisch*[141, 142]. In der Gaumenwölbung wird die Kunststoffplatte durch einen Gaumenbügel oder eine Coffin-Feder ersetzt. Die Variationen betreffen natürlich auch die ursprünglichen vertikalen und horizontalen Dimensionen, wobei in den meisten Fällen die Bißsperre erhöht wurde. Dieser Punkt wird im Zusammenhang mit dem Konstruktionsbiß näher besprochen.
Am häufigsten wird derzeit vermutlich die von *Balters*[16] entwickelte Modifikation, der Bionator, verwendet (Abb. 6-24). Beachtliche Erfolge erzielte *Fleischer* mit seinem Biomodulator, einer Modifikation des Bionators (Abb. 6-25, 6-26 und 6-30 bis 6-35). Durch die Umkehrung des Gaumenbügels und das Anfügen eines oberen Labialhügels, die weitere Reduzierung des Kunststoffkörpers, die verbesserte Abstützung mit Dornen und Nasen an der Mesialseite der oberen Sechsjahrmolaren und Eckzähne sowie die Verwendung einer dünnen Metallplatte zwischen den oberen und un-

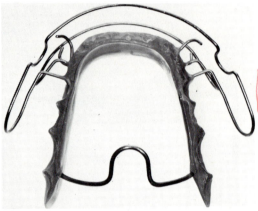

Abb. 6-25 Das Grundmodell des Bio-Modulators von *Fleischer*. Der obere Labialbogen wurde vom Vorbild, dem Bionator, übernommen, zusätzlich wurde jedoch ein unterer Labialbogen angefügt, der den abnormen Druck der Unterlippe von den Zähnen abhält. Indem die deformierende periorale Muskelwirkung ausgeschaltet wird, ist den unteren Schneidezähnen die Möglichkeit zur Selbstregulierung gegeben. Im Interokklusalraum befindet sich kein Kunststoff. (Mit freundlicher Genehmigung von Erich *Fleischer*.)

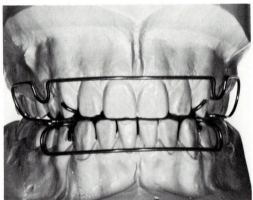
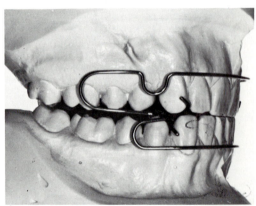

teren Okklusalflächen im Sinne einer funktionellen Okklusionsebene sind Veränderungen sowohl in der Sagittalen als auch in der Vertikalen möglich[39] (Abb. 6-26). Die Metallplatte dient zur Korrektur der vertikalen und horizontalen Relationen durch die selektive Verzögerung bzw. Führung der Vertikalentwicklung bestimmter Zähne. Eine ausführlichere Besprechung dieser wichtigen Modifikation des Bionators und eine Beschreibung der Apparaturen von *Shaye, Janson, Hamilton, Schmuth* u. a. findet sich in der neuen 2. Ausgabe von *Removable Orthodontic Appliances* von *Graber* und *Neumann*[54] sowie in *Dentofacial Orthopedics with Functional Appliances* von *Graber, Rakosi* und *Petrovic*.[55]

Diese und verschiedene andere skelettierte Aktivatoren können ständig, d. h. am Tage und in der Nacht, getragen werden. Die Vorteile dieser verlängerten Einwirkungszeit hinsichtlich der Gewebsreaktion wurden bereits beschrieben.

Der Funktionsregler von *Fränkel*. Eine grundlegende Neuerung gegenüber dem Aktivator stellt der Funktionsregler dar, bei dem der sagittale Bißlagenausgleich zwar ebenfalls durch die Vorentwicklung des Unterkiefers bewirkt wird, die aber nicht auf einmal, sondern stufenweise erfolgt[40–44] (Abb. 6-27). Eine weitere, entscheidende Besonderheit besteht darin, daß der Apparat im Oberkiefer fixiert, d. h. durch Dorne in den Interdentalräumen der Molaren und Eckzähne verankert ist und nicht, wie von *Andresen* und *Häupl* empfohlen, frei beweglich im Munde liegt. Abgesehen von einer Auflage für die oberen Molaren, deren Vertikalentwicklung dadurch gehemmt wird, hat das

Konstruktionsformen

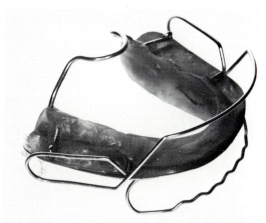

Abb. 6-26 Der Bio-Modulator mit der Interokklusalplatte aus Edelstahl. Die Zähne, die die Platte berühren, wachsen aufgrund der propriozeptiven Regelmechanismen nicht weiter, während die übrigen Zähne ungehindert hochwachsen können. Dieses sehr schmal gehaltene, skelettierte Gerät ist angenehmer zu tragen als der Aktivator und ist auch in der Herstellung einfacher, da das komplizierte, selektive Einschleifen zur Führung des Zahndurchbruchs entfällt. (Mit freundlicher Genehmigung von Erich *Fleischer*.)

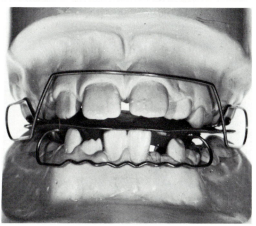 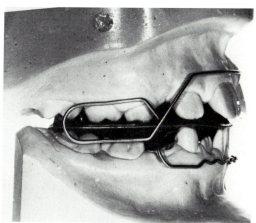

Gerät nur minimalen Zahnkontakt. Als rein passives Übungsgerät enthält es keine aktiven Elemente.

Die Einzigartigkeit des Funktionsreglers machen die Wangenschilde und Lippenpelotten aus, die den Druck der Wangen und Lippen von den Zahnreihen abhalten und zur Normalisierung der abnormen perioralen Muskelfunktion beitragen. Sie erstrecken sich weit in die Tiefe des Mundvorhofs und bewirken eine Dehnung der vestibulären Schleimhaut und der darunterliegenden Periostschicht, wodurch die Entwicklung der Kieferbasis gefördert werden soll. Die Methode baut auf wissenschaftlich fundierten Konzepten auf, die vielfach dokumentiert sind. So zeigen die Arbeiten von *Enlow*[33], *Hoyte* und *Enlow*[81], *Moffett*[104] sowie *Moffett* und *Koskinen-Moffett*[105], daß die Stimulation des Knochenwachstums durch periostale Zugwirkung möglich ist. Die neueren Untersuchungen von *L. W. Graber*[48] und *T. M. Graber*[52] bestätigen die steigernde Wirkung der Wangenschilde auf das transversale Wachstum des Oberkiefers sowohl von Affen als auch von Menschen.

Während *Andresen* und *Häupl* von einer autonomen neuromuskulären Funktion und deren Beeinflussung durch nächtliches Tragen des Aktivators ausgingen, fordert *Fränkel* eine ganztägige Einwirkungszeit und in diesem Sinne eine nahezu ununterbrochene Gymnastiktherapie der oralen Muskulatur. Der Funktionsregler ist ein Übungsgerät und führt nur dann zu optimalen Ergebnissen, wenn er auch als solches eingesetzt wird. Auch hier sind Indikationsstellung, Auswahl der

Funktionskieferorthopädische Apparaturen

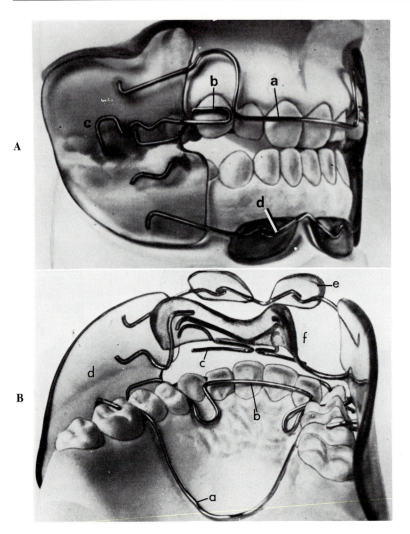

Abb. 6-27 Der *Fränkel*-Funktionsregler nützt den Mundvorhof als Wirkungsraum maximal aus, indem er mit seinen Schilden abnorme Lippen- und Wangendrücke von den Zahnreihen abhält. *A:* Ansicht von labial. a – Labialbogen, b – Eckzahnschlaufe, c – Wangenschild, d – Lippenpelotten. *B:* palatinale Aufsicht. a – Gaumenbügel, b – Protrusionsbogen, c – geteilter unterer Lingualbogen, d – Wangenschild, e – untere Lippenpelotten, f – Zungenschild. Durch die Drahtelemente ist der Funktionsregler in der oberen Zahnreihe verankert. Keine der beiden Konstruktionsvarianten FR 1 und FR 2 beinhaltet interokklusale Kunststoffteile oder sonstige Elemente zur Hemmung der Vertikalentwicklung der unteren Zahnreihe. Die untere Zahnreihe kommt lediglich mit dem Zungenschild und dem passiven Lingualbogen an den Frontzähnen in Berührung, da der Unterkiefer durch Zungenschild und Lippenpelotten in seiner im Konstruktionsbiß fixierten Vorschubstellung gehalten wird. Um optimale Gewebsreaktionen zu erzielen und die Mitarbeitsbereitschaft des Patienten nicht zu schmälern, wird die sagittale Veränderung von 6 mm in der Regel in zwei Schritten von jeweils 3 mm erzielt. Zungenschild und Lippenpelotten können sehr einfach an die neue Unterkieferstellung angepaßt werden, so daß das gleiche Gerät verwendet werden kann. (Mit freundlicher Genehmigung von Rolf *Fränkel*.)

Fälle, Wachstumsquantität und -richtung, zeitlicher Ablauf des Wachstums und Patientenmitarbeit entscheidende Faktoren. Die erhebliche Verbesserung der sagittalen basalen Kieferrelation, der dentalen und Profilrelationen sowie die Wiederherstellung einer normalen perioralen Muskelfunktion in der Mehrzahl der Fälle läßt sich nicht leugnen (Abb. 6-28). Im Gegensatz zum Aktivator, bei dem verschiedene Modifikationen bei gleichbleibend akzeptablen Ergebnissen möglich sind, bietet der Funktionsregler keinen Spielraum für Variationen hinsichtlich Konstruktion, Sitz und Tragezeiten, wenn ein optimales Ergebnis erzielt werden soll.[54, 55] Einige neuere klinische Berichte zur Beurteilung der Wirksamkeit des Gerätes sind leider durch schlechte Patientenselektion, ungenaue Konstruktion, falsche Anwendung, fehlende Verankerung im Oberkiefer (»lose«) und schwankende Patientenmitarbeit verfälscht. Bei falscher Anwendung bleibt die erwartete Wirkung aus.[27, 47, 123] Ein wesentlicher Bestandteil der Fränkelschen Therapiemethode, die gymnastischen Übungen der oralen Muskulatur, werden von vielen amerikanischen Kollegen weitgehend vernachlässigt. Auf diese Weise können unmöglich gute Ergebnisse erzielt werden, denn eine wirklich funktionelle Behandlung erfordert die Beseitigung perioraler Parafunktionen, die Adaption der Muskulatur an die optimale sagittale Kieferrelation und die neuromuskuläre Stabilisierung der neuen, verbesserten Kieferrelation. Von allen sog. funktionellen Apparaturen ist der Funktionsregler von Fränkel sicher diejenige, die überwiegend auf der Funktion basiert. Für umfassendere Informationen über die Aspekte der funktionskieferorthopädischen Behandlung sei wieder auf die entsprechenden Werke des Autors hingewiesen.

Der Konstruktionsbiß

Einer der entscheidenden Punkte bei der Konstruktion des Aktivators ist die Festlegung der geeigneten horizontalen und vertikalen Verlagerung des Unterkiefers für die Konstruktionsbißnahme. Für die Bestimmung dieser Relationen gibt es kein allgemeingültiges »Rezept«. Sehr viel hängt von der Art des verwendeten Aktivators, dem jeweiligen Fall mit seiner speziellen dentofazialen Morphologie und Wachstumsentwicklung, dem gewünschten Ergebnis und der Notwendigkeit weiterer therapeutischer Maßnahmen z. B. festsitzende Apparaturen, extraorale Kräfte, Extraktionen ab. Da der Bionator und die daraus entwickelten Modifikationen, abgesehen von dem Funktionsregler, in der Funktionskieferorthopädie am häufigsten verwendet werden, beziehen sich die folgenden Abschnitte auf den Konstruktionsbiß für den Bionator.

Ebenso wie in der orthodontischen Behandlung ist in der Funktionskieferorthopädie eine vollständige Diagnostik die erste Voraussetzung. Wie Rakosi[121] betont, ist eine genaue Fernröntgenbild-, Modell- und Funktionsanalyse für den Konstruktionsbiß nicht weniger zwingend als für die Behandlung mit einer festsitzenden Apparatur. Das faziale Wachstumsmuster ist wichtig – wobei das Ausmaß und die Richtung des Wachstums eine gleich große Rolle spielen. Erst wenn die diagnostischen Kriterien der funktionellen Behandlung erfüllt sind und eine gute Patientenmitarbeit zu erwarten ist, sollte eine solche Apparatur verwendet werden. Dabei darf der Behandler nicht vergessen, daß es sich primär um ein interzeptives Gerät handelt, mit dem nur in seltenen Fällen eine vollständige Korrektur mit Einzelzahnregulierungen erzielt werden kann und sollte diese Behandlung nur als erste Phase der gesamten Behandlungsplanung betrachten. Da im folgenden in erster Linie die Behandlung von Distalbißfällen berücksichtigt wird, sei bezüglich der Behandlung von Mesialbißfällen mit funktionskieferorthopädischen Apparaturen auf Removable Orthodontic Appliances von Graber und Neumann[54] und Dentofacial Orthopedics with Functional Appliances von Graber et al.[55] hingewiesen.

Sagittale Unterkieferposition. Für den konventionellen Aktivator und die Modifikationen wie den Bionator wird, wenn die Dysgnathie nicht zu ausgeprägt ist, in der Regel eine Vorverlagerung des Unterkiefers bis zur Kopfbißstellung angestrebt. Aus praktischen Gründen sollte die Vorverlagerung in den meisten Fällen 6 mm nicht überschreiten (Abb. 6-2). In einigen extrem Distalbißfällen wurde der Unterkiefer 7–8 mm vorgeführt, doch beeinträchtigt eine solche Situation die Mitarbeitsbereitschaft des Patienten und vergrößert das Risiko einer Labialkippung der unteren Schneide-

Funktionskieferorthopädische Apparaturen

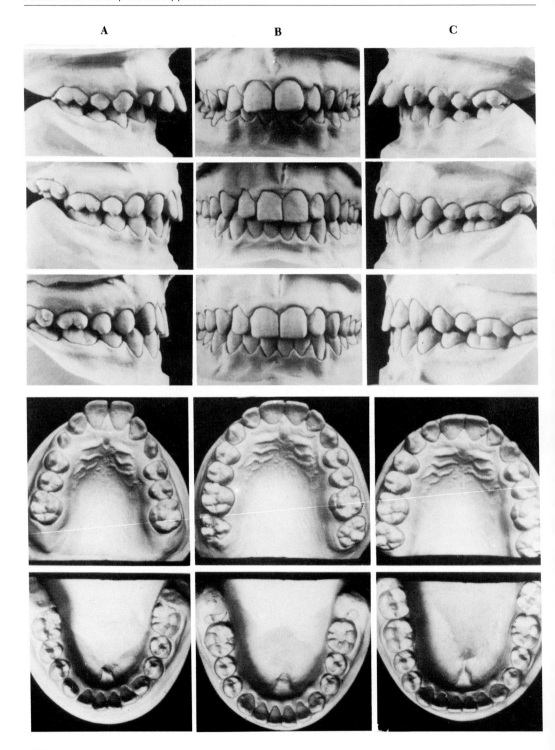

zähne. Als allgemeine Regel könnte man eine Position von etwa 3 mm oder mehr vor der maximalen Protrusionsstellung des Unterkiefers gelten lassen. Diese Position wird ermittelt, indem der Patient den Kiefer zunächst so weit wie möglich vorschiebt und anschließend etwa 3–4 mm zurückbewegt. Wenn die unteren Frontzähne stark lingual geneigt sind, kann der Kiefer weiter vorgeschoben werden, um die unteren Schneidezähne labial kippen zu lassen und dadurch das Platzangebot für die Eckzähne zu vergrößern sowie die sagittale Stufe zu reduzieren. Der Abstand von 3 mm von der extremen funktionellen Protrusionsstellung ist jedoch auch hier einzuhalten. Bei hochgradigen Abweichungen empfiehlt es sich, den Unterkiefer in zwei oder drei Schritten von jeweils 2–3 mm vorzubringen. *Petrovic* et al.[118] und *Shaye*[137] stellten in ihren Untersuchungen mit dieser Methode eine bessere Gewebsreaktion und Reaktivierung in den Kondylen fest. Dieses stufenweise Vorgehen, das *Fränkel*[41] und seine Mitarbeiter für den Funktionsregler empfehlen, wirkt sich außerdem positiv auf die Anpassung und Mitarbeitsbereitschaft des Patienten aus.

In den häufigen Fällen mit lückiger Protrusion der oberen Schneidezähne kann es von Vorteil sein, zunächst eine aktive Platte (oder partielle festsitzende Apparaturen) zur Retrusion und Derotation der Schneidezähne über einen kurzen Zeitraum vor Beginn der Aktivatorbehandlung zu verwenden. Andernfalls kann sich bei der Konstruktionsbißnahme die Notwendigkeit der Schneidezahnretrusion während der funktionskieferorthopädischen Behandlung zeigen, so daß man 2–3 mm vor der Kopfbißstellung bleiben muß.

Routinemäßig wird in den meisten Fällen, die mit dem Bionator oder dem funktionellen Interzeptor von *Schmuth* behandelt werden und hinsichtlich Wachstumsrichtung und -quantität günstige Voraussetzungen erwarten lassen, die aus Gründen der besseren Abstützung und der propriozeptiven Regelmechanismen gewünschte Kopfbißstellung durch eine Vorverlagerung des Unterkiefers um 4–6 mm erreicht (Abb. 6-29). Bei guter Patientenmitarbeit sind die Erfolgsaussichten dieses Verfahrens gut. Bei vielen dieser Patienten liegt eine Dorsalverlagerung der Kondylen um 1,0–1,5 mm, verbunden mit Tiefbiß vor. Durch die Vorschubhaltung des Unterkiefers wird auch diese retrudierte habituelle Okklusion eliminiert. Zusammen mit einer geringen Bißsperre, die innerhalb der Grenzen des Interokklusalabstandes liegen muß, wird auf diese Weise eine Aktivierung sowohl der Levatoren als auch der Protraktoren bewirkt. Es kommt zu einer kompensierenden Aktivität der Zungenbeinmuskulatur im Sinne einer retrudierenden Kraft, die auf die obere Zahnreihe übertragen wird. Dadurch wird die normale dentoalveoläre Translationsbewegung der oberen Front gehemmt. Mit jedem Einbiß in das Gerät und jedem Schluckakt wird die Adaptation des neuromuskulären Mechanismus und der knöchernen Strukturen an die neue Unterkieferlage gefördert. Ein Einfluß auf die Neigung der Oberkieferbasis ist nicht zu erwarten. Bei mäßigen sagittalen Diskrepanzen ist in der Regel die Konstruktion eines weiteren Gerätes nicht erforderlich.

Vertikale Unterkieferposition. Die Höhe der Bißsperre hängt von der Ausprägung der Dysgnathie, dem Ausmaß der sagittalen Diskrepanz, der Wachstumsquantität und -richtung sowie dem verwendeten Gerätetypus ab. Die folgenden allgemeinen Empfehlungen sollen dem Behandler als Richtlinie dienen, wobei jedoch gesagt werden muß, daß in der Literatur unterschiedliche Höhen für die Bißsperre angegeben werden (*Fleischer* und *Fleischer-Peters*[39], *Fränkel*[40–42], *Fränkel* und *Fränkel*[43], *Fränkel* und *Reiss*[44], *Hamilton*[61], *Moss*[106–108], *Rakosi*[121], *Schmuth*[128–131], *Shaye*[137], *Woodside*[160–161] und *Woodside* et al.[162]):

1. Die Grundlage für die Korrektur der sagittalen und/oder vertikalen Dimension ist eine neuromuskuläre Aktivierung durch die Verlagerung der Unterkieferposition.

Abb. 6-28 *A:* Dieses Behandlungsergebnis ist bei der korrekten Anwendung des Funktionsreglers in einer nach genauer Indikationsstellung ausgesuchten Dysgnathie der Klasse II/1 zu erwarten. *B:* Expansion ohne aktive Nachhilfe allein durch die Abhaltung abweger Muskelaktivitäten durch die Wangenschilde und Lippenpelotten im Mundvorhof. In der überwiegenden Mehrzahl der Fälle bleibt die Expansion stabil. *C:* 3 1/2 Jahre nach Behandlungsabschluß ohne apparative Kontrolle. (Mit freundlicher Genehmigung von Rolf *Fränkel*.)

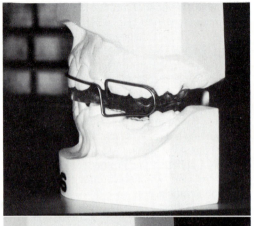
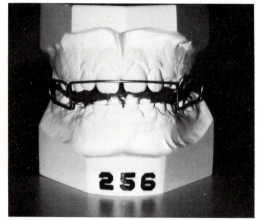
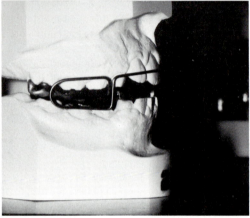

Abb. 6-29 Arbeitsmodelle mit dem Bionator. Der Unterkiefer wird zur Korrektur der sagittalen Diskrepanz nach vorn geschoben. Die Kunststoffplatte überkappt die unteren Schneidezähne. Im Gegensatz zu den Aktivatoren nach *Woodside, Herren, Hamilton* oder dem L. S. U.-Aktivator erfordert der Bionator nur eine minimale Bißsperre, da der Konstruktionsbiß in Kopfbißstellung genommen wird.

2. Je größer die sagittale Verlagerung des Unterkiefers für den Konstruktionsbiß ist, um so geringer sollte die Höhe der Bißsperre sein. Bei einer extremen sagittalen Vorschubhaltung (7–8 mm) sollte die Bißsperre lediglich die Höcker freigeben bzw. maximal 2–3 mm betragen. Die Behandlung zielt in solchen Fällen in erster Linie auf die größtmögliche horizontale Korrektur der sagittalen Diskrepanz ab. Diese Unterkieferposition ist dann empfehlenswert, wenn ein überwiegend horizontal gerichtetes Wachstum zu erwarten ist. Die Zahnreihen sind nur so weit zu öffnen, daß Abstützungsdorne, okklusale Auflagen oder die Metallplatte des Bio-Modulators von *Fleischer* Platz haben. Dies gilt auch für den Funktionsregler.

Die Höhe der Bißsperre hält sich im Sinne *Andresens* und seiner Mitarbeiter innerhalb der Grenzen des Interokklusalabstandes bei Ruheschwebe. Den Messungen *Witts*[155] zufolge reichen bei dieser Verfahrensweise die horizontalen Kräfte von 315–395 g und die vertikalen Kräfte von 70–175 g. In Fällen mit extremen sagittalen Diskrepanzen ist es nicht angebracht, aus Kostengründen mit nur einem Gerät auskommen zu wollen und zu versuchen, die Abweichung durch entsprechend extreme Vorschubhaltung des Unterkiefers zu korrigieren. Von *Shaye*[137] u. a. wurden spezielle Nachstellschrauben zur progressiven Vorverlagerung bzw. Reaktivierung entwickelt, die sowohl hinsichtlich der Gewebsreaktion als auch

der Mitarbeit des Patienten empfehlenswert sind.
3. Wenn im Unterkiefer überwiegend vertikales Wachstum zu erwarten ist, kann die Höhe der Bißsperre größer sein als der Interokklusalabstand bei Ruheschwebe. Eine nach einem höheren Konstruktionsbiß gefertigte Apparatur ruft in den Elevatoren und den Unterkiefer umgebenden Weichteilen sowohl Dehnungsreflexe als auch eine viskoelastische Reaktion hervor. Obwohl dabei in der Sagittalen eine geringere Veränderung zu erwarten ist, ermöglicht die höhere Bißsperre eine wirksamere Beeinflussung der maxillären Basis, indem die Entwicklung der hinteren Gesichtshöhe gehemmt und die Absenkung des frontalen Bereichs der Maxillarebene ermöglicht wird, was zur Kompensation des überwiegend vertikalen Wachstumsmusters des Unterkiefers beiträgt. *Woodside*[161] beschrieb eine solche Veränderung der Palatinal- und Okklusionsebenen und ging dabei vor allem auf die erwünschten therapeutischen Auswirkungen einer solchen Kippung der Okklusionsebene ein.

Die Bißsperre wird durch entsprechend dicke Wachsschichten bei der Konstruktionsbißnahme erzielt. Eine zu hohe Bißsperre ist für den Patienten jedoch ebenso unangenehm wie eine zu starke Vorschubhaltung des Unterkiefers. In der Regel sollte der Kiefer nicht weiter als 4,00 mm über die Ruheschwebe hinaus geöffnet werden. *Fränkel* betonte wiederholt, daß die Bißsperre den Patienten nicht davon abhalten darf, seine Lippenschlußübungen durchzuführen. Wenn mit oralen Muskelfunktionsübungen gearbeitet wird, gilt das gleiche für den Aktivator. Bedenkt man die Ergebnisse, die *Fränkel* mit dem Funktionsregler erzielte, und daß er darin in erster Linie ein Übungsgerät sah, müßten Lippenschlußübungen auch bei Bionatorträgern von Vorteil sein. Die Wiederherstellung des Lippenschlusses und Förderung der Nasenatmung sind die ersten Behandlungsziele.

Bei höheren Bißsperren ist die dentoalveoläre Kompensation in der Regel größer. Dabei kann es zu einer stärkeren Palatinalkippung der oberen und stärkeren Labialkippung der unteren Schneidezähne kommen.

4. Bei Fällen mit offenem Biß, die keine oder nur eine geringe sagittale Korrektur erfordern, ist eine hohe Bißsperre um so wichtiger. Die dicke interokklusale Kunststoffschicht löst einen Dehnungsreflexmechanismus und eine viskoelastische intrudierende Reaktion im Seitenzahnbereich aus, wodurch eine Beeinflussung der Vertikalentwicklung dieser Zähne möglich wird. *Woodside* et al.[162] haben mit seitlichen Bißsperren (posterior bite block) beachtliche Ergebnisse im Sinne einer Rotation des Unterkiefers nach oben und vorne und somit eine Korrektur des frontal offenen Bisses erzielt. Der Effekt ist mit dem des Milwaukee-Korsetts zu vergleichen, befindet sich aber in einer wesentlich geringeren Größenordnung. Die abschließende Korrektur erfolgt durch die Absenkung der frontalen maxillären Basis und der Okklusionsebene. Während sich die Wirksamkeit des Aktivators bei Tiefbißfällen in metrischen Studien nachweisen läßt, zeigen sich bei der Behandlung des offenen Bisses individuelle Unterschiede.[4, 138] In einer Untersuchung von 30 Fällen mit hochgradigem offenem Biß konnten *Fränkel* und *Fränkel*[43] eine signifikante Verbesserung des Verhältnisses zwischen vorderer und hinterer Gesichtshöhe, eine Veränderung der mandibulären Rotationsrichtung, eine Bißsenkung und eine reale Verbesserung des Weichteilprofils durch die Behandlung mit Funktionsreglern aufzeigen.

Mechanismen der funktionskieferorthopädischen Korrektur des Distalbisses

Tausende von Fallbeschreibungen bezeugen die Wirksamkeit funktionskieferorthopädischer Apparaturen. Erhebliche faziale Veränderungen, die mit konventionellen festsitzenden Apparaturen nur selten beobachtet werden, sind nicht nur möglich, sondern fast alltäglich (Abb. 6-30 bis 6-35). Die Gründe für diese Veränderungen sind jedoch weniger deutlich und außerdem individuell unterschiedlich. Die stark vereinfachende Darstellung, nach der die Erfolge auf eine »kondyläre Wachstumsstimulation« zurückgeführt werden, hat das

Funktionskieferorthopädische Apparaturen

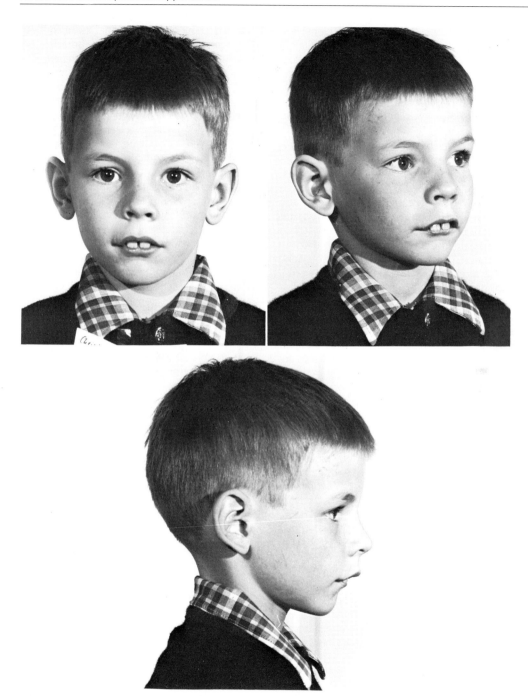

Abb. 6-30 Patient mit Klasse-II/1-Dysgnathie vor der Behandlung mit einem modifizierten Bionator (Bio-Modulator). Typische schlaffe, aufgeworfene Oberlippe, Mundatmung, ausgepräger Sulcus mentolabialis und Hyperaktivität des M. mentalis. (Mit freundlicher Genehmigung von Erich *Fleischer*.)

Mechanismen der funktionskieferorthopädischen Korrektur des Distalbisses

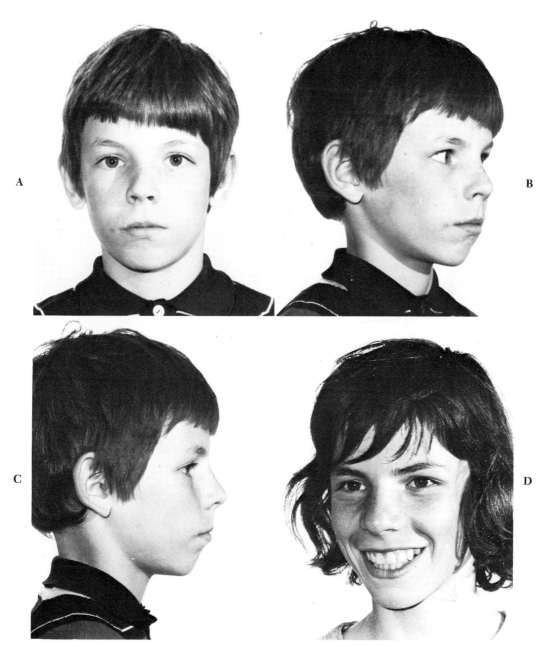

Abb. 6-31 Trotz der schweren mandibulären Retrusion ist im Laufe der Behandlung eine deutliche Verbesserung der Gesichtsproportionen zu erkennen (A–C). Bei D sind die Prämolaren durchgebrochen, Okklusion und Muskelaktivität sind normalisiert, die Gesichtsproportionen ausgewogen. *Fleischer* verwendet häufig eine dünne Aufbißplatte aus Edelstahl, um die Vertikalentwicklung der einzelnen Zähne selektiv zu steuern. Mit dieser Methode läßt sich das Einschleifen der seitlichen Führungsflächen, wie sie bei den meisten Aktivatoren erforderlich ist, umgehen. (Mit freundlicher Genehmigung von Erich *Fleischer*.)

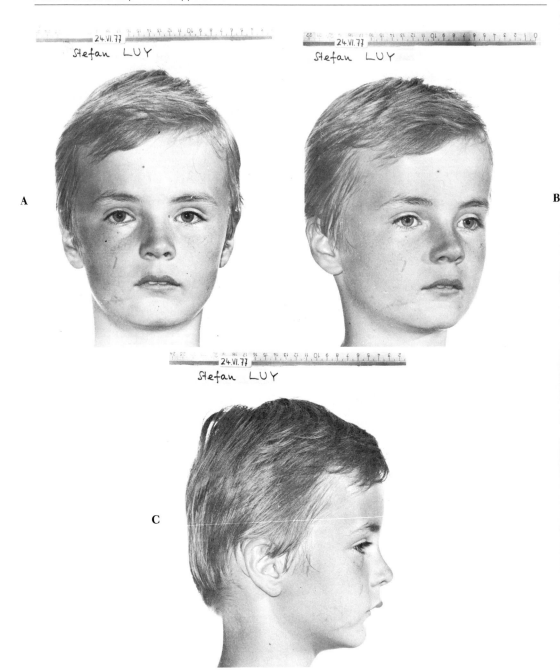

Abb. 6-32 11jähriger Patient mit einer Klasse-II/1-Dysgnathie. Der Patient hatte eine infantile Schluckgewohnheit beibehalten. *A–C:* Der erste Erfolg der Bionatorbehandlung war wegen mangelhafter Patientenmitarbeit nur begrenzt. Nach zweijähriger Weiterbehandlung mit zeitweiligen Erfolgen änderte sich die Einstellung des Patienten zur Behandlung in positivem Sinne und seine Mitarbeit blieb bis zum Ende gut. (*A–F* mit freundlicher Genehmigung von Erich *Fleischer.*)

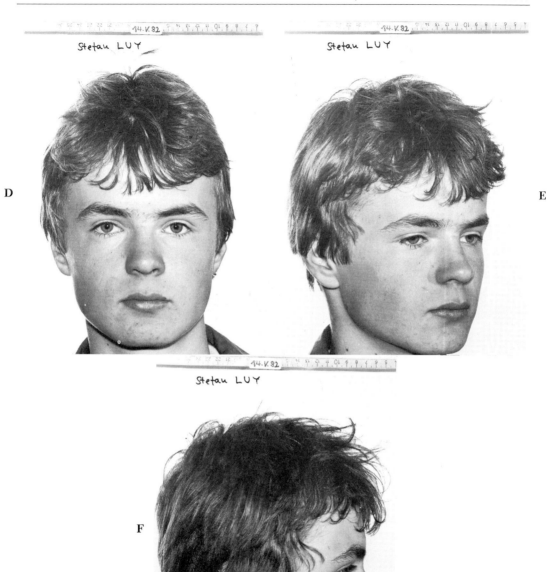

Abb. 6-32 (Fortsetzung) *D–F*: Nach vierjähriger Behandlungsdauer. Die am Weichteilprofil erkennbare Harmonie der fazialen Relationen und das gute Behandlungsergebnis bestätigen sich auch in den Fernröntgenaufnahmen (Abb. 6-33). Die Behandlung erfolgte ausschließlich mit dem Bio-Modulator.

Funktionskieferorthopädische Apparaturen

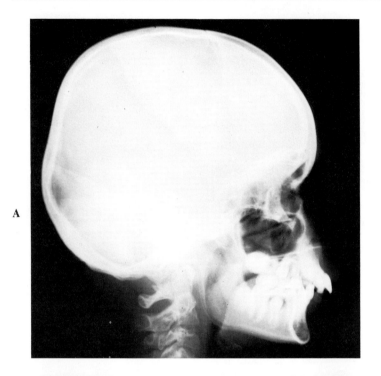

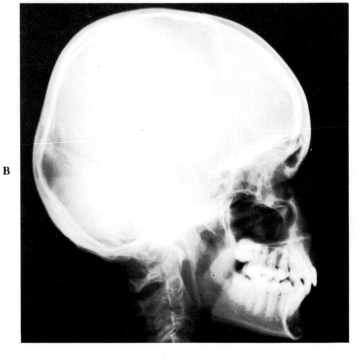

Abb. 6-33 Fernröntgenaufnahmen des Patienten aus Abb. 6-32 vor und nach der Behandlung mit der Fleischerschen Bionatormodifikation (Bio-Modulator). Die Ausgangsbefunde Tiefbiß und flache Mandibularebene sind für die funktionskieferorthopädische Behandlung günstig. *A:* vor der Behandlung, Alter 10 Jahre 3 Monate. *B*: nach der Behandlung, Alter 12 Jahre 9 Monate. (*A–C* mit freundlicher Genehmigung von Erich *Fleischer.*)

	9 Jahre 7 Monate	13 Jahre 7 Monate	16 Jahre 2 Monate
S-N-A	82°	83°	80°
S-N-B	75°	78°	79°
A-N-B	7°	5°	1°
A-N-Senkr.	+3 mm	+4 mm	+1 mm
ob. 1 zu A	+7mm	+2 mm	+6 mm
unt. 1 zu Pog	0 mm	+5 mm	+1 mm
Pog zu N (Senkr.)	−3 mm	−1 mm	+4 mm
Max. Länge	89 mm	95 mm	92 mm
Mand. Länge	107 mm	102 mm	126 mm
skel. Diff.	18 mm	25 mm	34 mm
Sellawinkel	130°		128°
Ar zu Ptm	34 mm	35 mm	35 mm
Mand.ebenenwinkel	17°	20°	15°
vor. Gesichtshöhe	115°	95°	98°
hint. Gesichtshöhe	99°	103°	98°
ant. Schädelbasislänge	55 mm	67 mm	70 mm
ob. 1 zu SN	43 mm	49 mm	55 mm
unt. 1 zu Mand.ebene	66 mm	69 mm	72 mm

Abb. 6-33 (Fortsetzung) C: Tabelle der kephalometrischen Werte

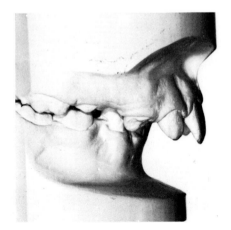

Abb. 6-34 Studienmodell eines Patienten im Alter von 9 Jahren 7 Monaten mit einer schweren Dysgnathie der Klasse II/1. (Mit freundlicher Genehmigung von Erich *Fleischer*.)

Funktionskieferorthopädische Apparaturen

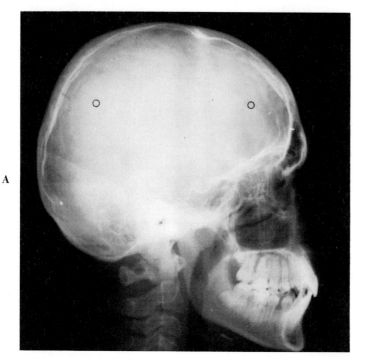

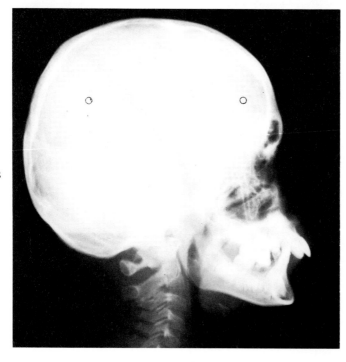

Abb. 6-35 Fernröntgenaufnahmen des Patienten aus Abb. 6-34. *A:* Der tiefe Biß und die große sagittale Stufe wurden durch die Parafunktionen der perioralen Muskulatur verschlimmert. *B:* Bei Behandlungsabschluß (13 Jahre 7 Monate). Normale Muskelfunktion. *C:* Etwa 3 Jahre nach Abschluß der Behandlung (16 Jahre 2 Monate) ist das Behandlungsergebnis nach wie vor stabil. Im Gegensatz zur Aktivatorbehandlung muß der Bio-Modulator nicht nur nachts, sondern ständig getragen werden. (*A–G* mit freundlicher Genehmigung von Erich *Fleischer*.)

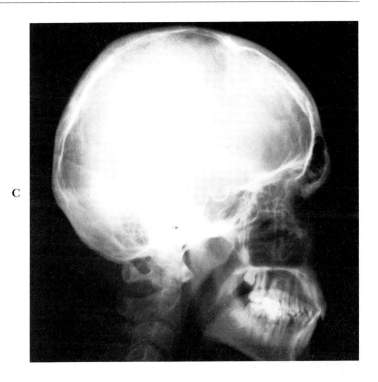

C

Bild nur verwischt. Es handelt sich um einen kybernetischen Prozeß. Eine Reihe der bedingenden Faktoren wurde bereits besprochen. Morphogenetische Muster, zeitlicher Ablauf des Wachstums, Ausmaß und Richtung der sagittalen und vertikalen Diskrepanzen, neuromuskuläre Abläufe, funktionelle Veränderungen, dentoalveoläre Kompensation, Art der verwendeten Apparatur und Mitarbeit der Patienten sind zwar die wichtigsten Variablen, doch ist diese Liste noch nicht vollständig.[121] Vage Größen, wie »Gewebsreaktion« oder »Umsatzrate der Fibroblasten« können zwar ebenso wichtig sein, lassen sich aber nicht so einfach beurteilen. (Siehe Kapitel 2.) Während die Kontroversen über die Auswirkungen auf das Kondylenwachstum nach wie vor anhalten, läßt sich die Tatsache nicht übersehen, daß sagittale Veränderungen erheblicher Größenordnung erreichbar sind. Wie kommt es dazu? Um diese Frage zu beantworten, wurde vom Autor eine Liste der wahrscheinlich für die Veränderungen verantwortlichen Faktoren entwickelt. Die Millimeterangaben sind arbiträr und variieren von Fall zu Fall. Ebenso variabel sind die Reaktionen und Beziehungen der einzelnen Faktoren untereinander (Kompensationsmechanismen). Der Leser wird auf die Diskussion dieser Frage durch *Stöckli* und *Teuscher* im 7. Kapitel dieses Buches hingewiesen (S. 550).

Wahrscheinliche Korrekturmechanismen bei Dysgnathien der Klasse II*

Bei einer erforderlichen sagittalen Korrektur von 6–7 mm wären in einem typischen Fall folgende Zuwachsraten und andere Veränderungen zu erwarten:

---

* Die quantitativen Unterschiede zwischen den einzelnen Faktoren hängen von Quantität, Richtung und Zeitpunkt des Wachstums, Behandlungsdauer, etc. ab.

Funktionskieferorthopädische Apparaturen

	9 Jahre 7 Mon.	13 Jahre 7 Mon.	16 Jahre 2 Mon.
S-N-A	82°	83°	80°
S-N-B	75°	78°	79°
A-N-B	7°	5°	1°
A zu N (senkrecht)	+3 mm	+4 mm	+1 mm
1̲ zu A	+7 mm	+2 mm	+6 mm
1̄ zu Pog	0 mm	+5 mm	+1 mm
Pog zu N (senkrecht)	−3 mm	−1 mm	+4 mm
Länge, Oberkiefer	89 mm	95 mm	92 mm
Länge, Unterkiefer	107 mm	102 mm	126 mm
Skelettale Differenz	18 mm	25 mm	34 mm
∢ Sella	130°		128°
Ar zu Ptm	34 mm	35 mm	35 mm
∢ UK-Ebene	17°	20°	15°
1̲ zu S-N	115°	95°	98°
1̄ zur UK-Ebene	99°	103°	98°
Gesichtshöhe, anterior	55 mm	67 mm	70 mm
Gesichtshöhe, posterior	43 mm	49 mm	55 mm
Schädelbasislänge, anterior	66 mm	69 mm	72 mm

D

Abb. 6-35 (Fortsetzung) *D*: Tabelle der kephalometrischen Werte.

1. Kondylenwachstum 1,0–3,0 mm (UK-Wachstum übertrifft das des Oberkiefers um 1–5 mm)
2. Wachstum und Adaption der Gelenkgrube, 0,5–1,0 mm
3. Behebung der funktionellen Retrusion, 0,5–1,5 mm
4. Günstigere Wachstumsrichtung (*Stutzmann*-Winkel), 0,5–1,0 mm
5. Hemmung der Bewegung der oberen Zahnreihe nach unten und vorne, 1,0–2,0 mm
6. Unterschiedlicher Durchbruch der unteren Seitenzähne nach oben und vorn, 1,5–2,5 mm
7. Headgear-Effekt, 1,0–2,0 mm

Vorteile von FKO-Apparaturen

Die Frage »Warum funktionelle Apparaturen?« stellt sich von selbst. Besitzen sie gegenüber festsitzenden Apparaturen irgendwelche Vorteile? Obwohl es auf diese Fragen keine absolute Antwort gibt, läßt sich zumindest eine weitgehend definitive, für die Mehrzahl der Fälle gültige Antwort finden.
Der Aktivator erlaubt eine wirkungsvollere Oralprophylaxe und bessere Erhaltung der Integrität der Hart- und Weichgewebe. Insbesondere geht es hierbei um das Risiko der Wurzelresorption, Abscherung des Alveolarkamms, Demineralisierung der Schmelzoberflächen, Gingivahypertrophie, chronische Entzündungen und die fibrotischen Veränderungen, wie sie bei mangelhafter Mundhygiene seitens des Patienten bei der Behandlung mit festsitzenden Apparaturen so häufig zu sehen sind. Das Problem der Demineralisationserscheinungen im Zusammenhang mit festsitzenden Apparaturen muß wohl nicht weiter erörtert werden, denn es ist, unabhängig davon, ob Bänder oder Brackets verwendet werden, hinlänglich bekannt. Eine wirkliche Gefahr stellt die Retention von säurebildenden Speiseresten dar. Viel zu häufig wurde über diesen Preis der Orthodontie geklagt.
Die Antwort auf die Frage nach der Behandlung von Parafunktionen der periralen Muskulatur, die mit den meisten Dysgnathien der Klasse II/1 verbunden sind, fällt ebenfalls zugunsten der Funktionskieferorthopädie aus. Unabhängig von dem Standpunkt des Behandlers in der Frage des Zusammenhangs zwischen Form und Funktion, den Auswirkungen einer hyperaktiven Mentalis- und Hyoidmuskulatur oder des Lippendrucks dürfte kaum angezweifelt werden, daß die Beseitigung einer abnormen Muskelaktivität nur von Vorteil sein kann (Abb. 6-30 bis 6-35).
Offen ist allerdings noch die entscheidende Frage, ob funktionskieferorthopädische Apparaturen eine Stimulation des Kondylenwachstums über das ohnehin zu erwartende Maß hinaus bewirken können. Bevor man hier von einer endgültigen Antwort sprechen kann, bedarf es noch weiterer klinischer Forschungsarbeiten an Patienten. Tierexperimentell konnten überzeugende Beweise für eine solche Möglichkeit erbracht werden und auch kephalometrische Messungen an richtig selektierten und behandelten Patienten zeigen nicht nur eine unterschiedliche Reaktion, sondern belegen in vielen Beispielen eine Steigerung des Unterkieferwachstums während der Behandlung mit funktionskieferorthopädischen Apparaturen.[48] Ist dieses Wachstum ein »Aufholen«? Wird es allein durch die Abstellung aller hemmenden Dyskinesien der periralen Muskulatur und Korrektur der funktionellen Retrusion bewirkt? Oder ist es nur der zufällige zeitliche Zusammenfall der Behandlung mit einem Wachstumsschub?
Die Untersuchungen von *Graber*[48] und *Graber*[52] an Menschen und an Menschenaffen sowie von *Stutzmann* et al.[144] an Ratten zeigen, daß sich der Winkel zwischen der Hauptrichtung der Knochenbälkchen im Kondylus und der Mandibularebene, der *Stutzmann*-Winkel, durch die Vorverlagerung des Unterkiefers verändern läßt, wobei die Wachstumsrichtung so verändert wird, daß sie zur Reduzierung der sagittalen Diskrepanz beiträgt. Die Veränderung des *Stutzmann*-Winkels ist jedoch nur vorübergehend und die dadurch bewirkte tatsächliche Veränderung der mandibulären Morphologie läßt sich kaum messen. Solange wir noch nicht mehr wissen, ist es wohl am richtigsten zu sagen, daß funktionskieferorthopädische Apparaturen bestimmte Faktoren ausschalten, die einem günstigen Wachstumsmuster im Wege stehen könnten, und daß sie das »erreichbare Optimum« ermöglichen. Wenn man die Anpassungsfähigkeit des lebenden Organismus und die Variationsbreite normaler Reaktionen berücksichtigt, wenn man sich vergegenwärtigt, daß z. B. bei der japanischen Bevölkerung im Vergleich zur Zeit vor

dem 2. Weltkrieg die durchschnittliche Körpergröße, weitgehend durch veränderte Ernährungsweise, um 10 cm zugenommen hat (ebenso wie bei den Amerikanern, dort jedoch in geringerem Maße), läßt sich die Möglichkeit einer Veränderung nicht leugnen.

Die Veränderung der sagittalen Position ist eine Folgeerscheinung der Kondylenreaktion. Klinisch ist unumstößlich erwiesen, daß bei einer großen Anzahl von Dysgnathien der Klasse II/1 mit Tiefbiß bei habitueller Okklusion auch eine extrem retrale Kondylenposition besteht. Funktionelle Apparaturen sind in der Lage, die funktionelle Retrusion, vor allem bei Dysgnathien der Klasse II/2 wirkungsvoll zu korrigieren. Wie aus der Liste zum wahrscheinlichen Behandlungsmechanismus hervorgeht, setzt sich die gesamte sagittale Veränderung aus verschiedenen Faktoren zusammen, von welchen keiner allein für die Veränderung ausschlaggebend ist.

Tierexperimentelle Untersuchungen ergeben bei Vorbißführung des Unterkiefers signifikante Umbauvorgänge in der Gelenkgrube. Obwohl diese dünne Knochenlamelle kaum Möglichkeiten für signifikante Veränderungen besitzt, kann sie sich doch an normale und abnorme Funktionsmuster anpassen. Die im Gelenkhöcker und der Kondylenbahn erzeugten Veränderungen nach dem Durchbruch der Milchschneidezähne verdeutlichen das Potential funktioneller Auswirkungen auf diese Strukturen. Es ist wahrscheinlich, daß funktionelle Apparaturen im Hinblick auf Veränderungen dieser Art wirksamer sind als festsitzende Apparaturen.

Funktionskieferorthopädische Apparate besitzen die Fähigkeit, das maxilläre Horizontalwachstum zu hemmen. In ausgesuchten Fällen ließ sich auch eine Veränderung des Oberkieferwachstums bzw. Orientierung der Maxilla mehr vertikaler Richtung demonstrieren. In dieser Hinsicht sind jedoch orthopädische Maßnahmen mit festsitzenden Apparaturen wirkungsvoller als funktionskieferorthopädische Methoden. Daraus läßt sich nur folgern, daß der Einsatz aller Mittel, festsitzender und funktioneller Apparaturen, je nach dem optimalen Leistungsbereich, den goldenen Mittelweg der kieferorthopädischen Behandlung darstellen sollte. Das folgende Kapitel von *Stöckli* und *Teuscher* überträgt diese Philosophie in die Realität der Praxis.

Literatur

1. *Ahlgren, J.*
   An electromyographic analysis of the response to activator (Andresen-Häupl) therapy, Odontol. Rev. 11:125, 1960.
2. *Ahlgren, J.*
   The neurophysiologic principles of the Andresen method of functional jaw orthopedics. A critical analysis and new hypothesis, Sven. Tandlak. Tidskr. 63:1, 1970.
3. *Ahlgren, J.*
   A longitudinal clinical and cephalometric study of 50 malocclusion cases treated with activator appliances, Trans. Eur. Orthod. Soc., p. 285, 1973.
4. *Ahlgren, J.*
   Changes in length and torque of the masticatory muscles produced by the activator appliance, Swed. Dent. J. (suppl. 15), 1982.
5. *Ahlgren, J.*
   Munskärmaktivator: en modifierad Andresen-plät, Tandläkartidningen 75:300, 1983.
6. *Andresen, V.*
   Beitrag zur Retention, Z. Zahnärztl. Orthop. 3:121, 1910.
7. *Andresen, V.*
   Bio-mekanisk ortodonti. Et ortodontisk system for privatpraksis og skoletannklinikker, Nor. Tannlaegeforen. Tid. 41:71, 161, 442, 1931.
8. *Andresen, V.*
   Bio-mekanisk ortodonti. Et ortodontisk system for privatpraksis og skoletannklinikker, Nor. Tannlaegeforen. Tid. 42:131, 215, 295, 1932.
9. *Andresen, V.*
   Über das sogenannte „norwegische System der Funktions-Kiefer-Orthopädie", Dtsch. Zahnärztl. Wochenschr. 39:235, 283, 1936.
10. *Andresen, V. und K. Häupl*
    Funktionskieferorthopädie. Die Grundlagen des „norwegischen Systems", ed. 2. Leipzig, 1939, H. Meusser.
11. *Andresen, V. und K. Häupl*
    Funktionskieferorthopädie. Die Grundlagen des „norwegischen Systems", ed. 3, Leipzig, 1942, J. A. Barth Verlag.
12. *Andresen, V. und K. Häupl*
    Funktionskieferorthopädie. Die Grundlagen des „norwegischen Systems", ed. 4, Leipzig 1945, J. A. Barth Verlag.
13. *Andresen, V., K. Häupl und L. Petrik*
    Funktionskieferorthopädie, ed. 6. Munich, 1957, J. A. Barth.
14. *Ascher, F.*
    Kontrollierte Ergebnisse der Rückbißbehandlung

mit funktionskieferorthopädischen Geräten, Fortschr. Kieferorthop. 32:149, 1971.

15. *Ballard, C. F.*
A consideration of the physiological background of mandibular posture and movement. Dent. Pract. Dent. Rec. 6:80, 1955.

16. *Balters, W.*
Eine Einführung in die Bionatorheilmethode: ausgewählte Schriften und Vorträge, Heidelberg, 1973, C. Herrmann.

17. *Baume, L. J.*
Cephalo-facial growth patterns and the functional adaptation of the temporomandibular joint structures, Eur. Orthod. Soc. Rep. Congr., p. 79, 1969.

18. *Baume, L. J. und H. Derichsweiler*
Is the condylar growth center responsive to orthodontic therapy? An experimental study in *Macaca mulatta*, Oral Surg. 14:347, 1961.

19. *Biggerstaff, R. H.*
The condylar plexus. Personal communication, July 1983.

20. *Bimler, H. P.*
Die elastischen Gebißformer, Zahnärztl. Welt 4:499, 1949.

21. *Bimler, H. P.*
The Bimler appliance. In Graber, T. M., and Neumann, B.: Removable orthodontic appliances, ed. 2, Philadelphia, 1984, W. B. Saunders. Co.

22. *Björk, A.*
The principle of the Andresen method of orthodontic treatment, a discussion based on cephalometric x-ray analysis of treated cases, Am. J. Orthod. 37:437, 1951.

23. *Björk, A.*
Prediction of mandibular growth rotation, Am. J. Orthod. 55:585, 1969.

24. *Björk, A. und M. Palling*
Adolescent age changes in sagittal jaw relation, alveolar prognathy, and incisal inclination, Acta Odontol. Scand. 12:201, 1954–1955.

25. *Breitner, C.*
Experimentelle Veränderung der mesiodistalen Beziehungen der oberen und unteren Zahnreihen, Z. Stomatol. 28:134, 620, 1930.

26. *Charlier, J. P., A. Petrovic und J. Hermann-Stutzmann*
Effect of mandibular hyperpropulsion on the prechondroblastic zone of young rat condyle, Am. J. Orthod. 55:71, 1969.

27. *Creekmore, T. D. und L. J Radney*
Fränkel appliance therapy: orthopedic or orthodontic? Am. J. Orthod. 83:89, 1983.

28. *Demisch, A.*
Effects of activator therapy on the craniofacial skeleton in Class II, Division 1, malocclusion, Eur. Orthod. Soc. Rep. Congr., p. 295, 1972.

29. *Demisch, A.*
Herren's dentofacial orthopedics. In Graber, T. M., and Neumann, B., editors: Removable orthodontic appliances, ed. 2, Philadelphia, 1984, W. B. Saunders Co.

30. *Dietrich, U. C.*
Aktivator-mandibuläre Reaktion, Schweiz. Monatsschr. Zahnheilkd. 83:1092, 1973.

31. *Eirew, H. L., F. McDowell und J. G. Phillips*
The Fraenkel appliance – avoidance of lower incisor proclination, Br. J. Orthod. 8:189, 1981.

32. *Elgoyhen, J. C., R. E. Moyers, J. A. McNamara und M. L. Riolo*
Craniofacial adaptation to protrusive function in young rhesus monkeys, Am. J. Orthod. 62:469, 1972.

33. *Enlow, D. H.*
The dynamics of skeletal growth and remodelling. In Scientific foundations of orthopedic surgery, London, 1981, Heinemann Medical Publishers.

34. *Eschler, J.*
Wesen und Möglichkeiten der Verwendung von kontinuierlicher und intermittierenden Kräften im Rahmen des Andresen-Häupl'schen Behandlungssystems, Österr. Z. Stomatol. 47:53, 1950.

35. *Eschler J.*
Die funktionelle Orthopädie des Kausystems. Munich, 1952, C. Hanser.

36. *Eschler, J.*
Die muskuläre Wirkungsweise des Andresen-Häupl'schen Apparates, Österr. Z. Stomatol. 49:79, 1952.

37. *Eschler, J.*
Elektrophysiologische und pathologische Untersuchungen des Kausystems. IV. Mitteilung: Elektromyographische Untersuchungen über die Wirksamkeit muskeltonussteigender Medikamente bei Anwendung des Andresen-Häupl Apparates, Dtsch. Zahnärztl. Z. 10:1421, 1955.

38. *Eschler, J.*
Die Kieferdehnung mit funktionskieferorthopädischen Apparaten: der Funktionator, Zahnärztl. Welt 63:203, 1962.

39. *Fleischer, E., und A. Fleischer*
Bionator modification; the Bio-M-S therapy. In Graber, T. M., and Neumann, B.: Removable orthodontic appliances, ed. 2, Philadelphia, 1984, W. B. Saunders Co.

40. *Fränkel, R.*
Technik und Handhabung der Funktionsregler, Berlin, 1973, VEB Verlag Volk und Gesundheit.

41. *Fränkel, R.*
Biomechanical aspects of the form/function relationship in craniofacial morphogenesis: a clinician's approach. In McNamara, J. A., Ribbens, K. A., and Howe, R. P., editors: Clinical alteration

Literatur

of the growing face, Monograph 14, Craniofacial growth series, Ann Arbor, 1983, Center for Human Growth and Development, University of Michigan.

42. *Fränkel, R.*
The functional strategy in the orofacial area. Presented at the 83rd annual session, American Association of Orthodontists, Boston, May 1983.

43. *Fränkel, R.* und *C. Fränkel*
A functional approach to treatment of skeletal open bite, Am. J. Orthod. 84:54, 1983.

44. *Fränkel, R.* und *W. Reiss*
Problematik der Unterkiefernachentwicklung bei Distalfällen, Fortschr. Kieferorthop. 31:345, 1970.

45. *Freunthaller, P.*
Cephalometric observations in Class II, Division 1, malocclusions treated with the activator, Angle Orthod. 37:18, 1967.

46. *Gerber. M.*
Beobachtungen an schlafenden Aktivatorträgern, Fortschr. Kieferorthop. 18:205, 1957.

47. *Gianelly, A. A., P, Brosnan, M. Martignoni* und *L. Bernstein*
Mandibular growth, condyle position, and Fränkel appliance therapy, Angle Orthod. 53:131, 1983.

48. *Graber, L. W.*
Results of Fränkel appliance therapy on Class II, Division 1, malocclusion patients. Clinical research with functional appliances. Presented at the 83rd annual session, American Association of Orthodontists, Boston, Mai 1983.

49. *Graber, T. M.*
Postmortems in posttreatment adjustment, Am. J. Orthod. 52:331, 1966.

50. *Graber, T. M.*
Maxillary second molar extraction in Class II malocclusion, Am. J. Orthod. 56:331, 1969.

51. *Graber, T. M.*
Orthodontics; principles and practice, ed. 3, Philadelphia, 1972, W. B. Saunders Co.

52. *Graber, T. M.*
The effect of buccal shields on the maxillary dental arch width in the squirrel monkey *(Saimiri sciureus).* Presented at the 83rd annual session, American Association of Orthodontists, Boston, May 1983.

53. *Graber, T. M.*
Physiological principles of functional appliances, St. Louis, The C. V. Mosby Co. (In press.)

54. *Graber, T. M.* und *B. Neumann*
Removable orthodontic appliances, ed. 2, Philadelphia, 1984, W. B. Saunders Co.

55. *Graber, T. M., T. Rakosi* und *A. Petrovic editors*
Dentofacial orthopedics with functional appliances, St. Louis, The C. V. Mosby Co. (In press.)

56. *Grohs, R.* und *L. Petrik*
Die Funktionskieferorthopädie als Helferin der Prothetik, Z. Stomatol. 42:160–178, 1944.

57. *Grossman, W. J., B. E. Greenfield* und *D. J. Timms*
Electromyography as an aid in diagnosis and treatment analysis, Am. J. Orthod. 47:481, 1961.

58. *Grude, R.*
Myofunctional therapy. A review of various cases some years after their treatment by the Norwegian system had been completed, Nor. Tannlaegeforen. Tid. 62:1, 1952.

59. *Grude, R.*
Ortodontisk terapi med avtagbar apparatur, Nord. Klin. Odont. 3/15(6):1, 1966.

60. *Hagerström, L.*
Sex fall av distalbett med retruderade överkäksinsisiver behandlade med expansion Sven. Tandlaekarfoerb. Tidn. 61:826, 1969.

61. *Hamilton, D. C.*
Integration of functional and fixed appliances. The expansion activator system. Presented at the 83rd annual session, American Association of Orthodontists, Boston, May 1983.

62. *Harvold, E. P.*
Distalokklusjon, Behandlingsmetodik, Tandlaegebladet 50:146, 1946.

63. *Harvold, E. P.*
The activator in interceptive orthodontics, St. Louis, 1974, The C. V. Mosby Co.

64. *Harvold, E. P.* und *K. Vargervik*
Morphogenetic response to activator treatment, Am. J. Orthod. 60:478, 1971.

65. *Hasund, A.*
The use of activators in a system employing fixed appliances, Eur. Orthod. Soc. Rep. Congr., p. 329, 1969.

66. *Häupl, K.*
Gewebsumbau und Zahnverdrängung in der Funktionskieferorthopädie: eine funtionell-histologische Studie, Leipzig, 1938, J. A. Barth.

67. *Häupl, K.*
Transformation of the temporomandibular joint during orthodontic treatment. Am. J. Orthod. 47:151, 1961. [Abstract.]

68. *Häupl, K.* und *R. Psansky*
Experimentelle Untersuchungen über Gelenkstransformation bei Verwendung der Methoden der Funktionskieferorthopädie, Dtsch. Zahn. Mund. Kieferheilkd. 6:439, 1939.

69. *Hausser, E.*
Wachstum und Entwicklung unter dem Einfluß funktionskieferorthopädischer Therapie, Fortschr. Kieferorthop. 24:310, 1963.

70. *Hausser, E.*
Functional orthodontic treatment with the activator, Trans. Eur. Orthod. Soc., p. 427, 1973.

71. *Hausser, E.*
Funktionskieferorthopädische Behandlung mit dem Aktivator, Fortschr. Kieferorthop. 36:1, 1975.
72. *Herren, P.*
Die Wirkungsweise des Aktivators, Schweiz. Monatsschr. Zahnheilkd. 63:829, 1953.
73. *Herren, P.*
The activator's mode of action, Am. J. Orthod. 45:512, 1959.
74. *Hoffer, O.*
Les modifications de l'articulation temporomandibulaire par l'action des moyens orthopédiques, Orthod. Fr. 29:97, 1958.
75. *Hollender, L.* und *L. Lindahl*
Radiographic study of articular remodeling in the temporomandibular joint after condylar fractures, Scand. J. Dent. Res. 82:462, 1974.
76. *Hopkins, J. B.* und *J. Murphy*
Variations in good occlusions, Angle Orthod. 41:55, 1971.
77. *Hotz, R.*
Die funktionelle Beurteilung der Bißlage als Ausgangspunkt für die Prognose und die Begrenzung der Behandlung, Fortschr. Kieferorthop. 16:255, 1955.
78. *Hotz, R. P.*
Application and appliance manipulation of functional forces, Am. J. Orthod. 58:459, 1970.
79. *Hotz, R.*
Orthodontics in daily practice. Possibilities and limitations in the area of children's dentistry, Bern, 1974, H. Huber.
80. *Hotz, R.* und *H. Mühlemann*
Die Funktion in der Beurteilung und Therapie von Bißanomalien, Schweiz. Monatsschr. Zahnheilkd. 62:592, 1952.
81. *Hoyte, D. A. N.* und *D. H. Endlow*
Wolff's law and the problem of muscle attachment on resorptive surfaces of bone, Am. J. Phys. Anthropol. 24:205, 1966.
82. *Humerfelt, A.* und *O. Slagsvold*
Changes in occlusion and craniofacial pattern between 11 und 25 years of age. A follow-up study of individuals with normal occlusion, Eur. Orthod. Soc. Rep. Congr., p. 113, 1972.
83. *Ingervall, B.*
Relation between retruded contact, intercuspal, and rest positions of the mandible in children with Angle Class II, Division 2, malocclusions. Odonthol. Rev. 19:1, 1968.
84. *Jacobsson, S. O.*
Cephalometric evaluation of treatment effect on Class II, Division 1, malocclusions, Am. J. Orthod. 53:446, 1967.
85. *Johannesen, B.*
Overjet and labio-lingual position of incisor teeth in treated Class II, Division 1, malocclusions. Thesis. University of Oslo, 1972.
86. *Johannesen, B.*
A critical evaluation of treatment planning Class II, Division 1, malocclusions, Studieweek, p. 112, 1975.
87. *Johnston, L. E.*
Seminar at the University of Chicago, November 1979.
88. *Klammt, G.*
Der offene Aktivator, Dtsch. Stomatol. 5:322, 1955.
89. *Komposch, G.* und *C. Hockenjos*
Die Reaktionsfähigkeit des Temporomandibularen, Fortschr. Kieferorthop. 38:121, 1977.
90. *Korkhaus, G.*
Ein kieferorthopädisch interessantes Zwillingspaar, Fortschr. Kieferorthop. 32:257, 1971.
91. *Koski, K.*
Cranial growth centers: facts or fallacies? Am. J. Orthod. 54:566, 1968.
92. *Lund, K.*
Mandibular growth and remodelling processes after condylar fracture. A longitudinal roentgencephalometric study, Acta Odontol. Scand. 32 (suppl. 64), 1974.
93. *May, F. J.*
A laminagraphic and cephalometric evaluation of dental and skeletal changes occurring during activator treatment, M. S. thesis, University of Minnesota. Cited in Hirzel, H. C., and Grewe, J. M.: Activators; a practical approach, Am. J. Orthod. 66:557, 1974.
94. *McDougall, P. D., J. A. McNamara* und *J. M. Dierkes*
Arch width development in Class II patients with the Fränkel appliance, Am. J. Orthod. 82:10, 1982.
95. *McNamara, J. A.*
Neuromuscular and skeletal adaptations to altered function in the orofacial region, Am. J. Orthod. 64:578, 1973.
96. *McNamara, J. A.*
Functional determinants of craniofacial size and shape, Eur. J. Orthod. 2:131, 1980.
97. *McNamara, J. A.*
Components of Class II malocclusions in children 8–10 years of age, Angle Orthod. 51:177, 1981.
98. *McNamara, J. A.*
A method of cephalometric analysis. In McNamara, J. A., Ribbens, K. A., and Howe, H. P., editors: Clinical alteration of the growing face, Monograph 14, Craniofacial growth series, Ann Arbor, 1983, Center for Human Growth and Development, University of Michigan.

99. *McNamara, J. A.* und *L. W. Graber*
Mandibular growth in the rhesus monkey (Macaca mulatta), Am. J. Phys. Anthropol. 42:15, 1975.
100. *McNamara, J. A., R. J. Hinton* und *D. L. Hoffman*
Histologic analysis of temporomandibular joint adaptation to protrusive function in young adult rhesus monkeys, Am. J. Orthod. 82:288, 1982.
101. *Mills, J. R. E.*
The stability of the lower labial segment. Dent. Pract. Dent. Rec. 18:293, 1968.
102. *Mills, J. R. E.*
Clinical control of craniofacial growth: a skeptic's viewpoint. In McNamara, J. A., Ribbens, K. A., and Howe, R. P., editors: Clinical alteration of the growing face, Monograph 14, Craniofacial growth series, Ann Arbor, 1983, Center for Human Growth and Development, University of Michigan.
103. *Mills. J. R. E.*
A clinician looks at facial growth, Br. J. Orthod. 10:58, 1983.
104. *Moffett, B. C.*
Responses of the craniofacial skeleton to mechanical forces. In Symposium on clinical and bioengineering aspects of dentofacial orthopedics, University of Connecticut, October 1981.
105. *Moffett, B. C.* und *L. Koskinen-Moffett*
A biologic look at mandibular growth rotation. In Carlson, D. S., editor: Craniofacial biology, Monograph 10, Craniofacial growth series, Ann Arbor, 1981, Center for Human Growth and Development, University of Michigan.
106. *Moss, J. P.*
Cephalometric changes during functional appliance therapy, Eur. Orthod. Soc. Trans., p. 327, 1962.
107. *Moss, J. P.*
Function – fact of fiction? Am. J. Orthod. 67:625, 1975.
108. *Moss, J. P.*
An investigation of the muscle activity of patients with a Class II, Division 2, malocclusion and the changes during treatment, Trans. Eur. Orthod. Soc., p. 87, 1975.
109. *Neumann, B.*
Funktionskieferorthopädie. Rückblick und Ausblick, Fortschr. Kieferorthop. 36:73, 1975.
110. *Ozerovic, B.*
Some changes in occlusion and craniofacial pattern obtained during treatment with removable orthodontic appliances, Eur. Orthod. Soc. Rep. Congr. p. 329, 1972.
111. *Parkhouse, R. C.*
A cephalometric appraisal of cases of Angle's Class II, Division 1, malocclusion treated by the Andresen appliance, Dent. Pract. Dent. Rec. 19:425, 1969.

112. *Petrovic, A.*
Recherches sur les mécanismes histophysiologiques de la croissance osseuse cranio-faciale, Ann. Biol. 9:303, 1970.
113. *Petrovic, A. G.*
Mechanisms and regulation of mandibular condylar growth, Acta Morphol. Neerl. Scand. 10:25, 1972.
114. *Petrovic, A. G.*
Experimental investigation on the modus operandi of various orthopedic appliances. Continuing education course, American Dental, Association, G. V. Black Insitute and Kenilworth Research Foundation, Chicago, March 1983.
115. *Petrovic, A., N. Gasson* und *C. Oudet*
Wirkung der übertriebenen posturalen Vorschubstellung des Unterkiefers auf das Kondylenwachstum der normalen und der mit Wachstumshormon behandelten Ratte, Fortschr. Kieferorthop. 36:86, 1975.
116. *Petrovic, A., C. Oudet* und N. Gasson
Unterkieferpropulsion durch eine im Oberkiefer fixierte Vorbißführung mit seitlicher Bißsperre von unterschiedlicher Höhe. Auswirkungen bei Ratten während der Wachstumsperiode und bei erwachsenen Tieren, Fortschr. Kieferorthop. 43:243, 1982.
117. *Petrovic, A.* und *J. Stutzmann*
Le muscle ptérygoïdienne externe et la croissance du condyle mandibulaire. Recherches expérimentales chez le jeune rat, Orthod. Fr. 43:271, 1972.
118. *Petrovic, A., J. Stutzmann* und *C. Oudet*
Defects in mandibular growth resulting from condylectomy and resection of the pterygoid and masseter muscles. In McNamara, J. A., Carlson, D. S., and K. A. Ribbens, editors: The effect of surgical intervention on craniofacial growth, Monograph 12, Craniofacial growth series, Ann Arbor, 1982, Center for Human Growth and Development, University of Michigan.
119. *Pfeiffer, J. P.* und D. Grobéty
Simultaneous use of cervical appliance and activator: An orthopedic approach to fixed appliance therapy, Am. J. Orthod. 61:353, 1972.
120. *Qwarnström, K. E.* und *K. V. Sarnäs*
Röntgenkefalometriska studier av förändringar vid funktionskäkortopedisk behandling av distalbett, 7 fall av Angle Klass II:1, Odontol. Rev. 5:118, 1954.
121. *Rakosi, T.*
Biomechanics of functional orthopedic appliances. In McNamara, J. A., Ribbins, K. A. and Howe, R. P., editors: Clinical alteration of the growing face, Monograph 14, Craniofacial growth series, Ann Arbor, 1983, Center for Human Growth and Development, University of Michigan.

122. *Reitan, K.*
The initial tissue reaction incident to orthodontic tooth movement as related to the influence of function. An experimental histological study on animal and human material. Thesis, University of Oslo, 1951.
123. *Ricketts, R. M.*
Orthopedics in the eyes of the clinician. In Symposium on clinical and bioengineering aspects of dentofacial orthopedics, University of Connecticut, October 1981.
124. *Robin, P.*
Observation sur un nouvel appareil de redressement, Rev. Stomatol. 9:423, 1902.
125. *Roux, W.*
Gesammelte Abhandlungen über Entwicklungsmechanik der Organismen, Leipzig, 1895, W. Engelmann.
126. *Sander, F. G.*
Zur Frage der Biomechanik des Aktivators – Entwicklung und Erprobung neuer Untersuchungsmethoden, Wiesbaden, 1980, Westdeutscher Verlag GmbH.
127. *Sander, F. G.*
The effects of functional appliances and Class II elastics on masticatory patterns. In McNamara, J. A., Ribbins, K. A., and Howe, R. P., editors: Clinical alteration of the growing face, Monograph 14, Craniofacial growth series, Ann Arbor, 1983, Center for Human Growth and Development, University of Michigan.
128. *Schmuth, G.*
Untersuchungen über die auf das FKO-Gerät einwirkende Kaumuskeltätigkeit während des Schlafes, Fortschr. Kieferorthop. 16:327, 1955.
129. *Schmuth, G.*
Muskeltätigkeit und Muskelwirkung im Rahmen der Funktionskieferorthopädie, Dtsch. Zahn. Mund. Kieferheilkd. 32:4, 1960.
130. *Schmuth, G. P. F.*
Behandlungszeit – Retentionszeit – Rezidive, Fortschr. Kieferorthop. 27:22, 1966.
131. *Schmuth, G. P. F.*
Milestones in the development and practical application of functional appliances, Am. J. Orthod. 84:48, 1983.
132. *Schwarz. A. M.*
Grundsätzliches über die heutigen kieferorthopädischen Behandlungsverfahren, Oesterr. Z. Stomatol. 47:400, 448, 1950.
133. *Schwarz. A. M.*
Die Wirkungsweise des Aktivators, Fortschr. Kieferorthop. 13:117, 1952.
134. *Scott, J. H.*
The growth of the human face, Proc. R. Soc. Med. 47:91, 1954.
135. *Selmer-Olsen, R.*
En kritisk betraktning over „Det norske system", Nor. Tannlaegefor. Tid. 47:85, 134, 176, 1937.
136. *Sergl, H. G.*
Changes in craniofacial pattern caused by functional adaptation – an experimental study in young rabbits, Eur. Orthod. Soc. Rep. Congr., p. 197, 1972.
137. *Shaye, R.*
J. C. O. interviews: Dr. Robert Shaye on functional appliances, J. Clin. Orthod. 17:330, 1983.
138. *Slagsvold, O.*
Activator development and philosophy. In Grabert, T. M., and Neumann, B.: Removable orthodontic appliances, ed. 1, Philadelphia, 1977, W. B. Saunders Co.
139. *Slagsvold O. und I. Kolstad*
Class II, Division 1, malocclusions treated with activators. A study of posttreatment stability. Unpublished.
140. *Softley, J. W.*
Cephalometric changes in seven „post normal" cases treated by the Andresen method, Dent. Rec. 73:485–494, 1953.
141. *Stockfisch, H.*
Der Kinetor in der Kieferorthopädie. Die Praxis des polyvalenten bimaxillären Apparates und seine rationelle Technik mit Plastik-Fertigteilen, Heidelberg, 1966, A. Hüthig.
142. *Stockfisch, H.*
Possibilities and limitations of the Kinetor, Trans. Eur. Orthod. Soc., p. 457, 1973.
143. *Stöckli, P. W. und H. G. Willert*
Tissue reactions in the temporomandibular joint resulting from anterior displacement of the mandible in the monkey, Am. J. Orthod. 60:142, 1971.
144. *Stutzmann J., A. Petrovic und T. M. Graber*
Auswirkungen seitlicher Vestibularsschilder nach Fränkel auf das maxillare Breitwachstum der Ratte, Stomatol. D. D. R. 33:753, 1983.
145. *Stutzmann J., A. Petrovic und A. Malan*
Seasonal variations of human alveolar bone turnover. A quantitative evaluation in organ culture. J. Interdiscipl. Cycle Res. 12:177, 1981.
146. *Thilander, B. und R. Filipsson*
Muscle activity related to activator and intermaxillary traction in Angle Class II, Division 1, malocclusions. An electromyographic study of the temporal, masseter and suprahyoid muscles, Acta Odontol. Scand. 24:241, 1966.
147. *Thompson, J. R.*
The rest position of the mandible and its significance to dental science, J. Am. Dent. Assoc. 33:151, 1946.

148. *Tonge, E. A., J. K. Heath* und *M. Meikle*
Anterior mandibular displacement and condylar growth, Am. J. Orthod. 82:277, 1982.
149. *Trayfoot, J.* und *A. Richardson*
Angle Class II, Division 1, malocclusions treated by the Andresen method. Br. Dent. J. 124:516, 1968.
150. *Tryti, T.*
Angle Kl. II, 1 malokklusjoner korrigert med fasialbue og aktivator. Thesis, University of Oslo, 1974.
151. *Tullex, W. J.*
The scope and limitations of treatment with the activator, Am. J. Orthod. 61:562, 1972.
152. *Watson, W. G.*
Functional appliances questioned, Am. J. Orthod. 82:519, 1982.
153. *Williams, S.* und *B. Melsen*
Condylar development and mandibular rotation and displacement during activator treatment, Am. J. Orthod. 81:322, 1982.
154. *Williams, S.* und *B. Melsen*
The interplay between sagittal and vertical growth factors – an implant study of activator treatment, Am. J. Orthod. 81:327, 1982.
155. *Witt, E.*
Investigations into orthodontic forces of different appliances, Eur. Orthod. Soc. Rep. Congr., p. 391, 1966.
156. *Witt, E.*
Muscular physiological investigations into the effect of bi-maxillary appliances, Trans. Eur. Orthod. Soc., p. 448, 1973.
157. *Witt, E.* und *G. Komposch*
Intermaxilläre Kraftwirkung bimaxillärer Geräte. Fortschr. Kieferorthop. 32:345, 1971.
158. *Witt. E.* und *U. Meyer*
Indications for and working action of bimaxillary appliances, Eur. Orthod. Soc. Rep. Congr., p. 321, 1972.
159. *Wolff, J.*
Das Gesetz der Transformation der Knochen, Berlin, 1892, Hirschwald.
160. *Woodside, D. G.*
Some effects of activator treatment on the mandible and the midface, Trans. Eur. Orthod. Soc., p. 443, 1973.
161. *Woodside, D. G.*
The activator. In Graber, T. M. und B. Neumann.: Removable orthodontic appliances, ed. 1., Philadelphia, 1977, W. B. Saunders Co.
162. *Woodside, D. G., G. Altuna, E. Harvold, M. Herbert* und *A. Metaxas*
Primate experiments in malocclusion and bone induction, Am. J. Orthod. 83:460, 1983.

Kapitel 7

Kombinierte Aktivator-Headgear-Behandlung

Paul W. Stöckli / Ulrich M. Teuscher

Grundsätzliche Überlegungen zur fazialen Wachstumsentwicklung

Um die Behandlung optimal an die Wachstumsprozesse anpassen zu können, muß man die Beziehungen zwischen den Lageveränderungen der verschiedenen fazialen Strukturen berücksichtigen. Die wichtigste Rolle spielt dabei die Bewegung der mandibulären Symphyse in Relation zum übrigen Gesicht. In der Abb. 7-1 sind die durchschnittlichen Wachstumsveränderungen innerhalb eines Zeitraumes von 3 Jahren anhand einer Überlagerung von Fernröntgendurchzeichnungen dargestellt. Deutlich ist zu erkennen, daß sich die Symphyse nach unten und vorne bewegt. Diese Bewegung zeigt sich auch an der Verlagerung des Gnathion entlang der Y-Achse nach *Downs* bzw. entlang der fazialen Achse nach *Ricketts*. Diese Wachstumsachsen drücken im Grunde nur eine vertikale und sagittale Lageveränderung aus. Beim durchschnittlichen Gesichtswachstum (Abb. 7-1) muß die Ausgewogenheit der Verlagerungen der einzelnen Komponenten des fazialen Mosaikbildes die Basis für die Unveränderlichkeit des Wachstumsmusters bilden. Vertikale Faktoren üben einen dominierenden Einfluß auf die anteroposteriore Verlagerung der Symphyse aus.* Pathologische Veränderungen (z. B. der in Längsschnittuntersuchungen dokumentierte Fall der angeborenen Muskeldystrophie, den *Kreiborg* et al.[68] veröffentlichten) verdeutlichen den Einfluß einer exzessiven Vertikalentwicklung mit größter Klarheit (Abb. 7-2). Infolge der fehlenden vertikalen Kontrolle – die in diesem Fall mit der ausgeprägten Atrophie der Unterkieferelevatoren zusammenhängt – verlagerte sich die Symphyse innerhalb der achtjährigen Wachstumszeit drastisch nach hinten.

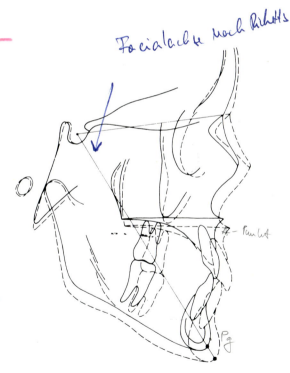

Abb. 7-1 Durchschnittliche Verlagerung der maxillären und mandibulären Strukturen in einem Zeitraum von 3 Jahren. Überlagerung auf der vorderen Schädelbasis. Registrierpunkt an der Sella.

* Literatur 22, 23, 26, 34, 61, 62, 106–108, 118, 135, 136.

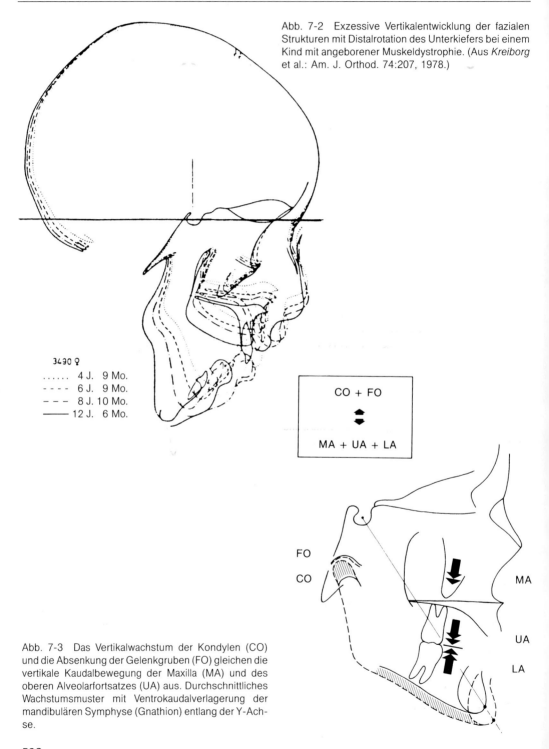

Abb. 7-2 Exzessive Vertikalentwicklung der fazialen Strukturen mit Distalrotation des Unterkiefers bei einem Kind mit angeborener Muskeldystrophie. (Aus *Kreiborg* et al.: Am. J. Orthod. 74:207, 1978.)

3430 ♀
...... 4 J. 9 Mo.
- - - - 6 J. 9 Mo.
– – – 8 J. 10 Mo.
―― 12 J. 6 Mo.

Abb. 7-3 Das Vertikalwachstum der Kondylen (CO) und die Absenkung der Gelenkgruben (FO) gleichen die vertikale Kaudalbewegung der Maxilla (MA) und des oberen Alveolarfortsatzes (UA) aus. Durchschnittliches Wachstumsmuster mit Ventrokaudalverlagerung der mandibulären Symphyse (Gnathion) entlang der Y-Achse.

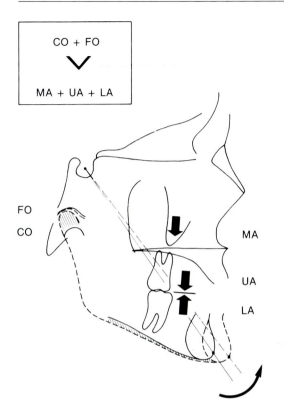 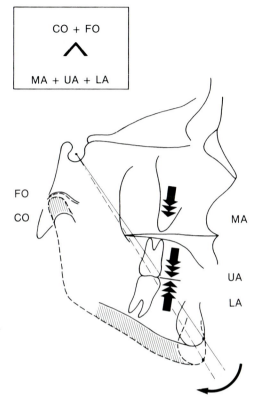

Abb. 7-4 Die vertikalen Beiträge der Maxilla (MA) und des oberen (UA) und unteren (LA) Alveolarfortsatzes sind geringer als die der Gelenkgruben (FO) und Kondylen (CO). Schließrotation des Unterkiefers mit überwiegend nach vorne gerichteter Verlagerung der Symphyse.

Abb. 7-5 Die vertikalen Beiträge der Maxilla (MA) und des oberen (UA) und unteren (LA) Alveolarfortsatzes sind größer als die der Gelenkgruben (FO) und Kondylen (CO). Öffnungsrotation des Unterkiefers mit überwiegend nach unten gerichteter Verlagerung der Symphyse.

Analyse der Ausgleichsbewegungen

In einem durchschnittlichen Wachstumsmuster (Abb. 7-1) mit Verlagerung der Symphyse nach unten und vorne entlang der Y-Achse wird die vertikal nach unten gerichtete Bewegung des Oberkieferkörpers und des oberen Alveolarfortsatzes plus die nach oben gerichtete Bewegung des unteren Alveolarfortsatzes durch die Absenkung der Gelenkgrube und das Vertikalwachstum der Kondylen ausgeglichen (Abb. 7-3). Wenn die Vertikalentwicklung der Maxilla und des oberen sowie des unteren Alveolarfortsatzes geringer ist als der Beitrag der Fossae und Kondylen zur Vertikalentwicklung, bewegt sich die Symphyse überwiegend nach vorne. Somit übertrifft der sagittale Anteil den vertikalen bei weitem, was sich in einer Schließreaktion der Y-Achse äußert (Abb. 7-4). Ist jedoch die Vertikalentwicklung der Maxilla und der Alveolarfortsätze größer als der vertikale Anteil der Fossae und Kondylen, bewegt sich die Symphyse fast ausschließlich nach unten, wodurch die Y-Achse geöffnet wird (Abb. 7-5). Wenn folglich die Wachstumsfaktoren Fossae und Kondylen

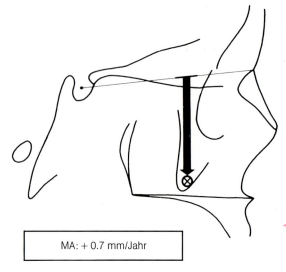

MA: + 0.7 mm/Jahr

Abb. 7-6 Durchschnittliche Vertikalverlagerung der basalen maxillären Strukturen (MA). Ungefährer jährlicher Zuwachs der Entfernung zwischen vorderer Schädelbasis und einem Implantat im Jochbeinfortsatz (nach *Björk* und *Skieller*[24, 25]).

Abb. 7-7 Durchschnittliches Vertikalwachstum des oberen Alveolarfortsatzes (UA). Ungefährer jährlicher Zuwachs der Entfernung zwischen dem Implantat im Jochbeinfortsatz und der Okklusionsebene mesial des 1. Molaren (nach *Björk* und *Skieller*[24, 25]).

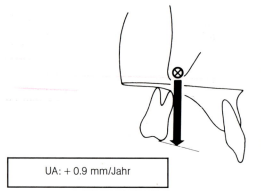

UA: + 0.9 mm/Jahr

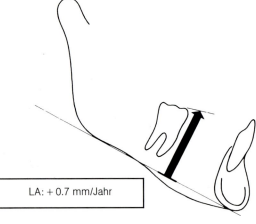

LA: + 0.7 mm/Jahr

Abb. 7-8 Durchschnittliches Vertikalwachstum des unteren Alveolarfortsatzes (LA). Ungefährer jährlicher Zuwachs der Entfernung zwischen der Mandibularebene und dem mesialen Höcker des 1. Molaren. (Nach *Riolo* et al.[104] und *Teuscher*[121].)

konstant gehalten werden, üben die vertikalen Komponenten Maxilla plus obere und untere Alveolarfortsätze einen starken Einfluß auf die Kaudalverschiebung der Symphyse und somit auf ihre anteroposteriore Position aus.
Die Größenordnung dieser natürlichen Wachstumsvorgänge ist für die Beurteilung verschiedener Behandlungskonzepte von höchster Relevanz. Eine grobe Berechnung auf der Basis von Untersuchungen von *Björk* und *Skieller*[25,25], *Luder*[70], *Riolo* et al.[104], *Teuscher*[121] und anderen ergibt eine Absenkung des maxillären Komplexes von etwa 0,7 mm pro Jahr in Relation zur Schädelbasis (Abb. 7-6) mit einem dentoalveolären Höhenzuwachs von fast 1 mm im Oberkiefer (Abb. 7-7) und etwa 0,75 mm im Unterkiefer (Abb. 7-8). Die Vertikalentwicklung des Oberkieferkomplexes beträgt demnach, im Molarenbereich gemessen, etwa 1,5–2 mm pro Jahr. Wenn man den unteren dentoalveolären Zuwachs hinzurechnet, ist eine Gesamtvertikalentwicklung von 2–3 mm zu erwarten. Als Ausgleich sind die Bewegung der Gelenkgrube und das Kondylenwachstum zu berücksichtigen. Die vertikale Verlagerung der Gelenkgrube nach unten wird nur auf 0,25–0,5 mm pro Jahr geschätzt[14, 21, 104, 121] (Abb. 7-9). Die bei weitem größte, jährliche Veränderung findet sich in diesem Komplex im kondylären Bereich, wo der durchschnittliche Zuwachs mit über 2,5 mm zu Buche schlägt[70, 102, 121] (Abb. 7-10). Ein Vergleich des vertikalen Beitrags der Gelenkgruben und der Kondylen mit dem der Maxilla und der oberen und unteren Alveolarfortsätze zeigt, daß das festgestellte Gleichgewicht innerhalb der biologischen Grenzen auch quantitativ deutlich wird. Im Grunde muß das kondyläre Element die Vertikalentwicklung von drei fazialen Komponenten, die jeweils relativ gering ist, ausgleichen. Durch eine orthodontische bzw. kieferorthopädische Behandlung können die Wachstumsveränderungen leicht aus ihrem Gleichgewicht gebracht werden. Bei den meisten Behandlungsmethoden besteht eine Tendenz zur Vergrößerung der vertikalen Dimension der dentoalveolären Regionen oder auch der Mittelgesichtsstrukturen. Daß die bei den meisten Apparaturen vorhandene extrudierende Mechanik nicht in allen Fällen zu einer biologischen Reaktion führt, läßt sich auf den Regulierungseffekt der von den Adduktoren stammenden okklusalen Kräfte zurückführen. Man muß jedoch anerken-

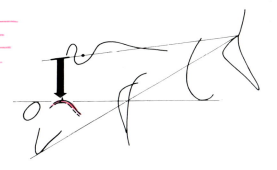

FO: + 0.3 mm/Jahr

Abb. 7-9 Durchschnittliche vertikale Verlagerung der Gelenkgruben. Ungefährer jährlicher Zuwachs der Entfernung zwischen der anterioren Schädelbasis und der Gelenkgrube. (Dieser Wert ist eine Schätzung auf der Basis der Arbeit von Ricketts und der Untersuchungen von *Baumrind* et al.[13], *Björk*[21], *Riolo* et al.[104] und *Teuscher*[121].)

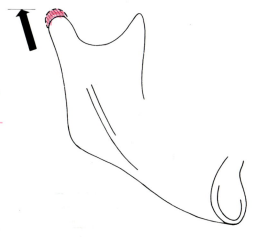

CO: + 2.6 mm/Jahr

Abb. 7-10 Durchschnittliches jährliches Wachstum der Kondylen (nach *Luder*[70], *Ricketts*[102], *Teuscher*[121]).

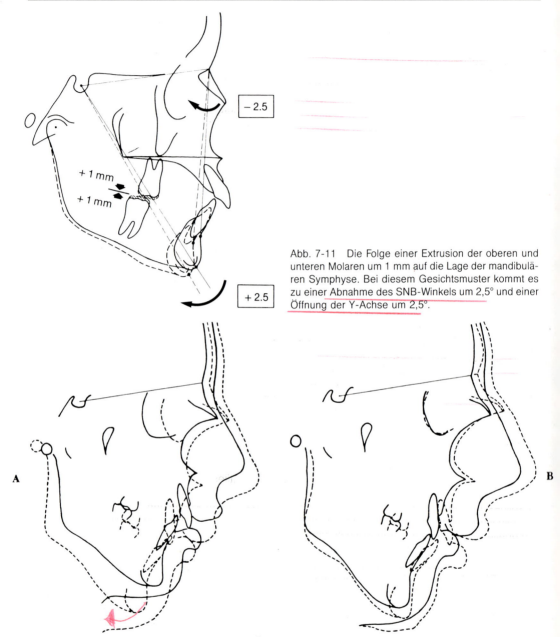

Abb. 7-11 Die Folge einer Extrusion der oberen und unteren Molaren um 1 mm auf die Lage der mandibulären Symphyse. Bei diesem Gesichtsmuster kommt es zu einer Abnahme des SNB-Winkels um 2,5° und einer Öffnung der Y-Achse um 2,5°.

Abb. 7-12 Im Rahmen der orthodontischen Behandlung kann es zu einer ausgeprägten Distalrotation des Unterkiefers kommen. Das häufige Argument, daß das ungünstige faziale Wachstumsmuster während der aktiven Behandlungsphase für die in A dargestellten Reaktion verantwortlich sei, ist fragwürdig. Wahrscheinlicher ist die Ursache für die übermäßige Verlagerung der mandibulären Symphysen nach unten und hinten in der extrudierenden Mechanik an den Molaren und der exzessiven Distalrotation der Okklusionsebene zu suchen. Die Überlagerung der Durchzeichnung nach Behandlungsabschluß (B) bestätigt, daß das grundlegende Wachstumsmuster in diesem Fall wahrscheinlich relativ normal war.

nen, daß die apparative Wirkung in vielen Fällen die antagonistische Wirkung der okklusalen Kräfte überwiegt. Angesichts des mit 2,5 mm nur geringsten jährlichen Zuwachses in der vertikalen Dimension muß selbst eine geringfügige zusätzliche Elongation im dentoalveolären Bereich der Seitenzähne einen merklichen Effekt auf die Rotation des Unterkiefers und dadurch auf die anteroposteriore Position der mandibulären Symphyse haben. In der Abb. 7-11 wurde dieser Effekt nachvollzogen. Durch die Extrusion der oberen und unteren Molaren um jeweils 1 mm ergibt sich als geometrische Konsequenz in dem dargestellten Gesichtsmuster eine Öffnung der Y-Achse um 2,5° und eine Verringerung des SNB-Winkels um 2,5°. Effekte dieser Art lassen sich tatsächlich als Resultat der mechanischen Wirkung kieferorthopädischer Apparaturen beobachten (Abb. 7-12). In diesem Zusammenhang muß ein angeblich schlechtes faziales Wachstumsmuster in vielen Fällen als iatrogene Abänderung der natürlichen Wachstumswege interpretiert werden.

Im Behandlungskonzept für skelettale Distalbißfälle sind diese negativen, gegenwirkenden Effekte zu vermeiden, selbst wenn die Wahrscheinlichkeit, daß sie sich manifestieren, nur gering erscheinen mag.

Entwicklung eines wachstumsbezogenen Behandlungskonzeptes für skelettale Dysgnathien der Klasse II

Ein solides Konzept zur Behandlung skelettaler Distalbißfälle muß an erster Stelle die Anforderung erfüllen, daß die natürlichen Wachstumsfaktoren, die zur Korrektur der sagittalen maxillomandibulären Diskrepanz beitragen, nicht gestört werden. Diese Faktoren sollten vielmehr verstärkt werden, um ihr volles Potential zur Wirkung zu bringen.

In der Abb. 7-13 sind die eingangs anhand der Überlagerung der Fernröntgendurchzeichnungen auf der anterioren Schädelbasis (Abb. 7-1) gezeigten durchschnittlichen natürlichen Lageveränderungen des Ober- und Unterkiefers schematisch dargestellt. Der resultierende Vektor des Gesamtwachstums läßt sich in eine horizontale und eine vertikale Wachstumskomponente zerlegen. Normalerweise ist die Vorentwicklung des Unterkiefers geringfügig größer als die des Oberkiefers, wodurch es zu einer allmählichen Abflachung des Gesichts kommt. Der Unterschied in der Vorentwicklung der beiden Kiefer ist in der Abb. 7-13 unten dargestellt. Bei der Behandlung von skelettalen Distalbißfällen muß dieser Unterschied vergrößert werden, denn nur so ist eine skelettale Korrektur möglich. Die Funktionskieferorthopädie zielt auf die Steigerung des mandibulären Horizontalwachstums ab. Aus dieser Vergrößerung des anterioren Wachstumsvektors des Unterkiefers soll sich die sog. Bißverschiebung ergeben (Abb. 7-14). Alle Apparaturen, die diese Reaktion erreichen sollen – die zahlreichen Varianten des Aktivators[50, 52, 59], der *Fränkel*sche Funktionsregler[79] und selbst das *Herbst*sche Okklusionsscharnier[89] – haben eines gemeinsam: Sie zwingen den Unterkiefer in eine Vorschubhaltung. Grundvorstellung ist dabei eine Stimulierung des Kondylenwachstums mit anschließender Stabilisierung der Vorschubhaltung durch ausgleichende strukturelle Anpassung.

Am prägnantesten formulierte *Korkhaus*[67] dieses Konzept: »Wir bewirken die Korrektur der Disokklusion ausschließlich durch die Mesialentwicklung des gesamten Unterkiefers.« Nichtsdestoweniger bleibt es trotz intensiver Forschungsarbeiten[56–58, 111, 128, 129] umstritten. Die grundlegende Frage lautet dabei stets, ob adaptive Prozesse im kondylären Bereich grundsätzlich durch die künstliche Vorschubhaltung des Unterkiefers allein initiiert werden können. Tierexperimente* erbrachten histologische Beweise für eine adaptive Reaktion im Kondylenbereich durch die Hyperpropulsion des Unterkiefers. Die Steigerung und Richtungsänderung des Unterkieferwachstums läßt sich durch quantitative Untersuchungsmethoden bestätigen.** Die Umbauprozesse an der Fossa mandibularis sind Zeichen einer reaktiven Verlagerungstendenz nach vorne und unten[113, 114]. Eine Reihe von Untersuchern*** konnte in klinischen Studien keine kephalometrischen Zeichen einer mandibulären Reaktion auf die Hyperpropulsion feststellen, weder im Hin-

---

* Literaturstellen 11, 12, 28, 29, 32, 55, 73–75, 77, 78, 92–94, 113–115.
** Literaturstellen 42, 73, 77, 92–94, 113, 114.
*** Literaturstellen 20, 35, 39, 45, 53, 63, 64, 70, 71, 114, 125, 134, 139.

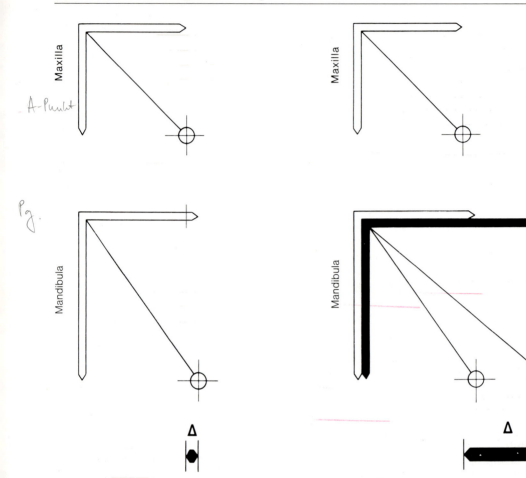

Abb. 7-13 Graphik der in der Abb. 7-1 dargestellten Gesamtüberlagerung. Durchschnittliches natürliches Verlagerungsmuster der Maxilla (Punkt A) und Mandibula (Pogonion) in Relation zur vorderen Schädelbasis. Dargestellt sind die horizontalen und vertikalen Komponenten *(weiß)* sowie der resultierende Verlagerungsvektor. Bei einem durchschnittlichen fazialen Wachstumsmuster ist die ventral gerichtete Komponente der Symphysenverschiebung geringfügig größer als die der anterioren apikalen Basis der Maxilla. Der Unterschied (Δ) ist unten abzulesen.

Abb. 7-14 Konzept der stimulierten Vorentwicklung des Unterkiefers *(schwarz)* zur Erzielung der sog. Bißverschiebung bei der Distalbißbehandlung mit funktionskieferorthopädischen Apparaturen. Die zusätzliche Vorverlagerung übertrifft das dokumentierte Maß um ein Vielfaches. Darüber hinaus läßt sich die Forderung der Nichtbeeinflussung der maxillären skelettalen und/oder dentoalveolären Strukturen mit funktionskieferorthopädischen Mitteln nicht erfüllen. Diese Zeichnung stellt lediglich einen kieferorthopädischen Wunschtraum dar.

blick auf das Längenwachstum noch auf die Vorschubhaltung des Unterkiefers. Vielmehr führten sie die skelettalen und okklusalen Veränderungen auf dentoalveoläre und maxilläre Reaktionen zurück.

Andere Untersucher* beschrieben hingegen eine Reaktion sowohl hinsichtlich des Längenwachstums als auch der Position des Unterkiefers, die zur Verbesserung der maxillomandibulären Relation bei der Behandlung von Distalbißfällen nach dem Konzept der Vorbißführung beitrug. Die Verschiedenartigkeit dieser Ergebnisse läßt sich zum Teil auf die unterschiedlichen Untersuchungsmethoden und zum Teil auf die Verwendung unterschiedlicher propulsiver Apparaturen zurückführen, die offenbar, je nach Art und Anwendung, verschiedene Kondylenreaktionen hervorrufen. Bei einer genaueren Analyse der Ergebnisse wird jedoch deutlich, daß eine signifikante mandibuläre Reaktion hauptsächlich auf bestimmte Gesichtsmuster begrenzt ist und in vielen Fällen gleichzeitig ungünstige dentoalveoläre und maxilläre Veränderungen bewirkt werden.

Unter dem Aspekt der Verankerung und zukünftigen Stabilität betrachtet, sind diese Nebenwirkungen keinesfalls wünschenswert, im Hinblick auf die Profilentwicklung können sie sogar absolut nachteilig sein. In keiner der Untersuchungen war die kondyläre Adaption groß genug, um für die gesamte oder zumindest den Großteil des skelettalen Bißausgleiches verantwortlich zu sein. Das in der Abb. 7-14 dargestellte Schema ist und bleibt ein unrealistisches Konzept. Die angegebene zusätzliche Horizontalentwicklung des Unterkiefers geht eindeutig über das dokumentierte Maß hinaus. Eine gleichzeitige unbeeinflußte maxilläre dentoalveoläre und skelettale Verlagerung konnte bisher nicht gezeigt werden und ist auch vernunftsgemäß bei einem intermaxillären Verankerungssystem nicht zu erwarten. Das in der Abb. 7-14 dargestellte Konzept ist auf reinem Wunschdenken aufgebaut und bleibt ein unerfüllter Traum der Kieferorthopädie.

Ein realistischerer Weg zum sagittalen Bißausgleich besteht in der Verringerung des horizontalen Vektors der maxillären Verlagerung (Abb. 7-15). Von der Wirksamkeit distal gerichteter orthopädischer Kräfte am Oberkiefer zeugen

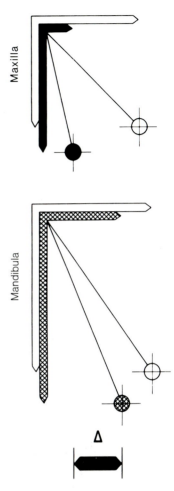

Abb. 7-15 Verringerung des horizontalen Vektors der maxillären skelettalen und/oder dentoalveolären Strukturen *(schwarz, horizontal;* vgl. mit Durchschnittsvektor, *weiß)*. Dieses Therapiekonzept läßt sich mit funktionskieferorthopädischen Mitteln und noch effektiver mit Hilfe von extraoralen Kräften verwirklichen. In vielen Fällen entsteht durch rotationsbedingte und extrudierende Reaktionen der Maxilla und oberen Alveolarstrukturen ein zusätzlicher vertikaler Platzbedarf *(schwarz, vertikal;* vgl. mit dem *weißen* Vektor). Der Unterkiefer wird in eine Öffnungsrotation gedrängt *(kreuzschraffiert)*. Der sagittale Gewinn in den maxillären Strukturen verwässert somit das Gesamtresultat, da gleichzeitig ein sagittaler Verlust bei der Unterkieferposition entsteht.

---

* Literaturstellen 13–15, 37, 38, 46, 70–72, 80, 90, 91, 109.

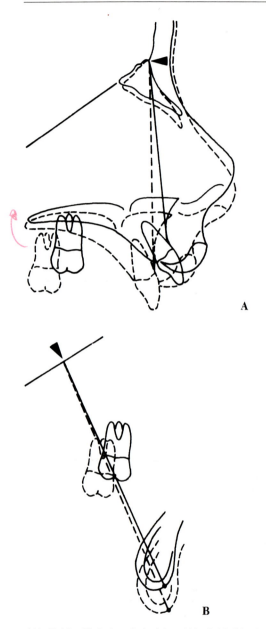

viele tierexperimentelle Studien* und klinische Untersuchungen**. Mit dem Aktivator und, mehr noch, mit der Headgear-Behandlung läßt sich die Vorverlagerung des Oberkiefers signifikant beeinflussen.
Drastische Verringerungen des SNA-Winkels sind bei Zervikalzug auf den oberen Zahnbogen nachweisbar (Abb. 7-16 A und 7-17). Den Hauptbeitrag leistet dabei die Distalrotation* der Maxilla, wahrscheinlich weil die Nähte primär Scher- und Zugkräften ausgesetzt sind. Durch die Rotations- und Elongationsreaktionen der Maxilla und vor allem des frontalen Alveolarfortsatzbereiches entsteht jedoch ein zusätzlicher vertikaler Platzbedarf, so daß der Unterkiefer seinerseits zur Distalrotation gezwungen wird (Abb. 7-16 B). Das Gesamtergebnis wird sozusagen verwässert, da der sagittale Gewinn im maxillären Komplex mit einem sagittalen Verlust in der Unterkieferposition verbunden ist (Abb. 7-15 und 7-17). Trotzdem hat sich der Unterschied in der Horizontalverlagerung von Ober- und Unterkiefer vergrößert, was zur Korrektur der Distalbißlage beiträgt (Abb. 7-15 unten). Die Verbesserung des Profilbildes, die durch die natürliche Vorentwicklung der Symphyse entstanden wäre, wenn sie nicht nach unten oder gar nach hinten verlagert worden wäre, fehlt allerdings. Es stellt sich die Frage, ob die zwangsläufigen vertikalen Veränderungen nicht so gesteuert werden können, daß das natürliche, ungestörte

Abb. 7-16 Klinisches Beispiel zu Abb. 7-15. Man beachte die drastische Veränderung der Oberkieferlage nach Anwendung eines Nackenzuges (A). Rotations- und Extrusionswirkungen erzeugen jedoch eine stärkere Vertikalverlagerung der mandibulären Symphyse (B). (Aus *Ricketts,* R. M. et al.: Bioprogressive therapy, Denver 1979, Rocky Mountain/Orthodontics.)

*   Literaturstellen 27, 40, 41, 47, 82, 112.
** Literaturstellen 1, 5, 7, 13, 15–19, 30, 34, 36, 48, 49, 60, 66, 69, 81, 83–85, 98, 101, 103, 105, 127, 131–133.
*   Bei der Beschreibung der Rotationswirkungen werden in diesem Kapitel folgende Termini verwendet: *Distalrotation* (»posterior rotation«, d. h. im Uhrzeigersinn) ist die Rotation der Front nach unten; *Mesialrotation* (»anterior rotation«, d. h. gegen den Uhrzeigersinn) die Rotation der Front nach oben. Für die mandibuläre Symphyse werden nach *unten und hinten* synonym zur *Öffnung* und *nach oben und vorne* synonym zur *Schließung* verwendet. Wir stimmen völlig mit der Ansicht überein, daß die klinische Terminologie von dem Objekt und nicht vom Betrachter ausgehen sollte – oder, wie *Thurow* in einer prägnanten Bemerkung meinte: »Geht die Uhr auf der anderen Seite vom Turm gegen den Uhrzeigersinn?« (*Thurow,* R.: Angle Orthod. 52:174, 1982). Wir sind uns dessen bewußt, daß auch »Mesialrotation« (»posterior rotation«) und »Distalrotation« (»anterior rotation«) nicht völlig korrekt ist, wollen aber, da diese Ausdrücke in der kieferorthopädischen Literatur allgemein gebräuchlich sind, keine neuen Termini vorschlagen.

Entwicklung eines wachstumsbezogenen Behandlungskonzeptes für skelettale Dysgnathien der Klasse II

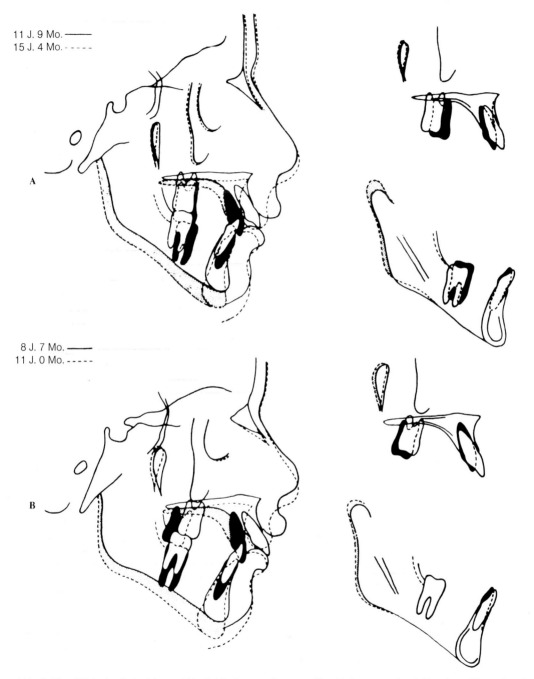

Abb. 7-17 Klinische Beispiele zu Abb. 7-15. Ausgeprägte maxilläre Verlagerung durch Headgear-Therapie mit Nackenzug in einem Extraktionsfall (A) und einem Nichtextraktionsfall (B). Man beachte das Fehlen der horizontalen Komponente bei der rein nach unten gerichteten Verlagerung der mandibulären Symphyse. (Aus *Meikle*, M. C.: Am. J. Orthod. 77:184, 1980.)

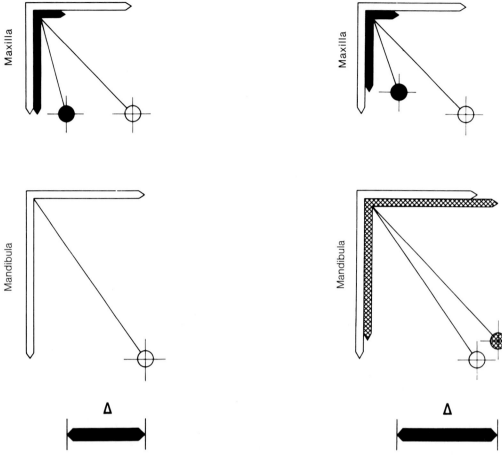

Abb. 7-18 Reduzierung der anterioren skelettalen und/oder dentoalveolären Verlagerung der Maxilla ohne Verstärkung des vertikalen Verlagerungsvektors *(schwarz)*. Die ungestörte Verlagerung der mandibulären Symphyse folgt ihrer natürlichen Bahn *(gestrichelt weiß)*. Der Unterschied (Δ) zwischen der Vorverlagerung des Ober- und des Unterkiefers ist verglichen mit der Abb. 7-15 signifikant größer. Das Prinzip der Erhaltung der zur Korrektur des Distalbisses beitragenden Wachstumsfaktoren wurde somit berücksichtigt. Dies ist die Grundvoraussetzung des hier vorgestellten Behandlungskonzeptes.

Abb. 7-19 Die Wirksamkeit der skelettalen Distalbißbehandlung ließe sich theoretisch vergrößern, wenn nicht nur der sagittale, sondern auch der vertikale Vektor der maxillären Verlagerung vergrößert werden könnte *(schwarz)*. Die Autorotation des Unterkiefers *(kreuzschraffiert)* würde zusätzlich zur Verbesserung des knöchernen Profils beitragen.

Unterkieferwachstum in vollem Maße zum sagittalen Bißlagenausgleich beitragen kann. Diese Vorstellung ist in der Abb. 7-18 dargestellt. Die vertikale Komponente der skelettalen und dentoalveolären Lageveränderungen der Maxilla wird nicht verstärkt, obwohl die horizontale Komponente verringert wird. Das Unterkieferwachstum geht seinen natürlichen Weg. Das Prinzip der Erhaltung der zum sagittalen Bißausgleich beitragenden Faktoren wird somit berücksichtigt, und die Behandlung ist frei von nachteiligen Begleiterscheinungen.

Diese Grundidee wird bei dem in folgenden vorgestellten Behandlungskonzept ins Auge gefaßt[117, 119]. Der Unterschied in der Horizontalverlagerung des Ober- und Unterkiefers (Abb. 7-18 unten) ist im Vergleich zu dem in der Abb. 7-15 dargestellten Konzept wesentlich größer. Wenn man den Gedanken weiterverfolgt, ließe sich die Wirksamkeit der Behandlung noch vergrößern, indem man nicht nur die horizontale, sondern auch die vertikale Komponente der maxillären Verlagerung verringern würde (Abb. 7-19). Durch Autorotation würde die mandibuläre Symphyse dann eine Position erreichen, die sogar weiter ventral wäre, als es auf dem Wege des natürlichen Wachstums möglich gewesen wäre.

Wenn es ein hyperpropulsives Gerät gäbe, das eine zusätzliche Komponente der horizontalen Wachstumsverlagerung des Unterkiefers erzeugen könnte, ließe sich dieses »Plus« zu dem soeben beschriebenen Modell addieren (Abb. 7-20). Die Summe dieser Faktoren – vertikale und sagittale Reduzierung der maxillären Verlagerung, Autorotation und zusätzliche horizontale Unterkieferverlagerung – ergäbe dann ein äußerst effizientes Konzept zur Korrektur des skelettalen Distalbisses. Dabei würden nicht nur Zahnfehlstellungen korrigiert und die Beziehung der Zahnreihen zueinander koordiniert, sondern auch eine optimale Harmonie der knöchernen Gesichtsstrukturen erzielt werden. Diese Harmonie sollte nicht auf dem Wege einer orthopädischen Rotationswirkung auf die Maxilla, sondern vielmehr durch die Unterstützung der wachstumsbedingten Vorverlagerung des Unterkiefers erreicht werden.

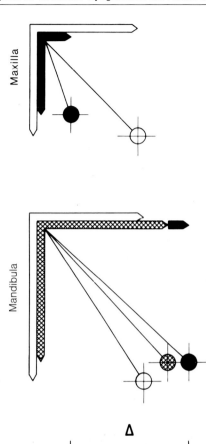

Abb. 7-20 Wenn ein ›hyperpropulsiver Apparat‹ tatsächlich eine zusätzliche Komponente der mandibulären Wachstumsverlagerung nach vorne bewirken könnte, ließe sich dieser Gewinn (*schwarz* am Ende der mandibulären Horizontalkomponente) bei den Modellen in Abb. 7-18 oder 7-19 hinzurechnen. Der Unterschied (Δ) bei der Vorverlagerung würde sich dadurch signifikant vergrößern, obwohl die Länge der zusätzlichen Komponente bei weitem nicht die in der Abb. 7-14 dargestellte Wirkung erreichen würde.

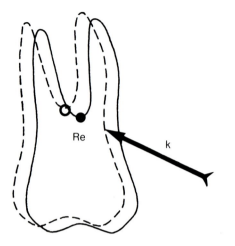

Abb. 7-21 Ungefähres Widerstandszentrum eines oberen Molaren (Re). Wenn ein Kraftvektor (k) durch das Widerstandszentrum verläuft, entsteht eine Translation bzw. körperliche Bewegung des Zahnes in der Richtung des Kraftvektors. Der Drehpunkt befindet sich im Unendlichen.

Biomechanische Aspekte

Bei der kieferorthopädischen Behandlung erfolgt grundsätzlich eine Kraftapplikation. Der mechanische Einfluß der Apparaturen bewirkt eine Reaktion des biologischen Systems unter Belastung. In den betreffenden Gewebsbereichen kommt es zu lokalen Reaktionen und während der Wachstumsphase kann auch die Wachstumsdynamik beeinflußt werden. Die Quantität der angewandten Kraft ist gut zu regeln. Die genaue Vorhersage der Gewebsreaktion und der Wachstumsveränderungen ist im Einzelfall jedoch rein spekulativ. Daher ist die regelmäßige Überprüfung der Mechanik unter dem Aspekt ihrer Wirkung auf das Gewebe unabdingbar, wobei jedesmal die Frage zu stellen ist, ob die beobachtete Reaktion auf dem direkten Weg zum angestrebten Behandlungsziel führt.

Da die Kraft das Behandlungsmittel ist, ist die Beherrschung der biomechanischen Grundprinzipien die erste Voraussetzung für die erfolgreiche Behandlung.* (Siehe auch Kapitel 2 und 3.) Durch die Gestaltung des Kraftsystems läßt sich die allgemeine Richtung der Reaktion eines Zahnes, einer Zahngruppe oder einer skelettalen Struktur im voraus festlegen. Das Mittel, das es dem Behandler ermöglicht, die im Behandlungsplan festgelegten Reaktionen gezielt anzusteuern, ist die Kombination von Kraftvektoren, Kräftepaaren und Verhältnissen zwischen Drehmomenten und Kräften.

Das Widerstandszentrum der zu bewegenden Einheiten(en) ist der Ausgangspunkt für die Überlegungen zur Gestaltung des Kraftsystems. Eine einfache Kraft, die durch das Widerstandszentrum wirkt, führt zu einer reinen Translationsbewegung entlang des Kraftvektors (Abb. 7-21). Es kommt zu keiner Rotation, da sich der Drehpunkt im Unendlichen befindet. Die Lokalisation des Widerstandszentrums einer biologischen Struktur läßt sich nicht exakt vorausbestimmen, da sie von gewebsspezifischen und anderen Faktoren abhängt. Daher muß man die Reaktionen sorgfältig beobachten und das Kraftsystem entsprechend modifizieren. Wenn der Kraftvektor außerhalb des Widerstandszentrums verläuft, entsteht eine kombinierte Translations- und Rotationsbewegung. Das Maß der Rotation hängt von der Entfernung des Kraftvektors vom Widerstandszentrum ab (Abb. 7-22). Die Relation ist dabei umgekehrt proportional, d. h. je näher der Kraftvektor zum Widerstandszentrum rückt, um so weiter entfernt sich der Drehpunkt, im Beispiel der Abb. 7-21 in Richtung Apex und schließlich ins Unendliche. Je größer der Abstand zwischen Kraftvektor und Widerstandszentrum, um so näher rückt andererseits der Drehpunkt zum Widerstandszentrum, bis er schließlich im Extremfall genau mit diesem übereinstimmt. In diesem Fall kommt es zu einer reinen Rotationsbewegung, genau als würde nur ein Drehmoment (ein Kräftepaar) irgendwo am Zahn angreifen. Da die Reaktion auf ein Kraftsystem so stark von der Lage des Widerstandszentrums abhängt, ist es außerordentlich wichtig, wenigstens die ungefähre Lokalisation zu kennen. Dies gilt auch für Gruppenbewegungen. In der Abb. 7-23 ist die Lokalisation des Widerstandszentrums dargestellt, die aufgrund klinischer Er-

---

* Literaturstellen 31, 33, 51, 87, 99, 100, 116, 130, 140.

Biomechanische Aspekte

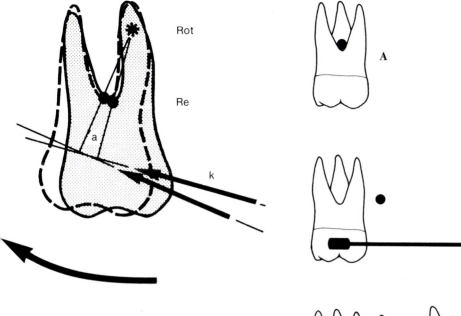

Abb. 7-22 Exzentrischer Kraftvektor (k). Der Abstand (a, im rechten Winkel zum Vektor) von dem Widerstandszentrum (Re) bestimmt den Drehpunkt. Die Relation ist umgekehrt proportional: Je näher der Kraftvektor am Widerstandszentrum liegt, um so weiter entfernt sich der Drehpunkt nach unendlich (siehe Abb. 7-21), je weiter der Kraftvektor entfernt ist, um so näher rückt der Drehpunkt zum Widerstandszentrum, bis es schließlich, bei einem Kraftvektor in unendlich zu einer reinen Rotation bei Re kommt wie bei einem Kräftepaar. Wenn der Kraftvektor weder durch Re (reine Translation) noch im Unendlichen (reine Rotation) verläuft, entsteht eine kombinierte Translations- und Rotationsbewegung.

Abb. 7-23 Ungefähre Widerstandszentren *(schwarze Punkte)* eines oberen 1. Molaren (A), einer Zahneinheit mit Utility-Bogen (B) und eines oberen Zahnbogens mit vollständiger festsitzender Apparatur (C).

fahrungen mit der Utility-Bogen-Technik und bei Bewegung aller Zähne vor den Sechsjahrmolaren näherungsweise ermittelt wurde.

Da die Nahtverbindungen des nasomaxillären Komplexes durchaus mit der periodontalen Aufhängung eines Zahnes zu vergleichen sind, kann man davon ausgehen, daß auch diese Struktur ein Widerstandszentrum besitzt[87, 116, 117]. Klinischen Beobachtungen zufolge muß es dorsokranial innerhalb des von der Verbindungsnaht zwischen Jochbein und Oberkieferknochen gebildeten Bereichs liegen (Abb. 7-24). Die Vorhersage der zu erwartenden Bewegungsrichtung läßt sich in der gleichen Weise wie bei der Bewegung eines Einzelzahnes erstellen (Abb. 7-21 und 7-22). Da der Angriffspunkt von Kräften, die auf den Oberkiefer wirken, an den Zähnen liegt, muß ein gegebener Kraftvektor in Relation zum Widerstandszentrum

551

Kombinierte Aktivator-Headgear-Behandlung

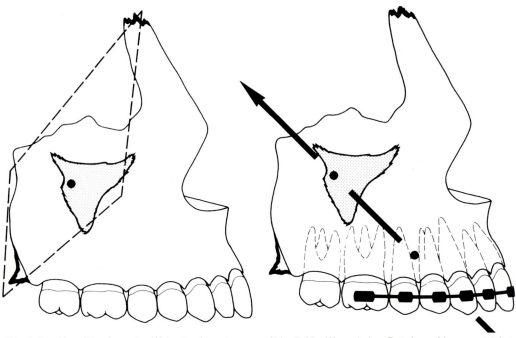

Abb. 7-24 Ungefähre Lage des Widerstandszentrums *(schwarzer Punkt)* der Maxilla dorsokranial innerhalb des von der Sutura zygomaticomaxillaris gebildeten Bereichs.

Abb. 7-25 Wenn keine Rotationswirkung entstehen soll, muß der Kraftvektor *(schwarzer Pfeil)* durch das Widerstandszentrum *(schwarze Punkte)* sowohl des Gebisses als auch der Maxilla verlaufen.

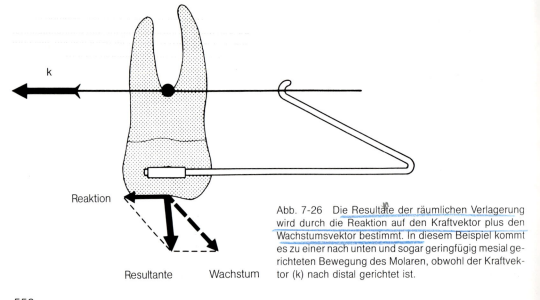

Abb. 7-26 Die Resultate der räumlichen Verlagerung wird durch die Reaktion auf den Kraftvektor plus den Wachstumsvektor bestimmt. In diesem Beispiel kommt es zu einer nach unten und sogar geringfügig mesial gerichteten Bewegung des Molaren, obwohl der Kraftvektor (k) nach distal gerichtet ist.

Biomechanische Aspekte

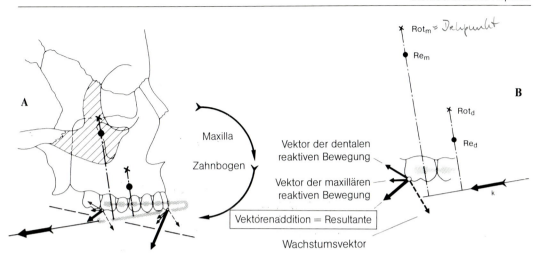

Abb. 7-27 Analyse der Reaktionen auf verschiedene Anwendungen extraoraler Kraftvektoren. In allen Fällen wurde das Gebiß mit einem Edgewise-Bogen stabilisiert, der alle Zähne mesial der 1. bleibenden Molaren umfaßte. A: Nackenzug, Kraftvektor unterhalb beider Widerstandszentren. Die Entfernung des Kraftvektors jeweils zum Widerstandszentrum des Gebisses und der Maxilla (schwarze Punkte) bestimmt die Lage des Drehpunktes (X). Die dünnen Pfeile zeigen die reaktiven Bewegungsvektoren der oberen Zahnreihe und der Maxilla an, die gestrichelten Pfeile die Vektoren der gesamten Wachstumsverlagerung und die dicken Pfeile die resultierenden Vektoren an den jeweiligen Punkten. B: Vergrößerter Ausschnitt im Bereich des distalen Höckers eines oberen Molaren mit Widerstandszentrum der Maxilla (Re_m) und des Zahnbogens (Re_d). Die jeweiligen Drehpunkte (Rot_m, Rot_d) hängen von der Richtung und der Entfernung des Kraftvektors (k) in Relation zu Re_m und Re_d ab. Durch Addition der abgeleiteten Bewegungsvektoren (dünne schwarze Pfeile) und des Wachstumsvektors (gestrichelter Pfeil) erhält man den resultierenden Vektor (großer Pfeil). Bei A ist eine Distalrotation der Maxilla und der Zahnreihe zu erwarten. Die Schneidezahnregion wird sich stärker nach unten verlagern als der Molarenbereich. Entsprechend kommt es zu einer Distalrotation der Okklusionsebene (gestrichelte Linie). C: Nackenzug, der Kraftvektor verläuft zwischen den Widerstandszentren der Maxilla und des Zahnbogens. Distalrotierende Wirkung auf Maxilla, mesialrotierende Wirkung auf den Zahnbogen. Die Vektorenaddition zeigt, daß die Molaren stärker als die Schneidezähne nach unten verlagert werden: Mesialrotation der Okklusionsebene. Bei dieser Anordnung ist eine sehr starke extrudierende Wirkung evident. D: Okzipitalzug, der Kraftvektor verläuft unterhalb der beiden Widerstandszentren. Distalrotierende Wirkung auf Maxilla und Zahnbogen. Die reaktiven Bewegungsvektoren sind bei den Molaren intrudierend, bei den Schneidezähnen extrudierend (dünne Pfeile). Distalrotation der Okklusionsebene. E: Okzipitalzug, der Kraftvektor verläuft zwischen den Widerstandszentren der Maxilla und des Zahnbogens und ist von beiden nur geringfügig entfernt. Insgesamt entsteht eine geringere Distalrotation der Maxilla und eine geringfügig größere Mesialrotation des Zahnbogens. Bei dieser Anordnung können sich die beiden Wirkungen gegenseitig neutralisieren. Die Vektorenaddition ergibt weder bei den Schneidezähnen noch bei den Molaren eine Extrusion. Die vertikale Kontrolle ist optimal. Die Okklusionsebene wird nicht oder nur geringfügig nach mesial rotiert.
Die gebogenen Pfeile in A, C, D und E zeigen die Richtung (aber nicht die Größe) der bei der jeweiligen Anordnung zu erwartenden Rotationswirkungen auf Zahnbogen und Maxilla.

Kombinierte Aktivator-Headgear-Behandlung

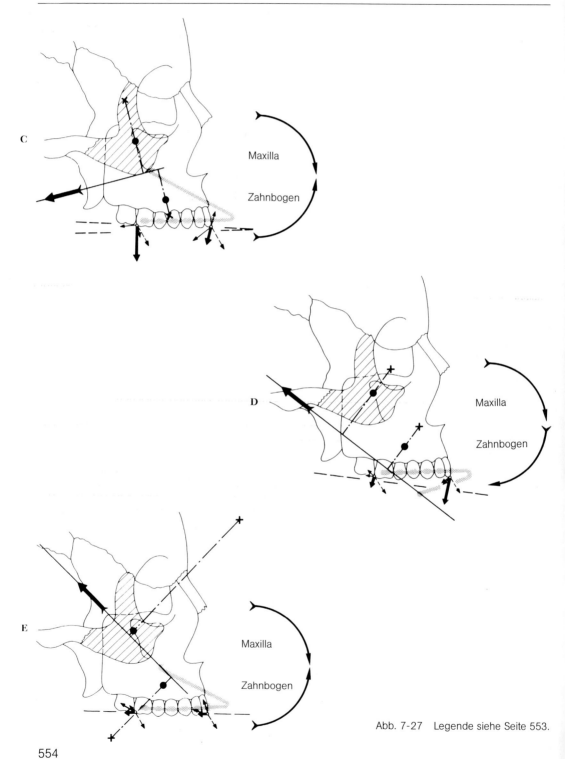

Abb. 7-27 Legende siehe Seite 553.

der dentalen sowie der skelettalen Strukturen gesehen werden. Wenn sich keine Rotationswirkung bemerkbar macht, muß der Kraftvektor durch beide Widerstandszentren verlaufen, wodurch seine Richtung genau definiert ist (Abb. 7-25).

Bei der Planung der Bewegungsrichtung von dentalen und skelettalen Strukturen muß auch deren wachstumsbedingte Lageveränderung berücksichtigt werden. Kraftvektor und Wachstumsvektor ergeben gemeinsam die Resultate der räumlichen Verlagerung (Abb. 7-26).

In klinisch relevanten Beispielen mit Headgear-Apparaturen wurden die reaktiven Vektoren der dentalen und maxillären Strukturen sowie der Wachstumsvektor analysiert[122] (Abb. 7-27). Zunächst wurde die Relation des Kraftvektors zum Widerstandszentrum des stabilisierten oberen Zahnbogens und zum Widerstandszentrum des Oberkiefers ermittelt. Anhand der Entfernungen zwischen dem Kraftvektor und dem Widerstandszentrum konnte die ungefähre Lage des Drehpunktes sowohl für den oberen Zahnbogen als auch die Maxilla festgestellt werden (Abb. 7-27 A). Mit einem Zirkel läßt sich dann aufgrund der beiden Drehpunkte die Verlagerungsbahn eines beliebigen Punktes innerhalb des Zahnbogens bestimmen. Wird zusätzlich der Wachstumsvektor einbezogen, läßt sich die Resultante der Verlagerung durch Addition der Vektoren errechnen (Abb. 7-27 B). Die Lokalisation des Widerstandszentrums und insbesondere des Drehpunktes der einzelnen Strukturen ist natürlich bestenfalls approximativ. Ebensowenig lassen sich die genaue Richtung und Länge der Vektoren bestimmen, da sie u. a. von dem Ausmaß und der Dauer der Kraftapplikation und der Gewebsreaktion einerseits sowie von dem Muster, der Intensität und Länge der Wachstumsperiode andererseits abhängen.

Obwohl die in der Abb. 7-27 dargestellten Modelle zwangsläufig vereinfacht sind, zeigen sie die Gesamtreaktion, die in der Regel im klinischen Normalfall zu erwarten ist. Extrusions- oder Instrusionstendenzen im Molaren- und Schneidezahnbereich hängen von der Richtung des Kraftvektors und insbesondere von der Rotationswirkung ab, die sich aus den Relationen des Kraftvektors zu beiden Widerstandszentren ergibt. Außerdem wird deutlich, daß sich die Rotation der Maxilla und des Zahnbogens variieren läßt, so daß entweder, wie bei der Anordnung in Abb. 7-27 A und B, eine Distalrotation beider Strukturen oder, wie in Abb. 7-27 C und E, eine Distalrotation der Maxilla und Mesialrotation des oberen Zahnbogens entsteht. In den vorgestellten Beispielen ist die durch die vertikalen und rotierenden Effekte bewirkte Veränderung der Okklusionsebene höchst relevant. Die geringste vertikale und rotationsbedingte Veränderung ist eindeutig bei der Anordnung zu erkennen, bei der der verwendete Kraftvektor nach oben und hinten zwischen den Widerstandszentren des oberen Zahnbogens und der Maxilla verläuft (Abb. 7-27 E). Diese Anordnung ist daher optimal zur vertikalen Kontrolle geeignet. Zwar wäre eine Anordnung wünschenswert, bei der der Kraftvektor durch die Widerstandszentren sowohl des oberen Zahnbogens als auch der Maxilla verläuft (Abb. 7-25), doch war es bislang nicht möglich, zur Verankerung eines so steilen Kraftvektors eine stabile und dabei für den Patienten annehmbare Kopfkappe zu fertigen. Die Form des hinteren oberen Schädeldachs bildet demnach den begrenzenden Faktor, von dem die maximale Neigung des Kraftvektors im Einzelfall abhängt.

Eine weitere biomechanische Überlegung befaßt sich mit den Folgen einer aktiven Verlagerung des Unterkiefers. Aus den klinischen und experimentellen Beobachtungen geht hervor, daß die Kondylen über einen längeren Zeitraum nach unten und vorne aus der Gelenkgrube verlagert sein müssen, wenn es zu einer adaptiven kondylären Reaktion in der Richtung oder sogar in der Größe kommen soll, die zur Korrektur einer Klasse-II-Relation beiträgt. Der Grad der mandibulären Verlagerung wird durch den Konstruktionsbiß bestimmt und mit einem entsprechend gestalteten intermaxillären Behelf beibehalten. Auf diesen gemeinsamen Nenner lassen sich alle funktionskieferorthopädischen Apparaturen[50, 52, 59, 79] einschließlich des *Herbst*schen Okklusionsscharniers[89] zur Korrektur des Distalbisses bringen. Die gezwungene Vorschubhaltung des Unterkiefers bewirkt eine Dehnung der Weichteile, vor allem der Muskeln, die den Unterkiefer mit Kopf und Hals verbinden. Stark vereinfacht lassen sich bei der Übersicht der diesbezüglichen Literatur* zwei grundlegende Reaktionsmuster erkennen: zum

---

* Literaturstellen 2–4, 6, 43, 44, 73, 74, 75, 88, 111, 123, 137, 138.

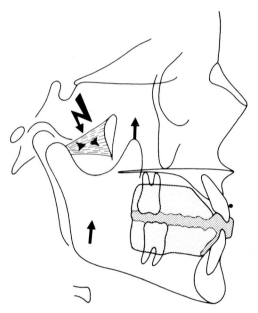

Abb. 7-28 Theorie der rein neuromuskulären Reaktion. Die Apparatur hat einen »Erinnerungseffekt«: Die Vorschubhaltung des Unterkiefers wird durch die gesteigerte Aktivität der Musculus pterygoideus lat. gewährleistet. Auf die verankernden Strukturen werden keine retrahierenden Kräfte übertragen.

einen eine neuromuskuläre Reaktion und zum anderen eine Reaktion, die mit den elastischen Eigenschaften der Muskulatur zusammenhängt.

1. Die neuromuskuläre Reaktion kann zu einer adaptiven Veränderung der posturalen (bei entspannter Körperhaltung) Aktivität führen. Demzufolge dient die Apparatur nur dazu, die Muskulatur daran zu erinnern, den Unterkiefer in der vorgegebenen Position zu halten. Nach einer kurzen Adaptionsphase sichert der Musculus pterygoideus lat., insbesondere dessen oberer Kopf, die Vorschubhaltung durch anhaltend erhöhte Aktivität (Abb. 7-28). In tierexperimentellen Untersuchungen konnte McNamara[73, 75] an Affen mit Protrusionsapparaturen im Unterkiefer elektromyographisch über einen langen Beobachtungszeitraum tatsächlich eine vermehrte Aktivität des Musculus pterygoideus lat. nachweisen und zwar nicht nur während der Bewegungen des Unterkiefers, sondern auch während der posturalen Aktivität (Abb. 7-29). Wenn dieses neuromuskuläre Reaktionsmuster vorherrschen würde, würden keine oder fast keine retrahierenden Kräfte auf die Apparatur und von da auf die verankernden Strukturen übertragen werden.

2. Andererseits beeinflußt die nach vorne und unten verlagerte Haltung des Unterkiefers die Längen-Spannungsrelation der betreffenden Muskulatur[3]. Durch die Dehnung eines nicht stimulierten skelettalen Muskels erhöht sich aufgrund seiner elastischen Eigenschaften die Spannung exponentiell (passive Spannung, Abb. 7-30). Wenn der Muskel zusätzlich stimuliert wird, läßt sich die entstehende Gesamtspannung messen. Eine geringfügige Abnahme ist dann zu beobachten, wenn die Ruhelänge des Muskels durch weitere Dehnung überschritten wird. Dieser Effekt wird durch die ausgeprägte Verringerung der aktiven Spannung – der Unterschied zwischen Gesamt- und passiver Spannung – verursacht. Die aktive Spannung ruft eine tonische Reflexkontraktion hervor, doch ist der vermehrte Tonus davon abhängig, ob die Person im Wachzustand oder in leichtem bzw. tiefem Schlaf ist. In jedem Fall wird die Muskelspannung, ob nur elastisch oder durch tonische Reflexkontraktion vermehrt, auf die Apparatur übertragen, wenn sie nicht durch neuromuskuläre Adaption ausgeglichen wird. Letzteres ist nur im Wachzustand zu erwarten.

Die klinischen Ergebnisse nach der Distalbißbehandlung mit kieferorthopädischen Apparaturen dokumentieren einen starken Einfluß auf die obere und untere Zahnreihe und die Maxilla (verringerter SNA-Winkel) in der Sagittalen. Mit Recht geht man davon aus, daß die elastischen Eigenschaften der Muskulatur eine dominierende Rolle spielen[141, 142], vor allem die retrahierende Wirkung des dorsalen Anteils des Musculus temporalis und der suprahyoidalen Muskelgruppe (Abb. 7-31). Die Kraft dieser Muskeln übertrifft offenbar in den meisten Fällen die mögliche ausgleichende Vorschubhaltungsaktivität des Musculus pterygoideus lat. Das heißt jedoch nicht, daß die Haltungsaktivität keine signifikante Rolle spielt. Ein breites Spektrum unterschiedlicher Muskelreaktionen ist je nach Gerätetyp zu beobachten, wobei die größten Unterschiede zwischen Geräten

Biomechanische Aspekte

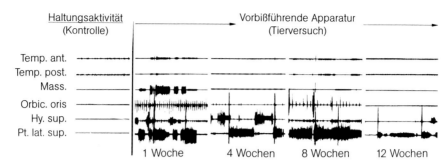

Abb. 7-29 Veränderung der posturalen* Muskelaktivität nach Einsetzen einer Protrusionsapparatur beim Affen. Elektromyogramm des mit Ketamin (das nur geringe und vorübergehende neuromuskuläre Wirkungen hat) anaesthesierten Versuchstiers. Man beachte die gesteigerte Aktivität des oberen Kopfes des äußeren Musculus pterygoideus lat. (sup.) über einen längeren Zeitraum. Vor 12 Wochen ist keine Abnahme zu beobachten. (Aus McNamara, J. A., jr.: Monograph 1, Craniofacial growth series, Ann Arbor, 1972, Center for Human Growth and Development, University of Michigan.)

* bei entspannter Körperhaltung

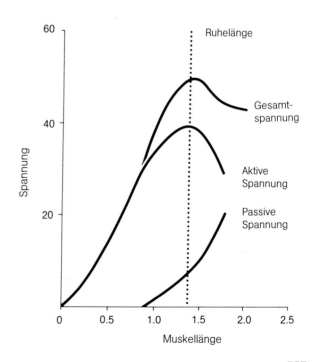

Abb. 7-30 Die Auswirkung der größeren Muskellänge auf die Spannung. Die Dehnung eines nicht stimulierten skelettalen Muskels führt aufgrund seiner elastischen Eigenschaften (passive Spannung) zu einer exponentiellen Zunahme der Spannung. Bei einem stimulierten Muskel (tonische Reflexkontraktion) ist eine Abnahme der maximalen Spannung zu beobachten, sobald die Ruhelänge überschritten wird (aktive Spannung). Die beiden Komponenten bestimmen die Gesamtspannung. (Aus Report to the NRC Committee on Artificial Limbs: Fundamental studies of human locomotion and other information relating to design of artificial limbs. University of California, Berkeley, 1947, vol. 2, siehe auch Ahlgren[3].)

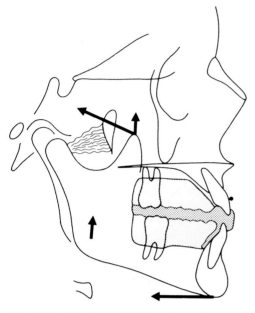

Abb. 7-31 Retrahierende Wirkung des posterioren Anteils des Temporalismuskels und der Mm. suprahyoidei bei erzwungener Vorschubhaltung des Unterkiefers. Die Kräfte werden auf die Apparatur und von dort auf die verankernden Strukturen übertragen.

mit täglicher und nächtlicher Tragezeit auftreten. In vielen Fällen findet bei der Distalbißbehandlung mit funktionskieferorthopädischen Apparaturen tatsächlich eine Adaption der Unterkieferhaltung statt, doch gewährleistet diese Tendenz zur Funktion in der Vorschubhaltung noch nicht, daß die strukturelle Adaption spontan folgt. Eine hochgradige Diskrepanz zwischen zentrischer Relation und habitueller Interkuspidation äußert sich als Doppelbiß, der sehr treffend auch als »Sonntagsbiß« bezeichnet wird. Meist bildet er sich kurz nach Absetzen des Gerätes zurück, kann aber in manchen Fällen auch persistieren. In jedem Fall ist eine solche Folgeerscheinung von Nachteil.

Bei der Verwendung eines funktionskieferorthopädischen Apparates zur Distalbißbehandlung, der zur Erhöhung der Muskelspannung in den Levatoren und insbesondere den Retraktoren führt, ist den biomechanischen Auswirkungen Rechnung zu tragen. Der resultierende Kraftvektor liegt kaudal und dorsal der Widerstandszentren des oberen Zahnbogens und der Maxilla (Abb. 7-32A). Es entsteht eine ähnliche Relation wie bei der in Abb. 7-27D gezeigten Headgearanordnung. Zugegebenermaßen sind die Längen der muskulären Vektoren bestenfalls Schätzwerte. Sie sind mit Sicherheit individuell und auch bei ein und demselben Patienten unterschiedlich. Selbst bei äußerst optimistischer Manipulation der Vektoren — Verlängerung der günstigen und Verkürzung der ungünstigen — wird man den resultierenden Kraftvektor nicht wesentlich verbessern, sofern man sich an den Rahmen der biologischen Grenzen hält.

Die Untersuchungen der dentoalveolären und maxillären Reaktionen nach der Behandlung mit funktionskieferorthopädischen Apparaturen erhärten allgemein die Annahme, daß der in der Abb. 7-32A dargestellte geschätzte resultierende Kraftvektor der tatsächlichen Situation relativ nahe kommt. Bei der Verwendung eines schienenartigen Distalbißaktivators, der die gesamten Okklusalflächen abdeckt, setzt der exzentrische Kraftvektor die größte Belastung an die oberen Molaren und unteren Schneidezähne. Der Relation des Kraftvektors zum Widerstandszentrum des oberen Zahnbogens entsprechend, kommt es zu einer Distalkippung der dentalen Strukturen und einer Distalrotation des Gebisses. Die Rotationswirkung läßt sich mit dem in der Abb. 7-27D dargestellten Muster vergleichen. Mit Wahrscheinlichkeit tritt eine Palatinalkippung und Elongation der oberen Schneidezähne auf. In Relation zum Widerstandszentrum der Maxilla liegt der Kraftvektor noch exzentrischer, so daß in vielen Fällen, die ausschließlich mit dem Aktivator behandelt werden, eine zusätzliche Distalrotation der Palatinalebene mit einer vermehrten Absenkung der Spina nasalis anterior zu beobachten ist. Auf die untere Zahnreihe wirkt der angegebene Kraftvektor in der umgekehrten Richtung (Abb. 7-32B). Die frontal gerichtete Komponente bewirkt eine Vorkippung der dentalen Strukturen, die tatsächlich eintritt, wenn die Verankerung nicht auf den lingualen Anteil des Alveolarfortsatzes ausgedehnt wird. Da sich die Rotationswirkung jedoch nicht vollständig steuern läßt, kann sie u. a. zu einer Protrusion der unteren Schneidezähne führen.

Abb. 7-32 A: Aus der Addition der retrahierenden Kraftvektoren (1 und 2) (posteriorer Anteil des M. temporalis und die Mm. suprahyoidei) und der Kraftvektoren der Adduktoren (3 und 4) (mittlerer Anteil des M. temporalis und die Mm. masseter sowie pterygoideus medialis) resultierender Kraftvektor (A). Der Vektor A ist distal nach oben gerichtet und verläuft unterhalb der Widerstandszentren des oberen Zahnbogens (D_U) und der Maxilla (M). Die Relationen sind ähnlich wie in der Abb. 7-27D. B: Auf die mandibulären Strukturen wirkt der Kraftvektor A', der die gleiche Länge, aber die entgegengesetzte Richtung wie Vektor A hat. Er verläuft oberhalb des Widerstandszentrums des unteren Zahnbogens (D_L).

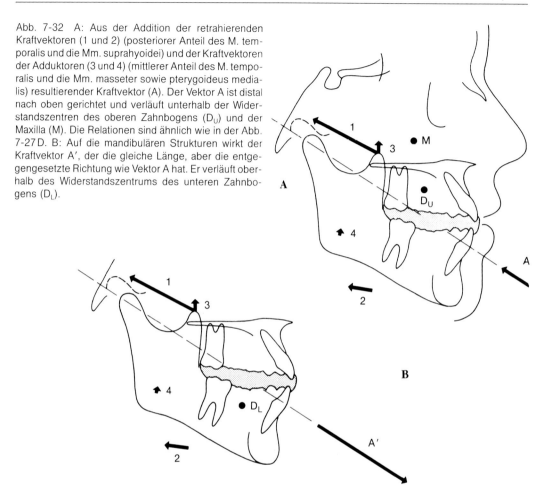

Einige Beispiele der beschriebenen Konsequenzen einer ausschließlich mit Aktivatoren durchgeführten Distalbißbehandlung sind in der Abb. 7-33 dargestellt. Wenn die Reaktionen zu dem geschaffenen Kraftvektor addiert werden, sind die Korrektur der Disto-Okklusion und Verringerung der sagittalen Stufe zu erwarten. Die begleitenden distalrotierenden Komponenten verlangen jedoch vertikale Dimension, so daß sich als räumliche Konsequenz, selbst wenn im Kondylenknorpel eine gewisse Stimulation eingeleitet wurde, eine überwiegend nach unten gerichtete Bewegung der Symphyse ergibt. Als mögliche Folge ist daher mit einer Vergrößerung der vorderen Gesichtshöhe und fehlender Profilverbesserung zu rechnen. Freilich hängt es vom zugrundeliegenden Wachstumsmuster ab, ob diese nachteiligen Einflüsse wenigstens teilweise ausgeglichen werden oder ob sie eine ausgeprägte Verschlechterung bewirken. Die Wirksamkeit der Behandlung einer Klasse-II-Interkuspidation primär durch Distalrotation der Okklusionsebene läßt sich durch die vertikale Erhöhung des intermaxillären Bißblocks intensivieren.[52] Dadurch ergibt sich ein noch weiter exzentrischer Kraftvektor (Abb. 7-34). Bei einer solchen Erhöhung des Bisses auf bis zu 8–12 mm verstärken die ausgeprägten Rotationswirkungen des Gebisses jedoch die skelettale Ab-

Kombinierte Aktivator-Headgear-Behandlung

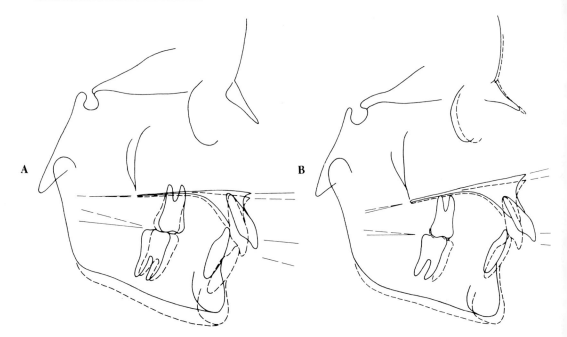

Abb. 7-33 Zwei Beispiele der Distalbißkorrektur durch ausschließliche Aktivatorbehandlung: Distalrotation der Nasallinie und Okklusionsebene, SNA-Reduktion, Retrusion der oberen Schneidezähne, Protrusion der unteren Schneidezähne. Bei A ist die Distalrotation der Okklusionsebene ausgeprägter als bei B. In der Folge wird die mandibuläre Symphyse mehr nach unten als nach vorne verlagert. Bei B wurden die ungünstigen vertikalen Veränderungen vermutlich durch starkes Kondylenwachstum ausgeglichen, so daß es zu keiner Öffnung der Y-Achse kam.

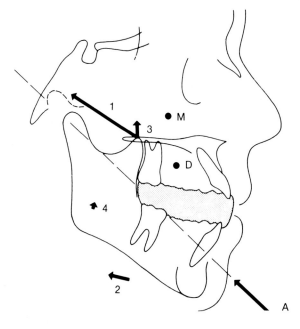

Abb. 7-34 Auswirkung der Erhöhung der vertikalen Dimension der Bißsperre. Der Kraftvektor A verläuft in Relation zu den Widerstandszentren des oberen Zahnbogens (D) und der Maxilla (M) stärker exzentrisch als in der in Abb. 7-32 dargestellten Situation. Die Rotationswirkungen und skelettale Absenkung werden auf diese Weise verstärkt.

Konstruktion der Apparatur

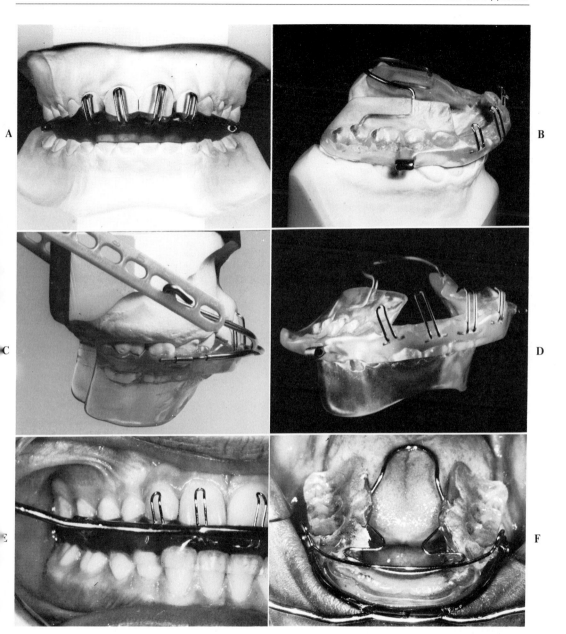

Abb. 7-35 Aktivator-Headgear-Kombination mit den extraoralen Vorrichtungen. A: Vestibuläre Ansicht mit Torque-Federn. B: Apparatur auf Unterkiefermodell, man beachte den oberen frontalen Abschnitt mit den Torque-Federn, der palatinalen Ausdehnung des Kunststoffes und dem Gaumenbogen. C: Apparatur auf oberem Modell mit eingesetztem Gesichtsbogen, man beachte die linguale Ausdehnung des unteren Plattenteils. D: Schienenartiger Aktivator. E: Aktivator-Headgear-Kombination in situ. F: Aktivator-Headgear-Kombination in situ am Unterkiefer bei geöffnetem Mund. Man beachte die Relation zwischen Zunge und Gaumenbogen. Bei diesem Aktivator wurde anstelle der Torque-Federn an den oberen Frontzähnen eine Kombination aus Protrusions- und Labialbogen verwendet.

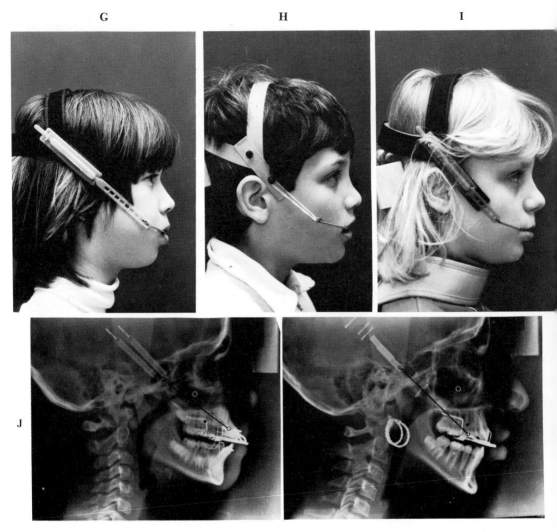

Abb. 7-35 (Fortsetzung) G: Frontal plazierter Kraftvektor, Verlauf schätzungsweise knapp unterhalb des Widerstandszentrums der Maxilla. Da eine gewisse Mesialrotation des Gebisses zu erwarten ist, wird zum Ausgleich starkes Kondylenwachstum erforderlich sein. H: Kraftvektor von durchschnittlicher Steilheit, Verlauf schätzungsweise leicht oberhalb des Widerstandszentrums des oberen Zahnbogens. Die distalrotierende Wirkung auf die Maxilla und mesialrotierende Wirkung auf den Zahnbogen dürften sich gegenseitig aufheben, so daß keine Veränderung der Okklusionsebeneneigung zu erwarten ist. I: Distal plazierter Kraftvektor, Verlauf schätzungsweise knapp unterhalb des Widerstandszentrums des Zahnbogens. Es ist eine Distalrotation der Maxilla und des Zahnbogens zu erwarten. Eine solche Anordnung wird bei Patienten mit Tendenz zum offenen Biß oder bei voraussichtlich mangelhaftem Kondylenwachstum verwendet. J und K: Kephalometrische Überprüfung der Relation des Kraftvektors *(Verbindungslinie zwischen dem Ende des Außenbogens und der Feder der Kopfkappe)* und jeweils den Widerstandszentren der Maxilla *(weißer Kreis)* und des oberen Zahnbogens *(schwarzer Punkt)*.
Zu den klinischen Situationen: J ist vergleichbar mit Abb. 7-27E und K mit Abb. 7-27D.

senkung (Abb. 7-15). Somit steht dieses Behandlungskonzept den eingangs erörterten Zielen diametral entgegen.

Konstruktion der Apparatur

In unserer Klinik begannen wir 1968, die Aktivatorbehandlung mit einem Nackenzug zu kombinieren, der an den oberen Molaren befestigt war. 1969 veröffentlichte *Hasund*[54] seine mit einem ähnlichen Verfahren erzielten Ergebnisse. *Pfeiffer* und *Grobéty*[95] gingen ebenfalls nach dieser Methode vor und modifizierten das kombinierte orthopädische Konzept, um den differentialdiagnostischen Anforderungen besser gerecht zu werden[96, 97]. Seit 1975 verbinden wir den Gesichtsbogen direkt mit dem Aktivator und verwenden Okzipitalzug, um die vertikalen und rotationsbedingten Veränderungen bei der orthopädischen Distalbißbehandlung besser kontrollieren zu können[117, 119]. Zu jener Zeit stellte *Thurow*[124] seine Methode der Gruppenbewegung mit einer herausnehmbaren Kunststoffschiene im oberen Zahnbogen vor. Er hatte einen Gesichtsbogen direkt in die Apparatur integriert und einen Okzipitalzug verwendet, um der Verlagerung des maxillären Komplexes nach vorne und unten entgegenzuwirken. Auch *Bass*[8–10] verwendete ein Plattengerät im Oberkiefer, befestigte jedoch einen J-Haken-Headgear an den Schlaufen eines Schneidezahn-Torque-Mechanismus. Später erweiterte er die Apparatur, um eine zusätzliche Vorverlagerung des Unterkiefers zu erzielen.

Die Apparatur, die im folgenden für die Behandlung des skelettalen Distalbisses vorgestellt wird, besteht aus einem Aktivator, der mit einem Headgear verbunden ist (Abb. 7-35). Die bloße Kombination dieser beiden Apparaturen stellt für sich noch keine Gewähr für ein Behandlungskonzept dar, das die bisher beschriebenen Prinzipien berücksichtigt. Im Gegenteil, die Verknüpfung dieser beiden Elemente erhöht sogar die Möglichkeit einer Fehlbehandlung. Das Verständnis der grundlegenden Lageveränderungs- und Wachstumsdynamik des fazialen Skeletts sowie der dentoalveolären Fortsätze und der Wirkung biomechanischer Einflüsse auf diese Strukturen ist daher elementar. Ebenso wichtig ist es, die Rolle der neuromuskulären Mechanismen und der Weichgewebe zu kennen, so gering unser gegenwärtiges Wissen in dieser Hinsicht auch noch sein mag.

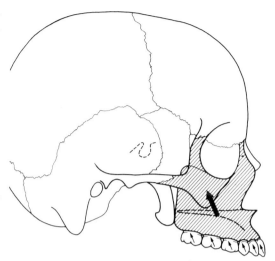

Abb. 7-36 Idealisierte Darstellung der beabsichtigten Wirkung auf die maxillären Strukturen.

Das oberste Ziel des Behandlungskonzeptes mit der Kombination von Aktivator und Headgear ist die Hemmung der Entwicklungstendenzen zum skelettalen Distalbiß und die Unterstützung der Entwicklungstendenzen, die zur Korrektur der sagittalen Relationen der maxillomandibulären Strukturen beitragen. An erster Stelle ist darauf zu achten, daß mit der Verwendung einer therapeutischen Apparatur, die in das faziale Wachstumsgeschehen eingreift, keine unzweckmäßige Ablenkung der Wachstums- bzw. Verlagerungsvektoren eingeleitet wird (Abb. 7-5 und 7-15).

Maxilläre Komponente

Der maxilläre Komplex sollte in der folgenden Weise beeinflußt werden (Abb. 7-36):

1. Steuerung der sagittalen und vertikalen Wachstumsvektoren des Alveolarfortsatzes und Gebisses im Sinne einer Hemmung
2. Gegen die Verlagerungslinie gerichtete Wirkung auf die basalen Strukturen.

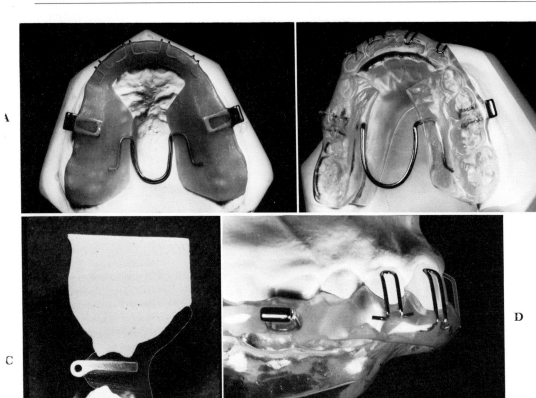

Abb. 7-37 Maxilläre Komponente. A: Ausdehnung auf der palatinalen Seite. Anbringung der Headgear-Röhrchen und des Gaumenbogens, Verankerung der Torque-Federn. B: Die Aktivatoroberseite gibt die Okklusalflächen und Schneidekanten der oberen Zahnreihe wieder. C: Lage des Headgear-Röhrchens zwischen den Zahnreihen. D: Konstruktion und Plazierung der Torque-Federn. Die Federn sollten die Zahnkronen nur mit der palatinal gebogenen Spitze unmittelbar koronal des Gingivarandes berühren.

Im Idealfall sollten diese Einflüsse ohne rotationsbedingte Nebenwirkungen ausgeübt werden. Dafür bedarf es eines Kraftvektors, der durch die Widerstandszentren sowohl des oberen Zahnbogens als auch der Maxilla verläuft (Abb. 7-25). Ein so steiler Kraftvektor läßt sich nicht verwirklichen, da die Kopfkappe keine ausreichende Stabilität gewährleistet. Am ehesten läßt sich die Forderung nach einer möglichst geringen Rotationswirkung bei gleichzeitiger klinischer Annehmbarkeit und Tragbarkeit mit einer Apparatur erfüllen, deren Kraftvektor zwischen den beiden Widerstandszentren liegt (Abb. 7-27 E und 7-35 J). Auf diese Weise neutralisieren sich die Rotationswirkungen gegenseitig, so daß die Neigung der Okklusionsebene unverändert bleibt. Der klassische Zeitpunkt für den Beginn der Aktivator-Headgear-Behandlung des Distalbisses liegt in der Wechselgebißphase, wenn alle seitlichen Milchzähne noch fest verankert sind. Die Größe der extraoralen

Konstruktion der Apparatur

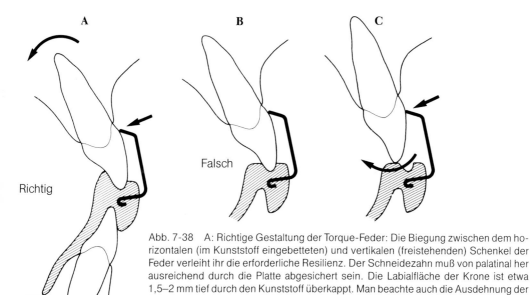

Abb. 7-38 A: Richtige Gestaltung der Torque-Feder: Die Biegung zwischen dem horizontalen (im Kunststoff eingebetteten) und vertikalen (freistehenden) Schenkel der Feder verleiht ihr die erforderliche Resilienz. Der Schneidezahn muß von palatinal her ausreichend durch die Platte abgesichert sein. Die Labialfläche der Krone ist etwa 1,5–2 mm tief durch den Kunststoff überkappt. Man beachte auch die Ausdehnung der Platte labial des unteren Schneidezahnes und lingual am unteren Alveolarfortsatz bis zum Mundboden. B: Durch die fehlende palatinale Abstützung des oberen Schneidezahnes kann es zur Palatinalkippung (C) der Krone kommen, wenn die Torque-Feder aktiviert wird.

Kraft sollte nicht mehr als 400 g* auf jeder Seite betragen (Variationen siehe Seiten 586, 589 und 592). In einigen Distalbißfällen, in welchen der Behandlungsplan eine Kippung der Okklusionsebene vorsieht, muß der Kraftvektor entsprechend modifiziert werden (Abb. 7-27 D und 7-35 K). (Siehe unter »biomechanische Aspekte« S. 550). Die Verankerung im oberen Zahnbogen wird durch den oberen Plattenteil gewährleistet, dessen okklusales Relief die Okklusalflächen und Schneidekanten der Zähne wiedergibt (Abb. 7-35 B und C und 7-37 A und B). Der Kunststoff reicht seitlich bis zu den bukkalen Höckern. Im Frontzahnbereich sind etwa 2 mm der vestibulären Kronenfläche bedeckt. Auf der Palatinalseite werden die Schneidezahnkronen bis zu etwa 3,5 mm von der Platte abgestützt (Abb. 7-35 B, 7-37 A und B, 7-38 A). Im Seitenzahnbereich reicht die Platte als mesial der Eckzähne bis auf den Gaumen. Anstelle einer durchgehenden Gaumenplatte bis zu den Schneidezähnen wird ein Palatinalbügel (1,2 mm Durchmesser) verwendet, wodurch das Gerät angenehmer zu tragen ist und der Zunge möglichst viel Raum bleibt (Abb. 7-25 F und 7-37 B). Um den Aktivator mit dem Innenbogen des Headgears zu verbinden, wird ein speziell gefertigtes Röhrchen* im Kunststoff zwischen der oberen und unteren Zahnreihe

---

* Die Kraftgrößen werden in Gramm ausgedrückt, obwohl es sich eigentlich um Masseneinheiten handelt. Korrekterweise müßte die Kraft in Newton ausgedrückt werden (1 N = 1 m × kg × s^{-2}). Es wurde jedoch beschlossen, die physikalischen Größen zu verwenden, mit welchen die Kieferorthopäden vertraut sind (auch wenn sie nicht korrekt sind!).

* Microna, P. Reinhard AG, Spreitenbach, Schweiz.

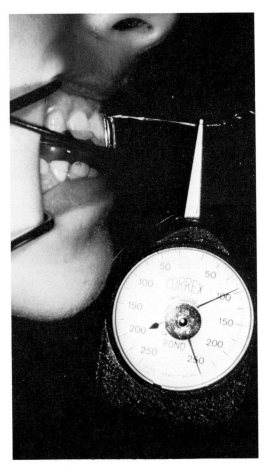

Abb. 7-39   Messung der Kraftapplikation an der Spitze der Torque-Feder.

befestigt. In der Höhe kommt das Röhrchen näher bei der oberen Zahnreihe zu liegen, da in diesem Bereich während der Behandlung kein Kunststoff entfernt werden soll (Abb. 7-37C und D). Zwischen der Okklusalfläche der oberen Zähne und der Verankerungsbasis des Röhrchens sollte etwa 1 mm Kunststoff liegen, damit es bei Belastung durch extraorale Kräfte nicht zum Bruch kommt. Zu betonen ist, daß die sagittale Position des Röhrchens für die Lage des Kraftvektors nicht entscheidend ist. Aus rein praktischen Gründen bietet sich das Gebiet zwischen den 1. und 2. Milchmolaren oder Prämolaren an (Abb. 7-37A und B). Die Gefahr der Verformung oder des Bruchs des Innenbogens wird auf diese Weise minimal gehalten. Der Innenbogen des Headgears kommt so dicht an den Aktivator zu liegen, daß er die Platte fast berührt (Abb. 7-35C und F, 7-54A).

Bei der Aktivator-Headgear-Kombination darf man nicht vergessen, daß der obere Bogen nicht in der gleichen Weise stabilisiert ist wie bei einem massiven Edgewise-Bogen. Die angreifenden Kräfte werden exzentrisch von der auf den Okklusalflächen und Schneidekanten der Zähne ruhenden Platte übertragen, so daß eine körperliche Kontrolle fehlt. Die distal gerichtete Komponente des empfohlenen Kraftvektors (Abb. 7-27E und 7-35J) neigt deshalb dazu, die Kronen distal zu kippen. Verbunden mit dieser individuellen Distalkippungstendenz ist eine mesial rotierende Wirkung auf das gesamte obere Gebiß, die so lange besteht, wie der Kraftvektor oberhalb des Widerstandszentrums der oberen Zahnreihe verläuft. Die Rotationswirkung ist zwar mit der in Abb. 7-27E dargestellten Situation eines oberen Zahnbogens mit Stabilisierung durch einen Edgewise-Bogen vergleichbar, doch fehlt beim Aktivator die starre Einzelzahnkontrolle. Um der Distalkippungstendenz der Kronen entgegenzuwirken und eine vertretbare Stabilisierung des oberen Zahnbogens sicherzustellen, sollte an den oberen Schneidezähnen eine palatinale wurzelkippende Kraft angreifen. Diesem Zweck dienen Torque-Federn aus 0,5–0,6 mm starkem federharten Stahldraht. Der Basisteil wird mit je einem Querarm auf jeder Seite tief im Kunststoff der Platte eingebettet (Abb. 7-37A und B, 7-38A). Der vertikale Teil muß von der Platte abstehen, um eine sehr gute Federwirkung zu ermöglichen. Nur die palatinal gebogene Spitze darf die Krone unmittelbar koronal des Gingivarandes berühren. Sehr wichtig ist dabei, daß der Zahn durch die inzisale Überkappung der Platte gut gesichert ist, insbesondere auf der palatinalen Seite, da sonst die aktivierte Torque-Feder eher eine Palatinalkippung der Krone als der Wurzel bewirkt (Abb. 7-38). Eine andere Gestaltung des Torque-Mechanismus für herausnehmbare Apparaturen wurde von *Bass*[8,9] vorgeschlagen.

Die Torque-Federn werden bei der Aktivator-Headgear-Kombination zur Verhinderung der Lingualkippung der Schneidezahnkronen (Abb.

7-56), weniger zur Palatinalbewegung der Wurzeln verwendet. Sie dienen in erster Linie zur Verstärkung der Verankerung. Zu diesem Zweck eignet sich ein relativ starres System besser als ein Mechanismus mit geringer Kraft und hoher Deflektion. Das Ausmaß der erforderlichen Aktivierung hängt von der Achsenneigung der Schneidezähne bei Behandlungsbeginn ab. Wenn die Zähne leicht protrudiert stehen, ist keine Präaktivierung erforderlich, da an der Spitze der Torque-Behelfe automatisch eine Kraft entsteht, sobald die Kronen zur Palatinalkippung neigen. Bei ursprünglich regelrechter Achsenneigung empfiehlt es sich, die Federn mäßig zu aktivieren, um die ideale Relation beizubehalten. Für einen aktiven Torque-Behelf sind Federn von 0,5 mm Durchmesser vorzuziehen. Die Obergrenze von 1300–1500 g × mm* sollte nicht überschritten werden. Die Kraft an der Federspitze läßt sich sehr einfach mit einer Correx Waage messen (Abb. 7-39). Wenn bei einer Federarmlänge von 6–8 mm 100–150 g verwendet werden, ist eine ausreichende axiale Kontrolle gewährleistet, sofern die Headgearkraft unterhalb von 300–400 g pro Seite gehalten wird. Es wäre vergebens, die Achsenneigung von anfangs zu steil stehenden oder sogar retrudierten oberen Schneidezähnen mit einem starren Torque-Mechanismus verändern zu wollen. Wenn eine Protrusion erforderlich ist, muß die Aktivatorplatte im Bereich der oberen Schneidezähne entsprechend modifiziert werden (S. 436). In komplizierteren Fällen ist eine Vorbehandlung mit einem Utility-Bogen indiziert.

Bei der reinen Aktivatorbehandlung ist die Verwendung aktivierter Torque-Federn kontraindiziert. Die mit den Federn ausgeübte Kraft hätte eine distalrotierende Wirkung auf den Aktivator (Abb. 7-41 B), die eine Verstärkung der bei der reinen Aktivatorbehandlung ohnehin vorhandenen distalrotierenden Tendenz bewirken (Abb. 7-32 A) und zur Extrusion der Schneidezähne führen würde. Daher muß darauf hingewiesen werden, daß die aktivierten Torque-Federn nur in Verbindung mit einem distal wirkenden Okzipitalzug-Headgear verwendet werden dürfen, um einen Kraftvektor mit vertikaler Kontrolle über die oberen Schneidezähne entstehen zu lassen (Abb. 7-27 E). Es empfiehlt sich, den Innenbogen des

* Gramm (g) × Millimeter (mm).

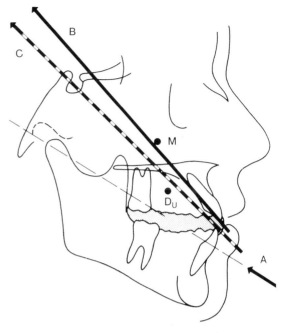

Abb. 7-40 Relation der am Widerstandszentrum der Maxilla (M) und des oberen Zahnbogens (D_U) angreifenden Kraftvektoren der Aktivator-Headgear-Kombination, wenn keine Distalrotation (und möglichst keine oder nur eine geringe Mesialrotation) der Okklusionsebene gewünscht wird. Der deutlich exzentrische muskuläre Kraftvektor (A) (vgl. Abb. 7-32 A) wird durch die Applikation eines extraoralen Kraftvektors (B) in der Nähe des Widerstandszentrums der Maxilla ausgeglichen. Der resultierende Kraftvektor (C) (Addition der Vektoren A und B) kommt dadurch immer noch oberhalb des Widerstandszentrums des Zahnbogens (D_U) zu liegen.

Headgears mit kleinen Biegungen am distalen Ende der Röhrchen zu sichern (Abb. 7-54 A). Dadurch kann das Kind den Innenbogen nicht abnehmen und kommt somit gar nicht erst in die Versuchung, den Aktivator ohne Headgear zu tragen.

Die Torque-Federn bieten einen weiteren Vorteil. Wie bereits besprochen, sollte der extraorale

Kombinierte Aktivator-Headgear-Behandlung

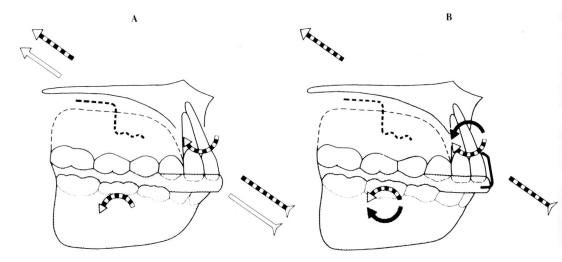

Abb. 7-41 A: Bei dem Versuch, den extraoralen Kraftvektor *(gerader weißer Pfeil)* näher an das Widerstandszentrum der Maxilla *(gerader gestrichelter Pfeil)* zu plazieren, kann es zur Destabilisierung des Aktivators kommen. Je höher der Kraftvektor gelegt wird, um so mehr Kraft wird auf die Schneidezahnregion ausgeübt. Wenn der Kraftvektor oberhalb des Plattenrandes an den Schneidezähnen *(gerader gestrichelter Pfeil)* zu liegen kommt, wird der Aktivator im Seitenzahnbereich abgehebelt *(gebogene gestrichelte Pfeile)*. Mit Hilfe von Torque-Federn (B) kann ein Gegenmoment erzeugt werden *(gebogene schwarze Pfeile)*, das den Aktivator wieder stabilisiert. In der Regel hängt die Kraftverteilung auf die Okklusalflächen der oberen Zähne gleichzeitig von der Aktivierungsgröße der Torque-Federn und dem extraoralen Kraftvektor ab.

Kraftvektor in der Regel zwischen den Widerstandszentren der Maxilla und der oberen Zahnreihe liegen (Abb. 7-27 E). Da der durch die mandibuläre Vorschubhaltung entstandene muskuläre Kraftvektor unterhalb der beiden Widerstandszentren verläuft (Abb. 7-32 A), sollte der extraorale Kraftvektor zum Ausgleich näher an das Widerstandszentrum der Maxilla gerückt werden (Abb. 7-40). Dabei wird jedoch leicht eine Position erzielt, in der der Aktivator destabilisiert wird, wie es der Fall ist, wenn der Kraftvektor an den mittleren Schneidezähnen oberhalb des überkappenden Plattenrandes liegt (Abb. 7-41 A). Bei dieser Kräfteverteilung wird der Aktivator im Seitenzahnbereich abgehebelt, was aber durch die Torque-Federn verhindert werden kann (Abb. 7-41 B). Durch die Aktivierung dieser Federn wird ein okklusaler Druck auf die seitlichen Abschnitte ausgeübt.

Zur klinischen Überprüfung der richtigen Lage des extraoralen Kraftvektors, bei der die Apparatur stabil auf der oberen Zahnreihe sitzen muß, wird der Aktivator eingegliedert und der Headgear in den Außenbogen gehakt (Abb. 7-42). Wenn beim Öffnen des Mundes der distale Plattenanteil abgehebelt wird, liegt der Kraftvektor zu weit vorne (Abb. 7-43 A). In diesem Fall muß entweder die Richtung des Kraftvektors durch entsprechendes Biegen des Außenbogens verändert werden, oder bei Bedarf können auch die Torque-Federn entsprechend aktiviert werden. Wird die Platte im Frontzahnbereich abgehebelt, liegt der Kraftvektor zu weit hinten (Abb. 7-43 B). In der Abb. 7-43 C berührt der Aktivator die Okklusalflächen überall.

Der vertikale Druck, der im frontalen und distalen Zahnbogen gleich groß sein muß, wird überprüft, indem das Gerät zunächst vorne und dann im Molarenbereich mit einem zierlichen Scaler oder durch Herabziehen der unteren Plattenschenkel leicht abgehoben wird (Abb. 7-42). Ob eine geringfügige Rotationskomponente und in welcher Richtung – nach oben frontal oder nach oben distal – eingebracht werden soll, hängt vom Behandlungsplan ab. Entsprechend läßt sich eine bißhebende oder eine bißsenkende Wirkung erzielen (Abb. 7-35J und K). In Fällen, die einen möglichst hochgelegenen Kraftvektor erfordern, sollte der Aktivator im Molarenbereich gerade noch Kontakt haben oder sogar eine geringfügige Destabilisierungstendenz aufweisen. Die Schließmuskulatur des Unterkiefers gewährleistet in diesem Fall immer noch einen paßgenauen Sitz im Seitenzahnbereich.

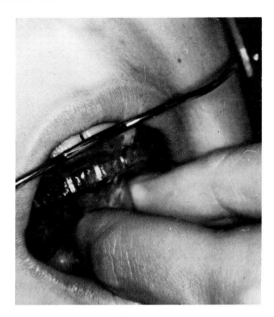

Abb. 7-42 Klinische Überprüfung der Kraftverteilung auf den oberen Zahnbogen. Nach Einsetzen der Apparatur, Einstellung des Außenbogens und Applikation der extraoralen Kraft wird der Patient aufgefordert, den Mund zu öffnen. Das deutlichste und sofort sichtbare Zeichen für mangelnde Stabilität ist das Abheben des Aktivators im frontalen oder distalen Bereich (s. Abb. 7-43). Durch differenziertes Ziehen an den unteren Flügeln des Aktivators läßt sich die ungefähre Verteilung der Kräfte in der Sagittalen beurteilen. Ein genaueres Bild erhält man durch das Anheben der Apparatur zunächst frontal und dann distal mit einem Scaler, wobei der Druckunterschied gut zu sehen ist.

Mandibuläre Komponente

Was den mandibulären Komplex betrifft, werden in erster Linie vier Ziele angestrebt (Abb. 7-44):
1. Lösen der Okklusion – Bißsperre
2. selektive Steuerung der Vertikalentwicklung der unteren Molaren
3. Stimulation und Richtungsänderung des Kondylenwachstums
4. Auslösung eines weniger dorsal und dafür stärker kaudal gerichteten Umbaumusters der Gelenkgruben.

Der Einfluß auf die Kondylen und Gelenkgruben sollte eine mehr vorwärtsgerichtete strukturell stabile Unterkieferhaltung bewirken. Ausgehend von der Grundüberlegung, daß sowohl das Ausmaß als auch die Richtung der mandibulären Symphysenverlagerung zur Verbesserung des knöchernen Profils beitragen, ist es von größter Wichtigkeit, die Vertikalentwicklung der maxillären Komponenten und der mandibulären Alveolarstrukturen gleichzeitig zu kontrollieren.

Das sog. »Entschlüsseln« der Okklusion – die Bißsperre – scheint ein wesentlicher Faktor der Distalbißbehandlung zu sein. Die Untersuchungen von *Tuenge* und *Elder*[126] an Affen haben gezeigt, daß am oberen Zahnbogen angreifende distal gerichtete Headgearkräfte über die Okklusion auf den Unterkiefer übertragen werden, wodurch die Kondylenfunktion dorsalwärts bis zur Normalstellung geht. Als adaptive Prozesse wurden resorptive Aktivitäten im dorsalen Bereich der Kondylen und Kondylenhälse sowie eine Dorsalverschiebung durch Umbauprozesse in der Gelenkgrube beobachtet. Vergleichbare Reaktionen fand auch *Joho*[65] nach der Applikation einer distal gerichteten Headgearkraft auf den Unterkiefer selbst.

Die therapeutische Unterkieferposition wird im Konstruktionsbiß festgelegt, der zur Ausrichtung

Kombinierte Aktivator-Headgear-Behandlung

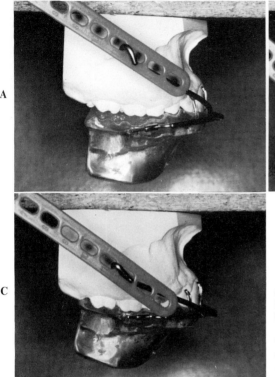
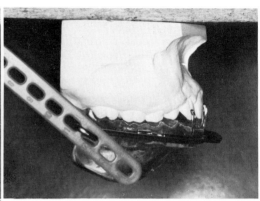

Abb. 7-43 A: Zu weit frontal angreifender Kraftvektor. Die Folge ist das Abhebeln der Platte im distalen Bereich. B: Zu weit distal angreifender Kraftvektor. Die Folge ist das frontale Abhebeln der Platte. C: Der Kraftvektor verläuft durch den Kontaktpunkt zwischen seitlichem Schneidezahn und Milcheckzahn. Die sagittale Kräfteverteilung muß mit einem Scaler überprüft werden.

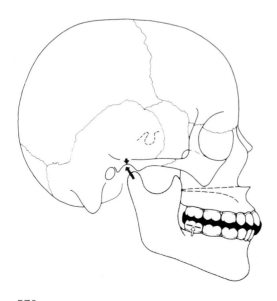

Abb. 7-44 Behandlungsziele bei der mandibulären Komponente der Aktivator-Headgear-Kombination.

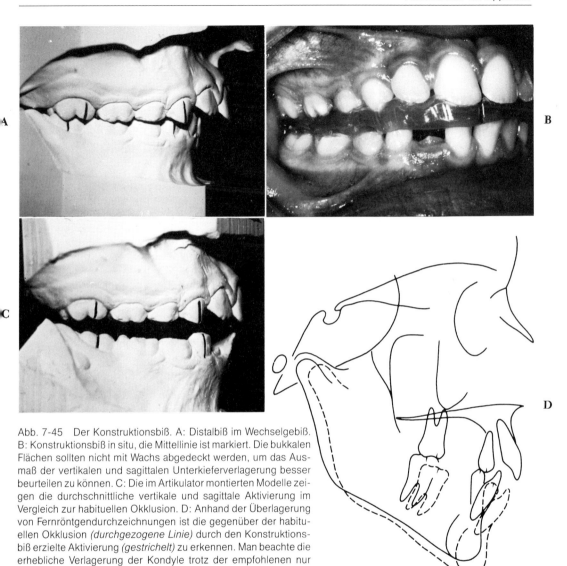

Abb. 7-45 Der Konstruktionsbiß. A: Distalbiß im Wechselgebiß. B: Konstruktionsbiß in situ, die Mittellinie ist markiert. Die bukkalen Flächen sollten nicht mit Wachs abgedeckt werden, um das Ausmaß der vertikalen und sagittalen Unterkieferverlagerung besser beurteilen zu können. C: Die im Artikulator montierten Modelle zeigen die durchschnittliche vertikale und sagittale Aktivierung im Vergleich zur habituellen Okklusion. D: Anhand der Überlagerung von Fernröntgendurchzeichnungen ist die gegenüber der habituellen Okklusion *(durchgezogene Linie)* durch den Konstruktionsbiß erzielte Aktivierung *(gestrichelt)* zu erkennen. Man beachte die erhebliche Verlagerung der Kondyle trotz der empfohlenen nur mäßigen Aktivierung.

der Modelle für den technischen Werdegang dient (Abb. 7-45B). Hinsichtlich des Ausmaßes der für die Distalbißbehandlung mit funktionskieferorthopädischen Apparaturen erforderlichen sagittalen und vertikalen Verlagerung des Unterkiefers finden sich in der Literatur große Unterschiede.* Unser Konzept zielt weder in der Vertikalen noch in der Sagittalen auf extreme Werte ab (Abb. 7-45). Die Bißsperre sollte geringfügig höher sein als der Interokklusalabstand in der Ruheschwebe, um eine ausreichende Dehnung der Adduktoren zu erzielen. In den meisten Fällen muß der Interokklusalabstand zwischen oberen und unteren Sechsjahrmolaren nicht mehr als 2–4 mm betra-

* Literaturstellen 50, 52, 56, 57, 59, 110, 111.

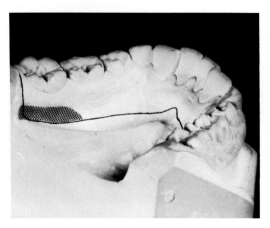

Abb. 7-46 Ausdehnung der Apparatur auf der lingualen Seite des unteren Alveolarfortsatzes. Zugang sollte durch ausreichendes Radieren der Arbeitsmodelle im seitlichen Mundbogenbereich gesichert werden. Ausgeprägte untersichgehende Stellen im Bereich der ersten Molaren sollten vor dem Fertigstellen mit Gips ausgefüllt werden *(gerasterter Bereich)*.

gen. Abgesehen davon, daß eine zu hohe Bißsperre sehr unangenehm ist und außerdem den Lippenschluß erheblich behindert, ist er auch vom biomechanischen Standpunkt aus betrachtet eher ungünstig. Wie eingangs beschrieben, sollte der muskuläre Kraftvektor nicht exzentrischer verlaufen als erforderlich ist (vgl. Abb. 7-32A und 7-34). Andererseits wird sowohl im Seitenzahn- als auch im Frontzahnbereich eine ausreichende Plattenstärke zwischen den Zahnreihen gebraucht, um die Headgear-Röhrchen und Torque-Federn sowie andere Behelfe adäquat befestigen zu können.
Die Vorverlagerung des Unterkiefers sollte, gemessen an den unteren Schneidezähnen, 5–6 mm nicht überschreiten. Das ist in der Regel ausreichend, um die Eckzähne zumindest annähernd in Neutralbißrelation stehen zu lassen (Abb. 7-45 B und D). Je stärker die vertikale Aktivierung ist, um so geringer sollte die sagittale sein. Es wäre falsch zu sagen, daß eine exzessive sagittale Aktivierung eine signifikante größere kondyläre Reaktion hervorruft. Mit der extremen Vorschub-

haltung werden nur die muskulären Kräfte, die durch die Apparatur auf die oberen und unteren Zahnreihen und Kiefer übertragen werden, vergrößert (Abb. 7-32). Auf diese Weise läßt sich zwar die Korrektur des Distalbisses durch Rotationen und Zahnkippungen beschleunigen, doch sind das nicht die Reaktionen, die nach diesem Konzept anzustreben sind (vgl. Abb. 7-33). Darüber hinaus kann es zu einer Überbelastung der Kiefergelenkstrukturen kommen, und auch die Mitarbeitsbereitschaft des Patienten wird durch ein solches Vorgehen zu stark beansprucht. Der wichtigste Reiz für die Beeinflussung des Kondylenwachstums scheint die längerfristige Dislokation der Kondylen aus ihrer Gelenkgrube heraus zu sein. Verschiedenes spricht dafür, daß selbst ein Zervikalzug auf die oberen Molaren eine tiefere Unterkieferhaltung erzwingen und somit eine gewisse kondyläre Reaktion auslösen kann.[13–15] Statt von Anfang an eine exzessive Vorschubhaltung versuchen zu wollen, ist es ratsam, schrittweise vorzugehen. In schwerwiegenden Fällen kann nach 8–12 Monaten eine Reaktivierung erforderlich sein. Um weiterhin einen guten Sitz gewährleisten zu können, empfiehlt es sich dann, ein neues Gerät zu fertigen.
Die Vorverlagerung des Unterkiefers sollte beim Konstruktionsbiß symmetrisch sein. Man darf nicht versuchen, Mittellinienverschiebungen, die durch Kippung oder Wanderung der Schneidezähne entstanden sind, zu korrigieren. Diese Fehlstellungen sind entweder vor oder nach der Aktivator-Headgear-Therapie zu behandeln. Wenn die Korrektur auf später verschoben wird, sollte man die Mittellinien in der zentrischen Relation markieren und im Konstruktionsbiß reproduzieren.
Äußerst kritisch ist die Ausdehnung der Apparatur im Unterkiefer. Mit sehr wenigen Ausnahmen ist eine Mesialisierung des unteren Zahnbogens in Relation zur skelettalen Basis nicht wünschenswert. Die Verankerung sollte daher in erster Linie von der lingualen Knochenplatte getragen werden. Vergleichbar mit Totalprothesen dehnen sich die unteren Schenkel des Aktivators so weit aus, wie es der Mundboden erlaubt (Abb. 7-35 C und D, 7-37 B, 7-46). Im Bereich der 2. Milchmolaren und der bleibenden 1. Molaren bietet die Umschlagsfalte Platz für ausreichend lange Schenkel. Lateral kommt es überwiegend im Bereich

frontal der 2. Milchmolaren zu Irritationen. Wenn die genaue Relation der empfindlichen Schleimhaut zum Plattenrand nicht genau lokalisiert werden kann, werden die Schenkel oft an der falschen Stelle gekürzt. Der Gestaltung der Schenkel im distalen Bereich sind jedoch Grenzen gesetzt. Ausgeprägte untersichgehende Stellen sollten entweder vor dem Küvettieren mit Abdruckgips ausgefüllt (Abb. 7-46) oder nachträglich bei der Ausarbeitung beschliffen werden. Wenn dies nicht geschieht, haben die Kinder meist große Schwierigkeiten, in den im Oberkiefer eingesetzten Aktivator einzubeißen, obwohl regelmäßig empfohlen wird, den Unterkiefer geringfügig über den Unterrand des Gerätes hinaus vorzuschieben und erst dann mit einer leichten Rückbewegung einzubeißen. Die Patienten sollten angehalten werden, den Aktivator immer zuerst im Oberkiefer einzusetzen, um ein Deformieren der Torque-Federn oder das Labialbogens zu vermeiden. Ein anderer Grund für die Beseitigung ausgeprägter untersichgehender Stellen ist die Möglichkeit spontaner Öffnungsbewegungen des Unterkiefers beim Schlafen. Wenn die Vertikalbewegung des Unterkiefers durch die untersichgehenden Stellen vollständig blockiert ist, kann das Gerät von der oberen Zahnreihe abgehoben werden.

Der linguale Bereich zwischen den Eckzähnen sollte als weitere wertvolle alveoläre Abstützungszone voll ausgenützt werden (Abb. 7-35D, 7-37B und D, 7-38A und 7-46). Im Bereich des Zungenbändchens ist der Kunststoff entsprechend auszusparen. Die Apparatur muß Kontakt zu den Lingual- und Okklusalflächen aller Zähne haben und im Bereich der Seitenzähne bis zu den bukkalen Höckern reichen. Die Eck- und Schneidezähne sind auch vestibulär bis zu 2–3 mm mit Kunststoff bedeckt, wodurch eine gute Verankerung gewährleistet wird (Abb. 7-35A und E, 7-38a). Ob und wann der Kunststoff an der Okklusalfläche der 1. unteren Molaren ausgeschliffen werden soll, wird auf S. 581 besprochen (Abb. 7-53B und C).

Gestaltungsvarianten und Kombinationen mit anderen Apparaturen

Der beschriebene Aktivatortyp ist nicht zur Einzelzahnbewegung geeignet. Er kennzeichnet sich durch den maximalen Verankerungsgewinn für die Distalbißbehandlung. Das Konzept der einfachen schienenartigen Konstruktion sollte nicht durch die Eingliederung diverser aktiver Elemente abgeschwächt werden. Zahnfehlstellungen oder Unregelmäßigkeiten der Bogenform muß man entweder vor oder nach der Aktivator-Headgear-Behandlung mit anderen Apparaturen beseitigen. Innerhalb eines begrenzten Rahmens können jedoch einige Gestaltungsvarianten des Aktivators indiziert sein.

Oberer Labial- und Palatinalbogen (Abb. 7-47)
Wenn die Torque-Kontrolle auf die oberen Schneidezähne nicht kritisch ist, kann anstelle der Torque-Federn ein Standard-Labialbogen (0,8 mm Durchmesser) mit U-Schlaufen im Eckzahnbereich verwendet werden (Abb. 7-47A und F). Die Überkappung der Frontzähne bleibt jedoch die gleiche. Auch bei dieser Anordnung wird eine Zweipunktkontaktsituation erzielt, die – wenn auch in einem wesentlich geringeren Maße als mit den Torque-Federn – eine gewisse axiale Kontrolle über die oberen Schneidezähne bietet. Diese Variante sollte nur in leichten Distalbißfällen verwendet werden, die eine kurze Behandlungsdauer erfordern.

Ein Labialbogen kann zur Führung der Schneidezähne indiziert sein, wenn die Zähne zur Förderung der Vertikalentwicklung nicht überkappt werden dürfen (7-59F). So verlockend es auch sein mag, einen Labialbogen zur Retrusion der oberen Schneidezähne zu verwenden, wird das Ausmaß der Protrusion bei Dysgnathien der Klasse II/1 in der Regel stark überschätzt. Wenn keine offensichtlichen Lücken vorhanden sind, liegt nur selten eine ausgeprägte Protrusion der oberen Schneidezähne vor. Da die Mechanik der Distalbißbehandlung ohnehin zur Palatinalkippung dieser Zähne neigt, werden sie bei der initialen Verwendung eines retrudierenden Labialbogens im Zuge der weiteren Behandlung mit größter Wahrscheinlichkeit zu steil stehen. Die Schneidezähne behindern dann sogar die Vorführung in den Neutralbiß. Darüber hinaus führt die Weiterbehandlung des Distalbisses häufig zu einer Rotation des Unterkiefers nach unten und hinten. Der Labialbogen wird daher nur selten zur isolierten Retrusion der Schneidezähne verwendet. Erst bei Abschluß

Kombinierte Aktivator-Headgear-Behandlung

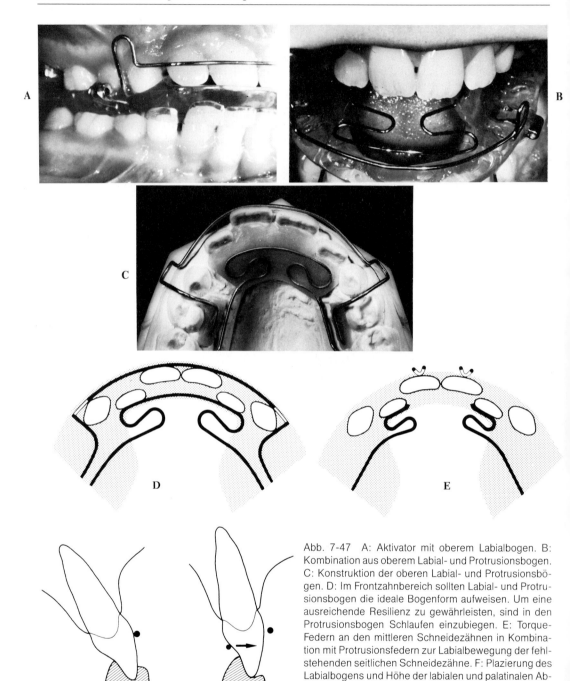

Abb. 7-47 A: Aktivator mit oberem Labialbogen. B: Kombination aus oberem Labial- und Protrusionsbogen. C: Konstruktion der oberen Labial- und Protrusionsbögen. D: Im Frontzahnbereich sollten Labial- und Protrusionsbogen die ideale Bogenform aufweisen. Um eine ausreichende Resilienz zu gewährleisten, sind in den Protrusionsbogen Schlaufen einzubiegen. E: Torque-Federn an den mittleren Schneidezähnen in Kombination mit Protrusionsfedern zur Labialbewegung der fehlstehenden seitlichen Schneidezähne. F: Plazierung des Labialbogens und Höhe der labialen und palatinalen Abstützung der Schneidekante mit Kunststoff. G: Plazierung des Protrusions- und Labialbogens mit Entfernung der labialen Kunststoffkralle, um die geplante Protrusion zu ermöglichen.

Konstruktion der Apparatur

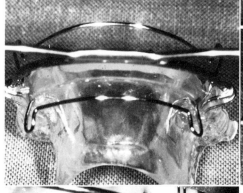
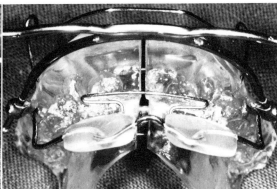
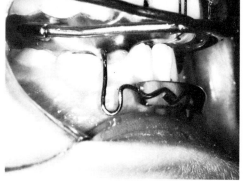

Abb. 7-48 A: Unterer Labialbogen. Vor dem Herstellen wurde lingual der Schneidezähne durch eine Wachsauflage ein Hohlraum geschaffen, um Platz für die Aufrichtung der Schneidezähne zu haben. Die Aussparung kann auch nachträglich durch Beschleifen hergestellt werden. In jedem Fall sollte der Hohlraum sich 2–3 mm apikal des Gingivarandes erstrecken, wobei jedoch der Verankerungsbereich nahe am Mundbogen erhalten bleiben muß. B: Protrusionsbogen zur Protrusion der unteren Schneidezähne. Man beachte die Nachstellschraube lingual der unteren Schneidezähne zur Expansion; ebenso die Lippenpelotten. C: Der Lipbumper wird dem Gerät direkt angefügt, um die Protrusion der unteren Schneidezähne zu unterstützen. Der Lipbumper liegt etwa auf der Höhe des Gingivarandes vor den unteren Schneidezähnen.

der Distalbißbehandlung ist eine geringfügige Retrusion mit entsprechender Aussparung der Platte im Palatinalbereich vertretbar. Die lückige Protrusion im Oberkiefer ist vor der Aktivator-Headgear-Behandlung mit einem Utility-Bogen zu beseitigen. Das gleiche gilt für andere Unregelmäßigkeiten, die gut kontrollierte Einzelzahnbewegungen erfordern.

Die Integration eines Labialbogens und eines palatinalen Protrusionsbogens in den Aktivator kommt nur bei geringfügigen Stellungsanomalien der oberen Schneidezähne in Betracht (Abb. 7-47B bis D). Diese Zusatzbehelfe sind in erster Linie dann angezeigt, wenn eine leichte Protrusion aller vier Schneidezähne zur idealen Ausformung des steilstehenden Frontzahnbogens oder eine Labialbewegung der seitlichen Schneidezähne bei deren Palatinalstand gewünscht wird. In beiden Fällen wird der vollständige sagittale Bißausgleich, d. h. die Klasse-I-Relation der oberen und unteren Zahnbögen, durch die inzisale Interferenz behindert. Patienten mit einer ausgeprägten Retrusion und Elongation der oberen Schneidezähne mit Kontakt zu den Antagonisten müssen mit einer festsitzenden Apparatur vorbehandelt werden. Insbesondere wenn die Behandlung in der Entwicklungsphase begonnen wird, kann in Fällen, die eine Tendenz zur Retrusion der oberen Schneidezähne oder geringfügigen Palatinalstand nur der seitlichen Schneidezähne aufweisen, der Aktivator durch eine Kombination aus Protrusions- und Labialbogen ergänzt werden. Der Labialbogen wird dabei in die für den Einzelfall geplante ideale frontale Bogenform gebracht. Der

Protrugionsbogen (0,7 mm Durchmesser) sollte ebenfalls die ideale Bogenform der Schneidezähne aufweisen. An den distalen Enden werden U-Schleifen eingebogen, um eine ausreichende Resilienz zu gewährleisten.

Am Anfang der Behandlung werden die Drahtelemente, wie bereits erwähnt, nicht gleich aktiviert, und die Schneidezähne sind durch die Überkappung stabilisiert. Wenn sich der Patient, in der Regel nach 4–6 Wochen, an die Apparatur gewöhnt hat, wird der Kunststoff für die geplanten Zahnbewegungen entsprechend ausgeschliffen. Wird keine Elongation gewünscht, bleibt der Kontakt der Schneidekanten mit dem Kunststoff erhalten. Wenn alle Schneidezähne bewegt werden sollen, wird der geschlossene Protrusionsbogen aktiviert und der Labialbogen leicht vorgezogen (Abb. 7-47 G). Der Labialbogen dient als eine Art Schablone zur Begrenzung der Schneidezahnbewegung. Sobald die Bewegung abgeschlossen ist, werden die Schneidekanten wieder mit autopolymerisierendem Kunststoff eingefaßt. Wenn die Behandlung voraussichtlich noch länger dauern wird, empfiehlt es sich, den Bogen durch Torque-Federn zu ersetzen. In Fällen, die nur eine Bewegung der seitlichen Schneidezähne erfordern, kann eine andere Variante verwendet werden (Abb. 7-47 E). Dabei wird die Achsenneigung der mittleren Schneidezähne von Anfang an mit Torque-Federn erhalten, während die seitlichen Schneidezähne wie in diesem Fall mit zwei einzelnen Protrusionsfedern in die gewünschte Stellung gebracht und anschließend mit Kaltpolymerisat eingefaßt werden. Torque-Federn sind dann nicht mehr erforderlich, da die Wurzelspitzen dieser Zähne palatinal stehen.

Unterer Labial- und Lingualbogen, unterer Lipbumper (Abb. 7-48)
Eine leichte Protrusion der unteren Schneidezähne läßt sich, vorausgesetzt es sind Lücken vorhanden, mit einem konventionellen Labialbogen mit U-Schlaufen mühelos korrigieren. Zu beachten ist nur, daß der Kunststoff lingual etwa 2–3 mm apikal des Gingivarandes frei bleibt, gleichzeitig aber die Verankerungsfläche am Mundboden erhalten bleibt (Abb. 7-48 A). Der für die geplante Schneidezahnbewegung erforderliche Bereich kann einfacher und genauer durch eine Wachsplattenauflage geschaffen werden.

Retrudierte untere Schneidezähne lassen sich mit einem Protrusionsbogen nach labial bewegen. Es ist etwas schwierig, lingual der unteren Schneidezähne einen Draht anzubringen, der aus Elastizitätsgründen nicht zu kurz sein darf, ohne daß die Apparatur zu sperrig wird. Meist läßt sich nur eine Schlaufe inkorporieren (Abb. 7-48 B). Zusätzliche Elastizität ist durch die vertikale Verlängerung der Drahtenden zu gewinnen. Alternativ bietet die Fensterung im Kunststoff an der Stelle des Protrusionsbogens Platz für weitere Schlaufen. Falls erwünscht, kann auch ein Lipbumper, nicht zu verwechseln mit Lippenpelotten (Abb. 7-50), direkt am Aktivator befestigt werden (Abb. 7-48 C).

Die zahnbewegenden Behelfe sind jedesmal, wenn die Apparatur in den Mund gesetzt wird, Belastungen und Spannungen ausgesetzt. Wenn sie starr konstruiert sind, brechen sie leicht. Andererseits muß eine gute Formstabilität gewährleistet sein. Daher sind einerseits relativ dicke Drähte zu verwenden, andererseits müssen zur Erhöhung der Elastizität ausreichende Extensionen vorhanden sein. Die Drahtelemente sollten nur in kleinen Schritten aktiviert werden, damit sie allein durch das Einbeißen in die korrekte Lage an den zu bewegenden Zähnen gelangen.

Federn zur Einzelzahnbewegung (Abb. 7-49)
Ein oberer 1. Molar, der in die Lücke des 2. Milchmolaren hineingekippt ist, läßt sich mit der in Abb. 7-49 A dargestellten elastischen Feder in seine richtige Lage zurückführen. Der Kunststoff muß weggeschliffen werden, um die Distalisierung der Zahnkrone zu erlauben, doch sollte die vertikale Kontrolle erhalten bleiben. Sobald die geplante Bewegung abgeschlossen ist, muß die ursprüngliche Apparaturform mit Hilfe von Kaltpolymerisat wiederhergestellt werden, damit die Krone wieder stabil im Aktivator sitzt. Eine Feder zur Mesialisierung eines Zahnes ist in Abb. 7-49 B dargestellt. Bei Verlagerung oder Aberration eines Eckzahnes läßt sich der Zahn auch mit Hilfe eines Gummizuges zwischen einem dem Zahn aufgeklebten Knöpfchen und einem Haken am Aktivator bewegen (Abb. 7-49 C). Alle diese zusätzlichen zahnbewegenden Behelfe sollten sich jedoch auf ein oder zwei Bereiche beschränken und nur auf die Beseitigung lokaler Abweichungen abzielen. Die umfassende und exakte Behandlung komplexer

Konstruktion der Apparatur

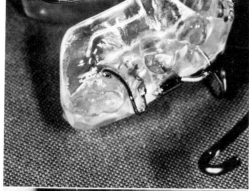

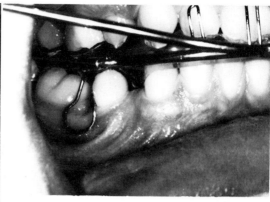

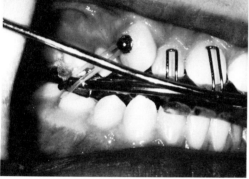

Abb. 7-49 A: Feder zur Distalisierung eines oberen 1. Molaren. Zur Erhöhung der Elastizität ist bukkal eine Schlaufe eingebogen. Bei der Aktivierung muß der okklusale Aufbiß abgeschliffen werden, wobei jedoch der Höckerkontakt für die vertikale Kontrolle erhalten bleiben muß. B: Feder zur Mesialisierung eines unteren 1. Prämolaren. C: Distalbewegung der mesial geneigten Krone des oberen Eckzahnes mittels eines Gummizuges, der einerseits mit den am Eckzahn distal exzentrisch angebrachten Klebeknöpfchen und andererseits mit dem Headgear-Röhrchen verbunden ist.

Zahnfehlstellungen gehört nicht zur Domäne des Aktivators.

Untere Lippenpelotten (Abb. 7-50)
Bei Hyperaktivität des Musculus mentalis haben sich untere Lippenpelotten, wie sie von *Fränkel* vorgeschlagen wurden, für die Normalisierung des Lippenschlusses als hilfreich erwiesen. Um die erforderliche Ausdehnung zu erzielen, müssen die Konturen der unteren Labialregion am Arbeitsmodell modifiziert werden. Die Lippenpelotten werden tief in der vestibulären Umschlagsfalte parallel zum Alveolarfortsatz angebracht und sind tropfenförmig (Abb. 7-50). (Eine detaillierte Konstruktionsbeschreibung findet sich bei *McNamara* und *Huge*[79].) Der untere Lipbumper (Abb. 7-48 C) und die Unterlippenpelotten unterscheiden sich nicht nur hinsichtlich der Indikationsbereiche, sondern auch in ihrer Konstruktionsweise und Position.

Expansion mit Hilfe von Dehnschrauben und Unterfütterung (Abb. 7-51 und 7-52)
Viele Dysgnathien der Klasse II/1 sind mit einer Kompression des Oberkiefers verbunden, der einer Dehnung bedarf, wenn eine Klasse-I-Relation erzielt werden soll. Besonders häufig wird der untere Zahnbogen durch die obere Eckzahnregion in einer dorsalen (distalen) Position gehalten. Wenn kein Spielraum für die weitere Vorverlagerung des Unterkiefers vorhanden ist, muß vor der weiteren Korrektur der sagittalen Relation zunächst das transversale Problem gelöst werden. Der Aktivator ist kein wirksames Mittel zur schnellen Expansion, daher müssen hochgradige transversale Diskrepanzen mit den geeigneten Apparaturen für eine Überkiefererweiterung (Rapid expansion) behandelt werden. Nach wenigen Wochen der aktiven Dehnung und etwa 3 Monate Retention können sie in der Regel abgesetzt werden. Da die meisten Fälle überexpandiert werden, sollte man erst abwarten, bis die Situation annähernd bis zur

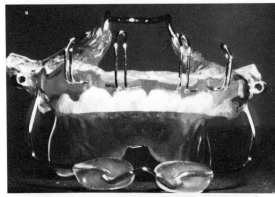
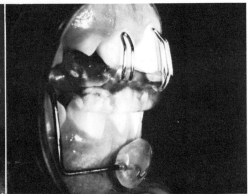
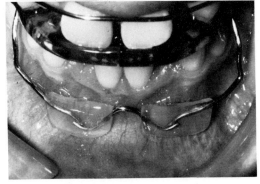

Abb. 7-50 A: Aktivator mit Lippenpelotten nach Art des *Fränkelschen* Funktionsreglers. B und C: Die Lippenpelotten liegen tief in der vestibulären Umschlagsfalte und beeinflussen die Mentalisaktivität und den Lippenschluß. Der untere Bereich der vestibulären Umschlagsfalte muß vor der Konstruktion des Apparates am Arbeitsmodell entsprechend radiert werden.

gewünschten transversalen Dimension rezidiviert ist, bevor man die Distalbißbehandlung mit der Aktivator-Headgear-Kombination beginnt. Die Zeit zwischen Abdrucknahme und Eingliederung des Aktivators sollte dann möglichst unter 4 Tagen liegen. Der Aktivator kann dann die transversale Korrektur aufrechterhalten, sofern die Kieferdehnung nach korrekter Indikationsstellung erfolgte und sorgfältig durchgeführt wurde. Fälle mit vollständig blockiertem Unterkiefer oder einem transversalen Defizit von 3–4 mm und mehr sollten vor der Aktivator-Headgear-Behandlung immer expandiert werden.

Wenn der Unterkiefer frei und ohne Behinderung durch einen Schmalstand im Oberkiefer von der habituellen Interkuspidation in oder in die Nähe einer Klasse-I-Relation gleiten kann, kann die Distalbißbehandlung mit der Aktivator-Headgear-Kombination umgehend begonnen werden. Es stört nicht, daß bei diesem simulierten Neutralbiß keine vollständig koordinierte transversale Dimension vorliegt, d. h. der obere Zahnbogen geringfügig zu schmal ist. In diesem Zusammenhang ist zu betonen, daß sich das hier Gesagte auf typische Wechselgebißfälle bezieht. Dabei hat der Unterkiefer aufgrund der Abnützung der Milchzähne meist genügend Raum, um in den Neutralbiß zu gleiten. Die transversale Diskrepanz ist demnach kein dringendes Problem, da sie nicht unmittelbar mit der sagittalen Korrektur kollidiert. Die Dehnung läßt sich während der relativ langen Zeit, die zur gleichzeitigen Behandlung des Distalbisses erforderlich ist, in kleinen Schritten erzielen. Nach unserer Erfahrung ist allein mit der Unterfütterungsmethode innerhalb eines Zeitraumes von 1 Jahr eine Dehnung des Oberkiefers von 3–4 mm möglich. Die Unterfütterungsmethode kann in Abständen von etwa 8 Wochen wiederholt werden.

Das okklusale Relief der oberen bukkalen Zähne

Konstruktion der Apparatur

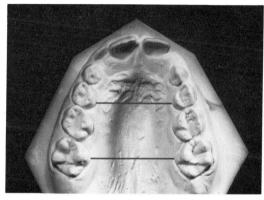
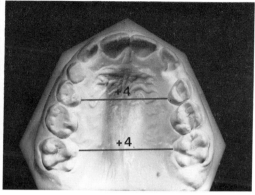

Abb. 7-51 Durch wiederholte Unterfütterung des Aktivators läßt sich eine erhebliche Expansion des oberen Zahnbogens erzielen. A: Anfangsbefund. B: Nach einer Behandlungsdauer von 1 Jahr 4 Monaten. In diesem Zeitraum wurde sechsmal unterfüttert. Anfangs wurde zur Rotation der 1. bleibenden Molaren ein *Goshgarian*-Palatinalbügel verwendet.

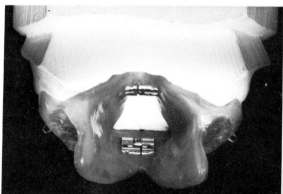
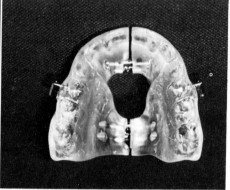

Abb. 7-52 A: Plazierung von 2 grazilen Nachstellschrauben zur Expansion, eine im Gaumenbereich und die andere lingual der unteren Schneidezähne. B: Die sagittal durchgesägte Apparatur. Beide Schrauben sind zwei Vierteldrehungen geöffnet.

wird zu flachen Furchen beschliffen, ohne jedoch den Kunststoff an den Stellen zu entfernen, wo die Höckerspitzen Kontakt haben. Es ist sehr wichtig, daß die vertikale Kontrolle erhalten bleibt. Dann wird in beiden oberen Seitenzahnsegmenten einschließlich der Ausdehnung vom Gaumen großzügig selbsthärtender Kunststoff aufgetragen. Der Kunststoff sollte gerade so zähflüssig sein, daß er nicht zerläuft, aber dennoch gut fließt. Der Aktivator wird kurz mit kaltem Wasser abgespült, um den etwas unangenehmen Geschmack des Kunststoffs zu neutralisieren und anschließend in den Mund gesetzt. Der Patient wird aufgefordert, einige Minuten lang sehr fest zuzubeißen. Überschüssiger Kunststoff wird mit einem Spatel entfernt. Wenn das Material angezogen hat, aber noch etwas plastisch ist, wird der Aktivator vorsichtig herausgenommen. Diesen Zeitpunkt sollte

man nicht verpassen – die Erfahrung ist schmerzlich, wenn man versuchen muß, den Aktivator herauszunehmen, nachdem der Kunststoff bereits vollständig erstarrt ist!
Danach wird der Aktivator wieder in den Mund gesetzt, um sicherzugehen, daß er genau sitzt. Nun kann man entweder abwarten, bis das Material fast vollständig ausgehärtet ist, oder man stellt ihn nach dieser zweiten Überprüfung für etwa 10 Minuten in einen Druckbehälter. Letzteres fördert die Polymerisation und verleiht dem angefügten Kunststoff eine hochglänzende Oberfläche, was vom hygienischen Standpunkt aus erwünscht ist. Die Überschüsse werden entfernt und die zungenwärtigen Flächen poliert. Der durch die Unterfütterung gestraffte Sitz des Aktivators bewirkt eine geringe Vergrößerung der Zahnbogenbreite. Wenn das Verfahren regelmäßig wiederholt wird, lassen sich nicht unbeträchtliche Veränderungen erzielen (Abb. 7-51). Unerläßliche Voraussetzung für ein solches Ergebnis ist jedoch, daß der Aktivator in Verbindung mit einem direkten distal wirkenden High-Pull-Headgear getragen wird. Um den erforderlichen straffen Sitz im oberen Schneidezahnbereich aufrechtzuerhalten, muß dieser Bereich mindestens jedes zweite Mal ebenfalls unterfüttert werden.
Die Unterfütterung ist immer dann notwendig, wenn die Paßgenauigkeit nicht mehr optimal ist und muß, auch wenn keine Kieferdehnung erforderlich ist, im Oberkiefer routinemäßig ungefähr alle 6 Monate durchgeführt werden. Auch im Unterkiefer empfiehlt sich eine Unterfütterung nach etwa 8monatiger Behandlungsdauer.
In seltenen Fällen ist sowohl im Ober- als auch im Unterkiefer eine gewisse Expansion angezeigt. Sie kann mit 2 Nachstellschrauben erzielt werden, wobei eine in die Mitte der Gaumenplatte und die andere lingual der unteren Schneidezähne und der Mittellinie eingebaut wird (Abb. 7-52). Wirksamkeit und Stabilität werden dadurch erhöht. Bei diesem Verfahren muß zeitweise auf die Paßgenauigkeit im Schneidezahnbereich verzichtet werden, um eine Mesialwanderung dieser Zähne zu ermöglichen, damit eine Diastemabildung verhindert wird. Die Konstruktion mit den beiden Schrauben ist auch zur relativ wirksamen Dehnung nur des Oberkiefers geeignet. In diesem Fall sind die beiden Schrauben bei der Konstruktion des Aktivators um zwei Vierteldrehungen geöffnet und die Plattenhälften klaffen in der Mittsagittalen so weit auseinander, daß die Schrauben wieder durch zwei Vierteldrehungen geschlossen werden können (Abb. 7-52B). Nach einer Tragezeit von etwa 6 Wochen werden die Schrauben geschlossen (Verringerung der transversalen Dimension), die Oberkieferplatte wird unterfüttert und die Schrauben wieder durch zwei Vierteldrehungen geöffnet (was einer Aktivierung von etwa 0,5 mm gleichkommt). Die Apparatur hat dann im Unterkiefer den gleichen Sitz wie vorher, bewirkt aber im Oberkiefer eine Dehnung. Das Verfahren kann etwa alle 5 Wochen wiederholt werden, wobei jedoch nochmals zu betonen ist, daß auch bei dieser Methode die erforderliche Dehnung maximal 4 mm betragen darf. In unserer Klinik sind nur etwa 6% der im Wechselgebiß verwendeten Aktivatoren mit Schrauben versehen.

Mesialisierung des Unterkiefers
Eine progressive Mesialisierung der Unterkieferposition läßt sich mit Hilfe einer speziellen Schraube erzielen, die sowohl im maxillären als auch im mandibulären Teil eines horizontal zersägten Aktivators verankert ist.[110] Nach der Aktivierung muß der untere Plattenteil unterfüttert werden. In hochgradigen Distalbißfällen ziehen wir es bislang vor, die Apparatur nach 8–12 Monaten Behandlungsdauer zu erneuern. Dabei wird der Unterkiefer mit dem neuen Konstruktionsbiß von der erreichten Lage in oder leicht über den Neutralbiß hinaus geschoben.

Vertikale Kontrolle durch Beschleifen
Die Aspekte der Behandlung der unteren Sechsjahrmolaren werden später besprochen. Zur Unterstützung der Vertikalentwicklung der unteren bleibenden Molaren wird die Platte okklusal freigelegt. Die Aussparung sollte bis zum distalen Bereich des 2. Milchmolaren reichen (Abb. 7-53 A und B). Auf der Lingualseite wird in vertikaler Richtung bis in den Schleimhautbereich freigelegt (Abb. 7-53 C). Wenn der Zahnwechsel im Seitenzahnbereich weitgehend abgeschlossen ist, kann zur Nivellierung der *Speeschen* Kurve die Entfernung von Kunststoff okklusal der unteren Prämolaren erforderlich werden, um eine Konsolidierung zu ermöglichen (Abb. 7-53 E). Bei kritischer unterer Bogen-

Konstruktion der Apparatur

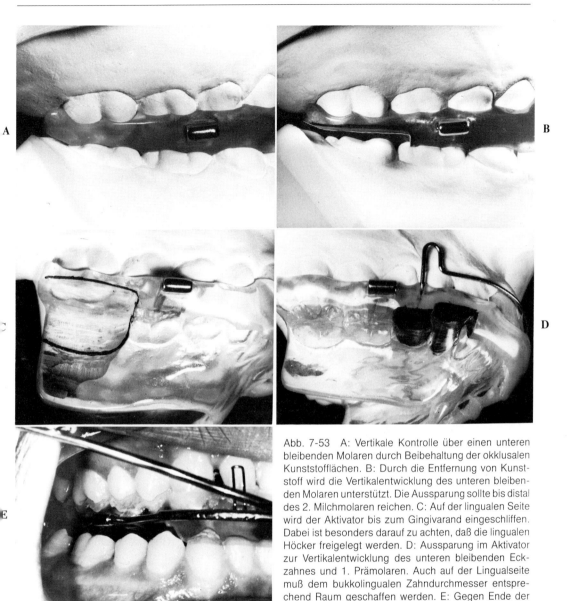

Abb. 7-53 A: Vertikale Kontrolle über einen unteren bleibenden Molaren durch Beibehaltung der okklusalen Kunststoffflächen. B: Durch die Entfernung von Kunststoff wird die Vertikalentwicklung des unteren bleibenden Molaren unterstützt. Die Aussparung sollte bis distal des 2. Milchmolaren reichen. C: Auf der lingualen Seite wird der Aktivator bis zum Gingivarand eingeschliffen. Dabei ist besonders darauf zu achten, daß die lingualen Höcker freigelegt werden. D: Aussparung im Aktivator zur Vertikalentwicklung des unteren bleibenden Eckzahnes und 1. Prämolaren. Auch auf der Lingualseite muß dem bukkolingualen Zahndurchmesser entsprechend Raum geschaffen werden. E: Gegen Ende der Behandlung. Die Vertikalentwicklung der unteren Prämolaren wurde gefördert und die der oberen Prämolaren gehemmt (s. Unterfütterung), um die *Spee*sche Kurve abzuflachen und die Nivellierung zu begünstigen.

Kombinierte Aktivator-Headgear-Behandlung

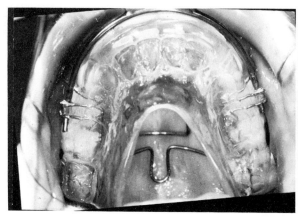
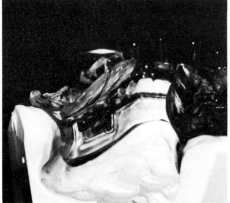

Abb. 7-54 A: Kombination mit einem Transpalatinalbügel und oberen Molarenbändern. Im Bereich der palatinalen Molarenröhrchen und des Gaumens muß der Aktivator ausgespart werden. Der Gaumenbogen des Aktivators muß abgeändert werden. B: Kombination mit unteren Molarenbändern und Lingualbogen.

länge empfiehlt es sich, den 1. Molaren mesial mit einem Drahtdorn auf dem Aktivator zu sichern.
Bei jedem Durchbruch eines bleibenden Zahnes sind einige Veränderungen am Aktivator fällig (Abb. 7-53 D). Vor allem die bleibenden Eckzähne haben einen größeren bukkolingualen Durchmesser, so daß der Aktivator lingual entsprechend ausgeschliffen werden muß. Durch das korrekte Beschleifen des Aktivators unterstützt man das Einregulieren der Zähne. Häufig wird der Fehler gemacht, für die Vertikalentwicklung der oberen Prämolaren zu viel Raum zu gewähren, vor allem wenn sie vor den unteren durchbrechen. Auf diese Weise entsteht leicht eine zu stark gekrümmte Okklusionskurve. Wichtig ist es, den oberen 1. Prämolaren frei distalwandern zu lassen, so daß der obere Eckzahn den zusätzlichen, durch den 2. Milchmolaren entstandenen Raum voll ausnützen kann (Abb. 7-49C). Dieses Vorgehen trägt auch zur Einordnung der 1. Prämolaren in die Neutralbißrelation bei. Je nach dem Stand der Entwicklung kann ein Beschleifen der Mesialfläche des 2. Milchmolaren mit der Separierscheibe indiziert sein (Abb. 7-59E).
Besonders aufmerksam ist der Durchbruch der bleibenden 2. Molaren zu beobachten, wenn die Aktivator-Headgear-Behandlung in diese Entwicklungsphase fällt. Um eine Supraeruption dieser Zähne zu verhindern, sollte die Platte routinemäßig distal über die 1. bleibenden Molaren hinaus verlängert werden (Abb. 7-53A). Sobald die Zahnkronen die gewünschte vertikale Höhe erreicht haben, werden sie durch Unterfütterung in die Apparatur einbezogen.

Kombination mit Transpalatinal- und Lingualbügel (Abb. 7-54)
Häufig finden sich in Distalbißfällen mesiopalatinal rotierte obere 1. Molaren (Abb. 7-51). Zur Derotation eignet sich ein herausnehmbarer Transpalatinalbügel, der sog. *Goshgarian*-Bügel, mit dem vor Beginn der Aktivator-Headgear-Behandlung innerhalb kurzer Zeit gute Ergebnisse erzielt werden können. Um die neue Molarenposition zu retinieren, wird der Transpalatinalbügel zusammen mit dem Aktivator weiterverwendet (Abb. 7-54A und 7-59E). Bei der Abdrucknahme ist der Transpalatinalbügel meist in situ. Am Modell legt der Techniker etwas Wachs um die Halterung an den Molaren sowie in den Bereich, wo der Bügel aus den Röhrchen tritt und entlang des Alveolarfortsatzes verläuft. So entsteht in dem Aktivator eine kleine Furche für den Transpalatinalbügel. Um zu verhindern, daß sich Transpalatinalbügel und der

Konstruktion der Apparatur

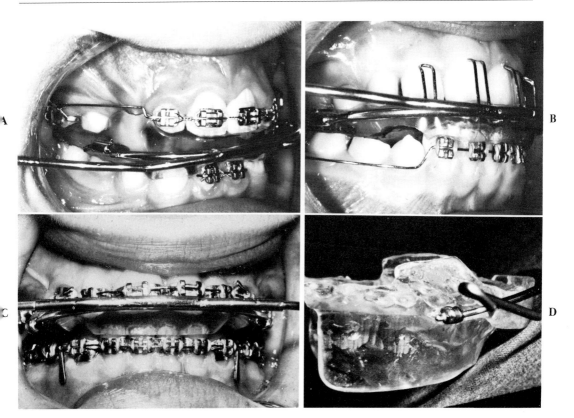

Abb. 7-55 A: Vorbehandlung mit einem Utility-Bogen im Oberkiefer und Teilbogen im unteren Frontzahnbereich. Ohne die Teile der festsitzenden Apparatur entfernen zu müssen, kann zwischenzeitlich die Aktivator-Headgear-Kombination zur Distalbißbehandlung eingesetzt werden. Nach dem Durchbruch der Eckzähne ist bei diesem Patienten, dessen obere 1. Prämolaren zum Ausgleich der Nichtanlage der unteren mittleren Schneidezähne extrahiert wurden, eine Fortsetzung der Behandlung mit den festsitzenden Apparaturen geplant. B: Vorbehandlung mit einem Utility-Bogen im Unterkiefer. Während der Aktivator-Headgear-Behandlung bleibt er als Lückenhalter passiv im Munde. C: Multibandtherapie in einem Extraktionsfall. Zustand gegen Ende der Behandlung. Zum Abschluß der Distalbißkorrektur wird gleichzeitig mit der Aktivator-Headgear-Kombination behandelt. Der Lückenschluß im Unterkiefer wird fortgesetzt. D: In Verbindung mit einer festsitzenden Apparatur, die Torque-Kräfte appliziert und axiale Kontrolle ausübt, kann der Aktivator als einfache Kunststoffschiene ohne jegliche Zusatzbehelfe konstruiert werden.

Palatinalbogen des Aktivators am Gaumen gegenseitig behindern, muß der Palatinalbogen etwas weiter nach vorne gesetzt werden. Transpalatinalbügel werden häufig auch bei hyperdivergenten Fällen verwendet (s. S. 446).

Geklebte Retainer, die nach der Korrektur der oberen Schneidezahnposition verwendet werden und untere 2-2- oder 3-3-Retainer können bei Beginn der Aktivatorbehandlung belassen werden. Wenn ein Platzhalter nötig ist oder eine längere Retention der vorbehandelten unteren Zahnreihe erforderlich ist, kann ein unterer Lingualbügel eingegliedert werden (Abb. 7-54B). Durch entsprechende Wachsauflagen an den Arbeitsmodellen kann für diese Behelfe zusätzlich Raum geschaffen werden.

Kombination mit festsitzenden Apparaturen (Abb. 7-55)

In der Regel werden festsitzende Apparaturen vor oder nach der Aktivator-Headgear-Behandlung verwendet. Klebebrackets ermöglichen eine sehr flexible Anwendung verschiedener Apparaturen während der einzelnen Phasen der Gesamtbehandlung. In bestimmten Situationen kann die festsitzende Apparatur gleichzeitig mit dem Aktivator verwendet werden. So kann die Aktivator-Headgear-Theorie sofort begonnen werden, obwohl noch einige Veränderungen im oberen oder unteren Frontzahnbereich wünschenswert erscheinen, sei es, um eine bessere Koordination der Zahnbögen oder bessere Bedingungen für die Entwicklung der Seiten- und Eckzähne zu erzielen. Mit Klebebrackets kann ein Lückenschluß im Seitenzahnbereich oder eine andere kleinere Korrektur gleichzeitig mit der Aktivatortherapie durchgeführt werden. Auch ein einfacher Utility-Bogen kann noch in Betracht kommen, wobei der Molarenbereich durch die Platte gesichert wird (Abb. 7-55 A und B). Solche Maßnahmen sollten jedoch nicht vor Ablauf mehrerer Monate der Aktivator-Headgear-Behandlung eingeleitet werden, nach Möglichkeit werden sie in eine Behandlungsphase gelegt, in der die sagittale Korrektur bereits weitgehend erfolgt ist und es nicht mehr auf die maximale Verankerung ankommt. Sobald der festsitzende Behelf seinen Zweck erfüllt hat, werden die Zähne wieder mit Kunststoff überkappt (Abb. 7-55B). Die Klebebrackets können belassen werden, wenn nach Abschluß der Aktivatorbehandlung eine Nachbehandlung mit vollständigen festsitzenden Apparaturen geplant ist.

Häufiger kommt die kombinierte Behandlung in komplizierteren Fällen zur Anwendung, die eine extensive Vorbehandlung mit festsitzenden Apparaturen erfordern. Wenn die Fehlstellungen und anderen Unregelmäßigkeiten weitgehend korrigiert sind, wird statt der intermaxillären Gummizüge zur Korrektur der verbleibenden sagittalen Diskrepanz die Aktivator-Headgear-Kombination verwendet (Abb. 7-55C). Die festsitzende Apparatur wird dabei zur Retention inaktiv belassen und nach Abschluß der überlagerten Aktivator-Headgear-Behandlung zur Feinregulierung der Okklusion wieder aktiviert. Für diesen Anwendungsbereich wird der Aktivator als einfache Schiene ohne Bogen oder andere Zusatzbehelfe konstruiert (Abb. 7-55D). Wenn für die abschließende Behandlung mit der festsitzenden Apparatur keine lingualen Vorrichtungen erforderlich sind, empfiehlt es sich, diese vor der Abdrucknahme zu entfernen. Dieser Behandlungsweg wird häufig für das bleibende Gebiß mit oder ohne Extraktionstherapie gewählt und kann während des pubertären Wachstumsschubes besonders wirkungsvoll sein – dies spricht dafür, die zusätzliche Aktivator-Headgear-Behandlung in Extraktionsfällen noch vor Beendigung des Lückenschlusses zu initiieren. Anlaß für eine solche Entscheidung ist nicht zuletzt auch die Überlegung, daß man zuerst die Reaktion auf die Aktivator-Headgear-Kombination beurteilen möchte. Während dieser Phase kann im Unterkiefer trotz gleichzeitigen Aktivatortragens ein langsamer Lückenschluß durchgeführt werden, unter der Voraussetzung, daß der Frontzahnbereich in der richtigen Position steht. Die okklusalen Kunststoffanteile werden ausgespart, wobei der vertikale Höckerkontakt der unteren Seitenzähne bestehen bleibt, um eine Mesialisierung zu ermöglichen, während die Frontzähne sowie die Eckzähne, eventuell einschließlich der 1. Prämolaren mit Kunststoff überkappt bleiben. Bei sehr guter skelettaler Reaktion auf die Aktivator-Headgear-Behandlung ist keine Retraktion der oberen Schneidezähne mehr erforderlich. Die oberen Lücken können auch von hinten nach vorne geschlossen werden, was hinsichtlich der Profilästhetik vorzuziehen ist. Wenn die Aktivator-

Headgear-Phase nicht erfolgreich ist, werden die verbleibenden oberen Lücken zur Retraktion der Frontzähne genützt und auf diese Weise die sagittale Diskrepanz ausgeglichen.

Beim bleibenden Gebiß ist die Vorbehandlung der oberen und unteren Zahnreihen für die Erzielung einer Neutralbißrelation mit der Aktivator-Headgear-Therapie entscheidend. Okklusale Interferenzen behindern die erfolgreiche Korrektur.

Indikationen, therapeutische Differenzierung und zeitliche Planung

Das Einsatzgebiet der Aktivator-Headgear-Kombination ist die Korrektur des skelettalen Distalbisses in der Wachstumsphase.
Nicht alle Distalbißfälle sind gleich. In der Literatur finden sich verschiedene anspruchsvolle diagnostische Klassifikationen[76]. Die vielen dentalen Komponenten lassen sich durch wirksame Kraftsysteme relativ gut kontrollieren, doch muß man, von unserer Warte gesehen, bei der skelettalen Kontrolle nach wie vor einige therapeutische Einschränkungen hinnehmen. Relativ gut ist die Verringerung des horizontalen Wachstumsvektors des maxillären Komlexes zu erzielen. Die Stimulation des horizontalen Unterkieferwachstums in dem Maß, daß sich eine vollständige skelettale Distalbißkorrektur ergibt, ist jedoch noch nicht zur orthopädischen Realität geworden. Obwohl bei der Aktivator-Headgear-Behandlung alle Möglichkeiten ausgeschöpft werden, um die größtmögliche mandibuläre Reaktion zu erzielen, muß man erkennen, daß unter dem Strich der größte Beitrag von den maxillären dentoalveolären Reaktionen und dem normalen mandibulären Wachstum stammt. Selbst wenn die diagnostischen Grundlagen ausschließlich eine Vorverlagerung des Unterkiefers verlangen, wird die orthopädische Behandlung immer einen wesentlichen Einfluß auf die maxilläre Region ausüben (auch wenn einige Befürworter der Funktionskieferorthopädie das Gegenteil behaupten).

Das Ausmaß des maxillären Beitrags zur Korrektur des skelettalen Distalbisses läßt sich jedoch durch die Wahl der Behandlungsweise modifizieren. Während einerseits die reine Headgearbehandlung des oberen Zahnbogens mit starken Kräften von bis zu 1000 g auf jeder Seite über 16 oder sogar 24 Stunden pro Tag einen maximalen Beitrag der maxillären Strukturen bewirken kann, führt andererseits die Verwendung leichter bis mittlerer Headgearkräfte (200 – 400 g) über 12 bis 14 Stunden zu einem minimalen Beitrag. Wenn daher mit der Aktivator-Headgear-Kombination ein minimaler maxillärer und ein maximaler mandibulärer Beitrag zur Korrektur des skelettalen Distalbisses erzielt werden soll, dürfen nur mittlere Headgearkräfte verwendet werden. In der Folge ist eine längere Behandlungsdauer in Kauf zu nehmen. Eine schnelle Korrektur dieser Dysgnathieform läßt immer den Verdacht aufkommen, daß zu den Veränderungen fast ausschließlich maxilläre Reaktionen beigetragen haben. Ein wesentlicher mandibulärer Beitrag braucht viel Zeit, man muß im Durchschnitt mit mindestens 2 Jahren rechnen.

Die Aktivator-Headgear-Behandlung ist daher in skelettalen Distalbißfällen indiziert, in welchen eine Vorverlagerung des Kinnpunktes wünschenswert und zumindest eine gewisse distal gerichtete maxilläre dentoalveoläre Reaktion akzeptabel ist. In einem begrenzten Bereich können die maxillo-mandibulären Beiträge durch die Veränderung der Größe und des Vektors der Headgearkraft sowie der für die Korrektur gewährten Zeit und evtl. auch durch die Reaktivierung der mandibulären Vorverlagerung in mehreren Stufen nutzbar gemacht werden. Der dentale Distalbiß mit skelettal orthognathem Profilbild sollte nicht mit diesem Kombinationsverfahren behandelt werden, da es hier ein ungünstiges, konkaves Profil bewirken kann. Die Entscheidung über die Erfolgsaussichten einer Vorverlagerung der mandibulären Symphyse beruht primär auf der klinischen Beurteilung. Ein ungefähres Bild kann man sich verschaffen, indem man den Patienten den Unterkiefer in die Neutralbißstellung vorschieben läßt. Man erhält jedoch nur dann einen Eindruck von der zu erwartenden Situation, wenn der Unterkiefer ungehindert protrudiert werden kann. In Tiefbißfällen mit steiler inzisaler Führung muß der Unterkiefer dabei zu stark gesenkt werden, so daß ein falsches Bild mit einer vergrößerten vorderen Gesichtshöhe entsteht. Mit dem für die Diagnose nützlichen Vorschieben des Unterkiefers wird im Grunde das Ergebnis einer chirurgischen Vorverlagerung simuliert. Das reale orthopädische Resultat, einschließlich des normalen Wachstums innerhalb der Behandlungsdauer von 2 Jahren, liegt meist in der Mitte. Die sorgfältige Analyse der Fernröntgenseitenbilder (nicht nur der Zahlen!) ist eine weitere Hilfe bei der Entscheidung über die gewünschten Veränderungen und vor allem bei der Beurteilung des erreichbaren Grades dieser Veränderungen. Man muß sich darüber im klaren sein, daß die Aktivator-Headgear-Therapie keine Wunder bewirken kann.

Abweichungen im vertikalen Muster schließen eine Aktivator-Headgear-Behandlung nicht aus. Besonders hyperdivergente Fälle sind ein Spezialgebiet dieser Kombination, da sie im Gegensatz zur reinen Aktivatorbehandlung eine optimale vertikale Kontrolle gewährleisten. Freilich läßt sich ein exzessives Vertikalwachstum aufgrund struktureller, muskulärer oder funktioneller Störungen mit keinem Gerät vollständig regulieren. Die folgenden Empfehlungen sind nur als allgemeine Richtlinien gedacht, da okklusale Aspekte Modifikationen erfordern können:

1. In vertikal kritischen Fällen wird der Kraftvektor des Headgears so eingestellt, daß der Druck zwischen dem Schneidezahn- und dem Molarenbereich gleichmäßig verteilt wird (d. h. durch das Widerstandszentrum des oberen Zahnbogens) (Abb. 7-23C). Die Kraft sollte nicht unter 400 g liegen. Kein Kunststoff wird in der unteren Molarenregion entfernt.
2. In Fällen mit hypodivergenter Tendenz wird der Kraftvektor des Headgears über das Widerstandszentrum des Zahnbogens gelegt, so daß auf die Schneidezähne eine intrudierende Wirkung ausgeübt wird, während die Molaren praktisch unberührt bleiben. Es werden geringe Kräfte verwendet, nur etwa 200–300 g, und der Kunststoff wird im Bereich der unteren Molaren entfernt, um eine zusätzliche Vertikalentwicklung zu ermöglichen.
3. Hypodivergente Muster im Sinne eines Deckbisses mit hochgradigen vertikalen Diskrepanzen und einer Lage des Pogonions, die eher einer skelettalen Klasse III als einer Klasse II entspricht, sollten nicht mit der Aktivator-Headgear-Kombination behandelt werden. Die dentale Klasse II muß durch Zahnbewegungen und andere therapeutische Maßnahmen zur Absenkung der mandibulären Symphyse korrigiert werden.

Neben dem skelettalen Grundmuster verlangt auch die Okklusion differenzierte Überlegungen. Transversale Aspekte wurden bereits besprochen. Die Steilheit der Kondylenbahn bei Protrusionsbewegungen, die Neigung der Okklusionsebene und die Frontzahnführung sind weitere Schlüsselfaktoren mit Auswirkungen auf die Behandlungsplanung. Zusammen mit dem skelettalen Muster entscheiden sie über die Art des therapeutischen Vorgehens. Erste klinische Hinweise liefert die Art und Weise, in der der Patient den Unterkiefer unter Beibehaltung des okklusalen Kontaktes in die Klasse-I-Relation vorschiebt. Bei Unregelmäßigkeiten der sagittalen Schneidezahnposition und/oder axialen Abweichungen im Frontzahnbereich mit transversalen oder anderen Interferenzen kann der Neutralbiß nicht ohne übermäßige Absenkung des Unterkiefers erzielt werden. Dies ist als Zeichen einer intermaxillären Fehlkoordination zu werten. Fälle dieser Art werden später besprochen. Wenn in der Sagittalen keine Hindernisse auftreten und die Frontzahnsegmente entweder eine regelrechte Position und regelrechte Achsenneigungen oder aber überhaupt keinen Kontakt aufweisen, ist eine direkte Klassifizierung möglich. Eine Klasse-I-Relation im Eckzahn- und Molarenbereich wird unter einer der folgenden Bedingungen erzielt:

Typ 1: Schneidezahnkontakt bei etwa 2 mm Überbiß ohne oder mit nur geringer Disklusion im Seitenzahnbereich.
Typ 2: Schneidezahnkontakt bei etwa 2 mm Überbiß mit mittlerer oder ausgeprägter Disklusion im Seitenzahnbereich.
Typ 3: Kein Schneidezahnkontakt, Kontakt nur im Seitenzahngebiet.

Das Behandlungsergebnis sollte bei allen drei Typen die Situation des Typs 1 mit Abstützung im Seitenzahngebiet sein. Typ 2 wäre nicht stabil genug, und Typ 3 wäre funktionell sehr unbefriedigend. Man muß daher eine Entscheidung über die vertikale Beeinflussung der Schneide- und Seitenzähne treffen, die vom skelettalen Muster, dem Wachstumspotential und der Relation der Schneidezähne zu den Lippen und schließlich von der Durchführbarkeit der gewünschten dentoalveolären Veränderungen in der Vertikalen abhängt. Intrusion, Extrusion, die Kombination von Intrusion und Extrusion im Seitenzahn- bzw. Frontzahnbereich sowie die Veränderung der Neigung der Okklusionsebene sind die im Einzelfall zur Wahl stehenden Maßnahmen. Während der Gesichtswachstumsphase sind Intrusion und Extrusion nicht unbedingt im engen Sinne einer absoluten Zahnbewegung in der jeweiligen Richtung zu verstehen. Die selektive Hemmung und Unterstützung der dentoalveolären Vertikalentwicklung im Bereich der Seitenzähne und der Schneidezähne läßt sich als relative Intrusion bzw. Extrusion interpretieren.

In Situationen von Typ 1 sollte die Schienengestalt des Aktivators beibehalten werden. Während der ersten Behandlungsphase sind daher keine Aussparungen zur Vertikalentwicklung der Seitenzähne erforderlich. Die vertikale Dimension bleibt unberücksichtigt, solange die sagittale Korrektur noch nicht weit genug fortgeschritten ist. Die Entscheidung, die unteren Molaren später freizulegen, ist vom vertikalen Beitrag des Kondylenwachstums abhängig. Wenn die Seitenzähne nach fortgeschrittener sagittaler Korrektur bei der Protrusion des Unterkiefers in den Mesialbiß immer noch Kontakt haben, ist die zusätzliche Förderung der Vertikalentwicklung der unteren Molaren therapeutisch nicht angezeigt. Andererseits ist eine offensichtliche Disklusion im Seitenzahnbereich bei diesem Test auch Zeichen für die hervorragenden Möglichkeiten einer vertikalen Nachentwicklung durch das Kondylenwachstum zu werten. Um die okklusale Abstützung zu gewährleisten, muß man die unteren Molaren und Prämolaren, wenn diese durchbrechen, zusätzlich etwas hochwachsen lassen. Dieses zurückhaltende Vorgehen wird deshalb empfohlen, weil man weder die Art der Reaktion noch des Wachstumstypus von Anfang an genau absehen kann.

Situationen vom Typ 2 sind entweder mit einer Übereruption der Schneidezähne oder einer Untereruption der Seitenzähne oder einer Kombination der beiden Abweichungen verbunden. Zunächst ist die Frage zu beantworten, ob und in welchem Ausmaß eine aktive Intrusion der Schneidezähne oder Extrusion der unteren Seitenzähne vor der Aktivator-Headgear-Behandlung erforderlich ist oder ob eher die Hemmung der Vertikalentwicklung der Schneidezähne und Förderung der Vertikalentwicklung der unteren Seitenzähne während der Aktivatorbehandlung die geeignete Maßnahme ist. In Fällen mit hyperdivergentem Muster sind alle exzessiven Maßnahmen im Seitenzahnbereich zu vermeiden, die vertikale Koordination sollte nach Möglichkeit ausschließlich durch Instrusion der Schneidezähne erzielt werden. Biomechanisch betrachtet bewirkt die aktive Intrusion der Schneidezähne mit einem Utility-Bogen die reziproke Extrusion der Seitenzähne. Diese ungünstige Reaktion ist beim hyperdivergenten Muster zu minimalisieren. Im Oberkiefer tragen der Okzipitalzug und der Transpalatinalbügel dazu bei, die Extrusion zu verhindern. Im Unterkiefer läßt sich die vertikale Dimension der Molaren bis zu einem gewissen Grad durch aktiven bukkalen Wurzeltorque und zusätzlich durch eine laterale Aufbißplatte steuern. Tief angreifende extraorale Kräfte sollten beim Distalbiß vermieden werden. Die vertikale Kontrolle im Seitenzahnbereich kann durch Muskeltraining zur Verstärkung der okklusalen Kräfte unterstützt werden. Optimale Voraussetzungen bietet die Verwendung eines intrudierenden Utility-Bogens, der an ankylosierten 2. Milchmolaren verankert ist. In sehr kritischen Distalbißfällen (d. h. ausgeprägte skelettale Hyperdivergenz mit dentalem Tiefbiß) kann man sogar die künstliche Ankylosierung dieser Zähne erwägen. Von der diagnostischen Beurteilung und Prognose des kondylären Wachstumspotentials hängt es ab, ob während der vorbereitenden Behandlungsphase nur begrenzte oder keine Gegenmaßnahmen zur Extrusion der unteren Molaren indiziert sind.

Bei hypodivergenter Tendenz mit prospektiv günstigem horizontalem Wachstumsmuster ist gelegentlich sogar die Unterstützung der Molarenextrusion mittels Gummizügen der Klasse II wünschenswert. Dabei darf man nicht vergessen, daß die Verlagerungsrichtung der mandibulären Symphyse dann nach unten abgelenkt wird, wenn die vermehrte dentoalveoläre Vertikalentwicklung nicht durch entsprechendes Vertikalwachstum der Kondylen ausgeglichen wird. Wenn bei durchschnittlichem skelettalem Muster die Disklusion im Seitenzahnbereich bei der diagnostischen Unterkieferprotrusion in die Klasse-I-Relation nur mäßig ist, ist unter dem dentalen vertikalen Aspekt eine Vorbehandlung nicht angezeigt. Die zusätzliche Vertikalentwicklung der unteren Molaren läßt sich auch während der Aktivator-Headgear-Behandlung durch entsprechendes Wegschleifen von Kunststoff in diesem Bereich bewirken.

Ebenso läßt sich die Instrusion der oberen Schneidezähne durch die Wahl des geeigneten extraoralen Kraftvektors und palatinalen Wurzeltorque mit der Aktivator-Headgear-Kombination erzielen. Mit Hilfe dieser drei Komponenten ist am Ende der Behandlung in vielen Fällen gleichzeitig mit der regelrechten sagittalen und vertikalen Überbißrelation die Molarenabstützung gewährleistet. Es ist immer von Vorteil, wenn die Vertikalentwicklung der unteren Molaren gefördert werden kann, denn ihre nach oben und vorne gerichtete Durchbruchsrichtung trägt zur Korrektur der dentalen Klasse-II-Relation bei. Dieser Vorteil darf jedoch nicht zu Lasten der mandibulären Symphysenposition im Sinne einer Absenkung ausgenützt werden. Die Extrusion der oberen Molaren oder Unterstützung ihrer Vertikalentwicklung muß bei der Distalbißbehandlung mit allen Mitteln verhindert werden. Die okklusalen Plattenteile dürfen daher in diesem Bereich nie entfernt werden.

Die Erkennung einer Situation vom Typ 1 oder 2 durch die diagnostische Unterkieferprotrusion in den Neutralbiß ist erschwert, wenn die inzisalen Interferenzen auf steilstehende oder retrudierte obere Schneidezähne, protrudierte untere Schneidezähne oder Fehlstände, wie vor allem Palatinalstand der oberen seitlichen Schneidezähne, zurückzuführen sind. Der einzige Schluß, den solche Fälle zulassen, ist, daß es zur freien Protrusionsbewegung des Unterkiefers einer regelrechten sagittalen Stufe mit korrekter Schneidezahnneigung und eines koordinierten Schneidezahnbogens bedarf. Die vertikalen Gegebenheiten lassen sich somit nicht direkt beurteilen, sondern können erst nach einer ersten klinischen Regulierung der Schneidezähne untersucht werden (eine mögliche Alternative wäre ein Set-up der Schneidezähne in den nach gnathologischen Gesichtspunkten im Artikulator montierten Modellen). Bei diesen Einregulierungen will man jedoch wissen, wie die frontalen und bukkalen Bereiche gehandhabt werden müssen, um eine harmonisierte Frontzahnführung und Molarenabstützung zu erzielen. Der Extrusions- und Intrusionsbedarf muß in diesen Fällen zunächst aus den klinischen und kephalometrischen Informationen abgeleitet werden. Nach Beseitigung der Interferenzen, die in der Regel nur wenige Monate der Behandlung erfordert, kann die Unterkieferprotrusion wie beschrieben beurteilt und weitere vertikale Manipulationen eingeleitet werden. In Situationen vom Typ 3 ist keine Frontzahnführung zu beobachten. Die Unterkieferprotrusion in den Neutralbiß läßt entweder einen frontoffenen Biß oder eine verbleibende horizontale Überbißdiskrepanz erkennen. Im letzteren Fall haben die oberen und unteren Schneidezähne aufgrund des extremen Tiefbisses und der unkoordinierten Schneidezahnposition kaum oder keinen Kontakt zueinander. Dieser Zustand ist häufig das Resultat einer Protrusion der oberen Schneidezähne oder einer Retrusion der unteren Schneidezähne oder eine Kombination davon. Anhand der vertikalen interinzisalen Relation sowie der klinischen und kephalometrischen Analyse läßt sich der Grad der zur Korrektur der abnormen sagittalen Stufe erforderlichen Intrusion der Schneidezähne und/oder Extrusion der Seitenzähne bestimmen. Der frontal offene Biß, der durch Durchbruchshemmung der Frontzähne verursacht ist, hat eine gute Prognose, vorausgesetzt, daß das skelettale Muster im Bereich des Normalen liegt. Häufig ist ein Engstand – vor allem in Verbindung mit einem schmalen Oberkiefer – die Ursache der unvollständigen Vertikalentwicklung. Durch forcierte Expansion lassen sich u. U. beide Probleme lösen. Weitere typische Faktoren sind beim Distalbiß störende Habits der Zungen- und/oder Lippenhaltung, die in den meisten Fällen durch die Aktivator-Headgear-Behandlung abgestellt werden können. Auch Lippenschlußübungen können indiziert sein. In der Schneidezahnregion, entweder nur der oberen oder der oberen und unteren, wird der Kunststoff weggeschliffen, damit die Zähne weiter durchbrechen können. Torque-Federn können dann nicht mehr angebracht werden. Wenn ein oberer Labialbogen verwendet wird, sollte er die Schneidezähne nicht oder fast nicht berühren, es sei denn, eine ausgeprägte Palatinalkippung ist indiziert. In den meisten Fällen muß jedoch der Lippendruck abgehalten werden, was bis zu einem gewissen Grad dadurch zu erreichen ist, daß man den Labialbogen etwa 1–2 mm von den Schneidezähnen abstehen läßt. Der extraorale Kraftvektor muß so gewählt werden, daß der Aktivator im oberen Seitenzahnbereich stabil sitzt. Die Kraftgröße sollte minimal sein, um Distalkippungen zu vermeiden. Sobald die Schneidezähne die gewünschte Höhe erreicht haben, wird der Aktivator unterfüttert und der obere Labialbogen kann im

Bedarfsfall durch Torque-Federn ersetzt werden. Vektor und Größe der extraoralen Kraft werden dann an die verbesserten Verankerungsbedingungen angepaßt.

Komplizierter ist die Situation in hyperdivergenten Fällen, für die weniger die Extrusion der Schneidezähne, sondern vielmehr die Intrusion der Seitenzähne die ideale Lösung wäre. Um die therapeutischen Möglichkeiten der dentofazialen Orthopädie, dieses Ziel zu erreichen, ist es außerordentlich schlecht bestellt. In erster Linie muß man sich bemühen, alle Maßnahmen zu vermeiden, die eine extrudierende Wirkung auf die Seitenzähne haben könnten. Der extraorale Kraftvektor sollte bei der Aktivator-Headgear-Kombination möglichst steil sein und durch das Widerstandszentrum des oberen Zahnbogens oder sogar etwas weiter distal verlaufen. Da der Kunststoff in vielen Fällen in der Schneidezahnregion entfernt wird, um den Zahndurchbruch der Schneidezähne zu begünstigen, verlagert sich das Widerstandszentrum nach distal. Eine leicht exzentrische Vektorlage nach distal wäre wünschenswert, um mehr vertikale Kraftwirkung auf die Molaren als auf die Eckzähne auszuüben. In der Folge ließe sich eine Distalrotation der Zähne und der Maxilla erwarten (Abb. 7-27D). Es stellt sich die Frage, warum der Konstruktionsbiß nicht etwas erhöht werden kann, um die vertikale Kraft auch auf die unteren Schneidezähne zu vermehren. Ein sehr hoher Konstruktionsbiß kann jedoch eine zusätzliche Verlängerung der Levatoren bewirken, wodurch sich das Vertikalwachstum der dentoalveolären Strukturen weiter vergrößern kann. Darüber hinaus wird dadurch der Lippenschluß erschwert. Wenn in diesen Fällen die Intrusion der Seitenzähne erwünscht ist, kann die Aktivator-Headgear-Behandlung mit einem Transpalatinalbügel an den bebänderten oberen Molaren (Abb. 7-54A und 7-59E) kombiniert werden (siehe S. 582–584). In einigen Fällen ist eine geringe Intrusion der oberen Molaren zu beobachten. Auch durch differenziertes Beschleifen der okklusalen Kontaktpunkte der Milchzähne bis zur Wiederherstellung der Kontakte der bleibenden Molaren kann man zu einer leichten Verkürzung der vertikalen Dimension und zu einer Schließrotation des Unterkiefers beitragen. Gelegentliches Unterfüttern wird zur Erhaltung der Paßgenauigkeit der Apparatur empfohlen.

Die Aktivator-Headgear-Kombination läßt sich zur Korrektur des Distalbisses im Milch-, Wechsel- oder bleibenden Gebiß verwenden. Die bei weitem beste Entwicklungsperiode für diese Art der Behandlung ist das frühe Wechselgebiß, wenn alle Schneidezähne durchgebrochen sind und die Milchzähne noch fest genug sind, um eine gute Verankerung zu gewährleisten. In dieser Phase ist das reaktive Potential der Gewebe immer noch sehr ausgeprägt und die Mitarbeitsbereitschaft des Patienten weitgehend unproblematisch. Bei 10–11 Stunden Schlaf in der Nacht kann man von den meisten Patienten eine gesamte Tragedauer von 12–14 Stunden täglich erwarten. Wenn die Milchzähne im Seitenzahnbereich locker oder weitgehend verloren sind, ist der Zeitpunkt für den Beginn der Aktivator-Headgear-Behandlung ungünstig. Die Behandlung kann sogar schädigende Folgen haben, wenn zur Verankerung nur die oberen Schneidezähne und ersten bleibenden Molaren vorhanden sind, insbesondere wenn große Kräfte verwendet werden (Abb. 7-56). In diesem Fall kommt es in erster Linie zu einer Lingual- und Distalkippung dieser Zähne. Das heißt nicht, daß die Aktivator-Headgear-Behandlung zum Zeitpunkt des Zahnwechsels im Seitenzahnbereich abgesetzt werden muß. Wenn die Milchzähne nicht durch Karies vorzeitig verloren wurden, können in dieser Übergangsphase bei ausreichender Festigkeit einiger Milchzähne, vor allem der 2. Molaren, andere Zahngruppen einbezogen werden. Wird die Behandlung im frühen Wechselgebiß begonnen, ist die sagittale Korrektur zum Zeitpunkt der beginnenden Verschlechterung der Verankerungsbedingungen bereits weitgehend abgeschlossen. Die Headgear-Kraft kann dann von 400 auf 150 g auf jeder Seite verringert werden. Wenn entsprechende Vorkehrungen getroffen werden, kann der Aktivator sogar dazu beitragen, die durchbrechenden Zähne in ihre regelrechte Stellung zu führen (siehe S. 582–584). Auf diese Weise kann die Apparatur bis zur vollzähligen Einstellung der bleibenden Zähne getragen werden, auch wenn die sagittale Korrektur schon viel früher erzielt wurde.

Wenn festsitzende Apparaturen trotz allem erforderlich sind, ist es besser, die Aktivator-Headgear-Behandlung abzusetzen, nachdem eine stabile sagittale Korrektur erzielt worden ist und abzuwarten, bis die Behandlung im bleibenden Gebiß begonnen werden kann. Auf diese Weise wird die Mitarbeit des Patienten nicht unnötig beansprucht.

Es wurde mehrfach betont, daß bei sehr vielen Patienten vor der Aktivator-Headgear-Behandlung eine Vorbehandlung im frühen Wechselgebiß erforderlich sein kann. Wenn die Vorbehandlung frühzeitig genug begonnen wird, kann die festsitzende Apparatur entfernt werden, wird sie jedoch in einer späteren Entwicklungsphase begonnen, wird die festsitzende Apparatur belassen, gelegentlich auch nur teilweise, und nach der dazwischenliegenden Behandlungsphase mit der Aktivator-Headgear-Kombination weiterverwendet.

Bei den Patienten, die relativ spät zur Behandlung kommen und deren komplexe Gebißsituation meist auch Extraktionen von bleibenden Zähnen erfordert, werden die Einzelzahnbögen und die Zahnbögen untereinander zunächst mit einer festsitzenden Apparatur koordiniert. Nach Entfernung der Brackets wird die Distalbißbehandlung mit der Aktivator-Headgear-Kombination abgeschlossen. Mit Klebebrackets befestigte lokale Retentionsbehelfe lassen sich dabei gut mit der Aktivator-Headgear-Behandlung kombinieren.

In diesem Zusammenhang muß betont werden, daß auch in den Behandlungsphasen mit festsitzenden oder vorbereitenden Apparaturen die in diesem Kapitel vorgestellten konzeptuellen Richtlinien der skelettalen Distalbißbehandlung berücksichtigt werden müssen. Die Aktivator-Headgear-Behandlung darf nicht zusätzlich durch die Aufgabe belastet werden, die negativen Auswirkungen der vorausgehenden Behandlungsphasen zu beseitigen.

Die Aktivator-Headgear-Kombination eignet sich auch zur Retention eines korrigierten Distalbisses. Die Stabilität des Behandlungsergebnisses hängt von dem ausgewogenen Verhältnis zwischen den Wachstumskomponenten der Maxilla und der dentoalveolären Fortsätze einerseits sowie den Wachstumsanteilen der Kondylen und der Gelenkgruben andererseits ab (Abb. 7-3). Ein Rezidiv ist unabdingbar, wenn die Behandlung keine vollständige Koordination bewirkt hat. Mit der Aktivator-Headgear-Kombination läßt sich eine intermaxilläre und eine Art skelettaler Retention bezüglich der Wachstumsdynamik erreichen. Für die Verwendung als Retentionsapparatur wird der Konstruktionsbiß so genommen, daß nur eine geringe Vorschubhaltung des Unterkiefers mit der Bißsperre verbunden ist. Der Eckzahnbereich sollte noch nicht einmal in eine vollständige Klasse-I-Relation gestellt werden. Die Vorverlagerung des Unterkiefers muß daher wesentlich weniger als die zu Beginn der Distalbißbehandlung erforderlichen 5 – 6 mm betragen bzw. nicht über 1,5–2 mm liegen.

Zusammenfassend läßt sich sagen, daß eine begrenzte Anzahl von Patienten mit skelettalem Distalbiß ausschließlich mit der Aktivator-Headgear-Kombination behandelt werden kann. In der Mehrzahl der Fälle ist jedoch eine Kombination mit weiteren Apparaturen erforderlich. Die Komplexität der zu korrigierenden Abweichungen, die zeitliche Planung und der Grad der angestrebten okklusalen Perfektion sind die Kriterien für die Reihenfolge und Kombination der Behandlungsmaßnahmen auf der Basis des folgenden Grundschemas:

1. Vorbereitende intramaxilläre Behandlung (Quadhelix, forcierte Expansion, Gaumenschnellnahterweiterung, Utility-Bögen, etc.)
2. Skelettale Distalbißkorrektur mit Aktivator-Headgear-Kombination
3. Intramaxilläre genaue Einordnung und intermaxilläre Koordination (vollständige festsitzende Apparaturen)
4. Abschließende skelettale Distalbißbehandlung und/oder Retention der Distalbißkorrektur durch Aktivator-Headgear-Kombination

Die häufigsten Kombinationen sind entweder 1 und 2 oder 3 und 4. Nur bei hochgradigen Diskrepanzen werden die Kombinationen 1, 2, 3 oder 2, 3, 4 oder sogar 1, 2, 3, 4 verwendet. Eine Gesamtdauer der aktiven Behandlung von 3 Jahren sollte jedoch nicht überschritten werden. In vielen Fällen kann die Kombination mit der Aktivator-Headgear-Behandlung die Tragedauer der festsitzenden Apparaturen signifikant verkürzen, was sich auf die Mitarbeit des Patienten günstig auswirkt. In der Regel sind die Patienten gerne bereit, die Distalbißbehandlung mit der Aktivator-Headgear-Kombination zu Ende zu führen, wenn dafür die festsitzende Apparatur abgenommen werden kann. Die meisten nehmen auch bereitwillig die Aktivator-Headgear-Behandlung für eine längere Retentionsphase hin.

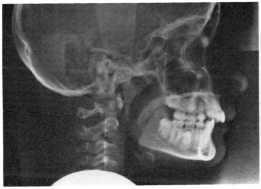 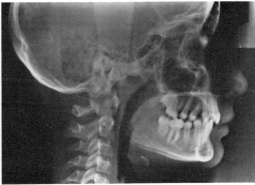

Abb. 7-56 Nachteilige Folgeerscheinungen einer zu großen extraoralen Kraft. Die Verankerung ist durch die Kippungen im Seitenzahnbereich, die Impaktion der 2. Molaren und die fehlende axiale Kontrolle über die oberen Schneidezähne geschwächt.

Wenn keine weitere Behandlung mit anderen Mitteln geplant ist, sollte die Aktivator-Headgear-Therapie nicht abrupt abgesetzt werden. Wenn die nach der vollständigen Distalbißkorrektur erzielte Klasse-I-Relation über mehrere Monate der zentrischen Relation entspricht, können die Tragezeiten stufenweise reduziert werden: zunächst auf jede 2. Nacht und später auf zweimal pro Woche.

Klinische Handhabung

Abdrucknahme und Konstruktionsbiß
Die kritischen Stellen bei der Aktivatorkonstruktion sind der Gaumen- und der untere Lingualbereich. Die Abdrücke müssen auch die okklusalen Zahnflächen einwandfrei wiedergeben. Beim Ausgießen entstandene Luftbläschen an der Gipsoberfläche sollten aufgefüllt werden.
Der Konstruktionsbiß wird mit einer hufeisenförmigen, mittelharten Wachsplatte genommen. Die Platte sollte möglichst schmal sein; es werden nur die Abdrücke der Okklusalflächen benötigt. Wenn sich das Wachs auf die Gingiva, den retromolaren Bereich oder die Gaumenschleimhaut ausdehnt, müssen diese Bereiche weggeschnitten werden, da sie bei der genauen Ausrichtung der Modelle nur hinderlich sind. Die Konstruktionsbißnahme ist nicht einfach und muß bei manchen Patienten vorher eingeübt werden, oft sind auch einige Probebißnahmen erforderlich.
Die Mittellinienrelation wird in der zentrischen Relation markiert und in der Position des Konstruktionsbisses überprüft.
Die für den Konstruktionsbiß bestimmte Eckzahnrelation und Bißhöhe wird am besten durch Markierungen an den Zähnen und Ausmessen festgelegt.
Das Wachs wird im Munde des Patienten belassen, bis es abgekühlt ist und anschließend in Eiswasser gelegt.
Der Konstruktionsbiß wird intraoral nochmals überprüft, indem man das Ausmaß der Vorverlagerung des Unterkiefers aus der zentrischen Relation bestimmt. (Der Techniker darf keine arbiträren Veränderungen vornehmen, wenn die Modelle bereits anhand des Konstruktionsbisses im Artikulator ausgerichtet sind.)

Eingliederung der Apparatur
Der Sitz des Gerätes wird zunächst getrennt für jeden Zahnbogen und anschließend insgesamt beim Einbeißen in das Gerät überprüft.
Der Patient wird angewiesen, das Gerät immer erst in den Oberkiefer einzusetzen, da sonst die

Torque-Federn oder andere Elemente verdrückt werden können. Er muß ein Gefühl dafür bekommen, wie weit der Unterkiefer nach vorne geschoben werden muß, um in die Apparatur einbeißen zu können. Falls sich Schwierigkeiten ergeben sollten, können untersichgehende Stellen entfernt und die lingualen Flügel vorsichtig gekürzt werden. Zunächst sollten noch keine Drahtelemente aktiviert werden.

Die Verbindung zwischen Außen- und Innenbogen des Headgears wird in die richtige Relation zur Lippenspalte gesetzt. Bei dieser Gelegenheit wird auch der Vektor und die Größe der extraoralen Kraft nochmals überprüft. Der Außenbogen sollte sich so weit nach distal erstrecken, daß die Enden auf der Höhe der distalen Höcker der Sechsjahrmolaren liegen. Auf diese Weise erhält man den größtmöglichen Spielraum für Rotationsaktivierungen.

Die gedachte Lokalisation der Widerstandszentren der Maxilla und des oberen Zahnbogens wird an den Wangen markiert. Der Außenbogen wird vertikal ausgerichtet und mit den Haken in die Kopfkappe eingehängt. Dann überprüft man den Kraftvektor in Relation zu den gedachten Widerstandszentren.

Die Kraftgröße wird ausgemessen. Kopfkappen mit Gummizügen sind vorzuziehen, da sich bei ihnen geringe Kraftgrößen besser einstellen lassen (Abb. 7-35H). Bei den massiveren Headgear-Federn ist es häufig schwierig, Kräfte unter 500 g zuverlässig zu dosieren (Abb. 7-35G und I).

Empfohlen werden folgende extraorale Kraftgrößen für jede Seite (in Gramm):

vollständiges Wechselgebiß	300–400
Wechselgebiß bei Zahnwechsel im oberen Seitenzahnbereich	150–250
vollständiges bleibendes Gebiß	400–600
Retention im vollständigen bleibenden Gebiß	150–400

In Fällen mit schlechter Prognose, in welchen annähernd eine neutrale Verzahnung in vertretbarer Zeit nur durch eine ausgeprägte Distalrotation der Okklusionsebene zu erreichen sind, kann am Ende der Behandlung über einen relativ kurzen Zeitraum sogar eine Kraft von 800 g mit einem distal gelegenen Kraftvektor angewendet werden. Andernfalls ist ein zusätzlicher festsitzender Apparat im Oberkiefer mit maximaler Axialer- und Torque-Kontrolle unerläßlich. Dabei müssen dann alle unerwünschten Nebenwirkungen in Kauf genommen werden, und die Stabilität des Behandlungsergebnisses bleibt äußerst fragwürdig.

Wenn die Apparatur eingegliedert und mit dem Headgear verbunden ist, wird der Patient aufgefordert, den Mund zu öffnen. Wenn der Aktivator dabei von der oberen Zahnreihe abgehoben wird, muß man nach untersichgehenden Stellen suchen und diese differenziert entfernen. Die Kräfteverteilung ist mit Hilfe eines Scalers im Front- und Molarenbereich zu überprüfen. Der Kraftvektor wird den Erfordernissen der Behandlung entsprechend modifiziert.

Die Apparatur soll während der ersten drei Tage nur 2 Stunden tagsüber und von da an auch beim Schlafen getragen werden. In den meisten Fällen kann von Anfang an eine 14stündige Tragezeit versucht werden. Je nach den Reaktionen auf die Behandlung und den Eigenheiten des jeweiligen Falles können später 10–12 Stunden ausreichen. Wenn die Behandlungsziele erreicht sind und eine ausreichende Stabilität gewährleistet scheint, kann man die Tragezeit auf jede 2. Nacht oder zweimal pro Woche verringern.

Erste Nachkontrolle
Die erste Kontrolle wird nach 1–2 Wochen empfohlen. Der Patient sollte ein »Protokoll« über die genauen Tragezeiten mitbringen. Das Protokoll sollte während der gesamten Behandlungsdauer weitergeführt werden.

Beschwerden sind unbedingt zur Kenntnis zu nehmen. In den meisten Fällen bereitet die Anpassung an das Gerät keine größeren Schwierigkeiten.

Die Drahtelemente und Zusatzbehelfe können jetzt aktiviert werden. Bei Bedarf kann mit den Torque-Federn ein leichter Druck ausgeübt und der extraorale Kraftvektor entsprechend angepaßt werden.

Spätere Nachkontrollen
Während der ersten Behandlungsphase sind Nachuntersuchungen alle 3–5 Wochen angezeigt. Später, wenn keine Aktivierungen mehr erforderlich sind und keine entscheidenden Be-

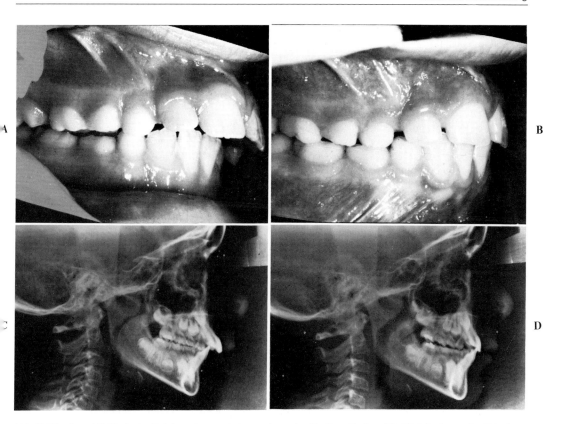

Abb. 7-57 A und B: Typische Zeichen der zu starken extraoralen Kraftapplikation. Die Distalneigung der Zahnkronen mit kleinen Stufen im Seitenzahnbereich entspricht der Situation einer präparierten Verankerung mit Biegungen 2. Ordnung. C und D: Radiologische Bilder zu den jeweiligen klinischen Situationen.

handlungs- oder Entwicklungsphasen mehr zu erwarten sind, die besonders aufmerksam verfolgt werden müssen, sind bei guter Patientenmitarbeit Abstände von 6–8 Wochen möglich.

Bei jeder Untersuchung ist der Sitz der Apparatur und Hilfselemente zu kontrollieren. Sobald Ungenauigkeiten beobachtet werden, muß der Aktivator unterfüttert werden. Die Torque-Federn, der extraorale Kraftvektor und die Verteilung der Kraft auf die oberen Zähne müssen besonders eingehend untersucht werden.

Der Behandlungsfortschritt wird anhand der zentrischen Relation beurteilt. Durch die Protrusion des Unterkiefers bei okklusalem Kontakt in oder in die Nähe des Neutralbisses lassen sich bevorstehende Interferenzen erkennen. Die Reaktionen sind detailliert zu analysieren und unter dem Aspekt der Behandlungsplanung abzuwägen. In diesem Sinne werden die geeigneten biomechanischen Modifikationen durchgeführt. Auch die eventuelle Notwendigkeit der zusätzlichen Vertikalentwicklung der unteren Molaren ist in Betracht zu ziehen.

Hinsichtlich der Kooperationsbereitschaft und der Reaktionen auf die Behandlung verhalten sich die Patienten sehr unterschiedlich. Besonders aufmerksam ist der obere Zahnbogen zu beobachten, um Anzeichen einer palatinalen und distalen Kronenkippung möglichst frühzeitig zu erkennen. Wenn sich im Seitenzahnbereich eine geringe Stufenbildung abzuzeichnen beginnt (wie bei Biegungen zweiter Ordnung zur Verankerungsvorbereitung), nimmt die Behandlung nicht den geplanten Verlauf (Abb. 7-57). Einer der beiden Parteien, der Patient oder man selbst, ist zu eifrig um die Erzielung einer dentalen Klasse I bemüht. In diesem Fall ist die Torque-Kontrolle an den Schneidezähnen zu überprüfen, der Kraftvektor entsprechend zu verändern und die Kraftgröße zu verringern. Man muß dem Patienten klarmachen, daß es keinen Sinn hat, zwei oder sogar drei Gummizüge an jeder Seite anzubringen (wie es gelegentlich geschieht), um die Gesamtbehandlungsdauer zu verkürzen. Nur wenn trotz dieser Gegenmaßnahmen die maxilläre Überreaktion persistiert, werden die Tragezeiten verkürzt. Bei einer zu raschen Verbesserung der Klasse-II-Okklusion liegt immer der Verdacht nahe, daß dentale Reaktionen vorherrschen.

Reparaturen
Die Apparaturen sind in der Regel kaum reparaturanfällig. Einfache Drähte oder Röhrchen können sehr leicht ersetzt oder direkt mit selbsthärtendem Kunststoff angefügt werden.
Die Torque-Federn sind eindeutig die empfindlichsten Teile der Apparatur. Wenn sie keine scharfen Knicke aufweisen, wenn der vertikale Teil und die untere Biegung nicht in die Platte eingebettet wurden (beim Unterfüttern sind diese Abschnitte mit Wachs abzudecken) und wenn sie mit der Hand (und nicht mit scharfkantigen Zangen) aktiviert werden, kommt es nicht zum Bruch. Der Patient muß jedoch beim Einsetzen des Gerätes sehr vorsichtig sein.
Sollten Reparaturen anfallen, wird die Apparatur in den Mund gesetzt und die vestibuläre Schneidezahnregion sowie die frontalen Plattenabschnitte durch Silikon-Abdruckmaterial fixiert. Wenn die Masse abgebunden hat, läßt sich der Aktivator mit dem daran befestigten Abdruck herausnehmen.

Fallbeschreibungen

Die fünf Fälle, die hier detailliert vorgestellt werden sollen, wurden ausgesucht, um die Anwendungsmöglichkeiten des Aktivator-Headgear-Konzeptes in verschiedenen Entwicklungsphasen, mit unterschiedlicher zeitlicher Planung und in Verbindung mit anderen Apparaturen zu demonstrieren.

Fall 1 (Abb. 7-58)

Dieser Junge kam im Alter von 9 Jahren 1 Monat zur klinischen Untersuchung. Er war Mundatmer, und die Unterlippe war die meiste Zeit zwischen die oberen und unteren Schneidezähne gelagert (Abb. 7-58A und B). In der Ruheschwebe ragte die Zunge zwischen Gaumen und unteren Schneidezähnen heraus und berührte die Unterlippe (C). Er hatte ein typisches Klasse-II-Profil (B) und eine volle Klasse-II-Molaren-zu-Eckzahn-Relation auf beiden Seiten (D). Ein Vorgleiten des Unterkiefers um 1 mm aus der zentrischen Relation in die habituelle Okklusion konnte festgestellt werden. Die oberen Schneidezähne zeigten einen geringfügigen, die unteren einen mäßigen Lückenstand (E). Im Seitenzahnbereich waren alle Milchzähne vorhanden, die Wurzeln waren offensichtlich nicht resorbiert. Bei der Protrusion in die Klasse-I-Relation der Eckzähne waren keine sagittalen oder transversalen Interferenzen zu beobachten, die Seitenzähne blieben dabei in Kontakt. Die kephalometrische Analyse ergab einen ANB-Winkel von 7° bei leicht prognathem und hyperdivergentem Muster (G). Die oberen Schneidezähne waren nur geringfügig protrudiert. Die unteren waren mit einem Abstand der Schneidekanten von 6 mm vor N-Pog offensichtlich labial geneigt.
Die Behandlung wurde im Alter von 9 Jahren 7 Monaten begonnen. Zunächst wurde der Aktivator mit einem oberen und unteren Labialbogen versehen (Abb. 7-58E). Zur Zeit der Behandlung (6 Jahre, bevor dieses Kapitel geschrieben wurde) wurden Torque-Federn nicht routinemäßig, sondern nur in kritischen Situationen verwendet. Heute würde man diesen Patienten mit Torque-Federn an den oberen Schneidezähnen behandeln. Der extraorale Kraftvektor wurde so eingestellt, daß die intrudierende Kraft an den oberen Schneidezähnen geringfügig größer war als an den Molaren. Die Kraftgröße betrug auf jeder Seite nur 300 g. Bei einer Tragezeit von täglich 12 Stunden wurde sofort mit der langsamen Aufrichtung der unteren Schneidezähne durch den Labialbogen begonnen. Nach sechsmonatiger Be-

Fallbeschreibungen

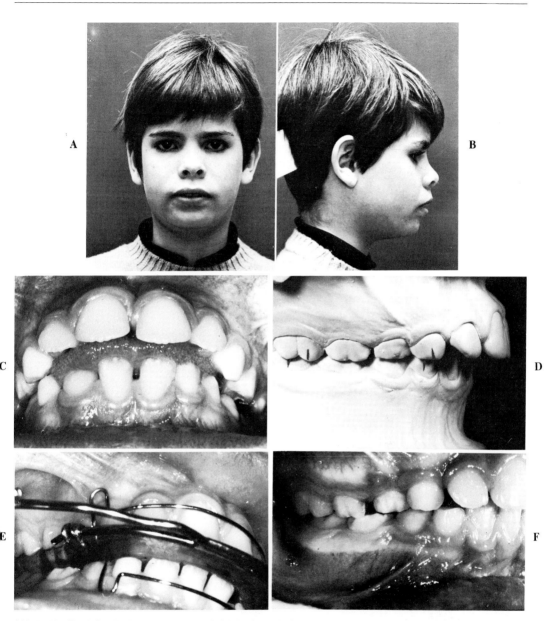

Abb. 7-58 Fall 1. Der Patient wurde ausschließlich mit der Aktivator-Headgear-Kombination behandelt. A bis D und G: Anfangsbefunde, Alter 9 Jahre 1 Monat. E: Zur Aufrichtung der unteren Schneidezähne wurde während der ersten 6 Monate der Behandlung ein unterer Labialbogen verwendet. F und H bis J: Gesamtergebnis nach Behandlungsdauer von 1 Jahr 5 Monaten bei täglicher Tragedauer von 12 Stunden und extraoraler Kraft von 300 g auf jeder Seite. K: Die oberen Milchzähne und 1. Milchmolaren wurden extrahiert, weil die Kronen der oberen bleibenden Eckzähne zu stark mesialgeneigt waren. Die oberen Schneidezähne wurden mit Torque-Federn versehen, die extraorale Kraft wurde auf 150 g reduziert und die Apparatur während der folgenden 8 Monate täglich 9 Stunden getragen, anschließend über weitere 11 Monate nur jede zweite Nacht. L bis P: Resultat im Alter von 12 Jahren 7 Monaten beim Abschluß der Behandlung. Q und R: Zustand nach 2 Jahren ohne Retention.

Kombinierte Aktivator-Headgear-Behandlung

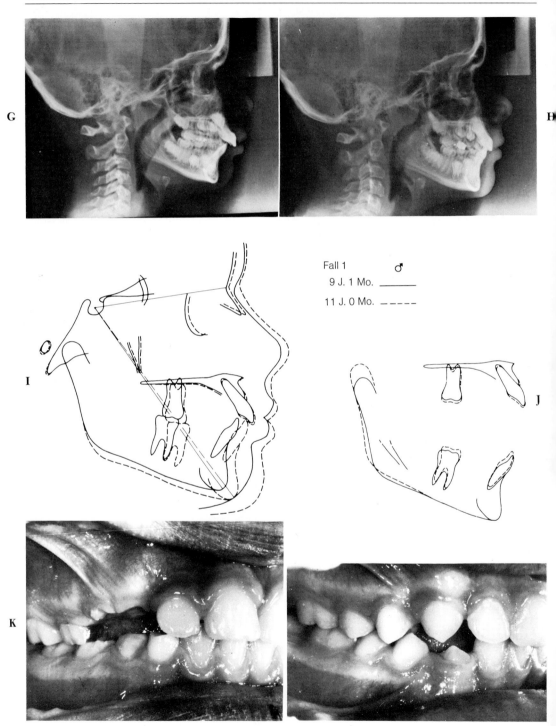

Fall 1 ♂
9 J. 1 Mo. ⎯⎯⎯
11 J. 0 Mo. ⎯ ⎯ ⎯

Abb. 7-58 (Fortsetzung) Legende siehe Seite 595.

Fallbeschreibungen

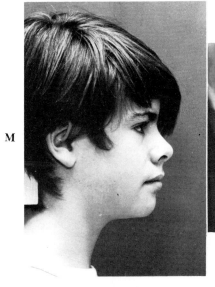
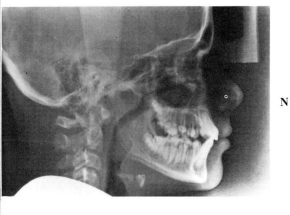
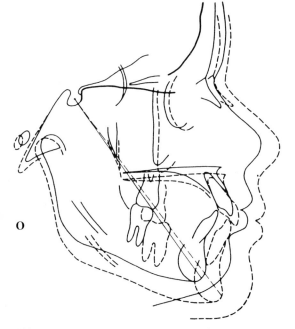
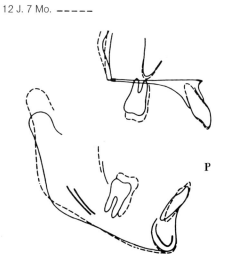

Fall 1 ♂
9 J. 1 Mo. ⎯⎯⎯
12 J. 7 Mo. -----

Abb. 7-58 (Fortsetzung) Legende siehe Seite 595.

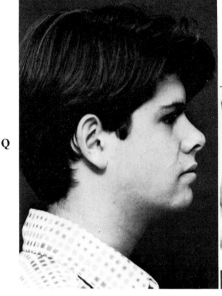
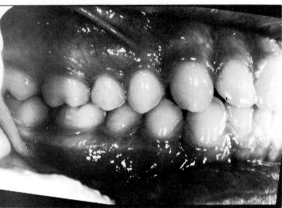

Abb. 7-59 (Fortsetzung) Legende siehe Seite 600.

Q

R

handlungsdauer wurden diese Zähne in Kunststoff gefaßt und der obere Zahnbogen unterfüttert. Zu diesem Zeitpunkt war eine Höcker-Höcker-Relation erreicht. Im unteren Molarenbereich wurde die Platte okklusal ausgeschliffen, um eine zusätzliche Vertikalentwicklung zu ermöglichen, da bei der diagnostischen Protrusion des Unterkiefers eine geringe Disklusion der Seitenzähne festgestellt wurde. Nach einem Jahr war in der zentrischen Relation eine Klasse I erzielt. Die extraorale Kraft wurde auf 200 g reduziert und eine Begrenzung der Tragezeit auf die nächtlichen Schlafstunden verordnet. Auf diese Weise wurde die Behandlung die nächsten 5 Monate bis zum Zeitpunkt der Befundung im Alter von 11 Jahren fortgesetzt (Abb. 7-58 F und H–J). Seit der Erstuntersuchung waren 6 Monate ohne Behandlung und anschließend 1 Jahr und 5 Monate der Aktivator-Headgear-Behandlung vergangen. Die überlagerung der Fernröntgendurchzeichnungen zeigte, daß in dieser Zeit nur eine minimale Verlagerung der Maxilla in sagittaler und vertikaler Richtung stattgefunden hat (I). Die Vorverlagerung des Unterkiefers war hingegen sehr erfolgreich. Bei der Überlagerung der Fernröntgendurchzeichnungen nur der Kiefer sind sehr geringfügige Veränderungen der Schneidezahn- und Molarenposition im oberen Zahnbogen zu erkennen (J). Die unteren Schneidezähne hatten sich nach lingual bewegt und wurden, ebenso wie die Molaren, leicht extrudiert. Das Kondylenwachstum war sowohl in der Größe als auch in der Richtung günstig.

In dieser Phase (Abb. 7-58 F und H) hätten wir die Aktivator-Headgear-Behandlung nach und nach auslaufen lassen können, vor allem wenn im bleibenden Gebiß eine festsitzende Apparatur erforderlich gewesen wäre. Für eine solche Umstellung der Behandlung bestand jedoch keine Indikation. Nur die oberen bleibenden Eckzähne standen immer noch hoch und waren mesial geneigt. Daher wurden die oberen Milcheckzähne und 1. Milchmolaren extrahiert (K). Die Labialbögen wurden entfernt und statt dessen obere Torque-Federn angebracht. Es wurde beschlossen, die Aktivator-Headgear-Kombination zur weiteren Kontrolle der oberen Seitenzähne bis zum Durchbruch der bleibenden Eckzähne weiter zu verwenden, um die durchbrechenden bleibenden Zähne in den Regelbiß zu führen und (nicht zuletzt) das bislang erzielte skelettale und dentale Behandlungsergebnis zu stabilisieren. Die extraorale Kraft wurde auf 150 g verringert und die Tragezeit blieb während der nächsten 8 Monate bei täglich 9 Stunden. Anschließend wurde die Apparatur über einen Zeitraum von 11 Monaten nur jede 2. Nacht getragen.

Im Alter von 12 Jahren 7 Monaten hatten sich alle bleibenden Seitenzähne eingestellt, und die bleibenden Eckzähne und 2. Molaren hatten bereits fast die Höhe der Okklusionsebene erreicht (Abb. 7-58 L). Die seit dem Alter von 9 Jahren und 1 Monat vollzogenen Veränderungen wurden in einer weiteren kephalometrischen Untersuchung analysiert (G und N–P). Die Neigung der Okklusionsebene konnte erfolgreich korrigiert werden. Die nur auf die Kiefer beschränkte Überlagerung der Fernröntgendurchzeichnungen zeigte in Relation zu den Umrissen der basalen Strukturen fast keine vertikale oder sagittale Veränderung der oberen Schneidezahnneigung (P). Die unteren Schneidezähne wurden überhaupt nicht labial bewegt, sondern hatten sich im Gegenteil während der Behandlung aufgerichtet. Das Kondylenwachstum übertraf geringfügig die Vertikalentwicklung der Maxilla und der bukkalen dentoalveolären Komponenten (O und P). Die daraus resultierende Schließung der Y-Achse hatte daher zu einer Verbesserung des Profilbildes beigetragen (M). Es wurden keine weiteren Behandlungs- oder Retentionsmaßnahmen durchgeführt.

Im Alter von 14 Jahren 6 Monaten (Abb. 7-58 Q), d. h. 2 Jahre nach Abschluß der Behandlung, zeigte sich ein stabiles Resultat mit Okklusion der 2. bleibenden Molaren (R). Der Unterschied zwischen der zentrischen Relation und der zentrischen (habituellen) Okklusion betrug nur 0,3 mm.

Dieser Fall wurde ausgesucht, um zu zeigen, wie das Behandlungskonzept bei Beginn im frühen Wechselgebiß angewendet wird und bis zum bleibenden Gebiß fortgeführt werden kann. Vorbereitende oder abschließende Behandlungen mit zusätzlichen Apparaturen waren nicht erforderlich. Nur wenige Distalbißfälle lassen sich ausschließlich mit der Aktivator-Headgear-Kombination behandeln, und nicht in allen Fällen ist mit so geringer Mühe eine vergleichbar günstige Reaktion zu erwarten.

Fall 2 (Abb. 7-59)

Dieser Patient wurde im Alter von 10 Jahren 11 Monaten klinisch untersucht. Die Mundhaltung war überwiegend offen, der Lippenschluß erforderte eine Hyperaktivität des Kinnmuskels (Abb. 7-59 A). Die initiale Profiluntersuchung ergab Verdacht auf eine skelettale Hyperdivergenz, kombiniert mit einer sagittalen Diskrepanz (B). Der Verdacht erhärtete sich bei der Analyse der Fernröntgenaufnahmen (K). Der SNA-Winkel betrug 81°, der SNB-Winkel 74° und SN zu Me-Go 42°. Intraoral fand sich eine dentale Klasse II mit frontal offenem Biß (C und D). Die Zungenspitze lag auf den unteren Schneidezähnen. Eine Verlegung der Atemwege war nicht zu erkennen. Bei der Protrusion in den Neutralbiß standen nur die 1. bleibenden Molaren in Kontakt, wodurch sich der frontal offene Biß vergrößerte.

An obere Molarenbänder wurde ein Transpalatinalbügel befestigt (Abb. 7-59 E, in einer späteren Behandlungsphase). Gleichzeitig wurde mit einer Aktivator-Headgear-Kombination, welche die Schneidekanten der oberen Schneidezähne nicht bedeckte, um ihre Vertikalentwicklung zu fördern, begonnen (F). Der Labialbogen berührte die mittleren Schneidezähne kaum, von den seitlichen Schneidezähnen stand er weit ab, insbesondere rechts. Zur Einordnung der seitlichen Schneidezähne in die ideale Bogenform wurde ein Protrusionsbogen verwendet. Der extraorale Kraftvektor übte auf die Molaren eine größere intrudierende Kraft aus als auf die Milcheckzähne. Die Kraftgröße betrug 400 g pro Seite. Eine Tragezeit von 14 Stunden täglich wurde angeordnet.

Während der Behandlung konnten die Okklusalflächen der Milchzähne geringfügig eingeschliffen werden. Dabei wurde vor allem versucht, eine zu starke Vertikalentwicklung der bleibenden Seitenzähne zu verhindern. Im unteren Molarenbereich wurden die okklusalen Kunststoffanteile selbstverständlich nicht eingeschliffen. Der Aktivator wurde wiederholt unterfüttert. Die bleibenden 2. Molaren wurden, sobald sie die Höhe der Okklusionsebene erreicht hatten, in die vertikale Kontrolle einbezogen. Die Kunststoffkralle der unteren Schneidezähne wurde kurz vor Beendigung der Distalbißkorrektur entfernt. Nach einer Behandlungsdauer von 2 Jahren 2 Monaten war eine Klasse-I-Relation mit normalem Schneidezahn-

Kombinierte Aktivator-Headgear-Behandlung

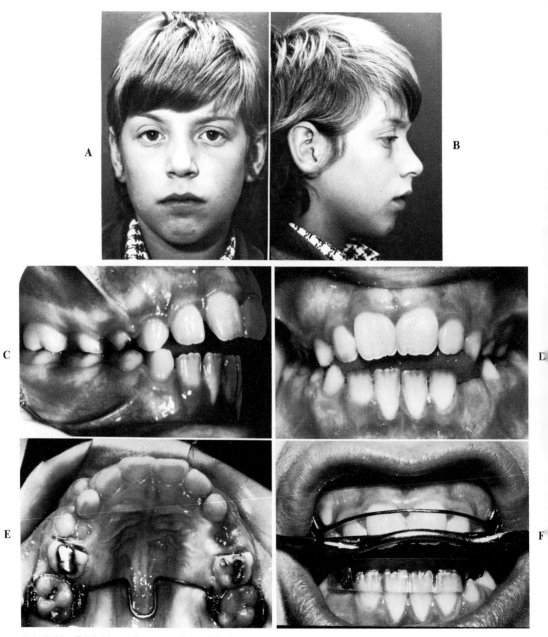

Abb. 7-59 Fall 2. Hyperdivergent offener Biß. Aktivator-Headgear-Behandlung in Verbindung mit einem Transpalatinalbügel. A bis D: Ausgangsbefunde und K: im Alter von 10 Jahren 11 Monaten. E: Zunächst wurde ein Transpalatinalbügel begonnen und F: eine Aktivator-Headgear-Kombination eingesetzt. In der Region der oberen Schneidezähne wurde der Kunststoff entfernt, um die Vertikalentwicklung zu unterstützen. G bis J und L bis N: Resultat nach 2 Jahren 2 Monaten der aktiven Behandlung. Die Eltern des Patienten lehnten eine Weiterbehandlung ab. Der Patient wurde 5 Jahre später nachkontrolliert (im Alter von 17 Jahren 4 Monaten). Das Behandlungsergebnis war stabil geblieben.

Fallbeschreibungen

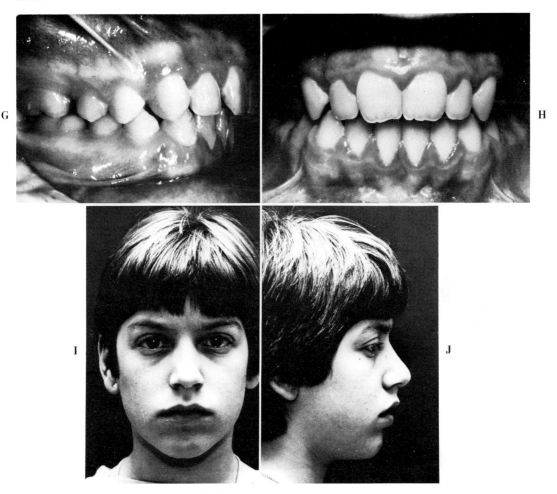

Abb. 7-59 (Fortsetzung) Legende siehe Seite 600.

überbiß erzielt worden (Abb. 7-59 G und H). Auf Wunsch der Eltern wurde die Behandlung zu diesem Zeitpunkt abgebrochen. Die Gesichtsproportionen hatten sich gebessert, der Lippenschluß war normalisiert (I und J). Der Vergleich der kephalometrischen Aufnahmen im Alter von 10 Jahren 11 Monaten mit denen bei Behandlungsabschluß (Alter 13 Jahre 2 Monate) zeigte eine erhebliche Veränderung des skelettalen Musters (K und L). Die Überlagerung der Durchzeichnungen des gesamten Schädels ließ eine leichte Distalrotation der Maxilla und eine ausgeprägte Schließrotation des Unterkiefers erkennen (M). Bei der Überlagerung auf der maxillären Basis war eine geringe Extrusion der oberen Schneidezähne zu beobachten, während die oberen Molaren in Relation zu den maxillären Konturen unverändert blieben (N). Die unteren Schneidezähne wurden aufgerichtet und extrudiert. Bei den unteren Molaren fand sich eine sehr geringe Vertikalentwicklung. Das Kondylenwachstum war minimal, trug aber in Kombination mit der vertikalen Steuerung der dentoalveolären Strukturen zur Verbesserung des skelettalen Rahmens in der Vertikalen und Sagittalen bei.

Bei der Untersuchung des Patienten 5 Jahre nach

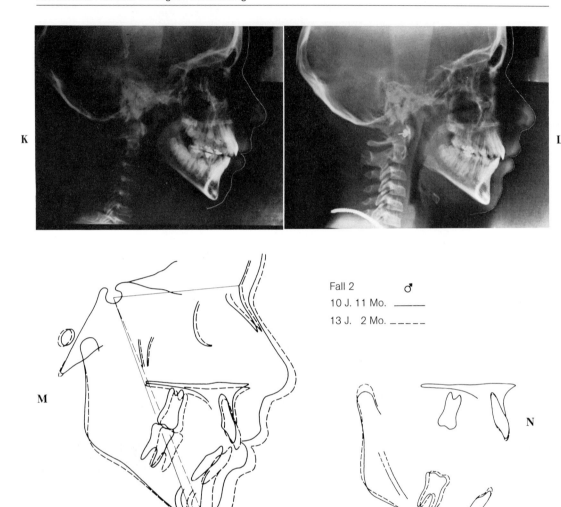

Abb. 7-59 (Fortsetzung) Legende siehe Seite 600.

Behandlungsabschluß war das Behandlungsergebnis stabil geblieben.

Dieser Fall zeigt, daß eine Hyperdivergenz in keiner Weise eine Kontraindikation für die Aktivator-Headgear-Behandlung darstellt. Vielmehr ist durch die entsprechende Manipulation der Apparatur eine erhebliche Korrektur der vertikalen und sagittalen Diskrepanz zu erzielen.

Fall 3 (Abb. 7-60)

Das fliehende Kinn war das hervorstechendste Merkmal des fazialen Erscheinungsbildes dieses 8jährigen Jungen (Abb. 7-60 A und B). Die kephalometrische Analyse ergab einen ANB-Winkel von 7°, einen SNA-Winkel von 81° und einen SNB-Winkel von 74°. Die Profildivergenz entsprach mit einem Wert für SN zu Me-Go von 33° dem Durchschnitt (K). Intraoral fand sich auf beiden Seiten eine volle Klasse-II-Verzahnung in Verbindung mit einem Kreuzbiß auf der linken Seite (C und D). Von der zentrischen Relation zur zentrischen Okklusion waren ein Vorgleiten von über 1 mm und eine Seitenverschiebung nach links von 2,5 mm zu beobachten. Für die oberen seitlichen Schneidezähne bestand ein Platzmangel von fast 3 mm.

Eine Vorbehandlung war in diesem Fall wegen der transversalen Einengung des Oberkiefers und der hochgradigen Funktionsanomalie indiziert. Zur Einleitung der Expansion wurde im Oberkiefer eine Quadhelix-Apparatur verwendet (Abb. 7-60 E und F). Im Verlauf dieser Behandlung verschlechterte sich der Distalbiß. Einer der Gründe dafür war die Distalisierung des Unterkiefers, der andere die Vergrößerung der vertikalen Dimension durch die im Zuge der Expansion entstandenen Kontakte auf den geneigten Ebenen (E). Nach 4 Monaten wurde die Apparatur abgesetzt und kurz darauf die Aktivator-Headgear-Behandlung begonnen.

Der Aktivator wurde zunächst zur Ausformung der oberen Schneidezähne mit einem Protrusions- und Labialbogen versehen. Diese Bögen wurden später durch Torque-Federn ersetzt. Der extraorale Kraftvektor lag oberhalb des Widerstandszentrums des Zahnbogens und hatte, solange alle Milchzähne vorhanden waren, eine Größe von 400 g. Im Bereich der unteren Sechsjahrmolaren wurde die Platte nicht ausgeschliffen.

Das okklusale Ergebnis nach 1 Jahr und 7 Monaten der Aktivatorbehandlung ist in der Abb. 7-60 G und H dargestellt. Einen Monat, bevor diese Aufnahmen entstanden, wurden die oberen Milcheckzähne und 1. Milchmolaren extrahiert, um einen distalen Durchbruch der bleibenden Eckzähne zu ermöglichen. Das faziale Erscheinungsbild hatte sich bereits während dieses Behandlungsabschnittes erheblich gebessert (I und J). Der kephalometrische Vergleich zwischen den ersten Aufnahmen im Alter von fast 8 Jahren und den Aufnahmen im Alter von 10 Jahren zeigt die Veränderung der maxillomandibulären Relation (K und L). Bei der Überlagerung der Gesamtaufnahmen ist eine gewisse Distalrotation der Maxilla zu erkennen (M). Wahrscheinlich wurde der extraorale Kraftvektor nicht optimal gehandhabt. In manchen Fällen kann aufgrund der Kopfform nicht die gewünschte Steilheit des extraoralen Kraftvektors erreicht werden. Im vorliegenden Fall darf man außerdem nicht vergessen, daß der zwischen den beiden Aufnahmen liegende Zeitraum auch eine Phase ohne Behandlung (2 Monate) und der schnellen Expansion (4 Monate) beinhaltet. Dennoch ließ sich eine günstige Unterkieferreaktion beobachten. Die Vorverlagerung der Symphyse übertraf die Zunahme der vertikalen Dimension bei weitem. Es wurde demnach eine signifikante Schließung der Y-Achse erzielt (Abb. 7-60 N). Die Überlagerung der Durchzeichnungen zeigte nur eine minimale Bewegung der Molaren und Schneidezähne in Relation zu den Umrissen der Basalstrukturen (N).

Nach diesem Ergebnis wurde die Aktivator-Headgear-Kombination bis zum beginnenden Durchbruch der oberen Eckzähne und 1. Prämolaren nur beim Schlafen getragen. Dann wurde die Behandlung wegen problematischer Patientenmitarbeit abgebrochen und die Notwendigkeit einer abschließenden Behandlung mit festsitzenden Apparaturen konnte nicht ausgeschlossen werden. Das okklusale Ergebnis nach dieser zweijährigen Beobachtungszeit ist in der Abb. 7-60 O und P dargestellt. Auf der rechten Seite ist zwar eine schöne Klasse-I-Relation zu erkennen, links ist die Relation der Eckzähne und 1. Prämolaren jedoch unvollkommen, obwohl die Sechsjahrmolaren im Neutralbiß stehen. Es findet sich eine Mittellinienverschiebung von fast 2 mm, und zwischen zentrischer Relation und habitueller Okklusion ist eine Lateralverschiebung um 0,5 mm mit einer minimalen sagittalen Komponente zu erkennen. Man muß nun darüber entscheiden, ob diese okklusalen Diskrepanzen eine Weiterbehandlung mit festsitzenden Apparaturen erfordern oder als ästhetisch und funktionell akzeptables Resultat annehmbar sind. Die Behandlung dieses Problems ist heikel.

Zu betonen ist, daß bei vielen Patienten vor der Korrektur des Distalbisses mit der Aktivator-Headgear-Kombination eine Vorbehandlung erforderlich ist. Außerdem kann man nach der Aktivator-Headgear-Behandlung nicht immer eine vollendete okklusale Relation erwarten, auch wenn sich die grundlegende skelettale Diskrepanz erheblich gebessert haben mag.

Kombinierte Aktivator-Headgear-Behandlung

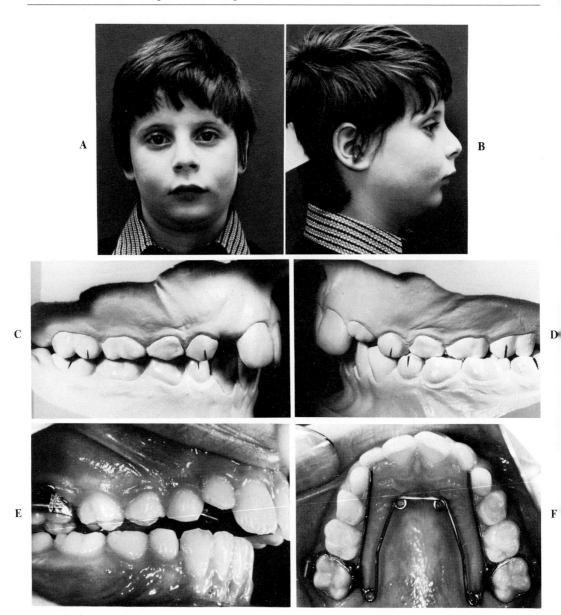

Abb. 7-60 Fall 3. Vorbereitende Dehnung des Oberkiefers mit einer Quadhelix-Apparatur vor der Aktivator-Headgear-Behandlung. A bis D und K: Ausgangsbefunde im Alter von 7 Jahren 11 Monaten. E und F: Die Expansion mit der Quadhelix-Apparatur über 4 Monate hatte zu einer Verschlechterung des Distalbisses geführt. G, H und L bis N: Resultat im Alter von 10 Jahren nach zusätzlicher Aktivator-Headgear-Behandlung über einen Zeitraum von 1 Jahr 7 Monaten. Zu diesem Zeitpunkt wurde die Aktivator-Headgear-Kombination nur in der Nacht während des Schlafs getragen, bis die bleibenden Eckzähne und Prämolaren durchgebrochen waren. Anschließend wurde die Behandlung abgesetzt. O und P: Situation 2 Jahre nach Abschluß der Behandlung. In Fällen wie diesem muß der behandelnde Arzt die Entscheidung treffen, ob okklusale Unstimmigkeiten dieser Art eine Weiterbehandlung mit festsitzenden Apparaturen erfordern.

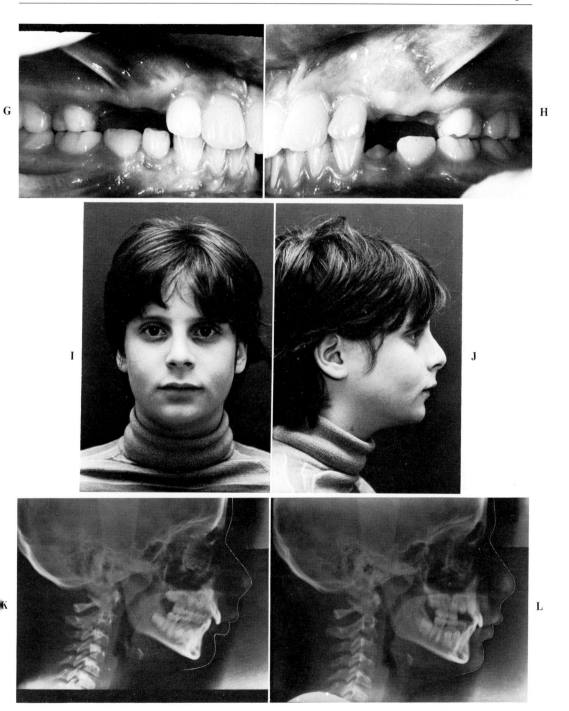

Abb. 7-60 (Fortsetzung) Legende siehe Seite 604.

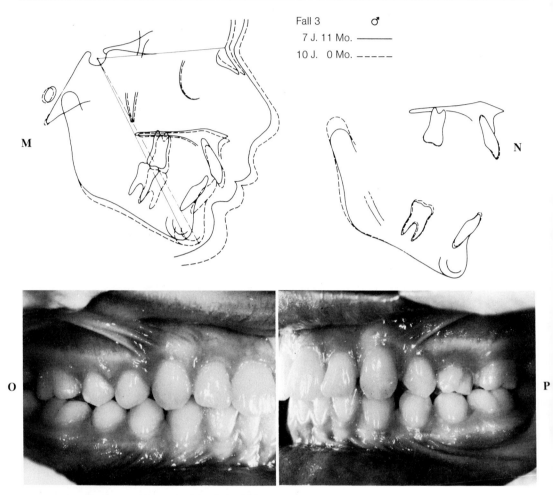

Abb. 7-60 (Fortsetzung) Legende siehe Seite 604.

Fall 4 (Abb. 7-61)

Dieses 11 Jahre 8 Monate alte Mädchen zeigte eine exzessive mandibuläre Retrognathie (Abb. 7-61 A und B). Es litt sehr unter seinem Aussehen und sagte dem Kieferorthopäden, es wolle nicht mehr »wie ein Gespenst ausschauen«. Die Fernröntgenaufnahmen ergaben ein ungünstiges skelettales Muster (I). Der Unterkieferkörper (Me-Go) war 11 mm kürzer als die anteriore Schädelbasis (N-S), auch der Ramus war zu kurz. Darüber hinaus ließ sich eine Retroposition des Kiefergelenkes in Relation zur vorderen Schädelbasis erkennen. SNB und SNPog betrugen 70°, der Gesichtswinkel FH zu N-Pog 79°, der ANB-Winkel 10°. Es wurde damit gerechnet, daß später zur Harmonisierung der skelettalen Relationen eine operative Unterkiefervorverlagerung erforderlich sein würde. Intraoral fand sich eine Klasse-II-Relation. Die Stufe der mittleren Schneidezähne betrug 8 mm, während die seitlichen Schneidezähne im Kontakt mit den Antagonisten standen (C und D).

Im oberen Zahnbogen waren bis auf die 3. Molaren alle bleibenden Zähne durchgebrochen. Durch den massiven Frontzahnengstand überlappten die beiden Eckzähne die seitlichen Schneidezähne labial (E). Auch im unteren Zahnbogen waren die 2. Molaren durchgebrochen. Nur die unteren 2. Milchmolaren persistierten, und der Durchbruch der 1. und 2. Prämolaren wurde durch den Engstand behindert (F). Insgesamt betrug der Raummangel 10 mm, obwohl die Schneidezähne sogar deutlich protrudiert waren (I). Zwischen zentrischer Relation und habitueller Okklusion war eine sagittale Differenz von fast 2 mm zu erkennen. Die Protrusionsbewegung wurde durch die oberen seitlichen Schneidezähne blockiert.

Das Ziel der ersten Behandlungsphase war die Korrektur der Zahnfehlstellungen und verbesserte Koordination der beiden Zahnbögen. Alle 1. Prämolaren wurden extrahiert. Im unteren Zahnbogen wurden nur die Sechsjahrmolaren bebändert und ein Lingualbogen angebracht. Im Oberkiefer wurden alle Zähne progressiv bebändert oder mit Klebebrackets versehen. Ein Transpalatinalbügel und ein Headgear mit distalem Okzipitalzug kamen zum Einsatz. Zunächst wurden die Eckzähne retrahiert, um Platz für die Einordnung der seitlichen Schneidezähne zu schaffen. In der Abb. 7-61 G und H ist die Situation nach neunmonatiger Behandlungsdauer mit festsitzenden Apparaturen dargestellt. Kurz danach wurden die seitlichen Schneidezähne eingeordnet und die Aktivator-Headgear-Therapie ohne Entfernung des oberen Edgewise-Bogens eingeleitet. Nach dem Behandlungsplan sollte die Aktivator-Headgear-Phase eigentlich möglichst frühzeitig begonnen werden, um das pubertäre Wachstumspotential ausnützen zu können. In diesem Fall wurde sie als Behandlungsversuch angesehen, um festzustellen, ob dadurch auch nach Abschluß des Gesichtswachstums auf einen chirurgischen Eingriff verzichtet werden kann.

Der Vergleich der Fernröntgenaufnahmen zu Beginn der Behandlung im Alter von 11 Jahren 8 Monaten (Abb. 7-61 I) mit den im Alter von 13 Jahren 10 Monaten gefertigten (J) zeigt die während der gesamten Behandlungsdauer von 2 Jahren 2 Monaten erzielten Fortschritte. Die Überlagerung der Durchzeichnungen verdeutlicht die bemerkenswerte Veränderung der skelettalen Relation mit einem überwiegend mandibulären Beitrag (L). Die faziale Ästhetik war dementsprechend besser (K).

Nach diesem Zwischenergebnis wurde die Behandlung von der Aktivator-Headgear-Kombination auf eine Edgewise-Apparatur im Unterkiefer umgestellt. Nach 11 Monaten der Behandlung mit festsitzenden Apparaturen im Ober- und Unterkiefer, kombiniert mit einem distalen Okzipitalzug-Headgear, wurde eine zweite einjährige Phase der Aktivator-Headgear-Behandlung begonnen, um die Distalbißbehandlung zu vervollständigen und die Situation abschließend zu retinieren. In der Abb. 7-61 M ist das Ergebnis nach Abschluß der aktiven Behandlung im Alter von 15 Jahren 9 Monaten dargestellt. Die Überlagerung der Durchzeichnungen zeigt die während der vierjährigen aktiven Behandlung erzielten Veränderungen (N). Das faziale Erscheinungsbild ist aus O und P, das okklusale Resultat aus Q und R zu ersehen.

Dieser Fall zeigt, daß eine Vorbehandlung unabdingbar ist, wenn die Protrusion in den Neutralbiß durch inzisale Interferenzen behindert wird. Darüber hinaus veranschaulicht es die Kombinationsmöglichkeiten der Behandlung mit festsitzenden Apparaturen und der Aktivator-Headgear-Therapie im bleibenden Gebiß. Aufgrund der hochproblematischen skelettalen und dentalen Situation, der Entwicklungsvoraussetzungen und des skelettalen Alters der Patientin lief die Behandlung in 4 Hauptphasen ab: 1. vorbereitende Phase mit festsitzenden Apparaturen nach Extraktion aller 1. Prämolaren, 2. Aktivator-Headgear-Therapie sobald die okklusalen Verhältnisse die volle Ausnützung der pubertären Wachstumsaktivität erlaubten, 3. abschließende Ausformung der Zahnbögen und weitere intermaxilläre Koordination mit Edgewise-Apparaturen, 4. abschließende Korrektur des skelettalen Distalbisses und Retention durch Aktivator-Headgear-Kombination. Es wäre nicht unberechtigt, zu sagen, daß eine fast vierjährige aktive Behandlung für jeden Patienten, unabhängig vom Alter, zu viel ist. Zugegebenermaßen hätten die Behandlungsabschnitte mit den festsitzenden Apparaturen auch wirksamer gehandhabt werden können (die Patientin wurde von jungen Assistenzärzten mit wenig klinischer Erfahrung behandelt), doch ist eine skelettale Korrektur dieser Art und dieses Ausmaßes nicht in kurzer Zeit erzielbar.

Kombinierte Aktivator-Headgear-Behandlung

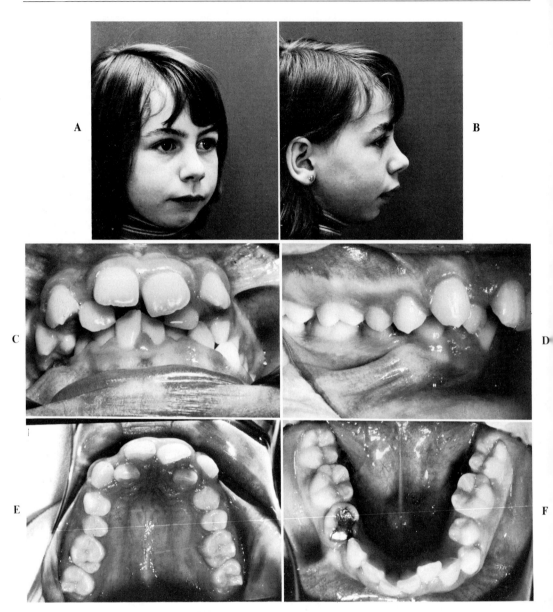

Abb. 7-61 Fall 4. Behandlung mit einer Kombination aus festsitzender Apparatur und Aktivator-Headgear-Therapie in vier Hauptbehandlungsphasen aufgrund hochgradiger Zahnfehlstellungen sowie okklusaler und skelettaler Diskrepanzen. A bis F und I: Ausgangsbefunde im Alter von 11 Jahren 8 Monaten. Dauer der ersten Behandlungsphase: 1 Jahr. Extraktion aller 1. Prämolaren, Edgewise-Apparatur im Oberkiefer mit distalgerichtetem Okzipitalzug und Lingualbogen im Unterkiefer. G und H: Dauer der 2. Behandlungsphase: 1 Jahr 2 Monate. Aktivator-Headgear-Behandlung ohne Absetzen der oberen Edgewise-Apparatur. J bis L: Resultat nach der 1. und 2. Behandlungsphase. Dauer der 3. Phase: 11 Monate. Der untere Zahnbogen wurde mit Klebebrackets versehen, um mit festsitzenden Apparaturen die okklusalen Koordination durchzuführen. Dauer der 4. Behandlungsphase: 1 Jahr. Nach Abnahme der festsitzenden Apparaturen erfolgte der Abschluß und die Retention der Distalbißbehandlung durch Aktivator-Headgear-Kombination. M bis R: Gesamtergebnis im Alter von 15 Jahren 9 Monaten.

Fallbeschreibungen

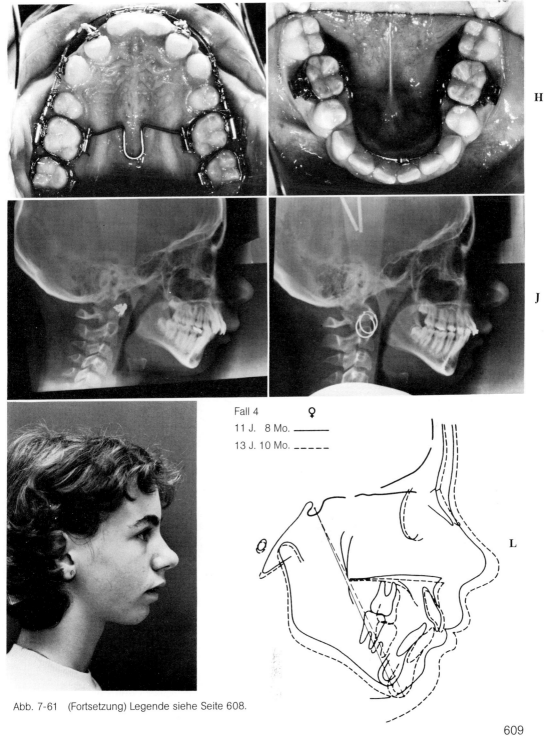

Abb. 7-61 (Fortsetzung) Legende siehe Seite 608.

Fall 4 ♀
11 J. 8 Mo. ―――
13 J. 10 Mo. -----

Kombinierte Aktivator-Headgear-Behandlung

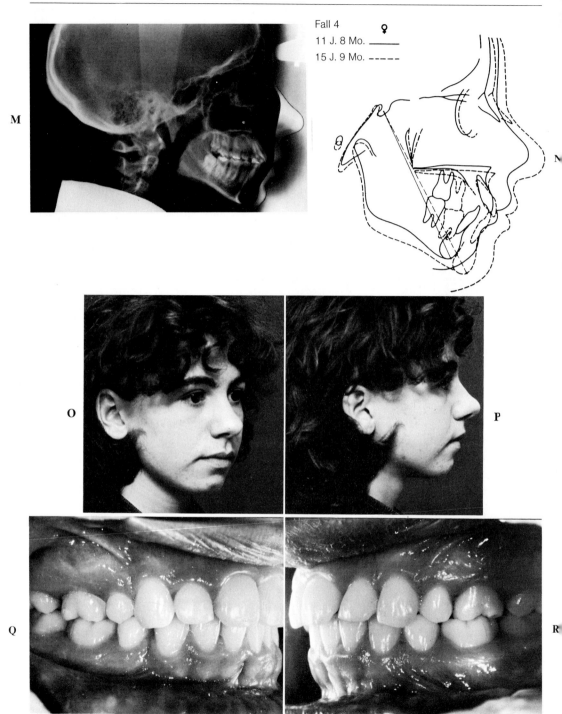

Abb. 7-61 (Fortsetzung) Legende siehe Seite 608.

Fallbeschreibungen

Fall 5 (Abb. 7-62)

Die entstellenden Züge im Gesicht dieser 10 Jahre 5 Monate alten Patientin waren die hervorstehende Lage der oberen Schneidezähne, die zwischen den Zahnreihen liegende Unterlippe, das Freiliegen von Zahnfleisches beim Lächeln und das retrognathe Kinn (Abb. 7-62 A bis C). Die kephalometrische Analyse ergab einen SNA-Winkel von 87° bei einem ANB von 9°, FH zu N-Pog von 85° und eine Konvexität von 9 mm. In Kombination mit einer überdurchschnittlich langen vorderen Schädelbasis trug in erster Linie die maxilläre Prognathie (mehr als die mandibuläre Retrognathie) zur sagittalen Diskrepanz der skelettalen Strukturen bei (Abb. 7-62 J). Trotz der ausgeprägten Protrusion der unteren Schneidezähne war eine sagittale Stufe von 12 mm zu messen (D, E und J). Im Seitenzahnbereich waren die bleibenden Zähne durchgebrochen oder befanden sich soeben im Durchbruch, es lag eine Klasse-II-Relation mit extremem Tiefbiß vor.

Zur Intrusion der Schneidezähne wurden zunächst Utility-Bögen und ein Okzipitalzug verwendet. Nach Extraktion aller 1. Prämolaren wurden die Schneidezähne retrahiert und die Lücken mit Edgewise-Apparaturen geschlossen (Abb. 7-62 F). Die intramaxillären Diskrepanzen wurden vollständig korrigiert, die intermaxillären Relationen deutlich verbessert. Die Bänder wurden nach nur 1 Jahr und 10 Monaten Behandlungsdauer abgenommen und die Behandlung auf die Aktivator-Headgear-Kombination umgestellt, um eine weitere Verbesserung der skelettalen Relation und Retention des bisher erzielten Behandlungsergebnisses zu ermöglichen (G). In diesem Zusammenhang ist nochmals zu betonen, daß der Konstruktionsbiß modifiziert werden muß, wenn die okklusale Relation weitgehend einer Klasse I entspricht (S. 590). Der Aktivator wurde 1 Jahr und 4 Monate lang getragen. Das okklusale Ergebnis ist unter H und I dargestellt, das kephalometrische Resultat im Alter von 13 Jahren 11 Monaten unter K. Die Überlagerung der Fernröntgendurchzeichnungen läßt die extensiven dentoalveolären und skelettalen Relationen nach 3 Jahren 2 Monaten der aktiven Behandlung in 2 Phasen erkennen (L). Intrusion und Aufrichtung der oberen und unteren Schneidezähne konnte ohne Molarenextrusion im Oberkiefer und mit nur geringfügiger Molarenextrusion im Unterkiefer erzielt werden (M). Die Überlagerung der Durchzeichnungen in Abb. 7-62 N verdeutlicht die fundamentalen Veränderungen, die mit der festsitzenden Apparatur erzielt wurden. Während der Aktivator-Headgear-Behandlung ließ sich durch die in Relation zu den maxillären Strukturen um 3 mm weitere Vorverlagerung der mandibulären Symphyse eine erhebliche Verbesserung der skelettalen Relationen erzielen (O). Die unteren Schneidezähne wurden aufgerichtet und die oberen Schneidezähne geringfügig protrudiert, um die unterschiedliche Vorverlagerung des Ober- und Unterkiefers auszugleichen. Das faziale Erscheinungsbild nach diesen beiden Behandlungsphasen ist unter P und Q dargestellt.

In diesem Fall wurde die Aktivator-Headgear-Kombination nach abgeschlossener okklusaler Behandlung mit festsitzenden Apparaturen verwendet. Es ist nochmals zu betonen, daß das in diesem Kapitel vorgestellte Behandlungskonzept auch für die anderen Behandlungsabschnitte gilt. Die Aktivator-Headgear-Kombination darf nicht als Mittel zur Berichtigung mangelhafter Vorbehandlungsergebnisse angesehen werden. Dieser Fall zeigt jedoch, daß die Kombination im Rahmen der Retention eine weitere Verbesserung der skelettalen Relationen ermöglicht. Darüber hinaus können die festsitzenden Apparaturen bereits zu einem früheren Zeitpunkt der Distalbißbehandlung abgenommen werden, da die Aktivator-Headgear-Behandlung eine Stabilisierung der okklusalen Ergebnisse bei gleichzeitiger Weiterführung der Distalbißkorrektur erlaubt.

Fall 6–18 (Abb. 7-63–7-75)*

In den folgenden Fällen werden nur die vor und nach der Aktivator-Headgear-Behandlung gefertigten Fernröntgenaufnahmen vorgestellt, um einen allgemeinen Überblick über die dentoalveolären und skelettalen Reaktionen zu geben, mit welchen im einzelnen bei der Verwendung dieser Apparaturen zu rechnen ist.

---

* Abb. 7-63–7-71 (Fall 6–14). Diese Patienten wurden ausschließlich mit der Aktivator-Headgear-Kombination behandelt. Es ist jeweils zu A das Alter vor und zu B das Alter nach der Behandlung angegeben. Iv ist der zeitliche Abstand zwischen den Aufnahmen und Tt die Dauer der aktiven Behandlung (Jahre, Monate).

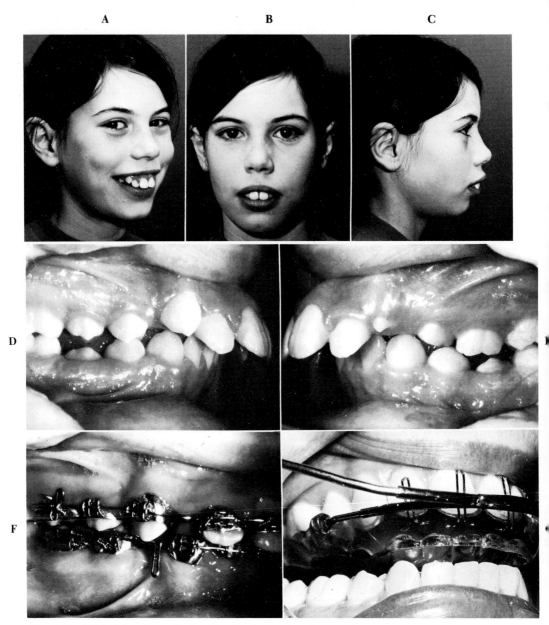

Abb. 7-62 Fall 5. Behandlung mit einer Kombination aus festsitzender Apparatur und Aktivator-Headgear-Therapie. A bis E und J: Ausgangsbefunde im Alter von 10 Jahren 6 Monaten. F: Extraktion der 1. Prämolaren, anschließend festsitzende Apparaturen mit distalgerichtetem Okzipitalzug. G: Abnahme der festsitzenden Apparatur nach Behandlungsdauer von 1 Jahr und 10 Monaten, Umstellung auf Aktivator-Headgear-Behandlung für eine Dauer von 1 Jahr 4 Monaten zur weiteren Verbesserung der skelettalen Relationen und Retention des mit den festsitzenden Apparaturen erzielten Behandlungsergebnisses. H und I: klinisches, J bis O: radiologisches und P und Q: faziales Bild des Behandlungsergebnisses. N: Überlagerung der Fernröntgendurchzeichnungen zur Darstellung der mit den festsitzenden Apparaturen erzielten Veränderungen. O: Veränderungen durch Aktivator-Headgear-Therapie.

Fallbeschreibungen

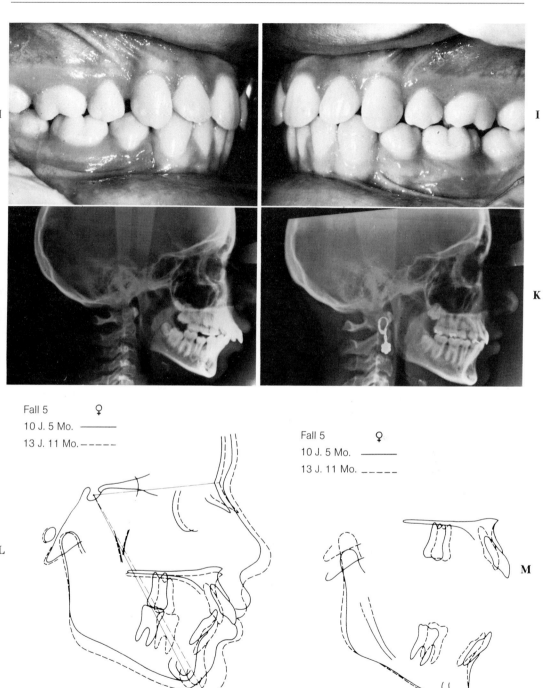

Fall 5 ♀
10 J. 5 Mo. ──────
13 J. 11 Mo. ─ ─ ─ ─

Fall 5 ♀
10 J. 5 Mo. ──────
13 J. 11 Mo. ─ ─ ─ ─

Abb. 7-62 (Fortsetzung) Legende siehe Seite 612.

Kombinierte Aktivator-Headgear-Behandlung

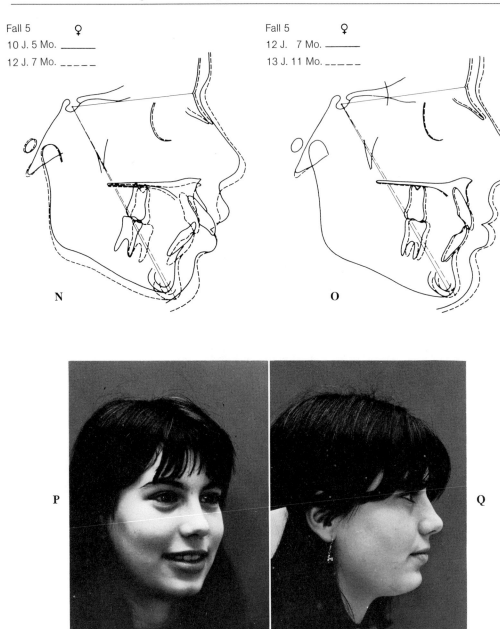

Fall 5 ♀
10 J. 5 Mo. _____
12 J. 7 Mo. _ _ _ _

Fall 5 ♀
12 J. 7 Mo. _____
13 J. 11 Mo. _ _ _ _

Abb. 7-62 (Fortsetzung) Legende siehe Seite 612.

In den Fällen 6–14 stellte die Aktivator-Headgear-Kombination das einzige Behandlungsmittel dar, festsitzende Apparatur waren weder vorbereitend noch abschließend erforderlich (Abb. 7-63–7-71, A vor und B nach der Behandlung).

Fall 15 ist einer der seltenen Beispiele für den Beginn der Aktivator-Headgear-Behandlung im Milchgebiß (Abb. 7-72A). Es wurden nacheinander zwei Apparaturen verwendet. B zeigt das Resultat im Wechselgebiß 1 Jahr nach Absetzen der Behandlung. In diesen Fällen muß während oder nach dem Durchbruch der bleibenden Zähne entschieden werden, ob eine zweite Behandlungsphase mit festsitzenden Apparaturen erforderlich sein wird.

Den klassischen Behandlungsverlauf veranschaulicht der Fall 16. Bei diesem Distalbißpatienten umfaßte die Behandlung im Wechselgebiß bis zum weiteren Zahnwechsel im Seitenzahnbereich die Aktivator-Headgear-Kombination (Abb. 7-73). Anschließend wurden zur endgültigen Koordination der Okklusion festsitzende Apparaturen verwendet.

Die Fälle 17 und 18 sollen zeigen, daß nach der Vorbehandlung häufig mit einer Verschlechterung der skelettalen Distalbißrelation zu rechnen ist (Abb. 7-74 und 7-75). In Fall 17 waren die Eltern gegen die Extraktion bleibender Zähne (Abb. 7-74A). Zur Korrektur der transversalen Diskrepanz wurde ein Transpalatinalbügel, zur Einordnung der oberen Schneidezähne ein Utility-Bogen verwendet. Im Unterkiefer diente ein passiver Lingualbogen als Lückenhalter. Die kephalometrische Situation 8 Monate nach dieser Vorbehandlung ist unter B dargestellt. Anschließend wurde die Aktivator-Headgear-Kombination eingesetzt, das Ergebnis nach einem Jahr ist in C zu sehen. In Fall 18 (Abb. 7-75A) mußte eine hochgradige transversale Einengung des Oberkiefers durch Gaumennahterweiterung behandelt werden (B). Vier Monate später wurde die Aktivator-Headgear-Behandlung eingeleitet, das Resultat nach 2 Jahren ist aus C ersichtlich.

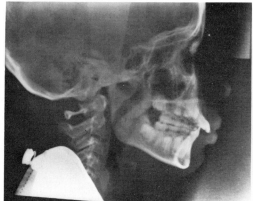 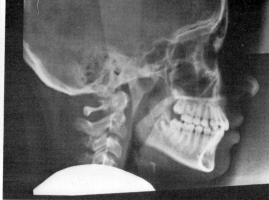

Abb. 7-63   Fall 6. A: 8, 10; B: 11,5; Iv − 2,7; Tt − 2,0.

Kombinierte Aktivator-Headgear-Behandlung

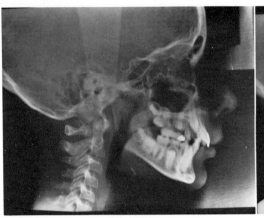 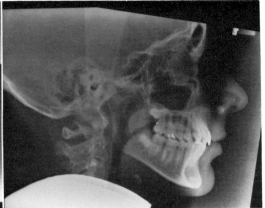

Abb. 7-64   Fall 7. A: 10,11; B: 14,0; Iv – 3,1; Tt – 2,9.

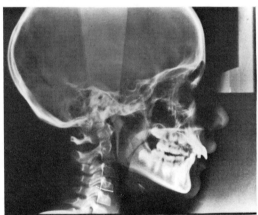 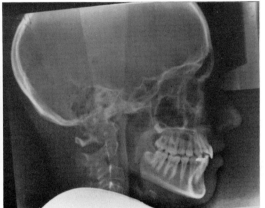

Abb. 7-65   Fall 8. A: 7,11; B: 12,1; Iv – 4,2; Tt – 3,3.

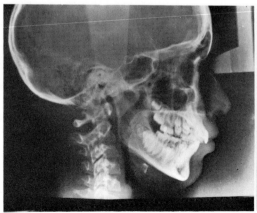 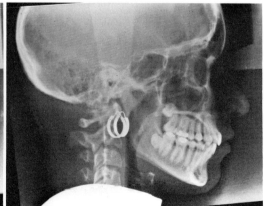

Abb. 7-66   Fall 9. A: 10,4; B: 13,3; Iv – 2,11; Tt – 2,6.

Fallbeschreibungen

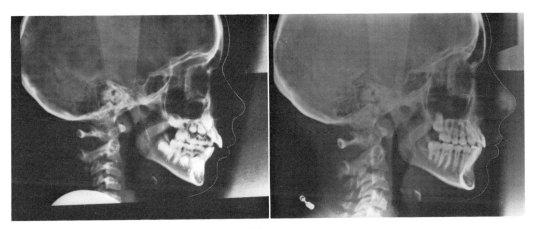

Abb. 7-67 Fall 10. A: 8,1; B: 11,10; Iv – 3,9; Tt – 3,0.

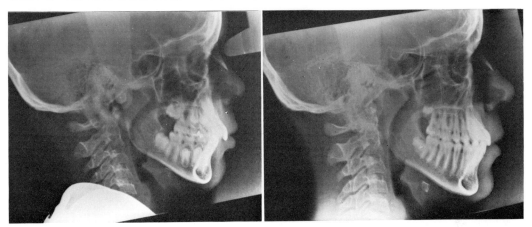

Abb. 7-68 Fall 11. A: 8,11; B: 12,8; Iv – 3,9; Tt – 2,11.

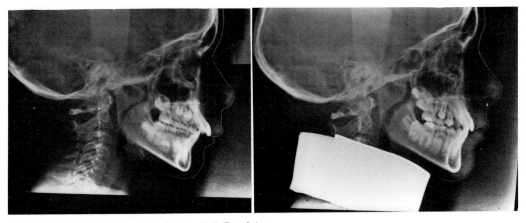

Abb. 7-69 Fall 12. A: 8,4; B: 11,11; Iv – 3,7; Tt – 3,1.

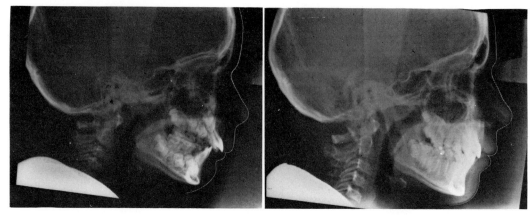

Abb. 7-70   Fall 13. A: 8,2; B: 12,11; Iv – 4,9; Tt – 3,8.

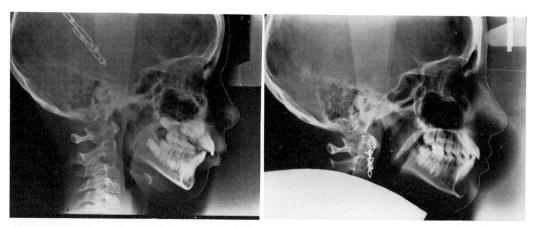

Abb. 7-71   Fall 14. A: 8,7; B: 12,9; Iv – 4,2; Tt – 3,10.

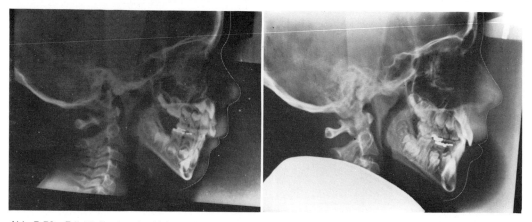

Abb. 7-72   Fall 15. Beginn der Aktivator-Headgear-Behandlung im Milchgebiß. A: 5,11; B: 10,7 (1 Jahr nach Abschluß der aktiven Behandlung); Iv – 4,8; Tt erste Apparatur – 1,10, zweite Apparatur – 1,6.

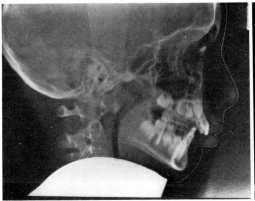
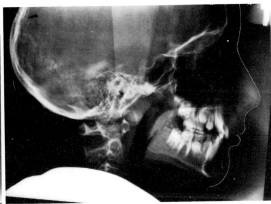

Abbildung 7-73

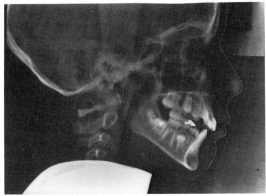
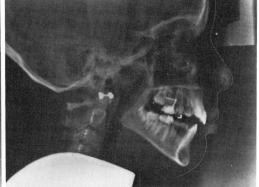
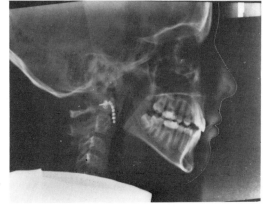

Abb. 7-74 Fall 17. A: 10,9; B: 11,6. Nach 8monatlicher Vorbehandlung mit Transpalatinalbügel, distalem Okzipitalzug und oberem Utility-Bogen sowie einem passiven Ligualbogen im Unterkiefer. Die Eltern (Zahnärzte!) hatten eine Extraktionsbehandlung abgelehnt, da kein Engstand vorlag. Man beachte die Verschlechterung des skelettalen Distalbisses und der vertikalen Diskrepanz. C: Ergebnis der einjährigen Aktivator-Headgear-Behandlung im Anschluß an den Befund bei B.

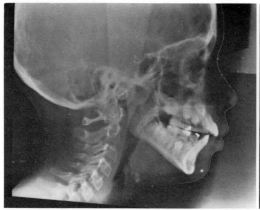
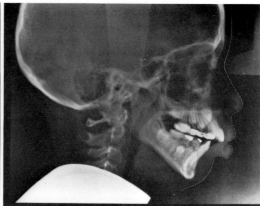
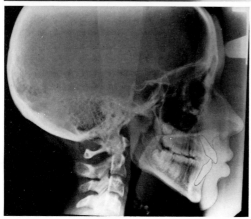

Abb. 7-75 Fall 18. A: 11,1; B: 11,3. Wegen der hochgradigen transversalen Diskrepanz (bilateraler Kreuzbiß) mußte eine Gaumennahterweiterung durchgeführt werden. Diese Maßnahme bewirkte eine Verschlechterung des skelettalen Distalbisses. Nach 4monatlicher Retention wurde die Aktivator-Headgear-Behandlung begonnen. C: 13,7. Resultat nach zweijähriger Aktivator-Headgear-Behandlung.

Untersuchung der durchschnittlichen Auswirkungen der Behandlung

Um die durchschnittlichen dentoalveolären und skelettalen Reaktionen auf die Aktivator-Headgear-Behandlung quantifizieren zu können, unternahm einer von uns eine breit angelegte Untersuchung.[121] In unserer Klinik wurde bei über 500 Patienten mit Distalbiß im Rahmen der Gesamtbehandlung eine Aktivator-Headgear-Therapie durchgeführt. In der überwiegenden Mehrzahl der Fälle wurden zusätzlich festsitzende Apparaturen oder Kombinationen mit anderen Geräten verwendet.

In einer Pilotstudie wurden die Auswirkungen der ausschließlichen Aktivator-Headgear-Behandlung beurteilt. Ein Längsschnitt-Kontrollgut von 49 Fällen (28 Jungen und 21 Mädchen) wurde willkürlich zusammengestellt. Diese Kinder waren zuvor in keiner kieferorthopädischen Behandlung, und es wurden weder sekelettale noch dentoalveoläre Kriterien berücksichtigt. Die Aktivator-Headgear-Gruppe bestand aus 22 Fällen (14 Jungen und 8 Mädchen). Die Selektionskriterien waren skelettaler und dentaler Distalbiß, keine erfolgten oder notwendigen Vorbehandlungen oder Extraktionen, keine Indikationen zur Kombination mit anderen Apparaturen, Behandlungsbeginn im Wechselgebiß und Behandlungsabschluß im bleibenden Gebiß sowie gut korrelierte, quali-

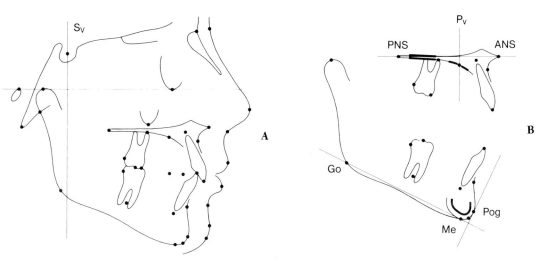

Abb. 7-76 A: Referenzsystem, echte Frankfurter Horizontale (FH) und Sellavertikale (S_V) zur kephalometrischen Beurteilung der Gesamtveränderung. Das Bezugssystem wurde in jedem einzelnen Fall durch Überlagerung auf der anterioren Schädelbasis von der ersten auf die zweite Aufnahme übertragen. B: Referenzsystem zur Beurteilung der lokalen Veränderungen der maxillären Strukturen und des oberen Zahnbogens. Die Maxilla wurde entlang der palatinalen Umrisse und der sichtbaren Anteile des Nasenbodens überlagert. Die Orientierung entlang der ANS-PNS-Linie und der Palatinalpunkt (P_V) wurden in jedem einzelnen Fall von der ersten auf die zweite Aufnahme übertragen. C: Referenzsystem zur Beurteilung lokaler Veränderungen der mandibulären Strukturen und der unteren Zahnreihe. Der Unterkiefer wurde entlang der Linie Me-Go auf die Strukturen der Symphyse überlagert. Die Aufrichtung der Me-Go-Linie und dem Punkt Pog wurde in jedem einzelnen Fall von der ersten auf die zweite Aufnahme übertragen.

tativ hochwertige Unterlagen. Weder vertikale Kriterien noch Kriterien bezüglich der Behandlungsergebnisse wurden verwendet. Da Fälle mit intramaxillären oder Koordinationsproblemen nicht einbezogen werden konnten, war es unmöglich, zum Zeitpunkt der Untersuchung ein größeres Patientengut zusammenzustellen. Die Größe reichte jedoch aus, um die Auswirkungen der Aktivator-Headgear-Behandlung zu demonstrieren.

Das mittlere Alter der Kontrollgruppe betrug zu Beginn des Beobachtungszeitraumes nur 2 Monate mehr als das der Aktivator-Headgear-Gruppe, das vor Beginn der Behandlung bei 10 Jahren lag. Die mittlere Behandlungsdauer betrug 2 Jahre 5 Monate. Bei der Berechnung der jährlichen Veränderungen fanden sich zwischen Mädchen und Jungen in beiden Gruppen der untersuchten Altersklasse keine signifikanten Unterschiede. Die echte Frankfurter Horizontale und die Sellavertikale wurden als Bezugslinien für die Beurteilung der kephalometrischen Gesamtveränderungen ausgewählt. Dieses Bezugssystem wurde in jedem einzelnen Fall durch strukturelle Überlagerung der vorderen Schädelbasis von der ersten auf die zweite Aufnahme übertragen (Abb. 7-76A). Die Maxilla wurde auf der palatinalen Begrenzung und dem Nasenboden, die Mandibula auf die Strukturen der Symphyse entlang der Verbindungslinie zwischen Menton und Gonion überlagert. Der Palatinalpunkt (P_V) und die Referenzpunkte der Symphyse wurden von der ersten auf

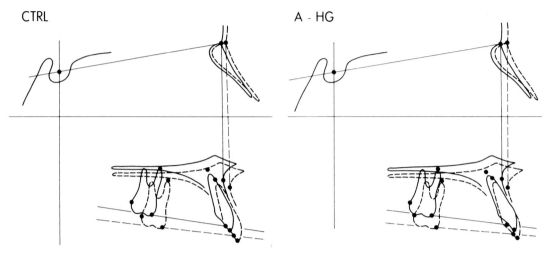

Abb. 7-77 A: Muster der maxillären und oberen dentoalveolären Verlagerung in der Kontrollgruppe und B: in der Aktivator-Headgear-Gruppe.

die zweite Aufnahme übertragen. Das Koordinatensystem zur Beurteilung der lokalen Veränderungen ist in der Abb. 7-76B und C dargestellt. Die Referenzpunkte wurden anhand eines Lochrasters in den Kopien der Fernröntgenaufnahmen zahlenmäßig dargestellt. Zur statistischen Analyse wurde der nicht parametrische *Wilcoxon*-Test angewandt (detaillierte Untersuchungsbeschreibung siehe *Teuscher*[121]). Nur ein geringer Teil der Ergebnisse wird hier graphisch dargestellt, um einen Überblick über die hauptsächlichen Auswirkungen der Aktivator-Headgear-Behandlung zu geben. Zum besseren Verständnis sei gesagt, daß bei den Überlagerungen ein zeitlicher Abstand von 3 Jahren gewählt wurde.

Das Muster der maxillären und oberen dentoalveolären Verlagerung ist für die Kontrollgruppe in Abb. 7-77A und für die Aktivator-Headgear-Gruppe (A-HG) in B dargestellt. Für den berücksichtigten Zeitraum ist die Reaktion der basalen maxillären Strukturen auf die Aktivator-Headgear-Behandlung minimal. Es läßt sich eine leichte Hemmung der Vorverlagerung des Punktes A erkennen, wobei die Bahn der durchschnittlichen Ventro-Kaudal-Bewegung in der A-HG-Gruppe in

einem Winkel von 54° zur Frankfurter Horizontalen gegenüber 46° bei der Kontrollgruppe verläuft (Abb. 7-78). In der vertikalen und sagittalen Verlagerung der untersuchten maxillären skelettalen Punkte fanden sich jedoch keine signifikanten Unterschiede. Entsprechend war auch keine Rotation der Palatinalebene zu beobachten. Das maxilläre Wachstum vollzog sich nahezu ungestört. Dies entspricht dem wichtigsten Faktor im Konzept der Aktivator-Headgear-Behandlung: der Vermeidung einer ungünstigen Beeinflussung.

Eine ausgeprägte Reaktion zeigten jedoch die dentoalveolären Strukturen. Die Vorbewegung der Molaren und Schneidezähne wurde in der A-HG-Gruppe in hochsignifikantem Maße reduziert (Abb. 7-77 und 7-79). Die Kontrolle über die Achsenneigung der oberen Schneidezähne war gut (Abb. 7-79B). Eine signifikante Hemmung der dentoalveolären Vertikalentwicklung ließ sich im Schneidezahnbereich erkennen, während die Vertikalentwicklung der Molarenregion in der Kontroll- und der A-HG-Gruppe gleich war (Abb. 7-77 und 7-79). Die Okklusionsebene war daher geringfügig mesialrotiert. Demnach erfolgte die Distalbißkorrektur nicht durch die Rotation der

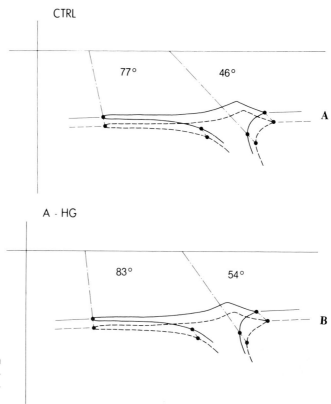

Abb. 7-78 A: Verlagerung der basalen maxillären Strukturen in der Kontrollgruppe und B: in der Aktivator-Headgear-Gruppe.

maxillären Strukturen. Zu betonen ist, daß die obere Zahnreihe nicht distalisiert wurde. Die gesamte Vorverlagerung wurde im Vergleich zur Kontrollgruppe um 40% reduziert, wobei die vertikale Dimension nicht vergrößert wurde (Abb. 7-77 und 7-79). Dieser Aspekt ist bezüglich des Einflusses auf die Vorverlagerung der mandibulären Symphyse von größter Bedeutung.[16, 17, 19, 120]

In Relation zu den kranialen Strukturen wurde das Pogonion in der A-HG-Gruppe, verglichen mit der Kontrollgruppe, signifikant weiter vorverlagert (Abb. 7-80). Erstaunlicherweise ergaben die Messungen des jährlichen Zuwachses in der Condylion-Pogonion-Linie keine signifikanten Unterschiede zwischen den beiden Gruppen (Abb. 7-81). Nur im Winkel Menton-Gonion-Condylion fand sich ein signifikanter Unterschied: In der Kontrollgruppe wurde eine Verringerung, in der A-HG-Gruppe dagegen keine Veränderung beobachtet. Entsprechend war auch die Richtung des Kondylenwachstums in beiden Gruppen unterschiedlich (Abb. 7-82). In der A-HG-Gruppe wuchsen die Kondylen signifikant stärker nach distal, zeigten aber ungefähr das gleiche Vertikalwachstum wie in der Kontrollgruppe. Bei der Projektion der distalgerichteten Komponente des Kondylenwachstums auf die Okklusionsebene wird beim sagittalen Beitrag ein Unterschied zwischen den beiden Gruppen deutlich.

Die Veränderung der unteren Schneidezahnposition sind in beiden Gruppen praktisch identisch (Abb. 7-82). Eine Aufrichtung wurde auch in der

Kombinierte Aktivator-Headgear-Behandlung

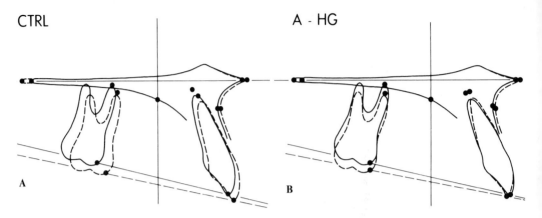

Abb. 7-79 A: Größe und Richtung des Wachstums der oberen Molaren und mittleren Schneidezähne in der Kontrollgruppe und B: in der Aktivator-Headgear-Gruppe.

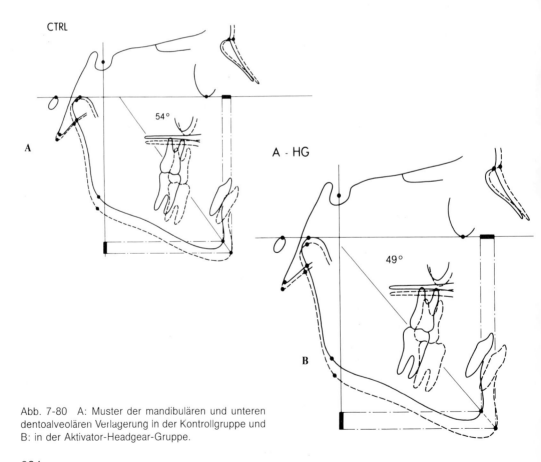

Abb. 7-80 A: Muster der mandibulären und unteren dentoalveolären Verlagerung in der Kontrollgruppe und B: in der Aktivator-Headgear-Gruppe.

Untersuchung der durchschnittlichen Auswirkungen der Behandlung

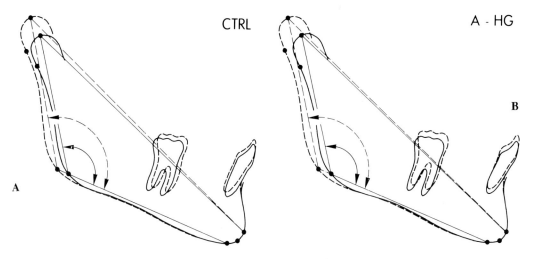

Abb. 7-81 A: Entwicklung der Unterkieferform in der Kontrollgruppe und B: in der Aktivator-Headgear-Gruppe.

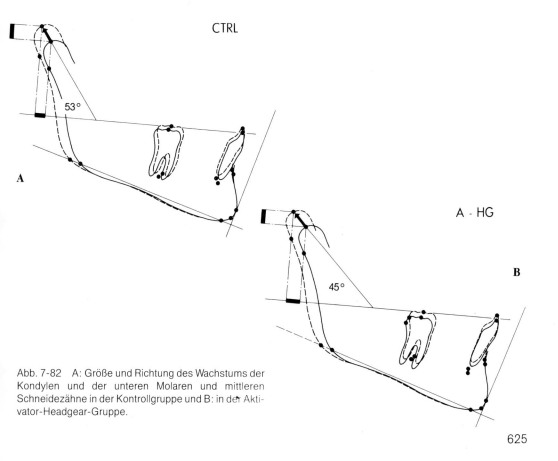

Abb. 7-82 A: Größe und Richtung des Wachstums der Kondylen und der unteren Molaren und mittleren Schneidezähne in der Kontrollgruppe und B: in der Aktivator-Headgear-Gruppe.

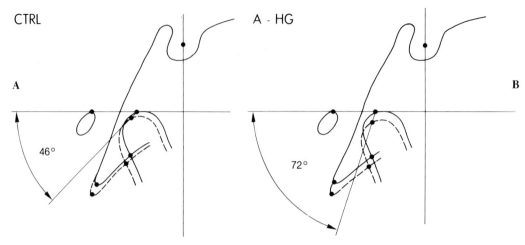

Abb. 7-83 A: Verlagerungsmuster der Punkte Condylion und Basion in der Kontrollgruppe und B: in der Aktivator-Headgear-Gruppe.

A-HG-Gruppe beobachtet, was bestätigt, daß bei der Verwendung der Aktivator-Headgear-Kombination keine ungünstige Labialkippung zu befürchten ist. In beiden Gruppen fand sich die gleiche Mesialdrift der Molaren. Der vertikale Zuwachs der Molarenposition war in der A-HG-Gruppe geringfügig größer, doch ist dieser Unterschied nicht signifikant. Wahrscheinlich war das Entfernen von Kunststoff im unteren Molarenbereich bei einigen der behandelten Patienten für diesen geringfügigen Unterschied verantwortlich.

Ein wichtiger Befund ist die unterschiedliche Veränderung der Kondylenposition in beiden Gruppen (Abb. 7-80 und 7-83). Dabei ist zu betonen, daß im Endresultat die zentrische Relation mit der habituellen Okklusion identisch oder fast identisch war. In der A-HG-Gruppe wurden die Kondylen signifikant weniger dorsal und stärker kaudal bewegt. In der Kontrollgruppe verlief die Kondylenverschiebung im Durchschnitt auf einer gegenüber der Frankfurter Horizontalen um 46° geneigten Bahn, während dieser Winkel in der behandelten Gruppe 72° betrug (Abb. 7-83). Darüber hinaus war auch der lineare Unterschied zwischen der initialen und terminalen Kondylenposition in der A-HG-Gruppe signifikant größer. Alle diese Faktoren tragen zur Mesialrotation des Unterkiefers bei. Die korrigierende Wirkung auf den Unterkiefer beinhaltete demnach eine Veränderung der Unterkieferform und ein weniger dorsal und stärker kaudal gerichtetes Umbaumuster der Gelenkgruben.

Zusammenfassend ist zu sagen, daß bei der Aktivator-Headgear-Behandlung die dentoalveolären Reaktionen im Oberkiefer und die ausschließlich skelettalen Reaktionen im Unterkiefer ungefähr im gleichen Maße zur Korrektur des Distalbisses beitragen.

Das Ausmaß der Hemmung der Vorverlagerung der Mittelgesichts-Strukturen bestimmt zusammen mit den vertikalen und rotationsbedingten Veränderungen weitgehend die Qualität des skelettalen Resultats und der Profilbildveränderungen der meisten skelettalen Distalbißfälle. Je geringer die Notwendigkeit der maxillären Wachstumshemmung und je größer das kondyläre Wachstum ist, das zur Vorverlagerung der Symphyse beitragen kann, um so günstiger ist schließlich das skelettale Resultat und die Profilverbesserung.

Danksagungen

Wir möchten unserem früheren Mitarbeiter Dr. G. *Baldini* unseren Dank aussprechen, der mit seinen Ideen und seinem Engagement in vielerlei

Hinsicht zur Verwirklichung der dargestellten Konzepte beigetragen hat. Danken möchten wir vor allem auch Frau Liselotte *Rüegg* für ihre wertvolle Mitarbeit bei der Vorbereitung des Manuskripts, Frau Magdalena *Jeannottat* für die hervorragenden graphischen Darstellungen und Frau Liselotte *Brandenberger* für die fotografischen Reproduktionen.

Literatur

1. *Abbühl, P.*
   Die Wirkung des zervikalen Headgears auf das Fazialskelett – eine klinische Studie, Inf. Orthod. Kieferorthop. 8:327, 1976.
2. *Ahlgren, J.*
   An electromyographic analysis of the response to activator (Andresen-Häupl) therapy, Odontol. Rev. 11:125, 1960.
3. *Ahlgren, J.*
   The neurophysiologic principles of the Andresen method of functional jaw orthopedics. A critical analysis and new hypothesis, Sven. Tandlak. T. 63:1, 1970.
4. *Ahlgren, J.*
   Early and late electromyographic response to treatment with activators, Am. J. Orthod. 74:88, 1978.
5. *Armstrong, M. M.*
   Controlling the magnitude, direction, and duration of extraoral force, Am. J. Orthod. 59:217, 1971.
6. *Auf der Maur, H. J.*
   Electromyographic recordings of the lateral pterygoid muscle in activator treatment of Class II, division 1, malocclusion cases, Eur. J. Orthod. 2:161, 1980.
7. *Barton, J. J.*
   High-pull headgear vs. cervical traction: a cephalometric comparison, Am. J. Orthod. 62:517, 1972.
8. *Bass, N. M.*
   Early treatment of skeletal II malocclusion involving preliminary incisor root torquing, Trans. Eur. Orthod. Soc., p. 191, 1975.
9. *Bass, N. M.*
   Innovation in skeletal Class II treatment including effective incisor root torque in a preliminary removable appliance phase, Br. J. Orthod. 3:223, 1976.
10. *Bass, N. M.*
    Dento-facial orthopaedics in the correction of the skeletal II malocclusion, Br. J. Orthod. 9:3, 1982.
11. *Baume, L. J.* und *H. Derichsweiler*
    Is the condylar growth center responsive to orthodontic therapy? An experimental study on *Macaca mulatta*, Oral Surg. 14:347, 1961.
12. *Baume, L J., K. Häupl* und *R. Stellmach*
    Growth and transformation of the temporomandibular joint in an orthopedically treated case of Pierre Robin's syndrome, Am. J. Orthod. 45:901, 1959.
13. *Baumrind, S.* und *E. I.. Korn*
    Patterns of change in mandibular and facial shape associated with the use of forces to retract the maxilla, Am. J. Orthod. 80:31, 1981.
14. *Baumrind, S., E. L. Korn, R. J. Isaacson* et al.
    Superimpositional assessment of treatment-associated changes in the temporomandibular joint and the mandibular symphysis, Am. J. Orthod. 84:443, 1983.
15. *Baumrind, S., E. L. Korn, R. Molthen* und *E. E. West*
    Changes in facial dimension associated with the use of forces to retract the maxilla, Am. J. Orthod. 80:17, 1981.
16. *Baumrind, S., R. Molthen, E. E. West* und *D. M. Miller*
    Mandibular plane changes during maxillary retraction. I, Am. J. Orthod. 74:32, 1978.
17. *Baumrind, S., R. Molthen, E. E. West* und *D. M. Miller*
    Mandibular plane changes during maxillary retraction. II, Am. J. Orthod. 74:603, 1978.
18. *Baumrind, S., R. Molthen, E. E. West* und *D. M. Miller*
    Distal displacement of the maxilla and upper first molar, Am. J. Orthod. 75:630, 1979.
19. *Baumrind, S., R. Molthen, E. E. West* und *D. M. Miller*
    Mandibular plane changes during maxillary retraction. Addendum, Am. J. Orthod. 75:86, 1979.
20. *Björk, A.*
    The principles of the Andresen method of orthodontic treatment: a discussion based on chephalometric x-ray analysis of treated cases, Am. J. Orthod. 37:437, 1951.
21. *Björk, A.*
    Cranial base development, Am. J. Orthod. 41:198, 1955.
22. *Björk, A.*
    Prediction of mandibular growth rotation, Am. J. Orthod. 55:585, 1969.
23. *Björk, A., und V. Skieller*
    Facial development and tooth eruption: an implant study at the age of puberty, Am. J. Orthod. 52:339, 1972.
24. *Björk, A.* und *V. Skieller*
    Postnatal growth and development of the maxillary

complex. In McNamara, J. A., Jr., editor: Factors affecting the growth of the midface. Monograph 6, Craniofacial growth series, Ann Arbor, 1976, Center for Human Growth and Development, University of Michigan.
25. *Björk, A.,* und *V. Skieller*
Growth of the maxilla in three dimensions as revealed radiographically by the implant method, Br. J. Orthod. 4:53, 1977.
26. *Björk, A.,* und *V. Skieller*
Normal and abnormal growth of the mandible. A synthesis of longitudinal cephalometric implant studies over a period of 25 years, Eur. J. Orthod. 5:1, 1983.
27. *Brandt, H. C., P. A. Shapiro* und *V. G. Kokich*
Experimental and postexperimental effects of posteriorly directed extraoral traction in adult *Macaca fascicularis,* Am. J. Orthod. 75:301, 1979.
28. *Breitner, C.*
Bone changes resulting from experimental orthodontic treatment, Am. J. Orthod. 26:521, 1940.
29. *Breitner, C.*
Further investigations of bone changes resulting from experimental orthodontic treatment, Am. J. Orthod. 27:605, 1941.
30. *Brown, P.*
A cephalometric evaluation of high-pull molar headgear and facebow neck strap therapy, Am. J. Orthod. 74:621, 1978.
31. *Burstone, C. J.*
The biomechanics of tooth movement. In Kraus, B. S., and Riedel, R. A., editors: Vistas in orthodontics, Philadelphia, 1962, Lea & Febiger.
32. *Charlier, J. P., A. Petrovic* und J. *Hermann*
Effects of mandibular hyperpropulsion on the prechondroblastic zone of young rat condyle, Am. J. Orthod. 55:71, 1969.
33. *Christiansen, R. L.* und *C. J. Burstone*
Centers of rotation within the periodontal space, Am. J. Orthod. 55:353, 1969.
34. *Creekmore, T. D.*
Inhibition or stimulation of the vertical growth of facial complex, its significance to treatment, Angle Orthod. 37:285, 1967.
35. *Creekmore, T. D.* und L. J. *Radney*
Fränkel appliance therapy: orthopedic or orthodontic? Am. J. Orthod. 83:89, 1983.
36. *Cross, J. J.*
Facial growth: before, during, and following orthodontic treatment, Am. J. Orthod. 71:68, 1977.
37. *Demisch, A.*
Effects of activator therapy on the craniofacial skeleton in Class II, Division 1, malocclusion, Eur. Orthod. Soc. Rep. Congr., p. 295, 1972.
38. *Demisch, A.*
Long-term observation of the occlusal stability after distal bite therapy with the Bern activator, Schweiz. Monatsschr. Zahnheilkd. 90:867, 1980.
39. *Dietrich, U. C.*
Aktivator – mandibuläre Reaktion, Schweiz. Monatsschr. Zahnheilkd. 83:1093, 1973.
40. *Droschl, H.*
The effect of heavy orthopaedic forces on the maxilla of the growing *Siamire scuireus* (squirrel monkey), Am. J. Orthod. 63:449, 1973.
41. *Elder, J. R.* und *R. H. Tuenge*
Chephalometric and histologic changes produced by extraoral high-pull traction to the maxilla of *Macaca mulatta,* Am. J. Orthod. 66:599, 1974.
42. *Elgoyhen, J. C., R. E. Moyers, J. A. McNamara, Jr.,* und *M. L. Riolo*
Craniofacial adaptation to protrusive function in young rhesus monkeys, Am. J. Orthod. 62:469, 1972.
43. *.Eschler, J.*
Die Kieferdehnung mit funktionskieferorthopädischen Apparaten: der Funktionator, Zahnärztl. Welt 63:203, 1962.
44. *Faulkner, J. A., L. C. Maxwell* und *T. P. White*
Adaptations in skeletal muscle. In Carlson, D. S., and McNamara, J. A., Jr., editors: Muscle adaptation in the craniofacial region. Monograph 8, Craniofacial growth series, Ann Arbor, 1978, Center for Human Growth and Development, University of Michigan.
45. *Forsberg, C. M.* und *L. Odenrick*
Skeletal and soft tissue response to activator treatment, Eur. J. Orthod. 3:247, 1981.
46. *Fränkel, R.*
Die Möglichkeiten einer basalen Nachentwicklung des Unterkiefers durch Bißverschiebung mit dem Funktionsregler, Dtsch. Stomatol. 21:198, 1971.
47. *Fredrick, D. L.*
Dentofacial changes produced by extraoral high-pull-tractioon to the maxilla of the *Macaca mulatta;* a histologic and serial cephalometric study. Thesis, University of Washington, 1969.
48. *Graber, T. M.*
Dentofacial orthopedics. In Graber, T. M., and Swain, B. F., editors: Current orthodontic concepts and techniques, ed. 2, Philadelphia, 1975, W. B. Saunders Co.
49. *Graber, T. M., D. D. B. Chung* und *J. T. Aoba*
Dentofacial orthopaedics versus orthodontics, J. Am. Dent. Assoc. 75:1145, 1967.
50. *Graber, T. M.,* und *B. Neumann*
Removable orthodontic appliances, Philadelphia, 1977, W. B. Saunders Co.
51. *Haack, D. C.* und *S. Weinstein*
Geometry and mechanics as related to tooth movement studied by means of two-dimensional model, J. Am. Dent. Assoc. 66:157, 1963.

52. *Harvold, E. P.*
 The activator in interceptive orthodontics, St. Louis, 1974, The C. V. Mosby Co.
53. *Harvold, E. P. und K. Vargervik*
 Morphogenetic response to activator treatment, Am. J. Orthod. 60:478, 1971.
54. *Hasund, A.*
 The use of activators in a system employing fixed appliances, Eur. Orthod. Soc. Rep. Congr., p. 329, 1969.
55. *Häupl, K., und R. Psansky*
 Experimentelle Untersuchungen über Gelenkstransformation bei Verwendung der Methoden der Funktionskieferorthopädie, Dtsch. Zahn. Mund. Kieferheilkd. 6:439, 1939.
56. *Herren, P.*
 The activator's mode of action, Am. J. Orthod. 45:512, 1959.
57. *Herren, P.*
 Das Wirkungsprinzip des Distalbiß-Aktivators, Fortschr. Kieferorthop. 41:308, 1980.
58. *Hotz, R. P.*
 Application and appliance manipulation of functional forces, Am. J. Orthod. 58:459, 1970.
59. *Hotz, R. P.*
 Orthodontics in daily practice, Bern, 1974, Hans Huber.
60. *Howard, R. D.*
 Skeletal changes with extraoral traction, Eur. J. Orthod. 4:197, 1982.
61. *Isaacson, R. J., R. J. Zapfel, F. W. Worms* et al.
 Some effects of mandibular growth on the dental occlusion and profile, Angle Orthod. 47:97, 1977.
62. *Isaacson, R. J., R. J. Zapfel, F. W. Worms und A. G. Erdman*
 Effects of rotational jaw growth on the occlusion and profile, Am. J. Orthod. 72:276, 1977.
63. *Jakobsson, S. O.*
 Cephalometric evaluation of treatment effect on Class II, Division 1, malocclusions, Am. J. Orthod. 53:446, 1967.
64. *Janson, M.*
 A cephalometric study of the efficiency of the Bionator, Trans. Eur. Orthod. Soc. 53:283, 1977.
65. *Joho, J. P.*
 The effects of extraoral low-pull traction to the mandibular dentition of *Macaca mulatta,* Am. J. Orthod. 64:555, 1973.
66. *Kloehn, S. J.*
 Guiding alveolar growth and eruption of teeth to reduce treatment time and produce a more balanced denture and face, Angle Orthod. 17:33, 1947.
67. *Korkhaus, G.*
 German methodologies in maxillary orthopedics. In Kraus, B. S., and Riedel, R. A., editors: Vistas in orthodontics. Philadelphia, 1962, Lea & Febiger.
68. *Kreiborg S., B. Leth Jensen, E. Möller und A. Björk*
 Craniofacial growth in a case of congenital muscular dystrophy, Am. J. Orthod. 74:207, 1978.
69. *Kuhn, R. J.*
 Control of anterior vertical dimension and proper selection of extraoral anchorage, Angle Orthod. 38:341, 1968.
70. *Luder, H. U.*
 Effects of activator treatment – evidence for the occurrence of two different types of reaction, Eur. J. Orthod. 3:205, 1981.
71. *Luder, H. U.*
 Skeletal profile changes related to two patterns of activator effects, Am. J. Orthod. 81:390, 1982.
72. *Marschner, J. F. und J. E. Harris*
 Mandibular growth and Class II treatment, Angle Orthod. 36:89, 1966.
73. *McNamara, J. A., Jr.*
 Neuromuscular and skeletal adaptations to altered orofacial function. Monograph 1, Craniofacial growth series, Ann Arbor, 1972, Center for Human Growth and Development, University of Michigan.
74. *McNamara, J. A., Jr.*
 Neuromuscular and skeletal adaptations to altered functional in the orofacial region, Am. J. Orthod. 64:578, 1973.
75. *McNamara, J. A., Jr.*
 Functional determinants of craniofacial size and shape, Eur. J. Orthod.. 2:131, 1980.
76. *McNamara, J. A., Jr.*
 Components of Class II malocclusion in children 8–10 years of age, Angle Orthod. 51:177, 1981.
77. *McNamara, J. A., Jr. und D. S. Carlson*
 Quantitative analysis of temporomandibular joint adaptations to protrusive function, Am. J. Orthod. 76:593, 1979.
78. *McNamara, J. A., Jr., T. G. Connelly und M. C. McBride*
 Histological studies of temporomandibular joint adaptations. In McNamara, J. A., Jr., editor: Determinants of mandibular form and growth. Monograph 4, Craniofacial growth series, Ann Arbor, 1975, Center for Human Growth and Development, University of Michigan.
79. *McNamara, J. A., Jr., und S. A. Huge*
 The Fränkel appliance (FR-2); model preparation and appliance construction, Am. J. Orthod. 80:478, 1981.
80. *Meach, C. L.*
 A cephalometric comparison of bony profile changes in Class II, Division 1, patients treated with extraoral force and functional jaw orthopedics, Am. J. Orthod. 52:353, 1966.

Literatur

81. *Meikle, M. C.*
    The dentomaxillary complex and overjet correction in Class II, Division 1, malocclusion: objectives of skeletal and alveolar remodeling, Am. J. Orthod. 77:184, 1980.
82. *Meldrum, R. J.*
    Alterations in the upper facial growth of *Macaca mulatta* resulting from high-pull headgear, Am. J. Orthod. 67:393, 1975.
83. *Melson, B.*
    Effects of cervical anchorage during and after treatment: an implant study, Am. J. Orthod. 73:526, 1978.
84. *Merrifield, L. L.* und *J. J. Cross*
    Directional forces, Am. J. Orthod. 57:435, 1971.
85. *Mills, C M., R. G. Holman* und *T. M. Graber*
    Heavy intermittent cervical traction in Class II treatment: a longitudinal cephalometric assessment, Am. J. Orthod. 74:361, 1978.
86. *Moyers, R. E., M. L. Riolo, K. E. Guire* et. al.
    Differential diagnosis of Class II malocclusions. I. Facial types associated with Class II malocclusions, Am. J. Orthod. 78:477, 1980.
87. *Nanda, R.* und *B. Goldin*
    Biomechanical approaches to the study of alterations of facial morphology, Am. J. Orthod. 78:213, 1980.
88. *Oudet, C.* und *A. G. Petrovic*
    Variations in the number of sarcomeres in series in the lateral pterygoid muscle as a funtion of the longitudinal deviation of the mandibular position produced by the postural hyperpropulsor. In Carlson, D. S., and McNamara, J. A., Jr., editors: Muscle adaptation in the craniofacial region. Monograph 8, Craniofacial growth series, Ann Arbor, 1978, Center for Human Growth and Development, University of Michigan.
89. *Pancherz, H.*
    Treatment of Class II malocclusions by jumping the bite with the Herbst appliance, Am. J. Orthod. 76:423, 1979.
90. *Pancherz, H.*
    The effect of continuous bite jumping on the dentofacial complex: a follow-up study after Herbst appliance treatment of Class II malocclusions, Eur. J. Orthod. 3:49, 1981.
91. *Pancherz, H.*
    The mechanism of Class II correction in Herbst appliance treatment, Am. J. Orthod. 82,104, 1982.
92. *Petrovic, A. G., C. L. Oudet* und *R. Shaye*
    Unterkieferpropulsion durch eine im Oberkiefer fixierte Vorbißführung mit seitlicher Bißsperre von unterschiedlicher Höhe hinsichtlich der täglichen Dauer der Behandlung, Fortschr. Kieferorthop. 43:243, 1982.
93. *Petrovic, A., J. Stutzmann* und *C. L. Oudet*
    Control processes in the postnatal growth of the condylar cartilage of the mandible. In McNamara, J. A., Jr.: Determinants of mandibular form and growth. Monograph 4, Craniofacial growth series, Ann Arbor, 1975, Center for Human Growth and Development, University of Michigan.
94. *Petrovic, A., J. Stutzmann* und *N. Gasson*
    The final length of the mandible: is it genetically predetermined? Is the functional maxipropulsion involving periodic forward repositioning the best procedure to elicit overlengthening? In Carlson, D. S., and Ribbens, K. A., editors: Craniofacial biology. Monograph 10, Craniofacial growth series, Ann Arbor, 1981, Center for Human Growth and Development, University of Michigan.
95. *Pfeiffer, J. P.* und *D. Grobéty*
    Simultaneous use of cervical appliance and activator. An orthopedic approach to fixed appliance therapy, Am. J. Orthod. 61:353, 1972.
96. *Pfeiffer, J. P.* und *D. Grobéty*
    The Class II malocclusion: differential diagnosis and clinical application of activators, extraoral forces, and fixed appliances, Am. J. Orthod. 68:499, 1975.
97. *Pfeiffer, J. P.* und *D. Grobéty*
    A philosophy of combined orthopedic-orthodontic treatment, Am. J. Orthod. 81:185, 1982.
98. *Poulton, D. R.*
    The influence of extraoral traction, Am. J. Orthod. 53:8, 1967.
99. *Pryputniewicz, R. J.* und *C. J. Burstone*
    The effect of time and orce magnitude on orthodontic tooth movement, J. Dent. Res. 58:1754, 1979.
100. *Pryputniewicz, R. J., C. J. Burstone* und *W. W. Bowley*
    Determination of arbitrary tooth displacements, J. Dent. Res. 57:663, 1978.
101. *Ricketts, R. M.*
    The influence of orthodontic treatment in facial growth and development, Angle Orthod. 30:103, 1960.
102. *Ricketts, R. M.*
    Mechanisms of mandibular growth: a series of inquiries on the growth of the mandible. In McNamara, J. A., Jr., editor: Determinants of mandibular form and growth. Monograph 4, Craniofacial growth series, Ann Arbor, 1975, Center for Human Growth and Development, University of Michigan.
103. *Ricketts, R. M., R. W. Bench, C. F. Gugino* et al.
    Bioprogressive therapy, Denver 1979, Rocky Mountain/Orthodontics.
104. *Riolo, M. L., R. E. Moyers, J. A. McNamara, Jr.* und *W. S. Hunter,*
    An atlas of craniofacial growth, Ann Arbor, 1974,

Center for Human Growth and Development, University of Michigan.
105. *Root, T. L.*
JCO interviews: Dr. Terrell L. Root on headgear, J. Clin. Orthod. 9:20, 1975.
106. *Schudy, F. F.*
Vertical growth versus anteroposterior growth as related to function and treatment, Angle Orthod. 34:75, 1964.
107. *Schudy, F. F.*
The rotation of the mandible resulting from growth: its implications in orthodontic treatment, Angle Orthod. 35:36, 1965.
108. *Schudy, F. F.*
The association of anatomical entities as applied to clinical orthodontics, Angle Orthod. 36:190, 1966.
109. *Schulhof, R. J., und G. A. Engel*
Results of Class II functional appliance treatment. J. Clin. Orthod. 16:587, 1982.
110. *Shaye, R.*
JCO interviews: Dr. Robert Shaye on functional appliances, J. Clin. Orthod. 17:330, 1983.
111. *Slagsvold, O.*
Activator development and philosophy. In Graber, T. M., and Neumann, B.: Removable orthodontic appliances, Philadelphia, 1977, W. B. Saunders Co.
112. *Sproule, W. R.*
Dentofacial changes produced by extraoral cervical traction to the maxilla of the *Macaca mulatta;* a histologic and serial cephalometric study. Thesis, University of Washington, 1968.
113. *Stöckli, P. W.*
Die Reaktionsfähigkeit des mandibulären Gelenkknorpels auf orthopädische Stimulation während der Wachstumsphase, Schweiz. Monatsschr. Zahnheilkd. 82:335, 558, 1972.
114. *Stöckli, P. W. und U. C. Dietrich*
Experimental and clinical findings following functional forward displacement of the mandible, Trans. Eur. Orthod. Soc., p. 435, 1973.
115. *Stöckli, P. W. und H. G. Willert*
Tissue reaction in the temporomandibular joint resulting from anterior displacement of the mandible in the monkey, Am. J. Orthod. 60:142, 1971.
116. *Teuscher, U. M.*
Prinzipien extraoraler Kräfte, Inf. Orthod. Kieferorthop. 8:9, 1976.
117. *Teuscher, U. M.*
A growth-related concept for skeletal Class II treatment, Am. J. Orthod. 74:258, 1978.
118. *Teuscher, U. M.*
Sagittale und vertikale Gesichtspunkte bei der Distalbißbehandlung, Fortschr. Kieferorthop. 39:225, 1978.
119. *Teuscher, U. M.*
Direction of force application for Class II, Division 1, treatment with the activator-headgear combination, Studieweek, p. 193, 1980.
120. *Teuscher, U. M.*
Edgewise therapy with cervical and intermaxillary traction: influence on the bony chin, Angle Orthod. 53:212, 1983.
121. *Teuscher, U. M.*
Eine Methode zur Distalbißbehandlung unter zielgerechter Nutzung des Gesichtswachstums, Med. Habilitationsschrift, Universität Zürich. (In preparation.)
122. *Teuscher, U. M.*
The orthodontic-orthopedic result: a composite of growth and reaction to biomechanical influence. (In preparation.)
123. *Thilander, B. und R. Filipsson*
Muscle activity related to activator and intermaxillary traction in Angle Class II, Division 1, malocclusions. An electromyographic study of the temporal, masseter, and suprahyoid muscles, Acta Odontol. Scand. 24:241, 1966.
124. *Thurow, R. C.*
Craniomaxillary orthopedic correction with en masse dental control, Am. J. Orthod. 68:601, 1975.
125. *Trayfoot, J. und A. Richardson*
Angle Class II, Division 1, malocclusions treated by the Andresen method, Br. Dent. J. 124:516, 1968.
126. *Tuenge, R. H., und J. R. Elder*
Posttreatment changes following extraoral high-pull traction to the maxilla of Macaca mulatta, Am. J. Orthod. 66:618, 1974.
127. *Watson, W. G.*
A computerized appraisal of the high-pull facebow, Am. J. Orthod. 62:561, 1972.
128. *Watson, W. G.*
Functional appliances – a perspective. [Editorial.] Am. J. Orthod. 79:559, 1981.
129. *Watson, W. G.*
Functional appliances questioned. [Editorial.] Am. J. Orthod. 82:519, 1982.
130. *Weinstein, S. und D. C. Haack*
Theoretical mechanics and practical orthodontics, Angle Orthod. 29:177, 1959.
131. *Wieslander, L.*
The effect of orthodontic treatment on the concurrent development of the craniofacial complex, Am. J. Orthod. 49:15, 1963.
132. *Wieslander, L.*
The effect of force on craniofacial development, Am. J. Orthod. 65:531, 1974.

133. *Wieslander, L.* und *D. L. Buck*
Physiologic recovery after cervical traction therapy, Am. J. Orthod. 66:294, 1974.
134. *Wieslander, L.* und L. Lagerström
The effect of activator treatment on Class II malocclusions, Am. J. Orthod. 75:20, 1979.
135. *Williams, S.* und *B. Melsen*
Condylar development and mandibular rotation and displacement during activator treatment, Am. J. Orthod. 81:322, 1982.
136. *Williams, S.* und *B. Melsen*
The interplay between sagittal and vertical growth factors, Am. J. Orthod. 81:327, 1982.
137. *Witt, E.*
Muscular physiological investigations into the effect of bi-maxillary appliances, Trans. Eur. Orthod. Soc., p. 448, 1973.
138. *Witt, E.* und *G. Komposch*
Intermaxilläre Kraftwirkung bimaxillärer Geräte, Fortschr. Kieferorthop. 32:345, 1971.
139. *Woodside, D. G., R. T. Reed, J. D. Doucet* und *G. W. Thompson*
Some effects of activator treatment on the growth rate of the mandible and position of the midface. In Cook, J. T., editor: Transactions of the Third International Orthodontic Congress, St. Louis, 1975, The C. V. Mosby Co.
140. *Worms, F. W., R. J. Isaacson* und *R. M. Speidel*
A concept and classification of rotation and extraoral forces systems, Angle Orthod. 43:384, 1973.
141. *Yemm, R.*
The role of tissue elasticity in the control of mandibular resting posture. In Anderson, D. J., and Matthews, B., editors: Mastication, Bristol, 1976, John Wright & Sons Ltd.
142. *Yemm, R.,* und *S. H. Nordstrom*
Forces developed by tissue elasticity as a determinant of mandibular resting posture in the rat, Arch. Oral Biol. 19:347, 1974.

Kapitel 8

Klebetechnik in der Kieferorthopädie

Björn U. Zachrisson

Die Einführung der Säureätz- und Klebetechnik in die Kieferorthopädie hat in der Praxis zu entscheidenden Veränderungen geführt. Die Zunahme der Haftfähigkeit durch die Schmelzvorbehandlung mit 85%iger Phosphorsäure wies *Buonocore*[18] 1955 nach. 1965 begann *Newman*[73] die gerade entwickelten Epoxidharz-Adhäsive zum direkten Kleben von Brackets zu benutzen. Auch *Retief* (zitiert bei *Reynolds*[86]) beschrieb ein Epoxidharz-Klebesystem, dessen Verbundfestigkeit für orthodontische Kräfte ausreichte. *Smith* führte 1968 einen Zink-Polyakrylat (Carboxylat)-Zement ein, der zum Kleben von Brackets verwendet wurde[69].

Um 1970 erschienen mehrere Veröffentlichungen über die Verwendung verschiedener Adhäsive.[86] *Miura* et al.[67] berichteten über einen Kunststoffkleber (Orthomite), der mit einem modifizierten Trialkylburan-Katalysator verwendet wurde und stellten fest, daß dieses Klebesystem sich vor allem zum Kleben von Kunststoffbrackets eignete und auch in einem feuchten Milieu eine gute Verbundfestigkeit erzielt werden konnte. Diakrylate fanden sowohl als Versiegler (z. B. Nuvaseal) als auch als Adhäsive Eingang in die Kieferorthopädie.[86] Das als BIS-GMA (Bisphenol A-Glycidyldi-Methakrylat) oder „*Bowen*-Kunststoff" bekannte und am häufigsten verwendete Material wurde zur Verbesserung der Verbundfestigkeit und der Dimensionsstabilität durch Vernetzung entwickelt.

Die zahlreichen Berichte der frühen 70er Jahre konnten nur die ersten Erfahrungen mit den verschiedenen im Handel erhältlichen direkten oder indirekten Klebesystemen wiedergeben.[96] Erst 1977 wurden in einer ersten detaillierten Nachuntersuchung die an einem großen Patientengut über den gesamten Zeitraum der orthodontischen Behandlung gesammelten Erfahrungen ausgewertet.[121] Die Schlußfolgerung dieser Studie, daß sich die Ätz- und Klebetechnik in der Kieferorthopädie behaupten konnte, ist mittlerweile von Klinikern auf der ganzen Welt bestätigt worden. Der Kieferorthopäde, der nicht in irgendeiner Weise mit direkten oder indirekten Klebesystemen arbeitet, stellt eher die Ausnahme als den Regelfall dar. 1979 stellte *Gorelick*[44] in einer Untersuchung innerhalb der Vereinigten Staaten fest, daß 93% der Kieferorthopäden zur Befestigung der Brakkets Klebesysteme verwendeten.

Vielversprechend ist auch die Zukunft der Klebetechnik. Die Weiterentwicklung von Adhäsiven, Brackets, Instrumenten und technischen Verfahren macht schnelle Fortschritte. Dem praktizierenden Kieferorthopäden fällt es daher schwer, immer auf dem laufenden zu bleiben, zumal sich ständig neue Anwendungsmöglichkeiten ergeben: Die Lingualtechnik, „unsichtbare Apparatur", Retentionsapparaturen und -schienen aller Art, semipermanenter Einzelzahnersatz, Kunststoffaufbauten zum Ausgleich von Zahnform- und -größenabweichungen oder Lückenhalter.

Im vorliegenden Kapitel soll der neueste Stand der verfügbaren Informationen über die Klebetechnik vermittelt werden. Da jedoch die rasch voranschreitenden Entwicklungen auf diesem Gebiet voraussichtlich noch erhebliche Veränderungen einiger der hier vorgestellten Ideen, praktischen Empfehlungen und Prinzipien bewirken werden, liegt der Schwerpunkt dieses Kapitels auf den *klinischen* Aspekten. Es soll versucht werden, die in diesem Zusammenhang wichtigen Faktoren zu analysieren und (auf der Basis meiner eigenen klinischen Erfahrung und Forschungsar-

Klebetechnik in der Kieferorthopädie

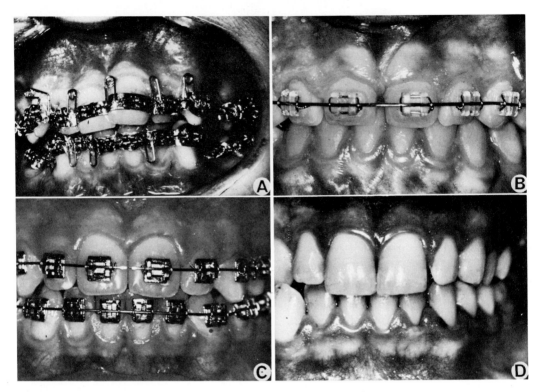

Abb. 8-1 Vergleich der ästhetischen Wirkung verschiedener geklebter oder zementierter Apparaturen. *A:* Voll bebändertes Gebiß mit einem Schlaufen-Bogen. *B:* Plastikbrackets. *C:* Behandlung beider Kiefer mit geklebten Brakkets *D:* Lingualtechnik.

beit sowie der in der Literatur veröffentlichten Ergebnisse) Informationen beizusteuern, die zum effizienten und problemlosen Arbeiten mit Klebesystemen führen können.

Zur besseren Übersicht wurde das Kapitel in 4 Teile unterteilt:
Das Kleben von Brackets
Entfernen von Brackets (Debonding)
Geklebte Retentionsapparaturen
Weitere Anwendungsmöglichkeiten

Das Kleben von Brackets

Durch die Einfachheit der Klebetechnik darf man sich nicht täuschen lassen. Fehler sind zweifellos möglich, sie unterlaufen nicht nur dem unerfahrenen Kliniker, sondern auch dem erfahrenen Kieferorthopäden, wenn er nicht mit der erforderlichen Sorgfalt vorgeht. Der Erfolg hängt von der Beachtung anerkannter kieferorthopädischer und prophylaktischer Prinzipien ab.

Gegenüber der konventionellen Bebänderung bietet die optimal durchgeführte Klebetechnik eine Reihe von Vorteilen:

1. Besseres Aussehen (Abb. 8-1)
2. Schnelleres und einfacheres Verfahren
3. Geringere Belastung für den Patienten (kein Separieren der Zähne und Adaptieren der Bänder)
4. Keine Vergrößerung der Bogenlänge durch Bandmaterial

5. Größere Genauigkeit bei der Plazierung der Brackets (bei Zahnformanomalien gibt es keine Schwierigkeiten und ungenaue Bracketpositionen wie bei der Bebänderung)
6. Schonung der Gingiva (Abb. 8-17) und bessere Möglichkeit der Zahnreinigung
7. Auch unvollständig durchgebrochene (oder frakturierte) Zähne können beklebt werden
8. Approximales Beschleifen ist *während* der Behandlung möglich
9. Approximalflächen sind für Composite-Aufbauten zugänglich.
10. Kein Kariesrisiko wie unter gelockerten Bändern. Erkennung und Behandlungsmöglichkeit von Approximalkaries oder Invaginationen an Schneidezähnen (Abb. 8-2)
11. Kein Bandlückenschluß gegen Ende der Behandlung
12. Kostenersparnis, da geringere Vorratshaltung möglich
13. Weitere Kostenreduktion bei Anwendung des Bracketrecyclings
14. Möglichkeit der „unsichtbaren" Anbringung lingualer Brackets bei hohen ästhetischen Ansprüchen (Abb. 8-1)
15. Möglichkeit der Anbringung von Brackets an Brücken, insbesondere dann, wenn die vestibulären Flächen der Pfeilerzähne nicht aus Metall sind.

Zu den wichtigsten der hier aufgezählten Vorteile gehören mit Sicherheit die *verbesserte Ästhetik* (wobei die Lingualtechnik besonders wirkungsvolle Möglichkeiten bietet), die *geringere Belastung* für den Patienten und die *einfache Handhabung* für den behandelnden Zahnarzt.
Die Praxis hat jedoch gezeigt, daß die Klebetechnik auch mit einigen Nachteilen verbunden ist:

1. Geringerer Brackethalt, d. h. die Gefahr der Ablösung eines geklebten Brackets ist größer als die der Lockerung eines zementierten Bandes.
2. Mangelhafte Verbundfestigkeit einiger Adhäsivsysteme.
3. Der bessere Zugang bei der Zahnreinigung gewährleistet nicht unbedingt eine bessere Mundhygiene und parodontale Situation, vor allem dann nicht, wenn das überschüssige Adhäsiv an der Bracketbasis belassen wird (Abb. 8-15 und 8-18).

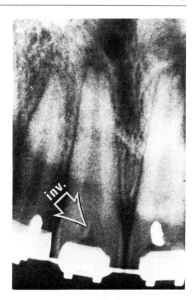

Abb. 8-2 Ein Vorteil der Klebetechnik ist, daß Invaginationen (Pfeil) an Schneidezähnen gut kontrollierbar sind. Bei Bändern besteht hingegen das Risiko, daß es bei unbemerkter Bandlockerung zu Karies mit Beteiligung der Pulpa kommen kann.

4. Der Schutz, den wohlkonturierte zementierte Bänder gegen Approximalkaries bieten, entfällt.
5. Bei der Verwendung von lingualen Hilfselementen oder Headgears ist die Klebetechnik in der Regel nicht indiziert.
6. Das Wiederankleben eines abgelösten Brackets erfordert eine umfangreichere Vorbereitung als das Rezementieren eines gelockerten Bandes.
7. Der Zeitaufwand bei der Bracketentfernung ist größer als der bei der Bandabnahme, da sich Zement leichter entfernen läßt als Adhäsiv.

Die Beurteilung der Vor- und Nachteile der Klebetechnik im Vergleich mit der Bandzementierung hängt entscheidend von den Vorlieben, den Fähigkeiten und Erfahrungen eines jeden Behandlers ab. Ohne Frage kann man mit keiner der beiden Methoden allein auskommen. In der Regel werden an den Seitenzähnen Bänder gesetzt und an den Frontzähnen Brackets geklebt. Wer mit orthodontischen Apparaturen behandelt, muß demnach beide Techniken beherrschen. Außerdem sollte man sich darüber im klaren sein, daß *die Klebetechnik nur einen Teil der prophylaktischen Maßnahmen darstellt,* die erst in Verbindung mit konsequenter Mundhygiene[3, 30, 117], Fluoridierungsmaßnahmen[20, 89, 119] und der Verwendung einfacher, aber wirkungsvoller Apparaturen zum Erfolg führt (Abb. 8-1 C). Eine komplizierte Mechanik mit reichlichem Gebrauch von Spiralfedern und Bogen mit vielen Schlaufen (Abb. 8-1 A) eignet sich daher weniger für die Klebetechnik; sie kann den Zustand des Zahnschmelzes und der parodontalen Gewebe im Bereich um die kleinbasigen Brackets herum gefährden.

Da es sich bei der Klebetechnik um ein relativ modernes Verfahren handelt, ist es nicht erstaunlich, daß sich in der Praxis gelegentlich Probleme ergeben.[114] Am häufigsten werden in diesem Zusammenhang Ablösung oder ungenauer Sitz von Brackets, Demineralisationserscheinungen und der hohe Zeitaufwand bei der Bracketentfernung erwähnt. Bemängelt werden auch die Qualität der kieferorthopädischen Behandlungsergebnisse mit geklebten Apparaturen, Schwierigkeiten beim festen Einligieren und die parodontale Situation während der Behandlung und der Zustand der Schmelzoberfläche nach der Säureätzung und nach der Bracketentfernung. Dieses Kapitel soll u. a. zeigen, daß *Probleme dieser Art vermeidbar sind* und daß die schlechten Erfahrungen mit der Klebetechnik in den meisten Fällen auf mangelhafte Kenntnisse und Techniken des Behandlers zurückzuführen sind.

Das Verfahren

Das Verfahren beim direkten oder indirekten Kleben auf vestibuläre oder orale Zahnoberflächen setzt sich aus vier Einzelschritten zusammen:
Reinigung
Schmelzvorbereitung
Versiegelung
Kleben.

Reinigung

Die gründliche Reinigung der Zähne mit Bimsstein (mittel oder fein) zur Entfernung von Belägen und dem organischen Schmelzoberhäutchen, das sich normalerweise auf allen Zähnen befindet, ist unerläßlich. *Die Zähne müssen sauber sein!* Zur Reinigung werden rotierende Instrumente, entweder ein Gumminapf oder ein Polierbürstchen, verwendet. Eine Polierbürste hat zwar eine bessere Reinigungswirkung[81, 109], doch kann damit das Zahnfleisch leicht verletzt werden. Um am Zahnfleischsaum keine Blutung zu setzen, empfiehlt es sich daher, mit einer *kleinen* Borstenbürste zu arbeiten. Es ist für den Patienten angenehmer, wenn bei der Zahnreinigung noch *keine* Vorkehrungen zum Trockenhalten des Mundraumes getroffen werden (Lippen- und Wangenhalter, Speichelsauger und Watterollen).
Der Bimsstein wird anschließend mit Wasser ausgespült (letzte Gelegenheit für den Patienten zu spülen) und abgesaugt.

Schmelzvorbereitung

Trockenhaltung. Nach dem Spülen ist es von größter Wichtigkeit, daß das Arbeitsfeld absolut trocken gehalten wird. Zur Hemmung des Speichelflusses und Trockenlegung des Mundraumes gibt ewas verschiedene Möglichkeiten:
Lippen- bzw. Wangenhalter (Abb. 8-3)
Speichelsauger
Zungenhalter mit Aufbißblöcken
Speichelgangsverlegung mit Dri-Angles (Abb. 8-4), Iso-Shields etc., die auch als Zungenhalter verwendet werden können
Kombinationsgeräte (Abb. 8-5)
Watte- oder Gazerollen
Speichelsekretionshemmende Medikamente
An der Entwicklung dieser Produkte wird ständig gearbeitet, und es kommen laufend neue auf den Markt. So muß jeder selbst entscheiden, womit er am besten arbeiten kann. Für das Bekleben beider Kiefer von Prämolar bis Prämolar in einer Sitzung hat sich die Verwendung von Lippenexpandern, Dri-Angles zur Verringerung des Speichelflusses aus der Parotis und ein Kombinationsgerät aus Speichelsauger und Zungenhalter (Abb. 8-5) bewährt. Behandler mit wenig Erfahrung auf diesem Gebiet sollten den oberen und unteren Zahnbogen besser nacheinander bearbeiten. Beim Bekleben der unteren 2. Moralen empfiehlt es sich, in jeder Behandlungsphase doppelte Speichel-

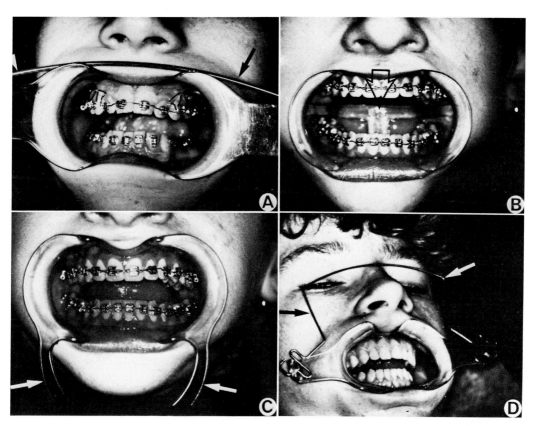

Abb. 8-3 Unterschiedliche Typen von Lippen- und Wangenhaltern. *A:* der konventionelle Lippenhalter mit nach oben gebogenem Draht (Pfeile). *B:* Intraoral verankertes Gerät mit Zungenhalter (offener Pfeil). *C:* Einteiliger Lippenhalter. *D:* Lippen- und Wangenhalter mit kranial befindlichem Drahtseil, das beim Kleben weniger stört.

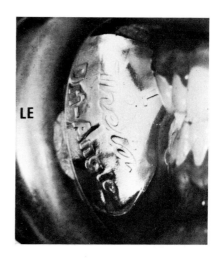

Abb. 8-4 Großer Dri-Angle zur Hemmung des Speichelflusses aus der Parotis. LE = Lippenexpander.

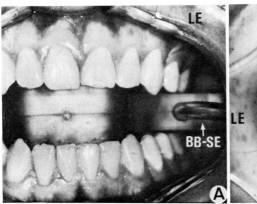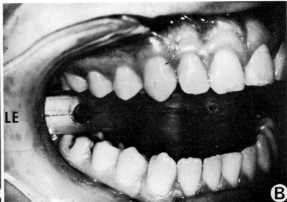

Abb. 8-5 Kombination aus Speichelsauger, Zungenhalter und Aufbißblock (BB-SE) zur Trockenhaltung des Arbeitsfeldes beim Kleben der Brackets. LE = Lippenexpander.

sauger und T-Schläuche zu verwenden (Abb. 8-6). Für das Bekleben der lingualen Zahnflächen wurden hervorragende Kombinationsgeräte aus Speichelsauger und Aufbißblöcken entwickelt (Abb. 8-5).
Zur medikamentösen Hemmung des Speichelflusses stehen verschiedene Präparate in Tablettenform[23] und als Injektionslösungen[13, 115] (Banthin, Probanthin, Atropinsulfat etc.) zur Verfügung. Von den schnell und stark wirkenden Pro-Banthin-Injektionen[115] ist jedoch abzuraten; entsprechend einer Empfehlung des Council on Dental Therapeutics der American Dental Association sollte dieses Medikament Patienten, bei denen eine orale Verabreichung möglich ist, nicht parenteral verabreicht werden.
Die Praxis hat gezeigt, daß dank der neuen verbesserten Speichelsauger* in den meisten Fällen auf speichelflußhemmende Medikamente verzichtet werden kann. Falls erforderlich, wird mit Banthin-Tabletten (50 mg pro 45 kg Körpergewicht), verabreicht in einem zuckerfreien Getränk 15 Minuten vor Beginn der Bracketfixation, eine ausreichende Hemmung des Speichelflusses erzielt.[23]

Schmelzätzung. Nach der Vorbereitung des Arbeitsfeldes werden die zu beklebenden Zähne getrocknet. Anschließend wird die Ätzlösung oder das Ätzgel (zumeist 37 bis 50%ige Phosphorsäure) mit einem Schaumstoffpellet oder Pinsel auf die Schmelzoberfläche aufgetragen. Der Ätzvorgang sollte ca. 60 Sekunden dauern. Ätzlösungen müssen mehrfach aufgetragen werden, um die Oberfläche ständig feucht zu halten. Um die Schädigung der empfindlichen Schmelzprismen so gering wie möglich zu halten, darf die Säure nicht mit Druck aufgetragen oder eingerieben werden.
Nach Ablauf der Einwirkungszeit wird das Ätzmittel mit dem Wasserspray sorgfältig abgespült. Um das säurehaltige Wasser wirksam beseitigen zu können, dabei aber die Benetzung der Zähne und der Dri-Angles geringzuhalten, wird ausdrücklich empfohlen, ein leistungsstarkes Absauggerät (Abb. 8-7) zu verwenden. *Die geätzten Oberflächen dürften jetzt nicht mehr durch Speichel verunreinigt werden.* (Wenn es sich trotz aller Sorgfalt nicht vermeiden läßt, müssen die Flächen mit dem Wasserspray abgespült oder einige Sekunden nachgeätzt werden; der Patient darf nicht ausspülen.)
Anschließend werden die Zähne mit feuchtigkeits- und ölfreier Druckluft sorgfältig getrocknet, bis die Oberflächen milchig-weiß und stumpf aussehen (Abb. 8-8 und 8-45). Zur besseren Trock-

* Unitec Corporation, Monrovia, California, USA.

Das Kleben von Brackets

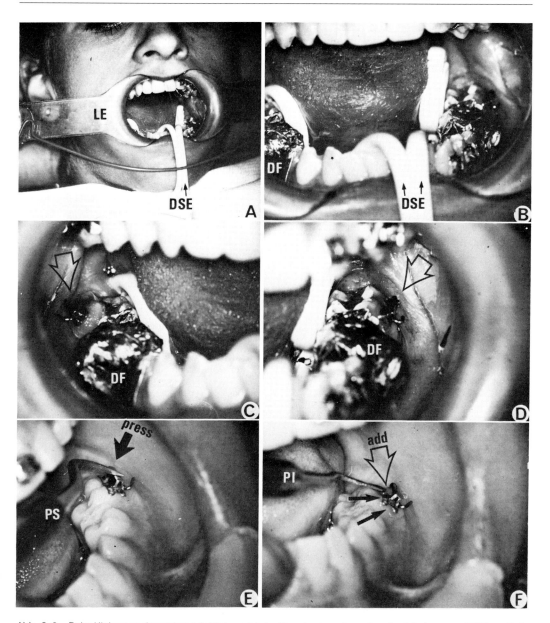

Abb. 8-6 Beim Kleben an den unteren 2. Molaren ist der Einsatz eines doppelten Speichelsaugers (DSE) zur Trockenhaltung sinnvoll. A und B: Ansicht der Geräte. C und D: Das Arbeitsfeld beim gleichzeitigen Kleben der beiden 2 Molaren. E und F: Die Klebetechnik. Das Molarenröhrchen wird mit einem Scaler (PS) der Zahnoberfläche angedrückt. Bei Bedarf kann entlang der okklusalen und mesialen Kante der Klebebasis zusätzlich Adhäsiv aufgetragen werden (Pfeile). DF = Trockenfolie (Dry foil), Pl = Plastikinstrument
8-6 E: Druck = andrücken. F: mehr Kleber = nachtragen

nung kann zusätzlich ein Föhn verwendet werden. Wenn die Zähne noch nicht stumpf und milchigweiß aussehen, muß 30 Sekunden nachgeätzt werden. Am Zahnhals sieht der Schmelz auch bei einem ausreichend geätzten Zahn aufgrund seiner besonderen Morphologie meist etwas anders aus als im mittleren und inzisalen Zahnabschnitt[6] (Abb. 8-8 und 8-32). Nachätzen ist in diesem Fall nicht erforderlich und führt auch nicht zu einem einheitlicheren Aussehen der Schmelzoberfläche.

Das hier beschriebene Verfahren stellt die Grundzüge der orthodontischen Säureätzung dar. Einige spezielle Aspekte dieser Schmelzvorbereitung werfen jedoch Fragen auf, die nach wie vor Gegenstand heftiger Diskussionen sind:

1. Soll die gesamte vestibuläre Schmelzfläche oder nur der für die Bracketbasis vorgesehene Bereich geätzt werden?
2. Welche Ätzdauer ist optimal? Ist sie für Jugendliche und Erwachsene unterschiedlich?
3. Sind die Gels den Lösungen vorzuziehen?
4. Ist eine längere Ätzdauer erforderlich, wenn die Zähne zuvor fluoridiert wurden?
5. Ist die Ätzung von Zähnen mit internen weißen Schmelzflecken zulässig oder besteht die Gefahr, daß dadurch darunterliegende demineralisierte Bereiche „eröffnet" werden?
6. Wieviel Schmelz wird durch das Ätzen abgetragen und wie tief reichen die histologischen Veränderungen? Sind sie reversibel? Ist das Ätzen schädlich?
7. Gibt es Alternativen zur Säureätzung (z. B. Kristallindukion)?

Obwohl diese Fragen zwar von erheblichem theoretischen Interesse sind, ist die klinische Bedeutung der meisten Diskussionen über die Säureätztechnik doch eher begrenzt, zumindest was die Verbundfestigkeit angeht. Diese hängt offensichtlich wesentlich mehr von der Trockenhaltung der Flächen (1), dem ungestörten Abbinden des Klebeadhäsivs (2) und der Verwendung hochwirksamer Adhäsive (3) ab als von der Methode der Ätztechnik selbst.

Die oben genannten Fragen sollen kurz im folgenden beantwortet werden:

1. Obwohl es logisch erscheint, nur einen geringfügig über die Bracketbasis hinausgehenden Bereich zu ätzen, hat die über 10jährige klinische Erfahrung gezeigt, daß das Ätzen der gesamten vestibulären Schmelzfläche nicht schädlich ist, zumindest dann nicht, wenn eine regelmäßige Fluoridmundspülung durchgeführt wird.
2. Neueren Studien[14, 15, 75] zufolge sind vermutlich 15 Sekunden zum Ätzen von bleibenden Zähnen bei Kindern und Jugendlichen ausreichend, während für erwachsene Patienten 60 Sekunden empfohlen werden. Eine längere Ätzdauer bewirkt keine größere, sondern im Gegenteil eine geringere Retention, da sich dadurch Unebenheiten der Oberflächenstruktur auszugleichen beginnen.[32, 98]
3. Hinsichtlich des Ausmaßes der Unebenheiten in der oberflächlichen Schmelzstruktur besteht zwischen Säurelösungen und Säuregels kein offensichtlicher Unterschied.[14] Das Gel ermöglicht zwar eine bessere Begrenzung des geätzten Bereiches, muß aber anschließend gründlicher abgespült werden.
4. Klinischen und experimentellen Untersuchungen[14, 15] zufolge ist bei fluoridierten Zähnen keine Verlängerung der Ätzdauer erforderlich. Im Zweifelsfalle gibt die gleichmäßig matte und milchig-weiße Schmelzoberfläche Aufschluß über den Erfolg des Ätzvorgangs. Eine solche Oberfläche gewährleistet eine ausreichende Retention für die Klebung.
5. Vorsicht ist beim Ätzen von Zähnen mit erworbenen oder auch entwicklungsbedingten Demineralisationen geboten. Am besten ist es, solche Stellen überhaupt nicht zu ätzen. Wenn es keine andere Möglichkeit gibt, muß die Ätzdauer kurz sein und der Zahn anschließend versiegelt werden. Außerdem ist eine direkte Klebetechnik anzuwenden, wobei besonders darauf zu achten ist, daß der gesamte Bereich durchgehend mit Adhäsiv bedeckt wird. An leicht abgedeckten Stellen kann es bei Vorhandensein einer schlechten Mundhygiene als Folge von Metallkorrosion[63] zu irreversiblen Verfärbungen im zugrundeliegenden entwicklungsbedingten Demineralisationsbereich kommen.[25]
6. Beim routinemäßigen Ätzen werden 3–10 μm der Schmelzoberfläche abgetragen.[81, 98, 109] Weitere 25 μm weisen histologisch geringfügige Veränderungen auf[19, 46, 97], wodurch die für den festen Verbund erforderliche mechani-

Das Kleben von Brackets

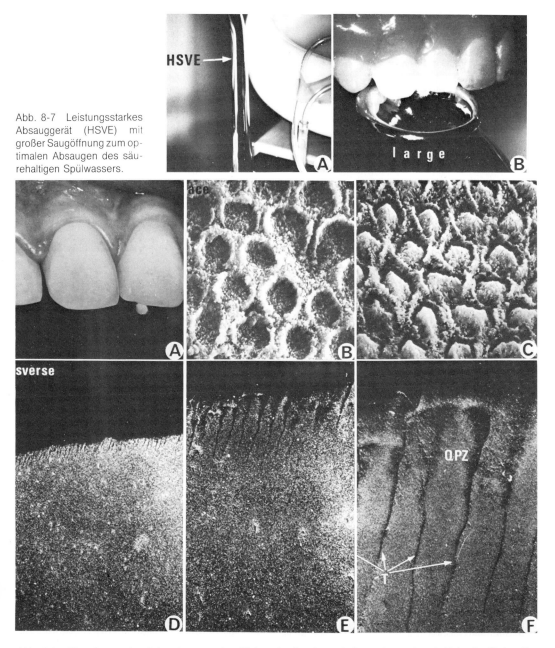

Abb. 8-7 Leistungsstarkes Absauggerät (HSVE) mit großer Saugöffnung zum optimalen Absaugen des säurehaltigen Spülwassers.

Abb. 8-8 Säureätzung des Schmelzes vor dem Kleben der Brackets. A: Stumpf aussehende Zahnoberfläche. B und C: Rasterelektronenmikroskopische Aufnahme der Schmelzoberfläche nach 60 Sekunden Ätzen mit 37%iger Phosphorsäure (in B sind vor allem die Prismenzentren entfernt, in C sehen die Prismen nach dem Verlust ihrer Peripherie dachziegelartig aus). D–F: Querschnitt durch eine geätzte poröse Schmelzoberfläche mit 2 verschiedenen Zonen, die qualitativ poröse Zone (QPZ) und die quantitativ poröse Zone. In die letztere kann eine gleichmäßige Reihe von Adhäsivzapfen (T) penetrieren.

sche Haftfläche gebildet wird (Abb. 8-8 und 8-9). Noch weiter eingedrungene Lösungen (Abb. 8-8) penetrieren in der Regel bis zu einer Tiefe von 100 µm oder mehr.[19, 32, 98] Da wissenschaftliche Untersuchungen ergeben haben, daß die Schmelzveränderungen weitgehend (nicht vollständig) reversibel sind[100, 105], kann man sagen, daß der Ätzvorgang bei gesundem Zahnschmelz keinen Schaden setzt. Dieses wird auch durch die Tatsache bewiesen, daß die normale Schmelzdicke zwischen 1000 und 2000 µm liegt[32, 128] (außer im zervikalen Bereich, wo sie dünner ausläuft), die normale Abrasion der vestibulären Schmelzschicht jährlich bis zu 2 µm beträgt[65] und daß die vestibulären Zahnflächen im Bereich der Selbstreinigung liegen und keine Kariesanfälligkeit aufweisen[70, 71]. Hingegen muß beim Ätzen bereits vorgeschädigter Zähne mit freiliegendem Dentin, tiefen Schmelzsprüngen und internen oder oberflächlichen Demineralisationserscheinungen[25] etc. mit äußerster Vorsicht vorgegangen werden. Freiliegendes Dentin sollte vor dem Ätzen mit Kalziumhydroxid abgedeckt werden.

7. Nach Verwendung von Polyakrylsäure mit Restsulfat wird der Aufbau eines Kristallgerüstes auf dem Zahnschmelz beobachtet. Dies ist eine Retentionsfläche, die der nach Phosphorsäureätzung entstehenden vergleichbar ist (Abb. 8-45). Das Risiko von Schmelzläsionen bei der Bracketentfernung scheint hierbei jedoch geringer zu sein. Untersuchungen bestätigen diese Aussagen, doch bedarf es noch weiterer klinischer Erfahrungen mit dieser neuen Technik.[7]

Versiegelung

Wenn die Zähne vollständig getrocknet sind und milchig-weiß und matt aussehen, kann ein Versiegelungsmaterial auf die geätzte Zahnoberfläche appliziert werden. Es wird am besten mit einem Schaumstoffpellet oder einem Pinsel mit einem einzigen Strich von gingival nach inzisal aufgetragen. Die Schicht muß dünn und gleichmäßig sein, eine zu dicke Versiegelung kann zum Abdriften der Brackets führen und nach dem Auspolymerisieren eine unnatürliche Schmelztopographie vortäuschen. Sobald die geätzten Zahnoberflächen versiegelt sind, ist umgehend mit dem Plazieren der Brackets zu beginnen, auch wenn der Versiegler an der Oberfläche noch nicht ausgehärtet ist. (Bei der Verwendung konventioneller autopolymerisierender Versiegler kann es vorkommen, daß die gesamte Schicht nicht aushärtet.) Der Versiegler darf aber nicht entfernt werden, denn er kommt anschließend, beim Auftragen des Adhäsivs, zum Aushärten.

Hinsichtlich der Beurteilung und Bedeutung der Verwendung von Versieglern bei der orthodontischen Klebetechnik herrscht allgemein große Unklarheit. In verschiedenen Forschungsarbeiten wurde versucht, die genaue Funktion dieser Kunststoffzwischenschicht zu bestimmen. Die Ergebnisse weichen stark voneinander ab. Während einige Wissenschaftler zu dem Schluß kommen, daß die Versiegelung für eine gute Verbundfestigkeit nötig ist, sehen andere diese Notwendigkeit eher für eine Verbesserung der Resistenz gegenüber Mikrorissen, und wieder andere halten die Versiegelung für beide Zwecke erforderlich. Manche Autoren sind jedoch der Ansicht, daß der Versiegler überhaupt nicht nötig ist.[80]

Ein besonderes Problem bei der Anwendung dieses Versieglers in der Kieferorthopädie besteht darin, daß der Film auf der labialen Zahnoberfläche so dünn ist, daß eine durch Sauerstoff verursachte Hemmung der Polymerisation bei anlapolymensierenden Versieglern sehr wahrscheinlich auftritt.

Bei azetonhaltigen[127] und lichthärtenden Versieglern ist die nicht Polymerisation weniger problematisch.

Worin besteht nun der eigentliche Wert des Versiegelns beim Kleben von Brackets? Wenn der Versiegler für die Verbundfestigkeit und Resistenz gegen Mikrorisse auch nicht gerade notwendig ist, muß doch gesagt werden, daß weder die klinische Erfahrung noch die experimentellen Untersuchungen[80] eine nachteilige Auswirkung auf die Verbundfestigkeit aufzeigen konnten. Der für die Versiegelung erforderliche Zeitaufwand ist minimal. Fest steht, daß nach der Versiegelung zumindest die Notwendigkeit der Trockenhaltung der Zahnoberflächen nicht mehr so außerordentlich wichtig ist. Außerdem wird der Schmelz an den Stellen, die nicht vom Kleber bedeckt sind,

Das Kleben von Brackets

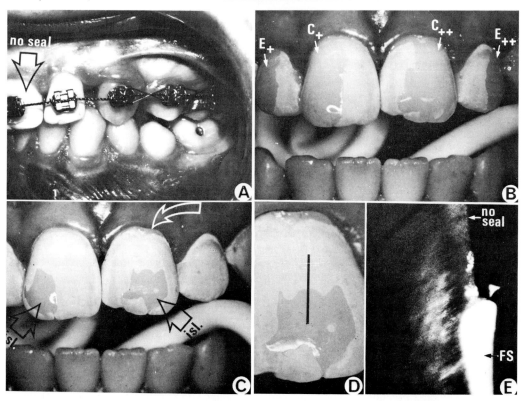

Abb. 8-9 Haftfläche eines Adhäsivs nach der Entfernung des Schmelzes durch Demineralisation. Die Oberfläche läßt eine gleichmäßige Reihe von Zapfen erkennen. (Mit freundlicher Genehmigung von M. L. Swartz.)

Abb. 8-10 Probleme mit den herkömmlichen Versieglern an labialen Zahnflächen. A: Kurz nach dem Bracketkleben. Nach dem Spülen und kurzen Drucklufttrocknen sieht die Schmelzoberfläche aus, als wäre kein Versiegler vorhanden. B: Zwei verschiedene Versieglerfabrikate wurden auf die distale Hälfte der oberen Schneidezähne in dünner (+) und dicker (++) Schicht aufgetragen. C: Der Versiegler nach etwa 10minütiger Aushärtung und anschließendem Spülen mit reichlich Wasser und Trocknen mit Druckluft. Man beachte, daß der Versiegler E überhaupt nicht polymerisiert ist und der Versiegler C in größeren isolierten Bereichen an der Schneidekante (isl) und einem schmalen Rand (Pfeil) am Zahnfleischsaum polymerisiert ist. D: Vergrößerung des linken mittleren Schneidezahnes. Die Bereiche, die klinisch „wie geätzt" aussahen, wurden nach Fluoreszenzfärbung des Versieglers in transversalen Schliffpräparaten auf Versieglerzapfen untersucht. F: Das dem Bereich der schwarzen Linie in D entsprechende Präparat. Versieglerzapfen sind außerhalb der fluoreszierenden Versieglerinseln (FS) nicht nachzuweisen.

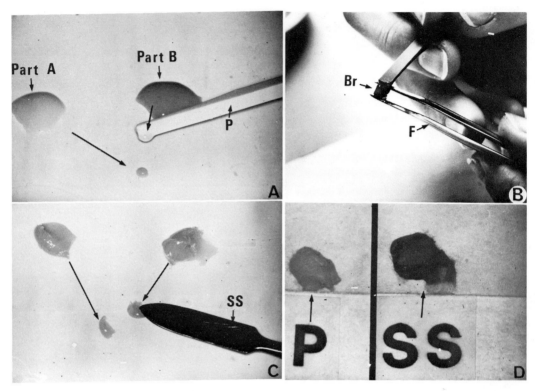

Abb. 8-11 Adhäsivanmischung pro Zahn. A und B: Von der Gesamtdosis werden kleine Portionen der vorverdünnten Adhäsivpasten A und B mit den entgegengesetzten Enden eines Plastikinstrumentes (P) genommen und auf die Unterseite des Brackets (Br) aufgetragen. C und D: Edelstahlinstrumente (SS) sind zum Anmischen von Adhäsiven mit Makrofüllern nicht geeignet, da sich das Adhäsiv durch den Abrieb von Metallpartikeln verfärbt. D: Unterschied beim Anmischen mit Plastik- (P) und Edelstahl- (SS)Instrumenten. Man beachte die schwarze Verfärbung durch das Edelstahlinstrument.

geschützt, was sich besonders bei der indirekten Klebetechnik als wertvoll erweist. Obwohl die kariesprophylaktische Wirkung der Versiegelung in der Umgebung der Bracketbasis nicht gesichert ist[27, 47], kann sie doch auch nicht ganz ausgeschlossen werden. Ceen und Gwinnett[27] stellten fest, daß lichthärtende Versiegler den Schmelz rund um das Bracket vor Demineralisation und tieferen Schmelzläsionen schützen, während selbsthärtende Versiegler schlecht polymerisieren, zum Abdriften von Brackets führen und eine geringe Abrasionsbeständigkeit aufweisen.[26, 127] Schließlich kann die Versiegelung, vor allem wenn Adhäsive mit kleinen Füllpartikeln verwendet werden, zumindest theoretisch eine leichtere Bracketentfernung und einen Schutz vor Schmelzausrissen ermöglichen. Die Entwicklung abrasionsbeständiger Versiegler mit verbesserten Polymerisationseigenschaften ist für kieferorthopädische Zwecke zweifellos wertvoll. Auch die Mischung von Kunststoffen ohne Füllpartikeln mit kompatibel gefüllten Kunststoffen dürfte ein Schritt in die richtige Richtung zur Erzielung brauchbarer Viskositätseigenschaften sein.[9]

Kleben

Unmittelbar nach der Versiegelung der geätzten Zahnflächen werden die Brackets geklebt. In der

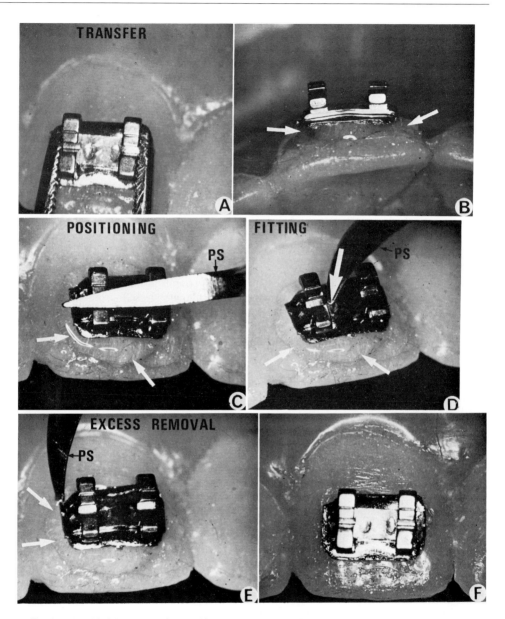

Abb. 8-12 Empfohlenes Verfahren zum direkten Kleben. Nach dem Aufsetzen des Brackets auf die Zahnoberfläche wird es mit einem Plazierungs-Scaler ausgerichtet (Angulation, Höhe, mesiodistale Position). Danach wird der Scaler zum festen Anpressen des Brackets an die Zahnoberfläche verwendet. Dies ist zur Gewährleistung des maximalen Klebekontaktes und der optimalen Adhäsivdicke (Pfeil in D) erforderlich. Überschüssiges Adhäsiv wird mit dem Scaler entfernt, so daß die in F abgebildete saubere Klebestelle entsteht.
Bilder 8–12 A Aufsetzen. C Ausrichten. D Andrücken. E Versäubern.

klinischen Praxis hat sich gegenwärtig zum Bekleben vestibulärer Flächen die direkte Methode durchgesetzt.[44]

Für das direkte Klebeverfahren stehen zwar viele verschiedene Adhäsivsysteme zur Verfügung, die Grundtechnik muß jedoch für die verschiedenen Materialien entsprechend den Herstellerangaben nur geringfügig modifiziert werden. Die einfachste Methode ist, das Adhäsiv eher großzügig auf die Bracketbasis aufzutragen (Abb. 8-11) und das Bracket dann in der korrekten Position auf der Zahnoberfläche zu plazieren. Wichtig ist, daß die Verarbeitungszeit des Adhäsivs eingehalten wird. Auch wenn die verschiedenen Adhäsive in größeren Portionen zum Kleben mehrerer Brackets angemischt werden könnten, ermöglicht das einzelne Anmischen kleiner Portionen für jeweils einen Zahn ein wesentlich ruhigeres und genaueres Arbeiten (Abb. 8-12). Dieser Vorgang, den Kleber für jedes einzelne Bracket extra anzumischen, mag auf den ersten Blick etwas umständlich und langwierig erscheinen. Dieser „Zeitverlust" erweist sich in der Praxis jedoch als unbedeutend.[126] Wesentlich mehr fällt dafür der Zeitverlust ins Gewicht, der sich 1. aus der Lockerung von Brackets während der Behandlung und 2. aus der Abbindedauer (Wartezeit bis zum Einligieren) ergibt.

Wenn die Brackets einzeln nacheinander mit einem jeweils frisch angerührten, homogenen und relativ schnell abbindenden Adhäsiv geklebt werden, kann man ruhig, aber zügig arbeiten und für jedes Bracket die optimale Verbundfestigkeit erzielen. Es bleibt genügend Zeit, die richtige Lage des Brackets zu überprüfen und bei Bedarf zu korrigieren. Sobald das erste Bracket die richtige Position hat, kann das nächste geklebt werden, während der Kleber beim ersten gerade abbindet. Bei schnell abbindenden Adhäsiven ist die Zeit, in der Feuchtigkeit eindringen kann, nur kurz und das Risiko der Ablösung benachbarter Brackets gering. Außerdem entfällt das bei Klebern mit langer Verarbeitungszeit nötige langwierige Abwarten der vollständigen Aushärtung. Die Viskosität des Adhäsivs muß bei dieser Methode allerdings so beschaffen sein, daß die Brackets während der Abbindezeit nicht verrutschen. Dieses scheint bei den heute gängigen Klebesystemen kein Problem mehr zu sein.

Das empfohlene Vorgehen setzt sich unabhängig von der Art des verwendeten Klebers aus folgenden Schritten zusammen[121, 126]:

1. Aufsetzen
2. Ausrichten
3. Andrücken
4. Entfernung der Überschüsse

Aufsetzen. Das Bracket wird mit einer Pinzette gefaßt und die Rückseite der Bracketbasis mit der frisch angerührten Adhäsivpaste bestrichen. Das Bracket wird sofort in der ungefähr korrekten Position auf den Zahn gesetzt (Abb. 8-12).

Ausrichten. Mit einem Scaler* (Abb. 8-12, der möglichst nicht spitz zulaufen, sondern einen parallelen Kantenverlauf** haben sollte (Abb. 8-13), wird das Bracket mesiodistal und inzisogingival ausgerichtet und in der richtigen Angulation angebracht. Mit Hilfe des geraden Plazierungsscalers, der in den Bracketschlitz paßt und somit genaue Bewegungen des Brackets ermöglicht, läßt sich die Ausrichtung des Bracketschlitzes gegenüber der Schneidekante und der Zahnlängsachse visuell beurteilen und korrigieren[9] (Abb. 8-13). Zur genauen vertikalen Ausrichtung können verschiedene Meßinstrumente verwendet werden. Bei der horizontalen Ausrichtung ist, vor allem an rotierten Prämolaren, ein Mundspiegel äußerst hilfreich (Abb. 8-14).

Andrücken. Mit der Spitze des senkrecht zum Zahn gehaltenen Scalers wird das Bracket fest an die Zahnoberfläche gedrückt (Abb. 8-12). Der enge Kontakt zwischen Bracket und Zahnoberfläche bewirkt eine gute Verbundfestigkeit und verringert die Gefahr des Verrutschens, während das überschüssige Compositematerial seitlich herausgedrückt wird. Je fester das Bracket angedrückt wird, um so geringer ist auch die Adhäsivmenge, die später bei der Bracketabnahme entfernt werden muß. Wenn sich das Bracket in der korrekten Position befindet, darf man nicht versuchen, es mit dem Instrument festzuhalten, da selbst die geringste Bewegung den Abbindevorgang stören kann. *Für das Erzielen einer optimalen Verbundfestigkeit ist das absolut ungestörte Abbinden des Klebers unerläßlich.*[126]

---

* Plazierungsscaler, z. B. RM 349.
** 3M Norge A/S (LM. Dental, Turku, Finnland).

Das Kleben von Brackets

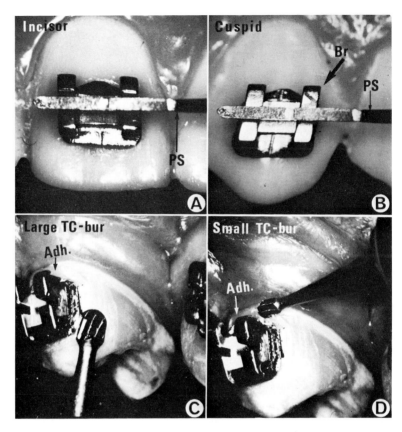

Abb. 8-13 Einige technische Verbesserungen für die direkte Klebetechnik. A und B: Der neue Plazierungs-Scaler (PS) mit parallelen Kanten ermöglicht eine genauere optische Beurteilung der Position des Bracketschlitzes im Verhältnis zu Schneidekante und/oder Längsachse des Zahnes. Mit den parallelen Kanten, die genau in den Schlitz passen, wird der Scaler im Bracket gehalten und die exakte Ausrichtung vorgenommen. Der Scaler ist so gestaltet, daß beim Herausnehmen auch bei Bracket mit Torque keine Zugkräfte entstehen. C und D: Verwendung eines *großen* (Nr. 7006) und eines *kleinen* (Nr. 2) ovalen Hartmetallfinierers zur Entfernung von ausgehärtetem Adhäsiv (Adh) in der Umgebung der Bracketbasis. Der kleine Finierer wird vor allem am Gingivarand und an anderen mit dem großen Finierer nicht erreichbaren Stellen eingesetzt.
Bilder 8-13 A: Schneidezahn. B: Eckzahn. C: Großer Hartmetallfinierer. D: Kleiner Hartmetallfinierer.

Entfernung der Überschüsse. Je weniger Adhäsiv verwendet wurde, desto weniger Überschüsse sind anschließend zu entfernen. Ein gewisser Überschuß ist jedoch erforderlich, um zu gewährleisten, daß die Flächen lückenlos bedeckt sind. Eine andere Möglichkeit ist, eine größere Adhäsivmenge zu verwenden, damit sie beim Andrücken in die gesamte Netzunterlage des Brackets gepreßt wird. Dieses Verfahren empfiehlt sich bei Zähnen mit morphologischen Unregelmäßigkeiten und für Brackets, die beim Ausrichten auf der Zahnoberfläche erheblich verschoben werden müssen. In letzterem Fall entstehen beträchtliche Überschüsse, die später weder beim Zähneput-

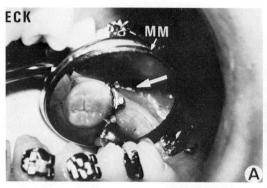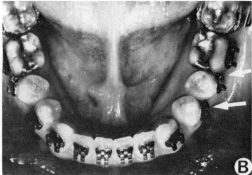

Abb. 8-14 Beim Bracketkleben an schwer zugänglichen Zähnen (Pfeile) wird mit einem Mundspiegel geprüft.

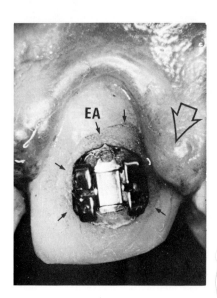

Abb. 8-15 Der Zusammenhang zwischen Adhäsivüberschuß (EA) und Gingivitis. Man beachte die hyperplastische Veränderung der Gingiva im distalen Bereich (großer Pfeil), wo das Adhäsiv bis zum Gingivarand reicht. Mesial, wo das Adhäsiv weiter von der Gingiva entfernt ist, ist die Reaktion weniger ausgeprägt.

zen noch durch andere mechanische Kräfte abgetragen werden (Abb. 8-16), sondern – vor allem am Zahnfleischrand – unbedingt mit dem Scaler entfernt werden müssen, bevor das Adhäsiv ausgehärtet ist (Abb. 8-12).

Dabei ist darauf zu achten, daß das Bracket nicht verschoben wird (wenn es bewegt wurde, muß es wieder in seine ursprüngliche Lage gebracht und nochmals angedrückt werden). Eine andere Möglichkeit ist das nachträgliche Entfernen der Überschüsse mit einem ovalen (Nr. 7006, Nr. 2) oder konischen (Nr. 1172) Hartmetallfinierer* (Abb.-8-13). Auf diese Weise wird die Polymerisation nicht gestört, was vor allem bei schwer zugänglichen Brackets, die kompliziert mit dem Spiegel positioniert werden müssen, wünschenswert ist.

* Beavers Dental Products, Morrisburg, Ontario, Canada (auch zu beziehen über Unitek Corporation, Monrovia, California, USA).

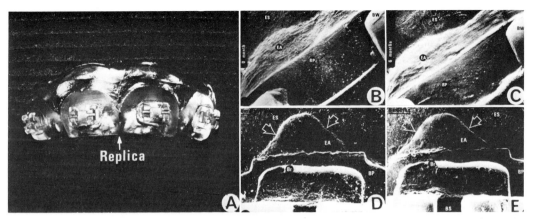

Abb. 8-16   Typisches Abrasionsmuster von Adhäsivüberschüssen (EA). A: Rasterelektronenmikroskopische Bild eines Modells. B und D: direkt nach dem Kleben, C und E: 6 Monate später. Der Ädhäsivverschleiß durch Abrasion wird in B und C am Beispiel eines Adhäsivs mit großen Füllpartikeln und in D und E an einem Adhäsiv mit Mikropartikeln dargestellt. Br = Bracket, BR = Bracketbasis, BS = Bracketschlitz, BW = Bracketflügel, ES = Schmelzoberfläche.

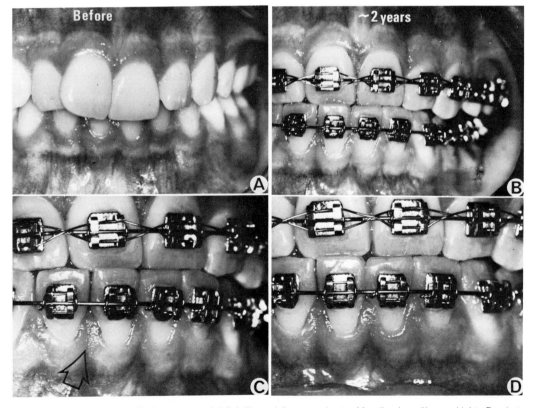

Abb. 8-17   Bei sorgfältiger Entfernung von Adhäsivüberschüssen und guter Mundhygiene üben geklebte Bracketapparaturen keinen wesentlichen Einfluß auf die Parodontalgewebe aus. A: Vor der Behandlung und B: etwa 2 Jahre später. C und D: Stärkere Vergrößerung von B. Man beachte die charakteristische Tüpfelung der gesunden Gingiva (großer Pfeil). Weitere Einzelheiten dieses Falls sind in der Abb. 8-75 dargestellt.

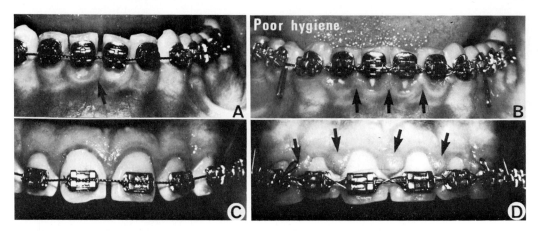

Abb. 8-18   Unabhängig von der Klebetechnik führt eine mangelhafte Mundpflege unweigerlich zu ausgeprägten hyperplastischen Veränderungen der Gingiva (Pfeile in B und D). Zu diesen Veränderungen kam es, obwohl die Adhäsivüberschüsse sorgfältig entfernt und der polymerisierte Versiegler in den gingivalnahen Bereichen entfernt wurde.
A und C: bei Behandlungsbeginn und B und D: 6 Monate später.
B: Schlechte Mundhygiene.

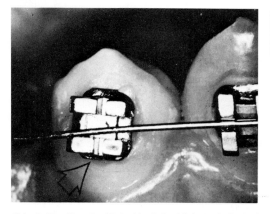

Abb. 8-19   Von der Einfachheit der Klebetechnik darf man sich nicht täuschen lassen. Es kommt tatsächlich vor, daß ein Bracket um 90° verdreht geklebt wird!

Die Beseitigung des überschüssigen Klebers ist wichtig, weil es sonst zu Gingivareizungen und zur Plaqueanlagerung im Bracketbereich kommen kann (Abb. 8-15 und 8-17). Die Entfernung der Kleberüberschüsse vermeidet nicht nur Parodontalerkrankungen und Demineralisierungen, sondern verbessert das ästhetische Gesamtbild, da sich das freiliegende Adhäsiv im oralen Milieu verfärben kann oder bei Engstand zu Brückenbildung zwischen den Zähnen führt. Außerdem ist die Bracketabnahme um so einfacher, je weniger Kleber vorhanden ist.

Die Vorteile der sorgfältigen Entfernung von Kleberüberschüssen verdeutlicht die Abb. 8-17 mit der charakteristischen Tüpfelung der gesunden Gingiva selbst im unteren Schneidezahnbereich gegen Ende einer vollständigen orthodontischen Behandlung. Andererseits kommt es schnell zu einer ausgeprägten Gingivahyperplasie und Entzündung, wenn der überschüssige Kleber bis an die Gingiva reicht und nicht entfernt wurde[121, 126] (Abb. 8-15).

Nach dem Kleben eines jeden Brackets nach dem beschriebenen Verfahren wird die Position der einzelnen Brackets sorgfältig kontrolliert (Abb. 8-14 und 8-19). Wenn sie nicht genau stimmt, sollte das Bracket mit einer Zange abgenommen und sofort neu geklebt werden, wobei nicht mehr geätzt werden muß. Nach Einsetzen des Bogens wird dem Patienten erklärt, wie er mit der Apparatur die Zahnpflege handhaben muß, und es werden tägliche Spülungen mit einem fluoridhaltigen Mundwasser (0,05% NaF) angeordnet.[119]

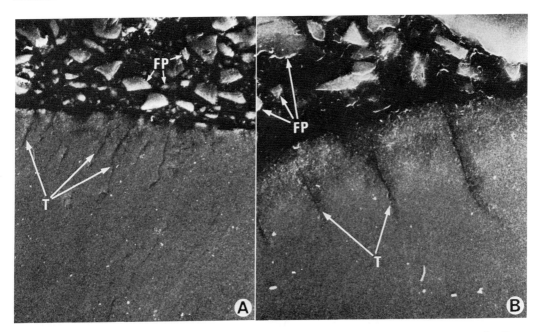

Abb. 8-20 Adhäsiv mit großen Füllpartikeln (FP). Sie können wegen ihrer Größe nicht in die qualitativ poröse Zone des geätzten Zahnschmelzes eindringen (Abb. 8-8B–F). T = ungefüllte Adhäsivzapfen. (Vergrößerung in A: 1000fach und in B 3000fach.) (Mit freundlicher Genehmigung von B. O. Brobakken.)

Verschiedene Adhäsive

Zum Kleben von Brackets werden heute hauptsächlich zwei verschiedene Polymere verwendet, Akrylate und Diakrylate[86]. Die Akrylate (Orthomite, Directon, Bondeze, Genie etc.) auf selbsthärtender Kunststoffbasis bestehen aus Methylmethakrylat-Monomer und ultrafeinem Pulver. Die meisten Diakrylate bauen auf dem eingangs erwähnten modifizierten Epoxidharz auf (z. B. BIS-GMA oder „Bowen-Kunststoff"). Der grundlegende Unterschied besteht darin, daß die Akrylate ausschließlich lineare Polymere bilden, während die Diakrylate dreidimensional vernetzte Polymere bilden können. Durch diese Vernetzung wird die Festigkeit erhöht und die Wasseraufnahme sowie die Schrumpfung bei der Polymerisation verringert.[86]
Beide Adhäsivsysteme sind mit oder ohne Füllpartikel erhältlich. Verschiedene voneinander unabhängige Untersuchungen haben gezeigt, daß die gefüllten Diakrylate vom Typ BIS-GMA die besten physikalischen Eigenschaften haben und die größte Festigkeit beim Kleben von Metallbrackets aufweisen. Akrylate oder Kombinationspräparate lieferten bei Plastikbrackets die besten Ergebnisse. Einige Composites (einschließlich Concise, Solo-Tach und Nuva-Tach) enthalten große, grobe Quarz- oder Hartglaspartikel, deren sehr unterschiedliche Größe von 3–20 µm reichen kann[16] (Abb. 8-20) und die dem Adhäsiv eine hohe Abrasionsbeständigkeit verleihen. Andere Stoffe (Endur und Dynabond) enthalten gleichmäßig kleine Füllpartikel (0,2–0,3 µm), die eine glattere Oberfläche ergeben, wodurch einerseits die Plaqueretention[126] (Abb. 8-21), andererseits aber auch die Abrasionsbeständigkeit[16] geringer wird. Die Mißerfolgsquoten sind bei Adhäsiven mit größeren Füllpartikeln nachweislich signifikant geringer[23, 126] (Abb. 8-22). Zachrisson und Brobak-

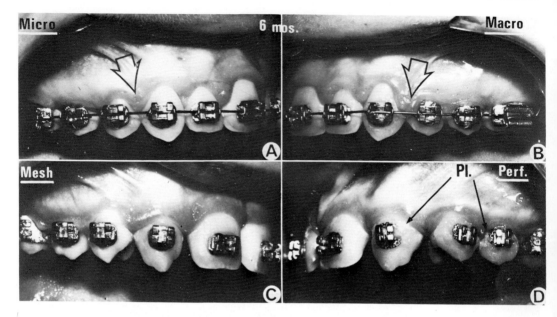

Abb. 8-21 Vergleich zwischen rechter und linker Kieferhälfte bei Verwendung verschiedener Adhäsivmaterialen (*A* und *B*) und Brackettypen (*C* und *D*). Die Gingivareizung nach 6 Monaten ist bei dem Adhäsiv mit Makropartikeln größer als bei dem mit Mikropartikeln (Pfeile in A und B). An den perforierten Bracketbasen ist die Plaqueanlagerung (PR) stärker als an den Brackets mit Netzbasen (C und D).
A: Mikro.
B: Makro.
C: Netz.
D: Perforation.

ken[126] erzielten bei Brackets mit Netzunterlagen, die mit Concise* direkt geklebt wurden, Mißerfolgsraten von nur 1% und bei Endur** von etwa 4% (was immer noch annehmbar ist). Auch *Buzzitta* et al.[22] stellten in vitro bei Diakrylaten mit großen Füllpartikeln an Metallbrackets die besten Verbundfestigkeitswerte fest.

Klinisch ergibt sich daraus, daß *Adhäsive mit großen Füllpartikeln zwar wegen ihrer besonderen Verbundfestigkeit empfehlenswert sind* (Abb. 8-22), *die Entfernung von Überschüssen dabei aber um so wichtiger ist,* da die Plaqueretention bei diesen Stoffen besonders groß ist.[126]

Seit kurzem gibt es auf diesem Gebiet zwei Neuerscheinungen:

1. *Anmischfreie Adhäsive.* Diese Stoffe müssen nicht angemischt werden, denn sie polymerisieren, wenn die Pastenkomponente unter leichtem Druck mit der Primer-Flüssigkeit auf dem geätzten Zahnschmelz und der Bracketbasis (Unique, Right-on, System I, Unite etc.) oder der zweiten Pastenkomponente am Zahn zusammengebracht wird[10] (Secure-on-Touch etc.). Eine Komponente wird immer auf die Bracketbasis und die andere auf den getrockneten, geätzten Zahn aufgetragen. Sobald das Bracket richtig positioniert ist, wird es fest angedrückt. Das Adhäsiv härtet in der Regel innerhalb von 30–60 Sekunden aus.

Dieses Verfahren bringt für die Praxis eine gewisse Vereinfachung mit sich, doch ist über die langfristige Verbundfestigkeit im Vergleich mit den konventionellen Zwei-Pasten-Systemen nur wenig bekannt. Ebenso wenig Information besit-

* 3M Company, St. Paul, Minnesota
** Ormco Corporation, Glendora, California

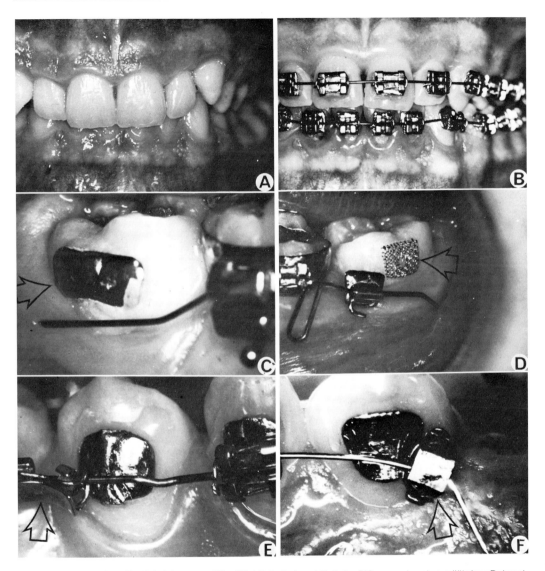

Abb. 8-22 Die Verbundfestigkeit ist von größter Wichtigkeit. A und B: tiefer Biß vor und nach zweijähriger Behandlung. Obwohl keine Aufbißplatte verwendet wurde, gab es keine losen Brackets. C bis F: Gute Verbundfestigkeit zwischen Klebebasis und Schmelz. Zum Bruch kam es zwischen Bracket und Basis (Pfeil). F: Lingualtechnik.

zen wir über die Toxizität und darüber, wieviel unpolymerisiertes Restmonomer im ausgehärteten Adhäsiv verbleibt.[110] In-vitro-Untersuchungen haben eine eindeutige Toxizität der Flüssigaktivatoren von anmischfreien Systemen gezeigt.[40, 110]

Allergische Reaktionen wurden nach Gebrauch dieser Stoffe bei Patienten, Helferinnen und Zahnärzten beobachtet[64] (Abb. 8-23).

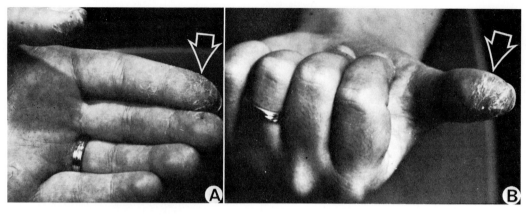

Abb. 8-23 Allergische Reaktion auf ein Adhäsiv (Pfeile). Fingerspitzen einer Zahnarzthelferin.

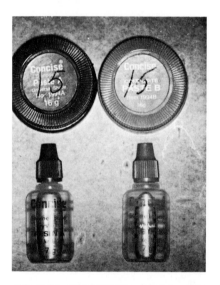

Abb. 8-24 Vorverdünntes Concise. Jedes Döschen der restaurativen Composite-Paste wird mit etwa 15 Tropfen der entsprechenden Flüssigkeit verdünnt. Nach diesem Vorgang ist das 2-Pasten-System einsatzbereit. Die Zahl der zur Verdünnung hinzugefügten Flüssigkeitstropfen wird auf die Gläser geschrieben.

2. *Lichthärtende Adhäsive.* Die Polymerisation dieser Stoffe wird durch das auf die Zahnsubstanz einfallende sichtbare Licht ausgelöst (Fotofil, Durafil etc.). UV-härtende Kleber wurden bei Plastikbrackets und perforierten Metallbrackets häufig verwendet. Da dieses Licht jedoch nicht bis zur Klebestelle an den heute gebräuchlichen netzunterlegten Brackets vordringen kann, werden hierfür überwiegend selbsthärtende Adhäsive verwendet. Die maximale Polymerisationstiefe lichthärtender Stoffe hängt von der Zusammensetzung des Composites, der Lichtquelle und der Belichtungsdauer ab.[91] Da die Polymerisationstiefe von Adhäsiven, die durch sichtbares Licht aktiviert werden, größer ist als die von UV-härtenden Klebern[91, 111], ist die Polymerisation durch transdentale Bestrahlung mit sichtbarem Licht speziell für die Lingualtechnik eine interessante Alternative. Es sind jedoch weitere klinische Tests erforderlich, um über diese neue Technik definitive Aussagen treffen zu können.

Angesichts der nahezu unendlichen Vielfalt des Angebots richtet sich die Wahl des geeigneten Adhäsivs für die direkte Bracketfixation nach Kriterien wie Handhabung, Verbundfestigkeit und Kosten. Wie erwähnt, wurden bei Metallbrackets mit schnellhärtendem Concise zur Einzelklebung hervorragende Ergebnisse erzielt. Dieses Adhäsiv ist heute in den Vereinigten Staaten[44] und in Skandinavien[64] das gebräuchlichste. Diakrylate sind jedoch für Plastikbrackets ungeeignet. Man kann sie nur zusammen mit einem Akrylatmonomer als Primer verwenden, wodurch der Verbund zwischen dem Diakrylat und dem Polykarbonat-

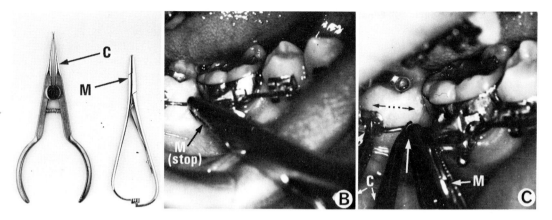

Abb. 8-25 Die Verbundfestigkeit makrogefüllter Diacryladhäsive ist zum Kleben an unteren 2. Molaren für Routinezwecke ausreichend. Problematisch kann es erst beim Herausnehmen des Bogens werden. Um zu verhindern, daß sich das Bracket löst, kann man folgendermaßen vorgehen: A: Der distal zurückgebogene Bogen in dem Röhrchen am 2. Molaren wird mit einer Coon- oder Steiner-Ligaturenzange (C) und einem Mathieu-Nadelhalter (M) gelockert. Der Nadelhalter wird einige Millimeter mesial des Moralenröhrchens als Anschlag aufgesetzt (B). Die Coon-Zange wird mit der einen Spitze an das mesiale Ende des Molarenröhrchens und mit der anderen an den Anschlag angelegt. Durch Schließen der Ligaturzange läßt sich der Bogen vorsichtig herauslösen, oft sogar ohne ihn am distalen Ende des Röhrchens aufbiegen zu müssen. Da der Druck zu beiden Seiten des Molarenröhrchens gleich ist, wird die Klebeverbindung nicht fehlbelastet (C).

bracket gesteigert wird, oder man muß auf ein Akrylatadhäsiv ausweichen.[86]

Bei Årtun und Zachrisson[9] findet sich eine detaillierte Beschreibung eines Verfahrens zur Modifikation von restaurativem Concise Composite zum Kleben von Brackets und Retainern (S. 553). Da das ursprünglich für restaurative Zwecke gedachte Concise Composite etwas zu zähflüssig ist, werden die beiden Pasten folgendermaßen mit dem Versiegler verdünnt (Abb. 8-24): 10–15 Tropfen Versieglerflüssigkeit A (rot) kommen auf ein neues Döschen Universalpaste (rot) und 10–15 Tropfen Versieglerflüssigkeit B (gelb) auf ein neues Döschen Katalysatorpaste (gelb).* Auf diese Weise erhält man eine für das direkte Klebeverfahren optimale Konsistenz. (Man kann freilich durch entsprechende Veränderung der Flüssigkeitsmenge die Viskosität nach eigenem Ermessen variieren.) Ein weiterer Vorteil dieser Methode ist die Möglichkeit, die Abbindedauer des Adhäsivs zu verzögern oder zu beschleunigen, indem man das Verhältnis der roten und gelben Pasten verändert[9, 51]. Vorschriftsgemäß werden die beiden Pasten zu gleichen Anteilen vermischt. Wenn die Polymerisation beschleunigt werden soll, braucht man nur den Anteil der Universalpaste A (rot) zu erhöhen, um sie zu verzögern, wird mehr Katalysatorpaste B (gelb) verwendet. Ohne die klinische Verbundfestigkeit signifikant zu beeinflussen, können die Mischungsverhältnisse von 2:1 und 1:2 bis zu 5:1 und 1:5 variiert werden[51].

Die Verarbeitungszeit von Diakrylaten ist stark temperaturabhängig. Wenn die Komponenten im Kühlschrank gelagert und auf einer kalten Anmischplatte angerührt werden, hat man ebenfalls eine längere Polymerisationsdauer und dadurch

* Das orthodontische Concise wird in ähnlicher Weise verdünnt, doch werden jeweils 75–80 Tropfen (statt 10–15) der jeweiligen Flüssigkeit verwendet, wodurch es für das direkte Klebeverfahren zu flüssig wird.

mehr Zeit zur Verarbeitung. Vorteilhaft ist bei Concise auch, daß das Material sehr schnell aushärtet, so daß die Brackets fast sofort ligiert werden können.[121] Es ist das stärkste Adhäsiv zum Kleben von Metallbrackets[22, 126] (Abb. 8-25); allergische Reaktionen wurden bisher nicht beobachtet.[64] Da über Alternativen zu dieser Methode noch keine ausreichenden Informationen vorliegen, kann man dieses Adhäsiv, das seit 10 Jahren erfolgreich zum direkten Kleben verwendet wurde, mit Sicherheit empfehlen.

In diesem Zusammenhang ist zu erwähnen, daß der *Haftverlust an der Grenze zwischen Zahnschmelz und Adhäsiv* mit Wahrscheinlichkeit auf Fehler in der Klebetechnik zurückzuführen ist (z. B. Eindringen von Feuchtigkeit oder Störungen während der Polymerisationsphase). Ein Verlust der Haftung zwischen Adhäsiv und Bracket ist hingegen meist durch ein zu schwaches Adhäsiv bedingt.

Zusammenfassend möchte ich die folgenden vier Punkte als Schlüssel zum Erfolg in der Adhäsivtechnik herausstellen:

1. Optimale Trockenheit des Arbeitsfeldes
2. Möglichst enger Sitz der Brackets am Zahn
3. Ungestörte Polymerisation des Adhäsivs
4. Verwendung eines starken Adhäsivs

Brackets

Zur Zeit stehen für die Bracketadhäsivtechnik drei Arten von Attachments zur Verfügung: Plastikbrackets, Keramikbrackets und Metallbrackets (Edelstahl). Routinemäßig werden von den meisten Kieferorthopäden Metallbrackets verwendet[44, 94].

Plastikbrackets. Die aus Polykarbonat gefertigten Attachments werden in erster Linie aus ästhetischen Gründen verwendet[67] (Abb. 8-1). Die Nachteile der gegenwärtig verfügbaren Plastikbrackets sind: mangelnde Torsions- und Bruchfestigkeit (Abb. 8-26), Verschleiß im Bereich des Bracketschlitzes (infolgedessen keine genaue Kontrolle der Zahnbewegung), Feuchtigkeitsaufnahme, Verfärbung, Notwendigkeit der Benutzung entsprechender Klebersysteme.[86] Reine Plastikbrackets sind für minimale orthodontische Kräfte und bei kurzer Behandlungsdauer, vor allem beim erwachsenen Patienten, sinnvoll. Inzwischen stehen auch modifizierte Plastik-Brackets mit Metallgerüst zur Verfügung, wodurch die Bracketflügel bzw. die Schlitze stabilisiert werden, während die ästhetische Wirkung weitgehend erhalten bleibt (Abb. 8-26). Meine eigene klinische Erfahrung der letzten Zeit hat gezeigt, daß Plastikbrackets mit Stahlschlitz ästhetisch eine annehmbare Alternative zu Lingualapparaturen darstellen.

Keramikbrackets. Theoretisch müßten Aluminiumoxid-Keramikbrackets (Abb. 8-27, 8-65 und 8-70) die ästhetischen Vorteile von Plastikbrackets und die Zuverlässigkeit von Metallbrackets in sich vereinen. Die gängigen Keramik-Attachments sind jedoch nicht optimal. Zum einen sind sie etwas zu massiv und in der Farbgebung unbefriedigend, zum anderen kommt es in bestimmten Situationen an den Flügeln zum Bruch (Abb. 8-27). Da diese Brackets groß und sehr hart sind sowie auf Druck nicht wie die dünnbasigen Metallbrackets nachgeben, *muß man bei der Bracketentfernung besonders vorsichtig vorgehen, um keine Schmelzläsionen zu verursachen.* Es empfiehlt sich, das gesamte Adhäsiv außerhalb des Brackets mit dem Bohrer zu beseitigen, bevor man das Bracket mit der Zange vorsichtig abnimmt. Da die Oberfläche von Keramikbrackets rauher ist als die von Metall- oder Plastikbrackets, ist auch die Gefahr der Plaqueretention größer.

Die Entwicklung neuer Technologien und Materialien hat dazu geführt, daß seit kurzem fast durchsichtige bis „kristallklare" Keramikbrackets auf dem Markt sind. Die klinischen Erfahrungen mit diesem neuen Bracket sind ausgesprochen ermutigend.*

Metallbrackets. Obwohl diese Brackets zwar ästhetisch nicht mit Plastikbrackets konkurrieren können, sehen sie doch besser aus als Bänder (Abb. 8-1). Zum Kleben von Metallbrackets bedarf es einer mechanischen Retention, die am häufigsten in Form einer Netzunterlage gewährleistet wird. Darüber hinaus sind auch Brackets mit photogeätzter oder unterschnittener Basis erhältlich, perforierte Basisplatten (Abb. 8-21 und 8-28) sind hingegen nicht mehr üblich. Die perforierten Basisplatten bieten einen schlechteren Halt als die

---

* Mitteilung von Dr. *Zachrisson* im Juni 1987 zur deutschsprachigen Ausgabe.

Das Kleben von Brackets

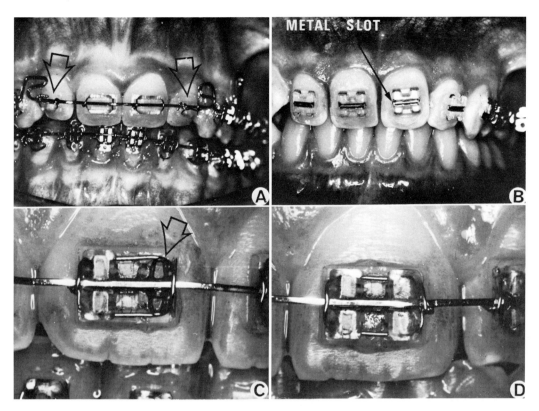

Abb. 8-26 Unterschiedliche Gestaltungsformen von Plastikbrackets. A: Reines Plastikbracket. Im Laufe der Behandlung sind einige Bracketflügel abgebrochen (Pfeile). B: Plastikbrackets mit Metallschlitz. C und D: Metallverstärkte Plastikbrackets. Auch bei C ist ein Plastikteil abgebrochen (Pfeil). B: Metallschlitz.

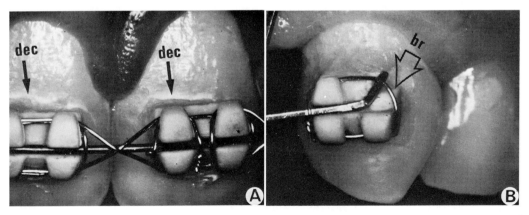

Abb. 8-27 Keramikbrackets. Bei diesen Attachments muß aufgepaßt werden, daß es nicht zur Demineralisierung (dec) und zum Bruch der Bracketflügel (br) kommt.

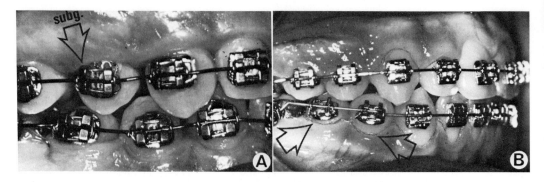

Abb. 8-28 Aufgrund der besonderen Basisgestaltung müssen Prämolarenbrackets mit perforierter Basis häufig subgingival plaziert werden (subg.), was auf Kosten der Verbundfestigkeit geht. Das Basisdesign von Prämolarenbrackets ließe sich verbessern, wenn man es dem Verlauf des Gingivarandes anpassen würde (Pfeile in B), wodurch die Gefahr einer Gingivareizung reduziert würde.

Netzunterlagen[126] und sind auch hygienisch ungünstiger (Abb. 8-21), da sich an dem Kunststoff, der durch die Löcher austritt, mehr Plaque anlagern kann.[126]

Hinsichtlich der Verbundfestigkeit spielt bei netzunterlegten Brackets die Größe der Basis selbst vermutlich keine wesentliche Rolle. Durch die Verwendung kleiner Metallbasen (Abb. 8-28) lassen sich Gingivareizungen eher vermeiden. Aus dem gleichen Grunde sollte die Form der Bracketbasis dem Verlauf des Gingivalsaumes angepaßt sein (Abb. 8-28). Wegen der Gefahr von Demineralisationen an der Peripherie darf sie jedoch nicht kleiner sein als die Bracketflügel. Eine zu kleine Basis erschwert zudem die genaue Plazierung. Wie aus verschiedenen Studien[22, 53, 62, 94] hervorgeht, tragen auch andere Faktoren zur Gewährleistung einer optimalen Verbundfestigkeit bei, wie z. B. die Stärke des für das Basisnetz verwendeten Drahtes sowie Größe und Lage der Schweißpunkte. Die klinische Bedeutung dieser Faktoren scheint jedoch gering zu sein, zumindest was die Schlüsselfaktoren angeht wie Festigkeit und Vollständigkeit des Klebeverbundes. Dieses haben Untersuchungen von Metallbrackets verschiedener Hersteller ergeben, die mit starken Adhäsiven geklebt wurden[9, 121, 126].

Dem Problem der Korrosion von Metallbrackets wird heute zunehmend Aufmerksamkeit zuteil. Bei geklebten Brackets aus rostfreiem Stahl wurden schwarze und grünliche Verfärbungen beobachtet.[25, 63] Spaltkorrosionserscheinungen in den Bereichen mit mangelhafter Haftung sind möglicherweise primär auf die Art der verwendeten Edelstahllegierung (Typ 304) zurückzuführen.[63] Verstärkende Faktoren können jedoch galvanische Wirkungen, Form und Aufbau der Bracketbasis, besondere intraorale Bedingungen oder das thermische Recyclingverfahren[50, 66] von Brackets sein. Daher ist sehr sorgfältig auf etwaige Korrosionszeichen zu achten, um Schmelzverfärbungen zu vermeiden. Um dieses Problem so gering wie möglich zu halten, empfiehlt es sich, korrosionsbeständigere Edelstahllegierungen zu verwenden.[63]

Klebetechnik an Kronen und Füllungen

Mit bestimmten Adhäsiven und/oder Vorbehandlungsverfahren lassen sich Metall- und Plastikbrackets an Kunststoff- und Porzellankronen kleben. Die Oberfläche sollte vorher mit der Sandpapierscheibe aufgerauht und ein spezieller Primer (z. B. Fusion*, Ormco Primer**) aufgetragen werden.[34, 43] Als Alternative kann zur Bracketfixation an Kunststoffkronen auch ein Akrylatadhäsiv verwendet werden. Jedoch ist in diesem Fall bei der

* Georg Taub Products, Jersey City, New Jersey
** Ormco Corporation, Glendora, California

Das Kleben von Brackets

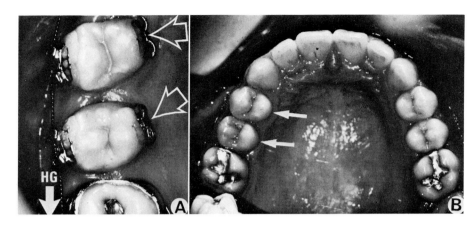

Abb. 8-29 *A:* Das Kleben zusätzlicher lingualer Doppelhäkchen kann nach der Distalisierung von oberen 1. Molaren mit einem Headgear erforderlich werden, wenn die Prämolaren dem polaren „folgen". *B:* Endresultat (Pfeile).

Entfernung der Brackets besonders vorsichtig vorzugehen, damit in der Krone keine Risse entstehen. Seitenzähne mit Porzellankronen werden besser mit einem Band versehen.
Auch beim Kleben an großen Composite-Restaurationen im Frontzahnbereich muß die Grundfläche aufgerauht werden, bevor man nach der beschriebenen Klebetechnik vorgehen kann. Kleine Amalgamfüllungen an Molaren (z. B. bukkale Fissur) müssen nicht durch eine Composite-Füllung ersetzt werden, da die Haftung außerhalb der Füllung am Zahnschmelz in der Regel ausreicht. Größere Amalgamfüllungen sollten jedoch entfernt und durch Composite-Füllungen ersetzt werden, die eine bessere Haftgrundlage bieten.
Schwieriger erweist sich gegenwärtig das Kleben an Gold oder anderen Metallen.[34] Zwar wurden einige Adhäsive (Enamelite 500 etc.) und Primer (Fusion etc.) eigens für diesen Zweck entwickelt, doch über ihre klinische Wirksamkeit liegen bisher keine Veröffentlichungen vor. Als Alternative kann die Metallkrone durch eine Kunststoffkrone ersetzt werden oder vestibulär ein „Kunststoffenster" angebracht werden, an dem ein Bracket befestigt werden kann.

Linguale Attachments

Ein Nachteil der labialen Bracketklebetechnik gegenüber der Bebänderungsmethode ist, daß sie nicht die konventionellen Hilfselemente zur Steuerung der Zahnbewegung, wie Häkchen, Knöpfchen und Ösen umfaßt. In besonderen Fällen können solche Hilfselemente zur Ergänzung der Apparatur lingual geklebt werden (Abb. 8-29). Falls sie sich lösen, besteht aber die Gefahr des Verschluckens oder der Aspiration dieser Attachments, da sie in der Regel durch nichts gehalten werden. Seit einiger Zeit stehen spezielle linguale Sicherheitshaken zur Verfügung, die so gestaltet sind, daß sie im Falle der Ablösung an der Apparatur befestigt bleiben (Abb. 8-30). Sie eignen sich vor allem für die Derotation von Eckzähnen oder Prämolaren (Abb. 8-30) und für die Aufnahme von intermaxillären Gummizügen, zur Einordnung verlagerter Eckzähne (Abb. 8-30) etc.
Auf das Kleben lingualer Brackets wird später näher eingegangen.

Die Ligatur am Klebebracket

Im Gegensatz zu an Bändern fixierten Brackets halten geklebte Brackets so große Zugkräfte, wie sie mit einer *Steiner*- oder *Coon*-Ligaturenzange oft ausgeübt werden, nicht aus. Daher sind beim Ligieren einige klinische Regeln zu beachten. Obgleich die Verwendung von Alastiks zeitsparend ist und von vielen Kieferorthopäden erfolgreich praktiziert wird, sind Drahtligaturen sicherer und

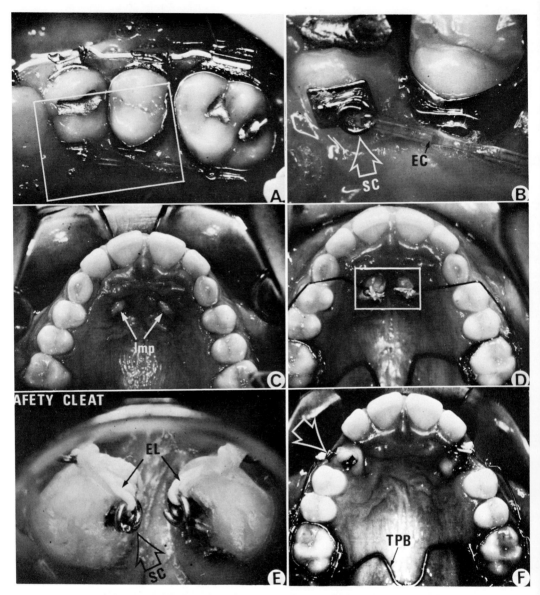

Abb. 8-30 Geklebte Sicherheitshäkchen. A und B: geklebtes linguales Sicherheitshäkchen (SC) zur Unterstützung der Derotation eines 1. Prämolaren durch eine Gummikette (EC). C bis F: Zwei verlagerte Eckzähne (imp.). Zur orthodontischen Einordnung wurden Sicherheitshäkchen (SC) verwendet. E: Vergrößerter Ausschnitt aus D (Kästchen). EL = Gummiligatur, TPB = Transpalatinalbügel.
E: Sicherheitshäkchen

Das Kleben von Brackets

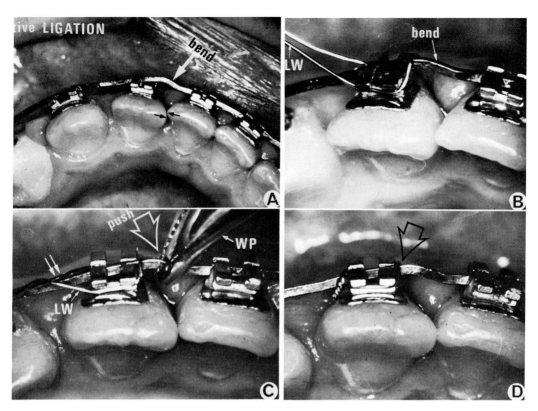

Abb. 8-31 Anbringen einer aktiven Ligatur an geklebten Brackets. A: In den Bogen (0,016 × 0,022 inch) wird eine Biegung zur Überkorrektur der Schneidezahnstellung (kleine Pfeile) eingebogen. B bis D: Der Bogen wird mit einer Weingartzange (WP) ganz in den Schlitz gedrückt und eine passive Ligatur befestigt. Der Ligaturendraht sollte so verdrillt werden, daß das Ende, das über dem Bogen verläuft (Doppelpfeile in C) dem Bracketflügel am nächsten liegt. Wenn die Ligatur nicht ganz stramm sitzt, wie in D, wird sie bei der nächsten Sitzung nachgezogen. A: Aktive Ligierung. B: Biegung. C: Andrücken.

hygienischer.[126] Als Faustregel beim Verdrillen des Ligaturendrahtes gilt, daß das Ende, das dem Bracketflügel am nächsten ist, über den Bogen geführt wird. Dadurch strafft sich die Ligatur, wenn das Ende unter dem Bogen versteckt wird.
Wird eine aktive Ligatur benötigt, muß der Bogen – wenn eine Ablösung des Brackets vermieden werden soll – in den Schlitz hineingedrückt werden, mit den Fingern, wenn er relativ flexibel ist, mit einer Weingart-Zange o. ä., wenn er starrer ist; anschließend kann der Bogen „passiv" ligiert werden (Abb. 8-31). Wenn es nicht gelingt, die Bögen vollständig einzuligieren, kann die Ligatur bei der nächsten Sitzung nachgezogen und ggf. mit einem Alastik verstärkt werden.
Seit einiger Zeit sind nicht ligierbare Brackets erhältlich, die – bisher wenigstens – auf zwei verschiedenen Mechanismen beruhen (Orec* und Forestadent**). Zwar sind noch weitere klinische Langzeituntersuchungen erforderlich, doch kann

* Hanson speed bracket, Orec Corporation, San Clemente, California.
** Bernhard Förster GmbH, Pforzheim, BRD.

661

man bereits sagen, daß die Verwendung dieser Brackets nicht nur eine Zeitersparnis, sondern vermutlich auch mehr Komfort für den Patienten bedeuten. Besonders für das Arbeiten mit Lingualapparaturen könnten ligaturenfreie Brackets in einigen Jahren eine vielversprechende Alternative darstellen.

Indirekte Klebetechnik

Für das indirekte Kleben stehen verschiedene Techniken zur Verfügung.[1, 72, 95, 102, 107] Die meisten gehen von dem von *Silverman* und *Cohen*[95, 96] beschriebenen Verfahren aus: die Brackets werden den Zähnen am Modell angeklebt, in einer Schiene fixiert und mit dieser auf die Zähne des Patienten übertragen und gleichzeitig geklebt (Abb. 8-32).

Der größte Vorteil der indirekten Methode gegenüber der direkten ist, daß die Brackets im Labor wesentlich genauer plaziert werden können und sich die effektive Behandlungszeit am Stuhl verkürzt. Andererseits ist das Vorgehen am Patienten selbst kritischer – zumindest für den weniger erfahrenen Kollegen. Die Entfernung von Kleberüberschüssen gestaltet sich langwieriger und schwieriger, das Risiko, daß sich der Kleber unter der Bracketbasis nicht gleichmäßig und lückenlos verteilt, ist größer, und die Mißerfolgsquoten scheinen geringfügig höher zu liegen.[126]

In einer Doppelblindstudie mit Diacrylatkleber (Endur) und Brackets mit Netzbasis stellten *Zachrisson* und *Brobakken*[126] bei der direkten Methode eine Mißerfolgsquote von 4% und bei der indirekten Methode von 8,5% fest. Der Unterschied ist statistisch signifikant. Die Quoten sollten auch mit der Versagerquote von 1% bei der Direktklebung mit den gleichen Brackets und einem Adhäsiv mit großen Füllpartikeln (Concise) in der gleichen Studie verglichen werden. Klinisch ergibt sich daraus, daß

1. beim direkten Kleben eine stärkere Verbundfestigkeit erreicht wird als beim indirekten Kleben und
2. Diakrylatadhäsive mit großen Füllpartikeln eine größere Verbundfestigkeit ergeben als solche mit kleineren Füllpartikeln.

In einer anderen Studie stellten *Aguirre* et al.[1] jedoch keinen signifikanten Unterschied in der Verbundfestigkeit der direkten und indirekten Methode mit Endur fest (Mißerfolgsquote bei beiden etwa 5%). Weitere vergleichende Untersuchungen, nach Möglichkeit Doppelblindstudien, mit optimaler Durchführung sowohl der direkten als auch der indirekten Methode sind noch erforderlich, um definitive Schlüsse ziehen zu können.

Die Gründe für die möglicherweise unterschiedliche Verbundfestigkeit bei beiden Methoden[126] könnten folgende sein: 1. mit einem einzigen Druckpunkt eines Plazierungsscalers (Abb. 8-12) läßt sich die Bracketbasis enger an den Zahn drücken als mit einer Übertragungsschiene; 2. wenn der Scaler bei der direkten Methode nach dem Andrücken vom Bracket genommen wird, ist eine störungsfreie Polymerisationsphase sicherer gewährleistet als bei der indirekten Methode, bei der die Übertragungsschiene mit den Fingern angedrückt werden muß.

Fazit dieser und anderer Studien ist dennoch: *Wird die Methode korrekt durchgeführt, liegen die Mißerfolgsquoten sowohl bei der direkten als auch bei der indirekten Methode in einem klinisch akzeptablen Rahmen.*

Bisher ist keine der beiden Techniken endgültig ausgereift. Bei der direkten Methode bedarf es besserer Anweisungen bezüglich der genauen Bracketplazierung, und bei der indirekten Methode sind neue Übertragungstechniken wünschenswert, die eine störungsfreie Polymerisation und weniger Kleberüberschüsse ermöglichen. Zur Zeit muß der Kieferorthopäde seine Entscheidung in Abhängigkeit von der Behandlungsweise des einzelnen Falles, der Ausbildung seines Personals und seiner klinischen Erfahrung treffen. Die indirekte Klebetechnik ist selbstverständlich eher für die Fälle geeignet, in denen gleich zu Beginn der Behandlung alle Brackets auf einmal fixiert werden müssen als für solche, in welchen Brackets erst im Laufe mehrerer Monate nach und nach eingesetzt werden. Auch ist beim lingualen Kleben die indirekte Methode vorzuziehen, wenn sie nicht sogar als Voraussetzung für die korrekte Plazierung der Brackets anzusehen ist[2], da ein Arbeiten unter direkter Sicht hierbei offensichtlich nicht möglich ist.

Klinische Verfahren. Wie erwähnt, haben sich in der Praxis mehrere indirekte Klebetechniken als zuverlässig erwiesen. Sie unterscheiden sich hin-

Das Kleben von Brackets

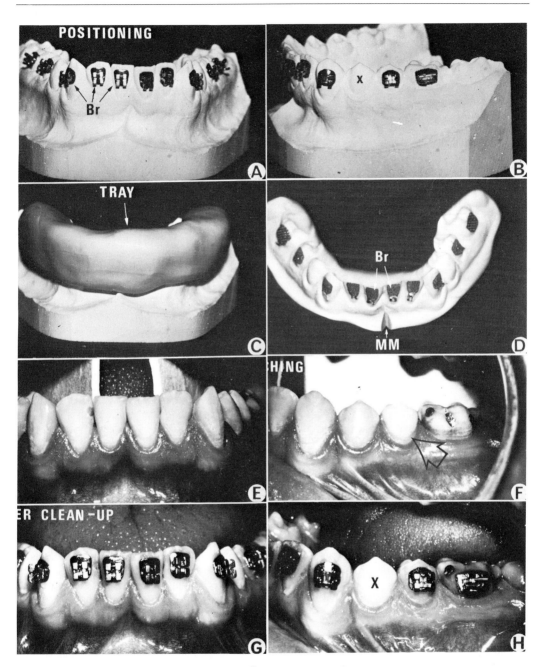

Abb. 8-32 Indirekte Klebetechnik mit einer Silikon-Übertragungsschiene. A und B: Die Brackets sind am Gipsmodell befestigt. C und D: Die Übertragungsschiene (aus Optosilharz). Man beachte die Brackets (Br) und die Markierung der Mittellinie (MM). E und F: Beide Seiten werden gleichzeitig geätzt. Man beachte den Unterschied im Aussehen des mittleren und des zervikalen Anteils der Schmelzoberfläche (großer Pfeil in F). G und H: Nach der sorgfältigen Reinigung der Zahnoberflächen mit Handinstrumenten und dem Finierer. Erst jetzt wurde der Patient zur Extraktion der 1. Prämolaren (X) überwiesen. (Mit freundlicher Genehmigung von B. O. *Brobakken*.)

sichtlich der Art der temporären Befestigung der Brackets am Modell (Karamellmasse, Laborkleber, Klebeharz), des Typs der Übertragungsschiene bzw. des Übertragungsmechanismus (Silikonmasse, tiefgezogene Schiene, Kunststoff mit Übertragungsarmen usw.), der Art des verwendeten Klebers und Versieglers, ob die Brackets alle gleichzeitig oder in Segmenten geklebt werden und hinsichtlich der Methode zur Entfernung des Übertragungsbehelfes, um die an der noch nicht vollständig ausgehärteten Klebestelle angreifenden Kräfte geringzuhalten.

Die beiden bekanntesten Techniken sind wohl die mit der Silikonschiene zur Übertragung (Abb. 8-32) und die mit dem 2-Komponenten-Versiegler.

Indirekte Klebetechnik mit einer Silikon-Übertragungsschiene (Abb. 8-32)

1. Abdrucknahme und Herstellung eines Modelles aus Hartgips (nicht Modellgips). Das Modell muß trocken sein. Markierung der Längsachse und der inzisalen bzw. okklusalen Orientierungspunkte an den einzelnen Zähnen.
2. Auswahl der Brackets. Die Basis wird angepaßt und bei Bedarf beschliffen.
3. Sparsames Auftragen eines wasserlöslichen Klebstoffes auf jede Bracketbasis oder jeden Zahn.
4. Plazierung der Brackets am Modell. Die Ausrichtung der Brackets muß den Meßpunkten entsprechen und gegebenenfalls korrigiert werden.
5. Herstellung der Übertragungsschiene. Das Silikonmaterial wird nach den Anweisungen des Herstellers angerührt, auf die angeklebten Brackets gedrückt und zu einer Schiene geformt, die eine ausreichende Dicke aufweisen muß, um stabil zu sein.
6. Abnahme der Schiene. Wenn die Silikonmasse abgebunden hat, wird das Modell mit der Schiene in heißes Wasser getaucht, um die Brackets vom Gips zu lösen. Die in der Schiene befindlichen Bracketbasen werden anschließend unter fließendem Wasser von Klebstoffresten befreit.
7. Beschneiden der Übertragungsschiene und Markierung der Mittellinie.
8. Vorbereitung der Zähne des Patienten wie bei der direkten Klebetechnik (S. 636).
9. Anmischen und Auftragen des Adhäsivs auf die Bracketbasen mit einer Spritze.
10. Übertragung der Brackets. Die Schiene wird dem Zahnbogen aufgesetzt und etwa 3 Minuten mit konstantem Druck festgehalten.
11. Abnahme der Schiene nach 10 Minuten. Die Schiene kann längs oder quer auseinandergeschnitten werden, um der Gefahr der Bracketablösung beim Abschälen der Schiene vorzubeugen.
12. Beseitigung von Kleberüberschüssen auf den Zähnen. Mit einem Scaler und einem ovalen (Nr. 7006 und Nr. 2) oder konischen (Nr. 1172 oder 1171) Hartmetallbohrer wird die Umgebung jedes einzelnen Brackets sorgfältig gesäubert. *Wenn diese Maßnahme unterbleibt, kann es innerhalb kurzer Zeit zu Gingivareizungen mit Rötung, Hyperplasie und Blutung kommen, die während der gesamten Behandlung anhalten. Eine solche Nebenwirkung ist inakzeptabel!* Ebenso sollten die Bracketbasen sorgfältig auf solche Stellen hin untersucht werden, die von Kleber frei geblieben sind (weil zu wenig Adhäsiv aufgetragen wurde, die Schiene verrutscht ist oder das Bracket zu spät angedrückt wurde usw.). An diesen Stellen kann nachträglich etwas Adhäsiv angetragen werden.

Indirekte Klebetechnik mit einem 2-Komponenten-Versiegler.[107] Bei dieser Methode wird statt des wasserlöslichen Klebstoffs zum Ankleben der Brackets an die Modelle das definitive Adhäsiv verwendet. Von Katalysator und Universalpaste wird für jeden Zahn extra eine kleine Portion auf die Anmischplatte gebracht, und anschließend nur die für jeweils einen Zahn benötigte Menge angerührt und auf die Bracketbasis aufgetragen. Das Bracket wird auf dem Gipszahn plaziert und das überschüssige Adhäsiv entfernt. Dieser Vorgang wird wiederholt, bis alle Brackets geklebt sind.

Nach mindestens 10 Minuten (zum Abbinden des Adhäsivs) wird mit einem Vakuum-Tiefziehgerät für jeden Kiefer eine Übertragungsschiene gefertigt. Die Modelle werden mit den Schienen in Wasser getaucht, bis sich der Gips vollgesogen hat. Dann werden die Schienen abgenommen und so beschnitten, daß der Rand gingival 2 mm über die Brackets hinausreicht. Die Mittellinie wird mit wasserunlöslicher Tusche markiert. Nach dem leichten Anschleifen der eingebetteten Klebebasen ist die Übertragungsschiene fertig zum Einsetzen.

Der klinische Behandlungsteil beginnt mit den üblichen Maßnahmen, der Reinigung, Trockenlegung des Arbeitsfeldes und dem Anätzen der Zähne. Die Bracketbasen werden mit der Katalysatorflüssigkeit des Versieglers (Teil B) bestrichen, wobei pro Zahnbogen 6 Tropfen ausreichen. Auf die trockenen geätzten Zähne wird die Universalflüssigkeit des Versieglers (Teil A) aufgetragen. Die Versieglerflüssigkeiten dürfen keinesfalls vertauscht werden. Dann wird die Übertragungsschiene am Patienten eingesetzt und mindestens 3 Minuten lang festgehalten. Sie wird entfernt, indem man sie von oral nach vestibulär abzieht. Die gingivalen und approximalen Zahnflächen werden sorgfältig von Versieglerüberschüssen befreit.

Der eindeutige Vorteil dieser Technik ist die mühelose abschließende Säuberung der Zähne, da der unter den Brackets austretende Überschuß gering ist und nur aus ungefülltem Versiegler besteht. Über die Verbundfestigkeit dieser Klebetechnik im Vergleich mit anderen Methoden gibt es bisher noch keine Veröffentlichungen.

Die Lingualtechnik – „unsichtbare Apparaturen"

Geklebte Lingualapparaturen sind noch nicht lange bekannt. Sie wurden in erster Linie für den erwachsenen Patienten entwickelt, der wegen der ungünstigen ästhetischen Wirkung konventioneller festsitzender Apparaturen der kieferorthopädischen Behandlung gegenüber ablehnend eingestellt ist.

Als man Ende der 70er Jahre erkannte, daß die Bracketadhäsivtechnik klinisch realisierbar ist und daß die ästhetisch günstigeren Plastik- und Keramikbrackets nur eine Kompromißlösung sind, schien die Verwendung lingualer Klebebrackets ästhetisch das Nonplusultra zu sein (Abb. 8-1, 8-33 und 8-34). Obwohl diese Technik noch nicht ausgereift ist, fand sie doch rasch Zuspruch, und mittlerweile bietet auch der Handel eine Reihe fertiger Lingualsysteme an (Abb. 8-33 und 8-34). Pionierarbeit leisteten bei der gegenwärtigen Entwicklung *Fujita*[41] in Japan mit dem pilzförmigen „Mushroom"-Bogen sowie verschiedene amerikanische Kieferorthopäden, wie *Kurz* (Alexander et al.[2]), *Kelly*[57] und *Paige*[77]. Seit Mitte 1983 sind bereits einige Patienten vollständig und ausschließlich mit Lingualapparaturen behandelt worden. Obgleich es möglich zu sein scheint, Patienten mit Dysgnathien erfolgreich hier von lingual her zu behandeln[41], haben die Erfahrungen der frühen 80er Jahre gezeigt, daß eine Kombination von lingualer und bukkaler Technik die meisten Möglichkeiten bietet, ohne dabei den Patienten ästhetisch zu stark zu beeinträchtigen.

Erstaunlicherweise liegt das Problem bei Lingualapparaturen nicht darin, daß sich die Brackets ablösen, sondern in der Sprechbehinderung (die jedoch individuell unterschiedlich sein und innerhalb weniger Wochen überwunden sein kann[41]). Darüber hinaus ist das Behandlungsverfahren kompliziert, zeitaufwendig und arbeitstechnisch ungünstig[41, 77]. Mit zunehmender klinischer Erfahrung kristallisieren sich jedoch Möglichkeiten heraus, die diese Probleme auf ein vertretbares Maß haben schrumpfen lassen[2, 57, 77]. Die Patienten gewöhnen sich offenbar relativ bald an ihre Apparaturen, wobei eine mögliche Verletzung der Zunge durch die initiale Verwendung einer schützenden Wachsschicht verhindert werden kann.

Neben den ästhetischen haben diese Apparaturen noch weitere Vorzüge. Demineralisationserscheinungen lassen sich besser kontrollieren, sind an den lingualen Zahnflächen allerdings auch von geringerer Bedeutung. Auch kann das Lippenprofil korrekt beurteilt werden, da es von Brackets unbeeinflußt bleibt. Somit kann der Kieferorthopäde die Feineinstellung der Zähne vornehmen, ohne daß sein Blick durch Brackets und Bögen abgelenkt wird.[77] Die Anpassung der lingualen Drahtbögen erfordert jedoch – wegen des verringerten Abstands zwischen den Brackets – noch mehr Genauigkeit. Da auch das Anbringen von Ligaturen problematisch ist, werden bei dieser Methode erwartungsgemäß die ligaturenfreien Brackets vorgezogen.

Die klinischen Erfahrungen insgesamt sind jedoch eher ermutigend und für Patienten und Behandler Grund zur Hoffnung. Man kann mit einiger Sicher-

Klebetechnik in der Kieferorthopädie

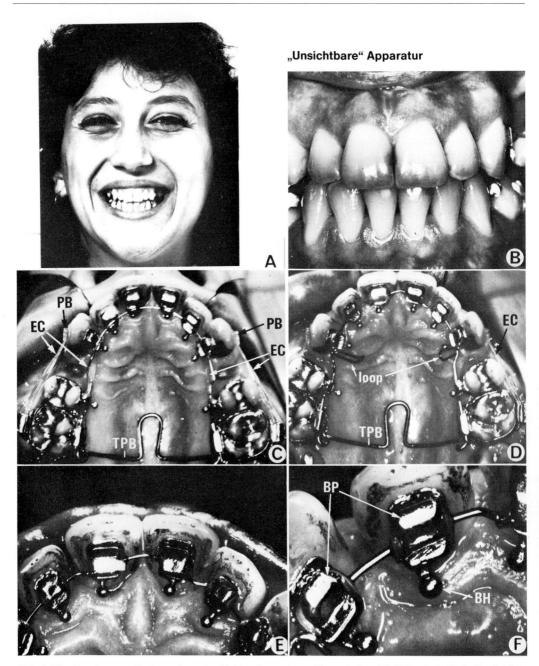

Abb. 8-33 Eine der verschiedenen lingual geklebten Apparaturen (Ormco). A und B: Keine ästhetische Beeinträchtigung, da das Gerät von vorne kaum zu sehen ist. C und D: Nach der Extraktion der 1. Prämolaren. Distalisierung der Eckzähne mit elastischen Ketten zu einem Plastikknöpfchen (PB) und zu den lingualen Kugelhäkchen bei durchgehendem Bogen. D: Die Frontzähne werden mit einem Kontraktionsbogen und labialen Gummizügen retrahiert. E und F: Stärkere Vergrößerung der lingualen Brackets. BH = Kugelhäkchen, BP = Aufbißebene des Brackets, TPB = Transpalatinalbügel.

Das Kleben von Brackets

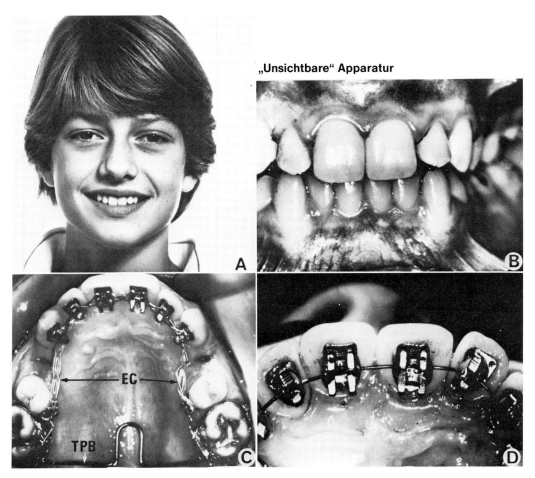

Abb. 8-34 Eine andere lingual geklebte Apparatur (Unitek). Wie auch bei der Patientin in Abb. 8-33 wurde hier die indirekte Klebetechnik verwendet, um die optimale Positionierung der Brackets zu gewährleisten. Auf die oberen mittleren Schneidezähne und 2. Prämolaren wurden Zwillingsbrackets, auf die seitlichen Schneidezähne und Eckzähne einfache Brackets gesetzt. EC = Elastische Kette, TPB = Transpalatinalbügel.
B: „unsichtbare" Brackets.

heit davon ausgehen, daß die Lingualtechnik noch weiter entwickelt wird und besonders bei der Behandlung von Erwachsenen als Alternative zu den herkömmlichen festsitzenden Apparaturen zunehmend an Bedeutung gewinnen wird.*

* Seit Fertigstellung dieses Manuskripts wurden weitere klinische Erfahrungen gewonnen und mehrere Fälle zu Ende behandelt. Dabei wurde deutlich, daß dieser Eindruck vielleicht doch zu optimistisch ist. Wenn die linguale Bracketadhäsivtechnik reelle Erfolgsaussichten haben soll, ist die Entwicklung eines besseren Bracketdesigns und weiterer technischer Hilfselemente erforderlich.

Wiederankleben abgelöster Brackets

Geklebte Brackets, die sich im Laufe der Behandlung ablösen, bedeuten Zeitverlust und Ärger und sind keine gute Reklame für die Praxis. Lose Brakkets sind am ehesten zu vermeiden, wenn die Regeln der Klebetechnik genau beachtet werden. Sollte sich trotzdem ein Bracket einmal lösen, muß das Wiederankleben möglichst schnell gehen.
Man kann nach der gleichen Direktklebemethode vorgehen, wie sie zuvor mit dem schnell abbin-

denden, vorverdünnten Concise beschrieben wurde.[9] Das gelockerte Bracket wird vom Bogen abgenommen, die Ligaturen an den beiden benachbarten Brackets ebenfalls durchtrennt und der Bogen über diese beiden Brackets gelegt. Das restliche Adhäsiv wird von der Zahnoberfläche abgekratzt oder mit einem Hartmetallbohrer entfernt. Wenn dasselbe Bracket wiederverwendet werden kann, wird der auf der Basis verbliebene Kleber beseitigt oder auch nur angerauht.[53] Dabei ist darauf zu achten, daß die Netzunterlage nicht glattpoliert wird. Der Zahn wird bis zu 60 Sekunden geätzt und versiegelt, anschließend wird das Bracket wiederangeklebt. Wenn die Zeit knapp ist, kann eine besonders schnell abbindende Concise-Mischung (Universalpaste A [rot] plus Katalysatorflüssigkeit B [gelb] im Verhältnis von 2:1) mit einer Abbindezeit von etwa 15 Sekunden verwendet werden. In manchen Fällen genügt es, zum Plazieren des Brackets einfach den Bogen wieder in den Schlitz zu legen, doch geht man dabei das Risiko ein, daß das Bracket während der Abbindedauer mobilisiert wird. Diese Methode ist auch dann ungeeignet, wenn der Zahn sich inzwischen bewegt hat und sich nicht mehr in seiner korrekten Position befindet. Die Ligatur wird zunächst an den benachbarten Brackets und dann an dem wiederangeklebten Bracket erneuert. Insgesamt sollte der Zeitaufwand für das Wiederankleben eines Brackets 3 Minuten nicht übersteigen.

Recycling

Seit kurzem gibt es verschiedene Möglichkeiten zur Wiederaufarbeitung gebrauchter Brackets. Dieser Vorgang kann darauf spezialisierten Firmen überlassen oder in der eigenen Praxis durchgeführt werden. Bei der Wiederaufarbeitung von Brackets kommt es darauf an, diese vollständig von Adhäsivresten zu befreien, ohne daß dabei die empfindliche Netzunterlage beschädigt oder der Bracketschlitz verbogen wird.
Beim industriellen Recycling wird der Kleber entweder durch große Hitze (etwa 450° C) beseitigt und anschließend die Oxidschicht im Elektrolytbad entfernt (z. B. Esmadent) oder die Brackets werden mit Lösungsmitteln und Hochfrequenzvibration gereinigt und anschließend nur sehr kurz elektrolytisch poliert (z. B. Ortho-Cycle). Das Elektrolytbad ist wegen der Oberflächenoxidation erforderlich, die bei der Reinigung entsteht.
Die von *Buchmann*[17] veröffentlichten Mikrofotografien zeigen mikrostrukturelle Veränderungen nach der thermischen Behandlung, die mit einer Senkung der Korrosionsbeständigkeit und Härte verbunden sind. Die Veränderungen der Torquewerte und der Schlitzgröße sind nach 1–2 Recyclingverfahren klinisch nicht signifikant[17, 50]. Eine kürzlich durchgeführte In-vitro-Untersuchung[66] wies auf eine möglicherweise signifikante Reduktion der Bracketretention nach dem Recycling von netzunterlegten und von photogeätzten Brackets hin, doch ist über die klinische Bedeutung dieser Feststellung gegenwärtig noch nichts bekannt.
Klinische Langzeituntersuchungen sind erforderlich, um folgendes beurteilen zu können: 1. die Bedeutung der in vitro beobachteten reduzierten Abscherförderstandskraft und 2. die Korrosionsbeständigkeit der Brackets nach dem Recyclingverfahren in Abhängigkeit von der dabei entstandenen thermischen Belastung und von der Anwendung und Dauer der elektrolytischen Behandlung.

Abschließende Bemerkung

Die Bracketadhäsivtechnik hat die kieferorthopädische Praxis verändert und wird ihren Platz auch weiterhin behaupten. Die technischen Hilfsmittel, Versiegler und Adhäsive, Attachments und Verfahrenstechniken werden immer weiter entwikkelt. Der Kieferorthopäde muß die verfügbaren Informationen sorgfältig studieren, wenn er über die Fortschritte auf dem laufenden bleiben will. Die Ergebnisse von In-vitro-Untersuchungen sind jedoch mit Vorsicht zu interpretieren, da sie sich nicht immer in den klinischen Resultaten bestätigen. Langfristige Nachuntersuchungen sind in verschiedenen Bereichen erforderlich.
Die routinemäßige Verwendung von *geklebten* Metallbrackets ist gegenwärtig für obere und untere Schneidezähne, Eckzähne und 1. Prämolaren sowie für untere 2. Molaren, vor allem wenn sie noch nicht ganz durchgebrochen sind, zu empfehlen. 2. Prämolaren können je nach der Größe der klinischen Krone und der persönlichen Präferenz des Behandlers beklebt oder behandelt

Bracketentfernung (Debonding)

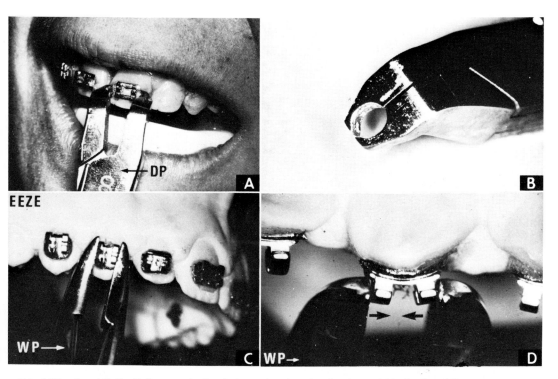

Abb. 8-35 A und B: Zur Entfernung der Brackets werden sie entweder abgezwickt oder C und D: zusammengedrückt. Bei C und D werden die Bracketflügel mit der Weingart-Zange (WP) gefaßt und zusammengedrückt. Bei dieser Methode werden zwar die Zähne geschont, doch gehen die Brackets kaputt und können nicht wiederverwendet werden. A und B zeigen die Bracketentfernung mit einer speziellen Debondingzange, mit der sie zwischen Bracketbasis und Zahnoberfläche abgezwickt werden.
A: Abzwicken. C: Zusammendrücken

werden. In der Regel empfiehlt sich das *Bebändern* der oberen und unteren 1. Molaren wegen des festeren Haltes, der Möglichkeit zur Verwendung von lingualen Attachments (für Gaumenbögen, Gummizüge usw.) und wegen des besseren Schutzes vor Approximalkaries. Im Durchbruch befindliche 2. Prämolaren sollten besser bebändert werden, da bei diesem Verfahren die richtige Brackethöhe gleich gewählt werden kann und die absolute Trockenhaltung des Arbeitsfeldes nicht so unbedingt erforderlich ist. Schließlich ist zu erwähnen, daß sich das beschriebene Verfahren zur Bracketadhäsivfixation an unteren 2. Molaren überraschenderweise im klinischen Gebrauch seit vielen Jahren gut bewährt hat. Dies gilt vor allem für das Wechselgebiß, da diese Zähne erst im Laufe der Behandlung durchbrechen. Untere 2. Molaren eignen sich deswegen besser für die Klebetechnik als für die Bebänderung, weil diese Zähne zuerst mit der Bukkalfläche und erst später im distalen Bereich durchbrechen.

Bracketentfernung (Debonding)

Das Debondingverfahren hat zum Ziel, die Zähne nach Abnahme der Attachments von den gesamten Kunststoffresten zu befreien und den Zustand der Schmelzoberfläche ohne iatrogene Schädi-

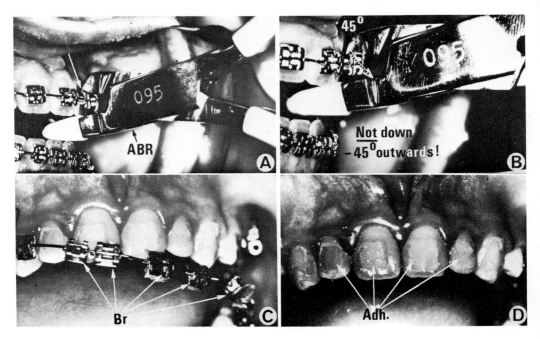

Abb. 8-36 Eine neuere Methode zur Bracketabnahme. Die Brackets sind noch ligiert und werden mit einer Frontzahnbandabnahmezange (ABR) gefaßt und im Winkel von 45° nach *außen* abgezogen (B). Bei dieser schonenden Methode bleibt das Bracket (Br) für spätere Recyclingverfahren intakt, das Adhäsiv (Adh) verbleibt überwiegend auf den Zähnen (D).
B: Nicht nach unten! Im Winkel von 45° nach außen!

gung möglichst so wiederherzustellen, wie er vor der Behandlung war. Grundvoraussetzung für die Verwirklichung dieses Ziels ist die korrekte Anwendung der Debondingtechnik. Die Bracketentfernung kann, wenn sie nach einem ungeeigneten Verfahren oder ohne die erforderliche Sorgfalt durchgeführt wird, einen unnötigen Zeitaufwand erfordern und Schädigungen des Zahnschmelzes bewirken.

Da einige Aspekte der Bracketentfernung umstritten sind und vereinzelt als schwierig oder kompliziert angesehen werden[44], soll auf folgende Punkte näher eingegangen werden:
klinisches Verfahren
Kennzeichen des normalen Zahnschmelzes
Auswirkungen verschiedener Debondinginstrumente auf die Schmelzoberfläche
Schmelzabtragung beim Debonding
Schmelzausrißdefekte
Schmelzsprünge (Frakturlinien)
Abrasion von Adhäsivresten
Remineralisation

Klinisches Verfahren

In der Literatur werden verschiedene Methoden zur Entfernung von Brackets und Adhäsivresten* empfohlen, wobei die Meinungen nach wie vor auseinandergehen. Die im folgenden beschriebene Technik hat sich seit über 10 Jahren bewährt. Die Grundprinzipien dieser Technik werden im Rahmen der folgenden Diskussion dargestellt.

---

* Literaturhinweise 16, 21, 24, 48, 85, 125.

Der aus dem Englischen übernommene Begriff des „Debonding" bezieht sich eigentlich auf zwei Teilverfahren:

1. Abnahme der Brackets
2. Entfernung von Kleberresten

Abnahme der Brackets. Die Abnahme der Brackets mit Zangen kann auf mindestens zweierlei Arten erfolgen. Nach der ursprünglichen Methode werden die Spitzen einer speziellen Bracketabnahmezange an den mesialen und distalen Rand der Klebebasis gelegt und das Bracket zwischen Zahn und Basis abgezwickt (Abb. 8-35 C und D). Diese Zange gibt es in verschiedenen Variationen. Bei einer schmelzschonenden Technik wird das Bracket mit der Zange mesiodistal an den Flügeln gefaßt und förmlich abgeschält (Abb. 8-35 A und B). Diese Methode eignet sich besonders für brüchige, lockere oder endodontisch behandelte Zähne. Leider verbiegen sich die Brackets dabei leicht, so daß sie danach nicht wiederverwendet werden können. Die Sollbruchstelle liegt zwischen Bracketbasis und Adhäsiv, wodurch auf der Schmelzoberfläche Kunststoffreste verbleiben. Eine neuere Methode, bei der die Brackets unversehrt bleiben, ist in der Abb. 8-36 dargestellt. Ein ähnliches Prinzip liegt der Wirkungsweise der Bracketabzugzange („lift off plier") und ihren verschiedenen Modifikationen zugrunde.*

Bei allen diesen Methoden werden die Brackets durch schälende Bewegungen entfernt, die zur Trennung des Verbundes am wirksamsten sind. Versuche, die Brackets durch Scherkräfte zu lösen (wie bei der Bandabnahme) können für den Patienten sehr schmerzhaft sein und zu Schmelzschädigungen führen.

Entfernung von Kleberresten. Da sich das Adhäsiv farblich kaum vom Zahnschmelz unterscheidet, ist es nicht einfach, die Zähne vollständig von Kleberresten zu befreien. Es gibt Grund zu der Annahme, daß bei vielen Patienten der Kunststoff nicht vollständig entfernt wird[39] (Abb. 8-47). Dies kann nicht akzeptiert werden. Der Verschleiß des Kunststoffes durch Abrasion ist nur begrenzt[16], und im Laufe der Zeit kommt es meist zu unschönen Verfärbungen (Abb. 8-46).

Die Kleberreste können entweder 1. mit einer sehr scharfkantigen Band- oder Bracketabnahmezange oder einem Scaler abgeschabt[121] oder 2. mit einem geeigneten Finierer im Winkelstück abgeschliffen werden.

Zwar ist die erste Methode (Abb. 8-37 A und B) zeitsparend und bei gewölbten Kronenformen (Prämolaren, Eckzähne) meist erfolgreich, doch eignet sie sich an den flachen Frontzähnen weniger. Auch besteht die Gefahr, daß der Zahnschmelz dabei erhebliche Kratzspuren erhält. Als Alternative wird für Schneidezähne die Benutzung eines abgerundeten konischen Hartmetallfinierers (Nr. 1172, 1171 oder 1171 L) im Winkelstück empfohlen (Abb. 8-37 C und D). Bei dieser Methode kommt es auf die Wahl der richtigen Umdrehungszahl an. Klinische Erfahrung und experimentelle Untersuchungen[125] haben gezeigt, daß ein Drehzahlbereich von etwa 30 000 U/min optimal ist, um die Adhäsivreste schnell und ohne Schmelzläsionen zu entfernen. Wenn der Bohrer in leichten Streichbewegungen geführt wird, wird der Schmelz nicht verkratzt. Bei der Entfernung der letzten Reste sollte auf Wasserkühlung verzichtet werden, da sich der nasse Kleber kaum mehr vom Zahnschmelz unterscheiden läßt. Höhere Drehzahlen können zur Abtragung der obersten Kleberschichten verwendet werden, sind aber in unmittelbarer Schmelznähe kontraindiziert, denn die Schmelzoberfläche wird dadurch leicht zerstört.[48, 125] Niedertourige Bereiche (unter 10 000 U/min) sind wirkungslos und werden oft wegen der stärkeren Vibration als unangenehm empfunden.

Nachdem das Adhäsiv vollständig entfernt wurde, kann die Zahnoberfläche mit Bimsstein (oder einer Prophylaxe-Paste) wie gewohnt poliert werden. Angesichts der normalen Schmelzabnutzung ist diese Maßnahme aber nicht unbedingt notwendig.

Kennzeichen des normalen Zahnschmelzes

Offenbar sind die dynamischen Veränderungen, die sich während des ganzen Lebens in den äußersten Schichten der Schmelzoberfläche abspielen, nicht allgemein bekannt.[65, 100] Die Zahnoberfläche befindet sich nicht in einem statischen Zustand, sondern die „normale" Struktur weist in

---

* Mitteilung von Dr. *Zachrisson* im Juni '87 zur deutschsprachigen Ausgabe.

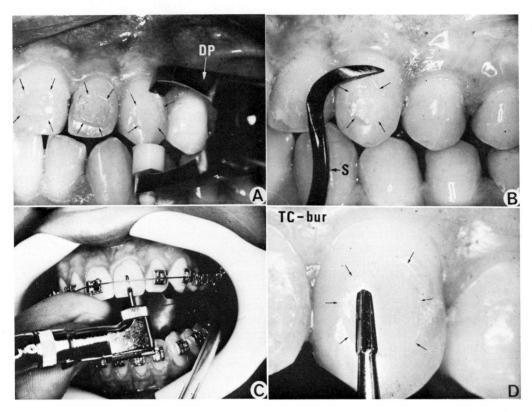

Abb. 8-37 Das nach der Bracketentfernung verbliebene Adhäsiv wird mit einer Bandabnahme- oder Debondingzange (DP) oder einem Scaler (S) abgeschabt (A und B). Der Rest, der sich beim Abschaben nicht gleich löst, wird mit einem Hartmetallfinierer bei einer Drehzahl von etwa 30000 Umdrehungen pro Minute entfernt (C und D).
D: Hartmetallfinierer

der frühen und späten Jugend sowie beim Erwachsenen erhebliche Unterschiede auf.[65] Eine Besprechung der Schmelzveränderungen bei der Bracketadhäsivtechnik wäre unvollständig, wenn der normale Verschleiß der Zahnoberfläche unberücksichtigt bliebe. Die charakteristischen Merkmale sind sowohl klinisch als auch mikroskopisch sichtbar.

Das auffälligste Kennzeichen eines *jungen* Zahnes, der soeben in die Mundhöhle durchgebrochen ist, sind die über die gesamte Schmelzoberfläche verlaufenden Perikymatien (Abb. 8-38). Rasterelektronenmikroskopisch lassen sich die offenen Schmelzprismenendigungen als Porositäten erkennen.[125] Beim *Erwachsenen* weisen die Zähne klinisch Abnutzungserscheinungen und Spuren verschiedener mechanischer Kräfte (Zähneputzen, abrasive Speisen etc.) auf. Die Perikymatien sind abgetragen, statt dessen erscheint die Zahnoberfläche zerkratzt (Abb. 8-39). Häufig sind Risse zu sehen. Rasterelektronenmikroskopisch finden sich keine Zeichen von Prismenendigungen oder Perikymatien, vielmehr stellen sich mehr oder weniger ausgeprägte Kratzer dar[65, 125] (Abb. 8-39 und 8-40). Beim *Heranwachsenden* befinden sich die Zähne in einer Art Zwischenstadium (Abb. 8-40). Nach *Mannerberg*[65] sind im 8. Lebensjahr bei praktisch allen Zähnen auf einem

Bracketentfernung (Debonding)

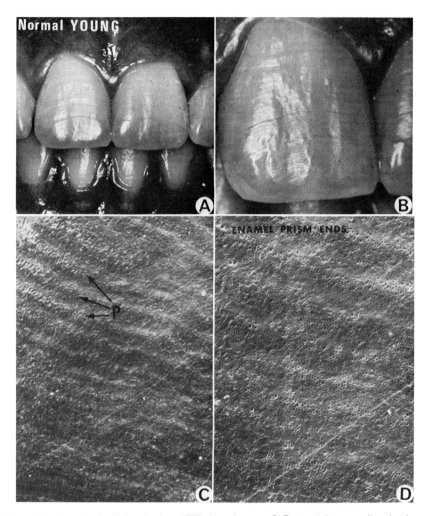

Abb. 8-38 *A* und *B:* Typische Perikymatien im Schmelz eines 10jährigen Jungen. *C:* Rasterelektronenmikroskopisches Bild (50fach). *D:* Vergrößerung des mittleren Bereichs aus C mit zahlreichen kleinen Grübchen (die typischen Zeichen der Schmelzprismenendigungen) und einem Schmelzsprung. P = Perikymatien.
A: 10 Jahre altes Kind

bis zwei Drittel der Zahnoberfläche Perikymatien zu erkennen, während im Alter von 13 Jahren nur 70–80% und im Alter von 18 Jahren nur noch 25–50% dieses Wellenmuster aufweisen. Mit Hilfe einer speziellen Technik zur wiederholten Untersuchung derselben Stelle beobachtete *Mannerberg* das allmähliche Verschwinden von artifiziellen Kratzern auf den Zähnen und stellte dabei eine normale Abrasionsrate von 0–2 µm pro Jahr fest. Im Vergleich dazu entstehen beim Anschleifen eines Zahnes mit der Sandpapierscheibe bereits nach dem Bruchteil einer Sekunde Kratzer von mindestens 5 µm Tiefe im Schmelz.

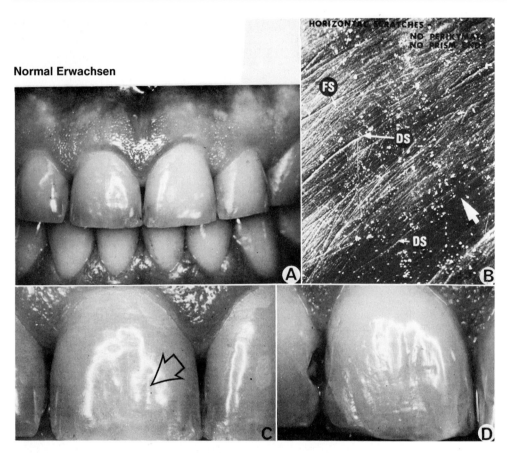

Abb. 8-39 A, C und D: Beim Zahn des Erwachsenen sind Perikymatien nur noch in den entwicklungsgeschichtlich bedingten Furchen zu erkennen (Pfeil in C). Man beachte die übrigen Unregelmäßigkeiten: vertikale und horizontale Kratzer, Grübchen, weiße Schmelzflecken, vertikale Schmerzsprünge. B: Rasterelektronenmikroskopisches Bild (50fach). Es lassen sich weder Perikymatien noch offene Prismenendigungen erkennen. Statt dessen sind ausgeprägte horizontale Kratzer zu sehen. Die meisten sind fein (FS), manche allerdings gröber und tiefer (DS).

Auswirkungen verschiedener Debondinginstrumente auf die Schmelzoberfläche

Zachrisson und *Årtun*[125] verglichen durch stufenweise aufeinanderfolgende Oberflächenbearbeitungsverfahren und reproduzierbare rasterelektronenmikroskopische Untersuchung der Oberflächen nach jedem Bearbeitungsschritt die Auswirkungen verschiedener Debondinginstrumente auf die Schmelzoberfläche junger bleibender Zähne. Der Schädigungsgrad wurde anhand eines Schmelzoberflächenindexes (ESI, enomel surface index) in 5 Stufen (0 bis 4) eingeteilt. Die Untersuchung führte zu folgenden Erkenntnissen:

1. Diamantbestückte Instrumente waren nicht akzeptabel (Stufe 4), sogar feine Diamantschleifer verursachten grobe Kratzer[79] und beeinträchtigten somit das Aussehen sehr stark.

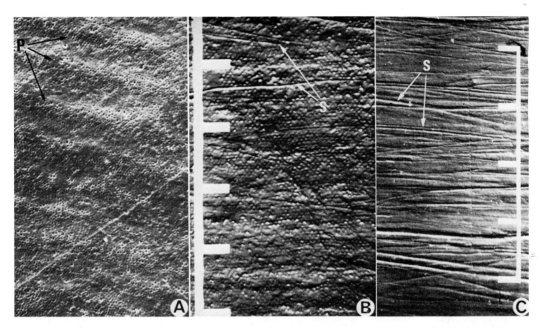

Abb. 8-40 Rasterelektronenmikroskopische Aufnahmen des normalen Zahnschmelzes in der frühen Jugend *(A)*, beim Heranwachsenden *(B)*, und beim Erwachsenen *(C)*. Man beachte den allmählichen Übergang vom jugendlichen Zahnschmelz mit Perikymatien (P) und offenen Prismenendigungen zu einer zunehmend verkratzten (S) Oberfläche. (Die Einheiten auf der Meßskala entsprechen 0,1 mm.) (B und C mit freundlicher Genehmigung von F. Mannerberg.)

2. Mittelfeine Sandpapierscheiben und grüne Gummischeiben führten zu ähnlichen Kratzern (Stufe 3), die durch Polieren nicht beseitigt werden konnten (Abb. 8-41).
3. Feine Sandpapierscheiben erzeugten mehrere ausgeprägte und einige sehr tiefe Kratzer, wodurch die Zahnoberfläche wie bei einem Erwachsenen aussah (Stufe 2).
4. Einzig mit einfachen und spiralgenuteten Hartmetallfinierern im Drehzahlbereich von etwa 25 000 U/min ließ sich eine befriedigende Oberfläche erzielen (Stufe 1) (Abb. 8-41 und 8-42).
5. Bei keinem der untersuchten Instrumente blieb die junge Zahnoberfläche mit ihren Perikymatien intakt (Stufe 0).

Für die *Klinik* ergibt sich aus dieser Studie, daß Hartmetallfinierer die feinste Oberflächenbearbeitung mit dem geringsten Schmelzverlust ermöglichen und selbst schwer zugängliche Bereiche (Abb. 8-42) wie Grübchen, Fissuren am Gingivalrand u. ä. besser als die anderen Instrumente erreichen. Ein Nachteil der heute verwendeten Hartmetallfinierer ist jedoch, daß sie schnell abnützen. Optimale Wirksamkeit läßt sich nur erzielen, wenn stumpf gewordene Finierer sofort erneuert werden (in der Praxis muß der Finierer im allgemeinen nach der Bearbeitung von 15–20 Klebestellen, d. h. im Durchschnitt nach jedem Patienten, gewechselt werden). Zur großflächigen Entfernung der oberen Kleberschichten kann auch mit größeren Bohrerdurchmessern oder höheren Drehzahlbereichen gearbeitet werden.

Ovale Finierer sind vor allem zur Entfernung von Kleberresten nach der Abnahme von Brackets oder Retainern an lingualen Zahnflächen geeignet.

Statt des Bohrers kann auch ein Ultraschallgerät verwendet werden. Seine Vorteile bestehen

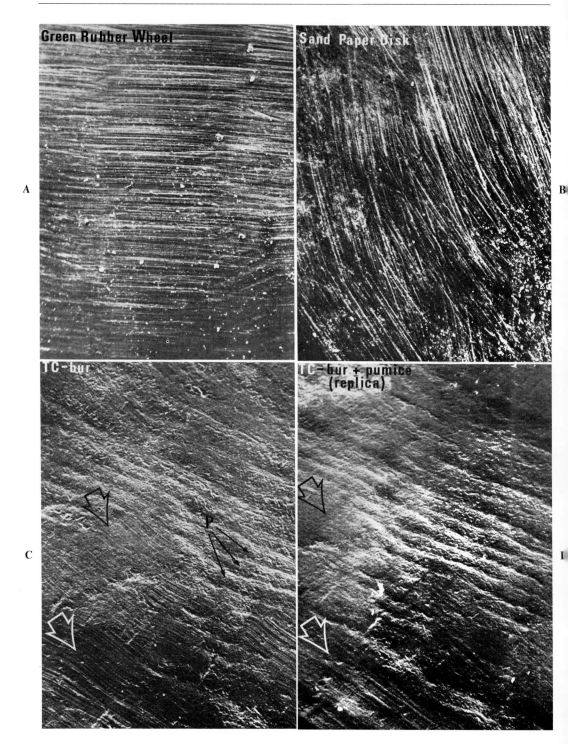

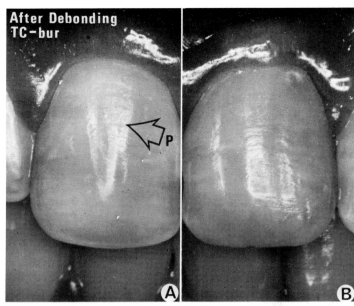

Abb. 8-42 Schmelzoberfläche nach Bracketentfernung und niedertouriger Oberflächenbearbeitung mit einem Hartmetallfinierer (2fach). Das perikymatienähnliche Muster (P) der Zahnoberfläche nach dem Debonding (Pfeil) verdeutlicht, wie schonend dieses Verfahren ist. Gleicher Fall wie in Abb. 8-66.

darin, daß es für den Patienten angenehmer ist und die Arbeit auch vom Hilfspersonal durchgeführt werden kann, doch hat es auch einige Nachteile: 1. läßt sich durch das Kühlwasser das Adhäsiv nur schlecht vom Schmelz unterscheiden, 2. dauert die Methode länger, 3. sind die Instrumente für diesen Zweck nicht optimal gestaltet und 4. können auf der Zahnoberfläche Vertiefungen (von 10–20 µm Tiefe) verbleiben.[21]

Ausmaß des Schmelzverlustes bei der Brakketabnahme

Eine in der kieferorthopädischen Literatur vieldiskutierte Frage ist, wieviel Schmelz routinemäßig bei Anwendung der Bracketadhäsivtechnik abgetragen wird. Das Ausmaß des Schmelzabriebs hängt von verschiedenen Faktoren ab, u. a. von den bei der Schmelzvorbereitung und bei der Bracketentfernung benutzten Instrumenten und der Art des verwendeten Adhäsivs.[32, 81, 109, 125] Die Entfernung von Kunststoffen ohne Füllpartikel ist offenbar einfacher und bedeutet eine geringere Veränderung der Oberflächenstruktur als die Entfernung von Kunststoffen mit Füllpartikeln.

Wenn bei der initialen Prophylaxemaßnahme die Zahnoberfläche 10–15 Sekunden lang mit einer Bürste bearbeitet wird (in der klinischen Praxis dauert diese Behandlung meist nicht so lange), können bis zu 10 µm der Schmelzoberfläche abgetragen werden, während der Abrieb mit einem Gumminapf nur etwa 5 µm beträgt.[81, 109]

Abb. 8-41 Vergleich der Auswirkungen von drei Reinigungsverfahren auf die Schmelzoberfläche nach der Bracketentfernung. A bis C: Rasterelektronenmikroskopische Bilder nach Entfernung des Adhäsivs ohne anschließendes Polieren (50fach). Man beachte, daß die Kratzer in A und B ähnlich sind, während bei C nur ein geringer Abrieb mit feinen Kratzern (große Pfeile) und dazwischen Perikymatien (P) zu erkennen sind. D: Gleicher Bereich wie in C nach zusätzlicher Politur mit Bimsstein. Die Oberfläche ist etwas glatter (Pfeile).

Die Reste von *Adhäsiven ohne Füllpartikel* können ausschließlich mit Handinstrumenten entfernt werden, wobei in der Regel 5–8 µm Schmelz abgetragen werden. Je nach den für die Prophylaxe verwendeten Instrumenten beträgt der Schmelzverlust bei ungefüllten Adhäsiven insgesamt 20–40 µm.[81, 109]

Reste von Adhäsiven mit Füllpartikeln müssen in der Regel mit rotierenden Instrumenten entfernt werden, wobei der Schmelzverlust 10–25 µm beträgt. *Pus* und *Way*[81] stellten kürzlich fest, daß bei der Verwendung eines hochtourigen Finierers und einer grünen Gummischeibe etwa 20 µm und bei Verwendung eines niedertourigen Hartmetallfinierers etwa 10 µm Schmelz abgetragen werden. Insgesamt beträgt der Schmelzabrieb bei gefüllten Adhäsiven zwischen 30 und 60 µm, je nachdem, welche Instrumente für Prophylaxe und Debonding verwendet werden.[81, 109]

Die genannten Messungen beruhen auf In-vitro-Mikrometerstudien mit dem optischen System eines Profilprojektors und Referenzmarkern aus Stahl. Mit dieser Methode läßt sich der Schmelzverlust offensichtlich genauer beurteilen als mit rasterelektronenmikroskopischen Untersuchungen der Morphologie der Perikymatienschädigung, bei der der Eindruck entsteht, daß der vorsichtige Einsatz eines Hartmetallfinierers den Schmelzverlust in engeren Grenzen hält.[125] Bei der Durchsicht der relevanten Literatur trifft man auch auf die Behauptung, daß selbst nach der Abtragung von 30 µm der Schmelzschicht noch perikymatienähnliche Strukturen zu erkennen sind.[109]

Darüber hinaus werden auch tiefreichende Schmelzausrißdefekte bis zu einer Tiefe von 100-µm und umschriebene Schmelzdefekte von 150–160 µm beschrieben.[132]

Aus klinischer Sicht ist der mit der normalen Adhäsivtechnik verbundene Schmelzverlust – inklusive Debondingverfahren – bezogen auf die gesamte Schmelzdicke nicht signifikant. Die bei unsachgemäßer Verwendung von Handinstrumenten oder Finierern entstehenden tieferen Schmelzfrakturen oder Einbuchtungen sind damit nicht gemeint. Die für Klebebrackets geeigneten Zähne haben in der Regel Schmelzschichten von 1500–2000 µm Dicke. Die Behauptung, daß durch die Abtragung der äußersten Schmelzschicht (die besonders fluoridhaltig und kariesresistent ist) ein Schaden gesetzt würde, ist weder mit den kürzlich gewonnenen Erkenntnissen über die Zahnoberflächendynamik noch mit der langjährigen klinischen Erfahrung in Einklang zu bringen. In Wirklichkeit entstehen nach der Bracketentfernung glatte Zahnoberflächen, die der Selbstreinigung zugänglich sind. Nachweislich kommt es an solchen Flächen nicht einmal dann zu kariösen Läsionen, wenn die gesamte Schmelzschicht entferent wurde.[70, 71] Auch nach ausgeprägten Konturveränderungen an Eckzähnen, die an die Stelle der seitlichen Schneidezähne gedrückt wurden und entsprechend beschliffen werden mußten, konnten weder histologisch noch klinisch negative Auswirkungen beobachtet werden, sofern die Oberflächen glatt blieben und beim Schleifen für ausreichende Wasserkühlung gesorgt wurde.[128] In diesen Fällen wurde etwa die Hälfte der gesamten Schmelzdicke abgetragen.

Schmelzausrißdefekte

Lokalisierte Schmelzausrisse, wie sie *Diedrich*[32] vor allem nach Verwendung von Acrylaten ohne Füllpartikel beschrieb, wurden auch in unserer Klinik beobachtet (*Brobakken* und *Zachrisson,* wird veröffentlicht). Die genaue Ursache dieser Defekte ist gegenwärtig noch nicht bekannt. Sie könnten, zumindest teilweise, mit der Art der Füllpartikel des verwendeten Adhäsivs zusammenhängen. Vergleiche von Zahnoberflächen nach Entfernung von Metallbrackets, die entweder mit einem makrogefüllten (10–30 µm) oder mikrogefüllten (0,2–0,3 µm) Adhäsiv geklebt wurden, zeigten nach dem Abschaben des Kunststoffes mit einer Zange Unterschiede (Abb. 8-43).

Rein hypothetisch gehen wir davon aus, daß die kleinen Füllpartikel wesentlich tiefer in den geätzten Schmelz eindringen als die Makropartikel (Abb. 8-20). Die Mikroporositäten, die beim gezielten Ätzen der Prismenmitten den aufgelösten Schmelzprismenzentren entsprechen (Abb. 8-8 B) haben beispielsweise einen Durchmesser von 3–5 µm. Beim Debonding verstärken die kleinen Füllpartikel die Adhäsivzapfen in den Mikroporositäten. Die Makropartikel bilden hingegen eine natürlichere Bruchstelle an der Grenze zwischen Schmelz und Adhäsiv. Analog entsteht bei ungefüllten Kunststoffen kein „natürlicher" Bruchpunkt.

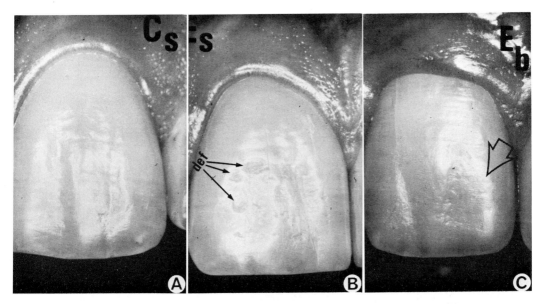

Abb. 8-43 Zahnoberflächen nach der Bracketentfernung (2fach). A: Zustand nach Abkratzen eines Adhäsivs mit großen Füllpartikeln (C_s). B: Zustand nach Abkratzen eines Adhäsivs mit kleinen Füllpartikeln (E_s). Man beachte die umschriebenen Schmelzdefekte (def). C: Das mikrogefüllte Adhäsiv wurde mit einem Hartmetallfinierer entfernt (E_b). Die Schmelzoberfläche ist intakt und weist perikymatienähnliche Linien auf (Pfeil).

Solange über dieses Gebiet noch keine genaueren Kenntnisse vorliegen, ergibt sich als *klinische Konsequenz* aus diesen Beobachtungen, daß bei der Verwendung von ungefüllten oder mikrogefüllten Adhäsiven an Frontzähnen die Kleberreste nach der Bracketentfernung nicht mit Handinstrumenten abgeschabt werden dürfen. Die sicherste Methode ist, die Brackets „abzuschälen" (Abb. 8-35A und B, 8-36), da auf diese Weise die Bruchstelle mit größter Wahrscheinlichkeit zwischen Adhäsiv und Bracketbasis liegt. Das restliche Adhäsiv wird anschließend wie beschrieben mit einem Hartmetallfinierer bei 30 000 U/min entfernt. Dieses Verfahren mag zwar etwas mehr Zeit erfordern, vermeidet aber das Risiko sichtbarer Schmelzausrißdefekte (Abb. 8-43).

Schmelzsprünge

Schmelzsprünge im Sinne von Frakturlinien im Zahnschmelz sind sehr häufig, werden aber bei der klinischen Untersuchung oft übersehen und sind in der Regel auf normalen intraoralen Fotografien ohne spezielle Techniken nicht zu sehen (Abb. 8-44). Um einen Schmelzriß zu erkennen, kann man entweder einen Fingerschatten auf den Zahn projizieren oder den Zahn mit einer faseroptischen Lichtquelle durchleuchten[129] (Abb. 8-44). Die Sprünge können mehrere Ursachen haben. Nach dem Durchbruch können in der Schmelzkappe durch mechanische[82] und thermische Reize Sprünge entstehen. Diese sind auf den großen Unterschied der Härte von Dentin und Schmelz zurückzuführen.

Es ist nicht auszuschließen, daß das Knackgeräusch, das gelegentlich bei der Entfernung von Klebebrackets mit Zangen zu hören ist, die Entstehung eines Schmelzsprunges bedeutet. Vor einiger Zeit befaßten wir uns in einer Untersuchung mit der Häufigkeit von Schmelzsprüngen bei Zähnen, die zuvor mit Klebebrackets (1) oder Bändern (2) bewegt worden waren und bei orthodontisch unbehandelten Zähnen (3).[129] Mit Hilfe

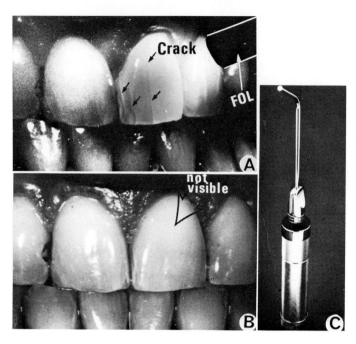

Abb. 8-44 Schmelzsprünge sind auf intraoralen Fotografien in der Regel nicht sichtbar. Die Sprünge, die in dem linken mittleren Schneidezahn durch faseroptische Durchleuchtung deutlich zu sehen sind (Pfeil in A), sind auf einer gewöhnlichen Fotografie nicht erkennbar (B). Man beachte den vertikalen Verlauf der Sprünge. In C ist eine batteriebetriebene faseroptische Lichtquelle (FOL) dargestellt.

einer faseroptischen Lichtquelle untersuchten wir an 135 Jugendlichen über 3000 Zähne. Erfaßt wurde dabei das Vorkommen von Schmelzsprüngen, ihre Häufigkeit pro Zahn, ihre Lokalisation auf der Zahnoberfläche und die Art des Sprunges (ausgeprägt oder geringfügig, längs oder quer). Die wichtigsten Beobachtungen waren: 1. *Längssprünge* waren sehr häufig (über 50% der untersuchten Zähne wiesen sie auf), wenn auch individuellen Schwankungen unterworfen. 2. *Horizontale* und schrägverlaufende Sprünge kamen eher selten vor. 3. Bezogen auf die Häufigkeit und Lokalisation der Risse fanden sich zwischen den drei Gruppen keine signifikanten Unterschiede. 4. Die deutlichsten Sprünge (die bereits unter dem normalen Behandlungslicht erkennbar waren) wurden an den oberen mittleren Schneidezähnen und Eckzähnen beobachtet.

Klinisch ergibt sich daraus: Wenn der Kieferorthopäde 1. nach der Bracketentfernung mehrere deutliche Schmelzsprünge an den Zähnen feststellt und vor allem, wenn es sich dabei nicht um die oberen Eckzähne und mittleren Schneidezähne handelt*, oder 2. viele und überwiegend horizontal verlaufende Sprünge entdeckt, ist dies als Zeichen dafür zu werten, daß die Technik der Bracketfixation und/oder des Debonding verbessert werden muß. Der Verdacht liegt nahe, daß zu viel Adhäsiv außerhalb der Klebefläche der Brackets oder zu große Kräfte bei der Entfernung der Brackets und Adhäsivreste verwendet wurden.

Eine weitere klinische Konsequenz könnte darin bestehen, daß man die Zähne vor der Behandlung auf Schmelzsprünge untersucht und, wenn ausgeprägte Sprünge gefunden werden, den Patienten bzw. seine Eltern darüber unterrichtet. Eine solche Untersuchung ist nicht unbegründet, da die Patienten nach der Bracketentfernung ihre Zähne häufig besonders genau inspizieren und dabei Sprünge entdecken können, die zwar schon vor der Behandlung bestanden, aber ihrer Aufmerksamkeit bisher entgangen waren. Wenn in einem solchen Fall der behandelnde Arzt nach der Ursache dieser Sprünge befragt wird, wird es ihm kaum gelingen, ohne spezielle Diagnose und Dokumentation (die meisten Risse sind auf den üblichen intraoralen Fotografien nicht sichtbar) im Vorfeld der Behandlung, nachzuweisen, daß die Risse nicht mit der orthodontischen Behandlung zusammenhängen.

Bracketentfernung (Debonding)

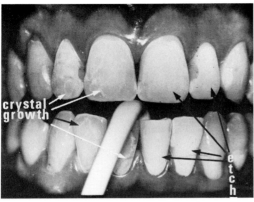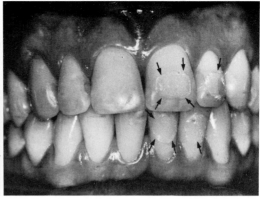

Abb. 8-45 Vergleich der Zahnoberflächen nach Bracketentfernung bei vorausgegangener Säureätzung (links) und des Kristallwachstums (rechts). A: klinisches Bild nach der Schmelzvorbehandlung. B: Nachdem die Brackets durch Zusammendrücken der Bracketflügel mit der flachen Zange entfernt wurden (Abb. 8-35 A und B) befindet sich auf der rechten Seite fast kein Adhäsivrest, während bei der linken Seite die Bruchstelle offensichtlich zwischen Adhäsiv und Netzbasis lag (Pfeile).

Abrasion von Adhäsivresten

Unabhängig davon, ob bei der Bracketentfernung die Basis mit der Zange abgezwickt oder „abgeschält" wird, bleibt in der Regel ein großer Teil des Klebers auf der Zahnoberfläche zurück (Abb. 8-36 und 8-45). Häufig befindet sich selbst dann noch Adhäsiv auf dem Zahn, wenn versucht wurde, es mechanisch (Zange, Scaler, Schleifscheibe, Finierer, Schleifstein, Ultraschallgerät, Skalpell usw.) zu beseitigen.[21, 24, 32, 48] Dies gilt bei der Verwendung ungefüllter ebenso wie bei der Verwendung der verschiedenen gefüllten Kunststoffe. Wegen der Farbähnlichkeit mit der Zahnoberfläche, besonders in feuchtem Zustand, werden Adhäsivreste leicht übersehen.[39] Verschiedentlich wird davon ausgegangen, daß sich der Kunststoff mit der Zeit abnutzt, so daß die Reste bewußt belassen werden.

Die Abnutzung oder Abrasion des Adhäsivs hängt in erheblichem Maße von der Größe, Art und Menge der Füllpartikel ab.[16] Adhäsive ohne Füllanteil oder mit einem geringen Anteil an nur kleinen Füllpartikeln unterliegen demnach einer stärkeren Abrasion als Stoffe mit größeren Füllpartikeln. Brobakken und Zachrisson[16] untersuchten kürzlich die Beständigkeit einiger häufig verwendeter Adhäsive gegenüber Verschleiß durch Abrasion über einen bestimmten Zeitraum. Überraschenderweise war die Abrasion nicht nur bei Diacrylatadhäsiven mit Makrofüllern (Concise, Solo-Tach), sondern auch bei einem Adhäsiv mit Füllpartikeln unter 1 μm Größe (Endur) minimal. An den Zähnen, die für die Zahnreinigung am besten exponiert sind (oberer linker Eckzahn und ein Nachbarzahn), wurden bei der Bracketentfernung Kleberreste in unterschiedlichen Mengen absichtlich belasssen. Über einen Zeitraum von 12 Monaten war die Abrasion des Kunststoffs klinisch ganz unbedeutend. Nur an den sehr dünnen Adhäsivschichten ließ sich überhaupt eine Verringerung feststellen (Abb. 8-46).

Die *klinischen Folgen* der Belassung von Adhäsivresten nach der Bracketentfernung sind nicht eindeutig. Gwinnett und Ceen[47] berichteten, daß geringe Reste von Versiegler ohne Füllpartikel die Plaqueretention nicht erhöhen und daß nach einiger Zeit beginnender Verschleiß festzustellen ist. Diese Beobachtung läßt sich jedoch nicht ohne weiteres auf alle Adhäsive mit Füllanteilen über-

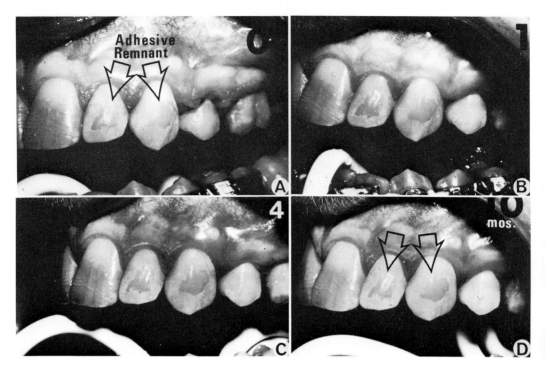

Abb. 8-46 Verschleiß des Adhäsivrestes durch Abrasion nach der Bracketentfernung. Auf dem oberen linken Eckzahn und seitlichen Schneidezahn wurden absichtlich Reste des mit Mikropartikeln gefüllten Adhäsivs belassen. Standardisierte intraorale Fotografien nach kurzem Anätzen (10 Sekunden) zeigen den Schmelzzustand direkt nach der Bracketentfernung (A) sowie 1,4 und 10 Monate später (B, C und D). Die durch mechanische Abrasion im Laufe des Jahres entstandenen Veränderungen sind bemerkenswert gering. Diese Art von Verschleiß ist klinisch eindeutig als insignifikant zu beurteilen.

tragen, die zum Teil wesentlich verschleißbeständiger sind und eher einen Ansatz für Plaqueablagerungen bieten.[126] Extrem dünne Adhäsivreste sind aus ästhetischen oder anderen Gründen sicher nicht störend, da die Verfärbung einer solch dünnen Schicht wahrscheinlich nicht wahrnehmbar ist. In einigen Fällen kann es sogar von Vorteil sein, Oberflächenunregelmäßigkeiten wie Grübchen und Furchen zu „versiegeln", um einer Demineralisation vorzubeugen. Dennoch wäre es angesichts der Beobachtungen von *Brobakken* und *Zachrisson*[16] zu optimistisch, anzunehmen, daß gefüllte Adhäsivreste nach der Bracketentfernung bald von selbst verschwinden (Abb. 8-47). Größere Adhäsivmengen zu belassen wäre unverantwortlich.

Remineralisation

Weiße Schmelzflecken oder Demineralisationsbereiche sind als kariöse Läsionen unterschiedlichen Ausmaßes zu beurteilen. Häufigkeit und Ausprägungsgrad weißer Schmelzflecken nach der vollständigen orthodontischen Behandlung wurden von verschiedenen Autoren untersucht.[45, 68, 130, 131] Die Schlußfolgerung lautete in der Regel, daß Einzelzähne, unabhängig davon, ob sie bebändert oder mit geklebten Brackets versehen waren, signifikant mehr weiße Schmelzflecken aufweisen als unbehandelte Kontrollzähne (Abb. 8-48). Bei 50% der Patienten, die mit geklebten Apparaturen – ohne begleitende Fluoridierungsmaßnahmen – behandelt wurden, stell-

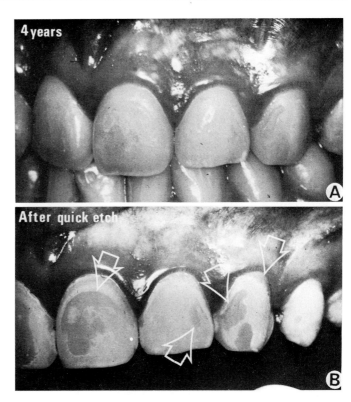

Abb. 8-47 Geringfügiger Abrieb eines makrogefüllten Adhäsivs (Concise), das vor 4 Jahren nach der Bracketentfernung auf dem Schmelz verblieb. A: klinisches Bild. B: Nach kurzem Anätzen (10 Sekunden) zur besseren Darstellung der Adhäsivreste (Pfeile).

ten Gorelick et al.[45] eine Zunahme der weißen Flecken fest. Diese fanden sie am häufigsten an den oberen Schneidezähnen, vor allem an den seitlichen. Wegen der offensichtlich iatrogenen Ursache dieser Defekte wurde die Notwendigkeit von Fluoridierungsmaßnahmen während der ganzen Dauer der Behandlung mit festsitzenden Apparaturen festgestellt.

Umfassende Übersichten der verschiedenen *Fluoridierungsmethoden bei der orthodontischen Behandlung* wurden vor einigen Jahren veröffentlicht.[20, 119] Als Routineverfahren wird für alle orthodontischen Patienten die tägliche Spülung mit verdünnter Natriumfluoridlösung (0,05%) während der gesamten Behandlungs- und Retentionsphase sowie die regelmäßige Anwendung von fluoridhaltigen Zahnpasten empfohlen.[119] Zusätzlich kann bei Patienten mit problematischer Mundhygiene die Pinselung der kariesanfälligen Stellen mit Fluoridlack in jeder Sitzung hilfreich sein.[20] Die stark verdünnten Fluoridspülungen sind wirkungsvoll und dabei risikoarm und können von den meisten Patienten mühelos über einen Zeitraum von 1–2 Jahren durchgeführt werden. Der Patient sollte sich seiner Verantwortung bei der Kariesprophylaxe vollkommen bewußt sein.

Fluoride können nicht nur die Bildung weißer Schmelzflecken verhindern, sondern auch in bereits entmineralisierten Schmelzbereichen die Wiedereinlagerung von Mineralstoffen bewirken.

In-vivo- und In-vitro-Studien haben vielfach be-

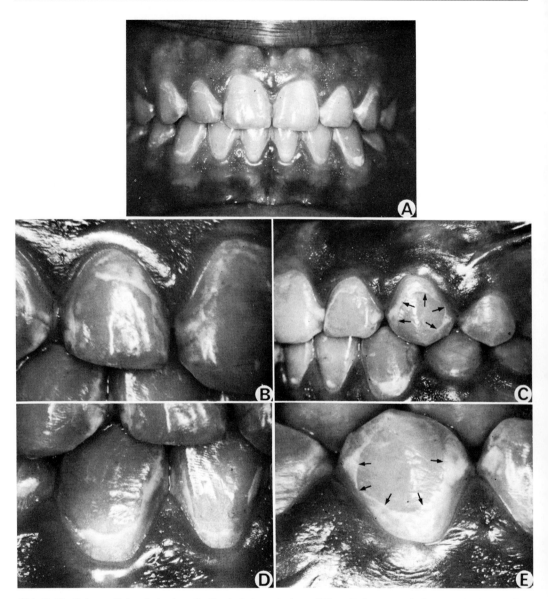

Abb. 8-48 Extreme Schmelzdemineralisation bei einem kariesanfälligen Patienten nach der orthodontischen Behandlung. A: An mehreren Zähnen sind weiße Schmelzflecken entstanden. Sogar die Kontur der geklebten Brackets läßt sich noch an mehreren Zähnen erkennen (Pfeile in C und E).

legt, daß eine „Reparatur" kariöser Läsionen möglich ist. Dieser Prozeß wird als *Remineralisation* bezeichnet.[100] Die Zahnkaries muß nicht einfach ein kontinuierlicher Demineralisationsprozeß sein, sondern kann vielmehr das Ergebnis einer dynamischen Serie von Ereignissen sein, wobei es während der Entstehung der kariösen Läsion auf natürlichem Wege zur Remineralisation kommt. Fluoridionen führen zu einer erheblichen Steigerung des Grades und zu einer Beschleunigung des Ablaufs der Remineralisation (Einlagerung von Kalzium und Phosphat aus dem Speichel).[37, 100, 105] Um den Mechanismus auszulösen, reichen geringe Fluoridmengen aus – eine Erhöhung des Fluoridspiegels bewirkt keinen stärkeren Remineralisationsgrad.[100]

Die neueren Untersuchungen bestätigen auch, daß einer der Hauptmechanismen, über die Fluorid die Karieshäufigkeit reduziert, die Remineralisation ist.[37, 100] Darüber hinaus kann sich Fluorid auch auf die Plaqueadhäsion (sowohl quantitativ als auch qualitativ) auswirken[89], wobei allerdings der überlieferten Theorie der Erhöhung der Widerstandskraft des Schmelzes durch Fluoride keine besondere Bedeutung beizumessen ist. Fluoridionen können sich in den entmineralisierten Bereichen konzentrieren, die dadurch wie Speicher wirken und die Remineralisation aus dem Speichel fördern.

Fehr et al.[36] gelang es, die Rückbildung experimentell erzeugter weißer Schmelzläsionen (intakte Oberfläche) am Zahnfleischsaum herbeizuführen, indem sie Patienten 2–4 Monate lang täglich mit 0,2%igem NaF-Mundwasser spülen und eine gute Mundpflege durchführen ließen. *Hollender* und *Koch*[52] stellten bei initialen weißen Schmelzflecken an den Labialflächen oberer Schneidezähne nach täglichem Zähnebürsten mit 0,22% natriumfluoridhaltigen Zahnpasten flächenmäßige Verkleinerungen der Läsionen fest, manche Bereiche schienen sogar „vollständig abzuheilen".

Obwohl man klinisch beweisen kann, daß die Bildung weißer Schmelzflecken zumindest teilweise reversibel ist, bedarf es noch weiterer Informationen, um ein optimales Remineralisationsprogramm für orthodontische Patienten aufstellen zu können. Wichtige Aspekte sind dabei die Fluoridkonzentration, Modus und Häufigkeit der Fluoridverabreichung, eventuell sich anschließende Oberflächenbehandlung der Läsion (z. B. leichtes Aufrauhen mit einem Steinchen, Entfernung der Proteinschicht mit Natriumhypochlorit) und verschiedene andere Behandlungsformen bei intakter bzw. beschädigter Oberfläche. Es ist zu erwarten, daß die Zukunft Antworten auf diese und andere Fragen bringen wird und dadurch bessere und wirksamere Methoden zur Remineralisationsbehandlung zur Verfügung stehen.

Gegenwärtig dürfte die Empfehlung, mit verdünnter (etwa 0,05%) Fluoridlösung mehrere Monate lang täglich 1–2mal zu spülen, angemessen sein. Diese Spülungen müßten bei gleichzeitig praktizierter guter Mundhygiene eine tiefreichende Remineralisation bewirken und dadurch die klinische Sichtbarkeit weißer Schmelzflecken verringern. Bei höheren Fluoridkonzentrationen (z. B. Fluoridlack) kann es zur Ausfällung von Kalziumphosphat auf der Schmelzoberfläche und dadurch zum Verschleiß der Poren kommen. Auf diese Weise würde sich die Remineralisation auf die oberflächlichen Bereiche der Läsion beschränken und dadurch keine optische Besserung mit sich bringen.

Geklebte Retentionsapparaturen

Die Aufrechterhaltung und Stabilisierung des nach der erfolgreichen Behandlung einer Dysgnathie erzielten Ergebnisses ist zweifellos ein großes, wenn nicht sogar das größte Problem bei der Behandlung jugendlicher und vor allem erwachsener Patienten. Um so erstaunlicher ist daher, daß Literatur über dieses Gebiet nur spärlich vorhanden ist. Viele Kieferorthopäden verwenden offenbar für fast alle behandelten Patienten die gleichen Retentionsapparaturen (meist eine *Hawley*-Platte im Oberkiefer und einen verlöteten Lingualbogen zwischen den bebänderten Eckzähnen im Unterkiefer.

Im Vergleich zu dieser Methode bieten die kürzlich eingeführten verschiedenen geklebten lingualen Retainer wesentlich differenziertere Möglichkeiten zur Retention. Die geklebten Retainer haben außerdem folgende Vorteile:

1. sie sind von außen überhaupt nicht zu sehen (Abb. 8-49 und 8-64)

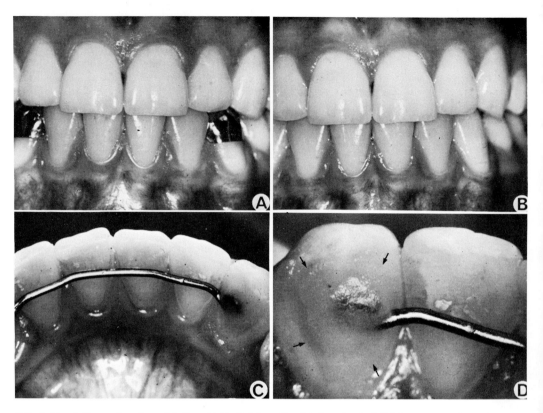

Abb. 8-49 A: Konventionelle und B–D: geklebte Retainer. D zeigt die optimale Adhäsivmenge zur Abdeckung der Retentionsschlaufe (Pfeile).

2. bedeuten ein geringeres Kariesrisiko, da gelockerte Bänder nicht vorkommen
3. die Notwendigkeit einer langfristigen aktiven Patientenmitarbeit ist reduziert
4. es besteht die Möglichkeit der langfristigen semipermanenten und auch permanenten Retention, wenn konventionelle Retentionsapparaturen nicht die gleiche Stabilität bieten.

Der Begriff *Differentialretention,* den James L. Jensen[55] einführte, bedeutet, daß in jedem einzelnen Fall die Stellen, die am meisten rezidivanfällig sind, bei der Wahl des Retentionsgerätes besonders beachtet werden. Somit ist für jeden kieferorthopädisch behandelten Patienten anhand der sorgfältigen Beurteilung der vor der Behandlung erstellten diagnostischen Unterlagen, der vorliegenden Habits, der Patientenmitarbeit, des Wachstumsmusters und Alters der am besten geeignete Retentionsmodus auszuwählen. Das Konzept des direkten Klebens von Retentionsapparaturen bietet auch verschiedene neue Retentionsmethoden. Im folgenden wird der heutige Stand der Technik bezogen auf geklebte Retentionsapparaturen besprochen.

Da diese Technik vergleichsweise neu ist und deswegen noch keine langfristigen klinischen Untersuchungsergebnisse mit verschiedenen Arten von Retainern und Schienen vorliegen, kann eine solche Besprechung nur unvollständig sein. Um diesen Mangel etwas auszugleichen, werden zu einem großen Teil eigene Erfahrungen herangezogen. Besprochen werden im einzelnen folgende Methoden:

Untere Retainer von Eckzahn zu Eckzahn (3–3)
Untere Retainer von Prämolar zu Prämolar (4–4)
Direkte Verblockung im Kontaktpunktbereich
Retainer aus flexiblem Spiraldraht – FSW-Retainer (flexible spiral wire retainer)
Retainer, die eine Lückenöffnung verhindern
Retainer zur Fixierung von Einzelzähnen
Auf den folgenden Seiten werden zwei grundsätzlich voneinander verschiedene Arten von verseiltem Draht besprochen – ein *dicker* Draht (etwa 0,032 inch) und ein *dünner* (etwa 0,020 inch) mit ganz unterschiedlicher Indikation und Art der Klebetechnik.

Der geklebte 3-3-Lingualretainer

1977 wurden vielversprechende klinische Kurzzeitergebnisse (1–1 1/2 Jahre Beobachtungszeit) von 43 geklebten 3-3-Lingualretainern veröffentlicht.[120] Die Retainer wurden aus 0,032 bis 0,036 inch rundem Stahldraht mit Schlaufen an den Enden gefertigt und mit einem verschleißresistenten, restaurativen Composite (Concise) auf die Zahnoberfläche geklebt. 5 Jahre später zeigten unsere klinischen Ergebnisse, daß auch die Langzeitergebnisse ermutigend sind. Heute steht fest, daß mit geklebten 3-3-Retainern, die inzwischen geringfügig modifiziert wurden, hervorragende Ergebnisse möglich sind[11, 45, 123] (Abb. 8-50), wenn bei Herstellung und Kleben mit größter Sorgfalt vorgegangen wird.

Nach dem Konzept der Differentialretention dient der 3-3-Retainer folgenden Zwecken: 1. Verhütung eines Frontzahnengstandes, 2. Aufrechterhaltung der unteren Schneidezahnposition und 3. Beibehaltung des Rotationszentrums im Schneidezahnbereich bei Vorliegen einer anterioren Rotationstendenz des wachsenden Unterkiefers. Die Indikationen sind in erster Linie bei einer flachen funktionellen Okklusionsebene[55] (S. 696), ausgeprägter Schneidezahnrotation, offenem Biß, Klasse II mit Rotationszentrum im Prämolarenbereich (anteriorer Rotationstyp III nach *Björk*[12]) oder Wachstumstendenzen in Richtung einer Klasse III gegeben.

Das Standardgerät wird an die Lingualflächen der Eckzähne geklebt. Bei dickeren Drähten (0,032 inch und mehr) sind zusätzliche Klebestellen an den Schneidezähnen *nicht* empfehlenswert, da sie leicht auseinanderbrechen und die Zahnpflege erschweren. Für den Bügel selbst werden anstelle des ursprünglichen blauen Elgiloy-Drahtes* mit Schlaufen an jedem Ende[120] (Abb. 8-49) neuerdings verseilte Drähte (Twist-Flex)** ähnlicher Größe (Abb. 8-53 und 8-54) zur besseren Verankerung verwendet. Der verseilte Draht vereinfacht die Fertigung, da seine verdrillte Struktur ausreichende Retentionsflächen für das Adhäsiv bietet. Geklebt wird nach wie vor mit mikrogefülltem Composite, das sich durch seine besonders gute Verbundfestigkeit auszeichnet[126] und über längere Zeiträume den geringsten Verschleiß aufweist.[16] So gefertigte Retainer sind am stabilsten, sie sind handlich und halten am längsten.

Von verschiedenen Herstellern gibt es vorgefertigte linguale 3-3-Retainer mit Klebebasen (Abb. 8-53). Bei diesen Retainern kann nicht nur die genaue Anpassung und feste Adhäsion schwieriger sein, sondern auch die Erzielung der maximalen Kontaktauflage auf den Lingualflächen aller 4 Schneidezähne. Über Kurz- und Langzeitergebnisse mit direkt oder indirekt geklebten vorgefertigten Retainern mit Klebebasen liegen keine Berichte vor (Abb. 8-53).

Fehleranalyse

Bei der initialen Ablösung lingual geklebter 3-3-Lingualretainer ließen sich 2 verschiedene Ursachen unterscheiden:[123] Bei *Typ I,* der am häufigsten beobachtet wurde, trat die Verbundtrennung an der Schmelz-Adhäsiv-Grenze ein (Abb. 8-51 A und B). In der Regel war dieses Versagen auf mangelhafte Trockenhaltung oder auf Bewegung des Drahtbügels während der initialen Polymerisationsphase des Composites zurückzuführen. Verbundtrennungen von *Typ II* waren Brüche an der Adhäsiv-Draht-Kontaktstelle (Abb. 8-51 C und D). Sie wurden dadurch verursacht, daß zu wenig Adhäsiv verwendet wurde oder der Kleber einer zu starken Abrasion unterlag. *Wenn die richtige Verfahrenstechnik angewandt wird, so können beide Fehlertypen vermieden werden.* Mit anderen Worten, wenn ungewöhnlich hohe Verlustraten beobachtet werden, sollte das technische Vorgehen beim Kleben von Lingualretainern überprüft und gegebenenfalls verbessert werden.

---
* Rocky Mountains/Orthodontics, Denver, Colorado.
** Unitek Corporation, Monrovia, California.

Klebetechnik in der Kieferorthopädie

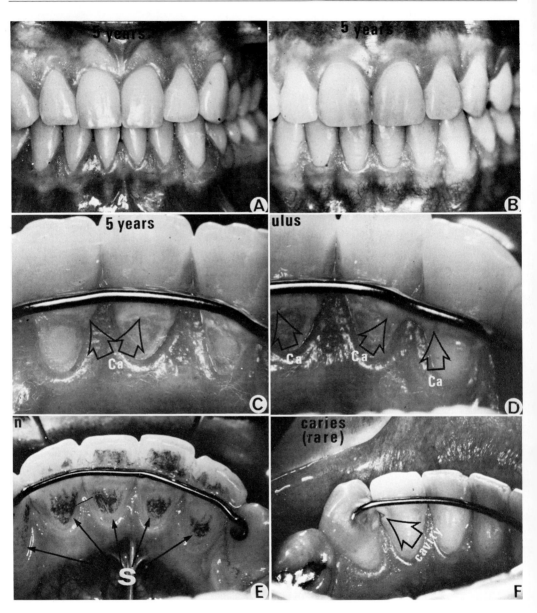

Abb. 8-50 Erscheinungsbild geklebter Retainer nach langer Tragezeit. *A* und *B:* Klinisches Bild. *C–E:* Bei der Untersuchung nach 5 Jahren finden sich häufig Zahnstein (Ca) und verfärbte Beläge (s), während Karies (*F*, Pfeil) ein äußerst seltener Befund ist.

Geklebte Retentionsapparaturen

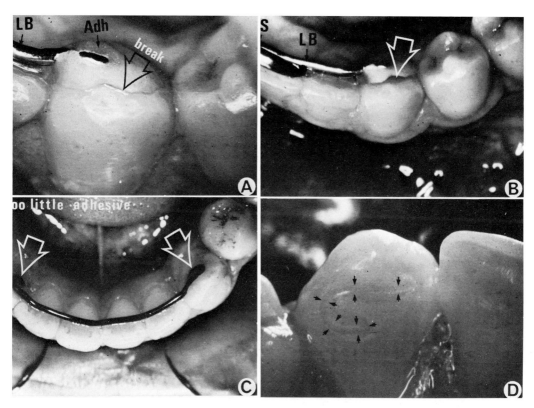

Abb. 8-51 Zwei Frakturmöglichkeiten bei lingual geklebten Retainern: A und B: Typ 1, an der Schmelz-Adhäsivgrenze. C und D: Typ 2, an der Adhäsiv-Retainergrenze. Man beachte den Abdruck der Retainerschlaufe im Adhäsiv (D, Pfeile).

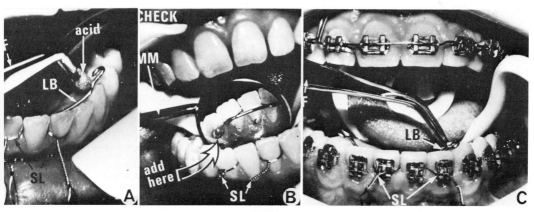

Abb. 8-52 Einige verfahrenstechnische Verbesserungen bei geklebten lingualen 3-3-Retainern. A: Der Lingualbügel (LB) wird durch Ligaturen fixiert und zum Ätzen geringfügig verschoben. Auf diese Weise werden der Zeitaufwand und das Risiko der Feuchtigkeitskontamination verringert. B: Mit dem Mundspiegel (MM) wird überprüft, ob die Adhäsivmenge im gingivodistalen Bereich der Schlaufe ausreicht und gegebenenfalls mehr Kleber aufgetragen. C: Wenn Stahldrahtligaturen (SL) verwendet werden, sollten die Schneidezahnbrackets belassen werden, um eine bessere Fixierung des Lingualbügels als in A zu ermöglichen.

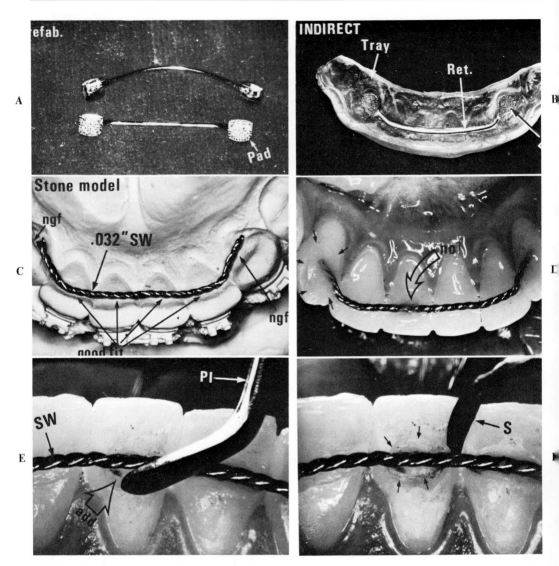

Abb. 8-53 Über die Verlustraten bei konfektionierten 3-3-Retainern mit Klebebasen *(A)* und beim indirekten Kleben dieser Retainer *(B)* liegen keine Berichte vor. Ich persönlich ziehe 3-3-Retainer vor (*C* bis *F*), die an den lingualen Flächen aller 4 Schneidezähne eine hohe Paßgenauigkeit aufweisen, während der Draht an den Eckzähnen, wo er mit Adhäsiv abgedeckt wird, nicht genau sitzen (ngf) muß. *D:* Bei dem dicken (0,032 inch) Spiraldraht (SW) müssen nur die beiden Enden geklebt werden. Bei Klebestellen an Schneidezähnen (Pfeil) ist ein Bruch aufgrund der physiologischen Zahnbeweglichkeit, die auf diese Weise verhindert wird, sozusagen vorprogrammiert. *E:* An den Stellen, wo der Retainer keinen Kontakt zur Zahnoberfläche hat, kann auf den Zahn Adhäsiv aufgetragen werden. *F:* Um einer Demineralisierung vorzubeugen, empfiehlt es sich, den Retainerdraht mit einem Scaler (S) vor dem zusätzlich aufgetragenen Adhäsiv (kleine Pfeile) zu trennen.

Technisches Verfahren

Die folgenden klinischen Empfehlungen (Abb. 8-52 bis 8-54) beschreiben unser gegenwärtiges Adhäsivverfahren. Dieses Verfahren soll die soeben erläuterten Fehlerursachen vermeiden helfen. Die grundlegenden technischen Prinzipien haben sich in der Klinik seit Jahren bewährt. *Wenn sich auch Möglichkeiten zur Vereinfachung anbieten, wird davon ausdrücklich abgeraten,* da die langfristigen Erfolgsaussichten nur dann gut sind, wenn man äußerst gründlich und genau vorgeht.

1. Bevor die Brackets abgenommen werden, wird am Patienten ein Situationsabdruck genommen und ein Hartgipsmodell hergestellt (Modellgips ist zu weich, die Gipszähne können bei der Manipulation des Drahtes abradiert werden; dadurch ist die erforderliche Paßgenauigkeit des Retainers nicht mehr gewährleistet).
2. Ein 0,032 inch Spiraldraht wird den Lingualflächen aller Schneidezähne am Arbeitsmodell genau angepaßt, wobei das Modell möglichst in einem verstellbaren Modellhalter montiert sein sollte (Abb. 8-67). Nun werden die erforderlichen Offsets eingebogen. Bei dem dickeren Spiral- bzw. Twist-Flex-Draht wird dafür eine Tweed-Zange empfohlen. Unserer Erfahrung nach ist es fast unmöglich, mit einer direkten Methode (ohne Arbeitsmodell) den Bogen eng genug an die kritischen Bereiche aller Zähne zu adaptieren. Der Draht wird auf die erforderliche Länge gekürzt.
3. Am Patienten werden die Lingualflächen aller 6 Frontzähne mit Bimsstein gesäubert. (Die Schneidezähne werden zwar nicht geklebt, doch kann es später erforderlich sein, ein evtl. Spiel zwischen Zahn und Draht aufzufüllen.)
4. Die Position des Drahtes wird intraoral überprüft. Wenn keine Korrekturen erforderlich sind, wird der Draht mit dicken Drahtligaturen an den Brackets von ein oder zwei Schneidezähnen (Abb. 8-52 C) oder mit Gummiringen, Zahnseide o. ä. fixiert.
5. Dri-Angles und Lippenexpander (Abb. 8-54) sowie anschließend das Kombinationsgerät aus lingualem Speichelsauger, Aufbißblock und Zungenhalter werden eingesetzt. Dieses neue Gerät, das ein trockenes Arbeitsfeld und gleichzeitig gute Sicht ermöglicht, hat sich in der Praxis als äußerst wertvoll erwiesen (Abb. 8-54). Bei Bedarf kann zusätzlich eine Watterolle labial vor die unteren Schneidezähne gelegt werden.
6. Der bereits positionierte Retainer wird zum Ätzen leicht verschoben (Abb. 8-52). Die Lingualflächen der Eckzähne werden mit 37%iger Phosphorsäure 60 Sekunden lang geätzt, abgespült und vollständig getrocknet (unter gleichzeitiger Verwendung eines leistungsstarken Absauggeräts). Eine Versiegelung ist an den Lingualflächen nicht erforderlich, da das Risiko einer Demineralisierung an dieser Stelle nur gering ist. Der Retainer wird wieder in seine exakte Position gebracht und die Ligatur(en) angezogen. Dieses schnelle und effiziente Verfahren reduziert das Risiko der Feuchtigkeitskontamination.
7. Das eigentliche Kleben des Retainers erfolgt in zwei Schritten:
   a) *Anheften:* Der Draht wird mit einer *geringen* Klebstoffmenge an einem oder beiden Eckzähnen angeheftet. Der Kleber muß so angemischt werden, daß er besonders schnell abbindet – mit 10–15 Tropfen vorverdünnter[9] Concise-Paste A und Flüssigkeit B im Verhältnis von 2:1 (Abb. 8-54). Dieses Anheften ist für eine gute Verbundfestigkeit entscheidend, da es die absolute Unbeweglichkeit des Drahtes und somit das störungsfreie Abbinden des restlichen Adhäsivs gewährleistet.
   b) *Kleben:* Der Retainer wird mit einer langsam abbindenden Mischung des mit 10–15 Tropfen verdünnten Concise[9] an beide Eckzähne geklebt (Abb. 8-54 B).
   Für die Mischung der Pasten A und B wird ein Verhältnis von 1:2 und zusätzlich ein Tropfen der Flüssigkeit B empfohlen. Der Flüssigkeitstropfen setzt die Viskosität geringfügig herab. Um die richtige Konsistenz herauszufinden, bedarf es einiger Erfahrung. Wenn zu viel Flüssigkeit beigemengt wird, zerfließt das Adhäsiv und kann in die Interdentalräume oder an die Gingiva gelangen.

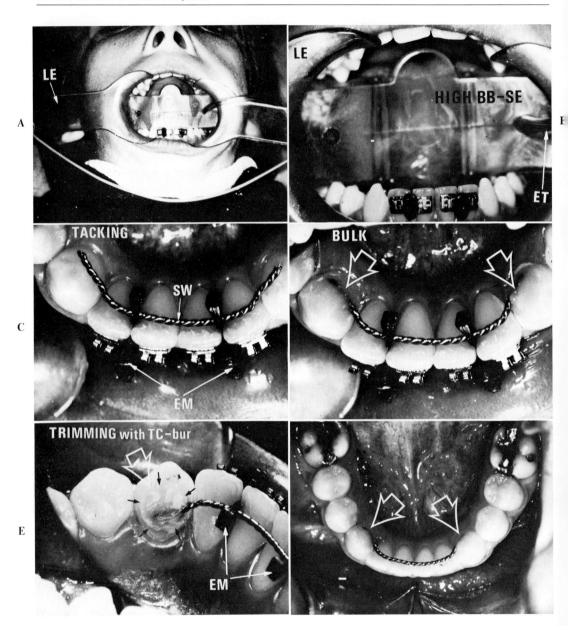

Abb. 8-54 Das Kleben des 3-3-Retainers. *A* und *B:* Der Lippenexpander und die Kombination aus lingualem Speichelsauger und hohem Aufbißblock (BB-SE) gewährleisten ein optimal trockenes Arbeitsfeld ohne behindernde Apparaturen. *C* bis *E:* Man beachte die guten Arbeitsbedingungen. Nach dem Ätzen und Abspülen *(C)* wird der 0,032 inch starke Retainerdraht (SW) plaziert und mit Drahtligaturen oder Elastiks (EM) fixiert. Der Retainer wird mit einer geringen Menge eines besonders schnell abbindenden Adhäsivs angeheftet. *D:* Hauptklebung mit einem langsamer abbindenden Adhäsiv. *E:* Die Kontur der Klebestelle wird mit dem Bohrer beschliffen, wobei darauf zu achten ist, daß kein Kontakt zur Gingiva bestehen bleibt (großer Pfeil). *F:* Endresultat. Der Retainer ist nur an den Enden geklebt.

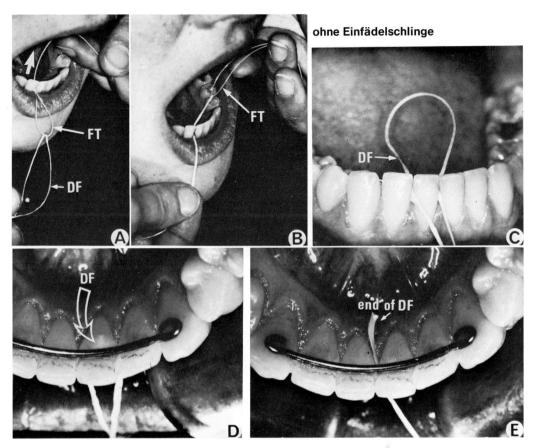

Abb. 8-55 Reinigung der Zahnzwischenräume unter einem geklebten 3-3-Retainer. *A und B:* Um die Zahnseide (DF) unter dem Draht durchziehen zu können, wird eine Einfädelschlinge (FT) verwendet. *C:* Wenn keine Einfädelschlinge verfügbar ist, wird die Zahnseide (DF) als Schlaufe über einen oder zwei Schneidezähne gelegt. *D:* Die Schlaufe wird zwischen Zahn und Retainer nach unten bewegt (Pfeil). *E:* Ein Ende der Zahnseide wird losgelassen und an dem anderen so lange gezogen, bis sich das freie Ende (end of DF) lingual befindet und gefaßt werden kann. Die Patienten werden angewiesen, die Zahnzwischenräume einmal täglich mit Zahnseide zu reinigen.

8. Die Adhäsivmenge wird mit Hilfe des Mundspiegels überprüft (Abb. 8-52B) und gegebenenfalls zusätzlich Kleber aufgetragen (meist im distogingivalen Bereich). Es ist wichtig, daß sowohl in mesiodistaler als auch in inzisogingivaler Richtung *reichlich* Adhäsiv vorhanden ist (Abb. 8-49).
9. Die Klebestelle wird mit einem ovalen Hartmetallfinierer (Nr. 7408*, Nr. 7006) konturiert und der gingivale Rand finiert (Abb. 8-54). *Dieser Schritt ist unerläßlich.* Ohne Finieren ist eine saubere Arbeit mit guter Haftfestig-

* Mitteilung von Dr. *Zachrisson* im Juni 87 zur deutschsprachigen Ausgabe.

Abb. 8-56 Sicherheitsligatur zum Schutz vor Aspiration bei Ablösung des Retainers. A: Die Ligatur (Pfeil) umschlingt den Hals des Eckzahnes, B: lingual umfaßt sie den Retainer. C: Beim Kleben wird die Sicherheitsligatur (SL) in das Adhäsiv eingebettet. D: Wenn die Ligatur durch die Konvergenz des Zahnes abzurutschen droht, kann sie labial mit einer zusätzlichen geringen Adhäsivmenge abgedeckt oder nach Einschleifen einer kleinen Furche arretiert werden.

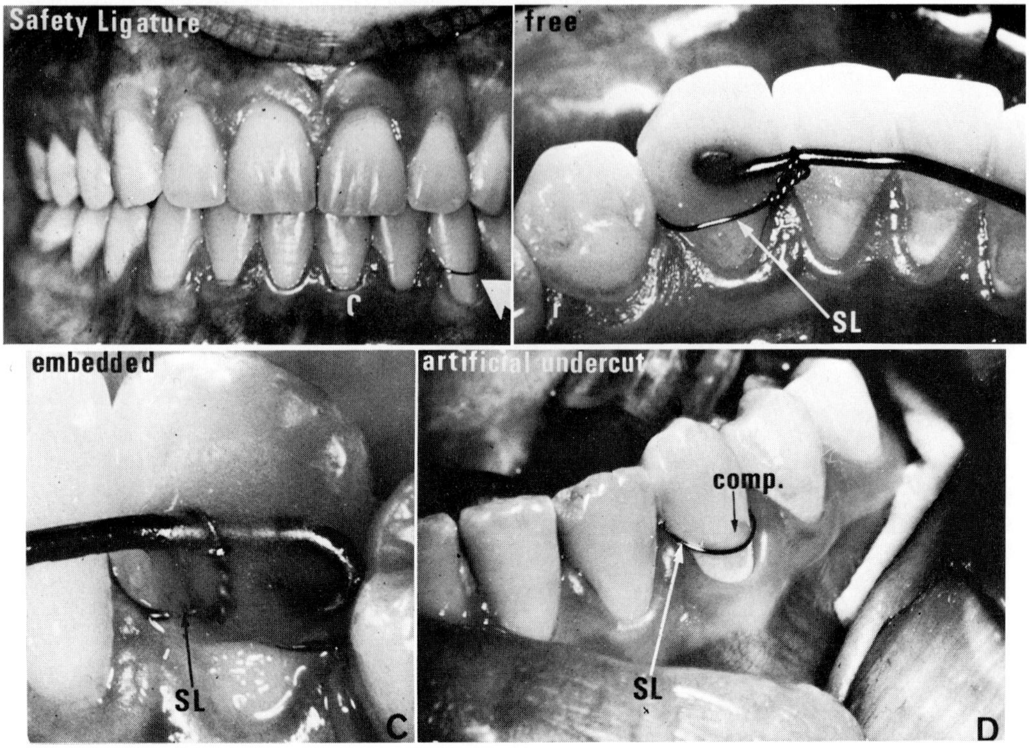

keit nicht möglich. Die Klebestelle wird beschliffen, bis sie in inzisogingivaler Richtung eine glatte Kontur aufweist (Abb. 8-53 und 8-54). Der gleiche Finierer kann auch beim Entfernen der Klebereste (Debonding) verwendet werden.
10. Der Draht wird auf seinen Kontakt mit den Lingualflächen aller Schneidezähne überprüft. Etwaige Lücken zwischen Zahn und Draht können wie in Abb. 8-53E dargestellt mit Composite aufgefüllt werden. Man beachte, daß auf den Lingualflächen mit einem *Metall*instrument gearbeitet werden darf.
11. Der Patient wird in der richtigen Mundpflege und Verwendung von Zahnseide unterwiesen (Abb. 8-55). Die Zahnseide kann zwar auch direkt unter dem 3-3-Retainer durchgezogen werden, doch ist es mit einer Einfädelschlinge leichter. Die Patienten werden angewiesen, die Zähne einmal täglich mit Zahnseide zu reinigen, um Plaqueanlagerung und Zahnsteinbildung zu vermeiden.

Aufgrund unserer bisherigen Erfolge mit der Adhäsivtechnik verwenden wir keine Sicherheitsligaturen mehr.[120] Dem weniger erfahrenen Kliniker ist jedoch diese Vorsorgemaßnahme anzuraten. Eine Drahtligatur um den Hals eines Eckzahnes ist dabei ausreichend[120] (Abb. 8-56). Damit die Ligatur nicht abrutscht, kann der Eckzahn gegebenenfalls beim Kleben des Retainers zusätz-

Geklebte Retentionsapparaturen

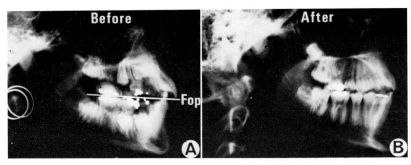

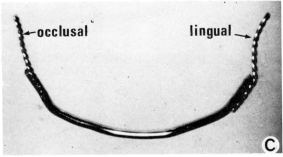

Abb. 8-57 Mit einem geklebten Prämolar-zu-Prämolar-Retainer kann verhindert werden, daß sich die unteren Frontzähne, die vor der kieferorthopädischen Behandlung – bei Vorliegen eines tiefen Bisses – die funktionelle Okklusionsebene (Fop) überragten, wieder verlängern. A und B: Fernröntgenaufnahmen des Patienten aus Abb. 8-58 vor und nach der orthodontischen Behandlung. C: Versuchsweise hergestellter Retainer aus 0,032 inch starkem runden Draht mit punktgeschweißten 0,016 × 0,016 inch starken Endstücken aus Spiraldraht, die entweder an die Okklusal- oder an die Lingualflächen der 1. Prämolaren geklebt werden.

lich labial geätzt und mit einem Retentionssteg aus Composite versehen werden. Das Ende der Sicherheitsligatur kann freigelassen oder in das Adhäsiv der Lingualseite eingebettet werden. Diese Ligaturen werden gewöhnlich gut vertragen, auch wenn sie bis unter das Zahnfleisch reichen.[113]

Langzeitergebnisse

Die Erfahrungen mit geklebten 3-3-Retainern über 6 oder mehr Jahre hinweg sind hervorragend, vorausgesetzt, daß eine sehr sorgfältige Klebetechnik angewandt wurde.[124] Trotz der praktizierten Unterweisung der Patienten in der richtigen Mundhygiene bestehen jedoch offenbar vielfach Schwierigkeiten, diesen Bereich sauberzuhalten, so daß häufig supragingivale Zahnsteinablagerungen (Abb. 8-50 C und D) und Verfärbungen (Abb. 8-50 E) entlang und unterhalb des Retainerdrahtes festzustellen sind. Dennoch besteht kein Grund zur Sorge, da Demineralisierung und Karies hier nur in Ausnahmefällen beobachtet werden (Abb. 8-50 E). Bei 60 Kindern mit einer durchschnittlichen Retentionsdauer von 24 Monaten stellten Gorelick et al.[45] an den Lingualflächen der beklebten Eckzähne oder der Schneidezähne, an denen der Retentionsdraht ruhte, keinerlei Anzeichen von weißen Schmelzflecken fest. Hinsichtlich der Ablagerung von Plaque und Zahnstein an runden Drähten und dicken verseilten Drähten gibt es nach unserer klinalen Erfahrung keinen signifikanten Unterschied.

Da die Retainer keine kosmetische Beeinträchtigung darstellen, fällt die Entscheidung über ihre Abnahme manchmal schwer. Manche Kliniker[49] empfehlen lange Retentionsphasen (etwa 6 Jahre), und auch wir haben vielfach mit der Retention bis zum Durchbruch der 3. Molaren günstige

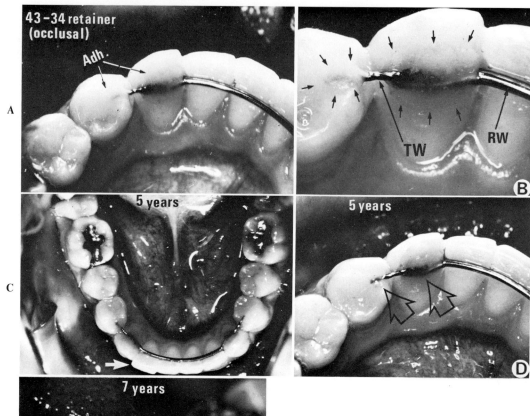

Abb. 8-58 Okklusal geklebter, versuchsweise hergestellter 43-34-Retainer zum Zeitpunkt des Einsetzens (A und B) und 5 Jahre später (C und D). Der leichte Engstand beim rechten seitlichen Schneidezahn (Pfeil) wurde durch approximales Beschleifen ausgeglichen. E: Stabiler Kontakt zwischen dem 1. Prämolaren und dem Eckzahn, zwei Jahre nach Abnahme des Kleberetainers (7 Jahre nach der Behandlung). TW = Twistflex-Draht, RW = Runddraht.

Ergebnisse erzielt. Als Alternative kann es aber auch von Vorteil sein, den geklebten lingualen Retainer nur 1–2 Jahre lang – bis zur Konsolidierung der Zahnstellung – zu verwenden. Anschließend kann er gegen eine abnehmbare Retentionsapparatur, die nur nachts getragen werden muß, ausgetauscht werden, wenn nicht ohnehin auf eine weitere Retention vollkommen verzichtet werden kann.

Geklebte 4-4-Lingualretainer

In bestimmten Situationen kann zum Abschluß der orthodontischen Behandlung die Verwendung eines nach distal verlängerten Retainers sinnvoll sein, bei dem auch die 1. oder 2. Prämolaren miteinbezogen werden.[87] Bei den herkömmlichen Retentionsapparaturen müssen dabei die distal-

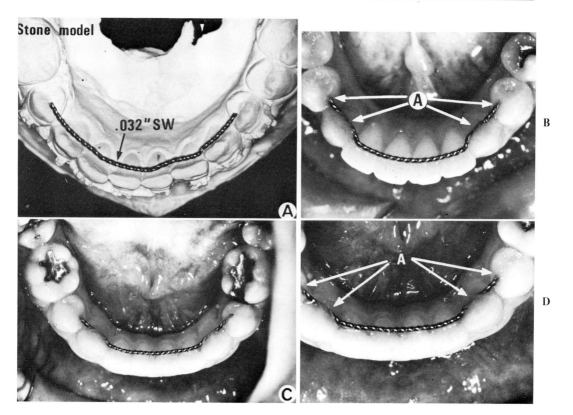

Abb. 8-59 Herstellung des geklebten 43-34-Retainers. A: Präzise Adaption des dicken (0,032 inch) Spiraldrahtes (SW) an das Gipsmodell. B: Der Draht wird an vier Stellen mit Adhäsiv geklebt (Pfeile). C und D: Bild der Retainer in situ. A = Adhäsiv.

sten Zähne bebändert und lange, nach anterior verlaufende Hebelarme daran befestigt werden. Bei den geklebten Retainern ist dies nicht erforderlich, da sowohl die Prämolaren als auch die Eckzähne direkt beklebt werden können.

Das Konzept der Differentialretention beinhaltet beim Prämolar-zu-Prämolar-Retainer folgendes: 1. Konsolidierung der Intrusion und der sagittalen Veränderungen im unteren Schneidezahnbereich, 2. Verkürzung eines unteren frontalen Engstandes und 3. Beibehaltung der Expansion im Bereich der unteren 1. Prämolaren.[87] Dieser Retainertyp ist in erster Linie indiziert in Tiefbißfällen, in welchen sich die Schneidezähne weit über der funktionellen Okklusionsebene befanden[55] (Abb. 8-57 und 8-58) (da der 3-3-Retainer ein Extrusionsrezidiv des Frontzahnsegmentes nicht verhindert) und in Fällen, in denen im Bereich der 1. Prämolaren eine Expansion vorgenommen wurde.[87]

Technisches Verfahren

Das klinische Vorgehen beim Kleben von 43-34- und 53-35-Retainern (letztere bei Patienten nach Extraktion der 1. Prämolaren) entspricht dem schon beschriebenen. Der dicke Spiraldraht (0,032 inch) wird deswegen empfohlen, weil die unter sich gehenden Stellen zwischen den Spira-

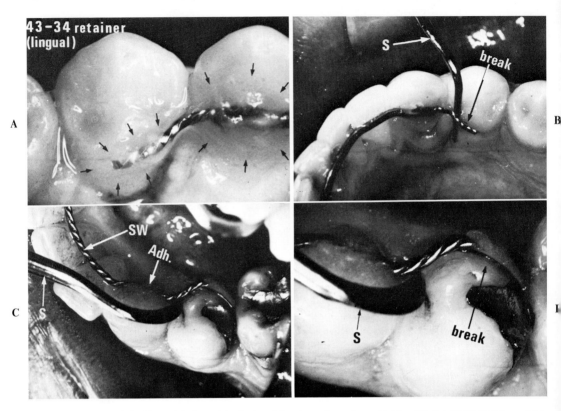

Abb. 8-60 A und C: Im Versuch haben sich die den Prämolaren lingual angeklebten (Pfeile) 43-34-Retainer nicht bewährt. B und D: Frakturen des Klebeverbundes (Pfeile). Der Scaler (S) wurde nur eingesetzt, um die Bruchstelle besser darzustellen.

len eine bessere mechanische Retention für das Adhäsiv bieten. Der Retainer wird an 4 Stellen geklebt (Abb. 8-59), wobei an den Prämolaren in der Regel lieber die okklusale Fissur und nicht die Lingualfläche gewählt wird. Die Gründe dafür haben sich aus unseren Untersuchungen ergeben, in denen an den Lingualflächen von Prämolaren und Molaren aus noch nicht ganz geklärter Ursache kein sicherer Klebeverbund zwischen Retainer und Zahn erreicht werden konnte (Abb. 8-60 und 8-61).

Die geringere Höhe des lingualen Höckers erlaubt beim 1. Prämolaren im Bedarfsfall die Nutzung der gesamten mesiodistalen Breite der okklusalen Fissur zum Kleben (Abb. 8-62 A und B). Beim 2. Prämolaren darf jedoch, um okklusale Interferenzen zu vermeiden, nur der mesiale Abschnitt der okklusalen Fissur als Klebefläche verwendet werden (Abb. 8-62 C und D).

Langzeiterfahrungen

Ohne Frage bedarf es weiterer Langzeituntersuchungen, um ein endgültiges Urteil über diese Art von Retainern abgeben zu können. Die klinischen Versuche der letzten 4 Jahre waren zum Teil ermutigend. Der Klebeverbund an den *okklusalen* Fissuren erwies sich als äußerst *dauerhaft,* und die so geklebten Retainer waren zur Retention des Lückenschlusses nach Extraktion erster Prämoralen besonders wirkungsvoll. Klebestellen an

Geklebte Retentionsapparaturen

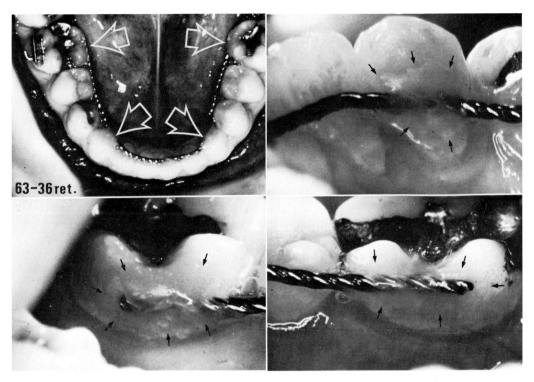

Abb. 8-61 Bei den an Molaren lingual geklebten Retainern aus dickem Draht, wie bei diesem 63-36-Retainer, kommt es meist zur Ablösung. Sie werden deshalb nicht empfohlen.

den Lingualflächen von Prämolaren und Molaren wurden jedoch als weitgehend *unzulänglich* befunden. Als Nachteile sind zu verzeichnen, daß die Reinigung der Interdentalräume schwierig ist und die Feinregulierung der Zähne bereits erfolgt sein muß, da der Retainer keine weitere Veränderung von Zähnen mehr ermöglicht.

Direkte Verblockung im Kontaktpunktbereich

Ende der 70er Jahre wurden einige erste und kurzzeitige klinische Ergebnisse mit der Verblokkung von Zahngruppen veröffentlicht. Die überwiegend in der orthodontischen und parodontologischen Literatur erschienenen Berichte stellten Versuche dar, die erneute Lückenbildung nach der kieferorthopädischen Behandlung zu verhindern und traumatisch gelockerte Zähne zu stabilisieren (sog. parodontologische Schienen). Anderen Berichten[92] zufolge wurde die Verblockung bei Fehlen eines Schneidezahnes mit einem Einzelzahnersatz kombiniert, wobei der Zahnersatz entweder einseitig oder beidseitig durch direkte Verblockung fixiert wurde. Es kamen unterschiedliche Methoden und Adhäsive zum Einsatz.[58, 90] Obwohl sich klinisch ein gewisser Erfolg abzuzeichnen schien, ergaben Nachuntersuchungen einen hohen Prozentsatz an Frakturen des Klebeverbundes.[54, 90, 104, 118]

Dies zeigte sich auch deutlich bei einigen Experi-

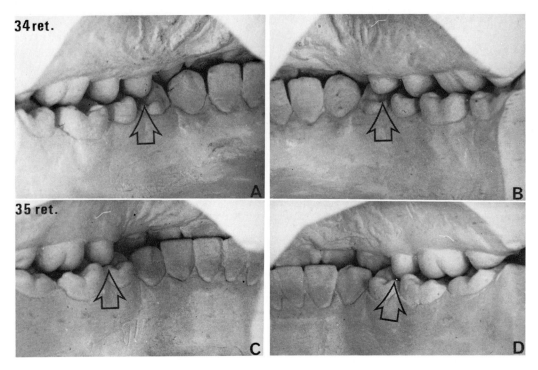

Abb. 8-62 Unterschiedliche okklusale Retentionsflächen für geklebte Prämolar-zu-Prämolar-Retainer an unteren 1. Prämolaren (A und B) und 1. Prämlaren (C und D).

menten zur postorthodontischen Verblockung[118] (Abb. 8-63), obwohl das technische Verfahren mit größter Sorgfalt gehandhabt wurde: Zur Trockenhaltung wurde Cofferdam gelegt, die Interdentalräume wurden mit kleinen Holzkeilen verschlossen, um das Eindringen von Adhäsiv zu verhindern, und das Klebematerial wurde inzisogingival sehr großflächig aufgetragen. Die Versuche umfaßten verschiedene klinische Situationen mit speziellen Retentionsanforderungen: nach Lückenschluß bei Diastema mediale oder in Extraktionsfällen, nach Einordnung ektopischer Schneidezähne oder impaktierter Eckzähne, nach Behebung eines Engstandes der gesamten unteren Front und nach labialer Expansion oder Retraktion. Es wurden zwei verschiedene restaurative Composite-Materialien und ein UV-härtender Versiegler untersucht.[118] Sämtliche Ergebnisse waren entmutigend: Sobald größere Gruppen von mehr als 2 Zähnen verblockt wurden, kam es innerhalb von wenigen Wochen oder Monaten zum Bruch des Klebeverbundes (Abb. 8-63).

Diese Ergebnisse stehen deutlich im Gegensatz zu unserer Erfahrung mit Retainern aus flexiblen verseilten Drähten (S. 702). *Der Grund für den Bruch des Klebeverbundes liegt offenbar darin, daß die physiologische Zahnbeweglichkeit in der Funktion erhalten werden muß.* Durch den starren Verbund der direkten Verblockung werden Einzelzahnbewegungen verhindert. Deshalb ist die Verblockung mit Hilfe der Adhäsivtechnik *kein* empfehlenswertes Verfahren zur Retention. Direkt verblockte Zähne sind außerdem ästhetisch weniger ansprechend und schwieriger sauberzuhalten. Darüber hinaus ist die Kunststoffentfernung schwieriger als bei den lingual geklebten Retainern.

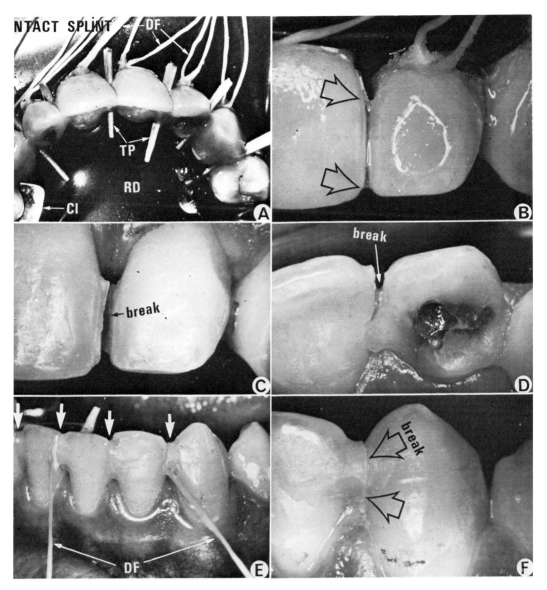

Abb. 8-63 Direkte Verblockung. *A:* Arbeitsfeld mit Cofferdam (RD), Zahnstochern (TP), Zahnseide (DF) und Klammer (Cl). *B:* Verblockung mit UV-lichthärtendem Versiegler. Man beachte die inzisoapikal breite Kontaktfläche (Pfeile). *C:* Bruch nach zweimonatiger Verblockung. *D* bis *F:* Frakturen (Pfeile) in verschiedenen Fällen, in denen die Zähne mit restaurativem Composite verblockt wurden. Mit der Zahnseide (DF) wurden in E die Bruchlinien verdeutlicht.

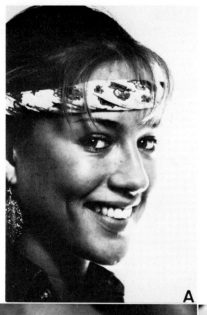

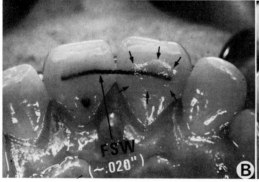 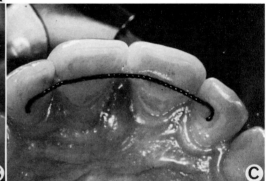

Abb. 8-64 Flexibler Retainer aus dünnem, verseiltem Draht (etwa 0,020 inch). A: Lingual geklebter Retainer. B: zwei- und C: viergliedriger Retainer.

Langzeiterfahrungen

Auf der Grundlage der erwähnten und weiteren Untersuchungen lassen sich folgende allgemeine Aussagen treffen: 1. die direkte Verblockung ohne zusätzliche Drahtverstärkung in irgendeiner Form sollte nicht länger als Methode der Wahl betrachtet werden, da die Einarbeitung eines Drahtes die Häufigkeit von Frakturen des Klebeverbundes erheblich reduziert; 2. wenn eine Drahtverstärkung verwendet wird, muß sie so gestaltet werden, daß die einwandfreie Reinigung der Zahnflächen und eine gewisse physiologische Zahnbeweglichkeit nicht behindert werden.

Flexible Spiraldraht (FSW)-Retainer

Übereinstimmend mit dem Konzept der Differentialretention hat auch die klinische Erfahrung die Notwendigkeit von zwei verschiedenen Arten geklebter Retainer ergeben:

1. Retainer aus dickem Draht (etwa 0,032 inch)
2. Retainer aus dünnem Draht (etwa 0,020 inch)

Während der dicke Draht bei 3-3- und 43-34-Retainern Verwendung findet und nur an die distal stehenden Zähne der jeweiligen Zahngruppe geklebt wird, kommt der dünne Spiraldraht bei den FSW-Retainern zum Einsatz, wenn *alle* Zähne der betroffenen Zahngruppe beklebt werden müssen. Wegen der physiologischen Zahnbeweglichkeit kommt es leicht zur Fraktur des Klebeverbundes, wenn der dicke Spiraldraht nicht ausschließlich an die endständigen Ankerzähne geklebt wird.

Da die FSW-Retainer weniger bekannt sind als die bisher beschriebenen Retainer, scheint es angebracht, dieses Thema etwas genauer auszuführen. Die nächsten Abschnitte sind daher nach folgenden Gesichtspunkten unterteilt:

1. Grundprinzipien und allgemeine Erläuterungen
2. Vor- und Nachteile
3. Langzeiterfahrungen
4. Technisches Verfahren
5. Indikationen
6. Fallbeispiele

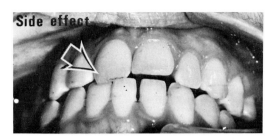

Abb. 8-65 Unerwartete Nebenwirkung eines zweigliedrigen geklebten Retainers. Die beiden mittleren Schneidezähne haben sich in entgegengesetzte Richtungen bewegt. (Mit freundlicher Genehmigung von J. L. Jensen.)

1977 zeigten unsere ersten Erfahrungen, daß sich geklebte Retainer aus Twistflex (0,015 bis 0,020 inch Durchmesser) in verschiedenen klinischen Situationen zur Verhinderung von Lückenöffnungen zu eignen schienen[120] (Abb. 8-64). Die inzwischen gewonnenen Langzeiterfahrungen von 2–6 Jahren bestätigen, daß die Kombination *dünner* Spiraldrähte mit abrasionsbeständigen Composites in verschiedenen postorthodontischen Situationen einen sinnvollen Retentionsmodus darstellt.[123, 124]

Vor- und Nachteile

FSW-Retainer besitzen eine Reihe von *Vorteilen:*

1. Sie ermöglichen die sichere Retention des Behandlungsergebnisses auch in Situationen, in welchen mit den herkömmlichen herausnehmbaren Apparaturen die Retention schwierig, wenn nicht unmöglich ist.
2. Sie erlauben eine geringfügige Beweglichkeit von allen retinierten Zähnen und Zahngruppen. Offensichtlich ist dies der Grund für die hervorragenden Langzeitergebnisse.
3. Sie sind „unsichtbar".
4. Sie sind zierlich und sauber.
5. Sie können in den meisten Fällen so plaziert werden, daß sie die Okklusion nicht stören. Wenn nicht, hat man immer noch die Möglich-

keit, den Draht in einer kleinen, in den Schmelz geschliffenen Furche zu versenken.
6. Sie können allein oder in Verbindung mit herausnehmbaren Retentionsapparaturen verwendet werden.

Es gibt jedoch auch einige *Nachteile.* Eine gute Mundhygiene des Patienten ist unerläßlich. Es wird empfohlen, die Interdentalräume einmal täglich mit Zahnseide (mit Einfädelschlinge) zu reinigen. Die Gingivareaktion hängt selbstverständlich auch von der sorgfältigen Entfernung von Adhäsivüberschüssen beim Kleben des Retainers ab.[124] Sitzt der Draht beim Kleben nicht absolut spannungsfrei, kann es zu unerwünschten Bewegungen der beklebten Zähne kommen (Abb. 8-65). Schließlich sind die Retainer mechanischen Belastungen gegenüber empfindlicher, so daß sie in Tiefbißfällen, wenn sie nicht außerhalb der okklurierenden Flächen plaziert werden können, nicht indiziert sind.

Langzeiterfahrungen

FSW-Retainer werden von den Patienten besonders gerne getragen. Erwachsene schätzen dabei ganz besonders, daß die Stabilität des Behandlungsergebnisses nicht von ihrer Mitarbeit abhängig ist, wie es bei herausnehmbaren Retentionsapparaturen der Fall ist, die ständig oder nur nachts getragen werden müssen (Abb. 8-66). Bei

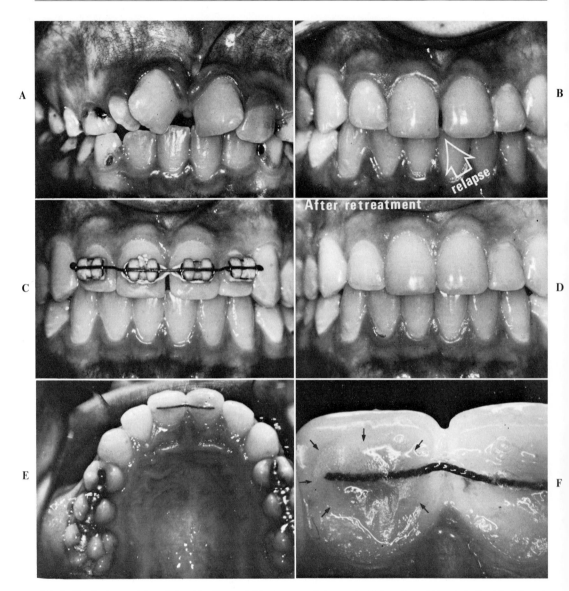

Abb. 8-66 Rotierte mittlere Schneidezähne mit Diastema mediale vor der Behandlung *(A)* und als Rezidiv *(B)* nach der Behandlung mit einer konventionellen herausnehmbaren Plattenapparatur. *C:* Während und *D:* nach der Nachbehandlung. *E* und *F:* Zweigliedriger lingual gesetzter FSW-Retainer. Die Pfeile in F verdeutlichen die benötigte Adhäsivmenge.

einigen Patienten, bei denen obere Frontzähne bereits ausgeformt wurden, ist mit diesem Retainertyp eine semipermanente Retention möglich, während das gleichzeitig gebogene, herausnehmbare Gerät allmählich abgesetzt werden kann (Abb. 8-75).
Bei Patienten, die wegen multipler Frontzahnlücken behandelt wurden, bildeten sich nach etwa 6

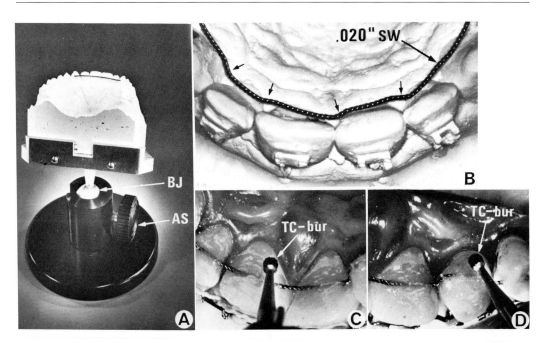

Abb. 8-67 Einige wichtige Details bei der Herstellung eines lingual geklebten FSW-Retainers. *A:* Modellhalter mit Kugelgelenk (BJ) und Einstellschraube *(AS)*. Das im Halter befestigte Modell läßt sich in jede Richtung neigen und in der gewünschten Position fixieren, wodurch eine bessere Adaptation des Drahtes möglich ist. *B:* Biegungen (Pfeile) in dem dünnen (0,020 inch) Spiraldraht (SW), der dadurch genau dem Konturenverlauf der palatinalen Zahnflächen angepaßt ist. *C* und *D:* Abschleifen des Adhäsivüberschusses. Zu diesem Zweck sind ovale Hartmetallfinierer (Nr. 7006 und 2) hervorragend geeignet.

Monaten der Retentionsphase distal von den Enden des Retainerdrahtes häufig kleine Lücken (1–2 mm). Da sich diese Lücken nicht weiter öffneten, wurden sie als Zeichen der konsolidierten Okklusion mit dem Retainer – in einem neuen physiologischen Gleichgewichtszustand – betrachtet.[124] Je nach Okklusionstypus und ästhetischem Bewußtsein des Patienten konnten diese Lücken entweder durch mod-Füllungen oder Kronen geschlossen (Abb. 8-69) oder auch belassen werden (Abb. 8-71). In wenigen Fällen kam es nach einigen Monaten oder Jahren zur Fraktur des 0,015 inch Drahtes. Gegenwärtig verwenden wir vorzugsweise 0,0215 inch fünffach verseilten Draht (Penta-onetypes)*. Weitere Mißerfolge traten beim Bekleben der Lingualflächen von Prämolaren auf. Aus unbekannten Gründen kam es bei einem hohen Prozentsatz zum Bruch dieser Klebeverbindungen sowohl im Ober- als auch im Unterkiefer, meist zwischen Zahnschmelz und Adhäsiv. Solange nicht nähere Einzelheiten bekannt sind, sollten Retainerdrähte möglichst nicht an Lingualflächen von Prämolaren geklebt werden.

Über die erforderliche Dauer der Retentionsphase mit geklebten FSW-Retainern ist bisher nur wenig bekannt. Entscheidende Faktoren sind dabei wahrscheinlich die Art der ursprünglichen Dysgnathie, das Alter des Patienten und die Mundhygiene. Solange der Retainer intakt ist, wird das Behandlungsergebnis stabilisiert, und solange der Patient eine adäquate Plaquekontrolle ausübt, gibt es keinen Grund zur Entfernung des Retainers. In bestimmten Fällen kann er als Alternative (die

* Mitteilung von Dr. *Zachrisson* im Juni 87 zur deutschsprachigen Ausgabe.

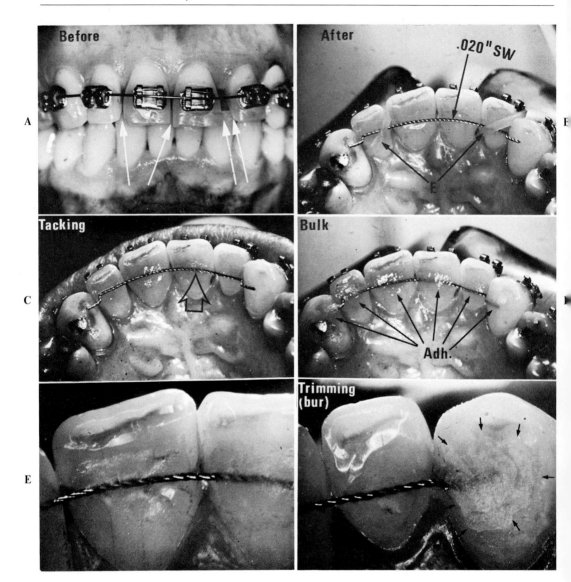

Abb. 8-68 Multiple Frontzahnlücken zu Beginn *(A)* und unmittelbar nach *(B)* der orthodontischen Behandlung. Kleben des lingualen FSW-Retainers. Zum Anheften des Drahtes an einen (Pfeil in C) oder zwei Zähnen kann ein leichtes Elastik (E in B) verwendet oder der Draht mit der Hand gehalten werden. Die nun vorgenommene Auftragung des Adhäsivs (Adh in D) kann auf diese Weise am völlig passiven Draht vorgenommen werden, das Adhäsiv kann ungestört abbinden. *E* und *F:* Nach dem Beschleifen mit einem ovalen Hartmetallfinierer (Vergrößerung: 2fach). Die kleinen Pfeile in F veranschaulichen die optimale Adhäsivmenge.

meist auch vorgezogen wird) zu Kronen, Brücken oder anderen prothetischen Lösungen zur permanenten Stabilisierung verwendet werden. Wie bei den 3-3-Retainern, so ist es aber auch hier in einigen Fällen praktischer, den geklebten lingualen Retainer nur für die Dauer einer „normalen" Retentionsphase zu verwenden und ihn dann durch ein herausnehmbares Retentionsgerät mit nächtlicher Tragezeit zu ersetzen.

Technisches Verfahren

Aufgrund der klinischen Erfahrungen der letzten 6 Jahre mit dem FSW-Retainer wird zur Herstellung und zum Einsetzen dieses Gerätes das folgende klinische Vorgehen empfohlen:

1. Gegen Ende der kieferorthopädischen Behandlung wird ein Abdruck genommen und ein Arbeitsmodell aus Gips gefertigt.
2. Um das enge und spannungsfreie Adaptieren des dünnen Spiraldrahtes* an die Lingualflächen der zu beklebenden Zähne zu erleichtern, sollte ein verstellbarer Modellhalter (Abb. 8-67) verwendet werden. Wenn 4, 6 oder mehr Zähne zu bekleben sind, ist ein Arbeitsmodell obligatorisch, da es sonst fast unmöglich ist, in allen kritischen Bereichen der Zähne ein enges Anliegen des Zahns zu ermöglichen (Abb. 8-67B). Der Draht wird auf die erforderliche Länge zurückgeschnitten.
3. Der Retainer wird intraoral auf Paßgenauigkeit und absolut spannungsfreien Sitz überprüft.
4. Die zum Kleben vorgesehenen Zahnflächen werden nach der Vorreinigung mit Bimsstein wie gewohnt geätzt.
5. Der Retainerdraht wird mit leichten Elastiks gehalten (Abb. 8-68) oder *man arbeitet vierhändig**, was noch besser geht: Der Kieferorthopäde hält den Retainer in Sitz, während die Helferin ihn mit einer kleinen, sehr schnell härtenden Menge Concise im Volumenverhältnis Paste A und Flüssigkeit B wie 2:1 an einen Zahn anheftet (Abb. 8-68C). Anschließend wird nochmals überprüft, ob der Draht spannungsfrei überall anliegt. Wenn ja, kann er an einen weiteren Zahn geklebt werden, wenn nicht, muß man den Draht abnehmen und von vorne beginnen.
6. Das Anheften ist für den spannungsfreien Sitz des Drahtes und die optimale Verbundfestigkeit entscheidend, da der so fixierte Draht nicht mehr verrutschen und die Polymerisation beim nun folgenden Kleben störungsfreier stattfinden kann. Hierbei wird eine langsam abbindende Mischung der vorverdünnten Concise-Komponenten mit Hilfe eines doppelendigen Metallinstrumentes (Abb. 8-52 E) aufgetragen. Die Adhäsivmenge wird mit dem Mundspiegel überprüft und bei Bedarf mehr angefügt. In diesem Fall sollte eine dünnflüssige Compositemischung verwandt werden, die mit einer Sonde aufgetragen wird, damit das fließfähige Composite eine gute Oberflächengestaltung rundherum um die schon vorher aufgetragene Kunststoffmenge gewährleistet.* Es ist für die Festigkeit und Stabilität wichtig, daß das Adhäsiv den Draht mesiodistal auf einer großen Fläche bedeckt. In der Abb. 8-68 ist die optimale Adhäsivmenge dargestellt.
7. Die Klebestelle wird kontrolliert, Überschüsse werden gingival abgeschliffen. Dieses Vorgehen ist für optimale Ergebnisse (wie in den Abb. 8-69 und 8-71 dargestellt) unerläßlich. Mit ovalen Hartmetallfinierern (Nr. 7408*, Nr. 7006 und Nr. 2) wird das Adhäsiv auf die korrekte Menge und Kontur abgeschliffen (Abb. 8-67 C und D). Ergänzend kann ein konischer Fissurenbohrer (Nr. 1172) verwendet werden.
8. Der Patient wird in der richtigen Mundhygiene und Verwendung von Zahnseide mit einer Einfädelschlinge unterwiesen (Abb. 8-55 A und B).

Indikationen

Für geklebte FSW-Retainer gibt es mindestens 2 Indikationsgebiete:

---

* Z. B. Rocky Mountain Tri-flex (0,0195 oder 0,0215 inch), Rocky Mountain Orthodontics, Denver, Colorado.
** Mitteilung von Dr. Zachrisson im Juni 87 zur deutschsprachigen Ausgabe.

* Mitteilung von Dr. Zachrisson im Juni 87 zur deutschsprachigen Ausgabe.

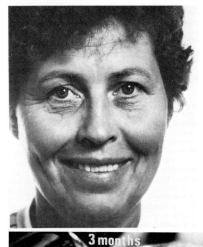

Abb. 8-69 Die gleiche Patentin wie in Abb. 8-68 bei den folgenden Nachkontrollen. *A:* Geklebter Lingualretainer. *B:* Der Versuch, den Draht an Gold (Ersatz der provisorischen Eckzahnkrone) zu kleben, schlug fehl. Nach 3 Monaten wurde der Draht distal des seitlichen Schneidezahnes abgeschnitten. *C:* Nach 3 Jahren und 1 Monat hatten sich distal beider Eckzähne Lücken gebildet (Pfeile). Die 1. Prämolaren wurden mit Hilfe eines Goldinlays und einer Porzellankrone mesiodistal verbreitert. *E* bis *G:* 1 Jahr später sind keine Lücken zu erkennen. Der geklebte Retainer blieb während der gesamten Retentionsphase von 4 Jahren intakt.

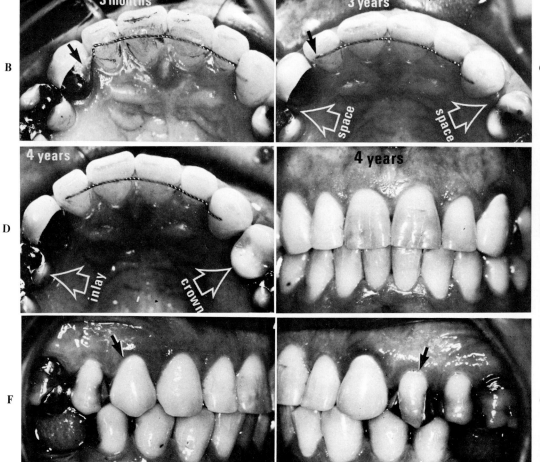

1. Verhinderung der Lückenöffnung bei:
   a) Diastema mediale
   b) Lückiger Frontzahnstellung
   c) Parodontalerkrankungen bei Erwachsenen mit Gefahr von Zahnwanderungen nach der orthodontischen Behandlung
   d) Verlust oberer Schneidezähne durch Trauma, wodurch die Schließung und Retention von großen Frontzahnlücken erforderlich wird
   e) Extraktionen unterer Schneidezähne
2. Einzelzahnretention:
   a) stark rotierte obere Schneidezähne
   b) palatinal verlagerte retinierte Eckzähne
   c) Schneidezähne mit apikalen Resorptionen

In diesen und anderen Situationen kann der dünne Spiraldraht-Retainer allein oder in Kombination mit einer herausnehmbaren Retentionsapparatur verwendet werden. Aus der Liste dieser Indikationen sollen im folgenden einige für die Retention besonders interessante Punkte herausgegriffen werden. Der Retainer aus flexiblem Spiraldraht soll mit anderen neuen Arten von geklebten Retainern und mit den herkömmlichen Verfahren verglichen werden.

Diastema mediale. Der beschriebene Retainer ist die ideale Apparatur zur kurz- oder langfristigen Retention nach Schließen eines Diastemas. Er kann über 2 oder 4 Zähne geklebt werden (Abb. 8-64 und 8-66). Gegenüber verschiedenen anderen geklebten Retainern, die in den letzten Jahren vorgeschlagen wurden*, zeichnet er sich besonders durch seine Zierlichkeit (keine Brackets oder andere Attachments auf den Lingualflächen) und seine hervorragende Langzeitbeständigkeit (z. T. wegen der Ermöglichung physiologischer Zahnbewegungen) aus.

Mit einiger Übung ist es relativ einfach, den Retainer so herzustellen und einzusetzen, daß er spannungsfrei sitzt. Wie erwähnt, führt jede noch so geringe Aktivität im Draht beim Kleben in der Folge zu Zahnbewegungen. Auch ein Trauma, das eine bleibende Verformung des dünnen Spiraldrahtes bewirkt, kann zu Zahnbewegungen führen[39] (Abb. 8-65). Die Verwendung von 0,020 inch statt 0,015 inch Draht und die mesiodistal großflächige Abdeckung mit Adhäsiv scheinen die Risiken von unerwünschten Nebenwirkungen zu verringern.[124]

Multiple Frontzahnlücken. Zwar ist die Beseitigung einer leidigen Frontzahnstellung mono- oder bimaxillär bei Jugendlichen und Erwachsenen im allgemeinen einfach, um so schwieriger gestaltet sich aber die Retention. Trotz langer Retentionsphasen mit konventionellen Apparaturen kann die Rezidivgefahr groß sein. Aus diesem Grunde wurden experimentell einige neue Verfahren erprobt, wobei u. a. Schienen[35, 58], Ösen[28, 29] und Netze[42, 90] verwendet wurden.

Offenbar konnte sich aber keine dieser Methoden durchsetzen. Obwohl in der restaurativen Zahnbehandlung überall gute Voraussetzungen für eine adäquate Plaquekontrolle gefordert werden, scheint man dieses Prinzip bei einigen der vorgeschlagenen geklebten Retentionsapparaturen nicht befolgt zu haben. Verglichen mit den zierlichen FSW-Retainern sind sie vielfach unnötig kompliziert und unförmig. Aufgrund der vorangegangenen Diskussion[124] und Darstellungen (Abb. 8-68 und 8-69) ist deshalb der geklebte FSW-Retainer vorzuziehen.

Parodontalerkrankungen mit Zahnwanderung. Der FSW-Retainer eignet sich vorzüglich zur Stabilisierung und Retention von durch orthodontische Behandlung von Erwachsenen mit Parodontalerkrankungen erreichten Zahnstellungen. Der Hauptvorteil gegenüber herausnehmbaren Retentionsapparaturen, die nicht ganztägig getragen werden, ist, daß die Lockerung von Zähnen vollständig eliminiert wird. Sie lassen sich auch zur parodontologischen Schienung von Zähnen mit erhöhter Mobilität oder bei Zähnen verwenden, die so stark gelockert sind, daß die Kaufunktion gestört ist oder sich der Patient in seinem Wohlbefinden beeinträchtigt fühlt.[59, 76]

Kürzlich wurde ein extrakoronales Schienungsverfahren mit Säureätzung und Composite-Material allein oder in Verbindung mit Ligaturendrähten, perforierten gegossenen Schienen oder Netzmaterial vorgeschlagen.[90] Die direkte Verblockung besitzt nicht die erforderliche Langzeitbeständigkeit, die Abdeckung von Drahtligaturen mit Composite ist unförmig und unästhetisch, und gegossene Schienen erfordern kosten- und zeitintensive Verfahren. Nach *Rosenberg*[90] ist die orthodontische Schienung mit Netzmaterial voll-

---

* Literaturstellen 28, 29, 33, 35, 42, 56, 60, 83.

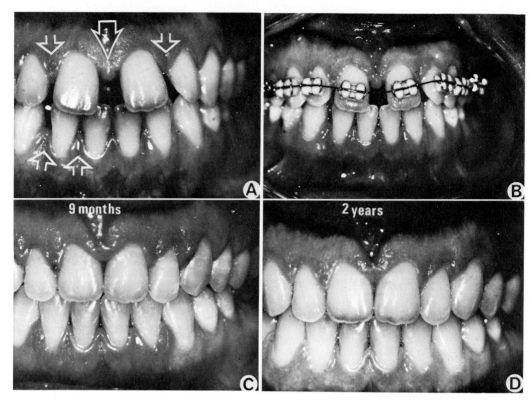

Abb. 8-70 A: Große Lücken in beiden Kiefern (Pfeile) vor der kieferothopädischen Behandlung. Man beachte das besonders große Diastema mediale. B: Zu Beginn der Behandlung, C: nach 9 Monaten und D: 2 Jahre nach der Behandlung. Man beachte die Verbesserung des Gingivasaumes in D (siehe auch Abb. 8-71).

ständig reversibel, die Herstellung der Schienen einfach und kostengünstig und der Zeitaufwand am Patienten minimal. Alle diese Vorteile bietet jedoch auch der FSW-Retainer, der darüber hinaus wesentlich zierlicher und hygienischer ist (Abb. 8-70 und 8-71). Um die Langzeitbeständigkeit und Praxistauglichkeit verschiedener Arten von Schienen anderer Untersucher beurteilen zu können, müßten klinische, vergleichende Untersuchungen durchgeführt werden.

Verlust von einem oder zwei mittleren oberen Schneidezähnen durch Trauma. Die meisten Unfälle, bei denen es zum Verlust von oberen mittleren Schneidezähnen kommt, ereignen sich im Alter zwischen 8 und 10 Jahren.[4]
Wenn in einem solchen Fall der Lückenschluß als orthodontische Behandlungsmaßnahme gewählt wird (eine Stellungnahme zur Indikation findet sich an anderer Stelle[122]), ist ein zweiseitiges orthodontisches Verfahren zu empfehlen – sofern die Eckzähne und Prämolaren, wie es oft der Fall ist, noch nicht durchgebrochen sind. In der ersten Phase werden die seitlichen Schneidezähne mesialisiert, um Knochenabbau zu verhindern und die Eckzähne weiter mesial durchbrechen zu lassen (Abb. 8-72B). Dann muß in der Regel 1–3 Jahre abgewartet werden, bis alle bleibenden Zähne durchgebrochen sind. Erst dann kann die zweite Phase der orthodontischen Behandlung durchgeführt werden. Wenn zwischen den beiden Phasen herausnehmbare Retentionsapparaturen verwendet werden, stellt sich in den meisten Fäl-

Geklebte Retentionsapparaturen

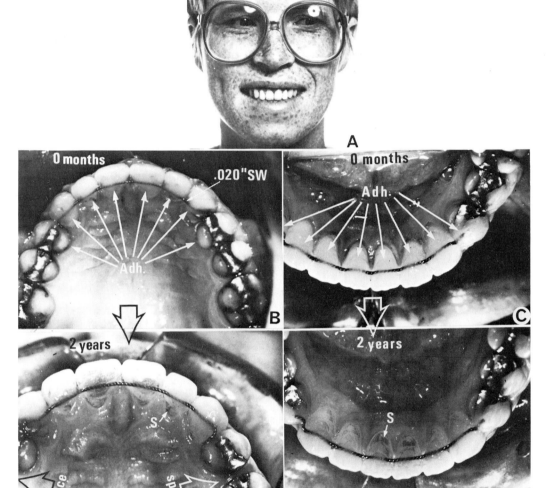

Abb. 8-71 Die gleiche Patientin wie in Abb. 8-70. *A:* Geklebter Lingualretainer. *B* und *C:* Zum Abschluß der Behandlung wurde oben und unten im Frontzahnbereich jeweils ein achtgliedriger Retainer (Adh) aus 0,020 inch dikkem Spiraldraht geklebt. *E* und *F:* 2 Jahre später. Distal der Endglieder des oberen Retainers haben sich kleine Lücken gebildet (Pfeile). Im Unterkiefer ist das Resultat stabil und der Retainer intakt.

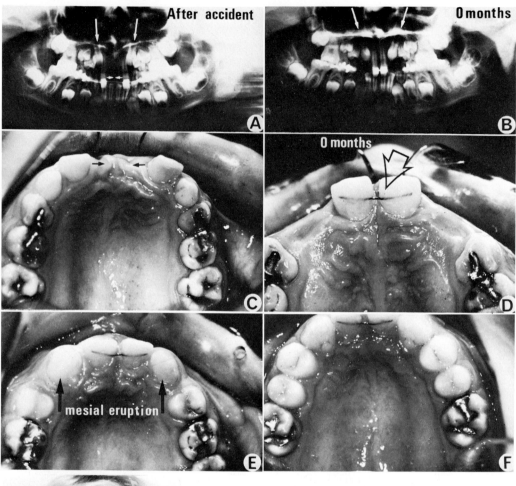

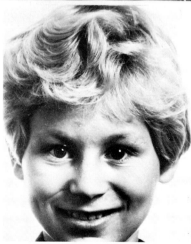

Abb. 8-72 Der Frontzahnverlust infolge Trauma erforderte bei dieser 9jährigen Patientin eine zweizeitige orthodontische Behandlung. Während der langen Wartezeit zwischen den beiden Behandlungsphasen erwies sich der geklebte Lingualretainer als nützlich. A und C: Panoramaaufnahme und okklusale Ansicht des Gebisses zum Zeitpunkt des Unfalls. B und D: Die gleiche Ansicht nach Abschluß der orthodontischen Behandlungsphase. Man beachte die in B gegenüber A veränderte Durchbruchsrichtung der oberen Eckzähne (Pfeile). E: Nach einer Wartezeit von 3 Jahren und 6 Monaten (ohne apparative Behandlung, abgesehen vom geklebten Retainer) war es zum gewünschten mesialen Durchbruch der Eckzähne (und 1. Prämolaren) gekommen (Pfeile). Die zweite orthodontische Behandlungsphase wurde begonnen. F und G zeigen den Zustand 1 Jahr und 2 Monate nach Behandlungsabschluß. Der Retainer ist immer noch intakt. Zu diesem Zeitpunkt wurde die Patientin zur restaurativen Behandlung (Composite-Aufbauten an den seitlichen Schneidezähnen) überwiesen.

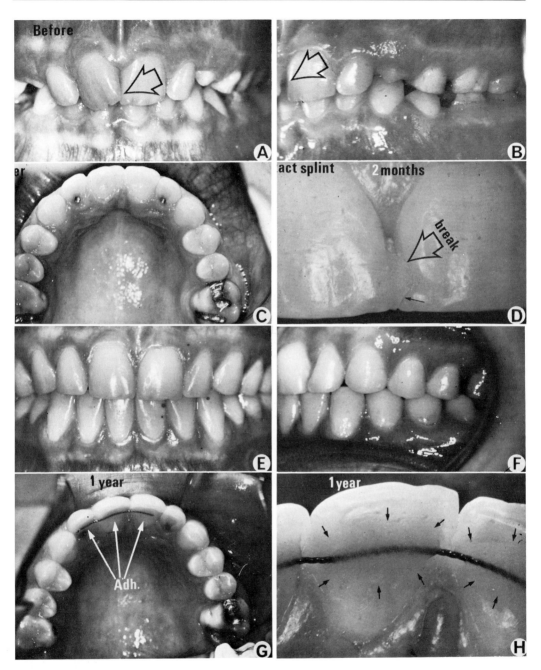

Abb. 8-73 Geklebter FSW-Retainer zur Fixierung der Position derotierter Schneidezähne. A und B: Typische Klasse-II/2-Dysgnathie mit Überlappung der mittleren Schneidezähne (Pfeil). C und D: Nach der Behandlung wurden die mittleren Schneidezähne mit Composite verblockt, doch kam es nach 2 Monaten zum Bruch (Pfeile in D). Daher wurde 1 Jahr nach der Behandlung ein dreigliedriger FSW-Retainer eingesetzt (E bis H). Spätere Nachuntersuchung siehe Abb. 8-74.

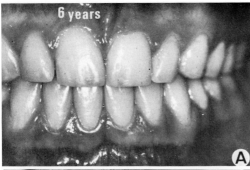

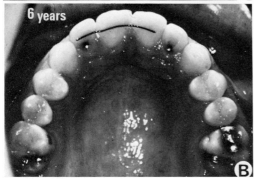
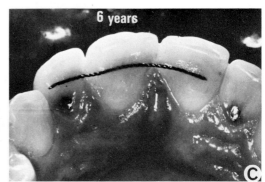

Abb. 8-74 Derselbe Fall wie in Abb. 8-73, bei der Nachuntersuchung 5 Jahre später. Das Resultat ist stabil, der Retainer intakt. Man beachte die gesunde Gingiva.

len beim Patienten, der die Prozedur als zu langwierig empfindet, eine Behandlungsmüdigkeit ein. Wie in der Abb. 8-72 dargestellt, ist der FSW-Retainer für solche Situationen hervorragend geeignet. Wenn er an die Lingualflächen der aneinandergerückten seitlichen Schneidezähne geklebt wird, vergißt der Patient bald die Existenz der Apparatur im Munde, so daß er der zweiten Behandlungsphase unbelastet und mit ungeminderter Kooperationsbereitschaft entgegensehen kann.

Das gleiche Verfahren läßt sich auch bei anderen zweizeitigen Behandlungen verwenden. Wenn z. B. beide unteren mittleren Schneidezähne nicht angelegt sind und die Lücke geschlossen werden soll, werden die beiden seitlichen Schneidezähne mesialisiert, bis sie miteinander in Kontakt stehen und anschließend mit einem FSW-Retainer versehen. In der Zeit bis zur zweiten Behandlungsphase können die Eckzähne mesial durchbrechen.

Extraktionen von ein oder zwei unteren Schneidezähnen. Wie sich bei *Joondeph* und *Riedel* (Kapitel 14), *Tuverson*[112] und anderen zeigt, kann es im Rahmen einer kieferorthopädischen Behandlung in bestimmten Fällen auch zur Extraktion von ein oder zwei unteren Schneidezähnen kommen. Dies trifft bei einigen erwachsenen Patienten zu und bei Patienten mit Tendenz zur Klasse III und offenem Biß oder mit Parodontopathien, bei denen eine ausgeprägte Gingivarezession an dem am stärksten protrudierten Schneidezahn vorliegt usw. Aus welchem Grunde die Extraktion auch durchgeführt wurde, die klinische Erfahrung zeigt, daß bei herkömmlichen Retentionsapparaten, wie herausnehmbaren Platten oder konventionellen 3-3-Retainern, die Gefahr eines Rezidivs nach dem Lückenschluß groß ist. Der an die drei verbleibenden Schneidezähne geklebte (oder auch weiter distal verlängerte) FSW-Retainer gewährleistet hingegen – solange er in situ bleibt – die sichere Fixierung des erzielten Behandlungsergebnisses.

Rotation von oberen Schneidezähnen. Die ausgeprägte Rezidivneigung stark rotierter oberer Schneidezähne bei verschiedenen Dysgnathien

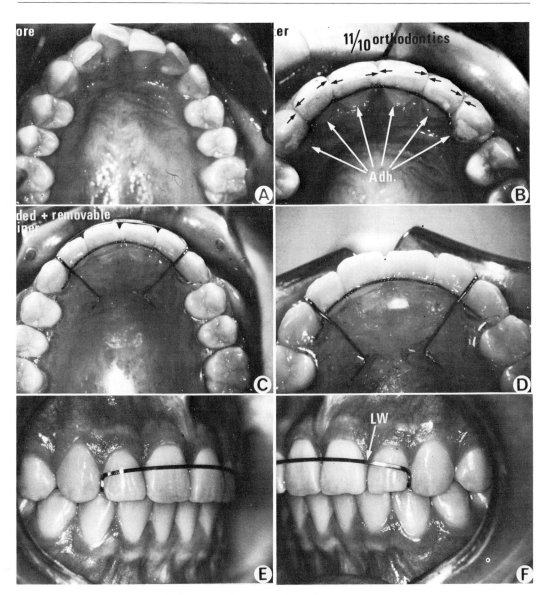

Abb. 8-75 Neuere Methode zur Korrektur und Retention rotierter Schneidezähne. *A* und *B:* Alle fünf Frontzahnkontaktpunkte wurden während der Behandlung geringfügig überkorrigiert (sog. 110%ige Orthodontie) (Pfeile in B) und lingual ein sechsgliedriger FSW-Retainer angeklebt, wobei die 4 Schneidezähne nach wie vor überkorrigiert waren. *C* bis *F:* Zusätzlich wurde nachts eine herausnehmbare Retentionsapparatur ohne Molarenklammern verwendet. LW = Labialbogen.

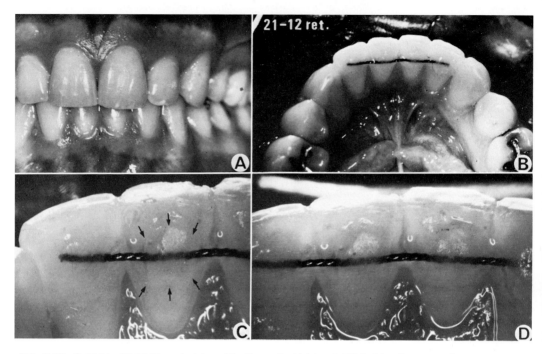

Abb. 8-76 Geklebter 21-12-Lingualretainer. Ein dünner Draht (etwa 0,020 inch) sollte verwendet werden, wenn mehrere Schneidezähne einbezogen werden. Auf diese Weise ist eine gewisse physiologische Zahnbeweglichkeit möglich, die offenbar zur Vermeidung einer Fraktur des Klebeverbundes erforderlich ist (Abb. 8-53).

ist ein klinisch hinlänglich bekanntes Problem. Ein Rezidiv ist in diesem Fall allein deswegen besonders unerwünscht, weil der obere Frontzahnbereich für den Patienten aus kosmetischen Gründen sehr wichtig ist.

Um die Stabilität des Behandlungsergebnisses zu erhöhen, können verschiedene Verfahren angewandt werden – z. B. Überrotation, supracrestale Faserdurchtrennung oder lange Retentionsphasen. Eine weitere Möglichkeit bietet der geklebte FSW-Retainer. Der in Abb. 8-73 und 8-74 dargestellte Retainer verhindert seit über 6 Jahren erfolgreich das Rotationsrezidiv und wirkt gleichzeitig als Schiene gegen die Lockerung des mittleren Schneidezahnes, bei dem eine ausgeprägte Wurzelresorption stattgefunden hat. In der Abb. 8-75, die zur Darstellung der kombinierten Verwendung einer herausnehmbaren Platte und eines geklebten Retainers ausgesucht wurde, wurde die Platte während der ersten 6 Monate Tag und Nacht und anschließend ein weiteres Jahr lang nur nachts getragen, während der FSW-Retainer den rotierten rechten mittleren Schneidezahn dauerhaft fixierte. Geplant ist, den Retainer noch ein weiteres Jahr zu belassen.

21-12-Retainer. Der FSW-Retainer kann auch an den vier unteren Schneidezähnen (Abb. 8-76) als Alternative zum 3-3-Retainer eingesetzt werden. Eine Indikation besteht vor allem dann, wenn der optimale Eckzahnabstand noch nicht ganz feststeht oder sich die Eckzähne aus anderen Gründen ungestört einstellen sollen. Außerdem kann er nach dem approximalen Beschleifen engstehender unterer Schneidezähne als Alternative zu anderen Retentionsformen verwendet werden.

Palatinal verlagerte Eckzähne. Palatinal durchgebrochene Eckzähne können ebenfalls nach der Einordnung in den Zahnbogen eine ausgeprägte

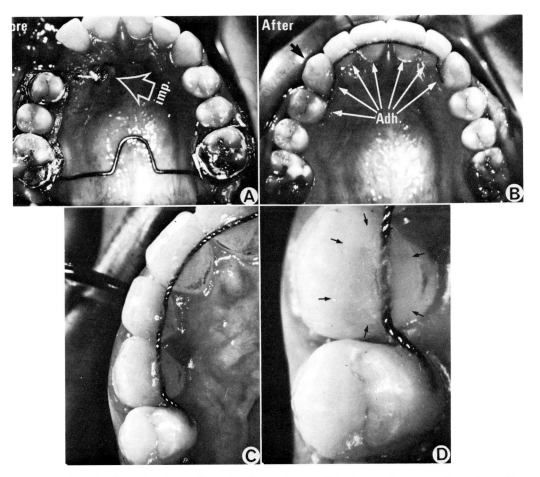

Abb. 8-77 Geklebter Lingualretainer zur Retention eines verlagerten Eckzahnes nach dessen orthodontischer Einordnung. A: Vor der Behandlung. Man beachte die Lage des Eckzahns (Pfeil). B: Nach der Behandlung. C und D: Stärkere Vergrößerungen des Retainers aus B.

Rezidivneigung aufweisen, vor allem wenn keine dekensale Abstützung durch den Gegenbiß erfolgt. In solchen Fällen kann ein FSW-Retainer auf der Palatinal- (Abb. 8-77) oder Bukkalfläche (Abb. 8-78) von drei oder mehr Nachbarzähnen erfolgreich zur Retention verwendet werden. In diesem Fall besteht der Hauptvorteil darin, daß er über lange Zeiträume eine ungestörte Abheilung der Knochen und Gingiva ermöglicht, als mit herausnehmbaren Retentionsapparaturen zu erreichen wäre.

Abschließende Bemerkungen

Wenn es auf einen einfachen, zuverlässigen und handlichen Retentions- oder Schienungsbehelf für verschiedene klinische Situationen ankommt, bietet der geklebte FSW-Retainer eine Reihe neuer Möglichkeiten. Design- und Anwendungsmöglichkeiten in schwierigen oder außergewöhnlichen Situationen finden nur in der Vorstellungskraft und dem Geschick des Behandlers ihre Grenzen. Die klinischen Erfahrungen mit diesem Gerät waren

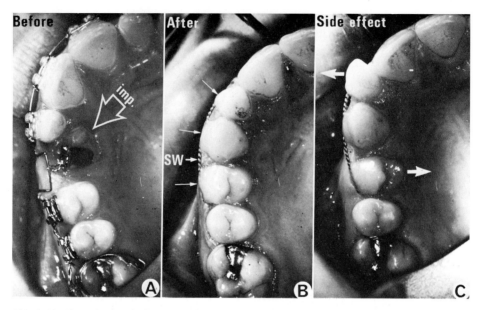

Abb. 8-78 Komplikationen während der Retention der korrigierten Eckzahnposition. A: Zu Beginn der Behandlung. Der Eckzahn ist retiniert und rotiert (imp). B: Nach der orthodontischen Korrektur wurde labial ein dreigliedriger Retainer aus 0,015 inch starkem Spiraldraht (SW) angeklebt. Nach einigen Monaten blieb der Patient 1 Jahr lang unkontrolliert. C: Bei der Kontrolluntersuchung nach 1 Jahr zeigte sich eine unerwartete Nebenwirkung (vgl. mit der initialen Rotation des Eckzahnes), die unerklärlich ist. Unserer Erfahrung nach läßt sich eine solche ungünstige Reaktion durch die Verwendung eines geringfügig dickeren Drahtes (etwa 0,020 inch), der beim Kleben absolut spannungsfrei sein muß und durch häufigere Kontrolluntersuchungen vermeiden.

während der letzten 5–6 Jahre dann hervorragend, wenn nach einem gründlichen und genauen Verfahren vorgegangen wurde; andernfalls können die Ergebnisse enttäuschend sein. Wir raten dringend davon ab, das technische Verfahren abkürzen zu wollen.

Weitere Anwendungsmöglichkeiten der Klebetechnik in der Kieferorthopädie

Die Adhäsivtechnik hat sich für zahlreiche andere, für den Kieferorthopäden interessante klinische Möglichkeiten als nützlich erwiesen:
Lückenhalter

Semipermanenter Einzelzahnersatz
Fixation nach Traumatisierung
Kunststoffaufbauten zum Ausgleich von Zahngröße und -form

Geklebte Lückenhalter

Vor einiger Zeit wurden einige Formen geklebter Lückenhalter beschrieben[8, 78, 101] und von unterschiedlich großen Kurzzeiterfolgen berichtet. Langzeitergebnisse mit diesen Apparaturen an größeren Patientenkollektiven sind nicht bekannt. Ähnlich gute Ergebnisse wie mit dem geklebten 3-3-Retainer finden sich bei Årtun und Marstrander[8], die die Langzeitbeständigkeit von 64 Lückenhaltern untersuchten, wobei sie Lückenhalter aus 0,032 inch starkem rundem Draht mit Schlau-

Weitere Anwendungsmöglichkeiten der Klebetechnik in der Kieferorthopädie

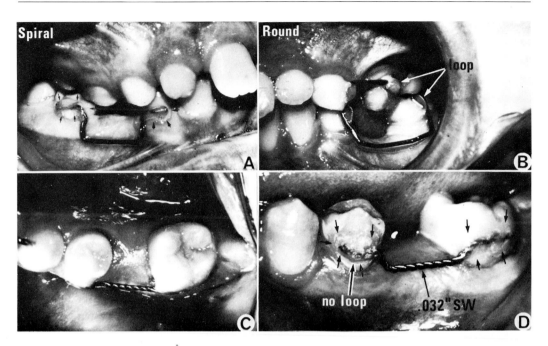

Abb. 8-79 Der in der Studie von Årtun und Marstrander verwendete geklebte Lückenhalter. In B ist er aus 0,032 inch starkem Runddraht gefertigt und weist Schlaufen an den Enden auf, während in A ein 0,032 inch Spiraldraht verwendet wurde. Man beachte das Utility-Design zur Minimalisierung okklusaler Interferenzen. C und D: Empfohlene Gestaltung eines geklebten Lückenhalters aus dickem (0,032 inch) Spiraldraht ohne Schlaufen. Die optimale Adhäsivmenge wird durch die kleinen Pfeile in D verdeutlicht.

fen an den Enden (Abb. 8-79A) und aus 0,032 inch Twistflex-Draht ohne Schlaufen (B), die beide mit einem abrasionsbeständigen Composite-Klebesystem (Concise) geklebt wurden, miteinander verglichen. Um den Einfluß von okklusalen Kräften zu reduzieren, wurde ein Utility-Bogen-Design gewählt. Obwohl die Mißerfolgsquote nach 6 Monaten bei der ersten Konstruktionsform signifikant höher war, lag sie bei der zweiten im Bereich von 10% (eine akzeptable Quote). Als Hauptgrund für diesen Unterschied wurde angenommen, daß der Spiraldraht eine zierlichere Konstruktion (und dadurch geringere okklusale Interferenzen) sowie eine individuellere Gestaltung erlaubte. Simonsen[101] berichtete über offensichtlich gute Erfolge mit lingual geklebten Lückenhaltern.
Weitere Untersuchungen von verschiedenen Konstruktionen labial oder lingual geklebter Lückenhalter sind jedoch erforderlich, bevor eines der Modelle für den klinischen Routinegebrauch allgemein empfohlen werden kann.

Geklebter Einzelzahnersatz

Wegen der allseits bekannten Problematik des festsitzenden Brückenersatzes bei jungen Patienten werden fehlende Frontzähne bei den meisten Kindern durch herausnehmbare Apparaturen, häufig in Form einer Kinderprothese, „spoon denture", ersetzt.[4] Solche Apparaturen können mitunter zu Schädigungen des Parodontiums führen und werden vom Patienten oft als lästig empfunden. Die Adhäsivtechnik bietet verschiedene Möglichkeiten zur kosmetisch besseren Lösung

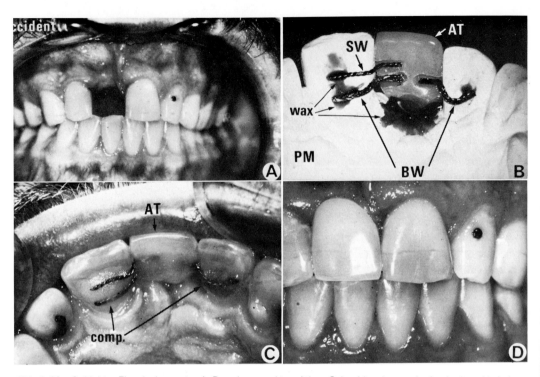

Abb. 8-80 Geklebter Einzelzahnersatz. *A:* Der obere rechte mittlere Schneidezahn wurde durch einen Verkehrsunfall verloren. *B:* Der Kunststoffzahn (AT) wird im Arbeitsmodell (PM) eingesetzt und provisorisch mit Klebewachs befestigt. Zwei geflochtene Drähte von 0,016 × 0,022 inch (BW) werden dem Verlauf des Gingivalsaums entsprechend an den Pfeilerzähnen befestigt, und ein runder Spiraldraht (0,020 inch) sorgt für zusätzliche Verankerung. Die Drähte werden mit Autopolymerisat an der Kunststoffkrone befestigt. *C:* Der Kunststoffzahn (AT) wird mit restaurativem Composite (comp) eingeklebt. *D:* Resultat. Der Zahnersatz ist etwas kürzer als der intakte linke mittlere Schneidezahn, um Überlastungen bei exzentrischen Unterkieferbewegungen zu vermeiden. (Mit freundlicher Genehmigung von J. Årtun.)

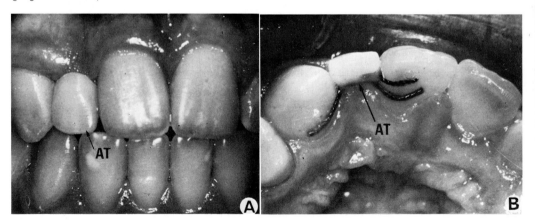

Abb. 8-81 Der geklebte Einzelzahnersatz ist vor allem bei fehlenden oberen seitlichen Schneidezähnen indiziert. Das technische Verfahren ist das gleiche wie in der Abb. 8-80.

Abb. 8-82 Zwei nicht angelegte obere seitliche Schneidezähne wurden semipermanent durch eine geklebte Brücke ersetzt. Die Kunststoffzähne (AT) wurden mit Composite geklebt. Diese Konstruktion erlaubt eine geringe physiologische Beweglichkeit der Zähne, die möglicherweise für die hervorragende Langzeitbeständigkeit der Klebeverbindungen verantwortlich ist. (Mit freundlicher Genehmigung von J. Årtun.)

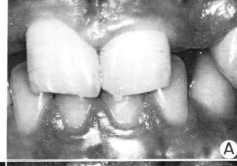
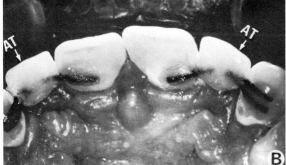
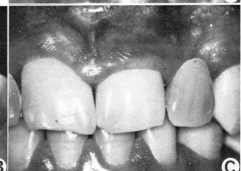

dieses Problems im Frontzahnbereich.[31, 88, 92] Denehy[31] veröffentlichte vor kurzem hervorragende Ergebnisse mit mehr als 250 Metallgußrestaurationen über einen Zeitraum von 7 Jahren. Die Fälle wurden offensichtlich so ausgewählt, daß die Restaurationen keinen oder nur geringen okklusalen Belastungen ausgesetzt waren. Bei okklusalem Kontakt wurden, vor allem bei Kindern, höhere Mißerfolgsraten beobachtet.[93] Die Verwendung der Adhäsivtechnik zum Befestigen von Metallgußrestaurationen wurde um einige Bereiche, einschließlich des Seitenzahnersatzes[108] und der Konturaufbauten[103, 106] erweitert. Thompson und Livaditis[108] entwickelten geätzte Gußstücke, um die Nachteile, die in der Natur der perforierten Retentionsflächen liegen, zu eliminieren und erzielten mit ihrer Klebetechnik für Gußbrücken im Seitenzahnbereich gute Kurzzeitergebnisse.

Eine billigere, einfachere und möglicherweise beständigere Alternative zum gegossenen Frontzahnersatz wurde von Årtun und Zachrisson* vorgestellt. Wir verwendeten Kunststoffzähne, in die wir zwei flexible geflochtene Vierkantdrähte (0,016 × 0,022 inch)* und einen runden Spiraldraht (0,0195 inch) einsetzten (Abb. 8-80). Unsere neuesten Erfahrungen deuten darauf hin, daß man beim Ersatz der fehlenden mittleren Schneidezähne dann bessere klinische Ergebnisse erhält, wenn vier geflochtene vierkantige Drähte genommen werden.** Die kurzfristigen Ergebnisse sind vielversprechend. Bei der Verwendung dieses Verfahrens zum Ersatz von mittleren oder seitlichen Schneidezähnen (Abb. 8-81 und 8-82) in einem unselektierten Patientengut, unabhängig vom Ausmaß des Überbisses, betrug die Mißerfolgsquote über 15 Monate nur 5%. Bei Bewegungen bestand kein Antagonistenkontakt mit dem Brückenzahn. Es wurden bei keinem der seitlichen Schneidezähne Lockerungen beobachtet. Plaque- und Parodontalindexwerte waren nach einem Jahr günstig, es bestand kein signifi-

* New technique for semipermanent replacement of missing incisors, Am. J. Orthod. 85:367, 1984.

* Ormco Corporation, Glendora, Calif.
** Mitteilung von Dr. Zachrisson im Juni '87 zur deutschsprachigen Ausgabe.

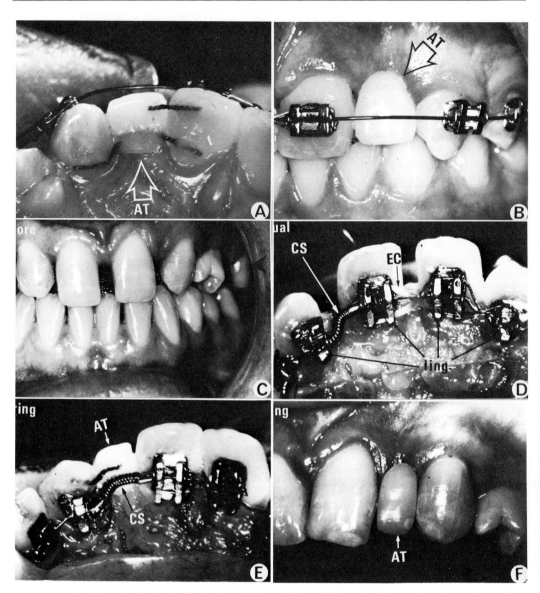

Abb. 8-83 Zwei Beispiele für den Indikationsbereich der geklebten Brücken im Rahmen der orthodontischen Behandlung. A und B: An die Stelle des nicht angelegten seitlichen Schneidezahnes wurde ein Kunststoffzahn (AT) eingesetzt, der durch Klebeverbindungen am mittleren Schneidezahn und dem Eckzahn befestigt wurde. Lückenschluß war nicht indiziert. C bis F: Präprothetische Orthodontie mit lingual geklebten Brackets. Zur Schließung des Diastema mediale wurde eine elastische Klebe (EC) und eine Druckfeder (CS) verwendet. Auf diese Weise wurde auch Platz für den Ersatz des seitlichen Schneidezahnes geschaffen. Auf Wunsch der Patientin wurde während der Behandlung ein Zahnersatz (AT) eingesetzt. (Die Lücke muß freilich weiter geöffnet und die Achsenneigung der Schneidezähne korrigiert werden.) Ein ähnliches Verfahren empfiehlt sich auch bei Fällen mit Prämolarenextraktion, die mit der Lingualtechnik behandelt werden.

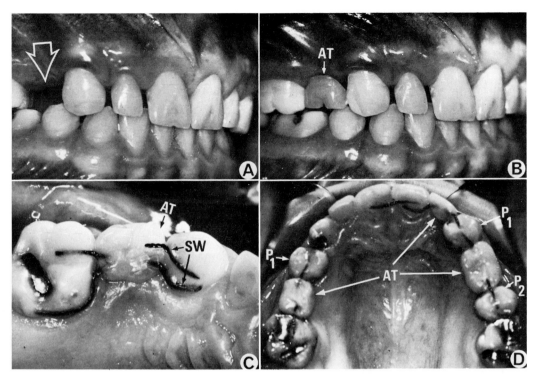

Abb. 8-84 Geklebter semipermanenter Einzelzahnersatz im Seitenzahnbereich. *A* bis *C:* Bei einem Patienten, bei dem rechts der 1. und 2. Prämolar fehlte, wurde ein Kunststoffzahn (AT) mit 4 Drähten an den Nachbarzähnen verankert (gleiches Verfahren wie in der Abb. 8-80). *D:* Bei diesem Patienten, bei dem mehrere Zähne nicht angelegt waren, wurden im Rahmen der orthodontischen Behandlung 3 künstliche Zähne (AT) im Front- und Seitenzahnbereich mit der Adhäsivtechnik eingesetzt. P_1 = 1. Prämolar; P_2 = 2. Prämolar.

kanter Unterschied zwischen den Pfeiler- und den Kontrollzähnen.

Diese Form der Prothetik bietet speziell für die Verwendung bei Kindern und Jugendlichen verschiedene Vorteile. Die klinische Krone des Pfeilerzahns kann kurz sein, da der flache, geflochtene Draht am Gingivalrand liegen muß, und der Runddraht auf die Seite gelegt werden kann, auf der er die Okklusion nicht stört. Wenn es nicht anders geht, kann eine solch störungsfreie Verankerung auch in Fällen mit tiefem Überbiß erzielt werden, indem eine kleine Furche in den Zahnschmelz eingeschliffen wird. Die Konstruktion erlaubt eine gewisse physiologische Mobilität, die wohl – zumindest teilweise – für hervorragende Haltbarkeit an den Klebestellen verantwortlich ist.

Besonders interessant ist dabei, daß diese Form des Zahnersatzes auch während der orthodontischen Behandlung verwendet werden kann (Abb. 8-83). Auch Eckzähne der 2. Prämolaren können als Pfeilerzähne dienen, wodurch die ästhetische Beeinträchtigung der Extraktionslücken von Prämolaren bei der Behandlung des erwachsenen Patienten mit „unsichtbaren" Lingualapparaturen vermieden werden kann (Abb. 8-83).

Zweifellos muß die Praxistauglichkeit dieser vielversprechenden Möglichkeiten zur Verwendung der Adhäsivtechnik beim guß- oder drahtverankerten Brückenersatz im Front- und Seitenzahn-

Klebetechnik in der Kieferorthopädie

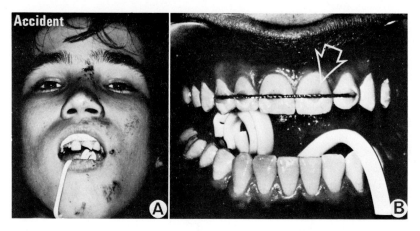

Abb. 8-85 Temporäre Fixation mehrerer gelockerter oberer Schneidezähne nach einem Unfall. Ein Spiraldraht wurde an 5 Zähne geklebt. Diese Methode ist einfach, unauffällig und sauber.

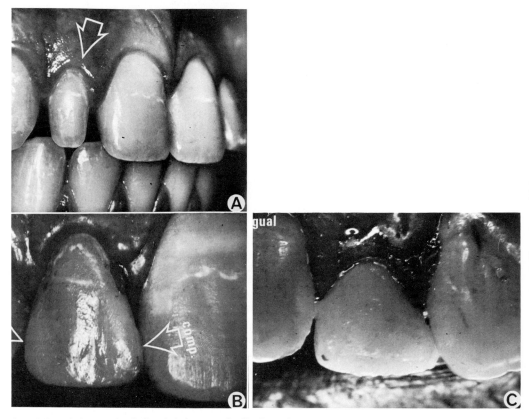

Abb. 6-86 *A:* Composite-Aufbau bei einem zapfenförmigen oberen seitlichen Schneidezahn (Pfeil). Mesial und distal wurde lichthärtendes Composite (comp) angefügt. *B:* Ansicht von labial und *C:* von lingual.

724

Weitere Anwendungsmöglichkeiten der Klebetechnik in der Kieferorthopädie

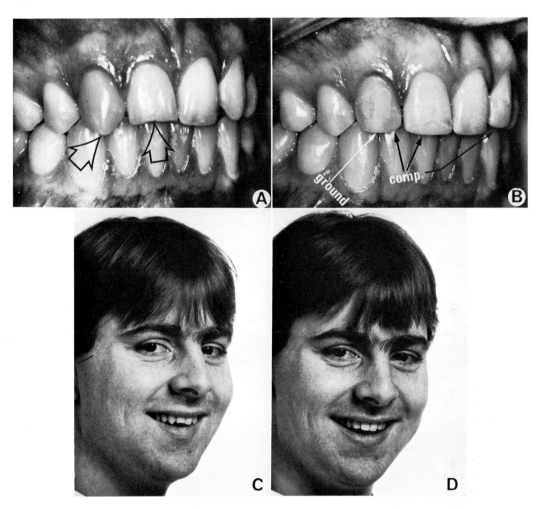

Abb. 8-87 Bei einem Patienten mit fehlenden seitlichen Schneidezähnen im Oberkiefer bewirkte der Composite-Aufbau eine Verbesserung des ästhetischen Gesamtbildes nach der orthodontischen Behandlung. *A:* Nach dem Lückenschluß. Die beiden Eckzähne und der beschädigte rechte mittlere Schneidezahn bieten kein schönes Bild (Pfeile). *B:* Die Eckzähne wurden beschliffen und die Mesialflächen der Eckzähne sowie die Schneidekante des mittleren Schneidezahnes durch Composite-Aufbauten ergänzt. *C* und *D:* Das Resultat dieses schnellen Verfahrens.

bereich (Abb. 8-84) sorgfältig überprüft werden. Wenn sie halten, was sie versprechen, müßten sie für die Klinik nahezu unbegrenzte neue Behandlungsmöglichkeiten für junge Patienten mit fehlenden Zähnen bieten.

Schienung traumatisierter Zähne

Das Ziel der Schienung ist, die traumatisierten Zähne zu stabilisieren, um die Heilung zu ermöglichen und weitere Schäden von Pulpa und Parodontium fernzuhalten. Für diesen Zweck gibt es verschiedene Schienungsverfahren[4] – einschließlich der Band-Kunststoff-Schienung, di-

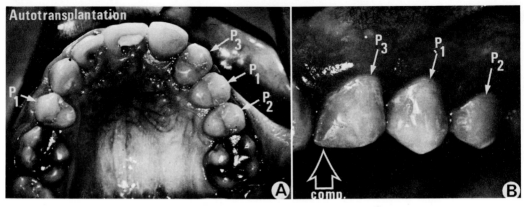

Abb. 8-88 Composite-Aufbau in einem Autotransplantationsfall. Ein Prämolar, der von der rechten in die linke Kieferhälfte (P_3) transplantiert wurde, wurde durch den mesialen Composite-Aufbau (comp) zu einem „seitlichen" Schneidezahn umgeformt.

rekten Verblockung mit Composite und der Schienung mit Hilfe von Brackets und einem Bogen – aber aus verschiedenen Gründen ist keine dieser Schienungen optimal.[90] Klinische Experimente mit verschiedenen direkt geklebten Drähten sind deshalb durchaus interessant. Kurzzeitstudien haben mit geklebten Plastikdrähten[5] und „dikken" (0,032 inch) Edelstahlspiraldrähten (*Bell* et al.*) klinische Erfolge aufgezeigt. Eine dieser Schienen ist in der Abb. 8-85 dargestellt. Geklebte halbrunde Bügel[4] sind hingegen kosmetisch weniger ansprechend.

Da der Trend auf diesem Gebiet zunehmend in Richtung eines weniger starren Verbundes geht (außer vielleicht bei Wurzelfrakturen), sollten sich die zukünftigen Untersuchungen auf die Verwendung dünner flexibler Retainer für diese Zwecke konzentrieren.

Composite-Aufbauten

Composite-Aufbauten auf nicht kariösen Zähne können während oder nach der kieferorthopädischen Behandlung indiziert sein als Alternative zur Überkronung von Einzelzähnen oder Zahngruppen, wenn eine Korrektur der Zahngröße bzw. -form nötig ist. Es gibt eine Reihe von Situationen, in denen die Composite-Aufbautechnik eine ästhetische Verbesserung des kieferorthopädischen Behandlungsergebnisses bedeutet, z. B. bei Vorhandensein besonders schmaler oberseitlicher Schneidezähne, sog. Zapfenzähne (Abb. 8-86) oder bei Eckzähnen, die an die Stelle der nicht angelegten seitlichen Schneidezähne gerückt wurden (Abb. 8-87). *Fields*[38] beschrieb vor kurzem die Möglichkeit, nach sorgfältiger Behandlungsplanung und Platzanalyse die Approximalflächen oberer Frontzähne mit Kunststoff aufzubauen, um dadurch die mesiodistale Breite dieser Zähne entsprechend zu vergrößern. An gleicher Stelle bespricht *Fields* auch die Vor- und Nachteile dieses Verfahrens.

Yankelson[116] und *Zachrisson*[122] konnten zeigen, daß sich bei oberen Eckzähnen, die als Ersatz für seitliche Schneidezähne dienen müssen, die Zahnform günstig verändern läßt durch entsprechende Positionierung des Zahnes, durch Beschleifen und Anfügen von Composite-Masse (Abb. 8-87). Gelegentlich müssen auch 1. Prämolaren, die an Stelle von Eckzähnen oder seitlichen Schneidezähnen eingeordnet wurden, mit Composite-Aufbauten[38] (Abb. 8-88) versehen werden.

* *Bell, O., Størmer, K.* und *Zachrisson, B.*: Ny metode for fiksering ar traumatiserte tenner, Nor. Tannlaege foren. Tid. 94 : 49, 1984.

Die zur Zeit auf dem Markt befindlichen Composites haben hinsichtlich ihrer langfristigen Verfärbungs- und Verschleißeigenschaften immer noch einige Mängel. Die lichthärtenden Kunststoffe scheinen farbbeständiger zu sein als die autopolymerisierenden Kunststoffe. Es ist jedoch anzunehmen, daß in den kommenden Jahren bessere Composites entwickelt werden. Da Composite Aufbauten reversibel und ohne Verletzung von Zahnstrukturen anzubringen sind, bedeuten sie eine attraktive Alternative bei der Behandlung junger Patienten.

Zusammenfassung

Das vorliegende Kapitel legt den neuesten Stand der Säureätz- und Klebetechnik in der Kieferorthopädie dar. In vier Abschnitten werden das Kleben von Brackets, die Entfernung von Brackets, die Differentialretention mit geklebten Retainern und weitere Anwendungsmöglichkeiten der Klebetechnik in der Kieferorthopädie (Lückenhalter, Einzelzahnersatz, Fixierung traumatisierter Zähne, Kunststoffaufbauten) beschrieben. Der Schwerpunkt liegt auf der *klinischen* Anwendung, wobei versucht wird, die klinischen Empfehlungen auf wissenschaftlichen Informationen, sofern solche Daten vorhanden sind, sowie auf meinen eigenen klinischen Erfahrungen aufzubauen.

Literatur

1. *Aguirre, M. J., G. J. King* und *J. M. Waldron*
Assessment of bracket placement and bond strength when comparing direct bonding to indirect bonding techniques, Am. J. Orthod. 82:269, 1982.
2. *Alexander, M., R. G. Alexander, J. C. Gorman* et al.
Lingual orthodontics. A status report, J. Clin. Orthod. 16:255, 1982.
3. *Alexander, C. M., J. D. Jacobs* und *D. C. Turpin*
Disease control in an orthodontic practice, Am. J. Orthod. 71:79, 1977.
4. *Andreasen, J. O.*
Traumatic injuries of the teeth, ed. 2, Philadelphia, 1981, W. B. Saunders Co.
5. *Antrim, D. D.* und *J. S. Ostrowski*
A functional splint for traumatized teeth, J. Endod. 8:328, 1982.
6. *Arakawa, V., Y, Takahashi* und *M. Sebata*
The effect of acid etching on the cervical region of the buccal surface of the human premolar, with special reference to direct bonding techniques, Am. J. Orthod. 76:201, 1979.
7. *Årtun, J.* und *S. Bergland*
Clinical trials with crystal growth conditioning as an alternative to acid-etch pretreatment, Am. J. Orthod. 85:333, 1984.
8. *Årtun, J.* und *P. B. Marstrander*
Clinical efficiency of two different types of direct bonded space maintainers, J. Dent. Child. 50:197, 1983.
9. *Årtun, J.* und *B. U. Zachrisson*
Improving the handling properties of a composite resin for direct bonding, Am. J. Orthod. 81:269, 1982.
10. *Belostoky, L.*
„Cure-on-touch" bonding with a preloaded bracket delivery system, J. Clin. Orthod. 16:450, 1982.
11. *Benvenga, M. N.*
Clinical evaluation of bonded orthodontic retainers, Ortodontia 13:46, 1980.
12. *Björk, A.*
Prediction of mandibular growth rotation, Am. J. Orthod. 55:585, 1969.
13. *Brandt, S., J. M. Servoss* und *K. B. Persily*
Atropine sulphate – an effective antisialogogue, J. Clin. Orthod. 15:629, 1981.
14. *Brännström, M., O. Malmgren* und *K. J. Nordenvall*
Etching of young permanent teeth with an acid gel, Am. J. Orthod. 82:379, 1982.
15. *Brännström, M., K. J. Nordenvall* und *O. Malmgren*
The effect of various pretreatment methods of the enamel in bonding procedures, Am. J. Orthod. 74:522, 1978.
16. *Brobakken, B. O.* und *B. U. Zachrisson*
Abrasive wear of bonding adhesives: studies during treatment and after bracket removal, Am. J. Orthod. 79:134, 1981.
17. *Buchman, D. J.*
Effects of recycling on metallic direct bond orthodontic brackets, Am. J. Orthod. 77:654, 1980.
18. *Buonocore, M. G.*
A simple method of increasing the adhesion of acrylic filling materials to enamel surface, J. Dent. Res. 34:849, 1955.
19. *Buonocore, M. G.*
Adhesives in the prevention of caries, J. Am. Dent. Assoc. 87:1000, 1973.
20. *Buonore, G M.* und *J. C. Vezin*
Orthodontic fluoride protection, J. Clin. Orthod. 14:321, 1980.
21. *Burapavong, V., G. W. Marshall, D. A. Apfel* und *H. T. Perry*

Enamel surface characteristics on removal of bonded orthodontic brackets, Am. J. Orthod. 74:176, 1978.
22. *Buzzitta, V. A. J., S. E. Hallgren* und *J. M. Powers*
Bond strength of orthodontic direct-bonding cement-bracket systems as studied in vitro, Am. J. Orthod. 81:87, 1982.
23. *Carter, R. N.*
Salivary control, J. Clin. Orthod. 15:562, 1981.
24. *Caspersen, I.*
Residual acrylic adhesive after removal of plastic orthodontic brackets. A scanning electron microscopic study, Am. J. Orthod. 71:673, 1977.
25. *Ceen, R. F.* und *A. J. Gwinnett*
Indelible iatrogenic staining of enamel following debonding, J. Clin. Orthod. 14:713, 1980.
26. *Ceen, R. F.* und *A J. Gwinnett*
Microscopic evaluation of the thickness of sealants used in orthodontic bonding, Am. J. Orthod. 78:623, 1980.
27. *Ceen, R. F.* und *A. J. Gwinnett*
White spot formation associated with sealants used in orthodontics, Pediatr. Dent. 3:174, 1981.
28. *Chan, K. C.* und *G. F. Andreasen*
Conservative retention for spaced maxillary central incisors, Am. J. Orthod. 67:324, 1975.
29. *Clark, J. D.* und *J. K. Williams*
The management of spacing in the maxillary incisor region, Br. J. Orthod. 5:35, 1978.
30. *Clark, J. R.*
Oral hygiene in the orthodontic practice: motivation, responsibilities, and concepts, Am. J. Orthod. 69:72, 1976.
31. *Denehy, G. E.*
Cast anterior bridges utilizing composite resin, Pediatr. Dent. 4:44, 1982.
32. *Diedrich, P.*
Enamel alterations from bracket bonding and debonding. A study with the scanning electron microscope, Am. J. Orthod. 79:500, 1981.
33. *Eade, P.*
A modified direct bond lingual retainer technique, Br. J. Orthod. 7:125, 1980.
34. *Eames, W. G., L. B. Rogers, P. R. Feller* und *W. R. Price*
Bonding agents for repairing porcelain and gold. An evaluation, Oper. Dent. 2:118, 1977.
35. *Evans, C. A.* und *H. A. Shaff*
Acid-etch technique adapted for splinting of anterior teeth. A report of marked root resorption, Am. J. Orthod. 71:317, 1977.
36. *Fehr, F. R., H. Löe* und *E. Theilade*
Experimental caries in man, Caries Res. 4:131, 1970.
37. *Fejerskov, O., A. Thylstrup* und *M. Joost Larsen*
Rational use of fluorides in caries prevention. A concept based on possible cariostatic mechanisms, Acta Odontol. Scand. 39:241, 1981.
38. *Fields, H. W.*
Orthodontic-restorative treatment for rlative mandibular anterior excess tooth size problems, Am. J. Orthod. 78:176, 1981.
39. *Fields, H. W.*
Bonded resins in orthodontics, Pediatr. Dent. 4:51, 1982.
40. *Fredericks, H. E.*
Mutagenic potential of orthodontic bonding materials, Am. J. Orthod. 80:316, 1981.
41. *Fujita, K.*
Multilingual-bracket and mushroom arch wire technique, Am. J. Orthod. 83:120, 1982.
42. *Gazit, E.* und *M. A. Lieberman*
An esthetic and effective retainer for lower anterior teeth, Am. J. Orthod. 70:91, 1976.
43. *Ghasseim-Tary, B.*
Direct bonding to porcelain: an in vitro study, Am. J. Orthod. 76:80, 1979.
44. *Gorelick, L.*
Bonding – the state of the art. A national survey, J. Clin. Orthod. 13:39, 1979.
45. *Gorelick, L., A. M. Geiger* und *A. J. Gwinnett*
Incidence of white spot formation after bonding and banding, Am. J. Orthod. 81:93, 1982.
46. *Gwinnett, A. J.*
The bonding of sealants to enamel, J. Am. Soc. Prev. Dent. 3:21, 1973.
47. *Gwinnett, A. J.,* und *R. F. Ceen*
An ultraviolet photographic technique for monitoring plaque during direct bonding procedures, Am. J. Orthod. 73:178, 1978.
48. *Gwinnett, A. J.,* und *L. Gorelick*
Microscopic evaluation of enamel after debonding, Am. J. Orthod. 71:651, 1977.
49. *Haas, A. J.*
Long-term posttreatment evaluation of rapid palatal expansion, Angle Orthod. 50:189, 1980.
50. *Hixson, M. E., W. A. Brantley, J. J. Pincsak* und *J. P. Conover*
Changes in bracket slot tolerance following recycling of direct-bond metallic orthodontic appliances, Am. J. Orthod. 81:447, 1982.
51. *Hocevar, R. A.*
Direct bonding metal brackets with the Concise-Enamel bond system, J. Clin. Orthod. 11:473, 1977.
52. *Hollender, L.* und *G. Koch*
Effect of local application of fluoride on initial demineralization of the buccal surface of maxillary incisors, Swed. Dent. J. 69:1, 1976.
53. *Jassem, H. A., D. H. Retief* und *H. C. Jamison*
Tensile and shear strengths of bonded and re-

Literatur

bonded orthodontic attachments, Am. J. Orthod. 79:661, 1981.

54. *Jenkins, C. B. G.*
Etch-retained anterior pontics. A 4-year study, Br. Dent. J. 144:206, 1978.

55. *Jensen, J. L.*
Personal communication.

56. *Kaswiner, B.*
A new method of retention, J. Clin. Orthod. 7:744, 1973.

57. *Kelly, V. M.*
JCO interviews: Dr. Vincent M. Kelly on lingual orthodontics, J. Clin. Orthod. 16:461, 1982.

58. *Laag, B.*
Retention-fixering med emaljbundet plasmaterial, Tandlakartidn. 69:1083, 1977.

59. *Lindhe, J. und S. Nyman*
The role of occlusion in periodontal disease and the biological rationale for splinting in treatment of periodontics, Oral Sci. Rev. 10:11, 1977.

60. *Lubit, E. C.*
The bonded lingual retainer, J. Clin. Orthod. 13:311, 1979.

61. *Maijer, R. und D. C. Smith*
A new surface treatment for bonding, J. Biomed. Mat. Res. 13:975, 1979.

62. *Maijer, R. und D. C. Smith*
Variables influencing the bond strength of metal orthodontic bracket bases, Am. J. Orthod. 79:20, 1981.

63. *Maijer, R. und D. C. Smith*
Corrosion of orthodontic bracket bases, Am. J. Orthod. 81:43, 1982.

64. *Malmgren, O. und L. Medin*
Överkänslighetsreaktioner vid användning av bondingmaterialer inom ortodontivård, Tandlakartidn. 73:544, 1981.

65. *Mannerberg, F.*
Appearance of tooth suface, Odontol. Rev., vol. 11 (Suppl. 6), 1960.

66. *Mascia, V. E. und S. R. Chen*
Shearing strengths of recycled direct-bonding brackets, Am. J. Orthod. 82:211, 1982.

67. *Miura, F., K. Nakagawa und E. Masuhara*
New direct bonding system for plastic brackets, Am. J. Orthod. 59:350, 1971.

68. *Mizrahi, E.*
Enamel demineralization following orthodontic treatment, Am. J. Orthod. 82:62,1982.

69. *Mizrahi, E. und D. C. Smith*
Direct cementation of orthodontic brackets to dental enamel, Br. Dent. J. 127:371, 1969.

70. *Mjör, I. A.*
Histologic studies of human coronal dentine following cavity preparations and exposure of ground facets in vivo, Arch. Oral Biol. 12:247, 1967.

71. *Mjör, I. A. und E. Kvam*
Dental pulp reactions following the exposure of coronal dentine in vivo, Acta Odontol, Scand. 27:145, 1969.

72. *Moin, K. und I. L. Dogon*
Indirect bonding of orthodontic attachment, Am. J. Orthod. 72:261, 1977.

73. *Newman, G. V.*
Expoxy adhesives for orthodontic attachments. Progress report, Am. J. Orthod. 51:901, 1965.

74. *Newman, G.*
A posttreatment survey of direct bonding of metal brackets, Am. J. Orthod. 74:197, 1978.

75. *Nordenvall, K. J., M. Brännström und O. Malmgren*
Etching of deciduous teeth and young and old permanent teeth. A comparison between 15 and 60 seconds of etching, Am. J. Orthod. 78:99, 1980.

76. *Nyman, S. und J. Lindhe*
Persistent tooth hypermobility following completion of periodontal treatments, J. Clin. Periodontol. 3:81, 1976.

77. *Paige, S. F.*
A. lingual light-wire technique, J. Clin. Orthod. 16:534, 1982.

78. *Palmer, M. E.*
Bonded space maintainers, J. Clin. Orthod. 13:176, 1979.

79. *Pameijer, C. H. und R. E. Stallard*
The fallacy of polishing composite restorations, Dent. Survey 49:33, 1973.

80. *Prevost, A. P., J. L. Fuller und L. C. Peterson*
The use of an intermediate resin in the acid etch procedure: retentive strength, microleakage, and failure mode analysis, J. Dent. Res. 61:412, 1982.

81. *Pus, M. D. und D. C. Way*
Enamel loss due to orthodontic bonding with filled and unfilled resins using various clean-up techniques, Am. J. Orthod. 77:269, 1980.

82. *Ravn, J. J.*
Follow-up study of permanent incisors with enamel cracks as a result of an acute trauma, Scand. J. Dent. Res. 89:117, 1981.

83. *Reinhardt, J. W., G. E. Denehy und K. C. Chan*
Acid-etch bonded cast orthodontic retainers, Am. J. Orthod. 75:138, 1979.

84. *Retief, D. H.*
Failure at the dental adhesive-etched enamel interface, J. Oral Rehabil. 1:265, 1974.

85. *Retief, D. H. und F. R. Denys*
Finishing of enamel surfaces after debonding of orthodontic attachments, Angle Orthod. 49:1, 1979.

86. *Reynolds, I. R.*
A review of direct orthodontic bonding, Br. J. Orthod. 2:171, 1975.

87. *Ricketts, R. M., R. W. Bench, C. F. Gugino* et al.
Bioprogressive therapy, Denver, 1979, Rocky Mountain/Orthodontics.
88. *Rochette, A. L.*
Attachment of splint to enamel of lower anterior teeth, J. Prosthet. Dent. 30:418, 1973.
89. *Rölla, G.*
Effects of fluoride on initiation of plaque formation, Caries Res. 11:243, 1977.
90. *Rosenberg, S.*
A new method for stabilization of periodontally involved teeth, J. Periodontal. 51:469, 1980.
91. *Ruyter, I. E.* und *H. Øysaed*
Conversion in different depths of ultraviolet and visible light activated composite materials, Acta Odontol. Scand. 40:179, 1982.
92. *Scheer, B.* und *L. M. Silverstone*
Replacement of missing anterior teeth by etched retained bridges, J. Int. Assoc. Dent. Child. 6:17, 1975.
93. *Shaw, M. J.* und *W. M. Tay*
Clinical performance of resinbonded cast metal bridges (Rochette bridges), Br. Dent. J. 152:378, 1982.
94. *Sheykholeslam, Z.* und *S. Brandt*
Some factors affecting the bonding of orthodontic attachments to tooth surface, J. Clin. Orthod. 11:734, 1977.
95. *Silverman, E.* und *M. L. Cohen*
The twenty minute full strap up, J. Clin. Orthod. 10:764, 1976.
96. *Silverman, E., M. Cohen, A. A. Gianelly* und *V. S. Dietz*
A universal direct bonding system for both metal and plastic brackets, Am. J. Orthod. 62:236, 1972.
97. *Silverstone, L. M.*
Fissure sealants. Laboratory studies, Caries Res. 8:2, 1974.
98. *Silverstone, L. M.*
The acid etch technique: in vitro studies with special reference to the enamel surface and the enamel-resin interface. In Silverstone, L. M., and Dogon, L., editors: Proceedings of an international symposium on the acid etch technique, St. Paul, 1975, North Central Publishing Co.
99. *Silverstone, L. M.*
Remineralization phenomena, Caries Res. 11:59, 1977.
100. *Silverstone, L. M.*
The effect of fluoride in the remineralization of enamel caries and caries-like lesions in vitro, J. Public Health Dent. 42:42, 1982.
101. *Simonsen, R. J.*
Space maintenance utilizing acid etch bonding, Dent. Survey 54:27, 1978.
102. *Smaha, C. N.* und *E. D. Voth*
A positioning device for direct bracket attachment, Am. J. Orthod. 62:394, 1972.
103. *Stephens, C. D.,* und *C. B. G. Jenkins*
Crown modification using composite resin to achieve incisor overbite, Br. J. Orthod. 4:121, 1977.
104. *Stoller, N. H.* und *P. A. Green*
A comparison of a composite restorative material and wire ligation as methods of stabilizing excessively mobile mandibular anterior teeth, J. Periodontol. 52:451, 1981.
105. *Ten Cate, J. M.* und *J. Arends*
Remineralization of artificial enamel lesions in vitro, Caries Res. 11:277, 1977.
106. *Thayer, K. E.* und *A. Doukoudakis*
Acid-etch canine riser occlusal treatment, J. Prosthet. Dent. 46:149, 1981.
107. *Thomas, R. G.*
Indirect bonding. Simplicity in action, J. Clin. Orthod. 13:93, 1979.
108. *Thompson, V. P.* und *G. J. Livaditis*
Etched casting acid etch composite bonded posterior bridges, Pediatr. Dent. 4:38, 1982.
109. *Thompson, R. E.,* und *D. C. Way*
Enamel loss due to prophylaxis and multiple bonding/debonding of orthodontic attachments, Am. J. Orthod. 79:282, 1981.
110. *Thompson, I. R., E. G. Miller* und *W. H. Bowles*
Leaching of unpolymerized materials from orthodontic bonding resin, J. Dent. Res. 61:989, 1982.
111. *Tirtha, R., P. L. Fan, J. B. Dennison* und *J. M. Powers*
In vitro depth of cure of photo-activated composites, J. Dent. Res. 61:1184, 1982.
112. *Tuverson, D. L.*
Anterior interocclusal relations, Am. J. Orthod. 78:361, 1980.
113. *Waerhaug, J.*
Tissue reaction to metal wires in healthy gingival pockets, J. Periodontol. 28:239, 1957.
114. *Wertz, R. A.*
Beginning bonding – state of the art, Angle Orthod. 50:245, 1980.
115. *White, L. W.*
Effective saliva control for orthodontic patients, J. Clin. Orthod. 9:648, 1975.
116. *Yankelson, M.*
Altering canines to resemble lateral incisors: A new technique, J. Int. Assoc. Dent. Child. 4:39, 1973.
117. *Zachrisson, B. U.*
Oral hygiene for orthodontic patients. Current concepts and practical advice, Am. J. Orthod. 66:487, 1974.

118. *Zachrisson, B. U.*
The acid etch technique in orthodontics: clinical studies. In Silverstone, L. M., and Dogon, L., editors: Proceedings of an international symposium on the acid etch technique, St. Paul, 1975, North Central Publishing Co.

119. *Zachrisson, B. U.*
Fluoride application procedures in orthodontic practice. Current concepts, Angle Orthod. 44:72, 1975.

120. *Zachrisson, B. U.*
Clinical experience with direct-bonded orthodontic retainers, Am. J. Orthod. 71:440, 1977.

121. *Zachrisson, B. U.*
A posttreatment evaluation of direct bonding in orthodontics, Am. J. Orthod. 71:173, 1977.

122. *Zachrisson, B. U.*
Improving orthodontic results in cases with maxillary incisors missing, Am. J. Orthod. 73:274, 1978.

123. *Zachrisson, B. U.*
Differential retention with bondet retainers, Pac. Coast Soc. Orthod. Bull 51:62, 1979.

124. *Zachrisson, B. U.*
The bonded lingual retainer and multiple spacing of anterior teeth, J. Clin. Orthod. 17:838, 1983.

125. *Zachrisson, B. U.* und *J. Årtun*
Enamel surface appearance after various debonding techniques, Am. J. Orthod. 75:121, 1979.

126. *Zachrisson, B. U.* und *B. O. Brobakken*
Clinical comparison of direct versus indirect bonding with different bracket types and adhesives, Am. J. Orthod. 74:62, 1978.

127. *Zachrisson, B. U., E. Heimgard, I. E. Ruyter* und *I. A. Mjör*
Problems with sealants for bracket bonding, Am. J. Orthod. 75:641, 1979.

128. *Zachrisson, B. U.* und *I. A. Mjör*
Remodelling of teeth by grinding, Am. J. Orthod. 68:545, 1975.

129. *Zachrisson, B. U., Ø. Skogan* und *S. Høymyhr*
Enamel cracks in debonded, debanded, and orthodontically untreated teeth, Am. J. Orthod. 77:307, 1980.

130. *Zachrisson, B. U.* und *S. Zachrisson*
Caries incidence and oral hygiene during orthodontic treatment, Scand. J. Dent. Res. 79:394, 1971.

131. *Zachrisson, B. U.* und *S. Zachrisson*
Caries incidence and orthodontic treatment with fixed appliances, Scand, J. Dent. Res. 79:183, 1971.

Kapitel 9

Die Edgewise-Apparatur

John T. Lindquist

Entstehung und Weiterentwicklung

Die Edgewise-Apparatur entstand als letzter und größter Beitrag Edward H. *Angles* zur Orthodontie, nachdem er bereits fast sein ganzes Leben der Entwicklung orthodontischer Apparaturen gewidmet hatte.[5] Wie nicht anders zu erwarten ist, widerspiegelt sich in ihrem mechanischen Funktionsprinzip (wie bei jeder anderen kieferorthopädischen Behandlungsapparatur oder sog. „Behandlungssystem") die Philosophie des Erfinders. Als *Angle* die Apparatur Frederick *Noyes*, seinem einstigen Studenten und mittlerweile Kollegen beschrieb, drückte er sich etwa folgendermaßen aus: „Alles, was man damit machen kann, ist den Zahn zu drücken, ziehen oder zu drehen. Diese Apparatur ist so gut, wie ich sie nur machen kann. Ich habe sie Ihnen gegeben, nun benützen Sie sie in Gottes Namen auch!"
Die Edgewise-Apparatur wurde entwickelt, um dem Kieferorthopäden zu ermöglichen, die Zähne nach *Angles* Konzept der „Okklusionslinie" entsprechend einzuordnen, per definition:
Die Linie, mit der die Zähne, in Form und Position je nach Typ, in Harmonie sein müssen, wenn sie in der normalen Okklusion stehen.[3]
Angle war der Überzeugung, daß es nur eine echte Okklusionslinie geben kann, die mit der architektonischen Linie, auf die das dentale System aufgebaut wurde, identisch sein muß. Diese ideale Linie sollte nicht nur die Länge, Breite und jeweilige Krümmung der Zahnbögen, sondern auch die Größe und die Besonderheit jedes einzelnen Zahnes, Höckers und jeder Neigung, aus denen sich diese Bögen zusammensetzen, bestimmen.
An einer anderen Stelle schrieb er in seinem Buch[3]: ...das Beste, das der Kieferorthopäde tun kann, ist, die normalen Relationen der Zähne sicherzustellen und die allgemeine Bogenform zu korrigieren, wobei die feineren Angleichungen an die individuelle typenspezifische Form den Kräften der Natur überlassen werden soll, die in jedem Fall am Ende obsiegen müssen.
Die Entstehung dieser Apparatur und ihre Gebrauchsempfehlung läßt sich am besten anhand der früheren Apparaturen *Angles* zurückverfolgen.[3]

Angles „E"-Bogen

Der einfache „E"-Bogen (Abb. 9-1), der ursprünglich für Kippungen der Zahnkrone verwendet wurde, bildete den Anfang der langen Reihe von *Angles* Apparaturen. Bei diesem Gerät wurde erstmals das Prinzip der stationären Verankerung bzw. körperlichen Kontrolle der Sechsjahrmolaren angewandt, die mit Schraubbändern versehen waren. Der Expansionsbogen endete beidseits in einem Gewindeteil, das mit den Zugschrauben auf der bukkalen Seite der Molarenbänder verbunden wurde.

Pin-and-Tube-Apparatur

Als sich *Angle* über die Nachteile des ersten Gerätes bewußt wurde, begann er ein Instrument zur individuellen Zahnkontrolle zu entwickeln. Die Pin-and-Tube-Apparatur (Abb. 9-2), mit der sich die Zahnwurzeln in die richtige axiale Relation zu den Kronen bringen ließen, war eine logische Fortführung seines Konzeptes. Bei dieser Apparatur verwendete *Angle* erstmals ein Bracket und benutzte Bänder an den meisten Zähnen. Trotz der theoretischen Vielfältigkeit dieses Systems ergaben sich in der Praxis Schwierigkeiten bei der Handhabung. *Noyes* bemerkte, daß die Pin-and-

Die Edgewise-Apparatur

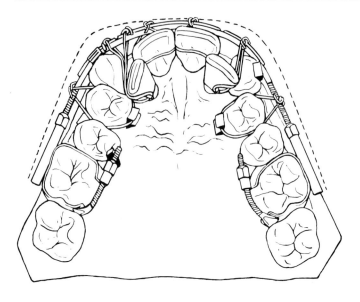

Abb. 9-1 Bei seinem universellen Expansionsbogen verwendete *Angle* einen Labialbogen mit Schraubgewinden, und Ligaturen, um damit die Zähne an den Bogen zu ziehen.

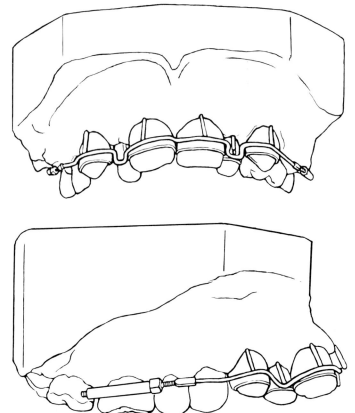

Abb. 9-2 Bei der von *Angle* entwickelten Pin-and-Tube-Apparatur steckten Stiftchen, die dem Labialbogen aufgelötet waren, in Röhrchen, die den einzelnen Zahnbändern aufgelötet waren. Man beachte beim Labialbogen die Schraubgewinde zur Expansion.

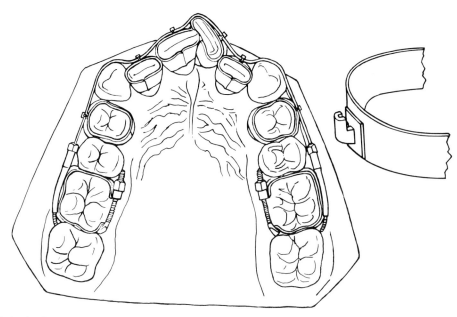

Abb. 9-3 Mit *Angles* Bandbogenapparatur wurden erstmals echte Brackets auf den einzelnen Zähnen verwendet (siehe Detailvergrößerung). Der Bandbogen wurde durch Stiftchen an den Brackets zusammengehalten.

Tube-Apparatur, um Parallelität zwischen Pins und Röhrchen auf dem Bogen zu bekommen, so große technische Ansprüche stellte, daß es nur wenigen gelingen würde, diese Methode zu beherrschen. Das bei jedem Nachstellen fällige An- und Ablöten der Pins war äußerst zeitraubend. Am schwierigsten waren mit dieser Geräteform Rotationskorrekturen durchzuführen.

Bandbogenapparatur

Die Bandbogenapparatur (Abb. 9-3), die 1915 vorgestellt wurde, bildete den nächsten Schritt in der Entwicklung der Zahnregulierungsgeräte. Sie war die erste orthodontische Apparatur, in der ein wirkliches Bracket als solches verwendet wurde (die Röhrchen der Pin-and-Tube-Apparatur waren im Grunde nicht als Brackets zu bezeichnen). Dieses Gerät stellt unbestreitbar einen großen Fortschritt dar und zeugt von der Genialität *Angles*, denn nicht zuletzt baut die Lightwire-Technik des Australiers P. *Raymond Begg*[6] auf diesem Bracket

auf. *Begg* und seine Mitarbeiter modifizierten es nur geringfügig. Sowohl bei der *Begg*-Apparatur als auch bei dem Bandbogen wird der Bogen mit einem Stift am Bracket befestigt.

Einer der größten Vorteile der Bandbogenapparatur ist die Leichtigkeit, mit der sich Rotationskorrekturen durchführen lassen. Sie bietet außerdem Kontrolle über bukkolinguale und labiolinguale Bewegungen und ermöglicht inzisogingivale sowie okklusogingivale Bewegungen. Der größte Nachteil des Gerätes in der ursprünglichen Form war die Schwierigkeit, mesiodistale Achsenbewegungen zu bekommen. Die Tatsache, daß Distalkippungen der Seitenzähne undurchführbar waren, erwies sich als ein ernstes Handicap. Wie die Erfahrung darüber hinaus lehrte, reichte die Größe des Bandbogens selbst nicht aus, um die zur Verankerung der Seitenzähne erforderliche Stabilität zu gewährleisten. Außerdem ist anzumerken, daß die ursprüngliche Bandbogentechnik, wie sie von *Angle* entwickelt wurde, nicht für Extraktionsfälle gedacht war. Dadurch unterscheidet sie sich vom heutigen Einsatz der Bandbogen-

Die Edgewise-Apparatur

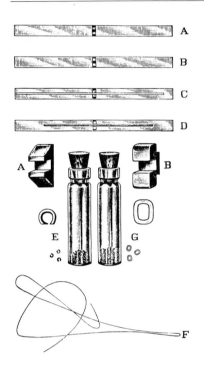

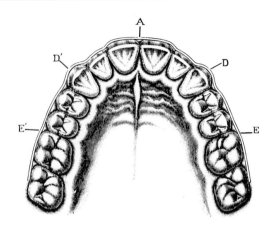

Abb. 9-5 Oberer Zahnbogen mit einem den Konturen der labialen und bukkalen Zahnflächen angepaßten Bogen. (Aus *Angle, E. H.*: Dent. Cosmos 70:1143, 1928.)

Abb. 9-4 Die ursprünglichen Edgewise-Brackets, einschließlich des veralteten flügellosen Brackets (A), Unterlegscheiben, Ösen und einem Ligaturdraht. (Aus *Angle, E. H.*: Dent. Cosmos 70:1143, 1928.)

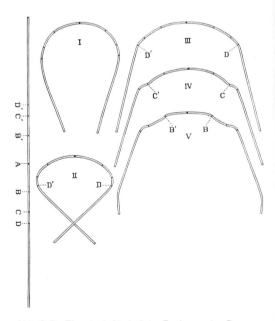

brackets bei der *Begg*-Technik, die sowohl in Extraktions- als auch in Nichtextraktionsfällen angewandt wird.

Edgewise-Apparatur
Angles jahrelange Versuche und Bemühungen um eine Konstruktionsform, die es erlaubte, die Zähne an ihre „Okklusionslinie" einzuordnen,

Abb. 9-6 Einzelschritte bei der Fertigung des Bogens. (Aus *Angle, E. H.*: Dent. Cosmos 70:1143, 1928.)

fanden in der Edgewise-Apparatur ihren krönenden Abschluß. Die mechanische Grundkomponente war ein Metallbracket mit einem rechteckigen Schlitz, ursprünglich in der Größe von 0,022 × 0,028 inch (0,55 × 0,7 mm).
Die Abb. 9-4 zeigt die Originalform dieses Brakkets. Der rechteckige Schlitz nahm einen Vierkantbogen von 0,022 × 0,28 inch (0,55 × 0,7 mm) auf, der hochkant in das Bracket gelegt wurde. Von dieser Hochkantstellung leitet sich auch die Bezeichnung Edgewise-Apparatur ab (Edgewise = hochkant). Die Einzigartigkeit dieser Konstruktion bestand darin, daß durch die Führung des Vierkantbogens in den Vierkantbrackets Torque-Kräfte auf den Bogen übertragen und somit die Achsenneigungen der Zähne kontrolliert werden konnten. Die Apparatur ermöglichte mit einem einzigen Bogen Zahnbewegungen in allen drei Raumebenen. Um die Zähne an die „Okklusionslinie" bringen zu können, mußte der Bogen die angestrebte Idealform aufweisen und für jeden einzelnen Zahn die gewünschte Biegung bzw. den Torque erhalten.

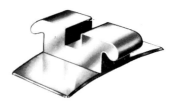

Abb. 9-7 Grundform des heute verwendeten Edgewise-Brackets.

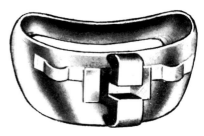

Abb. 9-8 Einfache Frontzahn-Edgewise-Brackets mit auf das Band geschweißten Ösen.

Eine Darstellung aus *Angles* Originalarbeit[4], in der er die Edgewise-Apparatur beschrieb (Abb. 9-5), verdeutlicht, wie er zu seinem Konzept der idealen Bogenform gelangte. Wenn ein Bogen in Brackets mit gleich tiefen Schlitzen gelegt wird, muß er die Umrißform der bukkalen und labialen Zahnflächen annehmen. *Angle* ging weiter und beschrieb das Biegen dieser Bögen (Abb. 9-6), die mit der regelrechten Bogenform, Gestalt und Verwindung als „ideal" bezeichnet wurden. Es darf nicht unerwähnt bleiben, daß *Angle* für die frühen Behandlungsphasen auch die Verwendung von runden Bogendrähten mit kleinerem Durchmesser empfahl.
Im Lauf der Jahre erfuhr das Grundgerät verschiedene Veränderungen und Modifikationen. Die Brackets wurden viele Male modifiziert (Abb. 9-7). Goldlegierungen wurden nur in den ersten Jahren für den Bogen verwendet. Obwohl *Angle* die Edgewise-Apparatur nur für die extraktionsfreie Behandlung geplant hatte, erwiesen sich die mechanischen Prinzipien seiner ursprünglichen Theorie als so fundiert, daß die Konzepte noch heute angewandt werden und wahrscheinlich auch in den zukünftigen Jahren für die Orthodontie von großem Wert sein werden.
Neue Prinzipien der Kraftapplikation und Kontrolle wurden im Lauf der Zeit von Kieferorthopäden eingeführt, die sich gründlich mit den Mitteln und Möglichkeiten dieser Apparatur auseinandergesetzt haben. In diesem Kapitel wird versucht, in bezug auf die Kraftapplikation einige der Möglichkeiten der Edgewise-Apparatur in ihrer ursprünglichen, von *Angle* vorgestellten Form aufzuzeigen. Nach wie vor liegt in seinen Grundkonzepten der Schlüssel zum Erfolg. Bei den unzähligen Variationen der Methode, die nach und nach entwickelt wurden, handelt es sich in Wirklichkeit nur um verschiedene Formen der Kraftapplikation, die durch die Möglichkeiten des Gerätes selbst gegeben sind. Es wird versucht, mehrere dieser Konzepte zu berücksichtigen, die als Pfeiler der modernen Edgewise-Orthodontie gelten:

1. Die Fähigkeit, mit einem einzigen Bogen Zahnbewegungen in allen drei Raumebenen zu erzielen. (Dies gilt für alle Zähne beider Kiefer.)
2. Die Behandlung nach dem Konzept des idealen Bogens bzw. *Angles* Konzept der „Okklusionslinie".
3. Die Verwendung rechteckiger oder quadrati-

Die Edgewise-Apparatur

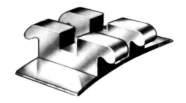
kleines Edgewise-Zwillingsbracket

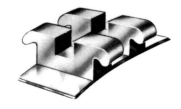
mittelgroßes Edgewise-Zwillingsbracket

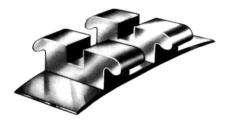
standard Edgewise-Zwillingsbracket

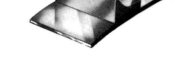
extra breites Edgewise-Zwillingsbracket

Abb. 9-9 Gängige Formen von Zwillingsbrackets.

scher Vierkantbögen, mit denen sich bei regelrechter Anwendung Bogenbreite, Bogenform, bukkolinguale Kroneninklination, axiale Wurzelinklination sowie Kronen- und Wurzeltorque von Schneidezähnen steuern lassen.

Attachments

Die Edgewise-Apparatur bedient sich verschiedener Wege zur Verteilung von Kräften auf die Zähne. Brackets und Röhrchen nehmen den Großteil der Kräfte auf. Die Wahl und Plazierung dieser Attachments hat einen entscheidenden Einfluß auf die Richtung, Verteilung und Größe der Kraftapplikation.

Evolution der Edgewise-Brackets

Bei der am Anfang dieses Kapitels umrissenen geschichtlichen Entwicklung der Edgewise-Apparatur wurden die ursprünglichen, von *Angle* entworfenen Edgewise-Brackets dargestellt. Diese waren aus Weißgold gefertigt und besaßen einen Schlitz mit den Abmessungen 0,022 × 0,028 inch (0,55 × 0,7 mm), der durch die Kräfte der Okklusion und beim Einligieren des Bogens leicht verformt werden konnte. Dieses ursprüngliche Bracket wurde auf die heute verwendete Form umgestaltet. Die Umgestaltung bestand in der geringfügigen Vergrößerung des Brackets und erheblichen Vergrößerung der Retentionsfläche unter den Flügeln. Auf diese Weise wurde die Plazierung und Befestigung von Ligaturdrähten erheblich vereinfacht.

Einfache Brackets mit Normalbreite

Das ursprüngliche Edgewise-Bracket hatte eine Breite von 1,27 mm und wurde auf das Goldband gelötet. Im Unterschied zum Bandbogenbracket war es so gestaltet, daß der Bogen nicht auf dem Zahnband, sondern nur auf dem Grund des Bracketschlitzes ruhte. Wegen seiner geringen Breite war das Bracket allein für Rotationsbewegungen nicht gut geeignet. Um dieses Problem zu lösen, entwickelte Angle Ösen aus Goldband, die an der geeigneten Stelle auf das Zahnband gelötet wurden. Mittels Drahtligaturen von den Ösen zum Bogen konnten die Zähne durch die Verbiegung des Bogens und Kompression des Periodontium rotiert werden.

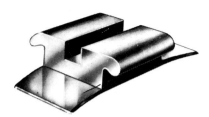

Abb. 9-10 Einfache Brackets mit Doppelbreite (Posterior-Bracket.)

In der Abb. 9-8 ist ein einfaches normal breites Edgewise-Bracket mit Rotationsösen auf einem Band dargestellt. Durch wiederholtes Ligieren dieser Ösen konnte der Zahn schließlich rotiert werden, doch mußten die Ligaturen während der gesamten Behandlungsdauer beibehalten werden, um ein Rezidiv zu verhindern. Diese Methode wird zwar vereinzelt noch angewandt, ist aber inzwischen durch weniger zeitaufwendige und wirkungsvollere Verfahren weitgehend verdrängt worden.

Der nächste Schritt in der Entwicklung der heutigen Edgewise-Brackets begann mit der Verwendung von 2 Brackets auf einem Zahn. Zwischen den beiden Brackets befand sich ein bestimmter Abstand, so daß eine Rotationsbewegung entstand. Dabei mußte man jedoch sehr genau darauf achten, daß die Schlitze der beiden Brackets in einer geraden Linie standen, da der Bogen sonst nicht eingesetzt werden konnte.

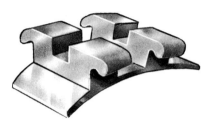

Abb. 9-11 Das Zwillingsbracket mit gekrümmter Basis entspricht den Bukkalflächen von Eckzähnen und Prämolaren.

Zwillingsbrackets

Die nächste Entwicklungsstufe war die Verbindung von zwei Edgewise-Brackets auf einer gemeinsamen Basis. Swain[23], von dem diese Idee stammt, bezeichnete diese Konstruktion als „siamesische Zwillingsbrackets". Der Abstand zwischen den beiden Brackets entsprach mit etwa 1,27 mm einer Bracketbreite. Die siamesischen Zwillingsbrackets konnten an oberen mittleren Schneidezähnen und Molaren verwendet werden und erfreuten sich zunehmender Beliebtheit. Ihr Vorzug bestand in erster Linie darin, daß man bei der Rotationsbewegung weitgehend auf die zusätzliche Verwendung von Ösenanbindungen verzichten konnte.

Der Erfolg dieser frühen siamesischen Zwillingsbrackets führte zur Entwicklung von schmäleren Formen. Auch die Terminologie wandelte sich allmählich, die Bezeichnung für diese Brackets wurde auf „Zwillingsbrackets" verkürzt. Schließlich waren sie in verschiedenen Breiten erhältlich und konnten somit nicht nur auf den breiten mittleren Schneidezähnen des Oberkiefers und Molaren, sondern auf jedem beliebigen Zahn verwendet werden. Es gab vier Größen: extra breit, standard, mittelgroß und klein. Das ursprüngliche siamesische Zwillingsbracket war etwa so breit wie das heutige extra breite Zwillingsbracket. Bei dem großen Sortiment an unterschiedlichen Größen sind allerdings die Bezeichnungen der Hersteller oft unterschiedlich (Abb. 9-9).

Ebenfalls aus dieser Anfangszeit stammt die Entwicklung eines massiven Brackets, das mit etwa 2,5 mm die doppelte Breite des ursprünglichen Edgewise-Brackets besaß. Dieses sogenannte „Molarenbracket" konnte sich gut behaupten und wird, obwohl es eigentlich für Molaren gedacht war, praktisch für alle Zähne verwendet (Abb. 9-10).

Zwillingsbracket mit gekrümmter Basis. Wegen der Verwendbarkeit für Rotationsbewegungen und auch der wirksamen Achsenneigungskontrolle nahm die Beliebtheit des Zwillingsbrackets sehr rasch zu.

Nach vielen Jahren erfolgte eine weitere Neuerung: die Krümmung der Basis, um das Zwillingsbracket der bogenförmigen Kontur der Eckzähne und Prämolaren anzupassen. Davor waren die Basen der meisten Edgewise-Brackets den Konturen der Frontzähne entsprechend nur geringfügig gekrümmt. Um sie auch an Eckzähnen und Prämolaren erfolgreich einsetzen zu können, mußte die Basis mit der Zange gebogen werden. Dadurch entstand jedoch eine so große Neigung zwischen den Bracketteilen, daß ein gerades Bogensegment dem Boden des Schlitzes nicht flach anliegen konnte.

Auch bei dem neuen Design mit der Krümmung ist das Bracket gegenüber der Basis geringfügig geneigt, doch ist diese Neigung dank der präzisen Herstellungsverfahren nur so gering, daß sie nicht mehr störend wirkt (Abb. 9-11). Abgesehen von den Vorteilen, die das Zwillingsbracket hinsichtlich der Rotation und Achsenneigungskontrolle bietet, hat es auch eine Wirkung, die sich am besten als *positive Kontrolle* bezeichnen läßt. Das bedeutet, daß nach der erfolgten Rotation eines Zahnes allein durch die Ligatur des Brackets die erzielte Zahnstellung aufrechterhalten werden kann. Auf diese Weise werden Rezidive vermieden und bei den Zähnen, die ursprünglich nicht rotiert wurden, Rotationen während des Lückenschlusses oder Retraktionsbewegungen verhindert.

Zahnrotation mit Zwillingsbrackets. Der Mechanismus der Rotationsbewegung verläuft im Grunde auf dem Wege zur Verbiegung des Bogens selbst. Je größer die Resilienz des Bogens, um so leichter läßt er sich einligieren. Daher wird angestrebt, während der initialen Behandlungsphasen, für die hochresiliente dünne Runddrähte verwendet werden, einen möglichst großen Teil der Rotationsbewegung durchzuführen. Das Bracket selbst bewirkt natürlich keine Rotation, es ermöglicht lediglich, daß der Bogen über einer breiteren Fläche des Zahnes verbogen wird und dadurch die Rotationsbewegung bewirkt.

Leider ist es in vielen Fällen nicht möglich, den Bogen so fest auf den Boden des Bracketschlitzes zu setzen, daß die gewünschte Rotationsbewegung vollständig (100%ig) durchgeführt werden kann. In der Regel besteht ein gewisses Spiel zwischen dem Ligaturdraht und dem Bogen. Jede Lockerung der Ligatur, so gering sie auch sein mag, schränkt die Rotationsbewegung ein. Die letzten 10% der gewünschten Rotation lassen sich jedoch erzielen, indem ein kleines Stück Messingdraht oder Gummiband in den Schlitz derjenigen Brackethälfte gesteckt wird, die von dem Bogen weg rotiert werden soll. Wenn eine Hälfte des Zwillingsbrackets auf diese Weise blockiert wird, kann man durch Anziehen der Ligatur die Rotationsbewegung zu Ende führen. Hier ist anzumerken, daß der Ligaturendraht bei rotierten Zähnen immer an der Seite des Brackets zu ligieren ist, an der der Zahn am weitesten vom Bogen entfernt ist.

Nachteile der Zwillingsbrackets. Als einer der Hauptvorteile der Zwillingsbrackets wurde die Möglichkeit der Achsenneigungskontrolle erwähnt. Diese Eigenschaft ist zwar in vielen Fällen ein Vorteil, kann aber auch ein Nachteil sein, da durch die große Breite der Zwillingsbrackets die Menge des zwischen den Brackets verfügbaren Bogendrahtes geringer ist.

Die Länge des Bogens zwischen den Brackets wird als Interbracketabstand bezeichnet. Eine Verringerung des Abstandes beeinträchtigt die Resilienz des Bogens. Werden an allen Zähnen Zwillingsbrackets verwendet, verringert sich die Resilienz erheblich. Der geringere Abstand ist auch bei Edgewise-Techniken mit Closing Loops und Biegungen 2. Ordnung denkbar ungünstig. Bei einem Bogen, der zur Aktivierung von Closing Loops nach distal gleiten muß, beeinträchtigt sie die erzielbare Schließwirkung. Die schmäleren Brackets erlauben eine stärkere Aktivierung solcher Bögen.

Zusammenfassend kann man sagen, die Vorteile, die durch die Breite des Zwillingsbrackets gewonnen werden, sind mit einigen Nachteilen verbunden. Diese äußern sich zum einen in dem verringerten Interbracketabstand und zum anderen in Problemen bei der Handhabung der letzten 10% der gewünschten Rotationsbewegung.

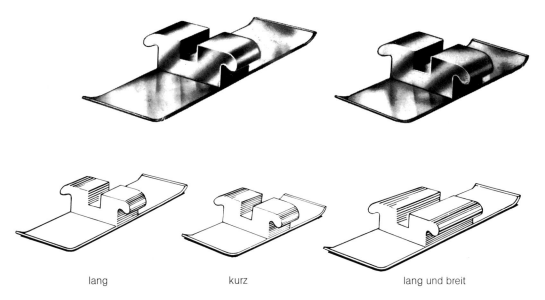

| lang | kurz | lang und breit |

Abb. 9-12 Verschiedene Typen von regulären *Lewis*-Brackets. Das kurze wird in der Regel an den unteren Frontzähnen und oberen seitlichen Schneidezähnen verwendet. Die Typen „lang" und „lang und breit" werden für die oberen mittleren Schneidezähne gebraucht.

Lewis-Brackets

Zur gleichen Zeit, als die Zwillingsbrackets entwickelt wurden, versuchte *Lewis* einen anderen Weg zur Lösung des Rotationsproblems.[15] Er lötete an die Brackets selbst zusätzliche Rotationsarme an, wodurch ein Hebel zur Deflektion des Bogens und somit zur Zahnrotation entstand.

Das heutige *Lewis*-Rotationsbracket (Abb. 9-12) ist ein einteiliges Bracket mit integrierten Rotationsflügeln. Es entspricht dem ursprünglichen Edgewise-Bracket mit dem Unterschied, daß es zur Rotation besser geeignet ist, obwohl es gleichzeitig nur Normalbreite besitzt. Die Rotationsflügel des *Lewis*-Brackets behindern die okklusogingivalen Verbiegungen des Bogens nicht und stellen daher keine Einschränkung der Arbeitsspannweite dar. Ebensowenig behindern sie die Aktivierung von Closing Loops, Biegungen 2. Ordnung oder andere Bogenelemente, die frei auf den Rotationsflügeln gleiten können.

Der Rotationsmechanismus des starren *Lewis*-Brackets beruht auf dem gleichen Prinzip wie bei den Zwillingsbrackets (d. h. Deflektion des resilienten Bogens). Es ist prinzipiell wünschenswert, alle Zahnrotationen möglichst schon in einem frühen Behandlungsstadium abzuschließen. Ein entschiedener Vorteil der *Lewis*-Brackets ist, daß mit ihnen die gesamte gewünschte Rotationsbewegung mühelos und auf einmal durchgeführt werden kann. Die Rotationsflügel sind zwar starr, können aber so weit gebogen werden, daß sogar eine Überrotation der Zähne möglich ist. Dabei wird einer der Flügel näher zum Zahn und der andere von ihm weggebogen. Auf diese Weise lassen sich auch kleine Diskrepanzen bei der Bracketplazierung ausgleichen.

Lewis-Brackets mit gekrümmter Basis. Die Weiterentwicklung der *Lewis*-Rotationsbrackets umfaßte die den Eckzähnen und Prämolaren entsprechende Krümmung der Bracketbasis und Basisflügel (Abb. 9-13). Dadurch vergrößert sich die Kontaktfläche zwischen dem Bracket und dem Band oder der Klebebasis eines Eckzahnes oder Prämolaren, was natürlich eine entscheidende

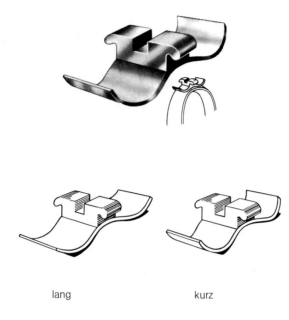

lang   kurz

Abb. 9-13 *Lewis*-Brackets mit gekrümmter Basis. Bei dieser verbesserten Form ist die Basis einschließlich der Rotationsflügel gekrümmt und dadurch den Konturen der Eckzähne und Prämolaren angepaßt.

Verbesserung darstellt. Da die Rotationsflügel auf fast der gesamten Länge dem Zahn eng anliegen, besteht ein geringerer Ansatz für die Retention von Speiseresten.

Lewis-Brackets mit Vertikalschlitz. Eine weitere technische Verfeinerung war die Gestaltung eines 0,020 × 0,020 inch (0,5 × 0,5 mm) großen Vertikalschlitzes in dem Bracket, das die Verwendung von Aufrichtefedern zur Korrektur der Achsenneigung ermöglicht. Die meisten *Lewis*-Brackets sind mit Vertikalschlitz erhältlich (Abb. 9-14). Aufrichtefedern werden häufig an lückenbegrenzenden Zähnen verwendet. Um freie Kippbewegungen zu ermöglichen, muß dabei der Bracketschlitz mit der Separierscheibe aufgeweitet werden. Bei entsprechender Angulation des Brackets sind allerdings keine Aufrichtefedern erforderlich.

Steiner-Brackets

Kurz nach der Einführung der *Lewis*-Brackets wurde von *Steiner* ein anderer Weg zur Lösung des Rotationsproblems eingeschlagen. Er entwickelte ein Bracket mit flexiblen Rotationsarmen, das demnach nicht ausschließlich auf der Resilienz des Bogens beruhte, sondern auch durch die Flexibilität der Arme eine Rotationswirkung ausübte.

Das Rotationsbracket von *Steiner* ist wie ein Edgewise-Bracket mit Normalbreite aufgebaut und weist daher alle Vor- und Nachteile dieser Bracketform auf. Es ist leicht zu ligieren und stellt ein recht wirksames Instrument zur Zahnrotation dar. Seine Funktion ist allerdings nur so lange zufriedenstellend, wie die flexiblen Arme nicht permanent deformiert werden. Um die Derotation des Zahnes nach einer permanenten Deformation der Rotationsarme dennoch zum Abschluß bringen zu können, müssen sie wieder in ihre ursprüngliche Position gebracht werden.

Broussard-Brackets

Eine weitere Modifikation der Edgewise-Brackets war die Gestaltung eines 0,18 × 0,46 inch (0,47 × 1,17 mm) großen Vertikalschlitzes zur Aufnahme eines gefalteten 0,018 inch (0,46 mm) Hilfsdrahtes. Dieses Bracket wurde von Garford *Broussard* für die *Broussard*-Technik entwickelt.

Weitere Bracketmodifikationen

Die Liste der Bracketmodifikationen ist nahezu endlos. *Burstone* modifizierte das Eckzahnbrakket, indem er ein Vertikalröhrchen zur Aufnahme von Retraktionselementen vorsah. Er entwickelte auch ein Bracket für 2. Prämolaren mit einem Hilfsröhrchen. Bei zwei Brackettypen sind kleine Ligaturen erforderlich: dem *Edgelock*-Bracket und dem *Hanson-Speed*-Appliance-Bracket. Darüber hinaus sind Kombinations- und konvertible Brackets für 1. Molaren entwickelt worden. Diese werden bis zur Bebänderung der 2. Molaren als Röhrchen verwendet und dann durch die Entfernung von Metallaschen in Brackets umgewandelt. Weitere Modifikationen umfassen Horizontalschlitze in der Bracketbasis, Brackets mit

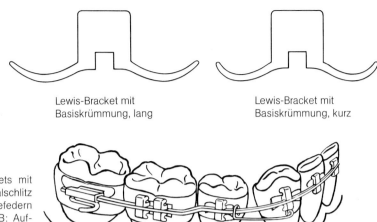

Abb. 9-14 A: *Lewis*-Brackets mit gekrümmter Basis und Vertikalschlitz zur Aufnahme von Aufrichtefedern oder anderen Attachments. B: Aufrichtefeder mit Vertikalschlitz eines dieser Brackets.

Ösen, mit durchbohrten Rotationsflügeln und Kombinationen aus Edgewise- und *Begg*-Brakkets. Die tiefgreifendsten Veränderungen werden später im Rahmen der Straightwire-Technik und der „vorjustierten Edgewise-Apparaturen" besprochen.

Entwicklung der Edgewise-Bukkalröhrchen

Der letzte bebänderte Zahn des Zahnbogens, in der Regel ein Molar, wird allgemein als Ankerzahn bezeichnet. An die Bukkalfläche des Ankermolarenbandes wird anstelle eines Edgewise-Brakkets ein Röhrchen angebracht, das Bukkalröhrchen. Bei der ursprünglichen Edgewise-Apparatur handelte es sich dabei um ein 0,022 × 0,038 inch (0,55 × 0,7 mm) großes Gold- oder Neusilberröhrchen, das an das Molarenband gelötet wurde. Die verwendeten Längen waren zwar sehr unterschiedlich, am häufigsten kamen jedoch Röhrchen von 4,8 oder 6,35 mm zum Einsatz. Das Bukkalröhrchen dient zur Aufnahme und Stabilisierung des Bogens, der wie in eine Hülse waagerecht hineingesteckt wird.

Distale Einkerbung

Im Zuge der weiteren Entwicklung hat sich gezeigt, daß häufig eine Ligatur am distalen Ende des Röhrchens im Sinne einer Tieback-Ligatur erforderlich ist. Zu diesem Zweck wurde das distale Ende eingekerbt.

Haken

In der Praxis erwiesen sich zudem Haken an der gingivalwärtigen Fläche der Röhrchen zur Aufnahme von Gummizügen als vorteilhaft. Die Haken wurden zunächst angelötet und später in das Bukkalröhrchen selbst integriert.

Inconel-Röhrchen

Mit der Einführung von Chromlegierungen zur Herstellung der Bänder wurden statt der Goldröhrchen entweder gestanzte Stahlröhrchen mit Schweißflanschen, die vollständig auf das Band geschweißt werden konnten, oder Inconel-Röhrchen zum Anlöten verwendet. Die neueren Inconel-Röhrchen (Abb. 9-15) sind bereits auf einer gekrümmten und konturierten Schweißflansch befestigt, so daß kein Löten mehr erforderlich ist. Die dünne Flanschbasis läßt sich durch eine Schweißverbindung sicher am Band befestigen. Die Angulation des Röhrchens auf der Schweißflansch ist ein sehr erwünschtes Charakteristikum für besondere Fälle.

Die Edgewise-Apparatur

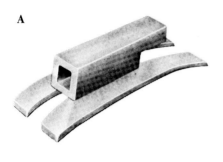

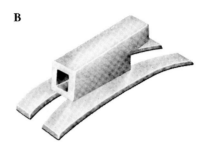

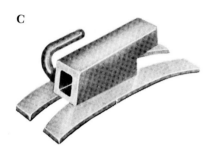

Abb. 9-15 Verschiedene Typen von Edgewise-Bukkalröhrchen. B: Röhrchen mit Angulation gegenüber der Basis. C: Röhrchen mit mesialem Haken.

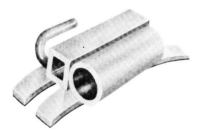

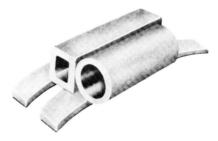

Abb. 9-16 Kombinations-Bukkalröhrchen. Das runde Röhrchen nimmt den Innenbogen eines Facebows oder einen runden Hilfsbogen auf.

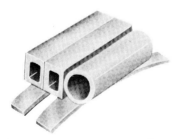

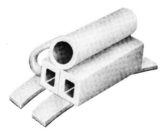

Abb. 9-17 Zwei Arten von Dreifach-Bukkalröhrchen.

Attachments

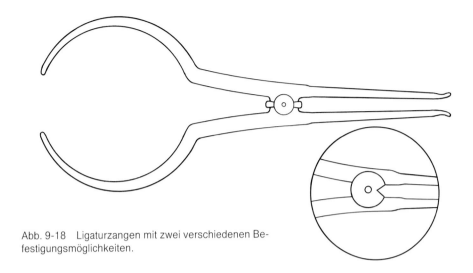

Abb. 9-18 Ligaturzangen mit zwei verschiedenen Befestigungsmöglichkeiten.

Gegossene und gefräste Bukkalröhrchen

In den letzten Jahren kam ein gegossenes Bukkalröhrchen auf den Markt. Dieses aus einem Stück gegossene Teil ist als Einfach- und Mehrfachröhrchen erhältlich. Es werden laufend neue Typen und Formen entwickelt. Bukkalröhrchen werden auch wie Brackets hergestellt, auf die eine Lasche gesetzt wird und mit dem Laserstrahl aufgeschweißt wird.

Kombinations-Bukkalröhrchen

Die Kombinations-Bukkalröhrchen (Abb. 9-16) besitzen zusätzlich ein rundes Röhrchen für Gesichtsbögen. Die wichtigste Voraussetzung ist bei diesen Röhrchen, daß sie starr genug sind, um durch die Kräfte der Okklusion nicht deformiert zu werden und den Bogendraht vor Verschleiß schützen. Die Toleranzen zwischen dem Bogen und den Röhrchen dürfen nur gering sein, um den Torque des Bogens wirksam auf den Zahn übertragen zu können.

Dreifach-Bukkalröhrchen

Das Dreifach-Bukkalröhrchen (Abb. 9-17) entspricht im wesentlichen dem Kombinations-Bukkalröhrchen, hat jedoch noch ein zweites viereckiges Röhrchen. Dieses zusätzliche Vierkantrohr wird bei einigen Techniken für weitere Teil- und Grundbögen benötigt. Auch ein Doppelvierkantrohr ist erhältlich.

Drahtligaturen

Ein Bracket kann nur so gut sein wie seine Verbindung mit dem Bogen. Bei Edgewise-Brackets wird der Bogen mit Drahtligaturen befestigt. Am häufigsten werden dabei die Ligaturzange von *Angle* (Abb. 9-18) und 0,009 oder 0,010 inch (0,23 oder 0,25 mm) starker extra weicher Edelstahl-Ligaturdraht verwendet. Das Einligieren ist am einfachsten, wenn der Draht in die in Abb. 9-19 dargestellte Form gebogen wird. Abb. 9-20 zeigt, wie der Draht über den Bogen und unter das Bracket geschoben wird.

Mit der zunehmenden Verwendung von Ligaturzangen wurde deutlich, daß vorgeformte Ligaturen eine erhebliche Zeitersparnis bringen würden. Verschiedene spezielle Zangen und Ligaturformer wurden zum weitgehenden Vorbiegen von Ligaturdrähten gefertigt. Selbst mit Formschablonen oder Ligaturenformzangen ließen sich jedoch nicht immer gleichmäßige Formen herstellen. Da

Die Edgewise-Apparatur

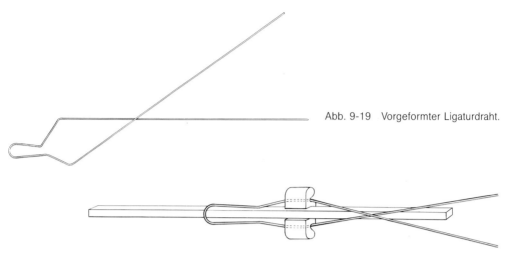

Abb. 9-19 Vorgeformter Ligaturdraht.

Abb. 9-20 Der vorgeformte Ligaturdraht wird unter die Bracketflügel gezogen.

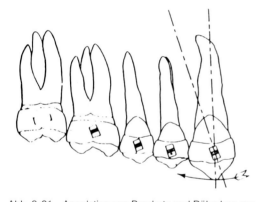

Abb. 9-21 Angulation von Brackets und Röhrchen zur Erzielung von Kippbewegungen. (Aus *Angle, E. H.*: Dent. Cosmos, 71:260, 1929.)

Elastische Ligaturen

Kleine runde elastische O-Ringe sind in vielen Fällen ein geeigneter Ersatz für Drahtligaturen. Sie sind zwar zum Einligieren initialer Bögen ideal, in einigen anderen Bereichen jedoch ungeeignet: Für Vierkantdrähte, die als Verankerungseinheiten dienen, sollten sie nicht verwendet werden. In Torque-Situationen bieten sie vielfach nicht den erforderlichen festen Halt. Ebensowenig sind sie an Zähnen geeignet, die mit Spiralfedern am Bogen entlangbewegt werden, da sie der dabei entstehenden Rotationswirkung nicht standhalten können. Dennoch sind sie in vielen Situationen eine zeitsparende und nützliche Alternative.

aber ein korrekt und präzise geformter Ligaturdraht das Einligieren wesentlich vereinfacht, wurden als nächster Schritt die maschinell vorgefertigten Ligaturen entwickelt. Die Gleichförmigkeit dieser konfektionierten Drähte läßt sich in eigener Herstellung nicht erreichen.

Schlitzgrößen für Brackets und Röhrchen

Eine weitere Modifikation der Edgewise-Apparatur war die Verkleinerung des Bracketschlitzes. Dadurch mußte natürlich auch der Innendurchmesser der Molarenröhrchen verringert werden. In der Praxis konnte sich die von *Steiner*[21] vorgeschlagene Schlitzgröße von 0,018 × 0,028 inch (0,45 × 0,7 mm) gegenüber der ursprünglichen Größe von 0,022 × 0,28 inch (0,55 × 0,7 mm) durchsetzen. Alle bisher erwähnten Brackets und Röhrchen sind heute in beiden Schlitzgrößen, d.

h. 0,018 oder 0,022 inch (0,45 oder 0,55 mm) erhältlich. Beide Größen haben ihre Vor- und Nachteile, die Wahl wird sich nach der jeweiligen Behandlungsmethode richten.

„Die Behandlung in die Edgewise-Apparatur einbauen"

Mit der bildhaften Formulierung „building treatment into the appliance", dem „Einbauen" der Behandlung in die Apparatur, werden in der englischsprachigen Literatur über die Edgewise-Technik die grundlegenden Konstruktionsprinzipien zusammengefaßt. Die Apparatur wird in diesem Fall als „die Grundkomponenten, die an den Zähnen befestigt sind" (d. h. Brackets, Röhrchen und andere Attachments) definiert. Unbestreitbar steht fest, daß die Art der verwendeten Attachments und ihre Lage in Relation zueinander und zu den Zähnen einen Einfluß auf den Behandlungsverlauf haben. Die Form und Manipulation der Bögen und Hilfselemente hängt direkt mit der auf den Zähnen befestigten Grundapparatur zusammen. Das Einbiegen hochkomplizierter Bogenformen läßt sich oft vermeiden, wenn ein Teil der Behandlung „in die Apparatur eingebaut" wird. Zum höchsten Grad entwickelte *Lawrence Andrews*[2] diese Methode in seiner „Straight-Wire-Technik". Auch zu dieser Technik gibt es eine Reihe von Variationen, die in diesem Kapitel als „vorjustierte Edgewise-Apparaturen" bezeichnet werden. Die Entwicklung dieser Methode ist interessant und läßt sich ebenfalls auf Angle zurückführen. Sie umfaßt verschiedene Grundprinzipien, die bereits seit Jahren angewandt wurden. *Andrews* besaß aber die Weitsicht und Genialität, diese Prinzipien zu kombinieren und daraus die Straight-Wire-Technik zu entwickeln. Im folgenden werden diese Prinzipien dargestellt.

Angulation der Brackets

In der Artikelserie[5], mit der *Angle* seine Edgewise-Apparatur vorstellte, beschrieb er, wie die Brackets mit dem Schlitz parallel zum Bandstreifen angelötet werden (Abb. 9-4)). In der gleichen

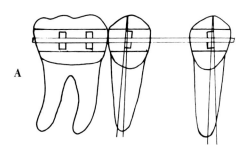

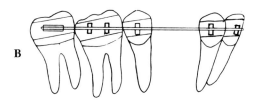

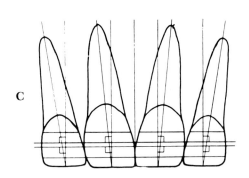

Abb. 9-22 Angulation von Brackets. A: Angulation zur Unterstützung der parallelen Ausrichtung von Zahnwurzeln neben Extraktionslücken. B: Angulation der Brackets und des Molarenröhrchens im unteren Seitenzahnbereich zum Verankerungsgewinn durch Distalkippung im Sinne der präparierten Verankerung. C: Angulation im Frontzahnbereich zur Korrektur der Achsenneigung im Sinne des „artistic positioning". (Aus *Holdaway*, R. H: *Angle* Orthod., 22:227, 1952.)

Die Edgewise-Apparatur

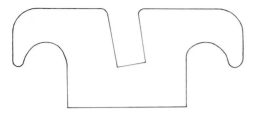

Abb. 9-23 Querschnitt durch ein Edgewise-Bracket mit angewinkeltem (torquiertem) Schlitz. Ein Bracket mit eingearbeitetem Torque.

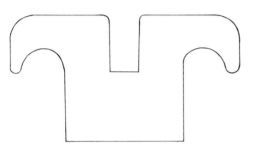

Abb. 9-24 Querschnitt durch ein Bracket für obere seitliche Schneidezähne mit einer um etwa 0,4 mm erhöhten Basis, wodurch keine lateralen Offsets mehr erforderlich sind.

Serie schlägt er jedoch vor, die distalen Brackets in einer bestimmten Winkelstellung anzubringen, die zu der gewünschten Zahnbewegung führt (Abb. 9-21). Als allgemeine Regel galt damals, die Bänder so auszurichten, daß die Brackets parallel zur Längsachse der Zähne standen. *Tweed*[24] verwies in einem Artikel 1941 auf die Nachteile dieser Methode. Er befürchtete Biegungen des Bogens zur Korrektur der Achsenneigungen, die er „artistic positioning bends" (kunstvolle Positionierungs-Biegungen) nannte.

In einem klassischen Artikel beschrieb *Holdaway*[12] 1952 drei Anwendungsmöglichkeiten für Bracketangulationen: als Unterstützung zur parallelen Ausrichtung von Zahnwurzeln neben Extraktionslücken, zum Verankerungsgewinn in der Molarenregion durch Distalkippung im Sinne der präparierten Verankerung und zur Korrektur der Achsenneigung oder im Sinne des „artistic positioning" (Abb. 9-22).

Torquierte Bracketschlitze

Beim ursprünglichen Edgewise-Bracket steht der Schlitz im rechten Winkel zur Basis. Zur Korrektur der Kronen- oder Wurzelneigung muß man den Vierkantbogen verwinden oder torquieren. Das Torquieren eines Vierkantbogens wird mehr oder weniger empirisch gehandhabt. Die größten Torquekräfte sind im Frontzahnbereich des oberen Bogens und im distalen Bereich des unteren Bogens erforderlich.

Auf den Vorschlag von *Ivan Lee* hin wurden Brackets mit torquierten Schlitzen auf den Markt gebracht. Diese in den späten 50er oder frühen 60er Jahren eingeführten Brackets waren so konstruiert, daß im Frontzahnbereich des oberen Bogens kein Torquieren mehr erforderlich war (Abb. 9-23).

Jarabak[13] beschrieb 1963 die Verwendung von torquierten Brackets. Auch er empfahl Brackets für die oberen Frontzähne mit Angulation und Torque.

Erhöhte Basis für die oberen seitlichen Schneidezähne

Bei dem eingangs dargestellten *Angle*-Bogen für den Oberkiefer (Abb. 5-9) mußte die geringere Stärke der oberen seitlichen Schneidezähne durch laterale Offsets oder Biegungen 1. Ordnung ausgeglichen werden. Aus diesem Grunde wurden später, in den 60er Jahren, obere seitliche Schneidezahnbrackets mit einer etwa um 0,4 mm erhöhten Basis angeboten. Dadurch wurde der Boden des Bracketschlitzes weiter von der labialen Fläche des Zahnes abgehoben, so daß die lateralen Offsets überflüssig wurden (Abb. 9-24).

Angulierte Bukkalröhrchen und Molarenbrackets

Die Bedeutung korrekt rotierter oberer Molaren ist seit langem bekannt. In einem früheren Werk[22] habe ich die Grundprinzipien der Molarenrotation erläutert (Abb. 9-25). In den 60er Jahren entwickelten verschiedene Hersteller Bukkalröhrchen und Brackets speziell zur Rotation dieser Zähne. Darüber hinaus gibt es von mindestens einem Hersteller ein Röhrchen mit doppelter Angulation, das sowohl einen Torque von 10° als auch eine Rotation der oberen Molaren ermöglicht.

Einführung der Straight-Wire-Apparatur

Obwohl ich in den vorausgehenden Abschnitten versucht habe zu zeigen, daß die vorjustierten Apparaturen die Folge einer natürlichen Entwicklung auf dem Gebiet der Apparaturen „mit eingebauter Behandlung" waren, ist damit in keiner Weise beabsichtigt, die genialen Errungenschaften und das enorme Verdienst von *Andrews* zu schmälern. Seine Straightwire-Apparatur, die erstmals 1971 kommerziell hergestellt wurde, ist die logische Weiterentwicklung und Verfeinerung der Edgewise-Apparatur. Das solide Grundkonzept ihrer Entwicklung wurde 1972 unter dem Titel „The Six Keys to Normal Occlusion"[1] (Die sechs Schlüssel zur normalen Okklusion) beschrieben, in dem *Andrews* seine grundlegenden Behandlungsziele bekanntmachte. In einer späteren Reihe von 7 Artikeln, die 1976[2] erschienen, stellte er die Entwicklung der Apparatur selbst, ihre besonderen Eigenarten und einige Fallbeispiele dar. Da in dem vorliegenden Werk dieser Apparatur ein eigenes Kapitel gewidmet ist (Kapitel 11), wird an dieser Stelle nicht weiter darauf eingegangen. Einige ihrer einzigartigen Grundzüge müssen jedoch erwähnt werden, da in diesem Kapitel noch verschiedentlich Bezug auf sie genommen wird. Die Grundlage bildet *Andrews'* Konzept, nach dem die Brackets auf den *LA-Punkt* gesetzt werden, den er als den Mittelpunkt der Längsachse der klinischen Krone definiert. Eine weitere Besonderheit ist, daß der Torque durch die Schrägstellung der Bracketbasis statt des Schlitzes erzielt wird. *Andrews* entwickelte auch Brackets mit Schlitzangulation statt Angulation des Brackets selbst und ein Bracket mit „dreidimensioniert" gekrümmter Basis.

Einführung der vorjustierten Edgewise-Apparaturen

Wenn Nachahmung das größte Kompliment ist, muß sich *Andrews* sehr geschmeichelt fühlen. Bereits nach wenigen Jahren brachten mehrere Hersteller orthodontischer Apparaturen eigene vorjustierte Edgewise-Apparaturen heraus. Das

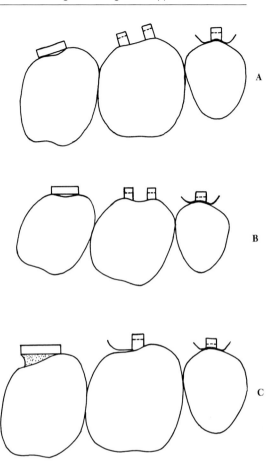

Abb. 9-25 A: Positionierung von Brackets und Röhrchen parallel zu den Bukkalflächen der oberen Molaren. B: Die gerade plazierten Brackets und Röhrchen bewirken eine Mesialrotation und Verschiebung der bukkalen Höcker nach vorne. Dies ist eine häufige Ursache einer mangelhaften Molarenokklusion in behandelten Fällen. C: Durch Angulation der Molarenröhrchen und die Verwendung von Rotationsbrackets wird die korrekte Position der bukkalen Höcker und eine einwandfreie Okklusion gewährleistet. Bei korrekter Rotation haben die oberen Molaren mesiodistal den geringsten Durchmesser. Dies kann für die Erzielung einer korrekten Molarenokklusion ausschlaggebend sein.

Die Edgewise-Apparatur

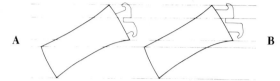

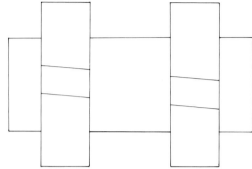

Abb. 9-26 A: Beim Bracket mit torquiertem Schlitz ist der Schlitz gegenüber dem Stammm des Brackets geneigt. B: Beim torquierten Bracket ist der Stamm des Brackets parallel zum Schlitz, der Torque ist in die Brakketbasis eingebaut. Man beachte die geringfügige Veränderung der Bracketposition zur Erzielung des gleichen Torques. (Aus Meyer, M. und Nelson, G.: Am. J. Orthod. 73:485, 1978.)

Abb. 9-27 Edgewise-Zwillingsbrackets mit Angulation der Schlitze zur Basis.

gemeinsame Ziel aller dieser Geräte war, Biegungen des Bogens ganz oder weitgehend zu eliminieren. Die Geräte liefen unter verschiedenen Handelsnamen, und auch einige hervorragende Kliniker entwickelten eigene Modelle. In der Folge ergab sich eine Vielfalt, die für den Kieferorthopäden eher verwirrend ist. Wie kann der Torque an einem oberen mittleren Schneidezahnbracket von +7° (Andrews) bis +22° variieren? Sicherlich muß das eine oder andere Extrem verkehrt sein. Tatsächlich können aber, je nachdem wie sie gebraucht werden, beide Werte korrekt sein. Nehmen wir die oberen mittleren Schneidezähne als Beispiel, dort sind zwei wichtige Variablen zu beachten:

1. Die eine ist die inzisogingivale Positionierung des Brackets.
2. Die andere Variable ist abhängig von der Anwendung von Vierkantbögen in voller Größe und deren Anwendungsdauer.

Der *LA-Punkt* von *Andrews,* die Mitte der klinischen Krone, liegt weiter gingival, als die meisten Kieferorthopäden ihre Brackets in der Regel plazieren, weil sie der Ansicht sind, daß sich mit einem eher inzisal liegenden Bracket der Überbiß besser korrigieren läßt. Mit der Bracketposition muß aber auch der Torque geringfügig verändert werden. Wenn für die Behandlung überwiegend dünne Drähte verwendet werden, müssen die Brackets einen größeren Torque besitzen. Hier wird der Zusammenhang zwischen der Vorjustierung der Apparatur und den verwendeten Bögen deutlich.

Brackets mit torquiertem Schlitz

Man muß auch darauf Rücksicht nehmen, ob der Torque in die Bracketbasis oder in die Schlitzangulation eingebaut ist. Ich bin der Ansicht, daß auch an einem Torque, der in die Basis eingebaut ist, nichts Außergewöhnliches ist. Man muß nur zum Ausgleich das Bracket etwas anders plazieren. In einem Artikel von *Meyer* und *Nelson*[16] ist dieses Thema hervorragend behandelt und ein Vergleich zwischen den vorjustierten und konventionellen Edgewise-Apparaturen gegeben (Abb. 9-26).

Bracket-Schlitzangulation

Eine weitere Innovation, die *Andrews* einführte, war die Angulation des Bracketschlitzes statt des Brackets selbst (Abb. 9-27). Die klinische Erfahrung von Tausenden von Kieferorthopäden, die erfolgreich mit angulierten Brackets auf vorgeformten Bändern gearbeitet haben, legt allerdings die Vermutung nahe, daß dieser Vorteil eher theo-

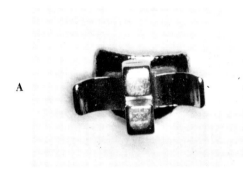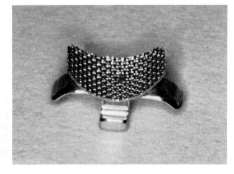

Abb. 9-28 A: Mit Angulation auf die Klebebasis befestigtes Bracket. B: Unterseite der Klebebasis. Keine Verbiegung.

retisch als praktisch besteht. Mit der zunehmenden Verbreitung der Adhäsivtechnik wird die Angulation des Schlitzes vollkommen überflüssig. Die meisten Brackets werden heute auf Netzunterlagen gelötet oder geschweißt. Die Krümmung der Netzunterlage muß nicht durch die Angulation des Brackets auf der Basis ausgeglichen werden, da durch das Lot etwaige Diskrepanzen in der Krümmung ausgefüllt werden (Abb. 9-28). Ich glaube, es ist einfacher, den Bracketschlitz nach der Schneidekante oder der Längsachse der Zahnkrone auszurichten, wenn der Schlitz gerade und nicht anguliert ist. Ich habe in vielen überwiesenen Fällen, die mit Brackets mit Schlitzangulaton behandelt wurden, eine Überangulation der endgültigen Zahnstellung beobachtet. Wenn man auf die angulierten Schlitze verzichtet, macht sich nicht zuletzt auch der erhebliche Preisunterschied vorteilhaft bemerkbar.

Recycling orthodontischer Apparaturen

Hier sei nur eine weitere persönliche Ansicht erlaubt: Das allzu häufig praktizierte „Re-cycling" von orthodontischen Apparaturen sollte kritisch untersucht werden. Es scheint mir fair, dem Patienten bzw. seinen Eltern mitzuteilen, daß die verwendeten Apparaturen zuvor bereits im Munde eines anderen Patienten waren.

Weitere Auswahlmöglichkeiten

Die drei Grundkomponenten einer vorjustierten Edgewise-Apparatur wurden besprochen und ihre Entstehung zurückverfolgt. Eingebauter Torque, Bracketangulation und Kompensation durch erhöhte Bracketbasis sind nicht die einzigen Faktoren, die es zu berücksichtigen gibt. Darüber hinaus spielen auch die Art des Brackets, die Schlitzgröße und die Plazierung des Brackets bzw. Röhrchens eine Rolle. Die meisten dieser Faktoren wurden bereits im Zusammenhang mit der Geschichte der technischen Entwicklung angesprochen. Der grundlegendste Faktor ist die Schlitzgröße.

Schlitzgröße

Das ursprüngliche Bracket von *Angle* besaß einen Schlitz von 0,022 × 0,028 inch (0,55 × 0,7 mm) Größe. Heute besitzen die meisten Edgewise-Brackets Schlitze von 0,018 × 0,030 inch (0,45 × 0,76 mm) oder 0,022 × 0,030 inch (0,55 × 0,76 mm). Die größere Schlitztiefe hat den Vorteil, daß der Vierkantbogen vollständig darin versenkt oder mehr als ein Bogen verwendet werden kann. Von den beiden Größen ist die ursprüngliche mit 0,022 inch beliebter. Ich selbst befürworte seit Jahren den schmäleren Schlitz mit 0,018 inch.

Tabelle 9-1. Brackettypen, Torques, Angulationen und Plazierung

Zahn	Attachment	Torque (Grad)	Angulation (Grad)	Basis-stärke	Plazierung Entfernung (mm)
Oberer Zahnbogen					
Mittlere Incisivi	Zwillingsbr. extrabreit	+ 14	+ 5	normal	4,5
Seitliche Incisivi	Lewis-Br. mittel	+ 7	+ 8	dick	4,0
Eckzähne	Lewis-Br. breit	− 3	+ 10	dünn	5,0
Prämolaren	Lewis-Br. mittel	− 7	0	dünn	4,5
1. Molaren	Kombinations-Bukkalröhrchen $\frac{0,45 \times 0,63}{1,14}$ mm	− 10	0	extra dünn	3,5
2. Molaren	Molarenröhrchen (einfach) 0,45 × 0,63 mm	− 10	0	extra dünn	3,5
Unterer Zahnbogen					
Incisivi	Lewis-Br. schmal	− 1	0	dick	4,0
Eckzähne	Lewis-Br. mittel	− 7	+ 6	dünn	4,5
1. Prämolaren	Lewis-Br. mittel	− 14	0	dünn	5,0
2. Prämolaren	Lewis-Br. mittel	− 17	0	dünn	5,0
1. Molaren	Konvertibles Doppelr.	− 25	0	extra dünn	4,0
2. Molaren	Molarenr. (einfach) 0,45 × 0,63 mm	− 30	0	extra dünn	4,0

Die Schlitzbreite von 0,022 inch, wie sie von *Angle* selbst verwendet wurde, war für die damals üblichen Edelmetallbögen bestimmt. Als man zu Vierkantbögen aus Stahl überging, konnte es bei dieser Schlitzbreite vorkommen, daß unbeabsichtigt übermäßig große Kräfte appliziert wurden. Durch die Verschmälerung des Schlitzes nähert man sich eher den Eigenschaften der Goldbögen. Schon früh vertrat *Steiner*[21] die Verwendung des schmäleren Schlitzes. Auch *Creekmore*[9] befaßte sich mit den Auswirkungen der Schlitzgröße und Bracketbreite. Ohne Frage bedeutet die Verringerung des Drahtdurchmessers auch eine Verringerung der durch den Bogen erzeugten Kräfte. Mit den schmäleren Schlitzen erzielt man bei Bögen mit kleinerem Durchmesser einen besseren Sitz im Bracket, so daß es zu erheblichen Wurzelbewegungen kommt, wenn man den Bogen voll ausnützt. Schlitzfüllende Vierkantbögen von 0,018 × 0,025 inch (0,45 × 0,63 mm) ermöglichen vollständige Wurzelbewegungen mit wesentlich geringeren Kräften als sie bei 0,0215 × 0,028 inch (0,54 × 0,7 mm) Drähten entstehen. Eine der Grundregeln der vorjustierten Edgewise-Technik ist, daß der Schlitz vollständig vom Bogen ausgefüllt sein muß, wenn man das gesamte Potential der Apparatur ausnützen will. In Befolgung dieser Regel verwende ich routinemäßig 0,018 × 0,025 inch (0,45 × 0,63 mm) starke Ausarbeitungsbögen. Die kleineren Bögen in den engeren Schlitzen vergößern die Palette der möglichen Zahnbewegungen bei gleichzeitiger Verringerung der Kraftapplikation.

Bracket-Typ

In diesem Kapitel wurde bereits der *Interbracket-Abstand* besprochen. Von allen Faktoren, die die Resilienz der Bögen und die dadurch erzeugten Kräfte beeinflussen, ist der Interbracket-Abstand der wichtigste. Der bereits erwähnte Artikel von *Creekmore*[9] ist auch auf diesem Gebiet hervorragend. Der Interbracket-Abstand verhält sich umgekehrt proportional zur Bracketbreite (d. h. je breiter das Bracket, um so geringer der Interbrakket-Abstand). Am Anfang dieses Kapitels wurden bei der Entwicklung der Brackets die Zwillingsbrackets angesprochen. Gegenwärtig geht der Trend eindeutig zur Verwendung von Zwillingsbrackets mit der größten Breite, die der Zahn erlaubt. Daraus ergeben sich zwar bestimmte Vorteile zur Rotationskontrolle, doch ebenso auch bestimmte Nachteile. Durch die Verringerung des Interbracket-Abstandes wird die Resilienz des Bogens beeinträchtigt, so daß größere Kräfte entstehen. Wenn statt dessen normal breite Brackets mit Rotationsflügeln (z. B. *Lewis*-Brackets) verwendet werden, vergrößert sich die Spannweite auf das Doppelte oder Vierfache, je nach der Breite der Zwillingsbrackets, die zum Vergleich herangezogen werden. Wenn man bedenkt, daß sich die Lastbiegerate umgekehrt proportional zur dritten Potenz der Drahtlängendifferenz verhält, wird man auch die Bedeutung hinsichtlich der Kraftreduktion erkennen. Klinisch wirkt sich der Vorteil der größeren Spannweite bei den *Lewis*-Brackets so aus, daß die Behandlung mit weniger Bogenveränderungen, einfacheren Mechanismen und mit näher am klinisch optimalen Bereich liegenden Kraftwerten möglich wird.

Vorjustierte Lewis-Brackets

Alle Zähne außer den Molaren und gerade durchgebrochenen Prämolaren werden mit netzunterlegten Klebebrackets versehen. Die verbesserten Adhäsivtechniken, vor allem die indirekte Klebemethode, machen die Bebänderung – außer bei den Molaren und im Durchbruch stehenden Prämolaren – überflüssig. Im folgenden wird die verwendete Bracketart, Torque, Angulation und die Plazierung (Tab. 9-1) beschrieben.

Oberer Zahnbogen

Mittlere Schneidezähne. Die oberen mittleren Schneidezähne und die unteren 1. Molaren sind die einzigen Zähne, die keine *Lewis*-Brackets erhalten. Um die besonderen Torque-Anforderungen dieser Zähne erfüllen zu können, werden extra breite Zwillingsbrackets verwendet. Der Torque beträgt +14°, das Bracket weist gegenüber der Basis eine Angulation von 5° auf.

Seitliche Schneidezähne. Hier wird ein mittleres *Lewis*-Bracket mit erhöhter Basis verwendet. Der Torque beträgt +7°, die Angulation des Brackets gegenüber der Basis 8°.

Eckzähne. An den oberen Eckzähnen kommen breite *Lewis*-Brackets mit gekrümmter Basis zum Einsatz. Sowohl in Extraktions- als auch in Nichtextraktionsfällen beträgt der Torque −3° und die Angulation 10°. Durch die Krümmung des Bogens in diesem Bereich ist es nicht möglich, ihn vollständig in den Schlitz zu setzen, außer wenn er abgeflacht ist. Um dies in Nichtextraktionsfällen zu vermeiden, werden die Basisflügel mit einem Bandtreiber geringfügig in Richtung des Zahns geklopft. In Extraktionsfällen wird nur der distale Flügel gebogen, so daß bei der Bewegung des Zahnes in die Extraktionslücke ein Antirotationsmoment entsteht (Abb. 9-29).

Prämolaren. Sowohl die 1. als auch die 2. Prämolaren tragen mittlere *Lewis*-Brackets mit gekrümmter Basis, einem Torque von −7° und ohne Angulation. Bei Extraktion der 1. Prämolaren können die Basen der 2. Prämolaren eine Angulation von 3° bis 4° aufweisen, wenn eine mesiale Wurzel- und distale Kronenkippung gewünscht wird.

1. Molaren. Kombinations-Bukkalröhrchen werden routinemäßig auf die Bänder der oberen 1. Molaren gesetzt. Bei Vierkantröhrchen beträgt der Torque −10°. Sowohl das 0,045 inch (1,14 mm) große Headgear-Röhrchen als auch das 0,018 × 0,025 inch (0,45 × 0,63 mm) große Vierkantröhrchen weisen ein Distalrotationsoffset von 10° auf.

2. Molaren. Diese Zähne werden nur dann bebändert, wenn Rotationen oder andere Stellungsanomalien korrigiert werden müssen. Wenn sie bebändert werden, werden vierkantige Einzelbukkalröhrchen von 0,018 × 0,025 inch (0,45 × 0,63 mm) mit −10° und 10° Distaloffset verwendet. In diesem Fall werden an den 1. Molaren statt der Röhrchen *Lewis*-Brackets verwendet, die über die bukkale Furche plaziert werden. Der mesiale Rotationsflügel wird abgeschnitten und der distale Flügel so weit vom Band abgebogen, wie zur Rotation erforderlich ist (Abb. 9-30).

Unterer Zahnbogen

Mittlere Schneidezähne. Sowohl an den mittleren als auch an den seitlichen Schneidezähnen wer-

Die Edgewise-Apparatur

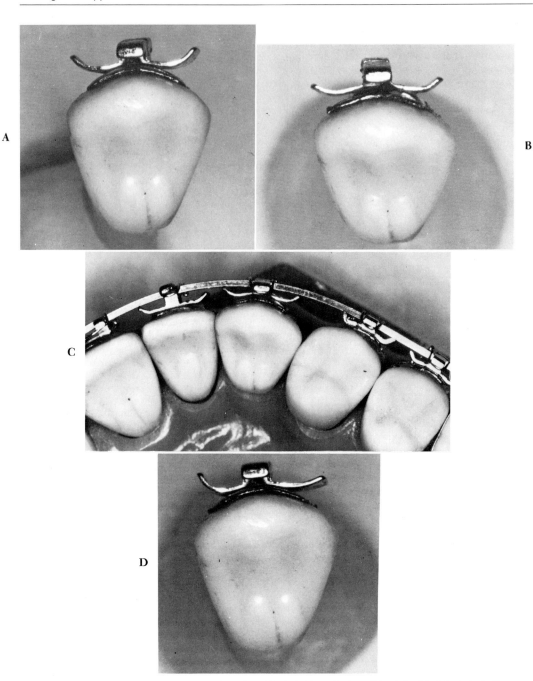

Abb. 9-29 *Lewis*-Brackets. Einstellung der Rotationsflügel. A: Unveränderte Flügel. B.: Die Flügel sind näher zum Zahn gedrückt worden. C: Der Bogen erhält die regelrechte Krümmung im Eckzahnbereich, wenn die Rotationsflügel wie in diesem Bild gezeigt eingestellt werden. D: Einstellung in Extraktionsfällen. Der mesiale Flügel wird vom Zahn weg- und der distale Flügel zum Zahn hingebogen. Auf diese Weise entsteht eine Antirotationswirkung.

Die Behandlung in die Edgewise-Apparatur einbauen

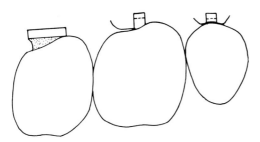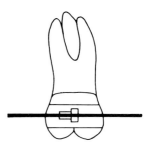

Abb. 9-30 Verwendung der *Lewis*-Brackets auf den oberen 1. Molaren, wenn die 2. Molaren bebändert werden. Der mesiale Rotationsflügel wird abgeschnitten. Der distale Flügel kann in jedem gewünschten Winkel vom Zahn weggebogen werden, um während der ersten Behandlungsphase mit den elastischen Bögen eine wirksame Rotation des Zahnes zu erzielen.

den untere Frontzahn-*Lewis*-Brackets mit schmalen Flügeln verwendet. Der Torque beträgt −1°, die Angulation 0°.

Seitliche Schneidezähne. An den seitlichen Schneidezähnen werden die gleichen Brackets verwendet, jedoch wird die Basis gegenüber dem Zahn so geneigt, daß eine distale Wurzelangulation von 2° bis 4° entsteht.

Eckzähne. Ein mittelgroßes *Lewis*-Bracket mit gekrümmter Basis, −7° Torque und 6° Angulation wird sowohl in Extraktions- als auch in Nichtextraktionsfällen verwendet. Ich habe bisher auch in Extraktionsfällen keine Notwendigkeit für zusätzliche Angulationen an den oberen oder unteren Eckzähnen gesehen, wenn zum Abschluß der Behandlung volle Bogengrößen verwendet werden.

1. Prämolaren. Mittelgroße *Lewis*-Brackets mit gekrümmter Basis, −14° und 0° Angulation werden hier verwendet.

2. Prämolaren. Mittelgroße *Lewis*-Brackets mit gekrümmter Basis, −14° Torque und 0° Angulation sind hier üblich. In Extraktionsfällen können die Brackets wie bei den oberen 2. Prämolaren anguliert werden.

1. Molaren. Konvertible extra breite Zwillingsbrakkets mit −25° Torque und ohne Angulation werden auf vorgeformte Bänder geschweißt.

2. Molaren. Untere 2. Molaren werden routinemäßig bebändert. Einfache 0,018 × 0,025 inch (0,45 × 0,63 mm) große Röhrchen mit −30° Torque, mesialen Haken für Gummizüge und ohne Distaloffset werden auf vorgeformte Bänder geschweißt.

Plazieren der Brackets und Röhrchen

Das Ziel der regelrechten Plazierung von Brackets und Röhrchen ist einfach zu definieren. Schwieriger ist dagegen die Durchführung. Das Ziel besteht darin, am Ende der Behandlung mit flachen geraden „idealen" Bögen eine ideale Okklusion zu schaffen. *Angle* versuchte, dieses Ideal mit seiner etwas nebulösen „Okklusionslinie" zu beschreiben. *Andrews* arbeitete dieses Konzept weiter aus und bezog auch funktionelle Anforderungen in die Zielsetzung ein, wie in seinem hervorragenden Artikel über die „Sechs Schlüssel zur normalen Okklusion" zu lesen ist.[1] Daß *Andrews* die Bracketschlitze nach dem Mittelpunkt der Längsachse der klinischen Zahnkrone ausrichtet, wurde bereits erwähnt. Zwischen der klinischen und der anatomischen Kronenlänge können jedoch große Unterschiede bestehen, so daß die Wahl des klinischen Mittelpunktes der Längsachse als Meßpunkt ernste Nachteile mit sich bringt.

In seinen Vorlesungen und Lehrbüchern befürwortete *Tweed*[25] eine Methode zum Plazieren der Brackets, bei der der Abstand zwischen dem Bracketschlitz und der Schneidekante der Frontzähne in Millimeter gemessen wird. Die Brackethöhe auf diese Weise zu bestimmen, hat viele Vorteile, vor allem für vorjustierte Apparaturen, bei denen der Torque von der Brackethöhe abhängt.

Mit dieser Methode, bei der der Abstand zwischen Bracketschlitz und Schneidekante bzw. Höckerspitze maßgeblich ist, habe ich in den meisten Fällen gute Erfahrungen gemacht.

Oberer Zahnbogen	
mittlere Incisivi	4,5
seitliche Incisivi	4,0
Eckzähne	5,0
Prämolaren	4,5
Molaren	3,5
Unterer Zahnbogen	
Incisivi	4,0
Eckzähne	4,5
Prämolaren	5,0
Molaren	4,0

Diese Werte beziehen sich auf normal durchgebrochene klinische Kronen. Bei kürzerer Kronenhöhe müssen sie geringer gehalten werden, doch müssen dabei die Unterschiede zwischen den einzelnen Werten gleich bleiben. Auf diese Weise erhält man eine flache Okklusionsebene und einen geringeren vertikalen Überbiß. In Fällen mit offenem Biß werden an den Schneidezähnen größere und an den Prämolaren geringere Werte verwendet. Vor allen Dingen ist darauf zu achten, daß die Abstände auf beiden Seiten des Zahnbogens identisch sind.

Ein weiterer wichtiger Faktor bei der Plazierung von Brackets und Röhrchen ist die Beeinflussung der Randleistenrelationen. Bei den meisten Dysgnathien sind die Relationen der Randleisten der Seitenzähne zueinander normal. Auch wenn eine sehr ausgeprägte Speesche Kurve vorliegt, stehen die Randleisten zweier benachbarter Zähne meist in regelrechter Beziehung zueinander, sofern die Zähne voll durchgebrochen sind. Die Schlitze der Seitenzahnbrackets und -röhrchen sollten in gleichen Abständen zu der gedachten Linie durch die Randleisten liegen. Bei einzelnen Zähnen, die unterhalb dieser Linie liegen, muß das Attachment in dem gleichen Maß weiter gingival angebracht werden wie die Randleisten zu tief sind. Wenn diese wichtige Grundregel nicht beachtet wird, kann die Behandlung zur Bißöffnung und einer schlechten Seitenzahnokklusion führen. Falls im Laufe der Behandlung eine solche Komplikation auftritt, sollten die Bögen für 3 Wochen abgenommen werden. In 90% aller Fälle kommt es zur Besserung der Okklusion, und man kann erkennen, welche Brackets oder Röhrchen die Störung verursacht haben. Die besondere Sorgfalt bei der Plazierung der Attachments macht sich auf jeden Fall bezahlt, da man auf diese Weise die Behandlungsdauer verkürzen und das Endresultat verbessern kann. Ich persönlich bin der Ansicht, daß die indirekte Klebetechnik, auch an den Prämolaren, eine der besten Möglichkeiten zur korrekten Plazierung der Brackets bietet.

Kleben und Bebändern

Die orthodontische Klebetechnik

Der Ursprung der orthodontischen Klebetechnik wird auf 1955 zurückgeführt, das Datum der Veröffentlichung der Originalarbeit von *Buonocore*[8], der nach der Applikation von 85%iger Orthophosphorsäure für 30 Sekunden eine bessere Haftung von Methylmethakrylat-Kunststoffen am Zahnschmelz nachwies. 1965 berichtete *Newman*[17] über die Verwendung von Epoxydklebern zur Befestigung orthodontischer Attachments an den Zähnen. Er verwendete erstmals die Säureätztechnik für diesen Zweck. Der letzte größere Beitrag stammt von *Bowen*[7], der einen Bisphenol-A-Glyzidyldimenthakrylat(bisGMA)-Kleber entwickelte, der sich gegenüber den früheren Klebern als stabiler und mit einem anorganischen Füllstoffzusatz auch als fester erwies. Die heute verwendeten Adhäsive sind auf *Bowens* Bis-GMA aufgebaut.

Die orthodontische Klebetechnik wird in einem anderen Kapitel dieses Buchs (Kapitel 8) von *Björn Zachrisson* ausführlich behandelt, der auf diesem Gebiet hervorragende Beiträge geleistet hat. Seine Arbeiten sind auf die direkte Klebetechnik konzentriert, auf die in diesem Kapitel nicht näher eingegangen wird. Sehr viele Kieferorthopäden scheinen in den Vereinigten Staaten die direkte Klebetechnik zu verwenden und überwiegend auf die Frontzähne zu beschränken. Obwohl dieses Vorgehen gegenüber der Bebänderung dieser Zähne einen bedeutenden Fortschritt darstellt, werden auf diese Weise die Möglichkeiten der orthodontischen Klebetechnik nicht voll ausgeschöpft. Ich bin der Überzeugung, daß das volle Potential der orthodontischen Klebetechnik nur bei der indirekten Methode zur Geltung kommt.

Vorteile der indirekten Klebemethode

Präzision

Bei der indirekten Klebemethode werden die Brackets zunächst auf die Zähne im Modell gesetzt. Dabei kann der Kieferorthopäde die Bracketposition von jeder Seite genau vermessen und besichtigen. Die Klebebasen können bei Bedarf getrimmt und unter Umständen sogar umkonturiert werden. Um die Möglichkeiten der indirekten Klebemethode voll ausschöpfen zu können, werden auch die Prämolaren routinemäßig mit einbezogen. Klebebrackets können auch an nicht vollständig durchgebrochenen Prämolaren verwendet werden. Wie man dabei vorgeht, wird in dem Abschnitt über die Klebetechnik selbst beschrieben. Wenn die Brackets an den Modellen plaziert werden, kann man sich Zeit lassen, da keine Gefahr besteht, daß der Kleber hart wird oder die Zähne durch den Speichelfluß kontaminiert werden. Die Brackets können präzise angepaßt und getrimmt werden, so daß auch bei Patienten mit stark rotierten und nur partiell durchgebrochenen Zähnen die akkurate Plazierung der Brackets gewährleistet ist. Die Bedeutung der genauen Plazierung wurde bereits gesprochen.

Effizienz

Die Zeit, die der Arzt zur Behandlung am Stuhl benötigt, wird bei der indirekten Klebetechnik drastisch verkürzt. Wenn bestimmte Arbeiten beim Kleben delegiert werden, ist die Zeitersparnis noch größer. Selbst wenn der Kieferorthopäde das Kleben alleine durchführt, ist der Zeitaufwand am Patienten selbst immer noch erheblich geringer.

Patientenkomfort

Die Zeit, die der Patient die unangenehme Prozedur der Trockenhaltung des Mundraumes mit Wangen- und Lippenhaltern erdulden muß, ist minimal. Die meisten Patienten wissen das sehr zu schätzen.

Bessere Motivationsgrundlage

Da die indirekte Klebetechnik zu einem besseren Gerät bei geringerer Belastung des Patienten führen kann, entsteht eine bessere Grundlage für die Mitarbeit des Patienten. Dies gilt vor allem bei erwachsenen Patienten, für die nicht nur das Aussehen, sondern auch die Strapazen der Behandlung selbst wichtige Entscheidungskriterien sind. Durch die routinemäßige Einbeziehung der 2. Prämolaren müssen weniger Zähne separiert und bebändert werden. Sowohl das Separieren als auch das Bebändern sind Punkte, die die orthodontische Behandlung für den Patienten sehr unangenehm machen können.

Indirekte Klebetechnik

Die erfolgreiche klinische Verwendung der indirekten Klebetechnik begann 1973 mit der Einführung des Adhäsivs Nuva-Tach. In ihrem klassischen Artikel von 1974 beschrieben *Silverman* und *Cohen*[20] ihre hervorragenden ersten Erfahrungen. Die Autoren leisteten auf diesem Gebiet Pionierarbeit und haben sich durch ihre Beiträge sehr verdient gemacht. Trotz einiger Verbesserungen, die sich mit der Zeit ergaben, ist ihr Grundkonzept nach wie vor stichhaltig. Ich arbeitete über 3 Jahre lang erfolgreich nach ihrer Methode und habe seither zahlreiche Modifikationen erprobt. Im folgenden wird eine Modifikation besprochen, die sich klinisch mit besten Erfolgen bewährt hat.

Die Herstellung der Apparatur erfolgt in drei Sitzungen im Abstand von jeweils einer Woche. Wenn Extraktionen erforderlich sind, sollten sie etwa eine Woche vor der ersten Sitzung durchgeführt werden. Wenn auch verschiedentlich bezüglich des Extrahierens vor dem Kleben Bedenken laut werden, kommt es nach meiner eigenen Erfahrung, wenn nicht mehr als eine Woche zwischen der Abdrucknahme und dem Einsetzen der geklebten Attachments liegt, zu keinen signifikanten Zahnbewegungen, die den Sitz der Apparatur

Die Edgewise-Apparatur

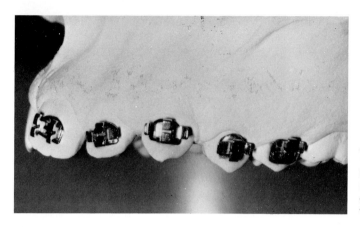

Abb. 9-31 Die Brackets sind am Modell positioniert. Die spezielle Klebebasis am Prämolarenbracket ermöglicht die Plazierung des verlängerten Bracketflügels über die Gingiva.

beeinträchtigen könnten. Bei Rotationen und Zahnstellungsanomalien ermöglicht die Extraktion vor der Abdrucknahme in einigen Fällen bessere Bracketrelationen.

Abdrucknahme

Vor der Abdrucknahme werden die Zähne gründlich gebürstet und mit Zahnseide gereinigt. An den Seitenzähnen sollte mit einem Scaler nachgereinigt werden, um sicherzugehen, daß keine Plaques oder gingivale Ablagerungen verbleiben. Alginatabdrücke werden mit einem gelochten Löffel genommen, der die Masse gut fixiert. Der Abdruck wird relativ flach gehalten, so daß keine der Höckerspitzen durch die Abdruckmasse hindurch mit dem Löffel in Berührung tritt. Die Abdrücke werden soweit wie möglich mit Hartgips ausgegossen. Die Modelle werden getrimmt und vollständig getrocknet.

Plazieren der Brackets

Die Brackets werden mit Karamellmasse an den Modellen befestigt. Die Konsistenz der Karamellmasse ist nicht wichtig, da die Modelle vor Anfertigung der Übertragungsschiene tiefgekühlt werden. Auf die Rückseite der Brackets wird jeweils ein sehr kleiner Karamelltropfen aufgetragen, und die Brackets werden mit der Pinzette auf den Zahn gedrückt. Wie erwähnt muß die Klebebasis gelegentlich beschliffen werden, selbst dann, wenn nur eine kleine Minibasis verwendet wird. Die Klebebasen bestehen aus Netzfolie und lassen sich bei Bedarf leicht formen oder mit der Schleifscheibe umkonturieren. Wenn alle Brackets in ihrer ungefähren Position fixiert sind, erfolgt die genaue Ausrichtung. Dafür wird ein kleiner Zementspachtel verwendet, dessen flachgeschliffenes Ende über dem Bunsenbrenner erhitzt und in den Bracketschlitz gesteckt wird. Auf diese Weise läßt sich das Bracket leicht verschieben. Das überschüssige Karamell fließt seitlich aus, so daß zwischen Bracket und Modell nur ein sehr dünner Film übrigbleibt. Wenn alle Brackets ausgerichtet sind, wird das überschüssige Karamell mit der Sonde entfernt. Falls die Masse zu weich ist, genügt es, die Modelle einige Minuten lang in das Gefrierfach eines Kühlschrankes zu stellen. Dadurch werden die Karamellüberschüsse so hart, daß sie bei der Berührung mit der Sonde abblättern. Anschließend erfolgt die endgültige Feinkorrektur der Bracketposition.

Zum Ausmessen der Bracketposition wird ein kleiner Zirkel verwendet, bei dem das eine Ende geringfügig länger als das andere ist. Da diese abschließende Feinkorrektur für die Behandlung äußerst kritisch und entscheidend ist, sollte sie meiner Ansicht nach nicht delegiert werden. An dem Modell, das in der Abb. 9-31 nach der Feinkorrektur dargestellt ist, ist auch ein neues Offset-Klebebracket zu erkennen, dessen verlängerter gin-

Kleben und Bebändern

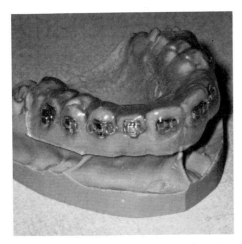

Abb. 9-32 Die im Biostar-Tiefziehgerät gefertigte und teilweise mit der Schere getrimmte Übertragungsschiene.

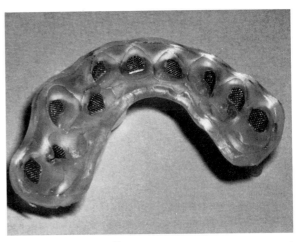

Abb. 9-33 Die fertige Übertragungsschiene. Die Brackets sind vollständig im Kunststoff eingebettet.

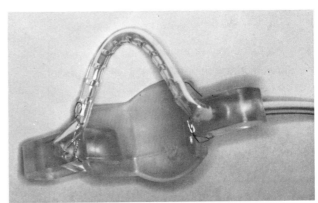

Abb. 9-34 Kombinationsgerät aus Aufbißblock, Zungenhalter und Speichelsauger, durch Ligaturendraht zusammengehalten.

givaler Flügel weiter gingival plaziert werden kann als die klinische Krone eigentlich erlaubt. Wegen des Offsets ist die Klebebasis selbst nicht verkleinert. Das fertige Modell wird anschließend mit den Zähnen nach unten für etwa 20 Minuten in das Gefrierfach eines Kühlschranks gestellt.

Herstellung der Übertragungsschiene

Die Übertragungsschiene wird aus 3 mm starkem Weichplastik gefertigt und im Biostar oder einem ähnlichen Tiefzieh-Gerät geformt (Abb. 9-32).

Das Tiefkühlen ist deshalb wichtig, weil sonst im Gerät das heiße Plastik die Brackets verziehen würde. Das Modell wird etwa 15 Minuten lang in warmes (nicht heißes) Wasser getaucht und das überschüssige Plastik mit einer kleinen Kronen- und Brückenschere noch am Modell abgeschnitten. Anschließend wird die Karamellmasse mit fließendem warmem (nicht heißem) Wasser von den Bracketunterlagen abgespült. So schnell und einfach läßt sich diese provisorische Klebemasse beseitigen. Abschließend wird die Kontur der Übertragungsschiene ausgearbeitet (Abb. 9-33).

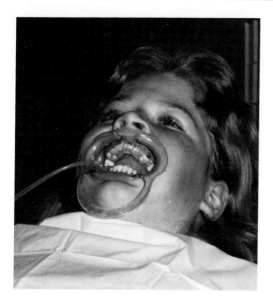

Abb. 9-35 Lippen- und Wangenhalter in situ.

Verfahrensschritte beim Kleben

Bei der Ankunft des Patienten wird ihm Methanteliniumbromid (Banthine) zur Hemmung des Speichelflusses verabreicht. Nach einer halben Stunde, wenn der Patient eine Trockenheit im Munde verspürt, ist er für das Einkleben der Brakkets bereit. Der Erfolg der indirekten Klebetechniken hängt von drei Faktoren ab: richtige Konditionierung oder Säureätzung der Zähne, Hemmung des Speichelflusses und enge Adaption bzw. Kontakt der Klebebasen zur Zahnoberfläche.

Säureätzung. Bei diesem Schritt kommt es darauf an, daß die Plaques vollständig entfernt werden, die Ätzdauer ausreicht und das Ätzmittel anschließend vollständig abgespült wird.

Zur vollständigen Plaquebeseitigung verwendet man am besten Gumminäpfe und Polierbürsten sowie entweder einfaches Bimssteinpulver oder Bimssteinpulvertabletten mit Wasser. Prophy-Pasten jeglicher Art werden nicht empfohlen. Nach der gründlichen Reinigung und sorgfältiger Spülung der Zähne ist der Patient für den nächsten Schritt bereit. Nun werden der Lippen- und Wangenretraktor sowie das Kombinationsgerät aus Aufbißblock, Zungenhalter und Speichelsauger eingesetzt. Das Speichelsaugrohr wurde mit Hilfe von Drahtligaturen so abgeändert, daß es am Mundboden und nicht mehr knapp unterhalb der Okklusionsebene verläuft (Abb. 9-34). Alle Zähne eines Kiefers, die Klebebrackets erhalten sollen, werden 60 Sekunden lang mit einer flüssigen Orthophosphorsäurelösung geätzt. Die Ätzlösung wird mit kleinen Schaumstoffpellets den allgemein gültigen Regeln entsprechend aufgetragen. Als nächstes ist es wichtig, das Ätzmittel vollständig von den Zähnen abzuspülen. Das Wasser-Säuregemisch wird abgesaugt.

Hemmung des Speichelflusses. Zur Absorption des Speichelflusses aus den Parotisdrüsen werden an den Wangen Dri-Angles eingesetzt. Der Speichel aus den submaxillären und sublingualen Drüsen wird durch die Absaugeinheit eliminiert. Für das unbedingt erforderliche starke Absaugen kann entweder eine zentrale Einheit oder ein tragbares Absauggerät verwendet werden. Die Zähne werden anschließend mit dem Luftbläser und einem Warmluft-Trockner getrocknet. Wichtig ist, daß die Lippen und Wangen nach dem Ätzen die Zähne nicht berühren (Abb. 9-35).

Auftragen des Adhäsivs. Für das indirekte Kleben haben sich anmischfreie Adhäsive als besonders gut geeignet erwiesen. Sie sollten im Kühlschrank gelagert werden, damit die Verarbeitungszeit länger ist. Es gibt mehrere hervorragende Werkstoffe auf dem Markt. Zunächst wird mit einem kleinen Schaumstoffpellet ein flüssiger Primer auf die geätzten Zahnoberflächen und auch auf die Netzunterlage jedes Brackets aufgetragen. Die Klebepaste selbst wird in eine Einmal-Kunststoffspritze gefüllt und mit einer Centrix-Spritze appliziert. Das Adhäsiv muß in geringen Mengen so schnell wie möglich auf die Netzunterlagen gebracht werden, da damit bereits die Abbindereaktion ausgelöst wird. Nun wird die Übertragungsschiene in den Mund gesetzt und etwa zwei Minuten lang festgehalten. Mit Fingerdruck sowohl durch den Behandler als auch die Assistenz auf jedes einzelne Bracket wird die bestmögliche und engste Adaption der Brackets auf die Zahnoberfläche gewährleistet. Mit der Kombination aus Aufbißblock und Zungenhalter läßt sich die kleine dünne Plastikschiene leicht einsetzen. Der Aufbißblock kommt im Bereich der 1. Molaren zu liegen, so daß die 2. Prämolaren ungehindert beklebt werden können. In der Regel wird die Schiene zuerst im Oberkiefer eingesetzt. Man muß die obere

Kleben und Bebändern

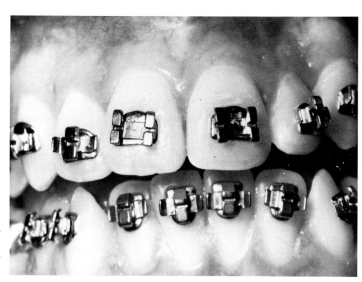

Abb. 9-36 Brackets unmittelbar nach Abnahme der Übertragungsschiene. Überschüssiger Kleber wurde mit dem Scaler entfernt.

Schiene nicht erst entfernen, um im Unterkiefer weiterarbeiten zu können, da die Schienen so zierlich sind, daß beide gleichzeitig im Munde liegen können.

Entfernung der Übertragungsschiene. Wenn die Brackets im Unterkiefer fixiert sind, wird die obere Schiene folgendermaßen entfernt: Die Schiene wird entlang der Schneidekanten und bukkalen Höckerspitzen mit einer gebogenen Kronenschere aufgeschnitten, so daß der palatinale Anteil frei wird und herausgenommen werden kann. Anschließend wird mit den Fingern oder mit einer kleinen Mosquitoklemme die Schiene gefaßt und der bukkale und labiale Anteil vorsichtig entfernt. Man beginnt am 2. Prämolaren der einen Seite und arbeitet sich Bracket für Bracket bis zum anderen Ende vor. In den äußerst seltenen Fällen, in denen sich ein Bracket bei der Abnahme der Schiene löst, ist meist Feuchtigkeit die Ursache. Der nächste Schritt ist die Beseitigung der Kleberüberschüsse mit dem Scaler.

Beseitigung der Kleberüberschüsse. Das Besondere an den anmischfreien Adhäsiven ist, daß die Kleberüberschüsse nicht vollständig polymerisiert sind, weil dazu auf beiden Seiten ein Katalysator erforderlich ist. Dadurch können Kleberüberschüsse schnell und vollständig entfernt werden, was zur Vermeidung von Gingivareizungen

wichtig ist. Nach der Ausarbeitung der oberen Zahnreihe ist der Kleber im Unterkiefer in der Regel bereits vollständig ausgehärtet, so daß die untere Übertragungsschiene entfernt werden kann (Abb. 9-36).

Prophylaxe. Seit einigen Jahren verwende ich aus zwei Gründen keine Versiegler mehr: 1. Der Versiegler überdauerte die Behandlung nicht und 2. führte er zu Gingivareizungen. Statt gegen die Unzulänglichkeiten des Versieglers anzukämpfen, bin ich dazu übergegangen, die Zahnflächen außerhalb der Brackets zu fluoridieren. In einem Artikel von *Hirce* et al.[11] wird darauf hingewiesen, daß die Fluoridaufnahme geätzter Schmelzflächen größer ist als die des ungeätzten Schmelzes. Auch wird gezeigt, daß die Fluoridapplikation die Verbundfestigkeit nicht beeinflußt, und somit wird empfohlen, vor dem Kleben zu fluoridieren. Meine Empfehlung lautet hingegen, das Fluorid *nach* dem Einkleben der Brackets aufzutragen. Außerdem ist die Fluoridierung mittels fluoridhaltiger Zahnpasten und Mundspülungen während der gesamten Behandlungsdauer sinnvoll. Diese Maßnahmen scheinen einen besseren Schutz gegen Demineralisation zu bieten als die unzuverlässigen Versiegler.

Am Ende der Sitzung wird an den Molaren eine Separationsligatur angebracht, die eine Woche lang belassen wird. Bei der nächsten Sitzung werden die Molaren bebändert und die Bögen eingesetzt.

Separierung der Zähne

Bei den meisten Patienten sind einfache Separiergummiringe mehr als ausreichend. Bei Erwachsenen läßt sich hingegen mit dieser Methode in vielen Fällen keine ausreichende Separierung erreichen. In schwierigen Fällen können einfache oder umsponnene elastische Fäden verwendet werden. Am besten eignet sich meines Erachtens ein nicht umsponnener 0,030 inch (0,76 mm) starker elastischer Faden. Durch den zervikalen Teil des Interdentalraums wird ein Stück Zahnseide gezogen, so daß sie auf der bukkalen Seite eine Öse bildet (Abb. 9-37). In diese Öse wird ein Stück elastischer Faden gesteckt und mit der Öse nach lingual gezogen. Wenn die Zahnseide nun aus dem Mund genommen wird, bildet der elastische Faden eine Schlaufe auf der lingualen Seite. Eines der freien Enden, die sich bukkal befinden, wird durch die linguale Schlaufe geführt. Die beiden Enden werden festgezogen und durch chirurgische Knoten fixiert. Der restliche Faden wird nahe am Knoten abgeschnitten. Der so entstandene doppelte Gummiring spannt sich eng um die gesamte Kontaktfläche. Er übt eine zarte Kraft aus und sollte etwa eine Woche lang belassen werden. Nach Ablauf dieser Zeit können die Molaren bebändert werden.

Orthodontische Bänder

Die einzige Aufgabe eines orthodontischen Bandes besteht darin, das daran befestigte Attachment – Bracket, Röhrchen oder Hilfselement – in der korrekten Relation zum Zahn zu halten. Ein Band ist nicht ein Endprodukt in dem Sinn, wie es ein Goldinlay oder eine Goldkrone bei der Restauration eines Zahnes ist. Um die Attachments in die korrekte Relation zu bringen, muß in den meisten Fällen auch das Band korrekt auf dem Zahn plaziert sein. Man sollte nicht vergessen, daß ein orthodontisches Band nicht Selbstzweck, sondern nur Mittel zum Zweck ist. Dadurch wird nicht die Wichtigkeit des korrekten Anpassens geschmälert, sondern vielmehr die Wichtigkeit der korrekten Ausrichtung der Attachments zueinander und zu den Zahnkronen ausdrücklich betont.

Voraussetzungen
1. Orthodontische Bänder müssen so genau wie möglich der Zahnkontur angepaßt werden, um einen festen Sitz auf dem Zahn zu ermöglichen. Die enge Adaption reduziert auch die Stärke des Bandmaterials und der Zementschicht zwischen den Approximalflächen auf ein Minimum und verhindert das Auswaschen des Zements an den okklusalen Rändern, was zur Bildung von Speiseretentionsnischen und zu Demineralisationserscheinungen führt. Im gingivalen Bereich verhindert die enge Adaption die Ausbildung von überhängenden Rändern, die Reizungen und Schädigungen der Gingiva bewirken.
2. Orthodontische Bänder sollten sich nicht weiter subgingival erstrecken, als zur adäquaten Retention am Zahn erforderlich ist. Die zu große Ausdehnung der gingivalen Bereiche kann zu Reizungen des Gewebes und vermehrter Osteoklastenaktivität des Knochens, letztlich zum Abbau des Alveolarfortsatzes führen.
3. Das Bandmaterial sollte gegenüber den Belastungen im Munde so beständig sein, daß es sich nicht verformt. Die okklusalen Ränder müssen ausreichend verstärkt sein, damit sie beim Kauen nicht von der Zahnkontur verschoben werden. Diese Materialfestigkeit trägt auch dazu bei, daß sich die Bänder im Lauf der Behandlung nicht lockern.
4. Das Bandmaterial sollte unbedingt eine Legierung sein, die im oralen Milieu nicht oxidiert.
5. Außerdem sollte das Material so viel Elastizität besitzen, daß die Bänder über den größten Zahnumfang gedrückt werden können und in den unter sich gehenden Bereichen eher zurückfedern.

Vorgeformte Bänder
Vorgeformte Bänder sind in allen Situationen das Mittel der Wahl, bis auf den seltenen Fall, in dem sich für einen bestimmten Zahn kein passendes Band finden läßt. In diesem Fall muß das Band aus konturiertem oder geradem Bandmaterial gefer-

Kleben und Bebändern

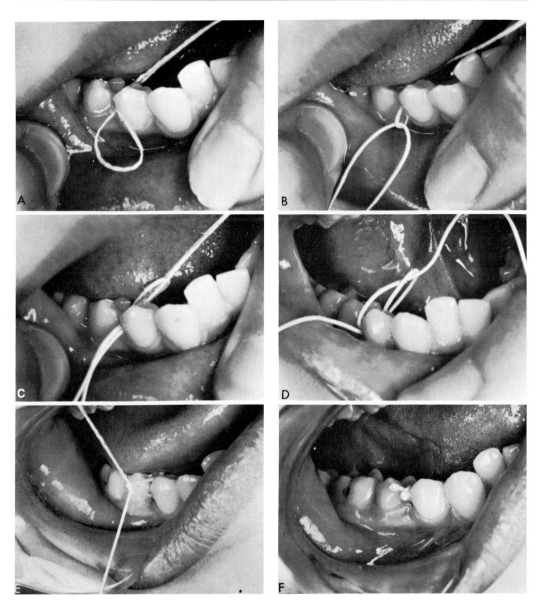

Abb. 9-37 Separation mit elastischer Ligaturseide. A: Gingival der Kontaktfläche wird Zahnseide durchgeführt und bukkal eine Öse geformt. B: Durch die Öse wird elastische Ligaturseide gefädelt. C: Die Ligaturseide wird mit der Zahnseide nach lingual gezogen. Die Zahnseide wird dann entfernt. D: Eines der freien Enden der elastischen Ligaturseide wird von bukkal durch die Schlaufe auf der lingualen Seite geführt und festgezogen. E: Ein chirurgischer Knoten wird gemacht, so daß ein Doppelstrang entsteht, der die gesamte Kontaktfläche eng umgibt. F: Abschließend werden die Enden knapp über dem Knoten abgeschnitten.

tigt werden. Angesichts der heutigen Auswahl und Qualität der vorgeformten Bänder ist dieser Fall allerdings wirklich selten. Das Aufsetzen und Adaptieren vorgeformter Bänder gehört inzwischen schon so sehr zur Routine, daß es hier mit Sicherheit nicht nochmals erläutert werden muß. Im Zusammenhang mit vorjustierten Edgewise-Apparaturen sind jedoch einige wichtige Punkte zu berücksichtigen.

Schneidezähne. Mittlere und seitliche Schneidezahnbänder für die rechte und linke Oberkieferhälfte sind von verschiedenen Herstellern zu beziehen. Sie sind durch ihre Neigung den anatomischen Differenzen zwischen der Längsachse, der Krone und der Schneidekante angepaßt. Wenn diese Bänder regelrecht aufgesetzt werden, sollten sie mit der inzisalen Kante parallel zur Schneidekante des Zahnes liegen. Es ist aber offensichtlich, daß die Angulationen der meisten vorjustierten Edgewise-Apparaturen nicht mehr zutreffen, wenn die inzisalen Bandränder zu den Schneidekanten parallel sind. Ich habe einige Fälle gesehen, in welchen Brackets mit Schlitzangulation auf vorgeformten Bändern verwendet wurden. Das Ergebnis war stets eine massive Überangulation der Zähne. Daher wird bei vorgeformten Bändern von der Verwendung von Brackets mit Schlitzangulation abgeraten. Wenn für die oberen mittleren Schneidezähne die speziellen rechten und linken Bänder verwendet werden, ist bei den Brackets keine Angulation erforderlich. Obere seitliche Schneidezahnbrackets auf rechten oder linken oberen seitlichen Schneidezahnbändern müssen nur etwa 3–4° Angulation aufweisen. Ebenso bedarf es bei den unteren mittleren Schneidezähnen keiner Angulation und bei den seitlichen Schneidezähnen nur 2–3°, wie es auch bei den Klebebrackets üblich ist.

Eckzähne und Prämolaren. Die Angulation ist bei Eckzahn- und Prämolarenbändern etwa die gleiche wie bei Klebebrackets, da diese Bänder keine Differenzen kompensieren. Für die routinemäßige Verwendung von vorjustierten Edgewise-Apparaturen empfiehlt es sich, jeweils eigene Bandsätze für die unteren 1. und 2. Prämolaren zu haben, da diese beiden Zähne unterschiedliche Torques erfordern. Anders verhält es sich im Oberkiefer, wo für die 1. und 2. Prämolaren der gleiche Torque verwendet wird.

Molaren. Obere und untere Molarenbänder kennzeichnen sich durch einige bemerkenswerte Besonderheiten. Bei oberen Molarenbändern sollte der Bandtreiber im distopalatinalen Bereich des Bandes angesetzt werden. Die Bukkalfläche des Bandes sollte relativ weit okklusal sein, wenn Zweifach- oder Dreifachröhrchen oder konvertible Brackets verwendet werden, damit der Schlitz für den Grundbogen auf der richtigen okklusogingivalen Höhe zu liegen kommt. Durch die distale Kraftapplikation wird das Band in diesem Bereich auch tiefer gesetzt, womit ein Ausgleich dafür geschaffen wird, daß die distale Randleiste weniger hoch ist als die mesiale. Auf diese Weise erhält das Attachment die richtige parallele Ausrichtung, da nämlich der distobukkale Höcker, wenn er in regelrechter Okklusion steht, geringfügig länger ist als der mesiobukkale Höcker. Bei den unteren Bändern sollte die Kraftapplikation fast ausschließlich auf die bukkalen Attachments selbst erfolgen. Die Attachments dürfen nicht mit den bukkalen Höckern der oberen Molaren okkludieren. Wenn die oberen Molaren auf die Bänder oder Attachments der unteren beißen, ist die Gefahr der Zementablösung und Demineralisation groß. Für die 1. und 2. Molaren gibt es für Ober- und Unterkiefer sowie die linke und rechte Kieferhälfte jeweils speziell geformte Bänder. Wenn man mit vorjustierten Apparaturen arbeitet, muß man für die rechten und linken 1. und 2. Molaren jeweils eine eigene Serie von Bändern besitzen. Wenn auch die Notwendigkeit einer solchen umfangreichen Ausrüstung als Nachteil angesehen werden kann, muß man zugeben, daß die Vorteile der vorjustierten Apparaturen doch bei weitem überwiegen.

Allgemeine Betrachtungen. Zu den vorgeformten Bändern ist noch zu sagen, daß die Zähne ausreichend separiert werden müssen, da man sonst nie weiß, ob die Festigkeit des Bandes dem guten Sitz auf dem Zahn oder dem engen Zahnkontakt zuzuschreiben ist. Für die Wahl des Bandes gilt als allgemeine Richtlinie, daß das Band eher zu klein als zu groß aussehen sollte. Die Bänder werden in die richtige Position auf den Zahn getrieben. Für die unteren Molaren eignen sich Instrumente zum Einbeißen des Bandes zwar gut, an der Palatinalseite der oberen Molaren sind sie jedoch mit Vorsicht zu verwenden, da es zu Schmelzfrakturen kommen kann. An den oberen Molaren wird vorzugsweise ein Bandtreiber mit

Hämmerchen oder ein *Eby*-Bandtreiber verwendet. Auch Prämolarenbänder können mit dem Bandtreibhammer eingesetzt werden, wobei die Kraftapplikation an den oberen Prämolaren überwiegend palatinal und an den unteren überwiegend bukkal erfolgen sollte. Diese allgemeinen Richtlinien haben sich beim Einsetzen und Anpassen vorgeformter Bänder bewährt und die Häufigkeit gelockerter Bänder auf ein Minimum reduziert.

Diagnostische Überlegungen

Die Analyse

Eine ausführliche Besprechung der orthodontischen Analyse würde weit über den Rahmen dieses Kapitels gehen. Dieses Thema wurde von *Proffit* und *Ackerman* (Kapitel 1) eingehend behandelt. Einige allgemeine Bemerkungen eines Praktikers mit eigener kieferorthopädischer Praxis könnten sich vielleicht dennoch als nützlich erweisen. Wenn wir die Behandlung eines bestimmten Patienten in Betracht ziehen, müssen wir bewußt oder unbewußt verschiedene Punkte überdenken, möglichst in der angegebenen Reihenfolge.

Der Patient als Individuum
Die erste Voraussetzung einer erfolgreichen diagnostischen Analyse ist, den Patienten als ein Individuum zu sehen. Ist er oder sie für die kieferorthopädische Behandlung zugänglich? Läßt sich das Verhalten des Patienten beeinflussen, wenn dies zur Gewährleistung einer erfolgreichen Behandlung erforderlich ist? Einige der traurigsten Behandlungsfehlschläge kamen daher, daß die richtigen Maßnahmen auf den falschen Patienten angewandt wurden. Wer gerne mit Menschen umgeht und Einfühlungsvermögen besitzt, wird die gesamte Person (Lebensweise, Persönlichkeit und zukünftige Möglichkeiten) und das orthodontische Problem gleichzeitig sehen. Es ist bisweilen unrealistisch, einen endgültigen Behandlungsplan aufzustellen, solange diese Faktoren noch nicht geklärt sind. Mit der orthodontischen Analyse und Behandlungsplanung sollte das bestmögliche Resultat für den Patienten als Individuum angestrebt werden. Dieses Ziel fällt, wenn auch notwendigerweise nicht immer, mit dem besten erreichbaren Behandlungsergebnis zusammen. Damit soll nicht der Idealismus abgeschwächt werden, der die bestmöglichen erzielbaren Resultate fordert, sondern lediglich betont werden, daß wir das beste für die einzelne Person mögliche Ergebnis zum Ziel haben sollten. In der heutigen Gesellschaft ist diese ganzheitliche Anschauung notwendiger denn je.

Die klinische Untersuchung
Die zweite Voraussetzung für eine erfolgreiche Fallanalyse ist die sorgfältige klinische Untersuchung. Über die bekannten kieferorthopädischen Überlegungen hinaus müssen auch detaillierte anamnestische Angaben und Informationen über frühere und gegenwärtige Habits als potentielle ätiologische Faktoren berücksichtigt werden. Störungen und Anomalien der Funktion lassen sich nicht mit Fernröntgenanalysen und Studienmodellen bestimmen. Selbst auf die Registrierung des Unterkiefers auf der Fernröntgenaufnahme und die Okklusion der Modelle kann man sich nicht verlassen, wenn man sie nicht persönlich überprüft. Die Position des Unterkiefers in der Ruheschwebe sollte klinisch oder im Fernröntgenbild ermittelt werden. Ein ausgeprägter tiefer Biß kann leicht über das wirkliche Ausmaß einer Klasse-II-Relation hinwegtäuschen. Gesichtsasymmetrien und mandibuläre Abweichungen werden häufig übersehen. Die Mittellinien der oberen und unteren Zahnreihen sollten nicht nur im Schlußbiß, sondern auch bei weit geöffnetem Kiefer überprüft werden. Kurz, die klinische Untersuchung bietet unschätzbare Informationen, die – wenn der Patient die Praxis verlassen hat – anderweitig nicht nachgeholt werden können.

Einteilung der Behandlungszeit
Die Kieferorthopäden scheinen von einer Welle der Begeisterung für die frühzeitige und interzeptive Behandlung ergriffen zu sein. Zwar ist der Trend zur frühzeitigen Behandlung positiv, doch sollte man ihn mit Rücksicht auf das Gesamtbefinden des Patienten etwas zügeln. Gegenüber der früheren Ansicht, daß mit dem Großteil der orthodontischen Behandlung bis zum bleibenden Gebiß abgewartet werden muß, ist diese Haltung mit Sicherheit ein Schritt nach vorn. Andererseits müssen wir auch die Möglichkeit erkennen, daß die Popularität des frühen Behandlungsbeginns

vielleicht etwas mit der sinkenden Zahl der Patienten zu tun hat.

Ohne Frage müssen funktionelle Abweichungen der Unterkieferposition so früh wie möglich korrigiert werden. Nicht nur der seitliche Kreuzbiß, sondern auch der Kreuzbiß der Schneidezähne fällt in diese Kategorie. Auch die Retraktion einer stark protrudierten oberen Front zur Verhütung von Frakturen ist eine lobenswerte Motivation zum frühzeitigen Behandlungsbeginn. Es gibt jedoch eine Reihe von Fällen, die zu einem späteren Zeitpunkt ebensogut und in kürzerer Zeit behandelt werden könnten. Ich will hier nicht für das überholte Konzept der Behandlung ausschließlich im bleibenden Gebiß plädieren, ich will nur, daß als erstes das Wohlbefinden des Patienten berücksichtigt wird. Die meisten Dysgnathien der Klasse II lassen sich im späten Wechselgebiß mindestens ebenso gut, wenn nicht besser als im frühen Wechselgebiß behandeln. Die Behandlungsdauer ist in der Regel kürzer, so daß dem Patienten die Mitarbeit in der zweiten Phase der Multibandtherapie leichter fällt. Die präorthodontische Beobachtungs- oder Steuerungsphase läßt sich sehr gut dazu nützen, den richtigen Behandlungsplan und den richtigen Zeitpunkt für den entsprechenden Patienten zu bestimmen.

Die Fernröntgenanalyse

Der verstorbene Wendel *Wylie* bezeichnete die Kephalometrie als „das Zahlenspiel". Obwohl dieses Zahlenspiel sicherlich ein faszinierendes Spiel ist, ist es wichtig zu erkennen, daß ein kephalometrisches System nicht über alles Aufschluß geben kann. Wenn man ernsthaft darüber nachdenkt, sollte man auf die offenkundige Wahrheit stoßen, daß es für nahezu jede erdenkliche Behandlungsphilosophie ein kephalometrisches System gibt, das diese unterstützt. Die Frage ist, ob die Philosophie des Erfinders die Entwicklung des kephalometrischen Systems beeinflußt hat. Diese Überlegungen sollen jedoch in keiner Weise die Bedeutung der Kephalometrie oder Wachstumsvorhersage und der Informationen, die sich daraus ableiten lassen, herabwürdigen. Worauf es ankommt ist, daß man keinem der kephalometrischen Systeme blind vertrauen sollte.

Die Kephalometrie kann ein wichtiges Instrument der kieferorthopädischen Analyse sein, das die genaue Bestimmung der Relation der Kieferbasen zueinander und der gesamten fazialen Morphologie des jeweiligen Patienten ermöglicht. Sie kann auch wertvolle Informationen über die Relationen der Zähne zu den Kieferbasen und den Weichteilen liefern. Sie ermöglicht auf diesem Wege sowohl eine lang- als auch eine kurzfristige Wachstumsvorhersage und die visuelle Analyse des Behandlungsziels (visual treatment objective = VTO-Analyse).

Langfristige Wachstumsvorhersage. Die langfristige Wachstumsvorhersage ist eine äußerst wertvolle Hilfe. Sie beantwortet die Frage nach dem zugrundeliegenden Gesichtsmuster und nach dem Aussehen des ausgereiften Gesichtes mit und ohne orthodontische Behandlung. Der Aufwand, mit dem man diese Methode betreibt, hängt davon ab, wieviel Genauigkeit man den Vorhersagen beimißt.

Kurzfristige Wachstumsvorhersage. Auch die kurzfristige Wachstumsvorhersage ist wertvoll. Sie gibt Aufschluß darüber, wie sich das Gesicht innerhalb der nächsten zwei oder drei Jahre ohne orthodontische Behandlung entwickeln würde und wie die Behandlung das Wachstum verändern kann oder wird. Auch dieses Verfahren kann mit unterschiedlichem Aufwand gehandhabt werden.

VTO-Analyse. Mit der VTO-Analyse wird versucht, die Zahn-Kiefer-Relation und die Profilveränderung nach Abschluß der Behandlung vorherzubestimmen. Ob nun eine VTO-Analyse angewandt wird oder nicht, die Grundüberlegung ist immer, wie und wohin die Zähne bezogen auf ihre jeweilige Kieferbasis bewegt werden sollen. Dies hängt weitgehend von den Fähigkeiten des Behandlers und den verwendeten Behandlungsmethoden ab. Sowohl die vertikalen als auch die horizontalen Bewegungen müssen vorher bestimmt werden. Zusammen mit der Vorhersage der Zahnbewegungen muß auch die Vorhersage des Ausmaßes der Veränderungen, die während des Wachstums oder der Lageveränderung der Kieferbasen zueinander und zur gesamten Gesichtsmorphologie zustande kommen, bestimmt werden. Die Ungenauigkeit bei der Bestimmung dieser beiden letztgenannten Faktoren ist eine der häufigsten Ursachen für unnötig lange Behandlungszeiten und mangelhafte Behandlungsergebnisse.

Ziele der orthodontischen Behandlung

Das oberste Ziel der orthodontischen Behandlung sollte die Individualisierung der Behandlungsmethode sein, um das für den jeweiligen Patienten bestmögliche Resultat zu gewährleisten. Dieses Ziel enthält viele Punkte und umfaßt u. a. die Verbesserung der fazialen Ästhetik, Ausformung der Zahnreihen, Erzielung einer statisch und funktionell guten Okklusion, Verbesserung der psychischen Situation, Gesunderhaltung der Stützstrukturen und Schaffung einer stabilen Dentition.

Bei der Analyse der einzelnen orthodontischen Behandlungsziele kommt es darauf an, daß diese in der richtigen Perspektive gesehen werden. Wenn das primäre Ziel darin besteht, sofortige drastische Veränderungen der fazialen Ästhetik zu bewirken, wird die Behandlung zahlreiche Extraktionen und eine massive Retraktion der Frontzähne umfassen, wobei der Blick für andere wichtige Ziele leicht verlorengeht. Das andere Extrem ist, wenn man in erster Linie darauf bedacht ist, Extraktionen zu vermeiden sowie den Zahnbogen auszuformen und gute okklusale Relationen herzustellen; in diesem Fall könnten andere wichtige Ziele übersehen werden. Daher ist bei der Analyse der Behandlungsziele zu überlegen, welche die wichtigsten Ziele sind. Vielleicht könnte hier eine relative Wertskala als Richtlinie zur Beurteilung der Wertigkeit der Behandlungsziele helfen. Fest steht, daß nicht alle Ziele bei jedem Patienten realisierbar sind.

Aus diesen Überlegungen heraus wurde die in Abb. 9-38 dargestellte relative Wertskala für die Ziele der kieferorthopädischen Behandlung entwickelt. Man könnte sie auch als Schaubild für Gleichgewicht bezeichnen. Der Grundgedanke ist, daß alle Ziele in ein geeignetes Gleichgewicht gebracht werden. Den Mittelpunkt bildet die Stabilität. Von allen Zielen hat die Stabilität die weitreichendsten Konsequenzen. Wenn das Behandlungsergebnis nicht stabil ist, können auch die anderen erreichten Ziele nicht von Dauer sein. Mit einer stabilitätsorientierten Behandlungsphilosophie wird man eine andere Einstellung zur Behandlung vieler Patienten erhalten.

In meiner Laufbahn als Kieferorthopäde habe ich sowohl die okklusionsorientierten als auch später die ästhetisch orientierten Konzepte miterlebt. Beide erkannten die Bedeutung der Stabilität nicht und führten in vielen Fällen zu Enttäuschungen. In Ausübung des stabilitätsorientierten Konzeptes habe ich mich an eine einfache, aber wirkungsvolle Formel gehalten. Demnach erfordern meine Ziele ein Minimum an Zahnbewegung und ein Maximum an skelettalen Veränderungen (Abb. 9-39). Dieses Konzept bezieht sich primär auf Fälle mit skelettalen Disharmonien. Gerade in diesen Fällen ist die Behandlung äußerst problematisch. Man könnte ein weiteres Konzept danebenstellen, das auf minimale Zahnbewegungen und maximale faziale Veränderungen abzielt. Diese Behauptung mag zwar auf den ersten Blick widersprüchlich erscheinen, ist es aber nicht. Einige der gelungensten fazialen Veränderungen mit den besten natürlichen Gesichtsproportionen werden durch verbesserte skelettale Relationen bewirkt.

Grundtypen der Korrekturmaßnahmen

Skelettale Korrekturen

Da die praktische Umsetzung unserer Behandlungsziele maximale skelettale Veränderungen erfordert, ist es nun an der Zeit, einen Überblick über die entsprechenden Behandlungsmethoden zu geben. Einige dieser Behandlungsmethoden bedienen sich der Edgewise-Apparatur selbst, andere umfassen Geräte, die allein oder in Verbindung mit der Edgewise-Apparatur zu verwenden sind. In dieser Diskussion werden nur die nichtoperativen Methoden untersucht, da die Chirurgie ein Gebiet für sich ist. Nichtoperative skelettale Korrekturen erfassen alle drei Raumebenen. Viele dieser Verfahren werden nur kurz umrissen, da eine eingehende Betrachtung weit über die Aufgaben dieses Kapitels hinausgehen würde.

Veränderungen des Mittelgesichts (Maxilla). Kaum einer wird heute noch bestreiten, daß die relative Position der Maxilla während des Wachstums verändert werden kann.

Verschiedene Headgear-Typen mit unterschiedlichen Zugwirkungen werden später in diesem Kapitel besprochen. Die mit dem Headgear beabsichtigte Wirkung ist eine Reduktion des Vorwärts- bzw. anterioren Wachstums der Maxilla. Gelegentlich ist damit eine Kippung der Patinalebene verbunden, die mehr oder weniger erwünscht sein kann.

Eine andere Behandlungsform stellen die funktionskieferorthopädischen Apparaturen dar. Obwohl diesen verschiedentlich eine Beeinflussung

Die Edgewise-Apparatur

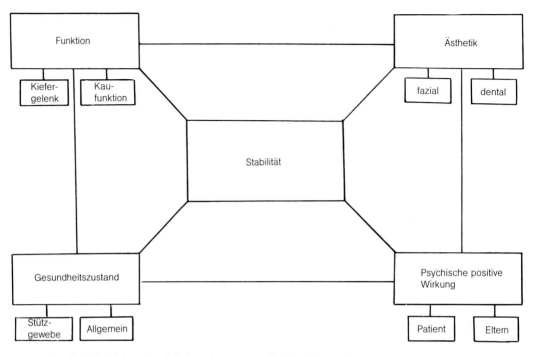

Abb. 9-38 Ziele der kieferorthopädischen Behandlung. Relative Wertskala.

Abb. 9-39 Durchführung der kieferorthopädischen Ziele. Relative Wertskala.

des Unterkieferwachstums zugeschrieben wird, gibt es Grund zur Annahme, daß ihre Wirksamkeit zu einem großen Teil auch auf der Veränderung des Frontalwachstums der Maxilla beruht. Kurz ausgedrückt, jede Apparatur, die auf die Zähne des Oberkiefers eine distalgerichtete Kraftkomponente ausübt, besitzt theoretisch die Fähigkeit zu skelettalen Korrekturen. In einem Versuch, skelettale Veränderungen in frontaler Richtung zu stimulieren, werden Fazialmasken mit Gummizügen zur oberen Zahnreihe verwendet. Ein weiteres Beispiel ist der „Reverse Headgear", bei dem Gummizüge an einem vorstehenden Bügel befestigt sind. Eine weitere Form ist die Kinnkappe mit einem Drahtanbau, um Gummibänder in der gewünschten Zugrichtung einhängen zu können.

Die Expansion des Oberkiefers ist mit so bekannten Geräten wie der Gaumennahterweiterungsapparatur von *Haas,* der Quadhelix-Expansionsapparatur oder anderen Arten von Palatinalbögen möglich. Die Expansion kann schnell oder langsam erfolgen. Selbst die Expansionswirkung des Innenbogens eines Gesichtsbogens (Facebow) scheint zur Erweiterung der Maxilla zu führen. Funktionelle Apparaturen mit Expansionsmechanismen und selbst herausnehmbare Dehnplatten können eine skelettale Wirkung besitzen.

Mandibuläre Wachstumsveränderungen. Bis zur Klärung der Frage, ob funktionelle Apparaturen eine wachstumssteigernde Wirkung auf die Kiefergelenkskondyle ausüben, werden vermutlich noch viele Jahre vergehen. Die Literatur steckt voller Argumente für und gegen diese Hypothese. Dabei findet sich bisweilen auch die Behauptung, daß auch Klasse-II-Gummizüge eine kondyläre Reaktion hervorrufen können. Wichtig ist, daß diese Apparaturen klinisch die Relation zwischen Ober- und Unterkiefer verändern können.

Ein weiteres Thema, das erhebliche Aufmerksamkeit auf sich gelenkt hat, ist die Hemmung des Unterkieferwachstums. Sehr häufig finden sich in der kieferorthopädischen Literatur Berichte darüber, daß mit Kinnkappen das Längenwachstum des Unterkiefers reduziert wird. Trotz der Skepsis über die Wirksamkeit dieser Apparaturen sind zahlreiche klinische Erfolge zu verzeichnen. Es gibt auch funktionelle Apparaturen, die so gestaltet sind, daß die Wachstumsrate zwischen Ober- und Unterkiefer in Mesialbißfällen verändert wird. Ein weiteres hochinteressantes Thema ist die Theorie, daß durch die Kontrolle der vertikalen Dimension von oberen und unteren Seitenzähnen das Kondylenwachstum „konserviert" oder „maximiert" werden kann. Die Relationen zwischen Vertikal- und Horizontalwachstum werden von *Schudy*[18] in einem hervorragenden Artikel untersucht.

Vertikale Wachstumsveränderungen. Der Rolle des Vertikalwachstums für die kieferorthopädische Behandlung wird nicht die Anerkennung zuteil, die sie verdient. Die bleibende Vergrößerung der unteren Gesichtshöhe, wie sie durch viele Behandlungsmethoden erzielbar ist, stellt die stabilste und am einfachsten erreichbare Form der vertikalen Überbißkorrektur beim wachsenden Patienten dar. *Woodside*[26] hat wesentlich zum Verständnis der Rolle der vertikalen Dimension in der Korrektur von Dysgnathien beigetragen. Ein erheblicher Teil der ästhetischen Verbesserungen hängt direkt mit der Vergrößerung der unteren Gesichtshöhe zusammen. Die Erzielung eines günstigen Gleichgewichts zwischen Vertikal- und Horizontalwachstum ist ein Gebiet, das große Aufmerksamkeit verdient.

Es ist erheblich schwieriger, die untere Gesichtshöhe zu verringern, als sie zu vergrößern. Die Verringerung der unteren vorderen Gesichtshöhe ist jedoch die einzige Möglichkeit, auf nichtoperativem Wege eine stabile Korrektur des skelettal offenen Bisses zu erzielen. Am häufigsten wird diese Behandlung mit einer Kinnkappe mit Vertikalzug versucht. Vor einigen Jahren hat *Woodside* nachgewiesen, daß mit seinem okklusalen Aufbißblock die Intrusion der Seitenzähne klinisch möglich ist. Diese Möglichkeit verleiht der Behandlung des skelettal offenen Bisses, der als einer der problematischsten kieferorthopädischen Fälle stets eine Herausforderung darstellt, eine völlig neue Dimension.

Für diese Fälle werden auch bestimmte Arten von funktionskieferorthopädischen Apparaturen verwendet. Die Möglichkeit einer stabilen Intrusion der Seitenzähne bedeutet für die kieferorthopädische Behandlung einen entscheidenden Fortschritt. Die meisten Schwierigkeiten sind mit der Behandlung skelettaler Diskrepanzen verbunden. Wenn in diesen Fällen die skelettalen Relationen verbessert werden, ist das Behandlungsergebnis in der Regel äußerst stabil. Daher sollten die Behandlungsziele bei diesen Patienten ein Minimum an Zahnbewegungen und ein Maximum an skelettalen Veränderungen umfassen. Für diesen Zweck eignet sich die Edgewise-Apparatur im Verbund mit den hier erwähnten Apparaturen. Die größte Hoffnung für die Zukunft liegt in der Entwicklung neuer Behandlungsverfahren für die nichtoperative Korrektur skelettaler Diskrepanzen während des Wachstums.

Korrektur durch Zahnbewegungen
Auf dem Gebiet der dreidimensionalen Zahnbewegungen hat die Orthodontie große Fortschritte gemacht. Viele Patienten, vor allem erwachsene, erfordern extensive Zahnbewegungen. In den folgenden Abschnitten werden die Möglichkeiten der Zahnbewegung untersucht.

Mechanik der Zahnbewegung

Effizienz der Behandlung

Der Diskussion über die Mechanik der Zahnbewegung mit der Edgewise-Apparatur seien einige

Die Edgewise-Apparatur

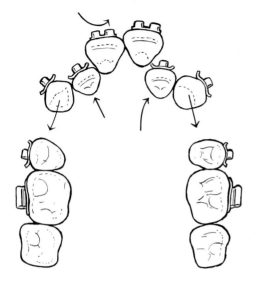

Abb. 9-40 Reziproke Verankerung der Frontzähne. Die Korrektur von Rotationen und die Vorwärtsbewegung der palatinal stehenden Zähne bewirkt gleichzeitig die Distalisierung der Eckzähne. Die Kraft wird durch den Kontakt mit den seitlichen Schneidezahnkronen auf die Eckzähne übertragen.

Bemerkungen zum Thema Effizienz vorangestellt. In der kieferorthopädischen Praxis ist die Effizienz ein sehr wichtiger Faktor, der die Kosten ebenso wie die Dauer der Behandlung einschränken kann. In diesem Sinne kommt es allerdings nicht nur auf die mechanische Effizienz, sondern auf die „Praxiseffizienz" (Behandlungsstunden am Stuhl) an. Verschiedene Varianten der Edgewise-Apparaturen können zwar vom rein mechanischen Standpunkt aus betrachtet effizient, hinsichtlich des Praxisbetriebes aber ineffizient sein, wenn sie zeitaufwendig, reparaturanfällig oder gewebsschädigend sind.

Ein Beispiel dafür wäre eine hochkomplizierte Multiloop-Apparatur zur initialen Ausformung. Ich teile in dieser Hinsicht die Auffassung von R. G. (Wick) *Alexander,* die er so einprägsam in seinem KISS-Prinzip („Keep It Simple, Sir") formulierte. Die Befolgung dieses Prinzips kann einen erheblichen Beitrag zur Kostendämpfung in der Praxis leisten. Die hier vorgestellten Behandlungsmethoden kommen in der Regel ohne Lingualbögen, linguale Attachments, Teilbögen, Utility-Bögen, Basisbögen oder komplizierte Retraktionsbögen aus. Statt dessen finden einige mechanische Grundprinzipien Anwendung, die die Durchführung aller gewünschten Zahnbewegungen mit dem geringsten technischen Aufwand ermöglichen. Einige dieser Prinzipien wurden bereits in dem Abschnitt über Brackets und Angulationen besprochen, auf die übrigen wird im folgenden unter den jeweiligen Punkten im Behandlungsablauf eingegangen.

Initiale Ausformung des Frontzahnsegments

Der erste der in der Behandlung verwendeten Bögen wird als initialer Regulierungsbogen bezeichnet. In Nichtextraktionsfällen hat er die Aufgabe, die Position und Rotation der Zähne im Rahmen des vorhandenen Platzangebots zu korrigieren. Entscheidend ist dabei in vielen Fällen, ob die Frontzähne nach frontal bewegt werden können oder sollen. Wenn zur Vergrößerung des Platzangebotes die Retraktion der Seitenzähne erforderlich ist, kann dieser Bogen erst in einer späteren Behandlungsphase verwendet werden. In Extraktionsfällen mit Rotationen und Engstand der Frontzähne erfüllt der Regulierungsbogen mehr als eine Funktion, und zwar aufgrund einer der erwähnten mechanischen Grundprinzipien – der reziproken Verankerung der Frontzähne.

Das Prinzip der reziproken Verankerung von Frontzähnen

Diesen Ausdruck verwende ich schon seit Jahren zur Beschreibung eines Behandlungsprinzips, das die Ausformung der Frontzähne und initiale Retraktion der Eckzähne ohne Verankerungsverlust im Molarenbereich ermöglicht. Das Prinzip ist sehr einfach und bedient sich der reziproken Kräfte, die bei der Einordnung und Derotation der mittleren und seitlichen Schneidezähne entstehen. Wenn die Eckzähne ungehindert in die Extraktionslücken wandern können, reichen die durch die Bewegung der Schneidezähne erzeugten Kräfte für die Distalisierung der Eckzähne aus. Die Kraft wird durch den Kontakt zu den seitlichen

Schneidezahnkronen übertragen. Wenn sich die Eckzähne nicht ungehindert entlang des Bogens bewegen können, bewirken die reziproken Kräfte statt der Distalbewegung der Eckzähne eher eine Frontalbewegung der Schneidezähne (Abb. 9-40). Die wichtigste Voraussetzung für diesen Bewegungsmechanismus ist, daß die Bögen die Schlitze der Eckzahnbrackets nicht blockieren. Der Grad der Eckzahnretraktion hängt von dem Ausmaß des Fehlstands der Schneidezähne ab. Freilich müssen bei dieser Methode bereits zu Beginn der Behandlung alle Frontzähne mit Brakkets versehen sein, was jedoch seit der Einführung der Klebetechnik kein Problem ist. Dieses einfache aber wirkungsvolle Prinzip hat viel zur erfolgreichen Verankerungskontrolle in Extraktionsfällen beigetragen. Im Unterschied zur Eckzahnzugfeder, bei der die posterioren Verankerungsbereiche in Anspruch genommen werden müssen, ist hier ohne Verankerungsverlust eine initiale Retraktion der Eckzähne möglich. In der Abb. 9-41 A bis C ist die klinische Anwendung dieses Prinzips dargestellt. Man beachte, daß die Eckzähne nur so weit retrahiert werden, wie es zur Ausformung der Schneidezähne erforderlich ist.

Initiale Regulierungsbögen

Für die initiale Regulierung können verschiedene Drahtlegierungen und Bögen verwendet werden.

Zwillingsbögen
Bei dem in Abb. 9-41 dargestellten Behandlungsverlauf wird ein Zwillingsbogen verwendet. Er besteht aus zwei 0,010 inch (0,25 mm) starken Einzelbögen, die zur einfacheren Handhabung vorerst an einem Ende miteinander verbunden sind. Die Fertigung aus einem 34 cm langen Stück hochflexiblem Edelstahldraht von 0,010 inch (0,25 mm) Stärke ist einfach. Die beiden Drahtenden werden zusammengefaßt, so daß sich eine große Schlaufe bildet, die zunächst mit den Fingern und dann mit einem Hartmetall-Ligaturschneider zusammengedrückt wird. Auf diese Weise entstehen zwei 17 cm lange Drahtabschnitte, die an einem Ende miteinander verbunden sind. Die Bogenform wird mit den Fingern eingebogen und der Draht auf die erforderliche Länge gekürzt. Sobald er eingesetzt und an einem der Schneidezähne ligiert ist, wird das Ende, an dem der Draht umgebogen ist, mit einem Distal-End-Cutter aufgeschnitten, damit beide Bögen voneinander unabhängig wirken können. Dies ist vor allem dann wichtig, wenn einer der Drähte alleine verwendet wird (Abb. 9-41 D und E). An den meisten Zähnen sind Gummiligaturen ausreichend. Beim Einligieren ist vor allem darauf zu achten, daß die Elastizitätsgrenze des Drahtes nicht überschritten wird, was in vielen Fällen bedeutet, daß der Bogen nicht vollständig im Bracket sitzt. Mit einiger Erfahrung läßt sich die Elastizitätsgrenze klinisch anhand der zur Aktivierung benötigten Kraft und der Strecke, über die der Bogen dabei verbogen wird, feststellen. Der Bogen wird in Abständen von drei Wochen durch Erneuerung der Ligaturen an den bewegten Zähnen aktiviert. Wichtig ist, daß die Drahtenden nach oben und innen zur Gingiva gebogen und bündig abgeschnitten werden. Wenn die Eckzähne retrahiert sind und der Frontzahnbogen ausgeformt ist, verkürzt sich der Bogen und ragt aus dem distalen Ende der Molarenröhrchen. Dies ist allerdings nur dann möglich, wenn der Bogen frei durch die distalen Brackets und Röhrchen gleiten kann. Bei einem distal frei gleitenden Bogen ist ein Verankerungsverlust im Molarenbereich praktisch ausgeschlossen.
Aus den folgenden Gründen gebe ich dem Zwillingsbogen gegenüber den vielen anderen verfügbaren Bögen den Vorzug: 1. Die beiden Runddrähte erlauben das ungehinderte Gleiten der Eckzähne in die Extraktionslücken, da sie die Schlitze der Eckzahnbrackets nicht blockieren, wie das bei Spiral- und Twist-Flex-Drähten häufig der Fall ist. 2. Die erzeugten Kraftwerte scheinen ideal zu sein. Es ist möglich, Kräfte über 114 g zu erzeugen, da sich der Bogen in diesem Bereich bereits bleibend verformt. 3. Das Material ist nicht teuer und in der Handhabung einfach.
Der Patient wird in Abständen von drei Wochen zum Nachspannen der Ligaturen einbestellt, bis der Frontzahnbogen ausgeformt ist, was in der Regel nach 6–12 Wochen der Fall ist.

Weitere Bogentypen zur initialen Regulierung
Außer den Zwillingsbögen eignen sich auch Twist-Flex-Drähte für diesen Zweck. Allerdings sollten sie bei Infraposition der Eckzähne nicht in die Schlitze der Eckzahnbrackets ligiert, sondern mit einem Ligaturdraht nur locker unterhalb des

Die Edgewise-Apparatur

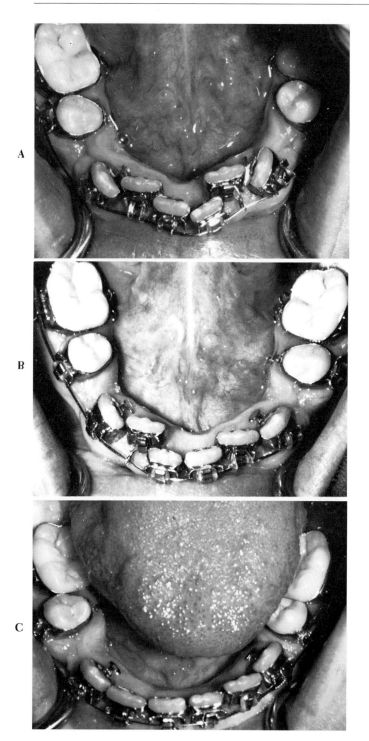

Abb. 9-41 A–C: Ablauf der Zahnbewegung nach dem Prinzip der reziproken Verankerung der Frontzähne mit einem 0,010 inch (0,25 mm) starken Zwillingsbogen.

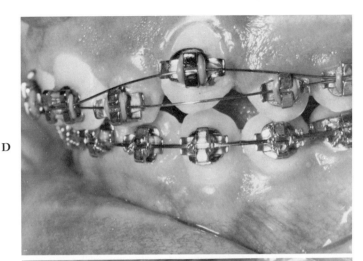

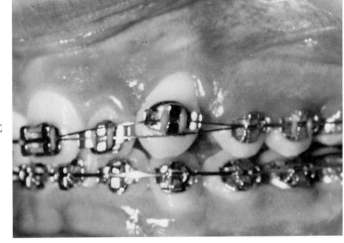

Abb. 9-41 (Fortsetzung) D und E: Mit einem Strang des Zwillingsbogens wird ein hochstehender Eckzahn in den Zahnbogen eingeordnet.

gingivalen Bracketflügels angebunden werden. Zur Unterstützung der Vertikalentwicklung dieser Zähne kann der Bogen jedoch nach gingival aktiviert werden.

Auch Nitinoldrähte können erfolgreich eingesetzt werden und bieten den Vorteil, daß sie nicht gewunden oder geflochten sind. Allerdings ist, vor allem bei den größeren Drahtstärken, Vorsicht geboten, da sehr leicht viel zu große Kräfte entstehen können. In dieser Hinsicht sind Nitinoldrähte nicht so sicher wie die dünnen Drähte des Zwillingsbogens.

Abschließend ist noch der Multiloop-Bogen zu nennen, der aus 0,014 (0,35) oder 0,016 inch (0,40 mm) starkem hochflexiblem Edelstahldraht besteht (Abb. 9-42). Dieser Typ ist mechanisch sehr wirksam, da durch die vermehrte Drahtmenge zwischen den Brackets der Wirkungsbereich vergrößert ist.

Die genaue Mechanik dieses Bogens wird in Kapitel 6 der 2. Auflage des amerikanischen Originalbands[22] ausführlich erläutert.

In Fällen mit extremen Stellungsanomalien der Frontzähne, die zum Glück eher selten sind, stellt dieser Bogen ein wirksames Instrument zur initialen Einregulierung und Eckzahnretraktion nach den Prinzipien der reziproken Verankerung der Frontzähne dar.

Die Edgewise-Apparatur

offene Vertikalschlaufe

horizontale L-Schlaufe

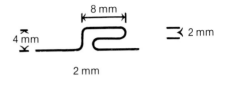

Schachtelschlaufe
(box loop)

horizontale T-Schlaufe

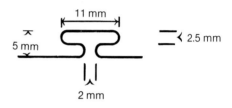

Ringschlaufe
für Gummizug

Abb. 9-42 Beim initialen Ausformungsbogen verwendete Schlaufenformen mit Größenangaben.

Bögen zur Nivellierung und initialen Retraktion

Diese Behandlungsphase sollte in Extraktionsfällen ebenso wie in Nichtextraktionsfällen erst dann begonnen werden, wenn die Rotationen und Fehlstellungen der Frontzähne vollständig oder zumindest weitgehend korrigiert sind. Die Ziele des zweiten Bogensatzes sind:

1. Abschluß der Korrektur anteriorer Rotationen und Fehlstellungen
2. Beginn der Überbißkorrektur durch Nivellierung der *Spee*schen Kurve
3. Weitere Korrektur der Achsenneigungen mit Hilfe von Bracketangulationen
4. Gruppenretraktion der sechs unteren Frontzähne in Extraktionsfällen bei minimaler bis mittlerer Verankerung
5. Retraktion der oberen Eckzähne in die restliche Extraktionslücke

Die meisten dieser Ziele lassen sich mit Hilfe von 0,016 inch (0,40 mm) starken Runddräh-ten und verschiedenen Bogenmodifikationen erzielen. Zusätzlich werden Vierkantdrähte von 0,016 × 0,022 inch (0,40 × 0,55 mm) verwendet.

Bogentypen
Die ersten beiden der aufgezählten Ziele lassen sich mit einfachen 0,016 inch (0,40 mm) Runddrähten, die mit Stahlligaturen eingebunden werden, verwirklichen. Die Bogenenden werden, wenn Lücken vorhanden sind, nach gingival gebogen und kurz abgeschnitten. In der Regel dauert diese Behandlungsphase 6–12 Wochen (Abb. 9-42).

Unterer Bogen. Zur Gruppenretraktion der unteren Frontzähne in Extraktionsfällen mit minimalen bis mittleren Verankerungserfordernissen wird ein Runddraht 0,016 inch mit Ringschlaufen für Gummizüge verwendet. Dabei sind drei Punkte zu beachten: 1. Die Ringschlaufen müssen Kontakt zu den Eckzahnbrackets haben, und der Bogen muß in diesem Bereich 2–3 mm expandiert werden (um eine Kompression durch die horizon-

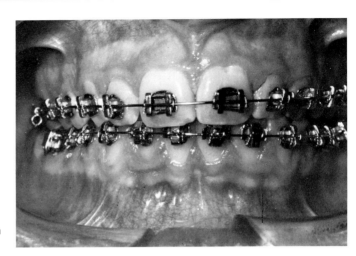

Abb. 9-43 Die Bögen (0,016 inch rund) eingebunden.

talen Gummizüge zu vermeiden). 2. Im distalen Bereich sollte eine umgekehrte *Spee*sche Kurve in den Bogen eingebogen werden. Anti-tips oder Toe-ins werden nicht eingebogen. 3. An den unteren 1. Molaren müssen breite konvertible Zwillingsbrackets verwendet werden. Sehr wichtig ist dabei, daß zusätzlich zur entfernbaren Lasche eine Drahtligatur über diese Brackets gebunden wird. Die Drahtligatur ermöglicht, daß der Bogen zwar frei in den Brackets gleiten kann, gleichzeitig aber Rotations- und Kipptendenzen an den unteren 1. Molaren ausgeschaltet werden.

Zwischen den Molarenhaken und den kreisförmigen Schlaufen des Bogens werden horizontale Gummizüge mit Kräften zwischen 113,6 und 227,2 g verwendet. Auf diese Weise bieten die unteren 1. Molaren und 2. Prämolaren eine bemerkenswert gute Verankerungskontrolle. Mit diesem Bogen werden die restlichen Extraktionslücken ganz oder teilweise geschlossen. Stärkere Lingualkippungen der Front sollten vermieden werden. Im Oberkiefer ist dieser Bogen nur bei minimalen Verankerungserfordernissen zu verwenden. Die kontinuierlichen Retraktionskräfte bewirken im oberen Zahnbogen nämlich eine schnelle Mesialisierung der Molaren. Die scheint im Unterkiefer nicht der Fall zu sein. Das im Ober- und Unterkiefer unterschiedliche Verankerungspotential konnte zwar bisher nicht vollständig geklärt werden, gehört aber zur klinischen Realität. Sobald die unteren Frontzähne in die gewünschte Position retrahiert sind, werden die unteren 2. Molaren, sofern sie hoch genug sind, bebändert und ein 0,016 × 0,022 inch (0,40 × 0,55 mm) starker Unterkieferbogen mit Anti-tips einligiert (Abb. 9-44 und 9-45).

Oberer Bogen. Die schlechteren Verankerungsbedingungen der oberen Molaren erfordern in dieser Phase einen anderen Behandlungsweg. In Nichtextraktionsfällen wird zum Lückenschluß im oberen Schneidezahnbereich ein einfacher Bogen aus 0,016 inch (0,40 mm) starkem Runddraht und vom 1. Molaren der einen Seite zum 1. Molaren der anderen Seite eine durchgehende C-Kette verwendet. An den oberen Molaren werden Zweifach-Bukkalröhrchen befestigt, eines für den Labialbogen und das andere (okklusale) für den Gesichtsbogen. Bei Bedarf können die oberen 2. Molaren später ebenfalls bebändert werden. Dies ist jedoch nicht routinemäßig erforderlich. In Nichtextraktionsfällen ohne lückige Front wird ein gerader Bogen aus 0,016 inch (0,40 mm) starkem Runddraht verwendet. In Distalbißfällen wird in der Regel ab dem 2. Termin eine Headgear-Behandlung begonnen.

In Extraktionsfällen, in denen an die Verankerung mittlere bis große Ansprüche gestellt werden müssen, findet ein anderes mechanisches Grundprinzip Anwendung. Nach diesem Prinzip werden alle Zähne des oberen Zahnbogens zur Verankerung ausgenützt, während die oberen Eckzähne zur Schließung der Restlücke distali-

Die Edgewise-Apparatur

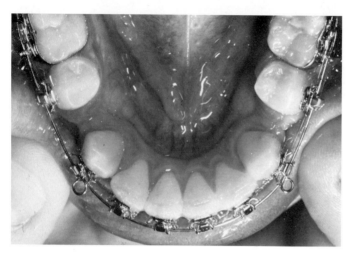

Abb. 9-44 Unterer Bogen (0,016 inch) mit Ringhaken zur Aufnahme von horizontalen Gummizügen.

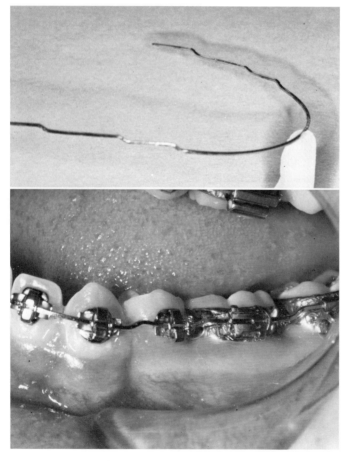

Abb. 9-45 Unterer Bogen (0,016 × 0,022 inch) mit Anti-tip-Biegungen. A: fertiger Bogen. B: Bogen eingebunden.

Mechanik der Zahnbewegungen

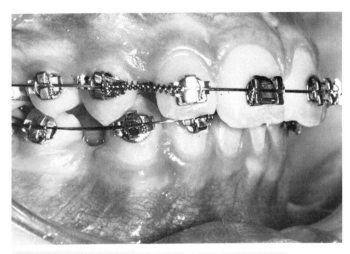

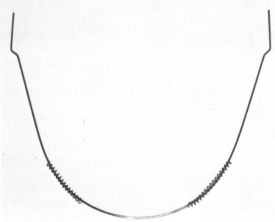

Abb. 9-46 Oberer Bogen (0,016 inch) mit Druckfedern zwischen den seitlichen Schneidezähnen und Eckzähnen. B.: Der fertige Bogen mit Antirotationsbiegungen bei den Molaren und die Spiralfedern.

siert werden. Dabei wird für den Bogen ein 0,016 inch starker Runddraht wie folgt bearbeitet: Der Draht wird in die Brackets und die Bukkalröhrchen eingesetzt und mit einer kleinen Feile unmittelbar mesial der Bukkalröhrchen markiert. Anschließend wird der Draht wieder herausgenommen, und mit der Bogenformzange Nr. 442 werden an der markierten Stelle Antirotationsbiegungen eingebogen (Abb. 9-46). Wegen des Spiels zwischen Draht und Bukkalröhrchen sind die Antirotationsbiegungen nur im oberen, aber nicht im unteren Zahnbogen erforderlich. Die Biegungen wirken auch als Anschlag, durch den eine Mesialisie-

rung der oberen Molaren ohne die Vorbewegung des gesamten Zahnbogens unmöglich ist. Zwischen die Brackets der oberen seitlichen Schneidezähne und der Eckzähne werden Druckfedern (Spiralfedern von 0,20–0,76 mm Stärke) auf den Bogen gesetzt. Die Feder sollte etwa 2–3 mm länger als der Interbracketabstand sein. Die Distalisierungsrate der Eckzähne in die Extraktionslücken wird in der Regel 1 mm pro Monat betragen. Die Druckfedern können in regelmäßigen Abständen aktiviert werden, indem die Ligatur des seitlichen Schneidezahnbrackets entfernt und die Feder so weit zusammengedrückt wird, daß sie mehr

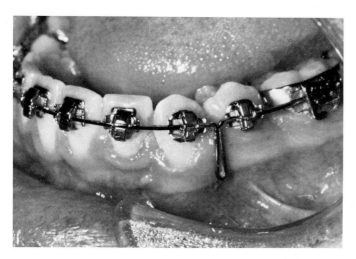

Abb. 9-47 Retraktionsbogen mit vertikalen Zugschlaufen (0,017 × 0,025 inch).

dem Flügel als dem Stamm des *Lewis*-Brackets anliegt. Zusammen mit einem geeigneten Gesichtsbogen, der 12 Stunden oder länger am Tag getragen wird, erhält man auf diese Weise hervorragende Verankerungsbedingungen.

Bei der gängigen *Tweed*-Technik, die ebenfalls die Verankerung im oberen Molarenbereich bewußt konserviert, wird die Eckzahnretraktion wieder mit einem anderen Weg erzielt. Die gesamte Retraktion wird mit einem Okzipitalzug-Headgear (high-pull) durchgeführt, dessen J-Haken direkt an den Eckzahnbrackets angreifen. Dabei ist jedoch Vorsicht geboten, da es in außergewöhnlichen Situationen zu einer so starken Retraktion der Eckzähne kommen kann, daß zur Retraktion der Schneidezähne und Retention der korrekten Achsenneigung nach dem endgültigen Lückenschluß nicht mehr genügend Knochensubstanz zur Verfügung steht.

Frontzahnretraktionsbögen

Unterer Bogen
Inzwischen sollte die Okklusionsebene des unteren Zahnbogens weitgehend nivelliert sein. Andernfalls wird der bisher verwendete Bogen mit den Anti-tips aus 0,016 × 0,022 inch (0,40 × 0,55 mm) starkem Draht wieder eingeführt und reaktiviert. Wenn sich zwischen den Eckzähnen und 2. Prämolaren immer noch eine Lücke befindet, wird ein Retraktionsbogen mit vertikalen Zugschlaufen aus 0,017 × 0,025 inch (0,43 × 0,63 mm) starkem Edelstahldraht verwendet. Auf jeder Seite wird knapp hinter dem distalen Eckzahnbracket eine vertikale Schlaufe von etwa 8 mm Länge eingebogen und etwas abgeflacht, aber nicht ganz zusammengedrückt. Vor dem Einsetzen wird sie aktiviert, indem man sie mit der Hand 1 mm auseinanderzieht und wieder in die geschlossene Stellung zurückfedern läßt. Der Vorgang wird 4–5mal wiederholt, um sicherzugehen, daß die Schlaufe genügend Spannung besitzt, um nach mehrmaligem Aktivieren im Munde wieder in ihre ursprüngliche Lage zurückzukehren. Wenn sie nicht zurückfedert, wird sie etwas stärker zusammengedrückt und nochmals getestet. Die geschlossene Schlaufe muß so viel Spannung besitzen, daß der Bogen starr bleibt. Dieser Punkt ist äußerst wichtig, da sonst die Zähne in die Extraktionslücken hineinkippen können. Der Bogen wird einligiert und aktiviert, indem die Enden leicht angezogen, hochgebogen und schließlich kurz abgeschnitten werden. Die Schlaufen werden um 1 mm aktiviert und bis zum endgültigen Lückenschluß alle drei Wochen reaktiviert (Abb. 9-47).

Oberer Bogen
Die oberen Eckzähne sollten inzwischen vollständig retrahiert sein und Lücken zu den seitlichen Schneidezähnen aufweisen. Die oberen Schnei-

Mechanik der Zahnbewegungen

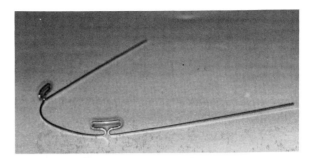

Abb. 9-48 A

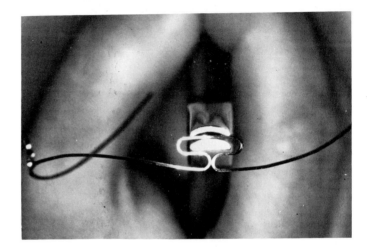

Abb. 9-48 B

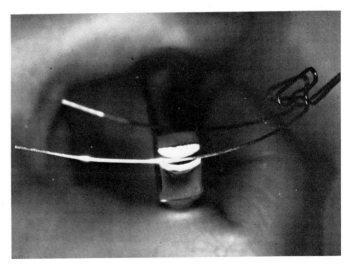

Abb. 9-48 C

Abb. 9-48 Fertigungsschritte für den T-Schlaufen-Bogen vor dem Einsetzen. A: Vorgeformter Bogen. B: Die T-Schlaufen werden zugebogen. C: In den Bogen wird eine ausgeprägte *Spee*sche Kurve und D: die anteriore inzisalle Krümmung eingebogen. E: Der vorbereitete Bogen.

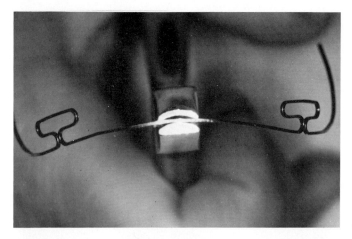

Abb. 9-48 D

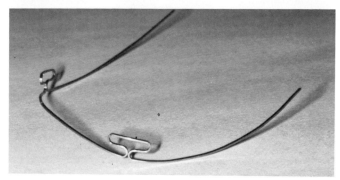

Abb. 9-48 E

dezähne werden bei Bedarf mit einem T-Schlaufen-Bogen nach *Stoner* retrahiert und intrudiert. Der Bogen wird aus 0,016 × 0,022 inch (0,40 × 0,55 mm) starkem Edelstahldraht gefertigt und besitzt zwei T-Schlaufen zwischen den oberen Schneidezähnen und Eckzähnen. Die mesialen Schenkel der T-Schlaufen sollten etwa 1 mm hinter den distalen Flügeln der *Lewis*-Brackets liegen. Die Schlaufen werden zugebogen und müssen ebenso wie die unteren Vertikalschlaufen in die geschlossene Stellung zurückfedern können. Zur Aktivierung der Schlaufen (1 mm) wird der Bogen hinter den Bukkalröhrchen und Molarenbrackets hochgebogen. Wenn eine bißöffnende Wirkung mit Intrusion der oberen Frontzähne erzielt werden soll, muß der Bogen vor dem Einsetzen entsprechend aktiviert werden. Dabei wird im posterioren Bereich eine ausgeprägte *Spee*sche Kurve (im Original steht fälschlicherweise: *umgekehrte* Speesche Kurve) und im anterioren Abschnitt die anteriore gingivale Krümmung des Schneidezahnbogens eingebogen (Abb. 9-48 und 9-49).

Bei der Verwendung von Brackets mit torquierten Schlitzen muß in der Regel im frontalen Bogenabschnitt kein zusätzlicher Torque eingebogen werden, dies kann aber dennoch getan werden, falls es erforderlich sein sollte. Der Bogen übt zunächst auf die mittleren und später auf die seitlichen Schneidezähne eine intrudierende Wirkung aus. Die Schlaufen werden in Abständen von drei Wochen reaktiviert, bis sich die Restlücken geschlossen haben. In Distalbißfällen und/oder wenn maximale Verankerung erwünscht ist, wird die Apparatur mit einem entsprechenden Gesichtsbogen kombiniert. Bei erwachsenen und

Mechanik der Zahnbewegungen

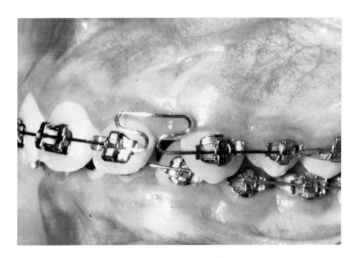

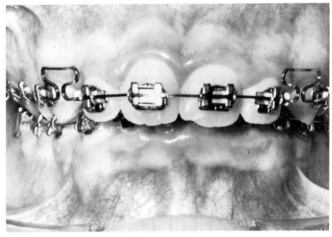

Abb. 9-49 T-Schlaufen-Bogen. Die aktivierten Schlaufen sind 1 mm geöffnet.

anderen Patienten, die eine erhebliche Intrusion der Schneidezähne erfordern, werden genau in der Mitte zwischen den mittleren und seitlichen Schneidezahnbrackets Haken auf den Bogen gelötet, in die die J-Haken des Okzipitalzug-Headgears eingehängt werden. Die tägliche Tragedauer beträgt 10–12 Stunden. Die Kraft des Okzipitalzugs sollte gering sein, d. h. einen Bereich von 113–227 g nicht überschreiten.

Der T-Schlaufen-Bogen nach *Stoner* hat bei richtiger Aktivierung hervorragende klinische Resultate hervorgebracht und sich als eine der nützlichsten und wirkungsvollsten Bogenformen bewährt.

Ausarbeitungsbögen

Zur Ausarbeitung werden zwei verschiedene Bogentypen verwendet. Wenn noch hinsichtlich der vertikalen Bracketposition an einzelnen Zähnen und Zahngruppen Diskrepanzen bestehen, sollten sie korrigiert werden, bevor die abschließenden Idealbögen in der vollen Drahtstärke gefertigt werden. Zur Korrektur der vertikalen Diskrepanzen wird ein Bogen mit den entsprechenden Steps nach oben oder unten aus 0,017 × 0,025 inch (0,43 × 0,63 mm) starkem geflochtenem Draht verwendet. Die Steps werden anschließend in dem idealen Vierkantbogen mit voller Drahtstärke wiederholt. Wollte man diese Korrekturen unmittelbar durch Steps in dem massiven Ausarbeitungsbogen durchführen, würde man auf die betreffenden Zähne zu große Kräfte ausüben. Wenn sich bei den geflochtenen Bögen Tendenzen zur Lückenöffnung bemerkbar machen, werden vom Molaren der einen Seite zum kontralateralen Zahn durchgehende C-Ketten verwendet.

Die Ausarbeitungsbögen werden für den Oberkiefer aus 0,018 × 0,025 inch und für den Unterkiefer aus 0,017 × 0,025 inch starkem Edelstahldraht in der harmonisierten und koordinierten idealen Bogenform gefertigt. Da diese Bögen im Laufe der Behandlung mehrmals zur Anpassung herausgenommen werden müssen, werden etwa 2 mm mesial der Molarenröhrchen Tie-back-Schlaufen geformt. Um während der Torque-Wirkung auf die Frontzähne die Lücken geschlossen zu halten, können Tie-back-Bögen benutzt werden. Sie eignen sich auch zur Schließung von sehr kleinen Restlücken. Zur Herstellung des Bogens wird ein vorgeformter Bogendraht verwendet (Abb. 9-50). Er wird so in die Frontzahnbrackets eingelegt, daß die Mittellinienmarkierung des Drahtes genau zentriert ist und die Enden aus dem Mund ragen. Mit einer kleinen Markierfeile wird der Draht direkt am Distalrand des Eckzahnbrackets gekennzeichnet. Der Bogen wird herausgenommen und mit dem Zirkel die Position der Tie-back-Schlaufe im Mund bestimmt, dabei wird die Stahlspitze des Zirkels an der distalen Kante des Eckzahnbrackets angelegt. Wenn der andere Schenkel mit der Bleistiftspitze in der Position, die dem mesialen Biegepunkt der Schlaufe entspricht, liegt, wird die Feststellschraube des Zirkels fixiert. Dieses Maß wird auf den Bogen übertragen, wobei der Zirkel mit der Stahlspitze auf die mit der Feile markierte Stelle gelegt und mit der distalwärts liegenden Bleistiftspitze der Ansatzpunkt für die Schlaufe gekennzeichnet wird. Dann wird die Schlaufe mit einer *Tweed*-Schlaufenbiegezange eingebogen. Bei der vorjustierten Edgewise-Apparatur müssen die Tie-back-Schlaufen etwas nach bukkal gedreht werden, damit sie nicht die Gingiva reizen. Um zu verhindern, daß dadurch ein Torque in den Bogen gebracht wird, wird er unmittelbar an den Schenkeln der Schlaufe mit je einem Torque-Schlüssel gefaßt. Die Schlaufe wird dann mit einem Ligaturschneider um etwa 30° bukkalwärts verdreht. Wenn die beiden Torque-Schlüssel stationär festgehalten werden, wird der Bogen nicht torquiert. Falls im Unterkiefer eine zusätzliche Nivellierung der Okklusionsebene erforderlich ist, wird der Bogen im Mund jeweils in der Mitte zwischen zwei Brackets markiert, angefangen bei den Eckzähnen bis zum endständigen Molaren. Der Bogen wird dann herausgenommen, und mit der Bogenformzange Nr. 442 werden an den markierten Stellen sehr feine Anti-tips oder Aufrichtebiegungen eingebogen (Abb. 9-45). Oberer und unterer Bogen werden anhand eines Bogenmaßes oder mit Millimeterpapier zur Überprüfung der Symmetrie miteinander koordiniert. Die endgültige Bogenform hängt von der ursprünglichen dysgnathen Form des Zahnbogens ab. Ich bin der festen Überzeugung, daß die untere Eckzahnbreite, von Höcker zu Höcker gemessen, nach Möglichkeit durch die Behandlung nicht erweitert werden sollte. Wenn sie erweitert wird, geht sie in den meisten Fällen auf die ursprüngliche Größe zurück. Da im Bereich der Prämolaren und Molaren eine gewisse stabile Expansion erreicht werden kann, ergibt sich die übrige Bogenform notwendigerweise aus den Erfordernissen zur Behandlung des jeweiligen Einzelfalls. Die Koordination der beiden Bögen miteinander ist äußerst wichtig, wobei der obere Bogen im Frontzahnbereich einen geringfügig größeren Radius haben und im distalen Bereich etwas weiter sein sollte.

Verankerung

Allgemeine Überlegungen

Bereits in der frühesten orthodontischen Literatur findet sich der Begriff der Verankerung. In der 7. Ausgabe seines Buches über die Behandlung von Dysgnathien widmete *Angle*[3] diesem Thema ein eigenes Kapitel. Darin stellte er fest, daß es verschiedene Möglichkeiten gibt, Verankerung bzw. Widerstand zu erhalten; die Zähne selbst oder mit Hilfe nichtdentaler Hilfsmittel. Er klassifizierte diese Methoden als einfache, stationäre, reziproke, intermaxilläre und okzipitale Verankerung. Die Liste ließe sich noch um die gewebsgetragene Verankerung erweitern, wie sie bei herausnehmbaren Plattenapparaturen und der Palatinalplatte bei der *Nance*-Apparatur vorkommt. Dazu gehört auch die von den Muskeln hervorgebrachte Ver-

Verankerung

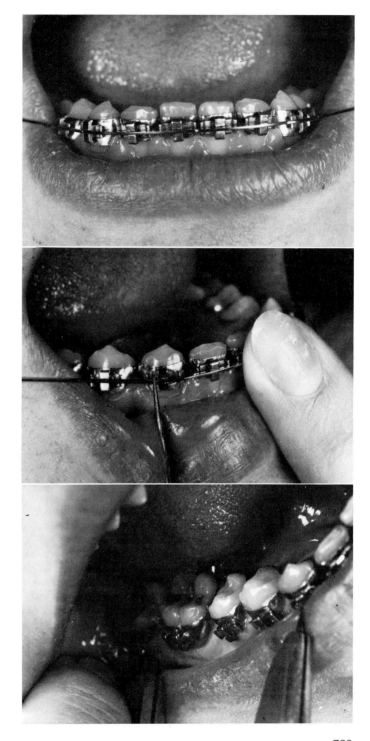

Abb. 9-50 Fertigungsschritte und Lage für die Tieback-Schlaufen.

Die Edgewise-Apparatur

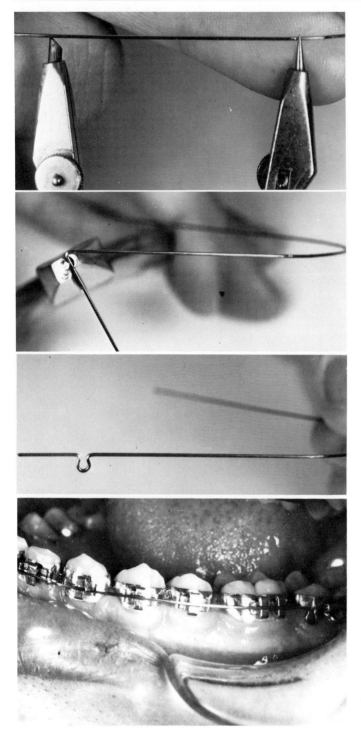

Abb. 9-50 (Fortsetzung). Fertigungsschritte und Lage für die Tieback-Schlaufen.

ankerung, die bei den Lipbumpern und verschiedenen Formen funktionskieferorthopädischer Apparaturen ausgenützt wird.

In der modernen orthodontischen Literatur wird häufig von der *Verankerungskontrolle* gesprochen. Mit diesem Begriff wird primär die Hemmung oder Ausschaltung der Mesialbewegung der Seitenzähne bezeichnet. In Extraktionsfällen werden mit der *minimalen Verankerung* Situationen beschrieben, in welchen bis zu zwei Drittel des durch die Extraktion gewonnenen Raums für die Mesialisierung der Seitenzähne zur Verfügung stehen. *Mittlere Verankerung* ist erforderlich, wenn die Vorbewegung der Seitenzähne auf die Hälfte des Extraktionsraumes begrenzt werden soll. Bei der *maximalen Verankerung* darf höchstens ein Drittel der Extraktionslücken durch die Mesialwanderung der Seitenzähne geschlossen werden. Die Klassifikation der verschiedenen Verankerungsformen und -bedingungen ist allerdings erheblich einfacher als die Beschreibung und Begründung ihrer korrekten Handhabung.

Für diese Diskussion wird die *Verankerungskontrolle* als das Maß der zulässigen Mesialisierung der Seitenzähne definiert. Dieses Maß wird durch „minimal, mittel, maximal" näher bezeichnet. Die Bestimmung dieses Maßes für die Behandlung ist eine komplizierte Angelegenheit, mit der man bereits bei der Fallanalyse beginnen muß. Zunächst werden die Wachstumsmuster untersucht und eine kurzfristige Vorhersage der Wachstumsrichtung und -quantität gewonnen. Daraus kann man das Ausmaß der zu erwartenden skelettalen Korrektur ableiten. Diese Informationen sind für die Beurteilung der Verankerungserfordernisse im Einzelfall mindestens ebenso wichtig wie die Berücksichtigung der vertikalen dentalen Veränderungen. *Harvold*[10] konnte zeigen, daß sich eine Klasse-II-Molarenokklusion fast ausschließlich durch vertikale Manipulationen korrigieren läßt. Wenn man die Vertikalentwicklung der oberen Molaren hemmt und gleichzeitig die unteren Molaren emporwachsen läßt, hat man bereits das meiste zur Korrektur der Molarenrelation getan. Wenn unser Ziel darin besteht, maximale skelettale Veränderungen und minimale Zahnbewegungen zu bewirken, müssen unsere Behandlungsmaßnahmen während des Wachstums durchgeführt werden, vorzugsweise vor der Behandlung mit festsitzenden Apparaturen. Es ist aber auch möglich, die skelettalen Korrekturen gleichzeitig mit der orthodontischen Behandlung zu erzielen.

Die Entscheidung, ob im gegebenen Fall eine minimale, mittlere oder maximale Verankerungskontrolle erforderlich ist, hängt jedoch nicht nur von den skelettalen Veränderungen ab, sofern diese überhaupt erzielt werden können, sondern auch von dem Ausmaß der Zahnbogendiskrepanz und dem Ausmaß der erwünschten Schneidezahnretraktion. Aus diesem Grunde wurden verschiedene Systeme entwickelt, die versuchen, mit Hilfe der Kephalometrie anhand von numerischen Werten geeignete Lösungen zu finden. *Tweed*[25] bestimmte beispielsweise das Ausmaß der vorliegenden Bogendiskrepanz und ermittelte dann das Ausmaß der gewünschten Lingualkippung der unteren Schneidezähne. Nach dieser Methode erforderte jeder Grad der Lingualkippung der unteren Schneidezähne (je nach der Länge dieser Zähne) etwa 1 mm mehr Bogenlänge. Damit wurde zwar die Länge der unteren Schneidezähne berücksichtigt, die für jeden Grad der Lingualkippung erforderliche Bogenlänge aber pauschal auf einen Durchschnittswert von etwa 1 mm festgelegt. *Steiner*[21] entwickelte mit seiner Analysemethode ein ausgeklügeltes System zur Vorherbestimmung der Position der Schneidezähne und Molaren und somit indirekt der jeweiligen Verankerungserfordernisse. Die von *Holdaway* und anderen vertretene VTO-Analyse ist ebenfalls ein Versuch zur Vorhersage der anzustrebenden Schneidezahn- und Molarenrelationen und stellt somit eine weitere Form der Vorbestimmung der Verankerungserfordernisse dar. Unser Ziel besteht nicht darin, die für den jeweiligen Fall erforderliche Verankerungskontrolle zu bestimmen, sondern lediglich die einzelnen Maßnahmen zu besprechen, die man ergreifen kann, um die Mesialisierung der Seitenzähne minimal zu halten, wenn dies indiziert ist.

Reziproke Verankerung der Frontzähne

Dieses Thema wurde bereits besprochen und wird hier nur erwähnt, um die Bedeutung dieser wertvollen Form der Verankerung nochmals hervorzuheben. Wenn die Regulierung der Schneidezähne oder der Bogenlängenbedarf mit minimaler Inanspruchnahme der distalen Verankerung durchgeführt werden kann, ist das Problem der Verankerungskontrolle bereits weitgehend gelöst. Wenn durch die Distalisierung der Eckzähne in die Extraktionslücken und Einordnung der Frontzähne nur ein geringer oder überhaupt kein Verankerungsverlust im Molarenbereich entsteht, bleiben nur noch zwei Anforderungen an die Verankerungskontrolle: 1. Verankerungskontrolle für das gewünschte Ausmaß der Schneidezahnretraktion und 2. für die Korrektur der intermaxillären okklusalen Diskrepanzen. Aufgrund der unterschiedlichen Mechanismen der Verankerungskontrolle werden Ober- und Unterkiefer im folgenden getrennt betrachtet.

Spezielle Überlegungen zum unteren Zahnbogen

Die beschriebene Methode zur Schneidezahnretraktion mit Horizontalzügen auf 0,016 inch (0,40 mm) starken Rundbögen erfüllt minimale bis mittlere Verankerungserfordernisse. Für Situationen, die eine maximale Verankerungskontrolle erfordern, empfiehlt sich jedoch ein anderes Vorgehen. Sobald der initiale Regulierungsbogen sein Ziel erreicht hat, können die 2. Molaren, wenn sie bereits durchgebrochen sind, bebändert werden. Anschließend wird ein 0,016 inch (0,40 mm) starker Rundbogen oder ein 0,016 × 0,022 inch (0,40 × 0,55 mm) starker Vierkantbogen mit Antitips und Aufrichtebiegungen eingesetzt (Abb. 9-45). Das Ziel dieses Bogens ist, die Okklusionsebene so weit wie möglich zu nivellieren. Wenn sich zwischen den unteren 1. und 2. Molaren Lücken bilden, wird von Molar zu Molar eine durchgehende C-Kette plaziert. Die Bogenenden werden nicht zurückgezogen oder umgebogen. Die Ligaturen werden bei Bedarf erneuert und der Bogen reaktiviert, bis die Okklusionsebene weitgehend abgeflacht ist. Durch diese Nivellierung wird die Gefahr verringert, daß die anterioren und posterioren Segmente während des abschließenden Lückenschlusses in die Extraktionslücken kippen. Außerdem ist sie deshalb wichtig, weil aufrechtstehende Seitenzähne eine bessere Verankerung bieten als mesial geneigte Zähne. Bei Situationen mit maximalen Verankerungserfordernissen wird der beschriebene 0,017 × 0,025 inch (0,43 × 0,63 mm) starke Bogen mit Vertikalschlaufen verwendet (Abb. 9-47). Um die Mesialkippung der Molaren zu verhindern, werden in diesem Bereich feine Anti-tips eingebogen. In besonders extremen Situationen werden in der Mitte zwischen den Brackets des Eckzahns und des seitlichen Schneidezahns auf jeder Seite Haken auf den Bogen gelötet und sehr leichte (85–113 g) Klasse-III-Gummizüge eingesetzt, die ständig getragen werden müssen. Wenn das Wachstumsmuster die Extrusion der oberen 1. Molaren verbietet, wird ein Root-Facebow mit Okzipitalzug verwendet, um die Extrusion dieses Zahnes zu verhindern und Verankerungskontrolle an den oberen Molaren zu erzielen. Wenn der Bogen mit der Vertikalschlaufe korrekt angefertigt wurde und in dreiwöchigen Abständen nicht mehr als 1 mm aktiviert wird, kommt es nur zu einer sehr geringfügigen Vorbewegung der unteren posterioren Segmente und nur zu minimalen Kippungen. Diese Methode ist die wirksamste, die ich zur Kontrolle der Verankerung im unteren Molarenbereich für Situationen mit maximalen Verankerungserfordernissen gefunden habe.

Spezielle Überlegungen zum oberen Zahnbogen

Wie bereits erwähnt, ist die Kontrolle der Verankerung im oberen Zahnbogen komplizierter als im unteren. In maximalen Verankerungssituationen wird fast immer ein Headgear verwendet, der mit den Bukkalröhrchen an den oberen 1. Molaren verbunden wird. Die Art des Headgears hängt vom Gesichtsmuster des Patienten ab und davon, ob eine Extrusion der oberen Molaren zulässig ist. Die verschiedenen Headgearformen werden im folgenden Abschnitt besprochen. Die verwendeten Bögen und Behandlungsabläufe wurden bereits beschrieben. In Distalbißfällen ist eine maximale Verankerungskontrolle in der oberen Molarenregion unerläßlich. Ist in bezug auf den Headgear die Patientenmitarbeit zweifelhaft, sollte zur Verstärkung der körperlichen Kontrolle über die oberen Molaren zusätzlich ein Palatinalbügel verwendet werden. Durch den Druck der Zunge gegen den Palatinalbügel wird die Extrusion der oberen 1. Molaren auf ein Minimum reduziert. Ge-

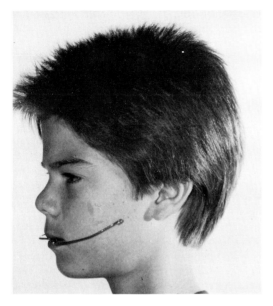 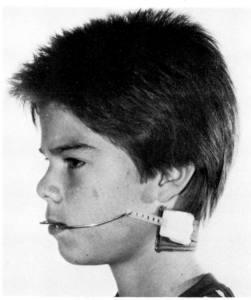

Abb. 9-51 Der *Kloehn*-Facebow. A: Im passiven Zustand. Der Außenbogen ist im Winkel von 15° nach kranial gebogen. B: Im aktivierten Zustand mit Sicherheitszug-Lösemechanismus und Nackenpolster.

websabgestützte obere Lippenschilde können in einigen Fällen ebenfalls hilfreich sein. Ich persönlich habe allerdings solche Behelfe noch nicht benutzt.

Bei der Verwendung von kontinuierlich wirksamen Kräften, wie z. B. horizontalen Gummizügen oder einer Verrichtung von Teilbögen mit Retraktionsschlaufen zur Retraktion aller sechs oberen Frontzähne wird die Verankerung in der Molarenregion zu stark beansprucht. Diese Methode ist daher in Situationen mit maximaler Verankerungskontrolle zu vermeiden.

Verwendung extraoraler Kräfte

In dem Abschnitt über die diagnostischen Überlegungen wurde ein Überblick über die verschiedenen Mittel gegeben, die uns zur Erzielung skelettaler Veränderungen zur Verfügung stehen. Eines unserer wertvollsten Mittel ist die extraorale Kraftanwendung – einschließlich verschiedener Headgearformen, Kinnkappen, Reverse Headgears und Fazialmasken. Über die skelettalen Veränderungen hinaus ermöglichen die meisten dieser Apparaturen auch Zahnbewegungen und bewirken eine Verankerungskontrolle im Molarenbereich. Die folgende Diskussion konzentriert sich primär auf die verschiedenen Formen von Headgears unter Berücksichtigung der Indikationen und Kontraindikationen.

Kloehns Facebow

Der *Kloehn*-Gesichtsbogen (Abb. 9-51) ist ein hervorragendes Instrument für skelettale Veränderungen in Distalbißfällen. Bei entsprechend langen täglichen Tragezeiten kann er auch eine Distalisierung der oberen 1. bleibenden Molaren bewirken. In den meisten Fällen befürworte ich diese Maßnahme jedoch nicht, die Gründe dafür werden später erläutert.

Wenn der Gesichtsbogen primär für skelettale Veränderungen beim wachsenden Patienten eingesetzt wird, stellt er im Grunde eine Art funktionskieferorthopädische Apparatur dar, wie sie schon seit Jahren in Gebrauch ist. Seine Hemmwirkung auf das Vorwärtswachstum der Maxilla ist längst eine anerkannte Tatsache. Bei Patienten mit günstigen mandibulären Wachstumsverhältnissen habe ich innerhalb einer Gesichtsbogen-Behandlungsphase mit dieser Apparatur Vergrößerungen des SNB- und SND*-Winkels beobachtet. Weitverbreiteten Theorien zufolge ist diese Reaktion nur intraoralen funktionellen Apparaturen vorbehalten.

Wegen der Verletzungsgefahr bei der versehentlichen Dislokation der Apparatur empfehle ich, alle Gesichtsbögen nur mit einem Sicherheitszug-Lösemechanismus zu verwenden. Die Enden des Außenbogens werden im Winkel von 15° nach kranial gebogen, um Kippungen der oberen 1. Molaren zu vermeiden und um eine körperliche Wurzelbewegung auszuüben. Der Grundgedanke dabei wird später besprochen. Einige der Indikationen und Kontraindikationen dieser Apparatur werden im folgenden beschrieben.

Verwendung zur Distalbißbehandlung im Wechselgebiß

Ich habe den *Kloehn*-Gesichtsbogen jahrelang als eine Art funktionskieferorthopädische Apparatur im späten Wechselgebiß verwendet und die dabei gesammelten Erfahrungen in vielen Fallberichten dokumentiert.[22] Im folgenden wird die Behandlungsmethode und -philosophie kurz zusammengefaßt.

Die beiden wichtigsten Punkte im Zusammenhang mit dieser Gesichtsbogenform sind, daß nur die oberen 1. Molaren bebändert werden und die tägliche Tragedauer nicht mehr als 12 Stunden beträgt. Seine Verwendung im Wechselgebiß zielt in erster Linie auf skelettale Veränderungen ab, die sich sowohl in der Horizontalentwicklung als auch im Sinne einer vermehrten Vertikalentwicklung bemerkbar machen. Aus diesem Grunde sollte er nur bei Patienten mit normalen bis tiefen Überbißrelationen verwendet werden. Dadurch, daß nur die oberen 1. Molaren bebändert sind und der Außenbogen im Winkel von 15° nach kranial gebogen ist, erhält man eine leicht extrudierende Kraftwirkung auf die oberen bleibenden Molaren. Diese Wirkung ist für die Korrektur des vertikalen Überbisses hilfreich, sofern sie nicht dazu führt, daß der Unterkiefer nach unten und hinten statt nach unten und vorne wächst. Die Beschränkung der Tragezeit auf nur 12 Stunden am Tag gibt den oberen 1. Molaren ausreichend Zeit, um sich von den unter Umständen übermäßigen extrudierenden Kräften zu erholen. Wenn an den oberen Schneidezähnen Brackets und ein intrudierender Bogen verwendet werden, werden auf die Molaren kontinuierliche extrudierende Kräfte ausgeübt. Eine Tragedauer von täglich 12 Stunden ist mehr als ausreichend, um eine orthopädische Wirkung zu erzielen, vorausgesetzt, daß in dieser Zeit auch die Stunden des Schlafs enthalten sind.

In einem neueren Artikel von *Shaye*[19] über den Aktivator stehen einige interessante Bemerkungen. Dazu gehört die Feststellung, daß die mandibuläre Wachstumsrate und -quantität bei Versuchstieren, die einen simulierten Aktivator 12 Stunden täglich trugen, höher war als bei einer Tragedauer von 18 bis 22 Stunden. *Shaye* stellte außerdem fest, daß diejenigen seiner Patienten, die ihren Aktivator nur während der Nacht trugen, ebenso gut und ebenso schnell auf die Behandlung reagierten wie andere Patienten, die funktionelle Apparaturen verschiedener Art ständig trugen. Interessanterweise empfiehlt *Silas Kloehn*[14] seinen Patienten schon seit Jahren, den Gesichtsbogen 80 Stunden pro Woche zu tragen, was einer täglichen Tragezeit von geringfügig unter 13 Stunden entspricht.

Der ideale Zeitpunkt für den Behandlungsplan ist der Durchbruch der 1. Prämolaren. Die übrigen Milchzähne werden in der Regel bald verloren und der komplette Wechsel zum bleibenden Gebiß kann innerhalb von 12–18 Monaten vollzogen sein. Bei dieser Zeiteinteilung kann die Behandlung rechtzeitig ohne Pause mit einer Multibandapparatur fortgesetzt werden. Bei den meisten Patienten fällt diese Zeit mit einer aktiven Wachstumsphase zusammen. Bei Lückenstand der oberen Frontzähne kann ein leichter (19 mm) Gummizug vom 1. Molarenröhrchen der einen Seite zu dem der Gegenseite verwendet werden. Wenn der Gummi auf die Gingiva abrutscht, kann an den beiden mittleren Schneidezähnen aus etwas Composite eine Retention angebracht werden.

Ich habe den Gesichtsbogen auch mit einer Aufbißebene kombiniert. Der Biß wird dabei in der

---

* Bezeichnung für den Mittelpunkt der mandibulären Symphyse nach *Steiner*.

Molarenregion zunächst um 1 mm geöffnet und dann durch Anfügen von Kunststoff in Schritten von jeweils 1 mm nach Bedarf weiter geöffnet. Dieses Verfahren sollte allerdings bei Patienten mit hohem Mandibularebenenwinkel auch bei tiefem Überbiß nicht verwendet werden. Viele dieser Patienten wurden allein mit dem Gesichtsbogen in der beschriebenen Art und Weise behandelt, ohne den Mandibularebenenwinkel zu verändern oder unerwünschte Reaktionen der Mandibula zu bewirken. Ich möchte an dieser Stelle auch davor warnen, diese Verfahren bei Patienten mit hohem Mandibularebenenwinkel und funktionell behinderter Nasenatmung zu verwenden. Ich habe aus der eigenen Erfahrung lernen müssen, daß es bei chronischen Mundatmern zu einer massiven Distalrotation des Unterkiefers kommen kann. Zusammenfassend kann man sagen, daß sich der *Kloehn*-Gesichtsbogen als funktionelle Apparatur hervorragend zur Erzielungg skelettaler Veränderungen eignet, wenn er in der beschriebenen Weise verwendet wird.

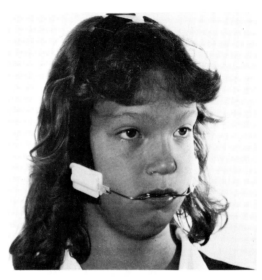

Abb. 9-52 Die *Rampton*-Facebow-Apparatur mit parallel zur Okklusionsebene gerichteter Kraftwirkung.

Verwendung mit der Edgewise-Apparatur
Bei Patienten mit normalem bis kleinem Mandibularebenenwinkel kann der *Kloehn*-Gesichtsbogen zur skelettalen Distalbißkorrektur eingesetzt werden. Es gibt allerdings bessere Möglichkeiten zur Korrektur des Überbisses und der skelettalen Relationen bei Dysgnathien der Klasse II/2. Auf diese Möglichkeiten wird noch näher eingegangen. Abgesehen von der skelettalen Korrektur bietet der *Kloehn*-Gesichtsbogen einen wertvollen Beitrag zur Verankerung. Auch bei der Kombination mit einer Edgewise-Apparatur muß die Indikation für den Gesichtsbogen unter sorgfältiger Berücksichtigung des Gesichtsmusters getroffen werden.

Rampton-Facebow-Apparatur

Die *Rampton*-Gesichtsbogen-Apparatur (Abb. 9-52) besteht aus zwei Teilen: einem Gesichtsbogen mit kurzem Außenbogen und einer Kopfkappe, die einen parallel zur Okklusionsebene gerichteten Zug ausübt. Der Zug muß parallel zur Okklusionsebene sein, damit die oberen Sechsjahrmolaren nicht gekippt werden. Diese Apparatur empfiehlt sich vor allem dann, wenn auf die oberen Molaren keine extrudierenden Kräfte ausgeübt werden dürfen. Daher werden sie primär in Verbindung mit Multiband-Apparaturen verwendet. Die Tragedauer kann bei Bedarf täglich mehr als 12 Stunden betragen. Einer der unter den Fallberichten vorgestellten Patienten wurde mit der *Rampton*-Facebow-Apparatur behandelt. Seine Indikation besteht in erster Linie bei Patienten mit hohem Mandibularebenenwinkel und/oder behinderter Nasenatmung zur Erzielung skelettaler Veränderungen und ebenso zur Verankerungskontrolle.

Root-High-Pull-Facebow

Der *Root*-Gesichtsbogen mit Okzipitalzug (Abb. 9-53 und 9-54) bewirkt eine intrudierende Kraft auf die oberen Seitenzähne. Er ist ein wertvolles Instrument zur Behandlung von Patienten mit hohem Mandibularebenenwinkel und überwiegend vertikalem statt horizontalem Unterkieferwachs-

Die Edgewise-Apparatur

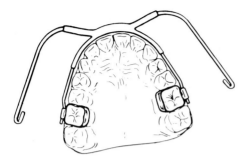

Abb. 9-53 Der *Root*-Facebow. Die Enden des Außenbogens sollten auf der Höhe des Mittelpunktes der oberen 1. Molaren liegen.

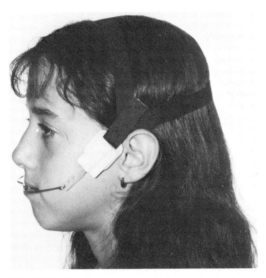

Abb. 9-54 Die *Root*-High-Pull-Facebow-Apparatur.

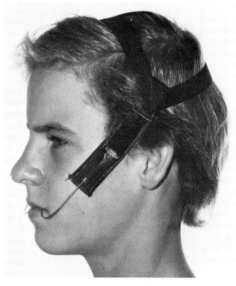

Abb. 9-55 Der High-Pull-Headgear mit J-Haken. Die J-Haken greifen am Häkchen des oberen Bogens in der Mitte zwischen den mittleren und seitlichen Schneidezahnbrackets an. Die Zugkraft wird aus Federeinheiten mit kontrollierter Kraftabgabe geliefert.

tum. Die intrudierende Wirkung auf die oberen Seitenzahnreihen ermöglicht auch eine wirkungsvolle Behandlung des offenen Bisses.

Die Apparatur besteht aus zwei Teilen: einer Kopfkappe mit Okzipitalzug mit Zuglösemechanismus und einem speziellen Gesichtsbogen. Um eine Kippung der oberen 1. Molaren zu verhindern, müssen die Außenbögen auf der Höhe des Mittelpunktes dieser Zähne enden.

Das Ziel der intrudierenden und distal gerichteten Kraftwirkung auf die oberen Sechsjahrmolaren ist, die Möglichkeit einer unerwünschten Rotation des Unterkiefers zu verringern. Darüber hinaus führt,

Root zufolge, die Kontrolle über die vertikale Dimension im distalen Bereich dazu, daß sich das Unterkieferwachstum überwiegend in der horizontalen Richtung ausdrückt, wodurch das mandibuläre Horizontalwachstum „beibehalten" bzw. „optimiert" wird.

High-Pull-Headgear mit J-Haken

Der Okzipitalzug-Headgear (Abb. 9-55) besteht aus einer Kopfkappe mit Okzipitalzug, J-Haken und einem Mechanismus zur Kraftübertragung

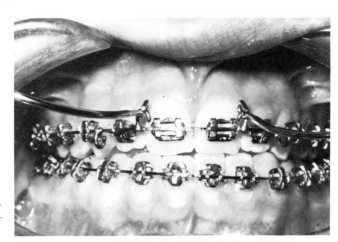

Abb. 9-56 Oberer Bogen mit aufgelösten Häkchen zur Aufnahme des High-Pull-Headgears mit J-Haken.

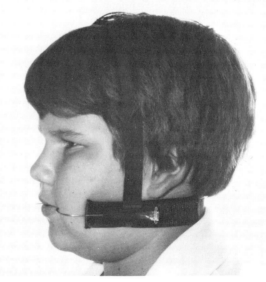

Abb. 9-57 Horizontal-Headgear mit J-Haken.

von der Kopfkappe auf die J-Haken. Ich persönlich ziehe Federeinheiten mit kontrollierter und begrenzter Rückzugfederkraft vor. Die J-Haken können entweder mit dem am Bogen aufgelöteten Haken oder direkt mit den Brackets verbunden werden. In den folgenden Fallbeschreibungen werden sie immer mit Haken auf dem oberen Bogen verbunden, die genau in der Mitte zwischen den mittleren und seitlichen Schneidezahnbrakkets angelötet sind. Die Haken sind nach gingival angelötet und etwas labialgeneigt, um die Torque-Wirkung auf die oberen Frontzähne zu verstärken. Bei dieser Art der Befestigung können die J-Haken im normalen Gebrauch nicht versehentlich aus den Häkchen am Bogen gelöst werden. Diese Anwendungsform des Okzipitalzug-Headgears zielt auf die Intrusion und Retraktion der oberen Frontzähne ab. Die Kraftapplikation wirkt außerdem dem nach unten gerichteten Kraftvektor der Klasse-II-Gummizüge entgegen. Bei Patienten mit niedrigem Mandibularebenenwinkel, die eine möglichst große Vertikalentwicklung erfordern, stellt die Kombination des Okzipitalzug-Headgears mit Klasse-II-Gummizügen eine hervorragende Behandlungsalternative dar, die Vertikalentwicklung und horizontale Korrektur gleichzei-

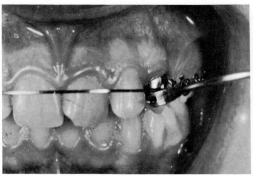 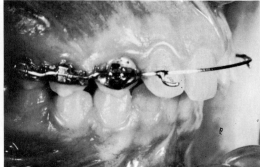

Abb. 9-58 Dem Bogen aufgelötete Häkchen zur Aufnahme der J-Haken. Der Horizontal-Headgear liefert die Kraft zur Aktivierung des Bogens.

tig ermöglicht. In der Regel wird die frontal gerichtete Zugwirkung der Gummizüge bei diesen Patienten durch die Unterlippe weitgehend gehemmt. Die extrudierenden Kräfte auf die unteren 1. Molaren bilden zusammen mit der intrudierenden Wirkung auf die unteren Frontzähne einen Teil der Überbißkorrektur. Einen weiteren Beitrag leistet der Okzipitalzug durch die Intrusion der oberen Frontzähne. Die Korrektur der Distalbißrelation der Molaren wird durch den nach oben und vorne gerichteten Zug auf die unteren Molaren zusammen mit den geringfügig extrudierenden Kräften auf die oberen Molaren unterstützt. Dieses ist das erwähnte Prinzip, das von *Harvold*[10] befürwortet wird.

Horizontalzug-Headgear mit J-Haken

Auch der Horizontalzug-Headgear (Abb. 9-57) setzt sich aus J-Haken und einer Kopfkappe zusammen, die gemeinsam einen horizontal oder parallel zur Okklusionsebene gerichteten Zug bewirken. Auch hier können die J-Haken entweder mit Häkchen auf dem Bogen oder direkt mit den Brackets verbunden werden. Seine Anwendungsbereiche sind skelettale Veränderungen, Verankerungskontrolle oder, wie in der Abb. 9-58 dargestellt, Gruppenbewegungen der oberen Seitenzähne. Dabei erhält der Bogen Biegungen 2. Ordnung und steht 1–2 mm von den unbebänderten Schneidezähnen ab. Durch den Zug der Kopfkappe wird der obere Bogen in etwa sechs Wochen so weit nach distal bewegt, daß er Kontakt mit den Schneidezähnen bekommt. Durch entsprechende Stops auf dem Bogen wird die distalisierende Kraft auf die gewünschten Zähne übertragen. In der Regel werden diese Stops direkt an die Bukkalröhrchen der 2. Molaren gelegt. Sobald diese ausreichend distalisiert sind, wird der Bogen wieder vorgeschoben und die Stops an die Brackets der 1. Molaren gelegt. Zur besseren und schnelleren Verschiebung der Stops empfiehlt sich die Verwendung von verstellbaren „*Gurin*"-Stops.

Sobald die 1. und 2. Molaren im Neutralbiß stehen, werden die 1. und 2. Prämolaren gemeinsam bewegt. Der Bogen wird bei jeder Sitzung so weit nach vorne geschoben, daß er etwa 2 mm von den oberen Schneidezähnen absteht. In einigen Fällen ist auch eine Gruppenbewegung der Seitenzähne möglich, wobei die Stops an den Brackets der 1. Prämolaren angelegt werden. Wenn der Headgear täglich 14 Stunden getragen wird, lassen sich die oberen Seitenzähne meist mühelos in eine Klasse-I-Molarenrelation führen. Diese Behandlungsform empfiehlt sich vor allem bei Patienten, die kein mandibuläres Horizontalwachstumspotential aufweisen.

Fallbeschreibungen

Zur Illustration der in diesem Kapitel beschriebenen Prinzipien werden im folgenden vier Fälle vorgestellt. In erster Linie geht es um das Prinzip der minimalen Zahnbewegung und maximalen skelettalen bzw. fazialen Veränderung. Dabei wird auch die Handhabung der Verankerungskontrolle und das Ausmaß der mit den beschriebenen Mechanismen möglichen Zahnbewegung deutlich.

Fall 1

Der 1. Fall (Abb. 9-59) steht als Beispiel für das Prinzip der minimalen Zahnbewegung und maximalen skelettalen sowie fazialen Veränderung. Der Patient – ein Junge – kam im Alter von 13 Jahren und 9 Monaten zur Behandlung. Anamnestisch lagen keine relevanten Erkrankungen vor, und es waren auch keine Habits oder Parafunktionen festzustellen. Die Anfangsmodelle ließen eine Distalbißrelation mit Tiefbiß erkennen, wobei es zum Einbiß der unteren Schneidezähne in die palatinale Schleimhaut kam. Die Fotografien vor der Behandlung (B) zeigten eine ausgeprägte Disharmonie der fazialen Proportionen, charakterisiert durch den stark zurückliegenden Unterkiefer mit bimaxillärer Protrusion. Die anhand der Fernröntgendurchzeichnung und kephalometrischen Analyse gewonnenen Ausgangsbefunde (Abb. 9-60) waren in verschiedener Hinsicht interessant. Der ANB-Winkel war relativ groß (7°). Zusätzlich war auch der Mandibularebenenwinkel (Go-Gn zu S-N) mit 39,5° hoch. Dieser Wert läßt sich als überwiegend vertikales Wachstumsmuster des Unterkiefers interpretieren. Bemerkenswert ist auch der 100%ige Tiefbiß, der bei Patienten mit sehr hohem Mandibularebenenwinkel kein seltener Befund ist.

Behandlung

Begonnen wurde mit der Bebänderung aller Zähne und dem Einsetzen eines Zwillingsbogens. Im weiteren Verlauf wurde auf 0,016 inch (0,14 mm) starke Rundbögen umgestellt und gleichzeitig die Behandlung mit einer *Rampton*-Facebow-Apparatur begonnen, die täglich 12–14 Stunden getragen wurde. Im Laufe der 8monatigen Headgeartherapie bildeten sich Lücken in der oberen Prämolarenregion. Diese wurden mit C-Ketten geschlossen. Nach dem Lückenschluß wurde im Unterkiefer ein 0,018 × 0,025 inch (0,45 × 0,63 mm) starker Bogen mit Aufrichtebiegungen eingesetzt. Die Headgearbehandlung wurde weitere acht Monate fortgesetzt. In der Folge ergab sich ein Neutralbiß mit Lücken zwischen den oberen Schneidezähnen. Nun wurde ein 0,016 × 0,022 inch (0,40 × 0,55 mm) T-Schlaufen-Bogen eingesetzt und durch Häkchen zwischen den mittleren und seitlichen Schneidezähnen im Oberkiefer mit einem Okzipitalzug-Headgear verbunden. Die T-Schlaufen wurden bis zum vollständigen Lückenschluß wiederholt aktiviert. Abschließend wurden 0,018 × 0,025 inch (0,45 × 0,63 mm) starke Ausarbeitungsbögen mit idealer Bogenform verwendet. Der obere Bogen wurde mit dem Okzipitalzug-Headgear verbunden, und zur Korrektur der horizontalen und vertikalen Überbißrelationen wurden für eine Dauer von zwei Monaten Klasse-II-Gummizüge eingesetzt. Nach Entfernung der Apparaturen wurde sechs Wochen lang ein Positioner getragen. Die Behandlungsdauer betrug insgesamt 30 Monate.

Behandlungsergebnisse

Die Abschlußmodelle (Abb. 9-61 A) zeigen, daß die Behandlungsziele Korrektur des Distalbisses und vertikalen Überbisses erreicht wurden. Die fazialen Ansichten (B) verdeutlichen durch die positive Veränderung der Gesichtsproportionen das Prinzip der minimalen Zahnbewegung und maximalen fazialen Veränderung.

Die Überlagerung der Fernröntgendurchzeichnungen vor und nach der Behandlung (Abb. 9-62) läßt ein schönes nach kaudal und ventral gerichtetes Wachstum des Unterkiefers mit einer geringfügigen Reduktion des Mandibularebenenwinkels erkennen. Neben diesem Horizontalwachstum ist auch eine durchaus wünschenswerte Zunahme des fazialen Vertikalwachstums zu sehen, das für die Korrektur des Überbisses und weitgehend auch für die Harmonisierung der Gesichtsproportionen verantwortlich war. Die Überlagerung des Ober- und Unterkiefers (Abb. 9-36) zeigt die nur geringfügige Veränderung der Zahnstellung. Bei den oberen und unteren Molaren ist eine Vertikalentwicklung zu verzeichnen, während die unteren Schneidezähne geringfügig retrahiert und intrudiert wurden.

Diese dentalen Veränderungen trugen zusammen mit den horizontalen und vertikalen Wachstumsveränderungen zur erfolgreichen Behandlung des Patienten bei.

Die Edgewise-Apparatur

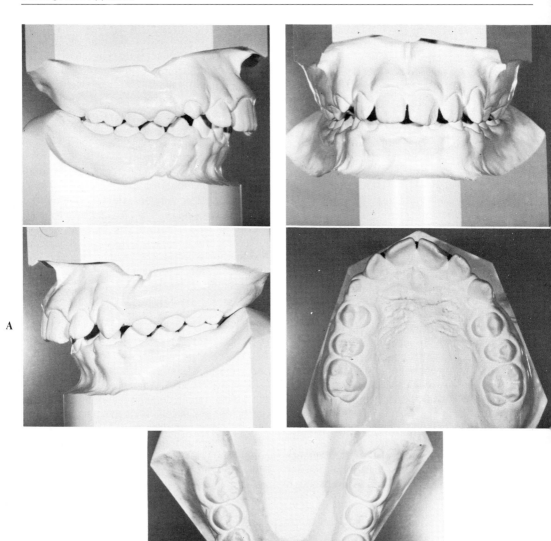

Abb. 9-59 Fall 1. A: Modelle und B: Fotografien vor der Behandlung.

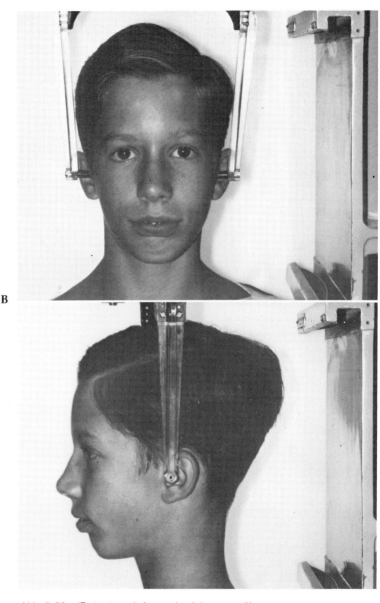

Abb. 9-59 (Fortsetzung). Legende siehe gegenüber.

Die Edgewise-Apparatur

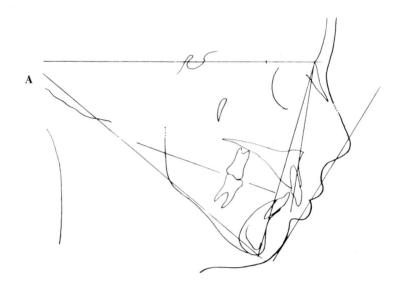

		vorher	nachher
S-N-A	82°	80°	80°
S-N-B	80°	77,5°	78°
A-N-B	2°	2,5°	2°
S-N-D	76°	73,5°	74,5°
ob. 1 zu NA	4 mm	10 mm	6,5 mm
ob. 1 zu NA	22°	32,5°	32,5°
unt. 1 zu NB	4 mm	10 mm	7 mm
unt. 1 zu NB	25°	28°	18,5°
Pog zu NB		− 2 mm	− 0,5 mm
Pog zu NB & unt. 1 zu NB (Diff.)	variabel	12 mm	7,5 mm
$\frac{1}{1}$	131°	117°	127°
Okkl. ebene zu SN	14°	14,5°	11°
Go-Gn zu Sn	32°	41°	40°
FMA	25°	37°	34,5°
IMPA	90°	87,5°	80°
FMIA	65°	55,5°	65,5°
unt. 1 zu A-Pog	0 mm	+ 9 mm	+ 4,5 mm

Abb. 9-60 Fall 1. A: Durchzeichnung der Fernröntgenaufnahmen vor der Behandlung. B: Kephalometrische Meßwerte vor und nach der Behandlung.

Fallbeschreibungen

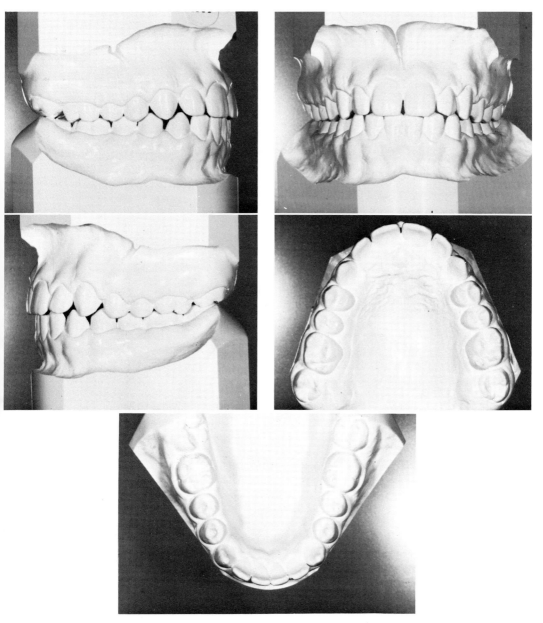

Abb. 9-61　Fall 1. A: Modelle und B: Fotografien nach der Behandlung.

Die Edgewise-Apparatur

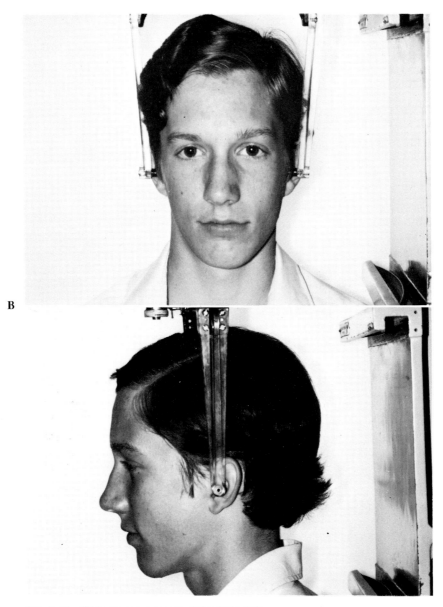

Abb. 9-61 (Fortsetzung). Legende siehe Seite 789.

Fallbeschreibungen

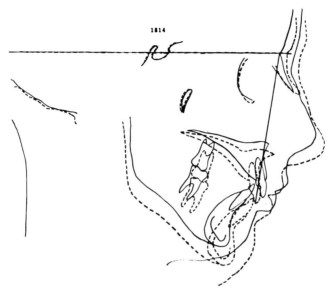

Abb. 9-63   Fall 1. Überlagerung der Fernröntgendurchzeichnungen des Ober- und Unterkiefers vor und nach der Behandlung.

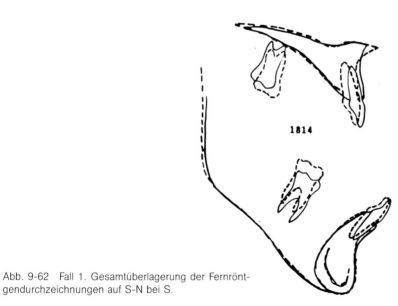

Abb. 9-62   Fall 1. Gesamtüberlagerung der Fernröntgendurchzeichnungen auf S-N bei S.

Fall 2

Beim 2. Fall (Abb. 9-64) handelt es sich um ein 13 Jahre 6 Monate altes Mädchen, das mit einer Dysgnathie der Klasse I bei erheblicher Bogendiskrepanz zur Behandlung kam. Der allgemeine Gesundheitszustand war gut, es lagen keine Habits oder Parafunktionen vor. Die Anfangsmodelle (A) demonstrierten die ausgeprägte Bogendiskrepanz, die Protrusion des Gebisses und die neutrale Molarenrelation. Die fazialen Ansichten (B) wiesen die typischen Züge einer ausgeprägten bimaxillären Protrusion und Retrusion des Weichteilkinns auf, die zur erheblichen Disharmonie der Gesichtsproportionen beitrugen. Die Fernröntgendurchzeichnungen und kephalometrischen Meßwerte vor der Behandlung (Abb. 9-65) verdeutlichen die Ausprägung des Problems. Der Mandibularebenenwinkel betrug 41°, FMA 37°. Die Entfernung der unteren Schneidezähne von +9 mm zur A-Pog-Ebene war Ausdruck der Schneidezahnprotrusion. Das *Holdaway*-Verhältnis von Pog zu unt.1 zur NB-Ebene betrug +12 mm.

Behandlung

Vor dem Einsetzen einer vollständigen Edgewise-Apparatur wurden die vier 1. Prämolaren extrahiert. Die Behandlung zielte in erster Linie auf die Korrektur der Bogendiskrepanz und Reduktion der bimaxillären Protrusion ab. Dabei war man stets darum bemüht, die Vertikalentwicklung der Molaren so zu steuern, daß keine ungünstige Rotation des Unterkiefers entsteht. Die Behandlung mußte außerdem auf eine maximale Verankerungskontrolle ausgerichtet werden. Zur Korrektur des frontalen Engstands wurde als initialer Regulierungsbogen ein 0,014 inch (0,35 mm) starker Multiloop-Bogen eingesetzt. Anschließend wurden für beide Kiefer 0,016 × 0,022 inch (0,40 × 0,55 mm) starke Bögen verwendet. Im Unterkiefer wurden die Restlücken mit Hilfe von Klasse-III-Gummizügen geschlossen. Während dieser Zeit wurde der *Root*-High-Pull-Facebow weiter verwendet. Anschließend wurde ein 0,018 × 0,025 inch (0,45 × 0,63 mm) starker Bogen mit vertikalen Zugschlaufen distal der Eckzähne im Oberkiefer verwendet. Ein High-Pull-Headgear mit J-Haken wurde zwischen den oberen mittleren und seitlichen Schneidezähnen mit diesem Bogen verbunden. Die Schlaufen wurden alle drei Wochen aktiviert, bis die Restlücken geschlossen waren. Abschließend wurden oben und unten 0,018 × 0,025 inch (0,45 × 0,63 mm) starke Idealbögen verwendet. Nach Abnahme der Apparatur wurde ein Positioner und anschließend im Unterkiefer ein festsitzender 3-3-Retainer und im Oberkiefer ein *Hawley*-Retainer eingesetzt. Die Behandlungsdauer betrug 28 Monate.

Behandlungsergebnisse

Die Abschlußmodelle (Abb. 9-66A) zeigen, daß der Engstand korrigiert und die bimaxilläre Protrusion reduziert werden konnten. Sie liefern jedoch keine ausreichende Erklärung für die günstige Beeinflussung der Weichteilrelationen (B). Die auf den Fotografien erkennbare Verbesserung ist wesentlich größer als erwartet wurde. Zur Harmonisierung der Gesichtsproportionen trugen die Verringerung der Lippenprominenz und die Vorverlagerung und Formänderung des Weichteilkinns bei. Die Gründe für diese Verbesserung werden bei Betrachtung der Fernröntgendurchzeichnung deutlicher. Insgesamt ergaben sich bei den erzielten Veränderungen (Abb. 9-67) einige unerwartete und günstige Einflüsse. Bemerkenswert ist das signifikante Horizontalwachstum der Mandibula ohne merkliche Zunahme des Vertikalwachstums. Diese Entwicklung war deshalb möglich, weil die Behandlungsmechanik nicht zur Vergrößerung der hinteren vertikalen Höhe oder der Vertikalentwicklung der Molaren beitrug. Daraus darf aber nicht gefolgert werden, daß die Behandlungsmechanik für das mandibuläre Horizontalwachstum verantwortlich war. Die Überlagerung der Fernröntgendurchzeichnungen des Ober- und Unterkiefers (Abb. 9-68) zeigen, daß die Bemühungen um die maximale Verankerungskontrolle erfolgreich waren. Zu beachten ist auch die fehlende Vertikalentwicklung der oberen Molaren und die Intrusion der oberen Frontzähne. Dies könnte auf den Einfluß der *Root*-Facebow-Apparatur auf die oberen Molaren und des High-Pull-Headgear mit J-Haken auf die oberen Frontzähne zurückzuführen sein. Interessant sind auch die kephalometrischen Meßwerte (Abb. 9-65B). Zu beachten ist hier vor allem die Verringerung der Schneidezahnprotrusion und die Vergrößerung des Steinerschen SND-Wertes. Zur erfolgreichen Behandlung dieser Patientin trugen in erster Linie die gute Verankerungskontrolle und das günstige mandibuläre Horizontalwachstum bei.

Fallbeschreibungen

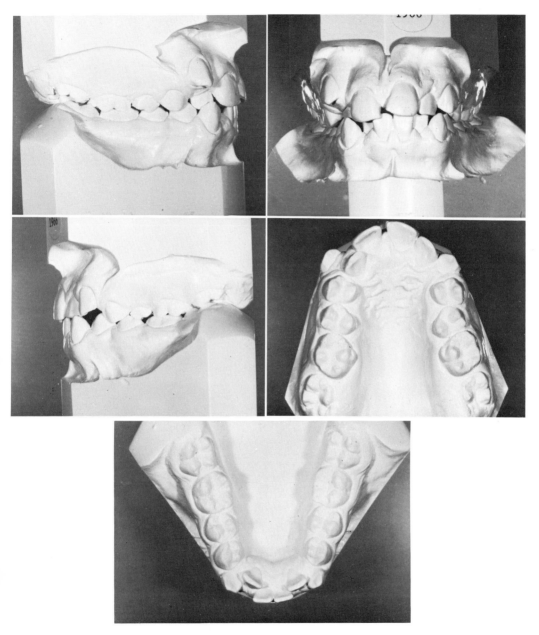

Abb. 9-64 Fall 2. A: Modelle und B: Fotografien vor der Behandlung.

Die Edgewise-Apparatur

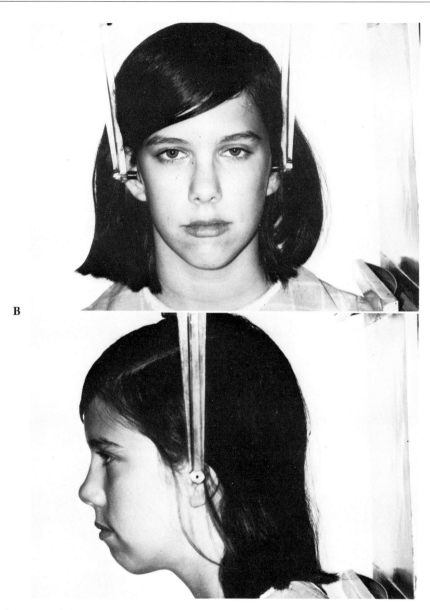

B

Abb. 9-64 (Fortsetzung). Legende siehe Seite 793.

Fallbeschreibungen

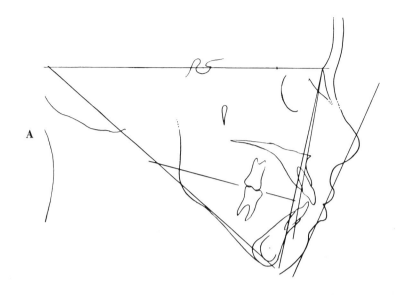

		vorher	nachher
S-N-A	82°	80°	80°
S-N-B	80°	77,5°	78°
A-N-B	2°	2,5°	2°
S-N-D	76°	73,5°	74,5°
ob. 1 zu NA	4 mm	10 mm	6,5 mm
ob. 1 zu NA	22°	32,5°	32,5°
unt. 1 zu NB	4 mm	10 mm	7 mm
unt. 1 zu NB	25°	28°	18,5°
Pog zu NB		– 2 mm	– 0,5 mm
Pog zu NB & unt. 1 zu NB (Diff.)	variabel	12 mm	7,5 mm
$\frac{1}{1}$	131°	117°	127°
Okkl. ebene zu SN	14°	14,5°	11°
Go-Gn zu Sn	32°	41°	40°
FMA	25°	37,0°	34,0°
IMPA	90°	87,5°	80°
FMIA	65°	55,5°	65,5°
unt. 1 zu A-Pog	0 mm	+ 9 mm	+ 4,5 mm

Abb. 9-65 Fall 2. A: Fernröntgendurchzeichnung vor der Behandlung. B: Kephalometrische Meßwerte vor und nach der Behandlung.

Die Edgewise-Apparatur

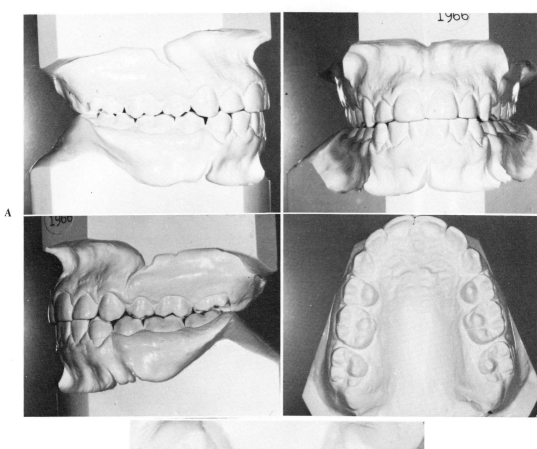

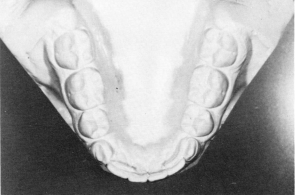

Abb. 9-66 Fall 2. A: Modelle und B: Fotografien nach der Behandlung.

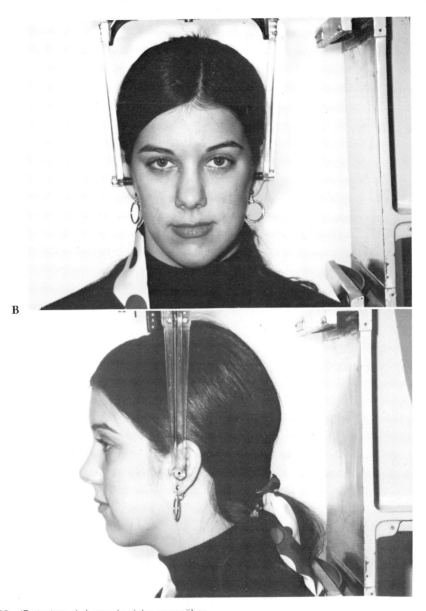

Abb. 9-66 (Fortsetzung). Legende siehe gegenüber.

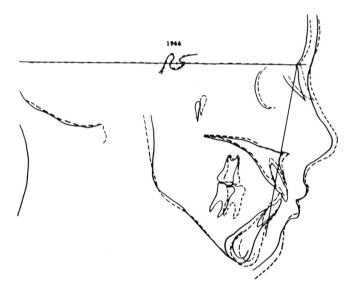

Abb. 9-67 Fall 2. Gesamtüberlagerung der Fernröntgendurchzeichnungen auf S-N bei S.

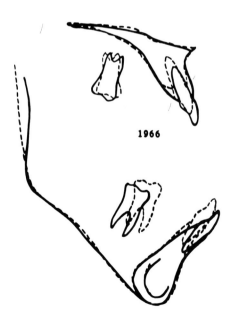

Abb. 9-68 Fall 2. Überlagerung der Fernröntgendurchzeichnungen des Ober- und Unterkiefers vor und nach der Behandlung.

Fall 3

Im 3. Fall (Abb. 9-69) wurde die Behandlung eines Jungen im Alter von 12 Jahren 9 Monaten begonnen. Die Untersuchung des Patienten ergab eine negative Anamnese und keine Habits oder Parafunktionen, die möglicherweise ätiologisch eine Rolle gespielt haben könnten. Der erste klinische Eindruck war der einer mangelnden unteren Gesichtshöhe. Die Ausgangsmodelle (A) zeigen eine Dysgnathie der Klasse II im späten Wechselgebiß mit Tiefbiß und starker Protrusion der oberen Frontzähne. Die unteren Schneidezähne hatten Einbiß in die palatinale Gingiva, die Molarenrelation entsprach der Klasse II. Die fazialen Ansichten vor der Behandlung (B) zeigten die charakteristische Haltung bei mangelnder unterer Gesichtshöhe. Dazu gehört auch die Ausstülpung der Lippen. Darüber hinaus lag ein retrognathes Profilbild vor. Die Fernröntgendurchzeichnungen und kephalometrischen Meßwerte vor der Behandlung sind in der Abb. 9-70 ersichtlich.

Behandlung

Es wurde beschlossen, die Behandlung in zwei Phasen durchzuführen. In der ersten Phase wurden die oberen Sechsjahrmolaren bebändert und ein *Kloehn*-Facebow eingesetzt, der täglich etwa 12 Stunden getragen wurde. Diese Phase dauerte 14 Monate und führte zu einer neutralen Molarenrelation. Das Behandlungsproblem lag jedoch in erster Linie in der vertikalen Ebene. In der zweiten Behandlungsphase wurde der gesamte untere Zahnbogen bebändert und ein Zwillingsbogen eingesetzt. Gleichzeitig wurde die Headgear-Therapie wieder aufgenommen, obwohl im Oberkiefer erst später Apparaturen verwendet wurden. Im Unterkiefer wurde der Zwillingsbogen zunächst durch einen 0,014 inch (0,35 mm) starken und später durch einen 0,016 inch (0,40 mm) starken Rundbogen ersetzt. Während dieser Zeit wurde zur Unterstützung der Nivellierung des unteren Zahnbogens und zur Vergrößerung der unteren Gesichtshöhe im Oberkiefer eine Aufbißplatte verwendet. Damit wurde der Biß zunächst um 1 mm geöffnet und, sobald die Seitenzähne Kontakt zueinander hatten, wurde der Aufbiß weiter erhöht. Nach etwa einem Jahr wurden die oberen Zähne bebändert und mit einem 0,014 inch (0,30 mm) starken runden Bogen versehen, der dann durch einen oberen T-Schlaufen-Bogen ersetzt wurde. Die Schlaufen wurden alle drei Wochen aktiviert, bis sich die Lücken im oberen Frontzahnbereich geschlossen hatten. Während der gesamten Zeit wurde der *Kloehn*-Facebow getragen. Die Behandlung wurde mit 0,018 × 0,025 inch (0,45 × 0,63 mm) starken Ausarbeitungsbögen abgeschlossen. Etwa sechs Wochen lang wurde danach ein Positioner getragen, danach wurden Retainer eingesetzt. Die zweite Behandlungsphase dauerte etwa 24 Monate.

Behandlungsergebnisse

Die Abschlußmodelle (Abb. 9-71A) zeigen, daß die sagittale und vertikale Stufe ebenso wie die Molarenokklusion vollständig korrigiert werden konnten. Die fazialen Ansichten (B) lassen harmonische Gesichtsproportionen erkennen. Auch dieser Fall verdeutlicht das Prinzip der minimalen Zahnbewegung bei maximaler skelettaler und fazialer Veränderung.

Aus der Überlagerung der Fernröntgendurchzeichnungen (Abb. 9-72) ist eine günstige Vergrößerung der unteren Gesichtshöhe bei weitgehend gleichbleibender oberer Gesichtshöhe abzulesen. Das nach unten und vorne gerichtete Unterkieferwachstum führte zu einer positiven Mesialrotation und dadurch zu einer erheblichen Verringerung des Mandibularebenenwinkels. Die Überlagerung der Durchzeichnungen von Ober- und Unterkiefer (Abb. 9-73) zeigt eine signifikante Vertikalentwicklung sowohl der oberen als auch der unteren Molaren, eine geringfügige Vertikalentwicklung der unteren Frontzähne sowie eine Retraktion und Intrusion der oberen Frontzähne. Diese günstigen Veränderungen lassen sich zum Teil auf die Mechanik der Behandlung zurückführen, die das vorteilhafte mandibuläre Vertikal- und Horizontalwachstum erlaubte. Für die verbesserte faziale Ästhetik sind die Vergrößerung der unteren Gesichtshöhe und das mandibuläre Horizontalwachstum verantwortlich.

Die Edgewise-Apparatur

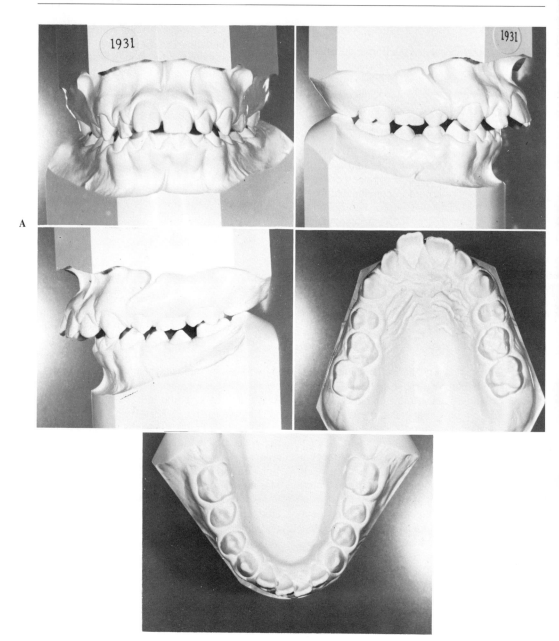

Abb. 9-69 Fall 3. A: Modelle und B: Fotografien vor der Behandlung.

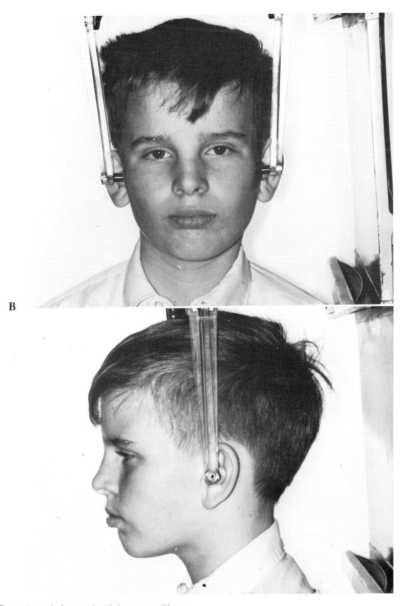

Abb. 9-69 (Fortsetzung). Legende siehe gegenüber.

Die Edgewise-Apparatur

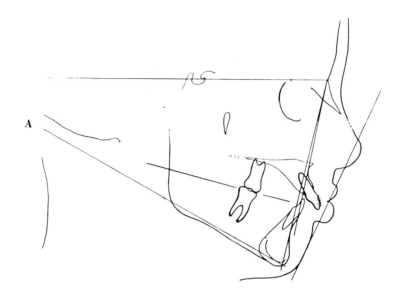

	vorher		nachher
S-N-A	82°	78°	77,5°
S-N-B	80°	76°	76,5°
A-N-B	2°	2°	1°
S-N-D	76°	73,5°	76°
ob. 1 zu NA	4 mm	6,5 mm	6,5 mm
ob. 1 zu NA	22°	39°	22,5°
unt. 1 zu NB	4 mm	5 mm	4,5 mm
unt. 1 zu NB	25°	20,5°	19,5°
Pog zu NB		3 mm	7 mm
Pog zu NB & unt. 1 zu NB (Diff.)	variabel	2 mm	− 2,5 mm
$\frac{1}{1}$	131°	118,5°	137°
Okkl. ebene zu SN	14°	14,5°	15°
Go-Gn zu Sn	32°	29°	26°
FMA	25°	23,5°	19°
IMPA	90°	96,5°	99°
FMIA	65°	60°	62°
unt. 1 zu A-Pog	0 mm	+ 1,5 mm	+ 1 mm

Abb. 9-70 Fall 2. A: Fernröntgendurchzeichnungen vor der Behandlung. B: Kephalometrische Meßwerte vor und nach der Behandlung.

Fallbescheibungen

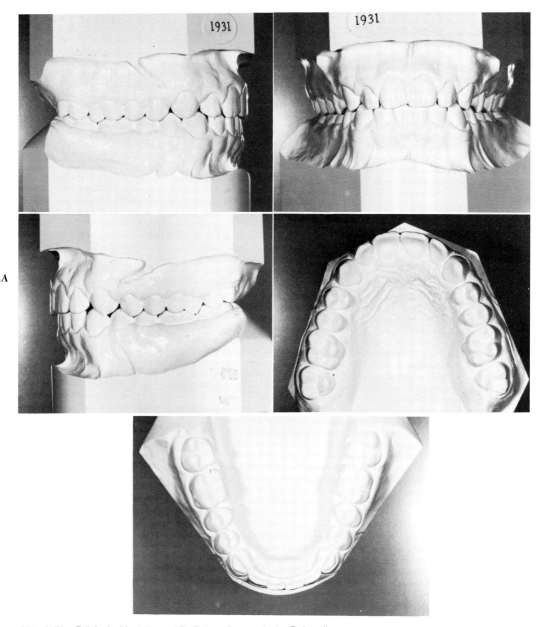

Abb. 9-71 Fall 3. A: Modelle und B: Fotografien nach der Behandlung.

Die Edgewise-Apparatur

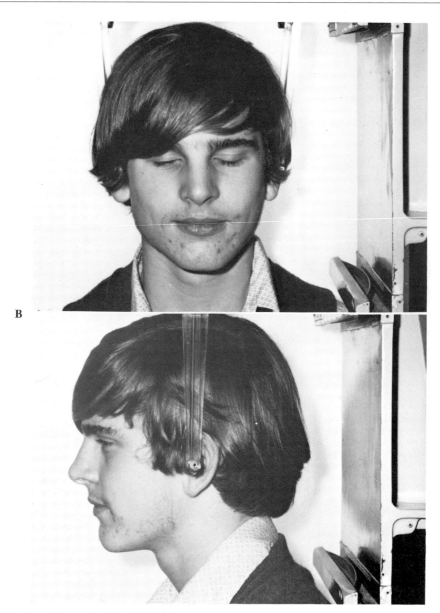

Abb. 9-71 (Fortsetzung). Legende siehe Seite 811.

Fallbeschreibungen

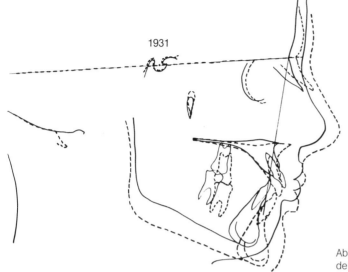

Abb. 9-72 Fall 3. Gesamtüberlagerung der Fernröntgendurchzeichnungen auf S-N bei S.

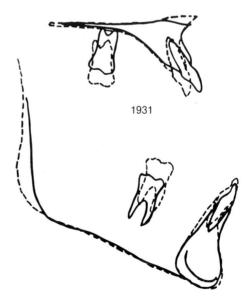

Abb. 9-73 Fall 3. Überlagerung der Fernröntgendurchzeichnungen des Ober- und Unterkiefers vor und nach der Behandlung.

Fall 4

Während in den bisher beschriebenen Fällen das Wachstum wesentlich zu den Behandlungsergebnissen beitrug, war im vorliegenden Fall während der Behandlung kein Wachstum zu verzeichnen. Die Patientin (Abb. 9-74) war zu Beginn der Behandlung 23 Jahre 6 Monate alt. Anamnestisch wurden keine relevanten Erkrankungen festgestellt, und es lagen keine Habits oder Parafunktionen vor, die als ätiologische Faktoren in Betracht gekommen wären. Das Problem bestand in erster Linie in der ausgeprägten bimaxillären Protrusion mit mäßigem Engstand der Front.

Die Ausgangsmodelle (Abb. 9-74 A) demonstrierten die Ausprägung der bimaxillären Protrusion und das Ausmaß der Bogenlängendiskrepanz. Die Molarenrelation entsprach einer Klasse I. Die Fotografien (B) verdeutlichen ebenfalls das Ausmaß der bimaxillären Protrusion. Trotz des Tiefbisses war der Mangel an unterer Gesichtshöhe nicht ausgeprägt. Die Durchzeichnungen der Fernröntgenbilder und kephalometrischen Meßwerte vor der Behandlung (Abb. 9-75) belegen den Grad der bimaxillären Protrusion. Der Abstand zwischen der unteren Schneidezahnkante und A-Pog betrug +8 mm, die *Holdaway*-Differenz zwischen den unteren Schneidezähnen und N-B betrug +11,5 mm, beides Zeichen einer höchstgradigen bimaxillären Protrusion.

Behandlung

Es wurde eine vollständige 0,018-inch-Schlitz-Edgewise-Apparatur mit *Lewis*-Brackets eingesetzt. Begonnen wurde die Behandlung mit 0,010 inch (0,25 mm) starken Zwillingsbögen nach dem Prinzip der reziproken Verankerung der Frontzähne. Anschließend wurde ein oberer 0,016 × 0,022 inch (0,40 × 0,55 mm) starker T-Schlaufen-Bogen und ein unterer 0,016 inch (0,45 mm) Bogen mit Ringschlaufen eingesetzt. Gleichzeitig wurde ein *Kloehn*-Facebow angepaßt und an den Ringschlaufen leichte Klasse-III-Gummizüge eingehängt. Die Patientin war sehr stark motiviert und trug ihren Gesichtsbogen während der gesamten Behandlung gewissenhaft. Die Gummizüge wurden so lange verwendet, bis etwa 2/3 der unteren Extraktionslücken geschlossen waren. Anschließend wurde ein 0,016 × 0,022 inch (0,40 × 0,55 mm) Bogen mit Anti-tips in den Unterkiefer eingesetzt. Der T-Schlaufen-Bogen wurde über mehrere Monate alle drei Wochen aktiviert. Dann wurde der untere Zahnbogen mit einem 0,018 × 0,025 inch (0,45 × 0,63 mm) Bogen mit vertikalen Zugschlaufen behandelt. Auf diese Weise wurden die Restlücken im Unterkiefer geschlossen, im Oberkiefer wurde dies mit Hilfe der T-Schlaufen erreicht. Schließlich wurde für beide Kiefer jeweils ein 0,018 × 0,025 inch (0,45 × 0,63 mm) starker Bogen in der Idealform gefertigt. Die Behandlung wurde fortgesetzt, bis die idealen dentalen Relationen erreicht waren, danach trug die Patientin etwa einen Monat lang einen Positioner. Abschließend wurde ein oberer und ein unterer Retainer hergestellt. Insgesamt betrug die Behandlungsdauer 2 Jahre 7 Monate.

Behandlungsergebnisse

In der Abb. 9-76 A ist zu erkennen, daß die bimaxilläre Protrusion signifikant reduziert und auch die übrigen Behandlungsziele erreicht werden konnten. Die Fotografien nach der Behandlung (B) zeigen eine äußerst günstige Veränderung der fazialen Relationen. Die Patientin war mit dem Behandlungserfolg äußerst zufrieden und zeigte sich sehr dankbar für die Behandlung.

Die Gesamtzusammenfassung der Behandlungsveränderungen (Abb. 9-77) zeigt das Ausmaß der erzielten Zahnbewegungen und der Konturveränderung der fazialen Strukturen. Die kephalometrischen Messungen (Abb. 9-75 B) ergeben nach der Behandlung bei unt.1 zu A-Pog eine Reduktion von +8 auf +2 mm. Beim *Holdaway*-Verhältnis unt.1 zu N-B ergibt sich ebenfalls eine Reduktion von +11,5 auf +4 mm. Die Überlagerung der Durchzeichnungen von Ober- und Unterkiefer (Abb. 9-78) verdeutlichen den Beitrag der Zahnbewegungen. Bemerkenswert ist dabei die starke Retraktion der Frontzähne und die Intrusion der oberen Schneidezähne. Die oberen 1. Molaren blieben in ihrer ursprünglichen Position, während die unteren Molaren etwa 2 mm mesialisiert wurden.

Dieser Fall wurde als Beispiel für die Möglichkeiten ausgewählt, die man mit den in diesem Kapitel dargelegten Prinzipien zur Verankerungskontrolle hat. Es bleibt zu hoffen, daß die vorgestellte Behandlungsphilosophie und die mechanischen Prinzipien dazu beitragen können, daß für jeden einzelnen Patienten das jeweils bestmögliche Behandlungsresultat erzielt werden kann.

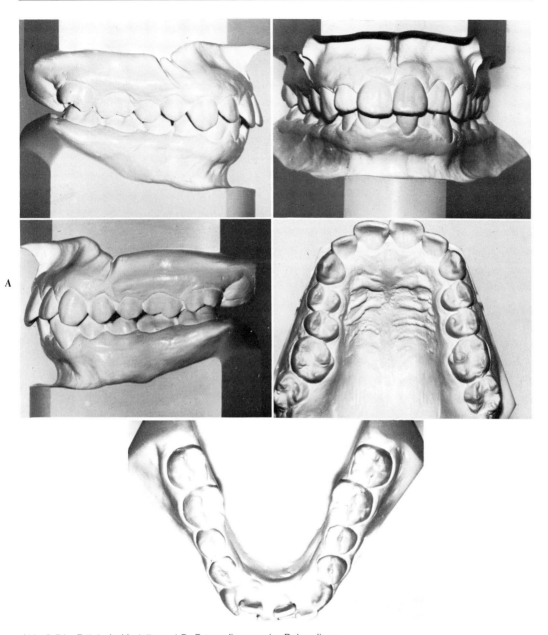

Abb. 9-74 Fall 4. A: Modelle und B: Fotografien vor der Behandlung.

Die Edgewise-Apparatur

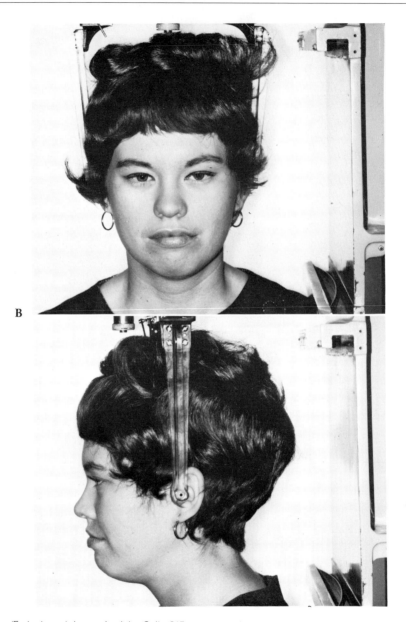

B

Abb. 9-74 (Fortsetzung). Legende siehe Seite 815.

Fallbeschreibungen

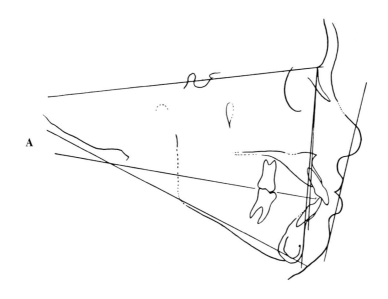

		vorher	nachher
S-N-A	82°	81°	82°
S-N-B	80°	80°	79,5°
A-N-B	2°	1°	2,5°
S-N-D	76°	76,5°	77°
ob. 1 zu NA	4°	12,5°	4,5°
ob. 1 zu NA	22°	31°	17°
unt. 1 zu NB	4°	11,5°	5°
unt. 1 zu NB	25°	36,5°	24°
Pog zu NB		0 mm	1 mm
Pog zu NB & unt. 1 zu NB (Diff.)	variabel	11,5 mm	4 mm
$\frac{1}{1}$	131°	111,5°	136,5°
Okkl. ebene zu SN	14°	15,5°	16°
Go-Gn zu Sn	32°	33°	34,5°
FMA	25°	26°	25,5°
IMPA	90°	101,5°	90°
FMIA	65°	52,5°	64,5°
unt. 1 zu A-Pog	0 mm	+ 8 mm	+ 2 mm

Abb. 9-75   Fall 4. A: Fernröntgendurchzeichnung vor der Behandlung. B: Kephalometrische Meßwerte vor und nach der Behandlung.

Die Edgewise-Apparatur

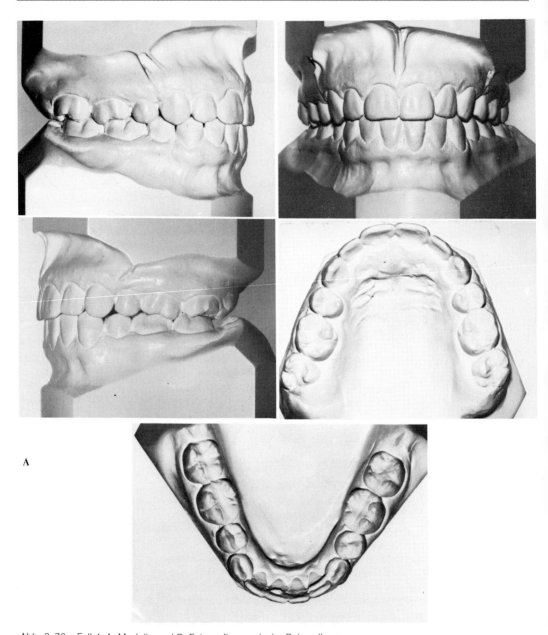

Abb. 9-76 Fall 4. A: Modelle und B: Fotografien nach der Behandlung.

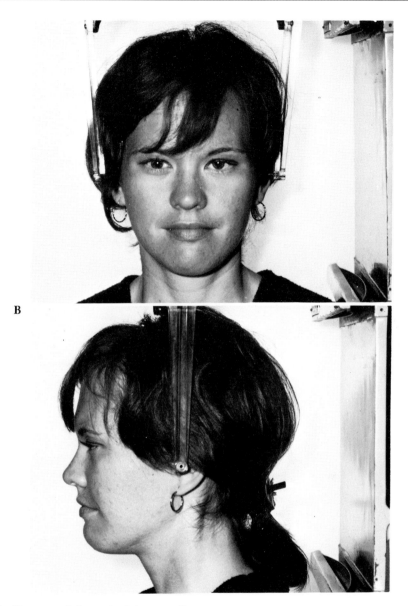

Abb. 9-76 (Fortsetzung). Legende siehe gegenüber.

Die Edgewise-Apparatur

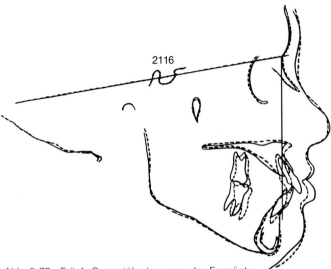

Abb. 9-77 Fall 4. Gesamtüberlagerung der Fernröntgendurchzeichnung auf S-N bei S.

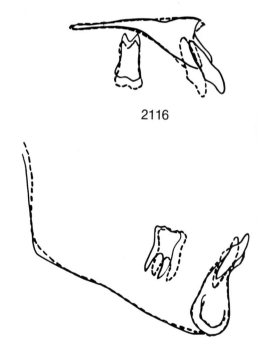

Abb. 9-78 Fall 4. Überlagerung der Fernröntgendurchzeichnungen des Ober- und Unterkiefers vor und nach der Behandlung.

Literatur

1. *Andrews, L. F.*
   The six keys to normal occlusion, Am. J. Orthod. 61:297, 1972.
2. *Andrews, L. F.*
   The straight-wire appliance, J. Clin. Orthod. 10:99, 174, 282, 360, 425, 507, 581, 1976.
3. *Angle, E. H.*
   Treatment of malocclusion of the teeth, ed. 7, Philadelphia, 1907, S. S. White Dental Manufacturing Co.
4. *Angle, E. H.*
   The latest and best in orthodontic mechanism, Dent. Cosmos 70:1154, 1928.
5. *Angle, E. H.*
   The latest and best in orthodontic mechanism, Dent. Cosmos 70:1143, 1928; 71:164, 260, 409, 1929.
6. *Begg, P. R.*
   Differential forces in orthodontic treatment, Am. J. Orthod. 42:481, 1956.
7. *Bowen, R. L.*
   Dental filling material comprising vinyl silane treated fused silica and a binder consisting of the reaction product of bis phenol and glycidyl acrylate, United States Patent Office, Pat. no. 3:066, 122, 1962.
8. *Buonocore, M.*
   A simple method of increasing the adhesions of acrylic filling materials to enamel surfaces, J. Dent. Res. 34:849, 1955.
9. *Creekmore, T. D.*
   The importance of interbracket width in orthodontic tooth movement, J. Clin. Orthod. 10:530, 1976.
10. *Harvold, E. P.*
    The activator in interceptive orthodontics, St. Louis, 1974, The C. V. Mosby Co.
11. *J. D. Hirce, A. H. Sather und E. Y. S. Chao*
    The effect of topcal fluorides, after acid etching of enamel, on the bond strength of directly bonded orthodontic brackets, Am. J. Orthod. 78:444, 1980.
12. *Holdaway, R. H.*
    Bracket angulation as applied to the edgewise appliance, Angle Orthod. 22:227, 1952.
13. *Jaraback, J. R. und J. A. Fizzell*
    Technique and treatment with the light-wire appliances, St. Louis, 1963, The C. V. Mosby Co.
14. *Kloehn, S. J.*
    Personal communication, 1978.
15. *Lewis, P. D.*
    Space closure in extraction cases, Am. J. Orthod. 31:172, 1950.
16. *Meyer, M. und G. Nelson*
    Preadjusted edgewise appliances: theory and practice, Am. J. Orthod. 73:485, 1978.
17. *Newman, G. V.*
    Epoxy adhesives for orthodontic attachments: progress report, Am. J. Orthod. 51:901, 1965.
18. *Schudy, F. F.*
    Vertical growth versus anteroposterior growth as related to function and treatment, Angle Orthod. 34:75, 1964.
19. *Shaye, R.*
    JCO interviews: Dr. Robert Shaye on functional appliances, J. Clin. Orthod. 17:330, 1983.
20. *Silverman, E. und M. Cohen*
    JCO interviews: Drs. Morton Cohen and Elliot Silverman on indirect bonded practice, J. Clin. Orthod. 8:384, 1974.
21. *Steiner, C. C.*
    Power storage and delivery in orthodontic appliances, Am. J. Orthod. 39:859, 1953.
22. *Stoner, M. M. und J. T. Lindquist*
    The edgewise appliance today. In Graber, T. M., and Swain, B. F., editors: Current orthodontic concepts and techniques, ed. 2, vol. 1, Philadelphia, 1975, W. B. Saunders Co.
23. *Swain, B.*
    Clinical demonstration of the Bull technique, Charles H. Tweed Foundation meeting, Chicago, 1952.
24. *Tweed, C. H.*
    The application of the principles of the edgewise arch in the treatment of malocclusions. I and II, Angle Orthod. 11:5, 12, 1941.
25. *Tweed, C. H.*
    Clinical orthodontics, vols. 1 and 2, St. Louis, 1966, The C. V. Mosby Co.
26. *Woodside, D. G.*
    Chapter 12. In Graber, T. M., and Neumann, B. Removable orthodontic appliances, Philadelphia. 1977, W. B. Saunders Co.

Kapitel 10

Das Level-Anchorage-System

Terrell L. Root

Das Level-Anchorage-System* ist ein vollständiges orthodontisches Behandlungssystem für den zielorientierten Kieferorthopäden, der eine effiziente Behandlung bis zu einem gegebenen Ziel wünscht und dieses Ziel auch routinemäßig erreichen will. Nach diesem System werden die Verankerungserfordernisse des jeweiligen Falls quantitativ bestimmt und auf dieser Basis die zum Erreichen des Ziels erforderlichen Behandlungsschritte definiert. Es umfaßt eine zementierte oder geklebte Edgewise-Apparatur mit eingebauter Angulation, Torque und Offset sowie ein stufenweises Analyse- und Behandlungsprogramm für sieben verschiedene Extraktions- und Nichtextraktionsindikationen. Anhand eines Zeitplans läßt sich die für jeden Einzelschritt erforderliche Zeit vorplanen und mit Hilfe eines Systems zur Selbstkontrolle wird entschieden, wann mit dem nächsten Behandlungsschritt begonnen werden kann. In einem 166 Seiten starken Handbuch** zum Level-Anchorage-System werden die Apparaturen und Behandlungsschritte für die sieben Extraktions- und Nichtextraktionsindikationen erläutert und durch Dokumentation belegt. Headgear, Palatinalbügel und vorgeformte Bögen vervollständigen das Zubehör.

Die Apparatur

Erstmals trat *Charles Tweed*[6] für die Präparation der Verankerung ein. Er bog Tip-backs in den unteren Bogen, um den Grad der distoaxialen Neigung der unteren Molaren zu variieren. Die Größe der Biegung hing von der Ausprägung der Dysgnathie ab. Als die Präparation der Verankerung nach *Tweed* auf die regulären Edgewise-Appartuten übertragen wurde, mußten in jeden Bogen Angulation, Torque und Offset eingebogen werden. Im weiteren Verlauf der Behandlung mußten diese Biegungen in die folgenden Bögen in der gleichen Form oder verstärkt neu eingebogen werden. Dieses Verfahren stellt nicht nur die Fähigkeiten vieler Kieferorthopäden auf die Probe, sondern ließ selbst die Engagiertesten unter ihnen mitunter verzweifeln.

Reed Holdaway[3] stellte Edgewise-Appartur-Brakkets mit eingebauter Angulation für den unteren Seitenzahnbereich vor. Er variierte die Angulation je nach Schweregrad der Dysgnathie. Offenbar war dies sein Beitrag, den er aufgrund seiner Erfahrungen als Dozent für den *Tweed* Kurs in Tucson zur Verringerung des Biegeaufwandes für die Verankerungspräparation leistete. Ich richte mich seit 1954 nach seinem Konzept der vorgegebenen Angulation in der Edgewise-Technik.

Larry Andrews[2] führte die erste vollständig vorjustierte Apparatur ein, die er als „Straight Wire Appliance" bezeichnete. Das Level-Anchorage-System könnte man als die Verwendung einer Straight-Wire-Apparatur nach dem *Holdaway*schen Prinzip der Verankerungspräparation beschreiben.

Vorjustierungen der Level-Anchorage-Apparatur

Angulation (Crowntip) (Abb. 10-1). Im Oberkiefer haben die mittleren Schneidezähne 4°, die seitli-

---

* Gesetzlich geschützt durch Eintragung beim United States Patent and Trademark Office
** *Level Anchorage* von *T. L. Root* und *E. G. Sagehorn*. Verlag: Unitek Corporation, Monrovia, Calif. 1981

Das Level-Anchorage-System

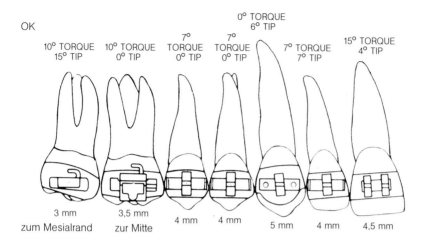

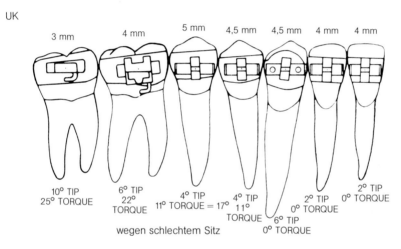

Abb. 10-1 Plazierung der Attachments, Torque und Angulation (Tip) bei der „regulären" Verankerung. (Aus *Root, T. L.* und *Sagehorn, E. G.*: Level Anchorage, Monrovia, Calif., 1981, Unitek Corporation, Copyright Unitek. Mit freundlicher Genehmigung der Unitek Corporation.)

chen Schneidezähne 7° und die Eckzähne 6° mesiale Angulation. Die oberen Prämolaren und 1. Molaren haben keine Angulation, die oberen 2. Molaren 15° distale Angulation. Im Unterkiefer haben die mittleren und seitlichen Schneidezähne 2°, die Eckzähne 6° mesiale Angulation. Die unteren 1. Prämolaren haben 4° distale Angulation.

Für die unteren Seitenzähne bestehen zwei Möglichkeiten distaler Angulation: regulär oder vergrößert.

Reguläre Angulation. Die unteren 2. Prämolaren haben 4°, die unteren 1. Molaren 6° und die unteren 2. Molaren 10° distale Angulation (Abb. 10-2A).

Vergrößerte Angulation. Die unteren 2. Prämolaren haben 6°, die 1. Molaren 10° und die 2. Molaren 15° distale Angulation (Abb. 10-2B).

Die Wahl zwischen regulärer und vergrößerter Angulation hängt von der Ausprägung der Dysgnathie ab und wird anhand der Analyse getroffen. Die Torque-Werte sind in der Abb. 10-3, Bogenform und Offsets in Abb. 10-4 dargestellt.

Die Apparatur

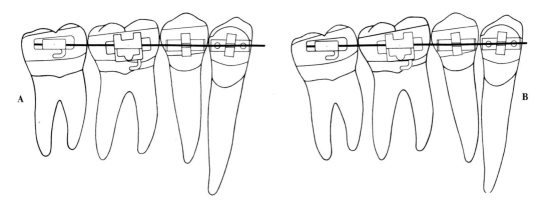

Abb. 10-2. A: „reguläre" Verankerung. B: „große" Verankerung. (Aus *Root, T. L.*: Am. J. Orthod. 80:395, 1981.)

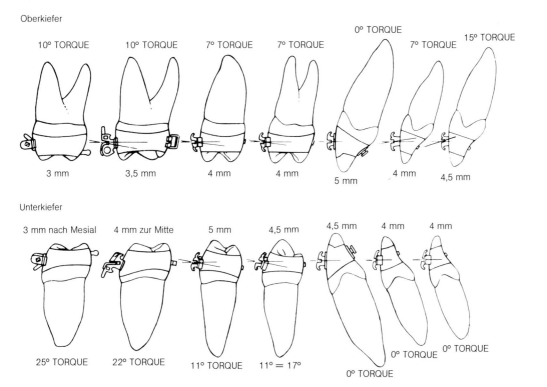

Abb. 10-3 Torque-Werte (Aus *Root, T. L.* und *Sagehorn, E. G.*: Level Anchorage, Monrovia, Calif., 1981, Unitek Corporation, Copyright Unitek. Mit freundlicher Genehmigung der Unitek Corporation.)

Das Level-Anchorage-System

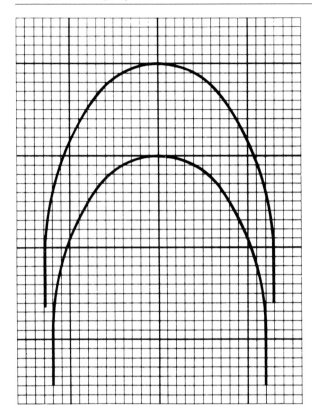

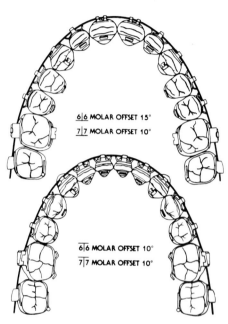

Abb. 10-4 Offset-Werte und Bogenform. (Aus *Root,* T. L. und *Sagehorn,* E. G.: Level Anchorage, Monrovia, Calif., 1981, Unitek Corporation, Copyright Unitek. Mit freundlicher Genehmigung der Unitek Corporation.)

Höhe der Brackets und Röhrchen (Abb. 10-1). Im Unterkiefer sollte das 2. Prämolarenbracket 5 mm unterhalb der Okklusalfläche des Zahnes liegen. Die Mitte des Brackets für den 1. Molaren liegt 4 mm unterhalb der Okklusalfläche, die mesiale Kante des Röhrchens am 2. Molaren nur 3 mm unterhalb der Okklusalfläche. Auf diese Weise bleibt die Relation der marginalen Leisten zueinander bei der Vorbereitung der Verankerung besser erhalten. Im Oberkiefer liegt der mesiale Rand des Röhrchens des 2. Molaren nur 3 mm von der Okklusalfläche entfernt. Dadurch wird die Extrusion des Molaren und somit eine Bißöffnung vermieden.

Die Auswertung

Ich verwende seit 1953 sowohl die Analyse[5] nach *Steiner* als auch die *Tweed*-Methode. Im Laufe der Jahre wurde die *Steiner*-Analyse verändert, um die Verankerungserfordernisse für das jeweils angestrebte Behandlungsziel genauer bestimmen zu können. Mit diesen Veränderungen wurde folgenden sieben Punkten Rechnung getragen:

1. *Anatomische Grenzen.* Die Korrektur einer Dysgnathie muß sich im Rahmen bestimmter anatomischer Grenzen halten. Der B-Punkt stellt die frontale Begrenzung für die unteren Frontzahnwurzeln dar. Erfolgt der Wurzeltorque über diese Grenze hinaus, kommt es zur Retraktion der Gingiva. Die ursprüngliche untere Eckzahndistanz (der korrekten Zahnbogenform) kann nur auf Kosten der Stabilität vergrößert werden. Die distale Begrenzung für den unteren Zahnbogen wird durch den aufsteigenden Unterkieferast gebildet. Im Oberkiefer stellen der A-Punkt und die linguale Corticalis die Begrenzung für die Frontzähne dar.

Der Tuber maxillae bildet die distale Begrenzung für den oberen Zahnbogen.
2. *Stabilität.* Die Stabilität hängt ab von der Achsenneigung der unteren Schneidezähne und ihrem linearen Abstand (in mm) zur N-B-Linie, der Achsenneigung der oberen Schneidezähne und ihrem Abstand zur N-A-Linie sowie schließlich dem Interinzisalwinkel. Weitere Bedingung für die Stabilität des Behandlungsergebnisses ist, daß die ursprüngliche untere Eckzahnbreite erhalten bleibt, vorausgesetzt, die Eckzähne stehen regelrecht im Zahnbogen (und nicht im Lingual- oder Labialstand). Die ideale Stellung der oberen und unteren Schneidezähne wird unter dem Absatz „Behandlungsziele" besprochen.
3. *Verankerung.* Die dentale Verankerung wird definiert als „Resistenz gegenüber Bewegung und Distanz zur Bewegung". Sie läßt sich entsprechend der vorherbestimmten Situation variieren (präparierte Verankerung).
4. *Funktion.* Das funktionell koordinierte Gebiß weist in der zentrischen Relation eine zentrische (habituelle) Okklusion auf. In der eckzahngeführten Okklusion diskludieren die Zähne bei Laterotrusion. Die Frontzähne bewirken bei der Protrusion die Disklusion der Seitenzähne.
5. *Gewebsreaktion.* Um die wirksamsten Zahnbewegungen und optimalen Gewebsreaktionen erzielen zu können, richtet sich die Kraftapplikation und zeitliche Planung nach einem genau definierten Programm.
6. *Vertikale Kontrolle.* Die Kontrolle der vertikalen Dimension ist für die klinische Korrektur der meisten Dysgnathien von entscheidender Bedeutung.
7. *Zungenhaltung.* Eine falsche Zungenhaltung muß korrigiert werden, wenn ein stabiles Endresultat mit guter Funktion erreicht werden soll.

Das Verständnis und die Befolgung dieser Regeln ermöglicht es dem Kieferorthopäden a) ein Behandlungsziel zu setzen, das ein stabiles und funktionell einwandfreies Resultat gewährleistet, b) die für dieses Ziel erforderliche Verankerungssituation zu bestimmen, c) die nötigen Behandlungsschritte festzulegen, und d) den zeitlichen Ablauf vorherzusagen.

Anhand der vollständigen prä- und posttherapeutischen Behandlungsunterlagen, die ich seit 1954 von etwa 80% der ausbehandelten orthodontischen Fälle in meiner Praxis besitze, kann ich sagen, daß die meisten dieser Patienten nach folgendem Grundschema behandelt wurden:

1. Stabilisierung des oberen Zahnbogens zur Verankerung,
2. Nivellierung des unteren Zahnbogens und Verankerungskontrolle in den Seitenzahnsegmenten,
3. Bei entsprechender Indikation Extraktion der Prämolaren und anschließende Distalisierung der unteren Eckzähne,
4. Bebänderung und Aufrichtung der unteren Frontzähne,
5. Stabilisierung des unteren Zahnbogens und gegebenenfalls Korrektur der Molarenrelation,
6. Vollständiger Lückenschluß im oberen Zahnbogen.
7. Feinregulierung und Retention.

Die Qualität der erzielten Behandlungsresultate wurde auf der Basis der Behandlungsunterlagen nach einer 6-Punkte-Skala (A-F) bewertet. Die für jeden Schritt erforderliche Behandlungsdauer wurde ebenso wie die Dauer der Verwendung von Klasse-II- und Klasse-III-Gummizügen aufgezeichnet. Dokumentiert wurde außerdem die Art des verwendeten Headgears und dessen Tragedauer sowie die Dauer der Behandlung mit Platinalbügeln. Vergleiche wurden zwischen Fällen mit hohem und niedrigem Mandibularebenenwinkel angestellt. Die solcherart gewonnenen Informationen wurden zu standardisierten Formularen für die Analyse und Behandlungsplanung verarbeitet. Zusätzlich wurden eine Methode zur zeitlichen Planung der einzelnen Behandlungsschritte sowie eine Check-Liste zur Selbstkontrolle entwickelt.

Behandlungsziele

Das Level-Anchorage-System ist ein zielorientiertes Behandlungsprogramm, bei dem auf der Basis des vorherbestimmten Ziels die Schwere der Dysgnathie durch den Analyseplan ermittelt wird.
Steiner[5] verwendete zur Entwicklung seiner Ana-

Das Level-Anchorage-System

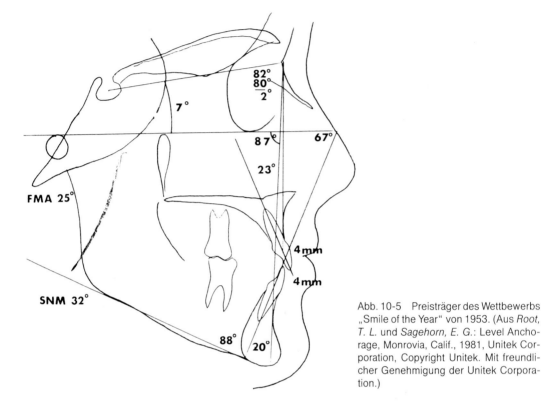

Abb. 10-5 Preisträger des Wettbewerbs „Smile of the Year" von 1953. (Aus *Root, T. L.* und *Sagehorn, E. G.*: Level Anchorage, Monrovia, Calif., 1981, Unitek Corporation, Copyright Unitek. Mit freundlicher Genehmigung der Unitek Corporation.)

lyse die Unterlagen, die damals vom Patientengut der ursprünglichen Studie von *Downs* an der Universität von Illinois zur Verfügung standen. *Reidel*[4] von der Universität Washington führte eine Untersuchung über die SNA-, SNB- und ANB-Winkel durch, wobei er die Werte von Preisträgerinnen eines Schönheitswettbewerbs, der Seafair Queens in Seattle, zugrunde legte. *Steiner* verwendete später Informationen aus der Studie von *Reidel* sowie Patientengruppen von der University of California und aus seiner eigenen Praxis. Unter den Patienten aus *Steiners* Praxis befand sich einer mit besonders ästhetischem Äußeren und ideal stabiler Okklusion, dessen Werte allen damals bekannten Normen entsprachen und daher als Ideal verwendet wurden.

1953 untersuchte ich in einer Studie die Sieger des „Smile of the Year"-Wettbewerbs, der an allen High Schools von Los Angeles und Umgebung abgehalten wurde. Die mit dem 1. Preis ge-

krönte Siegerin dieses Jahres hatte folgende Werte: SNA 82%, SNB 80%, ANB 2%, oberer mittlerer Schneidezahn zu NA 4 mm bei 23°, untere Schneidezähne zu NB 4 mm bei 20% (Abb. 10-5). Der Winkel zwischen der Längsachse der unteren Schneidezähne und der Frankfurter Horizontale (FMIA-Winkel) betrug 67°. Auf der Grundlage der *Steiner*schen Analyse und der Meßwerte aus meiner Untersuchung über die Preisträger des „Smile of the Year"-Wettbewerbs wurde ein Idealziel für das Level-Anchorage-System festgelegt. Zu den Idealwerten gehörte ein ANB von 2°, obere mittlere Schneidezähne zu NA 4 mm bei 22° und untere Schneidezähne zu NB 4 mm bei 20°. Als Richtlinie für ein hervorragendes Behandlungsergebnis wird den Anwendern des Level-Anchorage-Systems für den ANB-Winkel ein Bereich von 0–4° mit entsprechender Frontzahnposition empfohlen (Abb. 10-6).

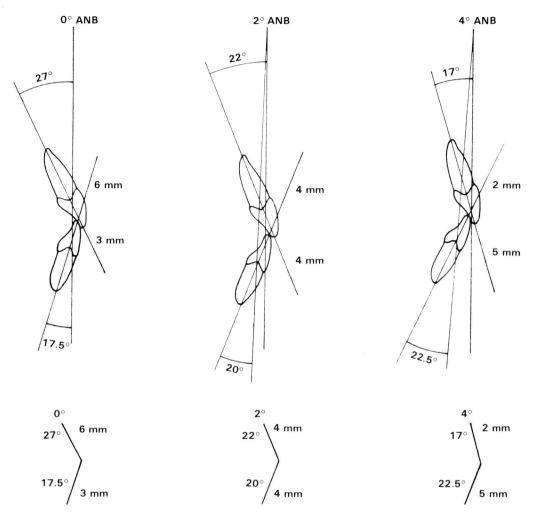

Abb. 10-6 Variationsbreite empfohlener Behandlungsziele. (Aus *Root, T. L.* und *Sagehorn, E. G.*: Level Anchorage, Monrovia, Calif., 1981, Unitek Corporation, Copyright Unitek. Mit freundlicher Genehmigung der Unitek Corporation.)

Verankerung

In der Orthodontie werden generell zwei Verankerungsformen unterschieden: dentale Verankerung und verstärkte Verankerung.
Die dentale Verankerung läßt sich als „Resistenz gegenüber Bewegung und Distanz zur Bewegung" definieren. 1. Die Resistenz gegenüber der Bewegung kann vergrößert werden, indem die Achsenneigung der Ankerzähne so verändert wird, daß sie sich bei Zugwirkung weniger leicht bewegen lassen. Extrusion und Kippung gehören zu den schnelleren und einfacheren Bewegungen, während Intrusion und körperliche Bewegungen langsamere und kompliziertere Abläufe sind. Zur Vergrößerung der dentalen Verankerung wird daher die mesioaxiale Inklination der unteren Seitenzähne in eine distoaxiale Inklination umge-

wandelt und somit der Widerstand gegenüber mesialen Zugkräften erhöht. 2. Die Distanz zum Bewegen läßt sich im Unterkiefer durch die Extraktion der Prämolaren vergrößern. Auch Klasse-III-Gummizüge, mit welchen die Kronen der unteren Seitenzähne distalgekippt werden, tragen zur Vergrößerung dieser Strecke bei.

Zur Verstärkung der Verankerung stehen diejenigen orthodontischen Hilfsmittel und Mechanismen zur Verfügung, die das Ausmaß der dentalen Verankerung, das zur Korrektur der Dysgnathie erforderlich ist reduzieren helfen. Beispiele zur Verstärkung der Verankerung sind 1. die Verwendung eines Headgears und/oder Palatinalbügels, 2. die Verschiebung der Extraktion der oberen Prämolaren auf eine spätere Behandlungsphase, 3. die Verwendung von Lipbumper und funktionellen Apparaturen und 4. das muskuläre Muster bei niedrigem Mandibularebenenwinkel.

Bestimmung der Schwere der Dysgnathie

Die Analyse und Behandlungsplanung nach dem Level-Anchorage-System ist relativ einfach. Die Schwere der Anomalie wird als Funktion von 7 klinischen Variablen quantitativ bestimmt:

1. Tiefe der Speeschen Kurve
2. Diskrepanz im unteren Zahnbogen: Engstand oder Lückenstand
3. Platzbedarf zur Aufrichtung der unteren Schneidezähne
4. Verankerungsbedarf zur Distalisierung der unteren Eckzähne
5. Verankerungsbedarf zur Korrektur von ANB
6. Zusätzlicher Verankerungsbedarf bei hohem Mandibularebenenwinkel; zusätzlicher Verankerungsgewinn bei niedrigem Mandibularebenenwinkel
7. Verankerungsbedarf zur Retraktion der oberen Front in Extraktionsfällen

Wie groß muß die untere Zahnbogenlänge sein, um diese Variablen zu korrigieren?

1. *Tiefe der Speeschen Kurve.* Die Okklusionskurve wird im Laufe der Behandlung nivelliert, um eine regelrechte Interdigitation der oberen Höcker zu den unteren Interproximalbereichen zu erzielen. Die Speesche Kurve wird von der bukkalen Furche des unteren 2. Molaren, der unteren Frontzahnebene zur Okklusionsebene der Prämolaren gemessen. Man sollte dabei den Durchschnittswert von beiden Seiten verwenden. Die Nivellierung von 1 mm der Kurve erfordert 1 mm Zahnbogenlänge.
2. *Untere Zahnbogendiskrepanz.* Das Ausmaß des Engstands bzw. Lückenstands im unteren Zahnbogen wird abgeschätzt. Wenn man nach Augenmaß schätzt, ist die Genauigkeit bei geringerem Aufwand meist genauso groß wie bei anderen Methoden. Die Korrektur von 1 mm Engstand erfordert 1 mm Zahnbogenlänge.
3. *Platzbedarf zur Aufrichtung der unteren Frontzähne.* Der Sollwert der unteren Frontzahnposition wird vom Istwert abgezogen und mit 2 multipliziert (beide Kieferhälften). Wenn sich nur einer oder zwei der vier unteren Schneidezähne im Außenstand befinden, ist der Platzbedarf nur halb so groß, so daß man nicht mit 2 multiplizieren muß.
4. *Untere Seitenzahnverankerung zur Distalisierung der Eckzähne.* Bei reziproker Kraftwirkung werden die Eckzähne sechsmal so schnell distalisiert wie die unteren 2. Prämolaren und die 1. und 2. Molaren mesialbewegt werden. Die Eckzähne müssen um den Gesamtbetrag der anterioren Diskrepanz plus dem Platzbedarf für die Aufrichtung der unteren Frontzähne distalisiert werden. Die beiden Werte werden addiert und durch 6 dividiert, woraus sich bestimmen läßt, wie weit die unteren Seitenzähne bei der Distalisierung der Eckzähne nach merial wandern.
5. *Verankerung zur Korrektur des ANB-Winkels.* Häufig ist zu beobachten, daß den Kieferorthopäden mehr daran liegt, die sagittale Stufe (Overjet), den Überbiß (Overtrite) und die Achsenneigung der Zähne selbst zu korrigieren als den ANB-Winkel als solchen. Daher wird statt des anatomischen ANB-Winkels die Angulation der oberen Frontzähne zur Bestimmung der Verankerungserfordernisse verwendet. Der ideale Wert für die oberen mittleren Schneidezähne zu NA sollte 4 mm bei 22° Angulation betragen. Für jede Kippung um 5° sollte sich die Position der mittleren Schneidezähne geometrisch um etwa 2 mm ändern (2,5° pro mm). Wenn demnach die Angulation 17° beträgt, sollte die Position 2 mm vor NA sein, während sie bei 27° 6 mm vor NA sein

Abb. 10-7 A-Punkt-Tabelle. (Aus *Root, T. L.* und *Sagehorn, E. G.*: Level Anchorage, Monrovia, Calif., 1981, Unitek Corporation, Copyright Unitek. Mit freundlicher Genehmigung der Unitek Corporation.)

12°\0mm   14.5°\1mm   17°\2mm   19.5°\3mm

22°\4mm

24.5°\5mm   27°\6mm   29.5°\7mm   32°\8mm

muß. Zur Kippung der Zähne ist eine geringere Verankerung erforderlich als zur körperlichen Bewegung. Um die zur Retraktion der oberen Frontzähne erforderliche Verankerung zu ermitteln, richte man sich nach der A-Punkt-Tabelle (Abb. 10-7). Dabei wird N-A je nach Angulation der mittleren Schneidezähne nach vorn oder hinten verschoben. Der anatomische A-Punkt wird nicht verändert. Diese Methode dient lediglich der Bestimmung der Verankerungserfordernisse. Wenn die neue „Level Anchorage"-NA-Linie von der anatomischen abweicht, wird auch die Angulation der mittleren Schneidezähne verändert, was aber vom praktischen Standpunkt aus vernachlässigt werden kann. Die Methode, eine neue NA-Linie zu konstruieren, ist nur in einem Angulationsbereich von 12–32° praktikabel. Außerhalb dieses Bereichs wird der anatomische A-Punkt verwendet. Die körperliche Bewegung der oberen Schneidezähne nach palatinal geht oft so weit, daß dem anatomischen A-Punkt keine Zeit zur Adaption und Lageveränderung gegeben wird. Aus diesem Grund wird die Angulation der mittleren Schneidezähne wie beschrieben zur Ermittlung der ANB-Veränderung verwendet.

Beim Einsatz von Klasse-II-Gummizügen zur Reduktion des ANB-Winkels besteht ein direktes Verhältnis zwischen dem Grad der erforderlichen Veränderung und dem dazu benötigten Platz für die Verankerung. Bei normaler Verankerung ergibt sich für jeweils 1° der ANB-Reduktion im unteren Zahnbogen ein Platzbedarf von 1,5 mm. Bei maximaler Verankerung beträgt der Platzbedarf pro Grad 1 mm.

6. *Verankerung in Relation zum Mandibularebenenwinkel.* Liegt der FMA*-Winkel 8° oder mehr über dem Durchschnitt (33° oder höher)

muß für die Verankerung zusätzlich 1 mm Platzbedarf kalkuliert werden. Liegt der FMA-Winkel 8° oder mehr unter dem Durchschnitt (17° oder niedriger), verringert sich der Platzbedarf um etwa 1 mm.

7. *Verankerung zur Retraktion der oberen Front in Extraktionsfällen.* Wenn bei der Retraktion der oberen Frontzähne zur Verankerung der untere Zahnbogen verwendet wird, werden Klasse-II-Gummizüge eingesetzt. Die Retraktion von sechs Frontzähnen erfordert in einem Extraktionsfall (1. Prämolaren) einen Platz von 3 mm für die Verankerung im unteren Zahnbogen. In Fällen mit Extraktion der oberen 2. Prämolaren erfordert die Verankerung im unteren Zahnbogen bei der Retraktion der sechs oberen Frontzähne und der beiden 1. Prämolaren 4 mm Platz. Noch größer ist der Platzbedarf, wenn die unteren 2. Prämolaren extrahiert wurden.

Weitere Verankerungsquellen

Die im folgenden angegebenen Verankerungswerte für Headgear, Palatinalbügel, verspäteter Extraktion der oberen 1. Prämolaren und Klasse-III-Gummizüge sind Schätzwerte, die auf einer Untersuchung an über 3000 seit 1954 von mir behandelten Patienten beruhen.

High-pull-Headgear mit Facebow auf die oberen 1. Molaren oder J-Haken auf die oberen Frontzähne mit einer Kraft von etwa 450 g pro Seite und einer Tragedauer von 12 Stunden pro Tag bewirken beim wachsenden Patienten eine Reduzierung des ANB-Winkels von etwa 1° innerhalb von 6 Monaten. Der Platzbedarf für die Verankerung im Unterkiefer zur Reduzierung des ANB-Winkels wird daher um 1 mm je 6 Monate Headgear-Therapie verringert.

Der Palatinalbügel erhöht die Stabilität der oberen Seitenzahnsegmente und verringert aufgrund des

---

* Frankfort mandibular angle

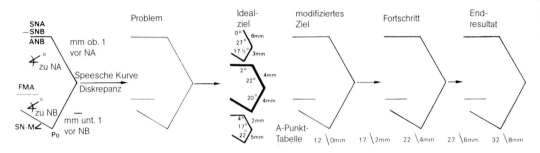

Abb. 10-8 Schema zur Problemdarstellung und Festsetzung eines vorläufigen Behandlungsziels. (Aus *Root, T. L.* und *Sagehorn, E. G.*: Level Anchorage, Monrovia, Calif., 1981, Unitek Corporation, Copyright Unitek. Mit freundlicher Genehmigung der Unitek Corporation.)

Drucks der Zunge die sonst auftretende »Verlängerung« der oberen Seitenzahnsegmente. Diese Verringerung des vertikalen Gesichtswachstums trägt zur Schließung des Mandibularebenenwinkels bei, und es kommt zu einer stärkeren Horizontalverschiebung des B-Punktes. Wenn der Palatinalbügel mindestens 1 Jahr lang getragen wird, verringert sich der Platzbedarf für die Verankerung im Unterkiefer um etwa 1 mm.

Die Verschiebung des Zeitpunktes der Extraktion der oberen 1. Prämolaren um mindestens 1 Jahr verringert den Platzbedarf für die Verankerung im Unterkiefer um etwa 1 mm. Wenn der obere Zahnbogen intakt ist, können die oberen Molaren nicht nach mesial wandern (außer durch das normale Kaudal- und Horizontalwachstum des gesamten Oberkiefers). Wenn alle 4 Prämolaren gleichzeitig extrahiert werden, bleibt die ursprüngliche Molarenrelation in der Regel erhalten, andererseits verbessert sie sich, wenn die Extraktion der oberen Prämolaren verzögert wird. Die frontale Begrenzung des oberen Zahnbogens, der A-Punkt, kann nicht vorgeschoben werden. Theoretisch können demnach, wenn die oberen Prämolaren nicht extrahiert wurden, Klasse-III-Gummizüge unbegrenzt getragen werden, ohne daß es dabei zur Mesialisierung der oberen Molaren kommt, sofern deren Extrusion verhindert wird.

Klasse-III-Gummizüge, die 24 Stunden täglich zu den initialen unteren Level-Anchorage-Bögen getragen werden, bewirken eine Aufrichtung der Bukkalsegmente, wodurch die *Spee*sche Kurve pro Monat um 1 mm nivelliert wird. Befindet sich zwischen den 2. und 3. unteren Molaren eine Lücke, werden die unteren Seitenzähne auf jeder Seite um 0,5 mm pro Monat weiter distal gekippt, insgesamt bis zu 6 mm (3 mm pro Seite). Somit entsteht durch die Klasse-III-Gummizüge für die Verankerung ein Platzgewinn von 1 mm pro Monat bis zu insgesamt 6 mm.

Die praktische Anwendung des Analyseplans

Zunächst wird das Problem anhand des konstruierten Level-Anchorage-NA (kephalometrisches Kriterium) aufgezeichnet. Danach wird ein vorläufiges Behandlungsziel aufgestellt (Abb. 10-8). Schließlich wird die Verankerungssituation tabellarisch erfaßt (Abb. 10-9).

1. Zeile. Tiefe der *Spee*schen Kurve. Sie wird in Millimeter gemessen und der Wert in die (−)-Spalte eingetragen.

2. Zeile. Raummangel bzw. Raumüberschuß im unteren Zahnbogen wird in Millimeter eingetragen. Raummangel steht unter (−), Raumüberschuß unter (+).

3. Zeile. Millimeter zur Aufrichtung der unteren Schneidezähne. Der Sollwert wird vom Istwert abgezogen und mit 2 multipliziert. Der Wert steht meist in der (−)-Spalte. In einigen Fällen der Klasse II/2 müssen die unteren Frontzähne protrudiert werden; hier steht der Wert in der (+)-Spalte.

4. Zeile. Verankerungsverlust durch Retraktion der unteren Eckzähne. Der frontale Engstand wird zu dem Platzbedarf zur Aufrichtung der unteren

Verankerung

		+	−
1. Tiefe der Speeschen Kurve			
2. Raummangel (−) oder Raumüberschuß (+) im unteren Zahnbogen (mm)			
3. Millimeter zur Aufrichtung der unteren 1er. SOLLWERT minus ISTWERT mal 2			
4. Summe aus 2. Zeile plus 3. Zeile. Teilung durch 6 ergibt Verankeungsverlust in der Molarenregion durch Retraktion von 33 und 43 (−)			
5. ANB-Veränderung: $1^{1}/_{2}$ mm pro Grad bei **regulärer** Verankerung (−) 1 mm Grad bei **großer** Verankerung (−)		R	M
6. Mandibularebenenwinkel 8° höher (−1), 8° niedriger (+1) als Durchschnitt (weiter s. Anleitung)			
7. Palatinbügel. Bei Verwendung über 1 Jahr (+)			
8. Verzögerung der Extraktion von 14 und 24 bis die oberen Frontzähne zur Retraktion bereit sind (+1)			
9. Extraktionswerte (s. Anleitung B)			
10. Siehe Anleitung C	Gesamt		
11. Siehe Anleitung D	Netto		
12. Klasse-III-Gummizüge. (+1) pro Monat (s. u. Anmerkung 1)			
13. Okzipitalzug-Headgear. (+1) pro 6 Monate bei 10−12 Stunden täglicher Tragezeit. (Siehe Kapitel über Headgear) 12 + 13 sollte NETTO gleichkommen.			
Anmerkung 1: Überprüfen Sie die unteren 8er. Werden die 3 Molaren die distalen Wurzelspitzen der 7er stören? Bei Bedarf Extraktion.			

Abb. 10-9 Analyseplan. (Aus *Root, T. L.* und *Sagehorn, E. G.*: Level Anchorage, Monrovia, Calif., 1981, Unitek Corporation, Copyright Unitek. Mit freundlicher Genehmigung der Unitek Corporation.)

Schneidezähne addiert und der Wert durch 6 dividiert.

5. Zeile. Veränderung des ANB-Winkels. Die Veränderung bezieht sich auf die Differenz in Grad zwischen dem Istwert und dem Sollwert. Bei normaler Verankerung beträgt der Platzbedarf für jeden Grad der ANB-Veränderung 1,5 mm, bei maximaler Verankerung 1 mm pro Grad. An dieser Stelle kann eine vorläufige Entscheidung über die für die unteren Seitenzähne erforderliche Apparatur getroffen werden.

6. Zeile. Wenn der Mandibularebenenwinkel 8° unter dem Durchschnitt liegt, wird in die (+)-Spalte eine 1 eingetragen, wenn er 8° über dem Durchschnitt liegt, wird unter (−) eine 1 eingetragen.

Gemäß den Anweisungen unter A und B (Abb. 10-10) wird nun eine vorläufige Entscheidung über Extraktion oder Nichtextraktion getroffen. Ist eine Extraktion erforderlich, wird der unter B angegebene Wert für die gewählte Extraktion in der 9. Zeile eingetragen. Die Extraktion der vier 1. Prämolaren hat den Wert von (+15) (−3). +15 entspricht der ungefähren Größe der beiden unteren 1. Prämolaren. −3 gibt den Platzbedarf im Unterkiefer zur Retraktion der oberen 6 Frontzähne an, falls Klasse-II-Elastics verwendet werden. Die Einzelwerte werden in jeder Spalte addiert. Um die Summen auszugleichen, wird +1 für die Verwendung eines Palatinalbügels über mindestens 1 Jahr addiert, oder ebenfalls +1 für die Verzögerung der Extraktion oberer Prämolaren. Der Wert

A. Addieren Sie Zeilen 1–6 zur Beurteilung der Situation
1. Bei einer Gesamtsumme von (–4) oder weniger ist wahrscheinlich keine Extraktion erforderlich. (Beispiel: Gewinn +4 durch Klasse-III-Gummizüge über 4 Monate.) Fakultativ Extraktion der unteren 8er.
2. Bei einem Gesamtwert von (–5) bis (–7) ist die Extraktion von nur 34 und 44 oder von 17, 27, 38 und 48 plus Klasse-III-Gummizüge und Headgear zu erwägen. Beispiel: Gewinn +4 durch 4monatige Behandlung mit Klasse-III-Gummizügen und 18 Monate Headgear.
3. Bei einer Gesamtsumme von (–7) bis (–8) ist die Extraktion aller 2. Prämolaren in Betracht zu ziehen. Die Extraktion der unteren 6er entspricht (+7) Verankerungseinheiten.
4. Bei einer Gesamtsumme von (–9) bis (–11) ist die Extraktion der oberen 1. und der unteren 2. oder der oberen 2. und der unteren 1. Prämolaren in Betracht zu ziehen.
5. Bei einer Gesamtsumme von (–12) oder mehr werden alle vier 1. Prämolaren extrahiert.

B. Tragen Sie die Extraktionswerte in die 9. Zeile ein

$$\frac{4|4}{4|4} = (+15)\ (-3) \quad \frac{5|5}{4|4} = (+15)\ (-4) \quad \frac{4|4}{5|5} = (+15)\ (-5)$$

$$\frac{5|5}{5|5} = (+15)\ (-7) \quad \frac{6|6}{} = (+7) \quad \frac{4|4}{} = (+4) \quad \frac{5|5}{} = (+3)$$

C. Versuchen Sie, die GESAMTSUMME zu korrigieren:
1. Addieren Sie (+1) für die Verwendung eines Palatinalbügels über mindestens 1 Jahr (7. Zeile).
2. Addieren Sie (+1) für die Verzögerung der Extraktion der oberen Prämolaren (8 Zeile).
3. Verwenden Sie die „große" Verankerung (–1) pro Grad der ANB-Veränderung (5. Zeile).
Bei „regulärer" Verankerung beträgt der Wert (–1½) pro Grad der ANB-Veränderung (5. Zeile).

D. Subtrahieren Sie GESAMT (+ und –), um NETTO zu erhalten. Wenn der NETTOWERT negativ bleibt:
1. Verwenden Sie Klasse-III-Gummizüge (+1) pro Monat (s. Anmerkung 1).
2. Verwenden Sie einen Okzipitalzug-Headgear. (+1) pro 6 Monate bei 10–12 Stunden täglich. (s. Kapitel über Headgear)
3. In Extremfällen mit einem ANB von 8° oder mehr und einem Nettowert von über (–10) ist die Extraktion der unteren 6er in Betracht zu ziehen. Wenn die unteren 6er extrahiert werden, ist der Behandlungsschritt 5 b nicht mehr erforderlich. Die unteren 6er dürfen erst nach Abschluß des 6. Behandlungsschritts extrahiert werden. Durch die Schließung der Lücken der 1. Molaren verlängert sich die Behandlungszeit um 1. Jahr.

Abb. 10-10 Anleitung zum Analyseplan. (Aus *Root, T. L.* und *Sagehorn, E. G.*: Level Anchorage, Monrovia, Calif., 1981, Unitek Corporation, Copyright Unitek. Mit freundlicher Genehmigung der Unitek Corporation.)

für die Veränderung des ANB-Winkels kann je nach Bracketangulation im unteren Seitenzahnbereich (normal oder maximal) variiert werden. Den Nettowert (11. Zeile) erhält man durch Subtraktion der Summen auf der 10. Zeile. Ein negativer Nettowert entspricht der Größe der zusätzlichen Verankerung, die für das festgelegte Ziel erforderlich ist. Der negative Wert kann ausgeglichen werden, indem entweder Klasse-III-Gummizüge (Platzgewinn von 1 mm pro Monat) oder ein Headgear (Verringerung des Verankerungsbedarfs um 1 mm pro 6 Monate) verwendet werden.

Ein Beispiel: Wenn der Nettowert –5 beträgt, kann dies durch Klasse-III-Gummizüge über 3 Monate und einen Headgear über 12 Monate ausgeglichen werden. Beträgt der Nettowert –10 oder mehr, ist die Dysgnathie außerordentlich schwierig zu behandeln. In diesem Fall wären entweder zusätzliche Extraktionen durchzuführen oder das Behandlungsziel neu festzulegen. Durch die Extraktion der oberen 1. Molaren hätte man einen Gewinn von +7.
Durch das Ausfüllen des Analyseplans gewinnt der behandelnde Kieferorthopäde eine bildhafte

Behandlungsschritt NB: Schritte 1 + 2 miteinander kombinieren, wenn keine Klasse-III-Gummizüge getragen werden.	Dauer in Monaten (geplant)	Dauer in Monaten (tatsächlich)
1.		
2.		
3. .... mm Verankerungsgewinn (Extraktionsraum) pro Seite		
4.		
5.		
6. Palatinalbügel verwenden		
7.		
Gesamt		

Abb. 10-11 Zeitliche Planung der Behandlungsschritte. (Aus *Root, T. L.* und *Sagehorn, E. G.*: Level Anchorage, Monrovia, Calif., 1981, Unitek Corporation, Copyright Unitek. Mit freundlicher Genehmigung der Unitek Corporation.)

Vorstellung vom Behandlungsverlauf. Der Plan verhilft zu einem definitiven Behandlungsziel und zeigt (in Extraktionsfällen) auf, welche Zähne zu extrahieren sind. Er erleichtert die Entscheidung darüber, ob die Extraktion der oberen Prämolaren verzögert werden, ob ein Palatinalbügel verwendet werden sollte, ob und wie lange Klasse-III-Gummizüge erforderlich sind, ob und wie lange ein Headgear getragen werden sollte und ob im unteren Seitenzahnbereich die „normale" oder „maximale" Verankerung erforderlich ist. Mit dem Abschnitt zur zeitlichen Abfolge der Behandlungsschritte (Abb. 10-11) gibt er außerdem Aufschluß darüber, wie lange die aktive Behandlung dauern sollte.

Vorhersagbarkeit

Man könnte alles mit absoluter Genauigkeit vorhersagen, wenn alle Variablen eliminiert wären. Das Level-Anchorage-System versucht, so viele Variablen wie möglich zu eliminieren, so daß der Therapieverlauf weitgehend vorhersagbar ist (Tab. 10-1).
Als größte Variable von seiten des Behandlers wäre das Behandlungsverfahren anzusehen. Sie wird durch die Verwendung eines konkreten Behandlungsplans mit speziellen Kontrollen für jeden Behandlungsschritt eliminiert. Die Variablen Form und Biegungen des Bogens werden durch die Verwendung einer vorjustierten Apparatur mit speziell für das Level-Anchorage-System gefertigten Bögen eliminiert. Die weichen, hochresilienten Nitinolbögen besitzen großen Widerstand gegenüber Deformation.[1] Aufgrund dieser Eigenschaften bietet Nitinol eine gleichmäßige Kraft zur Rotation, Nivellierung, Kippung und für Gleitmechanismen. Verwendet werden ein Initialbogen aus 0.018 inch rundem Nitinol, ein Arbeitsbogen aus 0.017 × 0.025 inch Nitinol und ein Verankerungsbogen aus 0.018 × 0.025 inch Stahldraht. Sowohl die Nitinol- als auch die Stahlbögen sind in der idealen Bogenform gefertigt und tragen aufgrund der Eckzahnbreite erheblich zur Stabilität des Behandlungsergebnisses bei. Die Größe der Bögen läßt sich durch Erweiterung oder Verengung des frontalen Abschnitts variieren, in der Praxis können sie aber in mindestens 70% der Fälle unverändert verwendet werden. Wenn zur Distalisierung der Eckzähne oder zum Lückenschluß Gleitmechanismen erforderlich sind, werden Spiralfedern von vorgegebener Größe und Länge verwendet. Werden Vertikalloops in einen 0.018 × 0.025 inch Stahldraht gebogen, haben diese eine bestimmte Größe, und auch die Stärke ihrer Aktivierung pro Monat ist vorgegeben.

Tabelle 10-1. Behandlungsvariablen und ihre Kontrolle

Variable	Kontrolle
Dynamische Kräfte	
Distalisierung der Eckzähne	Spiralfedern (definierte Größe und Länge)
Retraktion der oberen Front	Bogen (definierte Größe, definierter Schlaufendurch-
Schließung der unteren Extraktionslücken	messer, monatliche Aktivierung der Vertikalschlaufen)
Bögen*	3 Größen:
	Initialbogen 0,45 mm Nitinol, rund
	Arbeitsbogen 0,43 x 0,63 mm, Nitinol
	Verankerungsbogen 0,45 x 0,63 mm extra federhart
Biegungen 1., 2. und 3. Ordnung	In Attachments eingebaut
Patient	
Habits	
Zungenpressen	Dorne
Daumenlutschen, Fingerlutschen	Dorne im Bereich der Gaumenfalten
Tragen des Headgears	Zeit durch Analyseplan vorgeschrieben
Tragen der Gummizüge	genormte Größe und Kraftapplikation durch die Gummizüge
Behandler	vorgeschriebener Behandlungsplan mit speziellen Selbstkontrollen in bestimmten Abständen

Aus *Root*, T. L.: AM. J. Orthod. 80:395, 1981   *) Für Level-Anchorage-System präzis vorgeformt

Schwieriger ist die Kontrolle der Variablen von seiten des Patienten. Falsche Zungenposition und Fingerlutschgewohnheiten werden mit Hilfe von sogenannten „Spikes" eliminiert. Die Patientenmitarbeit beim Tragen des Headgears scheint besser zu sein, wenn die Behandlungsdauer mit dem Headgear genau mitgeteilt wird. Die Variable der elastischen Zugkraft wird durch die Verwendung von Gummizügen mit entsprechender Größe und Stärke kontrolliert.

Behandlungsschritte, zeitliche Planung und Selbstkontrolle

1. Schritt. Stabilisierung des oberen Zahnbogens. Der initiale 0.018 inch runde Nitinolbogen wird nach ein oder zwei Monaten durch einen Kantbogen aus 0.017 × 0.025 inch Nitinoldraht ersetzt. Der Kantbogen hat die Aufgabe, den Zahnbogen zu nivellieren, den Torque zu kontrollieren und die Derotationen durchzuführen. Nach ein bis zwei Monaten geht man zu einem 0.018 × 0.025 inch Stahlbogen über. Dieser Stahlbogen dient der endgültigen Nivellierung und als Verankerungsbogen. Dazu wird in der Regel ein weiterer Monat benötigt. Die Gesamtdauer für den 1. Behandlungsschritt beträgt, je nach vorhandenen Rotationen, drei bis fünf Monate. Das zur Selbstkontrolle vorgegebene Soll ist erfüllt, wenn der Zahnbogen nivelliert ist und die Rotationen korrigiert sind.

2. Schritt. Nivellierung der *Spee*schen Kurve des unteren Zahnbogens und Sicherstellen der Verankerung. Die unteren Frontzähne werden in der Regel nicht bebändert. Nach dem Initialbogen (0.018 inch Nitinol) wird ein Nitinol-Kantbogen (0.017 × 0.025 inch) verwendet. Zum Abschluß der Verankerungspräparation ist in der Regel ein Kantbogen aus 0.018 × 0.025 inch Stahldraht erforderlich. Für diesen Behandlungsschritt sind im allgemeinen mindestens 3 Monate anzusetzen. Die Nivellierungsrate der *Spee*schen Kurve liegt bei etwa 1 mm pro Monat. Nach dem Analyseplan können in dieser Phase Klasse-III-Gummizüge erforderlich sein. Wenn entweder zur Nivellierung der *Spee*schen Kurve oder für die Behandlung mit den Klasse-III-Gummizügen mehr als drei Monate erforderlich sind, verlängert sich die Zeit, die für diesen Behandlungsschritt angesetzt wird, entsprechend. Falls in dieser Phase ohne Klasse-III-Gummizüge behandelt werden kann, werden die ersten zwei Behandlungsschritte gleichzeitig durchgeführt. Das Soll für die Selbstkontrolle ist erfüllt, wenn die unteren Seitenzahnreihen nivelliert, die Rotationen korrigiert sind und (in Extraktionsfällen) die Wurzeln geringfügig in die Extraktionslücken konvergieren.

3. Schritt. Die unteren Eckzähne werden distalisiert. Dieser Schritt ist in der Regel nur bei der Extraktion von vier Prämolaren erforderlich. Auf den 0.017 × 0.025 inch Nitinol-Kantbogen wird von Eckzahn zu Eckzahn eine 0.010 × 0.040 inch starke Druckfeder aufgeschoben. Der Bogen wird mit Hilfe von crimp-on hooks (auf den Bogen aufsteckbare Häkchen) zurückgebunden (tie back). Um ungünstigen Kippungen entgegenzuwirken, werden an den Extraktionslücken gable bends (dachfirstförmige Biegungen) von 45° in den Bogen eingebogen. Die Länge der Druckfeder beträgt das 1 1/2fache der Bogenlänge zwischen den Eckzahnbrackets. Die unteren Eckzähne werden auf jeder Seite etwa 1,5 mm pro Monat distalisiert (insgesamt 3 mm pro Monat). Die Dauer dieses Behandlungsschrittes in Monaten bestimmt man, indem man den Platzmangel im Frontzahnbogen zum Platzbedarf für die Aufrichtung der unteren Frontzähne addiert und durch 3 dividiert. Zur Selbstkontrolle lautet das Ziel dieser Phase, so viel Extraktionslücke (Verankerung) zu reservieren, wie zur Korrektur des oberen Zahnbogens erforderlich ist. Wenn Klasse-II-Gummizüge verwendet werden, hat man zur Retraktion der oberen Front einen Platzbedarf von 3 mm. Die Korrektur der skelettalen Klasse-II-Relation erfordert je Grad der ANB-Veränderung entweder 1 oder 1,5 mm Bogenlänge, je nachdem, ob die maximale oder die normale Verankerung gewählt wurde. Die Gesamtsumme des Platzbedarfs verringert sich, wenn eine verstärkte Verankerung indiziert ist. Platzgewinn erhält man durch die Verwendung eines Headgears (13. Zeile), eines Palatinalbügels über einen Zeitraum von mindestens 1 Jahr (7. Zeile), durch die Verzögerung der Extraktion der oberen Prämolaren (8. Zeile) oder wenn der Neigungswinkel des Unterkiefers niedrig ist (6. Zeile) (Abb. 10-12).

4. Schritt. Die unteren Frontzähne werden mit Brackets versehen, in die im Behandlungsziel fest-

Extraktion

$\dfrac{4\mid4}{4\mid4}$	Verankerungsgewinn: +3 mm für ANB-Korrektur (MINUS Nr. 6, 7, 8 und 13)
$\dfrac{5\mid5}{4\mid4}$	Verankerungsgewinn: +4 mm für ANB-Korrektur (MINUS Nr. 6, 7, 8 und 13)
$\dfrac{4\mid4}{5\mid5}$	Verankerungsgewinn: +4 mm für ANB-Korrektur (MINUS Nr. 6, 7, 8 und 13)
$\dfrac{5\mid5}{5\mid5}$	Verankerungsgewinn: +6 mm für ANB-Korrektur (MINUS Nr. 6, 7, 8 und 13)

Abb. 10-12 Tabelle zum Verankerungsgewinn durch Extraktionen Vgl. 3. Zeile in Abb. 10-11. (Aus *Root, T. L.* und *Sagehorn, E. G.*: Level Anchorage, Monrovia, Calif., 1981, Unitek Corporation, Copyright Unitek. Mit freundlicher Genehmigung der Unitek Corporation.)

gelegte Stellung aufgerichtet und etwaige Frontzahnlücken werden geschlossen. Bei falscher Zungenhaltung werden Zungendorne (Spikes) plaziert (falls dies nicht bereits früher geschehen ist). Es wird ein 0.018 × 0.025 inch Stahlbogen mit Vertikalschlaufen knapp distal der seitlichen Schneidezähne eingesetzt. Zwischen den Schlaufen ist der Bogen rund und nur 0.016 inch stark, um Kippungen und Rotationen kontrollieren zu können. Die vertikalen Schlaufen sind insgesamt 7 mm lang, wobei die vertikalen Schenkel zunächst über eine Strecke von 4 mm direkt nebeneinander parallel verlaufen und schließlich am Ende der Schlaufe einen Kreis mit einem Durchmesser von 3 mm bilden. Die Schlaufen werden jeden Monat jeweils 1 mm geöffnet, wodurch die unteren Frontzähne distalgekippt und die Lücken geschlossen werden. Diese Bewegung erfolgt in der Größenordnung von 2 mm pro Monat. Die Dauer dieses Behandlungsschrittes kann abgeschätzt werden, indem die zur Aufrichtung der unteren Frontzähne erforderliche Strecke in Millimeter (3. Zeile des Analyseplans) durch 2 geteilt wird. Zur Selbstkontrolle dient die Fernröntgenaufnahme. Die unteren Frontzähne sollten nun die dem Behandlungsziel entsprechende Position aufweisen. Sollte eine weitere Aufrichtung erforderlich sein, können Klasse-III-Gummizüge zu den Loops verwendet werden.

5. Schritt. Im Unterkiefer wird ein Verankerungsbogen aus 0.018 × 0.025 inch Stahldraht eingesetzt.

A. Bei Indikation von Prämolarenextraktionen werden Vertikalschlaufen in die Extraktionslücken plaziert. Dieser Schritt dauert einen Monat. Muß die Molarenrelation nicht korrigiert werden, kann man zum 6. Schritt übergehen.
B. Korrektur der Distalrelation der Molaren. Bei den meisten mit dem Level-Anchorage-System behandelten Patienten ist die Molarenrelation in dieser Phase bereits neutral. Die Gründe dafür sind: Durch die Verzögerung der oberen Prämolarenextraktion wird die Mesialwanderung der oberen Molaren verhindert, durch den High-pull Headgear wird die Vorwärtsentwicklung der Maxilla ausgeschaltet, der Palatinalbügel wirkt der Extrusion der oberen Molaren entgegen und die Veränderung der Okklusionsebene trägt zur Korrektur der Molarenrelation bei (Abb. 10-13).

Die Vertikalkontrolle verstärkt während der ersten vier Behandlungsschritte die mandibuläre Horizontalentwicklung. Falls trotzdem eine Klasse-II-Relation besteht, stehen je nach Schweregrad der Dysgnathie drei verschiedene Möglichkeiten zur Behandlung des oberen Zahnbogens zur Verfügung. Während dieses Behandlungsabschnitts wird kein Palatinalbügel verwendet. Zur Distalkippung der oberen 2. Molaren muß im Tuberbereich genügend Raum vorhanden sein.

Bei der *1. Möglichkeit* wird ein 0.017 × 0.025 inch starker Bogen mit Tip-backs im Bukkalsegment verwendet, die alle 2 Monate verstärkt werden. Bei gleichzeitiger Anwendung von Klasse-II-Gummizügen (5/16 inch, 6–8 oz.) (7,93 mm, 17–230 g) über täglich 24 Stunden wird eine Distalrelation von 4 mm innerhalb von 5 Monaten korrigiert.

Bei der *2. Möglichkeit* wird der gleiche Bogen verwendet, doch wird zusätzlich ein Gleithaken (sliding jig) aufgeschoben, der sich an der Mesialfläche der 1. Molaren abstützt. Die Tip-backs werden jeden Monat verstärkt. Mit dem gleichen Gummizug und der gleichen Tragedauer wird eine Klasse-II-Molarenrelation von 4 mm innerhalb von 3 Monaten korrigiert.

Wenn starke Klasse-II-Gummizüge mit einer täglichen Tragedauer von 24 Stunden angewendet werden, werden die Vertikalschlaufen im unteren Verankerungsbereich monatlich auf jeder Seite um 0,5 mm aktiviert. Auf diese Weise werden die unteren Frontzähne in der angestrebten Position gehalten und die Seitenzähne in die Extraktionslücke bewegt. Die Schlaufen dürfen allerdings nicht aktiviert werden, wenn keine Klasse-II-Gummizüge verwendet werden. Die Mitarbeit des Patienten hinsichtlich der Tragezeiten läßt sich anhand der Beweglichkeit der unteren 2. Molaren überprüfen. Wenn diese Ankerzähne beweglich sind, können die Schlaufen aktiviert werden. Wenn die Zähne nicht beweglich sind, dürfen sie nicht aktiviert werden, da der Platz nicht zur weiteren Retraktion der unteren Front, sondern zur Korrektur des maxillären Problems genutzt werden soll. Bei der Verwendung von mittleren Klasse-II-Gummizügen (5/16 inch, 4 oz.) (7,93 mm, 114 g) und einer Tragedauer von 24 Stunden täglich werden die Schlaufen alle 2 Monate um 0,5 mm geöffnet. Bei der Verwendung von leichten Gummizügen (5/16 inch, 2 oz.) (7,93 mm, 85 g) werden die Schlaufen nur alle 4 Monate aktiviert.

Die *3. Möglichkeit* zur Korrektur der Klasse-II-Molarenrelation besteht in der Extraktion der oberen 2. Molaren. Diese Möglichkeit wird dann vorgezogen, wenn im retromolaren Bereich nicht genügend Raum zur Distalisierung der 2. Molaren zur Verfügung steht und die Lücken im Unterkiefer bereits geschlossen sind. In diesem Fall müssen allerdings die 3. Molaren vorhanden sein. Die oberen 2. Molaren werden erst nach dem 6. Behandlungsschritt extrahiert, da das Verankerungspotential dieser Zähne zur Retraktion der oberen Front ausgenutzt wird. Bei Extraktion der oberen 2. Molaren erfordert die Korrektur von 4 mm Klasse-II-Molarenrelation mit 0.017 × 0.025 inch-Bögen und Tip-backs 3 Monate. Die Tip-backs werden jeden Monat verstärkt.

Eine *4. Möglichkeit* steht für außerordentlich komplizierte Fälle mit maximaler Verankerung zur Verfügung und beinhaltet die Extraktion der oberen 1. Molaren. Folgende Bedingungen müssen dabei erfüllt sein: guter Zustand der 3. Molaren, Platzmangel im Tuberbereich, „aufgebrauchtes" Verankerungspotential im Unterkiefer. Der Netto-Raumbedarf nach dem Analyseplan (11. Zeile) beträgt −10 oder mehr. Der Platzgewinn durch die Extraktion der ersten Molaren entspricht 7

Verankerung

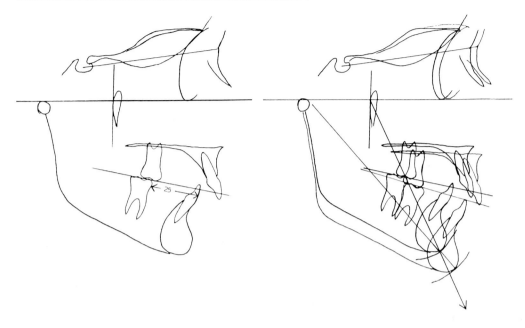

1: – Typische Klasse-II-Molarenrelation

2: – Überlagerte Fernröntgendurchzeichnungen zur Darstellung der von Klasse II zu Klasse I veränderten Molarenrelation.

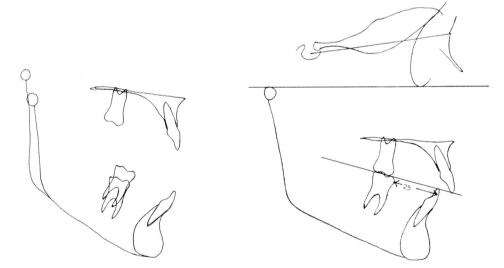

3: – Ungehinderte alveoläre Vertikalentwicklung im Unterkiefer.

4: – Klasse-I-Molarenrelation allein durch Veränderung der Okklusionsebene.

Abb. 10-13 Veränderung der Okklusionsebene zur Korrektur der Molarenrelation. (Aus *Root, T. L.* und *Sagehorn, E. G.*: Level Anchorage, Monrovia, Calif., 1981, Unitek Corporation, Copyright Unitek. Mit freundlicher Genehmigung der Unitek Corporation.)

mm. Bei besonders schweren Dysgnathien, bei denen das Ideal nicht erreicht werden kann, ist entweder eine chirurgische Behandlung indiziert, oder das Behandlungsziel muß auf Kosten der Stabilität abgeändert werden.

Das Ziel von Behandlungsschritt 5 B ist erreicht, wenn sich die Molaren in Klasse-I-Relation oder gar „Super"-Klasse-I-Relation befinden.

6. Schritt. Dieser Schritt ist in der Regel nur in Prämolarenextraktionsfällen erforderlich. Die oberen Frontzähne werden mit einem 0.017 × 0.025 inch Nitinolbogen retrahiert. Im Oberkiefer werden zwischen die 1. Molaren und die Haken (Crimp-on-hooks) für die Klasse-II-Gummizüge mesial der Eckzähne Zugfedern (0.010 × 0.030 inch geschlossene Spezialfedern) gespannt. In nicht aktiviertem Zustand haben sie eine Länge von 2/3 der Entfernung zwischen den Befestigungspunkten. Um dem Lückenschluß entgegenzuwirken, werden in die Extraktionslücken Gable bends von 45° eingebogen. Der 2. Molare wird zur Verankerung mit dem 1. Molaren durch Ligaturen verblockt. Mit dem Palatinalbügel wird die Rotation der 1. Molaren verhindert. In Fällen mit niedrigem ANB-Winkel, die keine Torque-Kontrolle erfordern, werden die Frontzähne über eine Gesamtdauer von 5–6 Monaten monatlich 1,5 mm pro Seite retrahiert.

In Fällen mit größerem ANB-Winkel (7° und mehr) verlängert sich die Dauer dieses Behandlungsschritts auf 10–12 Monate. Wurde während des 5. Behandlungsschritts (B) ein Stahlbogen mit Tipbacks verwendet, sollte jetzt ein Stahlbogen mit Vertikalschlaufen eingesetzt werden, um wieder mit Tip-backs weiterarbeiten zu können. Das Ziel dieser Phase ist erreicht, wenn die Prämolarenlücken geschlossen sind und die Wurzeln in der Extraktionslücke konvergieren.

7. Schritt. Mit diesem Schritt wird die Behandlung endgültig abgeschlossen. Dabei werden im Ober- und Unterkiefer Idealbögen aus 0.018 × 0.025 inch Stahldraht verwendet. Vertikalschlaufen können eingebogen werden, wenn noch Restlücken vorhanden sind. Zur abschließenden Zahnbewegung wird in der Regel der Palatinalbügel entfernt. Klasse-II- oder Klasse-III-Gummizüge können zur Koordinierung der Molaren- und Eckzahnrelation angezeigt sein. Gelegentlich müssen zum Ausgleich der Mittellinien auch anteriore Cross-Elastics verwendet werden. Häufig werden vertikale Gummizüge zur Schließung des frontal offenen Bisses sowie zum „Settling" der Seitenzähne eingesetzt. In dieser Phase können auch Torque und Tip (Kippung) verändert werden. Die durchschnittliche Zeitdauer für diesen Schritt beträgt 3 Monate. Das Ziel ist erreicht, wenn die Lücken geschlossen, Torque und Rotationen korrigiert sind und die Funktion den gnathologischen Prinzipien entspricht.

Fallbeschreibung

Bei dem 13jährigen Patienten Pancho Y. wurde eine bimaxilläre Protrusion mit Neutralokklusion und Engstand diagnostiziert (Abb. 10-14). Mit Hilfe des Level-Anchorage-Analyseplanes wurden die erforderlichen Behandlungsschritte festgelegt.

Die Behandlung wurde wie folgt durchgeführt (Abb. 10-16):

1. Schritt. Die oberen Zähne wurden bebändert und ein 0.017 × 0.025 inch Nitinolbogen eingesetzt (A), der später durch einen Verankerungsbogen aus 0.018 × 0.025 inch Stahldraht zur Stabilisierung des oberen Zahnbogens ersetzt wurde. Die unteren 1. Prämolaren wurden extrahiert, die unteren Seitenzähne als Vorbereitung für den 2. Behandlungsschritt bebändert. Die Behandlung mit einem High-Pull-Facebow-Headgear wurde eingeleitet, wobei eine tägliche Tragedauer von 12 Stunden verordnet wurde. In die Lingualröhrchen der oberen 1. Molaren wurde ein Palatinalbügel eingesetzt. Dieser Behandlungsschritt dauerte 3 Monate.

2. Schritt. Klasse-III-Gummizüge wurden zunächst mit einem Rundbogen aus 0.018 inch Nitinol (1 Monat) und anschließend mit einem Kantbogen aus 0.017 × 0.025 inch Nitinol (1 Monat) verwendet (Abb. 10-16 B). Zur endgültigen Nivellierung der Seitenzähne wurde ein Kantbogen aus 0.018 × 0.025 inch Stahldraht eingesetzt (C). Der zweite Schritt dauerte 3 Monate.

3. Schritt. Die Eckzähne wurden mit Druckfedern auf einem 0.017 × 0.025 inch Nitinolbogen distalisiert. In den Extraktionslücken waren gable bends eingebogen (D und E). Dieser Schritt dauerte insgesamt 4 Monate.

Verankerung

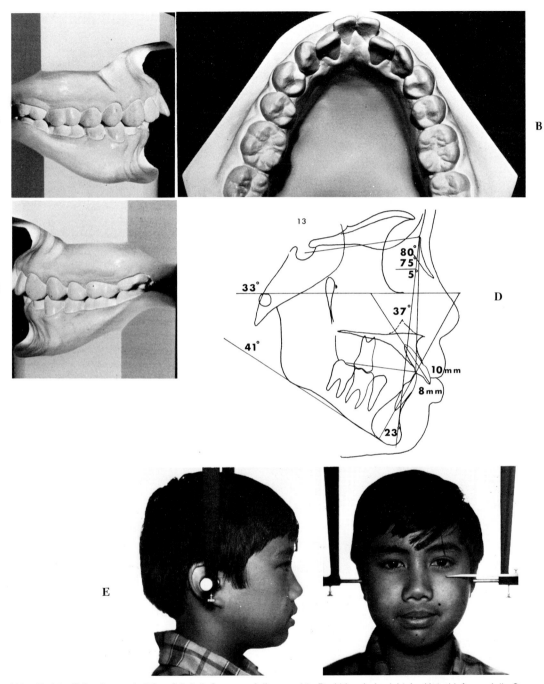

Abb. 10-14 Prämolarenextraktionsfall. A: Anfangsmodell von rechts, B: okklusale Ansicht des Unterkiefermodells, C: Anfangsmodell von links. D: Fernröntgendurchzeichnung und E: Gesichtsfotos Profil und En-face. (Aus *Root*, T. L.: AM. J. Orthod. 80 : 395, 1981).

Das Level-Anchorage-System

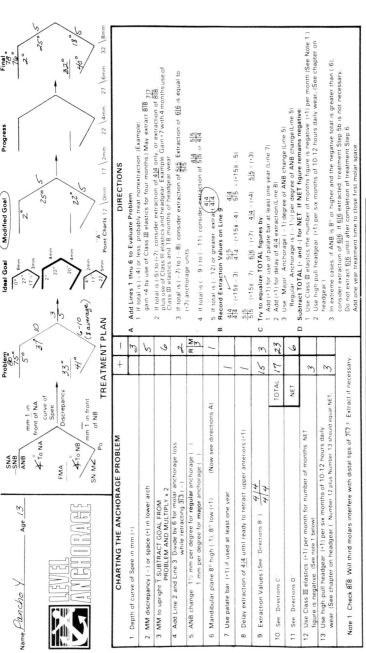

Abb. 10-15 Der ausgefüllte Behandlungsplan. (Aus Root, T. L. und Sagehorn, E. G.: Level Anchorage, Monrovia, Calif., 1981, Unitek Corporation, Copyright Unitek. Mit freundlicher Genehmigung der Unitek Corporation.)

Verankerung

1. Schritt – Vorher
   OK: Größtmöglicher Nitinoldraht

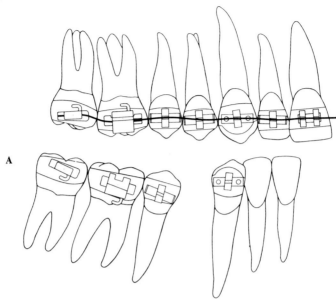

2. Schritt – Vorher
   OK: 0,018 x 0,025 inch Kantbogen
   UK: Größtmöglicher Nitinolbogen

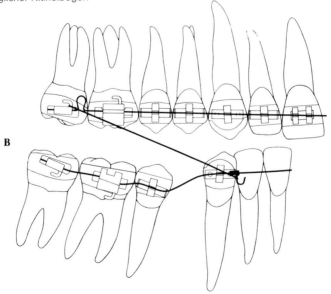

Abb. 10-16 Die Behandlungsschritte. (Aus *Root, T. L.* und *Sagehorn, E. G.*: Level Anchorage, Monrovia, Calif., 1981, Unitek Corporation, Copyright Unitek. Mit freundlicher Genehmigung der Unitek Corporation.)

Das Level-Anchorage-System

2. Schritt – Nacher
   UK: 0,018 x 0,025 inch Kantbogen

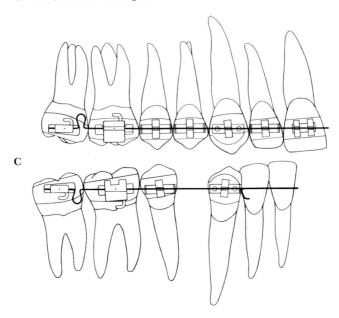

C

3. Schritt – Vorher
   UK: 0,017 x 0,025 Nitinol-Kantbogen mit 0,01 x 0,04 inch Druckfeder,
   1 $^{1}/_{2}$ mal so lang wie der Abstand zwischen den Eckzähnen

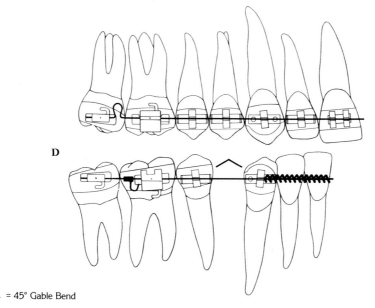

D

△ = 45° Gable Bend

Abb. 10-16 (Fortsetzung) Legende siehe gegenüber.

Verankerung

3. Schritt – Nachher

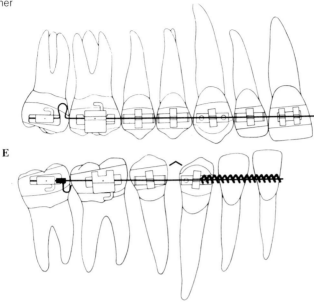

$\wedge$ = 45° Gable Bend

4. Schritt – Vorher
   UK: 0,018 x 0,025 inch Kantbogen, zwischen den Schlaufen nur 0,016 inch

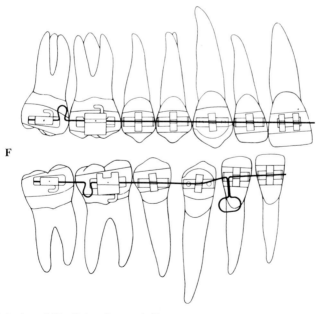

Abb. 10-16 (Fortsetzung) Die Behandlungsschritte.

Das Level-Anchorage-System

5. Schritt (Option B) – Vorher
OK: 0,017 x 0,025 inch Kantbogen mit großer Omega-Schlaufe und Gleithaken

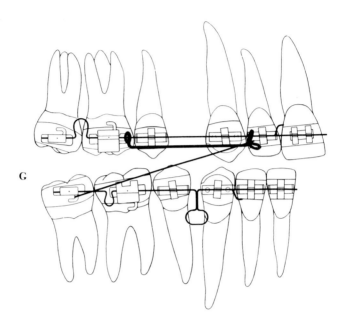

6. Schritt – Vorher
OK: 0,017 x 0,025 inch Nitinol-Kantbogen mit 0,010 x 0,030 inch
Zugfeder in einer Länge von $^2/_3$ der Entfernung von den 6ern zu den Haken mesial der 3er

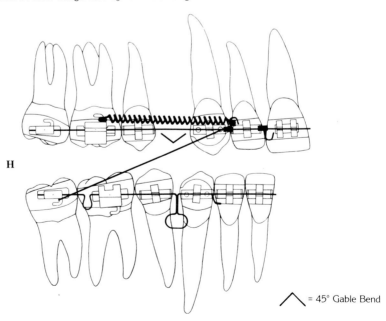

⋀ = 45° Gable Bend

Verankerung

6. Schritt – Nachher

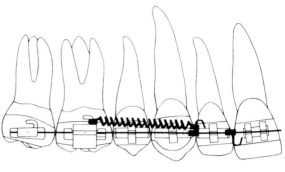
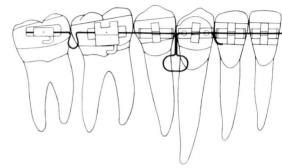

I

Abgeschlossener Fall

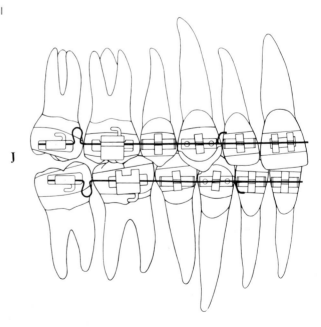

J

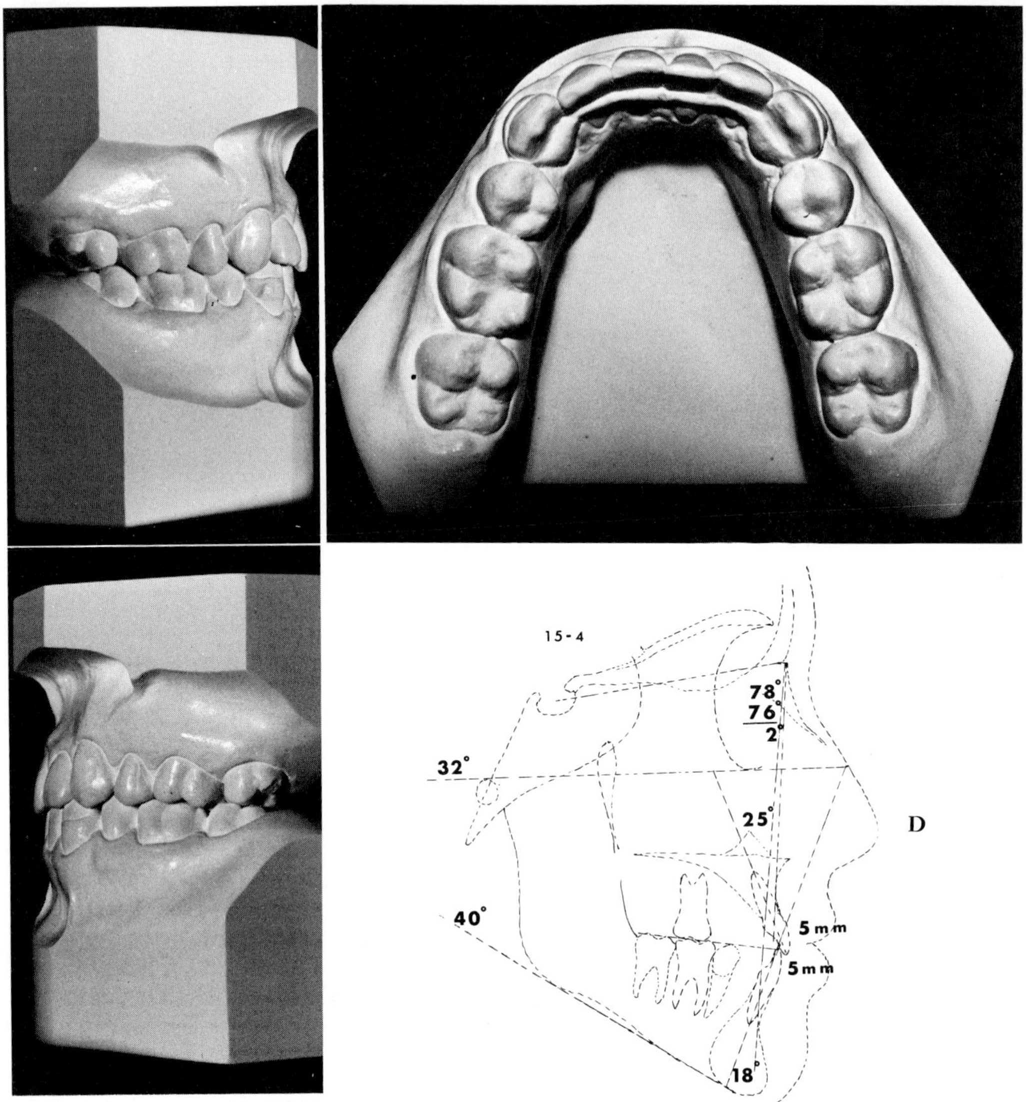

Abb. 10-17 Der Fall aus Abb. 10-14 nach der Behandlung. A: Schlußmodelle von rechts, B: Okklusalansicht des Unterkiefermodells, C: Schlußmodelle von links. D: Fernröntgendurchzeichnung. (A–G aus *Root, T. L.*: Am. J. Orthod. 80:395, 1981.)

4. Schritt. Die unteren Frontzähne wurden bebändert und aufgerichtet, die Frontzahnlücken geschlossen (F). Dieser Schritt dauerte 4 Monate.
5. Schritt. Ein Verankerungsbogen aus 0.018 × 0.025 inch Stahldraht mit Vertikalschlaufen in den Extraktionslücken wurde eingesetzt und die oberen 1. Prämolaren wurden extrahiert. Wegen der Klasse-I-Molarenrelation dauerte dieser Schritt nur 1 Monat. Im Falle einer Klasse-II-Molarenrelation hätte ein Gleithaken (sliding jig) (Abb. 10-16 G) verwendet werden müssen.
6. Schritt. Die oberen Frontzähne wurden mit Zug-

Fallbeschreibung

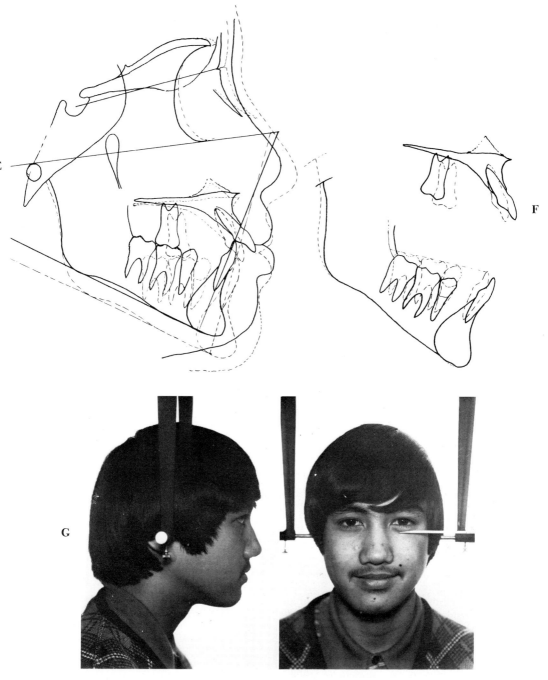

Abb. 10-17 (Fortsetzung) E: Überlagerung der Fernröntgendurchzeichnungen auf der Schädelbasis. F: Überlagerung auf Gaumen und Mandibular. G: Gesichtsfotos Profil und En-face.

federn auf einem 0.017 × 0.025 inch Nitinoldraht retrahiert (H). Mit gable bends wurde verhindert, daß die Zähne in die Extraktionslücken kippen, die neutrale Molarenrelation wurde mit Klasse-II-Gummizügen aufrechterhalten. Dieser Behandlungsschritt dauerte insgesamt 6 Monate (I). In der Endphase der Behandlung, die weitere 3 Monate dauerte, wurden im Ober- und Unterkiefer Idealbögen aus 0.018 × 0.025 inch Stahldraht verwendet (J).

Insgesamt betrug die Behandlungsdauer 24 Monate. Die Abschlußbefunde sind in der Abb. 10-17 dargestellt.

Diskussion

Für mich ist durch das Level-Anchorage-System die orthodontische Praxis wesentlich befriedigender geworden.

Mit Hilfe des Analyseplans läßt sich die Behandlung sehr genau planen. Durch das Wissen, daß das Ziel erreichbar ist, gewinnt man mehr Zuversicht. Durch in die Brackets eingebaute Torque und Angulation reduziert sich das Bogenbiegen auf ein Minimum. Man kann effizienter arbeiten, da durch den schrittweisen Aufbau der Behandlung und durch das Selbstkontrollsystem der Therapieverlauf mit einem Blick überprüft werden kann. Das Hilfspersonal wird mit den Behandlungsschritten und den Kontrollkriterien sehr bald vertraut und kann wesentlich wirksamere Vorarbeit leisten.

Für den Patienten besteht der Vorteil des Level-Anchorage-Systems darin, daß die Nitinolbögen mit leichten, aber kontinuierlichen Kräften arbeiten und bis zum Ende verformungssicher sind. Der Torque läßt sich in den frühen Behandlungsphasen mit den Nitinolbögen kontrollieren, und dank ihrer exakten Paßgenauigkeit kommt es beim Einsetzen eines neuen Bogens nicht zur Lockerung der Zähne. Selbst größere Rotationen lassen sich mit den Nitinolbögen leicht korrigieren. Da sich der zeitliche Ablauf gut vorherbestimmen läßt, kennen die Patienten das Maß des Behandlungsfortschritts und wissen, wie lange der Headgear getragen werden muß.

Die Eltern sehen den Vorzug des Level-Anchorage-Systems darin, daß die einzelnen Behandlungsschritte und ihre Bedeutung zur Erreichung des idealen Ziels verständlich sind. Ihnen gefällt die positive Haltung, die der Kieferorthopäde einnehmen kann, wenn die Behandlungsschritte und der zeitliche Ablauf von vornherein feststehen.

Zusammenfassung

Was ist neu in der Orthodontie? Die Zähne bewegen sich heute in der gleichen Weise, wie sie es vor Jahren taten. Die orthodontischen Ziele sind bezüglich Funktion, Stabilität und Ästhetik die gleichen geblieben. Das Level-Anchorage-System bedient sich neuer Materialien, wie z. B. Nitinol, und neuer fertigungstechnischer Möglichkeiten, wie z. B. der Präzisionsgußtechnik, zur Erstellung einer vollständig vorjustierten Apparatur. Um eine genauere quantitative Bestimmung der Verankerungserfordernisse und eine zuverlässigere Vorhersage des Zeitaufwandes für jeden Behandlungsschritt zu ermöglichen, wurde eine Vielzahl von Unterlagen untersucht und bewertet. Es wurde eine systematische Methode zur Selbstkontrolle entwickelt, mit der der behandelnde Kieferorthopäde Schritt für Schritt auf das vorherbestimmte Ziel zuarbeiten kann. Das neue Programm zur Analyse- und Behandlungsplanung vereinfacht die Erfassung der Verankerungssituation, ermöglicht eine bessere Beurteilung des Schweregrades der Dysgnathie und stellt die Basis für einen zielorientierten Behandlungsplan dar, der den Weg zur Lösung des jeweiligen orthodontischen Problems und zur Erreichung des vorherbestimmten Ziels weist.

Literatur

1. *Andreasen, G. F.* und *R. E. Morrow*
   Laboratory and clinical analysis of nitinol wire, Am. J. Clin. Orthop. 73:142, 1978.
2. *Andrews, L.*
   The six keys to normal occlusion, Am. J. Orthod. 61:297, 1972.
3. *Holdaway, R. A.*
   Bracket angulation as applied to the edgewise appliance, Angle Orthod. 22:227, 1952.
4. *Reidel, R.*
   An analysis of dentofacial relationships, Am. J. Orthod. 43:103, 1957.
5. *Steiner, C. C.*
   Cephalometrics for you and me, Am. J. Orthod. 39:729, 1953.
6. *Tweed, C. H.*
   Indication for extraction of teeth in orthodontic procedure, Am. J. Orthod. Oral Surg. 30:405, 1944.

Kapitel 11

Behandlungsmechanik für die Straight-Wire-Apparatur

Ronald H. Roth

Ursprünglich war für dieses Kapitel der Titel „Straight-Wire-Behandlungsmechanik" geplant. Diesen Titel hielt ich jedoch für weniger geeignet, weil es hier nicht um eine spezifische Behandlungsmechanik für irgendeinen bestimmten Apparaturtyp geschweige denn für die Straight-Wire-Apparatur geht. Es ist sehr schwierig, eine Reihenfolge der Behandlungsmechaniken festzulegen, ohne a) das Behandlungsziel zu definieren und b) eine vollständige Diagnose für den jeweiligen Patienten zu erstellen, bevor das spezielle Behandlungsziel für diesen Patienten erarbeitet wird. Darüber hinaus darf man nie die Tatsache außer acht lassen, daß verschiedene faziale Typen unterschiedlich auf die Behandlungsmechanik reagieren. Aus diesem Grunde muß man bei der Planung der Behandlungsmechanik dem jeweiligen Gesichtstyp Rechnung tragen. Das Thema der Behandlungsmechanik umfaßt auch ein Konzept zur Planung der Verankerung und berücksichtigt orthopädische Veränderungen sowie zu erwartendes Wachstum, denn man muß genau wissen, was man zu erreichen versucht, bevor man sich auf bestimmte Formen der Behandlungsmechanik festlegt.

Ein Problem, mit dem man beim Unterrichten der Behandlungsmechanik ständig konfrontiert wird, ist die traditionelle Lehrmeinung der Kieferorthopädie. Die Behandlungsmechanik wurde immer vom Standpunkt der *Angle*schen Klassifikation der Gebißanomalien aus betrachtet und davon, ob es sich um einen Extraktions- oder Nichtextraktionsfall handelt. Die *Angle*sche Klassifikation gibt jedoch keine genaue Definition des Problems und sagt auch nichts über die Reaktion des jeweiligen Gesichtstypus auf die Behandlungsmechanik aus. Daher eignet sie sich in der Praxis nur schlecht zur Klassifikation der Behandlungsmechanik per se. Wenn auch die Behandlungsziele sowie die Diagnose und Behandlungsplanung bereits in einem anderen Kapitel dieses Buchs behandelt wurden, ist es unumgänglich für mich, meine speziellen Behandlungsziele und meine Methode der Diagnose und Behandlungsplanung zu erläutern, da sie die Grundlage für die Wahl meiner Behandlungsmechanik bilden.

Im Zusammenhang mit den Behandlungszielen stehen drei Hauptfaktoren: 1. faziale Ästhetik, 2. Ausformung des Zahnbogens und 3. funktionelle Okklusion. Es besteht zwar ein gewisser Zusammenhang zwischen diesen drei Faktoren, jedoch sind sie nicht vollständig voneinander abhängig, denn es ist möglich, die Zahnbögen auszuformen und eine befriedigende dentale Ästhetik zu erzielen, ohne dabei gleichzeitig eine gute funktionelle Okklusion oder befriedigende faziale Ästhetik zu erreichen. Andererseits ist auch eine gute faziale Ästhetik mit annehmbarer Ausformung der Zahnbögen, aber mangelhafter funktioneller Okklusion möglich. In gleicher Weise ist auch ein ästhetisch befriedigendes faziales Resultat mit guter funktioneller Okklusion, aber einigen Unregelmäßigkeiten in der Zahnstellung denkbar. Die Abhängigkeit der drei Faktoren voneinander bedeutet demnach nicht, daß ein Mangel in einem der Bereiche automatisch einen Mangel in einem weiteren Bereich bedingt. Freilich erfordert eine gute faziale Ästhetik und eine gute funktionelle Okklusion ein günstiges skelettales Muster und eine entsprechende Relation der Zahnbögen zueinander, doch besteht in allen drei Bereichen eine gewisse Toleranz für Abweichungen vom Ideal, bei welchem eines oder zwei – wenn auch nicht alle drei – der genannten Ziele zu erreichen sind. In erster Linie besteht das Ziel der orthodontischen Behandlung darin, in jedem dieser drei Bereiche das bestmög-

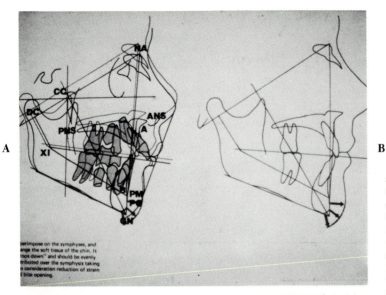

Abb. 11-1 Die VTO-Analyse nach *Ricketts* umfaßt Wachstum, orthopädische Veränderungen und Zahnbewegungen. (Aus *Ricketts,* R. M., *Bench,* R. W., *Gugino,* C. F. et al.: Bioprogressive Therapy, Denver, 1979, Rocky Mountain/Orthodontics.)

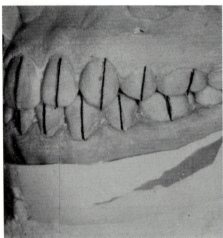

Abb. 11-2 Montierte Studienmodelle, nach Behandlungsabschluß, in zentrischer Okklusion und unter Verdeutlichung der „sechs Schlüssel" nach *Andrews*.

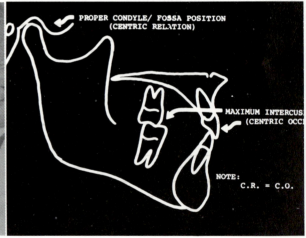

Abb. 11-3 Zentrierte Kondylenposition in zentrischer Relation.

liche Resultat zu erzielen. Jeder Bereich hat seine eigenen Kriterien, die das jeweils optimale Resultat definieren. Da die Literatur über faziale Ästhetik bereits Bände füllt und dieses Kapitel primär auf die Behandlungsmechanik abzielt, genügt es, wenn ich sage, daß mein Behandlungsziel kephalometrisch mit dem Konzept von *Ricketts* übereinstimmt, nach dem die Zähne in die ideale Position von +1 zur A-Pog-Linie gebracht werden und die bestmögliche Korrektur der Kieferrelationen versucht wird (Abb. 11-1 B). Hinsichtlich der statischen Aufstellung der Zähne kann man sagen, daß das primäre Behandlungsziel weitgehend mit dem von *Andrews* in seinem „Sechs Schlüssel

Behandlungsmechanik für die Straight-Wire-Apparatur

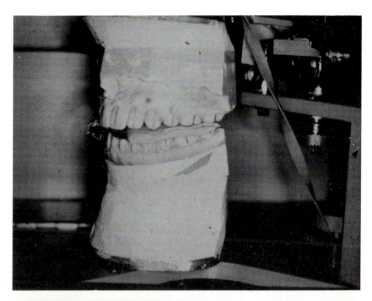

Abb. 11-4 Überprüfung der zentrischen Montage der Kontrollsockelmodelle im *Stuart*-Artikulator.

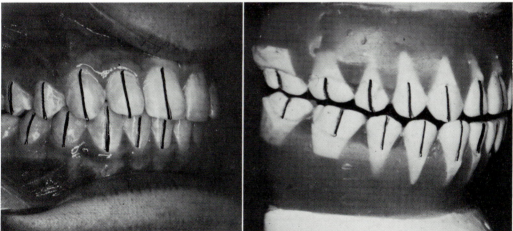

Abb. 11-5 *A.:* Normale Kronenangulation im nonorthodontischen Fall nach Behandlung, *Andrews*-Werte. *B.:* Montiertes Set-Up für den Positioner. Gegenseitig geschützte Okklusion, nichtorthodontische normale Kronenangulationen und die „sechs Schlüssel" nach *Andrews*.

zur normalen Okklusion" dargelegten Konzept übereinstimmt.

In bezug auf die funktionelle Okklusion sollte das Behandlungsziel nach meiner Auffassung dem Konzept der „gegenseitig geschützten Okklusion" entsprechen, nach dem die Kondylen bei maximaler Interkuspidation der Zähne in der transversalen Ebene zentriert sind und am kraniodorsalen Punkt der Gelenkhöcker auf den Gelenkscheiben liegen. Die Frontzähne sollten als Führungsflächen zur behutsamen, aber sofortigen Disklusion der Seitenzähne bei jeder Bewegung aus dem vollen Schlußbiß heraus dienen. Im Schlußbiß sollten die Seitenzähne gleichmäßigen

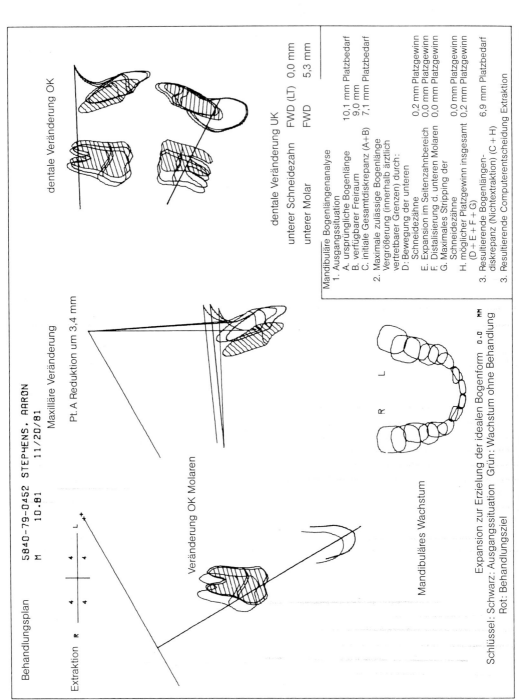

Abb. 11-6 *Ricketts*-Behandlungsplan mit Überlagerungen und Wachstumsvorhersagen. (Aus *Ricketts*, R. M., *Bench*, R. W., *Gugino*, C. F. et al.: Bioprogressive Therapy. Denver, 1979, Rocky Mountain/Orthodontics.)

Kontakt auf den zentrischen Höckern haben, wobei die Kräfte möglichst entlang der Längsachse dieser Zähne verlaufen sollten. Die Frontzähne sollten keinen direkten Kontakt aufweisen, sondern etwa 0,13 mm Spiel haben.
Auf diese Weise schützen die Frontzähne die Seitenzähne vor lateralen Belastungen bei der Bewegung, während die Seitenzähne wiederum die Frontzähne im Schlußbiß vor lateralen Belastungen schützen. Die Zahnpositionen, die dieses Ziel im natürlichen Gebiß erfordert, sind mit den „Sechs Schlüsseln" von Andrews unter einer einzigen Voraussetzung vereinbar, nämlich daß bei der maximalen Interkuspidation der Zähne *die Kondylen sich in der beschriebenen zentrischen Relation befinden* (Abb. 11-2 bis 11-5).

Konzept zur Wahl der Behandlungsmechanik

Die Wahl der am besten geeigneten Behandlungsmechanik setzt die genaue Kenntnis des Ziels voraus, das man zu erreichen versucht. Dafür ist wiederum eine ausführliche Diagnose und die Erstellung eines dynamischen Behandlungsplans erforderlich, in dem die gegenwärtige Situation vollständig diagnostiziert ist, so daß der behandelnde Arzt das Problem klar definieren kann. Dazu gehört auch, daß über das Ziel sowohl hinsichtlich der Zahnposition als auch der funktionellen Okklusion (und mandibulären Position) sowie der fazialen Ästhetik genaue Vorstellungen herrschen. Anschließend werden die Wege zur Erzielung der angestrebten Veränderungen visuell dargestellt (Abb. 11-6), und es wird geklärt, ob diese Veränderungen über Zahnbewegungen, Wachstum, die orthopädische Korrektur der Kieferrelationen oder auf keinem dieser Wege bzw. durch alle gemeinsam zustande kommen können. Die Veränderungen müssen quantitativ genau bestimmt werden. Man muß eine klare Vorstellung darüber gewinnen, wieviel Wachstum und wieviel orthopädische Korrektur erforderlich ist, sowie über die Größe und Richtung der Zahnbewegungen, die notwendig sind, um die angestrebten Ziele in jedem der drei genannten Bereiche zu erreichen. Ohne diese Kenntnisse wird die Erzielung befriedigender Resultate hinsichtlich der fazialen Ästhetik, der dentalen Ästhetik und der funktionellen Okklusion ein mehr oder weniger zufallsgesteuertes Unternehmen, bei dem die drei Zielpunkte nur in einem geringen Prozentsatz der Fälle befriedigend realisiert werden. Um mit einiger Genauigkeit vorhersagen zu können, was im Verlauf der Behandlung passieren wird, muß man die Reaktionen der verschiedenen fazialen Typen auf die ausgewählte Behandlungsmechanik kennen und nähere Vorstellungen darüber besitzen, wieviel und in welcher Richtung der Unterkiefer erwartungsgemäß wachsen wird und welche Maßnahmen ergriffen werden müssen, um die Wachstumsrichtung günstig zu beeinflussen. Außerdem ist es hilfreich zu wissen, welche Auswirkungen die Behandlung auf die Weichteile haben wird. Diese Kenntnisse sind für die Wahl eines Behandlungsplans unerläßlich, nach welchem die Okklusion bei Behandlungsabschluß so beschaffen ist, daß sich im Schlußbiß der Zähne die Kondylen in einer zentrierten Position befinden, wobei die Frontzähne „gekoppelt" sind, d. h. regelrecht miteinander funktionieren.
Nach meiner Meinung setzt ein solcher Behandlungsplan die Verwendung eines justierbaren Artikulators mit genau montierten Modellen zur Untersuchung der funktionellen Okklusion voraus. Darüber hinaus muß in Fällen, in denen die Diskrepanz zwischen zentrischer Relation und zentrischer (habitueller) Okklusion 2 mm überschreitet, die Fernröntgenaufnahme so korrigiert werden, daß die Mandibula sich in zentrischer Relation befindet, um einen Behandlungsplan erstellen zu können. Wenn das Behandlungsziel die zentrische Relation sein soll, müssen sowohl die Diagnose als auch der Behandlungsplan auf der *zentrischen Relation* aufbauen (Abb. 11-7). Der Behandlungsplan hängt von den Behandlungszielen ab. Aus eben diesem Grund wurde diese kurze Abhandlung über Behandlungsziele und die Punkte, die der Kliniker bei der Auswahl der Behandlungsmechanik wissen muß, an den Anfang des Kapitels gestellt.
Die Wahl der Behandlungsmechanik hat eine gewisse Ähnlichkeit mit den Zügen beim Schachspiel. Um am Ende der Behandlung die ideale Zahnposition tatsächlich erreichen zu können, muß man 20 oder 30 Züge vorausdenken, d. h. eine Grundvorstellung von den Auswirkungen der zahnbewegenden Mechaniken auf die Möglich-

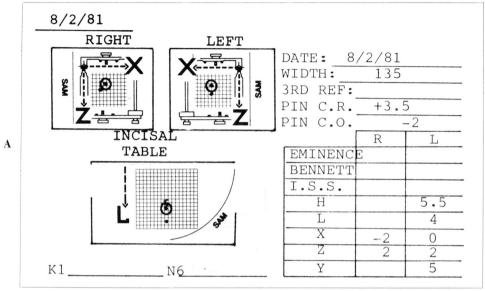

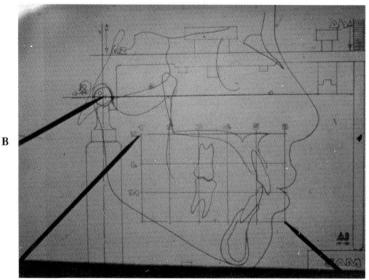

Abb. 11-7 A: Die Messungen der mit dem SAM Mandibular-Positions-Indikator registrierten Unterkieferposition zeigen die Diskrepanz zwischen zentrischer Relation und zentrischer Okklusion vor der Behandlung. (Aus *Ricketts, R. M., Roth, R. H., Chaconas,* S. J. et al.: Orthodontic diagnosis and treatment planning, Denver, 1982, Rocky Mountain/Orthodontics.) B: Verwendung der SAM-Schablone zur Repositionierung des Unterkiefers in die zentrische Relation auf der Fernröntgendurchzeichnung.

Konzept zur Wahl der Behandlungsmechanik

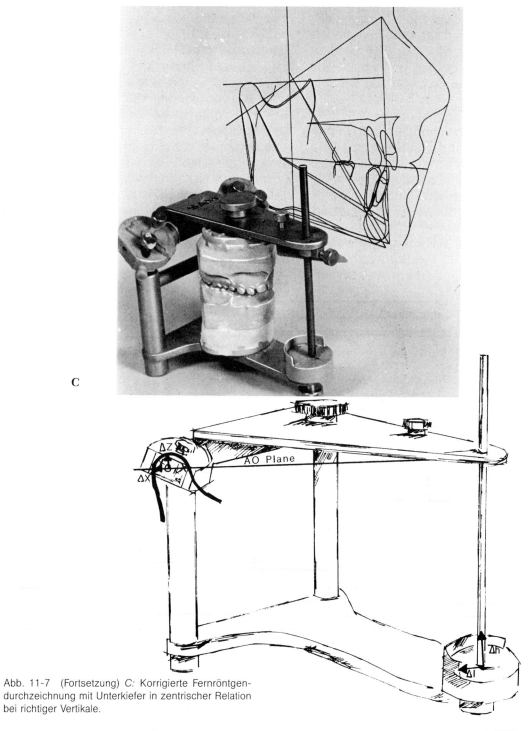

Abb. 11-7 (Fortsetzung) C: Korrigierte Fernröntgendurchzeichnung mit Unterkiefer in zentrischer Relation bei richtiger Vertikale.

857

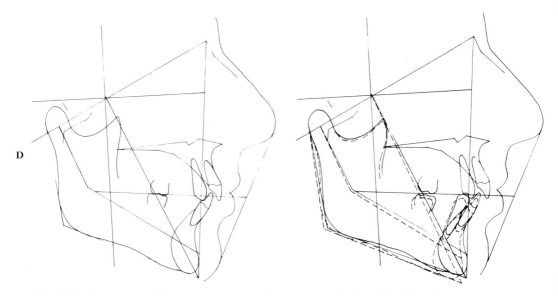

Abb. 11-7 (Fortsetzung) *D:* Drehung des Unterkiefers in die ursprüngliche Überbißrelation.

keit der späteren Feinregulierung der Zahnstellung haben. Die traditionelle Methode, bei der die Behandlungsmechanik auf der Basis von *Angles* Klassifikation der Gebißanomalien ausgewählt und gelehrt wird, ist in diesem Fall völlig unzulänglich. Die Behandlungsmechaniken sollten der jeweiligen Situation angepaßt sein sowie den darauf beruhenden Parametern, so daß der Behandler weiß, was bei der Durchführung bestimmter Zahnbewegungen zur Korrektur der Dysgnathie unternommen und was vermieden werden sollte. Ein Beispiel: Wenn es darum geht, die *Spee*sche Kurve im unteren Zahnbogen zu nivellieren, ohne eine Protrusion der unteren Frontzähne zuzulassen, macht es keinen Unterschied, ob es sich dabei um einen Extraktions- oder Nichtextraktionsfall oder eine Dysgnathie der Klasse I, II oder III handelt. Was unter diesen Gegebenheiten allein zählt, sind der Gesichtstypus und die Frage, ob die *Spee*sche Kurve durch die Extrusion der Seitenzähne oder durch die Instrusion der Frontzähne nivelliert werden kann sowie welche Bogentypen und Kräfte gefahrlos verwendet werden können, ohne eine unerwünschte Öffnung oder Schließung der Mandibularebene als Folge der Mechanotherapie zu bewirken. Damit soll gesagt werden, daß es nicht richtig ist, für jeden Mesialbiß, jeden Distalbiß oder jede Neutralbißdysgnathie die gleiche Behandlungsmechanik zu verwenden. Diese Dysgnathien sind in verschiedene faziale Typen integriert, die unterschiedlich auf eine gegebene Behandlungsmechanik reagieren. Die Mechanik muß speziell auf die individuelle Situation und den individuellen Gesichtstypus abgestimmt sein. Es gibt jedoch bestimmte Kategorien der zahnbewegenden Mechanismen, die prinzipiell in einer recht unterschiedlichen Vielfalt von Fällen anwendbar sind.

Bei der Auswahl der Behandlungsmechanik sollte man jede Menge Tricks kennen, um für alle Fälle gerüstet zu sein. Dennoch muß die Vielfalt möglicher Lösungen überschaubar sein, um die Praxisroutine nicht zu stören.

Grundsätzlich lassen sich die Formen der Behandlungsmechaniken, die in meiner Praxis verwendet werden, in zwei Gruppen unterteilen: 1. Mechaniken für normale bis brachyfaziale Typen und 2. Mechaniken für die eher dolichofazialen Typen (d. h. mit kleiner posterior-anteriorer Face height ratio [Verhältnis hinterer und vorderer Gesichtshöhe] und/oder kurzen Rami). Zur Planung und Auswahl einer geeigneten Behandlungsmechanik für einen gegebenen Fall verwende ich eine von der zentrischen (habituellen) Okklusion

Konzept zur Selektion der Behandlungsmechanik

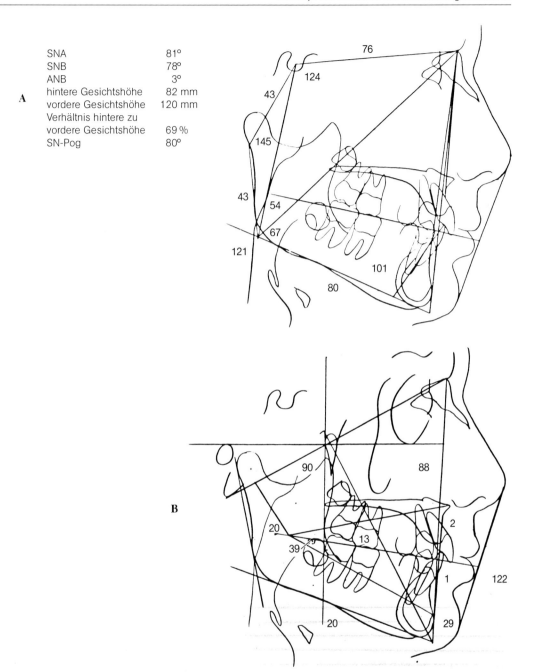

Abb. 11-8 Rocky Mountain Data Service. A: Fernröntgendurchzeichnung nach der *Jarabak*-Analyse. B: Gesamtanalyse mit Meßwerten des SAM Unterkieferpositionsindikators. C: Position des Unterkiefers in zentrischer Relation und in den ursprünglichen Überbiß rotiert. D: Überlagerung der zentrischen (habituellen) Okklusion und zentrischen Relation zur Darstellung der unterschiedlichen Unterkieferposition.

Behandlungsmechanik für die Straight-Wire-Apparatur

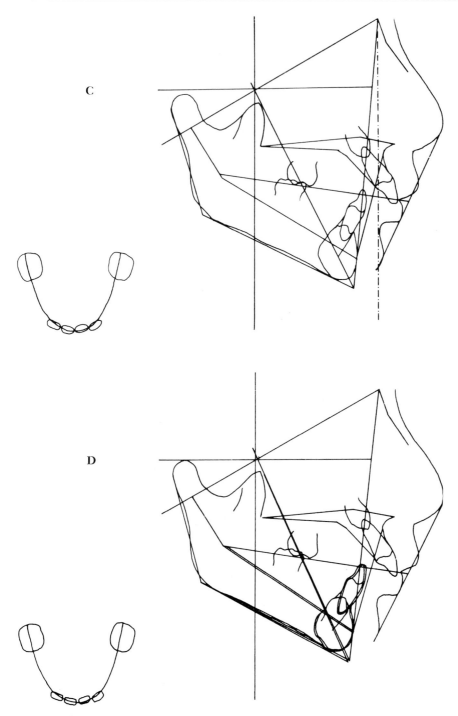

Abb. 11-8 (Fortsetzung) Legende siehe gegenüber.

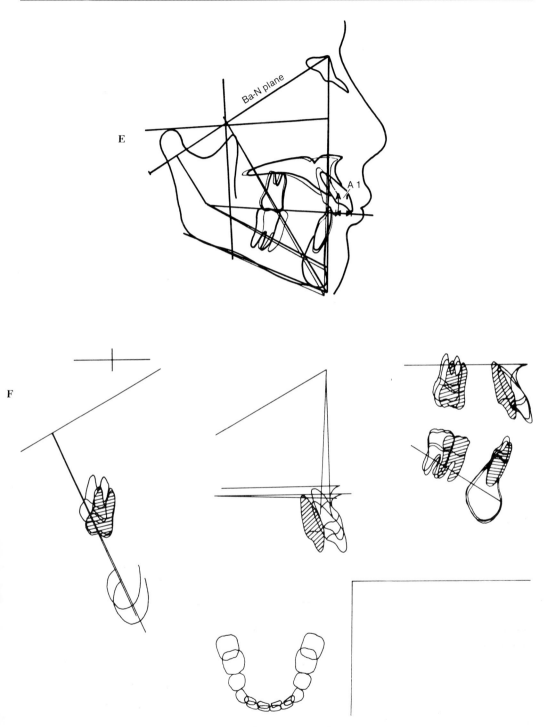

Abb. 11-8 (Fortsetzung) *E:* Kurzfristiges VTO mit Behandlung. *F:* Behandlungsplanung.

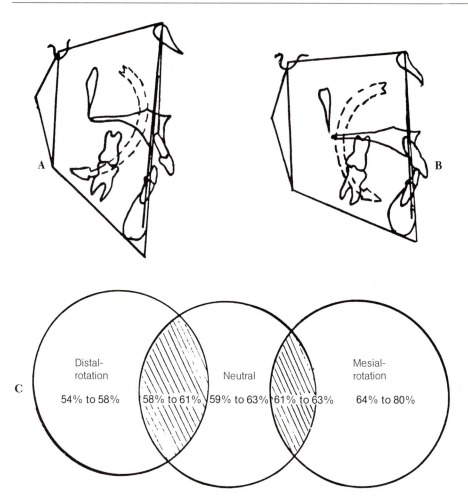

Abb. 11-9 Anteroposteriore Gesichtshöhe nach *Jarabak* bei fazialem Typus mit *A:* Distalrotation (Clockwise) und *B:* Mesialrotation (Counterclockwise Rotation). *C:* Kraniofaziale Wachstumsrichtungen nach *Jarabak*.

auf die zentrische Relation korrigierte Fernröntgendurchzeichnung und das VTO-Konzept (Visualized Treatment Objective) nach *Ricketts,* wobei ich nur diejenigen Parameter modifiziere, die über Extraktion oder Nichtextraktion bestimmen. Außerdem passe ich die Bewegung, welche mit bestimmten Behandlungsmechaniken möglich ist, einem in der täglichen Praxis routinemäßig zu erreichendem Maß an. Die VTO-Analyse nach *Ricketts* und die 5-Punkte-Überlagerung ermögli-

chen dem Kliniker die genaue quantitative Bestimmung der anzustrebenden Veränderungen (Abb. 11-8). Mit Hilfe einer kurzfristigen fazialen Wachstumsvorhersage von angemessener Genauigkeit und anschließender VTO-Analyse mit den verschiedenen Überlagerungen hat der Kliniker die Möglichkeit zur quantitativen Bestimmung von a) dem Ausmaß des zur Korrektur der Kieferrelation erforderlichen Wachstums, b) dem Ausmaß der zur Korrektur der Zahnbogenrelation er-

Konzept zur Selektion der Behandlungsmechanik

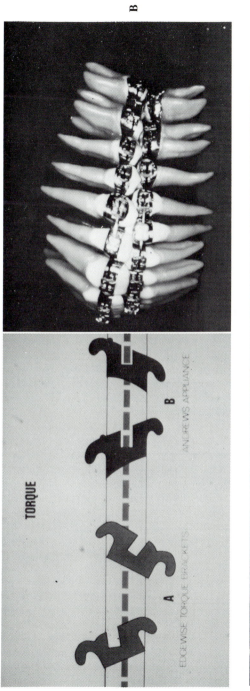
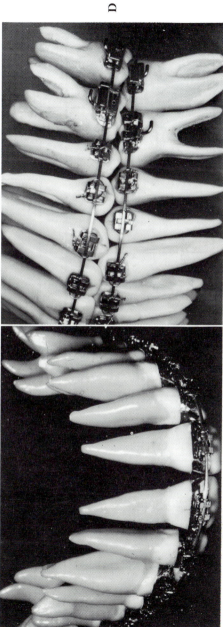

Abb. 11-10 A: Unterschied zwischen den Edgewise-Brackets und den Straight-Wire-Brackets nach *Andrews* mit den in die unterschiedlich dicke, verbundkonturierte Basis eingebauten Torques. *B*: Die *Andrews*-Straight-Wire-Apparatur auf extrahierten Zähnen. Ganzer Bogen, in der Bogenform keine zusätzlichen Biegungen. *C*: Positionen der Wurzeln im Oberkiefer. *D*: Typodontaufstellung mit Bögen in voller Größe.

Behandlungsmechanik für die Straight-Wire-Apparatur

DAS ROTH SET-UP

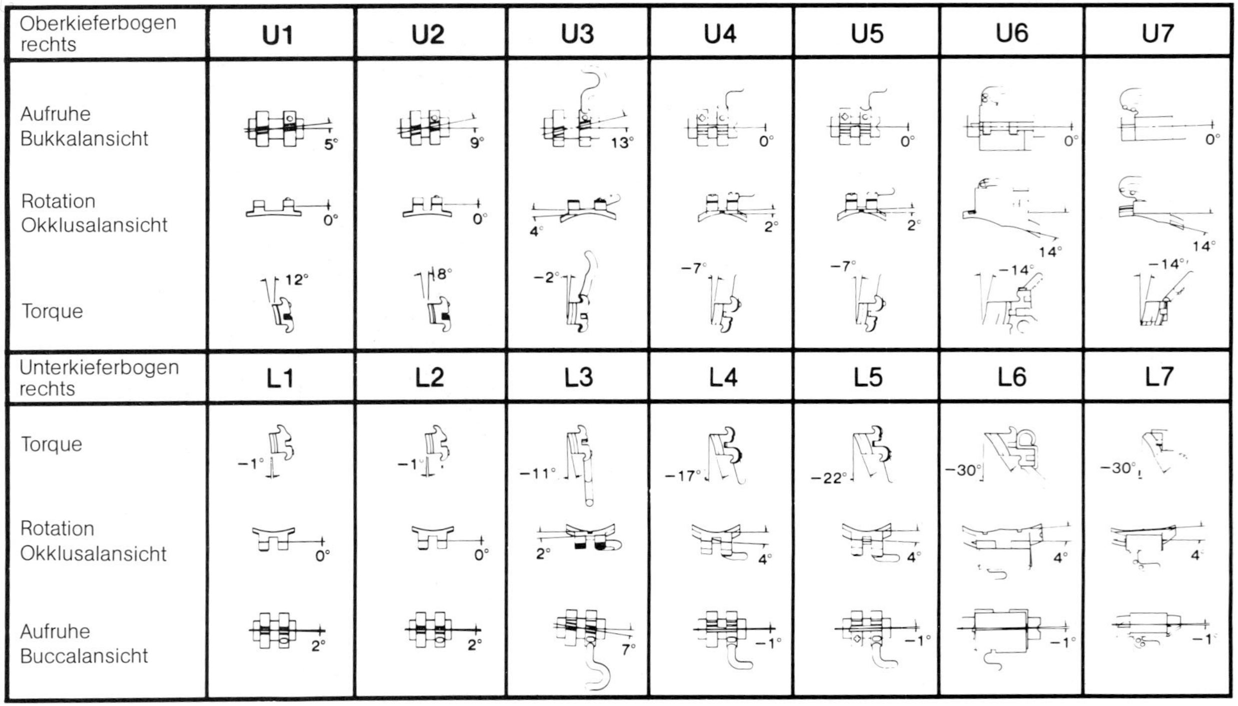

Oberkieferbogen rechts	U1	U2	U3	U4	U5	U6	U7
Aufruhe Bukkalansicht	5°	9°	13°	0°	0°	0°	0°
Rotation Okklusalansicht	0°	0°	-2°/-4°	2°	2°	-14°	-14°
Torque	12°	8°		-7°	-7°	-14°	-14°

Unterkieferbogen rechts	L1	L2	L3	L4	L5	L6	L7
Torque	-1°	-1°	-11°	-17°	-22°	-30°	-30°
Rotation Okklusalansicht	0°	0°	2°	4°	4°	4°	4°
Aufruhe Buccalansicht	2°	2°	7°	-1°	-1°	-1°	-1°

Abb. 11-11 Angulationen der „A" Company Roth-Set-Up Brackets basierend auf der konturierten Straight-Wire-Apparatur. Falls diese Angulationen mit anderen Edgewise Brackets benutzt werden, werden jedoch auch andere Werte erreicht.

forderlichen orthopädischen Veränderung oder Veränderung der Kieferrelation und c) dem Ausmaß der zulässigen bzw. wünschenswerten sagittalen und vertikalen Zahnbewegung der Front- und Seitenzähne jedes Zahnbogens. Die faziale Beurteilung wird anhand der *Jarabak*-Analyse vorgenommen, die ein hervorragendes qualitatives Bild über den Gesichtstypus und seine wahrscheinliche Reaktion auf die verschiedenen Formen der Behandlungsmechaniken und des Wachstums vermittelt. Die wichtigsten Messungen beziehen sich bei der *Jarabak*-Analyse auf das Verhältnis zwischen vorderer und hinterer Gesichtshöhe, die Tendenz der einzelnen Gesichtstypen, im Verlauf des Wachstums im Uhrzeigersinn oder entgegen dem Uhrzeigersinn zu rotieren, und die Reaktion auf bestimmte Behandlungsmechaniken. Die Kombination der VTO-Analyse nach *Ricketts* mit der Korrektur der Fernröntgendurchzeichnung auf die zentrische Relation und der *Jarabak*-Analyse (Abb. 11-9) gibt dem Behandler umfassend Aufschluß über das zu behandelnde Problem und ermöglicht ihm die Wahl der geeigneten Behandlungsmechanik zur Erzielung des angestrebten Resultats, sofern es tatsächlich erreichbar ist. Sobald feststeht, was bei der Behandlung des jeweiligen Patienten angestrebt werden soll, und sobald ein Behandlungsplan aufgestellt wurde, besteht der nächste Schritt in der Festlegung der Behandlungsschritte, welche die geeigneten Apparaturen beinhalten. Der Behandler muß also eine Prioritätsliste aufstellen und bestimmen, welche Maßnahmen zuerst, welche an zweiter Stelle usw. durchzuführen sind. Anhand dieser Prioritätsliste kann die geeignete Behandlungsmechanik für jeden Schritt im Behandlungsablauf gewählt werden.

In den meisten Fällen müssen bestimmte Schritte bereits in einer früheren Behandlungsphase unternommen werden, um den Fall „aufzulockern". Am Anfang können die Behandlungsmechaniken von Einzelfall zu Einzelfall sehr unterschiedlich ausfallen, hingegen werden in den mittleren Behandlungsphasen für die meisten Fälle recht ähnliche Mechaniken verwendet und gegen Ende der Behandlung werden die Mechaniken für das Finishing (Detailausbreitung) von Fall zu Fall immer ähnlicher.

Die Wahl der Apparatur

Die Apparatur der Wahl ist, was mich betrifft, die Straight-Wire-Apparatur der „A"Company, wie sie von Lawrence *Andrews* entwickelt wurde (Abb. 11-10). Der Grund dafür ist, daß diese Apparatur gegenwärtig die einzige wirkliche Straight-Wire-Apparatur ist, wenn man von dem Hauptmerkmal der „geraden Slotausrichtung auf gleicher Höhe" ausgeht, d. h. alle Bracketslots sind bei korrekter Zahnstellung auf gleicher Höhe und in allen drei Dimensionen geradlinig. Dies wird dadurch erreicht, daß alle Werte für Torque, Rotation und In-Out in die Bracketbasis eingebaut sind. Dieses charakteristische Merkmal ist patentiert, und nur die „A"Company besitzt die Lizenz auf dieses Patent für die Herstellung von Apparaturen. Gerade dieser Faktor unterscheidet aber die Apparatur von allen anderen sog. Straight-Wire-Apparaturen im Handel.

Gelegentlich wurde behauptet, daß der Zahn nicht „weiß", ob der Slot im Bracket torquiert oder ob die gesamte Basis des Brackets torquiert wurde. Dies mag stimmen. Allerdings „weiß" es der Nachbarzahn, da alle Zähne durch einen Drahtbogen miteinander verbunden sind. Bei einer wirklichen Straight-Wire-Apparatur *müssen die Bracketschlitze eine gerade Linie bilden,* sobald sich alle Zähne in ihrer korrekten Position befinden. Es ist rein physikalisch unmöglich, diese gerade Ausrichtung der Bracketschlitze mit einer beliebigen Apparatur zu erzielen, die nicht wie die „A"Company-Apparatur verbundkonturierte Basen mit eingebautem Torque in der Basis aufweist.

Mit zunehmender klinischer Erfahrung wurden die in die ursprüngliche *Andrews*-Straight-Wire-Apparatur eingebauten Werte modifiziert. Dies ist heute als „*Roth*-Set-Up" bekannt (Abb. 11-11 und 11-12). Das Ziel des *Roth*-Set-Up war, idealisierte Zahnpositionen bereits vor der Entfernung der Apparatur zu liefern, die das „Settling" der Zähne in den meisten Fällen ermöglichten, wie es *Andrews* bei seinen Untersuchungen der nichtbehandelten Normalfälle vorfand. Die Grundüberlegungen waren dabei, daß 1. mit der Apparatur in situ, die Schaffung einer Okklusion wie bei nichtbehandelten Normalfällen eigentlich unmöglich ist, da Bracketinterferenzen dies verhindern; und 2. nach der Entfernung der Apparatur die Zähne, so gut die Behandlung auch gewesen sein mag,

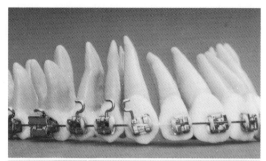

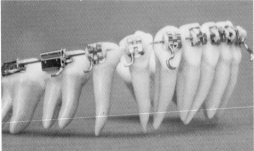

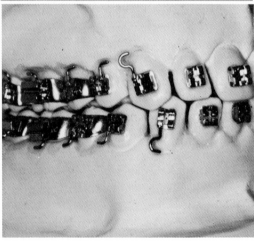

Abb. 11-12 *Roth*-Set-Up für *A:* den oberen Zahnbogen und *B:* den unteren Zahnbogen. *C:* auf dem Typodont.

immer geringfügig ihre Position verändern. Aufgrund dieser Annahmen habe ich die Werte der *Andrews*-Straight-Wire-Apparatur so verändert, wie sie nach meinen Vorstellungen sein müssen, um in allen drei Ebenen leicht überkorrigierte Zahnpositionen zu ermöglichen. Diese Überkorrekturen durften allerdings nicht so stark sein, daß sie das „Settling" – die Einstellung der Zähne in die Idealposition – verhindern. Auch die leichte *Spee*sche Kurve der nichtbehandelten Normalfälle wurde bei der Modifikation der Bracketpositionen berücksichtigt, so daß ein flacher Edgewise-Draht in voller Länge ohne Biegungen (abgesehen von der Zahnbogenform) eingesetzt werden konnte, um die *Spee*sche Kurve vollständig zu nivellieren und meine „Therapieziele" zum Ende der Apparatebehandlung zu erreichen (Abb. 11-13).

Das *Roth*-Set-Up ist in beiden Slotgrößen 0,018 und 0,022 Inch erhältlich. Ich persönlich ziehe Zwillingsbrackets mit 0,022 Inch Slotgröße vor. Über die Vor- und Nachteile der beiden Schlitzgrößen läßt sich argumentieren. Meiner Ansicht nach schränken die Brackets mit 0,018 Inch Slot die Auswahlmöglichkeiten für die Drahtgröße zu stark ein. Ich habe mit beiden Slotgrößen gearbeitet, und aufgrund der von mir verwendeten Behandlungsmechanik und der Tatsache, daß ich eine echte „Straight-Wire-Apparatur" anwende, bevorzuge ich Brackets mit einer Slotgröße von 0,022 Inch. Es gibt bestimmte Techniken, für die die kleinere Slotgröße mit Sicherheit vorteilhafter ist. Ginge ich nach der reinen *Tweed*-Technik oder der reinen Bioprogressive-Technik vor, würde ich auch der kleineren Slotgröße den Vorzug geben. Für die Behandlungsmechanik, die ich bevorzugt einsetze, bieten Brackets mit der Slotgröße 0,022 Inch mehr Vorteile, und zwar nicht nur in Bezug auf die Auswahl der Bogenstärke, sondern auch für die Stabilisierung von Zahnbögen als Verankerungseinheiten in chirurgischen Fällen sowie zur Torque-Kontrolle in den Bukkalsegmenten (was für die funktionelle Okklusion besonders wichtig ist). Ein zweiter umstrittener Punkt ist die Art der zu verwendenden Brackets, d. h., Single wing Brackets mit Rotationsflügeln (z. B. *Steiner*-Flügel oder Lang-Antirotationsflügel) oder Zwillingsbrackets. Ein Argument ist, daß bei den Single wing Brackets der Interbracketabstand größer und damit die Kraftapplikation auf die Zähne günstiger ist. Auch dies mag für bestimmte Formen der Behandlungsmechanik zutreffen. Man darf jedoch nicht vergessen, daß es hier um die Straight-Wire-Apparatur geht, in deren Behandlungsfolge verschiedene resiliente Bogendrähte aus dem Raumfahrtjahrhundert benutzt werden. Daher wird keine so große Spannweite zwischen den Brackets benötigt, wie sie für verschiedene andere Techniken erforderlich ist. Außerdem sind beim *Roth*-Set-Up zahlreiche Haken für verschiedene Gummizüge sowie Doppel- und Dreifachröhrchen für Hilfsbögen vorgesehen. Die Bracketpositionen weichen geringfügig von der von *Andrews* befürworteten Bracketplazierung ab.

Bracketplazierung beim „A"Company *Roth*-Set-Up*

Für das *Roth*-Set-Up wird eine gegenüber der *Andrews*-Technik geringfügig modifizierte Methode der Bracketplazierung empfohlen, um zu gewährleisten, daß als „Finishing"-Bogen eher ein flacher, Vierkantdraht ohne Biegung, in voller Länge, als ein Bogen mit umgekehrter und kompensatorischer *Spee*scher Kurve verwendet werden kann.

Den Schlüssel zur Bestimmung der Brackethöhe bilden die Eckzähne und Prämolaren (in Extraktionsfällen die 2. Prämolaren). Im Idealfall sollte der Mittelpunkt der Brackets auf der maximalen Konvexität der Seitenzahnkronen liegen. Bei normaler Höhe der Gingiva propria stimmt dieser Punkt mit dem Mittelpunkt der klinischen Krone überein, doch muß man die Höhenunterschiede zwischen den Kronen der Seitenzähne und der Frontzähne berücksichtigen, wenn man die Brakkets so anbringen will, daß man mit einem geraden Bogen eine gerade *Spee*sche Kurve erhalten kann. Dafür müssen die Eckzahnbrackets in der Regel etwas weiter inzisal angebracht werden. Als Faustregel kann man die inzisale Spitze jedes Eckzahns 1 mm höher werden lassen als die Schneidekante des benachbarten seitlichen Schneidezahnes. Außerdem sollten die Brackets der oberen mittleren und seitlichen Schneidezähne in gleicher Höhe angebracht werden. (Die mittleren Schneidezähne werden nach dem Settling 0,5 mm bis 1 mm länger sein als die seitlichen.)

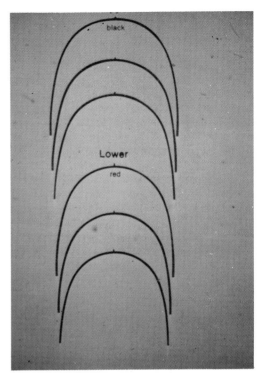

Abb. 11-13 Die *Roth*-Bogenform („A"Company Truarch).

Bänder der oberen 1. Molaren

Position

1. Die Bandgröße wird nach Augenmaß ausgewählt. Für einen oberen 1. Molaren normaler Größe und Form braucht man in der Regel Bandgröße 19–21 („A"Company-Bandgröße).
2. Das Band wird so gesetzt, daß der Slot okklusogingival auf der Kronenmitte liegt.
3. Von okklusal wird der Slot anhand der mesiobukkalen Entwicklungsleiste bzw. Vorwölbung ausgerichtet.
4. Beim Einsetzen des Bandes wird der Slot in Relation zur Krone horizontal ausgerichtet. Als Bezugspunkt dienen die bukkalen Höcker. Da das Band in der Regel distal tiefer sitzt, besitzt

---

* Dieser Abschnitt ist ein Beitrag von Brian W. *Wong*, D. D. S.

das Röhrchen 0° Angulation (Tip), um eine exzessive distale Wurzelkippung zu vermeiden.
5. Das Band wird mit einem Instrument auf seinen Platz getrieben und palatinal eng adaptiert.

Hinweis. Abgesehen von der Bandkante, die als allgemeine Richtlinie zur geraden Ausrichtung des Slots auf der Bukkalfläche und zur engen Adaption an die Palatinalfläche dient, wird alles überschüssige Bandmaterial oberhalb der okklusalen Ränder und der Randleisten außer acht gelassen. Das Band wird mit einem Amalgamstopfer gut adaptiert. Das über den okklusalen Rändern und den Randleisten befindliche Bandmaterial wird umgebogen und mit dem Steinchen weggetrimmt. Dies gilt besonders für die distalen Randleisten der oberen 1. und 2. Molaren.

Die Bänder der linken und rechten Seite sind zu überprüfen, um sicherzugehen, daß sie sich in der gleichen relativen Position auf den Zahnkronen befinden.

Bänder der oberen 2. Molaren

Position. Position und Verfahrensweise entsprechen der für den oberen 1. Molaren beschriebenen.

Hinweis. Bei besonders stark gewölbten oder glockenförmigen 2. Molaren ist es oft sinnvoll, eine geringfügig größere Bandgröße zu wählen, um einen festen und engen Sitz auf der Höhe der Kontur zu gewährleisten.

Korrekturen. Wenn man sich über die Bandhöhe beim oberen 2. Molaren nicht ganz sicher ist, ist es besser, das Band etwas weiter okklusal zu setzen. Dadurch werden Interferenzen in der Molarenregion bzw. ein Fulcrum* vermieden.

Bänder der unteren 1. Molaren

Position

1. Das Band muß bukkal, insbesondere mesiobukkal, tief genug sitzen. Der gingivale Rand kann mesiobukkal abgeschliffen werden, wenn das Band absteht und nicht vollständig dem Zahn anliegt.

---

* Eine nähere Erörterung des „Fulcrum" findet sich bei *Roth*, R. H.: J. Clin. Orthod. 15:194, 1981.

2. Von okklusal her wird die Slotöffnung anhand der mesiobukkalen Entwicklungsleiste bzw. Vorwölbung ausgerichtet.
3. Beim Einsetzen wird lingual nur leicht gedrückt. Die größte Kraft sollte bukkal und mesiobukkal angewandt werden.
4. Das Band wird so weit eingesetzt, bis der Slot okklusogingival auf der Kronenmitte liegt.
5. In Relation zur Zahnkrone wird der Slot möglichst horizontal und gerade gehalten. Man kann sich an den bukkalen Höckern orientieren, da eine geringfügige Überkorrektur von $-3°$ in das Röhrchen eingebaut ist, um eine exzessive mesiale Kronenkippung zu verhindern.

Hinweis. Mit einem Amalgamstopfer wird das Band vor allem zwischen den distalen und den distobukkalen Höckern eng adaptiert. Überschüssiges Bandmaterial über den okklusalen Rändern und marginalen Leisten wird umgebogen und mit dem Steinchen weggetrimmt.

Korrekturen. Der häufigste Fehler, der an den unteren 1. Molaren gemacht wird, ist, daß das Band gingival nicht tief genug gesetzt wird, vor allem an der mesiobukkalen Fläche.

Bänder der unteren 2. Molaren

Position. Position und Verfahrensweise entsprechen der für den unteren 1. Molaren beschriebenen.

Hinweis. Insbesondere mesiobukkal ist auf ausreichend tiefen Sitz zu achten. (Falls erforderlich, gingival trimmen.)

Korrekturen. Wenn man sich über die Bandhöhe an den unteren 2. Molaren nicht ganz sicher ist, ist es besser, das Band etwas weiter nach gingival zu setzen. Wenn der Schlitz zu weit okklusal liegt, werden die unteren 2. Molaren leicht nach lingual gekippt, sobald eine größere intrusive Kraft appliziert wird.

Klebebracktes an den unteren 2. und 1. Prämolaren

Position und Korrekturen

1. Von okklusal wird das Bracket mesiodistal auf der prominenten bukkalen Entwicklungsleiste

zentriert. Diese Leiste korrespondiert mit der Längsachse der klinischen Krone.
2. Die Slotmitte wird (mesiodistal) auf der maximalen Konvexität der Krone ausgerichtet. Diese entspricht dem (okklusogingivalen) Mittelpunkt einer normalen, voll durchgebrochenen klinischen Krone.
3. Das Bracket wird fest angedrückt, da die konturierte Basis entscheidend zur korrekten Angulation beiträgt. Es wird nur geringfügig korrigiert, um sicherzugehen, daß die Bracketflügel parallel zur Längsachse der klinischen Krone liegen.

Klebebrackets an den unteren Eckzähnen

Position und Korrekturen
1. Von okklusal wird das Bracket mesiodistal auf der prominenten bukkalen Entwicklungsleiste ausgerichtet. Diese korrespondiert mit der Längsachse der klinischen Krone.
2. Die Slotmitte wird an der breitesten Stelle des Eckzahns mesiodistal ausgerichtet. Dieser Punkt hängt von der Größe der anderen Zähne und der Größe und Form des Eckzahns und seiner Spitze ab. Anschließend wird die Höhe korrigiert. Die Eckzahnspitze ragt 0,5-1 mm über die Okklusionsebene hinaus.
3. Das Bracket wird fest angedrückt, wobei sorgfältig darauf zu achten ist, daß die Bracketflügel parallel zur Längsachse der klinischen Krone liegen.

Klebebrackets an den unteren Schneidezähnen

Position und Korrekturen
1. Von okklusal werden die Brackets mesiodistal zentriert.
2. Die Mitte des Slots wird so positioniert, daß die Schneidekante jedes Schneidezahnes 0,5-1 mm niedriger ist als die Eckzahnspitze. Die unteren 6 Frontzahnbrackets sollten relativ zum LA-Punkt* (bzw. Mitte der voll durchgebrochenen Krone) etwas weiter inzisal liegen.
3. Die Bracketflügel werden parallel zur Längsachse der klinischen Krone ausgerichtet, wobei die Schneidekante und der Slot als Orientierungshilfe dienen.
4. Die etwas weiter inzisal gelegene Bracketposition erlaubt die Verwendung eines flachen Bogens zur Nivellierung der Speeschen Kurve statt eines Bogens mit umgekehrten und kompensatorischen Finish-Kurven.

Klebebrackets an den oberen 2. und 1. Prämolaren

Position und Korrekturen
1. Die Bracketplazierung an den oberen Prämolaren besitzt wegen der sehr unterschiedlichen Zahngrößen die größte Variationsbreite. Die Brackets liegen fast nie weit genug gingival, vor allem bei kleineren Zähnen.
2. Von okklusal wird das Bracket mesiodistal auf der prominenten bukkalen Entwicklungsleiste ausgerichtet. Diese Leiste korrespondiert auch mit der Längsachse der klinischen Krone.
3. Die Slotmitte wird auf der maximalen Konvexität (mesiodistal) der Zahnkrone ausgerichtet. Dieser Punkt entspricht dem Mittelpunkt (okklusogingival) der voll durchgebrochenen Prämolarenkrone bei normaler Zahngröße. Der häufigste Fehler ist, das Bracket nicht weit genug gingival zu plazieren.
4. Das Bracket wird fest angedrückt und die Bracketflügel werden parallel zur Längsachse der klinischen Krone ausgerichtet.

Klebebrackets an den oberen Eckzähnen

Position und Korrekturen
1. Von okklusal wird das Bracket mesiodistal auf der prominenten bukkalen Entwicklungsleiste ausgerichtet. Die Leiste korrespondiert mit der Längsachse der klinischen Krone.
2. Die Slotmitte wird ungefähr an der mesiodistal breitesten Stelle des Eckzahns ausgerichtet. Anschließend wird die Brackethöhe korrigiert. Die Eckzahnspitze ragt 1-1,5 mm über die Okklusionsebene hinaus. Das Bracket wird relativ zum LA-Punkt* bzw. der Mitte der normalen,

---

* Der Mittelpunkt auf der Längsachse der klinischen Krone nach *Andrews*.

voll durchgebrochenen Krone etwas weiter inzisal plaziert.
3. Das Bracket wird fest angedrückt und die Bracketflügel werden parallel zur Längsachse der klinischen Krone ausgerichtet.

Klebebrackets an den oberen seitlichen Schneidezähnen

Position und Korrekturen
1. Von okklusal wird das Bracket mesiodistal zentriert.
2. Die Slotmitte sollte auf der Mitte der Zahnkrone (mesiodistal) liegen. Bei einem voll durchgebrochenen seitlichen Schneidezahn erscheint die Bracketposition relativ zum LA-Punkt* etwas weiter inzisal.
3. Zur Orientierung wird der Slot annähernd nach der Schneidekante ausgerichtet, um die Bracketflügel parallel zur Längsachse der klinischen Krone einzustellen. Anschließend wird die Bracketposition je nach Größe und Form des Schneidezahns korrigiert. Bei kleineren Zähnen wird die Bracketbasis anhand der Schneidekante ausgerichtet. Auf diese Weise wird eine stärkere distale Wurzelkippung bewirkt, wodurch ein schmaler seitlicher Schneidezahn Platz im Zahnbogen einnehmen kann.
4. Die Schneidekanten der seitlichen und der mittleren oberen Schneidezähne sollten sich auf gleicher Höhe befinden, d. h. 1-1,5 mm kürzer sein als die Eckzahnspitze.

Klebebrackets an den oberen mittleren Schneidezähnen

Position und Korrekturen
1. Von okklusal wird das Bracket mesiodistal zentriert.
2. Die Entfernung des Slots von der Schneidekante sollte die gleiche sein wie bei den oberen seitlichen Schneidezähnen. Dadurch wird bewirkt, daß alle vier oberen Schneidezähne sich in die gleiche okklusale Ebene einstellen. Relativ zum LA-Punkt erscheint die Bracketposition in der Regel etwas weiter inzisal.
3. Zur Orientierung wird der Slot annähernd nach der Schneidekante ausgerichtet, um zu errei-

chen, daß die Bracketflügel parallel zur Längsachse der klinischen Krone liegen.
4. Die etwas stärker inzisal gelegene Bracketposition erlaubt die Verwendung eines flachen Bogens zur Nivellierung der Speeschen Kurve anstelle eines Bogens mit umgekehrten und kompensatorischen Finishing-Kurven.

Anmerkungen
1. In Extraktionsfällen, in denen nur die oberen Prämolaren entfernt werden, werden für die oberen 1. und 2. Molaren Röhrchen mit 0° Antirotation verwendet. Dadurch kann der obere Molar mehr Raum im Zahnbogen einnehmen, so daß eine bessere Klasse-II-Molarenokklusion erzielt wird.
2. Wenn an den oberen Schneidezähnen die Super-Torque-Brackets verwendet werden müssen, werden an den Eckzähnen Brackets mit geringfügig größerem (+3) Torque benutzt. Durch diesen Ausgleich wird ein zu starker labialer Wurzeltorque der oberen Eckzähne verhindert.

Sinn und Ziel der „echten Straight-Wire-Apparatur" ist, die Notwendigkeit von Biegearbeiten am Bogen zu eliminieren. Wenn die Brackets korrekt auf den Zähnen plaziert sind, sind die Slots in allen drei Ebenen gerade ausgerichtet, so daß die Zähne mittels der echten Straight-Wire-Apparatur automatisch in die Idealposition bewegt werden. So kann sich der Kieferorthopäde ausschließlich auf die Behandlung der Dysgnathie konzentrieren, denn die Apparatur selbst muß nicht mehr „behandelt" werden. Weitere deutliche Vorteile sind:

1. Der Bogenwechsel erfordert unabhängig von der jeweiligen Drahtstärke nur sehr wenig Zeitaufwand.
2. Zahnmobilität bzw. „Jiggling" der Zähne wird reduziert, wodurch sich der Komfort für die Patienten erhöht.
3. Die Zähne werden beständig und schrittweise im Laufe der Behandlung mit immer stärkeren Drähten in die korrekten Positionen geführt.

Was immer auch manche Behandler sagen mögen, ich persönlich kann bei der Straight-Wire-Apparatur keinen einzigen Nachteil sehen. Die Resultate sind durchweg besser, ideale Zahnpo-

---

* Der Mittelpunkt auf der Längsachse der klinischen Krone nach *Andrews*.

sitionen werden mit größerer Regelmäßigkeit erreicht und die Behandlungsdauer ist bei geringerem Aufwand – sowohl für den Patienten als auch den Behandler – kürzer.

Der Hauptunterschied zwischen dem Konzept von *Andrews* und der Methode nach *Roth* bei der Straight-Wire-Apparatur besteht weniger hinsichtlich des angestrebten und letztlich erzielten Behandlungsresultates, sondern hauptsächlich in der Art und Weise der Zahnbewegung. *Andrews* zielt während der gesamten Behandlung auf Translationsbewegungen ohne jegliche Kippung der Zähne ab. Die Translation erfordert allerdings „Gleitmechaniken" und eine Reihe verschiedener Bracketsätze in Abhängigkeit vom Ausmaß der erforderlichen Bewegung. Bei der *Roth*-Methode sind Kippungen erlaubt, doch wird versucht, diese auf ein Minimum zu beschränken, um möglichst wenig auf komplexe Aufrichtemechanismen angewiesen zu sein. In meinen Augen sind die gegenwärtig verfügbaren Zahnbewegungsmechanismen nicht in der Lage, eine wirksame und effiziente Translation der Zähne zu ermöglichen. Daher muß man zugunsten einer effizienten Behandlung einige Kippbewegungen in Kauf nehmen. Wenn jedoch die richtigen Faktoren in die Brackets eingebaut sind, genügen allein gerade Vierkantbögen zur allmählichen Bewegung der Zähne in die gewünschte Endposition. Schließlich kommt es darauf an, wo die Zähne bei Behandlungsabschluß stehen, und weniger darauf, wie sie dorthin gelangt sind (sofern dies nur auf eine wirksame und erfolgreiche Art und Weise geschah).

Wie bei jeder anderen Technik ist auch hier die Plazierung der Apparatur außerordentlich wichtig, wenn ein optimales Resultat erzielt werden soll. Das äußerst sorgfältige Vorgehen bei der Plazie-

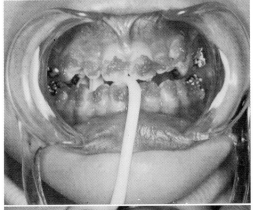

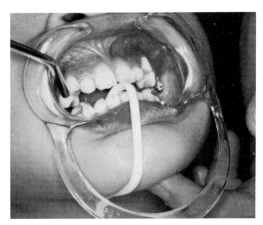

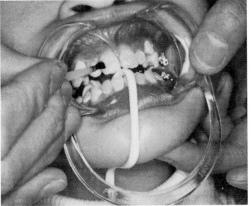

Abb. 11-14 Klebetechnik. *A:* Cadco 37%iges Ätzgel. *B:* Trocknen der Zähne vor der Klebung. *C:* Der Versiegler wird mit dem Pinsel auf den geätzten Zahnschmelz aufgetragen.

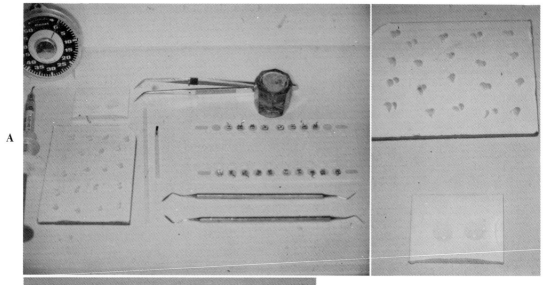

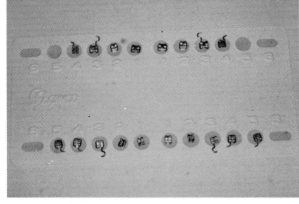

Abb. 11-15. *A:* Instrumentarium zum Kleben mit Concise, Reliance Phase II oder J & J Achieve. *B:* Anmischplatte mit jeweils A- und B-Resin und A- und B-Paste. *C:* Anordnung der Klebebrackets für das 5×5 *Roth*-Set-Up.

rung ist unabhängig von der verwendeten Technik immer die erste Voraussetzung für eine hervorragende Leistung (Abb. 11-14 bis 11-16).

Reihenfolge der Behandlungsziele und Finishing

Im Verlauf der Behandlung müssen bestimmte Prioritäten gesetzt werden. In dieser Hinsicht gelten einige allgemeine Richtlinien. Wichtig ist, daß die Sequenz auf den individuellen Erfordernissen des jeweiligen Einzelfalles aufbaut. Die Reihenfolge der Behandlungsziele nach ihrer Priorität ist im allgemeinen die folgende:

1. Beseitigung des Kreuzbisses
2. Korrektur der Kieferrelationen
3. Beseitigung starker Engstände
4. Schaffung von Platz in den Zahnbögen für stark rotierte, impaktierte oder im Außenstand befindliche Zähne
5. Einordnung der Zähne in die Zahnbögen
6. Lückenschluß
7. Finishing des unteren Zahnbogens
8. Erzielung einer Klasse-I-Relation der bukkalen Segmente

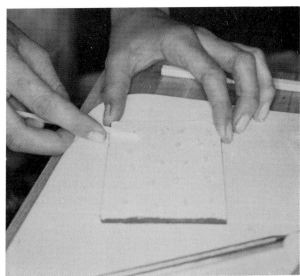
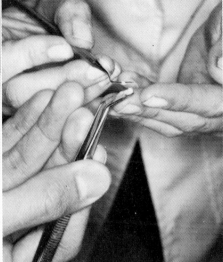
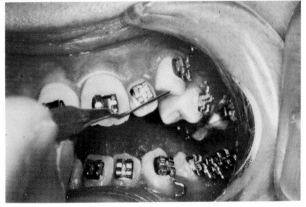

Abb. 11-16 A: Die beiden Pastenkomponenten werden für ein Bracket angemischt. B: Das Adhäsiv wird mit dem Hollenback-Forminstrument auf das Bracket aufgetragen. C: Die Überschüsse werden entfernt und die Bracketposition wird mit Hilfe des Scalers korrigiert.

9. Retraktion und, soweit erforderlich, Intrusion der oberen Frontzähne
10. Feinregulierung und Finishing der Zahnpositionen und der Okklusion

Eine andere Reihenfolge, die bei der Feinregulierung und beim Finishing berücksichtigt werden muß, ist die der Zahnpositionen. In vielen Fällen werden mehrere Einzelschritte miteinander kombiniert und gleichzeitig durchgeführt. Um die Okklusion jedoch gut einstellen zu können, müssen bestimmte Schritte zuerst erfolgen. Die Sequenz der Zahnpositionierung beginnt mit der Einstellung der unteren Frontzähne auf oder geringfügig lingual der kephalometrischen Norm. Die Wurzeln der vier Schneidezähne sollten divergieren und bei Betrachtung von okklusal in einer Ebene erscheinen. Als nächstes werden die unteren Eckzähne eingestellt, wobei eine mesiale Inklination mit distaler Wurzelposition angestrebt wird. Die Spitzen der unteren Eckzähne sollten etwa 1 mm höher stehen als die Schneidekanten der unteren Schneidezähne. Auch wenn die Längsachsen dieser Eckzähne labial geneigt sind, sollte ein lingualer Kronentorque erreicht werden. Die unteren Schneidezähne von den 1. Prämolaren bis zu den 2. Molaren sollten 3° distal der normalen mesioaxialen Position von 2° aufgerichtet werden. Die Seitenzähne sollten leicht distal rotiert stehen, wobei die Distalfläche der 2. Molaren nach lingual gewandt sein sollte. Der prominenteste Bereich im frontalen Anteil des unteren Zahnbogens ist beim 1. Prämolaren der prominenteste Bereich im Unterkieferzahnbogen bei den mesiobukkalen Höckern der unteren 1. Molaren. Es ist eine flache *Speesche* Kurve anzustreben. Bei der Sequenz der Zahnregulierungen im Unterkiefer sollte man der Reihe nach von den Frontzähnen zu den Molaren vorgehen. Eine transversale Kompensationskurve im unteren Bukkalsegment ist zur Erzielung der korrekten Zahnpositionen wichtig.

Durch diese Veränderungen wird der Unterkiefer zur Aufnahme der oberen Zähne vorbereitet. Wenn das Finishing des oberen Zahnbogens vor dem des unteren erfolgt oder wenn im unteren Zahnbogen noch Lücken, Rotationen oder Kippungen verbleiben, ist es praktisch unmöglich, ein korrektes Endergebnis zu erzielen. Wenn nämlich die oberen Zähne an den unteren ausgerichtet werden und anschließend im Unterkiefer weitere Korrekturen erforderlich sind, müssen auch die oberen Zähne wieder in die richtige Relation zum unteren Zahnbogen gebracht werden. Vor der vollständigen Ausarbeitung und Feinregulierung des Falls muß daher die Korrektur des unteren Zahnbogens abgeschlossen sein. Als Faustregel empfiehlt es sich, mit der Behandlung des unteren Zahnbogens dem oberen immer etwas voraus zu sein, wobei die Arbeit im Unterkiefer bei voller Bebänderung normalerweise nach ungefähr einem Jahr abgeschlossen sein sollte.

Sobald die unteren Zähne positioniert sind, werden als erste Zähne des Oberkiefers die Sechsjahrmolaren dem Unterkiefer angepaßt. Die oberen Sechsjahrmolaren sollten distal rotiert sein und so viel bukkalen Wurzeltorque aufweisen, daß die palatinalen unterstützenden Höcker angehoben werden. Im Unterschied zu den nichtbehandelten Normalfällen, bei denen die mesioaxiale Inklination dieser Zähne 5° beträgt, sollten sie 0° Angulation aufweisen. Diese Position, das darf man nicht vergessen, sollte am Ende der apparativen Behandlung erreicht sein. Sie ermöglicht die selbständige Einstellung der Sechsjahrmolaren nach Entfernung der Apparatur und bewirkt eine normale mesioaxiale Inklination, die nicht in der Zentrik ist. Dieses Ziel ermöglicht Arbeitsinterferenzen an den distobukkalen Höckern.

Sobald der untere Zahnbogen ausgeformt ist, müssen die Oberkiefer-Sechsjahrmolaren so weit nach distal bewegt werden, daß sie regelrecht mit ihren Antagonisten artikulieren. Dies erfordert eine ausreichende Distalbewegung, ausreichende Distalrotation und ausreichenden bukkalen Wurzeltorque. Die Position der oberen Sechsjahrmolaren bestimmt die Rotation der oberen Zwölfjahrmolaren, da beide Zähne trapezförmig sind.

Sobald die oberen Sechsjahrmolaren positioniert sind und sich die oberen Zwölfjahrmolaren in ihrer Regelstellung befinden, werden die Prämolaren in eine Klasse-I-Relation gebracht. Danach werden die oberen Eckzähne und schließlich die oberen Schneidezähne reguliert. Die mesioaxiale Inklination der oberen Eckzähne muß so groß sein, daß die Eckzahnspitzen auf der Arbeitsseite bei der Laterotrusion des Unterkiefers auf den distoinzisalen Schrägflächen der unteren Eckzähne gleiten und somit die Disklusion der Seitenzähne sowohl auf der Arbeits- als auch der Balanceseite bewirken. Wenn die Seitenzähne in Klasse-I-Relation stehen und die oberen Eckzähne keine ausreichende mesioaxiale Inklination besitzen, passieren die Spitzen der oberen Eckzähne die Zwischenräume zwischen den unteren Eckzähnen und den 1. Prämolaren und bewirken keine Disklusion der Seitenzähne, die dadurch auf beiden Seiten Interferenzen haben.

Schließlich werden die vier oberen Schneidezähne positioniert. Um die Lücken zu schließen und einen regelrechten Überbiß zu erzielen, müssen diese vier Zähne ausreichend viel Raum einnehmen. Dies wird durch „artistic tip und torque" erreicht. Durch den Torque werden die Schneidekanten auf einen größeren Bogen plaziert. Aufgrund der im wesentlichen rechteckigen Zahnform nehmen sie durch den „artistic tip" mehr Raum ein. Darüber hinaus kann die Retraktion der Schneidezähne gleichzeitig eine Intrusion erfordern, sofern keine Zahngrößendiskrepanz vorliegt.

Diese grundlegende Sequenz ist routinemäßig einzuhalten, wenn eine optimale Regulierung der Zahnpositionen erzielt werden soll. Wie erwähnt, können verschiedene Schritte gleichzeitig durchgeführt werden, was bei der Straight-Wire-Apparatur mit den gerade ausgerichteten Brackets und dem aufeinanderfolgenden Einsatz von immer größeren Bögen in der Praxis auch fast automatisch geschieht.

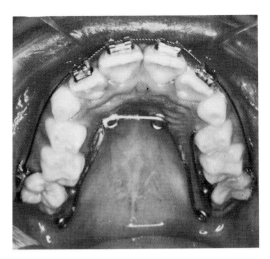

Abb. 11-17 Quad-Helix.

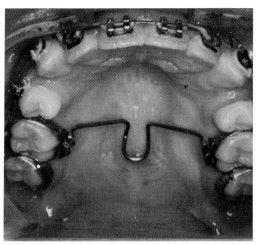

Abb. 11-18 *Goshgarian*-Palatinalbügel.

Die Behandlung der Dysgnathien läßt sich in der Regel in drei Phasen unterteilen. Die erste Phase könnte man als das „Auflockern" der Dysgnathie bezeichnen. In dieser Phase werden schwere Engstände, Kreuzbisse und schwere Stellungsanomalien behandelt. Gleichzeitig erfolgt die Ausrichtung der Brackets, d. h. die Zähne werden reguliert, bis die Bracketschlitze eine gerade Linie bilden, so daß stärkere Bögen eingesetzt werden können, mit denen die zweite Behandlungsphase, die „Arbeitsphase" durchgeführt wird. In der Arbeitsphase werden die Extraktionslücken geschlossen und die mesiodistalen Zahnbogen- und/oder Kieferrelationen korrigiert. Die dritte Behandlungsphase ist die „Abschlußphase" bzw. Feinregulierung der Okklusion. Ich verwende für jede Phase etwas unterschiedliche Mechanik. Außerdem ist die Mechanik von Fall zu Fall verschieden, da sie vom VTO und dem Gesichtstypus abhängt.

Das Ziel der ersten Behandlungsphase ist in der Regel die Beseitigung des Kreuzbisses, die beginnende Arbeit an der Kieferrelation und die Behebung des Engstandes, während gleichzeitig die Bracketschlitze nivelliert werden. In den meisten Fällen erfordert die initiale Behandlungsphase einige der folgenden Apparaturen: Gaumennahterweiterungs-Apparat nach *Haas*, Quad-Helix (Abb. 11-17), Transpalatinalbügel (Abb. 11-18) und/oder Lingualbogen. Außerdem kann auch ein Okzipitalzug-Headgear auf die Sechsjahrmolaren gesetzt werden, und häufig wird, in Wechselgebißfällen, ein Bimetric-Bogen nach *Wilson* oder ein Utility-Bogen verwendet. Bei mehr als 5 mm Engstand kann während der initialen Behandlungsphase ein Helix-Loop-Bogen nach *Jarabak* aus 0,016″ (Inch) grünen Elgiloy erforderlich werden. Häufiger wird aber ein geflochtener Draht (z. B. Wildcat oder Respond) verwendet. Bei hochgradigen Rotationen wird gelegentlich auch ein 0,018 ″ (Inch) Nitinoldraht verwendet.

Die erste Behandlungsphase beinhaltet in der Regel das Ausrichten der Brackets, die Schaffung von Platz im Zahnbogen, indem die Zähne in Extraktionslücken bewegt werden. Dadurch wird der Frontzahnbogen ausgeformt, so daß ein größerer Vierkantbogen in die Brackets eingesetzt werden kann (Abb. 11-19 und 11-20B). Die Sequenz in dieser ersten Phase sieht in der Regel folgendermaßen aus: initialer Helix-Loop-Bogen aus grünem Elgiloy, 0,016″ (Inch) und unmittelbar anschließend ein Respond-Bogen oder aber zunächst ein 0,015″ (Inch) Respond-Bogen, der dann durch einen 0,019″ (Inch) Respond oder Wildcat ersetzt wird, und anschließend ein 0,018″ (Inch) Australian Special Plus Draht zur abschließenden Behandlung von persistierenden Rotationen und zur Ausrichtung der Brackets für die Aufnahme des Vierkant-Arbeitsbogens (Abb. 11-21). Gelegentlich, wenn aufgrund des VTO Intrusio-

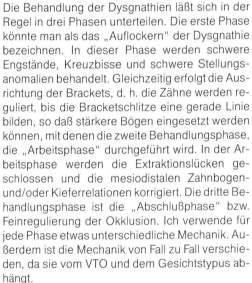

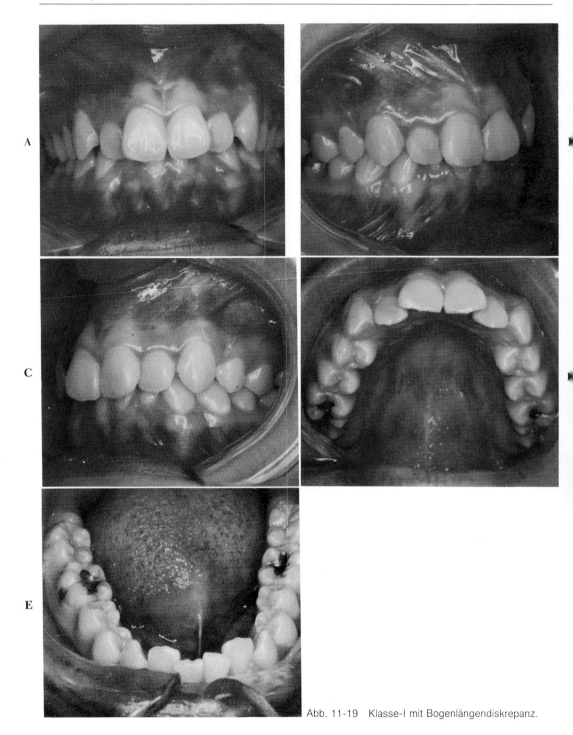

Abb. 11-19 Klasse-I mit Bogenlängendiskrepanz.

Die Wahl der Apparatur

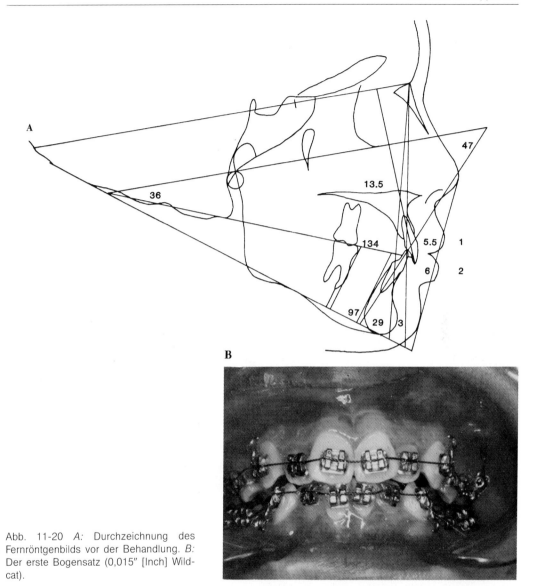

Abb. 11-20 A: Durchzeichnung des Fernröntgenbilds vor der Behandlung. B: Der erste Bogensatz (0,015" [Inch] Wildcat).

nen der Schneidezähne indiziert sind, können auch 0,019" × 0,019" (Inch) Utility-Bögen aus blauem Elgiloy in der ersten Behandlungsphase erforderlich sein.

In der zweiten Behandlungsphase kommt in der Regel eine Bogenform zum Einsatz, die ich als die „Double-Keyhole-Loop-Mechanik" bezeichne (Ab. 11-22). Dieser Bogen wurde von John *Parker* aus Alameda, Kalifornien, eingeführt. Dahinter steckt folgendes Konzept: 1. dem Behandler wird der Luxus des vollständigen Lückenschlusses mit nur einem Bogensatz gewährt, 2. die Mechanik stellt einen vernünftigen Mittelweg zwischen starker Kippung und einer Translation dar, 3. der Behandler kann sich aussuchen, wie die Lücke geschlossen wird, von mesial oder von distal, und in

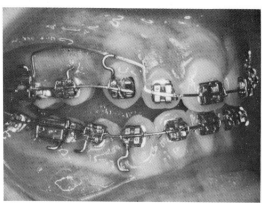 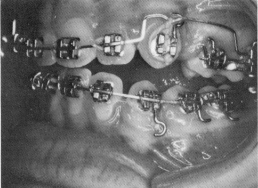

Abb. 11-21 A: Oberer Utility-Bogen aus blauem Elgiloy (0,019" × 0,019" [Inch]) mit bukkalem Teilbogen aus 0,019" × 0,025" (Inch) Nitonol. Power-Thread-Ligatur vom Eckzahn zur V-Biegung des Utility-Bogens zur Intrusion. TMA-Bogen (0,019" × 0,025" [Inch]) mit umgekehrter *Spee*scher Kurve im Unterkiefer.

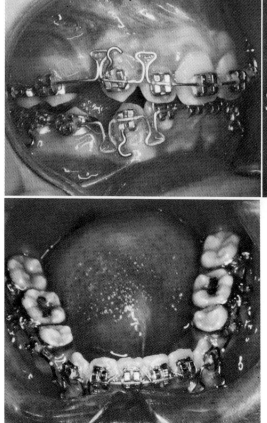 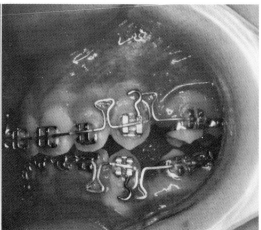

Abb. 11-22 Beginn des Extraktionslückenschlusses mit einem 0,019" × 0,026" (Inch) Double-Keyhole-Loop-Bogen (ohne Headgear). Im Unterkiefer sind die Schlaufen aktiviert.

Die Wahl der Apparatur

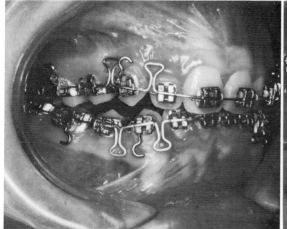
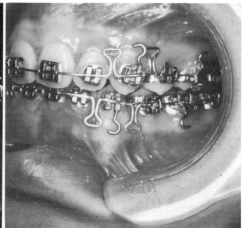
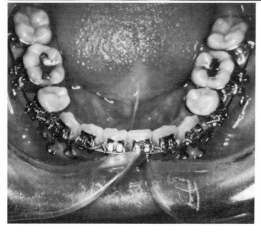

Abb. 11-23 Abschluß der Behandlung mit dem Double-Keyhole-Loop-Bogen. Die Lücken sind geschlossen. Kippungen im rechten Seitenzahngebiet durch Überaktivierung der Loops; jedoch sehr geringe Kippungen bei korrekter Aktivierung (linke Seite).

jeweils welchem Verhältnis (Abb. 11-23). Im Unterschied zu verschiedenen Mechaniken mit reziproker Wirkung ist man nicht auf die unberechenbare Mitarbeit des Patienten angewiesen. Der Double-Keyhole-Loop-Bogen wird in der Regel aus abgerundetem Vierkantdraht der Größe 0,019" × 0,026" (Inch) gefertigt.

Die Frontzähne werden meistens im Block retrahiert (Abb. 11-24). Die 2. Molaren werden bei Behandlungsbeginn im bleibenden Gebiß routinemäßig bebändert. Die Frontzähne werden mit Hilfe eines modifizierten *Asher*-Gesichtsbogens (Abb. 11-25) retrahiert, der entweder 1. an einem Nackenband zur Retraktion der unteren oder oberen Front oder 2. an einer anterioren Hochzug-Kopfkappe (High-Pull) zur Retraktion und Intrusion der oberen Front befestigt werden kann. In kritischen Verankerungssituationen werden die Frontzähne mit dem *Asher*-Gesichtsbogen retrahiert, ohne die Double-Keyhole-Loops zu aktivieren. Sollte der Behandler sich später dennoch dazu entschließen, die Seitenzähne mesial zu bewegen, kann er die Schlaufen jederzeit aktivieren (durch Festziehen des Bogens distal der letzten Molarenröhrchen). Zusätzlich bieten die Schlaufen Kontrolle über die Eckzahnrotation während des Lückenschlusses und stellen gute Angriffspunkte für elastische Gummizüge dar, die unter anderem zur Korrektur der Mittellinien erforderlich sein können.

Zur Beendigung des Lückenschlusses (Abb. 11-26) können bei Bedarf (meist in Extrak-

Behandlungsmechanik für die Straight-Wire-Apparatur

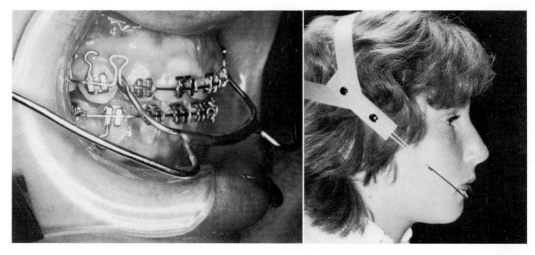

Abb. 11-24 *Asher*-High-Pull-Facebow zur Retraktion und Intrusion der oberen Frontzähne.

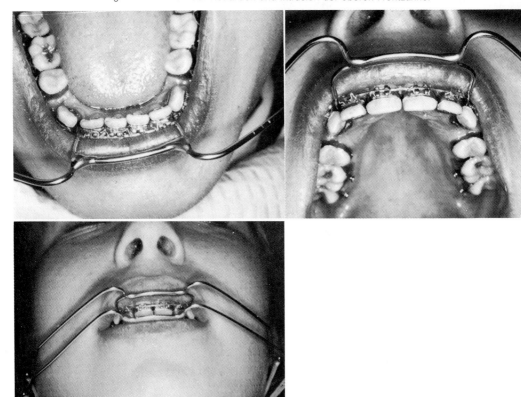

Abb. 11-25 *Asher*-Gesichtsbogen mit Nackenband zur gleichzeitigen Retraktion der oberen und unteren Frontzähne, wenn keine Intrusion der oberen Schneidezähne indiziert ist.

Die Wahl der Apparatur

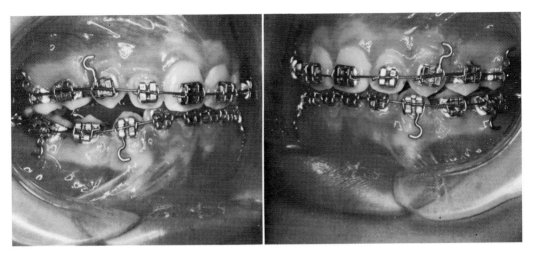

Abb. 11-26 Nach dem Lückenschluß mit Double-Keyhole-Loop-Bögen werden Bögen aus 0,018" (Inch) Australian Special-Plus eingesetzt.

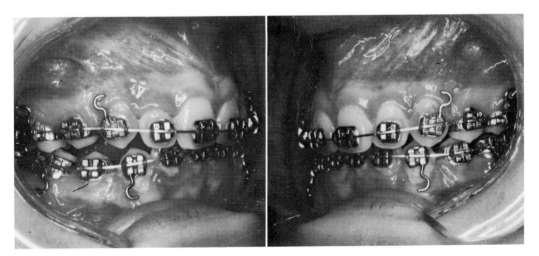

Abb. 11-27 Wärmebehandelte Elgiloy-blue-Drähte (0,018" × 0,025" [Inch]) mit verstärkter umgekehrter und kompensierender Kurve zur raschen Parallelisierung der Wurzeln und Nivellierung.

tionsfällen) die 0,019" × 0,026" (Inch) Double-Keyhole-Loop-Bögen entfernt und durch 0,018" × 0,025" (Inch) blaue Elgiloy-Bögen mit idealer Bogenform (Abb. 11-27) ersetzt werden, welche akzentuierte umgekehrte und kompensierende Kurven sowie spezielle Torqueregulierungen zum Ausgleich unerwünschter Torque-Effekte durch die Kurven besitzen. Diese Drähte werden wärmebehandelt, einligiert und an den Enden zurückgebogen. Sie bewirken eine sehr schnelle Parallelisierung der Wurzeln und Nivellierung der *Spee*schen Kurve sowie lingualen Wurzeltorque der oberen Schneidezähne. Sobald sie ihr Ziel erreicht haben, werden sie durch 0,021" × 0,025" (Inch) Stahldrähte ersetzt, die außer der Bogenform keine zusätzlichen Biegungen aufweisen. Gelegentlich kommt es nach dem Lückenschluß zu ausgeprägten Kippungen; in diesen

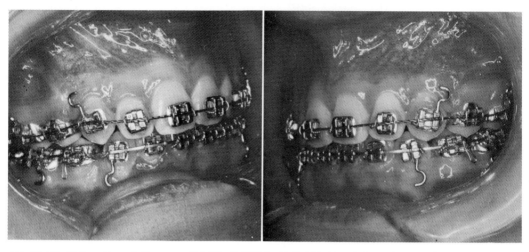

Abb. 11-28 Unterer *Truarch*-Bogen aus 0,019" × 0,025" (Inch) Stahldraht und oberer Quadcat-Bogen in der Stärke 0,019" × 0,025" (Inch) zur Nivellierung der oberen Eckzähne.

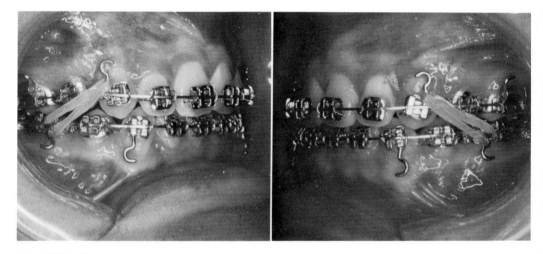

Abb. 11-29 Oberer und unterer *Truarch*-Stahlbogen (0,019" × 0,025" [Inch]) aus Stahldraht mit kurzen Klasse-II-Gummizügen 3/16 Inch 6 oz (4,76 mm, 170 g).

Fällen hat man folgende Möglichkeiten: 1. Man kann nach der Schließung der Extraktionslücken auf einen 0,018" (Inch) hochelastischen Draht (Australian Special Plus) zurückgreifen (Abb. 11-28) oder 2. einen 0,016" × 0,022" (Inch) Bogen aus gelbem Elgiloy mit 2 1/2 fachen Spiralschlaufen (In-line helical loop arch) zur Nivellierung der Okklusionskurve des unteren Zahnbogens und zur Parallelisierung der Wurzeln verwenden, bevor man auf den 0,018" × 0,025" (Inch) blauen Elgiloy-Bogen (Abb. 11-29) übergeht. Die 2. Methode ist jedoch selten. In der Regel ist zur Vorbereitung für das endgültige Finishing der 0,018" × 0,025" (Inch) blaue Elgiloy-Bogen oder ein TMA- oder Nitinolbogen ausreichend. Bei Patienten mit ungünstigem Verhältnis zwischen hinterer und vorderer Gesichtshöhe oder bei kurzem Ramus und extrem dolichofazialem Gesichtsmuster können die

Die Wahl der Apparatur

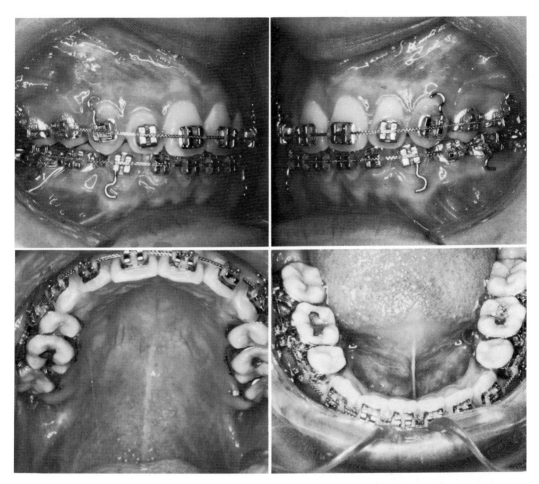

Abb. 11-30 Idealbögen im Ober- und Unterkiefer (0,021" × 0,025" [Inch], Force 9) zur Ausarbeitung und Feinregulierung (Finishing/Settling).

federharten Drähte, wie der 0,018" × 0,025" (Inch) wärmebehandelte blaue Elgiloy-Draht oder auch der 0,018" (Inch) Australian Special Plus nicht verwendet werden. In diesen Fällen wird die Wurzelparallelität mit anderen Drähten, z. B. einem 0,019" × 0,025" (Inch) TMA-Draht, einem Nitinoldraht oder einem geflochtenen Vierkantdraht (Force 9) erreicht. Der Lückenschluß wird in diesen Fällen meist mit 0,016" (Inch) Runddrähten erzielt, um zu vermeiden, daß starke federharte Drähte eine Bißöffnung verursachen könnten.
Quad-Helix-Bögen werden zur Distalrotation der Molaren und, bei Bedarf, zur Expansion verwendet. Gelegentlich wird die Expansion bei der Distalrotation der Molaren mit der Quad-Helix äußerst geringgehalten. Dadurch wird der Bukzinatormechanismus eine gewisse Distalisierung der Molaren ermöglicht. *Goshgarian*-Palatinalbügel werden zur Molarenintrusion oder zur Verhinderung der Extrusion dieser Zähne während der Anwendung eines Headgears häufig verwendet. Der Palatinalbügel verstärkt auch die Kontrolle über die Molarenposition bei der Verwendung von Utility-Bögen. Die Double-Keyhole-Loop-Bögen wer-

Behandlungsmechanik für die Straight-Wire-Apparatur

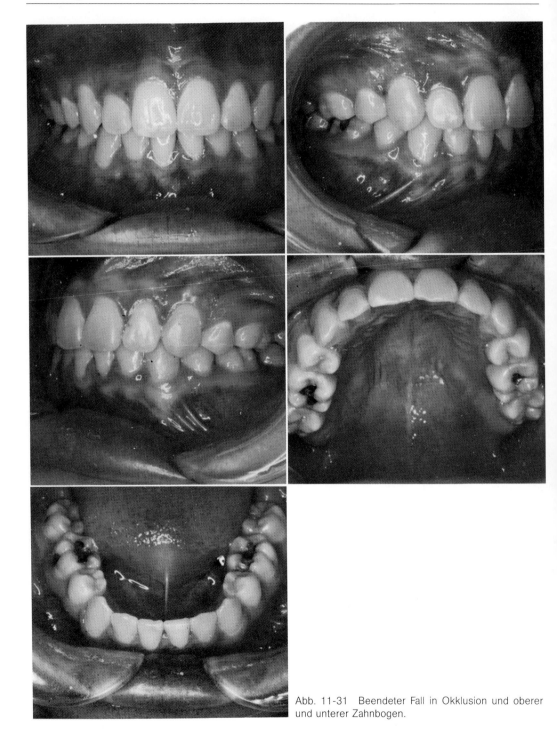

Abb. 11-31 Beendeter Fall in Okklusion und oberer und unterer Zahnbogen.

Die Wahl der Apparatur

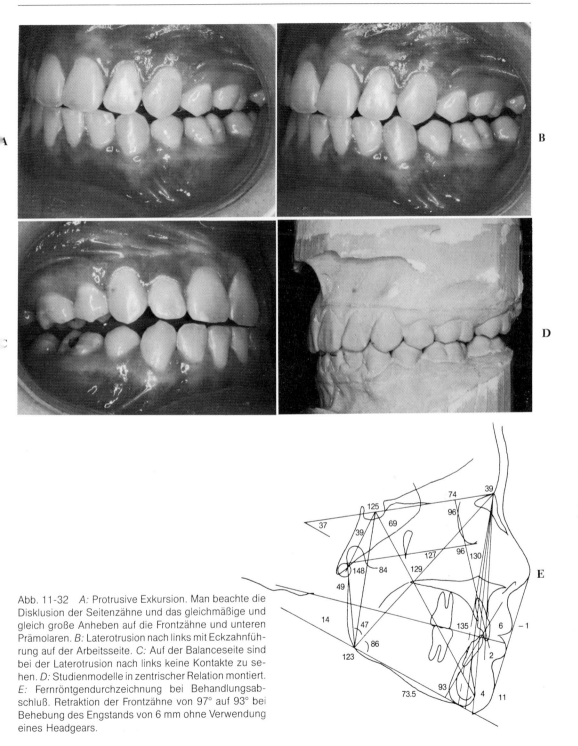

Abb. 11-32 A: Protrusive Exkursion. Man beachte die Disklusion der Seitenzähne und das gleichmäßige und gleich große Anheben auf die Frontzähne und unteren Prämolaren. B: Laterotrusion nach links mit Eckzahnführung auf der Arbeitsseite. C: Auf der Balanceseite sind bei der Laterotrusion nach links keine Kontakte zu sehen. D: Studienmodelle in zentrischer Relation montiert. E: Fernröntgendurchzeichnung bei Behandlungsabschluß. Retraktion der Frontzähne von 97° auf 93° bei Behebung des Engstands von 6 mm ohne Verwendung eines Headgears.

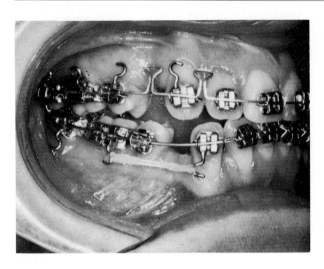

Abb. 11-33 Die „Gleitmechanik" mit extra starker Alastik-C-Kette zu den Brackethaken (power arms) auf Nitinolbogen.

den in der Regel in Extraktionsfällen eingesetzt, können aber auch bei geringer Lückenbildung in Nichtextraktionsfällen angewendet werden.
Beim abschließenden Finishing der Behandlung kommen Full-size-Bögen zum Einsatz, damit die in die Brackets eingebaute Mechanik, die im Fall der Straight-Wire-Apparatur zur Feinregulierung der Zahnpositionen führt, voll wirksam wird (Abb. 11-30). Dieser Schritt erfolgt fast automatisch, da man ständig auf größere Vierkantbögen übergeht. Gegenwärtig verwende ich Bogengrößen von 0,021" × 0,025" (Inch), gelegentlich bis zu 0,022" × 0,028" (Inch) aus Stahldraht, um die Brackets voll auszunutzen. In den Fällen mit ungünstigem Verhältnis zwischen vorderer und hinterer Gesichtshöhe werden zur Feinregulierung der Zahnpositionen wesentlich flexiblere Drähte verwendet, wie z. B. TMA, Nitinol und Force 9.
Nachdem die Zähne mit den stärkeren Stahlbögen (über die Mechanik, die in die Straight-Wire-Brackets eingebaut ist) in die geplanten Stellungen gebracht wurden, geht man im Ober- und Unterkiefer in der Regel wieder auf Force-9-Bögen zurück und kombiniert bei Bedarf mit elastischen Gummizügen (Abb. 11-31 und 11-32). Ich verwende besonders gerne die kurzen Klasse-II-Gummizüge, die ohne Extrusion der Molaren eine sehr wirksame sagittale Koordination der Zahnreihen ermöglichen.
In diesem Routineverlauf gibt es freilich verschiedene Ausnahmen, die von der Art des Einzelfalls abhängen. In einigen Fällen mit leichter Lückenbildung im gesamten Zahnbogen werden zur Schließung der Lücken ein 0,016" oder 0,018" (Inch) Runddraht und eine extra starke Alastic-C-Kette von Sechsjahrmolar zu Sechsjahrmolar verwendet. Wenn Kippungen vermieden werden müssen, wenn sich in einer Extraktionslücke wenig Knochensubstanz befindet und wenn minimale Verankerung erforderlich ist, können Gleitmechaniken zur Mesialbewegung der Seitenzähne verwendet werden, wobei die Frontzähne nur geringfügig retrahiert werden (Abb. 11-33).
In Fällen mit bimaxillärer Protrusion (Abb. 11-34 und 11-35) steigert sich die initiale Phase bis zum 0,018" (Inch) Australian Special Plus-Bogen, dem ein 0,020" (Inch) Double-Keyhole-Loop-Bogen folgt, mit welchem ein *Asher*-Gesichtsbogen mit entsprechend gerichteter Zugkraft zur Retrusion und Aufrichtung der Frontzähne kombiniert wird. Wenn aufgrund der VTO-Analyse die Intrusion dieser Zähne indiziert ist, kann das in dieser Phase mit Utility-Bögen durchgeführt werden, wobei später eine Power-Thread-Ligatur wie bei der Bioprogressive-Technik zur Intrusion der Eckzähne eingesetzt wird. Sobald die frontalen und distalen Zahnbogensegmente die gleiche Höhe erreicht haben, werden ganze Bögen verwendet. Man kann dann in der gewohnten Weise mit dem 0,019" × 0,026" (Inch) Double-Keyhole-Loop-Bo-

Die Wahl der Apparatur

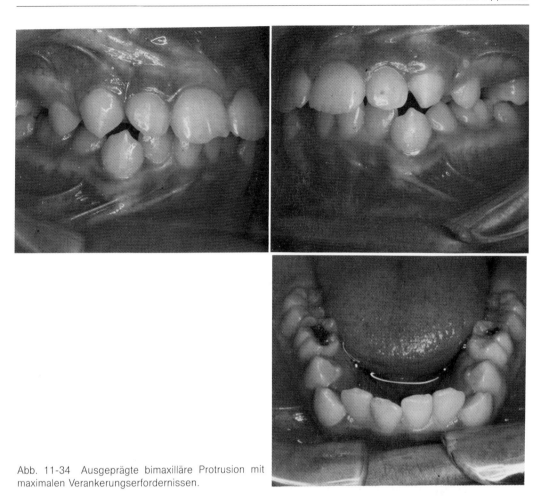

Abb. 11-34 Ausgeprägte bimaxilläre Protrusion mit maximalen Verankerungserfordernissen.

gen zum Lückenschluß fortfahren. In Fällen, in denen eine beträchtliche Retraktion des oberen Frontzahnsegments zusammen mit Intrusion und Torque-Kontrolle erforderlich ist, wird ein 0,021" × 0,025" (Inch) Double-Keyhole-Loop-Bogen (entweder Stahl oder Elgiloy) benutzt (Abb. 11-36). Die bukkalen Bogenabschnitte müssen jedoch im Elektrolytbad reduziert und im Seitenzahnbereich nur locker einligiert werden, und sie sollten nicht durch Röhrchen der Zwölfjahrmolaren geführt werden. Dadurch kann der Bogen an den Seitenzähnen frei gleiten, während der *Asher*-Headgear mit Okzipitalzug die Retraktion und Intrusion der Frontzähne bewirkt (Abb. 11-37 und 11-37).

In bestimmten Fällen mit extremem Engstand, der durch Extraktion der 1. Prämolaren behandelt wurde, können zur Distalisierung der Eckzähne in die Extraktionslücke und zur gleichzeitigen Ausformung des Frontzahnsegments Helixschlaufenbögen aus 0,015" (Inch) grünen Elgiloydraht verwendet werden (Abb. 11-39). Bei extremem Engstand muß man die Extraktionslücken meist ganz oder zumindest fast vollständig zur Einordnung der Frontzähne ausnützen. In diesen Fällen wird die meiste Arbeit daher bereits in der initialen Be-

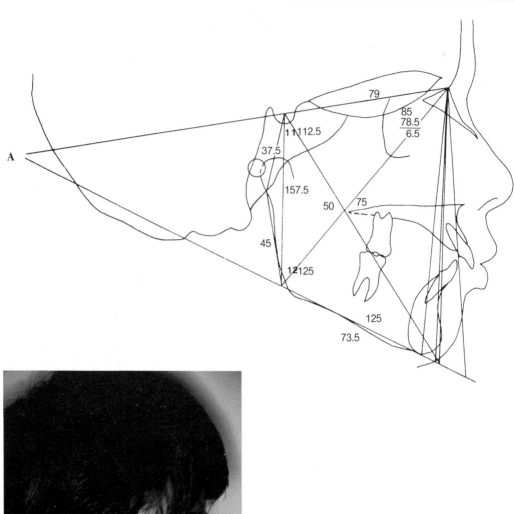

Abb. 11-35 *A:* Fernröntgendurchzeichnung bei Behandlungsbeginn. *B:* Profilansicht vor der Behandlung.

Die Wahl der Apparatur

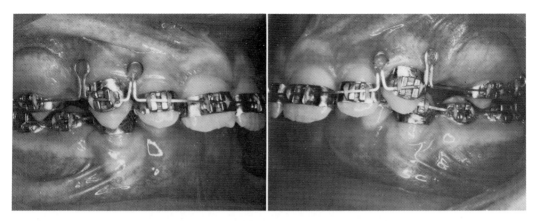

Abb. 11-36 Nach der maximalen Retraktion der unteren Frontzähne mit dem anterioren Asher-Gesichtsbogen wird mit dem maxillären Asher-Gesichtsbogen mit Okzipitalzug begonnen.

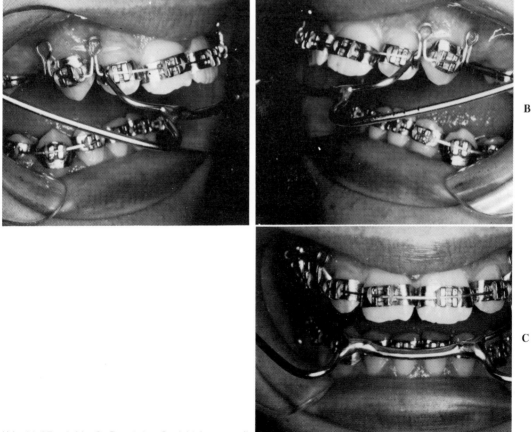

Abb. 11-37 A bis C: Der Asher-Gesichtsbogen mit Okzipitalzug in situ.

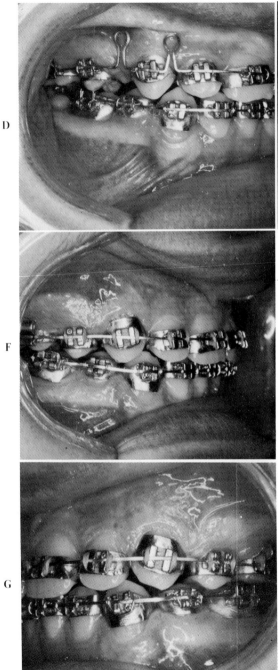

Abb. 11-37 (Fortsetzung) D und E: Klinisches Bild nach 8monatiger Behandlung mit dem Gesichtsbogen. Die Frontzähne wurden retrahiert und intrudiert. F und G: nach Lückenschluß. Idealbögen in situ.

Die Wahl der Apparatur

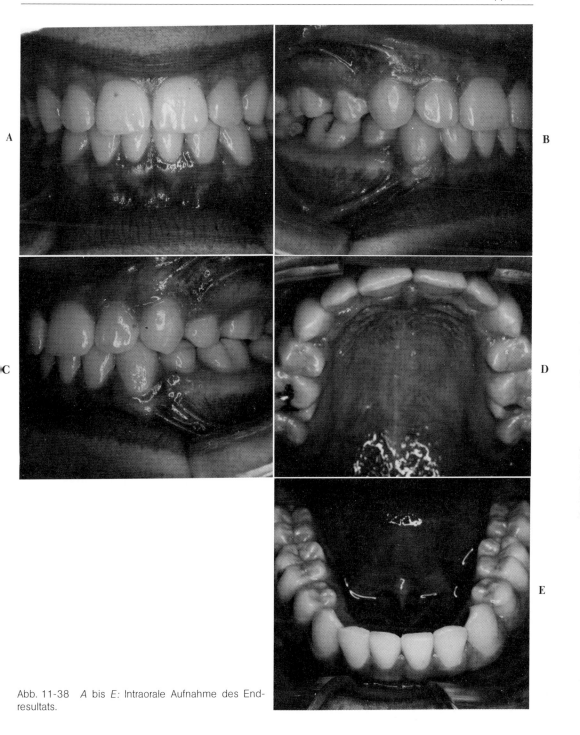

Abb. 11-38 *A* bis *E:* Intraorale Aufnahme des Endresultats.

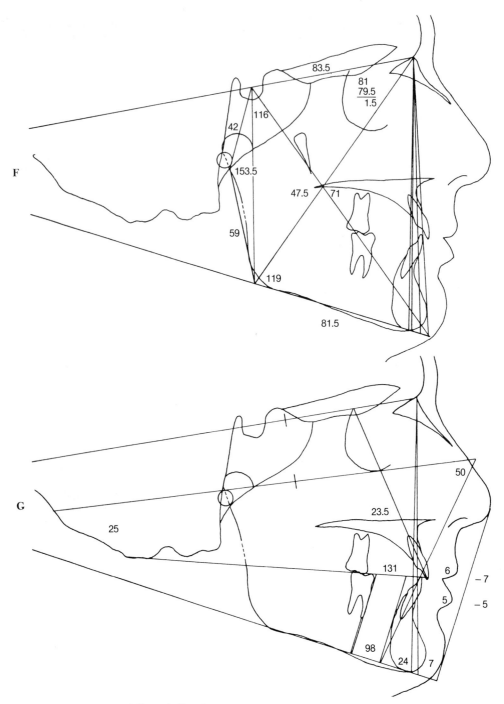

Abb. 11-38 (Fortsetzung) *F* und *G:* Fernröntgendurchzeichnung nach Behandlungsabschluß. Der A-Punkt wurde um 4 mm reduziert, die unteren Schneidezähne auf −1 zu A-Pog retrahiert.

Die Wahl der Apparatur

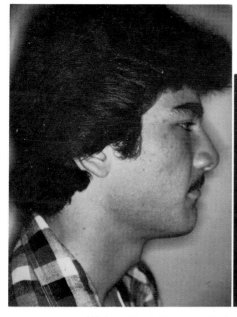
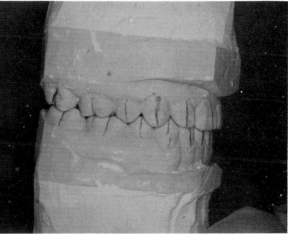

Abb. 11-38 (Fortsetzung) *H:* Profilansicht nach der Behandlung. *I:* Abschlußmodelle in zentrischer Relation.

handlungsphase geleistet. Dennoch ist anschließend die Speesche Kurve zu nivellieren, die Zahnwurzeln müssen parallelisiert und die Zahnpositionen feinreguliert werden.

In Fällen mit ungünstigem Verhältnis zwischen vorderer und hinterer Gesichtshöhe, mit dolichofazialem Gesichtstypus und distalrotierender Wachstumstendenz *werden keine resilienten oder starken Drähte* verwendet (Abb. 11-40). Diese Kinder werden im wesentlichen mit leichten Drähten behandelt. In der Regel werden Extraktionen durchgeführt, um die Molaren zu mesialisieren und die Hebelpunkte zwischen den Molaren auszuschalten, damit der Unterkiefer in einer Scharnierbewegung geschlossen werden kann. Die Torquekontrolle wird in diesen Fällen mit den sog. „Space-age wires" TMA sowie Nitinol und den geflochtenen Drähten, wie Force 9, in den größeren Stärken 0,021" × 0,025" (Inch) gewonnen. Zwar sind die Zahnpositionen mit diesen Bögen schwerer zu kontrollieren, doch darf man nicht vergessen, daß die massiveren federharten Drähte ein Fulcrum über den Molaren entstehen lassen und/oder zum offenen Biß führen könnten (Abb. 11-32).

Utility-Bögen werden zur Intrusion der Frontzähne (Abb. 11-41) verwendet. Sie können auch zur Nivellierung der Speeschen Kurve Verwendung finden, und zwar bei Patienten mit gut ausgeformten unterem Zahnbogen, die ohne Extraktionen behandelt werden müssen und außerdem keine gute Kooperation erwarten lassen (Abb. 11-42).

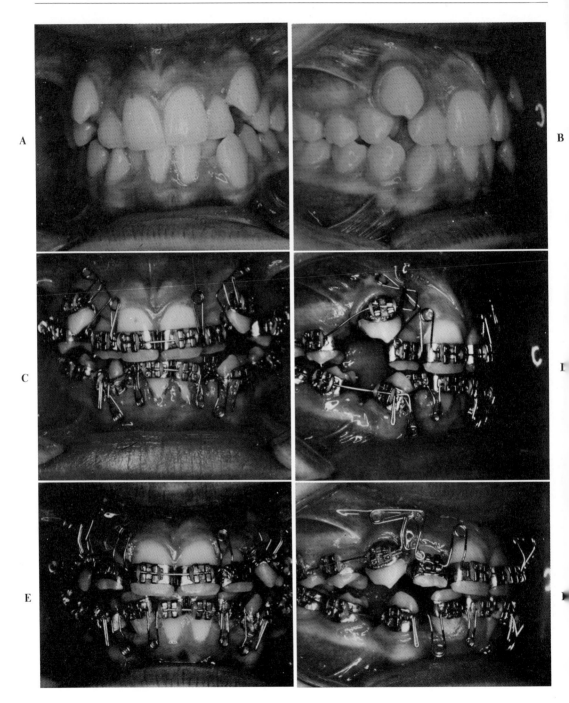

Abb. 11-39 *A* und *B:* Eckzahnhochstand, Klasse I, 8 mm Bogenlängendiskrepanz. *C* und *D:* Initiale Helixschlaufenbögen nach Jarabak (kein Headgear). *E* und *F:* 6 Wochen später.

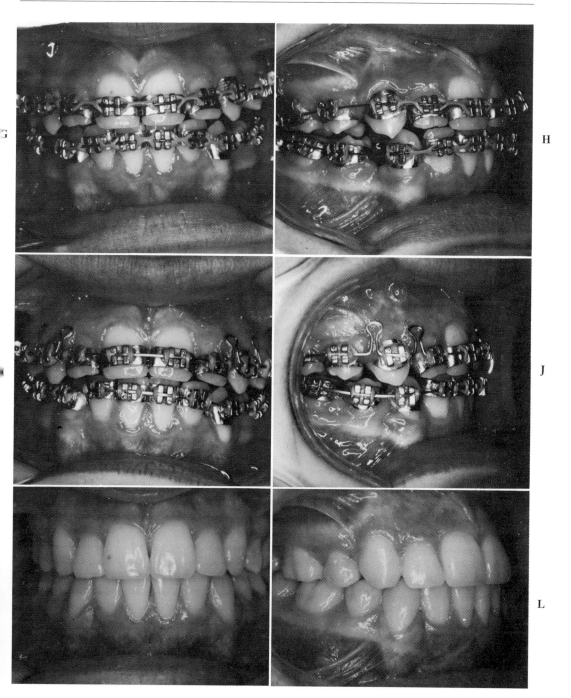

Abb. 11-39 (Fortsetzung) G und H: 10. Behandlungswoche, 0,018″ (Inch) Australian-Special-Plus Bogen und Alastik-C-Ketten. I und J: Behandlungsdauer 8 Monate (kein Headgear, keine Gummizüge. K und L: Behandlungsergebnis. Gesamtbehandlungsdauer 16 Monate.

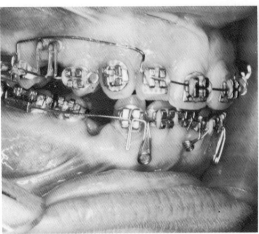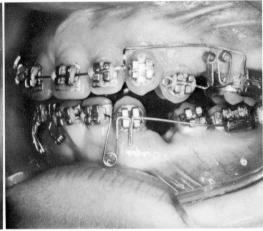

Abb. 11-40 Minimale Verankerung. Helixschlaufen im Unterkiefer zur Retraktion der Eckzähne und Ausformung des Frontzahnbogens. Im Oberkiefer Utility-Bogen zur Intrusion der Schneidezähne während gleichzeitig die ersten Prämolaren retrahiert werden. Ungünstiges Verhältnis zwischen vorderer und hinterer Gesichtshöhe.

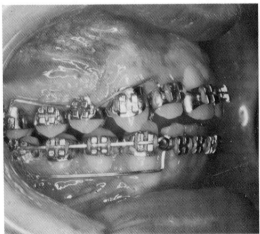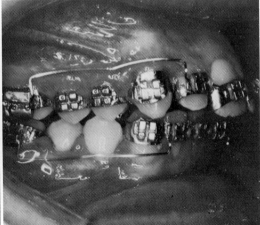

Abb. 11-41 Nichtextraktionsfall. Utility-Bögen und gerader bukkaler Teilbogen zur Nivellierung der *Spee*schen Kurve und Korrektur des Tiefbisses bei minimaler Headgearverwendung.

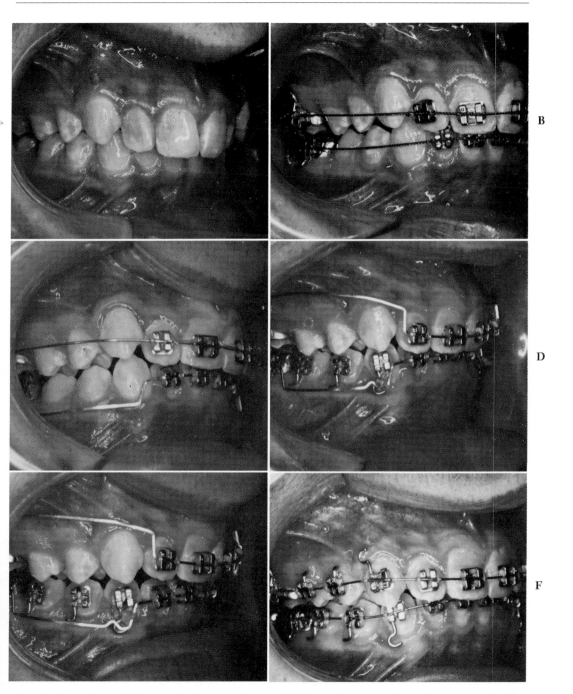

Abb. 11-42 A: Dysgnathie Klasse II/2. B: Initiale Bögen (0,0175" [Inch] Respond) mit 2 × 4-Bebänderung. C: Oben 0,018® (Inch) Bogen mit C-Kette, unterer Utility-Bogen im Oberkiefer, Palatinalbügel und Okzipitalzug-Headgear an den oberen Sechsjahrmolaren. 0,019" × 0,019" (Inch) Utility-Bogen im Unterkiefer mit Power-Thread-Ligatur zur Intrusion der unteren Eckzähne. E: 4 Wochen später. F: Oben und unten 0,016" (Inch) Nivellierungsbögen.

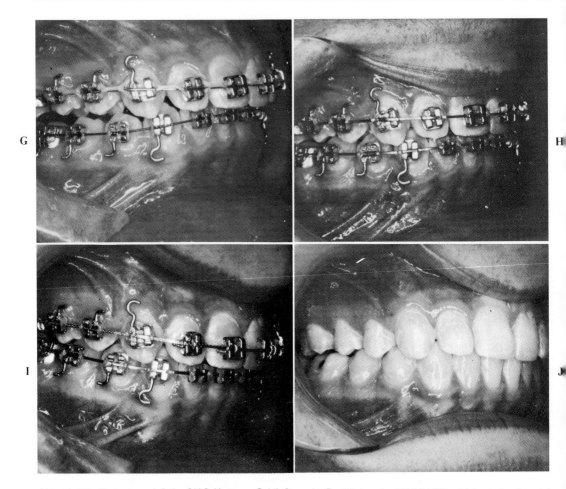

Abb. 11-42 (Fortsetzung) *G:* Im OK C-Kette zur Schließung der Restlücken. Im UK 0,018″ (Inch) Australian Special Plus zur Nivellierung des unteren Zahnbogens. Disklusion der Seitenzähne wegen des Okzipitalzug-Headgears an den oberen Sechsjahrmolaren. *H:* Ideale Vierkantbögen. *I:* Im Unterkiefer 0,021″ × 0,025″ (Inch) Truarch aus Stahldraht und im Oberkiefer 0,021″ × 0,025″ (Inch) Force 9, für das „Settling". *J:* Endresultat.

Überlegungen zur Verankerung und minimale Verwendung des Headgears während der Behandlungsphase im bleibenden Gebiß

Es gibt verschiedene orthodontische Axiome, die allgemein anerkannt sind, ohne unbedingt Gültigkeit zu besitzen. Ebenso gibt es verschiedene Feinheiten und Nuancen in der orthodontischen Behandlung, die der erfahrene Kliniker kennt und in seiner Praxis täglich und erfolgreich einsetzt, die man aber nicht erlernen kann, sondern die man sich im Laufe der Zeit durch Erfahrung aneignen muß. Schließlich gibt es bestimmte Beobachtungen, die ich gemacht habe und die sich nicht beweisen oder wissenschaftlich belegen lassen, die sich aber in der Praxis durch umfangreiche Fallstudien immer wieder bestätigen und in denen sich Prinzipien zeigen, die sich auf die überwiegende Mehrzahl der Fälle übertragen lassen. Alle diese Faktoren haben Auswirkungen auf die Behandlungsmechanik und sollten daher in einem Kapitel, das diesem Thema gewidmet ist, Erwähnung finden.

Studenten werden häufig zu der Annahme verleitet, daß jeder Versuch einer orthodontischen Zahnbewegung zur Mesialwanderung der gesamten Dentition führt. Dies kann zwar in bestimmten Situationen zutreffen, ist aber nicht uneingeschränkt gültig. Den Unterschied macht die Art und Weise aus, in der die Mechanik appliziert wird. Der Einfluß des fazialen Typs, das Ausmaß des Überbisses und die okklusalen Kräfte scheinen die Faktoren zu sein, die allgemein die Mesialdrift des unteren Zahnbogens verhindern. Jede Art von orthodontischer Kraftapplikation, die zur Einschränkung dieser Faktoren beiträgt, führt in der Regel zur Mesialwanderung der Dentition. Dabei darf man nicht außer acht lassen, daß die Bedingungen, unter welchen die orthodontischen Apparaturen in den Mund eingesetzt werden, keineswegs ein Abbild der mathematischen Modelle sind, wie sie von Ingenieuren und Physikern konstruiert werden, die sich mit der orthodontischen Behandlungsmechanik befassen. Die individuell unterschiedliche Reaktion des Knochengewebes und die Tatsache, daß die Drähte im Mund verformt und permanenten Spannungen ausgesetzt werden, bedeutet, daß die realen Kraftsysteme nicht unwesentlich von den mathematischen Modellen abweichen.

Die Faktoren, die eine Mesialbewegung der distalen Verankerungsbereiche bewirken können, sind 1. der Versuch, eine tiefe *Spee*sche Kurve mit federharten Drähten und ohne Teilbögen zu nivellieren, 2. der Versuch, mit Hilfe sehr resilienter Bögen die Brackets möglichst schnell in eine Linie zu bringen, 3. der Versuch, distalgeneigte Eckzähne aufzurichten, 4. der Versuch, die Wurzeln der oberen Schneidezähne palatinal zu bewegen und 5. der Versuch einer Expansion des Zahnbogens mit Labialbögen. Ein weiterer Faktor, der zur Mesialisierung der Verankerungsbereiche beitragen kann, ist der Versuch, extrem stark protrudierte obere oder untere Frontzähne mit Hilfe eines reziproken Kraftsystems zwischen den 1. und 2. Prämolaren sowie den Frontzähnen zu retrudieren und in die Extraktionslücken zu bewegen. Solange die Frontzähne nach labial geneigt sind, bieten sie eine so hervorragende Verankerung, daß man sie fast intrudieren muß, um eine Retraktion zu erzielen. Sobald die Schneidezähne allerdings in eine normalere Achsenneigung aufgerichtet wurden, bieten sie als Verankerungseinheit nur wenig Widerstand und lassen sich leicht retrahieren.

Darüber hinaus werden die gesamten klassischen Vorstellungen vom Verankerungsverlust ins Wanken gebracht, wenn in diese reziproke Mechanotherapie die bebänderten 2. Molaren einbezogen werden. Ich kann in den meisten Extraktionsfällen, wenn die 2. Molaren ebenso wie die 1. Molaren von Anfang an in die Apparatur einbezogen werden, bei der Behandlung von Patienten, bei denen die Schneidezähne retrahiert werden müssen, mit sehr wenig extraoralen Zugkräften auskommen. Der Headgear dient in der Hauptsache der Verringerung von mesiodistalen Diskrepanzen in der Kieferrelation – im übrigen kann man die Verwendung des Headgears auf ein Minimum reduzieren. Diese Ansicht steht in Widerspruch zu dem, was bei den meisten Behandlungsmethoden üblich ist, die den Headgear fast durchgehend während der gesamten Behandlung erfordern. Allerdings muß der Behandler dann häufig eine mesialere Schneidezahnposition in Kauf nehmen, als er ursprünglich erreichen wollte. Ich glaube, daß es dem Behandler bei sorgfältiger Anwendung der hier aufgezählten Prinzipien gelingen wird, die Verankerung zu erhalten und die Zähne unter minimaler Verwendung von extraoralen Zugkräften in die gewünschten Positionen zu bewegen.

Zur näheren Definition der von mir erwähnten Prinzipien möchte ich lediglich sagen, daß es ungefähr sechs Punkte gibt, die regelmäßig zur Mesialverschiebung der distalen Verankerungseinheiten zu führen scheinen. Sie sind hier nicht unbedingt in der Reihenfolge ihrer Wichtigkeit aufgezählt, es sind aber die Punkte, die zur Mesialdrift der distalen Zähne führen, sobald reziproke Lückenschlußmechaniken angewandt werden:

1. Versuche, extrem distalgekippte Eckzähne aufzurichten,
2. Distalisierung von extrem protrudierten oder labialgeneigten Schneidezähnen mit Hilfe der Seitenzähne,
3. Versuche, die *Spee*sche Kurve mit einem durchgehenden Bogen ohne Verwendung distaler Zugkräfte zu nivellieren,
4. Versuche, eine der drei oben genannten Zahn-

bewegungen mit Hilfe entweder eines starren oder eines resilienten Bogens durchzuführen,
5. Versuche, die oberen Schneidezahnwurzeln nach palatinal zu bewegen oder zu torquieren,
6. Versuche, den unteren Zahnbogen mit einem Labialbogen zu expandieren.

Es ist weitgehend bekannt, daß Klasse-III-Gummizüge, Lipbumper oder Headgears mit Distalzug den unerwünschten Verankerungsverlust bei der Durchführung dieser Bewegungen ausgleichen können. Wegen der problematischen Verankerungssituation bei der Retraktion der oberen und unteren sechs Frontzähne in die Extraktionslücken sind die meisten Kieferorthopäden in den Praxen ebenso wie an den Kliniken darauf eingestellt, bei fast jeder Art der Retraktion von Frontzähnen einen Headgear oder irgendeine Form von Distalzug auf die Seitenzähne zu verwenden. So verläßt der Student die Universität in dem Glauben, daß bei der Retraktion von Frontzähnen nahezu unabhängig von der Art des Falls die Verankerungseinheit immer mit dem Headgear gehalten bzw. distalisiert werden muß, bis die gewünschte Schneidezahnposition erreicht ist.

Ich gehe sogar so weit zu sagen, daß die Mehrzahl der gegenwärtig gelehrten Behandlungsmechaniken die Verwendung von Teilbögen zur Distalisierung der Eckzähne in die Extraktionslücke und erst nach erfolgter Distalisierung dieser Zähne die Retraktion der vier Schneidezähne vorsieht. Der Grund dafür liegt in der Annahme, daß durch den Versuch, die sechs Frontzähne gleichzeitig zu retrahieren, der Verankerungsverlust größer wird. Dies trifft jedoch nicht unbedingt zu. Diese Annahme beruht überwiegend auf der früher üblichen Behandlungsmechanik und ihren Auswirkungen, die damals in der Literatur beschrieben wurden – insbesondere zu einer Zeit, als die Zwölfjahrmolaren nicht routinemäßig bebändert wurden. Es wurde dabei nie berücksichtigt, wie die Position der Schneidezähne war, als der Behandler versuchte, sie mit reziproken Kräften zu retrahieren.

Häufig hört man, daß es „schwierig ist, die Verankerung zu erhalten, wenn man sie erhalten will und ebenso schwierig ist, die Verankerung zu verlieren, wenn man sie verlieren will". Diese beiden Aussagen scheinen sich zu widersprechen. Wir wollen versuchen, zu klären, wie es zu diesen Aussagen gekommen ist.

In einem Prämolaren-Extraktionsfall mit nur geringem Engstand ist es meist schwierig, einen Verankerungsverlust, d. h. eine Mesialbewegung der Molaren und 2. Prämolaren zu verhindern, wenn die Extraktionslücken fast vollständig durch die Retraktion der Frontzähne geschlossen werden sollen. Wenn in diesem Fall nur die Sechsjahrmolaren und die 2. Prämolaren im Unterkiefer bebändert werden und zum Retrahieren der sehr stark labialgeneigten bzw. protrudierten Schneidezähne sofort eine Kontraktionsschlaufenmechanik mit reziproker Kraftwirkung verwendet wird, kommt es noch vor der Retraktion der Schneidezähne zur Kippung und Mesialwanderung der Molaren und Prämolaren in die Extraktionslücke. Anders ist die Situation, in der die unteren 1. Prämolaren extrahiert sind und die Frontzähne bereits teilweise in die Extraktionslücke bewegt wurden, so daß sie gegenüber dem Basalknochen weitgehend aufrecht stehen, während noch etwa die Hälfte der Extraktionslücke zur Verfügung steht. Wenn in dieser Situation eine reziprok wirkende Kontraktionsschlaufenmechanik eingesetzt wird, kippen die unteren Frontzähne nach lingual – sehr zum Entsetzen des Behandlers, der um eine Mesialverschiebung der Molaren und Prämolaren bemüht ist. Wie eine solche Situation zustande kommt, ist für mich kein großes Rätsel und hat auch nichts mit so hochkomplizierten Konzepten zu tun wie die Theorie der Differentialkraft. Ich meine, dahinter steckt nur reine, einfache Mechanik.

In der ersten Situation, bei der die unteren Frontzähne labialgeneigt sind und sich etwa auf der gleichen Ebene wie die Molaren und Prämolaren befinden oder, wie im Falle einer tiefen *Spee*schen Kurve, geringfügig höher liegen, wird man feststellen, daß zur Aufrichtung und Distalkippung der sechs Frontzähne ein Drehpunkt erforderlich ist, der etwa an den Wurzelspitzen dieser Zähne liegt. Wenn man nun eine Zugkraft auf der Höhe der Zahnkronen angreifen läßt, bewirkt der Kraftvektor eine Intrusion der Frontzähne. Dadurch wird aus dem Frontzahnsegment eine hervorragende Verankerungseinheit. Die Kronen der Molaren und Prämolaren kippen mesial in die Extraktionslücken und auch die Wurzeln wandern nach mesial. Die Situation ist mit dem Versuch vergleichbar, eine Tür von der Scharnierseite aus zu öffnen oder zu schließen, was einen wesentlich größeren Kraftaufwand erfordert. Da die Schneidezähne in dieser Position einen relativ großen Widerstand leisten, ist die einfachste und schnellste Reaktion, daß sich die Molaren und Prämolaren nach mesial bewegen. Bei der zweiten Situation hingegen, in der die 1. Prämolaren des Unterkiefers extrahiert wurden und die unteren Frontzähne weitgehend aufrecht stehen, werden, sofern auch die 2. Molaren in die Bandapparatur einbezogen wurden, bei der Aktivierung der reziprok wirkenden Kontraktionsschlaufen 4 Molaren und 2 Prämolaren den aufrecht stehenden 6 Frontzähnen gegenübergestellt. In diesem Fall kommt es zur Distal- bzw. Lingualbewegung der Frontzähne in die Extraktionslücken und nur zu einer sehr geringen Mesialwanderung der distalen Segmente. Die aufrecht stehenden Schneidezähne setzen der lingualkippenden Reaktion der reziproken Mechanik nur sehr geringen Widerstand entgegen.

Eine weitere Tatsache, die ich klinisch beobachten und im Lauf der Jahre anhand von Therapieverläufen fotografisch dokumentieren konnte, ist, daß die zur Schließung der Extraktionslücken verwendete Bogenstärke nur einen sehr geringen Unterschied ausmacht. Man könnte sagen, je schneller die Lücke geschlossen wird, um so größer ist die Kippung in die Extraktionslücken, unabhängig von der Stärke des Bogendrahtes. Erfolgt der Lückenschluß in einem angemessenen Zeitraum mit einem 0,016" (Inch) Bogen, wird praktisch keine Kippung zu verzeichnen sein. Ebensogut könnte man einen sehr starken Vierkantbogen mit einer beliebigen Kontraktionsschlaufenform und reziproker Kraftwirkung verwenden, den man alle 2 Wochen aktiviert. Je schneller man versucht, die Extraktionslücken zu schließen, um so stärker werden die lückenbegrenzenden Zähne in den Extraktionsraum gekippt. Wenn man die Bewegungsrate für den Lückenschluß verringert und anstelle einer massiven Distalkippung der Eckzähne, vor allem im Unterkiefer, den „goldenen Mittelweg" zwischen Translation und Kippung einschlägt, wird man unter Einbeziehung der 2. Molaren und bei minimaler Verwendung eines anterioren direkten Headgear protrudierte bzw. labialgeneigte Schneidezähne aufrichten können und die Extraktionslücken ohne nennenswerten Verankerungsverlust schließen können, und zwar bei minimaler Anwendung extraoraler Züge oder Klasse-III-Elastics.

Am Anfang meiner orthodontischen Laufbahn befaßte ich mich ursprünglich mit der Lightwire-Technik nach *Jarabak* und der Edgewise-Technik nach *Tweed*. Seither hatte ich die Gelegenheit, die meisten mechanischen Systeme, die für die Edgewise-Apparatur entwickelt wurden, anzuwenden. Nach vielen Jahren der Versuche und der Irrtümer, in denen fast 500000 Aufnahmen von intraoralen Behandlungsabläufen studiert wurden, bin ich zu der hier vorgestellten Methode der Behandlungsmechanik gekommen. Ich habe die sechs Faktoren näher betrachtet, die bei der Behandlung des gesamten Gebisses regelmäßig zum Verankerungsverlust zu führen scheinen und habe versucht, Mittel und Wege zu finden, um diesen Verankerungsverlust bei nur minimaler Headgearverwendung zu vermeiden.

Um, z. B. während der initialen Nivellierungsphase, die Mesialverschiebung des unteren Zahnbogens zu verhindern, sollte man mit einem sehr dünnen flexiblen Bogen beginnen. Das Mittel der Wahl für die initiale Nivellierung ist für mich ein 0,015" (Inch) Wildcat oder Respond-Bogen. Die Bögen werden in Brackets mit der Slotgröße 0,022" (Inch) eingesetzt. Der Überbiß und die Kräfte der Okklusion werden mit diesen dünnen Drähten in den großen Bracketschlitzen freilich nicht überwunden, doch wird immerhin eine Kraftapplikation auf die Zähne bewirkt und so die Aufrichtung der Brackets eingeleitet. Die Bewegungen sind nur subtil. Überbiß und Okklusion bewirken, daß die Zahnbögen in ihrer ursprünglichen Position verbleiben und keine Mesialwanderung erfolgt. Der Grad der Bracketausrichtung, die mit diesen Bögen innerhalb von etwa 4 Wochen erreichbar ist, ist erstaunlich.

Wenn man dann auf die nächsthöhere Stufe übergeht und einen 0,017" oder 0,019" (Inch) starken Respond-Bogen verwendet, kommt es zur weiteren Ausrichtung der Brackets, ohne dabei die Kräfte der Okklusion zu überwinden, so daß man nach zweimonatiger Behandlung hervorragend ausgeformte Zahnbögen ohne Mesialverschiebung hat, wobei auf Distalzug oder Klasse-III-Gummizüge verzichtet werden konnte. Werden andererseits für die initiale Nivellierungsphase resilientere Bögen (z. B. ein durchgehender Bogen

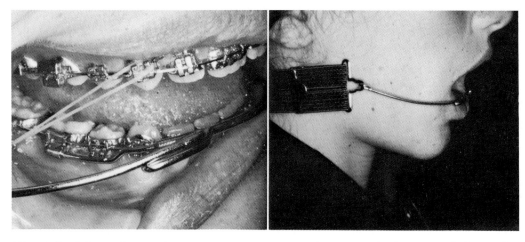

Abb. 11-43 A: Lange Klasse-II-Gummizüge, kompensiert durch einen unteren Gesichtsbogen. B: Unterer Gesichtsbogen und Nackenband.

aus 0,016″ (Inch) Australian in einem 0,022″ (Inch) Slot verwendet, entstehen größere Kräfte, die eine Mesialwanderung der Zähne bewirken. Außerdem wird durch die Verwendung eines Drahtes wie 0,016″ (Inch) Australian mit umgekehrter Speescher Kurve in der initialen Behandlungsphase, sofern damit eine Nivellierung der Speeschen Kurve möglich ist, die Mesialwanderung und Labialkippung der Schneidezähne verstärkt.

Wenn die Speesche Kurve korrigiert werden muß und ich während der Nivellierung des unteren Zahnbogens keine distale Zugwirkung wünsche, orientiere ich mich an der VTO-Analyse. Wenn die Intrusion der Schneidezähne indiziert ist und gleichzeitig die Zahnstellung der Schneidezähne nicht verändert werden darf, verwende ich die Bioprogressive Utility-Arch-Mechanik, um die Schneidezähne auf die korrekte Höhe zu bringen und dann die Eckzähne zu intrudieren. Auf diese Weise kann ich, sobald die Speesche Kurve fast vollständig nivelliert ist, auf einen durchgehenden Bogen, wie den Respond- oder Wildcat-Bogen übergehen und die Brackets ausrichten, ohne dabei die Schneidezähne nach vorne zu bringen. Dadurch entsteht auch eine beständigere Tendenz bei der Nivellierung der Speeschen Kurve, die dann, sobald stärkere oder resilientere Bögen erforderlich sind, nur noch minimal ausgeprägt ist. Somit bleibt auch das Ausmaß der Labial- bzw. Vorbewegung bei der Nivellierung mit dem durchgehenden Bogen ebenso minimal.

Zusammenfassend hat man folgende Möglichkeiten, den Verankerungsverlust unter Verzicht auf extraorale Zugwirkung zu verhindern:

1. Man beginnt die Nivellierung oder, wie ich es eher bezeichnen möchte, den Prozeß der Bracketausrichtung mit dünnen flexiblen Bögen. Am besten eignet sich dafür der geflochtene Respond-Draht.

2. Wenn es an der Zeit ist, labialgekippte oder protrudierte untere Frontzähne zu retrahieren und aufzurichten, sollte zunächst ein anteriorer Gesichtsbogen verwendet werden. In den meisten Fällen werden die unteren Frontzähne bereits durch eine sechs- bis achtwöchige Headgearbehandlung so weit ausgerichtet, daß die Restlücke durch reziproke Kraftwirkung geschlossen werden kann.

3. Für die Behandlung des gesamten Gebisses werden auch die 2. Molaren bebändert und zur Verankerung verwendet. Durch die Einbeziehung dieser Zähne in die Verankerungseinheit wird die Mesialverschiebung der unteren Seitenzähne erheblich erschwert.

4. Bei der Nivellierung der Speeschen Kurve sollte nach Möglichkeit immer ein Utility-Bogen zur Intrusion der Schneidezähne nach der Bioprogressive-Technik verwendet werden.

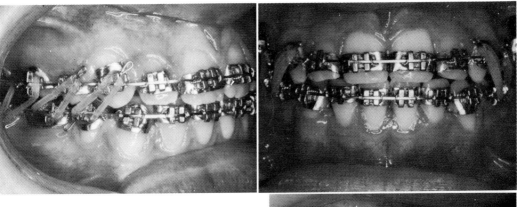
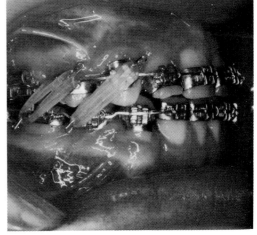

Abb. 11-44 *A:* Mehrere kurze Klasse-II-Gummizüge, 170 g, 3,17 mm (6 oz ⅛ Inch). *B* und *C:* Doppelte kurze Klasse-II-Gummizüge.

Anschließend werden die Eckzähne ebenfalls nach der Bioprogressive-Methode intrudiert.
5. Zur Ausformung des gesamten Zahnbogens und zur Ausrichtung der Brackets wird dann auf dünnere flexible Bögen übergegangen, mit denen die restliche *Spee*sche Kurve allmählich vollständig ausnivelliert werden kann.

Mit dieser Methode wird bei der Behandlung des unteren Zahnbogens die Verwendung eines Distalzuges im Sinne eines anterioren Gesichtsbogens auf eine Gesamtdauer von höchstesn 6-8 Wochen und auf die Fälle beschränkt, in denen die Extraktionslücken fast vollständig durch die Distalbewegung der unteren Frontzähne geschlossen werden müssen.

In den meisten Extraktionsfällen ist eine solche maximale Verankerung in der Regel nicht notwendig. In der überwiegenden Mehrzahl der Extraktionsfälle in unserer Praxis wird im unteren Zahnbogen zur Retraktion der Schneidezähne kein Headgear verwendet. Dennoch sind wir in über 80% der Fälle in der Lage, das kephalometrische Ziel der Schneidezahnposition regelmäßig ohne Klasse-III-Gummizüge oder Headgear zu erreichen.

Außerdem haben sich bei der Regulierung der Einzelzahnbögen kurze Klasse-II- oder Klasse-III-Gummizüge zur Erhaltung der Verankerung und der Kontrolle über die Neigung der Okklusionsebene als nützlich erwiesen. Die langen Klasse-II-Gummizüge (Abb. 11-43) verwenden wir nicht mehr, statt dessen nehmen wir mehrere kurze Klasse-II-Gummizüge mit Zugkräften zwischen 4 und 8 oz und einen Durchmesser von 1/8 Inch (Abb. 11-44). Die kurzen Klasse-II-Gummizüge werden von mesial der unteren Sechsjahrmolaren nach mesial der oberen 2. Prämolaren, von distal der unteren 2. Prämolaren nach mesial der oberen 1. Prämolaren sowie von distal der unteren 1. Prämolaren zu den oberen Eckzähnen gespannt. Auf jeder Seite können je nach Bedarf 1-3 Gummizüge verwendet werden. Gelegentlich benutzen wir Gummizüge mit entweder 6 bis 8 oz Zugkraft und einem Durchmesser von 3/16 Inch, die vom unteren Sechsjahrmolaren bis distal des oberen Eckzahns gespannt werden können.

Das Interessante an den kurzen Klasse-II-Gummizügen ist, daß sie die Molaren nicht extrudieren und somit den Neigungswinkel der Okklusionsebene nicht verändern, wodurch es zur Labialkippung der unteren Frontzähne käme. Wenn die kurzen Klasse-II-Gummizüge eine Extrusion bewirken, so tun sie das in der Mitte des Zahnbogens und tragen dadurch zur Nivellierung der Speeschen Kurve bei. Wenn man diese kurzen Gummizüge in situ betrachtet, scheint die Zugrichtung auf den ersten Blick zu stark vertikal zu verlaufen, so daß man sich fragen muß, wie sie denn überhaupt eine mesiodistale Korrektur bewirken können. Man darf jedoch nicht vergessen, daß bei den langen Klasse-II-Gummizügen eine Öffnungsbewegung möglich ist, wodurch sich die Zugrichtung nach vertikal verlagert. Meines Erachtens wirken mehrere kurze Klasse-II-Gummizüge nebeneinander als eine Art intermaxilläre Fixation. Es ist praktisch fast unmöglich, den Kiefer weit zu öffnen, so daß die anterioposteriore Richtung des Zuges die meiste Zeit über wahrscheinlich ebenso horizontal verläuft wie bei den langen Klasse-II-Gummizügen, allerdings ohne deren nachteiligen Extrusionseffekt.

Wir verwenden die kurzen Klasse-II-Gummizüge für Zeiträume von 3-5 Monaten gegen Ende der Behandlung, wenn der untere Zahnbogen bereits nivelliert ist und ein großer Vierkantbogen eingesetzt war. Die einzige Ausnahme bilden die Fälle, in denen wir versuchen, die Speesche Kurve zu nivellieren und gleichzeitig die unteren Zähne labial zu bewegen. In dieser Situation verwenden wir die kurzen Klasse-II-Gummizüge in Verbindung mit einem 0,018″ × 0,025″ (Inch) starken Bogen aus wärmebehandeltem blauen Elgiloy mit einer übertriebenen umgekehrten Speeschen Kurve.

Ein anderer Fall, bei dem die unteren Frontzähne während der initialen Nivellierung nach vorne gekippt werden, ist, wenn der untere Zahnbogen zu eng ist und erweitert werden muß. Wenn man versucht, die Expansion im Seitenzahnbereich bis einschließlich der Prämolaren mit Hilfe eines Labialbogens zu bewirken, läßt man beim Einligieren des distalen Bogenabschnitts in den Seitenzahnbereich im frontalen Bogenabschnitt eine nach labial gerichtete Krümmung entstehen. Das schwächste Glied im Zahnbogen ist der untere Frontzahnbereich. Wenn die distalen Bogenabschnitte in die lingual gekippten Prämolaren einligiert werden, ist die Reaktion die Abdrängung der unteren Frontzähne nach labial. Um dies zu vermeiden, muß man nur vor dem Einsetzen des unteren Labialbogens einen Lingualbogen mit zurückgebogenem Fingerfederchen zur Vergrößerung des Prämolarenabstands verwenden. Dieser kleine Eingriff verhindert nicht nur die Labialbewegung der Frontzähne, sondern schafft in vielen Fällen zusätzlich Raum für die Retraktion der Schneidezähne.

Im oberen Zahnbogen kann eine Klasse-II-Molarenrelation häufig ohne Headgear oder Klasse-II-Mechanik korrigiert werden. Zur Diagnostizierung einer Klasse II sollten die Modelle von lingual her betrachtet werden, nicht von bukkal, da sich häufig herausstellt, daß die Distalbißrelation lediglich durch eine Mesialrotation der oberen Sechsjahrmolaren verursacht ist. Wenn man die artikulierten Modelle von lingual her in einer Klasse-I-Relation betrachtet, sollten die mesiopalatinalen Höcker der oberen Sechsjahrmolaren in den mittleren Fossae der unteren Sechsjahrmolaren ruhen, unabhängig davon, wie die Relation von bukkal aussieht. Wenn sich der mesiopalatinale Höcker nicht sehr weit mesial von der mittleren Fossa des Antagonisten befindet, ist die Korrektur wahrscheinlich durch leichte Distalisierung plus Distalrotation der oberen Sechsjahrmolaren möglich.

Die Quad-Helix-Apparatur läßt sich wie bei der ursprünglichen Crozat-Technik verwenden, bei der sie so eingestellt ist, daß sie eine Distalrotation und eine sehr geringfügige bukkale Expansion bewirkt. Die bukkale Expansion führt dazu, daß der Buzinatormechanismus und die Wangenmuskulatur im Zuge der Distalrotation der Sechsjahrmolaren deren Retraktion bewirken. Diese Wirkung wird in der *Crozat*-Therapie *als Kegelstumpfeffekt* (truncated cone effect) bezeichnet. Das Ausmaß der mit der *Crozat*-Apparatur möglichen mesiodistalen Korrektur mag zwar schwer zu glauben sein, doch kann man sich anhand der von *Wendell Taylor* erzielten Ergebnisse davon überzeugen, daß es sich wirklich um ein bemerkenswertes Gerät handelt. Fall für Fall hat *Taylor* mit *Crozat*-Apparaturen erstaunliche mesiodistale Korrekturen erzielt. Seine Fälle zeigen, daß die oberen Zähne retrahiert wurden, während im Unterkiefer keine Mesialbewegung eintrat. Das gleiche Konzept kann mit Hilfe der herausnehmbaren Quad-Helix-Apparatur auch bei der Edgewise-Technik ausgenützt werden.

Der *Goshgarian*-Palatinalbügel (Abb. 11-18) stellt ein weiteres Mittel zur Erhaltung der Verankerung dar. Er trägt nicht nur zur Kontrolle der Molarenrotation bei, sondern bewirkt, wenn man ihn etwa 6-8 mm vom Gaumen abstehen läßt, durch den Druck der Zunge eine Intrusion der Molaren. Die Apparatur kann zur Expansion der oberen Molarenbreite und zur Stabilisierung bei gleichzeitiger Verwendung eines Okzipitalzug-Headgears sowie nach der Korrektur des Kreuzbisses verwendet werden. Bei der Verwendung von Utility-Bögen im Oberkiefer schützt er die Molaren vor unerwünschten Nebenwirkungen und hält ihre Position aufrecht.

Um bei den Utility-Bögen zu bleiben – ich finde, daß ihre Wirkung, ob nun im oberen oder im unteren Zahnbogen, dann am besten ist, wenn die Schneidezähne vorher fast bis zum Normalwert aufgerichtet wurden. Zumindest in meinen Händen haben sich die Utility-Bögen als weniger wirksam erwiesen, wenn die Schneidezähne noch labial gekippt stehen oder noch retrahiert werden müssen. Daher verwende ich den Utility-Bogen vorzugsweise zur Intrusion der Frontzähne, nachdem sie bereits retrahiert und aufgerichtet wurden. So verwendet bieten die Utility-Bögen mechanisch den Vorteil, daß die Wurzeln der Zähne von der lingualen bzw. palatinalen Kompakta entfernt, effektiv in den alveolären Knochen intrudiert werden.

Im folgenden wird anhand eines hypothetischen Fallbeispiels mit einer tiefen *Spee*schen Kurve und extremer Labialinklination der Schneidezähne die praktische Anwendung der besprochenen Mechanik demonstriert, mit der wir die Schneidezähne unter vollständiger Ausnutzung der Extraktionslücke retrahieren wollen (Abb. 1-45):

1. Die 1. Prämolaren werden extrahiert. Als initialer Nivellierungsbogen wird ein 0,015″ (Inch) starker Respond-Draht verwendet, sofern mit der Protrusion nicht auch ein Engstand verbunden ist. Der zweite Bogen ist 0,019″ (Inch) stark, ebenfalls Respond. Als dritter Bogen folgt ein Double-Keyhole-Loop-Bogen in einer Stärke von 0,020″ (Inch). Er wird in der Seitenzahnregion locker ligiert und zwischen den beiden anterioren Schlaufen und den Brackets der seitlichen Schneidezähne mit einem *Asher*-Gesichtsbogen verbunden. Die Bogenenden werden distal der Sechsjahrmolaren abgeschnitten. Der *Asher*-Gesichtsbogen greift direkt an den sechs Frontzähnen an, wobei die Keyhole-Schlaufen etwa 2 Monate nicht aktiviert werden. Dadurch werden die unteren Frontzähne nach lingual geschoben, ohne gleichzeitig eine Zugwirkung auf die Seitenzähne zu haben.

   Sobald die unteren Frontzähne eine annähernd normale Achsenneigung aufweisen, wird der Double-Keyhole-Loop-Bogen durch einen 0,019″ × 0,026″ (Inch) starken Bogen – ebenfalls mit Double-Keyhole-Loops – ersetzt, der bis distal der 2. Molaren reicht. Der Bogen wird aktiviert, indem die Drahtenden geringfügig nach distal aus den Molarenröhrchen gezogen und umgebogen werden. Die distaleren Schlaufen werden dadurch gut 2 mm geöffnet. Der Bogen wird alle 3–4 Wochen aktiviert, bis die Lücken vollständig geschlossen sind.

2. Nun hat man wahrscheinlich eine gewisse (minimale) Distalkippung der unteren Eckzähne, eine leichte Mesialkippung der unteren Prämolaren und eine etwas ausgeprägtere *Spee*sche Kurve, da die Schneidekanten der unteren Frontzähne durch die Retraktion höher stehen. Zwischen den durch die Retraktion erhöhten unteren Frontzähnen und den in die Extraktionslücken gekippten und intrudierten Prämolaren würde ich eine relativ tiefe *Spee*sche Kurve erwarten. Zur Korrektur werden

die Double-Keyhole-Loop-Bögen nicht durch einen durchgehenden Bogen ersetzt, der eine zusätzliche Distalzugkraft während der Nivellierung der *Spee*schen Kurve erfordern würde, sondern durch einen 0,019" × 0,019" (Inch) starken blauen Elgiloy-Utility-Bogen, der von den Hilfsröhrchen der unteren Sechsjahrmolaren bis zu den Schneidezähnen reicht. Ich empfehle deswegen das quadratische Elgiloy, weil damit ähnliche Kraftwerte erzielt werden, wie sie von Ricketts befürwortet werden und gleichzeitig bei Verwendung einer Slotgröße von 0,022" (Inch) die Eigenschaften des Vierkantdrahtes bei der Kontrolle der Bewegungen ausgenützt werden können.

Um eine ungünstige Rotation und Kippung der unteren Sechsjahrmolaren zu vermeiden, würde ich an Prämolaren, 1. und 2. Molaren einen geraden bukkalen Teilbogen aus einem Vierkantdraht in der Größe, die gerade noch in die Bracketschlitze paßt, verwenden. Wenn diese Brackets initial, aus welchen Gründen auch immer, nicht adäquat ausgerichtet wurden, würde ich zur Ausrichtung der Brackets im Seitenzahnbereich zunächst einen 0,021" × 0,025" (Inch) starken Nitinolbogen und beim nächsten oder einem späteren Termin einen Teilbogen aus Stahldraht der gleichen Größe einsetzen, um die unteren Prämolaren und die 1. und 2. Molaren zu einer einzigen Verankerungseinheit zu verbinden, deren Kraft der des Elgiloy-Utility-Bogens an dessen distalem Ende entgegengesetzt werden kann. Der blaue Elgiloy-Draht des Utility-Bogens darf nicht wärmebehandelt werden, und man kann die Kraft nachmessen, um sicherzugehen, daß nicht mehr als 100 g erforderlich sind, um den Utility-Bogen aus der Umschlagsfalte auf die Höhe der Brackets anzuheben.

Der Utility-Bogen sollte wie bei der Bioprogressive-Technik einen Labialbogen von 2 nach 2 und labialen Wurzeltorque haben, um die Wurzeln der unteren Schneidezähne von der lingualen Kortikalis wegzubewegen, so daß sie in die Spongiosa intrudiert werden können. Daß sich der Utility-Bogen als Intrusionsmechanismus so gut eignet, liegt meiner Ansicht nach daran, daß die verwendeten Kraftwerte in der Regel nicht groß genug sind, um sich über die Kräfte der Okklusion hinwegzusetzen und um eine Extrusion der Molaren zu bewirken; während gleichzeitig der Brückenteil einen langen Hebelarm bildet, mit dem eine leichte Kraft kontinuierlich auf die unteren Schneidezähne ausgeübt werden kann. Für eine wesentliche Intrusion der Schneidezähne braucht man in der Regel etwa 3 Monate.

3. Zu diesem Zeitpunkt wird der Utility aktiviert und in die Brücke des Utility-Bogens eine V-Biegung eingebogen. Vom Eckzahnbracket zur V-Biegung wird eine Power-Thread-Ligatur angebunden, so daß die Front des Utility-Bogens auf die Höhe der Schneidezahnbrakkets angehoben wird. So entsteht eine intrudierende Kraft auf die Eckzähne, die bisher nicht mit dem Bogen verbunden waren. Andererseits entsteht keine reziproke Kraft, die groß genug wäre, um die Schneidezähne wieder zu extrudieren. In der Regel genügt ein Monat, um die unteren Eckzähne auf die okklusale Höhe des übrigen Zahnbogens zu intrudieren.

4. Im wesentlichen ist die *Spee*sche Kurve nun korrigiert. Die Behandlung kann jetzt von den Teilbögen auf einen durchgehenden Bogen zur Ausarbeitung und Feinregulierung der Zahnpositionen umgestellt werden. Der distale Teilbogen und der Utility-Bogen werden entfernt, statt dessen wird der größte verwendbare Wildcat- oder Respond-Draht eingesetzt. Die Drahtstärke hängt von der Angulation der unteren Eckzähne und der Position der Schneidezähne ab. Wenn die Eckzähne stark gekippt sind, wird anfangs nur ein dünner Respond-Draht (0,015" [Inch]) verwendet. Bei der hier beschriebenen Dysgnathieform sind die unteren Eckzähne meist stark nach distal gekippt. In den meisten Fällen kann man davon ausgehen, daß in dieser Phase ein 0,019" (Inch) starker Wildcat-Draht eingesetzt wird, mit dem geringfügige Rotationen und Kippungen korrigiert und die Brackets ausgerichtet werden. Beim folgenden Behandlungstermin kann dann ein 0,021" × 0,025" (Inch) starker Nitinolbogen und beim darauffolgenden Termin ein Stahlbogen der gleichen Größe eingesetzt werden.

5. Während alle diese Korrekturen im unteren Zahnbogen durchgeführt wurden, wurde der

Die Wahl der Apparatur

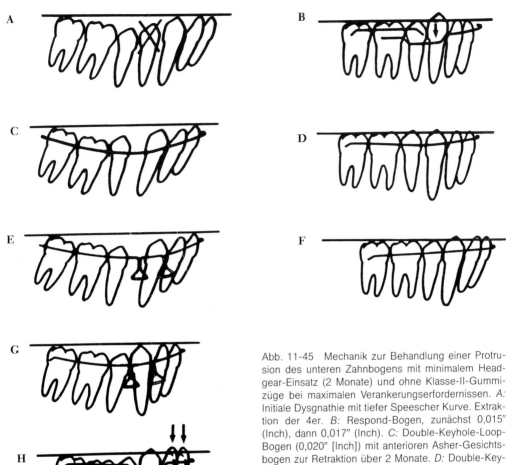

Abb. 11-45 Mechanik zur Behandlung einer Protrusion des unteren Zahnbogens mit minimalem Headgear-Einsatz (2 Monate) und ohne Klasse-II-Gummizüge bei maximalen Verankerungserfordernissen. *A:* Initiale Dysgnathie mit tiefer Speescher Kurve. Extraktion der 4er. *B:* Respond-Bogen, zunächst 0,015″ (Inch), dann 0,017″ (Inch). *C:* Double-Keyhole-Loop-Bogen (0,020″ [Inch]) mit anterioren Asher-Gesichtsbogen zur Retraktion über 2 Monate. *D:* Double-Keyhole-Loop-Bogen (0,019″ × 0,025″ [Inch]) mit Aktivierung zur Schließung von Restlücken. *E* und *F:* Gerader bukkaler Teilbogen (0,021″ × 0,025″ [Inch]) mit einem Utility-Bogen (0,019″ × 0,019″ [Inch]). *F:* Nach Intrusion der Schneidezähne werden die 3er mit Hilfe einer Power-Thread-Ligatur zu den V-Biegungen intrudiert (aktivieren, damit 1 und 2 nicht wieder extrudiert werden). *G:* Respond (0,019″ [Inch]) oder Nitinol (0,019″ × 0,025″ [Inch]). *H:* Idealbögen (0,021″ × 0,025″ [Inch] oder 0,022″ × 0,028″ [Inch]) und anschließend Force 9.

obere Zahnbogen mit einem 0,021″ × 0,025″ (Inch) Double-Keyhole-Loop-Bogen nivelliert. In diesen Bogen wurden Giebelbiegungen (Gable bends) distal der Eckzähne und eine leichte kompensierende Kurve eingebogen. Sobald mit dem *Asher*-Gesichtsbogen die unteren Frontzähne nach etwa den ersten zwei Monaten retrudiert sind, verwende ich an den sechs oberen Frontzähnen einen *Asher*-Gesichtsbogen mit Hochzug. Die distalen Anteile des Double-Keyhole-Loop-Bogens werden im Elektolytbad reduziert und nur locker einligiert, so daß sie nicht über den distalen Rand der 1. Molaren hinausgehen. Der *Asher*-Gesichtsbogen wird zur vollständigen Retrusion und Intrusion der sechs oberen Frontzähne unter Ausnützung der Extraktionslücken während der Zeit verwendet, in der im unteren

Zahnbogen die bisher beschriebenen Schritte durchgeführt werden. Bis zu dem Zeitpunkt, zu dem der untere Zahnbogen annähernd vollständig ausgeformt oder nivelliert ist, sind demnach auch im Oberkiefer die Extraktionslücken geschlossen, so daß ein 0,018" × 0,025" (Inch) blauer Elgiloy-Bogen mit kompensierender Kurve und verstärktem bukkalen Wurzeltorque im distalen Bereich eingesetzt werden kann. Ich würde erwarten, daß zu diesem Zeitpunkt im Unterkiefer bereits ein 0,021" × 0,025" (Inch) Stahlbogen eingesetzt werden konnte, an dem man zur weiteren intermaxillären Koordination und Korrektur der bukkalen Segmente im Sinne Klasse-I-Relation die kurzen Klasse-II-Gummizüge verwenden kann.

6. Wenn eine geringfügige mesiodistale Überkorrektur zwischen den Zahnbögen erzielt worden ist, entferne ich den oberen blauen Elgiloy-Bogen (0,018" × 0,025" [Inch]) und den unteren Stahlbogen (0,021" × 0,025" [Inch]) und setze statt dessen sowohl oben als auch unten einen flachen Idealbogen aus Force-9-Draht (minestrand) ein. Damit ermögliche ich die selbständige Einstellung der Okklusion, während die Zahnpositionen durch diesen sehr flexiblen geflochtenen Vierkantdraht kontrolliert werden. Geringfügigere Korrekturen können bei Bedarf mit Hilfe von Gummizügen durchgeführt werden.

7. In der abschließenden Finishing-Phase (Ausarbeitungsphase) der Behandlung verwende ich je nach Bedarf kurze Gummizüge von 1/8 und 3/16 Inch (3,17 bzw. 4,7 mm) Durchmesser. In dieser Phase wird der Patient in Abständen von etwa 1–2 Wochen einbestellt, da, wie ich festgestellt habe, die übrigen Bewegungen, die keinerlei Wurzelbewegungen beinhalten, recht einfach durchzuführen sind. Wir haben es in dieser Phase speziell mit Höhen-, Rotations- und einigen geringfügigen mesiodistalen Bewegungen zu tun.

Ist es in der routinemäßigen Behandlung nicht erforderlich, das anteriore Segment vollständig durch die Extraktionslücke zu retrahieren, können durchweg volle Bogen benutzt werden. In einem typischen Fall würde ich unter diesen Umständen die Bögen in folgender Reihenfolge verwenden: für den Anfang einen 0,015" (Inch) Respond, dann einen 0,019" (Inch) Wildcat und zur Behebung von verbleibenden hartnäckigen Rotationen einen 0,018" (Inch) Australian Special Plus. Dann würde ich auf die 0,019" × 0,026" (Inch) Double-Keyhole-Loop-Bögen übergehen und die distalen Kontraktionsschlaufen zur allmählichen Schließung der Extraktionslücken aktivieren. In dieser Phase hat man meist eine verstärkte *Spee*sche Kurve im unteren Zahnbogen und eine gewisse Kippung in die Extraktionslücken, möglicherweise mit einer negativen kompensatorischen Kurve im oberen Zahnbogen. Je nach dem Ausmaß der Kippung würde ich vielleicht einen Übergangsbogen (z. B. 0,018" [Inch] Australian Special Plus, 0,019" × 0,025" [Inch] TMA oder 0,019" × 0,025" [Inch] Nitinol) verwenden, um die Brackets so weit auszurichten, daß der 0,018" × 0,025" (Inch) blaue Elgiloy-Bogen mit verstärkter umgekehrter und kompensatorischer Kurve eingesetzt werden kann. Dann würde ich im Unterkiefer auf einen 0,021" × 0,025" (Inch) Stahlbogen, bei Bedarf mit kurzen Klasse-II-Gummizügen, umstellen und schließlich mit Force 9 Braided ausarbeiten. Die Behandlungsmechanik ist, wie man sieht, wesentlich unkomplizierter als in den Fällen, die eine Intrusion der Frontzähne erfordern.

Wenn die untere Extraktionslücke schnell geschlossen wurde und in der Folge die Zähne stärker in die Extraktionslücken gekippt sind, so daß die dünneren ganzen Bögen keine effiziente Korrektur erlauben, verwende ich einen Bogen aus wärmebehandeltem gelben Elgiloy in der Größe 0,016" × 0,022" (Inch) mit einer 2 1/2fachen Spiralschlaufe (In-line-helical-loop-Bogen) (Abb. 11-46). Die Spiralschlaufe wirkt an den divergierenden Wurzeln als schwache Feder, erlaubt jedoch günstige Abstützung der Kronen gegeneinander, während die Wurzeln durch die Wirkung des Bogens allmählich konvergieren. Durch geringes Herausziehen und Umbiegen der Bogenenden hinter den Molarenröhrchen (Cinch back) wird die Spiralschlaufe gespannt, so daß sie die Lückenöffnung verhindert. Nach etwa 3–4 Monaten hat dieser Bogen die Wurzeln in den Extraktionslücken parallelisiert, die Wurzeln der Eckzähne nach distal und die der unteren Frontzähne nach lingual „gekickt" und die in die Extraktionslücken gekippten Prämolaren extrudiert.

Ein weiterer Effekt dieses Bogens ist, sofern kein

Die Wahl der Apparatur

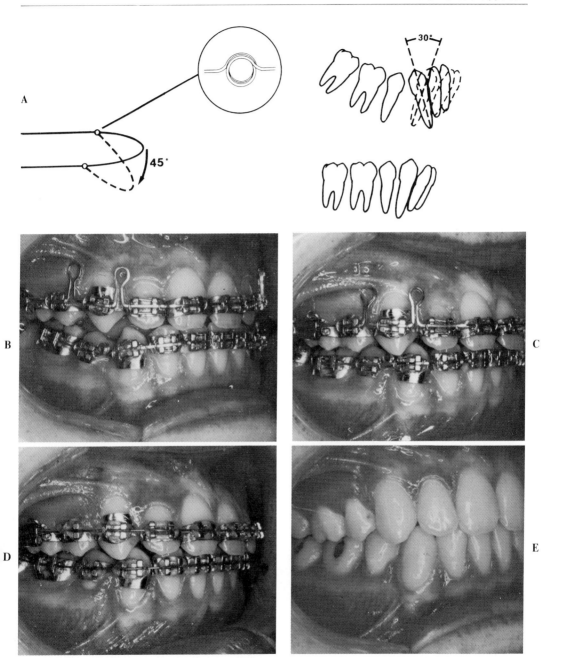

Abb. 11-46 Aufrichtemechanik zur Parallelisierung der lückenbegrenzenden Zahnwurzel im Unterkiefer. A: Ein In-line-helical-loop-Bogen mit 2¹/₂facher Spiralschlaufe aus 0,016" × 0,022" (Inch) gelben Elgiloy-Drahtes wird um 45° aktiviert, um die Wurzeln parallelzustellen und die Speesche Kurve zu nivellieren. B: In-Line-Helical-Loop-Bogen (Spiralschlaufenbogen) in situ. C: nach 2 Monaten. Zentrische Relation. D: Finishing-Bögen (Ausarbeitungsbögen) (0,018" [Inch]) in situ. E: Nach Behandlungsabschluß.

Distalzug verwendet wird, die Mesialwanderung des unteren Zahnbogens. Das Ausmaß dieser Mesialwanderung kann man abschätzen, wenn man den zervikalen Kronenabschnitt des unteren Eckzahnes nahe der Schmelz-Zement-Grenze betrachtet und feststellt, wie weit die Krone um einen beliebigen Punkt in diesem Bereich nach vorne kippen muß, bis das Bracket gegenüber der Okklusionsebene waagrecht ist. In den meisten Fällen handelt es sich um eine Vorbewegung von ca. 3 mm zwischen der ursprünglichen Position der Eckzahnspitze und der gewünschten, wenn der Zahn aufgerichtet ist. Diese Bewegung entspricht ungefähr dem Ausmaß der Mesialbewegung des unteren Zahnbogens, die durch diesen Bogen bewirkt wird. Ein solcher Bogen wird nur selten verwendet (ich würde sagen, weniger als dreimal im Jahr); wenn man ihn braucht, ist er aber sehr praktisch.

Wenn in der initialen Behandlungsphase ein frontaler Engstand von mehr als 5 mm besteht und die vier 1. Prämolaren extrahiert werden müssen, verwende ich Helixschlaufenbögen nach *Jarabak*, um die Eckzähne so weit in die Extraktionslücken zu distalisieren, daß genügend Raum für die Einordnung der Schneidezähne entsteht. Es ist überflüssig, näher auf die Verwendung des *Jarabak*-Schlaufenbogens einzugehen, die in dem klassischen Werk über die *Jarabak*-Technik *Technique and Treatment with Lightwire Edgewise Appliances (Jarabak und Fizzell*[4]*)* ausführlich beschrieben ist. Die folgenden Bemerkungen über die Helixschlaufenbögen befassen sich vielmehr mit den Einwänden, die mir von Kollegen bekannt sind.

Viele Kieferorthopäden behaupten, daß die Schlaufen ideale Nischen für Speisepartikel bieten und sich in die Schleimhaut eindrücken, so daß sie die Apparaturen deswegen nicht verwenden. Andere behaupten, daß die Schlaufen die Frontzähne zu weit nach vorne drücken. Obwohl an der ersten Behauptung im Zusammenhang mit der Hygiene vielleicht etwas Wahres ist, muß man doch bedenken, daß die Schlaufen in der initialen Behandlungsphase nur 6–8 Wochen lang in situ sind. Das Ausmaß der Bewegung, das sie in so kurzer Zeit schaffen, ist die Mühe, die die zusätzliche Mundpflege kostet, mit Sicherheit wert. Durch sorgfältige Anpassung der Schlaufen kann man verhindern, daß sie sich in die Schleimhaut eindrücken, gelegentlich ist es aber zugegebenermaßen unvermeidlich. In meinen Augen geht es bei einem extremen Engstand darum, daß man durch die Verwendung des Helixschlaufenbogens einen gewissen Spielraum gewinnt. Viele Behandler beklagen sich, daß durch den Bogen die Frontzähne zu stark nach vorne gebracht werden. Dies trifft nach meiner Erfahrung nicht zu, sofern die Schlaufen richtig aktiviert werden und der Bogen sofort abgesetzt wird, sobald sich in der Frontzahnreihe Lücken zu bilden beginnen. Daß die Schneidezähne zu stark vorbewegt wurden, habe ich nur dann erlebt, wenn ich nach der Distalisierung der Eckzähne und Einordnung der vier Schneidezähne den Schlaufenbogen nicht abgesetzt habe, weil ich die Eckzähne weiter in die Extraktionslücken distalisieren wollte.

In Fällen mit extremem Engstand stehen die unteren seitlichen Schneidezähne anfangs lingual außerhalb der Zahnreihe. In der Regel trifft man diese Situation auch bei den oberen Frontzähnen an. Wenn man nun Helixschlaufen verwendet, bewirken die Kräfte, die die seitlichen Schneidezähne nach vorne bewegen, auch eine Lingualbewegung der mittleren Schneidezähne. Zur gleichen Zeit beginnen die Eckzähne, sich nach distal in die Extraktionslücken zu bewegen. Nochmals muß betont werden, daß die Schlaufen nicht überaktiviert werden dürfen. Grüner 0,016″ (Inch) Elgiloy-Draht ist das Mittel der Wahl, und der initiale Bogen wird nicht wärmebehandelt. So wird auf die Eckzähne eine zarte, langsame Federkraft ausgeübt. Im Gegensatz zu *Jarabak* verwende ich in dieser Phase keine Gummizüge, sondern lasse einfach die Schlaufenbögen die Eckzähne nach distal in die Extraktionslücken schieben. Bis zur beginnenden Auflockerung der Frontzahnreihe sollte alle 2–3 Wochen nachkontrolliert werden. Meiner Ansicht nach ist es wichtig, die Helixschlaufenbögen sofort abzusetzen, sobald sich eine Lückenbildung abzeichnet.

Wenn die Schneidezähne eingeordnet sind und sich allmählich Lücken bilden, haben die oberen Eckzähne fast immer bereits 2/3 bis 3/4 der Strecke nach distal in die Extraktionslücken zurückgelegt, während die unteren Eckzähne etwa um die Hälfte der Extraktionslücken zurückbewegt worden sind. Wenn man diesen Bewegungsablauf anhand von Fernröntgendurchzeichnungen verfolgt, wird man praktisch keinen Verankerungsverlust feststellen können. In dieser Phase stelle ich die Behandlung auf durchgehende geflochtene Bögen um und steigere auf Double-Keyhole-Loop-Bögen zur Schließung der Restlücken und Ausarbeitung des Falls. Die Helixschlaufen haben sich zur schnellen Bewegung der Zähne bei sehr starkem Engstand als äußerst wirkungsvoll erwiesen.

Die folgende Liste soll einen Überblick über die Anwendungsgebiete der verschiedenen Bogentypen geben:

1. Helixschlaufenbögen
a) keine Protrusion der Front
b) starker Engstand (über 5 mm)
c) ektopischer Zahndurchbruch
d) Impaktionen
e) starke Rotationen
f) starke Stellungsanomalie bzw. außerhalb der Zahnreihe stehende Zähne

2. Utility-Bögen
a) Wechselgebiß
b) Nichtextraktionsfälle
c) wenn zur Nivellierung der Speeschen Kurve Intrusion der Schneidezähne erforderlich ist

3. Double-Keyhole-Loop-Bögen
a) Extraktionslückenschluß
b) Schließung von Restlücken
c) Hauptarbeitsbogen

4. In-Line-Helical-Loop-Bögen (Spiralschlaufenbogen) aus 0,016″ (Inch) Elgiloy grün
a) Parallelstellung der Wurzeln in Fällen mit stark gekippten Eckzähnen
b) Aufrichtung von mesialgekippten Molaren

5. Bögen mit umgekehrter und kompensierender Kurve aus 0,018″ × 0,025″ (Inch) blauem Elgiloy
a) Nivellierung der Okklusionsebene
b) Torquieren der oberen Schneidezähne
c) bei Bedarf Mesialisierung der unteren Verankerungseinheit

6. Finishing-Bögen
a) Nitinol zur Ausrichtung der Brackets und zur Torque-Kontrolle der Seitenzähne beim dolichofazialen Typ
b) Force 9 geflochtene Vierkantdrähte im Wechselgebiß und am Ende der Multibandtherapie zur Ausarbeitung der Details und Einstellung der Okklusion
c) zwei Größen, 0,021″ × 0,025″ (Inch) und 0,022″ × 0,028″ (Inch) zur Feinregulierung, Verankerungskontrolle und Stabilisierung des Zahnbogens

Der *Asher*-Gesichtsbogen wird direkt mit dem intraoralen Bogen verbunden und appliziert die Kraft direkt auf die Frontzähne. Es gibt viele Gesichtsbögen oder Headgears, die den gleichen Zweck erfüllen. Die meisten besitzen J-Haken. Ich ziehe den *Asher*-Gesichtsbogen aus verschiedenen Gründen vor:

1. Er ist bequem und sieht wie ein *Kloehn*-Gesichtsbogen aus.
2. Beim Tragen berührt keines der Teile das Gesicht.
3. Der obere *Asher*-Gesichtsbogen wird mit einer Okzipitalzug-Kopfkappe und Kräften im Bereich zwischen 340 und 425 g verwendet. (Für den Okzipitalzug verwende ich einen kürzeren Außenbogen.)
4. Er kann auch mit einem längeren Außenbogen und einem Nackenband zur direkten Retraktion der oberen und unteren Frontzähne verwendet werden.

Für die Anwendung des Double-Keyhole-Bogens mit dem *Asher*-Gesichtsbogen gelten im allgemeinen die folgenden Empfehlungen:

1. Wenn eine starke Retraktion und Torque-Kontrolle im oberen Frontzahnsegment erforderlich ist, sollten die Drahtstärken 0,019″ × 0,026″ bzw. 0,021″ × 0,025″ (Inch) verwendet werden. In Fällen mit extremer Protrusion der oberen und/oder unteren Frontzähne wird vor Einsetzen des Vierkantbogens zur Retraktion und Aufrichtung dieser Zähne ein 0,020″ (Inch) Rundbogen verwendet. Wenn eine Schlitzgröße von 0,018″ (Inch) verwendet wird, empfehle ich, die Double-Keyhole-Bögen aus 0,018″ × 0,025″ (Inch) blauen Elgiloy-Draht zu fertigen und anschließend durch Wärmebehandlung zu vergüten, da sonst an den oberen Frontzähnen nicht die gleiche Retraktions- und Intrusionswirkung erzielt werden kann, wie mit der Schlitzgröße von 0,022″ (Inch).
2. Die Schlaufen sollten (durch Herausziehen und Umbiegen der Drahtenden) erst dann akti-

viert werden, wenn die unteren Frontzähne bereits aufgerichtet oder die Seitenzähne in gewünschtem Ausmaß mesialisiert sind.
3. Wenn zur Retraktion der Frontzähne ein Headgear verwendet wird, sollten die distalen Bogenabschnitte im Elektrolytbad reduziert und die Bogenenden distal der Sechsjahrmolaren abgeschnitten werden. Der Bogen muß an den Seitenzahnsegmenten locker einligiert werden, so daß er frei in den Brackets gleiten kann und die Retraktion der Schneidezähne nicht behindert.
4. In Extraktionsfällen werden zwischen die Eckzähne und 2. Prämolaren leichte Giebelbiegungen sowie im oberen Bogen eine graduelle kompensierende Kurve und im unteren Bogen eine leichte umgekehrte Kurve eingebogen.
5. Bei den Keyhole-Loop-Bögen sollten zwischen der Distalkante des seitlichen Schneidezahnbrackets und der anterioren Schlaufe mindestens 1–1,5 mm Spiel sein.

Häufig wird gefragt, ob man nicht nur eine Keyhole-Schlaufe pro Seite verwenden kann. Natürlich kann man das, aber man will schließlich den vollständigen Lückenschluß mit einem einzigen Bogensatz erzielen, ohne den Bogen ständig wechseln zu müssen. Meiner Meinung nach ist der Double-Keyhole-Loop-Bogen zu wertvoll, um ihn durch einen Bogen mit einfachem Keyhole-Loop ersetzen zu können.

Zusammenfassung

Ich habe in diesem Kapitel die Behandlungsmechanik für das Wechselgebiß bewußt nicht angesprochen. Der zur Verfügung stehende Rahmen ist zu begrenzt, um eine eingehendere Besprechung der Therapie im Wechselgebiß zu erlauben. Ich habe statt dessen versucht, eine Philosophie der Behandlungsmechanik vorzustellen, die auf den eingangs aufgeführten, spezifischen Zielsetzungen aufbaut und die bestehenden individuellen Gegebenheiten, den Gesichtstyp und die Reaktion auf die Behandlungsmechanik berücksichtigt. Das ausgewählte Material soll lediglich einen Überblick verschaffen und zusammen mit den praktischen Beispielen verdeutlichen, wie die Mechanik in den typischen Fällen, die in der täglichen Routine am häufigsten vorkommen, eingesetzt werden kann. Selbstverständlich gibt es in der Praxis immer unterschiedliche Behandlungswege.

Ich hoffe, daß es mir geglückt ist, dem Leser meine Methode der Behandlungsmechanik und die grundlegenden Prinzipien so zu vermitteln, daß er diese Information ganz oder teilweise in die Praxis umsetzen kann.

Literatur

1. Andrews, L. F.
   The six keys to normal occlusion, Am. J. Orthod. 63:296, 1972.
2. *Basta, T. F.*
   Principles of occlusion. Personal communication.
3. *Gugino, C. F.*
   An orthodontic philosophy, ed. 5, Denver, 1972, Edco Associates.
4. *Jarabak, J. R.* und *J. A. Fizzell*
   Technique and treatment with light-wire edgewise appliances, ed. 2, St. Louis, 1972, The C. V. Mosby Co.
5. *McCollum, B. B.* und *C. E. Stuart*
   A research report, New York, 1975, Scientific Press.
6. *Ricketts, R. M., R. W. Bench, C. F. Gugino* et al.
   Bioprogressive therapy, Denver, 1979, Rocky Mountain/Orthodontics.
7. *Ricketts, R. M., R. H. Roth, S. J. Chaconas* et al.
   Orthodontic diagnosis and planning, Denver, 1982, Rocky Mountain/Orthodontics.
8. *Root, T. L.* und *E. C. Sagehorn*
   Level anchorage, New York, 1981, Unitek Corporation.
9. *Roth, R. H.*
   Five year clinical evaluation of the Andrews straight-wire appliance, J. Clin. Orthod. 10:836, 1976.
10. *Roth, R. H.*
    The maintenance system and occlusal dynamics, Dent. Clin. North Am. 20:761, 1976.
11. *Roth, R. H.*
    Straight wire mechanics syllabus, Burlington, Calif. 1978, Foundation for Advanced Continuing Education.
12. *Roth, R. H.*
    Functional occlusion for the orthodontist, J. Clin. Orthod., vol. 15, nos. 1 to 4, 1981.
13. *Slavicek, R.* und *H. Mack*
    Use of the SAM articulator and MPI to cephalometrics. Personal communication.
14. *Tweed, C. H.*
    Clinical orthodontics, St. Louis, 1966, The C. V. Mosby Co.
15. *Wong, B. W.*
    Banding and bonding the „A" company straight wire appliance. Unpublished paper, 1982.

Kapitel 12

Die moderne Begg-Technik:
Eine Kombination der Begg- und Straight-Wire-Apparaturen und Techniken

William J. Thompson

Auf dem Gebiet der kombinierten Edgewise-Lightwire-Technik sind ständig interessante Weiterentwicklungen zu verzeichnen.[3, 5, 7, 10, 20] Die *Vier-Stadien-Lightwire-Apparatur* ist das Ergebnis der erfolgreichen Zusammenarbeit zwischen Klinikern, die nach der *Begg*-Methode behandeln und einer Herstellerfirma (Unitek). Diese Apparatur vereint in ihrer Konstruktionsweise die Vorteile sowohl der *Begg*- als auch der Straight-Wire-Apparatur und vermeidet gleichzeitig die Nachteile beider Systeme.

Die hier beschriebenen Behandlungsmethode stellt die erfolgreichen Bemühungen dieser Kliniker dar, für die Praxis eine Kombination aus der *Begg*-Technik und der Straight-Wire-Technik zu entwickeln, bei der die Vorteile beider Systeme voll ausgenutzt werden. Das Produkt dieser Verbindung hat unter der Bezeichnung moderne *Begg*-Technik als neues orthodontisches Konzept Anerkennung gefunden.

Bei dieser Technik ist jede Behandlungsphase durch eigene Verankerungseigenschaften, Konstruktionsmerkmale und variierende Kraftgrößen gekennzeichnet. Vor der systematischen Beschreibung der Behandlungsphasen werde ich kurz auf die verschiedenen Komponenten der kombinierten Technik, die sich der Vier-Stadien-Lightwire-Apparatur* bedient, eingehen.

Verankerung und Differentialkraft

In der folgenden Liste sind die Vor- und Nachteile der konventionellen *Begg*- und Straight-Wire-Apparaturen zusammengefaßt:

Lightwire-Apparatur nach Begg

Vorteile
1. optimale leichte Kräfte (60–90 g)
2. relativ kontinuierliche Kraftapplikation
3. minimale Reibung der Bögen in den Brackets und Röhrchen
4. schnelle Einordnung, Nivellierung und Rotation der Frontzähne
5. schnelle Korrektur des Überbisses, hauptsächlich durch Extrusion der Molaren und Intrusion der Schneidezähne
6. gleichzeitige Retraktion aller Frontzähne durch Kippung der Zahnkronen
7. relativ kontinuierliche Parallelstellung der den Extraktionslücken angrenzenden Zahnwurzeln mit Aufrichtungsfedern
8. relativ kontinuierliche Torque-Kräfte auf die oberen und gelegentlich auch die unteren Schneidezähne
9. extraorale Kräfte unnötig, außer in extrem problematischen Verankerungssituationen.

Nachteile
1. schwierige Koordinierung der oberen und unteren Zahnbogenform und -breite
2. Erzielung bilateraler Symmetrie erschwert
3. Kontrolle über Prämolaren- und Molarentorque ohne Hilfselemente erschwert

---

* Die Vier-Stadien-Lightwire-Apparatur wird gelegentlich fälschlicherweise auch als „viertes Stadium" (fourth stage) oder „Stadium-IV-Apparatur" (stage IV appliance) bezeichnet. Hiermit soll klargestellt werden, daß die Vierstadienapparatur zur vollständigen Behandlung nicht nur in Stadium IV, sondern in allen vier Stadien dient (Unitek Corporation, Monrovia, Calif.)

4. schwierige Stabilisierung der Zähne während der abschließenden Feineinstellung.

Straight-Wire-Apparatur

Vorteile
1. präzise Kontrolle über Prämolaren- und Molarentorque
2. bilaterale Symmetrie der bukkolingualen Inklinationen leicht zu erzielen
3. bilaterale Symmetrie der Zahnbogenform
4. Verwendung gerader Bögen mit nur wenigen oder ohne Biegungen
5. präzise Kontrolle bei der Feineinstellung beider Zahnbögen in allen drei Ebenen
6. Selbstbegrenzung der Bewegungen durch die Bögen und Stabilisierung der Zähne bei der abschließenden Feineinstellung.

Nachteile
1. aufgrund der breiteren Brackets und dem geringeren Abstand zwischen den Brackets größere Kraftwerte
2. schnelle Einordnung der Frontzähne aufgrund der angulären Relation des Bracketschlitzes zu den fehlstehenden Zähnen erschwert
3. schnelle Überbißkorrektur nur schwer möglich
4. Notwendigkeit zusätzlicher Verankerung wegen der Reibung zwischen Bogen und Bracket bei der Translationsbewegung
5. häufiger Bedarf an extraoralen Kräften
6. gleichzeitige Einordnung der Schneide- und Eckzähne aus Verankerungsgründen nicht möglich.

Die *Begg*-Methode erfordert außerdem spezielle Bogenformen und elastische Gummizüge, um zu gewährleisten, daß das Verankerungspotential an den größeren Seitenzähnen maximal und kontinuierlich ist. Zur wirksamen Verankerung wird außerdem die Verwendung eines 0,016 Inch runden Stahlbogens mit speziellen Verankerungsbiegungen empfohlen. Das Differentialkraftsystem nach *Begg* sieht keine fixierte oder statische mechanische Verankerungsvorrichtung zur Stabilisierung der Ankerzähne vor.

Bei einem leichten Kraftsystem, das freie Kippbewegungen ermöglicht, sind nur minimale Kräfte (25–30 g) zur Bewegung der Zähne erforderlich. Die im biologischen Rahmen der funktionellen Matrix erzeugten Kräfte erreichen oder übertreffen diese Kräfte oft und sind gleichermaßen in der Lage, das Verankerungssystem und die Bewegungsreaktion im positiven oder negativen Sinne äußerst wirksam zu beeinflussen. Zungendruck, okklusale Neigungen, Höckerhöhen, Muskelkräfte, Zahngröße, Kaumuster, funktionelle Habits und okklusale Kräfte, dentale okklusale Interferenzen, Schluckgewohnheiten und Atmung gehören zu den biologischen Kräften, die bei der vollständigen Analyse und Konstruktion eines echten Differentialkraftsystems berücksichtigt werden müssen. *Swain*[17] zufolge muß bei der Gesamtwirkung der Apparatur selbst den unterschiedlichen Reaktionsraten der biologischen Gewebe Rechnung getragen werden.

Ein solches komplexes Verankerungssystem ist als *dynamische* Verankerung zu bezeichnen. Sie umfaßt die physikalischen Kräfte, die aufgrund von Verankerungsbiegungen, Drahtstärke und konstruktiven Details durch die Apparatur erzeugt werden sowie die elastischen Kräfte in ihren komplexen Wechselbeziehungen zu den ebenso wirksamen Kräften, die durch das biologische Umfeld entwickelt werden. Bei dem Lightwire-System nach *Begg* ist das Gleichgewicht zwischen den leichten Kräften der Apparatur und den biologischen Kräften für die optimale Verankerungswirkung entscheidend (Abb. 12-1). Die Kombination der *Begg*- und Straight-Wire-Mechanik umfaßt sowohl die statische als auch die dynamische Verankerung, die in den einzelnen Stufen des Behandlungsprogramms jeweils unterschiedlich eingesetzt werden (Tab. 12-1). Die dynamische Verankerung wird in den ersten Behandlungsphasen verwendet, in denen die Zahnbewegungen mit Hilfe von schwachen Rundbögen eingeleitet

Tabelle 12-1. Verankerung in den einzelnen Behandlungsstufen*

Stufe	Verankerung
I	dynamisch
II	dynamisch
III	dynamisch / statisch
IV	statisch

* Der Grad der statischen oder dynamischen Verankerung ist in den vier Stufen der kombinierten Technik unterschiedlich. Dieser Unterschied ist durch die verschiedene Reibung bzw. Steifigkeit der in den einzelnen Behandlungsphasen verwendeten Apparaturen bedingt.

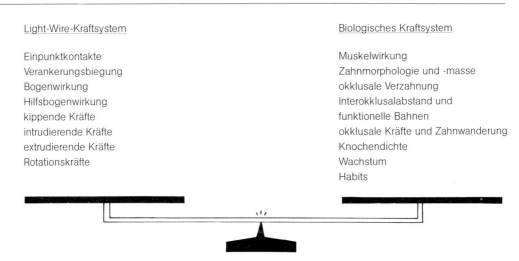

Light-Wire-Kraftsystem	Biologisches Kraftsystem
Einpunktkontakte	Muskelwirkung
Verankerungsbiegung	Zahnmorphologie und -masse
Bogenwirkung	okklusale Verzahnung
Hilfsbogenwirkung	Interokklusalabstand und
kippende Kräfte	funktionelle Bahnen
intrudierende Kräfte	okklusale Kräfte und Zahnwanderung
extrudierende Kräfte	Knochendichte
Rotationskräfte	Wachstum
	Habits

Abb. 12-1 In dem Differentialkraftsystem bewirken die hochkomplizierten Wechselwirkungen zwischen den Kräften der Apparatur und den physiologischen Kräften die dynamische Verankerung. Das Gleichgewicht zwischen den beiden Kraftsystemen ist wegen der freien Kippbewegungen, leichten Kräfte und wegen des geringen Reibungswiderstandes kritisch. Die beiden Systeme können sich wechselseitig verstärken oder hemmen.

werden. Durch den Bogen, der frei beweglich in den gingival gelegenen Vertikalschlitz, den sog. *Begg*-Schlitz des Kombinationsbrackets eingesetzt wird, werden Kräfte von 30–90 g auf die Zähne übertragen. In dieser Behandlungsphase wirken die Kräfte der Apparatur und die biologischen Kräfte zur Einleitung und Begrenzung der Zahnbewegung zusammen. Schneidezähne und Eckzähne werden unter minimaler Krafteinwirkung schnell und über lange Strecken gekippt, bis der Großteil der groben Zahnbewegung erfolgt ist. Bei der konventionellen *Begg*-Methode werden diese Bewegungen in den ersten beiden Behandlungsphasen durchgeführt. Die Eliminierung des Interokklusalabstandes in diesen Phasen ist ein signifikantes biologisches Phänomen, das zur Differentialkraftverankerung und zur Bißhebung beiträgt[11, 12] (Abb. 12-2).

Bei der kombinierten *Begg*-Straight-Wire-Methode ist die statische Verankerung im III. und IV. Stadium von Bedeutung, wenn die Behandlung in die Torque- und Aufrichtephase übergeht. Umfangreiche Untersuchungen haben bestätigt, daß der größte Verankerungsverlust innerhalb der gesamten Behandlung während der Torque-Bewegung der oberen Schneidezähne und Aufrichtung der Eckzähne und Prämolaren in der III. und IV. Behandlungsphase erfolgt.[6] In diesen Phasen sind die Kräfte der Apparatur größer, der Reibungswiderstand innerhalb des Systems hoch und die Zahnbewegungen sind Translationen und demzufolge relativ langsam. daher empfehlen manche Kliniker stärkere Bögen, Lingualbögen und Headgears zur Verbesserung der Verankerungssituation. Eine weitere Verbesserung kann erzielt werden, wenn die 2. Molaren gebändert werden und zur Stabilisierung der Seitenzähne in die Prämolarenbrackets und beide Molarenröhrchen ein kurzer Edgewise-Teilbogen eingesetzt wird.

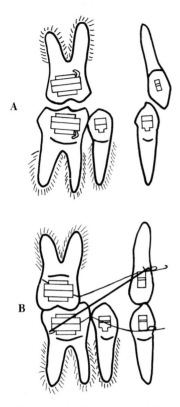

Abb. 12-2 Im Stadium I. wird der untere Molar durch die Klasse-II-Gummizüge und die Verankerungsbiegung extrudiert, so daß der Interokklusalabstand eliminiert ist. Durch das okklusale Ineinandergreifen erhöht sich die Differentialverankerung in der Molarenregion und trägt somit zur Bißhebung im Sinne einer räumlichen Kontrolle des Überbisses bei. A: vor der Behandlung. B: nach Abschluß der 1. Behandlungsphase (Interokklusalabstand eliminiert).

Die Vier-Stadien-Lightwire-Apparatur (Four-Stage Lightwire Appliance)

Eine orthodontische Apparatur ist im Grunde einfach ein Vehikel zur Übertragung von Kräften auf die Zähne und, indirekt, auf den Knochen und die Weichteile. Daher kommt es auf die Konstruktionsweise der apparativen Elemente, die Plazierung der Brackets und Röhrchen und die anschließenden Veränderungen und Manipulationen an, um die Behandlung zu erleichtern. Bei dem Vier-Stadien-Bracketsystem wurde versucht, möglichst viele nützliche Elemente in die Apparatur einzubauen, um unerwünschte Wirkungen auszuschalten. In diesem Zusammenhang möchte ich betont darauf hinweisen, wie wichtig es ist, zwischen den beiden Behandlungssystemen und Philosophien zu unterscheiden, die in dieser Kombinationsapparatur miteinander vereint wurden. Jedes der Systeme hat seine eigene charakteristische Modalität und erfordert nicht nur eigene Vorsichtsmaßnahmen, sondern auch, daß die mit dem jeweiligen System verbundenen Vor- und Nachteile klar erkannt werden. Die wirksamste Vorsichtsmaßnahme ist, den für jede Behandlungsstufe empfohlenen konventionellen Weg nur so lange zu gehen, wie gute Fortschritte gemacht werden. Sobald sich der Behandlungsverlauf verlangsamt oder nicht zufriedenstellend verläuft, müssen die konventionellen Kräfte und Ziele modifiziert werden – selbstverständlich unter der Voraussetzung, daß Ursache und Wirkung der unbefriedigenden Reaktion genau erkannt wurden.

Brackets und Röhrchen

Wenn die einzigartigen Vorteile des echten Lightwire-Systems nach *Begg* erhalten bleiben sollen, ist die erste Voraussetzung, daß der Bogenschlitz maximale freie Kippbewegungen erlaubt, möglichst wenig Reibungswiderstand bietet, den Bogen nicht blockiert und außerdem einen Vertikalschlitz zur Aufnahme von Hilfselementen für die Aufrichtung von Zähnen und für Wurzeltorques besitzt. (Abb. 12-3). Beim echten Straight-Wire-System müssen die Schlitze so gestaltet sein, daß sie Translationen ermöglichen und mesiodistal breit genug sein, um Rotationen kontrollieren und optimale Torque-Kräfte liefern zu können. Es müssen die richtigen Angulations- und Torquewerte eingebaut sein, und sie müssen auf die individuellen Abweichungen innerhalb der normalen Bogenform abgestimmt sein.

Das Vier-Stadien-Bracket erfüllt alle diese Anforderungen (Abb. 12-4). Der gingivale Schlitz bzw. *Begg*-Schlitz ist so gestaltet, daß er maximale kro-

Die Vier-Stadien-Lightwire-Apparatur

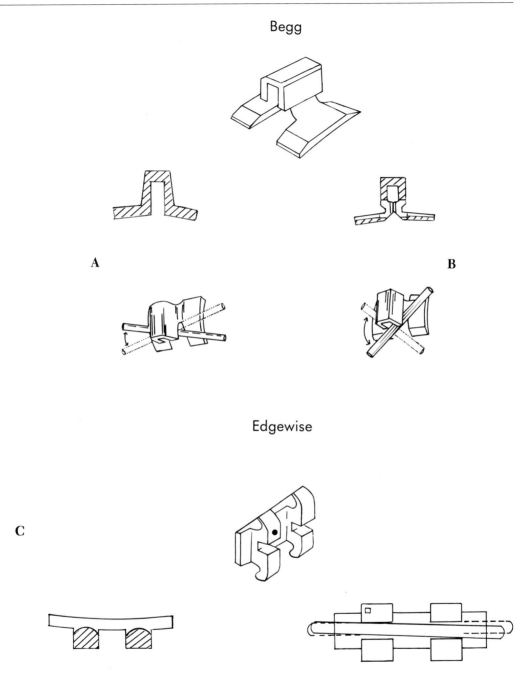

Abb. 12-3 *Begg*-Brackets sind so gestaltet, daß sie bei geringer Reibung große Kippbewegungen ermöglichen. Die geringe Schlitzbreite und minimale Kontaktfläche erhöhen den Abstand zwischen den Brackets, wodurch sich die Kräfte, die auf die Zähne übertragen werden, verringern. A: reguläres Bracket. B: schmales Unipoint-Bracket. C: typisches Edgewise-Zwillingsbracket. Man beachte die begrenzte Kippmöglichkeit in dem Edgewise-Bracket.

Die moderne Begg-Technik

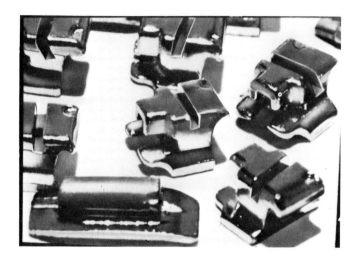

Abb. 12-4 Die besonderen Konstruktionsmerkmale dieses kombinierten Bracketsystems (4-Stadien-Lightwire) gewährleisten die optimale Wirksamkeit beider verwendeten Systeme – des *Begg*- und des Straight-Wire-Systems. (Mit freundlicher Genehmigung der Unitek Corporation, Monrovia, California.)

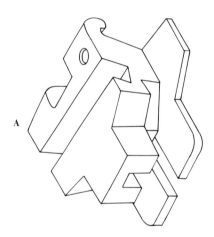

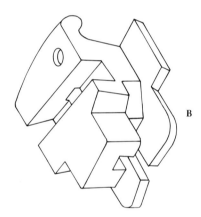

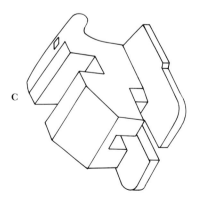

Abb. 12-5 Das kombinierte 4-Stadien-System aus *Begg*- und Straight-Wire-Mechanik wird zur besseren Rotations- und Torquekontrolle über die Schneidezähne, Eckzähne und Prämolaren eingesetzt.

	Backet-breite	Begg-Schlitz	Straight-Wire Schlitz
A: Obere mittlere Inc.	3,30 mm	0,50 mm	0,45 oder 0,55 mm
B: Eckzähne, Prämolaren, obere seitliche Inc.	2,54 mm	0,50 mm	0,45 oder 0,55 mm
C: Untere Inc.	1,78 mm	0,50 mm	0,45 oder 0,55 mm

Eingebaute In/Outs

Die präzisionsgefertigten Vier-Stufen-Attachments besitzen unterschiedliche Basisstärken zur Gewährleistung der korrekten In/Out-Relationen. Dadurch entfällt das zeitaufwendige Einbiegen von Offsets in die Ausarbeitungsbögen.

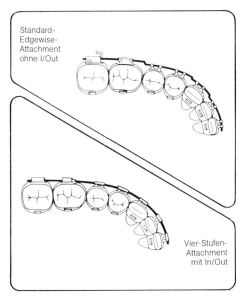

Eingebaute Torques:

Die Vier-Stufen-Attachments besitzen 0,45- oder 0,55-mm-Edgewise-Schlitze mit eingebautem Torque. Dadurch wird die Zeit eingespart, die sonst für das Torquieren des Ausarbeitungsbogens benötigt wird. Durch die exakte Kraftapplikation auf den Bogen gewährleisten die Schlitze die korrekte vestibuloorale Neigung jedes einzelnen Zahnes. Zusätzliche Torquebögen sind so gut wie überflüssig.

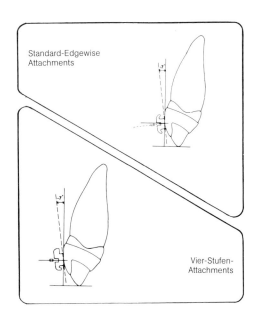

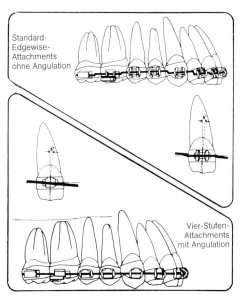

Eingebaute Angulation

Der „voranguliierte" Edgewise-Schlitz an jedem Vier-Stufen-Attachment gewährleistet die Kontrolle zur ästhetischen Positionierung der einzelnen Zähne – Bogenmanipulationen reduzieren sich auf ein Minimum.

Abb. 12-6   In das Straight-Wire-Segment des 4-Stadien-Kombinations-Brackets sind In/Outs, Torques und Angulationen für jeden Zahn eingebaut. (Mit freundlicher Genehmigung der Unitek Corporation, Monrovia, California.)

Die moderne Begg-Technik

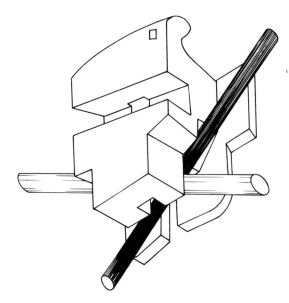

Abb. 12-7 Das Kombinationsbracket muß sowohl als Edgewise-Bracket als auch als *Begg*-Bracket einwandfrei funktionieren. Durch die Abschrägung der Bracketbasis unterhalb des Edgewise-Segmentes werden die freien Kippbewegungen ermöglicht.

nen- und wurzelkippende Bewegungen erlaubt, während der Edgewise-Schlitz für die abschließende Feinregulierung geschaffen ist. Drei Brakkettypen ermöglichen die Wahl der geeigneten mesiodistalen Breite für optimale Rotationen, Kippungen und Torques (Abb. 12-5). Im Unterschied zu anderen Kombinationsattachments erlaubt der *Begg*-Schlitz uneingeschränkte Kippbewegungen und der Edgewise-Schlitz besitzt eingebaute Angulationen, Torques und In/Outs (Abb. 12-6). Die Basis des Brackets ist abgeschrägt, um die Reibung des Bogens herabzusetzen und zu verhindern, daß er sich verkantet und blockiert wird (Abb. 12-7). Die Werte für Torque, Tip und In/Out sind für jeden Zahn unterschiedlich. Für jeden Zahn, einschließlich der 2. Molaren, gibt es individuelle Brackets und Röhrchen (Abb. 12-8).

Die Molarenattachments besitzen zwei Röhrchen: gingival ein rundes Röhrchen mit einem Durchmesser von 0,036 Inch (0,91 mm) für die *Begg*-Mechanik und okklusal ein 0,018 × 0,025 oder 0,022 × 0,028 Inch (0,45 × 0,63 bzw. 0,55 × 0,71 mm) großes Vierkantröhrchen für die Straight-Wire-Mechanik (Abb. 12-9). Die Basen der Röhrchen sind den Konturen der Bukkalflächen der

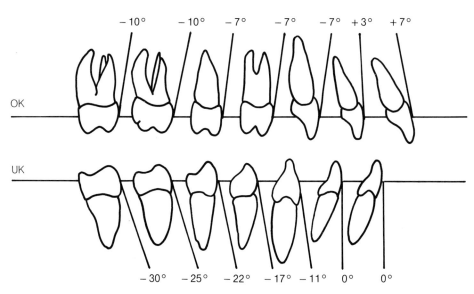

Abb. 12-8 Jeder Zahn hat seine eigenen Torqueangulationen. Die Brackets sind an der distalen inzisalen Kante der Labialfläche gekennzeichnet, damit für jeden Zahn das geeignete Bracket gefunden werden kann. +: lingualer bzw. palatinaler Wurzeltorque, −: labialer bzw. bukkaler Wurzeltorque.

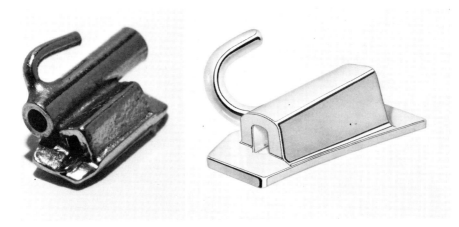

Abb. 12-9 Die Attachments der 1. Molaren besitzen gingival ein rundes Röhrchen mit einem Durchmesser von 0,036 Inch und inzisal ein Vierkantröhrchen von 0,018 × 0,025 Inch. Die 2. Molaren haben ein 0,018 × 0,025 Inch Einfachröhrchen. Mesial befindet sich ein Haken zur Aufnahme von Gummizügen. Für die oberen Molaren gibt es auch Dreifach-Bukkalröhrchen mit einem zusätzlichen Röhrchen für Headgears. Die Vierkantröhrchen sind auch in der Größe 0,022 × 0,028 Inch erhältlich.

Zähne angepaßt. Die Röhrchen besitzen ein Offset von 7°, das das Einsetzen des geraden Finishingbogens erleichtert und während der Verwendung des intramaxillären Gummizuges im II. Stadium zusätzliche Kontrolle über die Molaren bewirkt (Abb. 12-10). Ich empfehle die Schlitzgröße von 0,018 × 1,025 Inch, da durch die erhältlichen hochresilienten Stahldrähte in dieser Größe die massiveren Drähte (0,022 × 0,028 Inch) und Schlitze überflüssig geworden sind.

Anstelle der konvertiblen Vierkant-Bukkalröhrchen, die allgemein für die 1. Molaren verwendet werden, werden für die 1. und auch die 2. Molaren neuerdings die konventionellen Edgewise-Straight-Wire-Röhrchen empfohlen. Da diese Attachments okklusogingival schmäler sind als die konvertiblen Röhrchen, sind okklusale Interferenzen und Gingivareizungen seltener. Die 2. Molaren, die weder zur Verankerung noch zur Bißhebung in die Apparatur einbezogen werden, müssen erst gegen Ende der Behandlung mit Attachments versehen werden. Außerdem sind die Nitinolbögen so flexibel, daß sie sich in jedes Röhrchen einsetzen lassen.

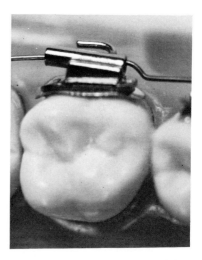

Abb. 12-10 Die Molarenröhrchen besitzen ein Offset von 7°, um die anatomischen Gegebenheiten der Molarenkontur auszugleichen. Durch dieses Offset kann in dem Vierkantröhrchen ein Straight-Wire-Bogen verwendet und die Rotationskontrolle in der 2. Behandlungsphase mit dem *Begg*-Röhrchen unterstützt werden.

Fixation der Attachments

Die meisten Brackets werden heute direkt geklebt. In Extraktionsfällen verwende ich gegenwärtig an den Molaren und Prämolaren Stahlbänder mit aufgeschweißten Attachments und an den Frontzähnen Klebebrackets. In leichten Fällen, die weder eine besonders lange Behandlungsdauer noch ungewöhnlich große Kräfte erfordern, werden alle Attachments geklebt. Bei der kombinierten *Begg*-Straight-Wire-Apparatur ist es wichtig, daß die distalen Attachments gut fixiert werden, da sie sonst den Schwingungen der Bögen und den Kräften der Verankerungsbiegungen, der Okklusion und der Gummizüge nicht standhalten können. Bis auf die 2. Molaren sollten die Zähne möglichst bald mit Attachments versehen werden, um die gesamte Kraftkontrolle zu erhöhen und Verformungen der Bögen sowie Schleimhautreizungen auch der Wangeninnenseite zu verhindern. Die Attachments der 2. Molaren dienen bei dem Kombinationssystem nicht zur Verankerung oder Bißhebung, sondern zur Nivellierung und Ausrichtung der marginalen Randleisten und zur Erzielung einer symmetrischen Bogenform. Für diese Funktion brauchen sie erst im späteren Verlauf der Behandlung angebracht werden.

Plazierung der Brackets und Röhrchen

Für die Plazierung der Bänder und Brackets gelten bei dem Vierstadiensystem die gleichen Regeln wie bei den meisten anderen orthodontischen Apparaturen auch. Hinsichtlich Qualität und Genauigkeit müssen die Bracketpositionen nach dem Fixieren den üblichen Anforderungen entsprechen. Der Behandler, der mit der Lightwire-Technik nach *Begg* vertraut ist und nun das Vier-Stadien-Bracket mit dem Edgewise-Schlitz verwenden will, wird einen großen Unterschied zwischen den Zahnbewegungen mit den frei in den *Begg*-Brakkets beweglichen leichten Bögen (zur Kronenkippung während der Stufe I und II) und den Bewegungen durch die starr in den Edgewise-Schlitzen geführten Vierkantbögen voller Größe (zur Kronen- und Wurzelbewegung in der Stufe III und IV) feststellen. Außerdem ist darauf hinzuweisen, daß eine ungenaue Bracketplazierung zwar für die freien koronalen Kippbewegungen der Stufe I und II ausreichend sein mag, für die Bewegungen der Stufe III und IV jedoch nicht ausreichend wird. Abweichungen in der okklusogingivalen oder mesiodistalen Bracketposition oder nichtparallele Ausrichtung des vertikalen *Begg*-Schlitzes zur Kronenlängsachse führen zu entsprechend unbefriedigenden Bewegungen der Kronen und Wurzeln.

Die unteren 1. Molarenröhrchen sollten als erste plaziert werden. Das runde Röhrchen sollte sich auf der Höhe des freien Gingivarandes befinden, so daß das Vierkantröhrchen etwa im mittleren Drittel der Bukkalfläche der Molarenkrone zu liegen kommt. Beide Röhrchen werden parallel zur Okklusalfläche ausgerichtet. Die mesialen Kanten sollten unter der Mitte des mesiobukkalen Höckers des unteren 1. Molaren liegen. Das Attachment ist so gestaltet, daß wenn das Vierkantröhrchen okklusal des runden Röhrchens liegt, erstens das Vierkantröhrchen auf der gleichen Höhe wie die Edgewise-Schlitze der übrigen Brackets und zweitens das runde Röhrchen gegenüber den *Begg*-Schlitzen der übrigen Brackets in der optimalen Position zu liegen kommt. Das Edgewise-Röhrchen ist 3,5 mm von der Spitze des bukkalen Höckers des 1. Molaren entfernt. Dadurch hat das runde Röhrchen eine Position, in der es zur Bißhebung am wirksamsten ist und liegt gleichzeitig tief genug, um die Okklusion nicht zu behindern. Ein Haken am mesialen Ende des Molarenröhrchens dient zur Aufnahme von intra- und intermaxillären Gummizügen. Wenn das untere Molarenband mit dem Röhrchen eingesetzt ist, muß es auf okklusale Interferenzen überprüft werden. Gelegentlich muß das untere Molarenröhrchen weiter gingival gesetzt oder okklusal geringfügig abgeschliffen werden, um nicht die Okklusion des bukkalen Höckers des oberen Molaren zu stören.

Der Abstand von 3,5 mm zwischen den Attachments und der Okklusalfläche bzw. Schneidekante gilt für alle Zähne außer den Eckzähnen und oberen seitlichen Schneidezähnen (Abb. 12-11). Ausschlaggebend für die Brackethöhe sind die Höckerhöhe und die Interkuspidation. Um eine Störung der Okklusion zu vermeiden, kann es erforderlich sein, den Abstand zwischen Edgewise-Schlitz und Schneidekante der Inzisivi, je nach Tiefe der Molarenokklusion, von 3 auf 4 oder 5 mm zu verändern. Der Abstand selbst ist nicht kritisch, entscheidend ist, daß er bei allen Attachments

Die Vier-Stadien-Lightwire-Apparatur

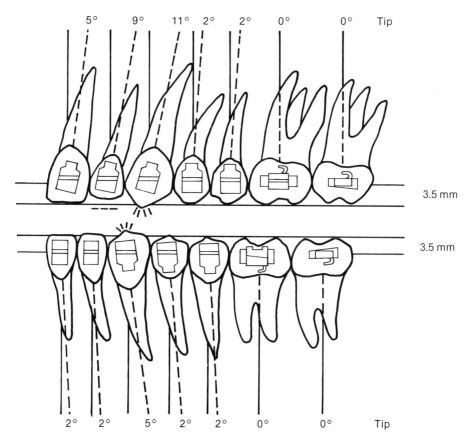

Abb. 12-11 Für jeden Zahn wird nach den spezifischen eingebauten In/Outs, Torques und Angulationen ein Attachment ausgewählt. Zunächst werden die Molarenröhrchen plaziert, wobei sie in der Regel so zu liegen kommen, daß das Edgewise-Röhrchen einen Abstand von 3,5 mm zu den bukkalen Höckerspitzen hat. Der gleiche Abstand gilt für alle übrigen Brackets mit Ausnahme der oberen seitlichen Schneidezahnbrackets, die 0,5 mm weiter inzisal liegen, sowie aller Eckzahnbrackets, die 0,5 mm weiter gingival liegen. Der Abstand von 3,5 mm kann der okklusalen Relation der Molaren entsprechend verändert werden, um eine einwandfreie Okklusion ohne Interferenzen an den Attachments zu gewährleisten. N. B.: Alle Brackets werden so plaziert, daß der vertikale *Begg*-Schlitz parallel zur Längsachse der jeweiligen Zahnkrone liegt. An den Eckzähnen sollten die Brackets 4–4,5 mm an den oberen seitlichen Schneidezähnen 3 mm von der Schneidekante entfernt liegen.

gleich groß ist, so daß sie sich (wie eingangs beschrieben) alle auf der gleichen relativen vertikalen Höhe befinden und in der Lage sind, einen geraden Straight-Wire-Bogen aufzunehmen.
Nach Einsetzen der Molarenbrackets werden die Prämolarenbrackets auf der gleichen relativen Höhe plaziert (Abb. 12-12). Die Eckzahnbrackets werden 0,5 mm weiter gingival als die der Prämolaren und Molaren gesetzt, so daß eine Extrusion von jeweils 0,5 mm bewirkt wird. Dadurch wird bei den Unterkieferbewegungen die Eckzahnführung sichergestellt. Die oberen seitlichen Schneidezahnbrackets werden etwa 0,5 mm weiter inzisal plaziert, wodurch diese Zähne mit ihren grazilen Wurzeln vor Überbelastungen in der funktionellen Okklusion geschützt werden. Auf den oberen mittleren Schneidezähnen und allen unteren Schneidezähnen werden die Brackets in der gleichen vertikalen Höhe aufgesetzt wie auf den Prämolaren und Molaren.

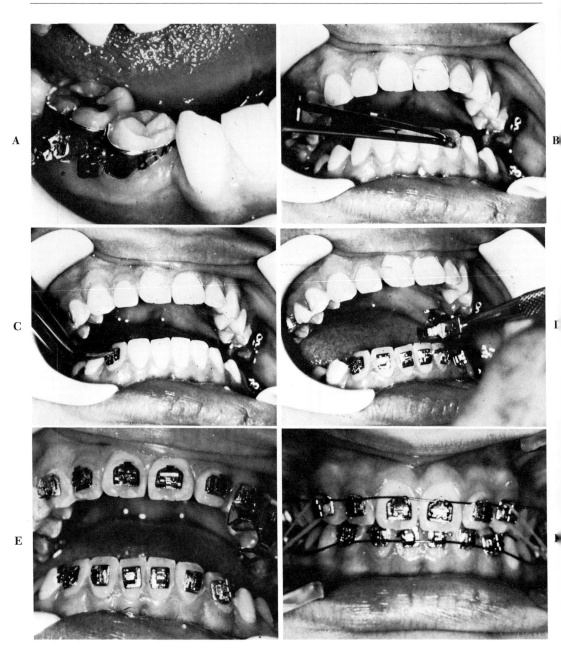

Abb. 12-12 Um die in die Brackets eingebauten Werte in allen drei Raumebenen voll ausnützen zu können, müssen die Attachments mit größter Genauigkeit plaziert werden. In Extraktionsfällen werden die Molaren und Prämolaren in der Regel bebändert. In Nichtextraktionsfällen werden nur die Molaren bebändert, während an den Prämolaren ebenso wie an den Frontzähnen Klebebrackets verwendet werden. A: Molarenröhrchen und Prämolarenbrackets werden zuerst plaziert. B: Die Frontzähne werden für die Klebung vorbereitet. C: Die Brackets werden durch Direktklebung angebracht, D und E: die Brackets werden auf die richtige Höhe gebracht. F: Fertiges Stadium I – Nichtextraktionsapparatur.

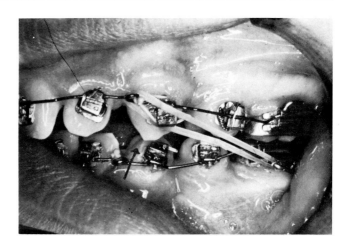

Abb. 12-13 Eine okklusale Interferenz an einem Bracket kann zu extremen Kippungen, zu Trauma und Beschwerden führen. Die Brackethöhe muß an die Okklusion angepaßt und so bald wie möglich auf den Idealwert korrigiert werden.

Wenn der Edgewise-Schlitz der Vier-Stadien-Brackets 3,5 mm unterhalb der Schneidekante liegt, kommt der *Begg*-Schlitz etwa 0,5–1 mm weiter gingival zu liegen, als es normalerweise bei einem *Begg*-Bracket der Fall wäre. Dieser Unterschied wirkt sich jedoch während der Behandlung weder auf die Bißhebung noch auf die Retraktion der Schneidezähne negativ aus. Werden andererseits die Brackets zu weit okklusal angebracht, entstehen immer wieder Schwierigkeiten, weil die Bracketflügel okklusale Interferenzen bilden und vor allem während der Distalbewegung dieser Zähne die Okklusion durch Interferenzen der Höckerspitzen mit anderen Brackets gestört werden kann (Abb. 12-13).

Einsetzen der Bögen in die Begg- und Edgewise-Schlitze

Die Bögen werden je nach Behandlungsstadium und je nachdem, ob sie starr oder beweglich sein sollen, mit Pins (Stiften), Ligaturen oder Elastic-Moduls in den Brackets befestigt (Abb. 12-14). Für die I. Stufe werden die Bögen in die *Begg*-Schlitze eingesetzt und mit Stiften befestigt, die maximale Kronenkippungen erlauben. Wenn sich die Stifte nur sehr schwer einsetzen lassen, wird der Bogen zunächst mit kurzen Distanzligaturen aus 0,009 Inch Draht einligiert und an die Brackets gezogen. Die Ligaturen verlaufen durch die *Begg*-Schlitze hindurch und werden regelmäßig nachgezogen, bis der Bogen vollständig im Bracket sitzt. Die Ligaturen sollten so bald wie möglich durch die Stifte ersetzt werden, da diese eine wesentlich bessere Kontrolle über Rotationsbewegungen erlauben, hygienischer sind und zur Rückbildung der durch die Ligaturen häufig verursachten Gewebsreizungen beitragen. Die Stifte müssen durch Umbiegen des freien Endes in den Brackets gesichert werden. Dafür eignet sich eine neue, speziell für diesen Zweck entwickelte Stifteinsetzzange (pin seating pliers)*, die hinter die Bracketflügel paßt und dadurch das Biegen vereinfacht.

Während des 1. Behandlungsstadiums muß man ständig nachkontrollieren, ob die Reibung nicht zu groß ist oder der Bogen in den Brackets blockiert, da sonst die leichten Kräfte keine Reaktion bewirken. An den Prämolarenbrackets müssen spezielle Bypass-Stifte verwendet werden, um zu vermeiden, daß sich der Bogen in den Vertikalschlitzen oder Röhrchen verkantet. Er muß mit minimaler Reibung nach distal gleiten können. Die Bypass-Stifte können bereits vor dem Aufkleben der Brackets eingesetzt und so lange belassen werden, bis alle Prämolarenextraktionslücken geschlossen sind. Zwischen dem Eckzahn und dem 2. Prämolaren wird eine Biegung 2. Ordnung (Bypass-Biegung) in den Hauptbogen eingebogen, um die nach bukkal vorstehende Lage des Bypass-Stiftes auszugleichen (Abb. 12-15).

* Entwicklung von *James Cannon*, Gainesville, Georgia.

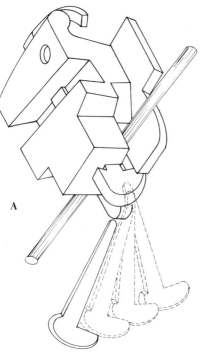

Abb. 12-14 Die Bögen werden je nachdem, ob sie in die *Begg*-Schlitze oder die Edgewise-Schlitze gesetzt werden, mit speziellen Stiften, Drahtligaturen (0,009 Inch) oder Alastik-Modulen befestigt. Kombinationen aus Ligaturdraht, Stiften und Alastiks lassen sich in verschiedenen Situationen als Haken, zum Lückenschluß und zur Befestigung von Hilfsbögen verwenden. *A-E:* Plazierung der Stiftchen für die ersten drei Behandlungsstadien (Stadium I, II oder III Pins).

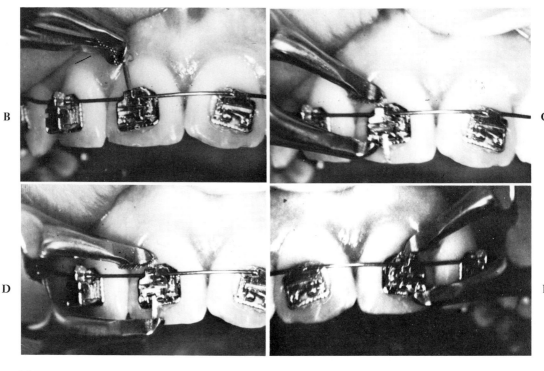

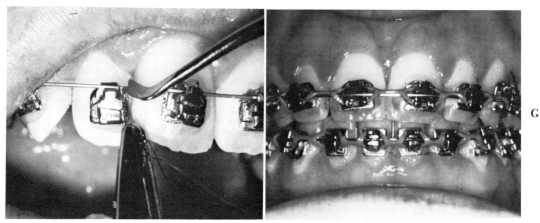

Abb. 12-14 (Fortsetzung) *F:* Einligieren des Bogens mit 0,009 Inch starkem Ligaturdraht. *G:* Alastik-Kette über Bogen im Straight-Wire-Schlitz.

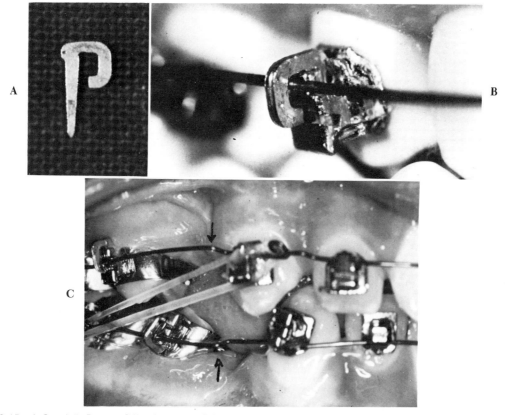

Abb. 12-15 *A:* Spezielle Bypass-Stifte sind an den Prämolaren zu verwenden, um die freie Kippung der Schneide- und Eckzähne zu ermöglichen. *B:* Die Stifte sind so gestaltet, daß der Bogen frei und mit nur minimaler Reibung darin gleiten kann. *C:* Offsets werden mesial des Prämolaren eingebogen, damit der Bogen in die Bypass-Stifte gesetzt werden kann, ohne dabei den Zahn nach oral zu bewegen.

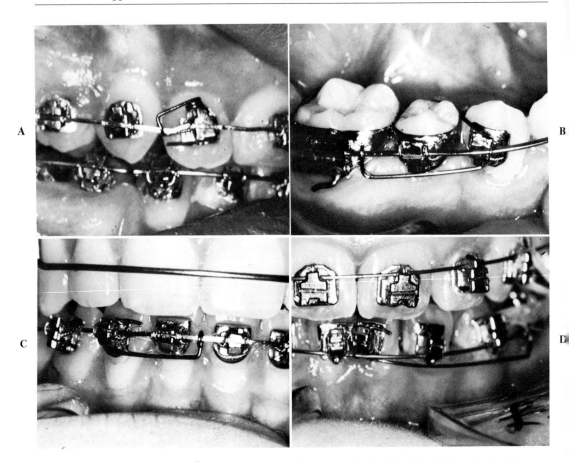

Abb. 12-16 Derotationen können entweder mit Hilfe der *Begg*- oder der Straight-Wire-Schlitze durchgeführt werden, wobei reguläre Rotationsfedern mit Spiralwindungen oder Whip-Federn zum Einsatz kommen. Die Federn bestehen aus 0,014 oder 0,016 Inch Runddraht und werden 90° aktiviert, bevor sie in den Bogen eingehängt werden. A: Helix-Feder (mit Spiralwindungen), B–D: verschiedene Anwendungsmöglichkeiten von Whip-Federn in *Begg*- und Straight-Wire-Schlitzen.

Rotationen werden mit Hilfe von elastischen Ligaturen (Alastik) an Lingualknöpfchen, überkorrigierenden Rotationsbiegungen im Bogen und Whip-Federn, Rotationsfedern oder elastischen Rotationsmodulen bewirken (Abb. 12-16). In den Straight-Wire-Schlitzen werden die Bögen mit 0.009 Inch starken Ligaturen oder Alastik-Modulen einligiert.

Zahnbewegungen in drei Ebenen

Die regelrecht plazierten Brackets eignen sich für Kronen- und Wurzelkippungen ebenso gut wie zum genauen Finishing nach der Edgewise-Technik. In die Brackets ist ein bestimmter Grad an bukkalem oder lingualem Wurzeltorque eingebaut und der Edgewise-Schlitz ermöglicht In/Out-Kompensationen innerhalb der normalen Variationsbreite der bukkolingualen Zahnpositionen. Mit einfachen Rundbögen in den rechteckigen

Die Vier-Stadien-Lightwire-Apparatur

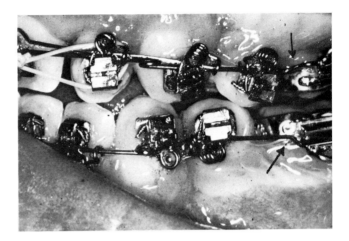

Abb. 12-17 Die *Begg*-Schlitze besitzen keine eingebauten In/Outs, Torques und Angulationen wie die Straight-Wire-Schlitze. Die Bögen müssen daher entsprechende Biegungen 1. und 2. Ordnung aufweisen, andernfalls kommt es zur Intrusion der Prämolaren und dadurch zum lokalisiert offenen Biß.

Schlitzen kann man Rotationen bewirken und die mesiodistale Aufrichtung von Wurzeln sowie die labiolinguale Einordnung der Kronen einleiten. Die Vierkantbögen bewirken im Straight-Wire-Schlitz linguale und labiale bzw. bukkale Wurzeltorques. Diese dreidimensionalen Zahnbewegungen sind jedoch nur mit den Edgewise-Schlitzen möglich.

Die gingivalen Schlitze sind wie reine *Begg*-Brakkets zu behandeln und müssen mit konventionellen Bogendrähten, Bogenformen, Biegungen 1. und 2. Ordnung oder Hilfselementen zur Aufrichtung, In/Out-Positionierung und Torque verwendet werden (Abb. 12-17). In dem *Begg*-Schlitz ist kein Torque, Tip oder In/Out eingebaut. Da die Hilfselemente für Torques und zur Aufrichtung mit den Rundbögen sehr wirksam sind, werden diese Bewegungen größtenteils mit der *Begg*-Mechanik in den gingivalen Schlitzen ausgeführt. Die Edgewise-Schlitze werden nur für die abschließende Feinregulierung und Koordination der Okklusion verwendet.

Die Wahl des Zeitpunkts für die Umstellung der Behandlung von den *Begg*- auf Straight-Wire-Schlitze hängt in erster Linie von dem Ausmaß der erforderlichen Aufrichtung oder Torquebewegung ab. Wenn diese Bewegungen nur in geringeren Ausmaßen nötig sind, kann man bereits in einer relativ frühen Behandlungsphase auf die Straight-Wire-Schlitze übergehen. In zweiter Linie hängt die Entscheidung von den Verankerungserfordernissen ab. Wenn man Verankerung nicht benötigt, kann man bereits im Stadium I auf die Edgewise-Schlitze übergehen.

Elastische Züge

Als wesentliche Bestandteile des Differentialkraftsystems spielen elastische Züge bei jeder Lightwire-Technik eine wichtige Rolle. In der kombinierten *Begg*-Straight-Wire-Technik sind sie in jedem Behandlungsstadium gleich wichtig, auch wenn sie in den einzelnen Phasen für unterschiedliche Zwecke und mit variablen Kraftwirkungen eingesetzt werden. Richtung und Größe der elastischen Kräfte werden jeweils bei der betreffenden Behandlungsstufe besprochen. Wegen ihrer Bedeutung für die Differentialverankerung müssen Kraftgröße und -richtung der elastischen Züge ständig kontrolliert werden, um sicherzugehen, daß die Resistenz der Verankerungsmolaren und die Zahnbewegungsreaktion planmäßig sind. Die Kraft wird mit einem Dontrix-Kraftmesser oder einem ähnlichen Instrument gemessen. Wenn man die Wirksamkeit der elastischen Züge im Therapieverlauf nachprüft, muß man auch an die Möglichkeit einer mangelhaften Patientenmitarbeit denken. Zeichen, die darauf hinweisen, werden ebenfalls in dem Abschnitt über die Behandlungstechnik besprochen.

Nach dem Einsetzen der Gummizüge in den Mund läßt die Kraftwirkung sehr rasch nach. Innerhalb der ersten Stunden kann sich die Kraft um bis zu 25% verringern.[21] Diese Verluste müssen bei der Wahl der Kraftgröße berücksichtigt werden, damit die verbleibende Kraft adäquat ist. Im Stadium I und II liegen die elastischen Kraftgrößen in der Regel zwischen 42 und 85 g. Im Stadium III und IV erfordern die größeren Widerstandskräfte bei der Torquebewegung und Parallelstellung der Wurzeln häufig eine erhebliche Steigerung der elastischen Kräfte. Eine Steigerung der gemessenen Kraft bis zu 140 oder 170 g ist durchaus möglich.

Diese hohen Kraftwerte sind in der Regel bei größeren Bewegungen, die den gesamten oberen und unteren Zahnbogen umfassen und mit den Straight-Wire-Schlitzen durchgeführt werden, erforderlich. Übereinstimmend mit *Swain*[17] möchte ich sagen, daß gelegentlich aufgrund der individuell unterschiedlichen Resistenz der knöchernen Strukturen sogar noch größere Kräfte erforderlich sind.

Extraorale und orthopädische Kräfte

Extraorale Kräfte werden in der kombinierten *Begg*-Straight-Wire-Behandlung normalerweise nicht eingesetzt. Die Eigenschaften der *Begg*-Mechanik bei der Zahnbewegung machen den Headgear als Verankerungsapparatur nahezu überflüssig. Ich verwende den Headgear allerdings in vereinzelten Fällen zur Distalisierung der Zähne oder wenn im Oberkiefer eine orthopädische Maßnahme als Alternative zur Extraktion oder Kieferchirurgie vorzuziehen ist. Dieses Indikationsgebiet umfaßt auch schwergradige skelettale Distalbißfälle mit hoher ANB-Differenz und stark protrudierter Front im Oberkiefer. Der Headgear kann auch in Nichtextraktionsfällen mit günstigen dentoskelettalen Relationen indiziert sein, wenn die Korrektur der sagittalen dentalen und skelettalen Relation eine Distalisierung der Seitenzähne oder des oberen Zahnbogens erfordert. Eine solche Distalisierung wurde von *Begg*[4] und anderen Klinikern als unerwünscht und einer „anatomisch und funktionell korrekten Okklusion" entgegengesetzt angesehen, doch hat diese Ansicht heute offenbar ihre Gültigkeit verloren.

Bißhebung bzw. Korrektur des Überbisses

Die präzise Okklusion der Frontzähne während der Behandlung ist aus folgenden Gründen wichtig: 1. Ermöglichung der Frontzahnführung, 2. geringere Traumatisierung der Zähne und des Knochens, 3. wirksamere Korrektur des Distalbisses und 4. bessere Stabilität der Schneidezähne. Nach *McDowell*[13] erfolgt die Korrektur des Überbisses grundlegend durch drei Faktoren: intrusion der Schneidezähne, Verhinderung der Schneidezahneruption und Extrusion der Molaren. *McDowell* betrachtete die Bißhebung je nach Art und Ausmaß als physiologisch oder pathologisch. Bei der kombinierten *Begg*-Straight-Wire-Technik werden die drei genannten Faktoren sehr wirksam zur Bißhebung eingesetzt. Sie wird mit verhältnismäßig geringer Kraftapplikation schnell erzielt und gleichzeitig werden die Schneidezähne als Gruppe retrahiert. Der durch die *Begg*-Mechanik erzielte Grad der Schneidezahnintrusion ist sehr unterschiedlich.[19, 21] Einige Kieferorthopäden sind der Ansicht, daß eine mangelhafte Intrusion hauptsächlich durch die fehlerhafte Verwendung der Apparatur entsteht. Wenn das Differentialkraftsystem ungünstig verändert wird, reicht die Kraftresultante nicht zur Intrusion der Frontzähne aus. Die mangelhafte Intrusion kann auch auf ungeeignete Bogenstärken, ungenügende Verankerungsbiegungen und *zu starke* Klasse-II-Gummizüge zurückzuführen sein. In hartnäckigen Fällen wird zur Unterstützung der Intrusion auch eine statische Verankerung befürwortet.[9, 18]

In einer Untersuchung zur Schneidezahnintrusion bei 50 eigenen Fällen betrug die durchschnittliche Intrusion der oberen Schneidezähne 1,4 mm (P = 0,001) und der unteren Schneidezähne ebenfalls 1,4 mm (P = 0,001). Aus der kombinierten Intrusion in beiden Kiefern ergab sich eine angemessene Verringerung des Überbisses von durchschnittlich etwa 3 mm.[19] Das Mittel der Molarenextrusion zur Korrektur des Überbisses wird sowohl bei der *Begg*-Methode als auch bei der kombinierten Technik als ein ebenso wirksames wie stabiles Verfahren angesehen. Die Extrusion der unteren Molaren kommt primär während des Stadium I zustande. Die extrudierende Kraft der Verankerungsbiegungen an den unteren Molaren sowie der Klasse-II-Gummizüge (70–85 g) bewirkt eine Elongation der unteren Molaren und Nivellierung der *Speeschen* Kurve. Die neue Molarenposition begrenzt die Tiefe des Überbisses im Schlußbiß. Die Stabilität der extrudierten unteren Molarenposition und ihre Wirksamkeit in der Aufrechterhaltung der Überbißrelation bestätigte sich in einer von mir durchgeführten Nachuntersuchung von 80 mit der *Begg*-Methode behandelten Patienten etwa 2 Jahre nach Abnahme der Retentionsapparatur.[19]

Molarenextrusion in hyperdivergenten Fällen

McDowell ging bei der Beschreibung der Überbißkorrektur[13] sowohl auf die physiologische als auch die pathologische Bißhebung ein. Ihm zufolge sollten Klasse-II-Gummizüge bei Patienten mit steilem mandibulärem Wachstumsmuster, langer vorderer Gesichtshöhe und skelettal offenem Biß mit Vorsicht gehandhabt werden. In diesen Fällen ist – vor allem bei kleinen Interokklusalabständen – eine erhebliche Supraeruption der Molaren über den Interokklusalabstand hinaus möglich, so daß die forcierte Öffnung der mandibulären Wachstumsachse zur Distalverschiebung des Kinns führen kann. Die Keilwirkung der Molarenextrusion, die den Unterkiefer nach unten und hinten zwingt, ist vor allem in Distalbißfällen mit steilem Mandibularebenenwinkel gefährlich, da diese Fälle häufig mit Zungenpressen, eingeschränkter Nasen-Atmung, schwacher Gesichtsmuskulatur, geringen okklusalen Kaukräften und ungünstigen Wachstumsrichtungen verbunden sind. Alle diese Faktoren beeinträchtigen radikal die Wirkungen und Gegenwirkungen des Differentialkraftsystems und tragen zum Ungleichgewicht der mechanischen Kräfte bei. Ein starker Druck der Zunge hat z. B. folgende negative Auswirkungen: 1. die Schneidezahnretraktion wird begrenzt, 2. die Frontzähne bilden einen Differentialverankerungswiderstand, 3. die Distalbißkorrektur wird erschwert und 4. die Behandlungsdauer verlängert sich. Die Verwendung der Klasse-II-Gummizüge über einen so langen Zeitraum verstärkt in den leichten Fällen wiederum die Molarenextrusion und bewirkt eine pathologische Bißhebung. Der Differentialwiderstand, den die Frontzähne durch den Druck der Zunge bilden, und die lange Anwendungsdauer der Klasse-II-Gummizüge trägt auch zu einem unerwünschten Verankerungsverlust bei, so daß die unteren Molaren zu stark mesialisiert werden.

Um die *Begg*-Mechanik auch in hyperdivergenten Fällen anwenden zu können, müssen Apparatur und Behandlung so modifiziert werden, daß die unerwünschten Wirkungen auf die unteren Molaren auf ein Minimum reduziert werden. Die Modifikationen umfassen 1. Lingualbögen zur Reduzierung der Molarenextrusion, 2. Okzipitalzug-Headgear zur Verhinderung der Extrusion der oberen Molaren, 3. Kinnkappe zur Veränderung der Wachstumsrichtung, 4. zusätzliche Extraktionen zur Verringerung der vertikalen Dimension und 5. extraorale orthopädische Maßnahmen zur Unterstützung der skelettalen Distalbißkorrektur. Ich verwende keine dieser Maßnahmen routinemäßig, sondern beginne die Behandlung mit der regulären *Begg*-Mechanik einschließlich Verankerungsbiegungen und Klasse-II-Gummizügen, bis der Frontzahnbogen ausgeformt ist. Dann werden die Verankerungsbiegungen verringert, um die Extrusion der Molaren minimal und die intrudierenden Kräfte auf die Schneidezähne geringzuhalten. Die Klasse-II-Gummizüge werden durch 1. Verringerung der Kraftgröße, 2. Verringerung der Tragedauer oder 3. Veränderung der Richtung im Sinne einer Extrusion der Schneidezähne modifiziert. Gelegentlich wird zur segmentweisen Distalisierung der Eckzähne und anschließend zur Retraktion der Frontzähne mit intramaxillären Gummizügen zwischen 30 und 40 g eine statische Verankerung verwendet. Routinemäßig werden Zungendorne eingesetzt (Abb. 12-18). In Fällen mit hochgradig offenem Biß durch ein außerordentlich steiles skelettales Wachstumsmuster wird die *Begg*-Methode hauptsächlich zur Unterstützung der chirurgischen Behandlung eingesetzt.

Korrektur des Überbisses bei Erwachsenen

Die kombinierte Technik eignet sich aufgrund ihrer leichten Kraftwirkung auf die Stützgewebe und durch die geringere Belastung des Patienten sehr gut zur Behandlung von Erwachsenen. Die Möglichkeiten der Bißhebung sind bei der Behandlung

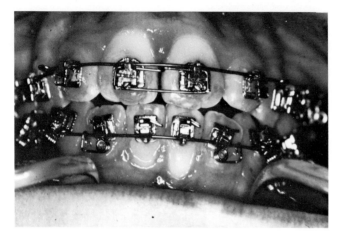

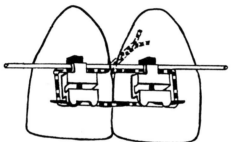 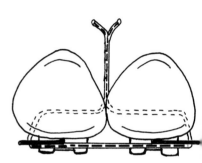

Abb. 12-18 Zungenpressen, das ungünstige Kräfte auf die Zähne entstehen läßt, kann mit Hilfe des von *Meeks* entwickelten herausnehmbaren Zungendornes abgestellt werden. Der Zungendorn besteht aus einem 0,016 Inch Stahldraht, der durch den Interdentalraum nach oral verläuft. Der Behelf kann eingesetzt werden, ohne den Hauptbogen entfernen zu müssen. Er wird durch Stifte im Vertikalschlitz gehalten und kann sowohl während der *Begg*- als auch während der Straight-Wire-Behandlungsphasen verwendet werden.

des Erwachsenen allerdings eingeschränkt. Da der Interokklusalabstand beim Erwachsenen genauer begrenzt ist und eine Hemmung des Schneidezahndurchbruchs mangels Wachstum nicht mehr möglich ist, erfolgt die Bißhebung in erster Linie durch die Intrusion der Schneidezähne und in zweiter Linie durch die Extrusion der Molaren (Abb. 12-19 und 12-20). Mit Hilfe von leichten Klasse-II-Delta-Gummizügen oder „Check"-Gummizügen kann die bißhebende Wirkung durch die Extrusion sowohl der oberen als auch der unteren Molaren verstärkt werden[9] (Abb. 12-21). Die regulären Verankerungsbiegungen von 45° sind zur maximalen Frontzahnintrusion unerläßlich. Eine leichte umgekehrte Kurve im Frontzahnbereich des Bogens (Abb. 12-22) zwischen den Ringschlaufen bewirkt eine gleichmäßige Intrusion aller sechs Frontzähne.

Mesiodistale Korrektur – Klasse II bzw. Klasse III

Die konventionellen Kräfte und Mechanismen der *Begg*-Lightwire-Apparatur wurden von verschiedenen Autoren ausführlich behandelt.[4, 8, 20-23] Obwohl die Bögen in beiden Kiefern ähnlich sind, werden die Bewegungsreaktionen im Ober- und Unterkiefer durch die reziproken Kraftwirkungen der Klasse-II-Gummizüge auf die oberen Frontzähne und unteren Molaren verändert. Als Initialbogen wird bei der *Begg*-Technik ein runder Stahlbogen von 0,016 Inch Stärke verwendet. In der Regel wird Australian-Spezial-Draht empfohlen. Man muß sich dessen bewußt sein, daß die ungeeignete Kontrolle der Bogen- und elastischen Kräfte eine übermäßige Extrusion und Kippung der Molaren, Extrusion der Schneidezähne und ungenügende Bißhebung sowie andere unerwünschte Veränderungen bewirken kann.

Mesiodistale Korrektur – Klasse II bzw. Klasse III

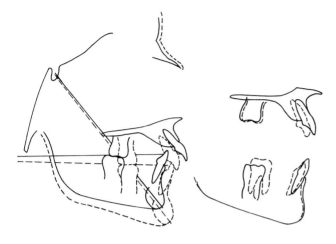

	Vorher	Nachher
SNA	83°	79°
SNB	74°	75°
1/1	119 mm	130 mm
ob. 1 zu SN	111 mm	98 mm
unt. 1 zu A pt	– 2 mm	0 mm
ob. 1 zu A pt	+11 mm	+ 3 mm
Mand.ebene	38 mm	39 mm

Abb. 12-19 Bei der routinemäßigen *Begg*-Behandlung erfolgt die Bißhebung bei Kindern durch die Intrusion der Schneidezähne, Steuerung der Schneidezahnposition und Extrusion der Molaren. Unterstützend kommt dabei das schnelle Wachstum hinzu.

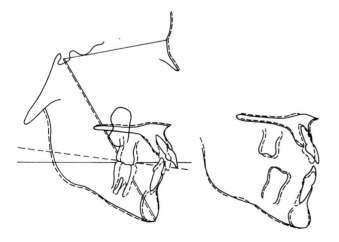

	Vorher	Nachher
SNA	77°	77°
SNB	75°	74°
1/1	125 mm	137 mm
ob. 1 zu SN	124 mm	98 mm
unt. 1 zu A pt	+11 mm	+ 3 mm
ob. 1 zu A pt	+ 1 mm	0 mm
Mand.ebene	32 mm	33 mm

Abb. 12-20 Bei der Behandlung des Erwachsenen gibt es den positiven Einfluß des Wachstums auf die Bißhebung nicht. Vielmehr ist es schwieriger, den Interokklusalabstand durch die Erhöhung der Molaren zu verringern – das Ausmaß der räumlichen Bißhebung ist begrenzt. Mit Hilfe von vertikalen oder Check-Gummizügen hat man die Möglichkeit, den Überbiß durch Extrusion sowohl der oberen als auch der unteren Molaren zu korrigieren.

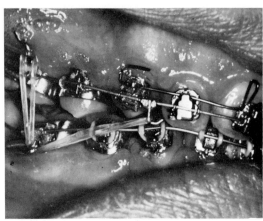
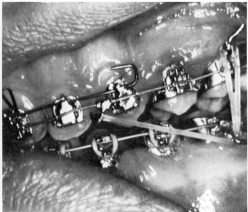

Abb. 12-21 Check-Gummizüge sind wirksame Instrumente zur Bißhebung. Die Kraftgröße sollte 42–70 g betragen. In Fällen mit hohem Unterkieferneigungswinkel oder geringem Überbiß sind diese Gummizüge kontraindiziert.

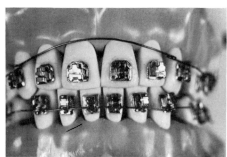
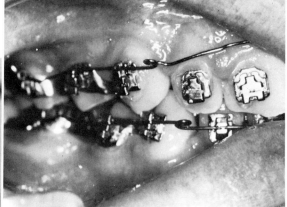

Abb. 12-22 Eine leichte umgekehrte Kurve kann in den frontalen Abschnitt des Bogens eingebogen werden, um die Bißhebung zu erleichtern.

Das Einzigartige an dem *Begg*-System ist die Lingualbewegung der unteren Schneidezähne und Distalisierung der Eckzähne, die sehr häufig ohne spezielle retraktive Kraftapplikation erfolgt. *Von der Heydt*[22] erklärt die retrahierenden Bewegungen als das Resultat der Bogenschwingungen zusammen mit der Reibung des diagonal durch die Molarenröhrchen verlaufenden Bogens (Abb. 12-23). Zusätzlich bilden die Größe und Richtung dieser Kräfte gegenüber dem Einpunktkontakt des Bogens im Eckzahnbracket ein Differentialkraftsystem, das automatisch zur Distalkippung eines steilstehenden oder lingual geneigten Eckzahnes führt. Darüber hinaus tragen weitere Kräfte der Okklusion zur Retraktion der Schneide- und Eckzähne bei.

Diese selbständige Retraktion der Eckzähne funktioniert offenbar nur dann, wenn die Eckzähne senkrecht oder leicht distalgeneigt stehen. Mesialgeneigte Eckzähne sollten mit Hilfe von leich-

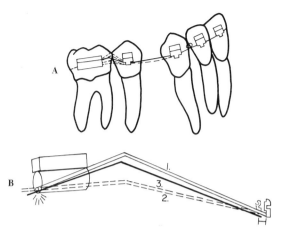

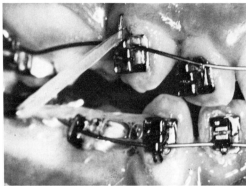
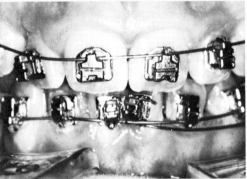
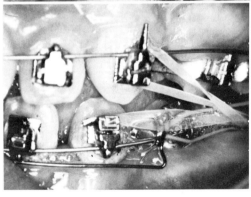

Abb. 12-23 Beim Kauen wird die Verankerungsbiegung okklusalen Belastungen ausgesetzt, die die Biegung begradigen, wodurch der Bogen im Röhrchen nicht mehr verkeilt ist. Der Bogen kann distal aus dem Röhrchen hinausgleiten. Da die elastische Grenze des Bogens nicht überschritten wird, wird der Bogen bei normaler Funktion nicht bleibend verformt. Das distal aus dem Röhrchen hinausgeglittene Ende reibt gegen das Röhrchen und bewirkt eine Kontraktion zwischen dem Molarenröhrchen und dem Schneidezahnbracket, die dazu tendiert, den Abstand zwischen Molaren und Schneidezähnen zu verkürzen. Sooft diese Wirkung auftritt – und während der okklusalen Funktion geschieht dies unzählige Male – entsteht ein Differentialkraftsystem, das die kleineren Frontzähne nach oral bewegt. *A:* Die Schwingungen der Verankerungsbiegung während der Funktion. *B:* Position des Bogens unbeeinflußt (1), maximal verbogen (2) und nach dem Zurückfedern (3).

ten intramaxillären Gummizügen von 30–40 g zwischen den Molarenhäkchen und dem Eckzahnstift aufgerichtet werden (Abb. 12-24). Wenn es nicht gelingt, die Eckzähne aufrechtzustellen oder distal zu neigen, kann es zur Vorbewegung der unteren Frontzähne kommen, da die intrudierende Kraft der Verankerungsbiegung mesial des Widerstandszentrums angreift. Diese Kraft bewirkt dann in der Regel eine weitere Mesialkippung und Intrusion der Eckzähne.

Abb. 12-24 Labialgeneigte Eckzähne müssen mit Hilfe von intramaxillären Gummizügen zwischen den Molaren und dem Eckzahnstift mit Kräften von 28–42 g in eine vertikale Position retrahiert werden. Nur am vertikal stehenden Eckzahn können die Kräfte des Bogens automatisch eine Distalisierung bewirken. Die Verankerungsbiegung und die Klasse-II-Gummizüge dienen als Differentialverankerung zur Fixierung des Molaren während der Retraktion des Eckzahnes durch die leichte elastische Kraft.

Die moderne Begg-Technik

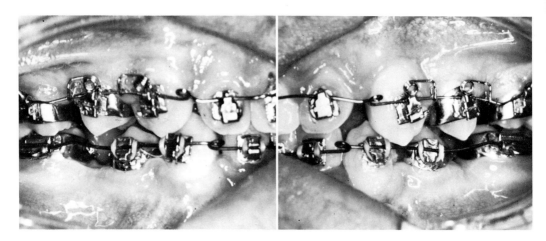

Abb. 12-25 Gelegentlich muß die Retraktion der Schneidezähne auf ein Minimum reduziert und die Mesialbewegung der Molaren auf ein Maximum vergrößert werden. Mit den *Begg*-Schlitzen läßt sich dies erreichen, indem Aufrichte- oder Torquefedern an die Eck- oder Schneidezähne plaziert werden (oberer Zahnbogen). Eine ähnliche Steigerung des Frontzahnwiderstandes ist zu erzielen, indem an den Frontzähnen ein Bogen der vollen Größe in die Edgewise-Schlitze gelegt wird, während die Seitenzähne durch den locker in den *Begg*-Schlitzen liegenden Bogen mesialisiert werden (unterer Zahnbogen). Wenn die Frontzahnretraktion durch eine solche Veränderung des Verankerungsdifferentials kontrolliert wird, läßt sich die im Stadium II der konventionellen *Begg*-Mechanik zu beobachtende Konvexität des Profils sowohl in ihrer Häufigkeit als auch in ihrer Ausprägung verringern.

Tabelle 12-2. Veränderungen der Ober- und Unterkieferlänge während der Behandlung mit Klasse-II-Gummizügen von 28-85 g (Alter 10-14 Jahre).

	Mädchen	Jungen
Oberkiefer (mm/J)		
Sella zu A		
Normal	1,1	1,5
Fla*	0,53	1,2
Ptm zu A		
Normal	0,9	0,75
Fla	0,5	0,4
Unterkiefer (Ar zu Gn) (mm/J)		
Normal	1,7	2,7
Fla	1,8	3,2
Streuung	0 bis 14,5	4 bis 16,5

* W. J. Thompson-unveröffentlichte Studie.

Dentale und skelettale Korrekturen in der Sagittalen

Bei der *Begg*-Technik wird die mesiodistale Korrektur der Okklusion teilweise durch Distalkippungen der Zähne erzielt. Bei der Verwendung von leichten Klasse-II-Gummizügen kommt es jedoch auch zu mesiodistalen Korrekturen der skelettalen Strukturen. Die Verringerung der ANB-Differenz läßt sich beispielsweise durch die Palatinalbewegung des A-Punktes im Zuge des palatinalen Torques der oberen Schneidezähne erklären. Sie kann auch auf eine Hemmung des maxillären Frontalwachstums zusammen mit dem veränderten Frontalwachstum der Mandibula zurückzuführen sein. Vorläufige Ergebnisse einer Untersuchung von 61 Patienten, die 2 Jahre nach der hier dargestellten Methode behandelt wurden, zeigen positive Veränderungen der skelettalen Distalbißrelation, die sich mit einer Steigerung des mandibulären und einer Verringerung des maxillären Wachstums in Zusammenhang setzen lassen könnten (Tab. 12-2). Diese Resultate sprechen für eine gewisse orthopädische Wirkung der reziproken Klasse-II-Gummizüge auf den Ober- und Unterkiefer. Die leicht protrahierende Kraft der Klasse-II-Gummizüge auf die Mandibula kann entweder direkt zur Steigerung des mandibulären Längenwachstums oder auf dem Wege einer günstigeren Kondylenposition zu einem zusätzlichen Wachstum geführt haben. Retrahierende Kräfte von 57 oder 85 g auf die Wachstumszonen des Oberkiefers konnten das maxilläre anteriore Wachstum auf fast 50% des Normalwertes reduzieren. Ob diese Befunde sich in einer größeren kephalometrischen Studie reproduzieren und statistisch sichern lassen, steht noch nicht fest. Die vorläufigen Ergebnisse scheinen jedoch die Folgerungen von *Petrovic*[14] zu unterstützen, nach denen leichte Klasse-II-Gummizüge das maxilläre und mandibuläre Wachstum beeinflussen und zu der durch die *Begg*-Apparatur erzielten sagittalen Gesamtkorrektur beitragen können.

Stadium III und IV: Torque und Aufrichtung; der Widerstandseffekt

Die optimale funktionelle Okklusion erfordert, daß die Zähne in die beste Relation innerhalb der skelettalen und funktionellen Matrix gestellt werden, damit die kondylären, muskulären und okklusalen Funktionen miteinander koordiniert sind. Bei der kombinierten *Begg*-Straight-Wire-Apparatur wird diese Koordination nach und nach in den einzelnen Behandlungsstadien erzielt. Bißhebung, Lückenschluß, Rotationen, Schneide- und Eckzahnpositionierung sowie vorläufige Koordination der Zahnbögen erfolgen in der Stufe I und II. Die leicht kippende Wirkung der Verankerungsbiegungen und die Klasse-II-Gummizüge richten die Zahnkronen in der Sagittalen und Vertikalen aus. Die schnelle Kronenkippung bewirkt jedoch in diesen Behandlungsstadien noch keine harmonische Okklusion, da die Längsachse der Zähne weder zueinander noch zum Gegenkiefer parallel stehen. Der Grad der gesamten Distalkippung ist direkt proportional zum Ausmaß der erhalten gebliebenen Verankerung und zur effektiven Retraktion der Frontzähne durch Kronenkippung. Außerdem hängt er davon ab, ob der Behandler die Retraktion fortsetzt oder einen sog. Bremsmechanismus verwendet, durch den der Widerstand der Frontzähne gegenüber einer weiteren kippenden Retraktion erhöht wird und der somit eine stärkere Mesialbewegung der Seitenzähne zum Lückenschluß erlaubt.

Wenn die Vier-Stadien-Brackets mit dieser Technik verwendet werden, kann die Achsenneigung der Schneidezähne entweder mit Hilfe des *Begg*-Schlitzes oder des Edgewise-Schlitzes reguliert werden. Bei der Verwendung der *Begg*-Schlitze kann eine weitere Distalkippung mit Hilfe von Aufrichtefedern an den Eckzähnen und seitlichen Schneidezähnen und/oder Torquefedern an den Frontzähnen verhindert werden (Abb. 12-25). Diese Elemente bewirken ein zusätzliches Kraftmoment an den Zahnwurzeln, das der weiteren Kronenkippung entgegenwirkt. Ein ähnlich hoher Frontzahnwiderstand läßt sich auch mit einem Vierkantbogen in den Edgewise-Schlitzen herstellen. Durch den Einsatz des Vierkantbogens in das *Begg*-Molarenröhrchen wird die Gleitreibung verringert und somit die Mesialbewegung der Seitenzähne zusätzlich verstärkt.

Torque und Parallelität

Bei der Behandlung schwergradiger Dysgnathien kann 1. zur Behebung der bimaxillären Protrusion, 2. zur Behebung des extremen Engstandes oder 3. zur optimalen Korrektur des Tiefbisses (oder aus allen drei Gründen) eine maximale Verankerung und maximale Kippung der Frontzahnkronen erforderlich sein. Wenn allerdings die maximale distale Kronenkippung während der Retraktion im Stadium I und II durchgeführt wird, sind im Stadium III und IV langfristige Bewegungen erforderlich, um die Torques und Parallelität der Wurzeln zu erzielen, die für die optimale Bogenform, Achsenneigung und die besten okklusalen Relationen erforderlich sind. Bei der kombinierten Technik wird die Aufrichtung der Zahnwurzeln und -kronen zunächst in Stadium III mit den *Begg*-Torqueelementen und Aufrichtefedern eingeleitet. Die abschließende Feinregulierung und okklusale Koordination wird in Stadium IV mit einem Vierkantbogen durchgeführt, der so groß ist, daß er den Schlitz ausfüllt und somit exakte Zahnbewegungen in allen drei Raumebenen ermöglicht.

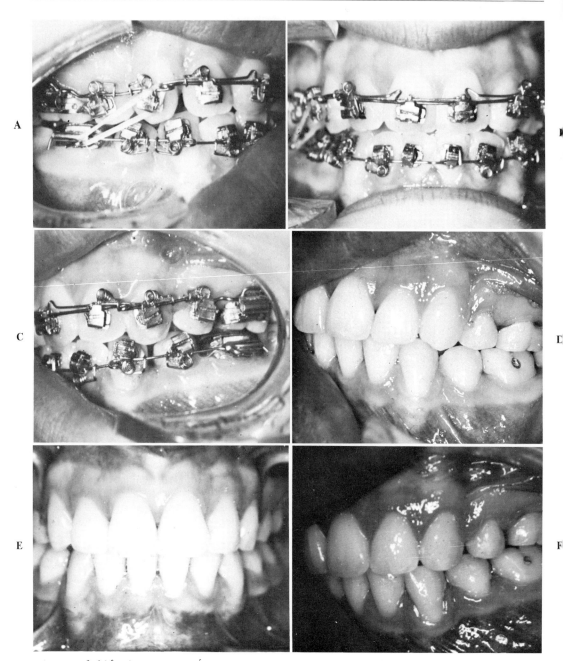

Abb. 12-26 Torquefedern werden so eingesetzt, daß die Federschlaufen gingival des Hauptbogens verlaufen und die Zahnwurzeln nach lingual bewegen. Die Aufrichtefedern werden so eingesetzt, daß der Federarm auf der Seite liegt, an der die Zahnwurzeln bewegt werden sollen. Die Federn müssen ständig kontrolliert werden, um die richtige Wurzelangulation zu gewährleisten. A–C: 3. Behandlungsphase. D–F: Nach Abschluß der Behandlung.

Wirkungsweise der Hilfsmittel zum Torquieren und zur Parallelstellung der Zähne

Die Hebelkräfte der Aufrichtefedern bewirken Torques und eine mesiodistale Parallelstellung der Zahnwurzeln (Abb. 12-26). Die Federn bestehen aus 0,014 oder 0,016 Inch starkem Runddraht und üben zarte, aber kontinuierliche Kräfte auf die Wurzeln der seitlichen Schneidezähne, Eckzähne und Prämolaren aus, wodurch die Wurzeln mesiodistal parallel gestellt und die Achsenneigungen korrigiert werden. An den Schneidezähnen bewirken sie eine Lingual- bzw. Palatinalbewegung der Zahnwurzeln entlang eines Kreisbogens, dessen Mittelpunkt sich an der Verbindungsstelle zwischen Bogen und Bracketschlitz befindet. Bei der kombinierten *Begg*-Straight-Wire-Technik werden zur Parallelstellung der Zahnwurzeln und für die Torquebewegungen hauptsächlich die *Begg*-Schlitze verwendet. Die runden 0,016 Inch starken Torqueelemente speichern mehr Energie und haben eine längere und effektivere kontinuierliche Kraftwirkung auf die Schneidezähne als die massiveren starren Vierkantbögen in den Edgewise-Schlitzen. *Swain*[17] konnte zeigen, daß die Torquekraft des leichten runden Torquemechanismus der *Begg*-Methode verhältnismäßig größer ist als die des Edgewise-Bogens. Ein 0,022 × 0,025 Inch Edgewise-Bogens, der im Bereich der oberen 1. Molaren um 13 mm expandiert wurde, übt beispielsweise auf den zu bewegenden Molaren eine Kraft von 35–40 g aus. Ein 0,020 Inch Runddraht, der am Molaren ebenfalls um 13 mm expandiert wurde, übt an der Wurzelspitze des 20,8 mm großen Zahnes eine Expansionskraft von 10–15 g aus, während hingegen der gleiche Bogen mit einem Torqueelement aus 0,016 Inch Durchmesser an der Wurzelspitze desselben Zahnes eine Kraft von 25–30 g ausübt.

Bedeutung der Torquebewegung und Parallelstellung

Die Wichtigkeit der in Stadium III und IV durchgeführten Torquebewegung und Parallelstellung sollte nicht unterschätzt werden. Die normalisierten Achsenneigungen tragen zur erfolgreichen Korrektur der Klasse-II-Molarenrelation sowie zur regelrechten Frontzahnführung bei den Unterkieferbewegung bei und sorgen dafür, daß die Höker und Randleisten beim Kauen im richtigen Winkel aufeinandertreffen. Diese Relationen sind für den Erfolg der orthodontischen Korrektur sehr wichtig. Umgekehrt kann ein inadäquater oberer Frontzahntorque das Platzangebot des oberen Zahnbogens reduzieren, der den unteren Zahnbogen regelrecht umfassen muß. Dadurch kann die Korrektur der Molaren- und Eckzahnrelationen im Sinne einer Klasse I verhindert werden.

Bei der regulären *Begg*-Methode werden die Achsenneigungen der Zähne visuell oder radiologisch bestimmt. Torque- und Aufrichteelemente müssen bei entsprechender Indikation deaktiviert oder entfernt werden, um bei den Torquebewegungen, Rotationen und Parallelstellungen bilaterale Symmetrie zu erzielen. Diese subjektiven Urteile sind häufig schwierig und lassen genaue und konsequente Entscheidungen zu einem der Hauptprobleme in der Finishing-Phase der reinen *Begg*-Therapie werden.

Zum Glück läßt sich die Situation erheblich vereinfachen und wesentlich genauer kontrollieren, wenn für das Finishing die Edgewise-Schlitze verwendet werden. Zum Abschluß der Aufrichtung und Torquebewegung, die im Stadium III begonnen wurde, kann der Behandler von den beweglich in den *Begg*-Schlitzen befestigten und daher nicht so exakten Bögen auf die genau in die Edgewise-Schlitze passenden Vierkantbögen mit begrenzten Bewegungsmöglichkeiten übergehen. Mit dieser Umstellung lassen sich Aufrichtung, Torquebewegung und Parallelstellung der Zähne fortführen. Die Ausarbeitung der Zahnpositionen erfolgt durch den starr in den Brackets sitzenden Bogen an allen Zähnen gleichzeitig. Selbstverständlich ist die exakte Plazierung der Brackets die Grundvoraussetzung bei dieser Mechanik.

Die Bracketposition muß gegebenenfalls anatomischen Unterschieden angepaßt werden, um eine einwandfreie Okklusion erzielen zu können. Im Straight-Wire-System sind solche Fälle glücklicherweise meist schon vor dem Einsetzen der Finishingbögen erkennbar. Jeder Zahn, der sich anatomisch nicht innerhalb des in die Apparatur eingebauten Normalbereichs befindet, äußert sich als Störung der dentalen Harmonie oder Symmetrie (Abb. 12-27).

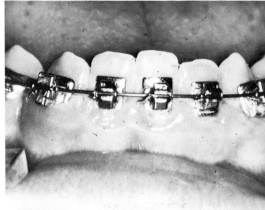
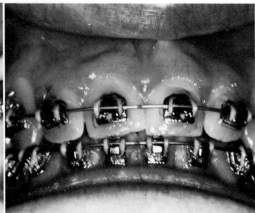
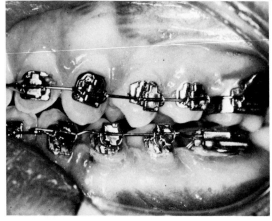

Abb. 12-27 Die richtige Plazierung der Brackets ist entscheidend, da jedes Bracket für einen speziellen Zahn gestaltet ist. Die falsche Ausrichtung oder Plazierung eines Brackets auf dem Zahn führt zur Fehlstellung der Zähne. A und B: Fehlstellung von Schneidezähnen. C: Fehlstellung von Seitenzähnen. Man beobachte den im Prämolarenbereich offenen Biß.

Behandlungstechnik

Wegen der Rigidität des Straight-Wire-Systems (d. h. breitere Brackets, kürzere Interbracketabstände und stärkere Bögen) sollten keine größeren mesiodistalen Bewegungen der gesamten Dentition versucht werden, wenn die Behandlung mit Edgewise-Schlitzen durchgeführt werden soll. Korrekturen, wie sie bei Mittellinienverschiebungen oder einseitigen Klasse-II-Diskrepanzen erforderlich sind, sollten mit den frei beweglichen Bögen in den Begg-Schlitzen durchgeführt werden (Abb. 12-28). Die beste Lösung ist, den Großteil der mesiodistalen und mittsagittalen Bewegungen mit den Begg-Schlitzen und mit Hilfe von Gummizügen und Aufrichtefedern auszuführen und die Vierkantbögen in den Edgewise-Schlitzen zur Feinregulierung der Okklusion und zur optimalen Ausgestaltung der Ästhetik zu verwenden.

Die hier beschriebene Behandlung mit dem Vier-Stadien-Lightwire-Bracket-System unterteilt sich in vier Behandlungsphasen:

Stadium I: Organisation
1. vollständige Überbißkorrektur
2. Korrektur der Klasse-II- oder Klasse-III-Relationen
3. Einordnung, Nivellierung und Derotation von Schneidezähnen
4. Beseitigung des Kreuzbisses und anderer transversaler Diskrepanzen
5. Überkorrektur

Behandlungstechnik

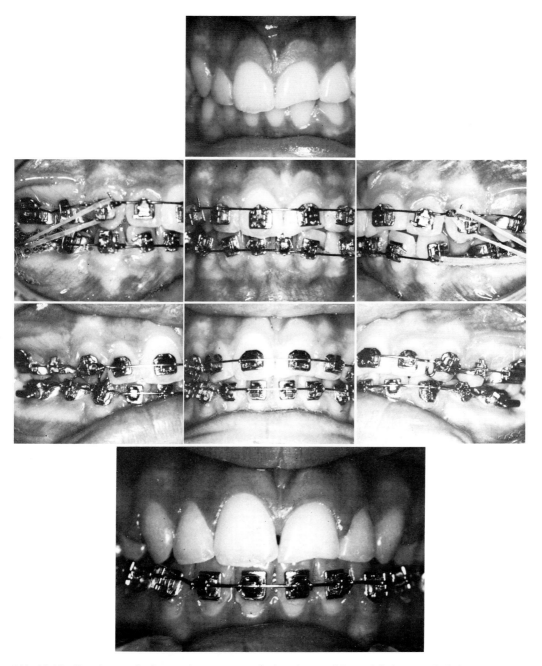

Abb. 12-28 Korrekturen, die Gruppenbewegungen erfordern, lassen sich am einfachsten und mit dem geringsten Kraftaufwand erzielen, wenn die Zähne mit Bögen in den *Begg*-Schlitzen und leichten elastischen Gummizügen gekippt werden. Nach der Gruppenbewegung zur Korrektur der Mittellinien werden die Zähne mit Federn in den *Begg*-Schlitzen oder mit Nivellierungsbögen in den Straight-Wire-Schlitzen parallelgestellt.

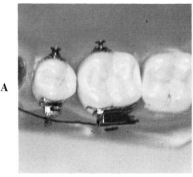 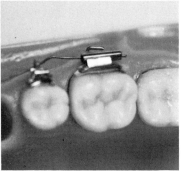

Abb. 12-29 Die Verankerungsbiegung ist nur dann maximal wirksam und hat die geringsten nachteiligen Kräfte, wenn sie ohne Toe-in oder Toe-out direkt mesial des Molarenröhrchens eingebogen wird. A: korrekte Position der Verankerungsbiegung. B: falsche Position der Verankerungsbiegung mit Toe-in-Wirkung.

Stadium II: Konsolidierung
1. Schließung von Restlücken
2. Retraktion der Schneidezähne
3. Aufrechterhaltung der Überbißrelation sowie der Rotations- und mesiodistalen Korrekturen
4. Fortsetzung der Überkorrektur

Stadium III: Korrektur der Kronen- und Wurzelinklination
1. Aufrichtung und Parallelstellung der Zahnwurzeln
2. Torquebewegung der Frontzähne
3. Weitere Beibehaltung der Überbißrelation, Derotationen und mesiodistalen Relationen
4. Beibehaltung der Überkorrektur

Stadium IV: Ausarbeitung und Feineinstelllung
1. Erzielung der idealen Bogenform und Koordinierung der Bogenbreite
2. Erzielung der erwünschten Torquewerte für alle Zähne
3. genaue okklusale Koordinierung und funktionelle Harmonisierung bei allen Unterkieferexkursionen
4. optimale faziale und dentale Ästhetik
5. Beginn der Retention

Stadium I

Zu Beginn der ersten Behandlungsphase werden in die *Begg*-Schlitze runde 0,016 Inch Stahlbögen eingesetzt. Durch die bukkal des Drehpunktes der unteren Molaren gelegenen Haken für die elastischen Gummizüge entsteht ein Kraftmoment, das zur Lingualkippung dieser Zähne tendiert. Um diese Tendenz auszugleichen, ist an jedem Molaren eine geringfügige Expansion (6,5 mm) erforderlich. Etwa 2 mm mesial der Molarenröhrchen besitzen die Bögen eine Verankerungsbiegung von 45°. Diese Biegung bewirkt eine intrudierende Kraft auf die unteren Schneidezähne, eine extrudierende Kraft auf die unteren Molaren und eine distalisierende Kraft auf die oberen Molaren. Sofern nicht für Rotationen Toe-ins oder Toe-outs erforderlich sind, sollten die Bogenenden parallel zu den Molarenröhrchen verlaufen, damit die optimalen Kräfte ausgeübt werden (Abb. 12-29).

Bei starkem Engstand der Schneidezähne können in den Initialbogen Vertikalschlaufen eingebogen werden, um die Kräfte zu verringern und zur Ausformung des Zahnbogens mehr Flexibilität zu erhalten. In Fällen mit normaler Bißtiefe oder minimalen Verankerungserfordernissen können zur Ausformung des Frontzahnbogens auch die neueren hochelastischen Drähte (Nitinol oder TMA) verwendet werden. In Tiefbißfällen oder maximalen Verankerungssituationen würde ich Bögen mit Vertikalschlaufen aus orangefarbenem australischem Draht* als geeignetstes Mittel empfehlen, mit dem optimale Kraftwerte zur schnellen Einordnung und Bißhebung bei gleichzeitiger Erhaltung der Verankerung erzielt werden können (Abb. 12-30).

* T. P.-Laboratories, La Porte, Indiana.

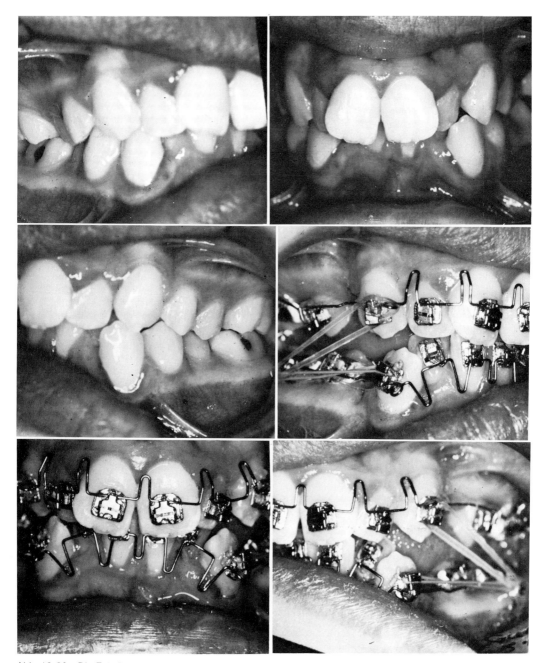

Abb. 12-30 Die Eckzähne müssen erst vertikal aufgestellt werden, wenn der Bogen eine distalkippende Wirkung auf den Zahn haben soll. Für diese Bewegung eignet sich ein intramaxillärer oder ein Klasse-III-Gummizug, der mit einer Kraft von 28–42 g am Eckzahnstift angreift. Im Stadium I werden 0,016 Inch starke Schlaufenbögen mit Klasse-II-Gummizügen und 28–42 g starken intramaxillären Gummizügen zwischen Molar und Eckzahnstift des Unterkiefers verwendet.

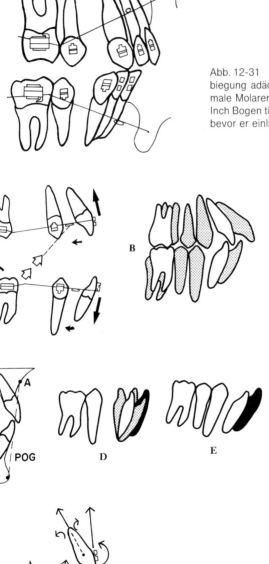

Abb. 12-31 Um bei der Aktivierung der Verankerungsbiegung adäquate intrudierende Kräfte und eine optimale Molarenverankerung zu erzielen, muß der 0,016 Inch Bogen tief in die labialen Umschlagsfalten reichen, bevor er einligiert wird.

Abb. 12-32 Die *Begg*-Lightwire- und die kombinierte Technik bewirken spezifische Kraftsysteme und vorhersagbare Zahnbewegungen. *A:* Bewegung der Molaren und Schneidezähne durch die Verankerungsbiegung und Gummizüge. *B:* Typische Bewegung der Molaren und Schneidezähne. Vor und nach der Behandlung. *C:* Die unteren Schneidezähne werden automatisch nach lingual bewegt. In 74% aller Fälle erreichen die unteren Schneidezähne eine Position von innerhalb 0,5 mm von A-Pog. *D:* Die Schneidezahnbewegung läuft während der vier Behandlungsstadien nach einem vorhersagbaren Muster ab.[20] *E:* Die unteren Schneidezähne werden vom Stadium I bis IV körperlich bewegt.

Abb. 12-33 Der effektive Drehpunkt verändert sich, wenn intrudierende Kräfte und die Klasse-II-Kräfte gleichzeitig auf die Schneidezähne einwirken. *A:* Der Drehpunkt wird mit Differentialkräften, die Intrusion und Retraktion bewirken, gesteuert. *B:* Durch übermäßige Klasse-II-Kräfte kommt es zur Extrusion und Retraktion der Schneidezähne. *C:* Bei einem optimalen Kraftsystem bleibt die Höhe der Schneidekante erhalten. *D:* Eine positive intrudierende Kraft und ein leichter (28–57 g) Klasse-II-Gummizug bewirken die größte Intrusion und Retraktion.

Die vertikalen Loopbögen sollten durch konventionelle Bögen ersetzt werden, sobald der Frontzahnbogen vollständig ausgeformt ist. Schlaufenbögen sind äußerst flexibel, können aber leicht verbogen werden und sind zur Bißhebung nicht so wirksam wie die konventionellen Bögen. Ihre weitere Verwendung kann zur Bißsenkung und Mesialbewegung der Molaren beitragen.

Alle labialen oder lingualen Fehlstellungen und alle Rotationen sollten mit Hilfe von Offset-Biegungen geringfügig überkorrigiert werden. Die Überkorrekturen werden in allen Stadien bis auf das letzte fortgesetzt. Dadurch wird die Rückstellkraft des Bindegewebes der Zahnfleisch- und Periodontalfasern herabgesetzt und die Retentionsstabilität erhöht.[15]

Wie erwähnt, besitzt der Bogen 1–2 mm mesial der Molarenröhrchen eine Verankerungsbiegung von 45°. Wenn die Bogenenden in die Molarenröhrchen eingesetzt werden, ruht der frontale Bogenabschnitt passiv tief in der vestibulären Umschlagsfalte (Abb. 12-31). Durch das Einsetzen des Bogens in die Brackets entsteht eine intrudierende Kraft auf die Frontzähne. Da diese Kraft auf das Bracket ausgeübt wird, das sich auf der Labialfläche der Zähne und somit vor dem Drehpunkt befindet, wird gleichzeitig auch eine gewisse Labialkippung bewirkt. Zusätzlich zu diesen intrudierenden Wirkungen auf die Schneidezähne führen die Kräfte der Verankerungsbiegung zur Extrusion und Distalkippung der Molaren (Abb. 12-32).

Durch einen Klasse-II-Gummizug zwischen den unteren Molarenröhrchen und den oberen Ringschlaufen kann man, wie gesagt, die Kraftvektoren in jedem einzelnen Zahnbogen verändern. Der Klasse-II-Gummizug wirkt dem distalwärts gerichteten Tip auf die unteren Molaren und der leichten intrudierenden Kraft auf die oberen Frontzähne, die durch die Verankerungsbiegungen des oberen Zahnbogens erzeugt wird, entgegen. Die Differentialkraft auf die oberen Schneidezähne setzt sich schätzungsweise aus einer intrudierenden Kraft von ca. 200 g und einer lingual retrahierenden Kraft von ca. 75 g zusammen. Die Kombination der intrudierenden und retrahierenden Kräfte an den oberen Frontzähnen verlagert deren effektiven Drehpunkt in apikaler Richtung. In der Folge ergibt sich an den oberen Schneidezähnen eine maximale palatinale Kronenkippung mit nur minimaler Rotation der Wurzelspitze nach vestibulär (Abb. 12-33).

Die Klasse-II-Gummizüge erzeugen außerdem eine günstige Kraftresultante an den oberen Molaren. Durch den langen frontalen Hebelarm, den der Bogen mesial der Scheitelpunkte der Verankerungsbiegungen bildet, entsteht an den oberen Molaren eine distalrotierende Kraftwirkung. Die leichten Klasse-II-Gummizüge, die an den mesialen Enden des langen frontalen Hebelarmes befestigt sind, fördern die Distalisierung der Seitenzähne und tragen dadurch zur Korrektur der Molarenrelation bei. Die intrudierende und nach distal auf die Molaren gerichtete Kraftresultante der Gummizüge verhindert die Extrusion der oberen Molaren und unterstützt dadurch die Distalbewegung.

Kaukräfte können den Bogen verbiegen, so daß unerwünschte Toe-ins oder Toe-outs entstehen können, die bißhebende Wirkung verringert wird oder der Bogen sich in den Brackets verkeilen kann (Abb. 12-34). Die Bögen müssen daher regelmäßig auf ihre Form und Symmetrie hin überprüft werden, um sicherzugehen, daß das Differentialkraftsystem auf jeder Seite des Zahnbogens einwandfrei funktioniert (Abb. 12-35).

Das Stadium I ist in der Regel innerhalb von 3–4 Monaten abgeschlossen. Zungenpressen, schlechte Mitarbeit, Konstruktionsfehler, Reibung oder Blockieren des Bogens können jedoch die Behandlungsdauer verlängern.

Elastische Züge im Stadium I

Die Anwendung der leichten Gummizüge im Stadium I ist einfach. Die Gummibänder werden routinemäßig in die unteren Molarenhaken und oberen Ringschlaufen eingehängt. Die gemessene Kraft sollte 57–85 g betragen. Die Gummizüge sind täglich 24 Stunden zu tragen und müssen täglich zwei- bis dreimal erneuert werden, da sie für die Bißhebung, Verankerung und Retraktion unerläßlich sind und ihre Kraft durch die Einwirkung des Speichels und der Wärme mit der Zeit nachläßt.

Eines der Hauptprobleme in dieser Behandlungsphase ist die Mitarbeit des Patienten. Wenn die unteren Molaren zu stark nach distal kippen, ist zweifelhaft, ob der Patient die Gummizüge regelmäßig trägt und erneuert, da die Gegenwirkung

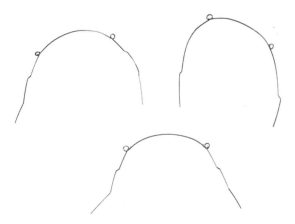

Abb. 12-34 Verbogene und deformierte Bögen können sich in den Attachments verkeilen, wodurch die bißhebende Wirkung reduziert und die Bogensymmetrie gestört werden kann.

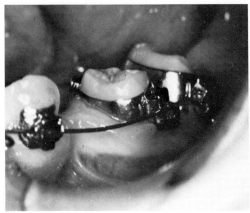

Abb. 12-36 Zur ungünstigen Distalkippung der unteren Molaren kann es kommen, wenn die Differentialkräfte zur Kontrolle über die Molaren inadäquat sind. Die Ursache ist meist ungenügende Patientenmitarbeit hinsichtlich der Gummizüge, eine zu große Verankerungsbiegung oder ein zu großer Drahtdurchmesser.

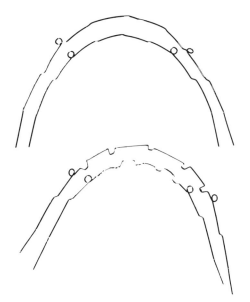

Abb. 12-35 Die Bögen des Stadiums I können kraftreduzierende Schlaufen aufweisen oder einfache Runddrahtbögen sein. Mit ihrer speziellen Form gleichen sie die Kraftwirkungen der Gummizüge aus und gewährleisten die zur Verankerung und Intrusion erforderliche Aktivierung. In den meisten Fällen wird ein starrer 0,016 Inch Australian-Draht empfohlen, wobei der Bogen eine Expansion von 0,63 mm, eine Verankerungsbiegung von 45° und (überkorrigierte) Prämolaren-Offsets aufweist. Keine Toe-ins oder Toe-outs.

der Gummizüge normalerweise die Distalkippung der Molaren verringert und die Zähne weitgehend aufrecht hält. Zu den Faktoren, die eine Distalkippung der unteren Molaren bewirken können, zählen allerdings auch zu schwache Klasse-II-Gummizüge, ein zu großer Bogendurchmesser und zu starke Verankerungsbiegungen (Abb. 12-36).

Zungenfunktion
Ungünstige Zungenfunktionen können das Kräftegleichgewicht stören und müssen daher ausgeschaltet werden, um zu verhindern, daß sich die 1. Behandlungsphase unnötig verlängert. Zungenfunktion und -haltung sind zu überprüfen, wenn die Schneidezahnretraktion und Korrektur der Eckzahn- und Molarenpositionen nicht den gewünschten Verlauf nehmen. Wenn auch in erster Linie die Mitarbeit des Patienten hinsichtlich der Gummizüge in Frage zu stellen ist, ist in zweiter Linie auch die Zungenfunktion in Betracht zu ziehen. Aufgrund der geringen Größe der retrahierenden Kräfte spielt die Zunge in der 1. Behandlungsphase eine entscheidende Rolle. In den Gingivalschlitz der mittleren Schneidezahnbrackets kann ein Zungendorn eingesetzt werden, der den Patienten ständig daran erinnert, die Zungenposi-

tion bewußt zu kontrollieren. Mit dem Zungendorn wird außerdem die Hoffnung verbunden, daß er auch in bezug auf Schluckfunktion und Zungenhaltung zur Entwicklung eines günstigeren neuromuskulären Engramms beiträgt (Abb. 12-18).

Checkliste für Stadium 1
1. Keine Bißhebung? Mögliche Ursachen:
   a) Verankerungsbiegung inadäquat
   b) Verankerungsbiegung an der falschen Stelle
   c) unerwünschtes Toe-in oder Toe-out
   d) Drahtdurchmesser zu klein
   e) Draht zu weich
   f) Bögen deformiert oder verbogen
   g) Patient trägt oder erneuert die Gummizüge nicht
   h) Gummizüge für Molarenextrusion zu schwach
   i) Extrusion der oberen Schneidezähne wegen zu starker Gummizüge
2. Keine Retraktion der unteren Schneidezähne? Mögliche Ursachen:
   a) zu starke Reibung oder Blockieren des Bogens in den Brackets oder Röhrchen; auf zerdrückte Brackets, Bögen und Bogenenden untersuchen
   b) Patient trägt oder erneuert Gummizüge nicht
   c) Gummizüge zu schwach
   d) Druck der Zunge größer als Kraft der Klasse-II-Gummizüge
   e) Bogenenden werden durch 2. Molaren oder Zahnfleisch behindert
3. Keine Einordnung der oberen Schneidezähne? Mögliche Ursachen:
   a) obere Eckzähne durch ungeeigneten Rotationsmechanismus zu stark eingebunden
   b) obere Eckzähne zu eng ligiert oder im Stift fixiert, so daß keine Distalkippung möglich ist (N. B.: In manchen Fällen können die Klasse-II-Gummizüge in die Eckzahnstifte eingehängt werden, um die Distalisierung zu verstärken und dadurch Platz für die Schneidezähne zu schaffen; Abb. 12-37)
4. Protrusion der unteren Schneidezähne? Mögliche Ursachen:
   a) Distalkippung der unteren Eckzähne aufgrund ihrer Mesialneigung nicht möglich
   b) Bogenenden oder Verankerungsbiegungen in Molarenröhrchen eingeklemmt
   c) Bögen distal der Röhrchen blockiert oder behindert
   d) zu starke Expansion an den oberen oder unteren Eckzähnen, die dadurch in die labiale Kompakta gedrängt werden
5. Keine Distalkippung der unteren Eckzähne? Mögliche Ursachen:
   a) ausgeprägte Mesialneigung dieser Zähne
   b) Bogen klemmt in den Eckzahn- oder Prämolarenbrackets
   c) Verwindung des Bogens durch ungeeignete Rotationsmechanik an den Eckzähnen oder Prämolaren (Abb. 12-36)
   d) okklusale Behinderung durch die oberen Eckzähne wegen ungeeigneter Brackethöhe oder nicht ausreichender Bißhebung, wodurch die Distalbewegung blockiert wird
   e) zu starke Expansion im Eckzahnbereich, wodurch diese Zähne in die Kompakta geschoben werden
6. Zu starke Distalkippung der unteren Molaren? Mögliche Ursachen:
   a) ungenügende Mitarbeit des Patienten bei den Gummizügen
   b) Kraftwirkung der Klasse-II-Gummizüge inadäquat
   c) zu starke Verankerungsbiegungen oder zu großer Drahtdurchmesser, wodurch übermäßige Kippkräfte entstehen
7. Keine Distalkippung der oberen Molaren? Mögliche Ursachen:
   a) zu schwache Verankerungsbiegungen
   b) Kraftwirkung der Klasse-II-Gummizüge inadäquat
   c) Bogen distal der oberen Molaren zu stark zurückgebogen
8. Lingualkippung der unteren Molaren? Mögliche Ursachen:
   a) ungenügende Expansion im Bogen
   b) unerwünschte Toe-ins oder Toe-outs an der Verankerungsbiegung
   c) Kraftwirkung der Gummizüge zu stark

Stadium II

Wenn die erste Behandlungsphase erfolgreich war, sollte die Okklusion geregelter aussehen (Abb. 12-39). Im Stadium II wird die Konsolidie-

Die moderne Begg-Technik

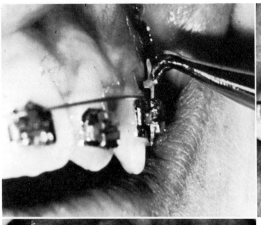
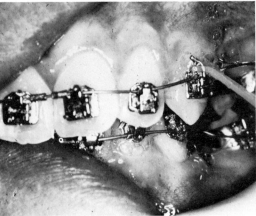
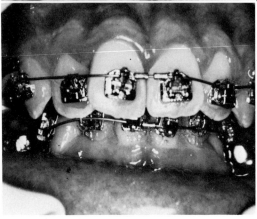

Abb. 12-37 Mit Klasse-II-Gummizügen an den Eckzähnen bei hochgradigem Engstand wird die Distalisierung der Eckzähne verstärkt und Raum für die engstehenden Schneidezähne geschaffen. Spezielle verlängerte Stifte dienen zur Aufnahme der Gummizüge. Aufsteckbare Stops verhindern, daß der Bogen seitlich verrutscht – sie sind vor allem bei Nitinolbögen erforderlich.

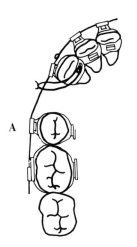
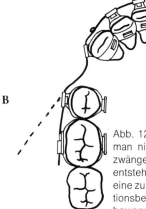

Abb. 12-38 Bei der Derotation von Eckzähnen sollte man nicht versuchen, den Bogen in die Schlitze zu zwängen. Durch eine solche Verwindung des Bogens entstehen ungünstige Wirkungen auf die Molaren und eine zu starke Reibung in den Brackets. *A:* richtige Rotationsbewegung mit Gummiligatur, *B:* falsche Rotationsbewegung mit Verwindung des Bogens.

Behandlungstechnik

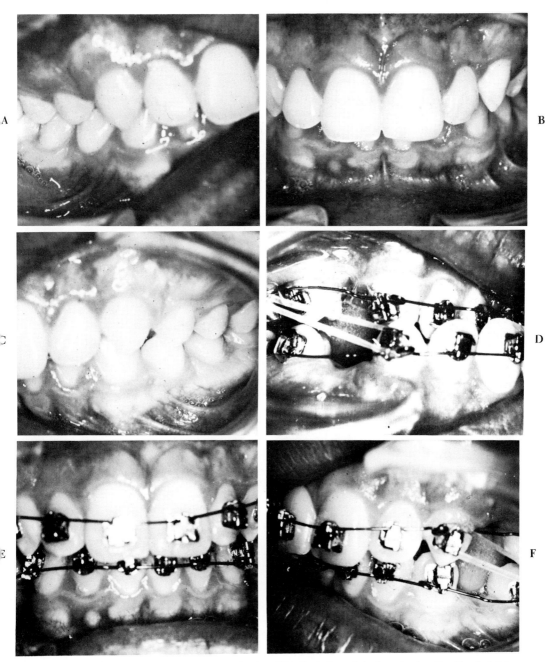

Abb. 12-39 Der stufenweise Aufbau der *Begg*-Straight-Wire-Technik umfaßt Organisation (Stadium I), Lückenschluß (Stadium II), Koordination (Stadium III) und Harmonisierung (Stadium IV). *A–C:* vor der Behandlung, *D–F:* Stadium I.

949

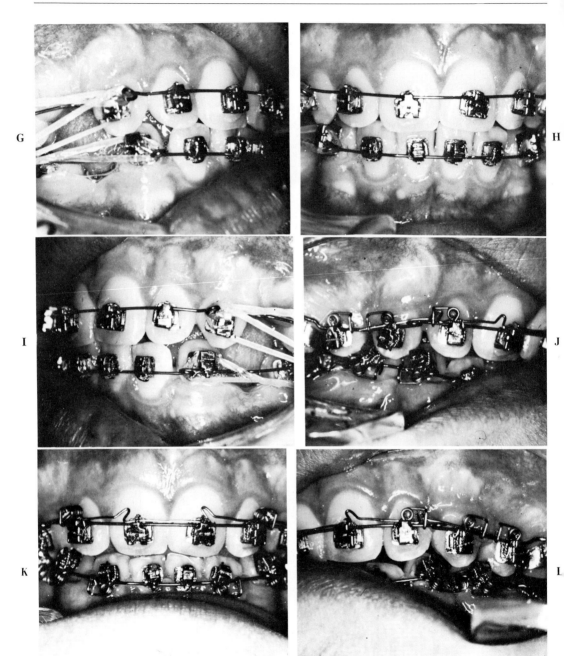

Abb. 12-39 (Fortsetzung) *G–I:* Stadium II. *J–L:* Stadium III.

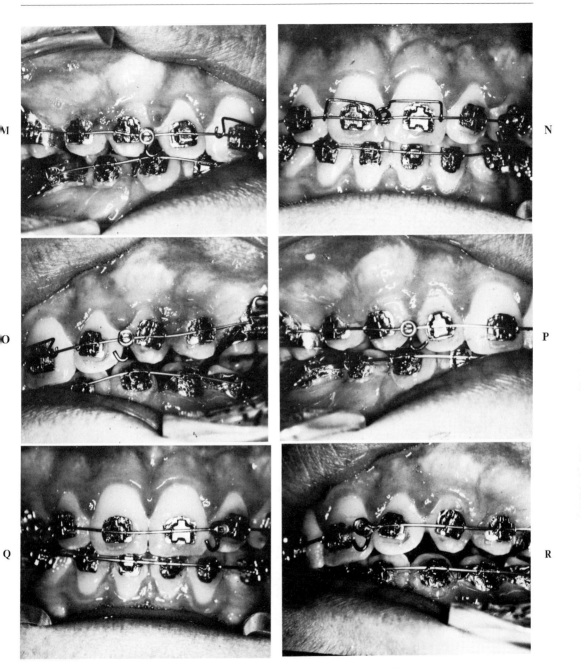

Abb. 12-39 (Fortsetzung) *M–O:* Stadium IV. Nivellierungsbogen aus 0,016 Inch Nitinol. *P–R:* Stufe IV. Nivellierungsbogen aus 0,017 × 0,025 Inch Nitinol.

S 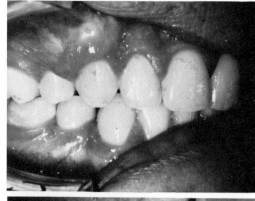 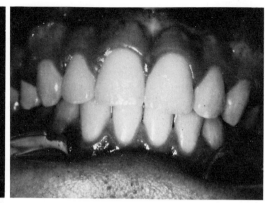 T

U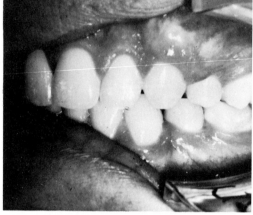

Abb. 12-39 (Fortsetzung)   S–U: nach der Behandlung.

rung der Zahnbögen begonnen (d. h. Schließung der Restlücken und Koordination der Bogenform). Die im Stadium I erreichten Ziele dürfen nicht rückgängig gemacht werden. Durch die entsprechende Bogenform und Kraftapplikation sollten die Korrekturen beibehalten werden. Die Kontrolle der Verankerungssituation ist wichtig, da die Molaren und Prämolaren während der Retraktion der Frontzähne nicht bewegt werden dürfen. Daher ist es im Stadium II entscheidend, daß die Verankerungsbiegungen adäquat sind und Klasse-II-Gummizüge verwendet werden. Sie halten die okklusale Verriegelung und diejenigen Kräfte aufrecht, die den hauptsächlichen Verankerungswiderstand bilden. Darüber hinaus wirken sie als retrahierende Kraft auf die oberen Frontzähne. Wenn die Klasse-II-Gummizüge auch nicht die einzige retrahierende Kraft darstellen (s. „Mesiodistale Korrektur", S. 932), sind sie doch sehr wichtig, zumal das Ausmaß für die erforderliche Retraktion der oberen Schneidezähne in der Regel größer ist als für die der unteren. Die Klasse-II-Gummizüge liefern die zusätzliche Kraft, die für diese zusätzliche Retraktion erforderlich ist. Ihre Kraft sollte jedoch 60–85 g nicht überschreiten, da es sonst zur Extrusion der Schneidezähne kommen kann, wodurch die Überbißkorrektur verringert und die Mesialverschiebung der Molaren verstärkt wird, was einen Verankerungsverlust bedeutet.

Elastische Züge im Stadium II
Die maximale Retraktion der Frontzähne und die Schließung der Restlücken werden in der 2. Behandlungsphase mit intramaxillären Gummizügen von 60–85 g erzielt. Die Gummizüge werden in

die Haken am mesialen Ende der Molarenattachments und die Ringschlaufen des Bogens eingehängt. Sie werden in jedem Quadranten verwendet, in dem Lücken geschlossen werden müssen und erst dann abgesetzt, wenn keine Lücken mehr vorhanden sind. Anschließend wird der Bogen distal des Molarenröhrchens des entsprechenden Quadranten umgebogen, um einem Rezidiv entgegenzuwirken. Man muß darauf achten, daß man nicht überbehandelt, indem man die Gummizüge länger als erforderlich verwendet, da es sonst zu überlappenden Zahnstellungen und Rotationen der Prämolaren und Eckzähne kommen kann.

Im Stadium II werden sechs Gummizüge verwendet – je ein Klasse-II-Gummizug auf jeder Seite und horizontale bzw. intramaxilläre Gummizüge in jedem der vier Seitenzahnregionen. Das Tragen und Erneuern der Gummizüge durch den Patienten muß ständig kontrolliert werden (Abb. 12-39C). Wenn es in dieser Hinsicht Probleme gibt, können die intramaxillären Gummizüge durch Alastik-Fäden oder Alastik-Ketten ersetzt werden. Sie sind anfangs zwar stärker als die gewöhnlichen Gummiringe, doch läßt die Kraft bald nach, so daß sie insgesamt beim Lückenschluß weniger wirksam sind. Klasse-II-Kräfte können auch mit Hilfe von Spiralfedern oder Alastiks appliziert werden (Abb. 12-40), was allerdings nur bei äußerst unkooperativen Patienten zu empfehlen ist, da die Federn häufig brechen oder verbogen werden und es schwierig ist, die Kraft optimal zu steuern. Wenn im Stadium II Dauer-Alastiks oder Zugfedern verwendet werden, muß zur genauen Kontrolle des Lückenschlusses, der Kraftwerte und möglicher Beschädigungen der Federn der Patient alle 2–3 Wochen nachuntersucht werden – im Unterschied dazu sind sonst Kontrollabstände von 5–6 Wochen üblich. Zu den Nachteilen der Dauer-Alastiks zählen die erschwerte Mundhygiene, Gewebsreizungen, Bruchgefahr und die mit der Zeit durch die Einwirkung des Speichels und der Umgebungstemperatur allmählich nachlassende Kraftwirkung.

Da durch die intramaxillären Gummizüge an den Ankermolaren Rotationskräfte angreifen, muß man die Größe und Form des Bogens entsprechend verändern, um diesen Kräften einen Widerstand entgegenzusetzen (Abb. 12-41). Es wird ein 0,45 mm starker Runddraht mit einer Veranke-

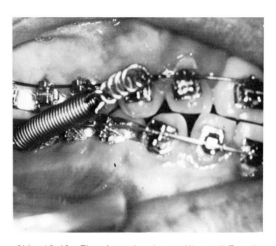

Abb. 12-40 Eine fest eingebaute Klasse-II-Zugwirkung kann mit einer Feder oder Alastiks ausgeübt werden. Mit besonderer Vorsicht ist die Kraft zu kontrollieren und auf Verbiegungen zu achten. Die hier verwendete Feder ist ein Saif Spring (Northwest Orthodontics).

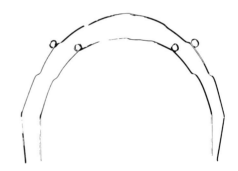

Abb. 12-41 Im Stadium II werden im Ober- und Unterkiefer etwas stärkere Bögen mit einer geringen Toe-in-Biegung zum Ausgleich für die intramaxillären Gummizüge verwendet. Die Verankerungsbiegung kann wegen der größeren Drahtstärke reduziert werden. Die Überkorrekturen aller Rotationen werden beibehalten. In den meisten Fällen ist ein 0,018 oder 0,020 Inch Draht zu empfehlen, mit einer Expansion von 0,63 mm beidseits, 5° Toe-in, 25° Verankerungsbiegung und Prämolaren-Offsets (überkorrigiert).

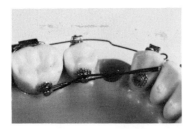

Abb. 12-42 Mit Hilfe eines Alastik-Fadens von der Lingualfläche der Molaren zum Bogen mesial des Eckzahns wird dem Drehmoment entgegengewirkt, das durch die intramaxillären Gummizüge im Stadium II entsteht.

rungsbiegung von 25° und einem Toe-in von 5° verwendet. Die Verankerungsbiegung ist wegen des größeren Drahtdurchmessers kleiner geworden und das Toe-in wirkt der Rotationskraft der intramaxillären Gummizüge entgegen. Gelegentlich ist es ratsam, zusätzlich einen Alastik-Faden zu verwenden, der am Lingualknöpfchen eines Molaren und entweder an einem weiteren Lingualknöpfchen am Eckzahn oder am Bogen mesial des Eckzahns befestigt werden kann (Abb. 12-42). Die lingualen Alastiks gleichen die Rotationswirkung der Gummizüge auf der bukkalen Seite aus. Im unteren Zahnbogen ist ebenso wie im Stadium I eine Expansion erforderlich, um eine Lingualkippung der unteren Molaren durch die Klasse-II-Gummizüge zu verhindern.

In der Regel ergeben sich im Stadium II keine größeren Schwierigkeiten, wenn der Bogen korrekt gefertigt und eingesetzt wird und die Kraftvektoren und -größen kontrolliert werden. Wenn sich Probleme ergeben, liegt es daran, daß der Bogen in den Röhrchen Reibung hat, wodurch die Retraktion der Frontzähne verlangsamt wird und Verankerungsverlust die Folge sein kann. Zur Bißsenkung durch Mesialbewegung der Molaren kann es dann kommen, wenn die Mechanik der Bißhebung nicht befolgt wird.

Probleme im Stadium II und ihre Lösungen
Will man den Erfolg der verwendeten Mechanik in einer beliebigen Phase der Behandlung beurteilen, muß man zunächst die Fortschritte in Richtung des für das jeweilige Behandlungsstadium gesetzten Ziels bewerten und sicherstellen, daß bereits erreichte Ziele nicht rückgängig gemacht wurden. Bei den größeren Korrekturen, wie horizontaler und vertikaler Überbiß sowie Eckzahn- und Molarenrelation wird festgestellt, ob diese beibehalten oder verbessert werden konnten. Die Symmetrie der Zahnbögen wird überprüft: Ist die Linie der Frontzahnschneidekanten ungleichmäßig geworden? Sind alle Lücken geschlossen worden? Wurden Molaren nach mesial, distal, bukkal oder lingual gekippt? Die Schleimhaut wird auf Reizungen durch die Ringschlaufen, Drahtenden oder Stifte untersucht, um Hinweise auf möglicherweise erforderliche Veränderungen zu erhalten. Sind die Bögen irgendwo blockiert? Haben sich die Verankerungsbiegungen oder Bogenenden in den Molarenröhrchen verkeilt oder wurden die Bögen durch okklusale Belastungen verformt, insbesondere mesial der Molarenröhrchen? Stoßen die Bögen auf die Schleimhaut oder die 2. Molaren? Wurden Molarenröhrchen zerdrückt?

Im Stadium II erfolgt die Retraktion der Frontzähne größtenteils durch die Bögen in den *Begg*-Schlitzen, wobei es zu einer erheblichen Steilstellung (Kippung) der Schneidezähne kommen kann. In einigen Fällen, vor allem wenn die Schneidezähne durch den abnormen Druck der Lippen nach oral gedrängt werden, kann das Ausmaß der Palatinalkippung äußerst groß sein. In schweren Fällen mit extremer bimaxillärer dentaler Relation oder einer hochgradigen skelettalen und dentalen Protrusion der Klasse II kann die vollständige Retraktion der Schneidezähne nach oral erforderlich sein, da sonst die Schneidezähne zu protrusiv bleiben und sich bei einem Verankerungsverlust im Stadium III weiter verschlechtern. In diesen maximalen Retraktionssituationen ist daher die vollständige Kippung der Frontzahnkronen nach oral erwünscht. Das durch den Steilstand der Schneidezähne konkave Profilbild ist dabei nur ein vorübergehendes Phänomen (Abb. 12-39 J–L), das im Stadium III, in dem die Schneidezahnrelation und die Lippenhaltung weitgehend normalisiert werden, wieder verschwindet.

Bei Patienten mit schmalen oder nicht vollen Lippen, prominentem Kinn oder nach palatinal geneigten oberen Schneidezähnen (z. B. Klasse II/2 oder Klasse I mit Tiefbiß) kann es für die Profilrelation vorteilhafter sein, wenn die Lingual-/Palatinalkippung der Schneidezähne begrenzt wird. In diesen Fällen kann man die Schneidezahn- und Eckzahnposition erhalten und den Lückenschluß durch vermehrte Mesialbewegung der Seitenzähne erzielen. Für diese Differentialbewegung eignen sich Aufrichtefedern an den Eckzähnen oder Torqueelemente an den Schneidezähnen. Sie setzen der Retraktion der Frontzähne einen größeren Widerstand entgegen und bieten dadurch für die Mesialverschiebung der Molaren mehr Zeit (Abb. 12-25). Gelegentlich wird die Mesialisierung der Molaren durch Gummizüge mit Kräften von 113–170 g unterstützt.

Bei der kombinierten Technik läßt sich ein ähnlicher Differentialwiderstand dadurch erreichen, daß in die Edgewise-Schlitze der sechs Frontzähne, in die Bypass-Brackets und in die runden Molarenröhrchen ein Vierkantbogen eingesetzt wird (Abb. 12-25). Dadurch erhält man frontal eine starre Widerstandskraft, die sich als starke Verankerungsbasis zur Förderung der Mesialbewegung der Molaren und Prämolaren entlang des frei in den *Begg*-Attachments gleitenden Bogens ausnützen läßt. Um die Kraftwerte und dadurch auch die Belastung des Patienten zu verringern, müssen die Edgewise-Schlitze an den Schneidezähnen eine gerade Linie bilden, bevor der Edgewise-Bogen eingesetzt wird. Wenn dies nicht der Fall ist, kann man vorher zur Ausnivellierung einen dünnen, leichten Teilbogen oder einen leichten durchgehenden Bogen verwenden. Am besten eignen sich dafür hochflexible Nitinoldrähte von 0,016 oder 0,018 Inch Stärke. Die Bögen sollten in der Regel erst kurz vor Beginn des III. Stadiums mit den Stiftchen an den Prämolarenbrackets fixiert werden.

Zum Abschluß des Stadiums II kann der Bogen an den Prämolaren statt in das Bypass-Stiftchen direkt in den Bracketschlitz gelegt werden, um eine zusätzliche Kontrolle zu erhalten – allerdings nur, wenn der Verankerungsverlust nicht kritisch ist. Wegen der unterschiedlichen Position des etwas weiter gingival liegenden Molarenröhrchens und des weiter okklusal liegenden Prämolarenbrackets sind Bajonettbiegungen 1. und 2. Ordnung erforderlich, wenn man den Bogen direkt in die Prämolarenbrackets einsetzen will. Andernfalls wird der Prämolar nach bukkal bewegt und intrudiert, wodurch sich der Biß in diesem Bereich öffnet (Abb. 12-43). Um beim Einsetzen der Stiftchen nicht zu große Kräfte zu erhalten, sollten die

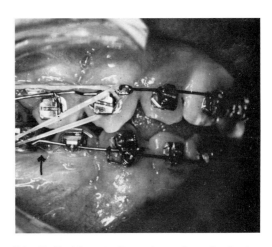

Abb. 12-43 Wenn der Bogen in den *Begg*-Schlitz des Prämolarenbrackets gesetzt wird, muß eine Bajonettbiegung eingebogen werden, damit der Bogen im Schlitz nach lingual und okklusal drückt. Ohne diese Biegung kann es zum offenen Biß kommen.

Prämolaren, bevor der Bogen im *Begg*-Schlitz fixiert wird, entsprechend rotiert sein. Die Rotation kann entweder mit einem Alastik-Faden oder einer Rotationsfeder (Whip-Feder) erfolgen.

Checkliste für Stadium II
1. Kein Lückenschluß? Mögliche Ursachen:
   a) Bogen klemmt in den Brackets oder Röhrchen bzw. Bogenende in Röhrchen verkeilt
   b) Behinderung des Bogenendes durch Zähne oder Weichteile
   c) elastische Kraft von 85–113 g
   d) Patientenmitarbeit hinsichtlich Tragen der Gummizüge nicht ausreichend
   e) okklusale Interferenzen zwischen Höcker und Brackets
2. Ungleichmäßiger Lückenschluß? Mögliche Ursachen:
   a) Dysgnathie frontal nicht symmetrisch (Engstand auf einer Seite stärker)
   b) Extraktionslücken auf beiden Seiten nicht gleich groß
   c) Reibung, Verbiegung des Bogens auf einer Seite
   d) elastische Kräfte auf beiden Seiten unterschiedlich

3. Mittellinien stimmen nicht überein? Mögliche Ursachen:
   a) hochgradige Dysgnathie auf einer Seite, wobei die Mittellinie von Anfang an verschoben war
   b) einseitiger Lückenschluß
   c) stärkere Kippung auf einer Seite (wird durch die Aufrichtung in der 3. Stufe korrigiert)
4. Mesiolinguale bzw. -palatinale Rotation der Molaren? Mögliche Ursachen:
   a) keine Toe-ins
   b) Drahtdurchmesser zu klein
   c) elastische Kraft zu groß
   d) rotierte Verankerungsbiegung durch Verbiegen oder Zerdrücken des Drahtes oder durch falsche Toe-ins oder Toe-outs
5. Lingual- bzw. Palatinalkippung der Molaren? Mögliche Ursachen:
   a) inadäquate Expansion im Bogen
   b) zu große elastische Kraft
   c) rotierte Verankerungsbiegung
6. Bißsenkung? Mögliche Ursachen:
   a) Winkel oder Position der Verankerungsbiegungen nicht richtig
   b) Draht zu dünn
   c) Patientenmitarbeit hinsichtlich der Gummizüge mangelhaft
   d) frontal umgekehrte *Spee*sche Kurve erforderlich
7. Neutralbißkorrektur unvollständig? Mögliche Ursachen:
   a) Verankerungsbiegung im Oberkiefer zur Distalkippung der Molaren nicht ausreichend
   b) Patientenmitarbeit hinsichtlich der Gummizüge schlecht
   c) ungeeignete Kraft der Gummizüge (empfohlen sind 57–85 g)
   d) ungünstiges skelettales Wachstum, vor allem beim Erwachsenen
8. Extremer offener Biß? Mögliche Ursachen:
   a) extreme Verankerungsbiegung
   b) Kraft der Klasse-II-Gummizüge zu groß
   c) Zungenpressen
   d) zu lange Verwendung der Klasse-II-Gummizüge

Stadium III

Das Stadium III umfaßt die Koordination der Kronen und Wurzeln, es ist die Torque- und Parallelstellungsphase. In dieser Phase werden die Achsenneigungen der Zähne im Einzelkiefer zueinander und zum Gegenkiefer korrigiert. Während des Stadiums I wurde die Protrusion durch die Distalkippung der Frontzahnkronen in die Extraktionslücken reduziert. Im Stadium II wurden die Restlücken geschlossen, wobei die Lücke zum Teil für die Retraktion der Frontzähne und zum Teil für die Mesialisierung der Seitenzähne ausgenützt wurde. Das Ausmaß der Zahnangulation hängt von der Ausprägung der Dysgnathie und einer effektiven Verankerung bei der Retraktion der Frontzähne ab. Je besser die Verankerung ist, um so weniger Reibung wird sich ergeben und je besser die Kooperation des Patienten ist, um so stärker wird die erzielte Kippung sein.

Bei Beginn dieser Behandlungsphase sollten alle Lücken bereits geschlossen sein. Es kann eine erhebliche Kippung der Zahnkronen vorliegen, der Überbiß ist nach wie vor korrigiert, und alle Rotationen und Fehlstellungen der Zähne sind überkorrigiert, die Molaren und Eckzähne befinden sich in einer Klasse-I-Relation. Um den Verankerungsverlust während der nun folgenden Torque- und Aufrichtebewegungen möglichst geringzuhalten, sollte die Molarenokklusion stabil sein (Abb. 12-44). Wenn es im Stadium I oder II zu unerwünschten Rotationen der Molaren oder zu transversalen Bewegungen gekommen ist, müssen diese korrigiert und der Zahnbogen koordiniert werden, bevor die Hilfselemente des Stadiums III angewendet werden. Gelegentlich ist für diese Bewegungen die Verwendung von 0,018 oder 0.020 Inch starken sog. Prä-Stadium III-Bögen über einen Zeitraum von 6 Wochen zu empfehlen.

Zur Vorbereitung der 3. Behandlungsphase empfiehlt es sich außerdem, die Höhe und Position der Brackets neu zu überprüfen. Die Mittelpunkte der Edgewise-Schlitze müssen auf gleicher Höhe liegen, so daß später zum Finishing im Stadium IV die geraden Bögen mühelos eingesetzt werden können. Für das Stadium III oder die Vorstufe werden die Bögen noch in den *Begg*-Schlitzen verwendet. Um sie in die richtige Lage in den Schlitzen zu bringen, müssen Bajonettbiegungen 1.

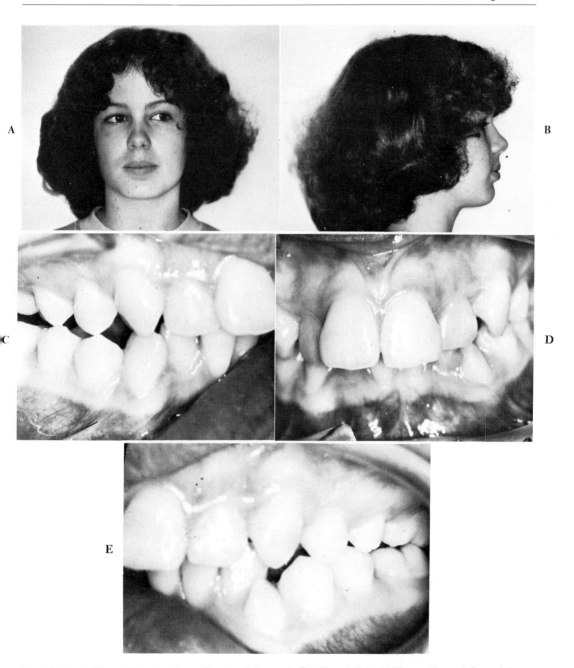

Abb. 12-44 In Fällen mit hochgradigem Engstand können die Eckzähne initial mit Hilfe von Klasse-I-Gummizügen (42 g) zwischen dem unteren Molaren und dem verlängerten Stift des Eckzahnbrackets distalisiert werden. Die Länge der Behandlungsstufen hängt von dem Ausmaß des erforderlichen Lückenschlusses ab und von dem Grad der dabei erfolgten Kippung. A–E: vor der Behandlung.

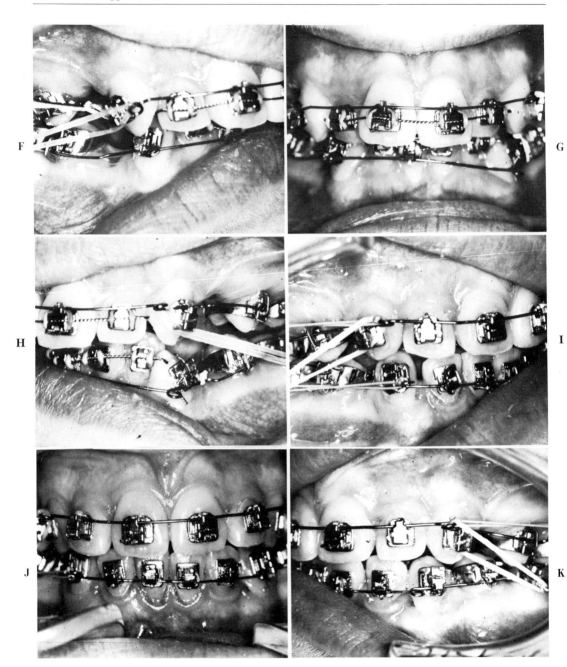

Abb. 12-44 (Fortsetzung)   *F–H:* Stadium I mit einem Twist-Flex-Bogen in den Edgewise-Schlitzen zur Nivellierung und Ausformung des Zahnbogens zusammen mit dem üblichen 0,016 Inch Basisbogen aus australischem-Draht und Klasse-I-Gummizügen an den Eckzahnstiften. *I–K:* Die Verankerungserfordernisse im Stadium II sind im oberen Zahnbogen minimalisiert.

Behandlungstechnik

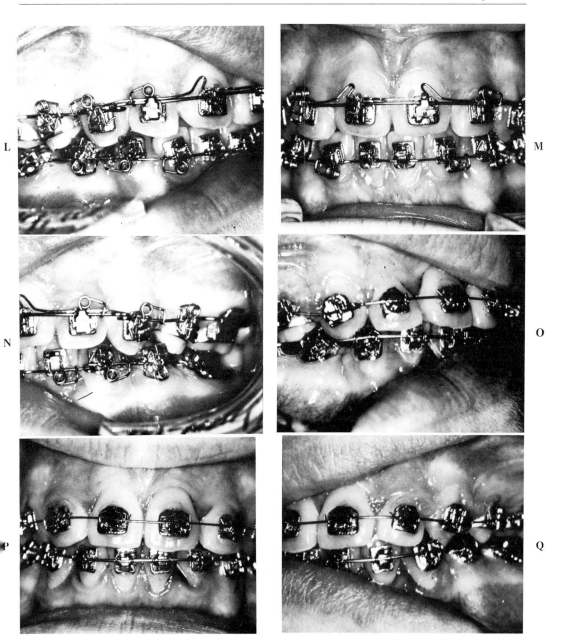

Abb. 12-44 (Fortsetzung) L–N: Stadium III O–Q: Stadium IV initialer Nivellierungsbogen aus 0,016 Inch Nitinol.

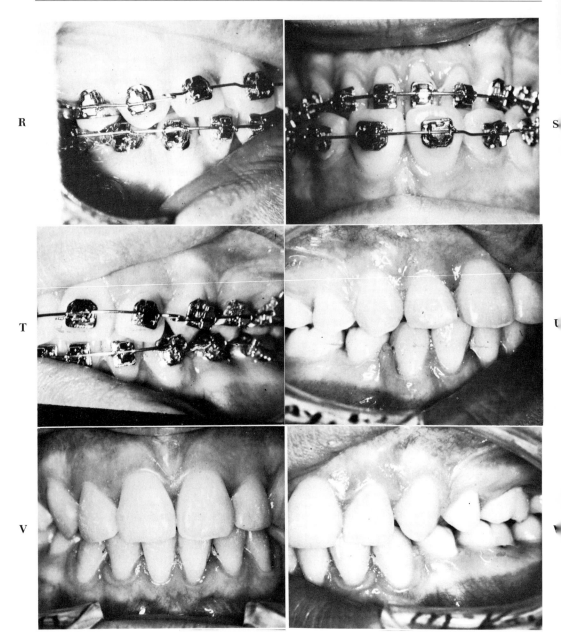

Abb. 12-44 (Fortsetzung) *R–T:* Stadium IV oberer Bogen aus 0,018 Inch Runddraht und unterer Bogen aus 0,017 × 0,025 Inch Draht zur Ausarbeitung mit zusätzlichen Artistikbiegungen. *V–Y:* nach der Behandlung.

X 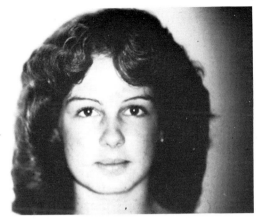 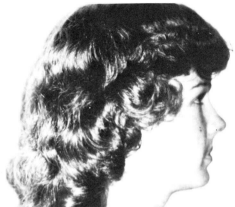 Y

Abbildung 12-44 (Fortsetzung)

und 2. Ordnung eingebogen werden. Ohne diese Biegungen und bei ungenauer Bracketausrichtung kann sich der Biß seitlich öffnen, und es können während der Aufrichtung und Torquebewegung okklusale Interferenzen und Unstimmigkeiten entstehen.

In der Literatur werden häufig im Stadium III der Begg-Technik Mesialbewegungen der Zähne und Verankerungsverlust beschrieben. Um diesen nachteiligen Effekt möglichst geringzuhalten und eine bessere Kontrolle über die sagittale Schneidezahnrelation zu erhalten, ist es bei der kombinierten Technik äußerst wichtig, daß die Ziele jeder einzelnen Behandlungsstufe vollständig erreicht, die Zahnbögen koordiniert sind und eine stabile Molarenokklusion vorhanden ist, bevor die 3. Behandlungsphase begonnen wird. In Fällen mit minimaler Verankerung kann die Lage der Dentition im Kiefer akzeptabel oder sogar zu weit distal sein. Dann sollten die Verankerungsbiegungen erheblich reduziert werden und keine Gummizüge mehr verwendet werden, so daß die Kräfte der 3. Behandlungsphase zur Parallelstellung, Torquebewegung und Aufrichtung der Zähne insgesamt eine Mesialverschiebung der Dentition bewirken. Mit anderen Worten, in diesen Fällen wird der Verankerungsverlust bewußt unterstützt.

Bögen und Hilfselemente im Stadium III
Größe und Form der Bögen sind im Stadium III anders als in II. In erster Linie haben sie die Aufgabe, die Kraftwirkungen der zahlreichen Aufrichtefedern und Torqueelemente auszugleichen. Der obere Bogen aus 0,020 Inch starkem Runddraht ist etwas größer als der untere und wird im distalen Bereich enger, wodurch er eine Omegaform erhält. Wenn er in die Begg-Schlitze der Schneidezähne eingesetzt wird, sollten die distalen Abschnitte innerhalb der palatinalen Höcker der oberen Molaren zu liegen kommen (Abb. 12-45). Diese Kompression und der größere Drahtdurchmesser wirken als Gegenkraft zur expandierenden und vertikalen Kraftwirkung der Torque- und Aufrichtefedern auf den Bogen. Die Verankerungsbiegung wird auf 5° oder weniger verringert und mesial der Prämolaren eine kleine V-Biegung eingebogen (Abb. 12-46). Die V-Biegung wirkt der nach gingival gerichteten Hebelkraft der Aufrichtefedern an der Verbindung mit dem Hauptbogen entgegen und erzeugt außerdem eine bißhebende Kraft, um die Extrusion der Frontzähne durch die frontalen Torqueelemente auszugleichen. Zudem sind, wie bei allen vorausgehenden Bögen auch, die überkorrigierenden Biegungen einzubiegen. Der 0,018 Inch starke untere Bogen weist Verankerungsbiegungen zwischen 5 und 10° sowie eine V-Biegung von 5° distal der unteren Eckzähne auf, um die Bißhebung aufrechtzu-

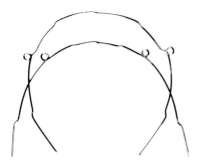

Abb. 12-45 Die Basisbögen des Stadiums III sind so gestaltet, daß sie die Wirkungen der Torque- und Hilfsfedern ausgleichen. Sie müssen ausreichend stark sein, die geeignete Bogenform aufweisen und reduzierte Verankerungsbiegungen besitzen, um die zahlreichen Kräfte, die während des Stadiums III appliziert werden, kontrollieren zu können. Die Konstruktionsmerkmale umfassen folgende Punkte:

Oberer Bogen
1. Durchmesser 0,020 Inch
2. Omega-Form (Ω)
3. Verankerungsbiegungen 0–5°
4. Inset-Biegung im Molarenröhrchen
5. vertikale Biegung im Prämolarenschlitz
6. V-Biegung distal der Eckzähne
7. Bogenenden distal der Molarenröhrchen zurückgebogen
8. überkorrigierte Biegungen

Unterer Bogen
1. Durchmesser 0,018 oder 0,020 Inch
2. Expansion beidseits ca. 0,60 mm
3. Inset-Biegung im Molarenröhrchen
4. vertikale Biegung im Prämolarenschlitz
5. V-Biegung distal der Eckzähne
6. Verankerungsbiegung 5–10°
7. Bogenenden distal der Molarenröhrchen zurückgebogen
8. überkorrigierte Biegungen

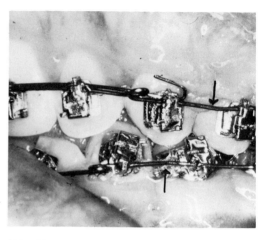

Abb. 12-46 Eine geringe Bißöffnungsbiegung von 3–5° in den 0,018 oder 0,020 Inch Bögen des Stadiums III unterstützt die Bißhebung und wirkt den intrudierenden Kräften der Aufrichtefedern entgegen.

erhalten und den Kräften der Aufrichtefedern entgegenzuwirken. Durch eine geringfügige Expansion (ca. 6 mm) gleicht der untere Bogen die Zugwirkung der Klasse-II-Gummizüge aus. Auch hier werden die überkorrigierenden Biegungen beibehalten.

Die Aufrichtefedern bestehen aus 0,014 und 0,016 Inch Runddraht und besitzen mehrere Spiralwindungen, wodurch sich die Energiereserve der Federn vergrößert. Zwar eignen sich die Federn aus 0,014 Inch Draht für alle Zähne, doch an den Eckzähnen oder außergewöhnlich großen Zähnen werden in der Regel die stärkeren Federn verwendet. Das Torqueelement besteht aus 0,016 Inch Runddraht und kann in verschiedenen Formen gestaltet sein (Abb. 12-47). Der ursprüngliche Torquebogen für die *Begg*-Methode hat etwa die Größe eines Zehnpfennigstücks und besitzt 2–4 kleine Torqueloops von etwa 4 mm Länge. Beim Einsetzen stehen die Schlaufen in einem Winkel von 25–30° zur Horizontalebene (Abb. 12-48). In dieser Form hat das Element nicht nur die maximale Torquewirkung, sondern führt beim Einligieren in die Frontzahnbrackets nur zu einer relativ geringen Expansionswirkung im Seitenzahnbereich.

Aufrichtefedern sind für das Vier-Stadien-Bracket in zwei Formen erhältlich (Abb. 12-49). Bei der einen Art ist zur Befestigung der Feder am Bogen eine Sicherheitsligatur erforderlich. Diese Art der Federn werden immer dann verwendet, wenn – wie bei den oberen Schneidezähnen und Eckzähnen – gleichzeitig Torqueelemente eingesetzt werden. Die Sicherheitsligatur verhindert eine Extrusion oder einen labialen Kronentorque durch die Kraftwirkung der Feder. Die zweite Art ist in Form einer Schloßfeder (safety lock spring) gestaltet, die direkt in den *Begg*-Schlitz eingesetzt und den Bogen durch das integrierte Schlößchen gingival fixiert. Damit sie den Bogen arretiert und straff im Bracket sitzt, wird das weiche, inzisale Ende des vertikalen Zahnabschnitts umgebogen. Die Schloßfedern können zwar an allen Zähnen verwendet werden, empfehlenswerter ist es aber, an den oberen seitlichen Schneidezähnen und Eckzähnen die regulären Aufrichtefedern mit der Ligatur und an den oberen Prämolaren sowie den unteren seitlichen Schneidezähnen, Eckzähnen und Prämolaren die Schloßfedern einzusetzen. Da bei den Schloßfedern die Ligaturen entfallen, werden sie in der Praxis gerne verwendet.

Die Federn werden immer von gingival in das Bracket eingeführt, wobei der Federarm mit dem Haken auf der Seite liegt, auf die die Zahnwurzel bewegt werden soll. Wenn die 1. Prämolaren extrahiert wurden, greifen die Federn an den seitlichen Schneidezähnen und Eckzähnen demnach distal des Brackets und die Prämolarenfedern mesial des Brackets am Bogen an. Wurden die 2. Prämolaren und Molaren extrahiert, greifen alle Federn distal der Brackets am Bogen an, da alle Wurzeln distalisiert werden müssen. Zur Orientierung kann man die Federn mit der runden Backe der Bogenformzange Nr. 139 in den Spiralwindungen fassen, so daß das Ende des Hakens am Federarm von der Zange wegdeutet. Wenn die Feder nun von gingival her in den *Begg*-Schlitz eingesetzt wird, sollte der Haken am Federarm in die Richtung deuten, in die sich die Wurzel bewegen wird.

Nur bei korrekter Aktivierung der Federn erhält man eine ausreichend große Kraftwirkung auf die Zahnwurzeln. An den Prämolaren und seitlichen Schneidezähnen sollte der Winkel zwischen Federarm und vertikalem Federteil etwa 150°, an den Eckzähnen 150–180° betragen (Abb. 12-50).

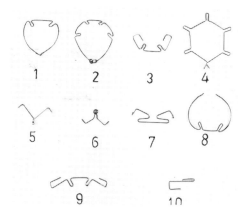

Abb. 12-47 Es gibt unzählige Torquebögen und umgekehrte Torquebögen, die in den Edgewise- oder *Begg*-Schlitzen des kombinierten Systems verwendet werden können und leichte, kontinuierliche Torquekräfte ausüben. 1: 2-Schlaufen-*Begg*-Bogen; 2: 4-Schlaufen-*Begg*-Bogen; 3: modifizierter 4-Schlaufen-Bogen; 4: 4-Schlaufen-Bogen vom Art-Typ; 5: modifizierter zweiarmiger Bogen nach *Kitchton*; 6: zweiarmiger Bogen nach *Kitchton*; 7: F & J-2-Schlaufen-Bogen; 8: 2-Schlaufen-Bogen nach *von der Heydt*; 9: modifizierter umgekehrter Torquebogen; 10: umgekehrter Torquebogen nach *Sain*. Diese Federn können mit den Stiften (Pins) in den *Begg*-Schlitzen befestigt werden, während der Hauptbogen entweder in den *Begg*- oder den Edgewise-Schlitzen liegt. Der Hauptbogen sollte aus einem Rund- oder Vierkantdraht sein, der den Schlitz nicht ganz ausfüllt, so daß die maximale Torquekapazität der Hilfselemente ausgenützt werden kann.

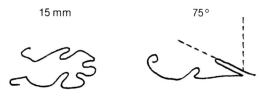

Abb. 12-48 Torquehilfsbögen bestehen aus 0,016 oder 0,014 Inch Draht und besitzen eine Aktivierung von 75°. Der Durchmesser sollte vor dem Einsetzen etwa 15 mm betragen.

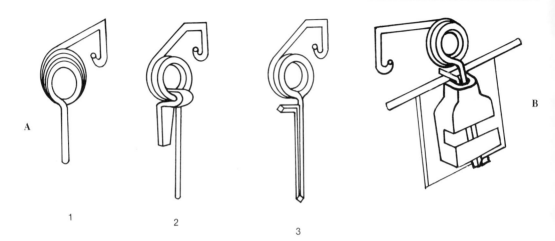

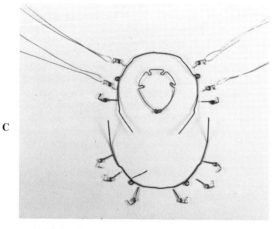

Abb. 12-49 *A:* Aufrichtefedern gibt es in zwei verschiedenen Formen: als freie Feder, die mit einer Sicherheitsligatur eingebunden werden muß, oder als Schloßfeder (safety lock spring), die mit dem integrierten Stift den Hauptbogen im Schlitz arretiert. Die Schloßfedern sind nur an den Zähnen zu empfehlen, bei denen nicht gleichzeitig in denselben Bracketschlitz ein Torqueelement eingesetzt wird. 1: reguläre 256er Feder für das *Begg-* oder Kombinationsbracket; 2: Federstift ausschließlich für die 256er *Begg-*Brackets; 3: Schloßfeder für das Kombinationsbracket. *B:* Die Schloßfeder für das Kombinationsbracket wird ohne Ligatur befestigt und arretiert den Bogen von selbst. Das Ende der Feder muß um 90° zurückgebogen werden, damit die Feder und der Bogen im Schlitz gesichert sind. *C:* Schloßfedern werden an allen Zähnen verwendet, die keine zusätzlichen Torqueelemente tragen müssen, einschließlich aller unteren seitlichen Schneidezähne, Eckzähne und Prämolaren sowie der oberen Prämolaren. An den oberen seitlichen Schneide- und Eckzähnen werden die regulären Aufrichtefedern verwendet und mit einer 0,009 Inch Drahtligatur fixiert.

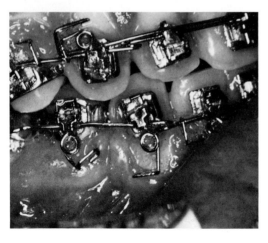

Abb. 12-50 Die Aktivierung der Aufrichtefedern beträgt in der Regel 150–180°. Die Federn sind bei jedem Termin auf ihre Kraftwirkung zu überprüfen.

Behandlungstechnik

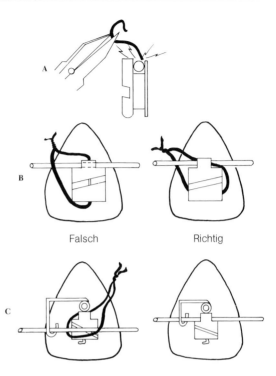

Abb. 12-51 Um die Aufrichtung zu ermöglichen und eine zuverlässige Federwirkung zu erhalten, müssen bestimmte Regeln beachtet werden. *A:* Der 0,020 Inch Basisbogen füllt den *Begg*-Schlitz aus. Es ist unmöglich, eine Ligatur durch den Vertikalschlitz zu ziehen. *B:* Wenn die Ligatur nicht richtig gelegt wird, blockiert sie den Zahn, so daß dieser nicht aufgerichtet werden kann. *C:* Die Federn können sowohl bei der *Begg*- als auch der Straight-Wire-Technik verwendet werden. Wenn der Bogen in den Straight-Wire-Schlitzen geführt wird, muß die Feder mit einer Sicherheitsligatur fixiert werden und der Federarm muß wegen der größeren Entfernung zum Bogen länger sein.

Beim Einligieren der Federn und Torqueelemente darf der Ligaturdraht nicht durch den *Begg*-Schlitz gezogen werden. Zunächst wird die Ligatur unter dem Basisbogen in der Extraktionslücke oder auf der Seite, in die die Wurzel bewegt werden soll, und anschließend um das Bracket herum und auf der anderen Seite über den Bogen geführt. Zum Spannen werden die Drahtenden verdrillt und schließlich unter den oberen Flügel des Edgewise-Brackets gesteckt. Man sollte nicht versuchen, die Ligatur durch den *Begg*-Schlitz zu ziehen, wie das bei den regulären *Begg*-Brackets der Fall ist, da das geringe Spiel des 0,020 Inch Bogens im Bracket für den Ligaturdraht keinen Raum läßt. Wenn die Ligatur auf der Seite der Extraktionslücke unter dem Basisbogen verläuft, kann sie die Federwirkung nicht beeinträchtigen (Abb. 12-51).

Reihenfolge beim Einsetzen der Bögen und Hilfselemente im Stadium III

Das Einsetzen der Bögen und Hilfselemente der 3. Behandlungsphase geht relativ schnell, wenn man in einer bestimmten Reihenfolge vorgeht. Zunächst werden die Basisbögen in die *Begg*-Schlitze eingesetzt, aber noch nicht durch die Stifte fixiert. Die Bogenenden werden distal der Molarenröhrchen nach oben gebogen, um zu verhindern, daß sich die Lücken beim Aufrichten und Torquieren wieder öffnen. Die Größe des oberen Torqueelementes wird bestimmt, indem die Torqueschlaufen distal des mittleren oder des mittleren und seitlichen Schneidezahnbrackets eingepaßt werden, je nachdem, ob zwei oder vier Zähne bewegt werden müssen. In der Regel werden nur zwei Schlaufen verwendet, da die Kronen der seitlichen Schneidezähne meist nach labial geneigt sind.

Das Torqueelement wird gingival des Basisbogens an beiden oberen mittleren Schneidezähnen mit den Stiften arretiert. Das Element steht nun in Richtung der Oberlippe ab. Die Enden werden behutsam nach unten gebracht und distal der Ringschlaufen hakenförmig umgebogen. Falls die Feder verrutschen sollte, können die gebogenen Enden die Wangenschleimhaut nicht verletzen. Anschließend werden die Eckzähne beidseits einligiert, wobei die Ligatur auf der Seite der Extraktionslücke unterhalb des Hauptbogens und des Torqueelementes geführt wird. Die Ligatur sollte fest, aber nicht zu eng gespannt werden. Dann werden die seitlichen Schneidezähne in der gleichen Weise ligiert. Hauptbogen und Hilfsbogen müssen so fest wie möglich in dem Schlitz befestigt sein. Sobald alle vier Zähne ligiert sind, werden die Ligaturen nachgezogen und die Enden nach etwa vier Umdrehungen abgeschnitten und unter die Flügel der Edgewise-Brackets gesteckt.

Um die Mundhygiene zu erleichtern und Schleimhautreizungen zu vermeiden, werden die Enden des Torquebogens etwa 1 mm distal der Eckzahnbrackets abgezwickt. Dabei muß man aufpassen, daß man nicht versehentlich auch den Hauptbogen durchschneidet. Wenn das Ende des Torquebogens die Wangenschleimhaut irritiert, wird es nach lingual umgebogen. Nachdem das Torqueelement fest einligiert ist, werden die Aufrichtefedern eingesetzt. Die regulären Federn mit der Sicherheits-Ligatur werden an den oberen seitlichen Schneidezähnen und Eckzähnen verwendet. Für die oberen 2. Prämolaren nimmt man Schloßfedern (Abb. 12-52).

Im Unterkiefer werden nur Aufrichtefedern eingesetzt, es sei denn, ein labialer oder lingualer Wurzeltorque ist erforderlich. In diesem Fall gibt es verschiedene Möglichkeiten, diese Kräfte zu erzeugen. Beim Einsetzen der unteren Aufrichtefedern werden die Federarme auf die Seite der Extraktionslücke gedreht, das vertikale Ende in den *Begg*-Schlitz eingesetzt und nach okklusal gezogen, so daß das Schloß den Bogen arretiert. Das Ende des vertikalen Teils wird im Winkel von 90° in Richtung der Extraktionslücke umgebogen. Dadurch werden Feder und Bogen gesichert. Zur Aktivierung der Feder wird der Haken des Federarms in den Hauptbogen gehängt. Der Winkel zwischen dem vertikalen Teil und dem Federarm beträgt in der Regel 150°, an den Eckzähnen kann er auf 180° erhöht werden (Abb. 12-50).

Die Wurzelbewegungen des Stadiums III unterscheiden sich von den einfachen Kippbewegungen der ersten beiden Stadien. In diesem Stadium werden auf die Zahnwurzeln aufrichtende und Torquekräfte übertragen, wobei auf den Bogen gleich große und entgegengesetzte Kräfte ausgeübt werden. Der Hauptbogen ist stark genug, um diesen Kräften standzuhalten. Es empfiehlt sich, die Patienten im Stadium III etwa 3–4 Wochen nach Einsetzen des Initialbogens zu kontrollieren. Wenn bei diesem Termin festgestellt wird, daß die Apparaturen planmäßig funktionieren, können die weiteren Kontrollen in Abständen von 6 Wochen erfolgen. Die Bewegungen vollziehen sich in der 3. Behandlungsphase nur langsam, es kann 4–6 Monate dauern, bis die gewünschten Ziele erreicht sind.

Checkliste für Stadium III
1. Keine Fortschritte bei der Aufrichtung? Mögliche Ursachen:
   a) Federarme werden durch Schlaufen oder Biegungen des Hauptbogens blockiert (Abb. 12-53)
   b) Feder durch zerdrücktes Bracket oder Biegung im Bogen eingekeilt
   c) Reibung oder Behinderung durch zu lange Ligaturenden
   d) Feder nicht ausreichend aktiviert (Reaktivierung möglich, indem der Haken am Bogen ausgehängt und die Spiralschlaufe mit den runden Backen einer 139er Zange gefaßt und so verdreht wird, daß der Aktivierungswinkel 150–180° beträgt)
2. Extrusionen? Mögliche Ursachen:
   a) fehlerhafte Höhe von Bändern oder Brakkets, lockere Ligaturen oder Schloßfedern
   b) Bruch des Bogens oder lockerer Sitz in den Bracketschlitzen
   c) lockere oder verbogene Pins und Ligaturen, die ersetzt werden müssen (Abb. 12-54)
3. Asymmetrie? Mögliche Ursachen:
   a) verbogene, zerbrochene oder lockere Bögen (u. U. müssen die Bögen herausgenommen und neu gebogen oder ersetzt werden, in schweren Fällen muß ein neuer Hauptbogen mit ausgleichenden

Behandlungstechnik

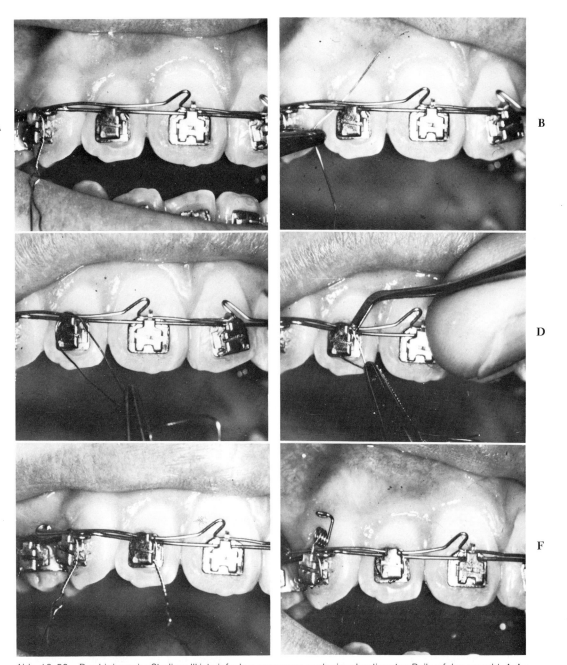

Abb. 12-52 Das Ligieren im Stadium III ist einfacher, wenn man nach einer bestimmten Reihenfolge vorgeht. A: An den oberen mittleren Schneidezähnen werden die Stifte in die Brackets geschoben und die beiden Eckzähne werden locker ligiert. B: und C: Die seitlichen Schneidezähne werden ebenfalls locker ligiert. D und E: Die Bögen werden in die Bracketschlitze plaziert und die Ligaturen an den seitlichen Schneide- und Eckzähnen festgezogen. F: Das freie Ende des Torquebogens wird 1 mm distal des Eckzahnbrackets abgezwickt.

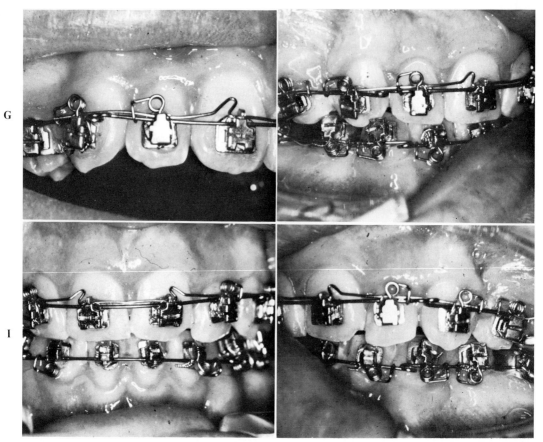

Abb. 12-52 (Fortsetzung) G: Die Federn werden an den Eckzähnen und seitlichen Schneidezähnen eingesetzt.
H–J: An den oberen Prämolaren und im unteren Zahnbogen werden die Schloßfedern eingesetzt.

Biegungen oder atypischer Bogenkontur eingesetzt werden, der nach Normalisierung der Bogenform wieder durch einen normalen Stadium-III-Bogen ersetzt wird)

4. Lückenbildung im Bereich der Frontzähne oder Prämolaren? Mögliche Ursachen:
   a) Frontzahnlücken durch Labialbewegung der Kronen statt Lingualbewegung der Wurzelspitze (evtl. Bogen zerbrochen, zu schwache linguale Ligaturen oder Bogen distal der Molarenröhrchen nicht umgebogen)
   b) Lücken zwischen Prämolaren und Eckzähnen können im Lauf der Aufrichtung der Zähne entstehen (da der Interbracketabstand durch die Aufrichtung des gekippten Zahnes größer wird; die Lücken lassen sich im Stadium III oder IV durch intramaxilläre Gummizüge zwischen den Molaren und der Ringschlaufe korrigieren)
   c) kleine Lücken sind nicht kritisch (enge Kontakte können die Aufrichtung sogar verlangsamen; kleine Restlücken werden in der Regel mit den Initialbögen des Stadiums IV in den Edgewise-Schlitzen geschlossen)

Behandlungstechnik

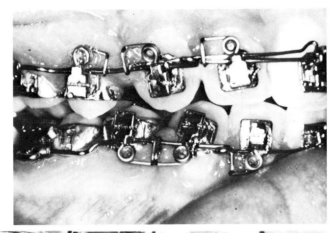

Abb. 12-53 Um die Zahnwurzeln aufrichten zu können, dürfen die Federn nicht an Schlaufen oder Biegungen im Bogen anstoßen. Durch einen solchen Kontakt wird die Bewegungsfreiheit des Federarmes behindert, so daß eine Vorbewegung der Zahnkrone statt der gewünschten Wurzelbewegung bewirkt wird.

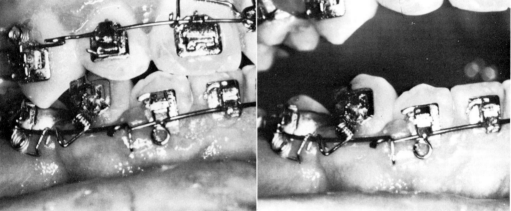

Abb. 12-54 Alle Aufrichtefedern müssen exakt und fest im Vertikalschlitz sitzen. Zur Fixierung werden entweder Sicherheitsligaturen oder die integrierten Stifte der Schloßfedern verwendet. Bei den Schloßfedern muß man darauf achten, daß das freie Ende des vertikalen Federdrahtes korrekt zurückgebogen wird, um die Feder in ihrer Position über dem Basisbogen zu sichern. Die Federn sind bei jeder Sitzung auf ihre Wirkung und auf die Lage des Schloßstiftes zu untersuchen, um die Extrusion von Zähnen durch gelockerte Federn zu verhindern.

5. Klasse-III-Schneidezahnrelation? Mögliche Ursachen:
   a) Klasse-II-Gummizüge wurden nach Kantenbißstellung der Schneidezähne abgesetzt und anschließend nur so weit fortgesetzt, daß diese Relation erhalten blieb
   b) Klasse-III-Gummizüge zwischen den oberen Molaren und den unteren Ringschlaufen wurden zur Korrektur der Schneidezahnrelation verwendet, wenn diese nicht durch Veränderung oder Absetzen der Klasse-II-Gummizüge erzielt werden konnte
   c) Die Entwicklung einer Klasse-III-Schneidezahnrelation ist zu jedem Zeitpunkt kontraindiziert (Abb. 12-55) (im Stadium III wird dadurch die Torque-Bewegung behindert)
6. Keine Kontrolle über Molaren? Mögliche Ursachen:
   a) Größe der Verankerungsbiegung (0°–5° OK, 5°–10° UK)

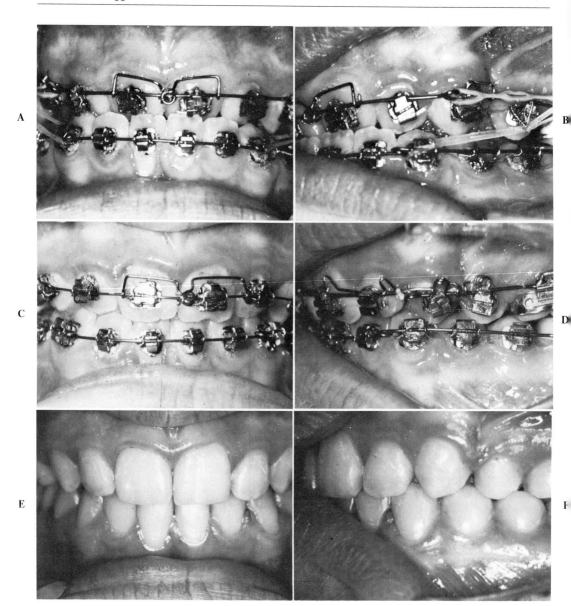

Abb. 12-55 Eine Klasse-III-Relation der Schneidezähne ist zu jedem Zeitpunkt der Behandlung kontraindiziert. Das Widerstandsdifferential sollte mit Torquefedern oder mit Hilfe der Edgewise-Schlitze so verändert werden, daß die Kippung der Schneidezähne um das erforderliche Maß verringert wird. Eine evtl. Mesialbißrelation der Schneidezähne läßt sich durch die sofortige Behandlung mit adäquaten Torquemechanismen und Klasse-III-Gummizügen beheben. *A* und *B:* Beginnende Korrektur der Klasse-III-Relation der Schneidezähne in einem Fall mit Extraktion der oberen ersten Prämolaren. Das Zusammenwirken von Klasse-III-Gummizügen, Torques und Aufrichtung führt zur Mesialbewegung des oberen Zahnbogens. *C* und *D:* Im Stadium III und IV wird die Korrektur der Achsenneigungen und Angulationen fortgesetzt. *E* und *F:* nach der Behandlung.

b) keine distale Einengung des oberen Bogens
c) Korrekturmaßnahmen linguale elastische Rotationsligaturen
d) Korrekturmaßnahme: Kreuzbiß-, Dreiecks- oder Box-Gummizüge zur Kontrolle und Korrektur der Molarenexpansion oder -intrusion
e) Bogenenden distal der oberen Molaren zu straff umgebogen (diese distalen Biegungen können zur Rotation der Molaren führen und sollten nicht so straff sein, daß sie den Bogen anspannen oder blockieren)

7. Veränderung der Überbißrelation? Mögliche Ursachen:
   a) Klasse-II-, Dreiecks- oder Check-Gummizüge zur Erhaltung der Molarenhöhe
   b) bißhebende V-Biegungen mesial der Prämolaren
   c) zusätzliche Bißöffnungsbiegungen mesial der Eckzähne

8. Klasse-I-Molarenrelation läßt sich nicht beibehalten? Mögliche Ursachen und Korrekturmaßnahmen:
   a) evtl. müssen die Klasse-II-Gummizüge auf 170 g oder mehr erhöht werden (durch die stärkere Reibung, die massiven Bögen und die Federkräfte können die leichten Gummizüge zu schwach sein; die regulären schwachen Gummizüge von 85–113 g sollten jedoch beibehalten werden, *solange die Situation nicht größere Kräfte erforderlich macht*)
   b) mit der Verwendung von stärkeren Klasse-II-Gummizügen muß man bei steilem Mandibularebenenwinkel vorsichtig sein (es kann zu einer unerwünschten distal nach unten gerichteten Verlagerung des Kinns kommen, die sich auf die Korrektur der Molarenrelation nachteilig auswirkt)

9. Keine Fortschritte bei der Torquebewegung? Mögliche Ursachen:
   a) möglicherweise ist der Winkel der Torqueschlaufen nicht ausreichend
   b) Torqueschlaufen sind nicht zentriert oder haben nicht den optimalen Kontakt zum Zahn
   c) Behinderung durch die unteren Schneidezähne bei einem Klasse-III-Biß.

d) Durchmesser des Torqueelements zu klein
e) zu enge Zahnkontakte, weil der Bogen distal der Molarenröhrchen zu straff umgebogen wurde
f) Bracket liegt nicht parallel zur labialen Zahnfläche (Kleberschicht okklusal und gingival nicht gleich dick)

10. Wurzelprominenz? Mögliche Ursachen:
    a) möglicherweise ist ein Wurzeltorqueelement erforderlich, vor allem bei den oberen Eckzähnen (keine positive Kontrolle über bukkale oder linguale Torquekraft bei Behandlung mit den *Begg*-Schlitzen)
    b) Untersuchung der Torquebewegung erforderlich (Fernröntgenaufnahmen, Palpation der lingualen Wurzelbereiche)

Regelmäßig muß geprüft werden, ob die oberen Eckzahnwurzeln sich nicht vestibulär in der Kompakta vorwölben. Diese Gefahr besteht vor allem bei weiblichen Patienten, bei denen die Kompakta in diesem Bereich meist dünner ist. Bei Prominenz von Zahnwurzeln in der Kompakta verzögert sich die Aufrichtung, der Verankerungsverlust wird größer, und es kann zu Schädigungen der Wurzel oder der Wurzelspitze kommen. Wenn eine Prominenz der Eckzahnwurzel festzustellen ist, empfiehlt es sich, vor der Aufrichtung des Zahnes eine Torqueschlaufe mit palatinalem Wurzeltorque zu verwenden (Abb. 12-56).

Im Stadium III kommt es darauf an, daß die Achsenneigungen der Wurzeln und Kronen korrigiert werden. Dieses komplizierte Bewegungssystem erfordert ständige Kontrollen, um den Grad der Korrektur beurteilen zu können. Die kombinierte *Begg*-Straight-Wire-Technik bietet eine gewisse Erleichterung, da der endgültige Grad der Aufrichtung bzw. bukkolingualen Position und Torquebewegung jedes einzelnen Zahnes nicht mit absoluter Genauigkeit vorherbestimmt werden muß. Dadurch unterscheidet sie sich von dem reinen *Begg*-System, bei dem der distale Torque sehr schwierig zu applizieren und zu kontrollieren ist. In der 4. Phase des kombinierten Systems werden diese Bewegungen mit Hilfe der Edgewise-Schlitze von selbst auf die eingebauten Normalwerte begrenzt.

Die Straight-Wire-Schlitze sind so gestaltet, daß sie die abschließende Feineinstellung der Zähne bewirken. Sie eliminieren dadurch den kompli-

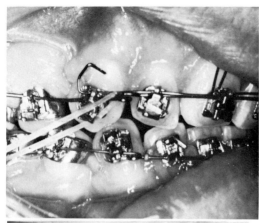
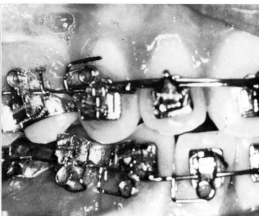
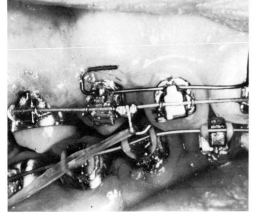

Abb. 12-56 Labiale Wurzelprominenz läßt sich schnell und effektiv mit Torquebögen in den Edgewise- oder *Begg*-Schlitzen korrigieren. Die abschließende Positionierung der Zahnwurzeln erfolgt mit den Edgewise-Schlitzen automatisch. Die Wirksamkeit ist besser, wenn für größere Korrekturen an bestimmten Zähnen entsprechende Hilfselemente verwendet werden. *A:* Torque an den oberen Eckzähnen im Stadium III. *B:* Torque an den oberen 1ern und 3ern im vor-Stadium III. *C:* Torque an den oberen 1ern und 3ern im Stadium IV.

zierten Entscheidungsprozeß und die vielfältigen speziellen Veränderungen, die in der 3. Phase der reinen *Begg*-Technik erforderlich sind, bei der die Zahnbewegungen nicht durch die Brackets begrenzt werden.

Stadium IV

Bei der kombinierten *Begg*-Straight-Wire-Technik werden für das Stadium IV die Edgewise-Schlitze verwendet. Die eingebauten Angulationen, Torques und In/Outs erleichtern die exakte Positionierung der Zahnkronen und -wurzeln, die symmetrische Ausformung des Zahnbogens und die Harmonisierung der Okklusion. Der Großteil der erforderlichen Kronen- und Wurzelbewegungen wurde bereits im Stadium III mit den *Begg*-Schlitzen durchgeführt.

Der Zeitpunkt, zu dem die Behandlung von den *Begg*- auf die Edgewise-Schlitze umgestellt werden muß, läßt sich nicht exakt angeben, da die Erfordernisse in jedem einzelnen Fall unterschiedlich sind. Zwar gibt es einige Richtlinien für diese Entscheidung, doch muß man wegen der Unterschiedlichkeit der Dysgnathien häufig davon abweichen. In einigen Fällen mit ausgeprägtem Engstand besteht z. B. bei Beginn des Stadiums III häufig eine minimale Kippung der Prämolaren und Eckzähne (Abb. 12-57). In diesen Fällen lassen sich die Zähne im Stadium III innerhalb weniger Wochen aufrichten, oder man kann das Stadium III sogar auslassen und gleich kurz nach dem Stadium II auf die Straight-Wire-Mechanik überge-

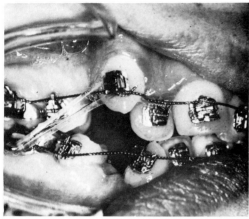
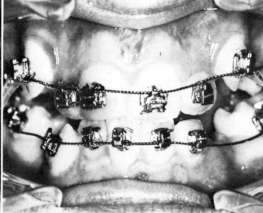
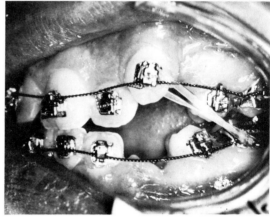

Abb. 12-57 Wenn die Bißhebung nicht kritisch ist aufgrund des Engstandes im Stadium I flexible Bögen benötigt werden, kann initial ein Spiraldraht- oder Nitinolbogen mit Klasse-II-Gummizügen an den Eckzahnstiften verwendet werden.

hen. Ebenso ist in Nichtextraktionsfällen nur eine äußerst geringe Retraktion der Frontzähne und entsprechend geringe Torquebewegung erforderlich. Das Stadium II kann kurz sein, da der Lückenschluß häufig nur minimal ist und die im Stadium III erforderliche Aufrichtung und Torquebewegung beträgt meist nur einige wenige Grad. In diesen Fällen kann man die Behandlung relativ frühzeitig auf die Edgewise-Schlitze umstellen, in die sich ein hochflexibler Nitinol- oder TMA-Bogen mühelos einsetzen läßt (Abb. 12-58).

In Routinefällen ist bei der kombinierten Technik die Phase IV mit der Straight-Wire-Mechanik und den Edgewise-Schlitzen allerdings nicht als Ersatz für das Stadium III der *Begg*-Mechanik mit dem Gingivalschlitz zu betrachten. Die reguläre Behandlung nach der *Begg*-Methode bewirkt 1. eine hervorragende Bißhebung, 2. die Gruppenretraktion der Schneidezähne im Stadium I und II sowie 3. die schnelle Aufrichtung der Eckzahn- und Prämolarenwurzeln und 4. den Schneidezahntorque im Stadium III. Diese Vorteile sollten mit Hilfe der *Begg*-Mechanik und den Gingivalschlitzen bei der kombinierten Technik maximal ausgenützt werden.

Als Aufgabe des Stadiums IV sollte man primär die Steigerung der Wirksamkeit und Präzision der abschließenden Feinregulierung und die Verbesserung der durch die Hilfselemente des Stadiums III erschwerten Mundhygiene betrachten. Im Stadium IV wird außerdem 1. ein adäquater Kronentorque der Seitenzähne nach lingual ermöglicht, 2. bei der Aufrichtung bilateraler Symmetrie hergestellt, 3. die korrekte Parallelstellung und Ach-

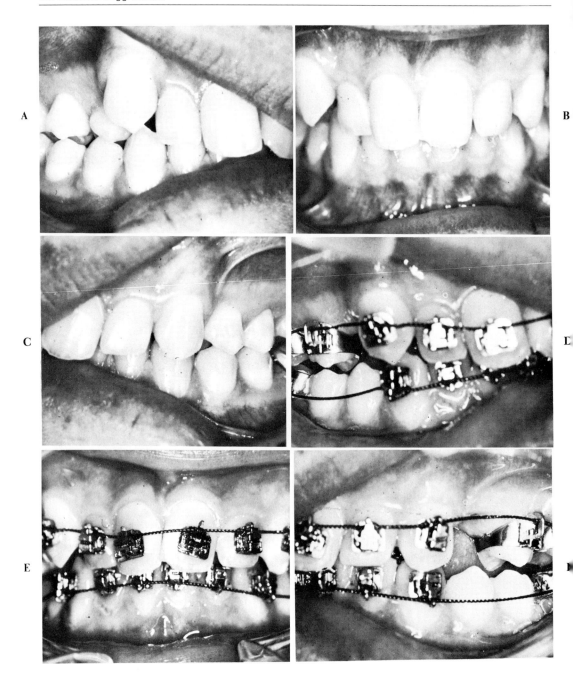

Abb. 12-58 Das kombinierte *Begg*-Straight-Wire-Bracket bietet die Möglichkeit, je nach Situation den *Begg*- oder Edgewise-Schlitz zu verwenden. In diesem Fall, in dem die oberen 4er extrahiert werden, konnten im Unterkiefer das Stadium II und III ausgelassen werden. *A–C:* vor der Behandlung. *D–F:* Stadium I. Ausformung des Zahnbogens mit rundem verseilten Draht.

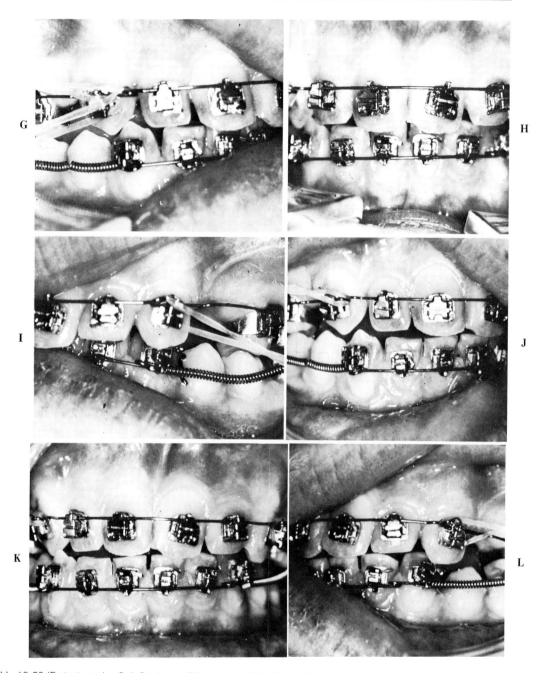

Abb. 12-58 (Fortsetzung) *G–I:* Stadium I, Bißhebung mit 0,016 Inch Stahlbögen. Mit den Druckfedern werden die Lücken im unteren Zahnbogen gehalten. Man beachte die Distalkippung der oberen und unteren Eckzähne durch die Bewegung mit der *Begg*-Apparatur. *J–L:* Stadium II.

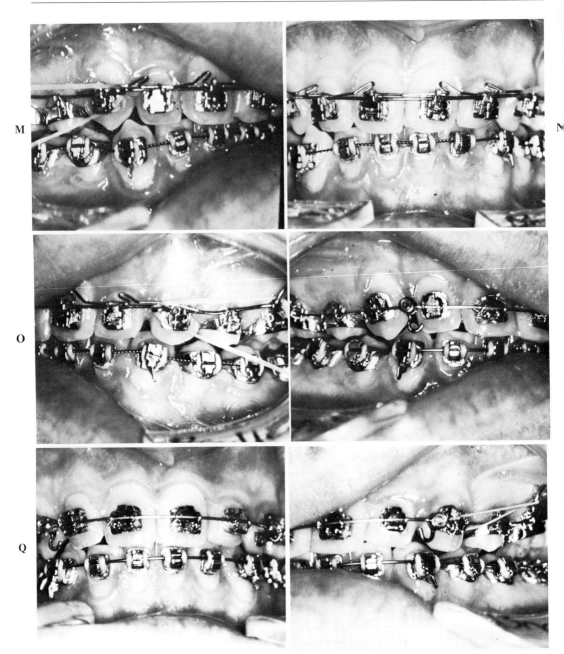

Abb. 12-58 (Fortsetzung) M–O: Stadium III, Straight-Wire im oberen Zahnbogen; Stadium IV, unterer Zahnbogen mit Nivellierungsbogen aus 0,016 Inch verseiltem Draht. Mit den Dreiecks-Gummizügen werden die distalen Lücken geschlossen und die Molarenkontrolle unterstützt. Der Widerstand der Front wird durch den oberen Torquebogen verstärkt, so daß die Lücken von distal geschlossen werden. P–R: Stadium IV, koordinierender Straight-Wire-Bogen für Torques und zur Aufrichtung.

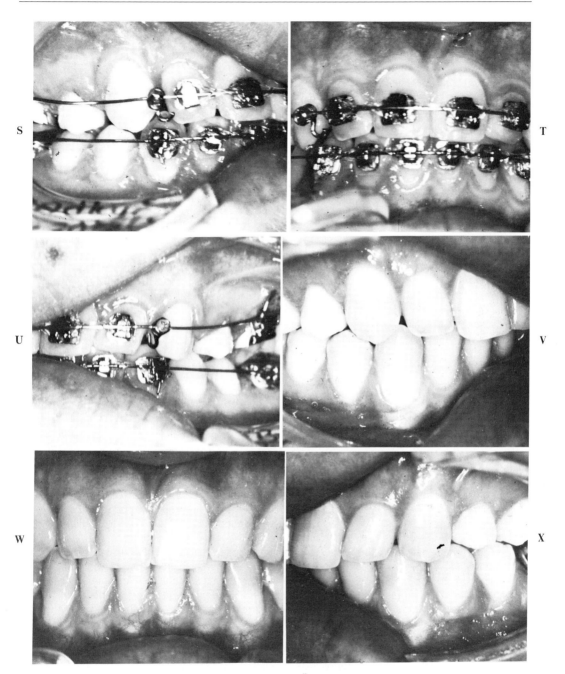

Abb. 12-58 (Fortsetzung) *S–U*: Nach Abnahme der Bänder. *V–X*: Endresultat.

senneigung erzielt und schließlich 4. die Zahnbogenform und -breite koordiniert. In dieser Behandlungsphase entsteht die „idealisierte" Okklusion, doch kann es dabei erforderlich sein, die Bänder bzw. Brackets neu auszurichten, die 2. Molaren in die Apparatur einzubeziehen, die Randleisten spezifisch auszunivellieren und schließlich die Idealbögen in allen drei Raumebenen präzise zu koordinieren.

Zur Kontrolle der Klasse-I-Relation der Molaren und Schneidezähne müssen ggf. im Stadium IV die Klasse-II-Gummizüge beibehalten werden. Sie können mit aufsteckbaren Haken oder mit abnehmbaren Gurin-Haken mesial der Eckzähne eingehängt werden. Diese Haken werden nicht aufgeschweißt oder gelötet, sondern werden auf den Bogen geschoben und müssen fest zusammengedrückt werden, damit sie nicht verrutschen oder sich verdrehen. Gummizüge können auch an Unicorn-Pins* in den *Begg*-Schlitzen befestigt werden. Bei der Verwendung dieser Pins müssen die approximalen Kontakte der 6 Frontzähne gesichert werden, indem diese Zähne durch Drahtligaturen oder Gummiketten miteinander verbunden werden. Wenn dies nicht geschieht, können die Eckzähne durch die Zugwirkung an den Stiftchen nach distal wandern, wodurch es zur unerwünschten Lückenbildung zwischen den Schneidezähnen kommt. Die verlängerten *Begg*-Stifte, wie die Unicorn-Pins, eignen sich auch als Haken für Diagonal-, Dreiecks-, Box- oder Check-Gummizüge. Ebenso können sie an Einzelzähnen verwendet werden, um ihre Einstellung in die Okklusion zu unterstützen (Abb. 12-59).

Die Gummizüge müssen bei der Straight-Wire-Mechanik zwangsläufig stärker sein als bei der reibungsarmen *Begg*-Mechanik. Klasse-II-Gummizüge können Kräfte zwischen 140 und 170 g, intramaxilläre oder vertikale Gummizüge Kräfte zwischen 85 und 170 g ausüben. Die Kräfte sind stets mit einem Dontrix-Kraftmesser nachzumessen. Intramaxilläre Gummizüge können leicht Gingivalreizungen verursachen. Dies läßt sich verhindern, wenn man den Gummizug verdreht (Abb. 12-60). Die Mitarbeit des Patienten ist bei den Gummizügen im Stadium IV – ebenso wie in allen anderen Behandlungsstadien – ein wesentlicher Faktor. Um die Mitarbeit zu erleichtern, sollte man sichergehen, daß sich die Gummizüge leicht befestigen lassen und daß der Patient weiß, 1. wozu die Gummizüge dienen, 2. wo man sie befestigen muß, 3. in welche Richtung sie verlaufen, 4. wie lange sie verwendet werden und 5. welche Größe sie haben müssen.

Einbeziehung der 2. Molaren

Bei der reinen *Begg*-Methode werden die 2. Molaren nur selten zur Verankerung oder zur Bißhebung verwendet. Sie können sich in der Praxis nachteilig auswirken. In Fällen mit hohem Mandibularebenenwinkel werden die 2. Molaren z. B. leicht in den ohnehin begrenzten Interokklusalraum extrudiert. In Fällen mit ausgeprägter Protrusion oder bei maximaler Verankerung können die Röhrchen dieser Zähne einen unerwünschten Reibungspunkt bilden, wodurch sich die Wirksamkeit der Frontzahnretraktion verringert, für die im Stadium I und II normalerweise leichte Gummizüge ausreichen.

Bei der kombinierten *Begg*-Straight-Wire-Methode werden die 2. Molaren in die Apparatur einbezogen, um eine bessere okklusale Relation zu ermöglichen, die optimale Zahnbogenform zu erzielen und die Kronen- und Wurzeltorques der Seitenzähne zu koordinieren. Die Molarenröhrchen werden in der Regel mit der direkten Klebetechnik auf der gleichen Höhe wie das Edgewise-Röhrchen des 1. Molaren angebracht. Falls erforderlich, werden diese Attachments im Stadium III angebracht. Die Einbeziehung der 2. Molaren ist in drei klassischen Situationen erforderlich: 1. die 2. Molaren sind bukkal oder lingual des Zahnbogens durchgebrochen. 2. die 1. und 2. Molaren stehen nicht regelrecht im Zahnbogen, d. h. der 1. Molar ist zu stark nach distal, bukkal oder lingual gekippt, was auf mangelhafte Kontrolle während der Stadien I, II und III zurückzuführen ist. 3. Hinsichtlich der Höhe der Randleisten bestehen Unterschiede, da die 1. Molaren im Zuge der Bißhebung extrudiert wurden.

Nachdem die 2. Molaren mit einem Röhrchen versehen wurden, können sie auf verschiedene Arten in die Behandlung einbezogen werden. Wenn sie ektopisch durchgebrochen sind und die Hauptursache für die Asymmetrie des Zahnbogens sind, lassen sie sich in der Regel während des Stadiums III mit Hilfe von Teilbögen in den

---

* Unitek Corporation, Monrovia, California.

Behandlungstechnik

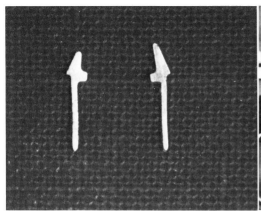
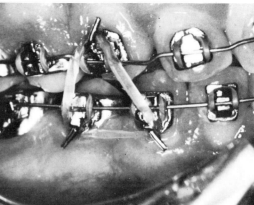

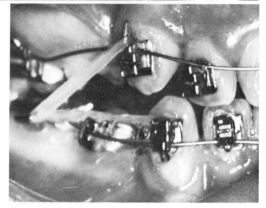

Abb. 12-59 Unicorn-Pins, High-Hat-Pins und ähnliche verlängerte Stifte werden als Haken zur Aufnahme von Gummizügen bei der *Begg*- oder Straight-Wire-Mechanik verwendet. Bei Klasse-II-Gummizügen kann es mesial der Eckzähne zur Lückenbildung kommen, wenn zur Konsolidierung der 6 Frontzähne nicht entsprechende Eckzahn-zu-Eckzahn-Gummizüge oder Ligaturen verwendet werden.

Vierkantröhrchen einordnen. Die Teilbögen werden aus einem kurzen, 0,016 oder 0,018 Inch Nitinol- oder Stahldraht gefertigt und in die Röhrchen der 1. und 2. Molaren eingesetzt. Wenn man die Bogenenden leicht ausgeglüht hat, kann man sie umbiegen, damit der Bogen nicht verrutscht. Mesial des 1. Molarenröhrchens kann auch ein Anschlag in Form einer Spiralschlaufe mit mehreren Windungen eingebogen und der Teilbogen mit Drahtligaturen einligiert werden. Im weiteren Verlauf des Stadiums III werden die 2. Molaren durch diese Teilbögen in den Zahnbogen eingeordnet. Sobald im Stadium IV die Finishingbögen zum Einsatz kommen, werden die 2. Molaren in diese Bögen einbezogen (Abb. 12-61).

Anders sieht die Behandlung aus, wenn für die Diskrepanz in der Molarenregion nicht die 2., sondern die fehlstehenden 1. Molaren verantwortlich sind. Diese Situation besteht meist dann, wenn

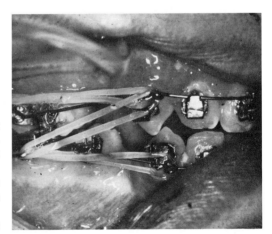

Abb. 12-60 Die im Stadium II verwendeten elastischen Gummizüge sollten verdreht werden, damit sie nicht das Gewebe reizen.

979

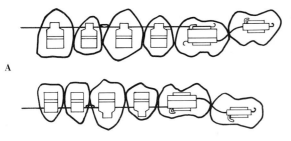

Stadium III

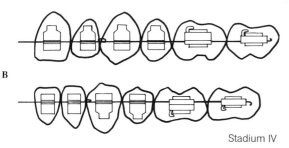

Stadium IV

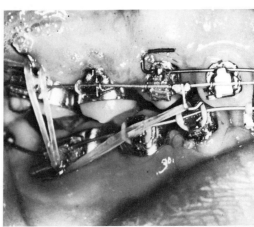

Abb. 12-62 Wenn die Kontrolle über den 1. Molaren nicht regelrecht war, können die 1. und 2. Molaren nicht mit Hilfe von Teilbögen nivelliert werden. Zur Korrektur ist ein durchgehender Bogen erforderlich, Gummizüge können die Extrusion der Molaren unterstützen.

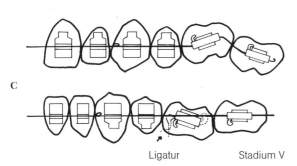

Ligatur   Stadium V

Abb. 12-61 A: Wenn die Zahnbogenform bis auf den Außenstand der 2. Molaren gut ist, werden diese Zähne während der ersten drei Behandlungsphasen mit Hilfe von Teilbögen in den Edgewise-Schlitzen eingeordnet. B: Im Stadium IV wird der Straight-Wire-Bogen verlängert und umfaßt somit auch die 2. Molaren. C: Bei Fehlstand eines 1. Molaren durch mangelhafte Verankerungskontrolle sind Teilbögen zur Nivellierung kontraindiziert. Solche Molaren werden mit Hilfe des durchgehenden Hauptbogens eingeordnet, der direkt durch die Molarenröhrchen verläuft. Zur Nivellierung eines stark gekippten Molaren kann eine Ligaturfixation erforderlich sein.

die apparative Kontrolle in den früheren Behandlungsstufen nicht ausreichend war. Mit Teilbögen würden die 2. Molaren in diesem Fall lediglich in die gleiche Fehlstellung geführt werden, die sich in den 1. Molaren findet. Die 2. Molaren können zwar im Stadium III mit einem Röhrchen versehen werden, doch sollten sie erst dann in die Apparatur einbezogen werden, wenn ein durchgehender Hauptbogen eingesetzt wird. Dieser Bogen kann entweder durch die Röhrchen beider Molaren geführt werden oder am 1. Molaren vorerst nur einligiert werden, bis der Zahn so weit eingeordnet ist, daß der Bogen durch die beiden Bukkalröhrchen gelegt werden kann (Abb. 12-62). In der Regel sind für diesen Zweck runde Nitinolbögen von 0,015 oder 0,018 Inch sehr wirksam. Zusätzlich können an den oberen und unteren 1. Molaren Kreuzbiß- oder Box-Gummizüge befestigt werden.

In der Regel wird empfohlen, daß die Zusatzelemente des Stadiums III so bald wie möglich entfernt werden, allerdings nicht bevor die Aufrichtung fast vollständig abgeschlossen ist. Durch die Edgewise- bzw. Straight-Wire-Schlitze erhält man 1. eine bessere Kontrolle über die Zahnbögen, 2. entfällt das komplexe Kraftsystem der Federn

Behandlungstechnik

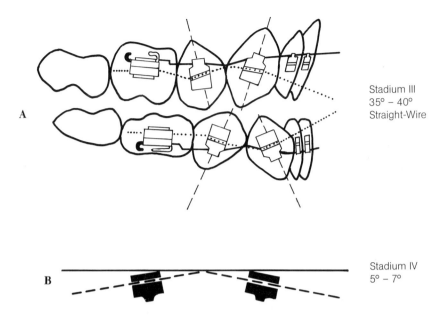

Stadium III
35° – 40°
Straight-Wire

Stadium IV
5° – 7°

Abb. 12-63 Es empfiehlt sich, in die Edgewise-Schlitze erst dann einen durchgehenden Bogen einzusetzen, wenn sie innerhalb einer Toleranz von 5–7° horizontal liegen. A: Wenn der Bogen zu früh in die Edgewise-Schlitze eingesetzt wird, vertieft sich der Überbiß; B: Maximale Winkelstellung der Edgewise-Schlitze vor Beginn des Stadiums IV.

und Torquebögen, 3. werden die Mundhygiene und der Zustand der Parodontalgewebe verbessert und 4. wird die bilaterale Symmetrie erzielt. Die Edgewise-Schlitze darf man nicht verwenden, wenn durch diese Wirkungen das Ziel einer früheren Behandlungsstufe in Frage gestellt wird. Eine solche Situation kommt leicht zustande, wenn die Bögen in die Edgewise-Schlitze der Eckzahnbrackets eingesetzt werden, obwohl diese Zähne noch distal gekippt sind. In diesem Fall kommt es eher zur Extrusion der Schneidezähne als zur Aufrichtung der Eckzähne. Wenn die V-Biegungen bei den Prämolaren die Bißhebung nicht aufrechterhalten können, weil der Bogen deformiert oder durch distal gekippte Brackets verzerrt wird, kommt es zur Bißsenkung. Die Bögen des Stadiums IV sollten erst dann in die Edgewise-Schlitze eingesetzt werden, wenn diese max. 5–7° von der Horizontalebene abweichen. Gleichzeitig ist eine leichte umgekehrte Speesche Kurve oder eine bißhebende V-Biegung einzubiegen, um die flache Okklusionsebene aufrechtzuerhalten (Abb. 12-63).

Die Ausrichtung oder Nivellierung der Brackets erfolgt je nach Art der Dysgnathie an den einzelnen Zähnen zu verschiedenen Zeitpunkten. Häufig kann man die Feinregulierung in einem Kiefer – meist im Unterkiefer – früher beginnen. Bei der Behandlung von Nichtextraktionsfällen oder Extraktionsfällen mit hochgradigem Engstand, in welchen die Eckzähne nur geringfügig kippen, wird der Edgewise-Schlitz des Eckzahnbrackets bereits am Ende des Stadiums I nahezu horizontal ausgerichtet sein. Außerdem werden auch die Extraktionslücken fast vollständig geschlossen sein, so daß die Verankerungskontrolle für die Retraktion der Frontzähne nicht mehr kritisch ist. In solchen Situationen können die Straight-Wire-Bögen des Stadiums IV sofort eingesetzt werden.
Bei der Straight-Wire-Mechanik müssen anfangs in der Regel erst 1–2 vorläufige dünne runde Nivellierungsbögen eingesetzt werden, um die Brackets auf die gleiche Höhe zu bringen. Besonders gut eignen sich für diesen Zweck 0,016 oder 0,018 Inch Nitinolbögen, da sie 1. besonders flexibel sind, 2. einen großen „Energiespeicher" ha-

Die moderne Begg-Technik

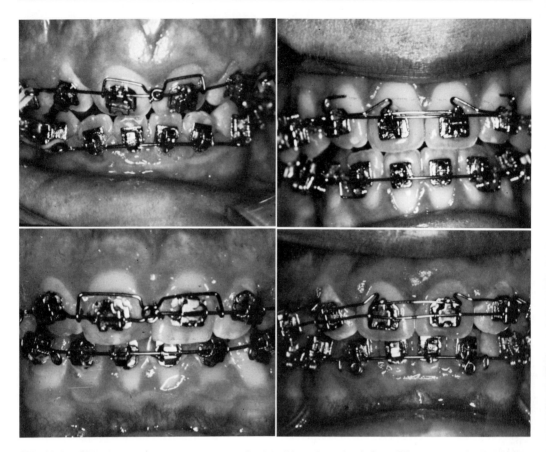

Abb. 12-64 Torqueelemente können sowohl mit Straight-Wire- als auch mit *Begg*-Bögen verwendet werden.

ben und 3. mit geringen Kraftwerten arbeiten. Sobald die Koordination der Zahnbögen und die Ausrichtung der Brackets adäquat sind, wird die Straight-Wire-Mechanik mit einem Satz Vierkantbögen begonnen, wobei man zunächst entweder einen 0,017 × 0,025 oder einen 0,018 × 0,018 Inch Nitinolbogendraht einsetzt. Zur Feinregulierung und Ausarbeitung werden flache Stahlbögen in der idealen Bogenform verwendet, meist in Stärken von 0,018 × 0,022 oder 0,018 × 0,025 Inch. Auf genaue Größenangaben und Reihenfolgen der zu verwendenden Bögen wird hier bewußt verzichtet, da der Wechsel der Bögen letztlich von der Ausprägung der Dysgnathie und der Position der Brackets bestimmt wird. Wenn ein maximaler Torqueeffekt erzielt werden soll, müssen als Schlußbögen 0,018 × 0,025 Inch Stahlbögen oder dünnere Vierkant- oder Rundbögen zusammen mit Torquehilfsbögen verwendet werden (Abb. 12-64).

Ein Vorteil der langen Edgewise-Schlitze der Vier-Stadien-Brackets ist, daß im Stadium IV Torquehilfsbögen eingesetzt werden können, ohne daß es dabei zu den ungünstigen Rotations- oder Kippbewegungen kommt, die bei den schmalen *Begg*-Schlitzen auftreten. Bei guter Achsenneigung der Seitenzähne können die Kraftwerte verringert werden, indem die 0,018 × 0,025 Inch Stahlbögen durch 0,018 Inch Rundbögen oder dünnere Edgewise-Bögen ersetzt werden. Die erwünschte Torquewirkung kann dann durch leichte 0,014 oder 0,016 Inch Torquehilfsbögen an den Frontzähnen erzielt werden.

Behandlungstechnik

Elastische Gummizüge im Stadium IV

Außer zur Erhaltung der Bißhebung und der mesiodistalen Korrekturen werden elastische Gummizüge auch für verschiedene Finishingbewegungen im Stadium IV verwendet. Ihre Wirkung ist allerdings durch die Reibung und den genauen Sitz des Bogens in den Schlitzen eingeschränkt. Mittellinienverschiebungen und einseitige Klasse-II-Relationen lassen sich leichter korrigieren, wenn die Gummizüge zur Gruppenbewegung der Zähne in den *Begg*-Schlitzen verwendet werden. Wenn die Zähne auf diese Weise planmäßig gekippt wurden, lassen sie sich anschließend mit Aufrichtefedern oder hochflexiblen durchgehenden Bögen in den Edgewise-Schlitzen aufrichten. Die Kriterien für die beiden Möglichkeiten lassen sich am besten folgendermaßen zusammenfassen: „*Begg*-Mechanik für grobe Zahnbewegungen, Straight-Wire-Mechanik für die präzise Feinregulierung und okklusale Koordination" (Abb. 12-65).

Bogenform

Bei der kombinierten *Begg*-Straight-Wire-Mechanik wird die Bogenform durch die basale Kontur des Zahnbogens und die In/Out-Charakteristik der Brackets diktiert. Es sind verschiedene Bogenformen gebräuchlich, die meisten besitzen Durchschnittsgrößen, die auf statistischen Computeranalysen der Zahn- und Kiefergrößen beruhen.[16] Diese Bögen werden in der Regel ohne zusätzliche Biegungen eingesetzt, außer der umgekehrten *Spee*schen Kurve zur Kontrolle der Bißhebung. Die Bögen müssen hinsichtlich ihrer Form und Breite miteinander koordiniert und direkt auf die Form des skelettalen Basalbogens des jeweiligen Patienten abgestimmt sein. In der Regel wird eine Bogenform gewählt, die eine Kombination aus der ursprünglichen und der angestrebten alveolären und basalen Bogenform darstellt. Schließlich sind alle Bögen zur Kontrolle sowohl der Expansion als auch der Interkuspidation mit denen des Gegenkiefers zu koordinieren (Abb. 12-66).

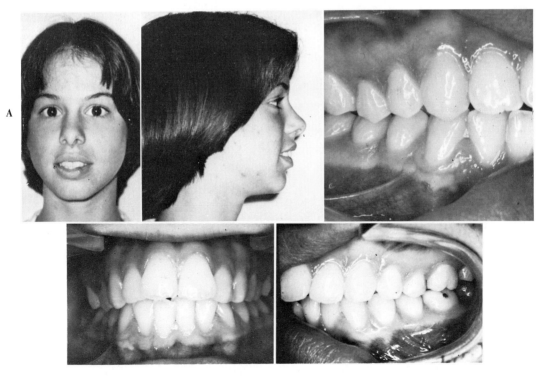

Abb. 12-65   *A:* vor der Behandlung.

Die moderne Begg-Technik

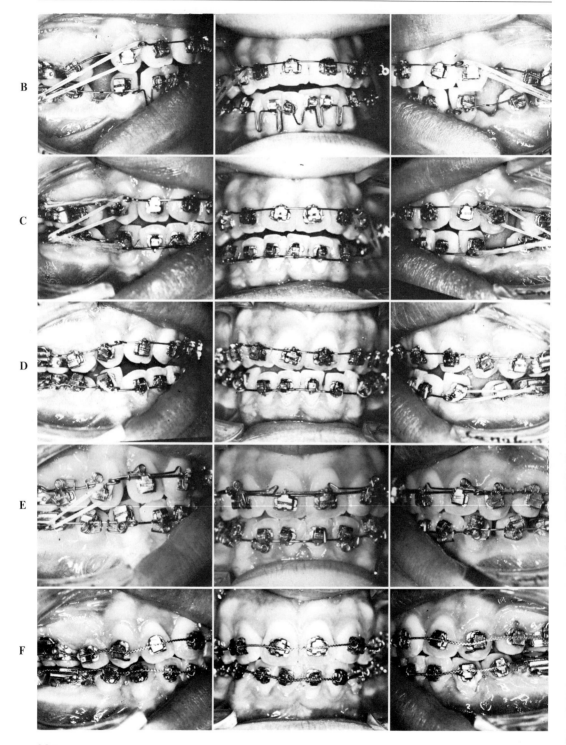

984

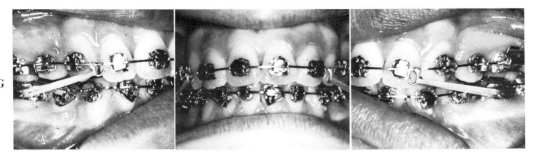

Abb. 12-65 (Fortsetzung) *B:* Stadium I. Multiloops sind nur dann zu verwenden, wenn sie wirklich von Nutzen sind. *C:* Die Gummizüge im Stadium II können entweder aus fixierten elastischen Ligaturen oder regulären Klasse-I-Gummizügen bestehen. Entscheidungskriterien sind die Hygiene und Patientenmitarbeit. *D:* vor-Stadium-III. Man beachte die zusätzlichen Biegungen zu Nivellierung der Brackets und zur Überkorrektur sowie die V-Biegungen zur Bißhebung. *E:* Stadium III. *F:* Stadium IV. Der erste Nivellierungsbogen ist aus verseiltem Draht. Unter einer so starken Verwindung wie im hier dargestellten Fall sollte er nicht in die Eckzahnbrackets eingesetzt werden, da es dadurch zur Bißsenkung kommen kann. *G:* Stadium IV.

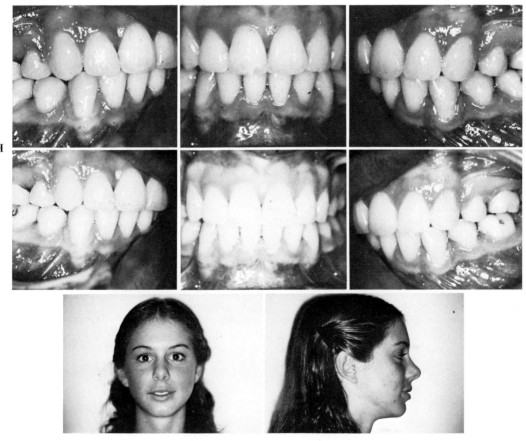

Abb. 12-65 (Fortsetzung) Nach der Behandlung.

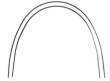

Abb. 12-66 Die Bögen für das Stadium IV müssen nicht durch Biegungen oder Torqueelemente kompliziert werden, wenn die Brackets regelrecht ausgerichtet sind. Sie sollten eine koordinierte Bogenform aufweisen, die für die Brackets mit eingebauten Torques, Angulationen und In/Outs ideal ist. Die Konstruktionsmerkmale der Bögen sind:

1. Ideale Bogenform: Straight-Wire
2. Nivellierungsbogensätze: 0,016 oder 0,018 Inch Nitinol, 0,018 × 0,018 Inch Nitinol
3. Torque- und Finishing-Bögen: Straight-Wire 0,017 × 0,025 Inch Nitinol, 0,018 × 0,025 Inch Nitinol, 0,018 × 0,025 Inch Stahl
4. Leichte umgekehrte *Speesche* Kurve
5. Genaue Bogenkoordination
6. Zusätzliche ästhetische Biegungen
7. Zusätzliche Frontzahntorque-Biegungen
8. Keine Überkorrekturen außer bei besonderer Indikation

Feinregulierung

Mit Hilfe der Torques und Angulationen der Schlitze sowie der In/Outs der Vier-Stadien-Brackets wird die Koordination und Harmonisierung der dentalen und okklusalen Relation erreicht. Wegen der unterschiedlichen Symmetrie, Größe und Funktion des menschlichen Gebisses ist es allerdings nur selten möglich, mit den abschließenden Straight-Wire-Bogensätzen eine ideale okklusale Relation zu erzielen. Gelegentlich ist die Feinregulierung mit den in die Brackets eingebauten Torques und Angulationen nicht optimal. Wenn die bestmögliche Okklusion erzielt werden soll, sind daher zusätzliche Korrekturen und Veränderungen der abschließenden Bögen erforderlich.

Die häufigste Ursache von Unzulänglichkeiten bei der Feinregulierung sind ungenaue Bracketpositionen. Für die exakte Korrektur dieser Abweichungen hat man die Wahl, entweder die Brackets neu zu positionieren oder den Bogen durch ausgleichende Biegungen zu verändern. Zum Ausgleich der vertikalen bzw. axialen Abweichungen können in die abschließenden Vierkantbögen Biegungen 1. oder 2. Ordnung eingebogen werden (Abb. 12-67).

Da die Edgewise-Bögen starr sind, kann es sein, daß sich die Zähne zwar gut einordnen lassen, dann aber die ideale Einstellung (Settling) ausbleibt. In diesen Fällen kann die Verwendung von leichten 0,014 Inch Finishing-Bögen zusammen mit vertikalen Gummizügen für die Dauer eines Kontrollintervalls die erforderliche Flexibilität bringen. Ich persönlich gehe allerdings in den meisten Fällen so vor, daß ich den abschließenden Vierkantbogen in Teilbögen trenne und zusätzlich zur Konsolidierung der Okklusion Dreiecks- oder Box-Gummizügen verwende (Abb. 12-68). In zweiwöchigen Intervallen wird nachkontrolliert, ob die Behandlung die gewünschten Fortschritte macht und ob sich nicht im Eckzahnbereich eine Expansion oder ein Rezidivieren der Lücken abzeichnet. In einigen Fällen kann man den oberen Bogen entfernen und abwarten, bis sich die Zähne nach dem unteren Zahnbogen feineinstellen, der von dem vierkantigen Finishing-Bogen gehalten wird. Kleine Gummiringe (3,2 oder 6,4 mm) können in beiden Kiefern direkt in die Unicorn-Pins eingehängt werden, wenn sich einzelne Zähne vertikal einstellen sollen. Wenn Bänder verwendet wurden, können diese von den Prämolaren und 1. Molaren abgenommen und zwischen den 2. Molaren und den Ringschlaufen zum Lückenschluß leichte Gummizüge (30–60 g) verwendet werden, während man die Okklusion sich konsolidieren läßt. Allerdings sollten die sagittale und vertikale Stufe sowie die Bewegungen des Unterkiefers überprüft werden, um sicherzugehen, daß die gewünschte Frontzahnführung erreicht ist, bevor die Apparatur entfernt wird. Zur Optimierung des Überbisses werden an den Seiten- oder Frontzähnen Box-Gummizüge eingesetzt. In der Regel werden diese Gummizüge entweder an den 8 Schneidezähnen oder den 12 Frontzähnen verwendet, nachdem die Attachments von allen Prämolaren und 1. Molaren entfernt wurden. Die Finishing-Bögen können so verändert werden, daß sie die Extrusion oder das Settling der Zähne unterstützen (Abb. 12-69).

Behandlungstechnik

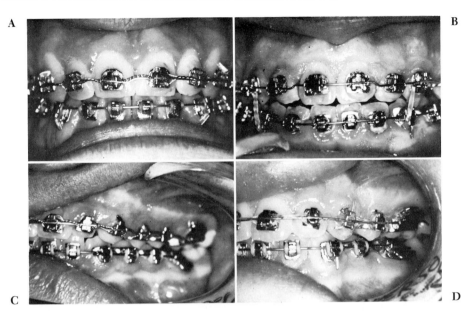

Abb. 12-67 Zur Feineinstellung der Okklusion und ästhetischen Ausformung der Zahnbögen müssen gelegentlich die Brackets neu plaziert oder ausgleichende Biegungen in den Bogen eingebogen werden. *A:* Bögen mit ausgleichenden Biegungen zur Korrektur der Achsenneigung der Schneidezähne. *B:* Intrudierende Biegung zur Nivellierung der Schneidekanten. *C:* Tip-back-Biegung im Seitenzahnsegment zur Erzielung einer Super-Klasse-I-Okklusion. *D:* Ungenaue Bracketplazierung am Eckzahn. Das Bracket muß nach der Längsachse der Zahnkrone ausgerichtet werden, damit es den geraden Bogen aufnehmen kann.

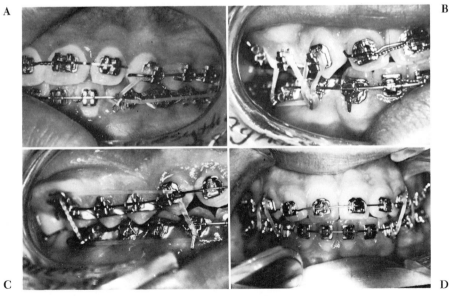

Abb. 12-68 Komplizierte Details können bei der Ausarbeitung die Trennung des Bogens in Teilbögen, die teilweise Entfernung des Bogens oder spezielle Gummizüge zur Koordinierung der Okklusion erfordern. *A:* Teilbögen mit Gummizügen. *B:* Gummizüge an bestimmten Zähnen. *C:* Box-Gummizug zur Ausarbeitung des Überbisses. *D:* Dreiecks-Gummizüge auf beiden Seiten zur Regulierung der Eckzahnokklusion und des Überbisses.

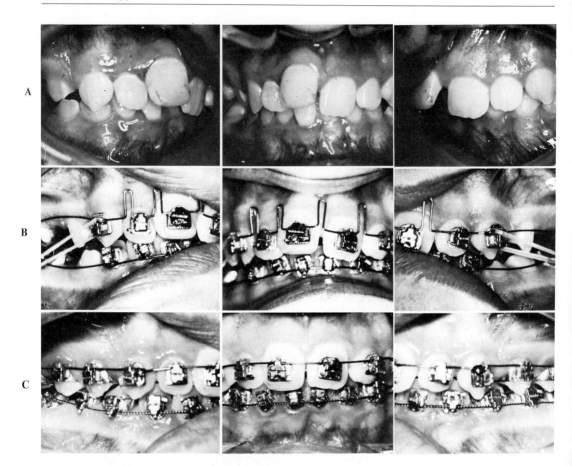

Abb. 12-69 In Nichtextraktionsfällen empfiehlt es sich, zur Bißhebung die *Begg*-Schlitze zu verwenden, damit eine Distalkippung der unteren Eckzähne und Schneidezähne ermöglicht und somit genügend Raum zur Ausformung des Frontzahnbogens geschaffen wird. Sobald der Biß erhöht ist, wird der untere Bogen in die Straight-Wire-Schlitze eingesetzt, um eine statische Verankerung zu erzielen, während die oberen Zähne mit Hilfe der *Begg*-Schlitze nach distal gekippt werden. *A:* Vor der Behandlung, *B:* Stadium I, zur schnellen Ausformung des Zahnbogens und Bißhebung werden Stahlbögen verwendet. *C:* Stadium II, Nivellierung mit minimaler Kraftapplikation durch die *Begg*-Schlitze.

Abb. 12-69 (Fortsetzung)   *D:* Stadium II, Straight-Wire-Bogen im unteren und *Begg*-Bogen im oberen Zahnbogen zur Distalbewegung des oberen Zahnbogens und Korrektur der Mittellinien: *E:* Stadium IV Koordination der Torques und Ausformung. Das Stadium III wurde ausgelassen. *F* und *G:* Stadium IV, Abnahme der Bänder. *H:* Endresultat mit einem 3-3-Kleberetainer im unteren Zahnbogen.

Behandlungstechnik

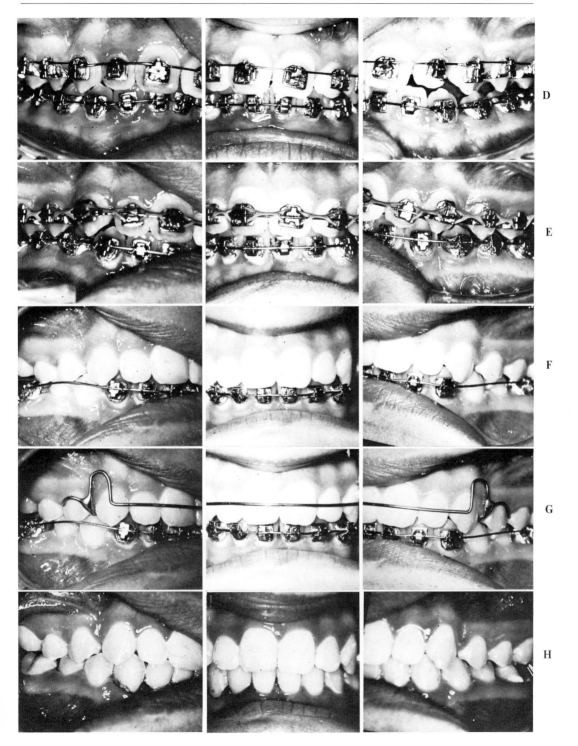

989

Positioner und elastische Finishing-Apparaturen
Positioner – bei der reinen *Begg*-Methode oft unerläßlich – kommen bei der kombinierten *Begg*-Straight-Wire-Technik fast nie zum Einsatz. Sie werden lediglich dann eingesetzt, wenn auf die Feinregulierung keinerlei Reaktion erfolgt. Die meisten Positioner oder Prefinishing-Apparaturen werden 10 Tage bis 6 Wochen lang zur Feineinstellung getragen. Die elastischen Finishing-Apparaturen setzt man am besten am Freitag nach der Schule ein, damit sie das Kind das ganze Wochenende trägt. Nach den ersten 48 Stunden werden die Apparaturen nur 4 Stunden am Tag und während der Nacht getragen. Die Prefinishing-Apparaturen aus Weichplastik sind vor allem zur Überbrückung der Zeit geeignet, in der die Retainer angefertigt werden, da sie nicht nur die Feineinstellung der Zähne unterstützen, sondern auch als psychologisches Instrument zur Erhaltung der Patientenmitarbeit beitragen. Wenn sie nach der Bandabnahme eingesetzt werden, bleibt der Patient keinen Augenblick ohne Apparatur, was ihm eher ein Gefühl dafür gibt, wie wichtig es ist, die Retentionsapparaturen stets zu tragen, als wenn zwischen dem Entfernen der festsitzenden Apparatur und dem Einsetzen des Retainers Tage oder Wochen vergehen.

Eine Retentionsphase ist in den meisten Fällen zu empfehlen. Bei nur geringfügigem Engstand oder Fehlstand der Zähne bei Behandlungsbeginn ist die Retention u. U. nicht so wichtig. Bei dem heutigen Stand der Klebetechnik sind Retainer – vor allem im Unterkiefer – allerdings technisch wesentlich einfacher und auch ästhetisch nicht störend.

Checkliste für Stadium IV
1. Seitenzähne nicht in Neutralbißrelation? Mögliche Ursachen:
    a) Schneidezahntorque nicht ausreichend
    b) mesiodistale Position der Brackets nicht korrekt
    c) Patientenmitarbeit hinsichtlich der Klasse-II-Gummizüge mangelhaft
2. Randleisten nicht ausgerichtet? Mögliche Ursachen:
    a) vertikale Position der Brackets nicht korrekt
    b) horizontale Position der Brackets nicht korrekt
    c) Attachments an den 2. Molaren erforderlich
3. Korrektur der Schneidezahnrotation nicht ideal? Mögliche Ursachen:
    a) mesiodistale Bracketposition nicht korrekt
    b) ungleichmäßig dicke Kleberschicht
    c) Überkorrektur beim Lückenschluß, dadurch überlappende Zahnkontakte
    d) Alastik-Rotationsligaturen oder Rotationsfedern (Whip-Federn) erforderlich
4. Einstellung (Settling) der Okklusion nicht einwandfrei? Mögliche Ursachen:
    a) Brackets stören die Okklusion der Höcker
    b) vertikale Höhe der Brackets nicht korrekt
    c) zu starrer Draht
    d) Bögen nicht richtig koordiniert
    e) Zungenpressen
    f) Zahnrotationen
    g) spezielle Gummizüge und/oder Teilbögen indiziert
    h) zu starke Stahlbögen mit extremer Reibung (zur Feineinstellung sind dünnere Bögen erforderlich)
5. Keine bilaterale Symmetrie? Mögliche Ursachen:
    a) Brackets nicht an der Längsachse der Zahnkronen ausgerichtet
    b) anatomische Abweichungen
    c) falsches Bracket an einem Zahn
6. Vergrößerung des Überbisses? Mögliche Ursachen:
    a) am Eckzahn wurde zu früh auf den Edgewise-Schlitz übergegangen
    b) ausgleichende V-Biegungen oder umgekehrte *Spee*sche Kurve erforderlich
    c) schlechte Patientenmitarbeit bei den Gummizügen
    d) Dreiecks-, Box- oder Check-Gummizüge indiziert
7. Verringerung des Torque durch die Straight-Wire-Bögen? Mögliche Ursachen:
    a) Bracket liegt der Zahnoberfläche nicht flach an
    b) Torque des Bracketschlitzes für die Schneidezahnposition nicht adäquat (ein zusätzlicher Torque muß in den Hauptbogen eingebogen werden)
    c) gelockerte Brackets
    d) Vierkant- oder Rundbögen in voller Größe mit Torqueelement erforderlich

Finishing und Retention

In meiner Praxis werden zur Retention in der Regel im Unterkiefer geklebte 3-3-Lingualretainer und im Oberkiefer ein *Hawley*-Retainer verwendet (Abb. 12–69 F–H). Der geklebte 3-3-Lingualretainer wird mit der direkten Methode nach *Årtun* und *Zachrisson*[1] eingesetzt. Gewöhnlich wird der Lingualretainer beibehalten, bis das Horizontalwachstum des Unterkiefers und die natürliche Aufrichtung der Schneidezähne abgeschlossen sind. Diese Entwicklungsphase fällt in der Regel mit dem Durchbruch bzw. der Extraktion der 3. Molaren zusammen. Nach diesem Zeitpunkt wird die Apparatur für weitere 6 Monate belassen. Bis dahin kann sich die Okklusion noch in distaler Richtung einstellen, und es können okklusale Feinkorrekturen durchgeführt werden, um Interferenzen auszuschalten.

Nichtextraktionsfälle

Aus verschiedenen Gründen stellen die Brackets der kombinierten *Begg*-Straight-Wire-Technik in Nichtextraktionsfällen gegenüber den *Begg*-Brackets und den Straight-Wire-Brackets eine wesentliche Verbesserung dar. Die Vorteile hängen generell damit zusammen, daß sich die Bewegungsmöglichkeiten der *Begg*-Brackets beliebig durch die starre Straight-Wire-Mechanik ergänzen lassen. Die Vorteile der *Begg*-Mechanik bestehen in folgenden Punkten:

1. Bißhebung
2. automatische Distalisierung der Eckzähne (insbesondere der unteren Eckzähne in Nichtextraktionsfällen)
3. Distalisierung der Molaren (zur Korrektur des Distalbisses und Vergrößerung der Bogenlänge
4. rasche Schließung von frontalen und distalen Lücken (durch einfache Kippbewegungen)
5. schnelle Gruppenretraktion der Schneidezähne (mit Klasse-II-Gummizügen zwischen 30 und 60 g)

Die zusätzliche Verwendung von Aufrichtefedern und Torquebögen mindert nicht die Wirksamkeit der *Begg*-Mechanik bei diesen Bewegungen und hat gleichzeitig den Vorzug, daß keine bißsenkenden Wirkungen erzeugt werden, wie sie bei der Aufrichtung der Eckzähne mit den Edgewise-Brackets entstehen.

Da in Nichtextraktionsfällen die mit der *Begg*-Mechanik durchzuführenden Bewegungen meist nur minimal sind, sind die ersten beiden Stadien häufig nur kurz, das Stadium II kann sogar ganz entfallen. Auch das Stadium III kann von kurzer Dauer sein, da in der Regel nur eine geringfügige Kippung der Schneidezähne oder Eckzähne erforderlich ist. Wenn die Ziele jeder einzelnen Behandlungsphase erreicht, die Edgewise-Schlitze weitgehend gerade ausgerichtet und keine umfangreichen Distalbewegungen mehr erforderlich sind, kann man auf die genauer steuerbare Straight-Wire-Mechanik übergehen. Die geringfügigen Torquebewegungen, die in Nichtextraktionsfällen benötigt werden, lassen sich häufig zufriedenstellend erzielen mit 1. Vierkantbögen (0,018 × 0,025 Inch) in den Edgewise-Schlitzen oder 2. Rundbögen in den Edgewise-Schlitzen plus Torquehilfsfedern in den Vertikalschlitzen der Brackets.

Headgear in Nichtextraktionsfällen

Die Verwendung des Headgears beschränkt sich bei mir in der Regel auf Nichtextraktionsfälle. Da die *Begg*-Mechanik so gestaltet ist, daß sie bei der Korrektur des Distalbisses ohne extraorale Kräfte auskommt, werden Headgers in Extraktionsfällen nur selten gebraucht. In den Nichtextraktionsfällen leistet der Headgear allerdings durch die Vergrößerung der Bogenlänge und Hemmung des maxillären Wachstums einen wirksamen Beitrag zur Behandlung. Eine solche Mechanik würde ich auf die Frühbehandlung einer schwergradigen skelettalen maxillären Dysplasie mit gutem Wachstumspotential beschränken. Die Distalbißhandlung erfolgt in den meisten Nichtextraktionsfällen mit Hilfe der *Begg*-Schlitze und mit Verankerungsbiegungen, Klasse-II-Gummizügen und Druckfedern als Differentialkraftsystem zur Distalisierung der Molaren.

I. Stadium in Nichtextraktionsfällen

In Nichtextraktionsfällen bebändere ich in der Regel die Molaren und klebe sie an den Frontzähnen. Routinemäßig werden zwischen den mesial der unteren Molaren gelegenen Haken und den Ringschlaufen der oberen Front Klasse-II-Gummizüge gespannt. Die Kräfte dieser Gummizüge betragen

28–85 g, abhängig von der Ausprägung der Protrusion und dem Alter des Patienten sowie davon, ob die unteren und oberen Eckzähne so weit durchgebrochen sind, daß sie in die Apparatur einbezogen werden können. Im frühen Wechselgebiß, wenn die Eckzähne noch nicht durchgebrochen sind, umfaßt die Apparatur zu Beginn der Behandlung lediglich die Molaren und Schneidezähne, so daß bei den Klasse-II-Gummizügen eine Kraftgröße von 28–42 g ausreicht. Kräfte dieser Größenordnung lassen im Munde sehr rasch nach, so daß die Gummizüge dreimal täglich erneuert werden müssen.

Die Bögen sind aus 0,016 Inch rundem australischem Stahldraht gefertigt. Sie weisen Verankerungsbiegungen von 45° und Ringschlaufen für die Gummizüge auf. Die Schlaufen werden so gebogen, daß der frontale Bogenabschnitt etwas weiter gingival liegt als der bukkale. In beide Bögen wird eine geringfügige Expansion eingebogen. Die Verankerungsbiegung wird an die Molarenröhrchen gelegt, so daß sie als Anschlag wirken kann, wenn 1. die Molaren nach distal gekippt werden sollen und 2. keine Lücken vorhanden sind oder 3. die Eckzähne mit speziellen intramaxillären Gummizügen distalisiert werden müssen. In Fällen mit nur geringfügigem Engstand wird die Verankerungsbiegung 1–1,5 mm mesial des Molarenröhrchens eingebogen, so daß die Eck- und Schneidezähne eher durch eine Kippung nach distal und lingual als durch eine Labialbewegung eingeordnet werden. Durch die Kräfte der regulären *Begg*-Bögen in den *Begg*-Schlitzen werden die Eckzähne automatisch nach distal bewegt, sofern der Bogen im Molarenröhrchen frei gleiten kann. Mit dieser Bewegung wird genügend Raum geschaffen, so daß die in leichtem Engstand befindlichen Schneidezähne wie bei der reinen *Begg*-Methode mit einer Bewegung nach unten und hinten eingeordnet werden können. Die unteren Molaren werden mit Hilfe der Verankerungsbiegung aufgerichtet oder distal gekippt, wodurch es zur Bißhebung und Vergrößerung der Bogenlänge kommt.

Im Oberkiefer bewirken die Verankerungsbiegung und die Klasse-II-Gummizüge eine Distalkippung der oberen Molaren und Retraktion der Schneidezähne. Sobald alle Lücken geschlossen sind, erfolgt eine weitere Kippung des gesamten oberen Zahnbogens nach distal und lingual, solange sich der Bogen frei kippbar in den *Begg*-Schlitzen befindet. Sobald die Frontzähne auf Kopfbiß stehen, (edge-to-edge relationship) sollte diese Behandlungsphase nicht mehr fortgesetzt werden (Abb. 12-70).

Ziele für Stadium I in Nichtextraktionsfällen
1. Bißhebung und Retraktion bis die Schneidezähne einen knappen Überbiß erreicht haben
2. Ausformung der Schneidezahnregion und Korrektur von Rotationen
3. Erzielung einer neutralen Molaren- und/oder Eckzahnrelation, sofern möglich

Stadium II in Nichtextraktionsfällen

Das Hauptziel des Stadiums II ist der Lückenschluß, in diesen Fällen kommt jedoch ein zweites Ziel hinzu – die Distalisierung der oberen Seitenzähne bis zum Neutralbiß. Die Kraft wird dabei auf die oberen Molaren ausgeübt, um den Raum zu gewinnen, der zur Überführung der Prämolaren und Eckzähne in die Klasse-I-Relation benötigt wird. Ich verwende zu diesem Zweck meist Druckfedern an den oberen Molaren. Die Spiralfedern haben eine Größe von $0,008 \times 0,032$ Inch $(0,20 \times 0,81$ mm) und werden mit Hilfe eines Dontrix-Kraftmessers auf eine Gesamtkraft von 85 g zusammengedrückt, wobei sich diese Kraft zur Hälfte auf die Molaren und zur Hälfte auf die Frontzähne auswirkt. Die Kraft der Klasse-II-Gummizüge von ca. 60–90 g und der Widerstand der 6 Frontzähne wirken gemeinsam der nach frontal wirkenden reaktiven Kraft der Druckfeder entgegen (Abb. 12-70 B und C). Der Kraftvektor der Druckfeder distalisiert die Molaren. Sobald sich die Molaren in einer Super-Klasse-I-Okklusion befinden, wird der Bogen abgenommen, und es werden Stopps eingebogen, um die Position der Molaren und die in der Seitenzahnregion entstandenen Lücken zu halten (Abb. 12-70 D). Die Lücken werden anschließend durch Retraktion der übrigen Zähne in die regelrechte Klasse-I-Relation geschlossen.

In leichten Protrusionsfällen können die Stopps gelegentlich ausgelassen und alle Frontzähne, Prämolaren und Molaren mit den Klasse-II-Gummizügen als Gruppe distalgekippt werden. Verankerungsbiegungen sind hierbei wichtig und bei

Behandlungstechnik

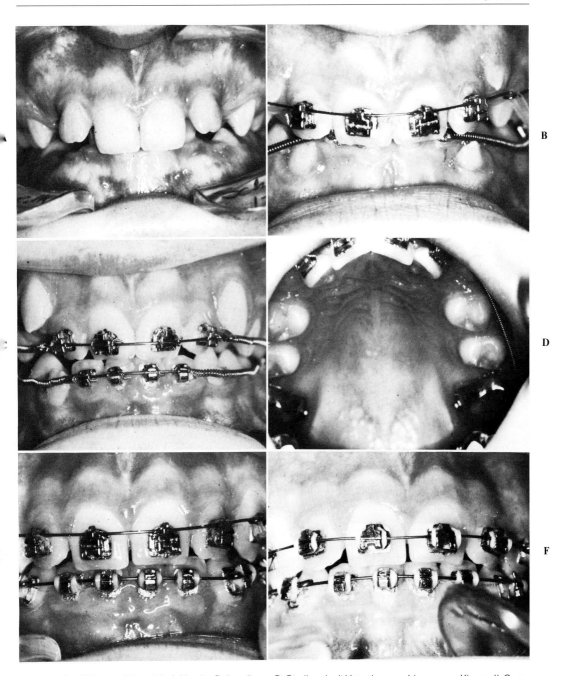

Abb. 12-70 Nichtextraktionsfall. *A:* Vor der Behandlung. *B:* Stadium I mit Verankerungsbiegungen, Klasse-II-Gummizügen (42 g) und Druckfedern zur Lückenhaltung für die im Durchbruch befindlichen Zähne. *C:* Stadium III mit deutlicher Bißhebung und Druckfedern zur Distalisierung der oberen 1. Molaren. *D:* Lückenbildung durch Wirkung der Druckfedern. *E:* Stadium IV, Nivellierungsbögen von 0,016 Inch Stärke. *F:* Stadium IV, Stahlbögen von 0,018 Inch Stärke. Zu diesem Zeitpunkt wurde der Patient überwiesen. Ein Vorteil der Kombinationsbrackets ist auch die Möglichkeit, zu jedem Kollegen zu überweisen, der nach der *Begg-* oder Edgewise-Technik behandelt.

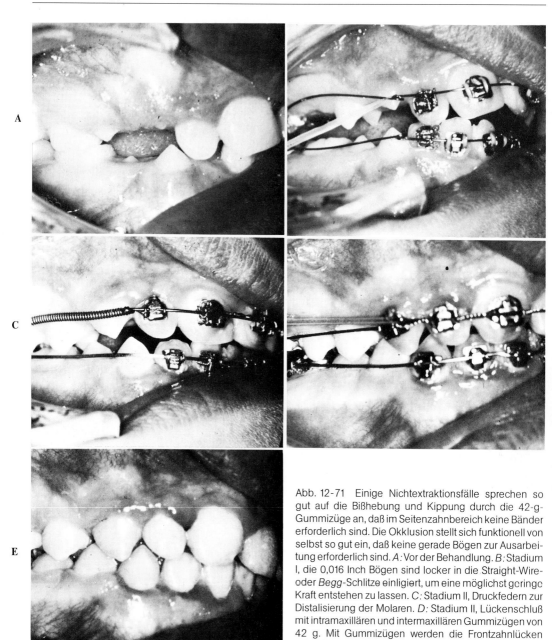

Abb. 12-71 Einige Nichtextraktionsfälle sprechen so gut auf die Bißhebung und Kippung durch die 42-g-Gummizüge an, daß im Seitenzahnbereich keine Bänder erforderlich sind. Die Okklusion stellt sich funktionell von selbst so gut ein, daß keine gerade Bögen zur Ausarbeitung erforderlich sind. A: Vor der Behandlung. B: Stadium I, die 0,016 Inch Bögen sind locker in die Straight-Wire- oder Begg-Schlitze einligiert, um eine möglichst geringe Kraft entstehen zu lassen. C: Stadium II, Druckfedern zur Distalisierung der Molaren. D: Stadium II, Lückenschluß mit intramaxillären und intermaxillären Gummizügen von 42 g. Mit Gummizügen werden die Frontzahnlücken geschlossen. Die Drahtligaturen halten den Lückenschluß. E: Endresultat.

Behandlungstechnik

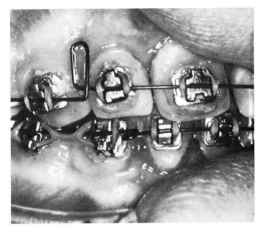
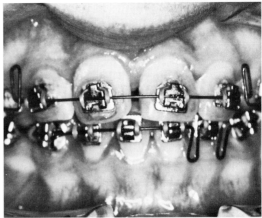
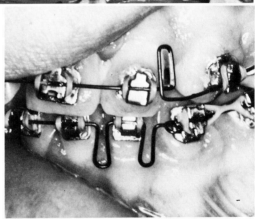

Abb. 12-72 In manchen Situationen läßt sich die Retraktion der Schneidezähne auch mit Hilfe von vertikalen Kontraktionsschlaufen anstelle der Gummizüge erzielen. Hochgradig gekippte Schneidezähne sollten mit Hilfe der *Begg*-Schlitze retrahiert werden, während die Molaren mit den starren Straight-Wire-Schlitzen behandelt werden. Wenn Verankerung und Kippung keine kritischen Faktoren sind, können die Schlaufen wie bei der üblichen Edgewise-Technik verwendet werden.

den Gummizügen ist in der Regel eine Kraft von 57–100 g indiziert. Im Zuge dieser Distalisierung korrigiert sich die Relation meist von selbst (Abb. 12-71). Nun sollten die meisten der übrigen Zähne mit Attachments versehen werden.

In Fällen mit ausgeprägter Protrusion, die im Oberkiefer eine statische Verankerung erfordern, können die Stopps zur Stabilisierung der Molaren verwendet werden, während die Prämolaren und Eckzähne retrahiert werden. Die Neutralbißposition der Eckzähne läßt sich mit intramaxillären Gummizügen (28–70 g) zwischen den Molaren und den Unicorn-Pins der Eckzähne oder Prämolaren erreichen. Klasse-II-Gummizüge von 57–85 g werden gleichzeitig an den oberen Ringschlaufen appliziert, um die korrigierte Molarenposition zu fixieren und die Vorverlagerung des Unterkiefers zu stimulieren. Die Gummizüge können an die Unicorn-Pins der Eckzähne gehängt werden, um diese Zähne einzeln zu retrahieren oder um die retrahierende Kraft zu vergrößern, mit der sie als Einheit in die Klasse-I-Relation gekippt werden.

Wenn sich die Molaren, Prämolaren und Eckzähne in der Neutralbißrelation befinden, können die Molaren-Stopps entfernt und zwischen Molaren und Ringschlaufen die im Stadium II üblichen Gummizüge zur Schließung der verbleibenden Frontzahnlücken verwendet werden. Bei schwergradiger Schneidezahnprotrusion oder zweifelhafter Verankerungssituation kann der Bogen entfernt und zur Retraktion der Schneidezähne ein Closing-Loop-Bogen mit vertikalen Kontraktionsschlaufen mesial der Eckzähne eingesetzt werden. Der Bogen besteht aus 0,016 Inch Draht mit 6 mm großen Schlaufen, die 1–1,5 mm aktiviert werden. Die Verankerung wird durch eine Verankerungsbiegung von 35–45° sowie durch die Klasse-II-Gummizüge an den verlängerten Unicorn-Pins der Eckzähne gewährleistet (Abb. 12-72).

Im unteren Zahnbogen ist im allgemeinen keine oder nur eine minimale Retraktion der Schneidezähne erforderlich. Zur Retraktion werden intramaxilläre Gummizüge oder Alastiks zwischen den Molaren und den Ringschlaufen eingesetzt. Der Lückenschluß kann vor oder nach der Bebänderung der Prämolaren erfolgen, in jedem Fall müssen aber zur Kontrolle der distalen Verankerungssituation Verankerungsbiegungen eingebogen werden. Sobald alle Lücken geschlossen sind, zeigt die Okklusion eine Klasse-I-Relation. Die Eckzähne und Prämolaren werden leicht distal gekippt sein und die Schneidezähne werden lingual geneigt im „Kantenbiß" (edge-to-edge relationship) stehen. In diesem Stadium können in die *Begg*-Schlitze 0,018 Inch Idealbögen mit Überkorrekturbiegungen und für die Einbeziehung der Molaren und Prämolaren entsprechenden 1. und 2. Biegungen eingesetzt werden. Indiziert ist auch eine geringe Expansion des unteren und Kontraktions des oberen Bogens. Außerdem wird eine leichte umgekehrte *Spee*sche Kurve benötigt, da die Verankerungsbiegungen wegen der Einbeziehung der Prämolaren reduziert werden müssen. Die Klasse-II-Gummizüge werden belassen, bis die Molarenokklusion stabil ist und mit dem Aufrichten und dem Torquieren begonnen werden kann.

Stadium III in Nichtextraktionsfällen

Das Stadium III kann je nach Ausmaß der erforderlichen Torques und Aufrichtungen kurz sein. In der Regel wird der Frontzahntorque mit den üblichen Torqueelementen der *Begg*-Mechanik ausgeübt und größere Kippungen der Molaren werden mit entsprechenden Aufrichtefedern korrigiert. In den meisten Fällen dauern die Torquebewegungen 6–10 Wochen, die Aufrichtungen 6–8 Wochen, danach sind die Zähne so weit ausnivelliert, daß in die Edgewise-Schlitze ein gerader Bogen eingesetzt werden kann. So bald wie möglich wird mit den Nivellierungsbögen voller Länge in einem oder beiden Zahnbögen begonnen. Die Bögen erhalten die ideale Bogenform und weisen keine überkorrigierenden Biegungen mehr auf. Die Ausarbeitung erfolgt mit der routinemäßigen Reihe von leichten runden bis vierkantigen geraden Bögen. In den meisten Nichtextraktionsfällen überlappen sich das Stadium III und IV, da im Unterkiefer häufig keine Aufrichtung oder Torquebewegung erforderlich ist. In diesen Fällen kann die Behandlung im Unterkiefer sofort nach dem Lückenschluß des Stadiums II auf die Straight-Wire-Mechanik des Stadiums IV umgestellt werden.

Stadium IV in Nichtextraktionsfällen

Die Einsatzmöglichkeiten der Straight-Wire-Schlitze in Nichtextraktionsfällen gehören zu den Hauptvorteilen der kombinierten *Begg*-Straight-Wire-Brackets. Das starre Straight-Wire-System ermöglicht eine positive Kontrolle über die Zähne. Diese Kontrolle kann zu jedem beliebigen Zeitpunkt der Behandlung eingesetzt werden, sobald die Bracketschlitze so ausgerichtet sind, daß sie einen geraden Bogen voller Länge aufnehmen können. In Nichtextraktionsfällen werden die Feineinstellungen in der Regel frühzeitig begonnen, vor allem im Unterkiefer. Es wird empfohlen, die Edgewise-Schlitze zu verwenden, sobald dies praktikabel ist, um die unerwünschten Kippungen zu vermeiden, die bei der Ausarbeitung mit der *Begg*-Mechanik häufig vorkommen.

Bei der Verwendung von verschiedenen Bracketschlitzen im Ober- und Unterkiefer hat man allerdings sehr unterschiedliche Bogenformen. Während bei den *Begg*-Schlitzen die anatomischen Unterschiede durch entsprechende In/Outs und Biegungen 1. Ordnung ausgeglichen werden müssen, ist dieser Ausgleich bei der Straight-Wire-Mechanik bereits in die Brackets eingebaut. Trotzdem müssen Ober- und Unterkieferbogen stets miteinander koordiniert sein, um okklusale Störungen zu verhindern. Die Koordination der Bögen wird bis zum letzten Finishing-Bogen, dem 0,018 × 0,025 Inch Vierkantbogen aus Stahldraht, beibehalten. Die Überkorrekturen können bei den Bögen des Stadiums IV weggelassen werden, es sei denn, man stellt fest, daß eine weitere Überkorrektur die Rezidivneigung einzelner Zähne weiter reduzieren könnte. Wenn nach der Abnahme der Apparatur die Kontaktpunkte gezielt

Behandlungstechnik

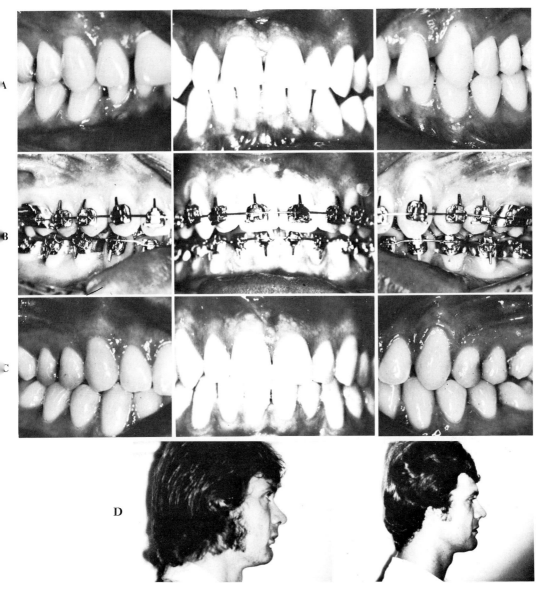

Abb. 12-73 Auch bei einer kombinierten orthodontisch-chirurgischen Behandlung ist die *Begg*-Straight-Wire-Technik sehr wirkungsvoll. Die Apparatur ist ein hervorragendes Instrument zur Hebung des Bisses und Kippung der Zähne in die präoperative Position. Die leichten Kräfte belasten den Patienten nur geringfügig. Die verlängerten Stifte eignen sich hervorragend als chirurgische Ligaturhaken und die 0,018 × 0,025 Inch großen Schlitze können die starren chirurgischen Bögen aufnehmen. A: präoperative Okklusion. B: chirurgisches Set-up. C: postoperatives Ergebnis nach Vorverlagerung des Unterkiefers. D: vor und nach der Behandlung.

gestrippt (Keystone-Stripping) werden, sind im Stadium IV allgemein keine Überkorrekturen erforderlich.[2] Die Feineinstellung wird wie in Extraktionsfällen mit Teilbögen, elastischen Gummizügen oder elastischen Finishing-Apparaturen durchgeführt.

Stadium IV bei chirurgischer Behandlung
Auch bei der kombinierten chirurgisch-orthodontischen Behandlung ist die Möglichkeit der Wahl zwischen den *Begg-* und Edgewise-Brackets von Vorteil. Vor dem operativen Eingriff können die starren chirurgischen Schienungsdrähte (Splintwires) in die Edgewise-Schlitze eingesetzt werden. Die postoperative Fixation wird durch routinemäßig gebogene oder aufgelötete Häkchen oder – was vorzuziehen ist – mit Hilfe der verlängerten Stifte (Unicorn-Pins) ermöglicht. Der Vorteil der verlängerten Stifte ist, daß sie eine besser Mundhygiene ermöglichen, Reizungen der Gewebe reduzieren und daß auf der festen Zahnoberfläche eine bessere chirurgische Verdrahtung möglich ist (Abb. 12-73).

Zusammenfassung

Im vorliegenden Kapitel wurde ein Einblick in die heutigen Konzepte und mechanischen Prinzipien einer orthodontischen Kombinationsbehandlung gegeben. Die *Begg*-Straight-Wire-Kombination mit der Vier-Stadien-Apparatur ist seit 1978 im klinischen Einsatz und hat weltweit Anerkennung gefunden. Forschungsarbeiten und klinische Untersuchungen im Zusammenhang mit dieser Technik bringen laufend neue Modifikationen sowohl der Apparatur als auch der Mechanik hervor. Die aufgrund der zunehmenden klinischen Erfahrung eingeführten Verbesserungen des Designs werden die Möglichkeiten und die Wirksamkeit dieses Systems weiter vergrößern. Die Basis des kombinierten Systems bilden eine fundierte Philosophie und solide Mechanik. Letztendlich wird der zukünftige Erfolg dieser Methode im Bereich der orthodontischen Versorgung durch die Kreativität und den Einfallsreichtum der Kliniker, Forscher und Hersteller, die sich damit beschäftigen, bestimmt.

Literatur

1. *Årtun, J.* und *B. Zachrisson*
   Improving the handling properties of a composite resin for direct bonding, Am. J. Orthod. 81:269, 1982.
2. *Barrer, H. G.*
   Protecting the integrity of mandibular incisor position, J. Clin. Orthod. 9:486, 1975.
3. *Begg, P. R.*
   Light wire technique employing the principles of differential force, Am. J. Orthod. 47:30, 1961.
4. *Begg, P. R.* und *P. C. Kessling*
   Begg orthodontic theory and technique, ed. 3, Philadelphia, 1977, W. B. Saunders Co.
5. *Chun-Hoon, A.*
   Combination bracket, developed in early 1960, Unitek Corporation, Monrovia, Calif., Personal communication.
6. *Crytzer, M. R.*
   Tooth movement with the Begg technique, Begg J. Orthod. Theory Treat. 5:81, 1969.
7. *Fogel, M. S.,* und *J. M. Magill*
   The combination technique, Am. J. Orthod. 49:801, 1963.
8. *Hocevar, R. A.*
   Orthodontic force systems. I. Technical requirements for increased efficiency, Am. J. Orthod. 81:1, 1982.
9. *Hocevar, R. A.*
   Orthodontic force system. II. Individualized treatment with open-minded „Begg" technique, Am. J. Orthod. 81:277, 1982.
10. Kessler combination brackets, Philadelphia, 1980, Massel Orthodontics, Inc.
11. *McDowell, C. S.*
    The hidden force, Angle Orthod. 37:109, 1967.
12. *McDowell, C. S.*
    Static anchorage in the Begg technique, Angle Orthod. 39:162, 1969.
13. *McDowell, C. S.*
    A reappraisal of cephalometrics. II, J. Clin. Orthod. 4:134, 1970.
14. *Petrovic, A., C. Stutzmann* und *C. Oudet*
    Experimentelle Untersuchungen zur Wirkung intraoraler Gummizüge auf den Unter- und Oberkiefer bei wachsenden und ausgewachsenen Ratten, Fortschr. Kieferorthop. 42:209, 1981.
15. *Reitan, K.*
    Tissue rearrangement during retention of orthodontically rotated teeth, Angle Orthod. 29:105, 1959.
16. *Robinet, J. H.*
    Segment concept in arch pattern design, Am. J. Orthod. 77:355, 1980.

17. *Swain, B. F.*
    The Begg technic. In Graber, T. M., and Swain, B. F., editors: Current orthodontic concepts and techniques, vol. 2, chap. 7, Philadelphia, 1975, W. B. Saunders Co.
18. *TenHoeve, A., R. M. Mulie* und *S. Brandt*
    Technique modifications to achieve intrusion of the maxillary anterior segment, J. Clin. Orthod. 11:174, 1977.
19. *Thompson, W. J.*
    Occlusal plane and overbite, Angle Orthod. 49:47, 1979.
20. *Thompson, W. J.*
    Begg and straight wire: a combination approach to treatment, Am. J. Orthod. 79:591, 1981.
21. *Thornton, C. B.* und *R. J. Nikoli*
    Maxillary anterior intrusion forces generated by Stage I appliances, Am. J. Orthod. 79:610, 1981.
22. *von der Heydt, K.*
    The reaction of teeth to the application of optimum force as produced by using a single round wire of small diameter (.016 inch). Audiovisual Series, no. 180, American Association of Orthodontists, St. Louis.
23. *William, R.* und *F. J. Hosila*
    The effect of different extraction sites upon incisor retraction, Am. J. Orthod. 69:388, 1976.

Kapitel 13

Kieferorthopädie bei Erwachsenen: Zur Diagnostik und Therapie

Robert L. Vanarsdall
David R. Musich

In der Vergangenheit galt das Hauptinteresse der kieferorthopädischen Klinik und Forschung dem jungen, heranwachsenden Patienten. Für diese Bevorzugung der jüngeren Patientengruppe gibt es verschiedene Gründe:

1. Größere Nachfrage von seiten der Eltern nach Behandlung der Zahn- und vor allem Kieferfehlstellungen ihrer Kinder
2. Frühzeitiges Erkennen der zahlreichen Vorteile einer relativ konservativen (kieferorthopädischen) Behandlung von seiten der Zahnärzte
3. Lange bestehende Aversionen von seiten der Kieferorthopäden gegenüber der Erwachsenenbehandlung wegen der Fehleinschätzung der Dimensionen von Dysgnathien bei Erwachsenen
4. Unzureichende Kenntnisse über die biologische und emotionale Anpassungsfähigkeit des erwachsenen Patienten an orthodontische Apparaturen und Behandlungsbedingungen.

Bereits 1880 finden sich bei *Kingsley*[24] erste Erkenntnisse über die orthodontische Behandlungsmöglichkeit erwachsener Patienten. Nach Behandlung eines 40jährigen Patienten mit frontalem Kreuzbiß vor der prothetischen Versorgung kam er zu folgendem Schluß:

„Es kann als Tatsache angesehen werden, daß es hinsichtlich des Alters, in dem noch Zahnbewegungen erfolgen können, nahezu keine Grenzen gibt."

Kingsley wies auch darauf hin, daß es Unterschiede gibt zwischen den Zahnbewegungen beim Heranwachsenden und beim älteren Patienten:

„... mit 17, 18 und 19 Jahren geht die Zahnbewegung allerdings langsamer und wird zunehmend schwieriger und bei den Patienten, bei denen eine größere Anzahl von Zähnen zu bewegen ist, werden die Ergebnisse mit zunehmendem Alter immer zweifelhafter."

Obwohl man die Vorteile der orthodontischen Behandlung für erwachsene Patienten um die Jahrhundertwende erkannt hatte, waren in Veröffentlichungen zu diesem Thema überwiegend negative Beurteilungen zu finden. Große Vorbehalte und sogar Ablehnung der kieferorthopädischen Behandlung Erwachsener bildeten den Grundtenor der Empfehlungen. 1901 schrieb *MacDowell*[29]:

„*Altersgrenze für erfolgreiche Behandlung.*

Der Autor hält eine vollständige und bleibende Veränderung der Okklusion bei Patienten, die älter als 16 Jahre sind, für nahezu unmöglich. Es mag zwar einige wenige Ausnahmefälle geben, doch in der Regel kann eine solche Veränderung beim Erwachsenen aufgrund der Entwicklung der Kiefergelenksgrube, der Dichte des Knochens und der Stärke der Kaumuskulatur nicht erfolgreich erzielt werden."

1912 faßte *Lischer*[28] die damals vorherrschenden Ansichten über das optimale kieferorthopädische Behandlungsalter folgendermaßen zusammen:

„Die jüngsten Erfahrungen vieler Kollegen haben uns zu einer kritischeren Beurteilung des ‚goldenen Behandlungsalters' geführt, mit dem wir den Zeitraum im Leben des Einzelnen meinen, in dem der Wechsel vom Milchgebiß zum bleibenden Gebiß stattfindet. Dieser Zeitraum erstreckt sich vom 6. bis zum 14. Lebensjahr."

Anfang des 20. Jahrhunderts standen jedoch nicht alle bedeutenden Kliniker, der kieferorthopädischen Behandlung Erwachsener negativ gegenüber. 1921 verdeutlichte *Case* den Wert der

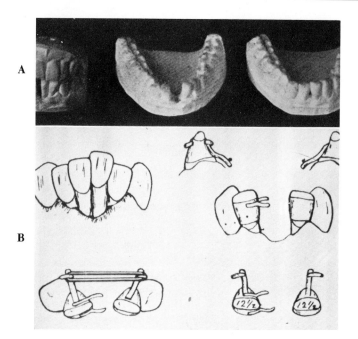

Abb. 13-1 *A:* Unterkiefer-Situationsmodelle eines erwachsenen Patienten, den Calvin *Case* wegen eines frontalen Engstands bei Vorliegen einer Parodontalerkrankung behandelte. *B:* Die von Dr. *Case* entworfene Apparatur zur körperlichen Bewegung von Schneidezähnen und zum Lückenschluß.

orthodontischen Behandlung eines Patienten mit „Pyorrhoea" im unteren Frontzahnbereich. Wegen des erheblich fortgeschrittenen Stadiums der Paradontalerkrankung erforderte die Behandlung die Extraktion der beiden unteren mittleren Schneidezähne. In seiner Veröffentlichung zeigte *Case* eine Apparatur, die er zum Lückenschluß entwickelt hatte, und erklärte dazu (Abb. 13-1):
„Die Lücke wurde mit der Apparatur wie dargestellt geschlossen, die Erkrankung wurde vollständig beseitigt und führte zur äußerst zufriedenstellenden Ausbildung des umgebenden Gewebes. Dieser Fall steht als Beispiel für viele ähnliche Fälle von über 40jährigen Patienten, die mit gleichem Erfolg in der Praxis des Autors behandelt wurden."
Da es Anfang dieses Jahrhunderts wenige Kieferorthopäden, aber viele Kinder und Jugendliche gab, die von den damals bekannten orthodontischen Behandlungsmöglichkeiten profitieren konnten, ist es verständlich, daß nur wenig für die Förderung der komplizierteren und anspruchsvolleren Erwachsenenbehandlung getan wurde. Aus diesen Gründen und durch den Einfluß verschiedener anderer Faktoren galt Wachstum und Entwicklung das Hauptaugenmerk der klinischen und wissenschaftlichen Aktivitäten in der Kieferorthopädie. Es ist denkbar, daß sich durch diese Wertordnung, die den Schwerpunkt auf eine Behandlung mit Ausnutzung von kraniofazialem Wachstum und Entwicklung legte, die Erforschung der speziell mit der erwachsenen Altersgruppe verbundenen Behandlungsmodalitäten verzögerte. Infolgedessen verschob sich auch der Zeitpunkt, zu dem die Kieferorthopäden mit der Erwachsenenbehandlung begannen. In den letzten 10 Jahren hat jedoch in der Kieferorthopädie bezüglich der Behandlung Erwachsener ein Umdenken stattgefunden. Es gibt verschiedene Gründe für das zunehmende Interesse der Kieferorthopäden am Erwachsenen als Patienten und ebenso für das zunehmende Interesse Erwachsener an einer kieferorthopädischen Behandlung:

1. Bessere Bracketfixationstechniken[41]
2. Weiterentwickelte, erfolgreichere Behandlungsmöglichkeiten der in Zusammenhang mit Kiefergelenksdysfunktionen auftretenden Symptome[32, 37, 40]
3. Wirksamere Behandlung skelettal bedingter

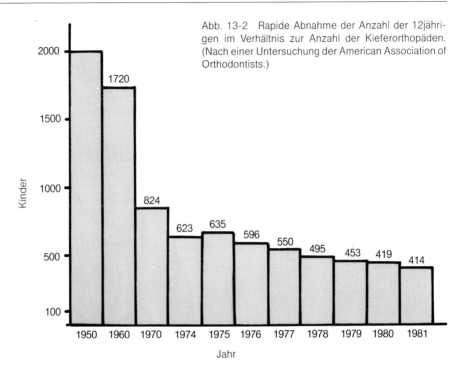

Abb. 13-2 Rapide Abnahme der Anzahl der 12jährigen im Verhältnis zur Anzahl der Kieferorthopäden. (Nach einer Untersuchung der American Association of Orthodontists.)

Kieferdysplasien mit modernen kieferchirurgischen Techniken[9]
4. Verstärkter Wunsch von seiten der Patienten und der Zahnärzte nach Korrekturmaßnahmen bei entstellenden Gebißsituationen durch Einzelzahnbewegung und anschließend festsitzendem anstelle von herausnehmbarem Zahnersatz[6]
5. Durch verbesserte Zahnstellung und okklusale Funktionen geringere Anfälligkeit gegenüber Parodontopathien[35]

Abgesehen von den jüngsten Verbesserungen der Behandlungstechnik und den Veränderungen der Behandlungsmodalitäten gibt es auch wichtige statistische Gründe dafür, daß sich die Kieferorthopäden stärker für die Behandlung von Erwachsenen interessieren. So zeigen zum Beispiel die von der American Association of Orthodontists[4] 1975 veröffentlichten Daten (Abb. 13-2) zwischen 1950 und 1982 ein rapides Absinken der Zahl der 12jährigen Patienten pro Kieferorthopäden.
1971 erklärten *Lindegaard* et al.[27], daß es von drei Faktoren abhänge, welche Probleme sowohl vom medizinischen als auch vom orthodontischen Standpunkt aus behandelt werden sollten. Offenbar müsse *1. eine Anomalie oder Erkrankung vorliegen und 2. die Behandlungsnotwendigkeit richtig eingeschätzt werden.* Die Notwendigkeit der Behandlung solle nach dem klinischen Schweregrad der Dysgnathie, den verfügbaren Mitteln für die kieferorthopädische Behandlung, den prognostischen Erfolgsaussichten und der nach persönlichen und sachlichen Gesichtspunkten eingestuften Priorität der orthodontischen Versorgung beurteilt werden. Darüber hinaus müsse *3. der Patient die Behandlung wirklich wollen und wünschen.* In diesem Zusammenhang muß festgestellt werden, daß die kieferorthopädische Praxis in den vergangenen 10 Jahren einen deutlichen Wandel erlebt hat. Die Zahl der Patienten aus der Altersgruppe der Zwölfjährigen hat in dem Maße abgenommen, wie die Nachfrage der erwachsenen Patienten nach orthodontischen Behandlungsmaßnahmen aufgrund der veränderten Lebensqualität und des veränderten ästhetischen Bewußtseins zugenommen hat. Die multidisziplinäre Zusammenarbeit in der zahnmedizinischen Versorgung hat eine bessere Behandlung der

komplizierten Bedingungen beim Erwachsenen ermöglicht und dadurch die Qualität der Behandlung und die Prognose erheblich verbessert.

Es gibt jedoch Kieferorthopäden, die hinsichtlich des absoluten Werts der orthodontischen Behandlung Erwachsener noch Vorbehalte haben. So stellte zum Beispiel *Graber*[12] noch 1976 fest:

Wir sollten uns nicht zu stark auf die Erwachsenenbehandlung konzentrieren. Es sind noch nicht genügend Fälle dokumentiert, um einige der Anforderungen sowie Aufwand und Kosten zu rechtfertigen. Eine Behandlungsnotwendigkeit aus gesundheitlichen Gründen ist besonders fraglich, die Stabilität noch problematischer. Die Retention ist häufig semipermanent – das richtige Augenmaß ist hier gefragt.

Bei einer Round-Table-Diskussion über die Zukunft der Kieferorthopädie[12], an der die Leiter verschiedener Universitätsinstitute teilnahmen, wurden einige interessante Erklärungen über die kieferorthopädische Erwachsenenbehandlung abgegeben. Auf die Frage des Moderators: „Sollten sich die Kieferorthopäden mehr für die Behandlung Erwachsener interessieren?" antwortete *Perry,* er glaube, daß als Grundvoraussetzung noch mehr Wissen, bessere Behandlungsunterlagen und Erfahrungen mit der Behandlung bestimmter Problemfälle beim gegenwärtigen Stand der Dinge in unserem Fachbereich bezogen auf die paradontologische Problematik erforderlich seien, doch fügte er hinzu: „man kann allerdings mit kombinierten chirurgisch-orthodontischen Verfahren viel erreichen". *Riedel* zeigte sich bezüglich der Zukunft der Erwachsenenbehandlung sehr zuversichtlich und fügte hinzu, man dürfe kieferorthopädische Leistungen als ergänzende oder vorbereitende Maßnahmen zur parodontologischen und restaurativen Behandlung nicht vergessen. Die vielleicht positivste Äußerung stammt von *Dougherty,* der die Kieferorthopädie als umfassende Disziplin bezeichnete, in der es keinen Unterschied mache, ob der Patient jung oder alt sei.

Im vorliegenden Kapitel geht es um folgendes:

1. Diskussion der Gründe für die relativ späte Erforschung und Entwicklung kieferorthopädischer Therapiemethoden für den erwachsenen Patienten,

2. Beschreibung der Unterschiede, die hinsichtlich der diagnostischen Überlegungen und der Therapieplanung bei den konventionellen jugendlichen Patienten und bei Erwachsenen bestehen,

3. Vorstellung eines neuen Klassifikationssystems für Erwachsene, das dem Behandler erlaubt, sich auf die wichtigsten therapeutischen Anforderungen des Patienten zu konzentrieren, statt sich auf die übliche morphologische Beschreibung zu begrenzen,

4. Beweis der Nützlichkeit dieses Klassifikationssystems und Vorstellung einiger erfolgreich behandelter Patienten (Tab. 13-1),

5. Definition der kieferorthopädischen Behandlungsziele, die die Grundlage für die Behandlung Erwachsener bilden,

6. Diskussion der Probleme bei der kieferorthopädischen Behandlung Erwachsener (Tab. 13-1),

7. Beschreibung der therapeutischen Maßnahmen bei komplizierten Fällen (Tab. 13-1),

8. Aufzeigen besonderer Maßnahmen, die der Kieferorthopäde in die tägliche Praxis integrieren und dadurch die Erfolgsrate bei der Behandlung von Erwachsenen verbessern kann,

9. Beschreibung der „grundlegenden" Retentionstechniken bei Erwachsenen und der Indikationen für Modifikationen.

Unterschiede zwischen dem jungen, heranwachsenden und dem erwachsenen Patienten in der Kieferorthopädie

Da die Kieferorthopäden zunehmend die Notwendigkeit wahrnehmen, kieferorthopädische Behandlungsmaßnahmen auf erwachsene Patienten auszudehnen, und da es bisher hauptsächlich Kinder und Jugendliche waren, die kieferorthopädisch behandelt wurden, erscheint es sinnvoll, die Besprechung der Erwachsenentherapie durch den Vergleich mit den jüngeren Altersgruppen zu beginnen, die dem Kieferorthopäden vertrauter sind. Es ist zu hoffen, daß die Kenntnis der Ähnlichkeiten und Unterschiede zwischen heranwachsenden und erwachsenen orthodontischen Patienten eine weniger stereotype und mehr indi-

Tabelle 13-1 Kategorien der kieferorthopädischen Erwachsenenfälle* (klassifiziert nach den wichtigsten Therapiebedürfnissen)

Typus	Charakteristika der Hauptproblembereiche	Zustand der übrigen assoziierten Bereiche	Behandlung (Hauptschritte)	Behandler
Physiologische Okklusion (ohne Zeichen einer Störung)	Geringfügige dentale Fehlstellungen (Abb. 13-3); normale Okklusion oder gerade noch ästhetisch akzeptable Dysgnathie bei gesundem Kauapparat	Stabile Okklusion keine Karies oder okklusale Abrasion psychische Ausgewogenheit gesundes Parodontium asymptomatisches Kiefergelenk keine phonetischen oder funktionellen Beeinträchtigungen keine okklusalen Auffälligkeiten keine funktionellen Störungen	Beratung und Aufklärung des Patienten (z. B.: „Die gegenwärtige Situation bedarf keiner kieferorthopädischen Behandlung.") Benachrichtigung des überweisenden Zahnarztes, daß sich die Situation wahrscheinlich „nicht verschlechtern wird" Dem Patienten bewußtmachen, daß der Gesundheitszustand gut ist Dokumentation der gegenwärtigen Situation durch Röntgenaufnahmen, Farbdias und/oder Situationsmodelle Nachuntersuchung Rücküberweisung zum Allgemeinzahnarzt	Kieferorthopäde

Prothetiker |

* In dieser Tabelle sind spezifische Erwachsenenfälle nach den Hauptproblembereichen und den wichtigsten Therapiebedürfnissen kategorisiert. Die meisten erwachsenen Patienten weisen allerdings Kombinationen der hier aufgezählten einzelnen Probleme auf und sind dementsprechend zu klassifizieren und zu behandeln. In der Abb. 13-12 ist der Ablauf der Behandlung bei dentofazialen Fehlbildungen mit den dazugehörigen Überweisungsschritten dargestellt. Das Gesamtziel ist dabei die Ausgewogenheit der dentalen, skelettalen und emotionalen Bereiche, soweit sie den dentofazialen Komplex beeinflussen. Darüber hinaus sind Gesundheit des Parodonts und Symptomfreiheit des Kiefergelenks anzustreben.

Typus	Charakteristika der Hauptproblembereiche	Zustand der übrigen assoziierten Bereiche	Behandlung (Hauptschritte)	Behandler
Psychische Überbewertung	Sorgen wegen geringfügiger Zahnfehlstellungen, die weit über die „reale" Problematik hinausgehen	Zahnbogen ausgeformt Skelettale Harmonie Parodontium gesund Kiefergelenk asymptomatisch	Information des Patienten Aufklärung des Patienten über den dentalen Gesundheitszustand Bei Bedarf psychologische Beratung	Prothetiker Kieferorthopäde und Praxisteam Psychologe und/oder Psychiater
Unterstützende kieferorthopädische Maßnahmen (Abb. 13-4)	Leichte bis mittlere dento-skelettale Disharmonie bei parodontaler und/oder restaurativer Behandlungsbedürftigkeit	Parodontalresistenz, alle anderen Systeme ohne besonderen Befund	Kariesbehandlung und Entzündungsprophylaxe Einverständnis des Patienten mit den restaurativen oder prothetischen Maßnahmen Eingeschränkte kieferorthopädische Behandlungsziele Stabilisierung und Retention Bei Bedarf restaurative Versorgung und Parodontalbehandlung	Parodontologe, Prothetiker oder „dental hygienist" Prothetiker Kieferorthopäde Kieferorthopäde Prothetiker oder Parodontologe
Korrektive Kieferorthopädie	Leichte bis mittlere dentoskelettale Disharmonie, unbefriedigende dentofaziale Ästhetik (Abb. 13-5)	Psychische Ausgewogenheit Skelettal (kieferorthopädisch) ohne Besonderheiten Parodontalresistenz Kiefergelenk asymptomatisch Kein Zahnersatz erforderlich	Kariesbehandlung und Entzündungsprophylaxe Umfassende kieferorthopädische Therapie (mit oder ohne Extraktionen) Scaling und Kürettage in Abständen von 3 bis 6 Monaten	Allgemeinzahnarzt oder „dental hygienist" Kieferorthopäde Allgemeinzahnarzt oder „dental hygienist"

Kategorie	Befund	Behandlung	Fachrichtung
Kieferchirurgie	Mittlere bis hochgradige dentoskelettale und/oder neuromuskuläre Diskrepanzen (Abb. 13-6)	Retention	Kieferorthopäde
	Eventuelle sekundäre Beteiligung anderer Bereiche	Überweisung zur Überwachung	Allgemeinzahnarzt
	Parodontalresistenz	Kariesbehandlung und Entzündungsprophylaxe	Allgemeinzahnarzt oder „dental hygienist"
		Präoperative Ausformung der Zahnbögen	Kieferorthopäde
		Erneute Analyse der Unterlagen	Kieferorthopäde
		Kieferchirurgische Korrektur der dentoskelettalen Diskrepanzen	Kieferchirurg
		Postoperative kieferorthopädische Behandlung	Kieferorthopäde
		Retention	
		Unterstützende chirurgische Maßnahmen (Kinnplastik, Rhinoplastik, Facelifting etc.)	Kieferchirurg der Schönheitschirurgie
Parodontalinsuffizienz	Dentoskelettale Disharmonien mit mäßigem bis fortgeschrittenem Knochenabbau	Kariesbehandlung, Entzündungsprophylaxe und okklusale Therapie	Prothetiker oder „dental hygienist"
	Primäre bzw. sekundäre traumatische Okklusion (Abb. 13-7)	Wiederholte Wurzeloberflächensäuberung	Parodontologe oder „dental hygienist"
	Emotionale Ausgewogenheit	Subgingivale Kürettage	Parodontologe
	Kiefergelenk asymptomatisch	Gingivoplastik	Parodontologe
	Evtl. sekundäre Beteiligung anderer Bereiche	Umfassende kieferorthopädische Behandlung	Kieferorthopäde
		Einschleifen	Kieferorthopäde
		Retention	Kieferorthopäde

Typos	Charakteristika der Hauptproblembereiche	Zustand der übrigen assoziierten Bereiche	Behandlung (Hauptschritte)	Behandler
Kiefergelenksdysfunktion	Dentoskelettale Disharmonie mit Gelenksdysfunktion Kiefergelenkssymptome (Abb. 13-8)	Parodontale Resistenz Evtl. sekundäre Beteiligung anderer Systeme	Diagnostische Apparatur zur Besserung der Symptome und zur Bestimmung des Ausmaßes der skelettalen Diskrepanzen sowie für weitere diagnostische Zwecke Bei Bedarf psychologische Beratung Okklusaltherapie Umfassende kieferorthopädische Behandlung Einschleifen Kieferchirurgie Prothetik	Prothetiker oder Kieferorthopäde Psychotherapeut Kieferorthopäde Kieferorthopäde Kieferorthopäde Kieferchirurg Prothetiker
Schmelzabrasionen (Abb. 13-9) unverhältnismäßig starken Ausmaßes in Relation zum chronologischen Alter	Starke Muskulatur (mandibuläre Retrognathie) Dentoskelettaler Tiefbiß	Parodontale Resistenz Andere Systeme ohne Besonderheiten	Kariesbehandlung, Entzündungsprophylaxe und okklusale Therapie Umfassende kieferorthopädische Behandlung (bei Bedarf zusätzlich Kieferchirurgie) Parodontalchirurgie, Verlängerung der Zahnkronen	Allgemeinzahnarzt Kieferorthopäde und Kieferchirurg Parodontologe

Befund	Beschreibung	Behandlung	Fachbereich
Zahnwanderung und/oder Fehlen von Zähnen (Abb. 13-10)	Vorzeitiger Zahnverlust oder Nichtanlage von Zähnen Kann mit Bißsenkung verbunden sein	Bei Bedarf prothetische Versorgung	Prothetiker
	Parodontale Resistenz Assoziierte Systeme ohne Besonderheiten, evtl. sekundäre Beeinträchtigung durch die Hauptbeschwerden	Kariesbehandlung, Entzündungsprophylaxe und okklusale Therapie mit eingeschränktem Behandlungsziel	Allgemeinzahnarzt
		Umfassende kieferorthopädische Behandlung mit eingeschränktem Behandlungsziel	Kieferorthopäde
		Unterstützende präprothetische Parodontalbehandlung	Parodontologe
Kombinationen (Abb. 13-11)		Prothetische Versorgung	Prothetiker

viduell orientierte Behandlungsmethodik ermöglicht.

Verschiedene Autoren haben die ihrer Ansicht nach größten Unterschiede zwischen den beiden Altersgruppen beschrieben. *Levitt*[25] zufolge gibt es beim erwachsenen Patienten „kein Wachstum, sondern nur Zahnbewegungen". *Barrer*[8] erklärte aufgrund seiner klinischen Erfahrung mit erwachsenen und heranwachsenden Patienten, daß der Erwachsene im Unterschied zum Kind „ein unerbittlicher Patient ist, bei dem unsere mangelhaften Fähigkeiten und technischen Fehler nicht durch das postorthodontische Settling ausgeglichen werden". Schließlich beschrieb *Ackerman*[1] einen sehr wichtigen Unterschied bei der Behandlung: „Bei Kindern zieht man nur gelegentlich einen anderen Fachzahnarzt hinzu. [Auf der anderen Seite] kommt es selten vor, daß man bei der kieferorthopädischen Erwachsenenbehandlung keinen anderen Fachkollegen hinzuzieht."

In zehnjähriger klinischer Erfahrung mit der kieferorthopädischen Behandlung von Erwachsenen haben die Autoren dieses Artikels die vielfältigen Unterschiede zwischen dem erwachsenen und dem bekannten heranwachsenden Patienten kennengelernt. Im folgenden werden wir diese Unterschiede von der Erstuntersuchung des Patienten bis zur abschließenden Retentionsphase beschreiben und klassifizieren.

Die vier Hauptbereiche, in denen sich die erwachsenen Patienten signifikant von den Kindern und Jugendlichen unterscheiden, sind:

1. *Diagnostik.* Hier ist ein problemorientiertes Vorgehen absolut unerläßlich.
2. *Behandlungsplanung.* Für Erwachsene ist eine systematischere und detailliertere Analyse erforderlich als für Kinder und Jugendliche.
3. *Zustimmung zu den vorgeschlagenen Behandlungsmaßnahmen.* Es ist wichtig, daß der Patient die geplante Therapie genau kennt und sie akzeptiert.
4. *Erreichen der Behandlungsziele.* Voraussetzungen sind die genaue Untersuchung des Problems und der in Frage kommenden therapeutischen Modifikationen.

Zum besseren Verständnis der in jedem dieser Bereiche vorkommenden Faktoren werden wir anhand von spezifischen Punkten aufzeigen, inwieweit sich die beiden Patientengruppen voneinander unterscheiden.

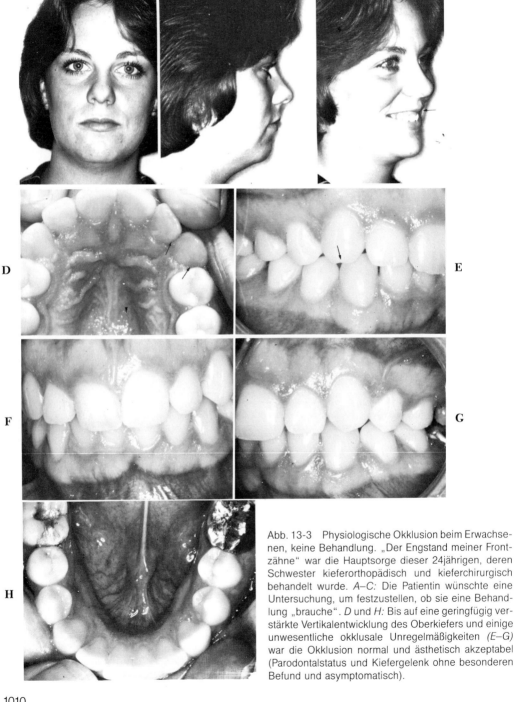

Abb. 13-3 Physiologische Okklusion beim Erwachsenen, keine Behandlung. „Der Engstand meiner Frontzähne" war die Hauptsorge dieser 24jährigen, deren Schwester kieferorthopädisch und kieferchirurgisch behandelt wurde. A–C: Die Patientin wünschte eine Untersuchung, um festzustellen, ob sie eine Behandlung „brauche". D und H: Bis auf eine geringfügig verstärkte Vertikalentwicklung des Oberkiefers und einige unwesentliche okklusale Unregelmäßigkeiten (E–G) war die Okklusion normal und ästhetisch akzeptabel (Parodontalstatus und Kiefergelenk ohne besonderen Befund und asymptomatisch).

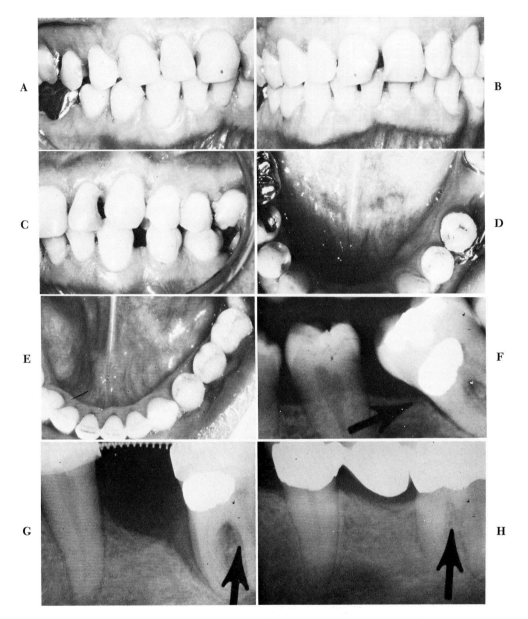

Abb. 13-4 Unterstützende kieferorthopädische Maßnahmen bei Erwachsenen. *A–C:* Vor der Behandlung. Okklusale Klasse-I-Relation bei Fehlen des linken unteren 1. Molaren. Lückenverengung durch Zahnwanderung. *D:* Stabilisierung. Nach Entfernung der zur aktiven Behandlung verwendeten festsitzenden Apparaturen befindet sich nur noch ein Teilbogen im Munde. Der Patient hatte festsitzende Apparaturen vom rechten Eckzahn bis zum linken 2. Molaren. *E:* Nach der Behandlung. Die Pfeilerzähne sind aufgerichtet, die Brücke ist in situ. *F:* Röntgenbefund vor der Behandlung. Man beachte den vertikalen Knochendefekt im Bereich der mesialen Wurzel des gekippten 2. Molaren. *G:* 5 Monate nach Beginn der apparativen Behandlung. Im Bereich des Knochendefektes mesial des 2. Molaren erkennt man frisches Knochengewebe. *H:* 18 Monate nach Eingliederung der Brücke. Reifung des Knochengewebes im Bereich des mesialen Defektes und interradikulär.

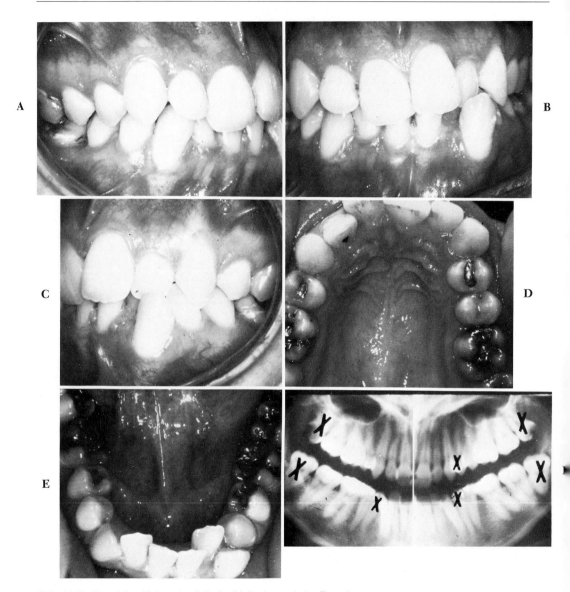

Abb. 13-5 Korrektive kieferorthopädische Maßnahmen beim Erwachsenen.
A bis *F* und *M, N* und *Q:* Vor der Behandlung. Die Behandlung umfaßte Kariesentfernung, Extraktion aus kieferorthopädischer Indikation (18, 28, 38, 48 und 14, 24, 34) und festsitzende Apparaturen. (Es wurden eine Edgewise-Straight-Wire-Apparatur ohne extraorale Hilfsmittel verwendet.) Behandlungsdauer: 21 Monate, Retentionsdauer: 18 Monate.

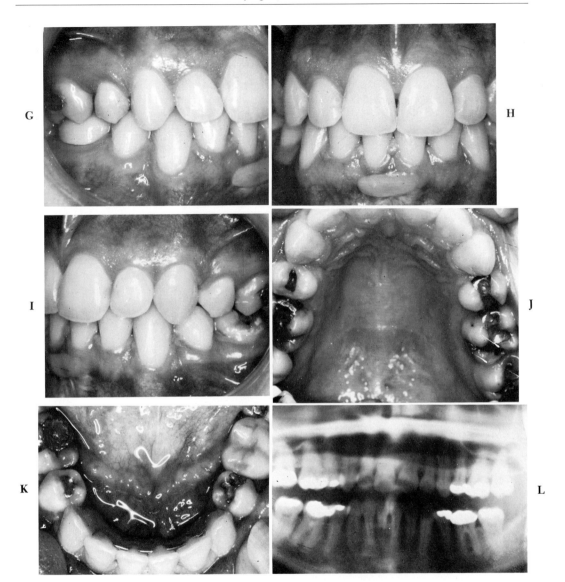

Abb. 13-5 (Fortsetzung) Korrektive kieferorthopädische Maßnahmen beim Erwachsenen.
G bis L und O, P und R: 24 Monate nach Entfernung der Retentionsgeräte. Nach der Kariesbeseitigung und den Extraktionen wurde der Patient zur Gingivoplastik überwiesen (G bis I), außerdem wurden die mangelhaften Amalgamfüllungen an zwei Molaren durch Kronen ersetzt.

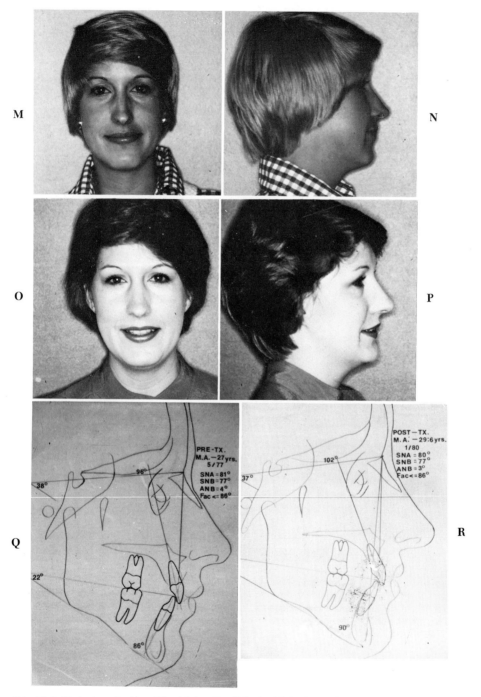

Abb. 13-5 (Fortsetzung) Korrektive kieferorthopädische Maßnahmen beim Erwachsenen. Legende siehe Seite 1012–1013.

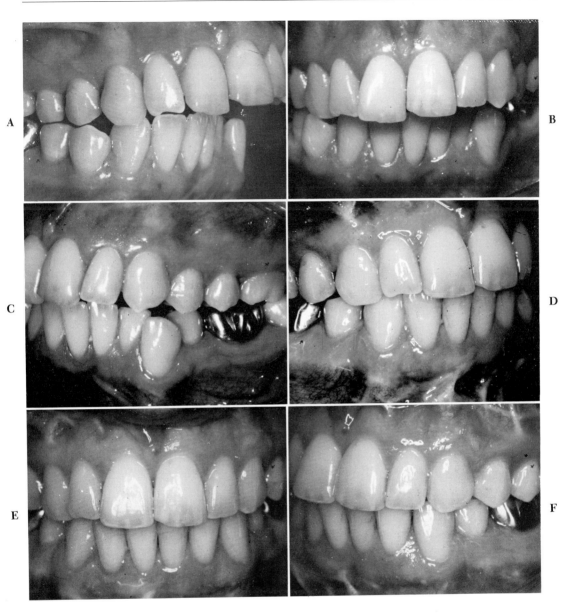

Abb. 13-6 Kieferchirurgische Maßnahmen beim Erwachsenen.
A bis *C* und *G* bis *I:* Vor der Behandlung. Die hochgradige skelettale Dysplasie erforderte eine kombinierte orthodontisch-chirurgische Behandlung. Zahn 34 fehlte, im 4. Quadranten wurde eine Ausgleichsextraktion durchgeführt. Im Rahmen der orthodontischen Behandlung kam eine Edgewise-Straight-Wire-Apparatur zum Einsatz, in Abständen wurden auch Aufbißplatten verwendet, um die Frontzahnführungsfunktion zu gewährleisten und die immer wiederkehrenden hochgradigen Muskelspasmen und Gelenkschmerzen zu behandeln.
Kieferchirurgischer Eingriff: maxilläre Osteotomie, Vorverlagerung des Unterkiefers und Genioplastik.
D bis *F* und *J* bis *L:* 18 Monate nach Abnahme der Apparaturen. Akzeptable skelettale Stabilität. Kieferorthopädische Behandlung: präoperativ 12 Monate, Postoperativ 6 Monate.

G　　　　　　　　H　　　　　　　　I

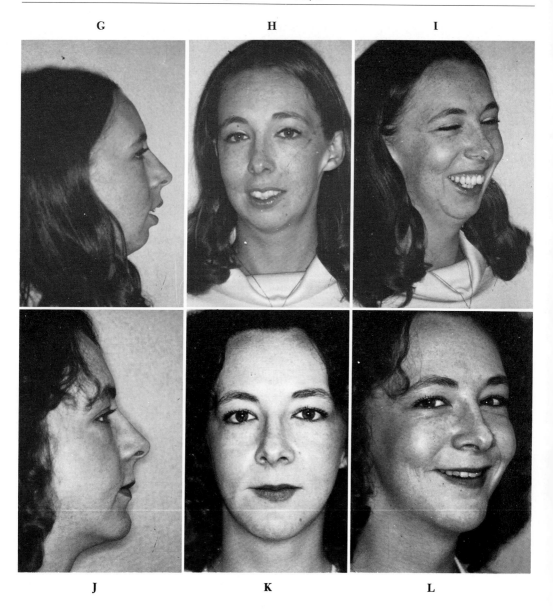

J　　　　　　　　K　　　　　　　　L

Abb. 13-6 (Fortsetzung) Legende siehe Seite 1015.

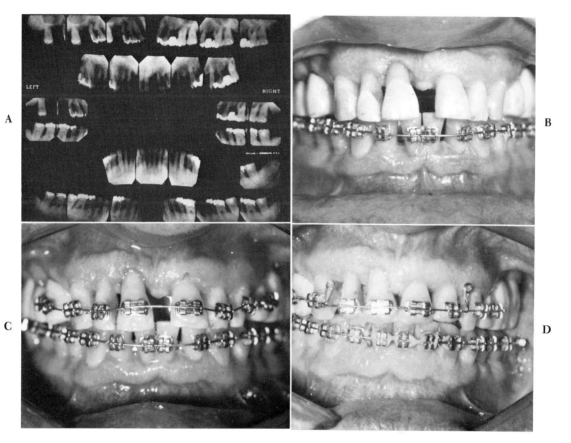

Abb. 13-7 Fortgeschrittener generalisierter Knochenabbau bei einem 48jährigen Patienten. *A:* Vor der Behandlung. *B:* Die Molaren wurden mit Hilfe von Teilbögen bei Disklusion bewegt (wie in Abb. 13-23). Zur Stabilisierung wurden die oberen Molaren beidseits provisorisch ersetzt, auf die unteren Frontzähne wurden Brackets geklebt. *C:* Gleichzeitig wurden auch die oberen Frontzähne und der provisorische Ersatz im oberen Molarenbereich beklebt. *D:* Letzte Korrekturen. Retraktion der oberen Frontzähne zur Verbesserung von Lippenschluß und Frontzahnführung.

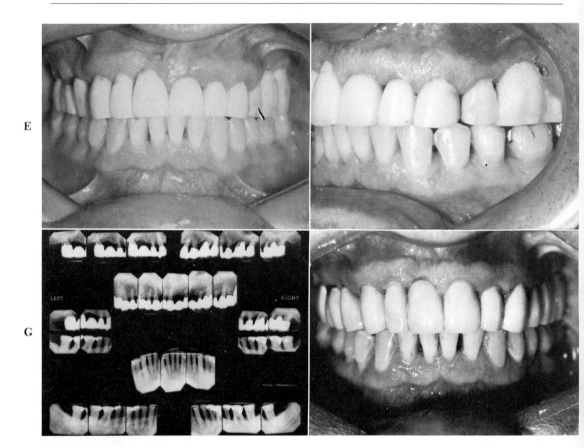

Abb. 13-7 (Fortsetzung) *E:* 1 Jahr nach Abschluß der aktiven Behandlung und provisorischen Versorgung im Oberkiefer. *F:* Die unteren Frontzähne werden mit einem geklebten 3-3-Retainer retiniert. Bei guter Verzahnung im Molarenbereich kommt es in der Regel nicht zum Rezidiv der Mesialwanderung. *G:* 6 Monate nach Abschluß der Behandlung. *H:* Definitive prothetische Versorgung im Oberkiefer.

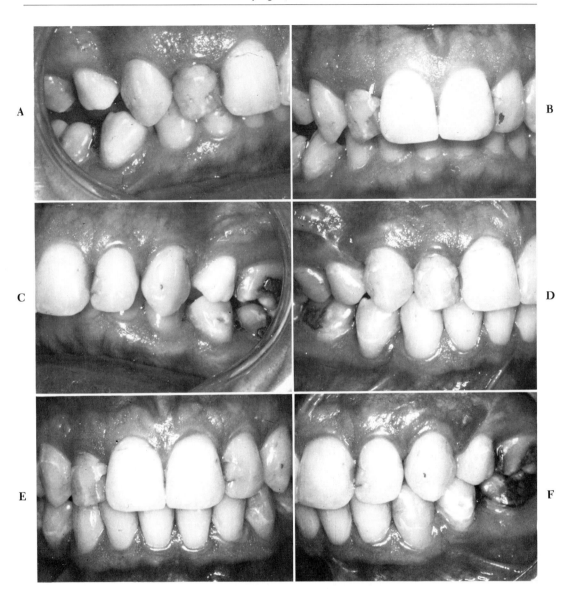

Abb. 13-8 Kiefergelenksdysfunktion beim Erwachsenen.
A bis C und G bis I: Vor der Behandlung. Eine kieferorthopädische Behandlung war bereits früher durchgeführt worden (mit Extraktion von Prämolaren). Die Hauptbeschwerden der Patientin waren heftige Kopf- und Muskelschmerzanfälle. Nach symptomatischer Behandlung mit Aufbißschienen (2½ Monate) erfolgte eine erneute orthodontische Behandlung (Straight-Wire-Edgewise). Gleichzeitig wurde die skelettale Fehlbildung kieferchirurgisch korrigiert. Kieferchirurgischer Eingriff: 1. maxilläre, subapikale (Eckzahn-zu-Eckzahn) Osteotomie zur Intrusion und Rückverlagerung des Segments um 3 mm, 2. im Unterkiefer: sagittale Osteotomie und Vorverlagerung des Unterkiefers.
D bis F und J bis L: 18 Monate nach der Behandlung. Gute Okklusion und skelettale Harmonie. Die Kiefergelenkssymptome sind nicht wieder aufgetreten. Es ist geplant, die Molaren mit den großflächigen schadhaften Amalgamfüllungen mit Kronen zu versehen. Aufbißschienentherapie 2½ Monate, orthodontische Behandlung präoperativ 20 Monate, postoperativ 8 Monate.

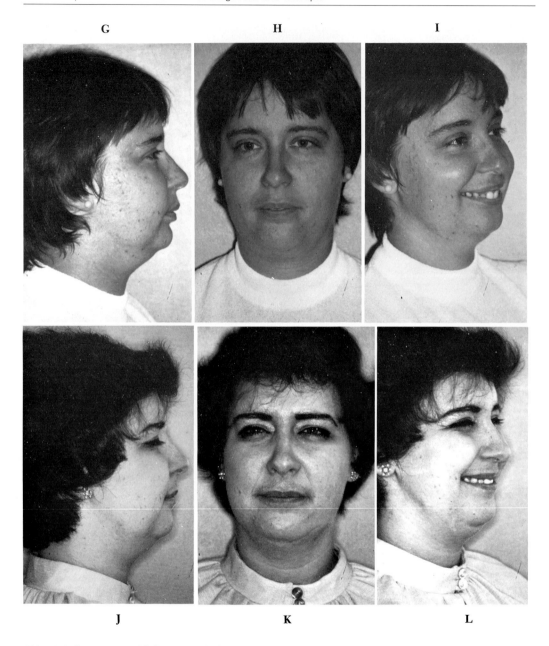

Abb. 13-8 (Fortsetzung) Kiefergelenksdysfunktion beim Erwachsenen. Legende siehe Seite 1019.

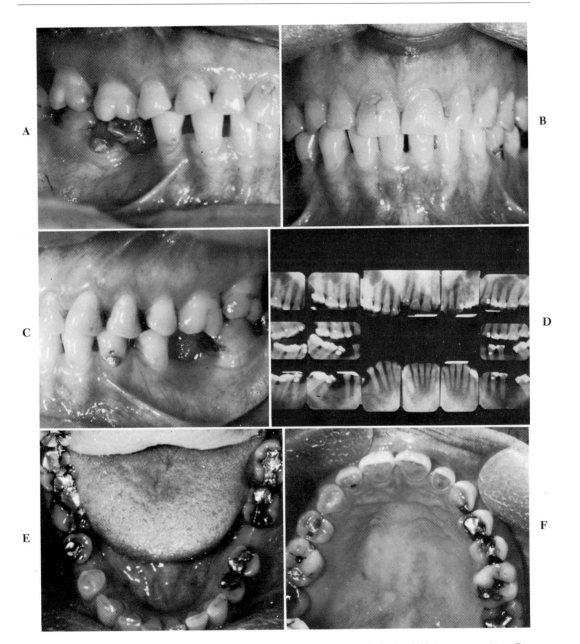

Abb. 13-9 Abrasionen beim Erwachsenen. *A* bis *C*: Klasse-I-Relation mit primär durch Karies verursachtem Zusammenbruch der Stützzone bei einem 57jährigen Patienten. *D:* Guter Knochenbefund ohne Zeichen einer aktiven Parodontalerkrankung. *E:* Großflächige Amalgamfüllungen mit Frontzahnabrasionen im Unterkiefer. *F:* Die Abrasionen an den Palatinalflächen der oberen Frontzähne sind so ausgeprägt, daß Frakturgefahr besteht. *G* und *H:* Nach kieferorthopädischer Bißhebung Brückenersatz beidseits im Unterkiefer. *I:* 3 Jahre nach der Behandlung. Die stark abradierten Frontzähne wurden mit Composite-Aufbauten versehen.

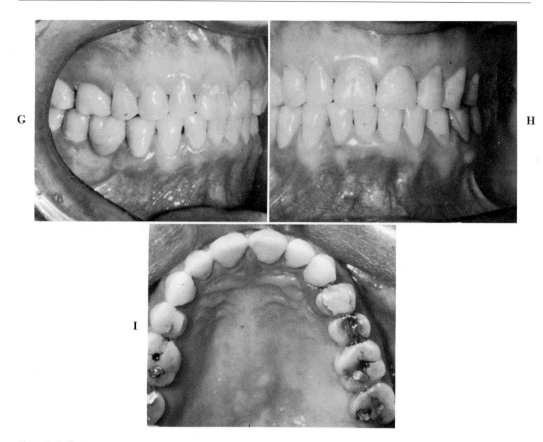

Abb. 13-9 (Fortsetzung) Legende siehe Seite 1021.

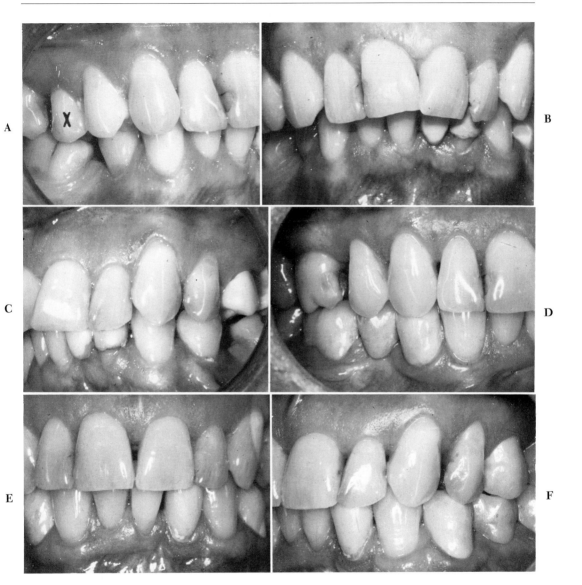

Abb. 13-10 Zahnwanderung und Fehlen von Zähnen beim Erwachsenen. *A bis C und G und H:* Vor der Behandlung. Skelettale Klasse II. Die Zähne 27, 35, 31 und 45 fehlen. Massive Bißsenkung und Kiefergelenkssymptome. Im Behandlungsplan waren neben der orthodontischen Thearapie auch eine Parodontalbehandlung und die erforderliche restaurative Versorgung vorgesehen. Wegen einer Knochentasche von 5,5 mm distal von 15 wurde dieser Zahn anstelle von 14 extrahiert. Außerdem wurde das Zwischenglied im Bereich des 31 entfernt und die Lücke geschlossen. Statt dessen wurde in der Molarenregion für die vorgesehene Brückenkonstruktion Platz geschaffen. *D bis F und I und J:* Nach der Behandlung. Im unteren Molarenbereich wurden zur Bißhebung Lücken geschaffen. (In den meisten skelettalen Distalbißfällen mit fehlenden Zähnen in der unteren Molarenregion ist die Therapie der Wahl nicht der Lückenschluß, sondern die Öffnung der Lücke, es sei denn, eine chirurgische Behandlung ist geplant.)

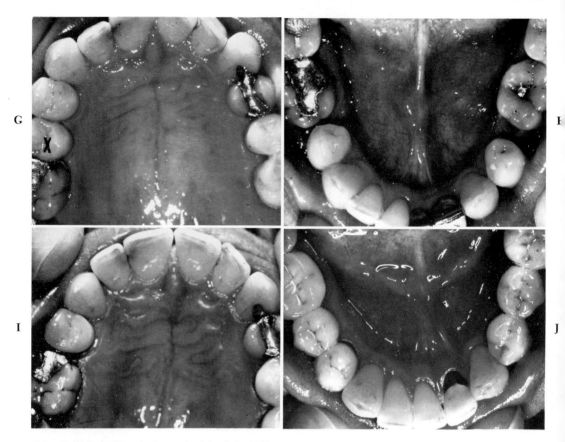

Abb. 13-10 (Fortsetzung)   Legende siehe Seite 1023.

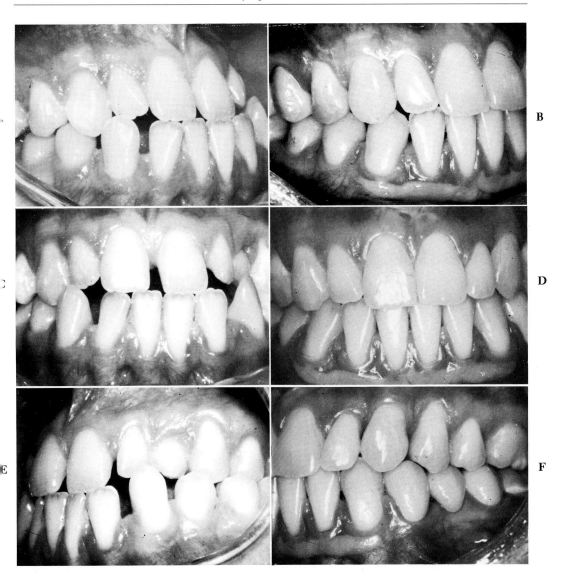

Abb. 13-11 Multidisziplinäre Behandlung beim Erwachsenen (Gingivoplastik, orthodontische Therapie, Kieferchirurgie und restaurative Versorgung).
A, C, E, G, I und *M* bis *O:* Vor der Behandlung. Die vorgesehene Behandlung erforderte die interdisziplinäre Kooperation von vier Fachzahnärzten. Die Patientin hatte einen skelettal bedingten Mesialbiß mit einer linksseitigen Gesichtsasymmetrie. Der linke obere Eckzahn war impaktiert und ankylosiert, 16 fehlte, im unteren Frontzahnsegment war es zur Retraktion der Gingiva gekommen.
Kieferchirurgischer Eingriff: Rückverlagerung des Unterkiefers und Rotation nach rechts.
B, D, F, H, J bis *L* und *P* bis *R:* 18 Monate nach Entfernung der Apparaturen. Geringfügige Überkorrektur der Unterkieferposition; die Gingivatransplantation wurde wegen der sehr dünnen Zahnfleischgewebe und der Notwendigkeit der Dekompensation der unteren Schneidezahnpositionen vor der kieferorthopädischen Behandlung durchgeführt. Nach der Einstellung der unteren Frontzähne war im unteren linken Quadranten die Versorgung mit einer Brücke erforderlich. Behandlungsdauer präoperativ: 18 Monate, postoperativ: 8 Monate.

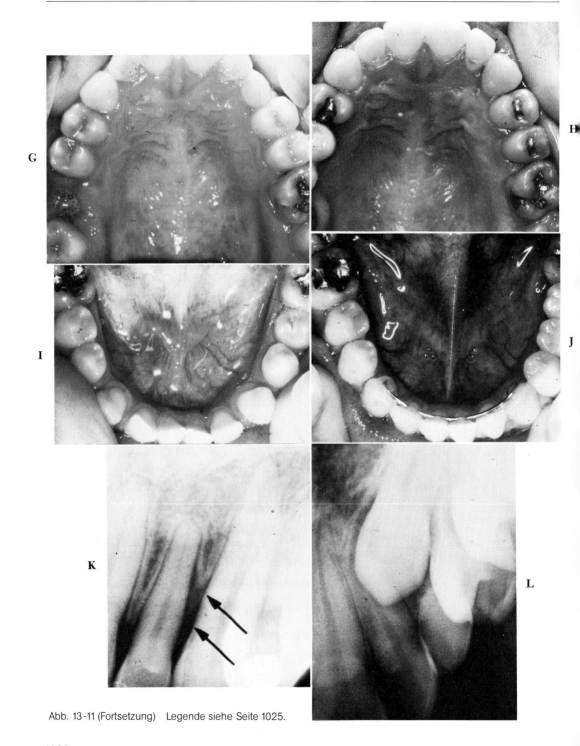

Abb. 13-11 (Fortsetzung) Legende siehe Seite 1025.

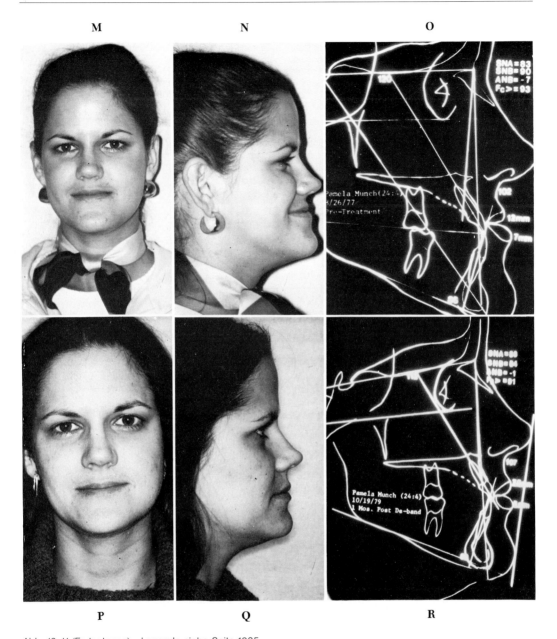

Abb. 13-11 (Fortsetzung) Legende siehe Seite 1025.

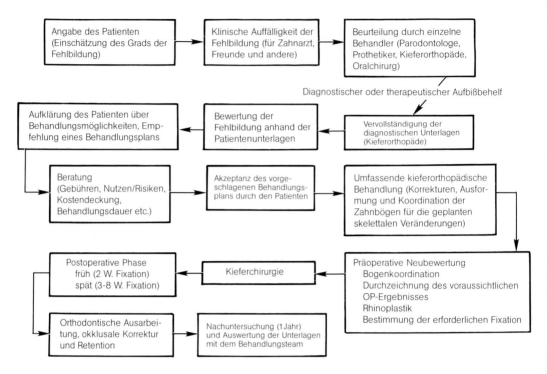

Abb. 13-12 Behandlung dentofazialer Fehlbildungen. Die Patienten, bei denen die skelettalen Diskrepanzen kieferchirurgisch behandelt werden sollen, verlangen unsere größte Aufmerksamkeit und Sorgfalt. Obwohl die kombinierte Behandlungsmethode diesen Patienten entscheidende Vorteile bringen kann, bedeutet sie doch auch ein großes Risiko. Wenn regelmäßig gute Ergebnisse erzielt werden sollen, ist jeder der hier aufgezeichneten Schritte einzeln zu befolgen. Der letzte Schritt – *Nachuntersuchung (6–12 Monate nach Behandlungsende) und Auswertung der Unterlagen mit dem Behandlungsteam* – wird oft ausgelassen, obwohl er für die Verbesserung der weiteren gemeinsamen Behandlungsbemühungen entscheidend ist.

Problemorientierte Diagnose

Der erwachsene Patient stellt uns vor vielfältigere und anspruchsvollere Probleme; er verlangt eine speziellere Aufklärung über die dentale und kieferorthopädische Problematik des vorliegenden Falles und eine hochentwickelte Interpretationsweise. Wir verwenden daher die POMR-Methode nach *Weed*[39] (POMR = Problem-Oriented Medical Record), die folgende Punkte berücksichtigt:

1. die enorme Zunahme medizinischen Wissens
2. die sich daraus ergebende Zunahme der Spezialisierung
3. die Aufspaltung des Wissens als Folge der Spezialisierung
4. die logische Konsequenz, daß man sich unmöglich nur auf sein Gedächtnis verlassen kann, wenn eine angemessene Patientenbehandlung gewährleistet werden soll.

Die Gegebenheiten, die zur Entwicklung der POMR-Methode führten, haben auch die Zahnmedizin – insbesondere die kieferorthopädische

Unterschiede zwischen dem jungen, heranwachsenden und dem erwachsenen Patienten

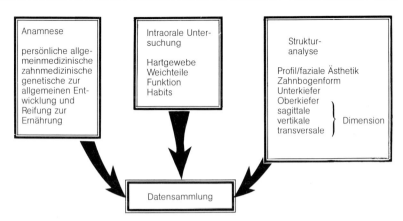

Abb. 13-13 Die diagnostische Datensammlung setzt sich aus Informationen aus der Anamnese, der intraoralen Untersuchung und der Auswertung der Patientenunterlagen zusammen. Diese Informationen werden aufgelistet, anschließend wird der vorläufige Behandlungsplan erstellt.

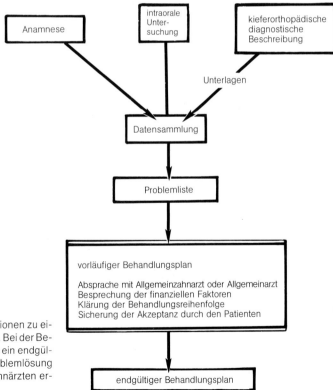

Abb. 13-14 Die Verarbeitung der Informationen zu einem problemorientierten Behandlungsplan. Bei der Behandlung von erwachsenen Patienten kann ein endgültiger Behandlungsplan zur optimalen Problemlösung meist nur gemeinsam mit anderen Fachzahnärzten erarbeitet werden.

Behandlung Erwachsener – stark beeinflußt. Die von *Profitt* und *Ackerman* entwickelte Modifikation dieser problemorientierten Diagnosemethode wird im 1. Kapitel besprochen. Aufbau und Mechanismus, nach dem einzelne Probleme zu einer kieferorthopädisch-dentalen Diagnose zusammengefaßt werden, stellen einen wichtigen Schritt zum besseren Verständnis des erwachsenen Patienten dar. Es können therapeutische Maßnahmen geplant werden, die ein besseres kieferorthopädisches Behandlungsergebnis ermögli-

chen. Die problemorientierte zahnmedizinische Diagnosemethode trägt wesentlich zur Formulierung der geeigneten Diagnose bei, da sie die Auflistung der einzelnen Probleme eines jeden Falles und die Erstellung eines Planes zur Behandlung jedes einzelnen dieser Probleme erfordert.[33] Gegenüber der „morphologisch orientierten" Diagnose, die auf *Angles* Klassifikation der Dysgnathien zurückzuführen ist, stellt diese Methode einen bedeutenden Fortschritt dar (Abb. 13-13 und 13-14).

Faktoren bei der Aufstellung des kieferorthopädischen Behandlungsplans

	Kinder und Jugendliche	**Erwachsene**
Zahnärztlicher Befund (Abb. 13-15 und 13-16)		
Karies	Eher begrenzte kariöse Läsionen, aber größere Kariesanfälligkeit	Eher rezidivierende Karies, mangelhafte Restaurationen, Wurzelkaries und Pulpaerkrankungen
Parondontopathien	Größere Resistenz gegenüber Knochenabbau, aber größere Anfälligkeit gegenüber Gingivitis	Größere Anfälligkeit gegenüber parondontalem Knochenabbau
Mangelhafte Restauration	Selten auffällige Mängel an Restaurationen	Häufig mangelhafte Restaurationen; Auswirkungen auf Behandlungsplanung und -kosten
Kiefergelenk	Wegen großer Anpassungsfähigkeit des Kiefergelenkes nur geringer Prozentsatz	Häufig Kiefergelenksdysfunktionen mit Symptomatik
Dentofaziale Ästhetik	Beeinträchtigung in vernünftigem Rahmen, meist der Ausprägung der Dysgnathie entsprechend	Gelegentlich unangemessen hohe Beeinträchtigung im Verhältnis zum Ausprägungsgrad der Dysgnathie
Wahrnehmung okklusaler Störungen	Nur selten Ursache des Problems	Erhöht; kann zu Schmelzabrasionen mit ungünstigen Veränderungen in den Stützgeweben führen

Faktoren bei der Aufstellung des kieferorthopädischen Behandlungsplans

	Kinder und Jugendliche	**Erwachsene**
Skelettale Relationen	Wegen des vorhandenen Wachstums Möglichkeit orthopädischer Maßnahmen; stabile Korrektur der skelettalen Diskrepanzen möglich; vertikale Korrekturen am schwierigsten, sagittale Korrekturen weniger, transversale am wenigsten schwierig	Kein Wachstum, daher bei mittleren bis schweren skelettalen Disharmonien häufig chirurgische Maßnahmen erforderlich; kieferorthopädische Korrektur der transversalen skelettalen Diskrepanz am schwierigsten, sagittale Korrekturen etwas weniger, vertikale am wenigsten schwierig
Biologische Überlegungen		
Neuromuskuläre Anpassungsfähigkeit	Erhebliche Adaptionsfähigkeit, dadurch zahlreiche biomechanische Therapiemöglichkeiten zur Auswahl (z. B. Klasse-II-Gümmizüge etc.)	Mechanische Möglichkeiten begrenzt, da kein neuromuskuläres Adaptationspotential vorhanden, außerdem Tendenz zu vorübergehendem iatrogenem okklusalem Trauma, das zeitlich mit den orthodontischen Veränderungen der Okklusion zusammenfällt
Adaptionsfähigkeit des Kiefergelenks	In der Regel großer Anpassungsbereich, Symptome selten	Anpassungsbereich wesentlich schmaler, häufiger Symptome (40–50%)
Wachstum	Häufig ein wichtiger Faktor bei der Aufstellung des Behandlungsplanes, in der Regel ein positiver Faktor bei der Behandlung verschiedener Dysgnathien bei Heranwachsenden. Zu optimistische Beurteilung des Wachstumspotentials kann allerdings zu Enttäuschungen führen und das Behandlungsresultat beeinträchtigen	Kein Wachstum, daher ist die Möglichkeit deutlicher skelettaler Veränderungen ohne kieferchirurgische Maßnahmen gering
Anfälligkeit für Parodontopathien	Größere Resistenz gegenüber Knochenabbau als Folge von Parodontopathien; aber ausgeprägte Anfälligkeit gegenüber Gingivitis	Stärkere Neigung zu Knochenabbau als Folge von Parodontalerkrankungen, was insbesondere während der orthodontischen Behandlung wegen der deutlichen okklusalen Veränderungen eine Rolle spielt
Ausmaß der Zahnbewegungen	Vorhersagbar und schnell, vor allem während des Zahndurchbruchs bei noch nicht abgeschlossenem Wurzelwachstum	Anfangs eher langsam, sobald die Zahnbewegung eingeleitet ist, jedoch schneller und vorhersagbar

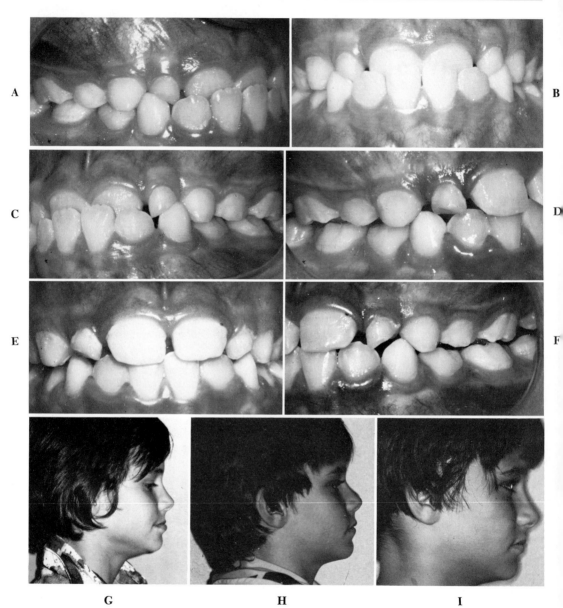

Abb. 13-15 *A bis C:* Der 8jährige Sohn der Patientin von Abb. 13-16. Der Unterschied zwischen der Gebißsituation des erwachsenen und des kindlichen Patienten aus der gleichen Familie ist eklatant. Bei ähnlicher Klasse-II-Dysgnathie sind zur Behandlung des dentalen Zustands der Mutter wesentlich kompliziertere Maßnahmen erforderlich als für den Sohn. *D bis F:* Resultat nach der interzeptiven kieferorthopädischen Behandlung. Kieferorthopädische und dentale Behandlung sind beim Heranwachsenden in der Regel wesentlich weniger aufwendig und kostenintensiv als beim Erwachsenen. *G:* Vor der Behandlung. Beginnendes Klasse-III-Profilbild. *H:* Nach der Behandlung. Ein ausgewogenes orthognathes Profilbild. Die Behandlungsdauer betrug 4 Monate, in beiden Kiefern wurden herausnehmbare Apparaturen verwendet. *I:* 3 Jahre nach Abschluß der Behandlung. Das orthognathe Wachstumsmuster hält weiter an.

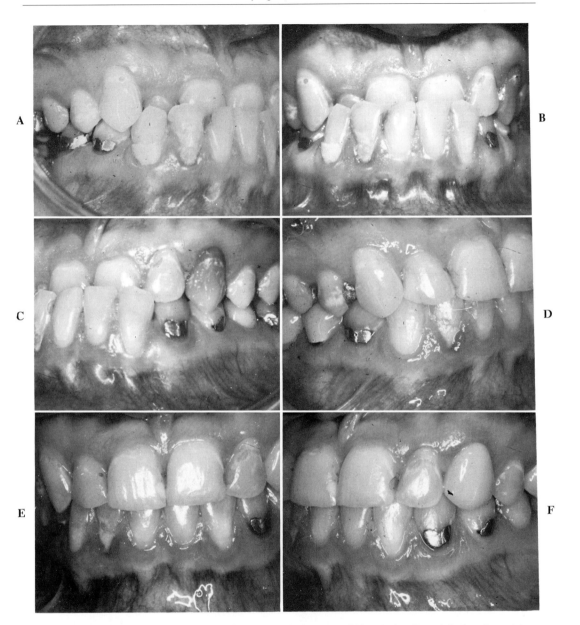

Abb. 13-16 Mutter des Patienten von Abb. 13-15 vor der Behandlung. Chirurgischer Grenzfall mit umfangreichen restaurativen Erfordernissen. D bis F: Mit der rein kieferorthopädischen Behandlung ohne chirurgische Maßnahmen wurde ein funktionell stabiles Resultat erzielt. Ihre Behandlung dauerte sechsmal so lange wie die des Sohnes. Die Kosten für die orthodontische und restaurative Behandlung betrugen das Zehnfache der interzeptiven kieferorthopädischen und konservierenden Behandlung des Sohnes. G bis I: Vor der Behandlung. Man beachte die außerordentlich hohe Zahl der gefüllten, kariösen und fehlenden Zähne. J bis L: Nach der Behandlung. Die Patientin lehnte die Extraktion des impaktierten rechten 3. Molaren ab. Der untere rechte 2. Molar mußte endodontisch behandelt werden.

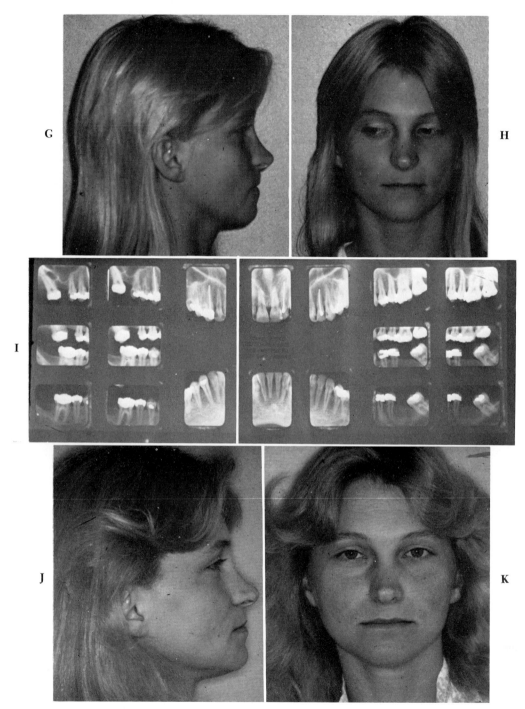

Abb. 13-16 (Fortsetzung)   Legende siehe Seite 1033.

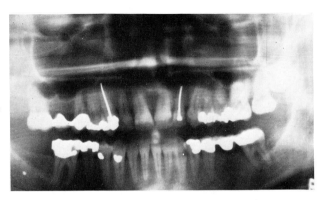

Abb. 13-16 (Fortsetzung)
Legende siehe Seite 1033.

Mögliche therapeutische Maßnahmen (Abb. 13-17)

Zahnbewegungen	In den meisten Fällen sind gewisse zahnbewegende Kräfte erforderlich	In den meisten Fällen sind gewisse zahnbewegende Kräfte erforderlich
Orthopädische Maßnahmen	Etwa bei der Hälfte aller Fälle erforderlich	Nur bei einem geringen Prozentsatz wirksam
Funktionskieferorthopädische Apparaturen	Bei 20 bis 30% der Fälle von Nutzen	Nur bei einem geringen Prozentsatz von Nutzen
Kieferchirurgische Maßnahmen	Größere skelettale Veränderungen sind bei 1 bis 5% der Fälle erforderlich	Chirurgische Eingriffe sind bei 10 bis 20% der Fälle erforderlich
Prothetische Maßnahmen	Sind bei einem geringeren Prozentsatz der Fälle erforderlich, bei Nichtanlage von Zähnen ist Lückenschluß häufig orthodontisch zu erreichen, somit kein prothetischer Ersatz erforderlich	Häufig erforderlich im Falle der Lückenöffnung nach Zahnverlust und Präparation der Pfeilerzähne zur Stabilisierung der okklusalen Relation; restaurative Maßnahmen können auch die aktive Behandlung mit festsitzenden Apparaturen erheblich verkürzen
Kombinationsbehandlung	Häufig	In 80% der Fälle ist eine kieferorthopädisch-prothetische Kombinationsbehandlung erforderlich

Behandlung mit oder ohne Extraktion

	Bei Engstand häufig symmetrische Extraktion von 4 Prämolaren	Extraktion von 4 Prämolaren bei Engstand weniger häufig; eine gängige Alternative ist die Extraktion von oberen Prämolaren; noch häufiger sind asymmetrische Extraktionen und die Extraktion eines unteren Schneidezahnes oder das Schmaleschleifen (Stripping) von zu breiten Restaurationen

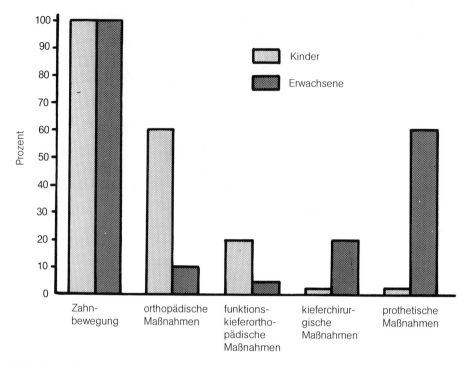

Abb. 13-17 Vergleichende Zahlen (Schätzwerte) der Kinder und Erwachsenen, die von den verfügbaren Behandlungsmodalitäten profitieren könnten. Viele Patienten bedürfen demnach einer kombinierten kieferorthopädischen Behandlung.

Verankerungssituationen (Abb. 13-18)

Häufig Verwendung eines Headgears zum Verankerungsgewinn und zur Retraktion der Frontzähne

Größeres Verankerungspotential, da 1. und 2. Molaren vollständig durchgebrochen sind; außerdem fallen wegen der ausgeprägten Mesialwanderung – vor allem der Molaren im Unterkiefer – weniger Erwachsenenfälle unter die Kategorie der maximalen Verankerung

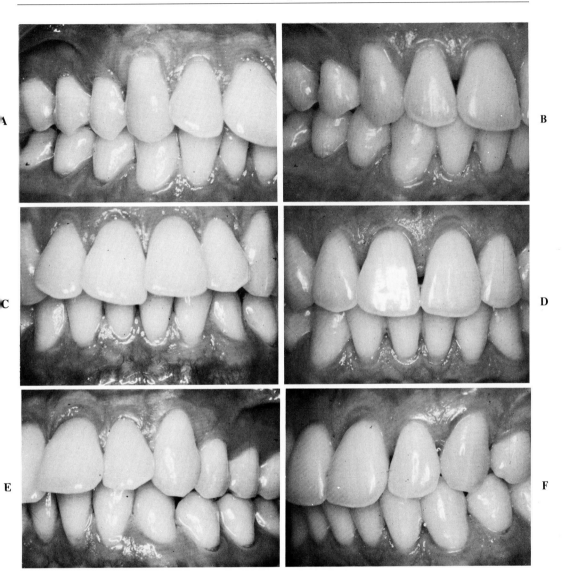

Abb. 13-18 Verankerungssituation beim Erwachsenen. *A, C, E, G, I* und *K:* Vor der Behandlung: Leichte skelettale Klasse-II-Relation mit Engstand in Ober- und Unterkiefer. Wäre der Patient schon als Kind zur Behandlung gekommen, hätte die Therapie in der Extraktion von 4 Prämolaren bestanden. Aufgrund der beim Erwachsenen völlig anderen Verankerungsverhältnisse und der Schwierigkeit des Lückenschlusses nach Extraktionen im Unterkiefer bei leichtem bis mäßigem Engstand sah der Behandlungsplan für diesen Patienten die Extraktion lediglich der oberen 1. Prämolaren vor. Der Engstand im Unterkiefer wurde durch vorsichtiges Beschleifen der Approximalflächen behoben.
B, D, F, H, J und *L:* Nach der Behandlung. Optimale Behandlung mit guter Verzahnung im Eckzahn- und Seitenzahnbereich. Die oberen Molaren wurden in der Distalbißrelation belassen, wobei ein ausgezeichnetes kieferorthopädisches Behandlungsresultat erzielt wurde. Die Behandlungsdauer betrug 22 Monate. Hinsichtlich der Stabilität ist die Prognose gut, mit großer Wahrscheinlichkeit wird es an den unteren Schneidezähnen nur zu geringfügigen Veränderungen kommen.

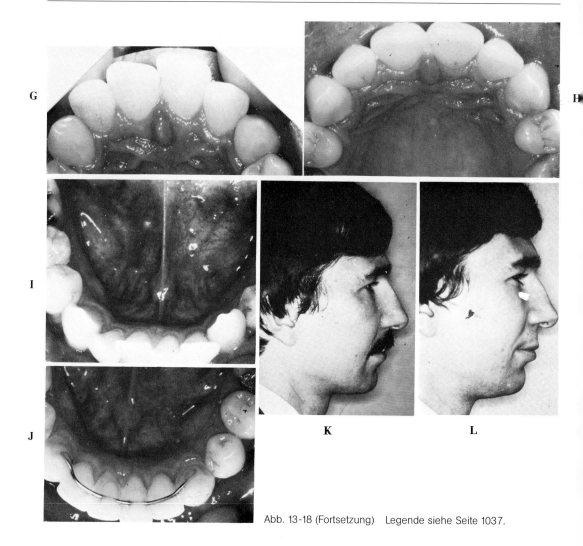

Abb. 13-18 (Fortsetzung)   Legende siehe Seite 1037.

Fehlende Zähne (Zahnfehlbildungen) (Abb. 13-19)

Durch Frühbehandlung während der Durchbruchsstadien bessere Möglichkeiten zum Lückenschluß ohne Zahnersatz (z. B. bei nicht angelegten oberen 2ern oder fehlenden 2. Prämolaren)

Häufig problematische Situationen im Front- oder Seitenzahnbereich, dadurch sind bei der Behandlungsplanung prothetische Maßnahmen und provisorischer Zahnersatz während der Multiband-Therapie zu berücksichtigen. Supraeruption ist ein Problem bei parkinoser Bißabsenkung, die Korrektur der veränderten Okklusionsebene ist schwierig

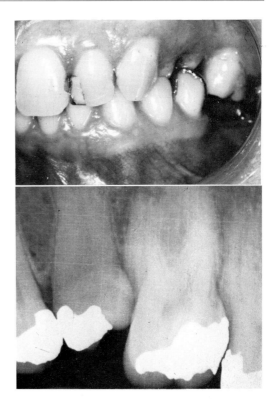

Abb. 13-19 Instabile und schwierige Okklusionsbedingungen nach Zahnwanderung und einem längeren Zeitraum ohne geeignete Okklusaltherapie. Bei Zusammenbruch der distalen Stützzone kann es durch Suprapositionen zu verschiedengradigen Veränderungen der Okklusionsebene kommen. Viele Fälle dieser Art können orthodontisch behandelt werden. Gelegentlich ist eine endotontische Behandlung, ein kieferchirurgischer Eingriff oder die Extraktion weiterer Zähne erforderlich.

Prothetische Maßnahmen (vorhandene, geplante und/oder benötigte)

Selten

Plazierung der Behandlungs-Apparatur und orthodontische Bewegung bereits bestehender Brückenkonstruktionen möglich, aber äußerst schwierig; zur vollständigen Korrektur der okklusalen Relationen müssen Brücken und Frontzahnkronen häufig ersetzt werden. Eine wichtige Überlegung bei der umfassenden Behandlung ist, daß man *für den Patienten das beste Behandlungsergebnis gewährleistet, daher sollte provisorischer Ersatz vor der orthodontischen Behandlung vermieden werden. Wenn er unumgänglich ist, muß dabei die ursprüngliche Achsenneigung des Zahnes erhalten bleiben, um eine genaue Bracketplazierung und Zahnbewegung zu ermöglichen.*

Faktoren, von denen die Zustimmung des Patienten zum Behandlungsplan abhängig ist

	Kinder und Jugendliche	Erwachsene
Verhaltenspsychologische Faktoren		
Praxisatmosphäre	Ein offener Behandlungsbereich ermöglicht Gruppengefühl und eine effizientere Nutzung des Raums	Für die Besprechung der verschiedenen Probleme, die mit der dentalen Situation des Patienten zusammenhängen, kann eine private Atmosphäre von Nutzen sein; für den Komfort sind auch andere Faktoren wichtig, wie z. B. die Raumgestaltung, Musik, Lesematerial im Wartezimmer und eventuell Sprechzeiten abends oder samstags
Ausbildung und Auswahl der Mitarbeiter	Hilfspersonal spielt eine relativ große Rolle, Praxiserfahrung ist vorteilhaft, aber nicht unbedingt notwendig	Fähiges und kompetentes Hilfspersonal mit guter Ausbildung und soliden zahnmedizinischen Kenntnissen; eine gewisse Reife ist erforderlich, damit verschiedene Fragen beantwortet werden können, häufig müssen sie den Patienten zur weiteren Mitarbeit ermutigen und die Behandlungsziele betonen. Eine als „Dental Hygienist" ausgebildete Vollzeitkraft ist unersetzlich
Interdisziplinäre Koordination und Patientenführung	Multidisziplinäre Therapie selten, daher interdisziplinäre Zusammenarbeit selten erforderlich	Multidisziplinäre Therapie häufig, daher umfangreiche interdisziplinäre Zusammenarbeit erforderlich, um einen hohen therapeutischen Standard zu ermöglichen. Eine qualifizierte Patientenführung durch den Behandler und seine Mitarbeiter ist Voraussetzung, um beim Patienten eine optimale Kooperationsbereitschaft und Einstellung zur Behandlung zu erreichen
Behandlungsdauer		
	In der Regel kein Problem; 2–2 1/2 Jahre apparative Behandlung werden von den meisten Kindern und Jugendlichen leicht akzeptiert	Die Behandlungsdauer kann sich positiv oder negativ für den Kieferorthopäden auswirken. Bei einem umfangreicheren Behandlungsplan verteilen sich die Kosten meist auch auf die erforderliche Parodontalbehandlung, konservierende

Faktoren, von denen die Zustimmung des Patienten zum Behandlungsplan abhängig ist

	Kinder und Jugendliche	Erwachsene
		und prothetische Versorgung und andere Fremdleistungen. Andererseits verfolgen Erwachsene die Dauer der Behandlung wesentlich bewußter und kommen oft zur Annahme, daß „irgend etwas schiefgelaufen ist", wenn die Behandlung nicht zum vorgesehenen Zeitpunkt abgeschlossen ist. Die problemorientierte Behandlungsplanung ist wichtig, damit keine Zeit mit Maßnahmen vergeudet wird, die nicht zur Lösung des vorliegenden Problems beitragen. Dies gilt besonders für skelettal bedingte Dysgnathien
Behandlungskosten	Meist werden die Behandlungskosten von den Krankenkassen übernommen, doch sind auch die Eltern zu Opfern bereit, wenn es um Bedürfnisse ihres Kindes geht	Die kieferorthopädische Behandlung im Erwachsenenalter wird von den Kassen häufig nicht übernommen. Außerdem entstehen den erwachsenen Patienten darüber hinaus meist zusätzliche Kosten, z. B. für Parodontalchirurgie, Kieferchirurgie, Restaurationen. Der Kieferorthopäde und seine Mitarbeiter müssen sich dessen bewußt sein, damit der Patient die optimale Behandlung erhält
Subjektive Befürchtungen	Gelegentlich besteht eine gewisse Angst vor Schmerzen und vor dem Unbekannten, die sich aber meist nach der Anfangsuntersuchung gibt, wenn der Patient in der Praxis andere Kinder trifft, die keine oder nur geringe Beschwerden zeigen	Eine gewisse Angst vor dem Unbekannten kann bestehen, gelegentlich spielen auch negative Einflüsse seitens der Familie oder des Allgemeinzahnarztes eine Rolle. Wenn man sich jedoch die Zeit nimmt und den Behandlungsverlauf genau erklärt, wird der Patient die Behandlungsmaßnahmen leicht durchhalten können

Faktoren, von denen die Zustimmung des Patienten zum Behandlungsplan abhängig ist

	Kinder und Jugendliche	Erwachsene
Subjektive Wahrnehmung des Nutzen-Risiko-Verhältnisses	In der Regel durch das Urteil der Eltern beeinflußt. Gewöhnlich wird auch der Nutzen verglichen mit den minimalen Risiken als größer empfunden	Muß vom Kieferorthopäden beurteilt und aufrichtig mit dem Patienten diskutiert werden. Jeder Fall ist anders und es ist wichtig, den Wert der Therapie und die möglichen Risiken offen zu besprechen. Der erwachsene Patient sollte auch eindeutig über seine Pflichten während der Behandlung aufgeklärt werden, insbesondere hinsichtlich der Parodontalprophylaxe, wobei während der apparativen Behandlung häufigere Kontrollen durch eine „Dental Hygienist" erforderlich sind
Wahl der Apparatur	Im allgemeinen kein besonderer Diskussionspunkt. Einwände des Patienten können in der Regel durch ein klärendes Gespräch über den Wert der Apparatur und Gründe für ihre Verwendung beseitigt werden	Wichtig ist die Berücksichtigung folgender Fakten: 1. Ästhetik, 2. berufliche Bedingungen, 3. phonetische und 4. soziale Auswirkungen (besonders bei Alleinstehenden). Der Patient sollte über die verschiedenen Alternativen informiert sein. Einfühlungsvermögen ist wichtig, um die Wünsche des Patienten zu erkennen, eine gewisse Flexibilität ist erforderlich sowie die Bereitschaft zur Erweiterung der Fähigkeiten (z. B. Lingualtechnik)
Kostendeckung durch die Krankenversicherung	Spielt häufig bei der zeitlichen Planung der Behandlung eine Rolle, entscheidet aber im allgemeinen nicht darüber, ob die Behandlung durchgeführt werden soll oder nicht	Bestimmt häufig die Entscheidung, ob eine multidisziplinäre Therapie überhaupt durchgeführt werden soll, d. h. bei Genehmigung des Kostenvoranschlags ist die Bereitschaft des Erwachsenen, die möglicherweise erforderliche umfangreichere Behandlung zu akzeptieren, größer

Faktoren, von denen die Zustimmung des Patienten zum Behandlungsplan abhängig ist

	Kinder und Jugendliche	Erwachsene
Subjektiver Wert der Behandlung für den Patienten	Spielt gelegentlich eine Rolle, vor allem wenn der Patient keine gute Mundhygiene betreibt und bei extraoralen Apparaturen keine Bereitschaft zur Mitarbeit zeigt	Bei geringschätzender Einstellung des Patienten liegt meist auch ein ungenügendes Verständnis für die Anforderungen der Behandlung vor. Sehr gute Mitarbeitsbereitschaft ist zu erwarten, wenn der Patient den Wert der Behandlung hoch einschätzt. Gelegentlich ist umfassende Aufklärung erforderlich, um eine Vorstellung vom Wert der Behandlung zu vermitteln; bei manchen Patienten kann die Einstellung nicht beeinflußt werden, wobei in diesen Fällen unter Umständen Nichtbehandlung vorzuziehen ist. Zwang führt im allgemeinen zu schlechten Ergebnissen
Wert der kieferorthopädischen Behandlung in den Augen der konsultierten Allgemeinzahnärzte	In der Regel wird die Entscheidung für eine Behandlung von den Eltern getroffen, nicht vom Allgemeinzahnarzt	Der Allgemeinzahnarzt spielt bei der Aufklärung des Patienten und hinsichtlich seiner positiven Einstellung zur Behandlung eine wichtige Rolle. Fachliche Information ist häufig nötig, um das Bewußtsein für den Wert einer Kfo-Behandlung zu schaffen
Negative Einstellung	Gelegentlich problematisch, gefährdet aber gewöhnlich nicht die Zustimmung zur Behandlung. Meist treffen die Eltern die Entscheidungen für ihre Kinder	Schlechte Erfahrungen mit zahnärztlicher Behandlung können Zweifel an Empfehlung und Notwendigkeit weiterer Behandlung entstehen lassen. Die negative Einstellung kann verschiedene Ursachen haben, es ist sehr hilfreich zu erfahren, durch wen sie geprägt wurde: Abraten durch Kollegen – gelegentlich aufgrund der negativen Erfahrung eines Arztes – oder durch Freunde und Arbeitskollegen

Faktoren, von denen die Zustimmung des Patienten zum Behandlungsplan abhängig ist

	Kinder und Jugendliche	Erwachsene
Positive Einstellung	Kann sich auf Patientenmitarbeit und interdisziplinäre Zusammenarbeit auswirken	Maßnahmen zur Vermittlung einer positiven Einstellung: 1. Kein Zeitdruck beim aufklärenden Gespräch bei der Eingangsuntersuchung und der Besprechung des Behandlungsplans, 2. Vertrauensbildung durch systematischen und durchorganisierten Ablauf bei der Befunderhebung und Information des Patienten über den Behandlungsverlauf, 3. Zusammenstellung einer Informationsmappe mit Berichten aus Fachzeitschriften, 4. Angebot spezieller Fachliteratur über kieferorthopädische Erwachsenenbehandlung, 5. Beratungsgespräch mit anderen Fachzahnärzten oder Erfahrungsaustausch zwischen neuen Patienten und solchen, die bereits kieferorthopädisch behandelt wurden. Besonders nützlich bei kieferchirurgischen Patienten

Faktoren, die das Erreichen der Behandlungsziele beeinflussen

Erfahrungsgemäß sind fünf Faktoren für das Erreichen der Behandlungsziele bei einem bestimmten Patienten wichtig: 1. psychosoziales Verhaltensmuster, 2. allgemeinmedizinische Anamnese, 3. zahnmedizinische Anamnese, 4. Fähigkeit des Kieferorthopäden, seinen Behandlungsplan mit denen der anderen mitbehandelnden Zahnärzte zu koordinieren, 5. Wissen und Können des Kieferorthopäden und seiner Mitarbeiter.

Psychosoziales Verhaltensmuster
Zu den Aspekten psychozialen Verhaltens gehören bei einer kieferorthopädischen Behandlung 1. die *Mitarbeit* des Patienten bei der geplanten Therapie, 2. die *Annahme* der Apparatur durch den Patienten, 3. das *Einverständnis* des Patienten mit der Behandlungsdauer oder seine *Flexibilität* diesbezüglich; beim Erwachsenen hängt die Entscheidung, einer kieferorthopädischen Behandlung zuzustimmen und bei den empfohlenen Maßnahmen mitzuarbeiten, vom Patienten persönlich ab und ist nicht, wie bei den kindlichen Patienten, eine Verpflichtung, die die Eltern eingehen, 4. die *Kosten* der Behandlung (in der Regel vom Patienten selbst getragen). Aufgrund dieser Faktoren ist die Mitarbeit des erwachsenen Patienten zuverlässiger und beständiger als die des

Tabelle 13-2. Bewertungsskala der sozialen Rehabilitation

Ereignis	Durchschnittswert	Ihr Wert
Tod des Gatten / der Gattin	100	
Scheidung	73	
eheliche Trennung	65	
Haft (Gefängnis oder andere Einrichtung)	63	
Tod eines engen Verwandten	63	
größere Krankheit oder Verletzung	53	
Heirat	50	
Kündigung	47	
eheliche Aussöhnung	45	
Ausscheiden aus dem Berufsleben	45	
größere Veränderung in der Gesundheit oder dem Verhalten eines Familienmitglieds	44	
Schwangerschaft	40	
sexuelle Schwierigkeiten	39	
Familienzuwachs (z. B. Geburt, Adoption, Einziehen eines Elternteils)	39	
größere geschäftliche Veränderung (z. B. Fusionierung, Umbauorganisation, Konkurs)	39	
größere finanzielle Veränderungen (zum besseren oder zum schlechteren)	38	
Tod eines engen Freundes	37	
Wechsel in einen anderen Beruf	36	
veränderte Häufigkeit ehelicher Streitereien (mehr oder weniger als bisher, z. B. bezüglich Erziehung, Angewohnheiten etc.)	35	
Aufnahme einer Hypothek von mehr als 40.000 DM (z. B. zum Immobilienkauf oder aus geschäftlichen Gründen)	31	
Verfallserklärung auf eine Hypothek oder einen Kredit	30	
größere Veränderung der Verantwortung im Beruf (z. B. Beförderung, Zurückstufung, Versetzung)	29	
Auszug eines Sohnes oder einer Tochter (Heirat, Studium)	29	
Schwierigkeiten mit angeheirateten Familienangehörigen	29	
hervorragende persönliche Leistung	28	

Aus Holmes, T.H. und Rahe, R.H.: J. Psychosom. Res. 11:213, 1967.

jugendlichen. Dennoch gibt es eine gewisse „Behandlungsmüdigkeit", die sich meist um den 10. bis 12. Behandlungsmonat herum einstellt und der man mit einer besonderen Motivationsstrategie zu begegnen versuchen sollte. Es empfiehlt sich, dem Patienten regelmäßig einen Bericht über die erzielten Fortschritte und den neuesten Stand der Behandlung zu geben. Wichtig ist auch, ihn in seinem Willen zur Einhaltung des Mundhygieneprogramms zu bestärken.

In diesem Zusammenhang muß darauf hingewiesen werden, daß – wenn auch die Kooperationsbereitschaft Erwachsener allgemein besser ist als die der Kinder und Jugendlichen – das emotionale Trauma nach einer Krise – wie z. B. der Verlust des Partners, die Scheidung oder das Ausscheiden aus dem Berufsleben – vor allem aus parodontologischer Sicht eine negative Reaktion auf die apparative Therapie erzeugen kann. Um den Patienten besser durch solche Krisen führen zu können, braucht man eine gute Kommunikationsgrundlage mit dem Patienten. Außerdem leistet die Bewertungsskala für soziale Rehabilitation nach *Holmes* und *Rahe*[21] gute Dienste (Tab. 13-2). Nach dieser Skala können die Streßpunkte für bestimmte Lebenssituationen addiert werden. Wenn innerhalb eines Zeitraums von 3–6 Monaten etwa 200 Streßpunkte zusammenkommen, stehen die Chancen 3:1, daß bei der betreffenden Person eine Krankheit zum Ausbruch kommen wird. Bei über 300 Punkten ist die Chance einer physischen Reaktion auf den Streß oder sogar eines Nervenzusammenbruchs 80%. In diesen streßreichen Phasen beginnen die Patienten, unterbewußt mit den Zähnen zu knirschen (Bruxismus), die Zunge gegen die Frontzähne zu pressen und mit den Wangen gegen die Apparatur zu drücken. Die Mundhygiene wird meist vernachlässigt, und außerdem kann der Mund durch vermehrtes Mundatmen austrocknen. In diesen Phasen kann es zu extremer Zahnmobilität, starkem Zahnfleischbluten, Vitalitätsverlust, Gingivarezessionen oder Reizungen der Wangenschleimhaut kommen, was vorher während der Behandlung nicht der Fall war. Um eine solche Phase erfolgreich zu überstehen, kann die sofortige Disklusion (mit einer *Hawley*-Aufbißplatte), umfassende subgingivale Küvettage und eine schützende Wachsschicht über den Brackets erforderlich sein. Auch sollte man dem Patienten erklären, wie sich die emotionalen Faktoren auf den oralen Gesundheitszustand auswirken. Während solcher Krisen ist der Patient unter Umständen nicht in der Lage, die zusätzliche Belastung durch die kieferorthopädische Behandlung zu bewältigen. Dem erwachsenen Patienten, der eine solche Periode durchmacht, sollten der Kieferorthopäde und seine Mitarbeiter besonders aufmerksam begegnen und ihm, wo immer möglich, helfen und entgegenkommen. Sobald die Krise überstanden ist, kann die Routinebehandlung einschließlich Parodontalprophylaxe und der übrigen Maßnahmen wieder aufgenommen werden.

Die Anpassungsphase an die orthodontischen Apparaturen scheint bei erwachsenen Patienten länger zu dauern als bei heranwachsenden. Die Irritation von Lippen und Wangen ist zu Beginn der Zahnbewegung meist ausgeprägter, auch kann es aufgrund des neuromuskulären Erregungszustandes und einer gewissen Tendenz zu okklusalem Trauma bei beginnender Veränderung der Zahnrelationen und orthodontischer Zahnbewegung zu stärkeren dentalen Beschwerden kommen. Auch hier kann die Verträglichkeit der Apparatur für den Patienten durch Streßfaktoren beeinträchtigt werden. Persönlichkeiten vom „Typ A" haben es in den initialen Behandlungsphasen meist schwer. Bemerkungen wie „Nehmen Sie sie wieder heraus" oder „Diese Apparaturen machen mich ganz verrückt!" sind nicht selten. Häufig wird dem Patienten erst nach einer speziellen Beratung deutlich, welche Rolle emotionaler Streß bei seinen Beschwerden spielt. Erwachsene Patienten verlangen oft eindeutigere Erklärungen bezüglich der Dauer der Behandlung (in der Regel 12–30 Monate). Wichtig ist, daß sie bereit sind, die festgelegte Behandlungsdauer zu akzeptieren, und dem Kieferorthopäden vertrauen, daß er darauf hinarbeitet, den geplanten Abschlußtermin einzuhalten. Die Behandlungsdauer wird oft in den persönlichen und familiären Plänen berücksichtigt, wie z. B. bei der Familienplanung, der Planung eines Umzugs oder einer beruflichen Veränderung. Aus diesem Grunde legen die Patienten großen Wert auf den termingerechten Abschluß der Behandlung, und es ist wichtig, daß das Behandlungsteam für diese Gründe Verständnis zeigt. Allein durch dieses Verständnis kann der Kieferorthopäde die Befürchtungen des Patienten bezüglich des Abschlußtermins und somit die Streßbelastung verringern. Ein weiterer wichtiger Aspekt der zeitlichen Behandlungsplanung ist die Abstimmung des Termins für den kieferchirurgischen Eingriff mit den beruflichen und familiären Plänen des Patienten. Dieser Punkt sollte bei der kombinierten kieferorthopädisch-chirurgischen Behandlung einer skelettal bedingten Dysgnathie stets sehr detailliert mit dem Patienten besprochen werden.

Allgemeinmedizinische Anamnese, systematische Erkrankungen und medikamentöse Behandlungen

Beeinträchtigungen des Gesundheitszustands sind bei Erwachsenen wesentlich häufiger als bei jungen Patienten. Nachweislich können Allgemeinerkrankungen dazu beitragen, daß auf lokale Reizfaktoren ungünstige Parodontalreaktionen ausgelöst werden. Informationen darüber und über alle Medikamente, die der Patient einnimmt, sind aufzuzeichnen, vor allem über Herz-Kreislauf-Präparate, Antikoagulantien, Kortikosteroide, Analgetika und Tranquilizer.

Für Arthritiker kann wegen der Neigung zu degenerativen Veränderungen im Kiefergelenk ein besonderer Behandlungsplan erforderlich sein. Dabei sollte man versuchen, die Kräfte im Bereich des Kiefergelenks möglichst geringzuhalten. Patienten mit Colitis ulcerosa, Psoriasis etc. können unter Kortikoidbehandlung stehen, wodurch eine Parodontitis maskiert sein kann, so daß es durch die Zahnbewegung zu extremem Knochenabbau kommen kann. Bei Patienten mit Diabetes sind selbst bei guter Einstellung spezielle parodontalprophylaktische und entzündungshemmende Maßnahmen indiziert. Wenn der Diabetes schwer einzustellen ist, kann es zu rapidem Parodontalabbau kommen.

Bei Vorliegen von Herzfehlern oder rheumatisch bedingten Herzerkrankungen ist bei bestimmten Therapiemaßnahmen und vor allem bei der Verwendung von Entzündungshemmern eine entsprechende Prämedikation angezeigt. Bei Patienten unter Antikoagulantientherapie ist eine kieferorthopädische Behandlung mit dem behandelnden Arzt abzusprechen. Eine gesteigerte Anfälligkeit für Parodontitis wurde bei Patienten mit endokrinen Störungen, wie z. B. Hypothyreose, beobachtet. Bei Patienten mit Hyperazidität bei Vorliegen einer Hiatushernie oder von Magenulcera kann es an freiliegenden Zahnwurzeln während der Behandlung zu Karies kommen, da diese Patienten häufig die Angewohnheit haben, die Antazidatabletten beim Schlafengehen im Munde zergehen zu lassen.

Patientinnen, die während der Behandlung mit einer Schwangerschaft rechnen, sollten auf die Bedeutung einer einwandfreien Mundhygiene hingewiesen werden. Die bakteriellen und hormonellen Veränderungen während des zweiten Schwangerschaftsdrittels können zu heftigen Entzündungen führen, die bis zum Ende der Schwangerschaft eingedämmt werden müssen.

Obwohl es für die Diagnose – besonders bei erwachsenen Patienten – entscheidend ist, eine komplette allgemeinmedizinische Anamnese zu besitzen, erhält man diese Information bei der Erstuntersuchung nicht immer im vollen Umfang. Daher ist es wichtig, auch später gezielt nachzufragen, um weitere anamnetische Details zu erfahren, die zur problemorientierten Analyse gehören (Abb. 13-13 und 13-14).

Zahnmedizinische Anamnese
Durch die Beurteilung der Reaktion des Patienten auf lokale Reizfaktoren wie zum Beispiel mangelhafte Restaurationen, überstehende Füllungsränder, okklusale Interferenzen, Retentionsnischen, schlechtsitzende Teilprothetik etc., erhält man ein Bild von der Resistenz des Patienten gegenüber Parodontalerkrankungen. Die Beurteilung des Parodontalstatus des Patienten in Relation zur bestehenden zahnärztlichen Versorgung gibt eine bessere Möglichkeit der langfristigen Prognostik bezüglich der Reaktion bei kieferorthopädischer Behandlung.

Die Prognose ist bei bereits erkennbarer günstiger Parodontalreaktion selbstverständlich besser. Anhand des Röntgenstatus und der Situationsmodelle ist eine Beurteilung des langfristigen Reaktionspotentials möglich. Diese Beurteilung sollte auch Aufschluß über ungeklärte Zusammenhänge geben, z. B. ob es in jüngster Zeit zu Knochenabbau gekommen ist und ob er progredient verläuft oder seit Jahren nahezu gleichbleibend ist. Was waren die Ursachen für Zahnverlust, Karies, Parodontalerkrankungen? Seit wann befinden sich die Restaurationen im Munde und wie hat der Patient auf die Zahnbehandlung reagiert? Antworten auf solche Fragen sind äußerst aufschlußreich – ein guter Parodontalstatus trotz mangelhafter Zahnbehandlung ist als Zeichen einer günstigen Resistenz gegenüber lokalen Insulten zu werten, was wiederum die Prognose für die kieferorthopädische Behandlung verbessert. Eine abgelaufene Traumatisierung der Kiefer und Zähne ist ebenfalls entscheidend und sollte detailliert festgehalten werden. Bestehende Wurzelfrakturen müssen erkannt und dem Patienten mitgeteilt werden. Abgestumpfte oder verkürzte Zahnwurzeln und offene Bißmerkmale sind als Hinweise für mögliche oder bestehende Wurzelresorptionen zu bewerten. In diese Fällen sollte das schriftliche Einverständnis mit der geplanten Behandlung vom Patienten eingeholt werden. Es empfiehlt sich auch, auf dem Karteiblatt gesondert zu vermerken, daß im betreffenden Zahnbereich alle 3–6 Monate Röntgenkontrollaufnahmen vorzunehmen sind, um etwaige weitere Resorptionen rechtzeitig zu erkennen. Zähne mit tiefreichenden Füllungen sind pulpengefährdet. Gelegentlich wird man feststellen, daß eine endodontische Behandlung bereits indiziert ist. Andernfalls sind regelmäßige Röntgenkontrollen erforderlich, um auch den Patienten über den Zustand dieser gefährdeten Zähne zu informieren. Endodontisch einwandfrei versorgte Zähne reagieren im allgemeinen auf orthodontische Kräfte nicht anders als andere Zähne, doch sollte der Patient darüber aufgeklärt werden, daß sie, wenn sie jahrelang asymptomatisch waren, empfindlich werden kön-

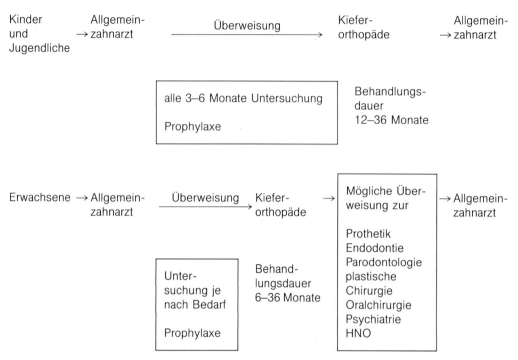

Abb. 13-20 Unterschiedliche Therapieverläufe bei Jugendlichen und Erwachsenen. Erwachsene müssen häufig zu anderen Fachzahnärzten überwiesen werden. Die Einbeziehung anderer Fachzahnärzte in den Behandlungsplan kann sich positiv und/oder negativ auf das Behandlungsresultat auswirken. Eine negative Auswirkung ist dann gegeben, wenn die Fähigkeiten irgendeines Behandlers zum gegebenen Zeitpunkt nicht den speziellen Anforderungen des Einzelfalls entsprechen. Man sollte daher den Aufwand nicht scheuen und sich vergewissern, daß die Fähigkeiten jedes einzelnen Behandlers zum Zeitpunkt der Behandlung auf dem optimalen Stand sind.

nen und es bei der Bewegung der Zähne zur Abszeßbildung kommen kann. Aus diesem Grunde ist es oft klüger, mit der Einordnung der endodontisch behandelten Zähne noch vor den Extraktionen zu beginnen, um zu sehen, wie sie auf die Zahnbewegung reagieren.

Koordination des Behandlungsplanes mit denen der anderen mitbehandelnden Zahnärzte
Die Behandlung des erwachsenen Patienten stellt so verschiedenartige Anforderungen, daß eine exzellente Versorgung nur durch Einbeziehung qualifizierter Kräfte gewährleistet werden kann. Dabei ist es äußerst wichtig, daß man sich mit den Kollegen und dem Patienten im voraus über Arzt, Zeit und Reihenfolge der verschiedenen Leistungen abspricht (Abb. 13-20 bis 13-22).

Weitere kieferorthopädische Behandlungsziele beim Erwachsenen

Die bei Kindern und Jugendlichen üblichen Behandlungsziele: 1. dentofaziale Ästhetik, 2. ein-

Weitere kieferorthopädische Behandlungsziele beim Erwachsenen

DAVID R. MUSICH, D.D.S., M.S.
Practice Limited

SAMPLE FLOW SHEET
For Perio/Ortho/Orthog/
Resto. Patient

One Woodfield Place
...eld Road, Suite 500
...ois 60195

TO DOCTOR: General practitioner
REGARDING: Mrs. Jones : (32:10
Date of Report: 2/7/81
Date of Conference: 2/7/81

I. ORTHODONTIC DIAGNOSTIC DESCRIPTION:

Profile: Concave with prognathism
Skeletal Growth Pattern: Class III skeletal
Alignment: (Max) -6 mm. (anterior crowding)
Alignment: (Mnd) +3 mm. (anterior space/+17 (posterior space)
Functional Considerations: Anterior crossbite, post. x-bite/funct. shift/bite collapse
Sagittal: (D-S) Cl. III
Vertical: (D-S) 20%
Habits:
Transverse: (D-S) Bilateral posterior crossbite

II. YOUR PATIENT WILL BENEFIT FROM:

___ Early guiding treatment. (Additional orthodontics will be necessary when dental development will allow comprehensive treatment.) Treatment time ___ months Observation time ___ months

___ Corrective Orthodontic Treatment - With an estimated treatment time ___ months
___ Adjunctive Orthodontic Treatment - With an estimated treatment time ___ months

(#5) 6-8 wks. X Corrective Orthodontics and Orthognathic surgery -
after perio. With an estimated treatment time 18-24 months, 12 mos. retainer
surgery. *6 mos. re-eval. records (8-10* Pre-Surgical 10-12 Post-Surgical (#7) Finish ortho.
mos.   mos.

III. PRIOR TO PLACING ORTHODONTIC APPLIANCES, THE FOLLOWING WILL BE NECESSARY:

```
X-1  2  3  4  5     6  7  8  9 10 11    12 13 14 15 16-X
    32 31 XX 29 28  27 26 25|24 23 22   21 20 XX 18 17

     A   B            C  D  E|F  G  H      I   J
     T   S            R  Q  P|O  N  M      L   K
```

Preventive:
___ Prophylaxis
___ Topical Fluoride (#1) Dr. Gen. Dent. (Dec. '80)
X Necessary Restorations (R) (#8) temp. #31-29
___ Temporary Restorations   #20-18
___ 6-Month Recall   (#10) final bridge
___ Hygiene Recall

Periodontal:
X Periodontal Evaluation (#2) Dr. Gum (Feb. '81)
___ Free Gingival Graft
___ Frenectomy
___ SCF Procedure
(#3) X Other Periodontal Surgery
(#9) Perio Re-eval

Oral & Maxillo-Facial Surgery:
(#4) Dr. Surg. X Consultation for Orthognathic Surgery
___ Extractions (X (#1, #16)
___ Exposure of Impactions
(#6) X Other mandibular set back Dr. Surg.

Radiographs:
___ Panoramic X-Ray available and will be sent upon request.
___ X-Rays are enclosed. Please return at your earliest convenience.
___ Duplicate X-Rays are enclosed.
___ Your X-Rays were duplicated and will be returned.

IV. Mrs. Jones is scheduled for placement of orthodontic appliances on May 29, 1981.

Please notify us if your treatment will not be completed by this date.

If there are any questions regarding this report, please call me (843-1333) at your earliest convenience.

cc: Dr. Gum - periodontist
    Dr. Surg. - oral surgeon

David R. Musich
DAVID R. MUSICH, D.D.S., M.S.

Abb. 13-21 Spezielles Überweisungsformular für einen Patienten, bei dem Parodontaltherapie, restaurative kieferorthopädische und kieferchirurgische Behandlung erforderlich sind. Dieses standardisierte Formblatt gewährleistet in komplizierten Erwachsenenfällen den Informationsaustausch innerhalb der Praxis und zwischen den einzelnen Fachzahnärzten. Es gibt Aufschluß über die Diagnose, die Hauptbehandlungsschritte, ihre Reihenfolge und gibt den Namen der Behandler sowie die ungefähre zeitliche Planung an. Der Patient und alle beteiligten Behandler erhalten jeweils eine Kopie des ausgefüllten Formblattes.

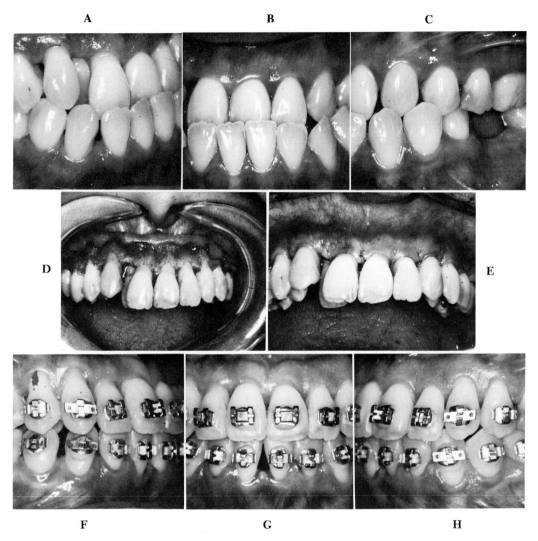

Abb. 13-22 *A* bis *C* und *I* bis *K*: Klinische Befunde vor der Behandlung. *D* und *E*: Präorthodontische vorbereitende Parodontalbehandlung einschließlich offener Kürettage. *F* bis *H*: Okklusion nach der vorbereitenden kieferorthopädischen Behandlung und dem chirurgischen Eingriff, bei dem der Unterkiefer zurückgesetzt wurde. *L* und *M*: Abschließende Feinregulierung der Zahnpositionen.

wandfreie Funktion des stomatognathen Systems, 3. Stabilität und 4. statische und dynamische Klasse-I-Okklusion sind bei erwachsenen Patienten nicht *immer* realistisch oder notwendig. Eine Behandlung, die diese Ziele nicht erreicht, ist nicht unbedingt ein Mißerfolg; vielmehr sollte das Ziel der Mechanotherapie darin bestehen, mit der jeweils geringsten dentalen Manipulation auszukommen. Vielfach ist das Ziel der Klasse-I-Okklusion bei Patienten, die restaurative Zahnbehandlungen, plastische Chirurgie oder andere multidisziplinäre dentofaziale Korrekturen erfordern, als Überbehandlung anzusehen.

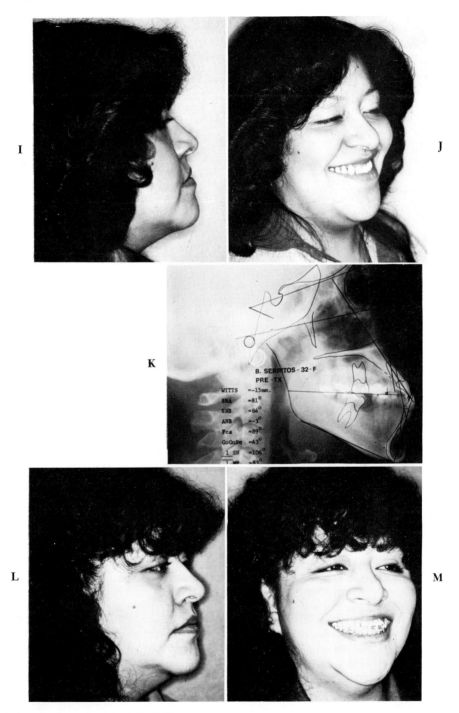

Abb. 13-22 (Fortsetzung)   Legende siehe Seite 1050.

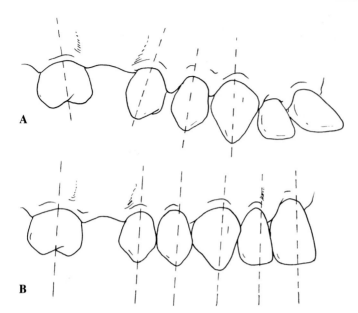

Abb. 13-23 *A:* Zahnwanderung und -kippung im Oberkiefer als Folge von Zahnverlust, Parodontalerkrankung und okklusalen sowie muskulären Kräften. *B:* Präprothetische Kieferorthopädie. Ihr Ziel sollte die Parallelstellung der frontalen und distalen Zahnbogensegmente sein, um die prothetische Behandlung zur Stabilisierung des gesamten Zahnbogens zu ermöglichen.

Behandlungsziele

Im folgenden sind die zusätzlichen Behandlungsziele aufgelistet, die besonders bei Erwachsenenfällen mit Prothetik, aber ohne kieferchirurgische Korrekturen gelten. Wenn auch die Behandlung hochgradiger dentofazialer skelettaler Probleme nur auf multidisziplinärer Basis möglich ist, erfordert nicht jeder erwachsene Patient mit leichten bis mäßigen skelettalen Diskrepanzen einen kieferchirurgischen Eingriff.

1. Parallelität der Pfeilerzähne
2. günstige Verteilung der Zähne
   a) intramaxillär
   b) intermaxillär
3. Umverteilung der okklusalen und inzisalen Kräfte
4. adäquate Zahnzwischenraumgestaltung und Einstellung regelrechter Wurzelpositionen
5. Einstellung einer akzeptablen Okklusionsebene mit Möglichkeit der Frontzahnführung bei ausreichender vertikaler Dimension
6. adäquate Relationen der okklusalen Referenzpunkte
7. Verbesserung von Lippenschluß und -druck
8. Verbesserung des Verhältnisses von Krone zu Wurzel
9. Verbesserung der mukogingivalen Topographie und Korrektur von knöchernen Defekten
10. Verbesserung der Parodontalgesundheit
11. ästhetische und funktionelle Verbesserung
12. Erreichen der üblichen kieferorthopädischen Behandlungsziele

Parallelität der Pfeilerzähne. Zur Vorbereitung für einen mehrgliedrigen Zahnersatz oder für Restaurationen, die sowohl die Front- als auch die Seitenzähne umfassen, müssen die Pfeilerzähne parallel zu den übrigen Zähnen ausgerichtet werden. Die prognostischen Aussichten sind beim Zahnersatz besser, wenn die Pfeilerzähne bereits vor der Präparation parallel stehen.[16] Dadurch wird vermieden, daß die Pfeilerzähne zu stark beschliffen oder devitalisiert werden; somit werden die Voraussetzungen für eine günstigere Reaktion des Parodontiums geschaffen. Bei vollverblockten prothetischen Rekonstruktionen sollten die Seitenzähne weitgehend parallel zu den frontalen Pfeilerzähnen stehen. Die Parallelität der Pfeiler ermöglicht eine bessere Retention des Zahnersatzes, verhindert das Auswaschen des Zementes und trägt somit zur Kariesprophylaxe bei (Abb. 13-23).

Günstigere Verteilung der Zähne. Zur Aufnahme von festsitzendem oder herausnehmba-

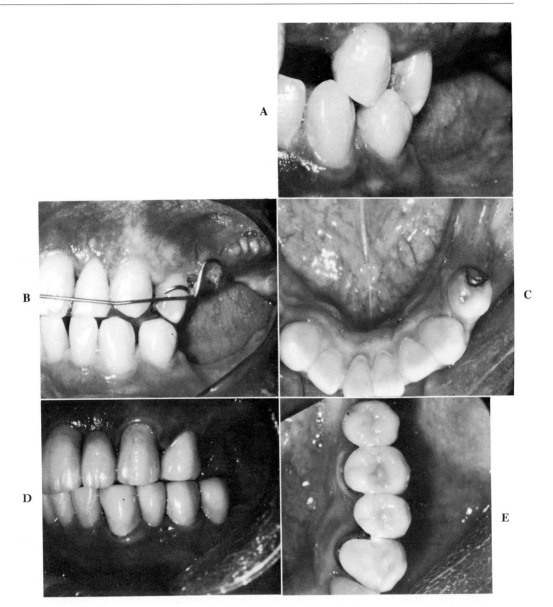

Abb. 13-24 *A:* Als einzige Zähne sind im linken oberen und unteren Seitenzahnbereich eines 56jährigen Schwarzen die 1. Prämolaren erhalten. *B:* Zur Distalisierung des linken unteren 1. Prämolaren um die Breite eines Zwischenglieds wurden festsitzende und herausnehmbare Apparaturen kombiniert. *C:* Vor der Behandlung. Man beachte den 1. Prämolaren, links unten, der sich noch neben dem Eckzahn befindet. *D:* Die endgültige prothetische Versorgung. Durch die Distalisierung des als Pfeilerzahn verwendeten 1. Prämolaren entstand zwischen dem Eckzahn und dem Pfeilerzahn Platz für ein Zwischenglied. *E:* Die bessere Verteilung der Pfeilerzähne ermöglichte diese viergliedrige Brückenkonstruktion statt einer Freiendprothese.

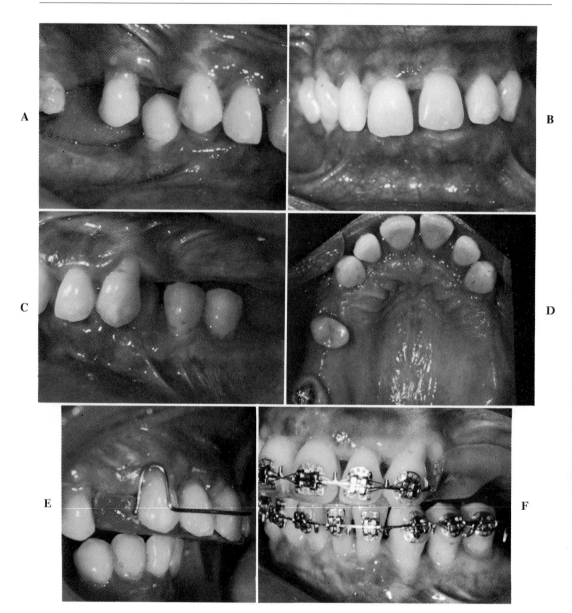

Abb. 13-25 *A:* Verlust der okklusalen Abstützung bei einer 45jährigen schwarzen Patientin. Die initialen Zahnkontakte in der Zentrik erfolgten zwischen dem unteren 1. und oberen 2. Prämolaren. *B:* Frontal deckt der obere Zahnbogen den unteren vollständig ab. *C:* Keine Zahnkontakte auf der linken Seite. *D:* Der Einbiß der unteren Frontzähne in die Palatinalschleimhaut hat deutliche Spuren hinterlassen. *E:* Hochgradige maxilläre Protrusion. Mit Hilfe einer *Hawley*-Aufbißplatte wurde die zentrische Relation bei einer akzeptablen Vertikaldimension bestimmt. *F:* Nach Ausformung des oberen und unteren Zahnbogens und vor der Segmentosteotomie des Oberkiefers wurde eine Aufbißschiene eingesetzt. Durch die Osteotomie wurden die oberen Eckzähne axial so eingestellt, daß sie beidseits zur unteren Zahnreihe Kontakt hatten.

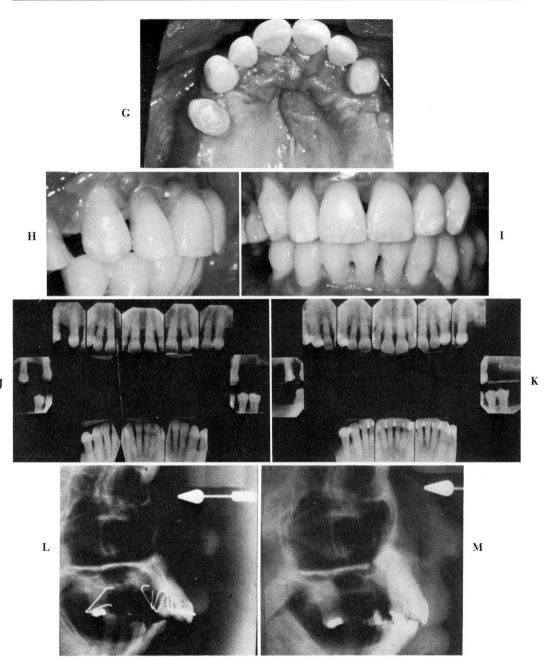

Abb. 13-25 (Fortsetzung) G: Nach der Operation. Zur Unterstützung der Vertikaldimension erhielten die oberen Eckzähne einen okklusalen Aufbau. H: 3 Jahre nach Abschluß der Behandlung. I: Die unteren Frontzähne wurden zur Retention mit Composite verblockt. J: Röntgenbefunde vor der Behandlung. K: Röntgenbefunde 3 Jahre nach der Behandlung. L: Fernröntgenbild vor der Behandlung. Akzeptable vertikale Dimension. M: 1 Jahr nach Abschluß der Behandlung.

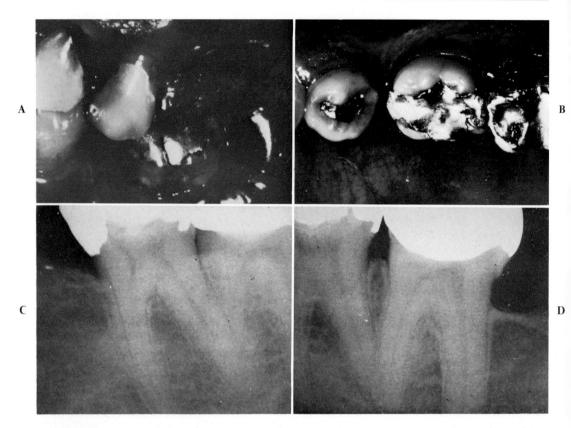

Abb. 13-26 A: Die ersten beiden linken unteren Molaren sind in die Lücke des 2. Prämolaren gekippt. B: Ansicht von okkluso-lingual. C: Fehlender Abstand zwischen den Zahnkronen und -wurzeln. D: Distalansicht. Die schlechte Wurzelposition sollte vor der prothetischen Versorgung korrigiert werden.

rem Zahnersatz sollten die Zähne in den einzelnen Zahnbögen gleichmäßig verteilt sein (Abb. 13-24). Darüber hinaus sollten sie so stehen, daß auf beiden Seiten natürliche okklusale Zahnkontakte möglich sind.[7]

Umverteilung der okklusalen und inzisalen Kräfte. In Fällen mit signifikantem Knochenabbau (60–70%) müssen die okklusalen Kräfte vertikal entlang der Längsachse der Zahnwurzeln ausgerichtet sein, um die Vertikaldimension aufrechtzuerhalten (Abb. 13-25). Bei fehlenden Seitenzähnen können die Frontzähne so positioniert werden, daß sie größere axiale Belastungen aufnehmen und eine Seitenzahnfunktion übernehmen können (zur Unterstützung der Vertikaldimension).[7]

Adäquate Zahnzwischenraumgestaltung und Einstellung regelrechter Wurzelpositionen. Diese Faktoren sind – vor allem bei anschließender prothetischer Versorgung – zur Verbesserung des Parodontalzustandes wichtig (Abb. 13-26). Es wird behauptet, daß die anatomische Lage der Zahnwurzeln bei der Pathogenese von Parodontalerkrankungen eine wichtige Rolle spielt.[36] Die Zahnzwischenräume müssen groß genug sein, um ihre einwandfreie Reinhaltung und die Plazierung erforderlicher Restaurationen zu ermöglichen.[34]

Einstellung einer akzeptablen Okklusionsebene mit Möglichkeit der Frontzahnführung bei ausreichender vertikaler Dimension. Um in einer insuffizienten Dentition mit Bißsenkung eine

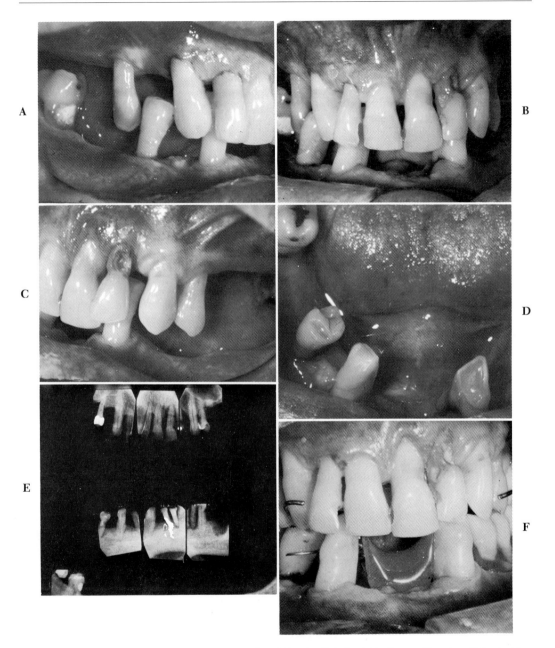

Abb. 13-27 *A bis C:* 61jähriger Patient, beidseits keine okklusalen Zahnkontakte. Der rechte untere Prämolar hing nur noch im Zahnfleisch. *D:* Die stark beweglichen unteren Eckzähne waren lingualgekippt. *E:* Vor der Behandlung. *F:* Oben und unten wurden herausnehmbare Apparaturen eingesetzt, um den Biß vertikal zu halten und die unteren Eckzähne nach labial, über den basalen Knochen zu bewegen.

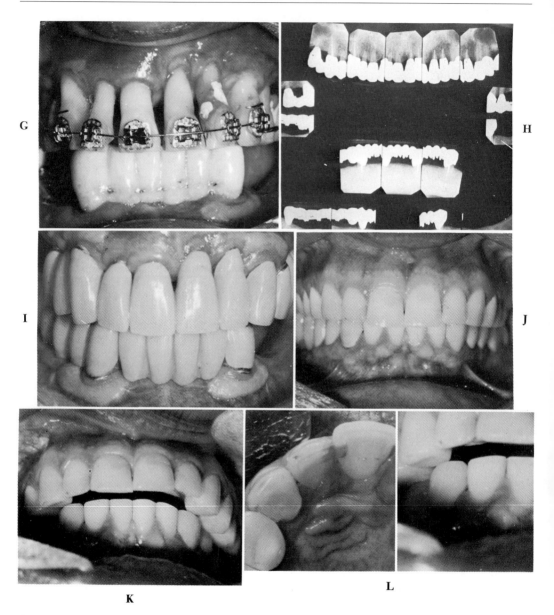

Abb. 13-27 (Fortsetzung) G: Sobald die unteren Eckzähne axial richtig standen, wurde vom Prothetiker (Dan Casullo, Philadelphia) ein Provisorium eingegliedert. An die obere Apparatur wurde anschließend eine Aufbißfläche angetragen (um die geeignete vertikale Dimension einzustellen) und das obere Schneidezahnsegment ausgeformt. H: 7 Jahre nach Abschluß der Behandlung. I: Definitive Versorgung. J: Hochgradiger Distalbiß bei einem anderen Patienten. Ein kieferchirurgischer Eingriff wurde abgelehnt. Wegen der langen Oberlippe war eine maxilläre Retraktion ausgeschlossen. Man beachte die flache Speesche Kurve. K: Im distalen Bereich sind die Zahnbögen ausgeformt. Die Frontzahnführung wurde mit Hilfe von Composite-Aufbauten ermöglicht. L: Der Eckzahnaufbau gewährleistete die Bennett-Bewegung. (A bis I mit freundlicher Genehmigung von Dan Casullo.)

Weitere kieferorthopädische Behandlungsziele beim Erwachsenen

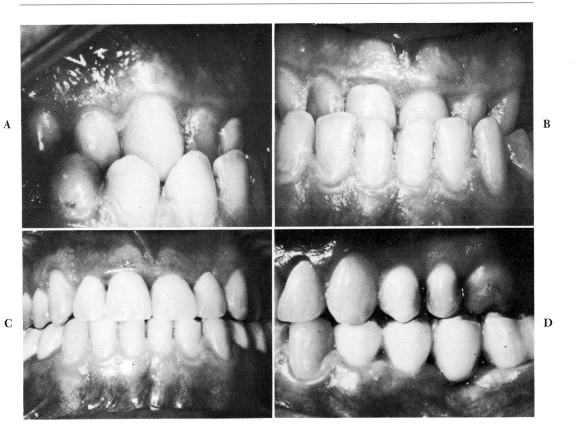

Abb. 13-28 *A und B:* Mesialbiß mit hochgradiger skelettaler transversaler Diskrepanz. Die untere Molarenregion mußte prothetisch versorgt werden. *C:* Die Frontzähne konnten so überstellt werden, daß eine Frontzahnführung gewährleistet war. Die Molarenokklusion wurde aufgrund des maxillären transversalen Defizits im Kreuzbiß belassen. *D:* Das Okklusionsmuster ließ im Prämolarenbereich eine Kreuzbißrelation zu.

akzeptable Okklusionsebene einzustellen, wird in der Regel eine *Hawley*-Aufbißplatte (Abb. 13-27) eingesetzt, wobei die frontale Aufbißfläche im rechten Winkel zur Längsachse der unteren Schneidezähne steht.[6] Auf diese Weise erhält man eine akzeptable vertikale Relation für die Einstellung der Zentrik.

Selbst extreme okklusale Aufbisse, wie sie in Distalbißfällen benötigt werden, stellen in der Regel keine Behinderung beim Sprechen dar. Wenn die Vertikaldimension zu groß ist, entstehen beim Sprechen ungewollt Pfeiftöne, und die Patienten klagen über morgendliche Kaumuskelschmerzen. Die Platte weist in diesen Fällen häufig Abrasionen oder Rillen auf. Ist die richtige Höhe eingestellt, läuft die neuromuskuläre Aktivität auf beiden Seiten gleichzeitig ab. Mit der Aufbißplatte darf es bei Unterkieferexkursionen keinen Kontakt zwischen den Seitenzähnen oder Interferenzen durch die Frontzähne geben, da dadurch die gleichzeitige bilaterale neuromuskuläre Aktivität verhindert und somit die korrekte Lokalisierung der zentrischen Relation unmöglich gemacht wird.

Die *Spee*sche Kurve sollte beidseits gering ausgeprägt bis flach sein. Bei vorliegenden Suprapositionen in der Molarenregion ist dies schwer zu erzielen. Die Durchführbarkeit einer orthodontischen Behandlung mit Einstellung einer akzeptablen Vertikaldimension hängt von der Höhe des am weitesten extrudierten Molarensegments ab. Da die Molaren beim Erwachsenen meist okklusale Amalgamfüllungen aufweisen und die Pulpa in diesem Alter bereits zurückgezogen ist, können diese Zähne häufig um 2–4 mm gekürzt werden, wobei dann immer noch Restaurationen ohne Devitalisierung möglich sind. Bei Vorhandensein einer kräftigen Muskulatur lassen sich Molaren im Durchschnitt 1–2 mm intrudieren. Die einseitige orthodontische Behandlung einer ausgeprägten Okklusionsebene sollte vermieden werden – es kann nicht eine Seite extrudiert belassen werden.

Adäquate Relation der okklusalen Referenzpunkte. Wie erwähnt, ist bei der Behandlung von Erwachsenen die kieferorthopädische Korrektur und Aufrechterhaltung der transversalen Dimension am schwierigsten, gefolgt von der sagittalen und schließlich der vertikalen. Wenn das Gebiß jedoch anschließend prothetisch versorgt werden soll, müssen die Zähne so stehen, daß eine akzeptable bukkolinguale Molarenrelation eingestellt werden kann. Bei hochgradigen transversalen skelettalen Diskrepanzen mit Kreuzbiß im Molarenbereich, die nicht chirurgisch behandelt werden sollen, sind die Molaren so auszurichten, daß die bukkalen Höcker der oberen Molaren auf die zentralen Fossae der unteren Molaren treffen, wobei der Übergang zur Frontzahnführung im Prämolarenbereich oder bei den Eckzähnen liegen sollte (Abb. 13-28).

Verbesserung von Lippenschluß und -druck. Häufig ist bei Erwachsenen die Oberlippe relativ lang, so daß es nicht möglich ist, eine signifikante maxilläre Retraktion vorzunehmen. Wenn frontale Restaurationen erforderlich sind, sollte die Retraktion so durchgeführt werden, daß ein guter Lippenschluß erzielt wird und gleichzeitig der stützende Lippendruck erhalten bleibt. Die Restauration kann dann so gestaltet werden, daß die Frontzahnführung entweder durch die Eckzähne oder durch palatinale Aufbauten von 1–2 mm auf den Schneidezähnen gewährleistet ist. Bei höheren palatinalen Aufbauten kommt es zu permanenten Reizungen der palatinalen Gingiva der Schneidezähne. In einigen hochgradigen Klasse-II-Fällen (wenn ein kieferchirurgischer Eingriff abgelehnt wird) können die unteren Schneidezähne weiter protrudiert werden als sonst bei der orthodontischen Behandlung üblich, um auf diese Weise die Frontzahnführung zu ermöglichen. Durch entsprechende Restaurationen im Seitenzahnbereich auf beiden Seiten werden die Schneidezähne in ihrer stark protrudierten Position stabilisiert (IMPA 105–120°). In manchen Mesialbißfällen können auch die oberen Schneidezähne durch Restaurationen in der Molarenregion in einer stabilen Relation gehalten werden (auch wenn sie zu stark protrudiert sind). Erwachsene reagieren in der Regel auf Veränderungen im Oberlippenbereich sehr empfindlich. Bei fehlender oder ungenügender Unterstützung der Lippen durch die Zähne kann die Oberlippe einfallen und absinken. Die dabei entstehenden Falten lassen das Gesicht älter aussehen, was – vor allem von Frauen – als erhebliche ästhetische Beeinträchtigung empfunden wird.

Verbesserung des Verhältnisses von Krone zu Wurzel. In Fällen mit Knochenabbau an einzelnen Zähnen kann die klinische Krone durch hochtouriges Beschleifen verkürzt werden. Wird der

Abb. 13-29 *A:* Vor der Überstellung eines frontalen Kreuzbisses. Man beachte den normalen Verlauf der Gingiva am labial stehenden unteren linken 2er bei dem 14jährigen Patienten. Nach der Überstellung des Schneidezahnes war der Zahnfleischsaum auf der gleichen Höhe wie an den übrigen Zähnen. *B:* Bei diesem 61jährigen Patienten ist die Zone der fixierten Gingiva nur sehr schmal. Nachdem die unteren Schneidezähne retrudiert worden waren und besser eruptieren konnten, ergab sich ein breiterer Zahnfleischsaum. *C:* Bei einem 38jährigen Patienten wird die Gingiva aufgeklappt zur Darstellung der Wurzeloberflächen. Man beachte den ausgeprägten Knochenabbau am unteren linken Molaren vor der Zahnbewegung. *D:* 1. Molar vor der Parodontal- und Aufbißschienenbehandlung und der Zahnbewegung. *E:* 3 Monate nach der Zahnbewegung und Stabilisierung hat sich neuer Knochen gebildet. *F:* 10 Jahre nach der Behandlung. Es kam ohne zusätzliche Parodontalbehandlungg zu keinem weiteren Abbau der Parodontalgewebe. *G:* 58jähriger Patient vor der Behandlung. Vor der Extrusion des 2. Molaren ist mesial des Zahnes Knochenabbau zu erkennen. *H:* Postorthodontische Stabilisierung. Nach der Zahnbewegung verbesserte sich die knöcherne Topographie. (C bis E mit freundlicher Genehmigung von *Clark Kvistad,* Seattle, und Morton Amsterdam, Phildalephia.)

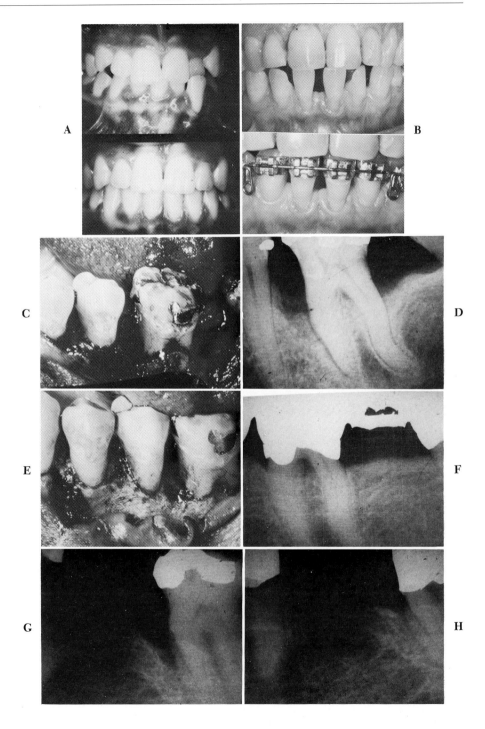

Zahn anschließend mit kieferorthopädischen Mitteln extrudiert (wobei der Knochenabbau an der klinischen Wurzel nicht zunimmt), ergibt sich ein günstigeres Verhältnis von Krone zu Wurzel.[22, 23]

Verbesserung der mukogingivalen Topographie und Ausheilung von knöchernen Defekten. Durch die Einordnung im Außenstand befindlicher Zähne in den Zahnbogen verbessert sich die Topographie des Zahnfleischsaums (Abb. 13-29 A und B). Während beim Heranwachsenden die Brackets so plaziert werden, daß eine Nivellierung der Randleisten und Höckerspitzen bewirkt wird, sollte das Ziel beim Erwachsenen die Nivellierung des Alveolarrandes im Bereich von benachbarten Schmelz-Zement-Grenzen sein (Abb. 13-29 C bis H). Es konnte gezeigt werden, daß sich die Notwendigkeit chirurgischer Korrekturen der Hart- und Weichteile verringert, wenn durch die Zahnbewegung günstige topographische Veränderungen von Knochen und Zahnfleischsaum geschaffen wurden. Daher sollten die Brackets an den einzelnen Zähnen so plaziert werden, daß sie die Nivellierung der parodontalen Strukturen erlauben. Auf diese Weise wird eine physiologischere Knochenarchitektur geschaffen, wobei auch die Möglichkeit der Ausheilung von knöchernen Defekten gegeben ist.[38] Während der Nivellierungsphasen sollten die Zähne, die die Okklusionsebene überragen, durch Beschleifen gekürzt werden. Der Biß muß ständig kontrolliert und gegebenenfalls eingeschliffen werden, damit im Seitenzahngebiet Frühkontakte und somit Okklusionstraumata vermieden werden.

Bessere Selbsterhaltung der Parodontalgesundheit. Der Verlauf des Zahnfleischsaums hängt von der Achsenneigung und Position des Zahnes innerhalb der Zahnreihe ab. Klinisch scheint bei axial regelrecht stehenden Zähnen die Aufrechterhaltung des gesunden Parodontalzustandes besser zu sein.[31–33] Dieses kann man bei der Behandlung von Erwachsenen mit tiefem Biß und Mesialkippung der Seitenzähne beobachten (Abb. 13-30).

Bei Patienten, die während der initialen Nivellierungsphasen wöchentliche Parodontalbehandlungen benötigen, müssen später bei verbessertem Parodontalstatus Maßnahmen wie Zahnsteinentfernung und Wurzelglättung weniger häufig durchgeführt werden. Fehlstellungen der Zähne und inkorrektes Beschleifen bei irreversiblen restaurativen Eingriffen tragen als lokale ätiologische Faktoren zur Entstehung von Parodontalerkrankungen bei. Um den Parodontalzustand zu verbessern, sollten die Zähne je nach Einzelfall in der regelrechten Relation zum Basalknochen stehen. Bei der nichtoperativen Behandlung skelettaler Distal- und Mesialbißfälle besteht ein *empfindliches Gleichgewicht* zwischen parodontologisch erwünschten Zahnpositionen und dem Erreichen anderer nichtoperativer Behandlungsziele.

Verbesserungen von Ästhetik und Funktion. Wie erwähnt, sollten die Behandlungsziele eine gute dentofaziale Ästhetik, verbesserte Muskelfunktion, normales Sprech- und Kauvermögen beinhalten. Diese Ziele sind dann erreichbar, wenn die Okklusion so gestaltet ist, daß die Frontzähne bei der Protrusion die Disklusion der Seitenzähne erlauben und die Seitenzähne als Stütze der Vertikaldimension dienen.[6]

Erreichen der üblichen kieferorthopädischen Behandlungsziele. Die üblichen Behandlungsziele gelten für Patienten mit normalen bis leichten skelettalen Fehlbildungen und vollständigem Gebiß. Für das teilbezahnte und teilweise zerstörte Gebiß mit schwergradiger skelettaler Dysplasie sind diese Ziele unrealistisch. Wollte man in diesen Fällen versuchen, ideale Zahnpositionen zu erreichen, wie sie in der Regel bei skelettalen Klasse-I-Relationen möglich sind und die Okklusion nach den von *Andrews* postulierten „6 Schlüsseln" zu behandeln, würde das Unternehmen in eine unerwünschte Überbehandlung ausarten. Damit ist nicht gesagt, daß eine weniger präzise Behandlung geleistet werden soll, sondern vielmehr, daß es notwendig ist, die kieferorthopädische Behandlung auf die individuellen Erfordernisse des einzelnen Falles abzustimmen, damit das Erreichen eines der Ziele (z. B. Ästhetik) nicht auf Kosten einer vielleicht weniger offensichtlichen funktionellen Notwendigkeit geht.

Nur bei Berücksichtigung aller dentalen Bedürfnisse oder Anforderungen des jeweiligen Einzelfalles können die speziellen Behandlungsziele definiert werden, die zur Erstellung des kieferorthopädischen Behandlungsplans erforderlich sind. Die Behandlung, die ohne vorherige Kenntnis der speziellen Ziele oder mit unrealistischen Zielvorstellungen begonnen wird, kann zum Miß-

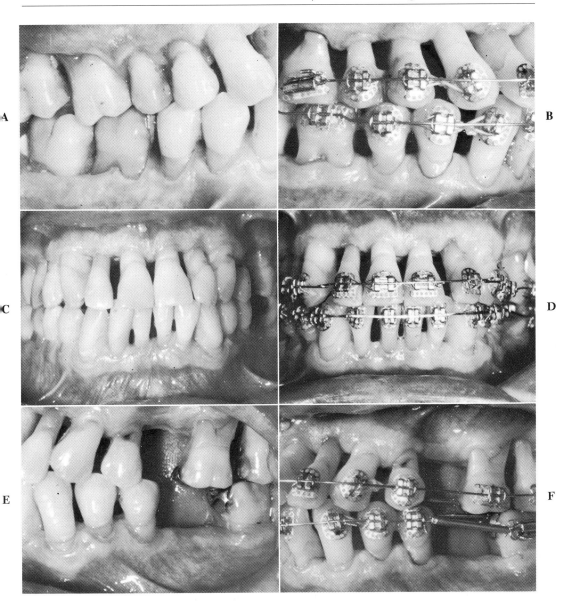

Abb. 13-30 A, C und E: Erscheinungsbild der Gingiva nach Parodontaltherapie und Stabilisierung der Okklusion mit Hilfe einer Aufbißplatte bei einem 58jährigen Patienten. Bei Patienten mit posteriorer Bißsenkung wird beim Zahnsteinentfernen und Wurzelglätten der Biß im Molarenbereich mit der *Hawley*-Aufbißplatte gesperrt. B, D und F: Korrektur der Achsenneigung. Man beachte die gingivalen Veränderungen. (Die Topographie hat sich durch Bißhebung und Ausrichtung der Zahnachsen gebessert.) Die bessere Zahnposition erleichtert außerdem die Behandlung der Gingivitis.

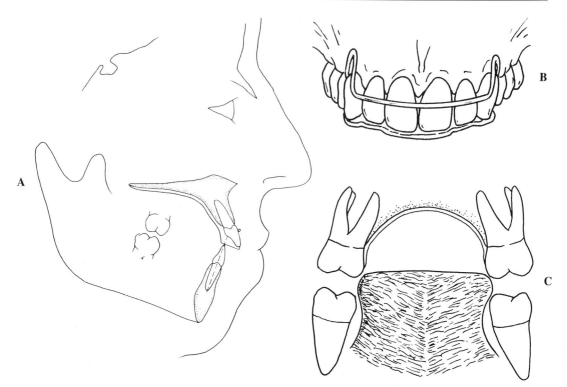

Abb. 13-31 *A:* Korrekte Gestaltung einer *Hawley*-Aufbißplatte. Sie muß so aussehen, daß die unteren Schneidezähne im rechten Winkel auf das Aufbißplateau treffen. *B:* Der Labialbogen erhöht den Halt der Apparatur. Die Aufbißfläche sollte bei den Unterkieferbewegungen eine gerade Führung ermöglichen. *C:* Außer in Extremfällen von frontal tiefem Biß (in der Regel Klasse II/2) ist die Disklusion der Seitenzähne nur minimal. Wenn der neuromuskuläre Regelmechanismus normal funktioniert, wird die Zunge nicht zwischen die Molaren gelegt.

erfolg führen. Worauf es bei der Behandlung von Erwachsenen in erster Linie ankommt, ist die Effizienz der Behandlung und ein genauer *Zeitplan*. Im Unterschied zum typischen Verlauf beim Jugendlichen können sich beim Erwachsenen innerhalb kürzester Zeit (2–3 Monate) eine Destruktion im Parodontium und rapider Knochenabbau einstellen. Daher erfordert die Behandlung des Erwachsenen die Erstellung individueller Behandlungsziele und eine effiziente Mechanotherapie, damit die Behandlung so störungsfrei und rasch wie möglich zum Abschluß gebracht werden kann.

Parodontologische Vorbehandlung

Die erfolgreiche kieferorthopädische Behandlung des Erwachsenen hängt in starkem Maße von der parodontologischen Vorbehandlung[31] und der Parodontalprophylaxe während der gesamten apparativen Behandlung ab. Eine bestehende Gingivitis muß durch akzeptable Mundhygienemaßnahmen eliminiert, Zahnstein und Konkremente müssen (meist durch Scaling oder Wurzelglättung) entfernt werden. Die Okklusion muß auch während der streßreichen Phasen kontrolliert werden, wobei es während der gesamten Behandlung nicht zu starkem Bruxismus kommen darf, um eine traumatische Okklusion[26] und extreme Zahnbeweglichkeit zu verhindern. Während der gesamten Behandlung kann bei Bedarf die *Hawley*-Aufbißplatte eingesetzt werden (Abb. 13-31).

Weitere kieferorthopädische Behandlungsziele beim Erwachsenen

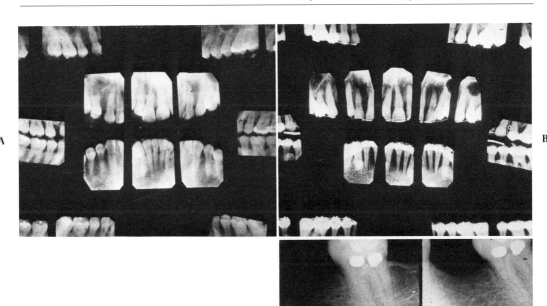

Abb. 13-32 *A:* Vor der Behandlung. *B:* Nach mehreren Monaten apparativer Behandlung. Man beachte den hochgradigen Knochenabbau. *C:* Normale Knochenkonfiguration an einem Molaren vor dem Einsetzen der Apparatur (oben). Der Knochenabbau nach dem Einsetzen der Apparatur war durch die parafunktionellen Habits des Patienten und die mangelhafte Parodontalbehandlung verursacht.

Aufbißschienenbehandlung
Bei parodontal anfälligen Patienten mit Bißabsenkung (und aus diagnostischen Gründen bei der Behandlung von Patienten mit Kiefergelenksdysfunktionen) wird die bißsperrende Aufbißplatte zur Auffindung der zentrischen Relation bei einer akzeptablen Vertikaldimension eingesetzt. Diese Behandlungsphase eignet sich hervorragend zur Beurteilung der Reaktion des Patienten auf die Ausschaltung lokal irritierender Faktoren und trägt dadurch nicht nur zur Beurteilung der Prognose, sondern auch zur Wahl der besten Therapie für den Patienten bei. Die präorthodontische Behandlung des Parodontalzustandes und der Okklusionsstörung kann vom Allgemeinzahnarzt oder Parodontologen vorgenommen werden. In jedem Fall aber sollte der Kieferorthopäde diese Phase überwachen und sich so ein besseres Bild von der längerfristigen Reaktion des Patienten verschaffen, bevor die eigentliche kieferorthopädische Behandlung begonnen wird. Selbstverständlich sollten außerdem vor Behandlungsbeginn auch die Füllungstherapie beendet, überstehende Ränder finiert, übermodellierte Zahnkronen approximal beschliffen, unregelmäßige Randleisten umgestaltet und endodontische Behandlungen abgeschlossen sein.

Entzündungsprophylaxe
Einige Termine beim Parodontologen oder dem „dental hygienist" genügen nicht zur Vorbereitung eines Erwachsenen mit parodontal anfälligem Gebiß für die kieferorthopädische Behand-

Kieferorthopädie bei Erwachsenen: Zur Diagnostik und Therapie

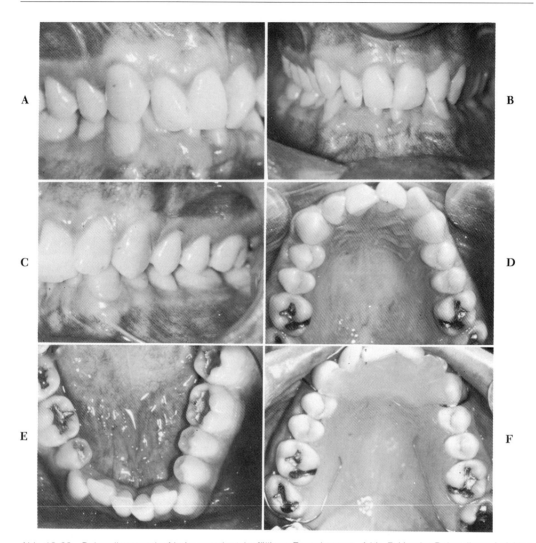

Abb. 13-33 Behandlungsverlauf beim parodontalanfälligen Erwachsenen. *A* bis *E:* Vor der Behandlung. Leichter skelettalbedingter Distalbiß bei einem 33jährigen Patienten mit starker Kaumuskulatur und bereits bestehendem, geringem Knochenabbau. *F:* Die *Hawley*-Aufbißplatte dient als diagnostisches Hilfsmittel – bei der Bestimmung der zentrischen Relation, bei der Kontrolle der Okklusion während der Nivellierung der Seitenzähne und beschleunigt die Zahnbewegung. *G* und *H:* Brackets und Teilbögen an den unteren Seitenzähnen. Die Aufbißplatte wird (außer zum Essen) ständig getragen, um während der Nivellierung und Einordnung dieser Zähne ungünstige okklusale Kräfte auszuschalten. *I:* Die Klammern an der oberen Platte wurden entfernt. Mit der Eingliederung der oberen Teilbögen wurde die Platte an den Palatinalflächen der Molaren 4–5 mm freigeschliffen. *J:* Die Extraktion des oberen 1. Prämolaren wurde erst im Anschluß an die Bißhebung vorgenommen. *K:* Die unteren Frontzähne, die mit der Aufbißplatte okkludieren, werden nicht in den umlaufenden Bogen einbezogen. Dieser Bogen wird häufig zur bukkolingualen Kontrolle benötigt. *L:* Sobald die Seitenzähne nivelliert sind, werden die Prämolaren extrahiert sowie die oberen und unteren Frontzähne beklebt. Die Aufbißplatte wird abgesetzt, der Lückenschluß eingeleitet. *M* bis *O:* Beginn der Abschluß- und Feineinstellungsmaßnahmen. *P* bis *R:* Nach der Behandlung.

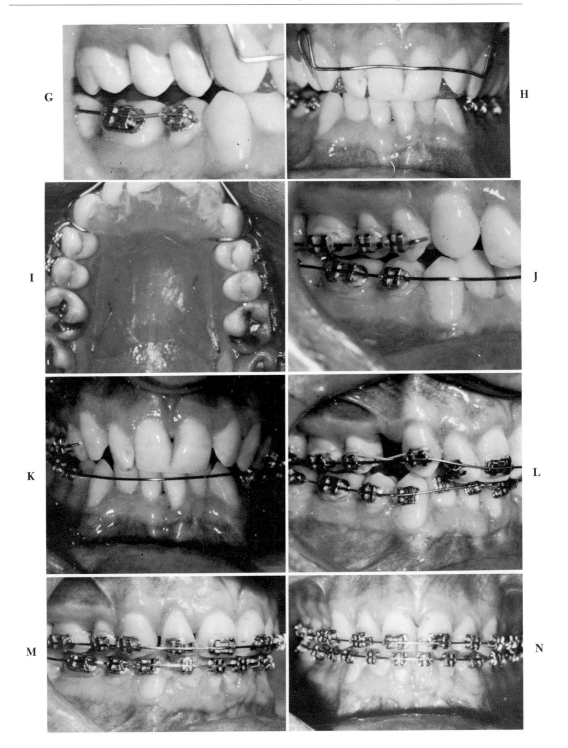

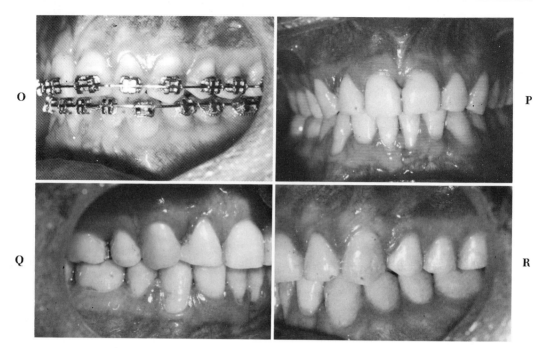

Abb. 13-33 (Fortsetzung)   Legende siehe Seite 1066.

lung. Eine äußerst gründliche Vorbehandlung und Kürettage der Wurzeloberfläche ist unerläßlich. Bei Patienten mit erheblichem Knochenabbau, Beteiligung der Wurzelbifurkation und sehr tiefen Taschen kann sogar eine Lappenoperation[5] zur Entfernung des erkrankten Parodontalgewebes und zur gründlichen vorbereitenden Wurzeloberflächenbehandlung erforderlich sein. Die gute Übersicht und der leichte Zugang ermöglichen bei dieser Methode die gründliche Säuberung tieferer Taschenbereiche und Glättung von Unebenheiten der Wurzeloberfläche. Bei fortgeschrittener Parodontalerkrankung sind vor der Lappenoperation ungünstige okklusale Faktoren mit Hilfe der Hawley-Aufbißplatte auszuschalten.

Die Gingivablutung ist das zuverlässigste Zeichen für die Existenz einer klinisch signifikanten Gingivitis.[19] Vor dem Einsetzen der Apparaturen darf bei vorsichtigem Sondieren keine signifikante Gingivablutung auftreten. Eine gesunde Gingiva wird beim Einführen einer dünnen Michigan-Sonde in den Sulcus nicht bluten. Um den Patienten während der Behandlung entzündungsfrei zu halten und signifikantem Zahnfleischbluten vorzubeugen, sind, sooft erforderlich, prophylaktische Maßnahmen wie Zahnsteinentfernung und Kürettage durchzuführen. Zur Beurteilung des Ausmaßes der Parodontalerkrankung sollte die Blutungsneigung bei jedem Termin überprüft werden. Wenn man sich nicht an dieses strenge Prophylaxeprogramm hält, kommt es bei parodontalanfälligen Patienten unweigerlich zu irreversiblem Knochenabbau (Abb. 13-32). In Fällen mit fortgeschrittener Erkrankung können in den Nivellierungsphasen zur okklusalen Kontrolle Hawley-Aufbißplatten und distale Teilbögen eingesetzt werden (Abb. 13-33). Um Überbelastungen der Zähne durch Knirschen und Pressen zu vermeiden, können die Aufbißplatten auch während streßreicher Perioden im Laufe der kieferorthopädischen Behandlung eingesetzt werden. Sobald die gewünschte axiale Position der Zähne in den Seitenzahnbereichen und die transversale Korrektur erreicht sind, ist eine Traumatisierung der Seitenzähne durch Parafunktionen weitgehend ausgeschlossen.

Beurteilung der Gingiva
Klinisch ist zwischen dem äußerst dünnen, empfindlichen Gingivagewebe und dem normalen oder verdickten Gewebe zu unterscheiden.[11, 17] Das dünne, empfindliche Gewebe neigt wesentlich stärker zu Rezessionen während der kieferorthopädischen Behandlung als das normale oder dickere Gewebe. Wenn der Bereich der befestigten (attached) Gingiva – vor allem an Pfeilerzähnen – nur sehr schmal ist, empfiehlt es sich, vor Beginn der kieferorthopädischen Behandlung zur Entzündungsprophylaxe eine freie Gingivoplastik durchzuführen. Man darf nicht vergessen, daß *die Wahl des Zeitpunkts* für die Überweisung zur Parodontalchirurgie beim Kieferorthopäden liegt. Die Erfolgsaussichten der Gingivoplastik und der Verhinderung des Knochenabbaus werden verbessert, wenn diese Maßnahmen möglichst frühzeitig, d. h. bevor größere Schädigungen auftreten, ergriffen werden.

Parodontale Knochenchirurgie
In der Regel sollte die kieferorthopädische Behandlung der definitiven parodontalen Knochenchirurgie vorausgehen. Im Idealfall sieht die Reihenfolge folgendermaßen aus: 1. Abschluß der kieferorthopädischen Behandlung, 2. Gewährleistung einer stabilen Okklusion und 3. mindestens 6monatiges Abwarten, bevor der Patient zur definitiven Parodontalbehandlung überwiesen wird.

Retention nach der aktiven apparativen Behandlung des Erwachsenen

In der Erwachsenen-Kieferorthopädie ist die Retention ein ebenso kritischer wie problematischer Aspekt. Die optimale Abstimmung der Behandlungsziele auf den jeweiligen Einzelfall erfordert nicht nur die Erfassung der ätiologischen Faktoren (kieferorthopädischer, parodontologischer und psychologischer Art) in der Diagnose, sondern setzt auch die Annahme des Behandlungsplans durch den Patienten voraus, vor allem was die prothetische und kieferchirurgische Versorgung betrifft. Nur so können die Bedingungen für ein stabiles Behandlungsresultat geschaffen werden. Die Grundprinzipien der Retention werden im 14. Kapitel ausführlich besprochen. Diese Prinzipien gelten für Patienten mit vollständigem Gebiß unabhängig vom Alter. Es gibt allerdings einige besondere Punkte, die beim erwachsenen Patienten berücksichtigt werden müssen.

Untersuchung vor der Bracketabnahme oder Entbänderung
1. *Wurzelparallelität* muß vor Abnahme der Apparaturen radiologisch gesichert sein.
2. *Übereinstimmung von zentrischer Relation und habitueller Okklusion* wird klinisch überprüft und kann das Tragen von Apparaturen zur Ausschaltung des neuromuskulären Regelmechanismus erforderlich machen.
3. *Frontzahnführung* wird klinisch untersucht, gelegentlich auch mit Hilfe montierter Modelle im Artikulator geprüft.
4. *Kiefergelenkssymptome* werden klinisch bewertet und erfordern entsprechende Therapie.
5. *Unterkieferbewegungen* werden klinisch, gelegentlich auch mit Hilfe von im Artikulator montierten Modellen untersucht.
6. *Erwartungen des Patienten* bezüglich der dentofazialen Ästhetik sollten vor Abnahme der Apparaturen besprochen werden. Häufig kommen dabei Bedenken zum Ausdruck, die noch durch kleine Maßnahmen mit der Apparatur behoben werden können.
7. *Zustimmung des Patienten zum prothetisch-restaurativen Behandlungsplan.* Dieser Punkt ist mit dem Patienten sowie dem Prothetiker und dem Parodontologen zu besprechen. Die zeitliche Abstimmung der prothetisch-restaurativen Behandlung mit den postorthodontischen Retentionsmaßnahmen ist sehr wichtig.
8. *Parodontologische Nachuntersuchung* – klinisch und radiologisch, Untersuchung von Zahnmobilität und Fremitus, Taschentiefe und dem allgemeinen Zustand der Parodontalgewebe.
9. *Neubewertung der anterioren und posterioren Zahngrößendiskrepanzen* zur Information des Patienten und des Allgemeinzahnarztes über zusätzliche Maßnahmen, die zur Behebung von Zahngrößendiskrepanzen erforderlich sein können. Die Korrekturen sind so zu planen und vorzunehmen, daß sie Molarenrelation und Frontzahnführung nicht be-

einträchtigen (z. B. durch Auftragen von Composite-Material mit der Säure-Ätz-Technik).
10. *Voraussichtliche Retentionsprobleme* sind auf der Karteikarte zu vermerken, um später schnellere und gezieltere Maßnahmen zu ermöglichen.
11. *Neubewertung der ursprünglichen Dysgnathie* zur Bestimmung der speziellen anatomischen Retentionsbedingungen des Falls

(z. B. skelettaler oder dentaler Tiefbiß, offener Biß, Überkorrekturen).

Abnorme Muskelaktivität

Bei abnormer Aktivität der Lippen-, Zungen- oder Wangenmuskulatur muß der Patient auf die langfristige Verwendung festsitzender Retainer und eines Zungengitters mit nächtlicher Tragezeit vorbereitet werden.

Parodontalchirurgische Retentionsmaßnahmen

Verfahren	Indikationen	Zeitpunkt
Fibrotomie[2, 15] (Abb. 13-34)	signifikante Zahnrotationen, insbesondere obere und untere Frontzähne (z. B. obere 2er bei Klasse II,[2]	kurz vor Bracketentfernung bei geringfügiger Überkorrektur der Rotation (5–10°); vor Abnahme der festsitzenden Apparatur
Gingivektomie oder Gingivoplastik (Abb. 13-35)	um die Ausformung des Zahnbogens und der Überbißkorrektur nach größeren orthodontischen Veränderungen der Vertikaldimension zu verbessern	vor Abnahme der festsitzenden Apparatur
Vestibulo-orale Lappenoperation mit Interproximalnähten (Abb. 13-36)	zur besseren Stabilisierung vorher im Außenstand befindlicher Schneide- und Eckzähne	nach erfolgter Korrektur der Wurzelpositionen und kurz vor Abnahme der festsitzenden Apparatur

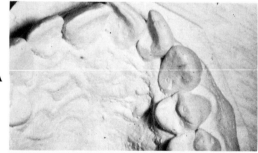
A

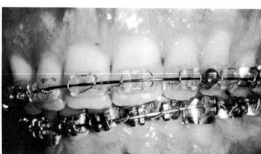
B

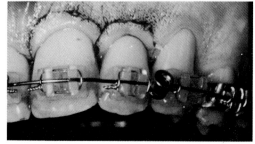
C

Abb. 13-34 *A:* Vor der Behandlung. Rotation des linken mittleren und seitlichen Schneidezahns. *B:* Schneidezahnposition korrigiert. *C:* Vor Abnahme der Apparaturen. Zur besseren Stabilisierungg des postorthodontischen Ergebnisses wurde eine Fibrotomie durchgeführt.

Retention nach der aktiven apparativen Behandlung des Erwachsenen

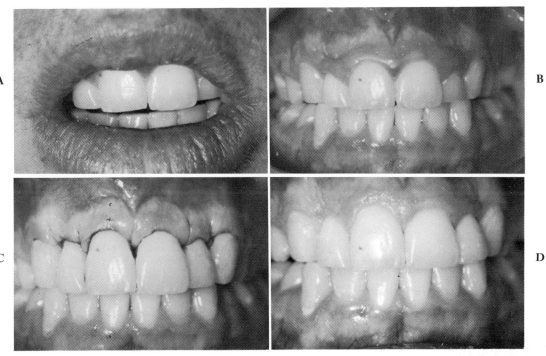

Abb. 13-35 *A:* Postorthodontische Situation bei einem Patienten mit Mundatmung, kurzer Oberlippe und sichtbaren Gingivabereichen. *B:* Die erythematöse Gingiva bedeckt 50% der anatomischen Kronenoberfläche im oberen Frontzahnbereich des 14jährigen Patienten. *C:* Zur Verbesserung der postorthodontischen Stabilität, der ästhetischen Wirkung und des Zustands der Gingiva wurde eine interne Gingivektomie durchgeführt. Man beachte die interdental gelegten Nähte aus resorbierbarem Nahtmaterial. *D:* 1 Jahr nach der Retention. Die Position der Zähne und der Parodontalzustand konnten erhalten werden.

Retentionsmethoden

Retentionsgeräte	Indikationen
Hawley-Retainer (ohne die Okklusion störende Teile)	Oberkiefer, häufigste Retentionsapparatur
Hawley-Retainer mit Zungengitter	Zur Unterstützung der Behandlung verbleibender neuromuskulär bedingter Aktivitäten, insbesondere bei postoralen Zungenhabits. Tragezeit nachts, tagsüber normaler *Hawley*-Retainer
Positioner	Nach Kieferchirurgie, insbesondere, wenn Eingriffe an beiden Kiefern und erhebliche muskuläre Veränderungen in der Vertikalen zur Korrektur verbleibender Diskrepanzen vorgenommen werden. Als Langzeitretention bei parodontalinsuffizienten Patienten nicht indiziert
Festsitzende (geklebte) Retainer	Unterer Frontzahnbereich, auch im oberen Frontzahnbereich bzw. Retention, wenn keine kieferchirurgischen Maßnahmen angenommen werden (z. B. bei hypertonischem Mentalis, Langzeitretention)

Restaurative Maßnahmen zur Retention	Indikationen
Konservierende Maßnahmen Composite-Aufbauten	Im Interdentalbereich oderhalb der Kontaktpunkte bei glockenförmigen Schneidezahnkronen, die vorher überlappend standen. Gelegentlich auch bei Fällen mit Extraktion eines unteren Schneidezahnes aus ästhetischen Gründen und zur besseren Gestaltung der Incisalkanten
Amalgamfüllungen (Klasse II) Inlays oder Onlays	Zur Korrektur von Zahngrößendiskrepanzen im Seitenzahnbereich und zur Wiederherstellung der interdentalen Kontaktrelationen bei Bißsenkung; nach Bracketentfernung und vor dem Einschleifen
Prothetische Maßnahmen (Kronen und Brücken)	Insuffiziente Gebisse, die zur Stabilisierung im Molarenbereich eine sofortige provisorische Versorgung und anschließend permanenten Zahnersatz erfordern. Aus ästhetischen Gründen kann ein geklebter Frontzahnersatz in Kombination mit einem oberen *Hawley*-Retainer in Betracht kommen; wo der Labialbogen des Retainers okklusal stört, sollte der provisorische Zahnersatz eingeschliffen werden. Bei Änderungen des provisorischen Ersatzes und häufigem Wechsel der Retentionserfordernisse kann zur Aufrechterhaltung der Retention eine Composite-Schienung der Frontzähne mit Hilfe der Klebetechnik im Bereich der Kontaktpunkte vorgenommen werden.

Zeitliche Koordination der Band- und Bracketabnahme mit den anderen zahnärztlichen Maßnahmen

1. *Postorthodontische Röntgenkontrolle*
2. *Parodontologische Nachuntersuchung und Behandlung*
3. *Restaurative Versorgung und Retention.* Möglicherweise müssen schon vorhandene Retentionsapparaturen vor der Eingliederung des Zahnersatzes entfernt werden. Werden im Rahmen der prothetischen Versorgung Frontzähne ersetzt, sind die Retentionsplatten *(Hawley)* mit Einzelzahnersatz zu versehen.
4. *Dauer der Retentionsphase* – abhängig von der Art der Dysgnathie, dem restaurativen Behandlungsplan, dem kieferorthopädischen Behandlungserfolg und verschiedenen ätiologischen Faktoren (abgestimmt auf den vorliegenden Fall). In der Regel ist die Retentionsphase bei Erwachsenen länger. Auch das Absetzen der herausnehmbaren Retentionsgeräte zieht sich über einen längeren Zeitraum hin. Um die Stabilität des Behandlungsergebnisses insgesamt zu verbessern, muß die Zentrik eingeschliffen und eine anteriore Disklusion bei den Unterkieferexkursionen gewährleistet werden. Bei größeren Diskrepanzen (1–2 mm) zwischen zentrischer Relation und zentrischer Okklusion ist Okklusaltherapie angezeigt. Zur Beseitigung von Muskeldysfunktionen und Erleichterung des Einschleifens in einer stabilen zentrischen Relation empfiehlt sich die Verwendung der *Hawley*-Aufbißplatte.

Ich möchte nochmals auf die im 14. Kapitel dargestellten Grundprinzipien der Retention hinweisen. Die dort vorgestellten Konzepte und Forschungsergebnisse bieten jedem Behandler eine Auswahl an Retentionsmethoden, aus der sich für jeden Patienten die beste herausfinden läßt.

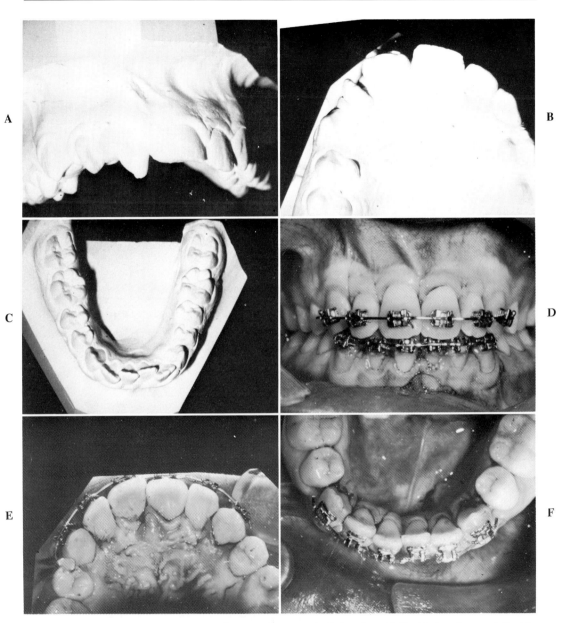

Abb. 13-36 *A* bis *C:* Rotierte und gekippte Schneidezähne vor der Behandlung. *D:* Nachbehandlung nach Rezidiv der oberen und unteren Schneidezahnpositionen. Die Gingiva wurde vestibulär und oral aufgeklappt und die Wundränder anschließend interdental adaptiert und mit resorbierbarem Nahtmaterial vernäht. *E* und *F:* Man beachte die Überkorrekturen in beiden Frontzahnbögen, wie sie von *Swain* gefordert werden.

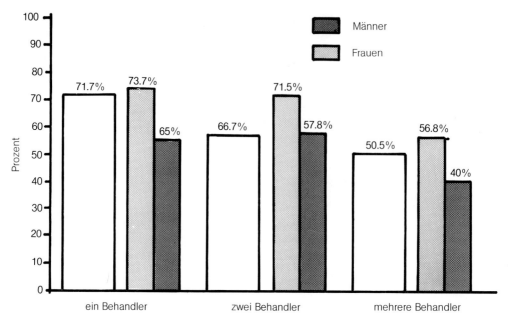

Abb. 13-37 Patienteneinverständnis mit der geplanten Therapie bei einem, zwei und mehreren Behandlern ist bei der kieferorthopädischen Behandlung erwachsener Patienten eines der größten Probleme. Der Vergleich dieses Verhaltens von Männern und Frauen zeigt große Unterschiede. Eine drastische Abnahme des Zustimmungsverhaltens ist bei den komplizierteren Behandlungen, die mehr als einen Behandler erfordern, zu erkennen (von 71,7% auf 50,5%). (Aus der Untersuchung von 1370 erwachsenen Patienten der Praxis von Dr. *Musich*.)

Maßnahmen zur Verbesserung der Erfolgsaussichten bei der kieferorthopädischen Behandlung Erwachsener

Die kieferorthopädische Behandlung erwachsener Patienten ist nicht nur während der aktiven Behandlung problematisch (Abb. 13–37). Um diese Probleme gezielt angehen und jedem einzelnen Patienten eine qualitativ hochwertige Versorgung bieten zu können, sollten folgende Aktivitäten vom Kieferorthopäden wahrgenommen und in den Behandlungsplan integriert werden: 1. Fortbildung, 2. systematische Patientenaufklärung, 3. Einsetzen spezieller Apparaturen für Erwachsene, 4. Weiterbildung des Kieferorthopäden und seiner Mitarbeiter bezüglich Aufklärung und Beratung des Patienten sowie 5. Beteiligung an Arbeitsgruppen.

Fortbildung

Da der Großteil der erwachsenen Patienten a) eine multidisziplinäre Therapie und b) Behandlungsmaßnahmen in Bereichen erfordert, in denen ständig neues Wissen hinzukommt, sind vor allem die Fortbildungsprogramme sinnvoll, die dem Kieferorthopäden die Gelegenheit bieten, sein Wissen und seine Fähigkeiten in den Fachbereichen Parodontologie, Kieferchirurgie, Kiefergelenkstherapie und restaurative Zahnheilkunde auf dem neuesten Stand zu halten. Häufig besteht die Gelegenheit zur gemeinsamen Teilnahme mit anderen Fachzahnärzten an multidisziplinären Kursen, die zum Wohle des Patienten nicht ungenutzt bleiben sollte.

Systematische Patientenaufklärung

Jeder Kieferorthopäde hat seine eigene Methode der Patientberatung und -untersuchung. Wenn die Untersuchungsbefunde mit den erwachsenen Patienten besprochen werden – dies gilt vor allem in Fällen (60–70%), in denen eine Zusammenarbeit von zwei oder mehr verschiedenen Fachärzten erforderlich ist –, empfiehlt es sich, dabei nach einer Methode vorzugehen, die nicht nur informativ, sondern auch instruktiv ist. Bei Patienten mit Zahngrößendiskrepanzen, restaurativen Unklarheiten, in Grenzfällen bzw. bei atypischen Extraktionsfällen oder einigen außergewöhnlichen chirurgischen Situationen ist das *diagnostische Set up* an montierten Modellen sowohl für den Kieferorthopäden als auch für den Patienten aufschlußreich.

Bei der Analyse von skelettalen Disharmonien sind die Folgen von *Broadbent-Bolton-* oder die *Jacobson*-Schablonen sehr hilfreich. Dieses sind graphische Hilfsmittel, mit Hilfe derer der Kieferorthopäde die kephalometrischen Daten in ein verständliches Bild umsetzen kann, um dem Patienten die Überlegung: Kieferorthopädie und/oder Kieferchirurgie deutlich zu machen.

Auch die *Troyer Patient Education Series* der Fa. Unitek lassen sich zur Aufklärung des Patienten über die zu erwartenden Veränderungen nach kombinierter kieferorthopädisch-kieferchirurgische Therapie einsetzen. In Fällen mit skelettal bedingten Disharmonien, insbesondere in skelettal-dentalen Grenzfällen, müssen dem Patienten die therapeutischen Alternativen besonders klar und eingehend erläutert werden.

Eine heikle Angelegenheit kann gelegentlich die Aufklärung des Patienten über seinen Parodontalzustand sein, vor allem dann, wenn der überweisende Allgemeinzahnarzt versäumt hat, darauf hinzuweisen. Wenn im Rahmen der Erstuntersuchung die „dental hygienist" in der kieferorthopädischen Praxis den Patienten auf dieses Problem bereits aufmerksam gemacht hat, ist es für den Kieferorthopäden leichter, den Patienten von der Notwendigkeit einer Parodontalbehandlung zu überzeugen. Eine kürzlich erschienene Veröffentlichung[10] eignet sich gerade in dieser Angelegenheit hervorragend als Informationsgrundlage.

Weitere Informationsmittel (z. B. ein Album oder ein Poster mit Fotografien [vorher – nachher] oder Interviews mit ähnlich behandelten Erwachsenen auf Videoband) dienen gleichermaßen der Aufklärung und Vertrauensbildung. Dankbare Patienten sind nach erfolgreichem Abschluß einer umfassenden Behandlung häufig zu einem persönlichen Gespräch mit einem zukünftigen Patienten bereit, in dem sie ihm ihre eigenen Erfahrungen mit dem vorgeschlagenen Behandlungsmittel mitteilen. Diese Art der Information wird gern bei potentiellen kieferchirurgischen Patienten gewählt. Ein Patient, der aus eigener Erfahrung über die geplante Behandlungsmethode sprechen kann, bietet die einzigartige Möglichkeit, dem zukünftigen Patienten Auskunft über eventuelle Probleme im familiären oder beruflichen Bereich, die postoperative Ausheilungsphase oder Schmerzen und Unannehmlichkeiten zu geben. Schließlich besteht eine weitere Möglichkeit, die der erwachsene Patient bei bevorstehender multidisziplinärer Behandlung sehr zu schätzen weiß, die sog. „Multispecialist Consultation", d. h. ein Gespräch, bei dem die Behandler aus den einzelnen Fachbereichen dem Patienten für Fragen und Informationen zur Verfügung stehen. Eine solche Gemeinschaftskonsultation stärkt das Vertrauen des Patienten, da die Entscheidungen gemeinsam getroffen werden und schafft die Grundlage für eine positive und verständnisvolle Einstellung des Patienten zur Behandlung. Außerdem bietet sie die Gelegenheit zur zeitlichen Planung und Organisation des Ablaufs der einzelnen Behandlungsschritte.

Spezielle Apparaturen für Erwachsene

Uns stehen heute zahlreiche Apparaturen für die Zahnbewegung zur Verfügung, deren Kraftwirkungen in einem biologisch akzeptablen Bereich liegen. Dabei werden grundsätzlich zwei Arten von Apparaturen unterschieden: die *herausnehmbaren* und die *festsitzenden*. Diese beiden Kategorien bieten eine vielfältige Auswahl – selbstverständlich wird der Kieferorthopäde jeweils die Apparatur wählen, die für den Patienten am angenehmsten zu tragen ist und die die geplanten Behandlungsziele am zuverlässigsten erreicht.

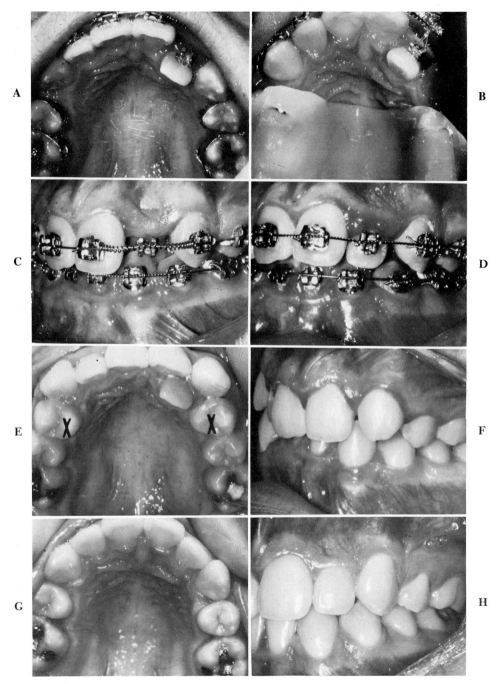

Abb. 13-38 *A* bis *D:* Temporäre Verwendung einer Aufbißplatte zur Disklusion der Frontzähne während der Überstellung eines seitlichen Schneidezahnes zur Vermeidung von okklusalem Trauma. *E* bis *H:* Vergleich der Situationen vor und nach Behandlung. Die Schienentherapie war erfolgreich.

Maßnahmen zur Verbesserung der Erfolgsaussichten

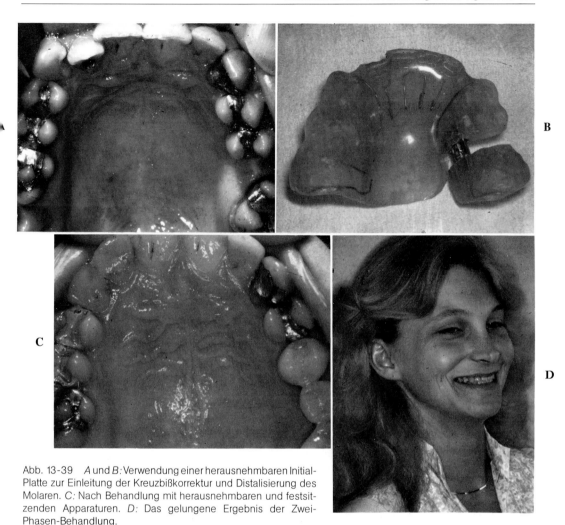

Abb. 13-39 *A* und *B:* Verwendung einer herausnehmbaren Initial-Platte zur Einleitung der Kreuzbißkorrektur und Distalisierung des Molaren. *C:* Nach Behandlung mit herausnehmbaren und festsitzenden Apparaturen. *D:* Das gelungene Ergebnis der Zwei-Phasen-Behandlung.

Herausnehmbare Apparaturen
Bei den herausnehmbaren Apparaturen wird unterschieden zwischen Apparaturen, die zu diagnostischen Zwecken und solchen, die zur Zahnbewegung eingesetzt werden.
Bei den *diagnostischen* Apparaturen handelt es sich in der Regel um Aufbißplatten und -schienen. Diese Behelfe bestehen meist aus einer Kunststoffplatte mit Drahtelementen und weisen je nach Fall unterschiedliche Konstruktionsmerkmale auf. Einige Möglichkeiten, sie wirkungsvoll einzusetzen, sind 1. zur Unterbrechung des neuromuskulären Regelkreises, 2. als therapeutisches Hilfsmittel zur Bekämpfung von Kiefergelenksentzündungen und -schmerzen, 3. als Hilfsmittel während der aktiven orthodontischen Behandlung zur Vermeidung einer vorübergehenden traumatischen Okklusion (Abb. 13-38) oder von behandlungsbedingten Kiefergelenkssymptomen. Die herausnehmbaren Apparaturen dienen dem Patienten sozusagen als „Krücke" in bestimmten Behandlungsphasen. Einige Patienten, die ohne

Chirurgie nicht zu behandeln sind, entscheiden sich für das dauernde Tragen einer Aufbißschiene, um das Kiefergelenk symptomfrei zu halten.

Zwar bilden die *zahnbewegenden* Apparaturen eine eigene Gruppe, doch gibt es Situationen, in denen eine Apparatur zunächst in einer diagnostischen Phase und anschließend zur Zahnbewegung verwendet wird. Für die Behandlung Erwachsener werden folgende Apparaturen eingesetzt:

1. Die *Streckplatte* zur Distalisierung von Seitenzahnsegmenten oder von Einzelzähnen, wodurch häufig auf eine extraorale Verankerungsform (Headgear) verzichtet werden kann. Die Platte besitzt eine Federschraube und eignet sich besonders zur Lückenöffnung nach Mesialwanderung eines Seitenzahnsegments im Oberkiefer (Abb. 13-39). Häufig wird sie mit einem Aufbiß kombiniert, um den Biß zu öffnen und durch die Ausschaltung der neuromuskulären Interferenzen eine schnellere Distalisierung zu ermöglichen.
2. Die *langsame Oberkiefer-Dehnplatte* (*Schwarz*sche Platte) zur Behandlung leichter bis mittlerer dentaler transversaler Diskrepanzen. Frontal oder seitlich können Aufbißflächen angebracht werden, die das Ausmaß neuromuskulär bedingter Interferenzen während der Überstellung verringern. Auch können sie eine bestehende mandibuläre Lateralverschiebung „deprogrammieren". Skelettal bedingte transversale Fehlbildungen können beim Erwachsenen mit dieser Apparatur nicht behandelt werden – ihre stabile Korrektur erfordert in der Regel einen chirurgischen Eingriff.
3. Die *Initial-Platte* zur Verkürzung der Behandlungsdauer mit festsitzenden Apparaturen, zur Prüfung der Behandlungsbereitschaft des Patienten und zur Einleitung bestimmter Kippbewegungen, die mit einem herausnehmbaren Gerät effektiv durchzuführen sind. Kollegen, die mit diesen Apparaturen arbeiten, wissen ihre Wirksamkeit bei schnellen Zahnbewegungen zu schätzen. In vielen Fällen vermittelt sie außerdem einen Eindruck von der Motivierung des Patienten, wie man ihn ansonsten ohne größeren therapeutischen Aufwand nicht erhält.

Festsitzende Apparaturen

Die exakte und gezielte Einstellung der geplanten intra- und intermaxillären dentalen Relationen ist bei den meisten Erwachsenen nur mit Hilfe festsitzender orthodontischer Apparaturen möglich. Dank der ständigen Verbesserung und Weiterentwicklung des Bracketdesigns mit spezifischen Torquewerten und Angulationen ist der Kieferorthopäde heute in der Lage, innerhalb kürzerer Behandlungszeiten präzisere Zahnbewegungen zu bewirken. Die verbesserten Klebetechniken haben die Entwicklung neuer festsitzender Apparaturen nach sich gezogen, wodurch sich die Behandlungsmöglichkeiten zusätzlich erweitert haben. Die Apparaturen mit eingebauten Torques, Angulationen und labial bzw. bukkal befestigten Attachments aus Edelstahl, die allgemein als die am zuverlässigsten kalkulierbaren Apparaturen zur Ausführung der gewünschten Zahnbewegungen in allen drei Dimensionen gelten, sind im vorliegenden Werk anderweitig beschrieben. Besonders attraktiv für den erwachsenen Patienten sind allerdings die kosmetisch vorteilhafteren Plastik- oder Porzellanbrackets, die Minibrackets wie bei der *Hanson*-Speed-Appliance und die „unsichtbare" Lingualtechnik.

Bei allen kosmetischen Vorteilen darf man die zum Teil erheblichen mechanischen Nachteile, die bei bestimmten Zahnstellungsanomalien mit den Plastik- und Porzellanbrackets verbunden sind, nicht vergessen. Der Behandler muß anhand der Befundanalyse entscheiden, ob die Behandlungsziele auch mit den eingeschränkten Möglichkeiten einer „kosmetischen Apparatur" realisierbar sind. Zwar kann eine solche Entscheidung auch im Laufe der Behandlung rückgängig gemacht werden, doch empfiehlt es sich – vor allem bei der Behandlung Erwachsener – bei der Aufstellung des Behandlunsplans und der Wahl der Apparatur die Forderung der *Effizienz und Vorhersagbarkeit* zu berücksichtigen.

Literatur

1. *Ackerman, J. L.*
   The challenge of adult orthodontics, J. Clin. Orthod. 12:43, 1978.
2. *Ahrens, D. G., Y. Shapira und M. Kuftinec*
   An approach to rotational relapse, Am. J. Orthod. 80:83, 1981.
3. *Aimamo, J.*
   Relationship between malalignment of teeth and periodontal disease, Scand. J. Dent. Res. 80:104, 1972.
4. *American Association of Orthodontists*
   Study of the availability of orthodontic services, Am. J. Orthod. 68:326, 1975.
5. *Ammons, W. F. und D. H . Smith*
   Flap curettage: rationale, technique, and expectations, Dent. Clin. North Am. 20:215, 1976.
6. *Amsterdam, M.*
   Periodontal prosthesis: twenty-five years in retrospect, Alpha Omegan, December, 1974.
7. *Amsterdam, M. und L. Abrams*
   Periodontal prosthesis in periodontal therapy. In Goldman, H. M., and Cohen, D. W., editors: Periodontal therapy, ed. 6, St. Louis, 1980, The C. V. Mosby Co.
8. *Barrer, H. G.*
   The adult orthodontic patient, Am. J. Orthod. 72:619, 1977.
9. *Bell, W. H., W. R. Proffit, und R. P. White*
   Surgical correction of dentofacial deformities, Philadelphia, 1980, W. B. Saunders Co.
10. *Berns, J. M.*
    What is periodontal disease? Chicago, 1982, Quintessence Publishing Co.
11. *Blazi, S. und R. L. Vanarsdall*
    Correlation of visual assessment and instrumental recording of the thickness of attached gingiva. Unpublished research, University of Pennsylvania, 1983.
12. *Brandt, S.*
    The future of orthodontics, J. Clin. Orthod. 10:668, 1976.
13. *Brown, I. S.*
    Effects of orthodontic therapy on periodontal pockets. I. Clinical findings, J. Periodontol. 44:742, 1973.
14. *Case, C.*
    Dental orthopedia and correction of cleft platate, Chicago, 1921, C. S. Case Co.
15. *Edwards, J. G.*
    A surgical procedure to eliminate rotational relapse, Am. J. Orthod. 57:35, 1970.
16. *A. Geiger, L. Hirschfeld*
    Minor tooth movement in general practice, ed. 3, St. Louis, 1974, The C. V. Mosby Co.
17. *Goaslind, G. D. et al.*
    Thickness of facial gingiva, J. Periodontol. 48:768, 1977.
18. *Grant, D. A., I. B. Stern und F. G. Everett*
    Periodontics: in the tradition of Orban and Gottlieb, ed. 5, St. Louis, 1979, The C. V. Mosby Co.
19. *Greenstein, G., J. Canton und A. M. Polson*
    Histologic characteristics associated with bleeding after probing and visual signs of inflammation, J. Periodontol. 52:420, 1981.
20. *Griffiths, G. S., und M. Addy*
    Effects of malalignment of teeth in the anterior segments on plaque accumulation, J. Clin. Periodontol. 8:481, 1981.
21. *Holmes, T. H. und R. H. Rahe*
    Social readjustment rating scale, J. Psychosom. Res. 11:213, 1967.
22. *Ingber, J. S.*
    Forced eruption. I. A method of treating isolated one and two wall infrabony osseous defects – rationale and case report, J. Periodontol. 45:199, 1974.
23. *Ingber, J. S.*
    Forced eruption. II. A method of treating nonrestorable teeth – periodontal and restorative considerations, J. Periodontol. 47:203, 1976.
24. *Kingsley, N. W.*
    A treatise on oral deformities as a branch of mechanical surgery, New York, 1880, D. Appleton & Co.
25. *Lefitt, H. L.*
    Adult orthodontics, J. Clin. Orthod. 5:130, 1971.
26. *Linde, J., und G. Svanberg*
    Influence of trauma from occlusion on progression of experimental periodontitis in the beagle dog, J. Clin. Periodontol. 1:3, 1974.
27. *Lindegaard, B. et al.*
    Need and demand for orthodontic treatment, Tandlaegbladet 75:1198, 1971.
28. *Lisher, B. E.*
    Principles and methods of orthodontics, Philadelphia, 1912, Lea & Febiger.
29. *MacDowell, J. N.*
    MacDowell orthodontia, Chicago, 1901. Blakely Printing Co.
30. *Marks, M. H.*
    Tooth movement in periodontal therapy. In Goldman, H. M., and Cohen, D. W., editors: Periodontal therapy, ed. 6, St. Louis, 1980, The C. V. Mosby-Co.
31. *Miller, G. und R. Vanarsdall*
    Initial preparation for periodontal therapy. In Gold-

man, H. M., and Cohen, D. W., editors: Periodontal therapy, ed. 6, St. Louis, 1980 The C. V. Mosby Co.
32. *Morgan, D. H., W. P. Hall und S. J. Vamvas*
Diseases of the temporomandibular apparatus: a multidisciplinary approach, St. Louis, 1977, The C. V. Mosby Co.
33. *Musich, D. R.*
Problem oriented record. In Graber, T. M., and Swain, B. F., editors: Current orthodontic concepts and techniques, ed. 2, Philadelpha, 1975, W. B. Saunders Co.
34. *Nevins, M.*
Interproximal periodontal disease: the embrasure as an etiologic factor, Int. J. Periodontol Rest. Dent. 6:9, 1982.
35. *Polson, A. M., und L. C. Heijl*
Occlusion and periodontal disease, Dent. Clin. Norht Am 24:783, 1980.
36. *Ramfjord, S. P., und M. M. Ash*
Periodontology and periodontics, Philadelphia, 1979, W. B. Saunders Co.
37. *Roth, R. H.*
Functional occlusion for the orthodontist. I to IV, J. Clin. Orthod., January–April, 1981.
38. *Vanarsdall, R. L.*
Uprighting the inclined mandibular molar in preparation for restorative treatment. Continuing dental education series, vol. 1, no. 2, Philadelphia, 1977, University of Pennsylvania Press.
39. *Weed, L. L.*
Medical records, medical education, and patient care: the problem oriented record as a basic tool. Cleveland, 1969, Case Western Reserve Press.
40. *Williamson, E. H.*
JCO interviews: Dr. Eugene Williamson on occlusion and TMJ dysfunction. I, J. Clin. Orthod. 15:333, 1981.
41. *Zachrisson, B. U. und B. L. Brobakken*
Clinical comparison of direct versus indirect bonding with different bracket types and adhesives, Am. J. Orthod. 74:62, 1978.

Kapitel 14

Retention

Donald R. Joondeph
Richard A. Riedel

Eine Definition des Retentionsbegriffs in der Kieferorthopädie könnte folgendermaßen lauten: „Die Fixierung von Zähnen in ihrer idealen ästhetischen und funktionellen Position."
Die Retentionsbedingungen werden bereits zum Zeitpunkt der Diagnose und Behandlungsplanung festgelegt. Diagnose, Behandlungsplanung und -zeitpunkt müssen auf die Erzielung idealer ästhetischer und idealer funktioneller Verhältnisse und auf die dauerhafte Erhaltung dieses Zustandes abzielen. Ein ausgewogenes Gleichgewicht zwischen Funktion, Ästhetik und Stabilität vereinfacht häufig die mechanische, d. h. apparative Retention – unter Umständen sind Retentionsapparaturen sogar gänzlich überflüssig. Auf der anderen Seite werden die Retentionsbedingungen durch eine inkorrekte Diagnose oder Behandlung kompliziert. Eine starke Expansion der Zahnbögen, einschneidende Veränderungen der Zahnbogenform, unvollständige Korrektur der anterior posterioren Fehlrelationen und unkorrigierte Rotationen mögen vielleicht bestimmte Retentionsmaßnahmen erforderlich machen, aber es hat wenig Sinn, diese Maßnahmen klassifizieren zu wollen.
Es ist in der Kieferorthopädie eine längst anerkannte Tatsache, daß Zähne, die mit Hilfe mechanischer Apparaturen im Knochengewebe bewegt wurden, dazu neigen, in ihre ursprüngliche Position zurückzukehren. Sinn und Zweck der Retention besteht darin, dieser Tendenz entgegenzuwirken.
Art und Dauer der Retentionsmaßnahmen richten sich *angeblich* nach der Zahl der bewegten Zähne und der Entfernung, über die sie bewegt wurden[27], der Okklusion und dem Alter des Patienten[28], der Ursache der Dysgnathie und der Schnelligkeit, mit der sie reguliert wurde[6], der Länge der Höcker und dem Zustand der beteiligten Gewebe, den Relationen der Höckerneigungen zueinander[33, 34], der Größe der Zahnbögen oder Bogendiskrepanzen, den Kräften der Muskulatur, den Approximalkontakten, dem Zellstoffwechsel und dem Luftdruck.[128]
Im Zusammenhang mit der Retention haben einige Autoren verschiedene Theorien entwickelt: Rotationen lassen sich durch Überrotation in der Gegenrichtung korrigieren;[103] Gummizüge müssen ständig getragen werden;[26] die Retention ist angewiesen auf eine feste Apparatur; die Retention hängt von der strukturellen und funktionellen Veränderung der Gewebe ab;[75] eine geringere Bewegung ist schwieriger zu retinieren als eine extensive Bewegung;[48] Okzipitalkräfte sind in bestimmten Fällen am besten zur Retention geeignet;[93]; die Behandlung muß mit der Entwicklung korreliert werden; Funktion ist bei der Retention der wichtigste Faktor; zur Retention sollten herausnehmbare Apparaturen verwendet werden[30], die nicht direkt auf die Zähne einwirken;[96] alle Fehlstellungen sollten möglichst überkorrigiert werden; die Retention hängt von Veränderungen des Knochengewebes ab, die wiederum mit endokrinen Dysfunktionen zusammenhängen; die funktionelle Adaption der Okklusion erfolgt in der Wachstumsphase; die Problematik der Retention wird durch die apikale Basis und deren Begrenzung bedingt;[81] die unteren Schneidezähne sollten in einer gegenüber dem Basalknochen aufrechten Position gehalten werden;[47, 135] die Retention kann sich durch bestimmte Zahngrößendiskrepanzen komplizieren;[21] frühzeitiger Behandlungsbeginn ist besser als Spätbehandlung;[85] Eckzahn- und Molarenabstände sollten in ihrer ursprünglichen Größe belassen werden;[130] man sollte eine funktionelle Behandlung (d. h. Erzielung eines Gleichgewichts der muskulären

Kräfte) anstreben; es sind vorzugsweise geringe Kräfte zu verwenden; das Ausmaß der möglichen Zahnbewegungen wird durch den Zahnbogen selbst begrenzt.[138]

Geschichtlicher Rückblick

Jahrelang bestand über die Notwendigkeit der Retention keinerlei Übereinstimmung. *Hellman*[53] erklärte zusammenfassend: „Wir besitzen nahezu keine Kenntnis über die speziellen Faktoren, die Rückfälle und Fehlschläge verursachen." Mit der Zeit wurden verschiedene Theorien entwickelt – unsere heutigen Konzepte beruhen auf Kombinationen einiger dieser Ideen.

Die Okklusionstheorie. *Kingsley*[64] zufolge ist „die Okklusion der Zähne der entscheidende Faktor für die Stabilität in der erreichten Position". In vielen der früheren Publikationen* wurde der korrekten Okklusion die größte Bedeutung für die Retention zugeschrieben.

Die Theorie der apikalen Basis. Mitte der 20er Jahre entstand eine neue Theorie auf der Basis der Veröffentlichungen von *Axel Lundstroem*[81], der die Auffassung vertrat, daß die apikale Basis einer der wichtigsten Faktoren für die Korrektur von Dysgnathien und die Erhaltung der korrekten Okklusion sei. *McCauley*[86] zufolge sollten Eckzahn- und Molarenabstand unverändert bleiben, um das Problem der Retention soweit wie möglich zu verringern. *Strang*[129] lieferte für diese Theorie weitere Unterstützung und Bestätigung. *Nance*[92] bemerkte, daß „eine dauerhafte Vergrößerung der Zahnbogenlänge nur in einem begrenzten Rahmen möglich sei".

Die Theorie der unteren Schneidezahnposition. *Grieve*[47] und *Tweed*[135, 136] zufolge sollten die unteren Schneidezähne über dem Basalknochen aufrecht bleiben.

Die Theorie des muskulären Gleichgewichts. Die von *Rogers*[109] eingebrachte Überlegung, daß ein ausgewogenes Gleichgewicht der muskulären Funktion Voraussetzung sei, wurde von anderen bestätigt. Man hatte allmählich erkannt, daß die Retention nicht isoliert betrachtet werden darf, sondern daß sie als Bestandteil der Behandlung selbst in den Therapieplan einbezogen werden muß. *Hellman*[53] formulierte diese Erkenntnis sehr treffend:

„Die Retention ist in der Kieferorthopädie kein selbständiges Problem, sondern die Fortsetzung dessen, was wir während der Behandlung bewirken. Sie ist keine eigene Behandlungsphase, für die es einer neuen Technik bedarf, daher ist zu ihrer Durchführung auch keine eigene Mechanik erforderlich. Die Retention ist lediglich ein Ablassen von dem, was wir während der Behandlung getan haben. Was wir an unserer Mechanik tatsächlich verändern, geschieht im Sinne einer Verringerung der Belastungen und Entwöhnung der Gewebe von der Wirkung unserer Manipulationen, d. h. jede Veränderung sollte eine apparative Reduzierung sein. Dabei kann entweder die Art der Apparatur oder die Tragedauer verändert werden. Vor der Retention muß ein vollständiges Resultat erzielt worden sein."

Die Stabilität wurde das Hauptziel der kieferorthopädischen Behandlung – ohne sie kann die ideale Funktion oder die ideale Ästhetik oder beides verlorengehen.[46] Die Retention hängt von dem ab, was während der Behandlung erzielt wurde. Alle Sorgfalt sollte darauf verwendet werden, unter Berücksichtigung der verfügbaren apikalen Basen und ihrer Relationen zueinander im Rahmen eines normalen muskulären Gleichgewichts eine regelrechte Okklusion zu erzielen.

Allgemeine Überlegungen

1. Theorem. *Zähne, die bewegt wurden, neigen dazu, in ihre ursprüngliche Position zurückzukehren.*[24, 46, 89] Hinsichtlich der Gründe für diese Rezidivneigung herrscht wenig Übereinstimmung. Zu den möglichen Einflußfaktoren gehören die Muskulatur[143], apikale Basis[81, 91, 106], transseptalen Fasern[104] und die Morphologie des Knochengewebes. Unabhängig von den Gründen herrscht weitgehend Übereinstimmung darüber, daß die Zähne nach ihrer Bewegung eine Zeitlang in der erzielten Position fixiert werden sollten. Nur einige wenige Kieferorthopäden sind der Ansicht, daß die Retention routinemäßig nicht notwendig ist.[38, 88]

2. Theorem. *Die Beseitigung der Ursache der*

---

* Literaturstellen 9, 28, 33, 34, 48, 52, 61, 75, 84, 88, 94, 98, 101, 110, 120, 132.

Dysgnathie verhindert das Rezidiv.[80] Solange über die Kausalfaktoren bestimmter Dysgnathien nicht mehr bekannt ist, kann auch zu ihrer Beseitigung nicht viel unternommen werden. Wenn offensichtliche Habits – wie Fingerlutschen oder Lippenkauen – Ursache der Dysgnathie sind, bestehen in diagnostischer Hinsicht kaum Schwierigkeiten. Bezüglich der Retention ist es allerdings wichtig zu verhindern, daß die Kausalfaktoren wieder auftreten. Eines der tückischsten Habits, die eine erfolgreiche Retention gefährden, ist die abwegige Zungenhaltung, die häufig zum frontal- und gelegentlich zum seitlich offenen Biß führen. Die bloße Tatsache allein, daß der Patient einer Zungenfunktionstherapie unterzogen wurde und in der Lage war, auf Wunsch die angeordneten Funktionsübungen durchzuführen, garantiert noch keine erfolgreiche Korrektur.[122, 131]

Nach verschiedenen Autoren kann ein offener Biß tatsächlich Folge des durch Verlegung des Nasen-Rachen-Raums bedingten Mundatmens sein. Die Verlegung kann entweder durch anatomische Gegebenheiten, eine allergische Erkrankung[24] oder Hyperplasie der Rachenmandeln[72] verursacht sein, oder es kann sich um eine habituelle Mundatmung handeln, wobei die Zunge flach und relativ weit vorne im Unterkiefer liegt, um den Atmungsweg durch den Mund freizugeben. Die mit dieser Funktionsanomalie verbundene dentofazialen Veränderungen scheinen mit zunehmendem Alter immer ausgeprägter zu werden[24] und stellen uns nicht nur diagnostisch und therapeutisch, sondern auch hinsichtlich der Retention vor schwierige Aufgaben. Die Retentionsproblematik wurde von *Lopez-Gavito* et al.[78] im Rahmen einer Langzeituntersuchung von Patienten mit frontal offenem Biß besprochen. In dieser Untersuchung wurde bei 35% der Patienten, die mit offenem Biß zur Behandlung kamen, 10 Jahre nach der Retention ein offener Biß von 3 mm oder mehr festgestellt, obwohl während der apparativen Behandlung und der Retentionsphase versucht wurde, die Veränderungen in der distalen maxillären Vertikaldimension zu kontrollieren.

3. Theorem. *Dysgnathien sollten sicherheitshalber überkorrigiert werden.* In der Praxis ist es vielfach üblich, eine Klasse-II-Dysgnathie im Sinne eines Kopfbisses überzukorrigieren. Dabei sollte man sich allerdings darüber im klaren sein, daß diese Überkorrekturen häufig nicht durch absolute Zahnbewegungen, sondern durch Überwindung des muskulären Gleichgewichts zustande kommen. Die uneingeschränkte Verwendung von Klasse-II-Gummizügen bewirkt gelegentlich eine Mesialverlagerung des Unterkiefers, die meist erst lange nach dem Absetzen der Gummizüge, wenn der Unterkiefer bereits seine normale Haltung eingenommen hat, erkannt wird. *Quessenberry*[102] kam in seiner Studie mit ständig getragenen intermaxillären Zugfedern zu dem Schluß, daß die retralste Unterkieferposition erst nach Absetzen der Zugmechanismen ermittelt und reproduziert werden kann. Klasse-II-Zugkräfte wirken sich in der Regel eher auf die Zahnposition als die Kieferposition aus.

Das gleiche Phänomen trifft man auch bei Klasse-III-Gummizügen an. Die Verwendung der Gummizüge ist mit der Verwendung von Zugkräften in der Orthopädie zu vergleichen, wobei Muskelkräfte durch kontinuierliche Zugwirkung überwunden werden. Trotzdem muß man sagen, daß eine absolute Überkorrektur – wie viele Fälle gezeigt haben – durchaus möglich ist. Die Überkorrektur des Tiefbisses gehört zu den allgemein anerkannten Praktiken.

Voraussetzung für die erfolgreiche Erhaltung der Überbißkorrektur ist allerdings, daß während der Behandlung eine adäquate Korrektur erzielt wurde.

Am ärgerlichsten ist vielleicht das Rezidivieren eines derotierten Zahnes. Überkorrigierende Derotationen werden nicht oft ausgeführt, außerdem gibt es *keinen Beweis dafür, daß die Überrotation ein Rezidiv erfolgreich verhindern kann.* Oft ist es möglich, den Durchbruch eines Frontzahns in einer rotierten Position zu vermeiden, indem man – entweder durch entsprechende Apparaturen oder durch die frühzeitige Extraktion eines Milchzahnes – genügend Platz schafft, daß der Zahn ungehindert durchbrechen kann. Hier gilt das Prinzip, daß bei einem Zahn, der niemals rotiert war, auch später die Wahrscheinlichkeit einer Rotation nur gering ist.

Die Arbeiten von *Allen*[3], *Boese*[20], *Brain*[23] und *Edwards*[37] lassen auf eine bessere Stabilität der Derotation nach chirurgischen Eingriffen hoffen.

4. Theorem. *Die regelrechte Okklusion ist ein wichtiger Faktor bei der Retention der korrigierten Zahnposition.*[44] Parodontologisch betrachtet ist eine einwandfreie funktionelle Okklusion zur Vermeidung lokal irritierender Faktoren durchaus wünschenswert. Häufig wird die Überfunktion, d. h. die Überbelastung der unteren Eckzähne durch ihre Antagonisten für ein Rezidiv im unteren Frontzahnbereich verantwortlich gemacht.[99] Die Praxis beweist uns aber in Form der massiven Abrasion, die wir an vielen Zähnen beobachten können, stets aufs neue, daß es als Reaktion auf wiederholte Schleif- und Stoßkontakte nicht zur Zahnbewegung kommen kann, außer wenn das Knochengewebe bereits so gründlich zerstört ist, daß es der Zahnwanderung keinen Widerstand mehr entgegensetzen kann oder wenn sich fibröses Gewebe in solchem Ausmaß aufbaut, daß es tatsächlich die Zähne bewegt und die Funktion dieser Zähne unmöglich macht. Mit Sicherheit hat jeder von uns auch Fälle erlebt, in welchen die Eckzähne entweder noch nicht durchgebrochen waren oder nicht in Okklusion standen und es trotzdem zu Unregelmäßigkeiten oder zum Engstand der unteren Front kam. Vergleichende Untersuchungen zur Stabilität des unteren Zahnbogens[78] zeigen hinsichtlich der Langzeitreaktion keinen Unterschied zwischen Patienten mit Frontzahnkontakt und Probanden mit frontal offenem Biß ohne Eckzahnkontakt in der Zentrik und in Funktion. Es ist offensichtlich, daß die Kieferorthopäden das Gebiß häufig nur statisch betrachten (d. h. im Schlußbiß wie bei den Studienmodellen). Daß die regelrechte Interkuspidation bzw. Verzahnung der wichtigste Faktor für die Retention ist, ist fraglich.

5. Theorem. *Knochengewebe und angrenzende Gewebsstrukturen müssen in der Umgebung der neuen Zahnposition Zeit zur Reorganisation haben.* Nach diesem Grundsatz ist entweder eine festsitzende bzw. starre Apparatur oder eine Apparatur mit reiner Hemmfunktion, die nicht direkt auf die Zähne einwirkt, zu verwenden. Histologisch konnte nachgewiesen werden, daß die Zahnstützgewebe bewegter Zähne verändert sind und die vollständige Reorganisation erhebliche Zeit in Anspruch nimmt. Einigen Autoren zufolge sollten die Retainer festsitzend sein, wie z. B. der „G-Bogen"[27], die aus Bändern und Spornen bestehende Apparatur[25] oder miteinander verlötete Bänder. Andere Autoren sind der Ansicht, daß Retainer lediglich eine Hemmfunktion haben und keine direkte Fixierung bewirken sollten, um die natürliche Zahnfunktion zu ermöglichen. Diese Anforderungen erfüllt ein unterer Lingualbogen.[105, 142] Auch *Oppenheim*[96] befürwortete die Apparaturen mit ausschließlicher Hemmwirkung und stellte fest, daß die Reparatur der zahnumgebenden Gewebe wesentlich schneller erfolge, wenn keine festsitzenden Retentionsapparaturen verwendet werden.

Alle diese Vorschläge bauen auf der Annahme auf, daß das reife Knochengewebe eine größere Stabilität der Zähne gewährleistet. Die heutigen kieferorthopädischen Konzepte betrachten allerdings das Knochengewebe als verformbare Substanz und gehen davon aus, daß sich die Zahnposition aus dem Gleichgewicht der zahnumgebenden Muskelkräfte ergibt.[57] Retentionsapparaturen zu verwenden heißt demnach zuzugeben, daß die orthodontische Korrektur inadäquat war oder daß die Zähne aus ästhetischen Gründen in relativ unstabile Position gestellt wurden. Ob die Stabilität mit der Länge der Retentionsphase zunimmt, ist einer der interessantesten Punkte in der Diskussion um die Retentionsplanung und läßt die Retention zu der Behandlungsphase werden, die am schwierigsten zu quantifizieren ist. Aufgrund der schwierigen Dokumentation und Kontrolle solcher Variablen, wie Patientenmitarbeit, Dauer der Retentionsphase, Wachstum und Konstruktionsform der Apparatur lassen sich die Untersuchungen auf diesem Gebiet nur schwer interpretieren.

6. Theorem. *Wenn die unteren Schneidezähne in eine aufrechte Position über dem Basalknochen gebracht werden, ist die Wahrscheinlichkeit größer, daß sie in ihrer korrigierten Stellung bleiben.* Aus diesem Grunde ist der Angulation und der Position der unteren Schneidezähne besondere Aufmerksamkeit zu widmen.* Die Richtigkeit dieser Aussage läßt sich nur dann überprüfen, wenn nachgewiesen werden kann, daß die Schneidezähne aufrecht über dem Basalknochen stehen. Es ist uns zwar gelungen, „aufrecht" zu definieren: senkrecht zur Mandibularebene, 5° oder eine spezifische Angulation zur Okklusionsebene oder Frankfurter Horizontale etc., doch kann niemand genau angeben, wo der Basalknochen beginnt oder endet und es gibt offenbar keine befriedigenden Methoden, ihn zu messen.[58, 59, 79, 106]

Verschiedentlich war man davon ausgegangen,

---

* Literaturstellen 47, 54, 74, 126, 129, 135, 136.

Allgemeine Überlegungen

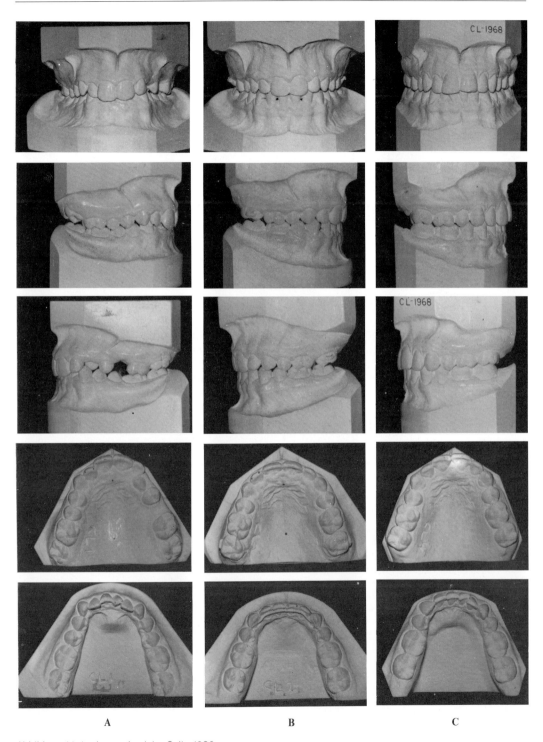

A B C

Abbildung 14-1 Legende siehe Seite 1086.

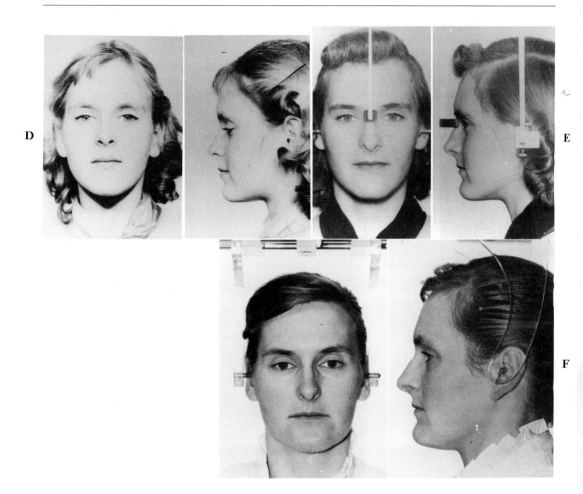

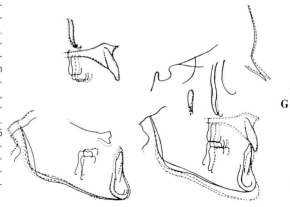

Abb. 14-1 Engstand der unteren Schneidezahnregion, zunächst ohne Extraktion behandelt. Erst abschließend wurden die vier 2. Prämolaren extrahiert. Nach Absetzen der Retentionsapparatur wies der Unterkiefer weiterhin Unregelmäßigkeiten auf, wie die Okklusalansicht des unteren Studienmodells im Alter von 30 Jahren und 5 Monaten zeigt. Ob ein stabiles Behandlungsergebnis *überhaupt* erzielbar gewesen wäre, ist fraglich. *A:* Vor der Behandlung, Alter 12 Jahre 4 Monate. *B:* Nach der Behandlung, Alter 14 Jahre 7 Monate. *C:* Über 15 Jahre nach der Retention, Alter 30 Jahre 5 Monate. *D–F:* Man beachte die verbesserte faziale Ästhetik. *G:* Fernröntgendurchzeichnungen vor der Behandlung (durchgezogen), nach der Behandlung (gestrichelt) und im Alter von 30 Jahren 5 Monaten (gepunktet).

daß Zähne, die aufrecht sind, sich auch über dem Basalknochen befinden. Es gibt allerdings Fälle, in denen die Wurzeln der unteren Schneidezähne in erheblichem Maße labialbewegt wurden, um diese Zähne aufzurichten. Interessant ist auch, daß es verschiedene Dysgnathien gibt, in welchen die unteren Schneidezähne aufrecht und „über dem Basalknochen" stehen und dennoch im Engstand und rotiert sind. Zähne, die offenbar alle Attribute der Stabilität aufweisen, können sich dennoch im dysgnathen Zustand befinden (Abb. 14-1).

Rein mechanisch betrachtet, kann es gewisse Vorteile bringen, wenn die unteren Schneidezähne leicht lingualgeneigt werden. Wer sich beim diagnostischen Set-up die unteren Frontzähne genau angesehen hat, wird festgestellt haben, daß wenn diese Zähne mit einer Labialinklination im Zahnbogen stehen, der Versuch, sie nach lingual zu bewegen, zur Expansion im Eckzahnbereich oder zum Engstand der Frontzähne führt. Wenn aber die Schneidezähne andererseits lingualgeneigt stehen, führt der weitere Druck in lingualer Richtung nicht zum Einbruch und eine Labialkippung bewirkt nur Lückenstellung. Wenn man sich hinsichtlich der Position der unteren Schneidezähne verschätzt, ist ein Fehler im Sinne einer Lingualneigung vermutlich besser als eine Labialneigung.

Beim wachsenden Patienten kann es unabhängig von der orthodontischen Behandlung im unteren Frontzahnsegment zur physiologischen Wanderung in distaler Richtung gegenüber dem Unterkieferkörper kommen.[14, 16–18] Die orthodontische Lingualbewegung dieser Zähne steht demnach im Einklang mit der normalen zu erwartenden Zahnwanderung, wodurch sich die Retentionsanforderungen auf ein Minimum verringern können.[115] Dennoch sind wir der Ansicht, daß die untere Zahnbogenform für die labiale Einregulierung der Zähne eine wichtigere Rolle spielt als die mesiodistale Relation des unteren Zahnbogens zur Basis. (Dieses Thema wird im weiteren noch näher besprochen.)

7. Theorem. *Korrekturen, die in den Wachstumsphasen durchgeführt wurden, besitzen eine geringere Rezidivneigung.* Daher sollte die kieferorthopädische Behandlung zum frühestmöglichen Zeitpunkt begonnen werden. Für diese Behauptung gibt es zwar nur wenige direkte Beweise, aber sie ist logisch. Wenn die Kieferorthopädie in irgendeiner Form in der Lage ist, das Wachstum und die Entwicklung der Maxilla oder Mandibula zu beeinflussen, ist es *mit Sicherheit* logisch, anzunehmen, daß dieses Wachstum nur während der Wachstumsphase des Patienten beeinflußbar ist.[65, 85, 90, 145] *Matthew Federspiel*[40] sagte 1924: „Ich erlaube mir einzugestehen, daß es uns fast unmöglich ist, eine echte Distalokklusion nach der Entwicklungsphase ohne Extraktionen zu behandeln und zu halten." Wenn die Behandlung auf die Verzögerung oder Richtungsänderung des Wachstums abzielt (wie bei der Headgearbehandlung oder funktionskieferorthopädischen Therapie), muß sie frühzeitig in den Phasen des aktiven Wachstums begonnen werden.

Die Frühbehandlung scheint hinsichtlich der langfristigen Stabilität einige Vorteile zu bieten – sie kann progressive, irreversible Veränderungen des Knochens und der Weichteile verhindern[95], ermöglicht eine maximale Ausschöpfung des Wachstums bzw. der Entwicklung bei gleichzeitigem Zahndurchbruch sowie die interzeptive Behandlung von Dysgnathien vor der Entwicklung extremer dentaler und morphologischer Kompensationsmechanismen (die schwieriger zu behandeln und zu retinieren sind als die primären Dysgnathiesymptome) und erlaubt die Korrektur skelettaler Fehlbeziehungen, solange die Suturen morphologisch noch nicht vollständig entwickelt und daher leichter zu verändern sind.

Es ist schon viel über die durch Zahnbewegungen bedingten Veränderungen des muskulären Gleichgewichts gesagt worden, die das normale Wachstum eher stimulieren als verzögern. Ob Muskelfehlfunktionen soviel Einfluß auf Wachstum und Entwicklung haben, wie angenommen wird, ist schwer zu sagen. Es wäre zu erwähnen, daß Veränderungen des muskulären Gleichgewichts im Sinne einer Normalisierung die normale Entwicklung der Dentition gestatten – bezüglich der Retention müßte ein normales muskuläres Gleichgewicht die normale Ausformung der Zahnbögen erlauben.

8. Theorem. *Je weiter die Zähne bewegt wurden, um so geringer ist die Wahrscheinlichkeit eines Rezidivs.* Daraus folgt, wenn die Zähne über große Entfernungen bewegt werden mußten, braucht der Patient weniger Retention – vielleicht ist es sogar wünschenswert, die Zähne im Rah-

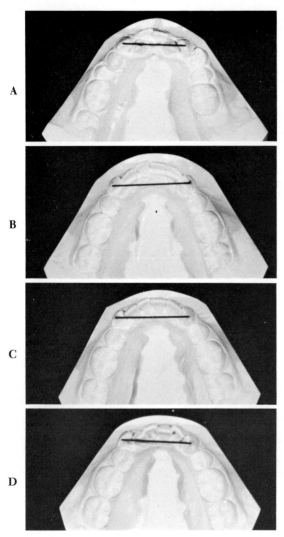

Abb. 14-2 *A:* Vor der Behandlung. *B:* Nach Behandlungsabschluß. *C:* 1 Jahr nach abgeschlossener Retention. *D:* 5 Jahre nach abgeschlossener Retention. Eckzahnabstände: Vor der Behandlung 24,2 mm, nach der Behandlung 28,4 mm, 1 Jahr nach der Retention 27,4 mm, 5 Jahre nach der Retention 24,9 mm. Man beachte, daß die Kontraktion 1 Jahr postretentiv nur 1 mm betrug, nach 5 Jahren hingegen 4,5 mm, so daß letztendlich eine Vergrößerung von insgesamt nur 0,7 mm erhalten blieb. Dieser Fall verdeutlicht, wie falsch das Bild von den erzielten Korrekturen ist, wenn man es nur 1 Jahr nach Abschluß der Retentionsphase betrachtet. (Aus *Arnold*, M.: Dissertation, University of Washington, 1962.)

men einer orthodontischen Behandlung weiter zu bewegen.

Es ist zwar möglich, daß durch die weit über die ursprüngliche Lage hinausgehende Bewegung der Zähne ein Gleichgewichtszustand bewirkt wird, der eine bessere Okklusion erlaubt, aber wirklich auf die Probe gestellt wurde diese Regel nie. Es gibt nur wenig reelle Beweise für die Behauptung, daß die Zähne eine um so geringere Rezidivneigung aufweisen, je weiter sie bewegt wurden. Tatsächlich könnte sogar das Gegenteil zutreffen. Es könnte besser sein, durch die Steuerung des Zahndurchbruchs und die frühzeitige interzeptive Behandlung skelettaler Dysplasien die Notwendigkeit zukünftiger extensiver Zahnbewegungen mit ihren Auswirkungen auf die funktionelle Umgebung und auf lokale Faktoren, wie die supraalveolären Fasern, zu *verringern*.

9. Theorem. *Die Zahnbogenform läßt sich – insbesondere im Unterkiefer – durch die apparative Behandlung nicht permanent verändern.* Daher sollte die Behandlung auf die weitgehende Erhaltung der in der Dysgnathie vorliegenden Zahnbogenform abzielen.[129] Die nachgewiesene Feststellung von *Hayes Nance*[92] und anderen, daß die Versuche, die Zahnbogenform im Unterkiefer des menschlichen Gebisses zu verändern, in der Regel zum Scheitern verurteilt sind, fand bei manchem realistisch denkenden Kieferorthopäden Anerkennung. 1944 bemerkte *Dallas McCauley*[86] dazu: „Da die beiden mandibulären Größen Molarenabstand und Eckzahnabstand so unbeeinflußbar sind, könnte man sie als feste Größen ansehen, nach denen man sich bei der Ausformung der Zahnbögen zu richten hat." *Strang*[129] sagte 1946 im wesentlichen dasselbe: „Ich bin der festen Überzeugung, daß sich das Axiom des mandibulären Eckzahnabstandes folgendermaßen formulieren läßt: Die von Eckzahn zu Eckzahn gemessene Breite des unteren Zahnbogens ist ein genauer Index des im Einzelfall vorliegenden muskulären Gleichgewichts und diktiert als solcher die Grenzen der Expansion des Zahnbogens in diesem Bereich."

Fallberichte

Untersuchungen über kieferorthopädisch korrigierte Dysgnathien lange Zeit nach Abschluß der

Allgemeine Überlegungen

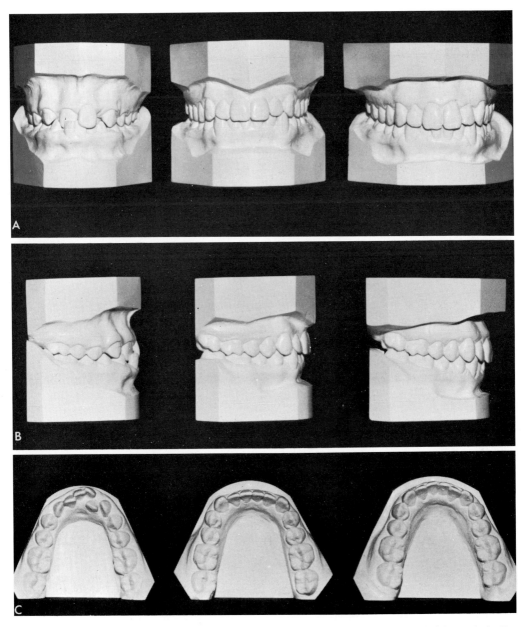

Abb. 14-3 Fall R. A. *A:* (von links nach rechts) vor der Behandlung, nach der Behandlung und 7 Jahre nach der Retention. *B* und *C:* vor der Behandlung, nach der Behandlung und nach der Retention (7 mm Expansion blieben erhalten). (Aus *Amott,* R. D.: Dissertation, Northwestern University, 1962.)

Retention

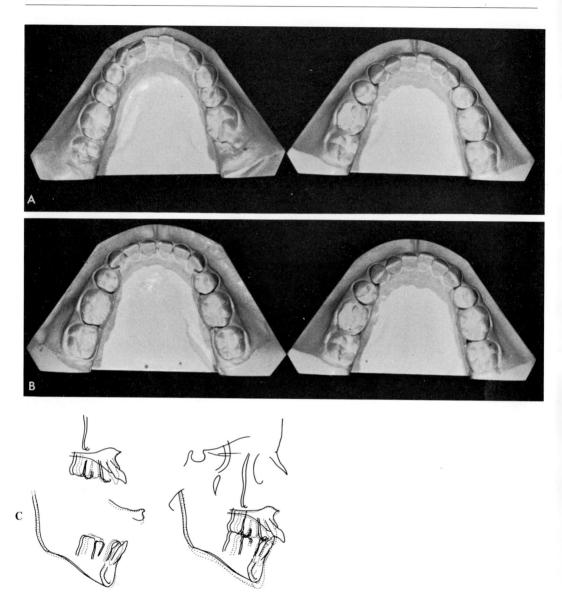

Abb. 14-4 A (links): Vor der Behandlung, (rechts): 3 Wochen nach Verlust des unteren Retainers. Der Eckzahnabstand verringerte sich bis auf 0,5 mm auf die ursprüngliche Größe. B (links): Beginn der Retainerbehandlung im Unterkiefer. (Bis zum Behandlungsabschluß vergrößerte sich der Eckzahnabstand um 4 mm.) (Rechts): 3 Wochen später. (Der Eckzahnabstand verringerte sich fast auf die ursprüngliche Größe.) C: Definitive Distalbewegung der unteren Eckzähne von Behandlungsbeginn bis Behandlungsabschluß.

Retentionsphase wurden von verschiedenen Autoren angestellt.[89, 125] In fast jedem Fall zeigte sich beim unteren Eckzahnabstand die Tendenz, mehrere Jahre nach Entfernung der Retentionsapparaturen auf die ursprüngliche Größe zurückzukehren bzw. diese beizubehalten. Eine der wenigen postretentiven Nachuntersuchungen, die zu dem Theorem des relativ unveränderlichen Eckzahnabstands in Widerspruch zu stehen scheinen, stammt von *Walters*.[140, 141] Er beobachtete, daß geringfügige Vergrößerungen des unteren Eckzahnabstands innerhalb eines ihm zufolge „angemessenen Zeitraums" nach Abschluß der Retentionsphase erhalten blieben. *Arnold*[7] betonte später, daß man eine Erhaltung des vergrößerten Eckzahnabstands frühestens nach 5 Jahren anerkennen kann. Bei einem seiner Patienten wurde der Eckzahnabstand im Lauf der Behandlung um 4,2 mm vergrößert. Nach einem Jahr ohne Retention kam es zu einer Kontraktion von 1 mm, so daß die Vergrößerung des Eckzahnabstands insgesamt immer noch 3,2 mm betrug. 5 Jahre nach der Retention betrug die effektive Vergrößerung des Eckzahnabstands nur mehr 0,7 mm (Abb. 14-2). Im gleichen Jahr führte *Amott*[4] eine Untersuchung von Patienten durch, die ohne Extraktion von bleibenden Zähnen behandelt wurden und bei welchen die Retentionsphase bereits abgeschlossen war. Mit Ausnahme eines *einzigen* Falles, in dem eine Vergrößerung des Eckzahnabstands um 5,5 mm 7 Jahre lang erhalten blieb (Abb. 14-3), zeigten die Ergebnisse dieser Untersuchung ebenfalls, daß die postretentiven Eckzahnabstände weitgehend den Werten vor der Behandlung entsprachen. *Reidel*[108] hatte bereits vor dieser Untersuchung seine Ergebnisse über verschiedene Patientengruppen veröffentlicht, deren Eckzahnabstände sich innerhalb eines Zeitraums von mindestens 5 Jahren nach der Retention auf die ursprüngliche Größe verringert hatten. Ähnliche oder noch stärker in diese Richtung tendierende Ergebnisse brachten Untersuchungen von Fällen, in denen die Retention bereits 10 Jahre zurücklag.[43, 146]

Häufig wird behauptet, daß man mit einer stabilen Vergrößerung des unteren Eckzahnabstands rechnen kann, wenn die Eckzähne gegenüber dem Basalbogen nach distal gebracht werden. Diese Erwartung mag durchaus logisch sein, doch sprechen alle bisherigen Beobachtungen dafür, daß eine Distalbewegung unterer Eckzähne – ob als Kippung oder körperliche Bewegung – wenig mit einer Vergrößerung des Eckzahnabstands zu tun hat und sich kaum mit dem Ausmaß des Schneidezahnengstands korrelieren läßt (Abb. 14-4). Im folgenden einige von *Arnolds*[7] Schlußfolgerungen:

1. Der Eckzahnabstand zeigt bei Patienten, die seit mindestens 5 Jahren nicht mehr retiniert werden, eine bemerkenswerte Tendenz, sich mehr oder weniger auf die ursprüngliche Größe im dysgnathen Gebiß zu verringern.
2. Eine signifikante Auswirkung von Prämolarenextraktionen auf den Eckzahnabstand läßt sich nicht nachweisen.
3. Der ursprüngliche Eckzahnabstand kann – wenn man alle Faktoren bedenkt – in der Indikationsstellung und Behandlungsplanung eine wertvolle klinische Richtlinie darstellen (Abb. 14-5).

Weitere Nachweise finden sich bei *Dona*[35], *Little* et al.[77], *Shapiro*[117] und *Welch*[144].

Little et al.[77] untersuchten Patienten, die durch Extraktion der 1. Prämolaren und mit Edgewise-Apparaturen behandelt wurden und bei denen die Retentionsphase mindestens 10 Jahre zurücklag. Dabei stellten sie fest, daß die Langzeitstabilität unterschiedlich und nicht vorherbestimmbar ist. Weder die deskriptiven Charakteristika (z. B. Angle-Klasse, Dauer der Retentionsphase, Alter bei Behandlungsbeginn oder Geschlecht) noch die gemessenen Variablen (Ausformung des Zahnbogens vor der Behandlung und nach Abschluß der aktiven Behandlung, horizontaler und vertikaler Überbiß, Zahnbogenbreite und -länge) konnten zur Vorhersage der Langzeitstabilität verwertet werden. Die Zahnbogenbreite und -länge waren nach der Retention in der Regel verringert, während der Engstand sich vergrößert hatte. Diese Entwicklungen traten unabhängig davon ein, ob im Rahmen der Behandlung der ursprüngliche Eckzahnabstand beibehalten wurde oder eine Expansion bzw. Kontraktion des Zahnbogens erfolgt war. Als Schlußfolgerung ergab sich daraus, daß die Erfolgsrate bei der Erhaltung einer guten unteren Frontzahnbogenform weniger als 30% beträgt, wobei fast 20% der Fälle mit Wahrscheinlichkeit viele Jahre nach Entfernung der Retainer einen Engstand entwickeln.

An dem gleichen Patientengut bewerteten

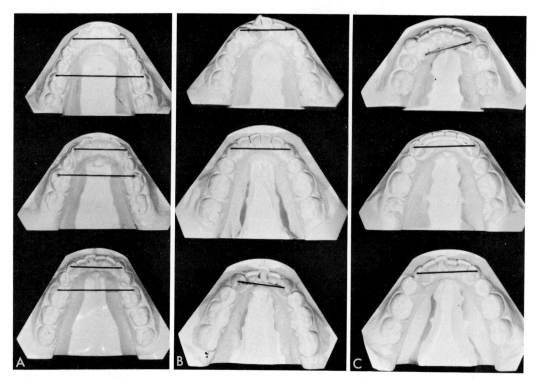

Abb. 14-5 *A:* Prämolarenextraktion. Messung der Eckzahn- und Molarenabstände vor der Extraktion (oben), nach der Extraktion (Mitte) und nach der Retention (unten). Man beachte den unregelmäßigen Stand der Schneidezähne nach der Retention, obwohl bei der Behandlung der Eckzahnabstand unverändert blieb und die Prämolaren extrahiert wurden. *B:* Postorthodontische Veränderung. Der Eckzahnabstand betrug vor der Behandlung (oben) 26,7 mm, nach der Behandlung (Mitte) 29,3 mm und nach der Retention (unten) 23 mm. Der Patient verlor einen Schneidezahn durch einen Unfall, die übrigen Schneidezähne befanden sich trotz der Extraktion von Prämolaren und einem Schneidezahn sowie der Verringerung des Eckzahnabstands im Engstand. *C:* Postorthodontische Veränderungen bei effektiver Vergrößerung des Eckzahnabstands. Die Meßwerte waren vor der Behandlung (oben) 23,8 mm, nach der Behandlung (Mitte) 29,5 mm und 5 Jahre nach der Retention (unten) 27,4 mm. Man beachte, daß der linke Eckzahn lingual impaktiert war, wodurch es zu einer effektiven Vergrößerung des Eckzahnabstands von 3,6 mm kam. Der Abstand zwischen 43 und 34 (vor der Behandlung) ist fast der gleiche wie zwischen 43 und 33 nach der Retention.

Shields et al.[119] die Relation der kephalometrischen Veränderungen zur Zahnbogenform der unteren Front und stellten dabei fest, daß die Kombination von prä- und posttherapeutischen kephalometrischen Parametern (z. B. Schneidezahnposition und Gesichtswachstum) als Indikator für die Langzeitstabilität der unteren Schneidezähne weniger geeignet war. Darüber hinaus lieferten die postretentiven Veränderungen der kephalometrischen Parameter keine Erklärung für den Engstand nach Abschluß der Retentionsphase.

Die Anzahl der Jahre ohne Retention gibt keinen sicheren Aufschluß über die Stabilität der Zahnbogenform. Beim Betrachten des Falls H. D. (Abb. 14-6) vor der Behandlung, nach der Behandlung, 10 Jahre nach der Retention und 20 Jahre nach der Retention fällt auf, daß sich im Zeitraum zwischen 10 und 20 Jahren nach der Retention der Engstand weiter verstärkt hat. Dieser Fall ist nur einer von vielen, die nach der Retention verschiedengradige Veränderungen aufweisen.

Zwei der Schlußfolgerungen von *Shapiro*[117] stel-

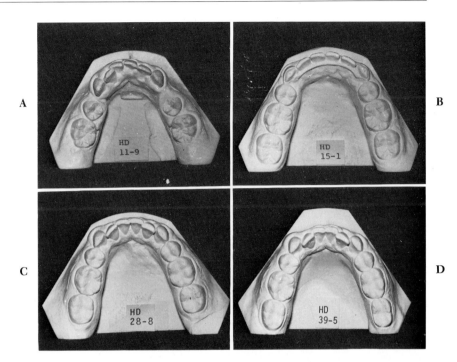

Abb. 14-6 Fall H. D. *A:* Vor der Behandlung (11 J. 9 M.). *B:* Nach der Behandlung (15 J. 1 M.). *C:* 10 Jahre nach der Retention (28 J. 8 M.). *D:* 20 Jahre nach der Retention (39 J. 5 M.). Man beachte den verstärkten Engstand im Bereich der unteren Schneidezähne des Modells, das 20 Jahre nach der Retention entstand, gegenüber dem von 10 Jahren postretentiv.

len wichtige Ergänzungen zu unserem Wissen über die postretentiven Veränderungen dar: 1. Dysgnathien der Klasse II/2 zeigten im Vergleich zu Dysgnathien der Klasse I und II/1 eine signifikant bessere Retentionsfähigkeit des vergrößerten Eckzahnabstands. 2. Verkürzungen der Zahnbogenlänge waren sowohl während der Behandlung als auch im Zeitraum zwischen Behandlungsbeginn und 10 Jahre nach der Retention in Klasse-II/2-Fällen signifikant geringer als in Fällen der Klasse I und Klasse II/1.

Extraktion von Schneidezähnen

Die Extraktion von *zwei* unteren Schneidezähnen kann zur Erhaltung der Zahnbogenform ohne Expansion des Eckzahnabstandes erforderlich sein. Die Frage, die sich dem Kieferorthopäden stellt, wenn er einen solchen Behandlungsschritt erwägt, ist die Möglichkeit der Bißsenkung. Hier ist zu beachten, daß wir über die Extraktion von zwei unteren Schneidezähnen, nicht einem, sprechen – das ist das Entscheidende. Die Extraktion von nur einem unteren Schneidezahn führt in den meisten Fällen zu einer Vergrößerung des vertikalen Überbisses, zumindest wenn vor der Extraktion normale Zahngrößenverhältnisse vorhanden waren. Wenn die oberen Eckzähne in ihrer normalen Position gegenüber den unteren ausgerichtet sind, muß sich bei den oberen Schneidezähnen naturgemäß entweder der horizontale oder der vertikale Überbiß vergrößern. Wenn allerdings zwei untere Schneidezähne extrahiert werden, wird die untere Zahnreihe so verschoben, daß die unteren Eckzähne an die Stelle der seitlichen Schneidezähne rücken. Bei der Extraktion der mittleren Schneidezähne rücken die seitlichen Schneidezähne an die Stelle der unteren 1er. Da die unteren 1. Prämolaren die Stelle der Eckzähne einnehmen, müssen die oberen Eckzähne in der Okklusion auf den distalen Abhang der 1. Prämo-

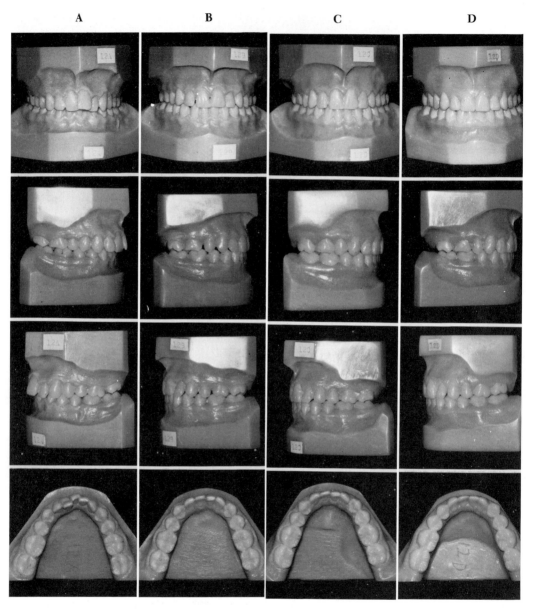

Abb. 14-7 Stabilität des Behandlungsergebnisses nach Extraktion von unteren Schneidezähnen bei einer Klasse-I-Dysgnathie. *A:* vor der Behandlung. *B:* nach der Behandlung. *C:* etwa 8 Jahre nach der Retention. *D:* im Alter von 30 J. 7 M. Ein unterer mittlerer Schneidezahn war bereits früher extrahiert worden. Der andere mittlere Schneidezahn wurde zusammen mit dem oberen 2. Prämolaren extrahiert.

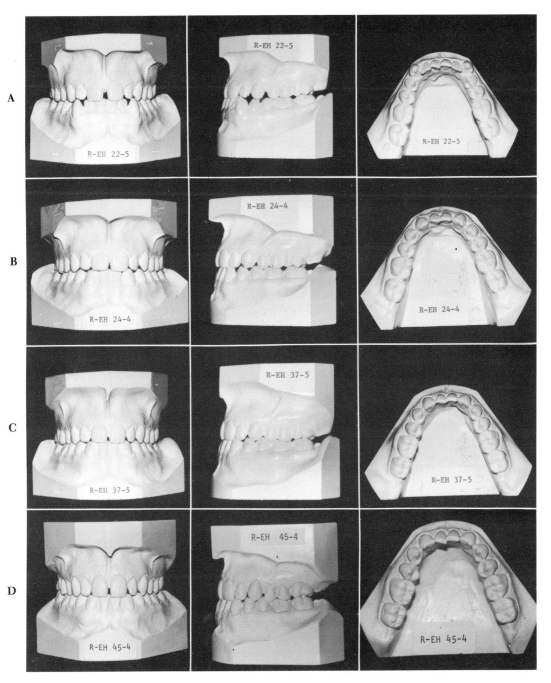

Abb. 14-8 Stabilität des Behandlungsergebnisses nach Extraktion von unteren Schneidezähnen bei einer Klasse-III-Dysgnathie. *A:* vor der Behandlung (22 J. 5 M.). *B:* nach der Behandlung (24 J. 4 M.). *C:* 6 Jahre nach der Retention (37 J. 5 M.). *D:* 14 Jahre nach der Retention (45 J. 4 M.).

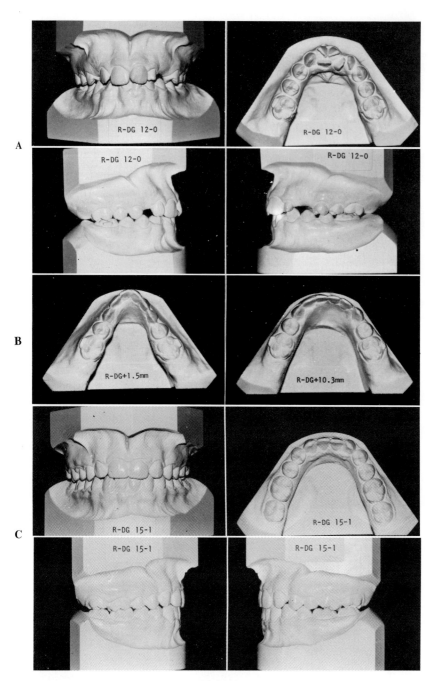

Abb. 14-9 *A:* Alter 12 Jahre. Schwergradiger Engstand mit Gingivitis labial der mittleren Schneidezähne. *B:* Diagnostisches Set-up des unteren Zahnbogens mit Extraktion der 1. Prämolaren. Der Eckzahnabstand bleibt erhalten (links). Im anderen Set-up wird versucht, die normale Zahnbogenform zu erhalten. Der Eckzahnabstand wird dabei um 10,3 mm vergrößert, was mit größter Wahrscheinlichkeit nach Abschluß der Retentionsphase zum Rezidiv führen wird. *C:* nach der Behandlung, Alter 15 J. 1 M. Die unteren mittleren und die oberen seitlichen Schneidezähne wurden extrahiert. Der obere linke seitliche Schneidezahn war nicht angelegt, der rechte war fehlgebildet.

Allgemeine Überlegungen

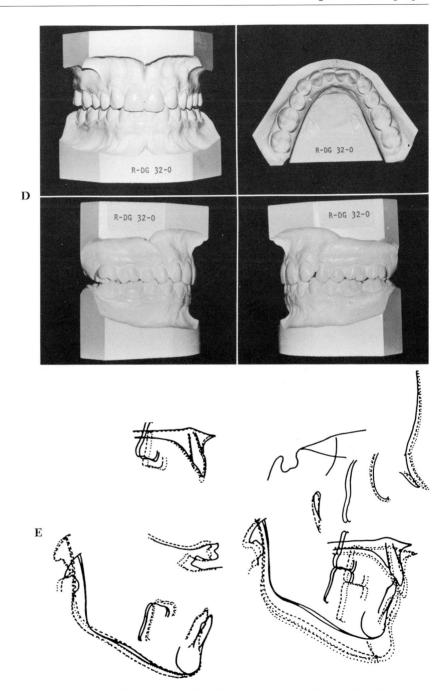

Abb. 14-9 (Fortsetzung) *D:* 15 Jahre nach der Retention, Alter 32 J. Man beachte den regelrechten Stand der unteren Schneidezähne. *E:* Veränderungen im Ober- und Unterkiefer (links) und gesamte Wachstumsveränderungen (rechts). Man beachte die erhebliche Konturveränderung beim B-Punkt.

Retention

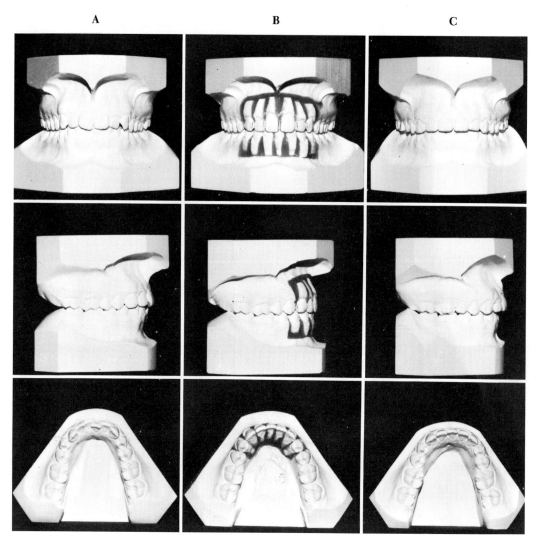

Abb. 14-10 *A:* vor der Extraktion von 31. *B:* Set-up mit Zahnaufstellung bei Extraktionsbehandlung, die oberen Frontzähne sind für das Stripping markiert. *C:* nach der Extraktion.

laren treffen. Nach der Extraktion von 2 unteren Schneidezähnen stehen die Frontzähne in der Regel in Kantenbißrelation zueinander, da die beiden Eckzähne im unteren Zahnbogen mehr Raum einnehmen als die beiden Schneidezähne, an deren Stelle sie stehen. Zur Harmonisierung der Zahngrößenrelationen zwischen der unteren und der oberen Front müssen daher in der Regel die verbliebenen unteren Schneidezähne sowie die

Eckzähne und die 1. Prämolaren approximal beschliffen werden (Abb. 14-7 und 14-8).
Wenn bei einem Patienten bereits ein unterer Schneidezahn fehlt, wird man logischerweise die Extraktion eines weiteren unteren Schneidezahns und zweier Zähne im Oberkiefer, vermutlich der 1. Prämolaren, in Betracht ziehen. In einigen Fällen mit fehlenden oder fehlgebildeten oberen seitlichen Schneidezähnen können diese extrahiert

werden und die Lücken so geschlossen werden, daß die 1. Prämolaren an der Stelle der oberen Eckzähne mit dem ebenfalls umgestellten unteren Zahnbogen okkludieren (Abb. 14-9).

Um zu klären, worauf es bei der Erhaltung der unteren Zahnbogenform und des Eckzahnabstands ankommt, sehen wir uns einen Fall mit erheblichem Engstand und minimalem Eckzahnabstand an, in dem versucht wird, die untere Front auszuformen. Wenn die unteren 1. Prämolaren extrahiert werden, führt die einfache Einordnung der unteren Schneide- und Eckzähne in die normale Bogenform zu einer erheblichen Verbreiterung des Eckzahnabstands, die sich aller Wahrscheinlichkeit nach nicht halten lassen wird. Wenn andererseits der untere Eckzahnabstand wie dargestellt erhalten bleibt, muß der untere Zahnbogen zwangsläufig spitz werden (Abb. 14-9). Ein befriedigendes Resultat wird mit der Extraktion der beiden unteren mittleren Schneidezähne erzielt, wobei der Eckzahnabstand nur geringfügig verändert wird und gleichzeitig die ursprüngliche Form des Zahnbogens weitgehend erhalten bleibt.

Kontraindikationen

Es soll nicht der Eindruck erweckt werden, daß ein Engstand der unteren Frontzähne immer durch die Extraktion von Schneidezähnen behoben werden kann. Die Behandlung hat zwei Nachteile: 1. In Fällen mit nur minimalem Engstand können zwischen den Eckzähnen und den belassenen Schneidezähnen Lücken entstehen. Diese sind den Patienten sehr lästig, nicht nur weil sie unschön sind, sondern auch, weil dort ständig Speisen hängenbleiben. In einer Untersuchung nach 10 oder mehr Jahren nach abgeschlossener Retention wurden allerdings bei keinem dieser Patienten mehr Lücken im Unterkiefer festgestellt. Zwar zeigten sich geringfügige Unregelmäßigkeiten (vor allem Rotationen von Schneidezähnen oder Eckzähnen), doch das Problem der Lückenbildung scheint nur vorübergehend zu sein. 2. Da in der Regel die am stärksten protrudierten unteren Schneidezähne extrahiert werden, erhält man eine gegenüber der Unterkieferbasis nach distal verschobenen Lage der unteren Zahnreihe. Es ist schwierig, wenn nicht unmöglich, den gesamten unteren Zahnbogen nach mesial zu bewegen, um die ursprüngliche Relation zum Pogonion wiederherzustellen. Der zurückliegende untere Zahnbogen kann sich nachteilig auf die faziale Ästhetik auswirken.

Als drittes Problem kann möglicherweise der Formunterschied zwischen den unteren Eckzähnen und den seitlichen Schneidezähnen hinzukommen, gelegentlich sind diese Zähne auch farblich unterschiedlich. Teilweise wird dieses Problem dadurch gemildert, daß das untere Frontzahnsegment im Gegensatz zum oberen weniger sichtbar ist, da es in der normalen Funktion meist von der Unterlippe verdeckt ist.

Eine der Indikationen für die Extraktion unterer Schneidezähne besteht in Fällen mit Parodontalinsuffizienz durch ausgeprägten Engstand bzw. Protrusion der unteren Frontzähne (d. h. Retraktion der Gingiva vestibulär der am stärksten protrudierten Schneidezähne). Wegen des Abbaus der Alveolarknochenhöhe kann das Parodontalgewebe an diesen Zähnen in den seltensten Fällen so wiederhergestellt werden, daß es die normale Höhe erreicht. Daher ist in diesen Fällen die Extraktion der parodontal geschwächten unteren Schneidezähne statt der 1. Prämolaren in Betracht zu ziehen.

Alle diese Überlegungen beziehen sich natürlich nur auf die Fälle, die *wirklich* Extraktionen erfordern. Schneidezahnextraktionen im Unterkiefer sollten ausschließlich Fällen mit besonders ausgeprägtem Engstand im unteren Frontzahnbereich vorbehalten bleiben.

In bestimmten Situationen ist es möglich, mit der Extraktion von nur einem unteren Schneidezahn günstige okklusale Verhältnisse zu schaffen. Diese Fälle sind mit Zahngrößendiskrepanzen zwischen den oberen und unteren Frontzähnen verbunden, die sich durch die Extraktion eines unteren Schneidezahns normalisieren lassen (Abb. 14-10). Die Prämolarenextraktion kann außerdem auch bei geringfügigem unteren Engstand mit guter fazialer Ästhetik kontraindiziert sein.

Zahngrößendiskrepanzen

Ein häufig übersehenes Problem bei der Retention sind Zahngrößendiskrepanzen. *Ballard*[10] berichtete, daß in 90% der Modelle von 500 Patienten, die er untersuchte, Zahngrößendiskrepanzen vorlagen.

Wenn die oberen Frontzähne im Verhältnis zu den unteren zu groß sind, gibt es verschiedene Positionsmöglichkeiten: 1. tieferer Überbiß, 2. größere sagittale Stufe, 3. Kombination aus größerem Überbiß und größerer sagittaler Stufe, 4. Engstand in der Front oder 5. Verzicht auf neutrale Molarenrelation (mehr oder weniger mesiale Bißlage, da die Molaren in Höcker-Höcker-Relation in der Regel nicht stabil bleiben). Wenn die unteren Frontzähne im Verhältnis zu den oberen zu groß sind, bestehen zur Kompensation folgende Möglichkeiten: 1. Kopfbißrelation, 2. Lücken in der oberen Front, 3. Engstand im unteren Schneidezahnbereich oder 4. Fehlbißlage der Seitenzähne einschließlich der oberen Eckzähne im Sinne einer Distalbißrelation der Molaren. Die Zahngrößendiskrepanz kann an den Modellen durch das diagnostische Set-up festgestellt oder mit Hilfe einer mathematischen Formel genau lokalisiert werden.[22]

Approximales Beschleifen (Stripping). Die Modelle werden vor dem ersten Beratungstermin vermessen, wobei das Verhältnis der Zahngrößen festgestellt und das Ausmaß sowie die Lokalisation einer evtl. Abweichung vermerkt wird.

Bei frontalen Zahngrößendiskrepanzen über 2,5 mm mit sonst normaler Zahnform (außer bei Zapfenzähnen oder zu kleinen oberen seitlichen Schneidezähnen), empfiehlt es sich, die geplanten Zahnbewegungen am Modell auszuführen. Wenn die Zähne im Set-up ohne approximals Beschleifen nicht in die normale Okklusion gebracht werden können, ist auch ein Stripping der Frontzähne im Mund indiziert. Wenn Zahnbänder verwendet werden, sollte das Stripping vor dem Bebändern der Zähne erfolgen. Einfacher und besser kontrollierbar ist das Stripping – wenn Klebebrackets verwendet werden – in den Finishing-Phasen.

An den oberen und unteren Frontzähnen kann 2–4 mm Schmelz abgetragen werden, gelegentlich sind auch die oberen oder unteren 1. Prämolaren einzubeziehen. Bei größeren Zahngrößendiskrepanzen sind andere Maßnahmen zu erwägen, z. B. die Extraktion eines einzelnen Schneidezahns (bei Überschuß in der unteren Front). Wenn der Überschuß in der oberen Front besteht, können die Distalflächen der oberen mittleren und seitlichen Schneidezähne sowie der Eckzähne am stärksten beschliffen werden. Gelegentlich sind auch die oberen 1. Prämolaren mesial zu trimmen. Mit guten periapikalen Röntgenaufnahmen kann die Schmelzdicke bestimmt werden. Man darf nicht soviel Schmelz abtragen, daß an den Approximalflächen das Dentin freiliegt. Ebensowenig sollten die Kontaktflächen so stark beschliffen werden, daß die Zahnbreite auf dieser Höhe schmäler wird als im zervikalen oder Wurzelbereich, da es sonst unwahrscheinlich ist, daß die Lücken geschlossen und die Zähne in normaler Kontaktrelation gehalten werden können.

Beim Stripping der Frontzähne werden zunächst zum Öffnen der Kontaktflächen belegte Metallstreifen verwendet, anschließend wird der Grobschliff ebenfalls mit Metallstreifen oder Diamantscheiben durchgeführt und schließlich wird mit Metallstreifen sowie groben und feinen Sandpapierstreifen feingeschliffen, so daß die ursprüngliche Kronenkontur erhalten bleibt und der Schmelz glatt wird. Es empfiehlt sich, immer nur jeweils eine Approximalfläche zu bearbeiten, da man so besser sehen und messen kann, wieviel Schmelz abgetragen wird. Wenn zwei Kontaktflächen gleichzeitig bearbeitet werden – wie z. B. mit doppelseitigen Schleifstreifen, läßt sich nur schwer beurteilen, welche Zahnfläche stärker beschliffen wurde. Wenn man von rechts nach links vorgeht und jeweils 0,25 mm von der Distalfläche eines Eckzahns bis zur Mesialfläche des anderen entfernt, kann man anschließend in umgekehrter Richtung vorgehen und nochmals 0,25 mm von distal des linken Eckzahns bis zur Mesialfläche des rechten abschleifen. Wenn an jeder Kontaktfläche insgesamt 0,5 mm gewonnen wurden, verringert sich die Zahngrößendiskrepanz um etwa 2,5 mm. Das Stripping sollte zunächst am Set-up ausgeführt und die ermittelten Schleifpunkte und -mengen auf die Zähne im Mund übertragen werden.

Achsenneigung

Ein weiterer Punkt, dem in der kieferorthopädischen Literatur nur wenig Aufmerksamkeit geschenkt wird, ist die Achsenneigung der oberen und unteren Schneidezähne. Häufig wird der Kieferorthopäde zu der Annahme verleitet, daß die oberen Schneidezähne um so weiter retrahiert werden müssen, je weiter die unteren retrahiert wurden. Wenn die oberen und unteren Schneidezähne in einen zu steilen Winkel zueinander gekippt werden, entsteht meist ein frontaler Tiefbiß. Parodontologen schreiben einer solchen Okklusion potentiell schädigende funktionelle Auswirkungen zu.[124] (*Bolton*[22] stellte fest, daß bei einer einwandfreien Okklusion die Winkel der *Labialflächen* der oberen und unteren mittleren Schneidezähne zu ihrer Okklusionsebene zusammen etwa 177° ergeben. Anders ausgedrückt, die Labialflächen der Zähne bildeten im Profil fast eine gerade Linie.)

Interessanterweise ist die Methode zur Messung des Interinzisalwinkels funktionell gesehen nicht befriedigend. Für die Fernröntgendurchzeichnung mag die von der Schneidekante zur Wurzelspitze gezogene Linie vielleicht ausreichend sein, doch werden damit die möglichen Unterschiede im Verhältnis von Zahnkrone zur Wurzel mit Sicherheit nicht erfaßt. Hinsichtlich der Ästhetik wäre es besser, die Relation der labialen Kronenflächen zueinander zu messen, während vom funktionellen Standpunkt aus betrachtet vermutlich die Winkelstellung der Palatinalflächen der oberen Frontzähne und ihre Relation zu den Labialflächen der unteren Schneidezähne interessant wäre (Abb. 14-11).

Transversale Diskrepanzen

Zahlreiche Autoren[67, 68, 133, 134] haben die Rezidivneigung bei Gaumennahterweiterungen dokumentiert. Die transversale Dimension muß erheblich überkorrigiert werden, um nach dem Rezidiv eine normale Relation zu gewährleisten. Außerdem sollte zur Retention die Expansionsapparatur passiv belassen oder eine entsprechende herausnehmbare Apparatur eingesetzt werden.

Storey[127] hat experimentell gezeigt, daß die Gaumennahterweiterung ein überwiegend destruktiver Prozeß ist, in dem das Bindegewebe der sagittalen Sutur unterbrochen wird und nach Ödembildung mit Erweiterung der Blutgefäße oder Haemorrhagien schließlich in der Heilungsphase durch frisches Knochengewebe „aufgefüllt" wird. Um das Wachstum von ausreichend reifem Knochengewebe zu ermöglichen, sollte die Aktivierungsrate im Bereich von 0,5–1 mm pro Woche liegen,

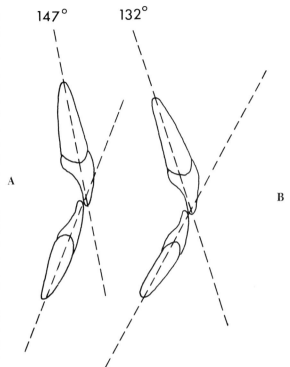

Abb. 14-11 *A:* Die Achsenneigungen der oberen und unteren mittleren Schneidezähne lassen einen Interinzisalwinkel von 147° entstehen. Die Labialflächen der Zahnkronen bilden im Profil fast eine gerade Linie. *B:* Die Zahnachsen stehen im Winkel von 132° zueinander, trotzdem sind die Kronenflächen fast in der gleichen funktionellen Position zueinander ausgerichtet wie in A.

so daß sich im Zuge der seitlichen Auseinanderbewegung der Knochenplatten langsam und beständig neues Gewebe bilden kann. Die Ergebnisse von *Storeys* Experimenten zeigen, daß die langsame Trennung mit fortgesetztem physiologischem Wachstum von Knochenzacken in der Gaumennaht die beste Retentionsform mit der geringsten Rezidivneigung gewährleistet.

Castro[29], *Cotton*[32] und *Hicks*[55] haben weitere experimentelle und klinische Untersuchungen zur Stabilität der Palatinalexpansion mit leichten kontinuierlichen Kräften durchgeführt und sind zu dem Schluß gekommen, daß diese Methode eine bessere Stabilität gewährleistet als die Gaumennahterweiterung.

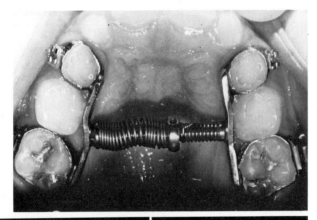

Abb. 14-12 Mini-Expander mit einer Druckfeder (900 g) im zusammengedrückten Zustand. Die Nachstellschraube wird mit einer Ligatur fixiert. Der Patient wird alle 3–4 Wochen zur Kontrolle einbestellt.

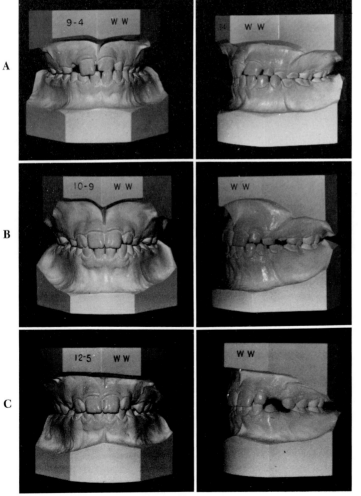

Abb. 14-13 A: Alter 9 J. 4 M. Bilaterale maxilläre Kompression und dadurch funktionelle Unterkieferverlagerung nach links. B: nach 8wöchiger Expansion mit einer Kraft von 900 g. Hervorragende axiale Kontrolle der oberen Seitenzahnsegmente. C: Zwei Jahre nach der Expansion ohne Retention. Ausgezeichnete Stabilität.

Achsenneigung

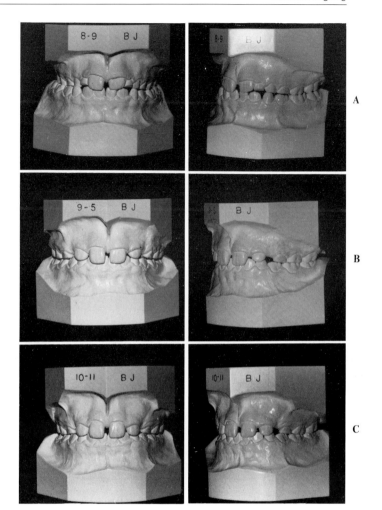

Abb. 14-14 *A:* Alter 8 J. 9 M. Die bilaterale maxilläre Kompression bewirkt beidseits einen seitlichen Kreuzbiß. *B:* nach 10wöchiger Expansion mit einer Kraft von 900 g. Man beachte die hervorragende axiale Kontrolle, es kam zu keiner Bißhebung. *C:* 18 Monate nach der Expansion ohne Retention. Ausgezeichnete Stabilität.

Anatomisch wird die Palatinalexpansion nicht durch den Schluß der mittleren Gaumennaht, sondern vielmehr durch die im Zuge der Reifung erfolgenden morphologischen Veränderungen begrenzt. Mit zunehmendem Alter wird die Verzahnung der gezackten Knochenränder immer fester, so daß ab einem bestimmten Alter die Expansion mechanisch schwierig ist. Die morphologischen Veränderungen der Sutura können bereits im Alter von 13–14 Jahren auftreten. Wir sind der Ansicht, daß eine Dehnung mit leichten Kräften, die noch vor diesen Veränderungen durchgeführt wird, die maximale skelettale Separation mit an-schließender normaler physiologischer Knochenanlagerung ermöglicht und somit die langfristige Stabilität der transversalen Dimension gewährleistet.

Zur Expansion verwenden wir einen modifizierten „Mini-Expander", den wir mit einer Druckfeder von entweder 900 oder 1800 g ergänzen. Die Federn sind so gefertigt, daß sie in vollständig zusammengedrücktem Zustand den gewünschten Kraftwert liefern (Abb. 14-12). Unserer klinischen Erfahrung nach werden im Wechselgebiß die besten Ergebnisse mit einer Kraft von 900 g und im bleidenden Gebiß mit 1800 g erzielt. Einige der

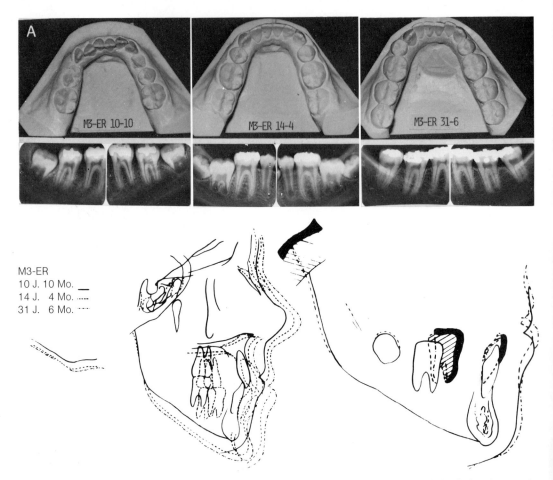

Abb. 14-15 Studienmodelle und periapikale Röntgenaufnahmen (vor der Behandlung, nach der Behandlung und nach der Retention) sowie die mandibuläre und Gesamtüberlagerung der Fernröntgendurchzeichnung in folgenden Situationen:
A: Beidseits durchgebrochene 3. Molaren (M3-ER).

mit dem Mini-Expander erzielten klinischen Resultate sind in Abb. 14-13 und 14-14 dargestellt.

Relation der 3. Molaren

Während einigen Autoren[15, 73, 114, 118] zufolge die 3. Molaren für die Langzeitstabilität des unteren Zahnbogens erforderlich sind, geht aus den Veröffentlichungen anderer Untersucher[1, 63, 82, 107, 116] hervor, daß die 3. Molaren hinsichtlich der langfristigen Veränderungen im unteren Zahnbogen wenn überhaupt, dann nur eine sehr geringe Rolle spielen.

Ades et al.[1] verglichen vier Patientengruppen miteinander, bei denen die Retentionsphase mindestens 10 Jahre zurücklag und die nach dem Status der unteren 3. Molaren wie folgt unterschieden: 3. Molaren in Regelstellung durchgebrochen und funktionell in Ordnung, 3. Molaren nicht angelegt, 3. Molaren impaktiert bzw. retiniert, 3. Molaren mindestens 10 Jahre vor dem Zeitpunkt der Un-

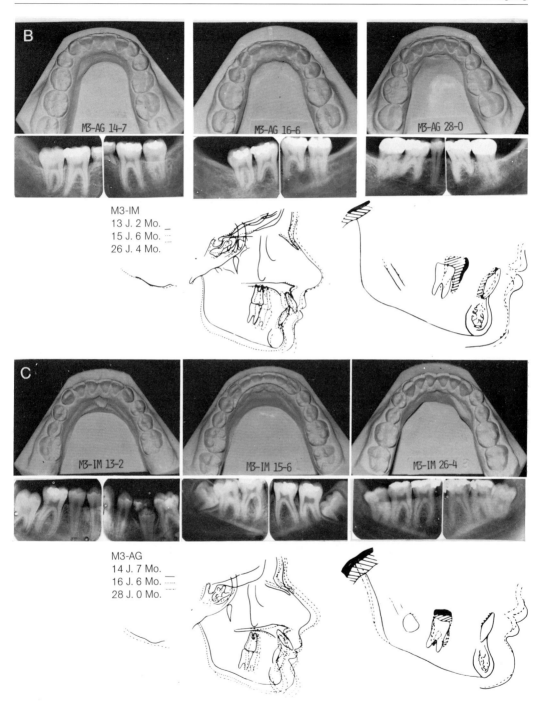

Abb. 14-15 (Fortsetzung) *B:* Nichtanlage der 3. Molaren (M3-AG); *C:* Beidseits impaktierte bzw. retinierte 3. Molaren (M3-IM).

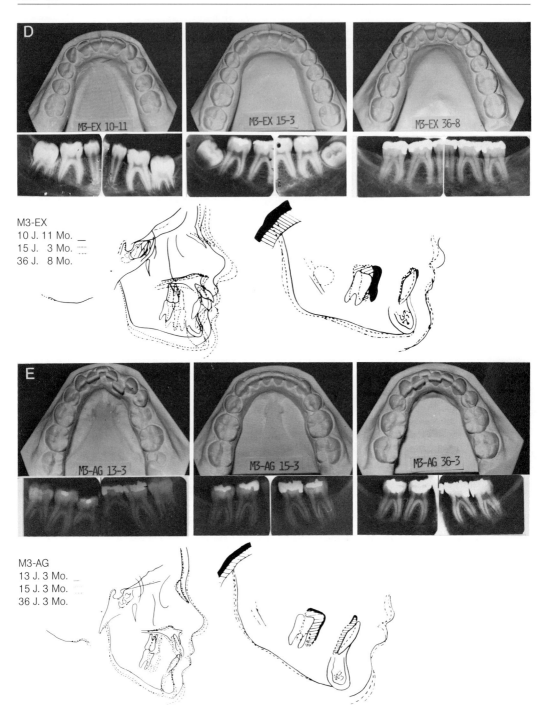

Abb. 14-15 (Fortsetzung) *D:* Beidseits extrahierte 3. Molaren (M3-EX). *E:* Nichtanlage der 3. Molaren (M3-AG). (Man beachte das Ausmaß des Engstands.)

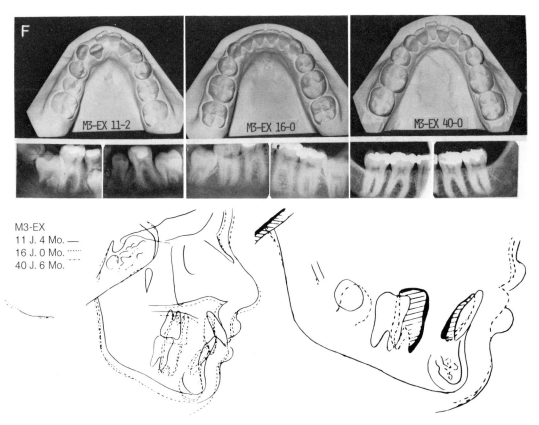

Abb. 14-15 (Fortsetzung) *F:* Beidseits extrahierte 3. Molaren (M3-EX). (Extraktion mindestens 10 Jahre vor Anfertigung der postretentiven Modelle.)

tersuchung extrahiert. Hinsichtlich unterem Schneidezahnengstand, Zahnbogenlänge, Eckzahnabstand und Durchbruchsmuster der unteren Schneidezähne und Molaren wurden zwischen den vier Gruppen keine Unterschiede festgestellt. In der Mehrzahl der Fälle war es nach der Retention zu einem gewissen Engstand der unteren Schneidezähne gekommen, doch gab es zwischen den vier Gruppen keine signifikanten Unterschiede. Diese Ergebnisse lassen den Schluß zu, daß die Empfehlung, die unteren 3. Molaren zur Verbesserung oder Verhinderung von Unregelmäßigkeiten in der unteren Schneidezahnregion zu extrahieren, nicht gerechtfertigt sind (Abb. 14-15).

Wachstum und geschlechtsbezogene Unterschiede

Einerseits unterstützt das Wachstum die Korrektur verschiedener Dysgnathien, andererseits kann es auch in behandelten Fällen Ursache des Rezidivs sein. Das Wachstum wird bei der kieferorthopädischen Behandlung im Wechselgebiß mit Hilfe des Headgears[76] oder funktioneller Apparaturen ausgenützt. Kephalometrische Unterlagen bestätigen, daß das normale nach unten und vorne gerichtete Wachstum des maxillären Alveolarfortsatzes durch einen Zervikalzug beeinflußt wird, und es ist möglich, daß das Wachstum der Maxilla selbst verzögert oder in eine andere Richtung gelenkt werden kann.[41, 123, 145] Der Zervikalzug scheint die normale Mesialbewegung der oberen Molaren zu beschränken, während sich das Unterkieferwachstum ungehindert fortsetzt, bis schließlich eine normale dentale Relation erzielt ist.[42, 50, 69] (Es finden noch andere, kompliziertere Veränderungen statt, doch ist es unmöglich, im Rahmen dieses Kapitels näher darauf einzugehen.)

Dieser Mechanismus spielt sich im wesentlichen bei der Behandlung von Distalbißfällen ab – d. h. es findet weniger eine nach distal gerichtete Gruppenbewegung der oberen Seitenzähne statt (obwohl sie nach distal gekippt werden können und es auch zu einer gewissen körperlichen Distalbewegung kommen kann), sondern die Korrektur kommt infolge des mandibulären Wachstums bzw. der Translation der unteren Zähne nach vorne zustande.[5, 90]

Die distalgekippten oberen Seitenzähne wird man nicht belassen wollen, vor allem wenn kein weiteres Unterkieferwachstum zu erwarten ist. In den meisten Fällen richten sich diese Zähne von selbst auf, indem sich die Kronen nach mesial bewegen. Wenn das mandibuläre Horizontalwachstum ausreicht, wird die Okklusion wahrscheinlich weiterhin gut bleiben.

Die Translation des unteren Zahnbogens auf seiner Basis nach vorne nach der Verwendung von Klasse-II-Gummizügen oder funktionellen Apparaturen ist in der Regel unerwünscht, da die unteren Molaren offensichtlich nicht wieder distalwandern. Die unteren Frontzähne versuchen wieder, ihre ursprüngliche Position einzunehmen, verlieren die normalen Kontaktpunkte und werden nach lingual in den Engstand gedrängt.

Regulierung des Unterkieferwachstums

Während die Möglichkeit der Verzögerung oder Umlenkung des Oberkieferwachstums mittlerweile anerkannt ist, gibt es neuerdings auch Hinweise auf ähnliche Möglichkeiten hinsichtlich des mandibulären Wachstums.

Häufig wird versucht, das Unterkieferwachstum mit Hilfe einer Kinnkappe oder distalgerichteten Kraft auf den Unterkiefer (meist im Kinnbereich) einzuschränken. Überlagerungen der Fernröntgendurchzeichnungen von kleinen Kindern (4–7 Jahre) zeigen, daß eine ständige distalgerichtete Kraft auf die Mandibula das Frontalwachstum reduzieren kann (Abb. 14-16). Läsionen der Kondylen – den mandibulären Wachstumszentren – durch Erkrankung oder Trauma können ebenso eine partielle oder vollständige Verzögerung des Unterkieferwachstums bewirken, die jedoch unkalkulierbar und nahezu unkontrollierbar ist, wenn man von der Möglichkeit des vollständigen Wachstumsstillstands absieht (wie bei der Entfernung der Kondylen selbst). Zu den Ausnahmen gehört u. a. das Milwaukee-Extensionskorsett, bei dem sich in verschiedenen Untersuchungen[2, 36, 51] eine signifikante Veränderung des mandibulären Wachstums gezeigt hat.

Andererseits besteht auch die Theorie, daß eine sehr starke Klasse-II-Mechanik am unteren Zahnbogen eine vorverlagerte Repositionierung des Unterkiefers bewirkt. Dieser Effekt ist als *Tweed*-Reaktion bekannt.[56] Viele Kliniker teilen die Vorstellung, daß die uneingeschränkte Verwendung von Klasse-II-Zügen am unteren Zahnbogen ein überdurchschnittliches mandibuläres Vorwachstum verursacht. Für diese Theorie gibt es allerdings nicht genügend Beweise. Ein Vergleich der von Dr. *Tweed* behandelten Patienten mit denen, die an der University of Washington[66] behandelt wurden, ergab folgende Schlüsse:

Die Veränderungen der Kinnposition in ventraler Richtung waren unvorhersagbar und in den einzelnen Gruppen höchst unterschiedlich. Es gab keinen schlüssigen Beweis dafür, daß *Tweed* mit seiner Behandlungstechnik eine größere Ventralverschiebung des Kinns bewirkte. Die von *Tweed* behandelten Mädchen zeigten im Durchschnitt die gleiche absolute Vorverlagerung des Kinns wie die an der University of Washington behandelten. Festgestellt wurde eine größere Retraktion der maxillären apikalen Basis und eine im Vergleich dazu geringe Retraktion der mandibulären apikalen Basis. Diese Veränderungen zeigen die Tendenz einer größeren Retraktion bei den Patienten aus der *Tweed*-Gruppe. Der größte signifikante Unterschied zwischen den beiden Gruppen fand sich bei der linearen und angulären Verringerung der unteren Schneidezahnprotrusion.

Eine Untersuchung der Weichteilkonturen von Patienten mit Dysgnathien der Klasse II/1, die von *Tweed* bzw. an der University of Washington behandelt wurden[11], zeigte ebenfalls eine signifi-

Wachstum und geschlechtsbezogene Unterschiede

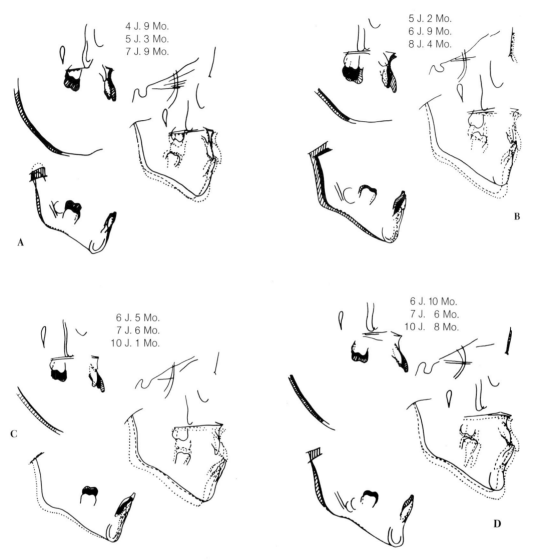

Abb. 14-16 Überlagerung der Fernröntgendurchzeichnungen von Patienten, die in folgenden Altersstufen mit einer Kinnkappe behandelt wurden. A: Von 4,9 bis 5,3 (keine Behandlung zwischen 5,3 und 7,9); B: 5,2 bis 6,9 (keine Behandlung zwischen 6,9 und 8,4); C: von 6,5 bis 10,1 (durchgehend). (Man beachte, daß sich am Artikulare und im mandibulären Wachstumsmuster keine Veränderungen ergaben.) D: 6,10 bis 7,6 (abgesetzt zwischen 7,6 und 10,8).

kante größere Retraktion der Oberlippe in der *Tweed*-Gruppe.

Die Grundprinzipien der funktionskieferorthopädischen Apparaturen sind in einem anderen Kapitel beschrieben. Hier soll nur so viel gesagt werden, daß diese Apparaturen nur bei den jüngeren Altersgruppen erfolgreich sein können, bei denen sich das faziale Wachstum und die Zahndurchbruchskräfte auf dem Maximum befinden.

Hinsichtlich des Wachstum ist außerdem zu bedenken, daß die Geschlechtszugehörigkeit des Patienten eine wichtige Rolle spielt und bei der Planung der Behandlung und Retention berücksichtigt werden muß. Die aus Messungen von Patienten mit einwandfreier Okklusion errechneten Daten von *Baird*[8], *Baum*[12, 14] und *Petraitis*[100] zeigen einen deutlichen Unterschied zwischen dem skelettalen und dentalen Reifungsmuster von Jungen und Mädchen. Eine Analyse des skelettalen und dentalen Musters von Mädchen im Alter von 11–13 Jahren ergibt keinen signifikanten Unterschied zu dem von erwachsenen Frauen. Auf der Basis dieser und anderer Untersuchungen ist die Folgerung zulässig, daß die skelettale und dentale Reife bei Frauen im Durchschnitt im 13. Lebensjahr erreicht ist.[19] Jungen erreichen dieses Entwicklungsstadium im Durchschnitt im 15. Lebensjahr. Dieses Wissen ist für die Behandlung des skelettalen Distalbisses, vor allem bei Mädchen entscheidend, da die Behandlung unabhängig vom Zahnalter noch vor Abschluß der skelettalen Entwicklung begonnen werden muß, wenn das Wachstum beeinflußt werden soll.

Weitere Auswirkungen des Wachstums

Die Bedeutung des Unterkieferwachstums im Fall einer echten Progenie ist allgemein so bekannt, daß nur wenige Kieferorthopäden versuchen würden, die kieferorthopädische oder chirurgische Behandlung abzuschließen, bevor das Wachstum beendet ist. Es gibt jedoch noch weitere Auswirkungen des Wachstums, die für den Kieferorthopäden interessant sind. Das Ausmaß und die Richtung des Unterkieferwachstums kann bei der Korrektur von Dysgnathien und der Retention eine große Rolle spielen.

Bei dem in Abb. 14-17 dargestellten Patienten wurde der Distalbiß mit Headgearbehandlung, Prämolarenextraktion und einer Multibandapparatur mit Gummizügen, die bis zur Normalisierung der Okklusion getragen wurde, korrigiert. Nach Behandlungsabschluß setzte sich das Unterkieferwachstum in dorsaler und kaudaler Richtung fort, wodurch die Gefahr eines Rezidivs der Distalbißrelation bestand. Während der Retention wurde durch Retraktion der oberen Molaren versucht, die normale Okklusion aufrechtzuerhalten.

In einem anderen Fall, bei dem es sich offenbar um eine Klasse-I-Dysgnathie handelte, die mit Extraktion der vier 1. Prämolaren und Multibandapparaturen behandelt wurde (Abb. 14-18), führte das fortgesetzte Unterkieferwachstum nach Behandlungsschluß zu einer mehr oder weniger einseitigen Klasse-III-Relation.

Entwicklungsveränderungen können in bezug auf die apikalen Basen und Alveolarfortsätze auftreten und werden vor allem bei Jungen häufig beobachtet. Gelegentlich kommt es zu einem sog. „Umschwung" der fazialen Strukturen, der in der spätpubertären Phase von unterhalb des Cranium ausgeht.[121] Die Folge kann eine Verringerung des Konvexitätswinkels sowie der Differenzen in der Relation der apikalen Basen und eine kompensierende Vergrößerung des Interinzisalwinkels sein. Im Verlauf dieses Prozesses kann es zu einer Verkürzung der unteren Zahnbogenlänge kommen, was zur Aufrichtung der unteren Schneidezähne führt. Die Seitenzähne können zu einer Klasse-III-Relation tendieren. In der Regel flacht sich die Okklusionsebene ab, die Relation der Mandibularebene zur Frankfurter Horizontale nimmt ab, und der Überbiß verringert sich häufig. Es konnte gezeigt werden[13, 39, 115], daß während des Wachstums das bleibende Gebiß die natürliche Tendenz aufweist, eine in Relation zum Unterkieferkörper eher zurückliegende Position einzunehmen und daß, vor allem bei Jungen, im unteren Zahnbogen ein gegenüber dem Pogonion eher distal gerichtetes Wachstum zu erwarten ist.

Aus diesem Grunde ist nach Abschluß der Distalbißkorrektur vor allem bei Patienten mit primär kaudal sowie kaudal und ventral gerichtetem Unterkieferwachstum die Fortsetzung des Distalzugs auf den oberen Zahnbögen wünschenswert. Besonders bei Jungen empfiehlt es sich, im Bereich der oberen und unteren Schneidezähne die Retention bis zum Abschluß der Wachstumsveränderungen fortzusetzen. Einige Kieferorthopäden haben es sich zur Regel gemacht, den unteren Frontzahnbereich bei Jungen so lange zu retinieren, bis das gesamte skelettale Wachstum beendet ist (Abb. 14-19).

Funktionskieferorthopädische Apparaturen können bei der Retention von skelettalen Korrekturen eine wichtige Rolle spielen. Diese herausnehmbaren Geräte können während des Schlafens getragen werden, um zu verhindern, daß sich die La-

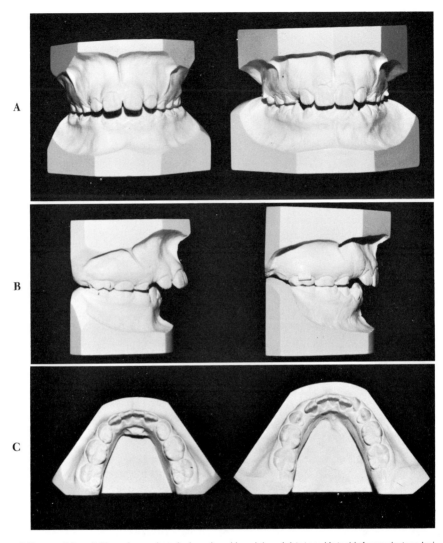

Abb. 14-17 Klasse-II-Dysgnathie mit überwiegend nach dorsal und kaudal gerichtetem Unterkieferwachstum bei Headgearbehandlung im Wechselgebiß und Multibandtherapie. Während der Retention kam es zu einer gewissen Vorverlagerung des Unterkiefers, wobei der Oberkiefer immer noch mit dem Headgear behandelt wurde. A und B: Vor der Behandlung (links) und nach ausschließlicher Headgear-Therapie an 16 und 26 (rechts). C: Unterer Zahnbogen. Ausformung des Zahnbogens durch Extraktion der Milcheckzähne (links) und der unteren Prämolaren (rechts).

gebeziehung der Kiefer zueinander durch fortgesetztes unharmonisches Wachstum verändert. Außerdem sind sie wirksame Instrumente zur selektiven Hemmung bzw. Förderung des Zahndurchbruchs und zur Bewegung von Zähnen als Ausgleich der skelettalen Wachstumsveränderungen bzw. des Rezidivs.

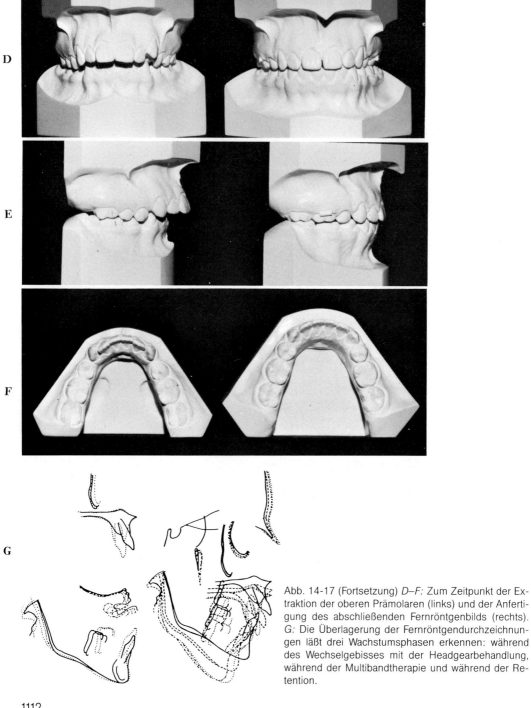

Abb. 14-17 (Fortsetzung) *D–F:* Zum Zeitpunkt der Extraktion der oberen Prämolaren (links) und der Anfertigung des abschließenden Fernröntgenbilds (rechts). *G:* Die Überlagerung der Fernröntgendurchzeichnungen läßt drei Wachstumsphasen erkennen: während des Wechselgebisses mit der Headgearbehandlung, während der Multibandtherapie und während der Retention.

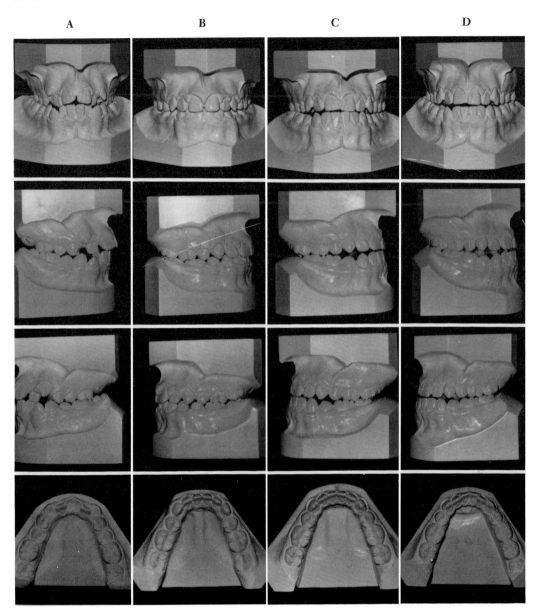

Abb. 14-18 Klasse-I-Dysgnathie. *A:* Vor der Behandlung (Alter 11 J. 5 M.) und *B:* nach Abnahme der festsitzenden Apparatur (13 J. 1 M.). *C:* Rezidiv nach der Retention in Richtung einer Klasse III (15 J. 4 M.). *D:* Weiteres Rezidiv im Alter von 17 Jahren. Die koordinierte Form des Frontzahnbogens blieb – vermutlich wegen der Verringerung des Eckzahnabstands im Lauf der Behandlung – stabil.

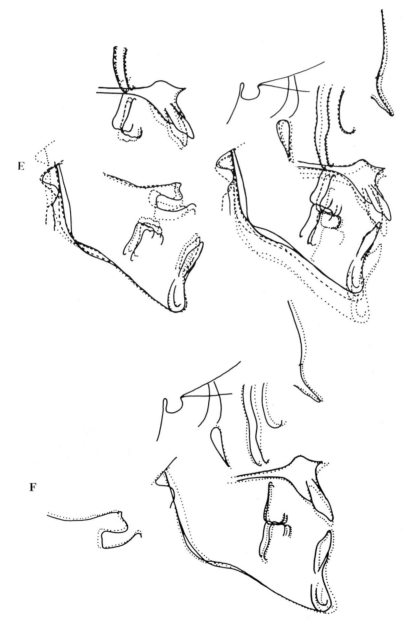

Abb. 14-18 (Fortsetzung) *E:* Geringfügiges Wachstum während der Behandlung und extremes Unterkieferwachstum nach der Retention. Die weitere Lingualwanderung der unteren Schneidezähne entspricht fast der durch die Behandlung erzielten Retraktion. *F:* Überlagerung der Fernröntgendurchzeichnung aus *E* und einer späteren Durchzeichnung nach 1½jähriger Zungentherapie. Veränderungen ergaben sich im Sinne eines stärker frontalgerichteten Wachstumsmusters des Unterkiefers und einer Verstärkung des offenen Bisses. Nach Abschluß der Wachstumsphase ist eine orthodontische Behandlung (und möglicherweise Chirurgie) indiziert.

Wachstum und geschlechtsbezogene Unterschiede

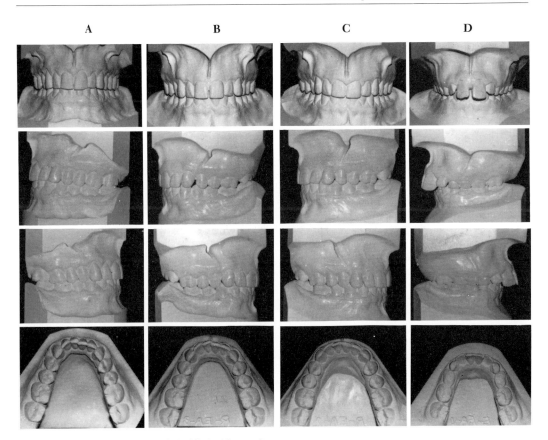

Abb. 14-19 Klasse-II-Dysgnathie bei Behandlung mit dem *Kloehn*-Headgear, festsitzender Apparatur an den oberen Schneidezähnen sowie einem Lingualbogen im Unterkiefer und einer *Hawley*-Platte im Oberkiefer. *A:* Vor der Behandlung (9 J.) und *B:* nach Absetzen der Apparatur (Alter 15 J. 3 M.). *C:* 4 Jahre nach Behandlungsabschluß (19 J. 2 M.) und *D:* Jahre nach der Retention (Alter 39 J. 4 M.). Die mangelhafte Stabilität der unteren Schneidezahnposition war möglicherweise auf das weitere Vorwachstum des Unterkiefers zurückzuführen. *E:* Wachstumsveränderungen zwischen Behandlungsbeginn und Abschluß der Retentionsphase. Postretentive Veränderungen (gestrichelt) können zum Stabilitätsverlust der unteren Schneidezahnposition und zum Lückenstand der oberen Schneidezähne beigetragen haben. Man beachte die fortgesetzte Lingualwanderung der unteren Schneidezähne während der Behandlung, fast als wäre eine Klasse-III-Zugwirkung ausgeübt worden. Diese Bewegung ist bei langfristiger Headgear-Therapie im Oberkiefer typisch. Man beachte auch das Ausmaß des postretentiven Horizontalwachstums des Unterkiefers ohne apparative Behandlung.

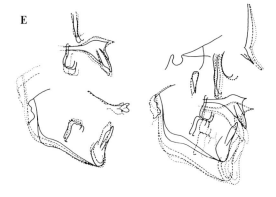

Postorthodontische Veränderungen

Abgesehen vom offenen Biß[111] ist bei Patienten mit einem im Normbereich liegenden Winkel zwischen Frankfurter Horizontale und Mandibularebene im Zuge des weiteren Wachstums gewöhnlich eine Verringerung dieses Winkels zu erwarten. Wenn der Winkel sich im Lauf der orthodontischen Behandlung vergrößert hat, kann man davon ausgehen, daß er auf seine ursprüngliche Größe zurückgeht oder noch kleiner wird. Bei abgeschlossenem Wachstum wird dies mit Wahrscheinlichkeit nicht der Fall sein. Wenn andererseits weiteres Wachstum bevorsteht und die oberen und unteren Zahnbögen in einer minimalen Überbißrelation retiniert werden, kann es sein, daß die anschließende Vergrößerung der hinteren Gesichtshöhe und Abflachung der Mandibularebene keine Verstärkung des Überbisses bewirkt.

Unerwünscht ist vermutlich auch eine Vergrößerung des Winkels zwischen der Okklusionsebene und der Sella-Nasion-Geraden bzw. der Frankfurter Horizontalen während der orthodontischen Behandlung – im allgemeinen geht die Tendenz in Richtung einer Verringerung dieses Winkels. Bei bestimmten Behandlungstechniken wird versucht, die Okklusionsebene zunächst dorsal nach unten und ventral nach oben zu kippen, um die anschließende Kippung in umgekehrter Richtung durch die Klasse-II-Mechanik auszugleichen. Wenn nach der Kippung der Okklusionsebene im Sinne einer Vergrößerung des Winkels zur Frankfurter Horizontalen kein weiteres Wachstum erfolgt, kann sich im Rahmen der postorthodontischen Veränderungen der Okklusionsebene ein Höcker-Höcker-Biß der Seitenzähne oder ein tieferer Frontzahnüberbiß ergeben.[90] Wurden die unteren Molaren andererseits vorher distalgekippt, kann sich postorthodontisch eine Mesialkippung ergeben, wodurch die Klasse-I-Molarenrelation erhalten bleibt, vorausgesetzt, daß es bei den oberen Molaren nicht zu einer gleich großen oder größeren Mesialkippung kommt.

Apikale Basis. Veränderungen können auch in der Relation der apikalen Basen zueinander auftreten. Wird beispielsweise bei einem 8jährigen Jungen ein Konvexitätswinkel von 12° festgestellt, können daraus eines Tages 3° oder weniger werden. Beim Versuch, die Inklination und Position der Schneidezähne anhand von Maßstäben wie dem ANB-Winkel oder Konvexitätswinkel miteinander zu korrelieren, muß man mit den Auswirkungen des zukünftigen Wachstums auf diese Relationen und das Behandlungsresultat rechnen. Man muß sich dessen bewußt sein, daß der untere Zahnbogen manchmal gegenüber dem Pogonion nach oben und dorsal verlagert wird und es auch am Pogonion selbst zu Knochenanlagerungen kommen kann, so daß die im Alter von 9–12 Jahren festgestellte Relation der unteren Schneidezähne zum Pogonion sicher nicht von Dauer ist[31, 76] (Abb. 14-19 D).

Häufig wird davon gesprochen, daß es bei mangelhafter Sorgfalt in Extraktionsfällen zum Verankerungsverlust in beiden Kiefern kommen kann, so daß die Schneidezähne nicht ausreichend retrahiert werden können. Es stimmt zwar, daß es Fälle gibt, in denen durch unüberlegten Einsatz der mechanischen Mittel der Lückenschluß primär durch die Mesialbewegung der Molaren erfolgte, doch stehen dem eine Reihe von Fällen mit minimalem Engstand gegenüber, in denen der Behandler Mühe hatte oder außerstande war, die Retraktion der unteren und folglich auch der oberen Frontzähne zu verhindern. Viel zu oft muß man in Extraktionsfällen zusehen, wie die unteren Frontzähne trotz aller Bemühungen, sie in ihrer ursprünglichen mesiodistalen Position zu halten, nach lingual wandern (Abb. 14-20).

Experimentelle Untersuchungen. In vielen experimentellen Untersuchungen wurde versucht, die Auswirkungen der Zahnbewegungen näher zu definieren.

Holdaway[56] behauptete, daß die oberen bleibenden 1. Molaren durch die Behandlung häufig distalgekippt werden, wobei der Drehpunkt an der Wurzelspitze liegt und daß es nach der Behandlung zur Mesialkippung dieser Zähne um den gleichen apikalen Drehpunkt kommt.

Wallman[139] untersuchte 37 Patienten, die von Tweed behandelt wurden und verglich die Fernröntgenseitenbilder vor der Behandlung, nach der Behandlung und 1½–4 Jahre nach Abschluß der apparativen Behandlung miteinander. Dabei stellte er unterschiedliche postorthodontische Veränderungen der bewegten oberen Molaren fest. Er beobachtete Mesialkippungen, gleichzeitige körperliche Mesialbewegungen, rein körperliche Mesialbewegungen, weitere Distalkippun-

Postorthodontische Veränderungen

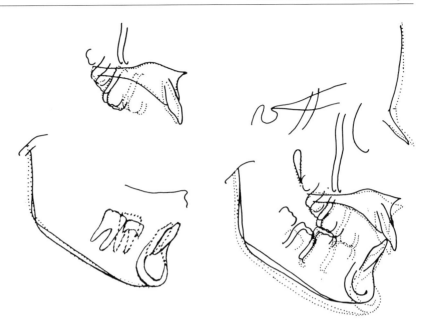

Abb. 14-20 Bei dieser Klasse-II-Dysgnathie wurden die unteren 2. Milchmolaren extrahiert (bleibende 2. Prämolaren fehlten), und es wurde versucht, die unteren Molaren ohne Retraktion der Schneidezähne zu mesialisieren. Es wurde eine Kinnkappe verwendet mit Gummizügen, die zur Unterstützung der Mesialbewegung der Molaren zwischen Kinnkappe und untere Molaren gespannt wurden. Trotz dieser Bemühungen kam es zur erheblichen Retraktion der Schneidezähne in einer körperlichen Bewegung, so daß sich die relative Kinnprominenz verstärkte.

gen, weitere körperliche Distalbewegungen – kurz, eine Vielfalt an postorthodontischen Reaktionen, die nahezu alle Bewegungen umfaßt, die man je erwarten könnte. Dennoch mußte *Wallman* feststellen, daß diese Variationsbreite verglichen mit den anderen Zähnen noch die geringste war, da sich 83% der beobachteten Veränderungen in zwei Kategorien einordnen ließen. In 19 Fällen bewegten sich die Zahnkronen nach mesial und die Wurzeln nach distal. In 11 Fällen bewegten sich sowohl die Kronen als auch die Wurzeln nach mesial, wobei die Bewegung der Kronen in der Regel stärker war. In nur 3 Fällen war es zu einer mesialen Kronenkippung gekommen, bei der die Wurzelspitze der Drehpunkt war.

In den meisten Fällen war sowohl während als auch nach der Behandlung nur eine geringfügige körperliche Distalbewegung der oberen bleibenden Molaren zu verzeichnen.[5]

Holdaway[56] behauptete außerdem, daß die unteren Molaren nach der orthodontischen Distalkippung der Kronen und Mesialkippung der Wurzeln zu einer reaktiven Bewegung neigen, die um einen Drehpunkt im Bereich des Gingivasaums erfolgt – d. h. die Kronen kippen nach mesial und die Wurzeln nach distal. *Wallman*[139] kam zu dem Schluß, daß es bei den unteren 1. bleibenden Molaren kein typisches postorthodontisches Reaktionsmuster gibt. In 10 Fällen bewegten sich die Zahnkronen nach mesial und die Wurzeln nach distal, allerdings in eher unterschiedlichem Ausmaß. Eine Distalbewegung von Zahnkrone und -wurzel war in 7 Fällen zu beobachten, wobei die Wurzelbewegung meist weiter ging als die der Krone. In 4 Fällen bewegten sich Krone und Wurzel nach mesial, die Krone meist weiter als die Wurzel. In weiteren 4 Fällen kam es zu einer Mesialbewegung der Krone allein. Da diese Bewegungen aber nur bei 25 der insgesamt 37 Fälle beobachtet wurden, lassen sich daraus keine verbindlichen Regeln für die postorthodontische Reaktion der unteren bleibenden Molaren ableiten.

Ein gemeinsames Merkmal konnte im Reaktionsmuster der oberen und unteren Schneidezähne festgestellt werden. Wenn diese Zähne im Lauf der Behandlung intrudiert wurden, neigten sie nach Absetzen der Behandlung in der Regel zur Extrusion. In 89% der Fälle bewegten sich die oberen Schneidezähne nach der Behandlung nach labial. In 12 Fällen umfaßte diese Bewegung sowohl die Zahnkrone als auch die Wurzel, wobei sich die Krone etwas weiter bewegte. In weiteren 6 Fällen war diese Bewegung bei der Zahnwurzel stärker ausgeprägt als bei der Krone und in nochmals 6 Fällen betraf sie Wurzel und Krone in gleichem Maße. In 5 Fällen bewegte sich nur die Zahnkrone nach labial. Die unteren Schneidezähne wiesen ein weniger gleichförmiges Reaktionsmuster auf – es wurden Labialkippungen, Lingualkippungen, körperliche Bewegungen in beide Richtungen und Kombinationen aus körperlichen Bewegungen und Kippungen in labialer oder lingualer Richtung festgestellt.

Ähnliche Beobachtungen machte *Van Dyke*[137] kürzlich in seiner Untersuchung der postorthodontischen Bewegungen von Schneidezähnen und Molaren in 64 Fällen, die von der *Tweed*-Gruppe in Utah behandelt wurden.

Behandlungsdauer. Eine der Konsequenzen, die sich aus Wachstumsstudien ableiten lassen, ist, daß eine schnelle orthodontische Behandlung nicht immer wünschenswert ist. Es gibt Fälle, in denen durch eine längere Behandlungsdauer, d. h. eine „langsamere" Behandlung die Vorteile des Wachstums besser ausgenützt werden können (sofern die Behandlung überhaupt in der Lage ist, das maxilläre Wachstum zu hemmen und/oder das mandibuläre Wachstum zu stimulieren).

Dauer der Retentionsphase. Bislang herrscht keine Einigkeit darüber, wie lange Retentionsapparaturen anzuwenden sind.[104] Verschiedene Fragen sind in diesem Zusammenhang zu klären: Ist eine lange Retentionsphase Voraussetzung für eine bessere Stabilität? Kann durch die fünf- bis zehnjährige Verwendung von Retainern gewährleistet werden, daß das erwachsene Gebiß eine geringere Rezidivneigung aufweist als eines, das überhaupt nicht oder nur $1/2$ bis 1 Jahr retiniert wurde? Ist eine längere mechanische Hemmung wünschenswert? Bisher wurden keine adäquaten Vergleichsstudien mit Patienten angestellt, bei denen ähnliche Dysgnathien in ähnlicher Weise behandelt wurden und die nur hinsichtlich der Retentionsdauer *große* Unterschiede aufweisen. Diese Frage wurde fast vollständig vernachlässigt, oder sie ist zumindest bis heute offengeblieben. Natürlich ist zu bedenken, daß es einerseits schwierig ist, eine ununterbrochene Retention aufrechtzuerhalten und es andererseits ebenso schwierig ist zu bestimmen, wie lange (Monate oder Jahre) und mit welchen Tragezeiten (Stunden pro Tag) herausnehmbare Retainer nach der aktiven Behandlung verwendet wurden.

Muskulatur. Dieses Thema wurde im vorliegenden Kapitel bewußt in den Hintergrund gestellt. Der Grund ist, daß zwar viel über die Funktion der oralen und fazialen Muskulatur in Erfahrung gebracht wurde, aber nur wenig von dieser Information in praxistaugliche Verfahrensweisen umgesetzt wurde.

Eine Ausnahme stellen die Apparaturen[45, 109] dar, die die zirkumorale Muskulatur zur Veränderung der Zahnposition oder Kontrolle der Zungenhaltung ausnützen. Allerdings reicht unser Wissen noch nicht aus, um beurteilen zu können, ob die Muskulatur oder das muskuläre Verhaltensmuster durch die kieferorthopädische Behandlung gesteuert oder umtrainiert werden kann.

Zweifellos wird die Elektromyographie in dieser Hinsicht weitere wertvolle Informationen liefern, doch ist ihr Stellenwert bezüglich der Retention nach wie vor unklar.[62] Zwar gibt es zahlreiche Beschreibungen zum Thema Zungenpressen und abwegige Schluckfunktion, doch steht die definitive Erforschung der Auswirkungen der Zungen- und Sprachtherapie auf das orthodontische Behandlungsresultat aus. In anderen Worten, die Therapiemöglichkeiten sind bekannt, ihre langfristigen Auswirkungen sind hingegen nicht bekannt.[80, 122, 131]

Artikulationsausgleich. Es gab eine Zeit, in der man davon ausging, daß ein baldiger Artikulationsausgleich nach Abschluß der kieferorthopädischen Therapie die Stabilität des Behandlungsergebnisses verbessern müßte. Später kam von den Parodontologen die Forderung nach der sog. eckzahngeschützten Okklusion statt des *Schuyler*schen Okklusionskonzeptes.

Wir sind in der Frage des Artikulationsausgleichs nach Abschluß der aktiven Behandlung zu einer eher konservativen Einstellung gekommen. Wir befürworten die Beseitigung offensichtlicher Interferenzen in der Zentrik und Behebung von

A B

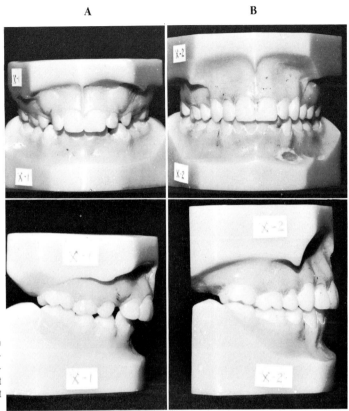

Abb. 14-21 In diesem Fall waren Extraktionen die einzige Behandlungsmaßnahme. *A:* vorher, *B:* mehrere Jahre nach der Behandlung. (Mit freundlicher Genehmigung von Matt Lasher.)

cross-tooth- und cross-arch-Interferenzen in der Funktion, halten es aber nicht für wünschenswert, gleich nach Abschluß der orthodontischen Behandlung eine perfekte funktionelle Koordination anzustreben. Wir sind der Ansicht, daß es außer der funktionellen Überbelastung auch andere Faktoren gibt, die zu den postorthodontischen Veränderungen beitragen und wollen die Situation vermeiden, in der ein okklusal voll koordiniertes Gebiß aufgrund dieser Veränderungen die so mühsam erzielten Relationen wieder verliert.

Restaurationen können neu konturiert, Höcker und Schneidekanten korrigiert werden und die Zahnform kann man durch Beschleifen oder Aufbauten ästhetisch verbessern, wenn durch Überfunktion oder fehlende Funktion unerwünschte Situationen entstanden sind. Regelmäßige Kontrollen der postorthodontischen Veränderungen und wohlüberlegte, gezielte Korrekturen an bestimmten Zähnen sind zweifellos wünschenswert und funktionell betrachtet sinnvoll – ob diese Maßnahmen aber dem Rezidiv entgegenwirken können, ist fraglich. Die Häufigkeit des postorthodontischen offenen Bisses läßt bezüglich der Wirksamkeit einer frühzeitigen Okklusalbehandlung nach abgeschlossener kieferorthopädischer Therapie Zweifel aufkommen.

Praktische Retentionsplanung

Die Retentionsplanung läßt sich je nach Art der Behandlung in drei Kategorien unterteilen: 1. keine Retention, 2. begrenzte Retention – sowohl hinsichtlich der Gesamtdauer als auch der Tragezeiten, 3. permanente oder semipermanente Retention.

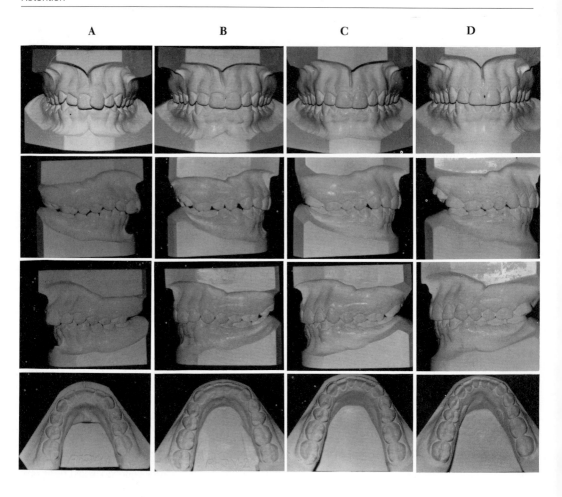

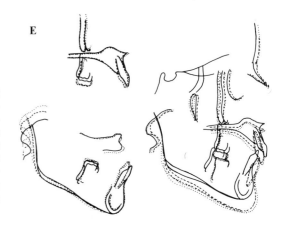

Abb. 14-22 Nach ausschließlichem Zervikalzug auf die oberen 1. Molaren. Es wurden keine Retentionsmaßnahmen getroffen, und sie sind auch nicht erforderlich. *A:* vor der Behandlung (10 J. 5 M.). *B:* 1 Jahr nach Absetzen der Headgeartherapie (12 J. 7 M.). *C:* 6 Jahre später (18 J. 11 M.). *D:* 10 Jahre später (22 J. 6 M.). Man beachte die spontane Verbesserung der Schneidezahnpositionen. *E:* Fernröntgendurchzeichnungen im Alter von 10,5 Jahren (durchgezogen), 12,7 Jahren (gestrichelt) und 18,11 Jahren (gepunktet).

I. Keine Retention

A. Kreuzbißkorrektur
  1. Frontaler Kreuzbiß: bei Erzielung einer adäquaten Überbißrelation
  2. Seitlicher Kreuzbiß: wenn die Achsenneigungen der Molaren nach Abschluß der korrektiven Maßnahmen akzeptabel bleiben. (Beim seitlichen Kreuzbiß ist eine Überkorrektur sinnvoll.)
B. Reihenextraktion. (Der Prozentsatz absolut zufriedenstellender Behandlungsresultate ist hier vermutlich gering und hängt vom angestrebten Grad der Perfektion ab. Wenn es möglich ist, die unteren 2. Prämolaren zu extrahieren oder wenn diese Zähne fehlen, erzielt man meist eine bessere Okklusion als durch die Extraktion der 1. Prämolaren.[87])
  1. Bei Extraktion bei Fällen mit hochstehenden Eckzähnen (Abb. 14-21)
  2. Bei Extraktion von einem oder mehreren Zähnen (d. h. Klasse II/1 oder 2 bzw. bei Klasse-II-Molarenrelation und normaler Frontzahnokklusion)
C. Behandlung durch Hemmung des maxillären Wachstums – dental oder skelettal (nach Abschluß der Wachstumsphase) (Abb. 14-22)
D. Behandlung mit Bißsperre zur Ermöglichung des Durchbruchs vorher ausgeblockter Zähne. (Typische Beispiele: *partiell impaktierte* untere 2. Prämolaren und obere Eckzähne.)

II. Begrenzte Retention*

A. Nichtextraktionsfälle der Klasse I mit Protrusion und Lückenstand der oberen Schneidezähne. (Retention bis zur Erzielung der normalen Lippen- und Zungenfunktion.)
B. Extraktionsfälle der Klasse I oder II. (Hier muß meist der Lückenschluß gehalten werden, vor allem im oberen Zahnbogen, bis das Gleichgewicht von Lippen- und Zungenfunktion hergestellt ist, wie bei den Nichtextraktionsfällen. Dies gilt vor allem für die Extraktionsfälle, in welchen die oberen Schneidezähne so weit retrahiert werden, daß sie vom Lippendruck unbeeinflußt sind und im früheren [prätherapeutischen] Wirkungsbereich der Zunge stehen. In der Regel ist im Oberkiefer ein *Hawley*-Retainer empfehlenswert, bis die normale funktionelle Adaption erfolgt ist und gelegentlich ist auch entweder ein oberer *Kloehn*-Headgear mit Kraftangriff an den Sechsjahrmolaren oder eine labiobukkale Apparatur mit Zervikal- oder Okzipitalzug und nächtlicher Tragezeit sinnvoll.[70, 97] Die Tragezeiten können mit zunehmender Anpassung des Patienten an die veränderten Zahnpositionen verringert werden: anfangs ständig, später nur nachts, jede 2. Nacht, 1–2mal pro Woche und schließlich Absetzen der Retention bei stabiler Zahnposition. Vor allem in Distalbißfällen verringert sich die Notwendigkeit der Retention aufgrund des weiteren Unterkieferwachstums sehr rasch, umgekehrt erfordern Erwachsene meist längere Retentionsphasen. Es hätte nicht viel Sinn, einen Zeitplan für die Dauer der apparativen Retention in diesen Fällen festzulegen, da diese direkt von den Reaktionen während der Retentionsphase abhängt. (Lippen- und Zungenübungen sind bei dieser Art von Fällen vorteilhaft.)
C. Korrektur des Tiefbisses. (Sowohl bei Klasse I als auch bei Klasse II ist eine Retention der Vertikaldimension erforderlich.[83, 112, 121])
  1. Intrusion der Frontzähne zur Korrektur des Überbisses (Retainer im Oberkiefer mit Aufbißplatte empfehlenswert. Zur wirksamen Retention der Überbißkorrektur sollte die Aufbißplatte während der ersten 4–6 Monate ununterbrochen getragen werden einschließlich der Essenszeiten. Beim Tiefbiß ist in der Regel eine Überkorrektur anzustreben, außerdem ist ein Artikulationsausgleich und die Koordination der funktionellen Okklusion wünschenswert. Die vorher unbelasteten Schneidekanten der Frontzähne müssen beschliffen werden.)
  2. Überbißkorrektur durch Bißhebung. (Wenn der Abstand zwischen Unter- und Oberkiefer „forciert" vergrößert wurde, muß die vertikale Dimension gehalten werden, bis das Wachstum [d. h. Höhe des

---

* Die meisten klassischen kieferorthopädischen Fälle dürften zu dieser Kategorie gehören. Bei vielen Korrekturen ist viel Zeit erforderlich, um die muskuläre Adaption zu ermöglichen und gelegentlich um die Korrektur zu fixieren, bis das Wachstum abgeschlossen ist.

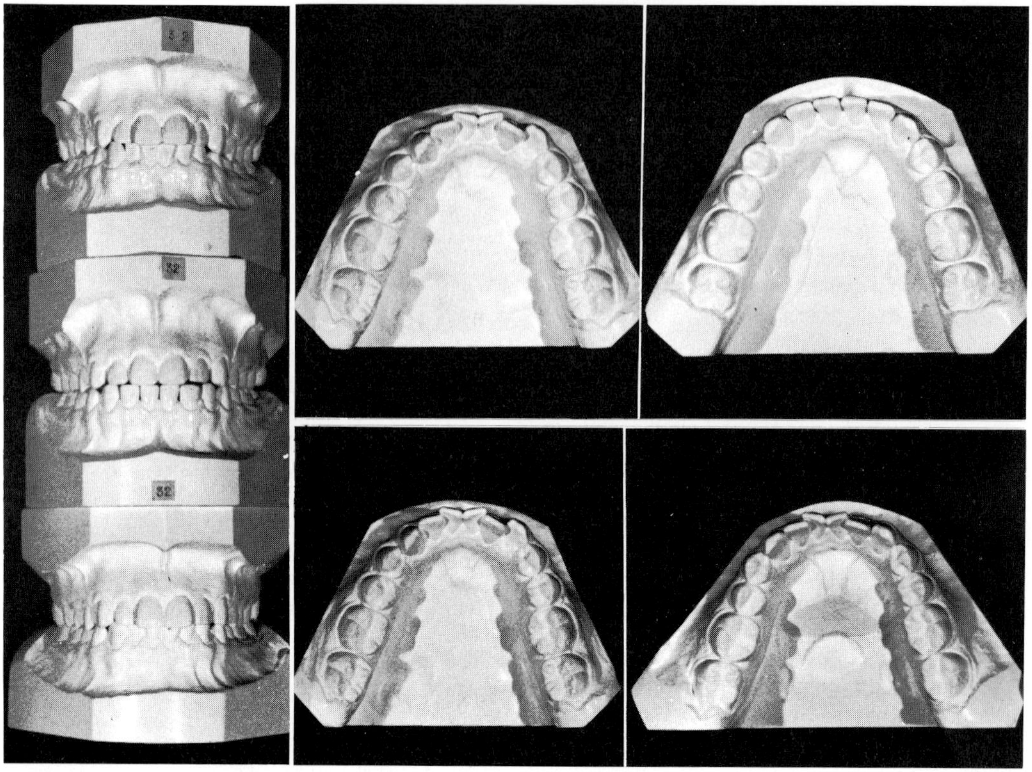

Abb. 14-23 Ausgeprägte Rezidivneigung von Rotationen nach 2jähriger Retentionsphase. *A* (von oben nach unten): vor der Behandlung, nach der Behandlung und 6½ Jahre nach der Retention. *B:* vor (links) und nach (rechts) der Behandlung. *C:* Rezidivieren der Rotationen und des Eckzahnabstands. Modelle vor (links) und nach (rechts) der Behandlung.

aufsteigenden Unterkieferastes] nachgezogen hat.)
a) Das Ausmaß der Bißhebung läßt sich anhand der Veränderung des Winkels zwischen Mandibularebene und Frankfurter Horizontale bzw. Sella-Nasion-Gerade beurteilen. Bei positiver Veränderung dieses Winkels ist meist weitere Retention erforderlich, bis sich Wachstumsveränderungen ergeben oder bis bestimmt werden kann, ob das weitere Wachstum in der gleichen Richtung oder überhaupt nicht erfolgt.*
3. Starke Kippung der Okklusionsebene. (Auch hier kann eine verlängerte Retentionsphase und möglicherweise zusätzliche maxilläre Hemmung erforderlich sein.

Fernröntgenkontrollen in Abständen von etwa 6 Monaten zeigen, ob adaptive Wachstumsveränderungen stattgefunden haben.)
D. Frühzeitige Derotation[103, 104]
1. Möglicherweise vor Abschluß des Wurzelwachstums (Abb. 14-23)
2. Im unteren Schneidezahnbereich. (Am besten dürfte sich eine herausnehmbare Apparatur mit Labialbogen eignen. Hilfreich kann der partielle Schienenretainer nach *Lande* sein (Abb. 14-24). Neuerdings sieht

* Das bedeutet, daß die Korrektur des Tiefbisses möglichst vor Abschluß des Fazialwachstums erfolgen sollte. Aus den Arbeiten von *Matthews*[85] auf diesem Gebiet geht hervor, daß auch bei Behandlungsbeginn bereits im Milchgebiß gute Ergebnisse zu erzielen sind.

man in der Gingivektomie eine gewisse Hoffnung auf eine bessere Stabilität der derotierten Zahnposition. Die frühzeitige Korrektur oder Durchtrennung der transseptalen Fasern dürfte allerdings bessere Erfolge erzielen.[3, 20, 23, 37, 96])
3. Fibrotomie. (Dieses Verfahren bietet die größte Wahrscheinlichkeit der postorthodontischen Stabilität von derotierten Eckzähnen, Prämolaren und Molaren. Der ursprünglich von *Angle* befürwortete „G-Bogen" aus vergoldeter Silber-Nickel-Legierung an Gold- oder Edelstahlbändern kann lingual von Eckzahn zu Eckzahn oder von Prämolar zu Prämolar angebracht und an die Lingualflächen der unteren Frontzähne adaptiert werden. Auch der von *Paul Lewis*[71] beschriebene 3-3-Retainer kann verwendet werden.)

E. Fälle mit ektopischem Zahndurchbruch oder Zahnüberzahl. (Retentionsdauer unterschiedlich, meist länger, gelegentlich festsitzende oder permanente Retentionsapparaturen empfehlenswert, wie z. B. verblockte linguale Pinlays an den oberen mittleren Schneidezähnen oder verlötete Inlays an benachbarten Zähnen (Abb. 14-25.)
1. Zahnüberzahl. (Meist im Oberkiefer. Bei Extraktion der überzähligen Zähne kommt es oft zum verlangsamten und unvollständigen Durchbruch der oberen Schneidezähne. Wenn diese orthodontisch eingeordnet wurden, ist es meist sinnvoll, die Apparatur passiv über mehrere Monate zu belassen, bevor mit der Retention begonnen wird, da diese Zähne sonst zur Intrusion neigen.)
2. Extremer Lückenstand zwischen den oberen Schneidezähnen. (Bei Zahnüberzahl ist nach dem Lückenschluß eine längere Retentionsphase erforderlich.)

F. Korrektur von Klasse-II/2-Fällen. (In der Regel längere Retentionsphase erforderlich, um die muskuläre Anpassung zu ermöglichen. Gelegentlich Vergrößerung des unteren Eckzahnabstandes, die auch über die Retentionsphase hinaus gehalten werden muß. S. a. *Shapiro*.[117])

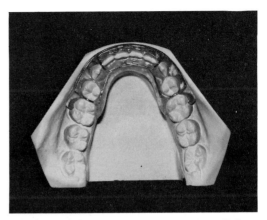

Abb. 14-24 Unterer Schneidezahnretainer (Splint-Retainer). Die Drahtelemente können so gelegt werden, daß sie nicht durch Extraktionslücken verlaufen oder mit dem oberen Zahnbogen in Berührung kommen.

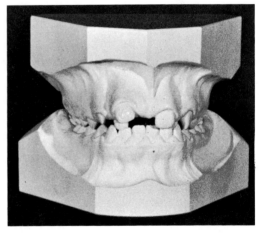

Abb. 14-25 Großes Diastema mediale nach Entfernung überzähliger Zähne. Zur Aufrechterhaltung des Lückenschlusses kann eine semipermanente oder permanente Retention erforderlich sein.

III. Permanente oder semipermanente Retention

A. Expansion, vor allem im Unterkiefer. (Permanente oder semipermanente Retention zur Erhaltung der normalen Zahnkontakte erforderlich. In vielen Fällen würden sich die ästhetisch guten dentofazialen Relationen durch die Extraktion von bleibenden Zähnen ver-

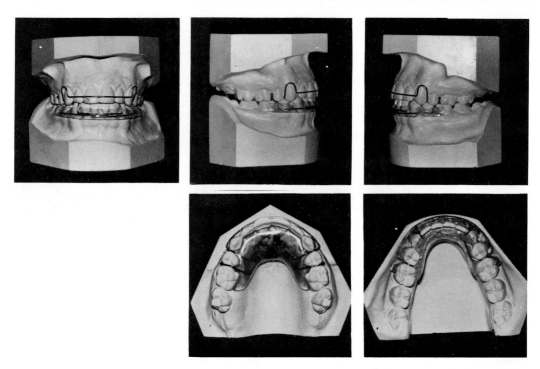

Abb. 14-26. Der klassische *Hawley*-Retainer und der Schienenretainer (Splint-Retainer). Die Modelle sollten in der Zentrik ausgerichtet sein, um sicherzugehen, daß durch die Draht- oder Kunststoffteile der Apparaturen keine Interferenzen entstehen.

schlechtern. Der Behandler ist dann vor die Wahl zwischen Stabilität und Ästhetik gestellt und muß sich häufig zugunsten der ästhetischen Anforderungen des Patienten entscheiden. Ein geringfügiger Engstand im Unterkiefer kann auch durch Stripping behandelt werden, während in anderen Fällen permanente Retention erforderlich ist.)

B. Lückenschluß bei großen Lücken oder generalisiertem Lückenstand. (Permanente Retention kann erforderlich sein. Gelegentlich ist es möglich und wünschenswert, die Lücken so zu verteilen, daß in der Molarenregion Brücken eingegliedert werden können.)

C. Schwergradige Rotationen (vor allem beim Erwachsenen) oder schwergradiger labiolingualer Fehlstand. (Gelegentlich permanente Retention erforderlich, kann durch Eingliederung einer Brücke, verlöteten lingualen Pinlays an den Schneidezähnen oder verblockten frontalen Jacketkronen erfolgen.)

D. Diastema mediale im Oberkiefer bei anderweitig normaler Okklusion. (Gelegentlich permanente Retention erforderlich, besonders beim Erwachsenen.)

Der *Hawley*-Retainer und seine Modifikationen

Der *Hawley*-Retainer[52] ist eine der am häufigsten verwendeten Retentionsapparaturen. Der aus Kunststoff gefertigte Plattenkörper kann die palatinale Schleimhaut vollständig abdecken oder hufeisenförmig sein und die lingualen Zahnflächen und einen Teil der palatinalen Schleimhaut berühren. Den Labialflächen der oberen Frontzähne liegt ein Labialbogen aus rundem Edelstahldraht (0,5–0,9 mm) direkt an. Wenn der Bogen so konstruiert ist, daß er inzisal des Kontaktpunktes zwischen Eckzahn und seitlichem Schneidezahn von der Platte auf die labialen Zahnflächen übergeht, ist die Gefahr einer okklusalen Interferenz im Be-

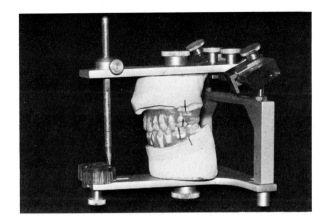

Abb. 14-27 Diagnostisches Set-up am volljustierbaren Artikulator nach Gesichtsbogenübertragung. Wenn der Positioner an montierten Modellen gefertigt wird, besteht keine Gefahr von abwegigen Kiefergelenksbewegungen beim Einbiß in die Apparatur.

reich des unteren Eckzahns am geringsten. In diesem Fall sollte der Eckzahn allerdings von der Labialseite gehalten werden, um eine Extrusion oder Labialwanderung zu vermeiden (Abb. 14-26).

Der Positioner

Der Positioner ist besonders dann sinnvoll, wenn es während der Behandlung zur Gingivahyperplasie gekommen ist und das Gewebe wieder gefestigt werden soll. Die Vorteile des Positioners sind, daß er hygienisch ist, aufgrund seiner Elastizität kaum zerbrochen werden kann, das Parodontalgewebe stimuliert und ständig eine Verbesserung der Zahnposition bewirkt. Seine Nachteile sind in den begrenzten Tragezeiten zu sehen (da der Patient mit dem Gerät weder essen noch sprechen kann) und darin, daß er durch die intermittierende Kraftwirkung, die nicht mit den natürlichen Muskelkräften im Einklang steht, zur Lockerung der Zähne führen kann. Der Positioner ist bei Patienten mit häufiger Verlegung der Nasenatmungswege kontraindiziert.

Es wird behauptet, daß der Positioner einen Tiefbiß bewirkt. Wir sind der Ansicht, daß er lediglich das Rezidivieren eines Tiefbisses wegen der begrenzten Tragezeiten *nicht verhindert*. Wenn der Positioner nach der Korrektur eines Tiefbisses verwendet wird, sollte der Patient, wenn er den Positioner nicht trägt, im Oberkiefer einen Retainer mit Aufbißplatte einsetzen. Wie erwähnt, ist es gelegentlich empfehlenswert, einen Positioner zusammen mit einer festsitzenden Apparatur (z. B. unterer Lingualbogen) zu verwenden.

Für die Herstellung des Positioners und das dazu erforderliche Set-up sollte ein volljustierbarer Artikulator mit Gesichtsbogenübertragung verwendet werden (Abb. 14-27). Dadurch wird beim Tragen des Positioners die normale Kiefergelenksfunktion gewährleistet.

Dauer der Retentionsphase

Bei einer Durchsicht der Literatur zu diesem Thema trifft man auf die unterschiedlichsten Ansichten – von vollständigem Verzicht auf Retention[38] bis zur permanenten Retention[77]. Wir erklären unseren Patienten vor Behandlungsbeginn in der Regel, daß eine Retention, in welcher Form auch immer – zumindest solange eine aktive Behandlung erforderlich ist – verwendet wird. Außerdem klären wir sie darüber auf, daß eine Retention im Unterkiefer vermutlich so lange beibehalten wird, bis erkennbar ist, daß das Wachstum abgeschlossen ist. Wir führen den Patienten verschiedene Arten von Retentionsgeräten vor, so daß sie auf die im Anschluß an die aktive Behandlung folgende Retentionsphase vorbereitet sind. Wenn sich schließlich herausstellt, daß keine Retentionsapparatur erforderlich ist, sind die Patienten darüber freilich keineswegs unglücklich.

Behandlungsmaßnahmen nach einem Rezidiv

Wenn trotz aller Sorgfalt bei der Behandlung und Retention das erzielte Resultat nicht stabil bleibt, empfehlen sich folgende Maßnahmen:

1. Nachbehandlung mit Bebänderung der meisten oder aller Zähne. Dieser Schritt ist zugegebenermaßen extrem – ein interessierter und kooperativer Patient verdient allerdings diese Mühe. In manchen Fällen ist die Extraktion bestimmter Zähne in Betracht zu ziehen, vor allem wenn das Rezidiv in Form eines Engstands auftritt. In anderen Fällen kann eine permanente Retention akzeptabel sein. In jedem Fall sollte man versuchen, die Faktoren, die zum Rezidiv beitragen, ausfindig zu machen und zu eliminieren.
2. Der untere Labialbogen eignet sich hervorragend zur Korrektur eines Engstands im unteren Zahnbogen. Eine geringere Kraftapplikation an den unteren Frontzähnen kann zur Wiedereinordnung dieser Zähne führen.
3. Zur Wiedereinordnung und Hemmung von labiolingualen oder labiobukkalen Abweichungen kann der obere *Hawley*-Retainer mit Federn und Klammern versehen werden.
4. Zur Korrektur eines Rezidivs in Richtung einer Klasse-II-Relation kann im Oberkiefer ein Labiobukkal-Retainer, ein *Kloehn*-Headgear oder eine funktionskieferorthopädische Apparatur verwendet werden.
5. Muskelfunktionsübungen der Zunge und Lippen sind dann sinnvoll, wenn das Rezidiv durch Habits oder Parafunktionen verursacht wurde. Zur Kontrolle der Zungenfunktion eignen sich auch herausnehmbare Apparaturen.
6. Eine den Patienten und den Kieferorthopäden gleichermaßen befriedigende ästhetische und funktionelle Korrektur erfordert gelegentlich nur einen Artikulationsausgleich und gezieltes Trimmen. (Stripping oder Beschleifen der Zähne verringert gelegentlich eine weitere Rezidivneigung.)
7. In bestimmten Fällen ist es vorteilhafter, der Patient akzeptiert ein geringfügiges Rezidiv, als die Behandlung oder Retention zu lange fortsetzen zu müssen.

Zusammenfassend läßt sich sagen, daß die Retention nicht isoliert und als eigenständige kieferorthopädische Behandlungsphase anzusehen ist, sondern daß sie zu den Problemen gehört, die bereits in der Diagnose und Behandlungsplanung Berücksichtigung finden müssen. Um die Worte *Oppenheims*[96] zu gebrauchen: „Die Retention ist das schwierigste Problem in der Kieferorthopädie; eigentlich ist es *das* Problem."

Literatur

1. *Ades, A., D. Joondeph, R. Little* und *M. Chapko*
A longterm study of the realtionship of third molars to mandibular dental arch changes, Am. J. Orthod. (In press.)
2. *Alexander, R. G.*
The effects on tooth position and maxillofacial vertical growth during treatment of scoliosis with the Milwaukee brace, Am. J. Orthod. 52:161, 1966.
3. *Allen, R. L.*
A study of the regression phenomenon of orthodontically rotated teeth in the human patient with and without surgical removal of the supra-alveolar fiber apparatus. Thesis, University of Washington, 1969.
4. *Amott, R. D.*
A serial study of dental arch measurements on orthodontic subjects. Thesis, Northwestern University, 1962.
5. *Andreasen, G.* und *C. Naessig*
Experimental findings on mesial relapse of maxillary first molars, Angle Orthod. 38:51, 1968.
6. *Angle, E. H.*
Malocclusion of the teeth, ed. 7, Philadelphia, 1907, S. S. White Dental Manufacturing Co.
7. *Arnold, M.*
A study of the changes of the mandibular intercanine and intermolar width during orthodontic treatment and following a five or more years post-retention period. Thesis, University of Washington, 1962.
8. *Baird, F. P.*
A cephalometric evaluation of the skeletal and dental patterns of 7 to 9 year old children with excellent occlusions. Thesis, University of Washington, 1952.
9. *Baker, H. A.*
Discussion of Dr. Pullen's paper, Dent. Items Interest 29:389, 1907.
10. *Ballard, M. L.*
Asymmetry in tooth size: a factor in the etiology,

diagnosis and treatment of malocclusion, Angle Orthod. 14:67, 1944.
11. *Bash, V. P.*
A method of defining the soft-tissue profile. Thesis, University of Washington, 1958.
12. *A. T. Baum*
A cephalometric evaluation of the normal skeletal and dental pattern of children with excellent occlusion, Angle Orthod. 21:96, 1951.
13. *Baum, A. T.*
Age and sex differences in the dento-facial changes following orthodontic treatment and the significance in treatment planning, Am. J. Orthod. 47:355, 1961.
14. *Baum, A. T.*
Orthodontic treatment and the maturing face, Angle Orthod. 36:121, 1966.
15. *Bergstrom, K. und B. Jensen*
Responsibility of the third molar for secondary crowding, Dent. Abstr. 6:544, 1961.
16. *Björk, A.*
Facial growth in man studied with the aid of metallic implants, Acta Odontol. Scand. 13:9, 1955.
17. *Björk, A.*
Variations in the growth pattern of the human mandible: Longitudinal radiographic study by the implant method, J. Dent. Res., 42:400, 1963.
18. *Björk, A.*
A sutural growth of the upper face: studied by the implant methods, Eur. Orthod. Soc. Trans., p. 1, 1964.
19. *Björk, A. und S. Helm*
Prediction of the age of maximum pubertal growth in body height, Angle Orthod. 37:134, 1967.
20. *Boese, L. R.*
Increased stability of orthodontically rotated teeth following gingivectomy. Thesis, University of Washington, 1968.
21. *Bolton, W.*
The clinical application of a tooth size analysis, Angle Orthod. 28:113, 1958.
22. *Bolton, W. A.*
Disharmony in tooth size and its relation to the analysis and treatment of malocclusion, Angle Orthod. 28:113, 1958.
23. *Brain, W. E.*
The effect of surgical transsection of free gingival fibers on the regression of orthodontically rotated teeth in the dog, Am. J. Orthod. 55:50, 1969.
24. *Bresolin, D., P. A. Shapiro, G. G. Shapiro et al.*
Mouth breating in allergic children: its relationship to dentofacial development, Am. J. Orthod. 83:334, 1983.
25. *Brodie, A. G.*
The fourth dimension in orthodontia, Angle Orthod. 24:15, 1954.
26. *Canning, E.*
Orthodontia: a textbook and treatise on malocclusion. Denver, 1919, Dental Specialty Co., pp. 135–145.
27. *Case, C.*
Principles of retention in orthopedia, Int. J. Orthod. Oral Surg. 6:3, 1920.
28. *Case, C.*
Retention of dental orthopedia. In Dental orthopedia and correction of cleft palate, Chicago, 1921, C. S. Case Co.
29. *Castro, C. M.*
Slow maxillary expansion. A clinical study of the skeletal and dental response during and following the application of low magnitude force. Master's thesis, University of Washington, 1979.
30. *Chapman, H.*
Orthodontics: retention, Int. J. Orthod. Oral Surg. Radiogr. 12:781, 1926.
31. *Cole, H. J.*
Certain results of extraction in the treatment of malocclusion, Angle Orthod. 18:103, 1948.
32. *Cotton, L. A.*
Slow maxillary expansion: skeletal versus dental response to low magnitude force in Macaca mulatta, Am. J. Orthod. 71:1, 1978.
33. *Dewey, M.*
Some principles of retention, Am. Dent. J. 8:254, 1909.
34. *Dewey, M.*
Practical orthodontia, St. Louis, 1920, The C. V. Mosby Co. pp. 300–308.
35. *Dona, A. A.*
An analysis of dental casts of patients made before and after orthodontic treatment. Thesis, University of Washington, 1952.
36. *Eastham, R. M.*
An evaluation of stabilizing appliances for Milwaukee brace patients, Am. J. Orthod. 60:445, 1971.
37. *Edwards, J. G.*
A study of the periodontium during orthodontic rotation of teeth, Am. J. Orthod. 54:931, 1968.
38. *Englert, G.*
Further determination and implementation of a clinical ideology, Angle Orthod. 30:14, 1960.
39. *Enlow, D. H. und W. S. Hunter*
A differential analysis of sutural and remodeling growth in the human face, Am. J. Orthod. 52:823, 1966.
40. *Federspeil, M.*
On gathostatic diagnosis in orthodontics, Int. J. Orthod. 10:783, 1924.
41. *Frederick, D. L.*
Dentofacial changes produced by extraoral highpull traction to the maxilla of the Macaca mulatta: a

histologic and serial cephalometric study. Thesis, University of Washington, 1969.

42. *Funk, A. C.*
Mandibular response to headgear therapy and its clinical significance, Am. J. Orthod. 53:182, 1967.

43. *Gallerano, R.*
Mandibular anterior crowding, a postretention study. Master's thesis, University of Washington, 1976.

44. *Goldstein, A.*
The clinical testing of orthodontic results, Am. J. Orthod. 51:723, 1965.

45. *Graber, T. M.*
Muscles, malformation, and malocclusion, Am. J. Orthod. 49:418, 1963.

46. *Graber, T. M.*
Postmortems in post-treatment adjustment, Am. J. Orthod. 52:331, 1966.

47. *Grieve, G. W.*
The stability of a treated denture. Am. J. Orthod. Oral Surg. 30:171, 1944.

48. *Guilford. S. H.*
Orthodontia, Philadelphia, 1893, Spangler & Davis, pp. 61–63.

49. *Hambleton, R. S.*
The soft-tissue covering of the skeletal face as related to orthodontic problems, Am. J. Orthod. 50:405, 1964.

50. *Harris, J.*
A cephalometric analysis of mandibular growth rate, Am. J. Orthod. 48:161, 1962.

51. *Hassig, F. H.*
A cephalometric and histologic study in Macaca mulatta of the changes in the craniofacial complex during and following modified Milwaukee brace therapy. Thesis, University of Washington, 1969.

52. *Hawley, C. A.*
A removable retainer, Dent. Cosmos 61:449, 1919.

53. *Hellman, M.*
Fundamental principles and expedient compromises in orthodontic procedures. In Transactions of the American Association of Orthodontists, p. 46, St. Louis, 1945, The C. V. Mosby Co.

54. *Hernandez, J. L.*
Mandibular bicanine width relative to overbite, Am. J. Orthod. 36:455, 1969.

55. *Hicks, E. P.*
Slow maxillary expansion: a clinical study of the skeletal versus dental response to low-magnitude force, Am. J. Orthod. 73:121, 1978.

56. *Holdaway, R. A.*
Changes in relationship of points A and B, Am. J. Orthod. 42:176, 1956.

57. *Horowitz, S. L.* und *E. H. Hixon*
Physiologic recovery following orthodontic treatment, Am. J. Orthod. 55:1, 1969.

58. *Howes, A. E.*
Case analysis and treatment planning based upon the relationship of tooth material to its supporting bone, Am. J. Orthod. Oral Surg. 33:499, 1947.

59. *Howes, A. E.*
Model analysis for treatment planning: a portion of a symposium on case analysis and treatment planning, Am. J. Orthod. 38:183, 1952.

60. *Huggins, D. G.* und *R. H. Birch*
A cephalometric investigation of upper incisors following their retraction, Am. J. Orthod. 50:852, 1964.

61. *Jackson, V. H.*
Orthodontiba and orthopedia of the face, Philadelphia, 1904, J. B. Lippincott Co.

62. *Jacogs, R. M.* und *A. G. Brodie*
The analysis of perioral muscular accommodation in young subjects with malocclusion, Angle Orthod. 36:325, 1966.

63. *Kaplan, R.*
Mandibular third molars and postretention crowding, Am. J. Orthod. 66:411, 1974.

64. *Kingsley, N.*
Treatise on oral deformities, New York, 1880, Appleton & Co.

65. *Kloehn, S. J.*
At what age should treatment be started? Am. J. Orthod. 41:262, 1955.

66. *Knell, J. D.*
A cephalometric evaluation of the dento-facial changes with specific reference to the mandible occurring during treatment of Class II, Division I, malocclusion, Thesis, University of Washington, 1957.

67. *Krebs, A.*
Expansion of the midpalatal suture studied by means of metallic implants, Eur. Orthod. Soc. Trans. 34:163, 1958.

68. *Krebs, A.*
Midpalatal suture expansion studied by the implant method over a seven year period, Eur. Orthod. Soc. Trans. 40:131, 1964.

69. *Lagerstrom, L. O.* und *A. G. Brodie*
A quantitative method for measuring changes in the maxilla due to growth and orthodontic procedures, Angle Orthod. 37:241, 1967.

70. *Lewis, P. D.*
The labiobuccal retainer, Angle Orthod. 29:1, 1959.

71. *Lewis, P. D.*
Arch width, canine position, and mandibular retention, Am. J. Orthod. 63:481, 1973.

72. *Linder-Aronson, S.*
Adenoids: their effect on mode of breathing and nasal airflow and their relationship to characteristics of the facial skeleton and the dentition, Acta Otolaryngol. (suppl. 265), p. 1, 1970.

73. *Lindquist, B.* und *B. Thilander*
Extraction of third molars in cases of anticipated crowding in the lower jaw, Am. J. Orthod. 81:130, 1982.

74. *Lindquist, J. T.*
The lower incisor: its influence on treatment and esthetics, Am. J. Orthod. 44:112, 1958.

75. *Lischer, B. E.*
Orthodontics, Philadelphia, 1912, Lea & Febiger, pp. 184–185.

76. *Litowitz, R.*
A study of the movements of certain teeth during and following orthodontic treatment, Angle Orthod. 18:113, 1948.

77. *Little, R., T. R. Wallen* und *R. A. Riedel*
Stability and relapse of mandibular anterior alignment: first premolar extraction cases treated by traditional edgewise orthodontics, Am. J. Orthod. 80:349, 1981.

78. *Lopez-Gavito, G., T. Wallen, R. Little* und *D. Joondeph*
The effect of extraction and orthodontic treatment on dento-alveolar support, Am. J. Orthod. (In press.)

79. *Lude, J. C.*
Technique for the determination of the size of the mandibular apical base: its application to growth studies, Angle Orthod. 37:272, 1967.

80. *Ludwig, M. K.*
An analysis of anterior open-bite relationship changes during and following orthodontic treatment, Angle Orthod. 36:204, 1966.

81. *Lundstrom, A.*
Malocclusions of the teeth regarded as a problem in connection with the apical base, Int. J. Orthod. Oral Surg. 11:591, 1925.

82. *Lundstrom, A.*
Changes in crowding and spacing of the teeth with age, Dent. Pract. 19:218, 1969.

83. *Magill, J. M.*
Changes in the anterior overbite relationship following orthodontic treatment in extraction cases, Am. J. Orthod. 46:755, 1960.

84. *Markus, M. B.*
A review and consideration of the problem of retention, Am. J. Orthod. Oral Surg. 24:203, 1938.

85. *Matthews, R.*
Clinical management and supportive rationale in early orthodontic therapy, Angle Orthod. 31:35, 1961.

86. *McCauley, D. R.*
The cuspid and its function in retention, Am. J. Orthod. 30:196, 1944.

87. *McNeill, R. W.* und *D. R. Joondeph*
Congenitally absent maxillary lateral incisors: treatment planning considerations, Angle Orthod. 43:24, 1973.

88. *Mershon, J. V.*
The removable lingual arch appliance. In The First International Orthodontic Congress, p. 279, St. Louis, 1927, The C. V. Mosby Co.

89. *Mills, J. R. E.*
A long-term assessment of the mechanical retroclination of the lower incisors, Angle Orthod. 37:165, 1967.

90. *Moore, A. W.*
Orthodontic treatment facots in Class II malocclusion, Am. J. Orthod. 45:323, 1959.

91. *Moorrees, C. F. A.*, und *J. M. Chadha*
Avaible space for the incisors during dental development, Angle Orthod. 35:12, 1965.

92. *Nance, H.*
Limitations of orthodontic treatment in the permanent dentition, Am. J. Orthod. 33:253, 1947.

93. *Nelson, B.*
What does extraoal anchorange accomplish? Am. J. Orthod. 38:422, 1952.

94. *Northerott, G.*
The problem of retention with a view to permanence of result and minimum of danger, Br. Dent. J. 36:898, 1915.

95. *Ochsenbein, C.* und *J. G. Maynard*
The problem of attached gingiva in children, J. Dent. Child 41:1, 1974.

96. *Oppenheim, A.*
The crisis in orthodontia. I. Tissue changes during retention. Skogsborg's septotomy, Int. J. Orthod. Dent. Child. 20:640, 1934.

97. *Oppenheim, A.*
Biologic orthodontic therapy and reality, Angle Orthod. 5:159; 6:69, 153, 1936.

98. *Ottolengui, R.*
Discussion of Dr. Pullen's paper. Dent. Items Interest 29:388, 1907.

99. *Parker, W. S.*
The significance of clinical evidence, Angle Orthod. 35:61, 1965.

100. *Petraitis, B. J.*
A cephalometric study of excellent occlusion and Class I malocclusion of children and adults. Thesis, University of Washington, 1951.

101. *Pullen, H. H.*
Some considerations in retention, Dent. Items Interest 29:287, 1907.

102. *Quessenberry, J. L.*
Serial cephalometric analysis of the mandible and

dental arches following Class II intermaxillary forces. Master's thesis, University of Washington, 1969.
103. *Reitan, K.*
Tissue rearrangement during retention of orthodontically rotated teeth, Angle Orthod. 29:105, 1959.
104. *Reitan, K.*
Clinical and histologic observations on tooth movement during and after orthodontic treatment, Am. J. Orthod. 53:721, 1967.
105. *Reitan, K.*
Principles of retention and avoidance of post-treatment relapse, Am. J. Orthod. 55:776, 1969.
106. *Richardson, E. R. und A. G. Brodie*
Longitudinal study of maxillary width, Angle Orthod. 34:1, 1964.
107. *Richardson, M.*
Late third molar genesis: its significance in orthodontic treatment, Angle Orthod. 50:121, 1980.
108. *Riedel, R. A.*
A review of the retention problem, Angle Orthod. 30:179, 1960.
109. *Rogers, A. P.*
Making facial muscles our allies in treatment of retention, Dent. Cosmos, July 1922.
110. *Salzmann, J. A.*
Principles of orthodontics, Philadelphia, 1943, J. B. Lippincott Co.
111. *Schudy, F. F.*
Vertical growth versus anteroposterior growth as related to function and treatment, Angle Orthod. 34:75, 1964.
112. *Schudy, F. F.*
The control of vertical overbite in clinical orthodontics, Angle Orthod. 38:19, 1968.
113. *Schwartz, H.*
The case against biomechanics, Angle Orthod. 37:52, 1967.
114. *Schwarze, C. W.*
The influence of third molar germectomy: a comparative long-term study. In Transactions of the Third International Orthodontic Congress, p. 551, St. Louis, 1975, The C. V. Mosby Co.
115. *Shafer, A.*
Behavior of the axes on human incisor teeth during growth. Angle Orthod. 19:254, 1949.
116. *Shanley, L. S.*
The influence of mandibular third molars on mandibular anterior teeth. Am. J. Orthod. 48:786, 1962. [Abstract.]
117. *Shapiro, P. A.*
Mandibular arch form and dimension, Am. J. Orthod. 66:58, 1974.
118. *Sheneman, J. R.*
Third molar teeth and their effect upon the lower anterior teeth. A survey of forty-nine orthodontic cases five years after band removal. Master's thesis, St. Louis University, 1968.
119. *Shields, T., R. Little, und M. Chapko*
Stability and relapse of mandibular anterior alignment: a cephalometric appraisal of first premolaor extraction cases treated by traditional edgewise orthodontics, Am. J. Orthod. (In press.)
120. *Simon, P.*
Fundamental principles of a systematic diagnosis of dental anomalies, Boston, 1926, Stratford Press.
121. *Simons, M. E. und D. R. Joondeph*
Change in overbite: a ten year post-retention study, Am. J. Orthod. 64:349, 1973.
122. *Speidel, T. M. und R. J. Isaacson*
Tongue thrust therapy and anterior dental open bite, Am. J. Orthod. 62:287, 1972.
123. *Sproule, W.*
Dentofacial changes produced by extraoral cervical traction to the maxilla of the Macaca mulatta: a histologic and serial cephalometric stucy. Thesis, University of Washington, 1968.
124. *Stallard, H.*
Survival of the periodontium during and after orthodontic treatment, Am. J. Orthod. 50:584, 1964.
125. *Steadman, H. R.*
A philosophy and practice of orthodontic retention, Angle Orthod. 37:175, 1967.
126. *Stoner, M. M., J. T. Lindquist, J. M. Vorhies et al.*
A cepahaometric evaluation of fifty-seven consecutive cases treated by Dr. Charles H. Tweed, Angle Orthod. 26:68, 1956.
127. *Storey, E.*
Tissue response to the movement of bones, Am. J. Orthod. 64:229, 1973.
128. *Strang, R. H. W.*
Textbook of orthodontia, Philadelphia, 1933, Lea & Febiger, p. 582.
129. *Strang, R. H. W.*
Factors of influence in producing a stable result in treatment of malocclusions, Am. J. Orthod. 32:313, 1946.
130. *Strang, R. H. W. und W. M. Thompson*
Textbook of orthodontia, ed. 5, Philadelphia, 1958, Lea & Febiger, pp. 1, 764.
131. *Subtelny, J. D. und M. Sakuda*
Open bite: diagnosis and treatment, Am. J. Orthod. 32:27, 1946.
132. *Talbot, E. S.*
The irregularities of the teeth, Philadelphia, 1903, S. S. White Dental Manufacturing Co.
133. *Thorne, N. A. H.*
Experiences on widening the median maxillary sutur, Eur. Orthod. Soc. Trans. 32:279, 1956.

134. *Thörne, N. A. H.*
Expansion of the maxilla. Spreading the midpalatal suture; measuring the widening of the apical base and the nasal cavity on serial roentgenograms, Am. J. Orthod. 46:626, 1960. [Abstract.]
135. *Tweed, C. H.*
Indications for extraction of teeth in orthodontic procedure, Am. J. Orthod. Oral Sur. 30:403, 1944.
136. *Tweed, C. H.*
Why I extract teeth in the treatment of certain types of malocclusion, Alpha Omegan, 1952.
137. *Van Dyke, T. R.*
A serial cephalometric study of the mandibular denture and soft tissue changes in patients five or more years out of retention. Thesis, University of Washington, 1973.
138. *Waldron. R.*
Reviewing the problem of retention, Am. J. Orthod. Oral Surg. 28:770, 1942.
139. *Wallman, R. H.*
A cephalometric roentgenographic investigation of changes occurring in certain teeth as a result of orthodontic therapy. Thesis, University of Washington, 1958.
140. *Walters, D. C.*
Changes in the form and dimensions of dental arches resulting from orthodontic treatment, Angle Orthod. 23:3. 1953.
141. *Walters, D. C.*
Comparative changes in mandibular canine and first molar widths, Angle Orthod. 32:232, 1962.
142. *Webster, R. L.*
Retention, Am. J. Orthod. 34:897, 1948.
143. *Weinstein, S.*
Minimal forces in tooth movement, Am. J. Orthod. 53:881, 1967.
144. *Welch, K. N.*
A study of treatment and post-retention dimensional changes in mandibular dental arches. Thesis, University of Washington, 1965.
145. *Weislander, L.*
The effect of orthodontic treatment on the concurrent development of the craniofacial complex, Am. J. Orthod. 49:15, 1963.
146. *Witzel, D.*
Long-term stability of the mandibular arch following differential management of arch length deficiencies. Master's thesis, University of Washington, 1978.

Sachregister

A

Abrasionen	1021
Abschlußebene	389, 390, 393
Achse, optische	66, 107, 109
„A" Company *Roth*-Set-Up-Brackets, Angulationen	864
Adhäsive	633
– anmischfreie	652
– gefüllte	678
– lichthärtende	654
– ungefüllte	678
Akrylate	651
Aktivator	189, 192
– nach *Anresen-Häupl*	489-490
– nach *Anresen-Häupl*, Konstruktionsbiß	515
– nach *Anresen-Häupl*, Konstruktionsformen	508-515
– nach *Hamilton*	518
– nach *Herren*	518
– L.S.U.-Aktivator	518
– Vorschubhaltung beim Konstruktionsbiß	497, 498
– Wirkungsprinzip	489
– nach *Woodside*	518
Aktivatorbehandlung, Auswirkungen auf die Kondylen	505-507
– Reaktionen	503
– sagittale Veränderung	504
– Zahnbewegung bei	507, 508
Aktivator-Headgear-Behandlung, Abdrucknahme und Konstruktionsbiß	591
– Behandlungskonzept für skelettale Dysgnathien der Klasse II	543-550
– biomechanische Aspekte	550-563
– Bißsperre	569, 572
– Disklusion im Seitenzahnbereich	586
– Eingliederung der Apparatur	591-592
– Fallbeschreibungen	594-620
– Indikationen, therapeutische Differenzierung und zeitliche Planung	585-591
– keine Frontzahnführung	588
– Konstruktion der Apparatur	563-585
Expansion mit Hilfe von Dehnschrauben und Unterfütterung	577
– Konstruktion der Apparatur, Federn zur Einzelzahnbewegung	576
– Konstruktion der Apparatur, Kombination mit festsitzenden Apparaturen	584-585
– Konstruktion der Apparatur, Kombination mit Transpalatinal- und Lingualbügel	582-584
– Konstruktion der Apparatur, Mesialisierung des Unterkiefers	580
– Konstruktion der Apparatur, oberer Labial- und Palatinalbogen	573-576
– Konstruktion der Apparatur, unterer Labial- und Lingualbogen, unterer Lip-bumper	576
– Konstruktion der Apparatur, untere Lippenpelotten	577
– Konstruktion der Apparatur, vertikale Kontrolle durch Beschleifen	580
– Konstruktionsbiß	569, 571, 572
– im Milchgebiß	615
– Nachkontrollen	592-594
– Reparaturen	594
– Untersuchung der durchschnittlichen Auswirkungen der Behandlung	620-627
Aktivierungsfehler	285, 314
Aktivierungsmoment	310
Alveolarknochen	153, 156, 170, 177, 182, 184, 189, 191, 195, 196
Alveolarknochenabbau	273
Analyse, fotografische	100-126

Sachregister

– kephalometrische	93, 107, 116, 362
– orthogonale	87, 91, 93
– der Platzverhältnisse	404-417
– sagittale	103-107
– vertikale	116-126
Anamnese	54, 56, 57
Andrews, „Sechs Schlüssel zur normalen Okklusion"	852-855
Angle, Konzept der „Okklusionslinie"	733, 737
– Klasse I, Reihenextraktion	432-460
– Klasse II, Reihenextraktion	461-479
– Klassifikation	87, 88, 90, 92, 93, 103, 116, 858
– Bandbogenapparatur	735
anguläre Rate	278
Angulation	19, 21, 23, 24, 753, 755, 764, 823, 824, 850, 864, 919, 923, 929
Ankerzahn	212
Ankerzähne, präparierte	211
Ankylose	47, 121-124
– funktionelle	79
ankylosierte Milchzähne	239
apikale Basis, postorthodontische Veränderungen	1116
Apparaturen, funktionskieferorthopädische	489-530
– orthodontische, Recycling	751
Approximalkaries, Verkürzung der Zahnbogenlänge	395
Arthrographie	86
Artikulare	109
artistic positioning	747, 748
Ästhetik, faziale	100, 142, 851
Asymmetrie, mandibuläre	328
Atemwege	124, 126
Ätiologie, dentofaziale Fehlbildungen	38
– genetische Einflüsse	39
– intrauterine u. neonatale Umgebungseinflüsse	44
– postnatale Umwelteinflüsse	44
Ätz- und Klebetechnik	633-727
Aufbißplatte	193, 233, 238, 318
– Hawley-Aufbißplatte	1064
Aufbißschienen	317, 322
– mit schiefen Ebenen	321
Aufbißschienenbehandlung	1065
Aufnahmen, intraorale	83
Augenabstände	68
Außenstand der seitlichen Schneidezähne	384
Außentiefstand der Eckzähne	387
Autotransplantationsfall	726

B

Bandbogenapparatur	198, 735
Banddrähte	294
Basion	109
Bauschinger-Effekt	305
Beeinträchtigungen, phonetische	35
Befestigungselement	306
Befunde, parodontologische	73
Begg-Technik, Behandlungstechnik	940-998
– Behandlungstechnik, Feinregulierung	986
– Behandlungstechnik, Nichtextraktionsfälle, Stadium II	992-996
– Behandlungstechnik, Nichtextraktionsfälle, Stadium III	996
– Behandlungstechnik, Nichtextraktionsfälle, Stadium IV	996
– Behandlungstechnik, Stadium I: Organisation	940-947
– Behandlungstechnik, Stadium II: Konsolidierung	942, 947-956
– Behandlungstechnik, Stadium III: Bögen und Hilfselemente	961-965
– Behandlungstechnik, Stadium III: Korrektur der Kronen- und Wurzelinklination	942, 956-972
– Behandlungstechnik, Stadium IV: Ausarbeitung und Feineinstellung	942, 972-991
– Bißhebung bzw. Korrektur des Überbisses	930-932
– extraorale und orthopädische Kräfte	930
– mesiodistale Korrektur – Klasse II bzw. Klasse III	932-937
– mesiodistiale Korrektur – Klasse II bzw. Klasse III, dentale und skelettale Korrekturen in der Sagittalen	936, 937
– mesiodistiale Korrektur – Klasse II bzw. Klasse III, Stadium III und IV: Torque und Aufrichtung; der Widerstandseffekt	937
– moderne	913-998
– Torque und Parallelität	937-939
– Verankerung und Differentialkraft	913-916
– Vier-Stadien-Light-wire-Apparatur (Four-Stage Light-wire Appliance)	916-930
– Vier-Stadien-Light-wire-Apparatur, Brackets und Röhrchen	916-922

- Vier-Stadien-Light-wire-Apparatur, Einsetzen der Bögen in die *Begg*- und Edgewise-Schlitze 925-928
- Vier-Stadien-Light-wire-Apparatur, elastische Züge 929-930
- Vier-Stadien-Light-wire-Apparatur, Fixation der Attachments 922
- Vier-Stadien-Light-wire-Apparatur, Plazierung der Brackets und Röhrchen 922-925
- Vier-Stadien-Light-wire-Apparatur, Zahnbewegungen in drei Ebenen 928-929

Behandlung, interzeptive 384, 432, 461
Behandlungsalter 1001
Behandlungsmechanik 851
Behandlungsplanung, Bewertungsskala für 126-143
Behandlungsziel 15, 17
Belastung, biophysikalische Grundlagen 286-289
Belastungsverteilung 273, 275, 278, 282, 285, 286
Beschleifen, approximales 400, 402, 446-447, 1100
Beta-Titan (TMA) 292
Bewegung, funktionelle 192
- körperliche (bodily movement) 205 ff
- körperliche 179, 211, 233, 238, 246, 247, 248, 273, 275, 277, 309, 507, 829
Bewegungsphasen 279
Bewertungsskala 126, 127, 131, 137, 139
Biegemoment 302, 303, 304
Bimler-Gebißformer 192
Biofeedback-Therapie 331
- -Training 349
Bio-Modulator von *Fleischer* 512, 513, 518, 520, 524
Bionator von *Balters* 490, 507, 511, 512, 515, 517, 518
Bioprogressive Technik 906
- Teilbogentechnik 349
- Utility-Arch-Mechanik 902
Biorbitalkonvergenz 366
Biß, frontal offener 118, 335, 338, 382, 457, 476
- frontal tiefer 120
- offener 118, 119, 120, 338, 380, 414, 417, 509, 519, 600, 929
- seitlich offener 120, 333, 349
- skelettal offener 118, 119, 121, 349

- skelettal tiefer 118
- tiefer 118, 120, 383, 391, 418, 504, 505, 517, 526, 588, 611, 793, 807, 896, 937, 1121, 1125
Bißflügelaufnahmen 72, 83, 94
Bißhebung, *Begg*-Technik 930-932, 933
Bißregistrat, zentrisches 326, 327
Bißregistrierung, zentrische 327
Bißsperre 490-503, 517, 519
- Höhe 497, 498
- bei der zentrischen Bißregistrierung 327
Bißverschiebung 543, 544
Björks Gesichtspolygon 112, 120
Bogen, *Angles* „E"-Bogen 733
- , Ausarbeitungsbogen 782
- Bimetric-Bogen nach *Wilson* 875
- Double-Keyhole-Loop-Bogen 879, 881, 883, 905, 906, 907
- Edgewise-Bogen 939
- G-Bogen 1084
- Helix-Loop-Bogen nach *Jarabak* 875, 910
- Idealbogen 883, 890
- In-line-helical-loop-Bogen 908
- Nitinolbogen 835, 836, 840, 850
- Quad-Helix-Bogen 883
- Respond-Bogen 875
- Retraktionsbogen 778
- Tie-back-Bogen 782
- *Truarch*-Bogen 882
- T-Schlaufen-Bogen 779, 780, 781, 807, 814
- Utility-Bogen 567, 575, 583, 584, 587, 611, 615, 875, 878, 883, 893, 897, 905, 906
Bogenanalyse 126
Bogenbreitenstabilität 94
Bogendraht 305
Bogenform 132, 363
Bogenlänge 394
Bogenlängenanalyse 94
Bogenumfang 95, 400
Boley-Schublehre 406, 407, 408
Bolton-Analyse 98
- -Punkt 109
Bracket, „A" Company *Roth*-Set-Up-Bracket 864
- *Begg*-Bracket 917, 920, 922, 929
- *Begg*-Straight-Wire-Bracket, kombiniertes 974
- *Broussard*-Bracket 742
- *Edgelock*-Bracket 742

- Edgewise-Bracket 206, 737, 863, 920
- Edgewise-Zwillingsbracket 917
- *Hanson-Speed*-Appliance Bracket 742
- Kleben 634-669
- Kombinationsbracket 920
- *Lewis*-Bracket 741, 743, 814
- *Lewis*-Bracket, vorjustiertes 753
- *Lewis*-Rotationsbracket 741
- ligaturenfreies 662
- Offset-Klebebracket 758
- Single wing Bracket 866
- *Steiner*-Bracket 742
- Vier-Stadien-Bracket 916, 937, 982
- Vier-Stadien-Kombinations-Bracket 919
- Zwillingsbracket 738, 739, 866

Bracketabzugzange („lift off plier") 671
Bracketentfernung, Schmelzverlust bei 677, 678
Broadbent-Meßpunkt 112
Bruxismus 322
Bukkalröhrchen, Dreifach-Bukkalröhrchen 744, 745
- Edgewise-Bukkalröhrchen 743, 744, 745
- Kombinations-Bukkalröhrchen 744, 745
Buringtoner Wachstumsstudie 383

C

chirurgische Schienen 349
Crozat-Apparatur 188, 905
- Technik 904

D

Datensammlung 54, 55, 56-100
Daumenlutscher 46
Debondingzange 669, 672
Dehnungsmeßgerät 273, 274
Dehnungsreflex 519
- phasische Reaktion 499
- tonischer 499
Demineralisierung 529
dentofaziale Relationen 117, 108
dentoskelettale Relationen 115
Depression von Milchzähnen 386, 388
Diagnose 15, 17, 48, 49ff
- u. Behandlungsplanung, der diagnostische Prozeß 53-54
- u. Behandlungsplanung, problemorientierte 54-56

- ex juvantibus 141
diagnostische Unterlagen 81-100
- Auswertung 87
Diakrylate 651
Diastema mediale 709, 1123, 1124
Differentialkraftsystem 915, 929, 935
Differentialverankerung 916
dished-in face 371
Diskrepanzen, sagittale 126, 132
- transversale 126, 132, 133
- vertikale 126, 132
Diskrepanzgrenzen 15-16
Diskusexzision 331
Distalbißkorrektur, funktionskieferorthopädische 519
Doppelbiß 558
Double-Keyhole-Loop-Mechanik 877
Draht, Belastungsrichtung 305
- kieferorthopädischer 291
- spannungserhöhende Faktoren 304
- Spannungswerte im Bereich maximaler Spannung 304
- Wahl des geeigneten Drahtes 294-300
Drahtlänge 300
Drahtlitzen 298, 312
Drahtmenge 301, 310
Drahtquerschnitt 293-300
Drahtsteifigkeit 297
Drehmoment 275-279, 285, 287, 288, 300, 301, 303, 306, 307, 309, 313
Druckfeder, Lastbiegeverhalten 289
Druckschmerzhaftigkeit der Kaumuskulatur 322, 329
Durchbruch 161
- ektopischer 386
- ektopischer Reihenextraktion 468-472
Durchbruchsbehinderung 123
Durchbruchsreihenfolge 402, 403, 404
- ungünstige 386
Durchbruchsstörung 70, 71, 72
Dysfunktion in der kieferorthopädischen Diagnostik 322-327
Dysgnathie 26, 27, 29, 358
- ablenkende 29
- ästhetische u. psychosoziale Überlegungen 36
- Ätiologie 141
- Behandlungsbedarf 33
- fünf Kriterien 126
- funktionelle Auswirkungen 35

Sachregister

– Häufigkeit	30 ff
– im Kindesalter	72
– der Klasse I	358
– der Klasse II	462
– Klassifikationssysteme	87
– klinische Untersuchung	65
– strukturelle Analyse	54-56
Dysplasie-Syndrom, kleidokraniales	121

E

Eckzahnabstand	398, 400, 402, 1088, 1091, 1092
– Durchschnittswerte	398
Eckzähne, impaktierte, Reihenextraktion	438-440
Eckzahnführung	332
Eckzahnretraktion	207
Eckzahnretraktionsfeder	309
Edgewise-Apparatur	246, 249, 294, 306, 371, 733-820, 823
– Attachments	738-747
– Ausarbeitungsbögen	781-782
– Bögen zur Nivellierung und initialen Retraktion	774-778
– diagnostische Überlegungen	765-769
– Drahtligaturen	745-746
– „Einbauen der Behandlung"	747
– Fallbeschreibungen	792-820
– Frontzahnretraktionsbögen	778-781
– initiale Regulierungsbögen	771-774
– Kleben und Bebändern	756-765
– Mechanik der Zahnbewegung	769-782
– Plazieren von Brackets und Röhrchen	755-756
– Verankerung	782-787
– Verwendung extraoraler Kräfte	787-792
– vorjustierte	749
Edgewise-Bogen	253, 285, 553, 607, 939
– Bracket	206, 737, 863, 920
– Bukkalröhrchen	743, 744, 745
– Light-wire-Technik, kombinierte	913
– Technik	211, 221, 307
– Technik nach *Tweed*	901
– Therapie	357
Einschleifen, selektives	508
Einzelzahnbewegung	213
Einzelzahnersatz, geklebter	719-725
Einzelzahnextrusion	230
Einzelzahnintrusion	238
Einzelzahnretention	709
Elastizitätsgrenze	285, 286, 290, 292, 293, 303, 305, 307
Elastizitätsmodul	290, 291, 298
Elektromyogramm	319, 320
elektromyographische Untersuchungen	318
Elgiloydrähte	298
Endzähne, Relation im Milchgebiß	390
Engstand	387, 394, 401, 402, 414, 426, 607, 814, 937
– hereditärer	384, 386
– Reihenextraktion bei	432-435, 474-479
– umgebungsbedingter	386
Entzündungsprophylaxe	1065
Eruptionsmechanismus	161
Erwachsenenbehandlung	209, 1001-1078
Ethmoidalmeßpunkt	109
Eugnathie	17
– u. Dysgnathie	17, 26, 27, 28
Exfoliation der Milcheckzähne, vorzeitige	384
Exfoliationsreihenfolge, ungünstige	386
Expander, Mini-Expander	1102, 1103
Expansion	503, 504, 603
Extraktion	142, 328, 349, 383, 832, 834, 837, 838
– Lückenschluß	136
– von Milchzähnen	358, 424, 425
– der 1. Molaren	380
– der 1. Prämolaren	380, 887, 1091, 1092
– von Schneidezähnen	1093-1099
– Verankerungsgewinn durch	837
Extraktionsfälle	831
Extraktionsreihenfolge	432
Extraktionstherapie	133, 134, 135, 142, 358-482
Extrusion	161, 179, 196, 210, 211, 228, 229, 229-232, 387, 587, 588, 589, 829
– Wurzeldeformation	232

F

Facebow, *Asher*-High-Pull-Facebow	880
Faserknochen	161
Fazialwinkel	100
Feder	300, 306, 309
– Aufrichtefeder	937, 939, 940, 961-965
– Eckzahnretraktionsfeder	309
– Fingerfeder	300, 301, 302
– Frontzahnretraktionsfeder	309

Sachregister

- Torque-Feder 565-568, 573, 574, 588, 594, 595, 603, 936, 937, 938, 961-965
Fehlbildungen, genetische 65
Fehlbildungssyndrome 40-43
Fernröntgenbilder bei Reihenextraktion 362
Fernröntgenseitenbild 66, 83, 87, 100, 101, 107, 116, 124, 323, 325
Fingerfeder 300, 301, 302
Fingerlutschen 835, 1083
Finishing-Apparaturen, elastische 990
Fissur, pterygomaxilläre 109
Flachdrähte 294
Fluoridierungsmethoden 683-685
Fotografien 81, 116
Fränkel-Funktionsregler 344
Frankfurter Horizontale 66, 100, 109
Frenulum 72
Frontalgesichtsuntersuchung 66, 68
Frontzahn-Edgewise-Bracket 737
Frontzahnführungsebene 349
Frontzahnretraktionsfeder 309
FRS-Aufnahme 66, 83, 87, 100, 101, 107, 116, 124, 323, 325
Frühbehandlung durch Extraktion von Milchzähnen 358
Funktion, kieferorthopädische Apparaturen, Gewebsreaktionen 192, 194
- muskuläre 193
Funktionsanalyse 79
Funktionskieferorthopädische Apparaturen 489-530
- Gewebsreaktionen 513
Funktionsregler von *Fränkel* 192, 371, 490, 512-515, 543
Funktionsreglerbehandlung 346

G

Gaumennahterweiterung 247, 255, 615, 620
- Rezidivneigung 1101
Gaumennahterweiterungs-Apparatur nach *Haas* 875
Gebißanomalien, *Angles* Klassifikation 858
Gebißaufnahmen bei Reihenextraktion 363
Gebißentwicklung 389, 419
Gebißformer 189, 190, 191
Gebißschema 93
Gelenkgeräusche 322, 330, 338
Gelenkknacken 330, 331, 338

Gerät, kieferorthopädisches, aktive und reaktive Elemente 285-286, 307
- kieferorthopädisches, Befestigungselemente 306
- kieferorthopädisches, Gesamtsteifigkeit 297
Gerätesteifigkeit 297
Germektomie 440-446, 463
Geschlechtsreife 62
Gesicht, Evolution 365
- Wachstum und Entwicklung 365
Gesichtsanalyse, proportionale 368, 380, 382, 426
Gesichtsbogen s. a. Facebow 787, 902
- *Asher*-Gesichtsbogen 879, 880, 889, 905, 907
Gesichtsfotografien bei Reihenextraktion 362
Gesichtshöhe 117, 118, 120, 323
Gesichtsproportionen 67
Gesichtsschmerzen 349
Gesichtstyp 101, 382, 383
- hyperdivergenter 382, 414, 453 ff, 476
- hyperdivergenter (brachyfazial) 383
- mesiofazialer 414
Gewebsreaktion 149
Gingivablutung 1068
Gingivadehiszenz 386
Gingivahyperplasie 1125
Gingivahypertrophie 529
Gingivaretraktion 448
Gingivarezession 386
Gingivitis 1096
Gipsmodelle 81
Gleithaken 838, 848
Gnathion 109
Gnathostatik 87
Gonion 109
Gonionwinkel 380
Goshgarian-Palatinalbügel 582, 875, 883, 905
Grenzbewegungen 318
Gruppenextrusion 230
Gummizüge 830, 832, 834, 835, 836, 837, 838, 840, 850, 886, 900, 901, 902, 903, 904, 908, 929, 931, 932, 935, 936, 940, 941, 944, 945, 953, 954, 983, 985, 1083
- „Check"-Gummizüge 932
- intermaxilläre 195, 212, 230
- vertikale 231
Gurin-Stops 792

H

Habits	46, 65, 141, 588, 1083, 1126
Hawley-Retainer	489, 800, 1121, 1124-1126
Headgear	823, 830, 834, 835, 837, 850, 899, 900, 903, 912
– High-Pull-Facebow-Headgear	840
– High-Pull-Headgear	580, 790, 831, 838
– High-Pull-Headgear mit J-Haken	790-792, 800, 831
– Horizontalzug-Headgear mit J-Haken	791, 792
– *Kloehn*-Headgear	1126
– Okzipitalzug-Headgear	875, 897, 905, 931
– Reverse Headgear	768
Headgearbehandlung	793, 1111
*Herbst*sches Okklusionsscharnier	543, 555
Hinge-Axis-Positioner	333, 338, 344
Höcker-Höckerbiß-Relation	328, 338, 349
Höckerhöhe	20
*Hocke*sches Gesetz	289
Holdaway -Linie	102
– Verhältnis	101, 102, 113
Hyalinisation	166, 167, 170, 172, 177, 178, 186, 187, 190, 191, 192, 195, 196, 199, 201, 206, 211, 212, 218, 222, 223, 224, 226, 232, 233, 242, 243, 245, 262, 279, 281
Hyperplasie, gingivale	75
– maxilloalveoläre	349

I

Impaktion	386
incisor liability	400, 401
Indikationen	52
Inconel-Röhrchen	743
initiale Phase	279
Inklination	19-23, 113, 829
Innervation der Zähne und des Zahnhalteapparates	156
In/Out	19, 919, 923, 928, 929
Interbracketabstand	740, 752, 866
Interferenzen, okklusale	331
Interkuspidation, habituelle	323
– maximale	317, 318, 322, 323, 352
intermittierende Kräfte	188, 190, 243, 256, 495, 496
– Kraftwirkung	195
interzeptive Behandlung	384, 432, 461
Interzeptor, funktioneller	517
Intrusion	196, 232-238, 248, 587, 588, 611, 829

J

Jarabak-Analyse	859, 865

K

Kalzifikationsstadien	158
Kategorien der kieferorthopädischen Erwachsenenfälle	1005-1009
Kaumuskeldysfunktion	322
Kaumuskelschmerzen	322
Kaumuskulatur	321, 322, 327
Kephalometrie	116, 133
kephalometrische Analyse	93, 107, 116, 362
– Korrektur	408, 409, 410, 414
– Meßpunkte	109
– Messungen	323
Kephalostat	82, 86
Keramikbrackets	656, 657
Kieferdehnung	427
Kieferfunktion	79
Kiefergelenk	192
– Umbauvorgänge	318
– Vertikalwachstum der Kondylen	538 ff
– Wachstum der Kondylen	541
Kiefergelenkknacken	344, 349
Kiefergelenkschmerzen	338
Kiefergelenksdysfunktion, Behandlung	330-353
– Behandlung, chirurgische Schienung	332
– Behandlung, Fallbeschreibungen	332
– Biofeedback-Therapie	331
– beim Erwachsenen	1019-1020
– extrakapsulär bedingt	329-330
– extrakapsulär bedingt, Anamnese	329
– extrakapsulär bedingt, emotionale Faktoren	330
– extrakapsulär bedingt, maximale Kieferöffnung	330
– extrakapsulär bedingt, Palpation der Muskulatur	329
– extrakapsulär bedingt, Untersuchung der „silent period"	330
– intrakapsulär bedingt, akute Kieferklemme	330

Sachregister

- intrakapsulär bedingt, Anamnese 330
- intrakapsulär bedingt, Arthropathie 330
- intrakapsulär bedingt, Gelenkgeräusche 330
- intrakapsulär bedingt, Palpation 330
- klinische Auswertung der Befunde 327-330
- klinische Untersuchung 322-323
- Montieren der Modelle im Artikulator 325-326
- operative Behandlung 323
- Röntgenuntersuchung 323-325
- zentrisches Bißregistrat 327

Kieferklemme 330
Kieferöffnung, maximale 79
Kieferorthopädie bei Erwachsenen 1001-1078
- Faktoren bei der Aufstellung des kieferorthopädischen Behandlungsplans 1030-1040
- Faktoren, die das Erreichen der Behandlungsziele beeinflussen 1044
- Maßnahmen zur Verbesserung der Erfolgsaussichten 1074-1078
- parodontalchirurgische Retentionsmaßnahmen 1070
- problemorientierte Diagnose 1028-1030
- restaurative Maßnahmen zur Retention 1072
- Retention nach der aktiven apparativen Behandlung des Erwachsenen 1069-1073
- Retentionsmethoden 1071
- spezielle Apparaturen für Erwachsene 1075-1078
- Unterschiede zwischen dem jungen, heranwachsenden und dem erwachsenen Patienten 1004-1047
- weitere kieferorthopädische Behandlungsziele bei Erwachsenen 1048-1068
- zeitliche Koordination der Band- und Bracketabnahme mit den anderen zahnärztlichen Maßnahmen 1072

Kieferorthopädie, präprothetische 1052
kieferorthopädische Drähte 291
kieferorthopädische Gerät, aktive und reaktive Elemente 285-286, 307
- Befestigungselemente 306
- Gesamtsteifigkeit 297

kieferorthopädische Kräfte 165, 167, 170, 177, 194
Kinn, fliehendes 602
- Relation zum Unterkiefer 113
Kinnkappe 1108, 1109
Kinnplastik 124
Kippbewegungen 165, 173, 190, 194, 196, 197, 198, 199, 211, 222, 238, 243, 246, 248, 249, 250, 251, 261, 262, 282, 742
Kippung 273, 278, 282, 311, 312, 829
- der Zahnkrone 285
Klassifikationssystem 90
Klebebracket, Ligatur 659
- linguales 665
Kleben von Brackets 634-669
- Schmelzvorbereitung 636-642
- Schmelzvorbereitung, Schmelzätzung 638-642
Klebetechnik 633-727
- allergische Reaktionen 653, 654, 656
- Bracketentfernung 669-685
- Bracketentfernung, Schmelzverlust bei 677, 678
- Brackets 656
- Composite-Aufbauten 726-727
- Debonding 669-685
- Debonding, Abnahme der Brackets 671
- Debonding, Abrasion von Adhäsivresten 681-682
- Debonding, Auswirkungen der Debondinginstrumente auf die Schmelzoberfläche 674-677
- Debonding, Entfernung von Kleberresten 671
- geklebter Einzelzahnersatz 719-725
- geklebte Lückenhalter 718-719
- Debonding, Schmelzverlust bei Bracketentfernung 677-678
- direkte Verblockung 699-702
- indirekte 662-665, 757
- Kleben 644-651
- Kleberüberschüsse 650
- an Kronen und Füllungen 658
- linguale Attachments 659
- Lingualtechnik-„unsichtbare Apparaturen" 665-667
- Recycling 668
- Remineralisation 682-685
- Retentionsapparaturen 685-718
- Schienung traumatisierter Zähne 725-726

– Verbundfestigkeit	653, 662
– verschiedene Adhäsive	651-656
– Versiegelung	642-644
– Wiederankleben abgelöster Brackets	667-668
kleidokraniales Dysplasie-Syndrom	121
Kloehn-Gesichtsbogen	787, 807, 814
Knochenalter	62, 64
Knochenanlagerung	201, 203, 229
Knochengewebe, bioelektrische Veränderungen	182 ff
Knochengewebsstruktur	154
Knochenneubildung	164, 165, 178, 181, 187, 203, 205, 208, 217, 218, 219, 223, 228, 231
Knochenresorption	153, 154, 155, 157, 162, 164, 165, 166, 167, 170, 174, 176, 177, 179, 185, 186, 187, 189, 192, 196, 198, 199, 200, 201, 202, 204, 205, 206, 207, 208, 209, 212, 214, 215, 218, 221, 223, 224, 225, 226, 228, 233, 235, 251, 255, 256, 258, 280, 281
Knochenverformung	179, 182, 184
Kompensationsmechanismen	382
Kondylen, direkte Seitenverlagerung (immediate sideshift)	332
– Vertikalwachstum	538 ff
– Wachstum	541
Kondylenbahn	331
Kondylenbahnneigung	332
Kondylenfrakturen	79
Kondylenposition	323, 331
Kondylotomie	331
Konstruktionsbiß	497, 498, 515
Kontraindikationen	52
Kopfhaltung	67, 82, 86, 107, 109, 111
– während des Schlafs	493-495
Kopfkappe, Hochzug-Kopfkappe	879
Kopfschmerzen	338, 344, 349
Korrektur, kephalometrische	408, 409, 410, 414
Kraft, optimale und Belastung	284
– orthodontische	124, 195, 213, 253
– unterbrochene	185, 221, 228, 232, 235
Kräfte, extraorale	195, 213 ff
– intermittierende	188, 190, 243, 256, 495, 496
– kieferorthopädische	165, 167, 170, 177, 194
– orthopädische	213
Kraftgröße	279 ff
– Relation zu Schmerzen u. Zahnbeweglichkeit	283-284
Kraftsystem	307, 308, 313
– gerichtetes	479
– Das kieferorthopädische Gerät	284-314
– Klasse I	307
Kraftwirkung, intermittierende	195
Krepitation	322
Kreuzbiß	133, 325, 450, 603, 620, 766, 1060, 1103
Kronenangulation	22
Kroneninklination	25

L

LA-Punkt von *Andrews*	750
Lastbiegerate	285, 286, 288, 289, 291, 300, 307
Lateralverschiebung des Unterkiefers	79
Level-Anchorage-Apparatur, Vorjustierungen	823-826
Level-Anchorage-NA	832
– Linie	831
Level-Anchorage-System	823-850
– Analyseplan	832-835
– Analyse und Behandlungsplanung	830-831
– Apparatur	823-828
– Auswertung	826-827
– Behandlungsplan	842
– Behandlungsschritte	843-847
– Behandlungsschritte, zeitliche Planung und Selbstkontrolle	836-840
– Behandlungsziele	827-829
– Fallbeschreibung	840-850
– Gewebsreaktion	827
– Prämolarenextraktion	841
– Verankerung	829-840
– Vorhersagbarkeit	835
Ligaturzange	745
Light-wire-Apparatur	238, 246
– nach *Begg*	913
– Vier-Stadien-Light-wire-Apparatur	913, 916-930
Light-wire-Bogen	206
Light-wire-Technik	208, 218, 221, 222, 223, 235
– nach *Jarabak*	901
Light-wire-Teilbogentechnik	207
Light-wire-Torque	253

Lingualapparaturen	665
Lipbumper	830, 900
Lippenkauen	1083
Lippenschluß	68, 338, 382, 409, 578, 599
Long face-Syndrom	120
Lückenbildung, primäre	397, 401
– sekundäre	397, 398, 399, 400, 401, 402
Lückenhalter	404
– geklebte	718-719
Lückenschluß	208
Lückenstand, primärer	400, 401

M

Makroglossie	42, 75, 78
Mandibula	59
Mandibularebene	102
Materialsteifigkeit	299
Materialsteifigkeitsziffer	298
Maxilla	111
Maxillarebene, posteriore (PM)	368
maxilloalveoläre Hyperplasie	349
Menton	109
Mesialbißfälle, Behandlung mit funktionskieferorthopädischen Apparaturen	515
Mesialdrift, frühe	393
– späte	394
Mesialwanderung	393, 899-902
Meßblock für zentrische Bißregistrierung	327
Meßpunkte, kephalometrische	109
Messungen, kephalometrische	323
Metallbrackets	656
Metalle, mechanische Eigenschaften	289-293
Milchschneidezähne, vorzeitiger Verlust	390
Milchzahnbogengröße	391
Milchzähne, ankylosierte	239
– Extraktion	358, 424, 425
– persistierende	388, 402, 403
Milchzahnentwicklung	424
Milchzahnresorption	424
Mini-Expander	1102, 1103
Mittellinie	83
Mittelliniendiskrepanz	328
Mittellinienverschiebung	100, 328, 329, 384, 385, 603
Mitt-Sagittal-Ebene	83, 86
Molarenabstand	1088, 1092
Molarenextrusion	931
Molarenrelation	21
Moment/Kraft-Quotient	276-279, 285, 309, 310 ff
Monobloc	489, 503
Multibandapparaturbehandlung	418
Multibandapparaturen	357, 423, 426, 432, 453
Multibandtherapie	358
Multiloop-Bogen	800, 985
Mundatmung	47, 382, 594, 1083
Muskeldehnmethode	503
Muskeldysfunktionsbeschwerden	322
Muskelrelaxation, Auswirkungen auf die Unterkieferbewegungen	317-322
Myoarthropathie	329
myofasziales Schmerz-Dysfunktions-Syndrom	79, 80
Myofunktionstherapie	193

N

Nasenatmung	124, 519
Nasenwachstumsmuster	69
Nasion	109
Nekrosen	167, 170
Nichtanlage	72
– der 3. Molaren	1105
– von Zähnen, Behandlung durch Reihenextraktion	447-450
– von Zähnen, Einzelzahnersatz	722, 723
Nitinol	298, 299
– mechanische Eigenschaften	291
Normung	272

O

Oberkiefer	111
– Relation zum Schädel	107
Offenbiß	118, 119, 120, 338, 380, 414, 417, 509, 519, 600, 929
Offset	19, 823, 824
– -Klebebracket	758
– -Werte	826
Okklusalbehandlung	1118, 1119
okklusale Interferenzen	331
Okklusion	81, 331, 569, 1083
– bilateral balancierte	332
– dynamische	332
– funktionelle	851, 853, 855
– gegenseitig geschützte	853
– habituelle	323
– interzeptive Steuerung	431, 462

Sachregister

- statische 332
- statische, funktionsdynamische 331
- unilateral balancierte 332
- Untersuchung der 80
- zentrische 80, 86, 855, 856
Okklusionsebene 23, 331, 332
Okklusionskonzept 1118
- der Eckzahnführung 332
Okklusionskurve 363, 411, 412
- mandibuläre, Nivellierung 411
Okklusionskurvenformel 411
Okklusionslinie 17, 18, 19, 95, 97
Okklusionsscharnier von *Herbst* 543, 555
Okklusionssteuerung 357-482
Okklusionsstörungen 198
Okzipitalzug-Headgear 607
Orbitale 109
Osteolyse 164

P

Palatinalbügel 823, 830, 831, 837, 838, 840, 897
Palisadenstellung der Molaren 386, 387
Panoramaaufnahme 69, 83
Pantomogramm 69
Pantomographie 69, 83, 323
Parafunktionen 322, 1126
Parodontalerkrankungen 34, 238
- mit Zahnwanderung 709
Parodontitissyndrom, juveniles 72
Peck-Analyse 98
Perikymatien 672, 673, 674, 675, 677
Perikymatienschädigung 678
Periodontalspalt 152, 199, 200, 208, 220, 228, 241, 246, 248, 262, 279, 280, 282
Periodontium 124, 149, 151, 155, 161, 162, 175, 178, 179, 182, 184, 199, 206, 208, 210, 221, 222, 224, 226, 229, 236, 238, 239, 242, 248, 251, 257, 258, 273, 278-282
- Belastungen 284, 285
- Hyperalgesie 283
- zelluläre Vorgänge 163, 197
Persistenz von Milchzähnen 388, 402, 403
Phase, initiale 279
Pierre-Robin-Syndrom 489
Piggy-back 222
Pin-and-Tube-Apparatur 733, 734

Plastikbrackets 656, 657
Platzanalyse 94, 97
- totale 406, 408, 409, 410, 412, 413, 414, 415, 416, 417, 426
Platzangebot 95, 404, 408, 409, 412, 413, 415
- Messung 408
Platzbedarf 136, 404, 406, 408, 409, 411, 412, 413, 415, 830
- Messung 407
Platzmangel durch Approximalkaries 386
Platzverhältnisse 363
- Analyse 404-417
Pogonion 109
POMR-Methode nach *Weed* (POMR = Problem-Oriented Medical Record) 1028
Porion 109
Positioner 332, 338, 814, 990, 1125
posteriore Maxillarebene (PM) 368
präprothetische Kieferorthopädie 1052
Prescription-arch-Technik 426, 481
Prinzipien, biophysikalische, der Zahnbewegung 149
Profilanalyse 100, 126
Profilbild 68, 132
Prognathie 382
- bimaxilläre 371, 374, 380
- Klasse II 375
- maxilläre 371, 376, 611
Projektionsebene, okklusale 20
- sagittale 21
- transversale 23
Protrusion 807
- bialveoläre 104, 105
- bimaxilläre 800, 814, 886, 937
- bimaxilläre, dentoalveoläre 369, 380, 382, 384, 476
- dentoalveoläre 369, 409, 414, 417, 427, 430
- dentoalveoläre, Reihenextraktion 435-438
- maxilläre dentoalveoläre 369, 370
- maxilläre, Reihenextraktion 463-466, 472-474
pterygomaxilläre Fissur 109
Pulpareizung 186
Pulpenschädigung 188

Q

Quad-Helix 604, 875, 904

Sachregister

R

Rampton-Gesichtsbogen-Apparatur 789, 793
Rate, anguläre 278
Read-out-Verfahren 426, 481
Reaktion, viskoelastische 519
Recycling orthodontischer Apparaturen 751
Registrate, okklusale 81
Reihenextraktion 134, 1121
– bei Angle-Klasse I, Gruppe A –
  frontale Diskrepanz: Engstand 432-435
– Gruppe B – frontale Diskrepanz:
  dentoalveoläre Protrusion 435-438
– Gruppe C – mittlere Diskrepanz:
  impaktierte Eckzähne 438-440
– Gruppe D – Germektomie im Unterkiefer 440-442
– Gruppe E – Germektomie im Ober- und Unterkiefer 442-444
– Gruppe F – Alternative zur Germektomie 444-446
– Gruppe G – approximales Beschleifen 446
– Gruppe H – Nichtanlage von Zähnen 447-450
– bei Angle-Klasse II, Gruppe A –
  frontale Diskrepanz: maxilläre Protrusion 463-466
– Gruppe B – mittlere Diskrepanz:
  retinierte obere Eckzähne 466
– Gruppe C – posteriore Diskrepanz:
  ektopischer Durchbruch im Oberkiefer 468-472
– Gruppe D – frontale Diskrepanz:
  maxilläre Protrusion, im Unterkiefer Frontzahnengstand 472-474
– Gruppe E – mittlere Diskrepanz:
  Engstand der oberen und unteren Eckzähne und Prämolaren 474-476
– Gruppe F – distale Diskrepanz:
  Molarenengstand im Ober- und Unterkiefer 476-479
– Bedingungen 384
– Behandlung 426-431
– Behandlungsplan bei Angle-Klasse I 432-460
– Behandlungsplan bei Angle-Klasse II 461-479
– Behandlungsschritte 450
– Diagnose 364-426
– Diagnose, klinische Analyse 384-388
– diagnostische Unterlagen 360-363

– bei Dysgnathien der Klasse I 358
– Klasse II 462
– Fallbefund 363-364
– intraorale Röntgenaufnahmen 360
– Untersuchung und Beratung 360
Relation der Endzähne im Milchgebiß 390
Relation, zentrische 80, 81, 86, 87, 317-322, 332, 855, 856
Relationen, dentofaziale 117
– dentoskelettale 115
– des Unterkiefers 114
Remineralisation 685
Repositionsbehandlung 331
Repostionsschiene, frontale 330, 333, 349
– mandibuläre 331
– Superior-Repositionsschiene 330, 338
Resorption 124
Restmoment 311
Retainer 453, 814
– Flexible Spiraldraht (FSW)-Retainer 702-718
– Flexible Spiraldraht (FSW)-Retainer, Indikationen 707-717
– Flexible Spiraldraht (FSW)-Retainer, technische Verfahren 707
– geklebte linguale 685, 686
– geklebte 3-3-Lingualretainer 687-696
– geklebte 3-3-Lingualretainer, Fehleranalyse 687
– geklebte 3-3-Lingualretainer, Langzeitergebnisse 695-696
– geklebte 3-3-Lingualretainer, technische Verfahren 691-695
– geklebte 4-4-Lingualretainer 696-699
– geklebte 4-4-Lingualretainer, Langzeiterfahrungen 698-699
– geklebte 4-4-Lingualretainer, technische Verfahren 697-698
– geklebte 21-12-Lingualretainer 716
– Hawley-Retainer 489, 800, 1121, 1124-1125, 1126
– Labiobukkal-Retainer 1126
– Splint-Retainer 1123
Retainerbehandlung 109
Retention 139, 430, 1081-1126
– Achsenneigung 1100-1107
– allgemeine Überlegungen 1082-1088
– Artikulationsausgleich 1118-1119
– begrenzte 1121-1123

- Behandlungsmaßnahmen nach einem Rezidiv 1126
- biomechanische Prinzipien 254-262
- Dauer der Retentionsphase 1118, 1125
- Differentialretention 686, 697, 702
- Extraktion von Schneidezähnen 1093-1099
- Fallberichte 1088-1093
- geschichtlicher Rückblick 1082
- keine 1121
- permanente oder semipermanente 1123-1124
- postorthodontische Veränderungen 1116-1119
- praktische Retentionsplanung 1119-1125
- Regulierung des Unterkieferwachstums 1108-1110
- Relation der 3. Molaren 1104-1107
- transversale Diskrepanzen 1101-1104
- Wachstum und geschlechtsbezogene Unterschiede 1107-1116
- Zahngrößendiskrepanzen 1099-1100

Retentionsapparat 332
Retentionsapparaturen, geklebte 685
Retentionsphase 192, 230, 247, 332
- Dauer 1118, 1125
Retentionsplanung 1119-1125
Retraktionsfeder 311
Retrognathie 349
- bimaxilläre 371, 377, 380
- mandibuläre 378, 379, 380, 382, 606, 611
Retrusion, bimaxilläre dentoalveoläre 371, 372, 380, 383
- dentoalveoläre 371
- mandibuläre 380
- mandibuläre dentoalveoläre 371, 373
Reverse Headgear 768
Residiv 139, 190, 192, 228, 234
- Behandlungsmaßnahmen 1126
- biomechanische Prinzipien 254-262
Residivneigung 228, 230, 236, 255
- von Rotationen 1122
Robin-Syndrom 489
Rocky Mountain Data Service 859
Röntgenaufnahme, Kopfhaltung bei 83
Röntgenaufnahmen bei Reihenextraktion 360-362
- transkraniale 86

Röntgenuntersuchung 83
Root-Gesichtsbogen mit
  Okzipitalzug 789, 800
- -High-Pull-Facelow 789, 800
Rotation 188, 223, 229, 230, 275
- Rezidivneigung 1122
- mit Zwillingsbrackets 740
Rotationsbewegung 741
Rotationszentrum 157, 273 ff, 285, 303, 309, 312
Roth-Bogenform 867
- -Set-Up 865, 866, 867
Rückbildungsphase 481
Rückstelleigenschaften 286, 293
Ruheschwebe 490, 491, 498, 519
Runddrähte 293

S

sagittale Projektionsebene 21
SAM Unterkieferpositionsindikator 859
Säureätz- und Klebetechnik 633-727
Schienen, chirurgische 349
- parodontologische 699
Schlaf, Kopfhaltung 493-495
Schlaufe, einfache 304
- enge 304
- mit Spiralwindung 304, 306
- Tie-back-Schlaufe 782, 783, 784
- T-Schlaufe 310 ff
- vertikale 304
Schlaufenkonstruktionen 309
Schließbewegung 325, 326
Schluckgewohnheit 522
Schluckhäufigkeit 499
Schmelzausrißdefekte 678
Schmelzdemineralisation 684
Schmelzflecken, weiße 682
Schmelzoberfläche, Auswirkungen verschiedener Debondinginstrumente auf die 674
- nach der Bracketentfernung 677
- normale 671-674
Schmelzoberflächenindex 674
Schmelzsprünge 679
Schmelzverlust bei Bracketabnahme 677
Schmerz-Dysfunktions-Syndrom, myofasziales 79, 80
Schmerzen, ersten, zweiten und dritten Grades 283
- Kraftgröße und 283-284

Sachregister

Schmerzhaftigkeit	273
Schmerzintensität	197
Schneidezähne, Diskrepanz	401
– Relationen zum Basalknochen	404
– seitliche, Außenstand	384
Schneidezahnentwicklung	394
Schneidezahnkroneninklination	21
Sechsjahrmolar, Entwicklung	393
Seitenzahnbruxismus	322
Sella turcica	112
Sellawinkel	112, 120
Semihyalinisationen	195, 214
silent periods	322, 330, 338
Situationsmodelle bei Reihenextraktion	363
Somatotyp, ektomorph, mesomorph, endomorph	59
Sonntagsbiß	558
Spaltpatienten	79, 218
Spannungs-Dehnungsverhalten kieferorthopädischer Legierungen	290
– Dehnungsverhältnis	289
Spannungsverteilungen	282
Speesche Kurve	23, 88, 95, 96, 97, 136, 306, 830, 832
Spikes	835, 837, 932
Spina nasalis anterior	109
Spina nasalis posterior	109
Sprachfehler	79
Sprachfunktion	79
Stadium-IV-Apparatur	913
Steifigkeitsziffer	296-299
Steiner-Analyse	826
Stops	792
Straight-Wire-Apparatur	333, 338, 344, 349, 749, 914
– der „A" Company	865
– Behandlungsmechanik	851-912
– Bracketplazierung beim „A" Company *Roth*-Set-Up	867-872
– In/Out	865
– Konzept von *Andrews*	871
– Kraftsystem	307
– Methode nach *Roth*	871
– Reihenfolge der Behandlungsziele und Finishing	872-898
– Rotation	865
– Torque	865
– Verankerung und minimale Verwendung des Headgears	898-912
– Wahl der Apparatur	865-912
– Wahl der Behandlungsmechanik	855-865
Straight-Wire-Bogen	306, 307, 309
Straight-Wire-Brackets	863
Straight-Wire-Technik, *Begg*-Straight-Wire-Technik, kombinierte	930
Stripping	1098, 1100, 1126
Stufenfunktionsmethode	422
Subspinale	109
Superior-Repositionsschiene	330, 338, 349
Supramentale	109
Symmetrie	132
Symphyse, Verlagerung	537, 539
Synchondrosis sphenooccipitalis	112
Syndrome, genetische	38

T

Therapie-Prioritäts-Index (TPI)	30
Tiefbiß	118, 120, 383, 391, 418, 504, 505, 517, 526, 588, 611, 793, 807, 896, 937, 1121, 1125
– frontaler	120, 130
– skelettaler	121, 344
Tip	19, 20, 23, 24, 824
Tip-back-Biegung	306
Tip-backs	823, 838, 840
TMA-Draht	298, 299, 311
– mechanische Eigenschaften	292
Toe-in	942, 954
– out	942
Tomographie	86, 323
Torque	19, 20, 21, 23, 195, 208, 219-223, 236, 246, 249, 253, 260, 261, 278, 289, 507, 748, 750, 753, 755, 764, 780, 782, 823, 824, 850, 919, 923, 929, 939
Torquebiegerate	278, 285, 300
Torque-Feder	565, 566, 567, 568, 573, 574, 588, 594, 595, 603, 936, 937, 938, 961-965
– Schlüssel	782
– Werte	824, 825
Torsion und Biegung	288
– bei kieferorthopädischen Geräten	286
TPI-Wert	31
Translation	275, 282, 285, 309, 311, 871
transversale Projektionsebene	23
Trauma, Zahnverlust durch	710, 712
T-Schlaufe	310 ff
Tweed-Methode	406, 408, 409, 414
– Reaktion	1108
Trauma	47, 386

U

Überbißkorrektur, *Begg*-Technik	930-932
Überbißrelation	404
Übereruption	47
Überkorrektur	262, 1083
Überrotation	228, 262
Übertragungsschiene	759
ugly duckling pattern	240
Umweltfaktoren	44
Unterkiefer	59
– Relation zum Schädel	112
– Rotation	61
– Ventralrotation	60
Unterkiefergrenzbewegungen	317, 318
Unterlagen, diagnostische	81-100
Untersuchung, elektromyographische	318
– epidemiologische	29
– intraorale	69
– klinische	65
Utility-Arch-Mechanik, Bioprogressive	902
Utility-Bogen-Technik	551

V

V-Biegung	961-965
Venn-Diagramm	88
Verankerung	479, 827, 899, 900
– dentale	829
– Präparation	823
– präparierte	210, 426, 747, 827
– reziproke	770, 785
– stationäre	733
– verstärkte	829, 837
Verankerungsbiegung	930, 935, 937, 942, 944, 954, 961-965
Verankerungskonzept, 10-2-Verankerungskonzept	426, 479
Verankerungsverlust	899
Verbiegung bei kieferorthopädischen Geräten	286
Verblockung, direkte	699-702
– postorthodontische	670
Verschattungszone	158, 159
Vertikalentwicklung	120
Verzögerungsphase	279, 280, 281
Vierkantbogen	294
Vierkantdraht	297, 300, 306
viskoelastische Reaktion	519
Vorhersagetabelle	94
VTO-Analyse	136, 137, 766, 852, 902
– nach *Ricketts*	862, 865
VTO-visualized treatment objectives	136

W

Wachstum	47, 102, 136, 217, 1107-1116
– somatisches	62
Wachstumsachsen	537
Wachstumsentwicklung	366, 418
– faziale	537-543
Wachstumsfaktor	212
Wachstumshemmung	380
Wachstumsmuster, ungünstiges	380
Wachstumsphase	229
Wachstumspotential	58
Wachstumsschub	417
– pubertärer	58, 59, 64
Wachstumsstatus	58, 59
Wachstumsstudie, Burlingtoner	383
Wachstumstrends	58
Wachstumsveränderungen	192
Wachstumsvorhersage	136, 137, 854
Wechselgebiß	357
Wechselgebißanalyse	404, 406, 408, 409
Weichteilmodifikation	408, 409
Wurzelbewegung	285
Wurzelbildung	423
Wurzelentwicklung	425, 426
Wurzelprominenz	971, 972
Wurzelresorption	184, 195-199, 216, 223, 224, 226, 231, 233-236, 237, 239-254, 284, 419, 529
Wurzeltorque	277
Wurzelverkalkung	69
Wurzelverkürzung	248
Wurzelwachstum	417

Z

Zahn, impaktierter	186
Zahnalter	62, 69, 93, 418
– Bestimmung	417-426
– Bestimmung, Stufenfunktionsmethode	422
Zahnaufstellung	98, 99, 136
Zahn-Autotransplantation	236
Zahnbeweglichkeit	198, 216, 217, 273
– funktionelle	157
– Kraftgröße und	283-284
– physiologische	156
Zahnbewegung	149, 152, 155, 161, 163,

164, 173, 177, 178, 190, 194, 197,
201, 205, 206, 216, 217, 275, 307, 309
- Alveolarknochen und 153
- Biomechanik der 273-284
- biophysikalische Prinzipien 149
- hormoneller Faktor 201, 216, 217
- intermittierende 188 ff
- intermittierende, funktionelle 185
- kieferorthopädische 164
- kontinuierliche und intermittierende 185 ff
- kontinuierliche und unterbrochene 185
- körperliche 200, 282
- physiologische 161, 198
- Schädigung des Zahnhalte-
  apparates 238-254
- und Schmerzen 197
Zahnbewegungsrate 279 ff
Zahnbildung 419, 423
Zahnbogen 132
- Ausformung 851
Zahnbogenbefund 127, 128
Zahnbogendiskrepanz 830
Zahnbogenform 95
Zahnbogenlänge 404
- Verkürzung 395, 396, 397
Zahnbogenumfang 95, 404
Zahnbreitenvermessung 408, 409
Zahndurchbruch 46, 47, 161, 419, 421
- ektopischer 1123
- Reihenfolge 403, 404
- Steuerung 358
- Vorhersage 417-426
Zahndurchbruchsalter 74
Zahndurchbruchsprobleme 121
Zahndurchbruchsschema nach *Hurme* 419

Zahndurchbruchsstörungen 47
Zahndurchbruchstabelle 420, 422
Zähne, rotierte 22
Zahneigenbeweglichkeit 157
Zähneknirschen 321, 322
Zahnentwicklung 422
Zahnentwicklungstabelle 423
Zähnepressen 322
Zahngrößenanalyse 98
Zahngrößendiskrepanzen 386
Zahnhalteapparat 149
Zahn-Kiefer-Relationen 113
Zahnkippungen 281
Zahnmißbildungen 386
Zahnreihe, obere, Relation zum
  Oberkiefer 112
- untere, Relation zum Unterkiefer 113
Zahnreplantationen 241
Zahnrotationen 332, 386
Zahnschmelz, normaler 671-674
Zahntranspositionen 386
Zahnüberzahl 71, 1123
Zahnverlust durch Trauma 710, 712
Zahnwanderung 157, 161, 172, 194, 256, 709
zentrische Relation 80, 81, 86, 87,
  317-322, 332, 855, 856
Zunge 46, 75, 77, 78, 241, 256, 383
Zungendorne (Spikes) 835, 837, 932
Zungenfunktion 256, 946
Zungen-Habit 242
Zungenhaltung 827, 837
Zungenposition 75, 77, 835
Zungenpressen 931, 932
Zwei-Zahn-Segment 307
Zwillingsbogen 771, 793, 807

C. Philip Adams

Kieferorthopädie mit herausnehmbaren Geräten

Behandlungsmöglichkeiten und technische Verfahren

quintessenz bibliothek

Herausnehmbare Apparaturen stellen in der modernen kieferorthopädischen und orthodontischen Behandlung einen fest integrierten Bestandteil dar.

Auf wissenschaftlicher Grundlage – verknüpft mit seinem reichen Erfahrungsschatz – beschreibt der Autor detailliert die Planung, technische Herstellung und Anwendung herausnehmbarer kieferorthopädischer Apparaturen. Dabei geht der Bezug zu festsitzenden Behandlungsmethoden nicht verloren.

Nach einleitender Darstellung der grundlegenden Wirkungsprinzipien kieferorthopädischer Behelfe beschäftigen sich fünf Kapitel mit verschiedenen Plattengeräten. Gliederungsgrundlage dafür ist die Richtung der angestrebten Zahnbewegung im konkreten, bebilderten Fallbeispiel.

Intermaxilläre und extraorale Verankerungsmöglichkeiten werden vorgestellt, unter ausdrücklichem Verzicht auf vorgefertigte Hilfsteile.

Das umfangreichste Kapitel ist den funktionskieferorthopädischen Geräten gewidmet. Dazu zeigen eindrucksvolle Fallbeispiele mit Modellsituation, Profilaufnahmen und Fernröntgendurchzeichnungen die Therapiemöglichkeiten auf.

Ihrem Stellenwert entsprechend nimmt auch die labortechnische Herstellung der behandelten Apparaturen breiten Raum ein; im Anhang werden noch spezielle werkstoffkundliche Aspekte verdeutlicht.

Als gelungene Verbindung zwischen theoretischen Hintergrund und praktischer Umsetzung ist dieses klassische Werk von zentraler Bedeutung für Kliniker und Techniker gleichermaßen.

Inhalts-Übersicht
1 Wirkungsweise kieferorthopädischer Geräte
2 Aufbau herausnehmbarer Geräte
3 Labiolinguale und bukkolinguale Zahnbewegung
4 Mesiale und distale Zahnbewegung
5 Rotation und Wurzelbewegung
6 Expansion und Kontraktion
7 Intermaxilläre und extraorale Züge
8 Funktionskieferorthopädische Geräte
9 Labortechnische Verfahren
Anhang: Werkstoffe zur Herstellung herausnehmbarer Geräte, Literatur, Sachregister

264 Seiten, 251 s/w Abb., z.T. in Abbildungsserien, Format 17,5 x 24,5 cm, Leineneinband mit Goldprägung und Schutzumschlag, ISBN 3 87652 815 1

Quintessenz Verlag · Ifenpfad 2–4 · Postfach 42 04 52 · D-1000 Berlin 42

Die aktuelle Buchserie zum Thema

Kieferorthopädie

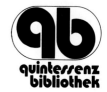

Band 1
van der Linden
Gebißentwicklung

220 Seiten, 91 Abbildungen (zum größten Teil in Serien), Kunstdruckpapier, Format 17,5 x 24,5 cm, flexibler Kunststoffeinband, ISBN 3 87652 100 9, Bestell-Nr. 2100.

Das Werk beschreibt die normale Gebißentwicklung von Beginn der Zahnbildung bis zum vollständigen, bleibenden Gebiß. Im Mittelpunkt stehen die kritischen Augenblicke der verschiedenen Entwicklungsphasen, die für einen normalen Ablauf der physiologischen Vorgänge entscheidend sind. Das Werk enthält die Informationen, die man braucht, um beurteilen zu können, ob sich das Gebiß eines Kindes günstig entwickelt oder ob es zu Anomalien kommen wird.

Band 2
van der Linden
Gesichtswachstum und faziale Orthopädie

240 Seiten, 117 Abbildungen (zum größten Teil in Serien), Offsetpapier, Format 17,5 x 24,5 cm, flexibler Kunststoffeinband, ISBN 3 87652 105 X, Bestell-Nr. 2105.

Das Buch Gesichtswachstum und faziale Orthopädie wurde in der Absicht geschrieben, die für den Zahnarzt wichtigen Kenntnisse auf diesem Gebiet in klarer und übersichtlicher Form darzustellen. Besonderer Wert wurde auf das Wissen gelegt, das der Zahnarzt benötigt, um zuverlässige Diagnosen stellen, Rat erteilen und erforderlichenfalls Behandlungen durchführen zu können.

Band 3
van der Linden / Boersma
Diagnose und Behandlungsplanung in der Kieferorthopädie

368 Seiten, 71 Abbildungen, Format 17,5 x 24,5 cm, flexibler Kunststoffeinband, ISBN 3 87652 106 X, Bestell-Nr. 2110.

Das Buch Diagnose und Behandlungsplanung in der Kieferorthopädie wurde hauptsächlich für Studenten der Zahnmedizin und praktizierende Zahnärzte verfaßt. Es ist nach dem Grundsatz vorgegangen worden, daß ein Zahnarzt in der Lage sein muß, sowohl einfache kieferorthopäische Behandlungen selbst duchzuführen, als auch komplexe Situationen zu erkennen, bei denen die Überweisung an einen Spezialisten erforderlich ist. Darüber hinaus sollte der Zahnarzt allgemeine Kenntnisse über die von Kieferorthopäden angewandten Diagnose- und Behandlungsverfahren haben.

Quintessenz Verlag · Ifenpfad 2–4 · Postfach 42 04 52 · D-1000 Berlin 42